诊断精准　　鉴别确切　　彩图逼真　　治疗明晰

皮肤性病诊断与鉴别诊断
（第二版）

DIAGNOSIS AND DIFFERENTIAL DIAGNOSIS OF
DERMATO-VENEREAL DISEASE

主　　　编	吴志华	史建强	陈秋霞	李　定	
常务副主编	马慧群	吴　玮	陈嵘祎	陆　原	普雄明
	吴丽峰	叶　萍	范文葛	吴　江	李　文
副　主　编	张锡宝	王建琴	何玉清	郑　敏	赖　维
	陆洪光	连　石	何　黎	杨桂兰	眭维耻
	邓列华	郭义龙	许敏鸿	赵　华	徐云升
审　　　阅	陈洪铎	秦万章	钱戊春	李顺凡	

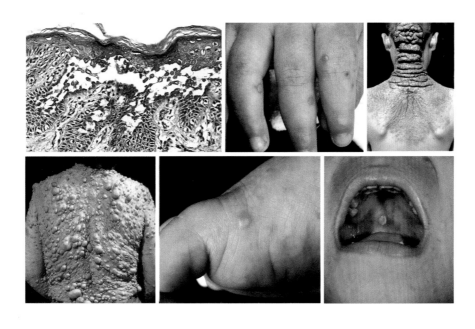

科学技术文献出版社
SCIENTIFIC AND TECHNICAL DOCUMENTATION PRESS
·北　京·

图书在版编目（CIP）数据

皮肤性病诊断与鉴别诊断 / 吴志华等主编. —2版. —北京：科学技术文献出版社，2018. 6
ISBN 978-7-5189-3458-4

Ⅰ.①皮… Ⅱ.①吴… Ⅲ.①皮肤病—诊断②性病—诊断 Ⅳ.①R750.4

中国版本图书馆CIP数据核字（2017）第256435号

皮肤性病诊断与鉴别诊断（第二版）

策划编辑：薛士滨　责任编辑：薛士滨　张　波　责任校对：文　浩　责任出版：张志平

出　版　者	科学技术文献出版社
地　　　址	北京市复兴路15号　邮编　100038
编　务　部	（010）58882938，58882087（传真）
发　行　部	（010）58882868，58882870（传真）
邮　购　部	（010）58882873
官 方 网 址	www.stdp.com.cn
发　行　者	科学技术文献出版社发行　全国各地新华书店经销
印　刷　者	北京地大彩印有限公司
版　　　次	2018年6月第2版　2018年6月第1次印刷
开　　　本	889×1194　1/16
字　　　数	1538千
印　　　张	51.75
书　　　号	ISBN 978-7-5189-3458-4
定　　　价	498.00元

编委会名单

序　言

　　读了由吴志华等教授主编，全国近40名专家、教授参加编写的《皮肤性病诊断与鉴别诊断》第二版，深感本书境界不同一般，十分欣慰。回顾第一版，主编吴志华教授制定了本书的撰写指南，提出了新的临床思维、疾病的诊断和鉴别诊断的四个步骤。

　　诊断方面，本书从诊断基本资料、诊断思路、诊断依据、诊断标准四个方面进行编写。鉴别诊断方面，本书从主要鉴别诊断的疾病、次要鉴别诊断的疾病、伴发的疾病和专家提示鉴别的疾病四个方面进行编写。这是本书最为突出的特点，是诊断和鉴别诊断的思维创新，是在皮肤科领域中的可贵探索。

　　这种编著方法和临床诊断思维或诊断思维程序，使诊断和鉴别诊断更精准，因而将提高临床医师的诊断与鉴别诊断水平。另一显著特点是，本书强调了按循证医学、精准医学的理念，选择最佳、最新的诊断证据，使临床诊断更可靠，使患者及时得到有效的治疗。本书第一版出版后受到同行专家和读者的关注和肯定。编委们对第二版书稿花费了更大的心血，吴志华教授的每部著作都是新的历程，用时间熬制，与时代并进，厚积薄发。本书仍一如既往，吴志华教授对本书更是亲力亲为，积极促进第二版的问世，实在难得。

　　我在此祝贺《皮肤性病诊断与鉴别诊断》第二版的出版。本书必将会为我国皮肤科事业和临床实践做出贡献。

中国工程院　院士
中国医科大学　教授

第二版前言

　　《皮肤性病诊断与鉴别诊断》出版已经8年了，回顾第一版，笔者制定了本书的撰写大纲，提出了新的临床思维、疾病的诊断和鉴别诊断的四个步骤，并撰写了样章。相关内容还详尽编入了皮肤科症状诊断与鉴别、皮损形态诊断与鉴别等，这些内容为《皮肤性病诊断和鉴别诊断》倾注了新的活力。

　　本书第一版邀请了全国30余所高等医学院校和三级甲等医院40名专家教授撰写，著者皆为临床方面的资深专家和精英，用心血铸造了每一章每一节，完成了此书的历史使命。本书第一版出版后，受到临床检验和同行及读者的关注、好评、鼓励，使全体编委甚感欣慰，也深感责任重大。

　　第二版在出版社的关怀下，全体新老编委进行了认真的编纂，进一步充实了诊断和鉴别疾病的步骤和临床思维。本书第一、二章总论中增加了新的相关内容，第三章新加了循证医学及精准医学在诊断方面的应用。同时在本书中第一次提出了待证医学的概念，并用图表绘出了待证医学、传统医学、循证医学及精准医学的相互联系。按照循证医学和精准医学的理念，诊断应基于最新循证依据和精准证据，从而大大提高和丰富临床医师的诊断和鉴别诊断水平。系统评价被认为是可供诊断性问题决策参考的最佳证据。对繁忙、奋战第一线的临床医师而言，可直接阅读高质量证据、推荐意见、临床指南或诊断标准等更为妥当。

　　本书第二版增删了一些内容，各论增加了青斑样血管病、疱疹样天疱疮、嗜酸性粒细胞增多综合征和激素依赖性皮炎，毛发病分为毛增多症和妇女多毛症两个疾病，删去了相关性不大的或疾病概念已发生改变的疾病，如删去了前列腺炎、恶性组织细胞增生病（MH）等疾病，目前MH被视为一种临床综合征，类似MH临床表现的疾病有好几种。本书一些章节增加了新的概念和进展，编辑了一些鉴别图表，选用了一些新的诊断标准，为基层医师临床应用还增加了疾病的治疗。

　　与第一版一样，笔者再次组稿、撰稿、通读全稿、审核、增补、修改，从临床实践和各学者的研究成果中提炼精华，充实本书。作为主编，在本书编辑中从大的结构到选材的斟酌，一句一字推敲，事必躬亲，严谨始终，力争为关心本书的读者献出一份满意的答卷。编书虽然付出了许多，但也从中学习到了很多，真所谓获益匪浅。本书始终得到全体编委的鼎力协助，再次表示真切的感谢。

　　今天，《皮肤性病诊断与鉴别诊断》第二版以新的内容和读者见面。虽经多方面补充修改，仍难免有不足，甚至错误之处，真诚期望专家和读者不吝赐教，以便下一次修正。

广东医科大学皮肤性病研究所

首任所长：吴志华

第一版前言

    诊断和鉴别诊断是临床医师的基本技能，是医师医疗水平的重要标志之一。在临床实践中，临床医师应对大多数疾病及时做出正确的诊断，并与相似疾病鉴别。

    《皮肤性病诊断与鉴别诊断》一书编写为临床医师提供了一个规范的诊断和鉴别诊断用书，指导其临床实践。

    在诊断方面，我们强调应有一个完整的诊断程序和思维方法，要得到一个完全正确的诊断，需要有一个诊断程序，我们将诊断分为四个步骤，即诊断的基本资料、诊断思路、诊断依据、诊断标准。第一步是收集完善诊断资料，第二步是根据资料思考诊断，第三步是确立诊断的依据，第四步则是运用现有诊断标准。

    诊断与鉴别诊断是一个整体，鉴别诊断是进行正确诊断的重要组成部分。由于疾病的临床表现具有多样性和复杂性的特点，一些表现互有重叠和相似，临床医师不可能对每一种疾病都能从一个表现中做出诊断，多数情况下都需要在诊断中对与之相似的疾病进行认真的鉴别诊断。因而诊断与鉴别诊断是相关联的。

    鉴别诊断即是以患者的某一主要表现为线索，对可能出现这一表现的各种疾病进行分析比较，根据伴随的其他表现和实验室检查资料，结合医生的知识和临床经验进行综合判断，从而确定哪种疾病，不确定哪种疾病，最后建立正确的诊断。

    在鉴别诊断方面，同样强调完整的鉴别诊断思维和程序，其思维应遵循：①采集病史，去伪存真；②分析资料，比较鉴别；③运用逻辑，推断鉴别；④实验检查、佐证鉴别；⑤调整角度，转换鉴别。

    在具体鉴别诊断要确定主要鉴别的疾病、次要鉴别的疾病，同时要列举出专家常常提示鉴别的疾病，还需注意伴发的疾病。伴发病在一些疾病发生率较高，因机制尚不十分清楚，两者或有共同的免疫基础，伴发病也应与所诊断的疾病鉴别。因而本病也列入了伴发疾病，此外，专家提示鉴别的疾病也同时列入，供医师鉴别参考。

    《皮肤性病诊断与鉴别诊断》一书，由全国著名专家教授参与和撰写，我们共同思维和构想，对皮肤性病的诊断和鉴别诊断步骤和程序进行了挖掘、探索。这些皆为各位专家们临床实践的总结，从实践到理论再到实践，本书必将进一步指导诊断和鉴别诊断的实践。本书编写历时数年，反复推敲，增补删改，虽经数次易稿，仍然会有不足之处，请广大读者和专家教授指正。

广东医科大学皮肤性病研究所

首任所长：吴志华

目 录

第一章　皮肤性病的诊断 ……………… 1

　概　述 …………………………………… 1
　第一节　临床诊断程序 ………………… 1
　第二节　实验室诊断 …………………… 12
　第三节　其他诊断方法及最后诊断的几种
　　　　　情况 …………………………… 17

第二章　皮肤性病的鉴别诊断 ………… 19

　概　述 …………………………………… 19
　第一节　自觉症状的鉴别诊断 ………… 20
　第二节　皮肤损害的鉴别诊断 ………… 28
　第三节　根据疾病分类的鉴别诊断 …… 46

第三章　循证医学及精准医学在诊断中的
　　　　应用 …………………………… 52

　概　述 …………………………………… 52
　第一节　循证医学 ……………………… 52
　第二节　循证诊断证据的评价 ………… 54
　第三节　精准医学在诊断中的应用 …… 57

第四章　病毒性皮肤病 ………………… 59

　单纯疱疹 ………………………………… 59
　带状疱疹 ………………………………… 61
　水痘 ……………………………………… 64
　Kaposi水痘样疹 ………………………… 66
　传染性软疣 ……………………………… 67
　疣 ………………………………………… 69
　鲍温样丘疹病 …………………………… 72
　疣状表皮发育不良 ……………………… 73
　手－足－口病 …………………………… 75
　风疹 ……………………………………… 77
　传染性红斑 ……………………………… 79
　小儿丘疹性肢端皮炎 …………………… 81
　婴儿玫瑰疹 ……………………………… 82

　传染性单核细胞增多症 ………………… 83
　皮肤黏膜淋巴结综合征 ………………… 85

第五章　真菌性皮肤病 ………………… 88

　第一节　浅部真菌病 …………………… 88
　头癣 ……………………………………… 88
　体癣与股癣 ……………………………… 91
　手癣与足癣 ……………………………… 94
　甲真菌病 ………………………………… 96
　癣菌疹 …………………………………… 98
　花斑癣 …………………………………… 100
　马拉色菌性毛囊炎 ……………………… 101
　须癣 ……………………………………… 103
　第二节　深部真菌病 …………………… 104
　假丝酵母菌病 …………………………… 104
　孢子丝菌病 ……………………………… 109
　着色芽生菌病 …………………………… 112
　曲霉病 …………………………………… 115
　隐球菌病 ………………………………… 117
　马内青霉病 ……………………………… 120
　放线菌病 ………………………………… 123
　足菌肿 …………………………………… 125
　奴卡菌病 ………………………………… 128

第六章　球菌性皮肤病 ………………… 131

　脓疱疮 …………………………………… 131
　深脓疱疮 ………………………………… 133
　葡萄球菌性烫伤样皮肤综合征 ………… 134
　细菌性毛囊炎 …………………………… 136
　疖与疖病 ………………………………… 138
　须疮 ……………………………………… 139
　痈 ………………………………………… 140
　丹毒 ……………………………………… 141
　蜂窝织炎 ………………………………… 143
　化脓性汗腺炎 …………………………… 145

第七章　杆菌性皮肤病·················147

麻风 ···················· 147
皮肤结核病 ···················· 154
原发性皮肤结核综合征 ··········· 156
　疣状皮肤结核 ················· 157
　瘰疬性皮肤结核 ··············· 158
　腔口皮肤结核 ················· 159
　寻常狼疮 ···················· 160
　急性粟粒性皮肤结核 ··········· 162
　丘疹坏死性结核疹 ············· 163
　硬红斑 ······················ 164
　瘰疬性苔藓 ·················· 165
类丹毒 ························ 166
红癣 ·························· 167
腋毛癣 ························ 169
窝状角质松解症 ················ 169
皮肤炭疽 ······················ 171
猫抓病 ························ 173
海鱼分枝杆菌感染 ·············· 174

第八章　性传播疾病 ··············· 175

梅毒 ·························· 175
淋病 ·························· 182
沙眼衣原体尿道炎/宫颈炎 ········ 185
反应性关节炎 ·················· 187
生殖器疣 ······················ 190
生殖器疱疹 ···················· 192
软下疳 ························ 196
性病性淋巴肉芽肿 ·············· 198
腹股沟肉芽肿 ·················· 201
艾滋病 ························ 203
细菌性阴道病 ·················· 208
阴道滴虫病 ···················· 210

第九章　生殖器部位非性传播疾病 ····· 212

坏疽性龟头炎 ·················· 212
急性女阴溃疡 ·················· 214
下疳样脓皮病 ·················· 215
阴茎珍珠样丘疹 ················ 216

女性假性湿疣 ················· 217
Queyrat增殖性红斑 ············· 218

第十章　动物性皮肤病 ·············· 220

疥疮 ·························· 220
螨皮炎 ························ 222
毛囊虫病 ······················ 224
桑毛虫皮炎 ···················· 225
隐翅虫皮炎 ···················· 227
虱病 ·························· 228
皮肤猪囊虫病 ·················· 230
利什曼病 ······················ 232
皮肤丝虫病 ···················· 234
皮肤血吸虫病 ·················· 237
钩虫皮炎 ······················ 238
蜱咬伤 ························ 239
莱姆病 ························ 240
匐行疹 ························ 243
蜂蜇伤 ························ 244
蝎蜇伤 ························ 245
蜈蚣咬伤 ······················ 246
毒蛇咬伤 ······················ 247

第十一章　皮炎与湿疹 ·············· 249

接触性皮炎 ···················· 249
湿疹 ·························· 253
手部湿疹 ······················ 256
特应性皮炎 ···················· 259
自身敏感性湿疹 ················ 264
传染性湿疹样皮炎 ·············· 266
郁积性皮炎 ···················· 267
汗疱疹 ························ 269
乏脂性湿疹 ···················· 270
幼年跖部皮病 ·················· 272
尿布皮炎 ······················ 273
脂溢性皮炎 ···················· 274
月经疹 ························ 277
浸渍糜烂型皮炎 ················ 279
血吸虫尾蚴皮炎 ················ 279
化妆品皮炎 ···················· 280

糖皮质激素依赖性皮炎 ……………… 283
嗜酸性粒细胞增多综合征 ………… 284

第十二章　荨麻疹类皮肤病 ………… 286

荨麻疹 …………………………… 286
血管性水肿 ……………………… 290
荨麻疹性血管炎 ………………… 293
肥大细胞增生症 ………………… 295
丘疹性荨麻疹 …………………… 298

第十三章　药物不良反应性皮肤病 … 300

药物不良反应 …………………… 300
药物变态反应 …………………… 300
化疗药物的皮肤反应 …………… 308
药物滥用所致皮炎 ……………… 310

第十四章　神经与精神皮肤病 ……… 311

神经性皮炎 ……………………… 311
瘙痒症 …………………………… 312
痒疹 ……………………………… 314
结节性痒疹 ……………………… 316
寄生虫病妄想症 ………………… 317
拔毛癖 …………………………… 319
皮痛 ……………………………… 321
股外侧皮神经炎 ………………… 321
皮肤垢着症 ……………………… 323

第十五章　红斑鳞屑性皮肤病 ……… 325

银屑病 …………………………… 325
类银屑病 ………………………… 332
　苔藓样糠疹 …………………… 333
　斑块状类银屑病 ……………… 336
白色糠疹 ………………………… 339
石棉状糠疹 ……………………… 340
连圈状糠秕疹 …………………… 342
玫瑰糠疹 ………………………… 344
扁平苔藓 ………………………… 347
光泽苔藓 ………………………… 351
线状苔藓 ………………………… 352

小棘苔藓 ………………………… 353
硬化性苔藓 ……………………… 355
风湿性边缘性红斑 ……………… 358
单纯性回状红斑 ………………… 359
匐形性回状红斑 ………………… 360
离心性环状红斑 ………………… 362
新生儿毒性红斑 ………………… 363
毒性红斑 ………………………… 365
多形红斑 ………………………… 366
Stevens-Johnson综合征/中毒性表皮坏死
松解症 …………………………… 369
红皮病 …………………………… 374
脱屑性红皮病 …………………… 379

第十六章　日光性皮肤病 …………… 382

晒斑 ……………………………… 382
多形性日光疹 …………………… 385
痘疮样水疱病 …………………… 388
胶样粟丘疹 ……………………… 390
慢性光化性皮炎 ………………… 391
日光性弹力纤维瘤 ……………… 394
日光性苔藓 ……………………… 396
日光性白斑 ……………………… 397

第十七章　物理性皮肤病 …………… 399

放射性皮炎 ……………………… 399
粟粒疹 …………………………… 401
冻疮 ……………………………… 402
胼胝 ……………………………… 404
鸡眼 ……………………………… 405
摩擦性苔藓样疹 ………………… 407
手足皲裂 ………………………… 408
间擦疹 …………………………… 409

第十八章　角化萎缩性皮肤病 ……… 411

毛周角化病 ……………………… 411
毛发红糠疹 ……………………… 412
黑棘皮病 ………………………… 418
剥脱性角质松解症 ……………… 421

毛囊角化病 …………………………… 422

斑萎缩 ………………………………… 424

萎缩纹 ………………………………… 426

面部偏侧萎缩 ………………………… 428

慢性萎缩性肢端皮炎 ………………… 430

进行性指掌角皮症 …………………… 431

箍指病与假箍指病 …………………… 433

回状颅皮 ……………………………… 435

第十九章 遗传性皮肤病 …………… 437

鱼鳞病 ………………………………… 437

寻常型鱼鳞病 ………………………… 437

X连锁鱼鳞病 ………………………… 440

板层状鱼鳞病 ………………………… 442

火棉胶婴儿 …………………………… 444

胎儿鱼鳞病 …………………………… 446

表皮松解角化过度症 ………………… 447

掌跖角化病 …………………………… 449

汗孔角化症 …………………………… 452

进行性对称性红斑角化症 …………… 455

色素失禁症 …………………………… 457

着色性干皮病 ………………………… 459

皮肤弹性过度 ………………………… 461

皮肤松弛症 …………………………… 463

弹性假黄瘤 …………………………… 465

结节性硬化症 ………………………… 467

第二十章 皮肤脉管性疾病 ………… 470

肢端青紫症 …………………………… 470

红斑肢痛症 …………………………… 471

雷诺现象与雷诺病 …………………… 472

网状青斑 ……………………………… 476

青斑样血管病 ………………………… 478

毛细血管扩张症 ……………………… 479

第二十一章 皮肤血管炎 …………… 483

变应性皮肤血管炎 …………………… 483

过敏性紫癜 …………………………… 485

结节性红斑 …………………………… 489

持久性隆起性红斑 …………………… 492

色素性紫癜性皮病 …………………… 494

急性发热性嗜中性皮病 ……………… 496

坏疽性脓皮病 ………………………… 499

第二十二章 营养缺乏性及代谢障碍性皮肤病 ………………………………… 503

维生素A缺乏症 ……………………… 503

核黄素缺乏症 ………………………… 505

烟酸缺乏症 …………………………… 506

肠病性肢端皮炎 ……………………… 508

皮肤淀粉样变 ………………………… 511

胫前黏液性水肿 ……………………… 514

硬肿病 ………………………………… 516

朗格汉斯细胞组织细胞增生症 ……… 518

黄瘤病 ………………………………… 522

幼年黄色肉芽肿 ……………………… 526

迟发性皮肤卟啉病 …………………… 527

糖尿病性皮肤病 ……………………… 530

类癌综合征 …………………………… 532

第二十三章 结缔组织病 …………… 534

红斑狼疮 ……………………………… 534

深在性红斑狼疮 ……………………… 537

亚急性皮肤型红斑狼疮 ……………… 539

系统性红斑狼疮 ……………………… 541

皮肌炎 ………………………………… 551

硬皮病 ………………………………… 558

嗜酸性筋膜炎 ………………………… 566

重叠综合征 …………………………… 568

混合性结缔组织病 …………………… 570

白塞病 ………………………………… 573

干燥综合征 …………………………… 577

移植物抗宿主病 ……………………… 581

抗磷脂抗体综合征 …………………… 584

第二十四章 大疱及疱疹性皮肤病 …… 587

天疱疮 ………………………………… 587

疱疹样天疱疮 ………………………… 593

大疱性类天疱疮 …………………… 594
疱疹样皮炎 ………………………… 596
线状IgA大疱性皮病 ……………… 599
遗传性大疱性表皮松解症 ………… 600
获得性大疱性表皮松解症 ………… 604
家族性良性天疱疮 ………………… 606
急性泛发性发疹性脓疱病 ………… 608
疱疹样脓疱病 ……………………… 609
连续性肢端皮炎 …………………… 610
掌跖脓疱病 ………………………… 612
角层下脓疱病 ……………………… 615

第二十五章　皮肤附属器疾病 ……… 618

痤疮 ………………………………… 618
玫瑰痤疮 …………………………… 620
多汗症 ……………………………… 623
大汗腺痒疹 ………………………… 625
臭汗症 ……………………………… 626
秃发 ………………………………… 627
　斑秃 ……………………………… 627
　Brocq假性斑秃 ………………… 630
　雄激素性脱发 …………………… 632
　休止期和生长期脱发 …………… 634
毛增多症 …………………………… 636
妇女多毛症 ………………………… 637
甲病 ………………………………… 640
　甲沟炎 …………………………… 640
　遗传性甲病 ……………………… 641
　甲肿瘤 …………………………… 644
　伴发系统性疾病的甲改变 ……… 645

第二十六章　黏膜病 ………………… 651

光化性唇炎 ………………………… 651
剥脱性唇炎 ………………………… 652
腺性唇炎 …………………………… 653
口角炎 ……………………………… 655
复发性阿弗他口腔炎 ……………… 655
皮脂腺异位症 ……………………… 658
地图舌 ……………………………… 659
黑毛舌 ……………………………… 660

沟纹舌 ……………………………… 661

第二十七章　色素障碍性皮肤病 …… 667

概　述 ……………………………… 667
第一节　色素增加性皮肤病 ……… 667
黄褐斑 ……………………………… 667
雀斑 ………………………………… 671
瑞尔黑变病 ………………………… 673
焦油黑变病 ………………………… 675
口周色素沉着肠息肉综合征 ……… 676
蒙古斑 ……………………………… 678
太田痣 ……………………………… 679
第二节　色素减少性皮肤病 ……… 681
白癜风 ……………………………… 681
晕痣 ………………………………… 685
特发性滴状色素减少症 …………… 686
老年性白斑 ………………………… 687
对称性进行性白斑 ………………… 687
无色素痣 …………………………… 687
贫血痣 ……………………………… 689
斑驳病 ……………………………… 690
第三节　色素异常性皮肤病 ……… 692
遗传性对称性色素异常症 ………… 692
血管萎缩性皮肤异色病 …………… 693

第二十八章　皮下脂肪疾病 ………… 695

结节性脂膜炎 ……………………… 695
环状肉芽肿 ………………………… 698
结节病 ……………………………… 701
Wegener肉芽肿病 ………………… 706
类脂质渐进性坏死 ………………… 708
新生儿硬化症 ……………………… 710

第二十九章　皮肤肿瘤 ……………… 713

第一节　良性皮肤肿瘤 …………… 713
疣状痣 ……………………………… 713
脂溢性角化病 ……………………… 715
角化棘皮瘤 ………………………… 717
痤疮样痣 …………………………… 719

毛发上皮瘤 …………………………… 720

毛母质瘤 ……………………………… 722

皮脂腺痣 ……………………………… 723

多发性脂囊瘤 ………………………… 725

汗管瘤 ………………………………… 726

表皮囊肿 ……………………………… 728

粟丘疹 ………………………………… 729

皮样囊肿 ……………………………… 730

阴茎中缝囊肿 ………………………… 731

皮肤纤维瘤 …………………………… 732

皮赘 …………………………………… 734

瘢痕疙瘩 ……………………………… 735

脂肪瘤 ………………………………… 736

血管瘤与血管畸形 …………………… 737

血管角化瘤 …………………………… 741

肢端血管角化瘤 ……………………… 741

阴囊血管角化瘤 ……………………… 742

单发性血管角化瘤 …………………… 742

限界型血管角化瘤 …………………… 743

弥漫性躯体血管角化瘤 ……………… 744

疣状血管瘤 …………………………… 744

匐行性血管瘤 ………………………… 745

化脓性肉芽肿 ………………………… 747

樱桃样血管瘤 ………………………… 748

淋巴管瘤 ……………………………… 749

血管球瘤 ……………………………… 751

皮肤平滑肌瘤 ………………………… 752

神经纤维瘤病 ………………………… 754

黑色素细胞痣 ………………………… 757

先天性黑色素细胞痣 ………………… 760

单纯性雀斑样痣 ……………………… 760

第二节　癌前期皮肤病 …………………… 761

　　日光性角化病 ……………………… 761

　　皮角 ………………………………… 763

　　黏膜白斑 …………………………… 764

　　鲍温病 ……………………………… 765

第三节　恶性皮肤肿瘤 …………………… 768

　　鳞状细胞癌 ………………………… 768

　　Paget病 …………………………… 771

　　基底细胞癌 ………………………… 773

　　基底细胞痣综合征 ………………… 777

　　Kaposi肉瘤 ………………………… 779

　　隆突性皮肤纤维肉瘤 ……………… 782

　　恶性黑色素瘤 ……………………… 784

　　蕈样肉芽肿 ………………………… 788

　　皮肤B细胞淋巴瘤 ………………… 794

　　Sézary综合征 ……………………… 798

　　皮肤转移癌 ………………………… 800

第三十章　全身性疾病的皮肤表现 …… 803

第一节　皮肤颜色改变的鉴别 ………… 803

第二节　妊娠皮肤表现的鉴别 ………… 804

第三节　肾功能不全及透析导致的皮肤病
　　　　的鉴别 ………………………… 805

第四节　恶性肿瘤伴发皮肤病的鉴别 … 805

主要参考文献 ……………………………… 809

中文索引 …………………………………… 810

第一章
皮肤性病的诊断

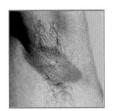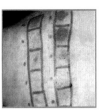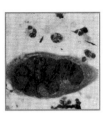

概　述

临床医生如何运用诊断疾病的基本理论、基本知识及基本技能就对患者做出诊断？一个诊断的正确与否，关键还在于是否拥有正确的临床思维。面临大量的临床资料，如何去粗取精、去伪存真地分析、综合和提炼，是每位临床医师必须应对的挑战。

诊断和鉴别诊断是临床医师的基本技能，是一个医师医疗水平的重要标志之一。

1. 诊断的概念　诊断是医师在对患者进行了一系列病史采集、体格检查和必要的实验室检查之后做出的病情归属哪种疾病的判断。

2. 诊断的意义　诊断不仅只是为了判断病情，而且也是为了取得一个科学的、正确的治疗方案。

3. 诊断的程序/临床思维　要得到一个完全正确的诊断，需要有一个诊断程序，其内容包含诊断的基本资料、诊断思路、诊断依据及诊断标准。第一步是收集完善诊断资料，第二步是根据资料思考诊断，第三步是确立诊断的依据，第四步则是最完全地运用诊断标准（图1-1）。

4. 完整的诊断　临床诊断是一个综合性诊断，严格来讲，一个完整的诊断应该包括病因诊断、病理诊断和病理生理诊断：①病因诊断：在诊断中能明确疾病的病因，如接触性皮炎、过敏性紫癜、假丝酵母菌病等都是病因诊断；②病理诊断：在诊断中能明确疾病的病理改变，如坏疽性脓皮病、线状IgA大疱性皮病、皮肤淀粉样变；③病理生理诊断：在诊断中能明确病理生理过程，如梅毒性心脏病（心功能三级）、梅毒脊髓痨共济失调、梅毒麻痹性痴呆。对许多患者，上述几个方面的诊断都不能完全达到，只能做出其中一项或部分诊断。有时只能做出一个初步结论，即所谓"印象"（impression），或称为症状诊断（sympotomatic diagnosis）。

5. 循证医学原则　按照循证医学（evidence-based medicine，EBM）的理念，应尽可能使用当前可得的最佳证据，并结合医师的临床经验和患者的意念做出诊断决策。设计良好的、与诊断有关的横断面研究或队列研究以及这些研究的系统评价，被认为是可供诊断性问题决策参考的最佳证据。但由于系统评价报告通常专业性很强，对繁忙的临床医师而言可直接阅读经医学会或专家们推荐的高质量的证据，并结合临床经验撰写的证据摘要、推荐意见共识、临床指南或诊断标准等，用于临床诊断。

循证医学在疾病的诊断上，即对每个患者病情的判断上十分注意科学信息，而临床医生的临床经验只是一个组成部分，其经验有局限性，更重要的是依据EMB提供的科学信息，制定诊断程序和诊断标准来诊断疾病。

第一节　临床诊断程序

皮肤病的诊断程序与其他临床学科一样，临床诊断也必须根据系统的病史、全面的体格检查和必要的实验室检查，并对所获得的资料进行综合分析，才能做出正确的诊断。临床诊断程序见图1-1。

一、病史

详细而准确的病史是诊断疾病的最重要的依据。询问和采集病史十分重要，详细的病史应包括以下各项内容：

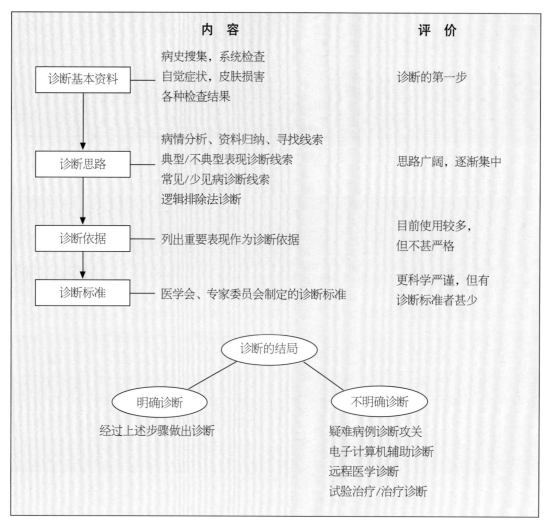

图1-1 临床诊断程序

1. 一般项目
2. 主诉
3. 现病史 ①病因；②皮损及其演变；③皮损相关症状；④全身症状：发热、乏力、食欲不振、消瘦；⑤其他：季节、气候、饮食、环境、嗜好、职业及精神状态等有无关系；⑥诊治经过。
4. 既往史
5. 个人史
6. 家族史

二、体格检查

有经验的医师，对所接诊的患者可以通过体格检查，再结合病史对一些疾病即可做出印象诊断或初步诊断（表1-1）。

1. 全身检查 皮肤病常伴有全身性或系统性症状，故应注意全身检查。要求基本同内科。

2. 皮肤黏膜检查 皮肤黏膜损害（详见"第二章 皮肤性病的鉴别诊断"）的确认是皮肤病诊断的重要方面，检查者的肉眼和放大镜是最重要的检查工具之一。为了准确地反映皮肤黏膜的损害，应注意如下事项：

（1）检查光线：应在充足的自然光线或类似日光的荧光下检查，因为人工光线或强烈的日光均可影响皮肤的观察效果。有时为了检测轻度隆起或凹陷的损害，可在暗室内用侧光检查。某些皮损需从不同角度和距离进行观察。

（2）诊室温度：诊室温度应适宜，过冷可引起毛细血管收缩，使红斑颜色变淡或引起手足发绀。

（3）全身检查：从头部至脚趾进行全身检查，以便全身皮肤，包括头发、指甲和黏膜均可被检查到。

（4）其他方面：检查皮损时，除检查患者主诉

表1-1 皮肤性病体检

1. **检查光线** 应在充足的自然光线或类似日光的荧光下检查，因为人工光线或强烈的日光均可影响皮肤的观察效果。有时为了检测轻度隆起或凹陷的损害，可在暗室内用侧光检查。某些皮损需从不同角度和距离进行观察。

2. **诊室温度** 诊室温度应适宜，过冷可引起毛细血管收缩，使红斑颜色变淡或引起手足发绀。

3. **全身检查** 从头部至脚趾进行全身检查，以便全身皮肤，包括头发、指甲和黏膜均可被检查到。

4. **其他方面** 检查皮损时，除检查患者主诉部位及有关部位外，还须观察皮肤老化的表现、色素沉着、外伤、营养和卫生状况，还须观察潜在的全身疾病，以及患者未察觉的而又有意义的皮肤损害，如黄色瘤、恶黑色素瘤及皮肤转移癌等。

5. **视诊和触诊**

（1）视诊是医师用视觉来观察患者全身或局部表现的诊断方法。观察皮损颜色或表面变化时，一定要用酒精棉球或生理盐水擦去皮肤上的化妆品、油或其他物质。

（2）触诊是医师通过手触摸的感觉进行判断的一种诊断方法，了解皮肤质地的变化、温度和湿润度，判断皮肤的坚固性和柔韧性。触诊应注意下列各项：皮损的大小、形态、深浅、硬度、弹性感及波动感；表面的光滑和湿润程度；有无浸润增厚、萎缩变薄、松弛、凹陷等；有无触痛、感觉过敏或减弱；局部皮肤温度有无升高或降低；表浅淋巴结有无肿大、触痛和粘连等。

部位及有关的部位外，还须观察皮肤老化的表现、色素沉着、外伤、营养和卫生状况，还须观察潜在的全身疾病，以及患者未察觉的而又有意义的皮肤损害，如黄色瘤、恶黑色素瘤及皮肤转移癌等。

（5）视诊和触诊：

1）视诊是医师用视觉来观察患者全身或局部表现的诊断方法。观察皮肤颜色或表面变化时，一定要用酒精棉球或生理盐水擦去皮肤上的化妆品、油或其他物质。

2）触诊是医师通过手触摸的感觉进行判断的一种诊断方法，了解皮肤质地的变化、温度和温润度，判断皮肤的坚固性和柔韧性。触诊应注意下列各项：皮损的大小、形态、深浅、硬度、弹性感及波动感；表面的光滑和湿润程度；有无浸润增厚、萎缩变薄、松弛凹陷等；有无触痛、感觉过敏或减弱；局部皮肤温度有无升高或降低；浅表淋巴结有无肿大、触痛和粘连等。

3. 淋巴结检查（图1-2和表1-2） ①全身淋巴结肿大：HIV感染/艾滋病（AIDS）、二期梅毒、巨细胞病毒（CMV）、痢疾后综合征（Reiter综合征）、地方性螺旋体病、品他病；②腹股沟淋巴结肿大：淋病、硬下疳、软下疳、性病性淋巴肉芽肿、生殖器疱疹、盆腔炎、地方性螺旋体病。

三、典型临床表现与诊断线索

皮肤性病的临床上有一些典型的表现，可作为诊断的线索，甚至是诊断的依据。现分别叙述：

（一）变态反应疾病

1. **湿疹** 对称发生的有聚集倾向丘疱疹，多形皮损，瘙痒。

表1-2 全身淋巴结肿大的相关疾病（逻辑排除法诊断）

部 位	可能的疾病
枕部枕骨后	头皮感染、头癣、风疹、玫瑰糠疹、脂溢性皮炎、传染性单核细胞增多症、弓形体病、非霍奇金淋巴瘤
颈部	单侧肿、成纤维细胞瘤、霍奇金病和非霍奇金淋巴瘤、喉部鳞状细胞癌
锁骨上	90%恶性肿瘤，皮肌炎常伴恶性肿瘤
腋窝	免疫接种、上肢感染、猫抓病、结核、乳腺癌、淋巴瘤
滑车上	化脓性感染、结节病、梅毒
腹股沟	下肢感染、性传播疾病
全身性	系统性红斑狼疮（SLE）、类风湿性关节炎、HIV/AIDS、组织胞质菌病、川崎病

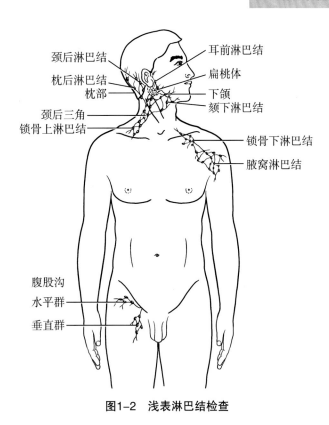

图1-2　浅表淋巴结检查

2. 自身敏感性皮炎　局部湿疹或感染灶恶化，致躯体远处发生皮炎。

3. 中毒性表皮坏死松解症（ＴＥＮ）　有服药史，所致全身超过30%面积的表皮松解坏死。

（二）丘疹鳞屑性皮肤病

1. 银屑病　尽管皮损有各种变化，但可找到多层鳞屑性丘疹或斑块，物理检查有薄膜现象和点状出血。病史有冬重夏轻，时好时发。

2. 扁平苔藓　紫色和淡紫色多角形扁平丘疹，口腔有特殊的网纹状损害。

（三）大疱性皮肤病

松弛性大疱、尼氏征阳性、受摩擦部位创面难以愈合，考虑天疱疮；而紧张性大疱、尼氏征阴性、创面结痂较少，考虑大疱性类天疱疮。

（四）精神性皮肤病

有大片脱发，形如斑秃，但边界不齐，脱发处有残存毛发及断发，儿童或青少年可有精神抑郁，可考虑拔毛癖。患者压抑，表情呆滞，腺体分泌增加，有黏附的鳞屑、灰尘堆积于皮肤表面（多见于面部），可考虑皮肤垢着病。

（五）感染性皮肤病

1. 猫抓病　猫抓伤处附近出现丘疹、红斑、水疱、溃疡，随后局部淋巴结肿大及化脓，这也是猫抓病的诊断线索。

2. 传染性单核细胞增多症　咽痛、咽炎、扁桃体炎、无痛性淋巴结肿大、异型淋巴细胞增多。

3. 艾滋病　吸毒，不正常性活动，输注血液制品，从国外归来有原因不明的发热、淋巴结肿大、易并发真菌感染等。

4. 恙虫病　主要发生于南方沿海，恙螨幼虫叮咬处呈现红色丘疹，转为水疱及焦痂，周有红晕，血清OXK阳性。

5. 非淋菌性尿道炎　不洁性行为后尿道炎，尿道分泌物检不出淋菌，而检出衣原体。

6. 皮肤炭疽病　有屠宰和与牲畜、畜皮毛接触史。皮肤暴露部位出现水肿、水疱、溃疡、出血性坏死，皮损上有黑色干痂。

7. 放线菌病　皮肤慢性溃疡瘘道或病变处分泌物发现硫黄样小颗粒。

8. 紫色杆菌败血症　皮肤呈现紫色脓疱。

9. 莱姆病　被蜱叮咬处出现充血性斑丘疹，由中心向周围扩展，外层鲜红呈多环靶状，直径为6～68cm，多经数日后消退，被称为慢性移行性红斑，是莱姆病的皮损特点。

（六）结缔组织疾病

1. 系统性红斑狼疮　面部蝶形红斑、对光过敏、雷诺现象、脱发、口腔溃疡、关节痛。

2. 皮肌炎　肌无力及肌痛、上睑及眶周紫红色水肿、四肢关节、掌指关节、指间关节伸面呈紫红色斑丘疹并覆盖鳞屑、高丘氏征。

3. 白塞病　结膜角膜炎、阴部溃疡、口腔溃疡、皮肤结节，结节中央略凸起，由中心向周围有逐渐变浅的红晕。针刺处出现红点或脓疱。

4. 混合结缔组织病　雷诺现象、手背水肿、吞咽困难、肌无力、ＲＮＰ抗体效价高等多器官系统损害。

（七）其他

1. Sweet综合征　皮损鲜红或暗红，疼痛，直径多在5cm以下，扁平隆起，周边呈坝样高起、中心有自愈倾向，针刺皮肤亦可呈现红点或脓疱，皮肤病理示中性粒细胞密集浸润。

2. 脂膜炎　发热，皮肤结节，偶或破溃流出脂油样物，但不化脓。

3. 硬肿病　对称性皮肤硬肿，可伴有非压凹性或可压凹性水肿及疼痛，皮萎缩不明显。

4.皮肤黏膜淋巴综合征　手掌、足底发红及硬性水肿、脱皮，常有口唇皲裂及草莓舌。

（八）肿瘤

如霍奇金病，无皮疹的皮肤瘙痒，饮酒后淋巴结部位疼痛。

四、不典型临床表现与诊断线索

某些病例缺乏常有的或应有的临床表现，而被错误地否定，这是拖延诊断或误诊的一种原因。一切疾病均有典型与不典型之分，熟悉不典型病例的临床表现，对诊断同样重要。

（一）感染性疾病

1.二期梅毒疹　近期银屑病皮损，或躯干可隐约不痛痒的斑疹，可能为梅毒疹，可通过梅毒血清试验予以证实。

2.传染性单核细胞增多症　肝炎型、脑膜型易被误诊为无黄疸型或黄疸型肝炎和其他各种脑膜炎。

3.麻疹　可发于老年人，亦有发生于青年者，近几年尤应重视，卡他症状可不明显，易被误诊为药物疹或药物热。

4.带状疱疹　仅有局部疼痛、皮肤触痛而无疱疹，或出现疱疹较晚，称无皮疹性或迟发性带状疱疹，可分别被误诊为肋间神经痛、阑尾炎、胆石症、尿路结石、胸膜炎、急性心肌梗死、急性胰腺炎等。

5.恙虫病　2%～35%的恙虫病找不到特征性的焦痂，有的焦痂隐匿，在腋处或会阴部，易被漏检。

6.脑猪囊尾蚴病　早期仅表现为发热和肌痛，可有癫痫，易被误诊为多发性肌炎或癫痫。

（二）结缔组织疾病

1.系统性红斑狼疮　可长期没有皮损，更无蝶形红斑，而仅表现为关节肿痛及发热，一直诊断为风湿热。

2.皮肌炎　肌痛、肌压痛可不明显，肌无力亦可因轻微而不被重视。

3.脂膜炎　仅表现为原因未明的持续性发热，皮下找不到结节，而肠系膜型脂膜炎仅表现为发热和腹痛。

4.白塞病　以腹痛为主要临床表现的白塞病，有的误诊为阑尾炎而进行手术探查。

5.结节性多动脉炎　可长期没有皮肤结节。

（三）其他

1.无皮损的药物热　原因不明的发热，而一般情况好，没有皮疹，但有服药史。

2.5-羟色胺综合征　有应用与5-羟色胺综合征相关的药物的病史，如单胺氧化酶抑制剂、三环类抗抑郁药、5-羟色胺再摄取抑制剂，致使过多5-羟色胺产生全身症状，是一种严重的药物反应综合征。表现为各系统疾患，危重，死亡率高，临床表现无皮疹，属于无皮疹的药物反应，这些线索应认真追问。

3.浅表型基癌　淡红色，黄褐色不规则斑片，边界不清，附鳞屑。

4.家族性良性天疱疮　颈项部的红斑、糜烂、结痂，可能长期误诊为湿疹，而可能是临床表现不典型的家族良性天疱疮，应予病理检查证实。

五、常见病、少见病及综合征诊断线索

1.常见病　诊断的分析、思考方法原则之一是优先考虑多发病种、常见病种。皮肤性病的诊断也不例外，尤其在发病早期。常见病的典型病例诊断多无困难，而延诊、误诊多发于非典型病例。多发病种虽然多见，但皮肤性病诊断未明或已被列入疑难病例，仅从多发病种考虑当然不够。

2.少见病　少见病确属少见，由于对少见病不甚了解，在诊断中不予考虑，这可能是使少见病更少见的原因。因此，建议凡被列入疑难病例，特别是经上级医生查房或经集体讨论后对诊断仍感困惑，即应广开思路，包括少见疾病，进行鉴别性检查或排除性检查，这也是诊断线索或诊断的主要思想方法或手段。

3.综合征　一些皮肤病可以出现不相干的症状和体征，同时间出现或先后出现，不能用通常的诊断方法诊断疾病。因而诊断这类疾病似乎茫然，无从着手，此时应考虑为综合征。常见的综合征是临床医师所熟习的，而不常见的综合征要查阅文献资料，或上网查找，以求诊断。

六、物理检查协助诊断

临床医师在给患者体检，很多情况需物理检查来协助诊断。现分述如下：

1.玻片压诊法　用玻片压皮损，可鉴别毛细血管扩张性红斑和血液外渗引起的出血性红斑，前者红色消退，后者红色不变。再如玻片压皮损显示出

苹果酱色或呈玻璃样淡黄褐色外观，则提示结节病、皮肤结核和其他皮肤肉芽肿炎症的可能。玻片压诊法还可诊断和鉴别贫血痣和白癜风。

2. **皮肤划痕试验** 用钝器如压舌板划压皮肤时，在1～3分钟内如局部出现条状风团，则称皮肤划痕征阳性，见于某些荨麻疹患者。

3. **感觉检查** 包括温觉、痛觉及触觉等，检查方法见麻风章。

4. **针刺现象** 为病理性反应，是指针刺部位发生脓疱性和溃疡性损害，见于白塞综合征（Behcet syndrome）和坏疽性脓皮病。

5. **拔发试验** 用于评估头发的脱落，常用于：①确定头发脱落的数量是否增加，正常情况下以拇指和示指用力拔一束毛发时，仅拔下1～2根；②确定生长期与休止期毛发的比率；③在镜下观察毛发发干的各种先天畸形。正常情况下，10%～15%的头发处于休止期，而休止期脱发率明显升高（图1-3～图1-5）。

6. **Darier征检查** 强力摩擦皮肤肥大细胞损害（色素性荨麻疹）后，出现荨麻疹样损害，称Darier征。发生机制是由于摩擦使肥大细胞脱颗粒而释放组织胺所致。

7. **棘层细胞松解征检查** 又称尼氏征（Nikolsky sign）检查，表现为：①用手指推压水疱，可使疱壁移动（图1-6）；②稍用力在外观正常皮肤上推擦，表皮即剥离。此征在天疱疮及某些大疱性疾病如大疱性表皮松解型药疹中呈阳性。

8. **Kobner现象或同形反应**（isomorphic reaction）见于某些皮肤病，患者的正常皮肤外伤后，该处有发生新的皮损倾向。Kobner现象是银屑病的一个典

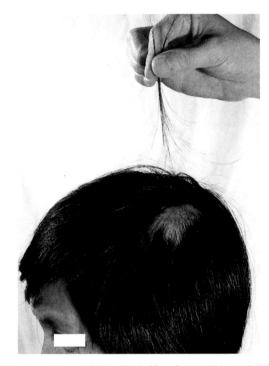

图1-4 斑秃 轻拉毛试验阳性，表示斑秃处于进行期

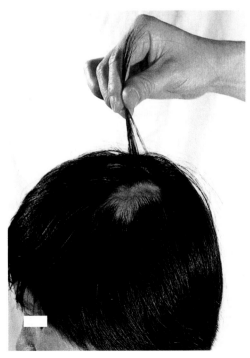

图1-3 斑秃 轻拉毛试验

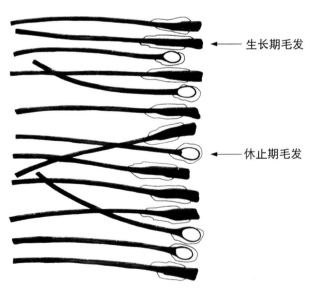

← 生长期毛发

← 休止期毛发

图1-5 拔毛试验 显示生长期及休止期毛发

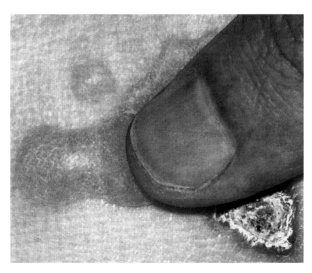

图1-6　寻常型天疱疮　手指压迫大疱，大疱向前扩展（Nikolsky征阳性）

型特点，也见于扁平苔藓、湿疹活动期及其他一些皮肤病。

9. **放大镜检查法**　一些特殊的表现可用放大镜检查，如基底细胞癌珍珠状乳白色边缘的纤细毛细血管扩张、盘状红斑狼疮的毛囊角栓。

10. **透光法检查**　囊肿可透过某些光线，而由细胞浸润的结节不能透过光线。在暗室用小手电筒直接照射结节性损害，可了解其密度和结构。

11. **Wood灯检查**　利用Wood滤过器（氧化镍）将所有可见光滤过后获得一种紫外线，是一种有助于诊断和治疗的重要检查方法（表1-3）。

12. **刮削检查法**
（1）鳞屑刮除法：有鳞屑、糠秕的斑疹和丘疹

表1-3　Wood灯检查在皮肤科的诊断应用

类　别	Wood灯检查
头癣	小孢子菌属感染引起的白癣和黄癣在 Wood灯下发出绿色荧光（图1-7），必须与脂质、水杨酸等发出的淡蓝色荧光鉴别
其他真菌和细菌感染	红癣（图1-8）在Wood灯下发出珊瑚红色荧光（图1-9）；花斑癣的皮损和刮取的鳞屑有淡黄色荧光；绿脓假单胞菌在Wood灯下其绿脓菌素发出淡黄绿色荧光；痤疮丙酸杆菌产生卟啉，引起毛囊发出珊瑚红色荧光；股癣在Wood灯下发出砖红色荧光
卟啉	迟发性皮肤卟啉病患者的尿液、粪便、疱液（偶尔）发出荧光；红细胞生成原卟啉病患者的牙齿、原卟啉病患者的血液均可发出荧光
色素性疾病	Wood灯对判断色素沉着的细微区别有很大帮助：黑色素吸收全波段紫外线，若黑色素减少则折光强，显浅色，而黑色素增加则折光弱，显暗色；Wood灯可用于检查皮肤中黑色素的深度，如检查表皮的色素损害，如雀斑，照射时可使色素变深，而真皮内色素，则无此反应，据此可确定黑色素位置；Wood灯不能用于黑种人；结节性硬化中的叶状白斑在Wood灯下明显可见
药物	偶尔可发出荧光，如服用四环素可将牙齿和皮脂染色，服用阿的平能将皮肤染色
接触性皮炎	Wood灯可通过发出荧光检查出皮肤上或美容用品和工业用品中光化致敏源，如卤化水杨酰苯胺、呋喃香豆素、沥青中的成分等

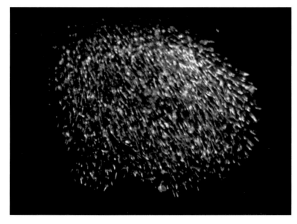

图1-7　WOOD灯下头癣病发出荧光

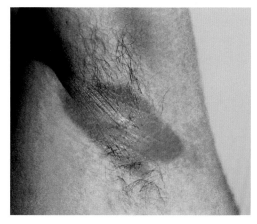

图1-8　棒状杆菌癣样红斑（红癣）

图1-9　WOOD灯下棒状杆菌癣样红斑
（红癣）病原菌发出珊瑚红色的荧光

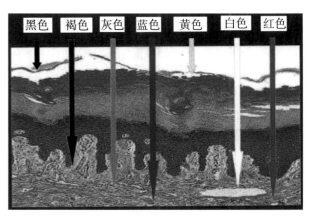

图1-10　皮肤镜下皮肤的颜色

的皮损，可用刮除鳞屑和糠秕。花斑癣检查出花斑癣菌，多层鳞屑确定为银屑病。

（2）削除角质：可鉴别胼胝、跖疣或鸡眼。

七、皮肤镜在皮肤科中的诊断应用

皮肤镜（Dermoscopy），又称为表皮透光显微镜，是指利用光学放大原理，借助偏振或浸润的方法，反映皮肤表皮、真皮乳头层颜色和结构特点的诊断工具。

皮肤镜可观察到皮肤结构的色调、形状、血管形态与排列。其颜色及形状可组成26种模式，用于诊断与鉴别诊断，皮肤镜的临床应用有皮肤黑色素性疾病及皮肤浅部肿瘤、炎性疾病、感染性疾病、毛发疾病等。本处重点介绍良性色素痣和恶性黑色素瘤的诊断与鉴别诊断。

（一）皮肤镜颜色和结构图像

皮损的颜色能提供重要的形态学信息。黑色素是色素性皮损的主要色素成分。由于解剖学位置和聚焦度的不同，皮肤镜下可观察到不同颜色的皮肤，见图1-10。

（二）良性色素痣和恶性黑色素瘤的鉴别图像

1. 皮肤镜下颜色的数量　色素痣一般只有1~2种颜色；黑色素瘤一般超过2种颜色；超过4种颜色的损害时，高度提示黑色素瘤；出现5种颜色，基本可以诊断黑色素瘤；出现红色、白色及蓝灰色，提示黑色素瘤可能性大。

2. 色素痣　①普通色素痣：有规则和对称分布

的色素小球或鹅卵石样结构、色素网、均质色素沉着和色素条纹；②特殊部位色素痣：肢端色素痣表现为位于皮沟的平行色素线，即平行皮沟模式，或与皮沟垂直的平行色素线，即纤维样模式；③特殊色素痣：晕痣中央通常表现为小球或均质模式，周围有为瘢痕样色素脱失。

3. 皮肤黑色素瘤（CMM）　①普通位置CMM：包括不典型色素网、阴性色素网、不规则色素条纹、水晶结构、不典型色素点或小球、不典型污斑、皮损隆起部位的蓝白幕；②面部CMM：恶性雀斑样痣的主要表现为环形颗粒状结构、毛囊口不对称、"之"字形色素线、菱形结构、毛囊口因色素沉着而消失和同心色素环；③肢端CMM：包括平行皮脊结构、不规则弥漫性色素沉着和不规则纤维样模式，ALM需要与角层下血肿和HPV60引起的色素性扁平疣鉴别；④甲单元CMM：皮肤镜下表现包括不规则色素条带和显微Hutchinson征。

4. 良性痣的模式特征　良性痣的10种模式特征见表1-4，良性痣的10种图像模式示意图见图1-11。

5. 黑色素瘤的特异性模式　黑色素瘤的10种特异性模式见表1-5，黑色素瘤的10种图像模式示意图见图1-12。

6. 皮肤镜色素痣和黑色素瘤诊断要点有　①色素痣常表现为良性痣的10种图像模式中的一种（表1-4和图1-11），痣的色调和结构通常为有序和对称性分布；②当黑色素细胞肿瘤出现与图1-11所列的良性痣图像模式不同时，都应予以重视；③当皮损与表1-4所列的良性痣图像模式不符，且出现至少一项表1-5所列的黑色素瘤特异性模式时，都应考虑为黑色素瘤。

表1-4 良性痣的10种模式特征

总体模式	定 义
弥漫性网络模式	弥漫均质网络，线条粗细色调和网孔一致，网络周边色浅，见于获得性痣及先天性痣
斑片状网络模式	斑片状均质网络结构，如获得性痣及浅表性先天性痣
中央色素减退外周网络	外周一致网络结构，中央为均质化色素减退，见于获得性色素痣
中央色素沉着外周网络	外周网络，中央为均质化色素沉着，见于获得性色素痣
均质黄褐色、褐色或蓝色	弥漫均质无结构，黄褐色为获得性痣，深褐色为先天性痣，蓝色为蓝痣
中央小球外周网络	外周网络结构，中央为小球，见先天性痣
外周小球伴中央网络或均质/星爆状	中央网络或均质状，褐色小球为增长活跃的色素痣；外周小球呈星爆状，见于Spitz痣
小球（含鹅卵石状）	遍布小球，类似鹅卵石，多见于先天性色素痣
双组分模式	两种模式（网状-球状、网状-均质状或球状-均质状）
多组分模式	对称的典型小点/小球、网络或均质区域，色素痣模式；对称的小球、网络、污斑、小点、幕、退行性结构或无结构区域；3个以上模式

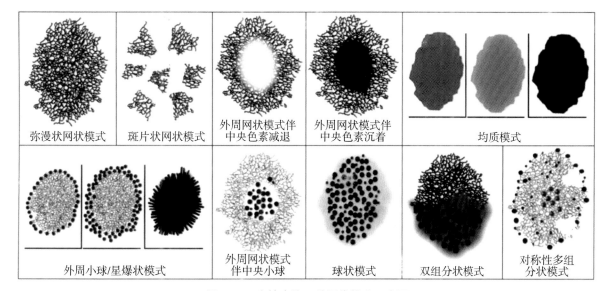

图1-11 良性痣的10种图像模式示意图

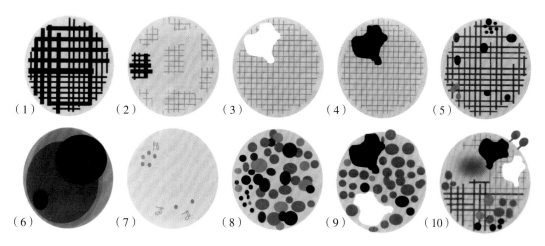

图1-12 任何一种与图1-11所示良性病变模式不符的都有可能是黑色素瘤

表1-5 黑色素瘤的10种特异性模式

皮肤模式	病理学相关联
不典型色素网络	沿表真皮交界不典型雀斑样或巢状黑色素细胞增生
条纹（放射流或伪足）	外周融合的交界性黑色素细胞巢，为黑色素瘤的放射状生长期
负性色素网络（反向网络）	①表皮突伸长增宽、真皮乳头内黑色素细胞巢；②邻近表皮突的桥连；③纤维基质包裹的巢状结构
蝶蛹样/晶状体结构	代表重塑或新的真皮胶原
不规则点和球	交界区或真皮黑色素细胞巢，点状结构为Paget样痣细胞巢
不规则污斑	表皮或真皮内黑色素沉着
突起区域蓝白结构	角化过度，真皮内噬黑色素细胞、黑色素细胞或游离的黑色素
扁平区域蓝白结构	真皮乳头纤维化和黑变病
不典型血管模式	肿瘤诱发的新生血管生长
周边褐色无结构区域	表皮突变平，黑色素细胞呈Paget样播散

（复旦大学附属华山医院　徐　峰）

八、诊断步骤

临床诊断经过上述的步骤，如询问病史、察看了皮肤损害、进行了物理检查或实验室检查等，可能对所诊察的疾病已有初步的诊断，然而一些皮肤病仍需认真严肃地运用下列方法进行诊断。

（一）诊断思路

通过询问病史、体格和实验室检查，细致地将零散的资料综合分析，并进行科学的思维，用疾病的一般规律来判断特定的个体所患疾病，并列举哪些情况可以考虑本病诊断，哪些阳性发现可以支持本病诊断，哪些要素可以肯定诊断，初步归纳出临床印象。

诊断思路早已见于临床实践中，如较大的医院查房，听完病史汇报，教授或主任医师就有一个非常精辟的分析，从病史、检查各项，并提出可能涉及的诊断与鉴别，都做了透彻的说明，使大家豁然开朗，这就是诊断思路。

（二）逻辑排除法诊断疾病

这是十分重要的诊断方法，皮肤性病有数百种、上千种，因此，需要运用逻辑排除法来缩小可能的范围，将皮肤损害归类于相应疾病组别进行排除，最后诊断为某病。其步骤首先要识别皮损，其次就要进行皮损的相应疾病归类，然后一一排除，得出初步诊断。

1. 识别皮损　首先是检查确定皮肤性病的基本损害，即是原发损害还是继发损害，继而确定是什么基本损害。无论皮肤性病的种类如何繁多复杂，但都不会超出皮肤性病的几十种基本损害的范围。

2. 皮损归类　根据损害的特点判断属哪一类皮肤性病。一般可按皮损的形态，归类于下列皮肤性病类中（表1-6）。

3. 排除法确定诊断　经过检查识别皮损，进行归类后，就可以做出初步诊断。虽然同一类皮肤性病仍然很多，但可根据皮损的分布、形态和排列来进行鉴别与排除：

（1）依据皮肤的特殊分布：在皮肤性病分布方面，有一些特殊的好发部位，如单纯疱疹好发于皮肤黏膜交界处，如鼻孔、口唇、眼睑处；玫瑰糠疹于躯干沿肋骨方向呈圣诞树样排列；疥疮的损害最常见于指缝和阴囊；接触性皮炎发生的部位往往与致敏物接触的部位相符，如表带皮炎、镀镍皮带扣所致的镍皮炎等。

（2）依据皮损的特殊形态：最后确定是哪一种皮肤性病，还可依据单个损害的形态或排列方式：

1）线状的排列方式有许多种病，但若线状排列的损害是乳头瘤样丘疹，表面粗糙，则为疣状痣；若线状排列的损害形态是圈状，则为火山口角化性丘疹；顶端有沟槽，中央轻度萎缩，则为线状汗管角化病。

2）另外，还需依据基本损害检查来鉴别。大疱

表1-6 皮肤损害疾病归类

类 别	相关疾病
斑丘疹性皮肤病类	皮损为斑疹、丘疹,如病毒疹、药物反应、寻常疣、麻疹、猩红热、梅毒
鳞屑丘疹性皮肤病类	皮损为鳞屑性丘疹、斑块,如银屑病、类银屑病、玫瑰糠疹、扁平苔藓、鱼鳞病、梅毒疹
多形皮损或皮炎湿疹类	皮损有红斑、炎性丘疹、水疱、结痂、脱屑、抓痕、苔藓样变,如接触性皮炎、异位性皮炎、传染性湿疹样皮炎、自身敏感性湿疹、静脉曲张性湿疹、药疹
水疱大疱性皮肤病类	皮损有红斑、水疱、大疱,如水痘、单纯疱疹、带状疱疹、昆虫叮咬、天疱疮、类天疱疮、妊娠疱疹、疱疹样皮炎、多形红斑
脓疱性皮肤病类	皮损有脓疱、毛囊丘疹、脓痂、炎性结节、炎性硬块,如脓疱疮、角层下脓疱病、寻常痤疮、脓疱性银屑病、毛囊炎、疖、痈
风团、环形红斑类	皮损有风团、环形或隆起性红斑、脱屑,如荨麻疹、离心性环状红斑、丘疹性荨麻疹
结节性损害类	皮损为结节和肿瘤,伴糜烂、溃疡,如鲍温病、黑色素瘤、基底细胞癌、鳞状细胞癌、类风湿结节、黄瘤、结节性梅毒疹
血管炎皮肤病类	皮损有紫癜、斑块、坏死、血疱、溃疡性结节、皮肤梗塞、甲周红斑,如紫癜、坏死性血管炎、低补体血症性血管炎、系统性红斑狼疮、类风湿性血管炎、动脉周围炎、变应性血管炎
色素障碍性皮肤病	皮损为色素沉着或减少,如雀斑、黄褐斑、黑变病、咖啡斑、着色性干皮病、褐黄病、爆炸粉粒沉着病、白癜风、白化病、特发性白斑

性皮肤病,若大疱是松弛性,尼氏征阳性,且水疱易破,糜烂扩大不易愈合,及大疱好发于躯干受压处,结合有口腔损害,可初步做出天疱疮诊断。

(3)依据实验室检查:经过上述临床诊断过程,有些皮肤性病还须进一步检查,如结缔组织病尚须做自身抗体的检测;恶性组织细胞增生症尚须骨穿寻找病灶;梅毒还需做螺旋体检查和梅毒血清试验。

(三)运用诊断依据诊断

根据长期临床观察,学者将各种疾病归纳出一些重要的临床表现与特征,将此作为主要的诊断依据,根据这些诊断依据对特定的疾病可以做出诊断。或许该病较易诊断,而这些诊断依据并不十分严谨。虽然如此,但却能做出诊断,且有实用价值。举例如下:

1.湿疹诊断依据 主要根据病史、皮疹形态及病程。一般湿疹的形态为多形性,弥漫性,分布对称,急性者有渗出,慢性者则有浸润肥厚。病程不规则,常反复发作,瘙痒剧烈。

2.癣菌疹的诊断依据 ①有癣菌病的病灶;②有炎性感染灶;③癣菌素反应阳性;④原发病灶治疗或炎症减轻,皮疹可不医自愈。

3.药物性黑棘皮病的诊断依据 ①有过量应用

致病药物史;②停药后皮损可逐渐消退,乃至痊愈;③皮损基本同假性黑棘皮病。

(四)应用诊断标准诊断

诊断标准是各国(专业)医学会或专家组及学者经过实践研究和在循证医学的基础上提出的,不断验证、修订和完善而成。准确的诊断是有效的治疗依据,使疾病的诊断标准化、规范化、科学化、临床上较为复杂的疾病可选用诊断标准,一些疾病仅有诊断依据,而无诊断标准,亦可选用诊断依据。现介绍几种诊断标准,临床医师可广开思路,更好地进行疾病的诊断。

1.系统性红斑狼疮诊断标准 美国风湿病学会(ARA),1982年及1992年修订的标准是最具代表性的诊断标准,已经得到了医学界的广泛认可,同时被大量临床研究和内科学及风湿免疫学教科书所引用。

2.过敏性紫癜的诊断标准 具备2项以上可诊断。

(1)初发病时年龄在20岁以下。

(2)紫癜:紫癜高出皮面,可扪及,紫癜非因血小板减少。

(3)胃肠道出血:黑粪、血便、大便潜血试验阳性。

（4）病理示弥漫性小血管周围炎，中性粒细胞在血管周围堆积。

3. 特应性皮炎（AD）诊断标准 Williams的AD诊断标准：必须具有皮肤瘙痒史，加如下3条或3条以上：①屈侧皮肤受累史，包括肘窝、腘窝、踝前及颈周（10岁以下儿童包括颊部）；②个人哮喘或枯草热史（或一级亲属4岁以下儿童发生AD史）；③全身皮肤干燥史；④屈侧有湿疹；⑤ 2岁前发病（适用于年龄大于4岁者）。

4. 雷诺病诊断标准 Allen和Brown提出的诊断标准：①发作由寒冷或情绪激动所诱发；②两侧对称性发作；③无坏死或只有很小的指（趾）端皮肤的坏死；④排除任何器质性疾病所致的"雷诺现象"；⑤症状持续发生在2年以上。

第二节　实验室诊断

病原体检查、血清抗体、肿瘤标志物、生物化学、骨髓、影像等检查，在诊断中具有重要作用，有的属确诊检查项目并可成为确诊的根据。

一、常用实验室诊断

许多在普通医学中所用的血液学和生化学试验在皮肤科中也常用（表1-7）。

二、皮肤试验

1. 斑贴试验（patch test） 是测定机体迟发型接触性变态反应的一种诊断方法（图1-13～图1-15）。

方法：根据试验物的性质配制成适当浓度的浸液、溶液、软膏或用原物作为试剂；用试液将4层1cm×1cm大小的纱布浸湿，或将试验物置于纱布上，然后贴于前臂屈侧或背部，其上用一稍大的透明玻璃纸覆盖，用橡皮膏固定边缘；48小时取下试验物并查看结果（试验后一旦出现痒、痛或炎症反应时，应立即取下试验物并用清水洗净及做适当处理）；于第4～5天时评价试验结果，则更为可靠。如同时做多个不同试验物时，每两个之间的距离至少为4cm，必须有对照试验。

结果判定：①阴性反应：为受试部位无任何反应；②阳性反应："±"为可疑，皮肤出现痒或轻微发红；"+"为弱阳性，皮肤出现单纯红斑、瘙痒；"++"为中等阳性，皮肤出现水肿性红斑、丘疹；"+++"为强阳性，皮肤出现显著红肿，伴丘疹或水疱。

临床意义：阳性反应表示患者对试验物过敏，也可能是由于原发刺激或其他因素所致的阳性反应，但后者一旦将试验物除去，反应可很快消失，

表1-7　常用实验室诊断

项　目	疾　病
中性粒细胞增多症 （>7.5×10⁹/L）	①感染：如丹毒、痈；②其他炎症性皮肤病：脓疱型银屑病、红皮病、坏疽性脓皮病、Sweet综合征、Muckle-Wells综合征；③系统恶性肿瘤（包括白血病）；④对全身性激素治疗的反应
嗜酸粒细胞增多症 （>0.44×10⁹/L）	①特应性疾病：尤其是哮喘和湿疹；②寄生虫感染：线虫、疥疮；③对食物或药物的过敏反应；④嗜酸粒细胞增多—肌痛综合征；⑤胶原血管疾病：结节性多动脉炎及其变型、皮肌炎、嗜酸性筋膜炎、嗜酸性淋巴肉芽肿、嗜酸性脓疱性毛囊炎；⑥恶性肿瘤：尤其是霍奇金淋巴瘤和酸性粒细胞白血病；⑦大疱性疾病：疱疹样皮炎、天疱疮、类天疱疮；⑧新生儿毒性红斑；⑨嗜酸粒细胞增多综合征
淋巴细胞增多症 （>3.5×10⁹/L）	①病毒感染：尤其是病毒疹和传染性单核细胞增多症；②细菌感染：结核病、梅毒、布鲁菌病、伤寒；③淋巴增生性疾病
血沉（ESR） 正常值：男性<10mm/h 　　　　女性<12mm/h ESR>50mm/h与严重疾病有关	①生理性妊娠、月经；②感染；③炎症性疾病，如血管炎；④SLE；⑤组织毁损；⑥恶性肿瘤；⑦副蛋白血症；⑧红细胞增多症
抗核抗体（ANA）	①胶原血管疾病，尤其是SLE；②慢性肝病；③桥本甲状腺炎、胸腺瘤、重症肌无力；④恶性贫血；⑤结核病；⑥麻风；⑦弥漫性肺纤维化；⑧淋巴瘤或其他恶性肿瘤；⑨溃疡性结肠炎；⑩正常老人

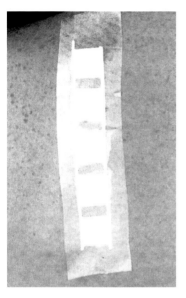

图1-13 斑贴试验

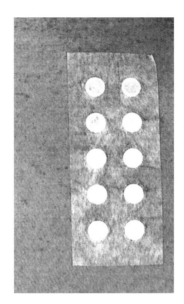

图1-14 斑贴试验

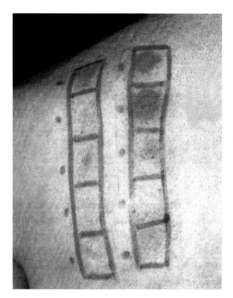

图1-15 斑贴试验 观察结果

而阳性反应则在试验物除去后24～48小时内反应，一般是增强而不是减弱。阴性反应则表示患者对试验物无敏感性。

注意事项：急性皮炎未消退前不应做斑贴试验。

2. 光斑贴试验 适用于检测光接触变态反应。

3. 划破试验（scratch test） 该试验主要用于测定产生速发型变态反应的变应原。对高度敏感的患者，有一定的危险性。

方法：在前臂屈侧皮肤以75%酒精消毒后，用消毒注射针在皮肤上划1cm长的划痕，以不出血为度，然后滴1滴试液于其上，再用针柄轻轻擦压一下，在对侧相应部位做对照试验，经30分钟后观察结果。

结果判定：①阴性反应：与对照试验相同；②阳性反应："±"为可疑，皮肤出现水肿性红斑或风团，直径小于0.5cm；"+"为弱阳性，皮肤出现风团有红晕，直径为0.5cm；"++"为中等阳性，皮肤出现风团有明显红晕，直径为0.5～1cm；"+++"为强阳性，皮肤出现风团有明显红晕及伪足，直径大于1cm。

临床意义：用于检测速发型变态反应的过敏原，如荨麻疹及遗传过敏性皮炎等的致病因素。阳性反应表示患者对该试验物过敏，但应注意假阳性反应。

注意事项：抗组胺类药物可减弱试验反应，故需停药48小时后再进行测试。有高度变应性病史（如过敏性休克）者禁止施行本试验。试验前应准备0.1%肾上腺素以备抢救可能出现的过敏性休克。

4. 皮内试验（intradermal test） 原理同划破试验。用于检查I型变态反应或IV型变态反应。前者如青霉素试验，后者如麻风菌素试验。

方法：一般先以低稀释度的试液开始，用0.1ml的稀释液在前臂屈侧皮内注射。通常于30分钟内出现反应，如出现风团及红晕为即刻反应阳性；6小时之后才出现反应，如为浸润性结节则为迟发型反应阳性；如为阴性而仍有可疑时，可增加试验物浓度后重复试验。

临床意义：即刻反应阳性，表示患者对试验物过敏；迟发反应阳性的实际意义尚未明了。

注意事项：对测试物质有高度敏感或曾有过严重反应者，不宜做此试验。因其危险性较划破试验更大。试验前应准备好抢救过敏性休克的各种治疗措施，试验后30分钟内应严密观察全身反应，特别是过敏性休克。

三、皮肤组织病理检查

1. 皮损的选择

（1）通常选择成熟而未经治疗的典型损害，同时带一部分损害周围的正常皮肤，以便与病变组织做对照。

（2）需寻找病原体的损害，应选择早期损害，并切取完整的水疱或脓疱。

（3）如系较大的损害，应取其活动性的边缘。如同时存在几种皮肤病的损害时，应分别取其皮损做检查。

2.皮肤活检取材方法　见图1-16～图1-18及表1-8。

四、微生物学检查

1.病原体检查　螺旋体、淋菌、衣原体、支原体、细菌等寄生虫和原虫及虫卵病原学检查。病原体检查是感染性疾病确诊的直接证据，应尽可能地进行检测。

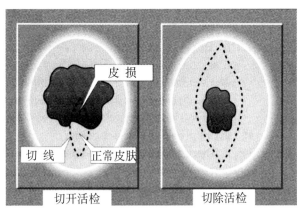

图1-16　皮肤活检技术

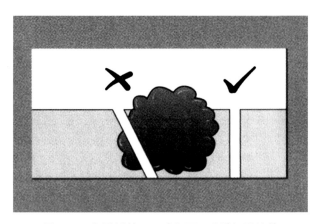

图1-17　切除活检：正确和不正确地切除边缘

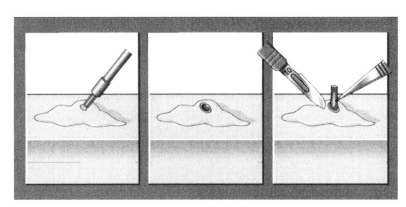

图1-18　钻孔活检

表1-8　皮肤活检取材方法

活检方法	取材方法
切除活检	常规消毒皮肤和局麻后，手术刀沿皮纹方向做长1cm、宽0.3～0.5cm的梭形切口，刀锋沿皮面垂直，切取的标本应包括皮下组织，底部与表面宽度一致，切忌钳夹所取组织，以免造成人为的组织变化，切取的标本应平放在吸水纸上，以防标本卷曲，或立即放入盛有10%福尔马林液或95%酒精的小瓶中固定
切开活检	此法是通过损害正中横向切开活检，梭形切取皮损，两端都包含正常皮肤，适用于病变太大不能全部切除的损害，如角化棘皮瘤、鳞状细胞癌等
钻孔活检	以左手固定，右手持皮肤组织钻孔器钻孔，轻轻旋转，达到一定深度后，用有齿镊小心提取组织，取小弯剪刀从其根部剪下，取出环状皮肤栓标本，压迫创口止血，外用碘仿加压包扎，在颜面部不宜用此法
削取活检	用手术刀与皮肤平面平行削取皮肤和损害突出部分，适用于诊断良性如脂溢性角化或皮赘，恶性肿瘤，如蕈样肉芽肿，但不能用于恶性黑色素瘤，因太浅不能进行组织学分期

2. 真菌检查　直接涂片和真菌培养。

五、卟啉检查

1. 尿色检查　尿色可正常，但将其置于日光下或将尿液酸化即可转为暗红至棕色。

2. 胆色素原（porphobilinogen，PBG）定性试验　即二甲氨基苯甲醛定性试验（又称Walson-Schwartz试验）。取患者新鲜尿液2ml于有塞玻璃管中，加入Ehrilich试剂（二甲氨基苯甲醛0.7g，浓盐酸150ml，蒸馏水100ml）2ml，混匀，静置2～3分钟；再加饱合醋酸钠溶液4ml，混匀。如有PBG、尿胆原或吲哚类化合物，皆为红色，如无红色即为阴性。在显示红红色的尿液中，加氯仿溶液3～5ml，加塞，用力振摇1分钟，静置待分层。如上层（尿液层）仍为红色，表示有PBG；如为橙黄色或仅微粉红色，则为阴性；如上层无色，下层（氯仿溶液层）为红色，则为尿胆原；如上下层都显红色，可能两者皆有。本试验呈红色为阳性反应，提示24小时尿液中PBG排出量在6～8mg以上。此试验尿胆原也呈阳性，但可被氯仿溶液提取，而PBG则不被提取。

3. PBG定量测定离子交换色谱法　检测患者24小时尿液中PBG排出量在20～200mg，正常人<2mg，无症状患者约32mg（16～60mg）。

4. δ-氨基酮戊酸（δ-aminolevulinicacid，δ-ALA）定量测定离子交换色谱法　正常人24小时尿液中ALA排出量<5mg，无症状患者约10mg（6～18mg），急性发作时显著增多。

六、细胞学检查

Tzanck涂片检查　这种细胞学检查法最常用来诊断单纯疱疹、水痘－带状疱疹病毒感染等。选择早期未破的水疱，用解剖刀背轻刮水疱底部，刮取细胞镜检。不能取脓疱或痂皮，将刮取物置于载玻片上，制成涂片，在空气中干燥，用Giemsa或Wright染色，见多核巨细胞（图1-19）。

七、微循环检查

某些皮肤病，如红斑狼疮、硬皮病、银屑病、皮肌炎的疾病过程中有毛细血管改变。常检查的部位有甲皱、皮损、球结膜、舌、唇、齿龈等处。使用特殊的微循环显微镜，观察指标有：①管袢的形态；②管袢的血流状态；③管袢周围的变化（图1-20）。

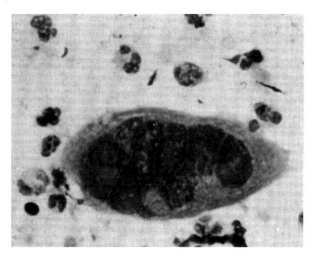

图1-19　Tzanck涂片　见多核巨细胞（Giemsa染色）

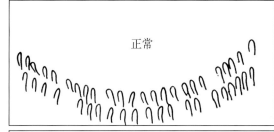
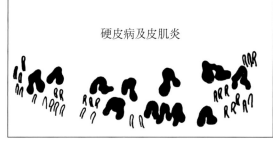
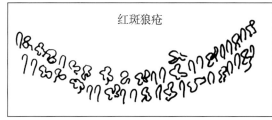

图1-20　甲皱毛细血管显微镜检查　正常人的毛细血管袢纤细、规则；硬皮病及皮肌炎者扩大，变粗和变形，许多管袢丧失；红斑狼疮者扭曲明显，但很少扩张

八、免疫荧光检查

免疫荧光检查方法有以下三种：①直接法；②间接法；③补体结合法。

某些免疫性疾病特别是大疱性疾病、结缔组织疾病，常用免疫荧光检查，其对某些疾病的诊断起重要作用。其中有的特异性抗体对诊断起肯定作用，有的特异性差仅有参考价值。

可弥补病原体检测困难或呈现阴性结果对诊断的困惑，在诊断感染性疾病中起重要作用。由于对不同疾病应用不同的方法可呈不同程度的假阳性反应，检测结果应密切结合临床。

在临床应用上：

1.微生物学方面　用于细菌、病毒、立克次体、衣原体、支原体等病原体的快速诊断，以及血清中微生物抗体的测定。

2.免疫性皮肤病检查　见表1-9。

九、基因诊断技术

1.概念　基因诊断技术是在DNA重组技术迅速发展和对生物基因组结构的认识不断深化的基础上发展起来的最新生物学检测技术。其实质是应用DNA重组技术对人体、生物体的遗传物质DNA和（或）RNA进行直接分析，以确定某一特定的基因是否存在，有无DNA片段插入、缺失、点突变或其他变异情况。

2.基因诊断技术应用

（1）遗传性疾病的诊断。例如，常染色体隐性遗传鱼鳞病，通过直接对基因进行检查，即能确定是否患相应的遗传性疾病及何种类型的遗传病。

（2）与遗传相关的疾病。例如，红斑狼疮等，在症状并未充分表现之前，通过相关基因的分析，可达到预测、预报的目的。另外通过相关基因的检测，可达到追踪观察、评价疗效的目的。

表1-9　免疫性皮肤病的免疫荧光诊断

疾　病	直接免疫荧光表现（DIF）	间接免疫荧光表现（IIF）	免疫印迹/抗原识别
大疱性疾病			
天疱疮	角朊细胞间IgG沉积（图1-21）	抗角朊细胞IgG抗体	*Dsg5，Dsg1
大疱性类天疱疮	基底膜带IgG和（或）补体沉积（图1-22）	抗基底膜IgG抗体	BP180KD，BP230KD
疱疹样皮炎	真皮乳状层IgA和补体沉积（呈颗粒状）（图1-23）	无循环抗体	未知抗原
获得性大疱性表皮松解症	基底膜IgG沉积（图1-24）	无循环抗体	290KD（Ⅶ型胶原）
结缔组织疾病			
盘状红斑狼疮	皮损区基底膜IgG、其他免疫球蛋白和补体沉积	无抗基底膜循环抗体，35%抗核抗体阴性	多种核成分
系统性红斑狼疮	基底膜IgG呈带状沉积（图1-25）	抗核抗体阳性	DNA（双链）

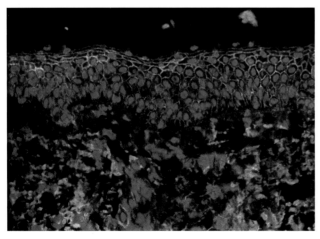

图1-21　寻常型天疱疮：绿色示表皮细胞间IgG沉积，细胞核为橙红色染色

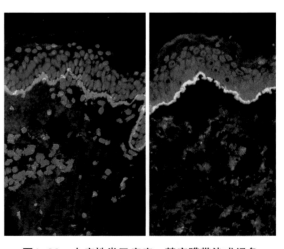

图1-22　大疱性类天疱疮：基底膜带染成绿色

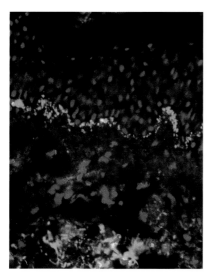

图1-23　疱疹样皮炎：真皮乳头IgA沿基底膜颗粒样沉积

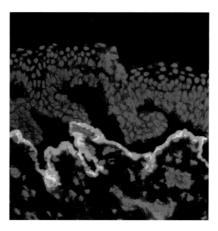

图1-24　获得性大疱性表皮松解症：直接免疫荧光示IgG线状沉积于基底膜，盐裂皮肤中免疫反应物质分布于皮损底部

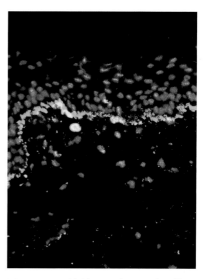

图1-25　系统性红斑狼疮：狼疮带试验阳性

（3）感染性疾病的诊断。通过对各种病原体的特异性基因的检测，病毒感染，如单纯疱疹、带状疱疹、人类乳头瘤病毒感染；细菌感染，如淋球菌、结核、麻风杆菌；衣原体、支原体感染、梅毒螺旋体、真菌感染等，达到诊断的目的。

（4）肿瘤的基因诊断。肿瘤的形成是遗传因素与环境因素相互作用的结果，随着肿瘤分子生物学的发展，人们对肿瘤的认识已经发展到基因水平，发现了许多肿瘤相关基因，如癌基因、原癌基因和抑癌基因等，且已应用到诊断中。

（5）药物代谢基因诊断。临床药物疗效参与药物代谢的相关基因有密切关联。2007年卫生部发布了《医疗机构临床检验项目目录》中规定了多种药物，如奥美拉挫、5-氟尿嘧啶、华法林、肠球菌耐万古霉素、氟西汀等用药指导基因的检测。药物反应与个体人类白细胞抗原（HLA）遗传易感性（基因易感性）、编码药物代谢酶的基因多态性以及药物作用靶受体的基因多肽性具有重要关联。在中国汉族人群中HLA-B*1502阳性者更容易发生对卡马西平的严重过敏反应，导致SJS/TEN发生。

3.常用的基因诊断技术　分子生物学技术是基因诊断的主要技术。近年以核酸分子杂交和聚合酶链反应（PCR）为核心发展起来了多种方法已被广泛用于基因诊断，如PCR单链构象多态性（SSCP）、限制性片段多态性（RFLP）、等位基因特异性寡核苷酸分析（ASO）、基因芯片技术（gene chip）、反转录PCR、Southern印迹杂交、Northern印迹杂交、斑点杂交和原位杂交（ISH）等。

第三节　其他诊断方法及最后诊断的几种情况

一、疑难病例诊断攻关

所谓疑难病例主要指诊断不清的病例。作为各级临床负责医生，都应以对患者高度负责的态度，从个人史、既往史、现病史中找漏问，从体检中找漏查，从上网及检验、影像资料中找线索，从文献中开阔眼界，从分析中找疑点、开拓思路。根据需要组织科内、院内、院外专家共同研讨、攻关。许多疑难病例，依集体智慧、经验，共同攻关多可获实效。

二、试验治疗或治疗诊断

在明确诊断前对症治疗或试验治疗在临床时有应用，此种治疗称为试验治疗。试验治疗经常用于临床，治疗有效而支持拟诊，但不能确诊，如考虑患者为Sweet综合征，表现为痛性红斑或斑块，试验治疗用肾上腺糖皮质激素对症治疗。治疗有效而支持拟诊，但不能确诊，因为非Sweet综合征的变应性皮肤病有时也可用糖皮质激素治愈。

某些病例根据拟诊使用特效药物，根据疗效判定拟诊是否正确或明确诊断，称为治疗诊断。如考虑患者为疣状皮肤结核，皮损为暗红色丘疹、结节，融合成疣状皮肤损害，用抗痨治疗痊愈，其治疗结果可确定诊断或符合诊断。

三、随访诊断

一些疾病没有出现典型的症状，或就诊时症状已消失，可通过随访随诊而排出或肯定诊断。如仅有关节疼痛、关节炎症状、头皮有脂溢性皮炎，经过随访1年后，躯干出现典型的银屑病损害，则由随访可诊断为关节病型银屑病。

四、回顾性诊断

一些病例在当时做出了诊断和处理，而经过一段时间后，较有规模地系统总结过去的病例，随着学科的发展，新标准的确立或经过再认识，对过去的一些病例做纠正确诊，称为回顾性诊断。如既往病例中表现有结缔组织病的症状和体征，但不能完全诊断为哪一种结缔组织病，而回顾诊断中，依据混合性结缔组织病（MCTD）诊断标准，该病例可诊断为混合性结缔组织病。再如Sézary综合征，过去曾有一泛发性红皮病病例，瘙痒、浅表淋巴结肿大，当时仅诊断为红皮肤，而回顾性诊断中调出既往周围血液涂片，找到较多有相对特征的Sézary细胞，诊断为Sézary综合征。

五、电子计算机进行辅助诊断

伴随现代科技的飞速发展，计算机技术的应用已渗入到医学诸多领域。医学诊断专家系统作为医生诊断疾病的辅助手段，已显示其重要作用。医学诊断专家系统，是利用计算机模拟人类医学专家的思维活动对疾病进行诊断的程序系统。它在收集大量人类医学专家宝贵经验的基础上，根据输入患者各种疾病的病史、体征、实验室检查、影像检查等信息，进行逻辑分析、推理和诊断。

六、远程医学诊断

1. 概念　远程医学（telemedicine）是以计算机技术，卫生通信技术，遥感、遥测和遥控技术，全息摄影技术，电子技术等高新技术等为依托，充分发挥大医院或专科医疗中心的医疗技术和设备优势，对医疗条件较差的边远地区、海岛或舰船上的伤病员进行距离诊断、治疗或医疗咨询。近年来不断涌现的交互性网站和手机APP则发挥尝试和促进作用。

2. 皮肤性病的会诊　几乎所有的皮肤病均适合通过远程医学技术方面进行诊断。相关研究表明，远程皮肤病诊断和面对面诊断得到的诊断结果没有显著差异，两组患者对诊断、治疗的满意度也没有显著差异。

七、确诊、疑诊与未诊断

各种疾病均有各自的诊断依据，符合诊断标准方属确诊。出院病例尽管都填写出院诊断。凡认为已确诊的病例，在病程记录中应认真填写诊断根据，在出院小结中应复核诊断根据，以便于临床资料总结。对诊断根据不足的疑诊病例，应全面总结支持、不支持或反对诊断的根据，进行认真的补充记录。一些疾病虽经详细检查出院时仍有诊断不清，应属未诊断。对这部分患者应加强随访，随访中如诊断明确或修正了诊断，也应在病志上补充记录。

八、初发病、并发症与最后诊断

多数病例发病、病程中和最后诊断都是同一疾病，诊断相对简单而明确。少数病例发病时只是一种简单的原发病，病程中出现了有关或无关的并发症或医源性疾病，应予足够的重视，并全面诊断与填写。例如，初发病仅为疱疹病毒感染，随后并发了病毒性胸膜炎却被诊断为结核性胸膜炎；由于使用异烟肼、利福平治疗并发了药物性肝病，在用全身性糖皮质激素治疗中又诱发了深部真菌感染；有的病例可以确诊为结缔组织疾病，用糖皮质激素治疗，最后却死于无反应性播散型结核。

（吴志华　马慧群　史建强　陆　原　刘　栋　普雄明　吴丽峰　张锡宝　王建琴　邓列华　吴昌辉　李常兴　罗　权　徐云升　蔡志强　陈秋霞　李　定　王　丹　蔡川川　赵晓霞）

第二章
皮肤性病的
鉴别诊断

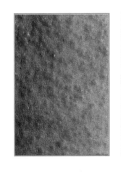 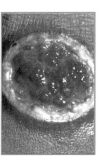 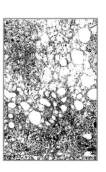

概　述

　　临床医师如何无遗漏地想到各种可能的鉴别诊断，从而进一步问诊或利用辅助检查来逐渐缩小鉴别诊断范围，最终获得正确诊断，取决于皮肤科医生的能力。找到鉴别诊断方法后就可以参照各种疾病的诊断要点，进一步问诊后，辅以门诊的简单检查就可以逐步缩小鉴别诊断的范围。

　　本书提出了各种鉴别诊断的思维，如自觉症状、皮肤损害的鉴别诊断。针对每种疾病又提出了主要、次要鉴别的疾病以及专家推荐的鉴别的疾病，以期诊断精准。

　　一种疾病可有复杂多样的临床表现，而许多疾病可有相似的临床表现。因此，临床医师不可能对每种疾病都能从一种临床表现中做出诊断，一般需要在诊断过程中进行有效的鉴别诊断。鉴别诊断就是以患者的某一主要临床表现为线索，对可能出现这一表现的各种疾病进行分析，根据伴随的其他表现和实验室检查资料，结合医师的知识和临床经验进行综合判断，从而肯定哪种疾病，否定哪种疾病，最后得出正确的诊断。皮肤性病的鉴别诊断需从以下几个方面进行，鉴别诊断程序见图2-1。

　　1.病史采集　病史是疾病动态发展的过程，可反映许多疾病的真相。对于每个患者都需要认真采集病史，去伪存真。

　　2.资料分析　对每个患者的各种临床资料都要全面分析，寻找能反映疾病本质特征的东西，从而进行鉴别。

　　3.逻辑推理　对有关临床资料进行逻辑推理，逐一排除相似的疾病，最后确定诊断。

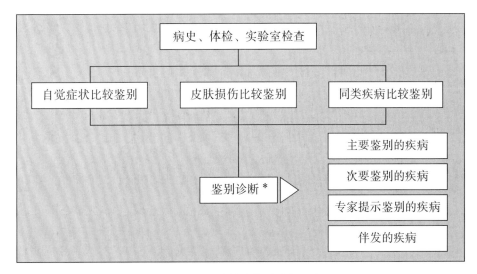

图2-1　皮肤性病鉴别诊断程序

*鉴别主要内容与诊断疾病相似点/不同点

4.**实验室检查佐证**　实验室检查结果可作为诊断与鉴别诊断的有力佐证，但需注意的是实验室检查有时存在假阳性或假阴性结果。

5.**转换思维**　人们往往习惯在既定的背景下用常规思维方法来考虑问题。对某些症状或体征的诊断已形成一定的思维定势，但有时又不能据此做出正确的诊断。因此，对较复杂的疾病或依某一诊断而治疗无效的患者应调整认识角度，转换思维方法，重新进行深入细致的分析和再认识，从而得出正确的诊断。

第一节　自觉症状的鉴别诊断

自觉症状又称主观症状，皮肤性病常见的局部症状有瘙痒、疼痛、烧灼感、感觉障碍、关节痛、肌痛、神经精神症状、泌尿生殖道症状等。症状的轻重与皮肤性病的性质、严重程度和患者的感受能力有关。

一、瘙痒的鉴别诊断

1.**概念**　瘙痒（pruritus）是一种直接引起搔抓或引起搔抓欲望的感觉。瘙痒既是一种生理性自我保护机制，又是许多皮肤病和系统性疾病的主要症状。除皮肤之外，结膜、口腔、鼻、咽和肛门生殖器部位的鳞状上皮以及气管的纤毛上皮也可发生瘙痒。

2.**分类**　Twycross等（2003年）将瘙痒分为四类（表2-1），这种分类结合了瘙痒的病理机制与临床表现，但一种类型的瘙痒可能与其他类型共存，如异位性皮炎患者似有神经源性和瘙痒感受器性瘙痒。

3.**神经传导**　瘙痒由皮肤中无髓C纤维传导，其游离末梢终止于表皮-真皮交界处，有时可进入表皮。致痒剂或物理因素（如热刺激）可激活皮肤C纤维，并通过轴突反射引起神经介质释放。目前的研究提示：皮肤中机械不敏感神经纤维将瘙痒信号通过脊神经到达脊神经节，然后通过脊神经到达脊髓背角浅层，脊髓丘脑束神经元交叉至对侧并上行至丘脑，丘脑腹内侧核的神经元投射终止于感觉运动皮层，而丘脑背内侧核的投射则终止于扣带回皮层。

4.**瘙痒有关的化学介质**　瘙痒可由机械性和热刺激直接激发或通过化学介质间接引起，还可不依赖于外周刺激而在中枢神经系统中产生。传导瘙痒的初级传入C纤维不仅对神经介质敏感，而且对组胺和其他炎性介质敏感。许多物质可引起实验性瘙痒，包括胺类、前列腺素和神经肽（表2-2）。致痒剂可与化学敏感性神经末梢表面的瘙痒受体特异性结合，从而诱导轴突发放。

5.**相关疾病**　皮肤瘙痒症、神经性皮炎、疱疹样皮炎、荨麻疹、虱病、疥疮及皮炎湿疹类皮肤病。此外，甲状腺功能减退症、糖尿病、慢性肾衰竭、肝胆疾病和淋巴造血系统恶性肿瘤（如霍奇金病、蕈样肉芽肿、淋巴肉瘤、网状组织细胞肉瘤和白血病）常伴有剧烈瘙痒。

（1）伴有皮疹的瘙痒性皮肤病：常见皮肤病见表2-3。

（2）不伴有皮疹的瘙痒性疾病：胆道阻塞性疾病、淋巴瘤（特别是霍奇金病）最为常见（表2-4）。

1）胆道阻塞性疾病：胆汁淤积性瘙痒的原因未明。曾经认为是血清、皮肤中胆汁酸水平的升高，但一些胆汁淤积者不伴有瘙痒。此外，甲睾酮虽可缓解瘙痒，但可引起血清胆汁酸水平升高，加重胆汁淤积。氯丙嗪、睾酮、红霉素等药物均可引起肝内胆道阻塞。

2）慢性肾病：尿毒症患者血清尿素氮（BUN）达到100μg/dl以上时，至少75%的患者出现瘙痒。因

表2-1　瘙痒的分类

病　因	发生机制和代表性疾病
瘙痒感受器性	瘙痒起源于皮肤，由皮肤炎症、干燥或其他皮肤损害引起，由C纤维传导，如疥疮、荨麻疹和虫咬反应
神经病性	瘙痒传入通路上病变引起，如带状疱疹后神经病变、多发性硬化症和脑肿瘤伴发的瘙痒
神经源性	瘙痒起源于中枢，但无明显的神经病变，如胆汁淤积性瘙痒
精神性	伴有精神异常的瘙痒，如寄生虫恐怖症的妄想状态、强迫症有关的瘙痒

表2-2　瘙痒有关的化学介质

化学介质	特 点
乙酰胆碱	特应性皮炎的重要致痒剂，皮损内注射乙酰胆碱可引起瘙痒
5-羟色胺（5-HT）	皮内注射可引起瘙痒，但较组胺为弱，尿毒症性瘙痒的主要介质
蛋白酶和蛋白酶相关受体	蛋白酶活化受体在炎症性皮肤病中诱发瘙痒
前列腺素（PG）	PGE_2被证实对特应性皮炎患者有较弱的致痒作用
白介素（IL）	皮内注射IL-2引起轻微瘙痒
神经营养因子（NTF）和 　神经生长因子（NGF）	结节性痒疹皮损中NGF表达增多，特应性皮炎皮损中NTF-4表达增多
冷受体	2种冷受体，降低皮肤温度和外用薄荷醇可减轻皮肤瘙痒
阿片样肽	外周和中枢致痒作用；吗啡通过肥大细胞脱颗粒而引起瘙痒，阿片样肽鞘内注射 亦可引起瘙痒
缓激肽	诱导肥大细胞脱颗粒释放组胺，可增加P物质、降钙素基团相关肽（CGRP）和 PGE_2释放
P物质	C纤维激活后释放P物质，高浓度P物质可引起肥大细胞脱颗粒，低浓度激活肥大细 胞释放TNF-α
白三烯B_4（LTB_4）	作用于C纤维末梢而介导瘙痒，促进白细胞或皮肤细胞释放致痒介质

表2-3　伴有皮疹的瘙痒性皮肤病

疾 病	症 状
丘疹鳞屑性皮肤病	扁平苔藓、银屑病、玫瑰糠疹
大疱性疾病	大疱性类天疱疮、疱疹样皮炎、多形红斑
变应性皮肤病	湿疹、接触性皮炎、脂溢性皮炎、药疹、荨麻疹
动物性皮肤病	虫咬皮炎、疥疮
感染性皮肤病	细菌、病毒、真菌感染
物理性皮肤病	多形性日光疹、慢性光化性皮炎、夏季皮炎
其他	粟粒疹、湿疹性紫癜、幼年性类风湿性关节炎、妊娠性痒疹、妊娠性多形疹、原发性 皮肤淀粉样变、肥大细胞增生症

表2-4　不伴有皮疹瘙痒应鉴别的基础疾病

疾 病	症 状
皮肤干燥	老年瘙痒症、甲减干燥性瘙痒
内分泌疾病	甲亢、糖尿病、痛风
阻塞性胆管疾患	肝外：胆道结石、胆道狭窄、胆道或胰腺的恶性肿瘤；肝内：胆管硬化症、肝脏恶性肿 瘤、药物诱发的胆汁淤积、病毒性肝炎
恶性肿瘤	淋巴瘤（霍奇金病、蕈样霉菌病、白血病）、癌、类癌
寄生虫病	钩虫、蛲虫
心因性瘙痒	人工皮炎、寄生虫妄想、螨恐怖症
其他原因	尿毒症、透析、真性红细胞增多症、皮肌炎、肛门瘙痒、外阴瘙痒、妊娠、香菇皮炎 （异样抓痕）、食品致痒、药物（吗啡、博来霉素）致痒

辣椒素可耗竭外周感觉神经末梢中的P物质，局部应用可有效治疗瘙痒。

3）甲状腺疾病：甲状腺功能减退症常伴有全身性瘙痒，可能与皮肤干燥有关。甲状腺功能亢进症较少出现瘙痒，可能皮肤血流增加使皮肤温度变化有关。

4）痛风：很少引起瘙痒，可能是血清和组织中尿酸升高所致。

5）恶性肿瘤：任何恶性肿瘤均可出现瘙痒，其中以霍奇金病、蕈样霉菌病最为常见，慢性白血病较少见。类癌综合征的特点是皮肤潮红而罕见瘙痒。

6）真性红细胞增多症：瘙痒的特点是洗热水澡后瘙痒明显加剧。本病常伴有缺铁性贫血，纠正缺铁可缓解瘙痒，但缺铁本身极少引起瘙痒。全身瘙痒伴血清铁下降（血红蛋白正常）应怀疑是否有潜在的恶性肿瘤。

7）水源性瘙痒：皮肤接触水或皮温突然下降后发生瘙痒，持续1小时左右。约1/3病例有家族史，抗组胺药物疗效不佳。

8）精神性瘙痒：如人工皮炎、寄生虫病妄想、

螨恐怖症等。

6.病因不明瘙痒的临床与实验室检查　对于病因不明的瘙痒患者，需要做全面的临床和实验室检查（表2-5），必要时行皮肤组织病理学检查以协助诊断。

二、有汗与无汗的鉴别诊断

1.有汗的鉴别　见"第二十五章　多汗症"。

2.无汗的鉴别

（1）大范围少汗或无汗的疾病：①汗孔闭塞；②系统性硬化病；③干燥综合征（眼干，口干）；④糖尿病性神经障碍（下半身出汗减少）。

（2）全身性无汗的遗传性疾病：①无汗性外胚层发育不良症（图2-2，图2-3）；②先天性痛觉迟钝和无汗症；③溶酶体缺陷（角化血管瘤，感觉障碍）。

三、疼痛与烧灼感的鉴别诊断

（一）疼痛

1.概念　国际疼痛研究学会（International Ass-

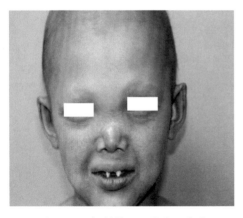

图2-2　无汗性外胚层发育不良症
（本图由新疆维吾尔自治区人民医院普雄明惠赠）

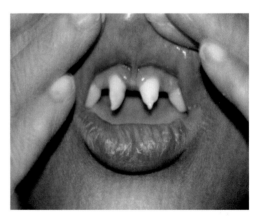

图2-3　无汗性外胚层发育不良症
（本图由新疆维吾尔自治区人民医院普雄明惠赠）

表2-5　病因不明瘙痒的临床与实验室检查

检查项目	内　容
血液学	全血细胞计数、血沉、酸性粒细胞计数、HIV检测及CD4+细胞计数
消化道	肝脏状况、胆囊造影、血清淀粉酶、大便查寄生虫和虫卵
内分泌	血糖及糖耐量实验、甲状腺功能、血清钙、磷
泌尿生殖系统	尿液分析、尿素氮、肌酐、肌酐清除率、静脉肾盂造影
恶性肿瘤	多系统检查、淋巴结活检、骨髓穿刺、血清酸性磷酸酶
其他	精神评价、妊娠试验、血清和尿液毒物检查

ociation for the Study of Pain，IASP）的定义是：疼痛（pain）为一种伴有真正的或潜在的组织损害的不愉快的感觉和情绪体验。尽管一般认为瘙痒不具有疼痛的感觉，但对于伴有剧烈、不间断瘙痒的患者，其亦有与疼痛一样的不愉快的感觉和情绪体验。

2.致痛物质 伤害性刺激可引起局部组织破坏而导致疼痛，致痛物质包括K^+、H^+、组胺、缓激肽、5-HT、乙酰胆碱和P物质等。如前所述，Aδ机械痛觉感受器对机械伤害刺激敏感，而对温度和化学性刺激不敏感。而C多元疼痛感受器除了对伤害性热刺激和伤害性机械刺激能有效的反应外，尚对伤害性化学刺激也敏感，皮肤局部使用缓激肽、组胺、乙酰胆碱、酸类和钾可激活C多元痛觉感受器。

3.神经传导 疼痛由伤害性感受器传导，伤害性感受器是非特化的游离神经末梢，广泛分布在皮肤、肌肉、关节和内脏器官。根据对伤害性刺激的反应不同，伤害性感受器分为机械性和多觉性：前者仅对机械性刺激发生反应，后者则对多种伤害性刺激（化学、机械、热等）起反应。根据传入纤维的直径，伤害性感受器分为Aδ和C伤害性感受器，二者分别由有髓鞘Aδ纤维、无髓鞘C纤维传导，分别传导刺痛和灼痛。

4.疼痛性质 ①搏动痛见于疖、痈、蜂窝织炎；②闪电痛见于脊髓痨；③内脏痛见于胃肠道荨麻疹、胃肠型紫癜；④牵涉痛为脏器病变引起体表某一部位发生疼痛，疼痛部位常远离病变器官。

5.疼痛分类 ①局部性疼痛：如神经炎所致的局部神经痛；②放射性疼痛：疼痛可由局部扩展到受累感觉神经的支配区，如尿道痛向阴茎、会阴放射，前列腺痛向会阴腰骶部及外生殖器等处放射等；③扩散性疼痛：如手指远端挫伤，疼痛可扩散到整个上肢；④牵涉性疼痛：实属一种扩散性疼痛。

6.疼痛相关性疾病 详见表2-6。

表2-6 疼痛相关性疾病

疾 病	特 征
胃肠型荨麻疹	腹痛
胃肠型紫癜	腹痛、绞痛
皲裂	割痛
瘢痕疙瘩	痛、灼痛、疼痛随气候变化
疖、痈、蜂窝织炎、丹毒	胀痛、持续性
脊髓痨	闪电样疼痛
带状疱疹	沿皮神经分布的疼痛，阵发性刀割样
生殖器疱疹	患部疼痛
接触性皮炎	患部灼热痛
性传播疾病	尿道炎、前列腺炎、附件炎、盆腔炎所致疼痛
血管性疾病[*]	皮损疼痛
鸡眼/跖疣	行走压迫疼痛
平滑肌瘤	阵发性疼痛、寒冷、运动、压迫诱发
神经鞘瘤	压痛明显
血管球瘤	疼痛性小结节
皮痛	切割、刺痛，可能为神经官能症、神经梅毒、风湿病、子宫功能障碍、闭经
感觉异常性背痛	$T_2 \sim T_6$感觉神经区痛

*包括结节性红斑、脂膜炎、皮肤血管炎、雷诺病、坏疽性脓皮病、持久性隆起红斑、红斑性肢痛、血栓性闭塞性脉管炎。

（二）烧灼感

烧灼感（burning）是由于周围神经不完全性损害引起的局部皮肤剧烈而持久的烧灼感觉。伴有烧灼感的皮肤病有隐翅虫皮炎、接触性皮炎、灼痛、红斑性肢痛。无皮损的烧灼感要排除正中神经和坐骨神经损害，以及中枢神经系统疾病。

四、感觉障碍的鉴别诊断

各种刺激作用于感受器而产生感觉信号，这种信号在感觉通路中经过复杂的加工处理而传导至中枢，再经过中枢的整合而形成感觉。感觉障碍依其病变性质可分为以下四类，在皮肤病中较为少见（表2-7）。

1. **感觉过敏（hyperesthesia）** 指轻微刺激引起强烈的感觉，见于带状疱疹。

2. **感觉减退（hypesthesia）** 又称麻木（numbness），指各种浅感觉（痛、温、触觉）减弱或丧失，见于股外侧皮神经炎。

3. **感觉异常（paresthesia）** 指无外界刺激而自发性出现的麻刺感、蚁行感等，见于麻风。

4. **感觉分离（sensory dissociation）** 指某种感觉缺失而其他感觉存在，见于麻风、脊髓空洞症。

五、神经精神症状的鉴别诊断

在皮肤性病科临床工作中，具有神经精神症状的患者越来越多（表2-8）。

1. **强迫性神经症状** 强迫症指持续存在于一个患者思想中的一种急切而令人痛苦的想法或冲动，尽管患者急欲摆脱这种状态，但无法达到。强迫性神经症与其他行为有所重叠，如抽动、拔毛癖、咬甲癖、疑病症、抽动-秽语综合征和进食障碍。

2. **人工皮炎** 指患者有意制造的自伤性皮肤损害。皮损形状怪异而不规则，可表现为红斑、表皮剥脱或溃疡。患者突然发生奇特的不典型损害，不

表2-7 感觉障碍相关性疾病

疾　病	特　征
麻风	温觉缺失最早，痛觉次之，触觉最后丧失
股外侧皮神经炎	大腿前外侧皮肤疼痛和感觉异常
脊髓空洞症	一侧或双侧上肢或胸背部呈节段性感觉分离，即温度觉和痛觉丧失，但触觉存在
面神经麻痹	周围性面神经麻痹可出现耳廓周围轻度感觉障碍
周围神经炎	肢端麻木或疼痛，可有感觉过敏或异常，以后感觉减退甚至消失，典型者呈手套、袜套型感觉障碍
糖尿病、系统性淀粉样变	从下肢向上发展的感觉障碍

表2-8 神经精神症状相关性疾病

疾　病	临床表现
疑病症	坚信患了皮肤病或性病，多方检查不能证实
麻风、性病、艾滋病恐怖症	对麻风、性病、艾滋病极度恐怖，不合情理的回避、恐惧
皮肤垢着病	面部或乳晕出现深褐色丘疹或斑块，上覆污垢样痂，伴有精神抑郁、表情呆滞
寄生虫病妄想	误认为自己受到蠕虫或其他生物感染
拔毛癖	强迫性拔除头发，伴有精神抑郁
梅毒性麻痹性痴呆	类似各型精神病表现，如自大、躁狂、抑郁、痴呆
梅毒性脊髓痨	共济失调、闪电样疼痛、感觉障碍及各种危象
艾滋病性痴呆	进行性记忆和注意力障碍、运动障碍、平衡丧失，下肢无力，共济失调发展为痴呆
艾滋病性脊髓病	下肢轻瘫，尿失禁，共济失调，痉挛状态

能用一般的皮肤病来解释，应高度怀疑本病。

3. **疑病症**　指思维为躯体功能或躯体症状及感觉不健全的想法占据，导致自己出现患有严重疾病的恐惧和信念。如怀疑自己患有皮肤癌、性病，甚至某种综合征，并在自己身体的任何部位皆可找到所疑疾病的"证据"。这种状态的特点是反复体格检查找不出患者的客观体征。

4. **躯体疾病所致的精神障碍**

（1）HIV感染伴发精神障碍：原发性并发症是由于HIV直接侵犯中枢神经系统或HIV破坏免疫系统所致；继发性并发症是由机会性感染、肿瘤、HIV感染导致的脑血管疾病和药物治疗的不良反应等引起。

（2）系统性红斑狼疮：器质性精神障碍综合征是最常见的精神障碍，见于30%的病例。绝大多数患者可出现急性脑器质性精神障碍，表现为意识混沌、谵妄，伴有偏执性妄想、幻觉、情感紊乱和运动障碍等。慢性脑器质性精神障碍可有认知功能损害，甚至发展为痴呆。

5. **共济失调（ataxia）**　共济失调指不能协调自主运动，是因小脑、本体感觉及前庭功能障碍所致的运动笨拙和不协调。临床上可分为小脑性、大脑性、感觉性和前庭性共济失调。

（1）小脑性共济失调：步态是一种宽基底步态，每一步的速度或长度均不同且无规律性。睁眼和闭眼情况下平衡保持得很好，行走可能很快，但是步调不规则。

（2）感觉性共济失调：深感觉障碍使患者不能辨别肢体的位置及运动方向，并丧失重要的反射冲动，可产生感觉性共济失调。其步态具有宽基底和位置改变困难，类似小脑病变的步态（图2-4）。睁眼时共济失调不明显，闭眼时明显，即视觉辅助可使症状减轻。闭目难立（Romberg）征阳性，闭眼时身体立即向前后左右方向摇晃，幅度较大，甚至倾倒。

（3）皮肤性病科相关疾病

1）共济失调性毛细血管扩张症：为常染色体隐性遗传病。多在2～3岁后发病，主要表现为小脑性共济失调、皮肤毛细血管扩张和舞蹈手足徐动症。

2）梅毒性脊髓痨：感觉性共济失调是最突出的特征。患者站立和行走时踉跄或摇晃不稳，两足分开很宽。行走时需猛抬僵直的腿，足很很地撞击地板。患者眼盯地面，视线受阻时需要搀扶（Romberg征阳性）（图2-5）。

6. **痴呆**　痴呆是一种精神退行性状态，以记忆丧失、智力和认知功能减退为特征。痴呆病因包括营养缺乏（烟酸缺乏症、维生素B_{12}缺乏症、Wernicke-Korsakoff综合征）、慢性脑膜炎（麻痹性痴呆、脑膜血管梅毒）、药物中毒（溴、巴比妥类中毒）。

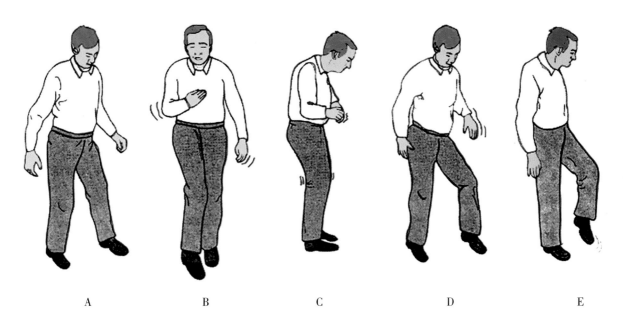

A　　　　B　　　　C　　　　D　　　　E

图2-4　各种病理步态图
A. 偏瘫步态；B. 足下垂步态；C. 感觉性共济失调步态（梅毒性脊髓痨）；D. 小脑共济失调步态；E. 帕金森步态

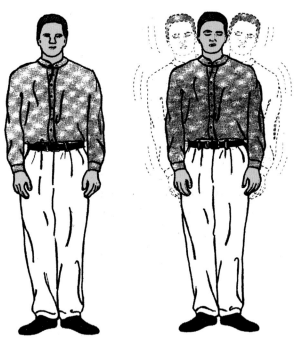

图2-5 闭目难立症（神经梅毒，脊髓痨）

六、肌痛的鉴别诊断

肌痛指一块或一组肌肉的局限性疼痛，可继发于风湿性或非风湿性疾病。多肌痛或弥漫性肌痛并不总是由肌肉疾病引起（表2-9）。

1. **风湿性疾病** 如肌腱炎和腱周炎、结缔组织病、强直性脊柱炎、风湿性多肌痛、结节病。

2. **非风湿性疾病** 包括感染性疾病（病毒血症、菌血症、艾滋病、寄生虫病）、脊柱疾病（椎间盘突出、脊椎前移、脊椎骨质疏松症）、肿瘤、内分泌疾病（肢端肥大症、骨软化症）、周围神经炎（包括糖尿病性神经病）、酒精中毒、帕金森病、肥大性骨关节病、恶性贫血、药物。引起肌痛的药物有类固醇、利尿剂（引起低钾血症）、诱发药物性红斑狼疮的药物（如抗惊厥药、肼屈嗪、普鲁卡因酰胺、异烟肼、抗生素）、氯喹、降脂药（如洛伐他汀）、齐多夫定、D-青霉胺等。

七、关节痛的鉴别诊断

关节痛指一个或多个关节的疼痛，可为炎症性或非炎症性。疼痛部位、发病方式、持续时间和相关的症状是确定关节痛病因的重要资料（表2-10）。

1. **受累关节** 新出现的单关节痛常见于外伤、感染、晶体沉着、关节周围病变以及关节退行性和炎症性病变。早期的骨关节炎可发生于单关节，最常见的是膝关节或外伤后关节。单关节反复发作性疼痛常见于骨关节炎急性发作、痛风或假性痛风、

表2-9 多肌痛的病因

肌痛特点	病 因
不伴有肌无力的肌痛	急性病毒感染，风湿性多肌痛，慢性疲劳综合征，剧烈活动造成的肌外伤，莱姆病，甲状腺疾病，关节炎，结缔组织病（类风湿性关节炎、系统性红斑狼疮），肌肉劳损
伴有肌无力的肌痛	①酸性细胞增多性多肌痛综合征；②多肌炎、皮肌炎、包涵体肌炎；③神经肌肉疾病：重症肌无力、遗传性肌营养不良、脊柱肌肉萎缩、肌萎缩性侧束硬化、家族性周期性麻痹；④中毒性肌病：酒精、氯喹、可卡因、秋水仙碱、皮质类固醇、D-青霉胺、吐根、洛伐他丁、齐多夫定、苯妥英钠、酮康唑；⑤感染性：病毒感染、落基山斑疹热、弓形虫病、旋毛虫病、血吸虫病

表2-10 关节痛的病因

单关节痛或多关节痛	多关节痛	单关节痛
退行性关节炎：骨关节炎，血友病，肢端肥大症，甲状腺疾病	疫苗相关性：风疹疫苗	关节周围病变：滑囊炎，肌腱炎
炎性关节炎：类风湿性关节炎，SLE，过敏性紫癜，银屑病性关节炎，莱姆病，炎性肠病，Reiter综合征，结节病，强直性脊柱炎	感染相关性：病毒（风疹、乙肝病毒），支原体	外伤相关性：骨折，关节脱位，半月板损害
晶体沉着性关节炎：痛风，假性痛风	急性血清病综合征	
化脓性关节炎	药物不良反应	
	代谢性骨病：软化症	
	劳损综合征	

SLE、结节病或关节周围病变。对称性掌指关节、近端指间关节、腕关节和足关节受累常见于类风湿性关节炎。SLE常累及手和腕关节。

2.伴发症状　下列伴发症状有助于鉴别诊断：①休息后疲乏不能缓解常见于类风湿性关节炎、SLE（图2-6）和感染性关节炎；②有荨麻疹样损害的关节痛，常见于急性血清病综合征；③蜱咬史或靶样皮损提示关节炎由莱姆病引起；④关节痛同时伴有阴道分泌物、盆腔疼痛、尿道炎症状提示Reiter综合征（图2-7）；⑤关节痛伴有发热常由感染和炎症反应引起。

八、关节萎缩的鉴别诊断

硬皮病（皮肤硬化），Werner病（真皮、皮下组织萎缩），类风湿性关节炎，嗜酸性筋膜炎（剧烈运动后发病）。

九、泌尿生殖道症状的鉴别诊断

（一）男性泌尿生殖道症状

1.尿痛　常见于急性淋病和非淋菌性尿道炎。

2.尿频、尿急　是因尿道病变刺激所致，见于急性淋病、非淋菌尿道炎和前列腺炎。

3.泌尿生殖道分泌物　常指阴茎末端所见的分泌物，可来自尿道或包皮。分泌物可为生理性（如前列腺溢液、遗精）或病理性（如龟头包皮炎、尿道炎、创伤、上尿路炎症），有时可能是几种因素综合的结果。

轻度尿道炎患者，仅在晨起排尿时或尿液净置数小时后才发现分泌物。前列腺溢液时，仅在排便后才有分泌物（表2-11）。结晶尿症患者可在排尿

表2-11　泌尿生殖道分泌物的病因

分　类	病　因
生理性	包皮垢，结晶尿症，前列腺溢液，性刺激反应
病理性	①包皮龟头炎：假丝酵母菌病、疱疹、其他病因；②尿道炎：淋球菌、衣原体、支原体、毛滴虫、单纯疱疹病毒、HPV感染；③前列腺炎；④上尿路感染

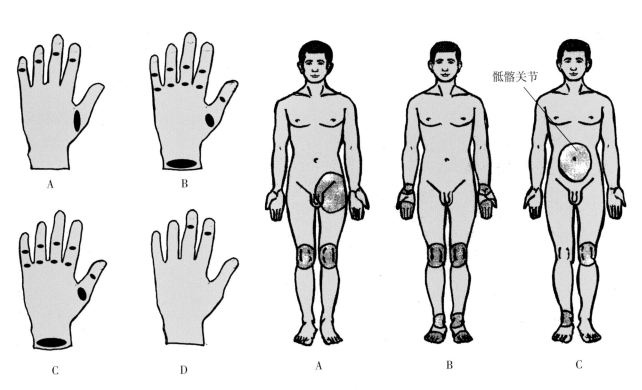

图2-6　手部关节痛的鉴别
A.骨关节炎；B.类风湿性关节炎；
C.系统性红斑狼疮；D.痛风

图2-7　Reiter综合征关节炎的鉴别
A.骨关节炎；B.类风湿性关节炎；C.Reiter综合征

终末发现有白垩样的排出物。尿道分泌物是尿道炎的主要症状，可依据分泌物的性质、多少来确定为何种尿道炎（表2-12）。尿道大量黏稠脓性分泌物可能是由淋病引起，少量稀薄分泌物则可能由非淋菌性尿道炎所致。包皮下分泌物多见于龟头包皮炎，通常由于不讲卫生所致；如分泌物呈块状且有刺激症状，则可能为假丝酵母菌感染。分泌物特征是诊断的线索，但微生物学检查是疾病确诊所必须的。

味和伴随症状存在，以及分泌物与月经周期及其他特殊因素（如性交）的关系。个人习惯如阴道灌洗和抗菌剂的使用可引发分泌物，应询问患者有关情况。在病理性分泌物存在的情况下，多数患者有细菌性阴道炎、假丝酵母菌病、滴虫病、淋菌性或非淋菌性生殖道感染（表2-13）。

4. 白带　性病患者常见白带异常，依白带的性质可以判断其可能的疾病（表2-14）。

第二节　皮肤损害的鉴别诊断

皮肤损害（skin lesion），亦称皮疹（skin eruption）或简称为皮损，是可观察到或触及到的皮肤、黏膜损害，其性质和特点是诊断皮肤病的主要依据。皮损分原发性损害和继发性损害两大类：原发性损害是皮肤病病理变化直接产生的最早损害（表2-15），继发性损害是由原发性损害演变或因搔抓所产生的损害（表2-16）。

一、原发性损害的鉴别诊断

（一）斑疹（macule）

斑疹可为圆形、卵圆形或不规则形，边界清楚或不清楚（图2-8）。

1. 红斑（erythema）　由毛细血管扩张、充血引起，压之退色（表2-17）。有炎症性红斑（图2-9），如丹毒；非炎症性红斑（图2-10），如药疹。

表2-12　尿道异常分泌物的鉴别诊断

性　质	疾　病
脓性、量多	淋菌性尿道炎
浆液性、量少	非淋菌性尿道炎
晨起浆液性	非淋菌性尿道炎、前列腺炎

（二）女性泌尿生殖道症状

1. 排尿异常　尿频、尿急、尿痛和排尿困难，多见于急性淋病，滴虫病也可有类似症状。衣原体感染引起的尿道炎有尿频和排尿困难，但症状较轻。

2. 下腹痛　常见于淋病及盆腔炎（PID）。急性淋菌性输卵管炎有下腹痛伴寒战高热，而慢性PID多表现为慢性下腹痛，经期或性交时加重。

3. 生殖道分泌物　分泌物可来自外阴、阴道或宫颈，可为生理性或病理性。在询问病史和体检时，要注意分泌物的量、颜色、黏稠度，是否有异

表2-13　女性泌尿生殖道分泌物的病因

分　类	病　因
外阴分泌物	假丝酵母菌病，滴虫病，单纯疱疹病毒感染，理化刺激；继发于阴道，宫颈，前庭大腺疾病
尿道分泌物	衣原体和支原体感染，淋病，滴虫病，结晶尿症；继发于外阴炎，宫颈炎，上尿路感染
阴道分泌物	假丝酵母菌病，滴虫病，异物
宫颈分泌物	衣原体、支原体感染，淋病，宫颈炎，宫内节育器
生理性分泌物	妊娠，月经周期变化，阴垢，性刺激

表2-14　异常白带的鉴别诊断

性　质	疾　病
脓性白带	急性淋菌性宫颈炎
乳酪状白带	外阴阴道假丝酵母菌病
泡沫样白带	阴道滴虫病
均质状、较黏稠，伴气泡、鱼腥臭味	细菌性阴道病

表2-15 原发性损害的定义

类 型	定 义
斑疹	局限性皮肤颜色改变，无隆起或凹陷；斑疹扩大或融合，直径＞2cm者称为斑片
毛细血管扩张	毛细血管或小静脉末端扩张形成的鲜红色或暗红色细丝状或网状皮损
蜘蛛痣	皮肤小动脉末端分支扩张所形成的蜘蛛样损害
丘疹	局限性、隆起性、实质性损害，直径＜1cm，病变位于表皮或真皮上部
斑块	隆起性扁平损害，直径＞2cm，常为丘疹扩大或融合而成
水疱和大疱	内含液体的局限性隆起损害；直径＜0.5cm者称为水疱，＞0.5cm者称为大疱
脓疱	内含脓液的局限性隆起损害
水肿	细胞内及组织间隙液体潴留过多所致的局限性或弥漫性隆起性损害
结节	局限性、实质性损害，深度可达真皮或皮下组织
囊肿	内含液体、黏稠物质和细胞成分的局限性囊性损害
风团	为真皮浅层水肿引起的暂时性、局限性、隆起性损害
肿瘤	局部组织异常增生而形成的新生物

表2-16 继发性损害的定义

类 型	定 义
鳞屑	脱落的表皮角质层，其大小、厚薄及形态不一
角化	堆集在皮肤上的角质细胞
浸渍	皮肤长期浸水或潮湿所致的表皮松软变白、起皱的损害
抓痕	搔抓或摩擦所致的表皮或真皮浅层的缺损
糜烂	表皮或黏膜上皮的缺损，露出红色湿润面
溃疡	深达真皮或皮下组织的局限性缺损
坏疽	组织坏死后继发腐败菌感染和其他因素而呈现黑色与绿色的损害
裂隙	亦称皲裂，为皮肤的线条状裂口
痂	由皮损表面的浆液、脓液、血液以及脱落组织等混合而凝成的附着物
硬化	限局性或弥漫性皮肤变硬
苔藓样变	皮肤局限性浸润肥厚，皮沟加深，皮崎突起，表面粗糙，似皮革样，触之有增厚及实质感
萎缩	皮肤组织退行性变引起的皮肤变薄
瘢痕	为真皮或真皮以下组织的缺损或破坏，经新生结缔组织修复而成
瘢痕疙瘩	瘢痕损害超过原来创伤范围

表2-17 全身性红斑的病因

红 斑	病 因
猩红热样红斑	猩红热，药疹（抗生素、浓缩红细胞、肝素、苯二氮草类、巴比妥类）
麻疹样红斑	麻疹、风疹、药疹
其他类型	埃可病毒和柯萨奇病毒感染，伤寒，梅毒，中毒性休克，川崎病，红皮病（药物、肿瘤、其他皮肤病）

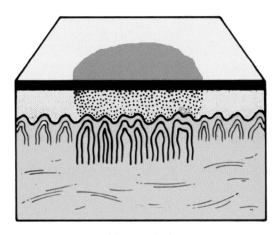

图2-8 斑疹

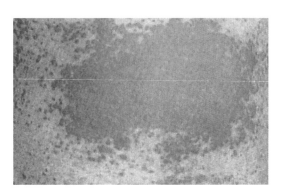

图2-9 斑片

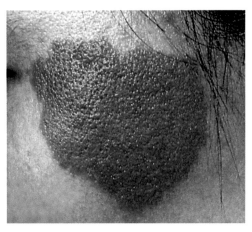

图2-10 非炎性红斑

2. 出血斑 亦名紫癜（purpura），发病机制包括：①毛细血管壁缺陷，如遗传性出血性毛细血管扩张症、过敏性紫癜、老年性紫癜、机械性紫癜；②血小板数量或功能异常，如血小板减少性紫癜；③凝血因子缺乏或活性降低，如血友病、凝血因子V缺乏症、维生素K缺乏症；④血液中抗凝物质增多，如异常蛋白血症、抗凝药物过量。

紫癜（图2-11）可分为可触及与不可触及两类。可触及紫癜有：血管炎、落矶山斑疹热、坏疽性臁疮；不可触及紫癜有：日光性紫癜、血小板减少症、播散性血管内凝血、毛细血管炎、青斑样血管炎、坏血病、类固醇性紫癜、单纯性紫癜。

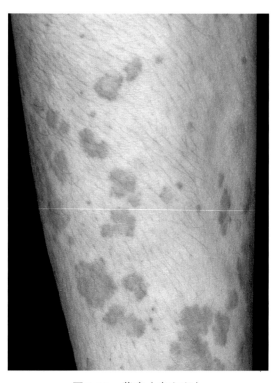

图2-11 紫癜（出血斑）

皮肤黏膜出血伴随症状的疾病鉴别：①四肢对称性紫癜伴有关节痛及腹痛、血尿者，见于过敏性紫癜；②紫癜伴有广泛性出血者，如鼻出血、牙龈出血、血尿、黑便等，见于血小板减少性紫癜、弥漫性血管内凝血等；③紫癜伴有黄疸者，见于肝脏疾病；④皮肤黏膜出血伴贫血和（或）发热者，常见于白血病、再生障碍性贫血等；⑤自幼有轻伤后出血不止，且有关节肿瘤痛或畸形者，见于血友病。

3. 色素沉着斑（hyperpigmentation） 由于表皮或真皮内色素增多所致，呈褐色或黑色（表2-18）。雀斑是典型的色素沉着斑（图2-12），皮肤内注入外源性色素者称为文身。

4. 色素减退斑（hypopigmentation）及色素脱失斑（amelanosis） 由于皮肤中黑色素减少或脱失所致（表2-18），前者如白色糠疹，后者如白癜风（图2-13）。

表2-18　色素沉着斑与色素减退斑的病因

类　型	病　因
色素沉着斑	① 局部性：雀斑、雀斑样痣、黄褐斑、咖啡牛奶斑；② 泛发性：色素失禁症、Addison病、血友病、慢性砷接触、迟发性皮肤卟啉病、黑变病、黑色素瘤转移所致的黑变病；③ 药物性：排卵抑制药和ACTH（面部色素斑）、博莱霉素、氯丙嗪、砷、雷琐辛、苯妥因、氯苯吩嗪、金（金沉着病）、银（银沉着病）
色素减退斑	① 局限性：白癜风、斑驳病、无色素痣、花斑癣、炎症后色素减退、白色糠疹、结节性硬化（叶状白斑）、无色素性色素失禁症、结核样型麻风、老年性白斑；② 泛发性：眼-皮肤白化病、苯丙酮尿症

5. 伴有皮肤异色症（poikiloderma）的疾病鉴别

（1）颜面部：着色性干皮病、Rothmund-Thomson综合征（先天性皮肤异色症）、糙皮病、Hartnup综合征。

（2）颈部：皮肤异色症、血管性萎缩性皮肤异色症（Civatte型）。

（3）躯干、四肢：皮肌炎、血管性萎缩性皮肤异色症（Jacobi型）、慢性放射性皮炎、蕈样肉芽肿、Hodgkin病、萎缩性扁平苔藓、Cole-Engman综合征（先天性角化不良）Parakeratosis variegata病、激素性皮炎。

（二）毛细血管扩张（telangiectasia）

毛细血管扩张呈直线形或弯曲状，压之退色或不退色，其病因见表2-19。SLE出现黏膜、四肢末端、甲周持久性毛细血管扩张，红色或紫色，呈线状、网状、斑状、点状或片状。蜘蛛状毛细血管扩张症为针头大略高出皮面的红色斑点，周围呈放射状分布。

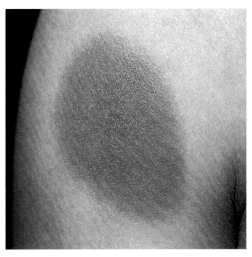

图2-12　色素沉着斑

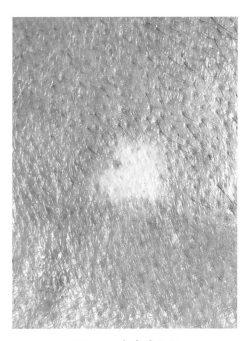

图2-13　色素减退斑

表2-19　毛细血管扩张的病因

类　型	病　因
原发性皮肤病	遗传性出血性毛细管扩张症、共济失调性毛细血管扩张症、泛发性原发性毛细血管扩张症、蜘蛛痣状毛细血管扩张症、先天性大理石样毛细血管扩张症、静脉高压
继发性皮肤病	酒渣鼻、紫外线皮肤损害、放射性皮炎、皮肤异色病、类癌综合征、雷诺病、甲周毛管扩张（甲周红斑）、红斑狼疮、皮肌炎、硬皮病、糖皮质激素性皮炎

（三）蜘蛛痣（spider angioma）

蜘蛛痣的发生可能与雌激素在肝内代谢减少有关，多见于肝病患者，孕妇和正常人少见。皮损分布于上腔静脉分布区，如面、颈、手背、上臂、前臂、前胸和肩部等处。蜘蛛痣大小不等，直径可由针头大到数厘米以上，用火柴杆压蜘蛛痣中心（中央小动脉干部），其辐射状小血管网即退色，解压后又复现。

（四）丘疹（papule）

丘疹为圆形、类圆形、圆锥形或多角形，表现为尖顶、平顶、圆顶或脐凹状（图2-14），呈皮色或其他颜色，如红色（药疹）、白色（粟粒疹）、黑色（黑色素瘤）、皮色（神经性皮炎）、黄色（黄瘤）、紫蓝色（扁平苔藓）。湿疹的红色丘疹为炎性丘疹（图2-15），维生素A 缺乏症的毛囊性角化丘疹为非炎性丘疹（图2-16），发生在毛囊处的丘疹可有角化棘，如小棘苔藓，表面覆有鳞屑者称鳞屑性丘疹，介于斑疹和丘疹之间者称斑丘疹（maculopapule），丘疹顶端伴有水疱者称丘疱疹（papulovesicle）。斑丘疹的病因见表2-20。

（五）斑块（plaque）

斑块高出皮面，表面粗糙或平滑（图2-17），

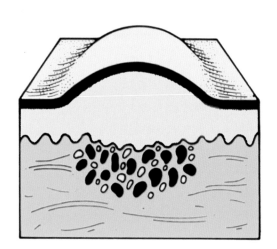

图2-14　丘疹

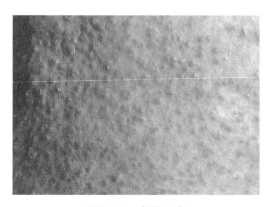

图2-15　炎性丘疹

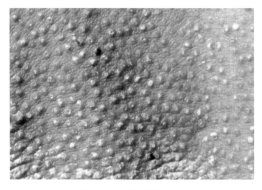

图2-16　非炎性丘疹

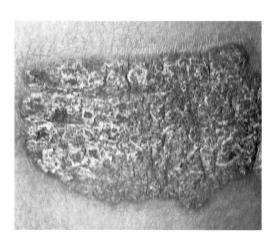

图2-17　斑块

表2-20　斑丘疹的病因

疾病分类	病　因
病毒感染	麻疹，风疹，登革热，埃可病毒，肠病毒，HIV，腺病毒，EB病毒感染
细菌及其他感染	播散性淋球菌感染，二期梅毒，立克次体感染（如落矶山斑疹热），莱姆病，支原体感染
药物性	发疹型药疹
其他	髓细胞白血病，移植物抗宿主反应，Still病，多形红斑，SLE，皮肌炎

触之有硬实感，需与不高出皮面的斑片鉴别。常见病因有银屑病、肥厚性扁平苔藓、疣状皮肤结核、增殖性红斑、类脂质渐进性坏死、瘢痕疙瘩、皮肤T淋巴细胞瘤（表2-21）。

表2-21　斑块的病因

累及部位	病　因
表皮	①Bowen病：红褐色，覆有鳞屑；②脂溢性角化病：褐色
真皮	①睑黄瘤：黄色，表面光滑；②胫骨前黏液水肿：皮色，硬结样
表皮和真皮	①盘状红斑狼疮：红色，可伴色素脱失；②慢性单纯苔藓：皮色，皮肤增厚

（六）水疱（vesicle）和大疱（bulla）（图2-18～图2-21）

水疱顶部可呈圆形、尖形或脐凹状（如传染性软疣），疱壁紧张或松弛，散在分布或成簇状（如单纯疱疹）。疱内含浆液时呈淡黄色，疱内含血液时呈红色（如血疱）（图2-22），疱内含淋巴液则澄清透明。损害可位于角质层下（如白痱）、表皮中下部（如寻常型天疱疮）或表皮下（如疱疹样皮炎）水疱可为单房性或多房性，可直接发生或由斑疹或丘疹演变而来。水疱和大疱的常见病因见表2-22、表2-23。

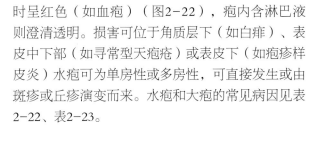

图2-20　表皮下水疱

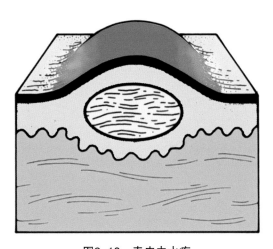

图2-18　表皮内水疱

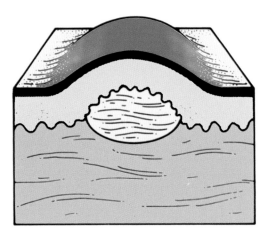

图2-21　大疱

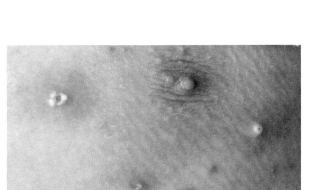

图2-19　表皮内水疱

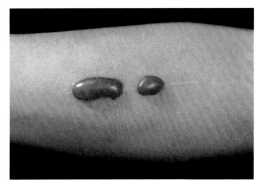

图2-22　血疱

表2-22　表皮内水疱和大疱的病因

水疱类型	疾病与特征
海绵状水疱	变应性接触性皮炎：瘙痒，丘疹，水疱，大疱，棘层海绵水肿，真皮炎症
气球状水疱	手足口病：手、足及口腔黏膜的卵圆形疱疹，表皮气球样变性，真皮炎症
棘层松解水疱	Hailey-Hailey病：红色，皮肤擦烂处形成浸渍斑，棘层松解和表皮增生

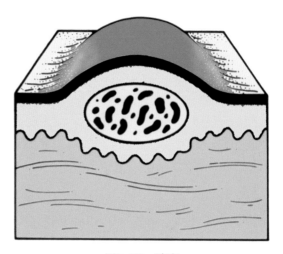

图2-23　脓疱

（七）脓疱（pustule）

脓疱可为单房性或多房性，位于角质层下（如脓疱疮、角层下脓疱病）或表皮内（如天花）；脓疱可为原发性，也可由丘疹或水疱发展而来。丘疹上的脓疱称为丘脓疱疹（papulopustule），大多由化脓性细菌感染所致，如脓疱疮、皮肤真菌病。脓疱的出现并不意味着感染的存在，少数由非感染因素引起，如脓疱性银屑病、脓疱性粟粒疹（图2-23～图2-25）。

（八）水肿（edema）

用手指压迫组织发生凹陷时称凹陷性水肿，指压无凹陷时称非压陷水肿，如胫前黏液性水肿、象皮肿；药物性水肿见于使用皮质类固醇、性激素、胰岛素者；结缔组织病水肿，见于硬皮病、皮肌炎。

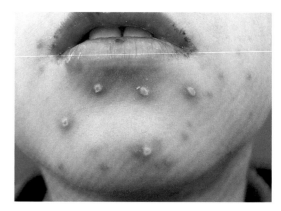

图2-24　脓疱

（九）结节（nodule）

结节（图2-26）可由表皮细胞增殖（如角化棘皮瘤）、真皮或皮下组织的炎症浸润（如瘤型麻风）、代谢产物沉积（如结节性黄色瘤）、寄生虫感染（如猪囊虫病）或肿瘤等引起（表2-24）。

结节可位于表皮内，如鲍温病；可位于表皮和真皮内，如疖；可位于真皮或皮下组织，组织学可有肉芽肿改变，如深部真菌病。

一般而言，表皮结节有表皮或角质层的局限性增厚，伴角化过度或脱屑；而真皮或皮下结节常无

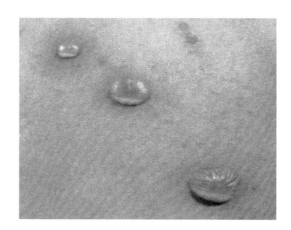

图2-25　脓疱

表2-23　表皮下水疱和大疱的病因

大疱类型	疾病与特征
中性粒细胞显著	疱疹样皮炎：剧烈瘙痒的疱疹
酸性粒细胞显著	大疱性类天疱疮：疱壁紧张大疱
淋巴细胞显著	多形红斑（真皮型）：虹膜状损害，黏膜受累

表2-24　结节的病因

结节分类	病　因
良性结节	疣、皮脂腺增生、角化棘皮瘤、脂肪瘤、结节性痒疹、肉样瘤、皮肤纤维瘤、色素痣
炎症性结节	结节性红斑、鼻硬结病、挤奶者结节
代谢性结节	黄瘤、痛风结节
血管肿瘤	血管瘤、化脓性肉芽肿、Kaposi肉瘤
恶性结节	恶性黑色素瘤、基底细胞癌、鳞状细胞癌

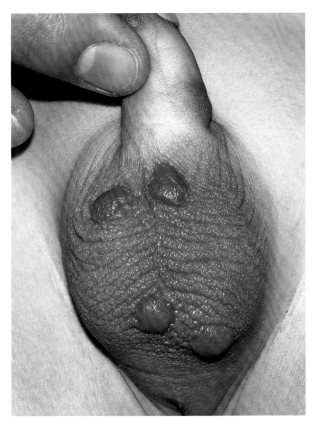

图2-26　结节

表皮病变。

位于关节附近、长骨干骺端的圆形硬质小结，多为风湿小结；沿末梢动脉分布的结节可能为结节性多动脉炎；在指尖、足趾、大小鱼际处的蓝色或粉红色且有压痛的小结节为Osler小结，见于细菌性心内膜炎；结节可高出皮面，如皮肤结核；可不高出皮面，如脂肪瘤。结节与丘疹的鉴别见表2-25，其中累及深度是二者的主要区别。

（十）囊肿（cyst）

呈圆形或类圆形，触之有弹性感（图2-27）。一般位于真皮或皮下组织。如表皮样囊肿，其壁为表皮样，囊内为排列成层的角质。其他囊肿尚有多发性皮脂腺囊瘤、皮样囊肿、毛发囊肿。

（十一）风团（wheat）

由真皮毛细血管和小静脉通透性增加所致（图2-28，图2-29），常在数小时至十余小时内消退，消退后不留痕迹，常伴有剧痒或刺痛，皮肤划痕通常阳性，如荨麻疹。药物反应所致的风团样皮损较一般荨麻疹颜色红，且持续时间较长。色素性荨麻疹、恶性肿瘤、幼年类风湿性关节炎、感染、内

表2-25　丘疹与结节的鉴别

	丘　疹	结　节
皮损部位	表皮和（或）真皮浅层	常累及真皮或皮下组织
来源	表皮细胞增殖，真皮代谢产物聚集或炎症细胞浸润	表皮细胞增殖，真皮和（或）皮下组织代谢产物聚集、炎症细胞或肿瘤细胞浸润
大小	直径<1cm	大小不等，直径>1cm的结节称为肿瘤
望触诊	可见到、触到	高出皮面者可见，皮下者仅可触到
转归	可发展成水泡、糜烂	可吸收或破溃

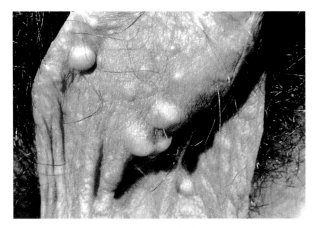

图2-27　囊肿

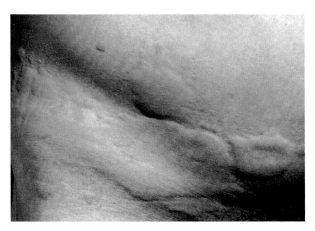

图2-29　风团

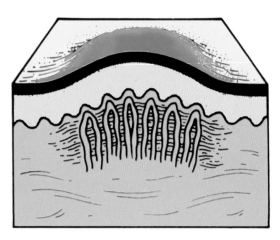

图2-28　风团

分泌等全身疾病亦可引起风团损害（表2-26，表2-27）。

（十二）肿瘤（tumor）

肿瘤形态多样，如乳头状、蕈状、息肉状、结节状（图2-30）、囊状、弥漫肥厚状、溃疡状；可分为良性和恶性肿瘤，前者如疣状痣、脂溢性角化、皮脂腺瘤、神经纤维瘤，后者如鳞状细胞癌、皮脂腺癌、恶性黑色素瘤、皮肤T淋巴细胞瘤。

二、继发性损害的鉴别诊断

（一）鳞屑（scale）（图2-31～图2-33）

鳞屑的大小、厚薄、形状和色泽不一，糠秕

表2-26　风团样损害的病因

分　类	病　因
药物	阿司匹林、抗生素、阿片类、血清制品等
食物	鱼、贝壳类动物、胡桃、蛋、牛奶等
感染	乙肝病毒、EB病毒、寄生虫、假丝酵母菌、慢性细菌感染等
动物、植物	动物皮屑、昆虫毒素、尘螨、花粉、荨麻疹等
物理因素	冷、热、水、压力、振动、运动、日光
化学因素	化工产品、化妆品、染发剂、杀虫剂
精神因素	精神紧张、焦虑、抑郁等
遗传因素	遗传性血管性水肿、振动性荨麻疹、家族性寒冷性荨麻疹、Muckle-Wells综合征（荨麻疹、耳聋、淀粉样变）等
全身性疾病	结缔组织病（如SLE、幼年类风湿性关节炎）、恶性肿瘤、内分泌疾病（如糖尿病、甲状腺功能亢进症）、真性红细胞增多症等
其他	妊娠、月经、色素性荨麻疹、血清病、荨麻疹性血管炎、类天疱疮等
特发性	15%～20%慢性荨麻疹和血管性水肿病因不明

表2-27　不同形态的风团鉴别

不同形态的风团	疾　病
圆形/椭圆形/环形/地图样风团	普通荨麻疹、荨麻疹性血管炎（风团持续1日以上，瘙痒、灼痛及愈后色素沉着）、多形红斑、环形红斑、虫咬皮疹、成人Still病（不规则淡红斑）
粟粒至小豆大小风团	胆碱能性荨麻疹、水源性荨麻疹、寒冷性荨麻疹
线状风团	人工荨麻疹、疥疮隧道、香菇皮炎
深在性水肿	血管性水肿、C1抑制物缺乏症（遗传性、后天性）

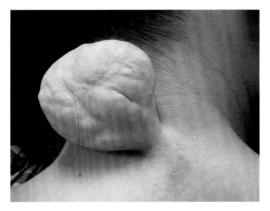

图2-30　软纤维瘤
（本图由深圳市第六人民医院陆原惠赠）

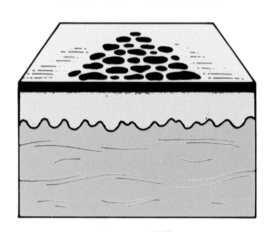

图2-31　鳞屑

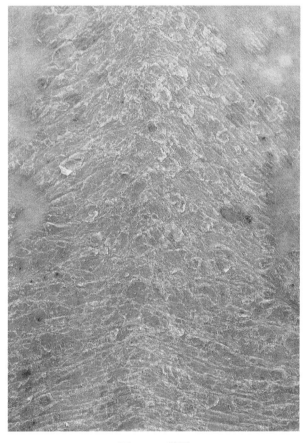

图2-33　鳞屑

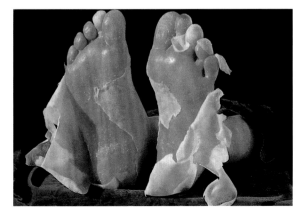

图2-32　鳞屑

状鳞屑见于花斑癣、白色糠疹，大片鳞屑见于剥脱性皮炎，淡黄色油腻性鳞屑见于脂溢性皮炎，银白色鳞屑是银屑病的特征。出现鳞屑性皮损的其他常见皮肤性病，包括玫瑰糠疹、皮肤癣菌病、扁平苔藓、毛发红糠疹、鱼鳞病、蕈样肉芽肿、副银屑病、掌跖梅毒疹、盘状红斑狼疮、Reiter综合征等。

（二）角化（keratosis）

角化指皮肤上角质细胞的堆集，可位于表皮、毛孔、汗孔。角化与皮面平行排列如鳞屑，或垂直如棘刺（表2-28）。

表2-28　角化性损害的病因

分　类	疾　病
遗传性角化性皮肤病	毛周角化病，毛发红糠疹，Darier病，掌跖角化病，汗孔角化症，鱼鳞病
获得性角化性皮肤病	进行性指掌角皮症，更年期角化症，光化性角化病，脂溢性角化病，皮角
其他疾病	银屑病，结节性痒疹，神经性皮炎

（三）浸渍（maceration）

浸渍常发生在指（趾）缝等皱褶部位（图2-34），摩擦后可发生表皮脱落，形成糜烂，如稻田皮炎或浸渍糜烂型足癣。在多汗症中浸渍可累及整个足底。

（四）抓痕（scratch marks）

抓痕又称表皮剥脱（excoriation），一般仅累及表皮，常呈线条状（图2-35）或点状，愈后不留瘢痕，常见于瘙痒性皮肤病。

（五）糜烂（erosion）

糜烂常由水疱或脓疱破溃、浸渍表皮脱落所致，愈后不留瘢痕（图2-36，图2-37），如湿疹、天疱疮、中毒性表皮坏死松解症。

（六）溃疡（ulcer）

溃疡主要是感染、外伤或恶性肿瘤破溃形成（表2-29），其形态、大小及深浅可因病因和病情

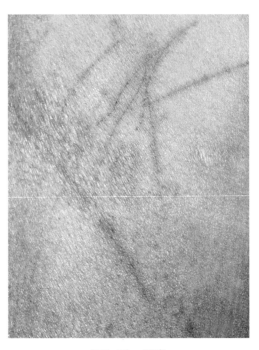

图2-35　抓痕

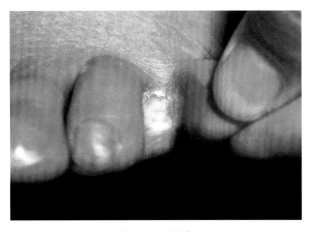

图2-34　浸渍

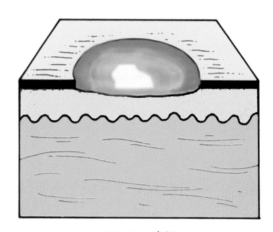

图2-36　糜烂

表2-29　皮肤溃疡的病因

疾病分类	病　因
原发性皮肤病	静脉曲张性溃疡、坏疽性脓皮病、青斑样血管炎、鳞状细胞癌、深脓疱疮、梅毒的硬下疳、Behcet病、深部真菌病
全身性疾病	白细胞破碎性血管炎、血红蛋白病、胆固醇栓塞、动脉硬化性溃疡、类脂质渐进性坏死、铬溃疡、Raynaud病、糖尿病性溃疡

轻重而异（图2-38，图2-39）。溃疡面常有浆液、脓液、血液或坏死组织，愈后常形成瘢痕。

（七）坏疽（gangrene）

坏死组织经腐败菌分解，产生硫化氢，与血红蛋白中铁结合，形成硫化铁，使坏死组织呈黑色，边界清楚，伴有疼痛。坏疽可分为：①干性坏疽见于动脉受阻而静脉仍通畅时，好发于四肢末端，如血栓闭塞性脉管炎、冻伤和动脉粥样硬化；②湿性坏疽见于动脉闭塞而静脉回流又受阻时，呈深蓝、暗绿或深黑色，四肢常见。

（八）裂隙（fissure）

裂隙的深度常达真皮，好发于掌跖、指（趾）关节部位以及口角、肛周等处，走向常与皮线一致，可伴有疼痛或出血（图2-40，图2-41），如角化型足癣、手足皲裂。由于局部皮肤干燥或慢性炎症等引起皮肤弹性减弱或消失，再加外力牵拉而形成，冬季多见。

（九）痂（crust）

痂的颜色可因成分不同而异，如浆液性痂呈淡黄色，脓痂呈黄绿色，血痂则呈棕色或黑褐色（图2-42，图2-43）。黄癣可有特异性黄癣痂，梅毒疹出现蛎壳状痂。

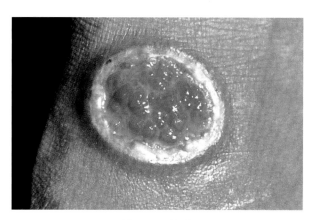

图2-39 溃疡

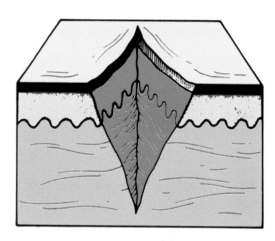

图2-40 裂隙

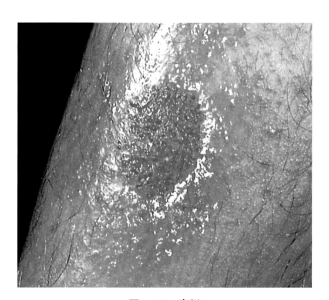

图2-37 糜烂

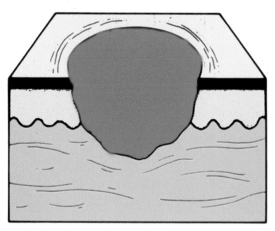

图2-38 溃疡

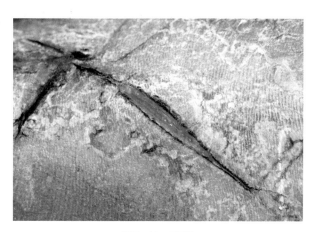

图2-41 皲裂

（十）硬化（sclerosis）

硬化指局限性或弥漫性皮肤变硬，以硬皮病的皮肤硬化最典型，慢性淋巴水肿、慢性淤积性皮炎也可发生。

（十一）苔藓样变（lichenification）

苔藓样变又称苔藓化，由经常搔抓或摩擦使表皮增厚、真皮产生慢性炎症等改变所致，触之有增厚及实质感（图2-44），常见于神经性皮炎、慢性湿疹或其他瘙痒性皮肤病。

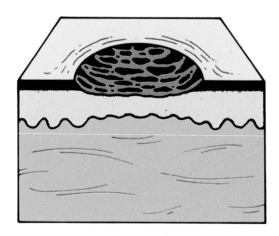

图2-42　痂

（十二）萎缩（atrophy）

萎缩可发生于表皮、真皮或皮下组织（表2-30）。①表皮萎缩：为局部表皮菲薄，表皮细胞层数减少，呈半透明羊皮纸样，表皮可有细皱纹，正常皮纹多消失，如老年皮肤表皮萎缩；②真皮萎缩：为真皮结缔组织减少所致，常伴有皮肤附属器萎缩，表现为局部皮肤凹陷、变薄，但皮纹正常，多发生于炎症或外伤之后；③皮下组织萎缩：局部皮纹正常，但凹陷明显，如脂肪营养不良。表皮与真皮同时发生萎缩，如妊娠、Cushing综合征中的萎缩纹（图2-45）。真皮和皮下组织均萎缩者，如类脂质渐进性坏死。

（十三）瘢痕（scar）

瘢痕表面光滑，无皮纹亦和皮肤附属器，呈粉红、紫色或棕色；增生明显而隆起的坚实性损害，称增生性瘢痕（图2-46，图2-47）；局部凹陷，皮肤变薄，柔软而发亮者，称萎缩性瘢痕。盘状红斑狼疮的瘢痕边缘略高起、中央萎缩，而烧伤瘢痕伴有明显萎缩。

（十四）瘢痕疙瘩（keloid）

瘢痕疙瘩为蟹足样的坚硬结节和斑块（图

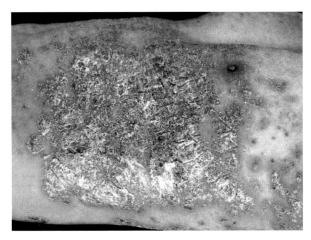

图2-43　脓痂

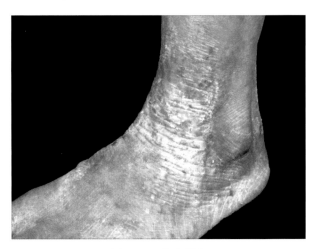

图2-44　苔藓样变

表2-30　皮肤萎缩的病因及其特点

萎缩类型	疾病及其特点
浅部萎缩	①硬化性苔藓：萎缩性白色丘疹，伴毛囊角栓，瘙痒；②血管萎缩性皮肤异色病：萎缩处色素形成障碍，毛细血管扩张，与皮肌炎相关；③其他：老年性萎缩，线状皮肤萎缩，皮质类固醇萎缩，萎缩性瘢痕
深部萎缩	①斑萎缩：皮肤局限性松弛，柔软，凹陷，弹力纤维缺失；②脂肪萎缩：脂肪区深凹陷，常于注射部位发生

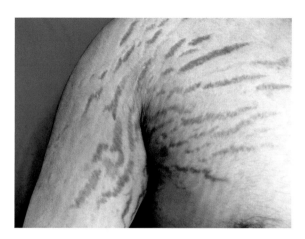

图2-45 萎缩纹

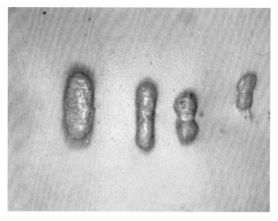

图2-48 瘢痕疙瘩
（本图由深圳市第六人民医院陆原惠赠）

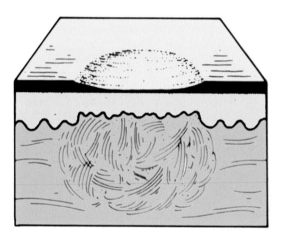

图2-46 瘢痕

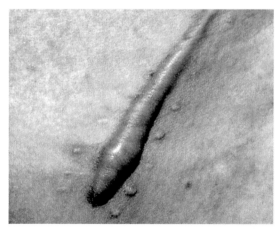

图2-47 肥大性瘢痕

2-48），超过原来创伤范围，常伴有瘙痒或疼痛。

三、皮损特点的鉴别诊断

（一）发生部位

皮损部位常是诊断皮肤病的重要依据之一（表

2-31～表2-33），如近关节部位结节多为风湿性结节，沿皮神经分布的群集成簇水疱见于带状疱疹，皮肤黏膜交界处水疱多为单纯疱疹，掌跖深在水疱多为汗疱疹，肘窝和腘窝对称发生的湿疹样皮损多为特应性皮炎，头皮、眉弓、鼻唇沟是脂溢性皮炎的好发部位。

（二）性质

应明确是何种皮损，是原发损害还是继发损害，如瘙痒症仅有继发损害而无原发损害；是单一皮损还是多种皮损，如为多种皮损则又以何种为主。

（三）形态

皮损形态可分为圆形、椭圆形、环形、弧形、地图形、多角形或不规则形等（表2-34）。环状或弧状皮损见于癣、荨麻疹、离心性环状红斑、环状肉芽肿、匐行性回状红斑、慢性迁移性红斑、二期梅毒疹、亚急性皮肤型红斑狼疮等，靶形红斑为多形红斑所特有，边缘匐行见于梅毒性树胶肿。

（四）分布与排列

皮损可为散在或融合，孤立或群集，呈线状、带状、弧形或不规则形排列等（表2-35，表2-36，图2-53）。

（五）颜色

皮肤颜色由黑色素、氧合血红蛋白、还原血红蛋白和胡萝卜素等构成。观察皮损颜色时，除了分辨是正常肤色或红、黄、蓝、黑、白色等，还要注意其色调，如淡红、鲜红、紫红或银白、灰白及灰黑色等。①白色皮疹：如皮肤钙质沉着症；②皮色皮疹：如脂肪瘤、神经纤维瘤、类风湿性结节；③红色皮疹：如虫咬皮炎、樱桃样血管瘤、皮肤白血病、丹毒；④粉红色皮疹：如丘疹性黏蛋白沉积

表2-31　有靶样外观皮损的鉴别疾病

疾　病	靶型损害表现
多形红斑	皮损可呈离心性扩大,中央凹陷,颜色较左边缘略深,暗红色、紫色,中央有一水疱或紫癜,形成靶样外观
靶样含铁血黄素沉积性血管瘤(THH),又称鞋钉样血管瘤	典型为一靶样损害,靶中心紫红或褐色丘疹,周围皮肤棕黄色或肤色,最外围绕以淤血环
靶样色素痣,又称为帽章痣	中央为色素斑,外层为正常皮肤,最外层较深的色素沉着
靶形蓝痣	中央为圆顶状结节,周围色素减退或皮色环包绕,外周再以蓝色环状带围绕,形成靶样外观
离心性后天性白斑	称为晕痣,白斑,中心多为色素痣
Sweet综合征	为圆形水肿性红斑,中心假水疱,可有靶样外观
妊娠多形疹	皮损可呈环状,上有小的水疱或假水疱,形成靶样表现
二期梅毒疹	皮损多形斑丘疹,掌跖、躯干、外阴皮损可成靶样
线状IgA大疱疹性皮病	皮损为小的紧张性水疱,皮损中心糜烂、结痂或色素沉着,边缘围绕小的水疱或丘疹,形成靶样外观
播散性黄瘤	泛发的发疹样皮损,皮损中心为黄色,形成靶样外观

表2-32　常见皮肤病的好发部位

病　名	好发部位
单纯疱疹	唇、口周、颊黏膜、上腭、外生殖器
带状疱疹	肋间神经、三叉神经支配皮肤区域
水痘	面部、躯干,四肢较少
花斑癣	面颈、躯干、腋下等汗腺丰富处
假丝酵母菌病	腹股沟、乳房下、阴道、包皮、龟头、口腔、甲沟
皮肤癣菌病	趾间、腹股沟,腰、发、头皮
疥疮	指缝、腕、屈面、肘窝、下腹、大腿内侧、阴囊(图2-49)
寻常痤疮	面、胸、背部等皮脂腺发达区(图2-50)
玫瑰痤疮	鼻、面颊、颏部
脂溢性皮炎	头皮、眉弓、鼻唇沟、腋窝、会阴等皮脂腺较多部位
特应性皮炎	面颊、肘窝、腘窝、小腿伸侧
淤积性皮炎	踝部、小腿下段
汗疱疹	掌、跖、指(趾)侧
银屑病	头皮、肘、膝、臀、指甲,可泛发(图2-51)
扁平苔藓	腕、踝、前臂、胫前、口腔,可泛发
毛周角化病	上臂、股外侧、臀部
玫瑰糠疹	躯干(圣诞树样图案)、四肢近心端(图2-52)
黄褐斑	颧颊部、前额、上唇部
白癜风	面、颈、手指、外生殖器等处
固定性药疹	口唇、外生殖器、手足背
脂溢性角化病	面部(尤其是颞部)、手背、躯干、上肢
瘢痕疙瘩	上胸,尤其是胸骨前区
湿疹样癌	单侧乳头及乳晕、阴囊、女性外阴
软纤维瘤	颈、腹股沟、腋窝

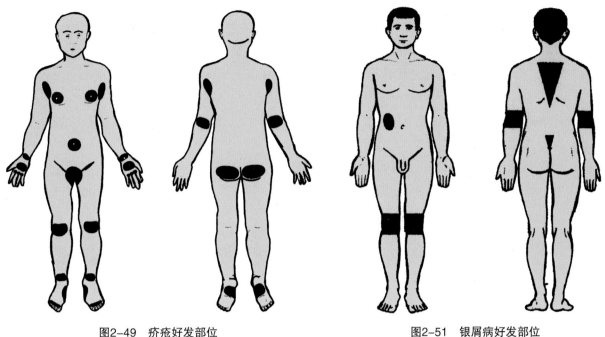

图2-49 疥疮好发部位　　　　　　　　图2-51 银屑病好发部位

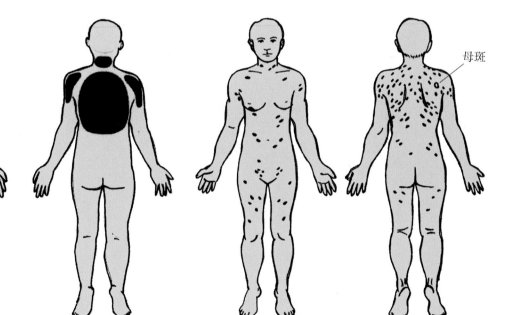

图2-50 痤疮好发部位

图2-52 玫瑰糠疹好发部位
示母斑及沿皮纹分布的继发斑

症、淀粉样变性、多中心网状细胞增生病；⑤红褐色皮疹：如结节病、肥大细胞增生症、持久性隆起红斑、寻常狼疮；⑥橘红色皮疹：Darier病、毛发红糠疹；⑦蓝色皮疹：如静脉湖、蓝痣、蓝色文身；⑧黄色皮疹：如黄瘤、痛风石、类脂质渐进性坏死、皮脂

腺瘤、弹性假黄瘤；⑨紫色皮损：如Kaposi肉瘤、扁平苔藓。

　　丁铎尔效应（Tyndall effect）指一束强光射入含有微粒的系统时，在入射光的垂直方向，可以看到一道很清楚光径的现象，这是微粒对光产生散射作

表2-33　皮损好发部位的鉴别诊断

部　位	皮　肤　病
头皮	银屑病、脂溢性皮炎、石棉状糠疹、皮脂腺痣、毛囊炎、脓癣、疣、硬皮病、盘状红斑狼疮
面部	蠕形螨病、丹毒、黄褐斑、黑变病、痤疮、酒渣鼻、皮脂腺增生、皮脂腺瘤、毛囊炎、假丝酵母菌性肉芽肿、脂溢性皮炎、红斑狼疮、皮肌炎、日光性皮炎、带状疱疹、单纯疱疹、单纯糠疹、基底细胞癌、鳞状细胞癌、黑色素瘤、角化棘皮瘤、脂溢性角化病、光化性角化病、汗管瘤、粟丘疹、睑黄瘤
躯干	银屑病、花斑癣、玫瑰糠疹、毛发红糠疹、疥疮、带状疱疹、皮肤白血病、蕈样肉芽肿、天疱疮、大疱性类天疱疮、疱疹样皮炎、二期梅毒疹、病毒疹、药疹、麻风、痣、脂溢性角化病、基底细胞癌、瘢痕疙瘩、神经纤维瘤、血管瘤、多发性脂囊瘤、痤疮
上肢	接触性皮炎、特应性皮炎、扁平苔藓、湿疹、脂溢性角化病、光化性角化病、硬皮病、皮肌炎、皮肤纤维瘤
小腿	接触性皮炎、特应性皮炎、银屑病、扁平苔藓、紫癜、丹毒、孢子丝菌病、结节性红斑、卡波西肉瘤、血管炎、色素性紫癜性皮肤病、胫前黏液性水肿、湿疹、硬皮病、静脉曲张性湿疹、虫咬皮炎、网状青斑
手部	接触性皮炎、汗疱疹、癣、癣菌疹、疥疮、二期梅毒疹、甲沟炎、多形红斑、迟发性皮肤卟啉病、疣、鳞状细胞癌、化脓性肉芽肿、环状肉芽肿、掌跖脓疱病、连续性肢端皮炎、指节垫、进行性指掌角皮症、白癜风、手足皲裂、剥脱性角质松解症、硬皮病、皮肌炎
足部	癣、沟状角质松解症、大疱性表皮松解症、多形红斑、稻田皮炎、掌跖角化病、硬皮病、疣状肢端角化病
外生殖器和腹股沟	接触性皮炎、脂溢性皮炎、疥疮、阴虱病、银屑病、癣、假丝酵母菌病、扁平苔藓、间擦疹、生殖器疱疹、重症多形红斑、瘙痒症、尖锐湿疣、硬下疳、软下疳、性病性淋巴肉芽肿、湿疹样癌、黏膜白斑、白塞病、固定性药疹、阴茎珍珠样丘疹、女阴假性湿疣、增殖性红斑、鳞状细胞癌、脂囊瘤

　　面部皮炎的鉴别：①概念明确的：特应性皮炎、接触性皮炎、气传接触性皮炎、脂溢性皮炎、眼睑皮炎、光敏性皮炎；②有争议的：激素依赖性皮炎、玫瑰痤疮样皮炎、颜面再发性皮炎。

表2-34　皮损形态的鉴别诊断

形　态	皮　肤　病
圆形水疱	汗疱疹、湿疹
脐形水疱	水痘、夏令水疱病
扁平丘疹	扁平苔藓、扁平黄疣、扁平湿疣、扁平疣、疣状表皮发育不良
棘状丘疹	小棘苔藓、毛发红糠疹、尖锐湿疣、寻常疣
脐状丘疹	传染性软疣
蒂状结节	皮赘、神经纤维瘤
鳞屑性丘疹	银屑病、癣、玫瑰糠疹、扁平苔藓、副银屑病
环形、回形、靶形红斑	多形红斑、麻风、梅毒疹、蕈样肉芽肿、叠瓦癣
网状损害	扁平苔藓（Wickham纹）、网状青斑

表2-35 皮损分布与排列的鉴别诊断

分布与排列	皮 肤 病
对称	湿疹、特应性皮炎
线状	接触性皮炎、匐行疹、线状苔藓、同形反应（扁平疣、银屑病）、色素失禁症、表皮痣、念珠状红苔藓、线状硬皮病
群集	单纯疱疹、带状疱疹、疱疹样皮炎、多发性平滑肌瘤、寻常狼疮、淋巴管瘤
环状	离心性环状红斑、亚急性皮肤型红斑狼疮、匐行性回状红斑、荨麻疹、钱币状湿疹、疱疹样皮炎、环状肉芽肿、结节病
皮神经排列	疣状痣、带状痣、麻风、扁平苔藓
网状分布	节段性透明性血管炎、网状肢端色素沉着斑、网状青斑
淋巴管分布	淋巴管瘤、孢子丝菌病、丹毒、淋巴管炎

表2-36 Blaschko线分布的皮肤病鉴别

类 型	相关皮肤病
先天或遗传性增生/肿瘤	线状表皮痣，线状雀斑样痣，Jadassohn线状皮脂腺痣，线状汗腺痣，线状黑头粉刺痣，线状汗腺腺瘤，节段性平滑肌瘤，血管脂肪瘤样痣，匐行性血管病，Becker色素性多毛表皮痣
色素性	线状色素沉着，单侧性色素缺失，色素失禁症，脱色性色素失禁症
角化性	线状Darier病，表皮松解性角化过度型鱼鳞病，复发性线状棘层松解性皮病，Mibelli线状汗孔角化
综合征	单侧基底细胞癌综合征，先天性皮肤发育不全，灶性皮肤发育不全（Goltz综合征，线状或蛇行褐色色素斑），X连锁点状软骨发育不良（鱼鳞病样红皮病，固着性鳞屑，线状和旋涡状分布），Menkes综合征（卷发、生长迟缓、神经变性、皮肤旋涡状色素减退），口—面—指（趾）综合征Ⅰ型（旋涡状秃发、脑结构异常）
其他	单侧性痣样毛细血管扩张，无色素痣，痣性血管瘤，Moulin线状萎缩性皮病，家族性皮肤淀粉样变性Partington型（类似色素失禁症的色素沉着）
后天或获得性	条纹状苔藓，线状扁平苔藓，线状银屑病，线状白癜风，线状固定性药疹，线状皮肤LE，线状慢性湿疹，线状单侧慢性苔藓，线状黏蛋白沉积，线状硬皮病，刀砍状硬皮病

线状色素沉着表现的皮肤病鉴别：线状和旋涡状痣样过度黑色素沉着病，线状Becker痣，线状持久性色素异常性红斑，带状黄褐斑，单侧线状色素性紫癜性皮病，线状色素性扁平苔藓，线状皮肤LE，线状硬皮病，Moulin线状萎缩性皮病。

用的宏观表现。真皮黑色素也有这种效应，如太田痣、蒙古斑、蓝痣，其中以太田痣最为明显，即巩膜呈蓝色，而结膜呈褐色。

（六）大小及数目

皮损大小可直接测量，或用实物对比描述，如针头、绿豆、黄豆、鸡蛋或手掌大小等，如神经纤维瘤可巨大呈袋状，光泽苔藓细小如针尖。皮损数目少者以具体数字表示，数目多时可用较多或甚多等来说明。

（七）表面与基底

皮损表面隆起、凹陷、平顶、尖顶，或呈乳头状、半球状、菜花或脐窝状（图2-54），有无糜烂、渗出、溃疡、鳞屑、结痂。基底的宽窄情况，是否呈蒂状，如无蒂可为扁平湿疣，有蒂可为皮赘、神经纤维瘤或尖锐湿疣。

（八）边缘与界限

皮损界限清楚、较清楚或模糊，边缘整齐或不整齐等。界限清楚，如鲜红斑痣；边界不清，如急性湿疹。

（九）其他

溃疡的深浅情况，是否呈潜行性。溃疡呈菜花状向外翻卷，可能为鳞状细胞癌；溃疡为潜行性，可能为梅毒性树胶肿。水疱疱壁的厚薄、紧张还是松弛，是否破裂，疱液是澄清、混浊还是血性等。

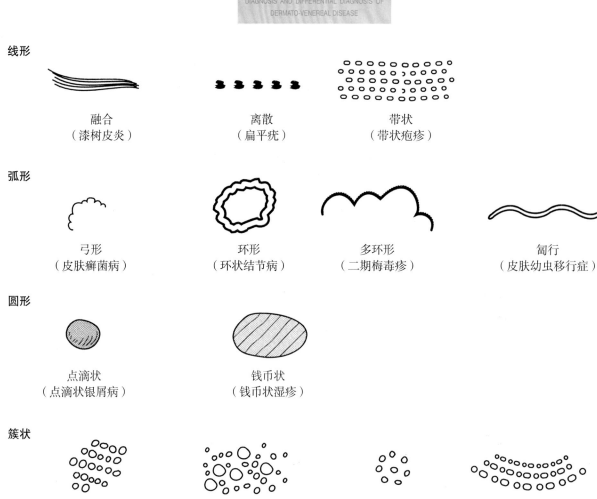

线形

融合
（漆树皮炎）

离散
（扁平疣）

带状
（带状疱疹）

弧形

弓形
（皮肤癣菌病）

环形
（环状结节病）

多环形
（二期梅毒疹）

匐行
（皮肤幼虫移行症）

圆形

点滴状
（点滴状银屑病）

钱币状
（钱币状湿疹）

簇状

疱疹样
（单纯疱疹）

群集
（多发性Spitz痣）

花形
（疣）

串珠状
（锁骨旁串珠线）

图2-53　各种皮损形态及排列

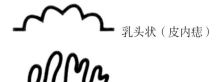

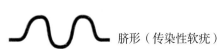

平顶形（扁平疣）

半球形（淋巴瘤样丘疹病）

轻微隆起（脂膜炎）

尖顶（急性皮炎）

乳头状（皮内痣）

指状（疣）

脐形（传染性软疣）

图2-54　各种丘疹皮损外形

第三节　根据疾病分类的鉴别诊断

一、毛发病的鉴别诊断

（一）秃发

秃发（即脱发）在各年龄组均可见到（表2-37）。婴儿期可见皮肤发育不全、先天性三角形脱发，斑秃多见于青少年及青年人，雄激素性秃发（图2-55）见于中年人，绝经后脱发见于老年人。在引起脱发的众多原因中，90%为雄激素性秃发或休止期秃发。

脱发还可分为：①中老年脱发，前额至头顶毛发变稀，与雄激素性脱发类似；②内分泌、代谢异常脱发，大范围、均匀一致；③结缔组织病脱发，脱发区不规则，境界不清，狼疮发。

（二）多毛症

1. 妇女多毛症（hirsutism）　病因多样，详见

皮肤性病诊断与鉴别诊断(第二版)

第二章 · 皮肤性病的鉴别诊断

47

表2-37　秃发的鉴别诊断

类　型	疾病及其特征
休止期秃发	生长期毛囊过早地进入休止期所致，脱发为正常的杵状发，见于产后秃发、雄激素性秃发（图2-55）、老年性秃发，心理应激、口服避孕药、发热、系统性疾病以及必需脂肪酸、铁、锌缺乏也可引起
生长期秃发	累及大多数生长期毛囊，可导致80%～90%以上的头发急性脱落，常引起毛发营养不良，如感叹号形发，多由营养不良、辐射、中毒、抗肿瘤药物引起
泛发性秃发	产后秃发、放疗、化疗、药物（止痛药、抗凝药、抗癫痫药、免疫抑制剂、口服避孕药等）
局限性秃发	雄激素性秃发、斑秃、拔毛癖、黏蛋白性秃发、HIV感染
瘢痕性秃发	黄癣、脓癣、盘状红斑狼疮、硬皮病、毛发扁平苔藓、先天性皮肤发育不全、头部毛囊周围炎、转移癌、淋巴瘤、瘢痕性天疱疮

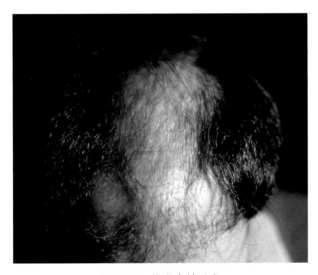

图2-55　雄激素性秃发

表2-38。不伴男性化的多毛症表现为面、胸、臀部和腹白线上毛发增多，可伴有月经紊乱。伴有男性化者除多毛之外，还有阴蒂肥大、声音低沉、头发稀少、肌肉发达、乳房萎缩、痤疮、月经减少或闭经。突然发生的多毛伴男性化要怀疑肾上腺或卵巢肿瘤。如果在青春期便有多毛但无男性化，没有周期紊乱，也没有可以解释的其他原因，诊断为特发

多毛症；常伴有睾酮或雄甾烯二酮水平增高，二者均来源于卵巢。

2. 全身性多毛症（generalized hypertrichosis）病因可分为先天性和获得性（表2-39），其中获得性胎毛增多症几乎总是伴发潜在的恶性肿瘤。

3. 局限性多毛症（localized hypertrichosis）病因与遗传或刺激、创伤有关，详见表2-40。

二、甲病的鉴别诊断

甲病可为原发性，或继发于全身性疾病和局限性皮肤病。许多疾病可引起相似的甲病，需认真鉴别。

1. 病史　询问病史时应特别注意：①甲病变的范围；②出生时是否存在；③家族性甲病史；④伴发的感染、肿瘤、创伤和其他疾病情况；⑤局部和全身用药情况。

2. 体检　指（趾）甲检查时要全面，以协助判断原发病变的部位。①甲板增厚或变薄；②甲嵴或凹陷点；③甲板变色；④甲剥离或完全脱落；⑤甲床肥厚；⑥甲坚固性或形状改变；⑦甲皱或甲沟炎症和分离；⑧甲弧影病变。

表2-38　女性多毛症的病因

分　类	疾　病
雄激素分泌过多性肿瘤	①肾上腺肿瘤：腺瘤，腺癌（罕见），异位性ACTH分泌性肿瘤（罕见）；②卵巢肿瘤：性腺基质细胞瘤，泡膜细胞瘤，脂质细胞瘤
功能性雄激素过多	①肾上腺酶缺乏症（先天性肾上腺增生症），21-羟化酶缺乏，11β-羟化酶缺乏，3β-脱氢酶缺乏；② Cushing综合征；③多囊卵巢综合征
医源性	睾酮、ACTH、同化类固醇、苯妥英、达那唑、环孢素
特发性	

表2-39 全身性多毛症的病因

分 类	疾 病
先天性或遗传性	先天性胎毛增多症（Ambras综合征、先天性全身性多毛症），伴发牙龈纤维瘤病（遗传性牙龈纤维瘤病伴全身性多毛、Zimmermann-Laband综合征、Ramon综合征），Brachmann-de Lange综合征，Wiedemann综合征，Cantu全身性多毛症伴骨软骨发育不良，Hurler综合征，网状鱼鳞病样红皮病，Donahue综合征，Buntinex综合征，Barbar-Say综合征，Pivnick综合征，Jalili综合征，Coffin-Siris综合征，Gorlin综合征，高动力循环病，Schinzel-Giedion综合征，Lawrence-Seip综合征，全身性平滑肌错构瘤（Michelin-Tire综合征）
获得性	获得性胎毛增多症，药物（米诺地尔、二氮嗪、苯妥英钠、环孢素、PUVA、外用类固醇、链霉素、乙酰唑胺、酚间羟异丙肾上腺素），卟啉病（迟发型皮肤卟啉病，肝红细胞生成型卟啉病，变异型卟啉病，红细胞生成型卟啉病），POEMS综合征，幼年皮肌炎，甲状腺功能减退症，肢痛症，吸收不良综合征，中枢神经系统相关性疾病或创伤（脑炎后、多发性硬化症、精神分裂症、头部外伤、颅骨内板增生症、神经性厌食症）

表2-40 局限性多毛症的病因

分 类	疾 病
先天性或遗传性	背中部多毛症伴潜在的神经外胚层畸形（隐性脊柱裂、闭锁性脑膨出、脊髓纵裂），家族性颈部多毛症，多毛肘，颈前多毛症，耳廓多毛症，单纯性睫毛粗长症，先天性平滑肌错构瘤，Winchester综合征，痣样多毛症，僵硬性皮肤综合征，先天性色素痣，半侧颌面发育不良
获得性	Becker痣，肢骨纹状肥大性硬皮病，硬斑病后，交感反射性营养不良，骨硬化性骨髓瘤，男婴的阴囊长毛，药物（干扰素、十四烷基硫酸钠、外用拉坦前列素、外用米诺地尔），外用刺激物，反复创伤（压迫、慢性单纯苔藓、昆虫叮咬），淤积，淋巴水肿，先天性动-静脉瘘，去神经支配区域，慢性骨髓炎，免疫接种（牛痘、白喉-破伤风）部位，水痘，HIV感染，烧伤部位周围，黑热病

3.鉴别诊断 甲病的鉴别诊断见表2-41。

三、结缔组织病的鉴别诊断

重要的结缔组织病有系统性红斑狼疮、皮肌炎、硬皮病、混合结缔组织病、重叠综合征等，其特点为自身免疫性疾病和多器官系统损害。

1.异同点 各种结缔组织病均可侵犯许多器官和系统，临床表现复杂多变（表2-42）。尽管每个症状或体征对于特定的疾病来说具有特征性，但总体看来并无特异性。一些病例可出现许多结缔组织病的临床表现，在这种情况下可酌情诊断为重叠综合征或混合结缔组织病。

2.实验室检查 实验室检查结果是结缔组织病鉴别诊断的重要依据之一。

3.诊断标准 由于结缔组织病在临床表现、病理改变和免疫学异常等方面有不同程度的重叠，故必需依赖诊断标准进行诊断。

四、脂膜炎的鉴别诊断

脂膜炎（panniculitis）指皮下脂肪组织炎症反应的总称，可分为小叶性脂膜炎（图2-56，图2-57）和间隔性脂膜炎（图2-58，图2-59，表2-43）。本组疾病的诊断需结合病史、体格检查、实验室检查和组织病理检查。

五、血管炎与血管性疾病的鉴别诊断

本组疾病包括血管炎、血管性疾病、动脉阻塞性疾病、动脉功能性疾病、末梢循环障碍性疾病，其主要鉴别点见表2-44、表2-45。

表2-41　甲病的鉴别诊断

甲 病 变	病 因
甲床和甲下皮病变	1. 甲剥离　过度水合，指甲油，丙烯酸衍生物，甲真菌病，药物反应，变应性接触性皮炎，银屑病，湿疹，扁平苔藓，糖尿病，卟啉病，烟酸缺乏病，妊娠，甲状腺疾病，Bowen病 2. 裂片型出血和甲下血肿　①单指（趾）：创伤；②多指（趾）：亚急性细菌性内膜炎，胶原性血管病，坏血病，消化性溃疡，高血压，恶性肿瘤，银屑病，剥脱性皮炎，皮肤T细胞淋巴瘤，Darier病 3. 甲床肥厚　银屑病，甲真菌病，Darier病，扁平苔藓，挪威疥，毛发红糠疹，Reiter综合征 4. 甲下胬肉　雷诺病，进行性系统性硬化症，创伤，家族性和特发性
甲变色	1. 白色或红色纵纹　Darier病、Bowen病 2. 近端甲床白色伴弧影消失　Terry甲（肝硬化、慢性充血性心功衰、糖尿病、老年人） 3. 双白色半透明带　Muehrcke线（低白蛋白血症） 4. 远端褐色　Lindsay甲（慢性肾功衰） 5. 甲周和甲下纤维瘤 6. 血管球瘤 7. 甲下外生骨疣
弧影病变	1. 消失　内分泌、胶原血管和网状内皮组织疾病，正常变异 2. 变色　①天蓝色：肝豆状核变性（Wilson病）；②蓝色：银质沉着病；③红色：心力衰竭、胶原血管病；④白色：局部缺血；⑤黄色：四环素 3. 点状红斑　斑秃，银屑病 4. 三角形　甲—髌综合征 5. 溃疡形成　移植物抗宿主病
甲板病变	1. 杵状指　厚皮性骨膜增生病，肺、心血管、胃肠道和内分泌疾病，胸内肿瘤 2. 反甲　Plummer-Vinson综合征，正常新生儿，甲真菌病，职业性甲软化，缺铁性贫血 3. 甲板增厚　慢性创伤，甲真菌病，银屑病，Darier病，扁平苔藓，毛发红糠疹，挪威疥，先天性厚甲症 4. 钩甲　鞋类创伤，卫生不良，循环障碍，鱼鳞病，银屑病，甲真菌病 5. 钳形甲　甲下外生骨疣，鞋压迫，骨关节炎 6. 甲嵴　扁平苔藓，老年人 7. 甲胬内　扁平苔藓，血管功能不全，创伤 8. 营养不良性中线甲　习惯性抽搐，黏液囊肿 9. Beau线　系统性疾病（如麻疹、心肌梗死、肺炎），细胞毒性药物 10. 脆甲　老年人，甲真菌病，银屑病，扁平苔藓 11. 甲凹陷点　银屑病，斑秃，湿疹，正常变异 12. 白甲　①点状：正常人，甲真菌病，外伤，系统性疾病（如伤寒、肾炎和毛线虫病）；②线状：外伤，遗传性，Mees线（慢性砷中毒、肾功能衰竭、心力衰竭、Hodgkin病、镰状红细胞贫血、疟疾）；③部分：结核，肾炎，Hodgkin病，冻疮，麻风，转移性肿瘤；④完全：遗传性（如指节垫、耳聋、白甲综合征）或伴发伤寒、麻风、肝硬化、溃疡性结肠炎、咬甲癖和旋毛虫病 13. 纵向黑甲　正常或异常黑色素细胞增生，多发带提示良性原因，单个带提示黑色素瘤 14. 黑色素瘤
近端和侧甲皱病变	1. 毛细血管袢扩大　进行性系统性硬化症，红斑狼疮，皮肌炎 2. 甲沟炎　①急性：创伤，细菌感染；②慢性：护皮缺乏，慢性细菌或酵母菌感染，食物过敏 3. 嵌甲　甲修剪不当，鞋过小，多汗症，甲板异常宽大或弯曲 4. 甲周疣 5. 黏液囊肿 6. 后天性指（趾）纤维角质瘤 7. 鳞状细胞癌和Bowen病

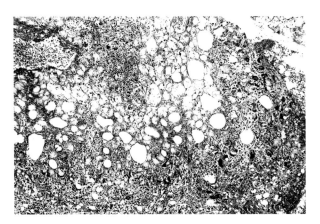

图2-56　小叶性脂膜炎　新生儿皮下脂肪坏死，单个脂肪细胞肿胀，含特征性的、放射状排列的嗜酸性结晶

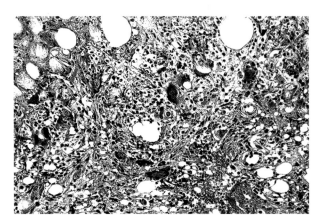

图2-57　小叶性脂膜炎　新生儿皮下脂肪坏死，脂肪坏死灶周围是慢性炎症细胞浸润，含大量的异物巨细胞

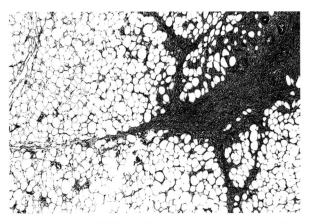

图2-58　小叶间隔性脂膜炎　结节性红斑，图示小叶间隔炎症的典型表现，扩展至直接相邻的叶，产生一花边表现

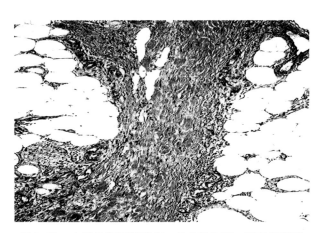

图2-59　小叶性间隔脂膜炎　结节性红斑，图示间隔增厚，伴淋巴细胞浸润

表2-42　主要结缔组织病的鉴别诊断

项　　目	临床病理特点
相似点	发热，关节痛，肌肉痛，皮肤损害，内脏损害，结缔组织病理变化，免疫学异常
不同点	SLE：面部蝶形红斑，口腔溃疡，疣状心内膜炎，肾损害，抗ds-DNA、Sm抗体阳性 皮肌炎：眶周水肿性紫色红斑，肌无力，横纹肌非化脓炎症，血清肌酶升高，抗Jo-1抗体阳性 硬皮病：皮肤和内脏硬化，小血管病变，抗Scl-70抗体阳性

表2-43　脂膜炎的分类

分　　类	疾　　病
小叶性脂膜炎	结节性脂膜炎、α₁抗胰蛋白酶缺乏性脂膜炎、组织细胞吞噬性脂膜炎、类固醇后脂膜炎、物理性（人工、化学、冷性、创伤）脂膜炎、胰腺性脂膜炎、狼疮性脂膜炎、结节病、创伤性脂肪坏死、新生儿硬化症
间隔性脂膜炎	结节性红斑、黄色肉芽肿、类脂质渐进性坏死、硬化性脂膜炎、嗜酸性脂膜炎、深部硬斑病、硬皮病、浅表性迁移性血栓性静脉炎、血管炎、血管病

表2-44　免疫复合物介导的血管炎的鉴别诊断

分　类	临床病理特点
免疫复合物介导的血管炎	皮肤白细胞破碎性血管炎 过敏性紫癜 冷球蛋白血症性血管炎 荨麻疹性血管炎 持久隆起性红斑 结缔组织病相关的血管炎、类风湿血管炎
寡免疫性血管炎	肉芽肿性多血管炎 Churg-Strauss综合征 显微镜下多血管炎
类血管炎	出血：色素性紫癜性皮肤病、坏血病、免疫性血小板减少性紫癜 血栓形成：抗磷脂综合征、血栓性血小板减少性紫癜、青斑样血管病（又称白色萎缩）、华法林介导的皮肤坏死、爆发性紫癜、弥散性血管内凝血 栓塞：胆固醇栓子、心房黏液瘤 血管壁病理：血管壁钙化、淀粉样变性 感染：感染性心内膜炎、麻风（Lucio现象）
其他小血管血管炎	白塞病、恶性肿瘤相关疾病、感染、炎性肠病

表2-45　主要血管性疾病的临床病理特点

分　类	临床病理特点
动脉阻塞性疾病	血栓闭塞性脉管炎：间歇性跛行，静息痛，组织坏死，中、小动脉炎症，血栓形成，管腔狭窄或闭塞；结缔组织病：小血管内膜炎，血栓，血管闭塞和坏死
动脉功能性疾病	雷诺现象/雷诺病：皮肤苍白、青紫、潮红三联征，小动脉痉挛；肢端发绀和青紫：寒冷肢端发绀、温暖缓解，毛细血管痉挛；红斑性肢痛：两足阵发性潮红、疼痛，温暖发作或加剧，冷却缓解
末梢循环障碍性疾病	糖尿病微血管病：足部溃疡，视网膜炎，毛细血管损害；结缔组织微血管：继发雷诺现象、皮肤溃疡，毛细血管损害；网状青斑：淤血，受冷后加重，细动脉痉挛、毛细血管和细静脉扩张

（吴志华　马慧群　王建琴　普雄明　吴丽峰　陈秋霞　陆　原　刘　栋　张锡宝　罗　权　朱慧兰
史建强　蔡志强　王　丹　赵　华　周　英　郭义龙　赵晓霞）

第三章
循证医学及精准医学在诊断中的应用

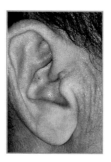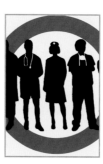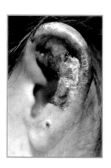

概　述

医学发展和演进形成了从待证医学、传统（经验）医学、循证医学到精准医学4个阶段。

待证医学是指不依靠常规现代医学的理论和机制来诊断、预防和治疗疾病，是尚未证实的某种医疗方法，包括生物性医疗、手法和躯体性疗法、身心干预、能量疗法。其中还包括美洲土著人的各种疗法、印度草医、顺势疗法、自然疗法等。在西方称为另类医学(altenmative medicine)。西方甚至将中医药个别治疗也归于此类，殊不知中医药的许多瑰宝，如活血化瘀、银杏叶浸膏、针灸、按摩推拿、青蒿、复方丹参滴丸、雷公藤等已被循证医学证明有效，强势进入世界。

一种疗法如果已被充分证明并广泛接受，不应再看成待证医学。

传统医学，也称经验医学，以现代医学为基础，是长期临床实践中积累的行之有效的办法，并被广泛地应用。

循证医学是其核心，其他待证医学、传统医学、精准医学均需经循证医学对其系统评价、Meta分析等方面的进行循证。

循证医学、精准医学更是现代医学的精髓，其关系见图3-1。

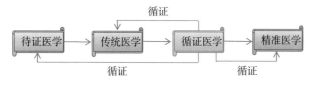

图3-1　医学发展及相互关系试解

第一节　循证医学

一、循证医学的定义

循证医学（evidence-based medicine，EBM），是指遵循科学证据的医学。它强调临床实践等一切医疗卫生活动的决策都应遵循现有最好的科学研究证据。临床医生对患者的诊治，都应有充分的科学依据，任何决策需建立在科学证据的基础上（图3-2）。

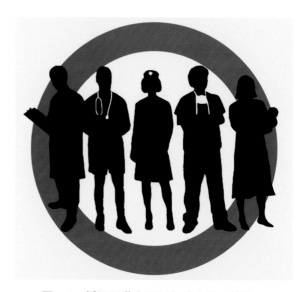

图3-2　循证医学（EBM）定义为：慎重、准确地选择应用当前最好的研究证据

证据是EBM的基石，最佳证据来源于设计合理、方法严谨的随机对照试验（randomized controlled trial，RCT）及对这些研究所进行的系统评价（systematic review，SR）或Meta分析（metaanalysis，Meta）结果。

二、循证医学与传统医学的区别及联系

传统医学是以经验医学为主，即根据医师的经验、直觉或病理生理原理等来处理患者。现代医学模式是在经验医学的同时强调循证医学，即根据科学研究的依据来处理患者。表3-1总结了两者的区别。

循证医学并不能取代临床技能、临床经验和临床资料，其所获得的证据必须根据在仔细采集病史、体格检查和实验室检查基础上做出的临床判断，慎重地决定此项研究结果能否用于临床患者。

三、证据合成－系统评价与Meta分析

1. **系统评价** 系统评价是一种严格的评价文献的方法，它针对某一个具体的临床问题，采用临床流行病学减少偏倚和随机误差的原则和方法，系统、全面地收集全世界所有已发表或未发表的临床研究结果，筛选出符合质量标准的文献，进行定性分析和定量合成，获得较为可靠的结论。

传统的叙述性文献综述（narrative review）和系统评价都是对临床研究文献的分析和总结。然而两者是有差别的，文献综述和系统评价相比，前者主要缺点是主观性强，容易产生偏倚和误差（表3-2）。

2. **Meta分析（荟萃分析）** 是对目的相同、性质相近的多个医学研究所进行的一种定量综合分析，包括提出研究问题、制定纳入和排除标准、检索相关研究、汇总基本信息、综合分析并报告结果等在内的一系列过程。系统评价与Meta分析的关系（图3-3，表3-3）。

表 3-1　循证医学与传统医学的区别

鉴 别 点	传统医学	循证医学
医疗模式	以疾病和医生为中心	以患者为中心，重视个性化治疗
证据来源	主要来自动物实验、实验室研究、零散的临床研究和教科书、杂志、专家意见	个人经验和外部最佳证据结合
证据收集	限于时间和条件，不够系统全面	强调系统全面、尽量收集全世界大样本RCT
治疗方法选择	注重基础研究或动物实验的推论和个人临床经验	强调当前能够得到的最好临床证据
判效判定	关注症状改善，如实验室或影像学结果	强调终点结局（病死率、致残率、生存质量、卫生经验指标）
证据评价	不重视	强调系统评价、Meta分析
临床决策	以疾病和医生为中心，患者不参与选择	强调考虑患者选择

表3-2　系统评价与一般综述的差别

项 目	文献综述	系统评价
研究问题	涉及范围较广	常集中某一具体问题
资料检索	无严格规定，易产生偏倚	全面收集，有明确的检索策略及要求
文献筛选	无严格规定，混入人为主观因素	有严格的方法学评价，较少混入人为因素
评价	无一定标准	有严格的评价指标
数据合成	通常只为定性的归纳	多以定量的Meta分析为主
推论	有时是有根据的	通常是有根据的
结果更新	未定期更新	根据新证据更新

表3-3 系统评价、Meta分析、传统综述的主要区别

系统评价	Meta分析	传统综述
必须预先制订详细周密的研究计划书	可有研究计划书	无研究计划书
根据研究目的严格纳入采用不同设计类型的研究，文献来源广，有详细的检索策略	纳入研究可为各种设计类型	不规定纳入研究的类型和文献来源，无详细检索策略
严格评价纳入研究的质量并据此解释结果	不一定进行质量评价	不评价纳入研究质量
定量系统评价包含Meta分析，定性系统评价不包含Meta分析	可单独进行，也可作为定量系统评价的一部分	对研究结果进行定性描述

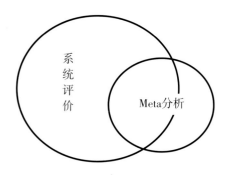

图3-3 系统评价与Meta分析的关系

四、实践循证医学的步骤

实践循证医学的基本步骤主要包括以下5个方面：

1. 提出明确的临床问题 把问题提得越具体，越明确越好，将有利于进行文献检索和收集，以获得临床问题明确的答案。例如，环磷酰胺和霉酚酸酯对育龄期女性SLE患者，哪一种药物治疗同时保护患者的卵巢功能更好？

2. 系统检索相关文献 根据构成临床问题的PICO 4要素，确定检索词，全面搜集证据。证据可通过教科书、专著、专业杂志上发表的原著和二次研究的结论及各种数据库（互联网数据库、公开发行的光盘、循证医学中心数据库等）。

3. 严格评价 通过检索发现有用的资料，须对证据的真实性、可靠性、实用性进行全面严格的评价，对是否存在偏倚进行客观分析，并根据证据的质量和可靠程度进行分类分级。

4. 应用最佳证据，指导临床实践 经过严格评价获得真实、可靠并且有临床应用价值的最佳证据，还要根据临床医疗环境、具体条件，应用于临床，解决临床具体问题。

5. 循证实践后的后效评价 评价应用当前最佳证据指导解决临床具体问题的效果如何？选用最佳证据用霉酚酸酯治疗育龄女性SLE后对其卵巢功能保护比用环磷酰胺保护作用强。若成功则可用于指导其他同类患者的治疗，若不成功则需要分析原因，总结经验。

第二节 循证诊断证据的评价

一、诊断性试验的概述

1. 诊断性试验定义 循证诊断是指临床上选用何种诊断试验，采用何种诊断标准用于患者，都必须建立在当前最佳研究结果所获得的证据和最佳临床专业知识基础上，使患者获得最大的利益。诊断性试验是诊断疾病的试验方法，诊断性试验的"诊断"是指从患者获取有关疾病更多信息的方法，包括病史采集、体检、实验室检查和影像学结果等。

一项诊断性试验的诊断价值并非固定不变，疾病分型、病例谱构成、诊断结果评价者、试验场所或地点、甚至初步筛查方法均可能影响诊断试验的诊断效能。医学科技的迅猛发展，促进新的诊断项目不断更新陈旧的诊断项目。要注意证据产生的时间。特别要考虑当时产生证据的条件目前是否已经发生了改变。为了提高证据的适用性，要尽可能采用新近产生的优质证据。

2. 金标准的确定 金标准又称为诊断方法或参考标准（reference standard），是医学界目前公认诊断疾病最可靠、最有效、最佳方法，符合金标准者均患该病，不符合者不患该病。

金标准诊断可采用病理学诊断（如活检）、分子生物学（如基因、蛋白）、病原学（如微生物

体、抗体）、特殊影像（如CA造影、CT），也可用临床公认的诊断标准或临床追踪确诊法。还包括医学会、临床医学专家共同制定的各种诊断标准。评价诊断价值的常用指标包括敏感度、特异度、预测值、似然比和ROC曲线下面积（AUC）等。

3.诊断性试验评价四格表　比较诊断性实验结果与金标准诊断结果，列出四格表（表3-4），借用此表可以说明诊断评价指标及其作用和价值。

表3-4中，经过金标准诊断有患者为a+c，其中a为诊断性试验阳性者，即真阳性数（TP），c为诊断性试验阴性者，即假阴性数（FN），假阴性相当于临床漏诊；经金标准诊断为无病的研究对象为b+d，其中b为诊断性试验阳性，即假阳性数（FP），相当于临床上误诊，d为诊断性试验阴性，即真阴性（TN）。

各项计算指标的计算公式：

敏感度= a/（a+c）：敏感度高的诊断试验，漏诊率低。若某一患者该试验结果为阴性，则其患病概率低，即敏感度高的试验阴性结果有利于排除疾病诊断。

特异度= d/（b+d）：特异度高的试验，误诊率低。若某一患者该试验结果为阳性，则其患病概率高，即特异度高的试验阳性结果有助于肯定疾病诊断。

断。

准确度=（a+d）/（a+b+c+d）

患病度=（a+c）/（a+b+c+d）

阳性预测值= a/（a+b）

阴性预测值= d/（c+d）

阳性似然比= [a/（a+c）]/[b/（b+d）]

阴性似然比= [c/（a+c）]/[d/（b+d）]

4.诊断性研究证据分级　循证诊断证据来源于原始文献中符合要求的有关诊断试验评价的文献以及系统评价或Meta分析中有关诊断试验的评价文献。诊断试验评价的内容包括：①诊断试验真实性评价；②诊断试验精准性评价；③诊断试验临床实用性评价。

牛津循证医学中心于2011年对证据分级方法进行了修订，见表3-5。

二、提出临床问题

临床医生诊断时常常需要借助各种诊断技术和方法明确患者是否患病及患何种疾病，患病可能性有多大等。为避免盲目选择和应用，医生需了解不同诊断技术和方法诊断某种疾病的准确性、安全性、适用性和经济性。如血清抗-PPD抗体对结核的诊断价值，肿瘤标志物对肿瘤的诊断价值。

表3-4　诊断性试验评价四格表

诊断试验	金标准		合 计
	有 病	无 病	
阳性	a真阳性（TP）	b假阳性（FP）	a+b
阴性	c假阴性（FP）	d真阴性（TN）	c+d
合计	a+c	b+d	N

表3-5　诊断性研究证据的分级（牛津循证医学中心，2011）

证据分级	诊断性研究
1级	采用相同金标准及盲法的横断面研究的系统评价
2级	采用相同金标准及盲法的单个横断面研究
3级	非连续纳入受试者的研究，或金标准不一的研究
4级	病例对照研究，或研究采用的金标准较差，或非独立金标准
5级	基于机制的推理

注：1级、2级证据中的横断面研究指诊断性队列研究设计方案。

临床病案举例

文献报道，有些自身免疫性疾病可能与幽门螺旋杆菌感染有关，清除幽门螺旋杆菌对病情可能有帮助。现有一位原发性血小板减少性紫癜（ITP）患者，医生想了解该患者是否合并幽门螺旋杆菌感染。考虑到患者不能做胃镜检查诊断幽门螺旋杆菌感染，A医生提出了做^{13}C呼气试验，B医生提到抗幽门螺旋杆菌抗体血清学检测更为方便且便宜。那么，能否采用相对无创的血清学试验检查该患者是否合并幽门螺旋杆菌感染呢？

1. *提出临床问题* 怀疑合并幽门螺杆菌感染的患者，血清抗幽门螺旋杆菌抗体（抗-Hp）检测准确性如何？

2. *构建临床问题* 为了便于检索，诊断性试验的问题也推荐采用PICO要素，如下：

P（patient）：怀疑合并幽门螺杆菌感染者。

I（intervention）：血清抗-Hp检测。

C（comparison）：内镜活检，脲酶检测，培养。

O（outcome）：诊断幽门螺旋杆菌感染。

三、检索相关研究证据

证据检索原则为首先检索循证知识库（Summaries类数据库），若所在单位未购买循证知识库或循证知识库中未检出相关证据，再选择PubMed等非Summaries类数据库。

确定检索词，检索相关数据库，得到本例问题检索得到相关证据。

四、诊断性研究证据的评价与应用

通过文献检索可以获得一些研究证据，包括临床实践指南、专家共识、系统综述，以及各种原始研究文献，这些研究证据往往良莠不齐，因此，要对诊断性试验证据进行真实性、重要性和适用性的评价。

1. *评价研究证据的真实性*

（1）研究对象的代表性

Peng NJ的研究：

研究地点：中国台湾省，高雄荣民总医院，是当地最大的公立医学中心之一。

研究对象：因各种原因需要做胃镜且同意参与研究的患者。共纳入100例研究对象。

排除标准：接受过抗幽门螺旋杆菌治疗，或胃镜检查前1月内服用过质子泵抑制剂或抗生素者、有严重内科疾病者。

本研究对象具有代表性。

（2）是否所有研究对象都经金标准确诊

Peng NJ的研究：

金标准：病理学检查、脲酶试验、幽门螺旋杆菌培养阳性3项中任2项阳性。

诊断性试验：常规^{13}C呼气试验、胶囊^{13}C呼气试验、血清抗-Hp抗体检测共3种不同的诊断性试验。

所有患者都接受了5项检查，即每例患者都进行了金标准检查和诊断性试验。

（3）诊断性试验是否与金标准进行了独立、盲法对照

Peng NJ的研究：

常见^{13}C呼气试验、胶囊^{13}C呼气试验在同一实验室进行。脲酶试验、组织病理学检查、幽门螺旋杆菌培养、血清抗-Hp检测分别在4家不同实验室进行，所有检测人员不知道患者情况。

脲酶试验、组织病理学检查、幽门螺旋杆菌培养、血清抗-Hp检测在胃镜检查同一天进行，呼气试验在胃镜检查后1周内完成。

Peng NJ等的研究，采用胃镜活检病理学检查、幽门螺杆菌培养、脲酶试验3项中任2项阳性作为金标准，将3种诊断性试验即常规^{13}C呼气试验、血清抗HP-检测，分别与金标准进行了比较。所有研究对象均经过诊断性试验和金标准采取盲法对照。因此，该研究具有真实性。

2. *评价研究证据的临床重要性* 可以根据研究报告中给出的诊断性试验的重要效能指标（如敏感度、特异度、似然比、ROC曲线下面积以及预测值等）来了解该诊断试验区分有病和无病的能力。

Penguin NJ等的研究，笔者比较了血清学检测、常规^{13}C呼气试验、胶囊^{13}C呼气试验的敏感度、特异度、似然比（表3-6）。

从表3-6看，抗-Hp抗体血清学检测敏感度、特异度、准确度均低于^{13}C呼气试验，但考虑到检测很方便，血清学检测的准确性可接受。

3. *评价研究证据的适用性* 评价本地能否开展诊断性试验，能否准确估计患者的验前概率，评估该诊断试验后的验后概率是否能改变医生后续的诊疗方案。验前概率又称疾病概率，是医生根据自己或同事的临床经验、国家或地区的流行病学调查结果、特定的数据库信息，或是经过评价的一些文献

表3-6 血清学检测、¹³C呼气试验

分 类	血 清 学	常规¹³C呼气试验	胶囊¹³C呼气试验
敏感度	90.6	100.0	100.0
特异度	85.1	85.1	95.7
+PV	87.2	88.3	96.4
-PV	88.9	100.0	100.0
准确度	88.0	93.0	98.0

报道等来评估。诊断性试验还要看验后概率能否跨过治疗阈值或诊断阈值。当验后概率＞治疗阈值时，诊断成立，开始治疗；当验后概率＜诊断阈值时，放弃先前的初步诊断，不再进行检查，重新考虑新的诊断；当验后概率介于试验阈值和诊断阈值之间时，则根据先前的初步诊断，选择其他方法进一步检查以确定疾病存在与否。

五、临床决策与后效评价

1. 临床决策 回到之前怀疑幽门螺旋杆菌感染的ITP患者：①已了解到本医院检验科已开展抗-Hp检测2年，参加室间质评（准确性评估）成绩优秀，室内质控（重复性评估）在控，说明该实验准确、重复性好；②估计当前患者合并幽门螺旋杆菌感染的验前概率，如当期患者血清学试验阳性，则其验后概率为87.2%，可给予抗幽门螺旋杆菌治疗；如试验阴性，则验后概率为11.1%，可不治疗，也可不再进行其他有关幽门螺旋杆菌的检查。

2. 后效评价 循证诊断的后效评估，应评价诊断性研究证据的应用能否改善患者的结局，如提高生存率、减少残疾、提高生活质量等。

结合本例患者，检出幽门螺旋杆菌不等于感染，有些患者可能致使细菌定植而非感染，已证明幽门螺旋杆菌可引起消化性溃疡等疾病。因此，清除幽门螺旋杆菌已成为溃疡病的标准治疗方法。但对于无消化道症状的ITP患者，检出幽门螺旋杆菌是否意味着此菌与ITP有关呢？目前的资料还不能证实。下一步应该进行随机临床对照研究，一组进行抗-Hp抗体筛查并给予阳性者抗幽门螺旋杆菌治疗，另外一组不进行抗-Hp抗体筛查，只接受ITP常规治疗，最后看两组患者的结局是否有所差异。通过这样的试验，才能最终证明幽门螺旋杆菌血清学试验在ITP患者诊断、治疗中的作用。

综上，诊断性研究的证据质量应从真实性、重要性、适用性三个方面进行评价。真实性是指研究是否反映客观情况、结果是否可信，主要受研究的设计和实施影响。满足上述条件的诊断性试验，才能使患者获益。如确能改善患者的最终结局，则该诊断性试验有其实用价值。

第三节 精准医学在诊断中的应用

精准医学是根据个体的基因特征，结合对环境和生活方式等因素的评估，借助特异性诊断分子标记，实现对疾病准确诊断，从药物基因组学的角度对个体实施精准的药物治疗或干预，对患者进行精准治疗。

（一）精准医学与皮肤病

1. 皮肤病的遗传学研究 如通过连锁分析研究发现，U2HR基因突变可导致Marie Unna型遗传性稀毛症；通过全基因外显子测序，发现播散性浅表性光线性汗孔角化症的致病基因MVK。

2. 皮肤肿瘤 如皮肤T细胞淋巴瘤（CTCLs）如蕈样肉芽肿（MF），研究通过比较基因组杂交芯片技术，在全转录组水平上筛选CTCLs的早期差异表达基因，提出TOX可能是早期MF的特异性标志物。

（二）皮肤科诊断的应用

1. 基因检测使诊断更为精准 如嗜酸粒细胞增多症（HES），有FIP1L1-PDGFRA融合基因和PDGFRB重排，使该病诊断分型更为精确。融合基因阳性者，诊断为骨髓增生性HES（m-HES）；融合基因阴性者，诊断为淋巴增生性（1-HES）。

2. 基因检测使治疗更为精准 如恶性黑色素

瘤，依据恶黑的基因突变，选择对其基因突变抑制的药物进行治疗。威罗菲尼（vemurafenib，zeloboraf）（BRAF^{V600E}基因突变抑制剂），伊马替尼（lmatinib mesylate capsules）（CKit基因突变抑制剂），使恶性黑色素瘤治疗更为精准。

（三）预防

检测等位基因，人类白细胞抗原（HLA）可降低严重药物反应的风险。

1.氨苯砜　氨苯砜治疗麻风时，约有1.0%的患者会出现药物超敏反应综合征。HLA-B*13:01是中国人群氨苯砜超敏反应综合征的风险因子，若检测其风险因子，可使该药的用药风险度降低7倍。

2.卡马西平　中国人群HLA-B*1502阳性和卡马西平所致的SJS/TEN呈强相关。因此，HLA等位基因频率检测，可以预测药疹的发生。

（吴志华　马慧群　普雄明　吴丽峰　范文葛　陆　原　赵　华　史建强　陈秋霞　李　兰　吴　玮　陈嵘祎　徐敏鸿　王　丹）

第四章

病毒性皮肤病

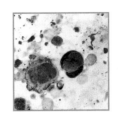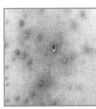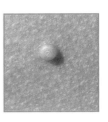

单纯疱疹

单纯疱疹（herpes simplex）是由单纯疱疹病毒（HSV）感染所致的皮肤病，表现为皮肤、黏膜或皮肤黏膜交界处出现群集水疱，病程可自限，易复发。

【病因与发病机制】

1. 病原菌　HSV分为HSV-1和HSV-2，前者主要侵犯面部、脑及腰以上部位，而后者主要侵犯生殖器及腰以下部位，但并非所有病例都如此分布。

2. 发病机制　HSV通过微小损害侵犯皮肤、黏膜，并在其中复制，局部出现病变；病毒侵入后沿局部神经末梢上行进入神经节，经过2~3天复制后进入潜伏状态，在机体受到刺激如外伤、免疫功能下降，病毒被激活，开始重新复制，并沿该神经节的神经分支移行至皮肤、黏膜，引起复发性感染。

3. 传染源及传播途径　急性期患者及慢性带毒者均为传染源。HSV-1主要通过直接接触或飞沫传播，HSV-2主要通过性接触和垂直传播。

【临床表现】

1. 潜伏期　2~12天，平均6天。

2. 皮肤疱疹　好发于皮肤黏膜交界处（图4-1，图4-2），以唇缘、口角、鼻孔周围常见，出现群集的米粒大小的水疱，不融合，可溃破、糜烂，病程1~2周。初发疱疹伴有高热、局部淋巴结肿大，复发疱疹常无全身症状。

3. 口腔单纯疱疹　常见为疱疹性龈口炎。

4. 生殖器疱疹　90%由HSV-2感染所致，10%由HSV-1引起。

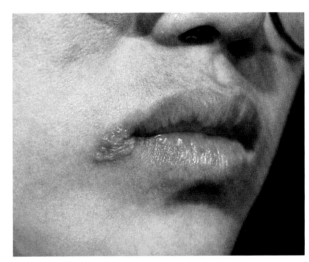

图4-1　单纯疱疹

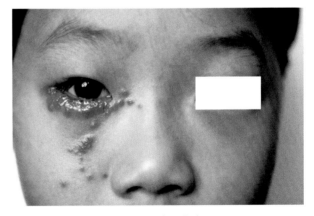

图4-2　单纯疱疹

5. 眼疱疹　疱疹性角膜炎或角膜结膜炎，严重者可致角膜穿孔、前房积脓导致失明。

6. 疱疹性湿疹　又称Kaposi水痘样疹，在原发湿疹、皮炎或其他皮肤病基础上感染HSV。

7. 接种性单纯疱疹 病毒直接接种于外伤或正常皮肤上,指尖接种引起疱疹性瘭疽。

8. 新生儿疱疹 皮肤、黏膜或角膜水疱,病毒性脑炎、肺炎、播散性感染等,预后不良。

9. 播散性单纯疱疹 多见于孕妇、新生儿和免疫功能低下患者,表现为播散性感染,如皮肤、眼、口腔、脑、肝、心、肺等。

10. 疱疹性脑炎 主要由HSV-1感染所致,脑脊液和血清HSV抗体阳性,预后极差。

【诊 断】

(一)诊断基本资料

1. 病史 原发性单纯疱疹多无明显的流行病学史,而复发性单纯疱疹常在发疹部位或其周围出现过类似皮损。生殖器疱疹、接种性单纯疱疹和新生儿疱疹常有明显的单纯疱疹接触史。

2. 体格检查 局部皮肤黏膜成簇水疱,感觉不适或微痛,局部淋巴结肿大;初发时症状较重,复发时症状轻微。

3. 实验室检查

(1)细胞学检查:疱疹刮取物涂片镜检,可见多核巨细胞和核内嗜酸性包涵体(图4-3),阳性率约为50%,阳性结果可初步判定为疱疹病毒感染,但不能鉴别是哪种疱疹病毒感染。

(2)病毒学检查:皮损处采样或血液、脑脊液、唾液等标本接种于细胞进行体外培养,分离出病毒。此方法为HSV诊断的金标准,分型需做进一步检查。复发性疱疹早期疱液病毒培养阳性率为80%～90%,发病48小时后疱液培养的假阴性率升高。

(3)血清学检查:酶联免疫吸附实验(ELISA)或免疫印迹法检查血清中HSV特异性抗体,可区别HSV-1和HSV-2感染。

(4)免疫荧光技术:疱疹刮取物涂片行直接荧光抗体检查,阳性率约为75%。

(5)免疫组织化学检查:固定的标本作免疫组化染色,可区别HSV-1和HSV-2感染。

(6)PCR检查:检查特异性HSV核酸片段,灵敏度很高,但易出现假阳性反应。

4. 伴发疾病 上行性脊髓炎,颈神经背根肿瘤,多形红斑,鳞状细胞癌。

(二)诊断思路

1. 皮肤、黏膜的典型疱疹损害诊断并无困难,但有些腔道或内脏疱疹没有特异表现时易误诊,此时应注意详细询问单纯疱疹接触史和患病史等。

2. 最可靠的诊断证据是从血液或脑脊液等体液中直接分离出病毒,亦可采用PCR检查。

3. 成人患者血清学抗体检查一般为阳性,但IgG抗体阳性只能说明曾经感染HSV,不能用于诊断急性感染者。另外,血清特异性抗体滴度多在感染后10～14天才逐渐升高,对于原发性单纯疱疹感染的诊断意义不大。

4. 疑有新生儿疱疹者,其母亲无明确的HSV感染史,患儿血清中HSV特异性IgM抗体阳性可协助诊断。

(三)诊断依据

1. 病史 多数复发性病例有原发性HSV感染史,原发性感染者常有单纯疱疹接触史,这些流行病学资料对诊断有重要价值。

2. 典型皮疹 表现是诊断的主要依据。尽管单纯疱疹可发于身体任何部位,但70%～90%HSV-1感染发生在腰以上部位,而70%～90%HSV-2感染见于腰以下部位。

3. 实验室检查 非典型皮疹、特殊类型、内脏感染时需做实验室检查判定。病毒分离阳性即可明确诊断,免疫组化法和血清特异抗体检测可区别HSV-1与HSV-2。

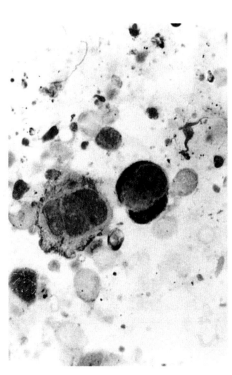

图4-3 单纯疱疹 疱底刮片见多核巨细胞

【鉴别诊断】

（一）主要鉴别的疾病

1. 复发性阿弗他口炎　疱底刮片见多核巨细胞复发性阿弗他口炎，口腔黏膜出现一个至几个圆形、浅在、痛性溃疡，反复发作。

2. 带状疱疹　群集的水疱沿身体一侧神经呈带状分布，伴有明显的神经痛，复发罕见。

3. 软下疳　有不安全性行为史，潜伏期1周左右，外生殖器出现多发性疼痛性溃疡，伴有腹股沟淋巴结肿大，病程1～3个月。

4. 脓疱疮　皮损好发于面部、头皮和四肢，初为红色斑丘疹，很快变为水疱、脓疱，随后干燥结痂。

5. 疱疹性咽峡炎　为柯萨奇病毒感染所致。咽峡部出现灰白色丘疹、水疱，周围绕以红晕，疱破后形成溃疡，4～5天可痊愈，多伴发高热，复发少见。

6. 手-足-口病　常见于10岁以下儿童，口腔、手、足同时或先后出现散在的水疱，周围有红晕，病程7～10天，很少复发。

7. 固定型药疹　皮损为圆形或椭圆形水肿性暗紫红色斑疹，边界清楚，可为一个或数个，红斑上可出现水疱或大疱，愈后遗留黑褐色色素沉着，再次用药时皮疹可在同一部位复发。

（二）次要鉴别的疾病

1. 水痘　有水痘接触史，发疹前1～2天有前驱症状，躯干和四肢近端散在的丘疹、水疱、结痂，各期皮疹可同时存在，可伴有明显瘙痒。

2. 多形红斑　四肢远端及黏膜出现圆形或椭圆形水肿性红斑，有典型的靶形损害，常伴有黏膜病变。

（三）专家提示鉴别的疾病

1. 原发性疱疹性龈口炎　细菌性咽炎，肠道病毒感染（手-足-口病、疱疹性咽峡炎），口腔溃疡，传染性单核细胞增多症，HIV感染，假丝酵母菌病，天疱疮，多形红斑，Vincent咽峡炎。

2. 复发性口腔单纯疱疹　脓疱疮，口疮炎，多形红斑。

3. 原发和复发性生殖器疱疹　梅毒，性病性淋巴肉芽肿，软下疳，腹股沟肉芽肿，外伤，淋病，假丝酵母菌病。

【治　疗】

1. 抗病毒治疗　选用阿昔洛韦、泛昔洛韦、伐昔洛韦等抗病毒药物，可减轻症状、缩短病程、预防病毒扩散及减少复发。推荐口服上述抗病毒药，疗程7～10天。严重的HSV感染，如内脏疱疹、播散性疱疹、新生儿疱疹等可采用阿昔洛韦静脉滴注治疗。阿昔洛韦耐药的HSV感染者（如艾滋病）可使用磷甲酸钠和西多福韦抗病毒药治疗，疗程7～10天，可缩短治愈时间、减轻疼痛、防止病毒排放。

2. 免疫调节剂　如干扰素、左旋米唑、转移因子、胸腺肽等，有一定的预防和减少复发的作用。

3. 局部治疗　皮损外用3%阿昔洛韦软膏、1%喷昔洛韦乳膏、2%酞丁胺霜等，眼单纯疱疹可用0.5%疱疹净眼药水、阿糖胸苷、三氟胸苷等滴眼。

4. 对症治疗　伴发颅内水肿时应及时减低颅压，继发细菌感染时可应用抗生素治疗。

（陈　蕾　党倩丽）

带状疱疹

带状疱疹（herpes zoster）由水痘-带状疱疹病毒（VZV）再感染引起的急性疱疹性疾病，表现为密集的水疱沿一侧神经呈带状分布，伴有明显的神经痛。

【病因与发病机制】

原发性VZV感染可引起水痘或隐性感染，病毒潜伏于背根神经节或脑神经的感觉神经节内。当机体细胞免疫功能下降时，潜伏的病毒被激活，并沿感觉神经下行，到达该神经支配的皮肤细胞内增殖，引起皮肤病变，并出现神经痛。

15%VZV感染者可发生带状疱疹。带状疱疹发生率在一般人群中为0.2%～0.3%，而80岁以上老年人中为50%。

【临床表现】

1. 前驱症状　发疹部位感觉异常或疼痛，持续1～4天，可伴有发热、头痛、疲乏等。约10%的患者疼痛与皮疹同时出现。

2. 典型皮疹　红斑、丘疹、丘疱疹很快变成水疱，集簇而不融合。疱液初期透明或呈浅黄色半透明，疱壁紧张发亮，约3天后疱液混浊或呈血性，7～10天后干燥、结痂。皮损沿感觉神经分布区发生，成簇分布呈带状（图4-4，图4-5），以肋间神经、三叉神经支配区多见。

3.非典型皮疹　①无疹型：无皮损发生，仅有神经痛；②顿挫型：仅出现红斑、丘疹，不发生水疱；③大疱型或出血性：皮损为大疱或血疱；④坏疽型：皮损中央坏死，有黑褐色结痂；⑤双侧型：双侧数个神经分布区受累；⑥复发型：在原带状疱疹皮疹处再次出现疱疹。

4.三叉神经带状疱疹

（1）眼带状疱疹：可合并角膜炎、结膜炎、全眼炎等，可导致失明。

（2）上颌带状疱疹：同侧颊部、下眼睑、鼻黏膜、上牙龈、悬雍垂、扁桃体出现水疱，或仅有口腔黏膜损害。发疹前常有严重的牙痛，因而易误诊。

（3）下颌带状疱疹：可在一侧的头部、外耳、外耳道、下唇、舌前部及颊黏膜等处出现水疱。

（4）耳带状疱疹由于病毒侵犯面神经及听神经，部分患者可影响同侧舌咽神经、三叉神经、迷走神经及外展神经。

5.Ramsay-Hunt综合征　病毒感染膝状神经节，侵犯面神经和听神经。外耳、外耳道、鼓膜出现水疱，发生面瘫、眼球振颤、听力障碍、耳鸣、恶心、眩晕等。

6.骶带状疱疹　病毒侵犯骶2～4神经，表现为外阴、肛周皮肤水疱，可伴发尿频、排尿困难、尿潴留、血尿等。

7.带状疱疹性脑脊髓炎　病毒侵犯中枢神经系统，引起脑脊髓炎及脑膜炎。

8.内脏带状疱疹　可发生在支气管、胸膜、胃肠道等，出现内脏反射痛，可无皮肤病变。

9.泛发性带状疱疹　在带状疱疹受累皮区远隔部位出现多发性水疱，甚至发生水痘样皮疹。

10.带状疱疹神经痛及后神经痛　神经痛为电击样、针刺样、刀割样或撕裂样，持续数秒或1～2分钟。皮损愈合后仍有局部疼痛，可持续数月至数年，多见于老年人。

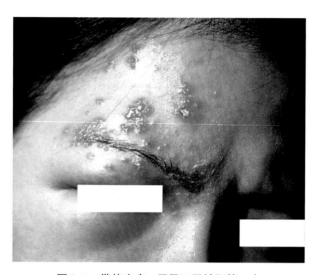

图4-4　带状疱疹　累及三叉神经第一支

【诊　断】

（一）诊断基本资料

1.病史　可能有既往水痘病史，发病前常有疲劳、创伤、受寒、化学或放射治疗、长期服用糖皮质激素或免疫抑制剂、病后体质虚弱等诱发因素。

2.体格检查　成簇、群集性水疱沿一侧神经呈带状分布，伴有显著的神经痛。

3.实验室检查　一般用于非典型带状疱疹的诊断，方法详见水痘的实验室检查。组织病理检查显示表皮内水疱和气球样变性（图4-6）。

4.伴发疾病　高血压、心脏病、糖尿病、肾脏疾病、红斑狼疮、Hodgkin病、蕈样肉芽肿、恶性淋

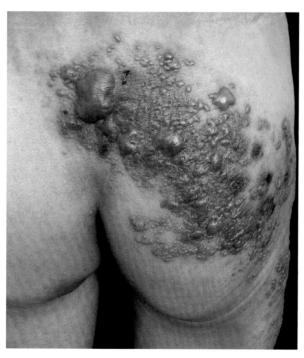

图4-5　带状疱疹

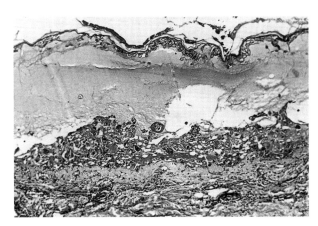

图4-6 带状疱疹HE染色 表皮内融合性水疱，疱底可见气球样变性

巴瘤、慢性淋巴细胞白血病。

（二）诊断思路

1. **皮损特点** 数片成簇的群集水疱，不融合，簇与簇间皮肤正常，沿一侧神经呈带状分布。

2. **神经痛** 为电机样、针刺样、刀割样或撕裂样，持续数秒或1～2分钟。皮损区明显的神经痛是带状疱疹的特征之一。在皮肤科疾病中，伴有疼痛的疾病不多，如皮肤感染（丹毒、疖、痈、蜂窝组织炎、跖疣等）、皮肤肿瘤（平滑肌瘤、神经鞘瘤、血管球瘤等）、皮肌炎、红斑肢痛症、结节性红斑等。这些疾病具有不同的临床特点、皮疹特点及其分布是鉴别诊断的主要依据。在不典型带状疱疹时，明显的神经痛是其重要的诊断线索。

3. **实验室检查** 在临床上不作为常规检查。一般根据典型皮疹和神经痛即可做出诊断，但在皮疹不典型时应选择实验室检查来协助诊断。

（三）诊断依据

本病的诊断主要根据临床特点，而实验室检查可协助诊断，其中血清学检查仅在疾病后期有一定价值。

1. **临床依据** 典型的皮疹、分布特征及明显的神经痛。

2. **实验室依据** 特异性检查有疱疹刮片荧光抗体检测、病毒分离、病毒DNA检测等，这些检测都可明确诊断。在皮疹不典型时，这些检查就成为诊断的主要依据。

【鉴别诊断】

（一）主要鉴别的疾病

1. **神经痛** 前驱期及无疹型带状疱疹中，神经痛易误诊为肋间神经痛、胸膜炎及急性阑尾炎等。

2. **单纯疱疹** 好发于皮肤黏膜交界处，水疱易破，分布无一定规律，疼痛不明显，常易复发。播散性单纯疱疹有高热，继而全身发生水疱，好发于免疫功能低下者。

3. **接触性皮炎** 有刺激物或过敏原接触史，皮疹分布与接触物范围有关，自觉明显瘙痒、灼痛，但无神经痛。

4. **复发性阿弗他口炎** 表现为几个圆形或椭圆形浅表性溃疡，伴有疼痛，病程7～10天，复发常见。

5. **蜂窝织炎** 感染局部可形成带状损害，皮损呈暗红色斑片，边界不清，可出现水疱、大疱、脓肿或皮肤坏死，但局部红、肿、热、痛非常明显，常伴有畏寒、发热等全身症状。

6. **水痘** 好发于儿童，红斑、丘疹、水疱、结痂等多种类型皮损在同一部位出现，且呈向心性分布，可伴有口腔黏膜损害，瘙痒明显，无疼痛。成人水痘需与泛发性带状疱疹鉴别。

（二）次要鉴别的疾病

1. **脑脊髓膜炎** 注意与发生于头面部的带状疱疹相鉴别。脑脊髓膜炎的脑膜刺激症状明显，但皮肤上不出现群集水疱，可有头痛，但一侧神经痛不明显。

2. **面神经麻痹** 一侧面部肌肉麻痹，可出现抽搐、口眼歪斜等症状，皮肤无水疱，没有明显的神经痛。

3. **疱疹性咽峡炎** 为柯萨奇病毒感染所致。咽峡部出现灰白色丘疹水疱，周围绕以红晕，疱破后形成溃疡，4～5天可痊愈，无明显的神经痛，多伴发高热。

（三）专家提示鉴别的疾病

1. **典型带状疱疹** 单纯疱疹，丹毒，蜂窝织炎。

2. **非典型带状疱疹** 坏疽性深脓疱，播散性真菌感染，播散性分枝杆菌感染，非典型单纯疱疹。

3. **其他** 未出现疱疹之前的局部疼痛可被误诊为头痛、虹膜炎、胸膜炎、臂丛神经炎、胆囊炎、心绞痛、阑尾炎及坐骨神经炎等。

【治 疗】

1. **抗病毒治疗** 可口服阿昔洛韦及其衍生物，如泛昔洛韦、喷昔洛韦、伐昔洛韦等。主张尽早使用这类抗病毒药，一般在皮疹开始出现的72小时内使用这些药效果最好。早使用此类抗病毒药可有效地缩短病程、预防和减轻带状疱疹后遗神经痛的程度。此类药物使用的疗程为7～10天。

2. **糖皮质激素**　老年、泛发性或脑神经带状疱疹患者，可适量口服糖皮质激素。一般在发病1周内使用，可抑制炎症过程和减轻神经炎症后的纤维化，降低神经痛发生率。

3. **止痛治疗**　普瑞巴林75~150mg，每日2~3次，口服，加巴喷丁、文拉法辛、阿米替林、多赛平，外用复方利多卡因、0.025%辣椒素软膏。

4. **局部治疗**　以收敛、干燥、抗病毒、防止继发感染为主，可外用炉甘石洗剂、酞丁胺霜、阿昔洛韦软膏等。

5. **其他治疗**　VZV免疫球蛋白、免疫调节剂（带状疱疹疫苗，2017，葛兰素史克生产的Shingrix，中国尚未上市）等。

（党倩丽　史建强）

水　痘

水痘（varicella）为原发性VZV感染，好发于儿童，临床特点是皮肤、黏膜出现丘疹、水疱及结痂，伴有发热等全身症状。

【病因与发病机制】

VZV为球型双链DNA病毒，属α-疱疹病毒亚科，具有亲神经和皮肤的特性。主要通过呼吸道传播，直接接触疱液也可传染。病毒通过呼吸道及结膜进入人体后，在鼻咽部及周边的淋巴结中复制，感染4～6天后出现初次病毒血症。病毒可持久存在于感觉神经节中。病毒的初次感染引起水痘，复发时出现带状疱疹。

【临床表现】

1. **潜伏期**　10～21天，一般为14～16天。

2. **前驱症状**　低热、头痛、乏力等，出疹前1～2天发生。

3. **出疹期**　①皮疹初为红色小丘疹，1～2天后变成水疱，直径3～5mm，初起疱液透明，1～2天变成浅黄色，周围有红晕，3～5天后水疱呈脐样凹陷，逐渐干燥、结痂，脱痂后不留瘢痕；②皮疹分批出现，故可同时见到丘疹、水疱及结痂（图4-7，

图4-8）；③皮疹呈向心性分布，头、面、躯干皮疹密集，四肢发疹稀疏散在；④口腔及阴道黏膜也可出现水疱；⑤可伴有明显瘙痒；⑥非典型水痘有大疱型、出血型、坏疽型。

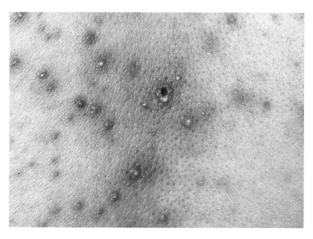

图4-7　成人水痘

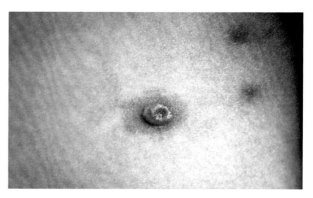

图4-8　水痘

4. **播散型水痘**　见于免疫功能低下的患者，可出现明显的全身症状，皮损泛发全身，可出现大疱、血疱、皮肤坏死，病程长，病死率约为7%。

5. **系统性损害**　水痘性肺炎、水痘性脑炎等。

6. **成人水痘**　较儿童症状为重，前驱期长，高热、全身症状显著，皮疹数较多，瘙痒明显。

【诊　断】

（一）诊断基本资料

1. **病史**　常有水痘接触史，潜伏期14～16天。

2. **体格检查**　皮损首先出现在头面部，主要集中在躯干，可同时见到各期皮损。

3. **实验室检查**

（1）疱疹刮片：刮取新发水疱基底组织涂片，

做吉姆萨染色,可见多核巨细胞及核内包涵体。此法不能区别疱疹病毒类型,可通过特异性荧光标记抗体鉴别。

(2)病毒分离:对缺乏皮疹的脑炎或肺炎患者,可采集脑脊液、痰液或其他标本,接种到人胚肺成纤维细胞进行培养,以分离病毒。

(3)电镜检查:直接检查疱液中病毒,但不能区别疱疹病毒类型。

(4)血清学检查:可用酶联免疫吸附法、直接免疫荧光法或凝集试验检查疱液中抗原,也可检查血清中VZV抗体,病程中抗体效价升高4倍以上具有诊断意义。

(5)病毒DNA检测:应用PCR等方法检测病毒DNA。

(6)组织病理检查:表皮深部多房性水疱,有气球状变性,水疱内表皮细胞或变性细胞核中可见嗜酸性核内包含体(Lipchuetz小体)。真皮乳头肿胀,毛细血管扩张,血管、毛囊及神经周围有多形核白细胞、淋巴细胞或浆细胞浸润。

(二)诊断思路

基本皮损为水疱,周围有红晕,可有红色丘疹、结痂,皮损呈向心性分布,应考虑本病。

(三)诊断依据

1.流行病学史　患者常有水痘呼吸道传染、水痘或带状疱疹疱液的接触史,多有小范围的流行发作史,患者大多数是儿童。

2.皮损特点　丘疹、水疱、结痂同时存在,以水疱为主;水疱呈脐凹状,周围有红晕;皮损主要累及躯干,呈向心性分布。

3.实验室检查　在皮损不典型时,可根据实验室检查来做出综合判断。

【鉴别诊断】

(一)主要鉴别的疾病

1.丘疹性荨麻疹　春夏秋季常见,皮疹形态单一,为纺锤形或椭圆形红色风团样丘疹和丘疱疹,群集或散在分布于腰部、四肢伸侧,伴明显瘙痒,无全身症状。

2.急性痘疮样苔藓状糠疹　多见于青年。皮损好发于躯干、腹部和上肢,表现为淡红色或红褐色针头至豌豆大小的鳞屑性丘疹、丘脓疱疹,易出血、坏死及结痂,脱痂后形成凹陷性小瘢痕,伴有发热、淋巴结肿大等症状;病程较长,一般为1~6个月。

3.播散性单纯疱疹　多见于孕妇、新生儿和免疫功能低下者。单纯疱疹的临床表现多不典型,诊断较困难,可通过实验室检查来进行鉴别。

4.手-足-口病　常见于10岁以下儿童,口腔、手、足同时或先后出现散在的水疱,很少累及躯干,病程7~10天,很少复发。

5.天花　WHO宣布全球已消灭天花。皮疹主要分布于头面和四肢,呈离心性分布;多为中央凹陷的圆形脓疱,身体同一部位的皮疹多为同一类型,愈后遗留瘢痕。

(二)次要鉴别的疾病

1.疱疹样皮炎　躯体伸侧群集的水疱,伴有剧烈瘙痒,常伴发无症状的谷蛋白敏感性肠病,直接免疫荧光检查显示真皮乳头IgA和C3颗粒状沉积。

2.单纯疱疹　好发于皮肤黏膜交界处,数个或数十个水疱成簇分布,常在1周内自愈,复发常见。

3.脓疱疮　水痘继发感染时可出现类似脓疱疮的皮损。脓疱疮好发于头面部及小腿等暴露部位,为少数散发的红色丘疹、水疱,很快变为较大的脓疱,干燥后形成蜜黄色或灰黄色结痂。

(三)专家提示鉴别的疾病

播散型单纯疱疹、泛发性带状疱疹、手-足-口病、其他肠病毒感染、非典型麻疹、脓疱疮、天花、牛痘。

【治　疗】

1.隔离　采取隔离措施,衣物应煮沸或暴晒消毒。

2.全身治疗　严重的水痘或免疫功能低下者,早期使用阿昔洛韦,每次剂量为10mg/kg口服或500mg/m²静脉滴注,每8小时1次,连续用5~10天,其他可口服阿昔洛韦、泛昔洛韦、伐昔洛韦等。重症患者,可肌内注射特异性免疫球蛋白3~6ml。成人水痘患者尽早口服上述抗病毒药物,缩短病程。瘙痒可口服抗组胺类药物,继发细菌感染时口服抗生素。

3.局部治疗　水痘性角膜炎可用0.1%阿昔洛韦滴眼。水疱完整时外用5%硫黄炉甘石洗剂,亦可用2%酞丁胺搽剂、阿昔洛韦软膏等,感染部位可用抗生素软膏。口腔黏膜损害可用2%甲紫、生理盐水或漱口剂等漱口。

(陈　蕾　党倩丽)

Kaposi水痘样疹

　　Kaposi水痘样疹（Kaposi varicelliform eruption）又称疱疹性湿疹（eczema herpeticum）， 指在原发性皮肤病基础上感染HSV、柯萨奇病毒 A16或牛痘病毒引起的播散性疱疹样皮肤病。

【临床表现】

　　1.潜伏期　5～19天，平均10天。

　　2.临床表现　好发于5岁以内儿童。原发性皮肤病多为特应性皮炎、湿疹，偶见毛囊角化病、寻常型鱼鳞病、落叶型天疱疮等。起病时可出现高热、不适、淋巴结肿大等症状。原皮损处及其周围突然出现密集成群的水疱（图4-9，图4-10），很快变为脓疱，周围有红晕，部分疱顶有脐凹，有时出现血疱，可伴疼痛。1～2周后结痂、脱落，遗留表浅瘢痕和色素沉着，头部和身体上半部最常见，重者泛发全身，病程为2～6周。

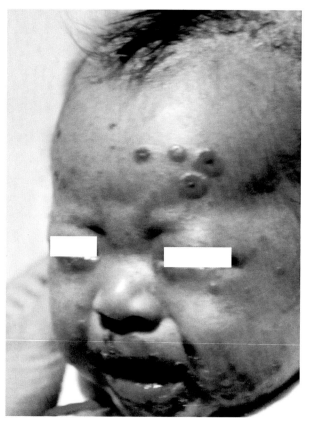

图4-10　Kaposi水痘样疹

【诊　断】

（一）诊断基本资料

　　1.病史　原有基础疾病，患者免疫功能低下，在此基础上有HSV、柯萨奇病毒或牛痘病毒感染者接触史。

　　2.体格检查　在原有皮炎或湿疹基础上，突然出现大片群集的水疱、脓疱，伴有淋巴结肿大。

　　3.实验室检查　同单纯疱疹病毒检查。

　　4.伴发疾病

　　（1）皮炎湿疹：特应性皮炎、湿疹、神经性皮炎、接触性皮炎、脂溢性皮炎。

　　（2）遗传性疾病：寻常型鱼鳞病、先天鱼鳞病样红皮病、家族性慢性良性天疱疮、毛囊角化病、毛发红糠疹。

　　（3）综合征：Wiskott-Aldrich综合征、Sézary综合征。

　　（4）其他：蕈样肉芽肿、落叶性天疱疮、皮肤移植、烧伤、牛痘。

（二）诊断思路

　　1.病史　本病少见，易误诊或漏诊。在特征性

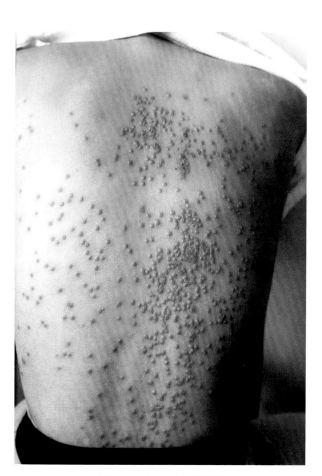

图4-9　Kaposi水痘样疹

皮损出现前往往很难诊断，有时出现群集的水疱时也没考虑到本病。诊断本病的关键在于患者有较长时间的特应性皮炎、湿疹或其他皮肤病的病史，免疫功能较低，在此基础上接触单纯疱疹患者。

2.疱疹 皮损表现为疱疹的疾病很多，可出现脐凹形水疱的疾病有水痘、带状疱疹、单纯疱疹、手–足–口病及种痘样水疱病等，应根据病史、疱疹形态及部位进行分析。

3.实验室检查 首先对皮损进行刮片，镜检观察是否为疱疹病毒感染（如多核巨细胞和核内嗜酸性包涵体），可进一步行直接免疫荧光抗体检查或血清病毒特异性抗体检查、PCR检测，若能分离到病毒即可明确诊断。

（三）诊断依据

1.发病年龄 多发于儿童，亦可见于成人。

2.病史 既往有湿疹、特应性皮炎或其他皮肤病病史，有单纯疱疹患者接触史。

3.起病情况 突然发病，可出现高热、全身不适、嗜睡等中毒症状，次日开始发疹。

4.临床特点 原皮损处及其周围突然发生密集的水疱，迅速变为脓疱，中央有脐凹，周围有红晕，严重者泛发全身。附近淋巴结多肿大、疼痛，可并发角膜炎或角膜溃疡、脑炎或内脏损害。病程为2～6周。

5.实验室检查 病毒培养、接种可证实为单纯疱疹病毒感染，电镜检查可见病毒颗粒。

【鉴别诊断】

（一）主要鉴别的疾病

1.水痘 皮疹呈向心性分布，丘疹、水疱、结痂同时存在，以水疱为主，皮疹不一定在原有皮炎或湿疹基础上出现。

2.种痘样水疱病 有光敏感病史，常在春夏季发作。皮损主要发生在暴露部位如面部、手、足背等，表现为红斑、丘疱疹或水疱、结痂，皮疹分批出现，愈后留有凹陷性瘢痕和色素沉着，伴有明显瘙痒。

（二）次要鉴别的疾病

1.脓疱疮 好发于面部、口周、鼻孔、四肢等部位，皮损为散在的红斑、水疱、脓疱，脓疱常呈半月状积脓，壁薄、易破；疱液检查可见大量的中性粒细胞和革兰阳性球菌。

2.手–足–口病 为柯萨奇病毒感染所致，手、足、口腔同时或先后出现散在的水疱，发疹前无特应性皮炎或湿疹病变。

【治 疗】

1.避免接触 患有特应性皮炎、湿疹等皮肤病的儿童应避免与单纯疱疹患者接触，不要进行牛痘等预防接种。

2.抗病毒治疗 采用静脉滴注阿昔洛韦治疗，疗程10～14天或皮损愈合为止，也可使用丙种球蛋白。

3.局部治疗 酌情使用阿昔洛韦软膏、抗生素软膏或进行湿敷。

（党倩丽 吴丽峰）

传染性软疣

传染性软疣（molluscum contagiosum）由传染性软疣病毒（MCV）感染引起，典型皮损为脐凹状半球形丘疹，可挤出乳酪状软疣小体。

【病因与发病机制】

MCV分为4个亚型，即MCV–1、MCV–2、MCV–3、MCV–4。75%～90%的病例由MCV–1感染所致，其余亚型多见于免疫功能缺陷者。主要传播途径是直接接触（包括性接触），也可通过污染物间接传染。

【临床表现】

1.潜伏期 1周～6个月，平均2～3个月。

2.好发部位 儿童主要在面、躯干及四肢，成人主要在大腿、臀部、腹股沟、下腹部、外生殖器和肛周。

3.临床特点 几个到数十个半球形丘疹，直径为2～6mm，表面有蜡样光泽，中心微凹或呈脐状（图4-11～图4-13），散在或簇集分布，不融合；可挤出白色乳酪样物质，称为软疣小体。丘疹继发感染时，可红肿增大，周围绕以红晕。少数病例可出现巨型软疣（直径为10～15mm）或角化性软疣（丘疹角化，似皮角），偶有瘙痒。患有慢性湿疹、特应性皮炎或HIV感染时，皮损可达数百个。病程可持续2周～4年，平均为2年。皮疹偶可自行消失，不留瘢痕。

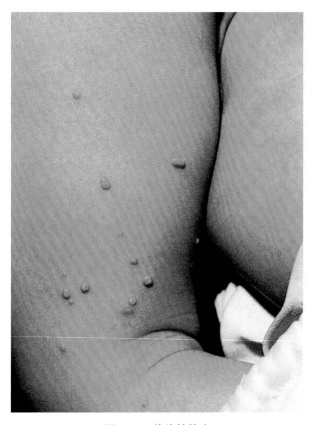

图4-11　传染性软疣

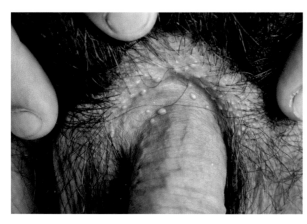

图4-12　传染性软疣

【诊　断】

（一）诊断基本资料

1.病史　多数患者没有明确的传染性软疣接触史。

2.体格检查　可见米粒至豌豆大小的蜡样脐凹状丘疹，可挤出白色乳酪样物质。

3.实验室检查

（1）组织病理：表皮棘层细胞胞质内有嗜酸性

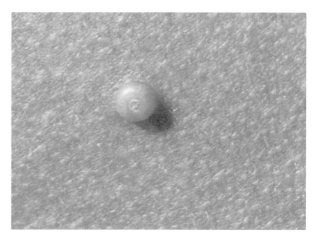

图4-13　传染性软疣

包涵体（软疣小体），核受压形成弯月状，位于细胞的一侧；颗粒层内软疣小体变为嗜碱性。

（2）细胞学检查：皮损刮片显示胞质内包涵体。

（3）免疫荧光抗体：可检测软疣病毒抗原，血清抗体检测还没有公认标准。

（4）电镜检查：感染的表皮细胞胞质内有大量病毒颗粒。

（二）诊断思路

本病的诊断关键是仔细观察皮疹形态，即脐凹形丘疹有蜡样光泽，可挤出乳酪样物质。不典型皮损，如巨型和角化型软疣应注意与其他疾病鉴别，必要时可做皮肤活检。

（三）诊断依据

1.皮损特点　蜡样光泽的半球形小丘疹，顶端有脐窝状凹陷，可挤出乳酪样软疣小体。

2.组织病理或细胞学检查　可见胞质内包涵体。

【鉴别诊断】

（一）主要鉴别的疾病

1.面部纤维性丘疹　常发生于近鼻翼部，为单个淡红色、褐色或皮色丘疹，半球形，表面光滑，质地较硬。组织病理显示真皮浅层纤维化和血管增生，有散在的成纤维细胞。

2.角化棘皮瘤　表现为半球形或卵圆形结节，表面有毛细血管扩张，中心有火山口样凹陷，充以角质栓，愈后遗留轻度凹陷性瘢痕。组织病理见增生表皮内有角化珠、不典型细胞、有丝分裂象和鳞状旋涡。

3.粟丘疹　好发于眼睑、颊、包皮、阴囊、小阴唇等部位，表现为白色或黄色针头至粟米大小的坚实丘疹，顶尖圆，上覆极薄表皮，挑开丘疹可挤出质地较硬的白色颗粒状物质。病程持续数年，可自然脱落，愈后不留瘢痕。组织病理示表皮样囊肿表现，无胞质内包涵体。

4.扁平苔藓　表现为紫红色扁平多角性发亮丘疹，可单独或成群发生，好发于四肢屈侧，伴有明显瘙痒。组织病理主要表现为基底细胞液化变性，真皮上层致密的淋巴细胞浸润。

5.皮肤纤维瘤　单个或多个质地坚实的结节，高出皮面，表面光滑，偶呈疣状。组织病理示组织细胞和成纤维细胞增生。

6.幼年黄色肉芽肿　婴幼儿期发病，表现为数个至数百个圆形或椭圆形黄色丘疹，质地较软，可自发消退。组织病理检查可见真皮内泡沫细胞、异物巨细胞、Touton巨细胞等。

（二）次要鉴别的疾病

1.Spitz痣　主要见于儿童的面部，表现为单个淡红或红色的坚实结节，圆顶，表面光滑或呈疣状、乳头状，损害后可出血和结痂。组织病理可见痣细胞。

2.水痘　皮损多累及躯干，呈向心性分布；丘疹、水疱、结痂可同时出现，主要为水疱，伴有全身症状。

（三）专家提示鉴别的疾病

皮肤纤维瘤、角化棘皮瘤、汗管瘤、基底细胞癌、寻常疣、皮肤隐球菌病。

【治　疗】

1.局部治疗　①物理治疗：如冷冻、刮除、电灼、激光；②外用药物：如20%～80%三氯醋酸、硝酸银、聚维酮碘、3%西多福韦、0.5%鬼臼毒素酊、0.1%维A酸软膏、5%咪喹莫特霜；③用血管钳挤压出软疣小体，外涂2%碘酒。

2.全身治疗　①西多福韦5mg/（kg·w）静脉滴注，可用于泛发性病例；②西咪替丁口服也有一定疗效。

（党倩丽　吴丽峰）

疣

疣（warts）是由人类乳头瘤病毒（HPV）感染引起的皮肤黏膜良性增生，其中寻常疣、扁平疣、跖疣和尖锐湿疣为常见类型，而疣状表皮发育不良（EV）、屠夫疣等少见。

【病因与发病机制】

HPV属于DNA病毒，目前已发现100多种亚型。虽然HPV对复层鳞状上皮细胞具有亲和性，但不同亚型HPV似有其较为特定的好发部位（表4-1）。

表4-1　HPV亚型及其临床病变

皮肤黏膜病变	常见HPV亚型	少见HPV亚型
寻常疣、掌疣、跖疣、镶嵌疣	1，2，4	26，27，29，41，57，60，63，65
扁平疣	3，10	28，29
屠夫疣	2，7	1，3，4，10，28
疣状表皮发育不良	3，5，8，10	9，12，14，15，17，19，25，36，38，46，47，49，50
EV-鳞状细胞癌	5，8	14，17，20，47
甲周鳞状细胞癌	16	34，35
尖锐湿疣	6，11	2，27，42，44，54，55，57，70
上皮内瘤样病变（包括宫颈肿瘤、鲍温样丘疹病）	16，18	31，33，35，39，40，51，59，61，62
Buschke-Lowenstein瘤	6，11，54	
喉乳头状瘤病	6，11，30	
结膜乳头瘤	6，11	
局灶性上皮增生（Heck病）	13，32	

【临床表现】

1. *潜伏期* 一般为1～6个月，可长达3年或更长。

2. *寻常疣（common wart）* 全身各处均可发生，但以四肢末端多见。皮损初起为针头大小的扁平丘疹，可增大至豌豆大小或更大，皮色至棕色，表面粗糙（图4-14～图4-16），境界清楚，质地坚硬，数目不等， 无明显自觉症状。①甲周/甲下疣：发生在甲周及甲下，可破坏指甲及甲床；②丝状疣：发生在眼睑、面部、颈部，皮损常呈细软的丝状突起；③指状疣：发生于头皮、趾间，皮损呈指状突起。

3. *跖疣（plantar wart）* 发生在足底的寻常疣，

可为孤立性跖疣、镶嵌疣（一群密集疣集中在一起）、增殖疣和巨大疣等类型，可伴有疼痛。儿童跖疣通常在数月内消退，但成人跖疣持续时间可延长。偶见慢性跖疣与疣状癌的发生有关（图4-17，图4-18）。

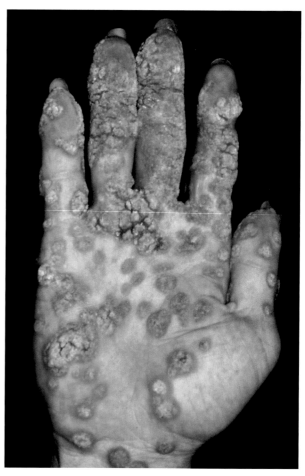

图4-16　寻常疣

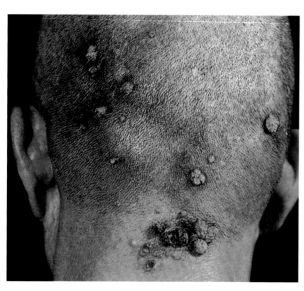

图4-14　寻常疣

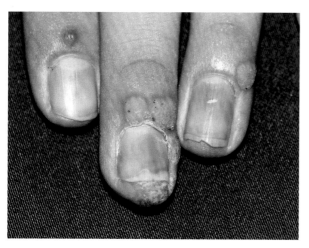

图4-15　寻常疣

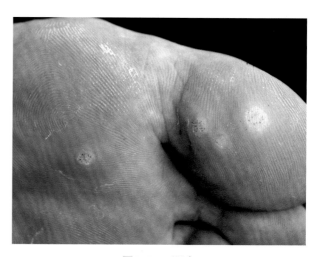

图4-17　跖疣

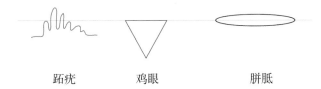

踯疣　　　　鸡眼　　　　胼胝

图4-18　踯疣、鸡眼、胼胝鉴别模式图

4. **扁平疣**（flat wart）　好发于青少年。皮疹好发于面部、手背、颈部、胸部和前臂等部位，表现为米粒至黄豆大小扁平丘疹，圆形、椭圆形或不规则形，皮色、褐色或淡红色，境界清楚，表面光滑，质硬（图4-19）。可见沿抓痕排列呈线状皮疹，为病毒自体接种所致。皮损可在数周至数月后自行消退，也可持续数年。消退的征象包括瘙痒、红斑、水肿、色素脱失晕及突然发生许多微小的扁平疣。

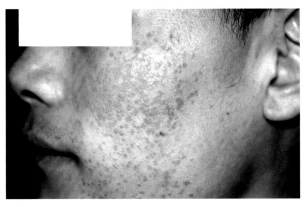

图4-19　扁平疣

5. **屠夫疣**（butcher wart）　常见于与生肉打交道的人群。皮损好发于手部，类似于寻常疣，常表现为角化明显的菜花样丘疹。

6. **尖锐湿疣**　见第八章。

【**诊　断**】

（一）诊断基本资料

1. **病史**　皮肤疣可有接触史，潜伏期长（1～6个月）。

2. **体格检查**　皮损可全身各处皮肤，为角化性丘疹，踯疣可伴有疼痛。

3. **实验室检查**

（1）组织病理检查

1）寻常疣：表皮角化过度，颗粒层和棘层肥厚，呈乳头瘤样增生，颗粒层及棘层上部可见到HPV感染的细胞，即空泡细胞，表现为核皱缩，周边绕以空泡和粗糙透明角质颗粒。表皮突延长，朝向皮损中心排列。真皮乳头毛细血管扩张、扭曲。

2）踯疣：表现同寻常疣，但角质层更厚。表皮上层大量角化不全细胞，真皮有较多炎症细胞浸润。

3）扁平疣：表现与寻常疣相似，颗粒层和棘层肥厚，颗粒层空泡细胞明显，角质层呈网栏状，基底层内含有大量黑色素。

4）屠夫疣：角化过度、棘层肥厚和乳头瘤状增生更明显，颗粒层中可见成簇的空泡细胞。

（2）电镜检查：可观察到特征性病毒颗粒，但阳性率不高。

（3）HPV DNA检测：常用PCR和核酸杂交方法，可对HPV分型。

（4）血清学检查：目前不能用血清学方法对HPV进行确诊及分型。

4. **伴发疾病**　HIV感染，淋巴瘤，白血病，霍奇金淋巴瘤，肾移植后。

（二）诊断思路

各种疣的诊断主要根据临床表现，诊断常无困难。据统计肉眼诊断的生殖器疣有10%与组织病理检查不符。在遇到辨别不清的皮损时，可做组织病理检查或HPV DNA检测来确诊。

（三）诊断依据

1. **临床依据**　①有直接或间接接触HPV感染者或HPV污染物的病史；②各种疣的皮损特点，即可做出临床诊断。

2. **实验室依据**　组织病理检查和HPV DNA检测可明确诊断。

【**鉴别诊断**】

（一）寻常疣的鉴别疾病

1. **线形表皮痣**　常于生后不久即出现，好发于躯干及四肢。皮损为密集的褐色丘疹，质地较硬，表面呈疣状，常呈条形排列。组织病理显示表皮角化过度，棘层肥厚，表皮突延长，可伴发皮脂腺痣或汗管囊腺瘤。

2. **皮赘**　见于中老年人，好发于颈部和腋窝。皮损为柔软赘生物，有蒂，表面光滑或有沟纹，单发或多发。组织病理显示表皮角化过度，棘层肥厚，肿物为疏松结缔组织、纤维细胞、胶原纤维等组成。

（二）跖疣的鉴别疾病

1. 鸡眼　好发于足缘或足趾受压部位，表现为单个黄色斑块，扁平或略隆起，表面光滑，皮纹存在，压痛明显。

2. 胼胝　好发于足底及侧缘，表现为边界不清的淡黄色斑块，表面光滑，皮纹清楚，疼痛不明显。

3. 砷剂角化病　发生于砷剂接触者。好发手掌的大小鱼际、掌侧缘及跖受压部位，常对称分布；初为淡黄色点状角化，以后增大，表面呈疣状。组织病理显示表皮角化过度，棘层肥厚，细胞排列紊乱，表皮突不规则向下延伸。

4. 掌跖角化病　多对称发病，表现为掌跖弥漫性或斑点状角化，可有阳性家族史。

（三）扁平疣的鉴别疾病

1. 汗管瘤　女性多见，好发于下睑。表现为表面有蜡样光泽的半球形丘疹，质中，密集而不融合，无自觉症状。

2. 疣状肢端角化病　常在儿童期发病并持续终身，表现为手、足背部疣状或苔藓样多角性丘疹。组织病理显示显著性角化过度，颗粒层和棘层肥厚，无角化不全和空泡细胞。

（四）专家提示鉴别的疾病

1. 寻常疣　传染性软疣、皮肌炎Gottron丘疹、软疣、疣状肢端角化症、光泽苔藓、扁平苔藓、脂溢性角化、光化性角化、鳞状细胞癌。

2. 扁平疣　雀斑、扁平苔藓。

3. 跖疣　鸡眼、获得性手指纤维角化瘤、胼胝、异质小体。

4. 尖锐湿疣　扁平湿疣、扁平苔藓、银屑病、退行发育丘疹病、鳞状细胞癌、脂溢性角化、阴茎珍珠状丘疹、皮赘。

【治　疗】

1. 局部治疗　①物理治疗：如电灼、激光、冷冻、刮除等；②外用药物：0.05%~0.10%博来霉素或平阳霉素皮损内注射、5-氟尿嘧啶软膏、5%咪喹莫特软膏、酚丁胺、0.1%维A酸软膏、鬼臼毒素软膏、干扰素等。

2. 全身治疗　维甲酸类药物、干扰素等。

（吴丽峰　党倩丽）

鲍温样丘疹病

鲍温样丘疹病（Bowenoid papulosis）常由HPV-16引起，表现为生殖器部位的多发性色素性丘疹，可自行消退。

【临床表现】

多见于青壮年，部分病例有生殖器疣或生殖器疱疹史。皮损好发于阴茎、龟头、阴唇及肛周，表现为单个或多发性丘疹，直径为2~10mm，红褐色、紫色或黑色，表面光滑或呈疣状，散在分布或呈线状、环状排列，可融合成斑块（图4-20，图4-21）。常无自觉症状，偶有瘙痒或烧灼感。病程慢性，少数病例的皮损可自行消退。

【诊　断】

（一）诊断基本资料

1. 病史　可有不安全性行为史或生殖器疣或生殖器疱疹史。

2. 体格检查　外生殖器有相应皮损。

3. 实验室检查　组织病理改变与Bowen病相似，免疫组化检查可显示HPV DNA。

（二）诊断思路

有不安全性行为史，皮损为成群排列的色素性排丘疹，应考虑本病。

（三）诊断依据

1. 有不安全性行为史、生殖器疣或生殖器疱疹史。

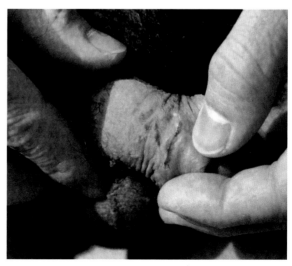

图4-20　阴茎鲍温样丘疹病　阴茎棕黑色扁平丘疹

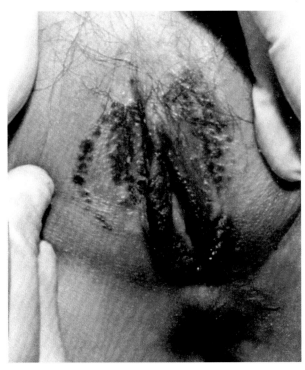

图4-21　鲍温样丘疹病
（本图由中国人民解放军陆军军医大学刘荣卿惠赠）

2.外生殖器有散在或群集的色素性丘疹。

3.组织病理显示原位癌，或免疫组化检查可检出HPV DNA。

【鉴别诊断】

（一）主要鉴别的疾病

1.**Bowen病**　老年人多见，好发于头、颈和女性下肢。外生殖器部位的Bowen病常在龟头，表现为单个缓慢扩大的浸润性斑块，红色或有轻度色素沉着，上覆少许鳞屑。

2.**尖锐湿疣**　初为淡红色丘疹，以后融合成乳头状、菜花状赘生物，可有蒂，呈白色、红色或污灰色，表面常有浸渍、糜烂。

3.**脂溢性角化病**　为褐色或黑色丘疹，上覆油腻性鳞屑，无光泽，无自觉症状。

4.**黑色素细胞痣**　外生殖器部位的黑色素细胞痣常为交界痣，为单个扁平或略隆起的丘疹，表面光滑、无毛，呈褐色或黑色。

（二）次要鉴别的疾病

1.**银屑病**　外生殖器部位皮损呈鲜红色斑片，边界清楚，缺乏鳞屑，身体其他部位可有典型损害。

2.**扁平苔藓**　外生殖器部位的皮损为紫红色环状或多环状损害，可发生糜烂或溃疡，也可出现紫红色丘疹，伴有明显瘙痒。

3.**Queyrat增殖性红斑**　好发于龟头，表现为单个斑片或斑块，边界清楚，鲜红或淡红色，表面光滑或呈天鹅绒样。

【治　疗】

可用电灼、激光、冷冻或外用5-氟尿嘧啶软膏、咪喹莫特软膏、手术切除。

（史建强　何玉清）

疣状表皮发育不良

疣状表皮发育不良（epidermodysplasia verruciformis，EV）是一种伴发广泛性、持久性HPV感染的遗传性疾病，主要表现为扁平疣样、花斑癣样损害和淡红色斑块，恶变常见。

【病因与发病机制】

1.**遗传因素**　多为常染色体隐性遗传，常染色体显性遗传和X连锁显性遗传也有报道。一些家系研究显示17q25、2p21-24上两个基因位点与本病有关。

2.**HPV感染**　目前发现至少有20多个HPV亚型与本病有关，如HPV3、5、8、9、10、12、14、15、17、19、25、28、29、36、38、46、47、49、50，一个病例中可同时存在多个亚型。HPV5、8是与恶变有关的主要亚型，HPV14、17、20、47偶见。

3.**免疫功能变化**　多数病例存在细胞免疫功能受损，特别是Th细胞。在致癌型HPV感染者中，NK细胞活性增加。

【临床表现】

1.**基本损害**　本病的皮损主要有三种类型（图4-22，图4-23）：①扁平疣样损害多累及面、颈部；②花斑癣样损害为鳞屑性扁平丘疹，几乎不高出皮面，有色素减退或褐色色素沉着；③淡红色至紫色斑块，类似于脂溢性角化病，相邻的损害可融合成较大的斑块，典型的寻常疣也可出现（特别是手指两侧和掌跖），唇红和尿道内偶见小损害。

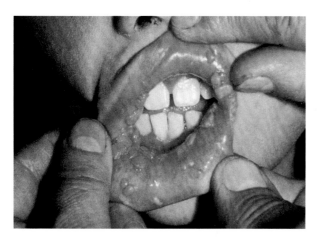

图4-22　疣状表皮发育不良
（本图由新疆维吾尔自治区人民医院沈大为、普雄明惠赠）

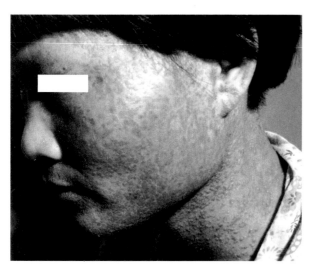

图4-23　疣状表皮发育不良　泛发性扁平疣样损害

　　2.发病特征　多于幼儿或儿童早期发病。面、颈和手足背侧皮损最多，其余部位常有散在皮损。可持续几十年不变，约20%～30%病例发生鳞状细胞癌，但转移罕见。本病可伴有掌跖角化、指甲改变、雀斑样痣和智力障碍等。

【诊　断】

　　（一）诊断基本资料

　　1.病史　1/3病例有阳性家族史，幼儿或儿童早期开始发病，病程较长。

　　2.体格检查　面、颈部常为扁平疣样损害，而躯干和四肢为较大的花斑癣样损害和淡红色斑块。

　　3.实验室检查

　　（1）组织病理：表皮角化过度，棘层肥厚，棘

层和颗粒层空泡形成，角质层松解呈网状表现（图4-24）。在癌前期病变中，其表现类似光化性角化病改变，出现不典型及角化不良细胞。

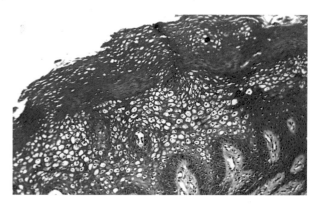

图4-24　疣状表皮发育不良　HE染色角质层呈明显的网篮状外观，表皮上、中部弥漫性细胞空泡化

　　（2）HPV DNA检测：同疣的实验室检查。

　　4.伴发疾病　掌跖角化、雀斑样痣、智力发育迟缓、霍奇金淋巴瘤、指甲改变、SLE、HIV感染、肾移植术后、播散性传染软疣、恶性胸腺瘤。

　　（二）诊断思路

　　本病罕见，常在幼儿期发病，全身泛发性扁平疣样、花斑癣样损害和淡红色斑块，具有一定特殊性，通过皮肤活检即可诊断。必要时可检测HPV亚型，以判断疾病预后及制定治疗方案。

　　（三）诊断依据

　　1.有阳性家族史，早期发病，病程长。

　　2.全身泛发扁平疣样、花斑癣样损害和淡红色斑块。

　　3.组织病理显示棘层和颗粒层空泡形成，角质层松解呈网状表现。

　　4.皮损中可检出HPV DNA。

【鉴别诊断】

　　（一）主要鉴别的疾病

　　1.扁平疣　好发于青少年，起病年龄较大。皮损好发于面部及手背等，皮疹为红色、暗红色或淡褐色扁平丘疹，持续时间较短，可自行消退。

　　2.疣状肢端角化病　手足背部及肘、膝部有扁平疣状或苔藓样多角性丘疹，手掌常有弥漫性增厚及角化。组织病理显示表皮角化过度，颗粒层和棘层肥厚，表皮无角化不全和空泡细胞。

（二）次要鉴别的疾病

1. **扁平苔藓**　紫红色多角形扁平丘疹，伴有瘙痒，常有黏膜损害。组织病理显示基底细胞液化变性，真皮上层淋巴细胞呈带状浸润。

2. **Darier病**　好发于面、四肢、胸背等皮脂溢出部位，皮损为油腻性结痂的疣状丘疹，有毛囊角栓。组织病理显示颗粒层及棘层有特殊的角化不良细胞。

【治　疗】

患者应避免日光曝晒，适当使用遮光剂。对于可疑的癌前期病变应及时切除。外用5-氟尿嘧啶软膏、咪喹莫特软膏、阿维A酯1mg/（kg·d）口服常可取得良好疗效，疗效为剂量依赖性，停药后可复发，作用机制不明，组织病理检查仍有病毒感染征象。

（吴丽峰　党倩丽）

手－足－口病

手－足－口病（hand-foot-mouth disease）是由柯萨奇病毒和肠道病毒引起的儿童急性传染病，以手、足、口腔出现水疱为特征。

【病因与发病机制】

病原菌为小RNA病毒科、肠道病毒属中的柯萨奇病毒A5、A7、A9、A10、A16、B2、B5和肠道病毒71引起，其中以A16为主。传染源主要为患者和病毒携带者，主要通过粪－口途径和呼吸道传播。每年夏末和秋初为高发季节。

【临床表现】

潜伏期3～7天，好发于10岁以下儿童。发疹前1～2天出现发热、食欲减退、不适、腹痛、咳嗽等前驱症状。口腔病变为首发表现，可累及咽部、软腭、颊黏膜、舌、齿龈等，表现为水疱，直径1～3mm，周围绕以红晕（图4-25），水疱可迅速破裂形成糜烂和溃疡。皮损常出现在甲周、手指和足趾背面及侧面，少数发生在手指的屈侧面和掌跖部位，偶见于臀部、前臂等部位。开始为红色丘疹，很快变为周围绕以红晕的珍珠白色水疱，直径2～10mm，呈卵圆形、线形或新月形，长轴与皮纹一致（图4-26，图4-27）。病程5～10天，复发罕见。

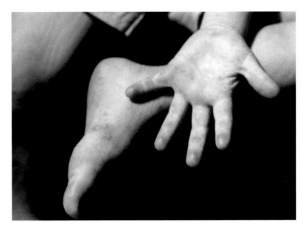

图4-25　手-足-口病

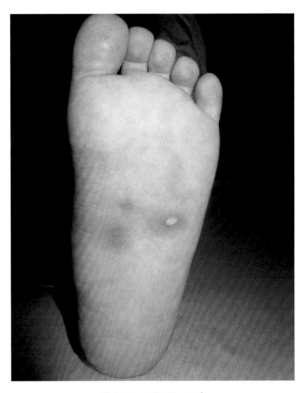

图4-26　手-足-口病

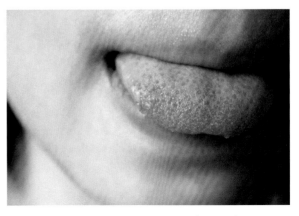

图4-27　手-足-口病

【诊　断】

（一）诊断基本资料

1.病史　常无明显的接触史。

2.体格检查　口腔、手、足部出现周边绕以红晕的珍珠白色水疱。

3.实验室检查

（1）病毒培养：皮肤黏膜损害、粪便和血液中可分离出病毒。

（2）血清学检查：在急性期可查到中和抗体，但此抗体出现的时间较短。恢复期血清补体结合抗体的滴度较高。

（3）组织病理：表皮内水疱形成，疱内含有较多中性粒细胞及酸性粒细胞，细胞内及细胞间水肿，生发层网状变性。

（二）诊断思路

患者的首发表现是口腔出现疼痛性溃疡，此时应检查手足部是否有水疱，若同时在手、足、口腔黏膜出现水疱，即可做出诊断。皮疹不典型且有明显的全身症状时，可行病毒培养及血清学检查来确诊。

（三）诊断依据

1.流行病学特点　夏秋季发病，儿童多见。

2.临床表现　手、足、口腔黏膜出现周围绕以红晕的水疱。

3.实验室检查　病毒培养分离出病毒或血清学检查、组织病理检查有参考意义。

（四）诊断标准（2016年诊疗指南）

1.临床诊断病例　①在流行季节发病，常见于学龄前儿童，婴幼儿多见；②发热伴手、足、口、臀部皮疹，部分病例可无发热。

极少数重症病例皮疹不典型，临床诊断困难，需结合病原学或血清学检查做出诊断。无皮疹病例，临床不宜诊断为手-足-口病。

2.确诊病例　临床诊断病例具有下列之一者即可确诊。①肠道病毒（CoxA16、EV71等）特异性核酸检测阳性；②分离出肠道病毒，并鉴定为CoxA16、EV71或其他可引起手-足-口病的肠道病毒；③急性期与恢复期血清CoxA16、EV716或其他可引起手-足-口病的肠道病毒中和抗体有4倍以上的升高。

3.临床分类

（1）普通病例：手、足、口、臀部皮疹，伴或不伴发热。

（2）重症病例

1）重型：出现神经系统受累表现。如精神差、嗜睡、易惊、谵妄，头痛、呕吐，肢体抖动、肌阵挛；眼球震颤、共济失调、眼球运动障碍，无力或急性弛缓性麻痹、惊厥，体征可见脑膜刺激征，腱反射减弱或消失。

2）危重型：出现下列情况之一：①频繁抽搐、昏迷、脑疝；②呼吸困难、发绀、血性泡沫痰、肺部啰音；③休克等循环功能不全表现。

【鉴别诊断】

（一）主要鉴别的疾病

1.口蹄病　为有蹄类家畜的烈性传染病，由柯萨奇A组病毒所致，偶可传染给人。开始出现发热、头痛、全身不适，口腔黏膜充血。2～3天后在口腔、鼻、舌、唇、掌跖及指间皮肤出现水疱，疱破后形成浅溃疡，伴有疼痛和附近淋巴结肿大。婴幼儿病情比成人重。病程约1周（表4-2）。

表4-2　手-足-口病与口蹄病的鉴别

鉴别点	手-足-口病	口蹄病
病原菌	柯萨奇病毒A16为主	柯萨奇病毒A组
潜伏期	2～7天	2～18天
传染途径	人到人	家畜到人
好发人群	＜10岁儿童	牧民、兽医、饲养员和儿童
接触史	无	有与患病动物接触史
季节	夏末、秋初	冬季多
部位	指（趾）背面，掌、跖，口腔黏膜	舌、唇，口腔、鼻黏膜，掌、跖、指间

（续　表）

鉴 别 点	手-足-口病	口蹄病
皮疹特点	线状或新月形灰白色水疱，不易破裂	卵圆形水疱，易破裂
全身症状	轻微或无	儿童和婴儿症状较重
预后	自愈	轻者自愈，重者可致死

表4-3　手-足-口病的鉴别

鉴 别 点	手-足-口病	疱疹咽峡炎	单纯疱疹	多形红斑
病原菌	柯萨奇病毒A16为主	柯萨奇病毒A、B组	HSV	HSV多见
年龄	＜10岁儿童	1~7岁儿童或成人	儿童或成人	儿童或成人
季节	夏末、秋初	夏末、秋初	不定	不定
流行	散在或小流行	爆发，亦可散在	无	无
前驱症状	轻微	较重	无	一般缺乏
部位	指（趾）背面、掌、跖、口腔黏膜	腭、扁桃体、颊、咽	皮肤黏膜交界处、上腭等	四肢远端，面部，口腔黏膜
皮疹	线状或新月形灰白色水疱，不易破裂	丘疹、水疱、浅溃疡	群集性水疱、糜烂	水肿性红斑，靶形损害
实验室检查	粪便、咽拭子、疱液、血液中分离病毒，血清特异性抗体	疱疹、粪便或脑脊液中分离病毒，血清特异性抗体	涂片可见多核巨细胞及核内包涵体，组织培养分离病毒	组织病理显示基底细胞液化变性，表皮下水疱，部分表皮细胞坏死
复发	罕见	可复发	常见	常见

2.复发性阿弗他口炎　反复发作的口腔浅表性溃疡，伴有疼痛，无手足水疱。

3.水痘　皮疹主要累及躯干，呈向心性分布，常同时存在丘疹、水疱、结痂，伴有瘙痒。

4.疱疹性咽峡炎　为柯萨奇病毒感染所致，水疱主要在咽部，手足不受累（表4-3）。

（二）次要鉴别的疾病

1.多形红斑　皮损好发于四肢远端和黏膜，特征性皮疹为水肿性红斑、靶形损害，病程为2~4周（表4-3）。

2.单纯疱疹　好发于皮肤黏膜交界处，多为一片或几片群集性水疱，易复发（表4-3）。

（三）专家提示鉴别的疾病

其他儿童发疹性疾病：丘疹性荨麻疹、不典型麻疹、幼儿急疹、带状疱疹及风疹、其他病毒所致脑炎或脑膜炎、脊髓灰质炎、肺炎、暴发性心肌炎。

【治　疗】

主要为对症治疗，防止继发感染。可试用利巴韦林或中药治疗，口腔溃疡选用涂膜剂或锡类散。

（党倩丽　何玉清）

风　疹

风疹（rubella）是由风疹病毒引起的急性传染病，临床特征为皮肤出现淡红色斑丘疹，伴有颈部、耳后及枕部淋巴结肿大和低热。

【临床表现】

1.潜伏期　14~21天，平均18天。

2.典型表现　多数儿童无前驱症状，青少年或成人可有低热、头痛、咽痛、不适等症状，持续1~5天。1~2天后开始从面部出现皮疹（图4-28），1天内逐渐扩展至躯干及四肢（图4-29）。皮疹为淡红色斑丘疹，直径2~3mm，持续约1~4天。出疹第二天起，皮疹从面部开始消退，一般不留痕迹，偶见糠秕样脱屑。颈部、枕后、耳后淋巴结肿大，有

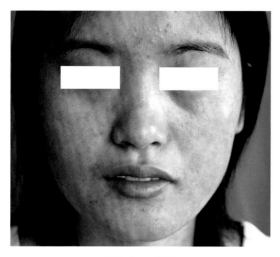

图4-28　风疹　　　　　　　　　　　图4-29　风疹

轻压痛，不化脓，持续数天至数周。20%的病例在前驱期末或发疹第一天，软腭上出现暗红色斑疹或紫癜（Forscheimer征）。约40%的病例可不出现皮疹。

3. 并发症　较少见，主要有关节炎、血小板减少或正常性紫癜、脑炎。

4. 先天风疹综合征（congenital rubella syndrome）　孕妇在妊娠前4个月内发生风疹，可能引起流产、死产、早产或胎儿畸形。20%～80%新生儿有先天性器官缺陷，包括先天性白内障、视网膜病变、心脏及大血管畸形和耳聋。

【诊　断】

（一）诊断基本资料

1. 病史　发病前3周内有风疹患者接触史，部分病例无明确接触史。低热1～2天后，开始从面颈部出现淡红色斑疹及斑丘疹，1天后皮疹发展至躯干及四肢，下肢发疹时面部皮疹已消退。

2. 体格检查　全身出现淡红色斑疹、斑丘疹，伴有颈部、耳后、枕部淋巴结肿大。

3. 实验室检查

（1）血常规：白细胞总数减少，淋巴细胞增多，可出现异常淋巴细胞。

（2）血清学检查

1）血清风疹病毒抗体检测：用酶联免疫等方法检测。一般在出疹后5～14天，血清中IgM抗体阳性率最高，以后逐渐下降，IgM抗体阳性表示近期感染。先天风疹综合征患儿血清中IgM抗体可持续1年以上。风疹减毒活疫苗接种后，血清IgM抗体也

可升高。IgG抗体可在发病后1～2个月内开始明显升高，可持续数十年或终生。

2）血凝抑制试验：此法一直是诊断风疹的标准方法，抗体滴度1∶16以上为阳性；恢复期此抗体滴度若较前增加4倍以上，说明有新的感染。

3）风疹病毒培养：鼻咽部、血液、尿液、粪便、脑脊液等标本中可分离到病毒。一般在出疹前7天到出疹后7天内，咽部分离病毒的阳性率较高。

4）病毒核酸检查：PCR或分子杂交技术可检测风疹病毒RNA。

（二）诊断思路

了解患者在出疹前有无发热等病史，发热与出疹之间的关系，皮疹开始出现的部位等。若遇孕妇出现发热、皮疹，有风疹接触史时，须做风疹病毒血清学、病毒分离及病毒核酸检查来确诊。

（三）诊断依据

典型病例可根据临床表现结合流行病学做出临床诊断，不典型病例需根据血清风疹抗体检测或风疹病毒分离阳性予以确诊。

（四）诊断标准

我国卫生部1997年制定的风疹诊断标准见表4-4。

【鉴别诊断】

（一）主要鉴别的疾病

麻疹、猩红热、药疹、婴儿玫瑰疹，详见表4-5。

（二）次要鉴别的疾病

手-足-口病，传染性单核细胞增多症，传染性

表4-4　风疹诊断标准

1. 流行病学史

　　1.1　与确诊的风疹患者在14～21天内有接触史

2. 临床症状

　　2.1　发热

　　2.2　全身皮肤在起病1～2天内出现红色斑丘疹

　　2.3　耳后、枕后、颈部淋巴结肿大或结膜炎或伴有关节痛（或关节炎）

3. 实验室诊断

　　3.1　咽拭子标本分离到风疹病毒，或检测到风疹病毒核酸

　　3.2　1个月内未接种过风疹减毒活疫苗而在血清中查到风疹IgM抗体

　　3.3　恢复期患者血清风疹IgG抗体滴度较急性期有4倍或4倍以上升高，或急性期抗体阴性而恢复期抗体阳转

4. 病例分类

　　4.1　疑似病例：具备2.2条，同时伴2.1或2.3条

　　4.2　临床诊断病例：疑似病例加1.1条

　　4.3　确诊病例：疑似病例加3.1或3.2或3.3条

表4-5　风疹、麻疹及猩红热的鉴别

分类	风疹	麻疹	猩红热
前驱期	1～5天，轻微	2～4天，明显	约1天，明显
发疹时间	平均1～2天	平均3～5天	持续2～4天
皮疹颜色	淡红色	鲜红或暗红色	猩红色
分布	全身	全身	全身
疹形	斑疹及斑丘疹，稀疏，分散	斑丘疹	口周苍白圈，杨梅舌，全身弥漫性红斑，皮肤皱褶处淤点状线条
发疹后脱屑	偶有，呈糠状	常见，呈糠状	典型且严重，常见于手、足

红斑，小儿丘疹性肢端皮炎。

【治　疗】

无特效治疗药物，主要做对症治疗。

（党倩丽　陈　蕾）

传染性红斑

传染性红斑（erythema infectiosum）又称第五疾病（fifth disease），由细小病毒B19引起的一种发疹性疾病，好发于儿童。

【病因与发病机制】

细小病毒B19是唯一可引起人类感染的细小病毒，主要感染红细胞系祖细胞，一次感染可获得终身免疫。在5～9岁美国儿童中，21%曾有细小病毒B19感染；在英国成人中，血清B19抗体阳性率达60%。本病的传染源为显性和隐性感染者，主要通过飞沫传播，春天可发生小流行。孕妇经胎盘传播率约为33%，约10%孕妇发生胎儿宫内死亡；妊娠前期可引起自发性流产，妊娠中期则导致胎儿水肿。

【临床表现】

潜伏期5～14天，好发于2～10岁儿童，一般无前驱症状，少数病例出现低热、咽痛、肌痛、不适等。20%～50%为无症状感染。

皮疹初发于面部，为面颊部的玫瑰色水肿性斑片（图4-30），边界清楚，似红苹果状，上无鳞屑，局部皮肤温度较高，少数皮疹出现在眉间、前

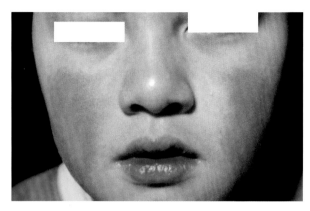

图4-30　传染性红斑

额或下颌，常有口周苍白。1～2天后，躯干、四肢出现网状或花边状斑丘疹，颊和生殖器黏膜可发生暗红色斑。皮疹常在6～10天内消退，消退后无脱屑，但原皮损部位可在2周内出现轻微复发。病程为10天～3周。少数病例出现恶心、呕吐、腹泻、腹痛、关节痛、结膜充血和淋巴结肿大等症状。

【诊　断】

（一）诊断基本资料

1.病史　有一定的流行情况，常无明显的接触史。

2.体格检查　皮损开始于面颊部，为玫瑰色水肿性斑片，似红苹果状。

3.实验室检查

（1）血常规：白细胞总数减少，淋巴细胞增多，晚期出现酸性粒细胞增多。

（2）血清学检查：用放射免疫或酶联免疫方法检测血清中细小病毒B19特异性IgM抗体，可持续2～3个月；IgG抗体出现较晚，持续时间较长。

（3）病毒核酸检测：采用PCR、斑点杂交等方法检测患者血液或骨髓中病毒DNA。

4.伴发疾病　丘疹紫癜性手套袜子综合征（papular purpuric gloves and socks syndrome，PPGSS），关节炎，结节性多动脉炎，Wegener肉芽肿病，动脉闭塞，荨麻疹，血管性水肿。

（二）诊断思路

儿童突然出现发热，此后发生面部红斑和躯干、四肢斑丘疹，应怀疑本病。血常规检查结果仅供参考，确诊需做血清学检查和病毒核酸检测。

（三）诊断依据

1.临床依据　①有一定的流行情况；②儿童面颊部出现玫瑰色水肿性斑片，躯干、四肢有网状或花边状斑丘疹。

2.实验室依据　①血清中细小病毒B19特异性IgM抗体阳性；②血液或骨髓中存在病毒B19 DNA。

【鉴别诊断】

（一）主要鉴别的疾病

1.猩红热　由A组乙型溶血型链球菌感染引起。前驱症状明显，全身弥漫性红斑，压之退色，皮肤皱褶处有淤点状线条，有口周苍白圈、杨梅舌，皮疹出现2～4天后开始消退，并出现明显脱屑。

2.麻疹　由麻疹病毒引起，前驱症状明显。起病2～3天出现颊黏膜Koplik斑，第四天开始发疹，从耳后、发际和面部迅速蔓延到颈部、躯干、四肢。皮疹为红色斑丘疹，压之退色，密集分布，可融合。皮疹持续3～5天后，开始消退，出现糠秕样脱屑。

3.风疹　由风疹病毒感染引起，前驱症状轻微。面部开始发疹，1天内皮疹遍及全身，皮疹为淡红色斑丘疹，伴耳后、枕部及颈部淋巴结肿大。第三天皮疹即开始消退，一般不留痕迹。

4.药疹　有明确的服药史，发疹型药疹常在服药后几天到2周内发生，多从躯干开始发疹，以后可遍及全身，伴有明显瘙痒。

5.幼儿急疹　由人类疱疹病毒6感染引起。突然发生高热，持续3～5天后体温突然降至正常，随即在颈部和躯干出现玫瑰色斑丘疹，并逐渐蔓延至面部、上臂、大腿，1～2天内消退。

（二）次要鉴别的疾病

1.急性风湿热　表现为不规则发热，游走性大关节炎，皮疹有环形红斑和皮下结节，常有心脏炎表现。

2.EB病毒感染　多有高热，全身浅表淋巴结肿大，肝脾大，皮疹呈多形性。

3.Lyme病　蜱叮咬处发生游走性红斑，开始为红色斑丘疹，逐渐扩展为环状，皮疹中心可为正常或暗红色，周边颜色鲜红，伴有头痛、肌痛、游走性大关节痛。

【治　疗】

本病为良性自限性疾病，不需特殊治疗，对症处理即可。

（党倩丽　叶　萍）

小儿丘疹性肢端皮炎

小儿丘疹性肢端皮炎（papular acrodermatitis of childhood）又称Gianotti-Crosti 综合征，是由病毒感染引起的皮肤反应，好发于儿童四肢末端。

【病　因】

本病主要由乙肝病毒感染所致，少数与EB病毒、呼吸道合胞病毒、柯萨奇病毒（A16、B4、B5）、埃可病毒、副流感病毒、细小病毒B19、脊髓灰质炎病毒、甲肝病毒、巨细胞病毒和HIV感染有关，极少数病例未发现病毒感染。

【临床表现】

好发年龄为6个月～12岁，无明显前驱症状。四肢末端伸侧出现暗红、粉红或淡褐色扁平丘疹，直径5～10mm，散在而不融合，分布常不对称（图4-31，图4-32），逐渐扩展至臀部、面部，躯干受累少见，常无自觉症状。皮损在2～8周内消退，伴有轻度脱屑。常有全身浅表淋巴结（特别是腹股沟和腋窝淋巴结）肿大，可持续数月。在发疹时或皮疹出现后1～2周可发生无黄胆性肝炎，少数病例可出现低热、倦怠和全身不适。

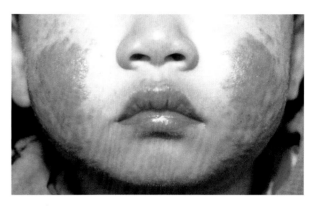

图4-32　小儿丘疹性肢端皮炎

【诊　断】

（一）诊断基本资料

1.病史　多无明显的流行病学史。

2.体格检查　四肢和面部扁平丘疹，无自觉症状，全身浅表淋巴结肿大。

3.实验室检查

（1）组织病理：表皮角化过度，棘层肥厚；真皮浅层水肿，毛细血管扩张，血管周围有淋巴细胞及组织细胞浸润。

（2）血清学检查：检测血清中病毒特异性抗体。

（3）病毒核酸检测：采用PCR检测病毒DNA或RNA。

4.伴发疾病　柯萨奇病毒，EB病毒感染，巨细胞病毒感染，乙肝病毒感染，肠道病毒，人类疱疹病毒6型，A组溶血性链球菌感染，副流感病毒，牛痘病毒，细小病毒，轮状病毒。

（二）诊断思路

患者因出现四肢皮疹而就诊时，体检发现相关症状，应考虑本病，进一步进行肝功能及血清学检查。

（三）诊断依据

1.临床依据　①四肢和面部扁平丘疹，常无自觉症状；②全身浅表淋巴结肿大。

2.实验室依据　①无黄疸性肝炎；②实验室检查发现乙肝病毒或其他病毒。

【鉴别诊断】

（一）主要鉴别的疾病

1.摩擦性苔藓样疹　好发于3～12岁儿童，皮疹常见于手背和前臂，有时见于指、肘、膝等摩擦部

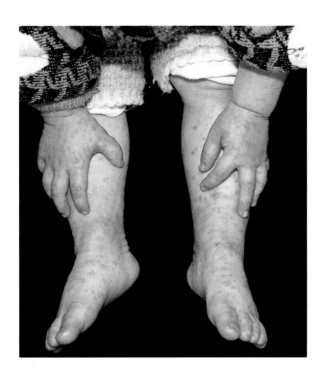

图4-31　小儿丘疹性肢端皮炎

位,表现为多角性或圆形小丘疹,密集成群,微痒或不痒。

2. **光泽苔藓** 为一致性针尖大小扁平、坚实、发亮丘疹,呈肤色或淡白色,皮疹密集成群,但不融合,分布于身体任何部位,最常见阴茎、下腹、上肢曲侧等,无自觉症状。

（二）次要鉴别的疾病

1. **扁平苔藓** 紫红色多角形丘疹,散在或簇集,可融合,可呈环状或线状排列,好发于四肢曲侧,伴有明显瘙痒。

2. **多形性日光疹** 皮疹发生与日光有明显关系。在暴露部位如面部、手臂等,出现丘疹、丘疱疹等多形皮疹,伴明显瘙痒。

【治　疗】

无须特殊治疗,外用润肤剂和糖皮质激素可缓解瘙痒。

（党倩丽　陈　蕾）

婴儿玫瑰疹

婴儿玫瑰疹（roseola infantum）又称幼儿急疹（exanthem subitum）,由人类疱疹病毒6（HHV-6）感染引起的发疹性疾病。主要感染婴幼儿,表现为高热持续2~3天后迅速降至正常,随之出现玫瑰色斑丘疹。

【病因与发病机制】

HHV-6分为A、B组,其中B组可引起人类疾病。HHV-7也可引起类似病变。在1岁以内婴儿和成人中,HHV-6抗体阳性率分别为75%、90%。病毒可经唾液、尿液、气管分泌物而传播。

【临床表现】

潜伏期10~15天。好发于2岁以下婴幼儿,特别是6~9个月婴儿。约2/3病例为隐性感染。突然发生高热,体温可达40℃,但患儿一般情况良好。3~5天后体温迅速降至正常,随之在颈部和躯干出现散在的玫瑰色斑丘疹,并逐渐蔓延至面部、上臂、大腿;1~2天后皮疹消退,不留痕迹,常伴有颈部和枕后淋巴结肿大。

【诊　断】

（一）诊断基本资料

1. **病史** 2岁以下婴幼儿突然发生高热,持续几天后迅速恢复正常,随之发疹。

2. **体格检查** 颈部、躯干等处有玫瑰色斑丘疹,患儿一般情况较好。

3. 实验室检查

（1）血清学检查:间接免疫荧光法检测血清中HHV-6特异性IgM和IgG抗体。

（2）病毒培养:外周血单个核细胞、器官组织、唾液中可分离出病毒。

（3）病毒核酸检测:PCR可检测HHV-6 RNA。

（二）诊断思路

2岁以下婴幼儿突然发生高热,一般情况较好,出现典型的热退疹出现象时,即应考虑本病。

（三）诊断依据

1. **临床依据** ①2岁以下婴幼儿突然发生高热,一般情况较好;②热退后出现颈部、躯干等处玫瑰色斑丘疹,1~2天后皮疹消退。

2. **实验室依据** ①血清中HHV-6特异性抗体阳性;②外周血单个核细胞中可检出HHV-6RNA;③感染组织中可见到典型的气球样细胞。

【鉴别诊断】

（一）主要鉴别的疾病

1. **风疹** 发热1~2天后,由面部开始出现皮疹,逐渐蔓延至全身,同时伴有颈部、耳后、颌下淋巴结肿大。患儿体温一般在38℃左右,出疹时仍有发热（表4-6）。

2. **麻疹** 发热2~5天后出现皮疹,出疹时仍有发热,伴有畏光、流泪、分泌物增多表现。皮疹开始于耳后、发际,持续3~5天（表4-6）。

3. **猩红热** 起病急,出疹时仍有发热,一般情况较差。全身弥漫性红斑,皮肤皱褶处有淤点状线条,有口周苍白圈、杨梅舌,皮疹消退时有大量脱屑（表4-6）。

（二）次要鉴别的疾病

1. **药疹** 有明确的服药史,服药后几天到2周内出现皮疹,伴有明显瘙痒（表4-6）。

2. **脑膜炎球菌性菌血症** 初期有发热、头痛、恶心、呕吐、肌痛、关节痛等症状,一般情况较差,可有脑膜刺激症状。皮损常为多形性,主要为

表4-6　婴儿玫瑰疹的鉴别诊断

类　型	结膜炎	鼻　炎	咽　痛	黏膜疹	白细胞增多	特殊检查
婴儿玫瑰疹	±	±	−	−	−	−
麻疹	++	++	−	+	−	+
风疹	±	±	±	±	−	+
猩红热	±	±	++	−	+	+
传染性单核细胞增多症	−	−	++	±	±	+
药疹	−	−	−	−	−	−
肠病毒感染	−	±	±	−	−	+
腺病毒感染	+	+	+	−	−	+

紫癜，多累及躯干和四肢。

【治　疗】

一般仅做对症治疗，重症病例可用更昔洛韦、西多福韦或膦甲酸治疗。

（党倩丽）

传染性单核细胞增多症

传染性单核细胞增多症（infectious mononucleosis，IM）又称腺性热（glandular fever），是由EB病毒（Epstein-Barr virus）感染所致的急性传染病，表现为咽炎、发热、淋巴结肿大、肝脾大、外周血淋巴细胞增多并出现异型淋巴细胞，部分患者出现多形性皮疹（表4-7）。

【病因与发病机制】

EB病毒选择性感染B淋巴细胞，偶尔感染鳞状上皮细胞。病毒需与细胞表面的CD21分子结合后才能进入细胞内。EB病毒在感染后将终身潜伏在长期静止B细胞内，其与鼻咽癌和各种B淋巴增生性病变有关。绝大多数人在中年以前发生EB病毒感染，EB病毒抗体阳性率在美国大学新生中约为40%。EB病毒主要通过唾液传播，偶可经过输血和飞沫传播。

【临床表现】

潜伏期 5～15天，一般为10天。大多数原发性EB病毒感染无症状或症状轻微，特别是儿童，而青少年和成人常出现IM表现。起病有急有缓，半数以上病例有乏力、不适、咽痛等前驱症状。全身症状

表4-7　传染性单核细胞增多症的症状和体征

临床症状	出现比率	临床症状	出现比率
咽喉痛	75（50～87）	淋巴结肿大	95（83～100）
全身不适	47（42～76）	发热	93（60～100）
头痛	38（22～67）	咽炎或扁桃体炎	82（68～90）
腹痛、恶心、呕吐	17（5～25）	脾大	51（43～64）
寒战	10（9～11）	肝大	11（6～15）
		皮疹	10（0～25）
		眼眶周围水肿	13（2～34）
		腭部黏膜疹	7（3～13）
		黄疸	5（2～10）

有发热、咽炎、淋巴结肿大、肝脾大、血小板减少性紫癜常见，脾破裂和脑炎为致死性并发症。大多数病例的症状在2~3周内自行消退。

硬腭与软腭交界处出现多发性淤点为本病的特征，常见于发热第二或第三天。约10%病例在起病后4~6天发生皮疹，多累及躯干和上肢；皮疹呈多样性，如斑疹、斑丘疹、麻疹样、猩红热样、荨麻疹样皮疹等，一般在数天内消退。如使用抗生素（如氨苄西林、青霉素或四环素）治疗，90%以上病例在用药后7~10天出现泛发性斑丘疹或麻疹样皮损。

【诊　断】

（一）诊断基本资料

1.病史　常有较长时间的发热、头痛、咽痛、全身不适等病史。通常呈散发性，一年四季均可发病，但在幼儿机构、学校、部队等团体中有时可出现较大规模的流行。

2.体格检查　有发热、咽炎、全身浅表淋巴结肿大、肝脾大、多形性皮疹。

3.实验室检查

（1）血象：起病1周后白细胞总数升高，10~12天后可达3万~6万/mm³，分类以单核细胞为主。发病1~21天后可出现异型淋巴细胞，可占10%~20%。血小板计数减少。

（2）骨髓象：可有异形淋巴细胞出现，中性粒细胞核左移。

（3）血清学检查

1）嗜异性凝集试验：90%的患者血清中含有与绵羊红细胞发生凝集的嗜异性IgM抗体，在发病后1~2周开始上升，4~6周达高峰，持续2~5个月后逐渐下降。一般认为抗体效价在1：80以上具有诊断价值。

2）EB病毒抗体测定：针对病毒衣壳抗原的抗体特异性高，阳性率为100%；IgM抗体多在临床症状出现时即可检测，持续4~8周，IgG抗体可持续终生。早期抗体中的抗-D抗体，与病情严重程度有关，在发病后3~4周达高峰，持续3~6个月。病毒相关性核抗体在发病后3~4周时出现，持续终身，此抗体检测有助于嗜异性抗体阴性患者的诊断。

（二）诊断思路

虽然IM的临床表现有发热、咽炎、淋巴结肿大、肝脾大及多形性皮疹等，但一个患者可能只出现部分症状。因此，实验室检查成为诊断的必要条件。根据部分临床表现结合血象及嗜异性凝集试验阳性可做出诊断。尽管其他病毒感染时也会出现异型淋巴细胞，但其比率一般不超过10%。少数患者有典型IM的血象，而嗜异性凝集试验阴性，应在发病后3~4周左右进行病毒相关性核抗体检查，以确定诊断。

（三）诊断依据

主要依据临床表现、典型血象及嗜异性凝集试验阳性等病毒血清学试验来诊断，流行病学资料有重要参考价值。出现神经系统改变时，应检查脑脊液，脑脊液显示淋巴细胞增多及蛋白升高，有时可见到异型淋巴细胞时，即可明确诊断。

（四）诊断标准

Evans的传染性单核细胞增多症（IM）的诊断标准：

（1）发热。

（2）扁桃腺炎。

（3）淋巴结肿大，主要为后颈部有拇指大以上。

（4）肝功能异常。

（5）血液学的特异所见：淋巴细胞和单核细胞在50%以上，异型淋巴细胞在10%以上。异种血球凝集试验阳性（Paul-Bunnell反应在112倍以上或Monospot试验阳性）。其他症状，如肝脾大、皮疹、血沉增高、EBV-VC抗体（胞浆抗体）阳性（160倍以上）等。

凡大体具有以上5个项目的就诊断为IM。

【鉴别诊断】

（一）主要鉴别的疾病

1.巨细胞病毒性单核细胞增多症　好发于25岁以上者，常有伤寒样表现，可有肝脾大，一般无咽痛和淋巴结肿大，嗜异性凝集试验阴性，病毒分离为巨细胞病毒（表4-8）。

2.病毒性肝炎　可有肝脾大，无咽痛，异型淋巴细胞＜10%，早期即有肝功能异常，嗜异性凝集试验阴性，肝炎病毒抗体检测阳性（表4-8）。

（二）次要鉴别的疾病

1.急性传染性淋巴细胞增多症　好发于幼儿，病因不明。一般出现发热、微咳、咽痛等上呼吸道感染症状，部分病例以呕吐、腹痛、腹泻等消化道症状为主，无明显淋巴结肿大，淋巴细胞明显增

表4-8 传染性单核细胞增多症与其他疾病的鉴别

鉴别点	传染性单核细胞增多症	巨细胞病毒单核细胞增多症	甲型病毒性肝炎
好发年龄	15～35岁	＞25岁	5～20岁
发热	显著，持续1～2周或更长	＞2周	限于黄疸前期
咽痛	显著，充血、溃疡	一般无	无
淋巴结肿大	枕部、腋下	一般无	小，限于颈部
脾大	50%	＞50%	＜10%
肝大	约10%	约50%	＞80%
白细胞增多	第二周出现	第二周出现	无
淋巴细胞增多	常见单核细胞占50%，异型淋巴细胞＞10%	与传染性单核细胞增多症相似	如有增多，仅见于黄疸前期或早期
ALT升高	亚临床，95%；临床，5%	亚临床，90%	总有
血清嗜异性抗体	＞90%	无	无

多，几乎均为成熟的小淋巴细胞，嗜异性凝集试验阴性。

2. 急性淋巴细胞性白血病　病情较重，肝脾明显肿大，外周血和骨髓多为不成熟淋巴细胞，红细胞和血小板减少。

3. HIV感染　原发性HIV-1感染可出现发热、咽炎、淋巴结肿大、斑丘疹和无菌性脑膜炎，血清HIV-1p24抗原和特异性抗体阳性。

【治　疗】

本病为自限性，一般仅做对症处理。糖皮质激素仅用于伴发咽喉水肿、中枢神经系统并发症、血小板减少性紫癜、溶血性贫血、心肌炎、心包炎的病例，可试用干扰素和无环鸟苷类抗病毒药。咽部、扁桃体继发细菌感染时可应用抗生素，但青霉素、氨苄西林、四环素可明显增加皮疹发生率。

（党情丽　吴丽峰）

皮肤黏膜淋巴结综合征

皮肤黏膜淋巴结综合征（mucocutaneous lymphnode syndrome），又名川崎病（Kawasaki disease）和急性发热性皮肤黏膜淋巴结综合征（acute febrile mucocutaneous lymph node syndrome），是一种主要累及婴幼儿的急性系统性血管炎，病因不明，以发热、皮疹、淋巴结肿大、心肌炎和关节炎为其临床特征。

【病因与发病机制】

病因不明，目前认为细菌超抗原可能是其促发因素。大多数患儿可分离出金黄色葡萄球菌和化脓性链球菌的产超抗原（即中毒性休克抗原）株。推测这些超抗原激活特定亚群T细胞（Vβ2[+]、Vβ8[+]细胞），引起前炎症细胞因子释放，导致其他类型细胞（如血管内皮细胞）发生炎症反应，最终发生血管损害。

【临床表现】

80%病例为4岁以下儿童，发病高峰年龄为1～2岁，男女之比为1.5∶1。病程为2～3个月。

1. 急性期　持续8～12天，主要表现有发热、结膜充血、唇干裂和结痂、杨莓样舌（图4-33）、颈部淋巴结肿大和多形性皮疹（图4-34），5%～10%病例出现脑膜刺激症状。皮损以多形红斑最常见，其次为麻疹样和猩红热样皮疹，掌跖充血、水肿。多在1～2周内恢复。

2. 亚急性期　历时约1个月。掌跖出现片状脱屑（图4-35），40%患儿有游走性关节炎，约50%的病例有心脏受累，如冠状动脉扩张、动脉瘤、心肌炎、心包炎和传导阻滞等。持续发热超过2周者易发生心肌梗死、心肌缺血甚至突发性死亡。

3. 恢复期　从病程第六周起进入恢复期，此期内所有症状消失，血象、血沉恢复正常，后期部分

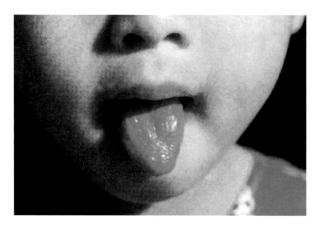

图4-33　皮肤黏膜淋巴结综合征　杨梅样舌

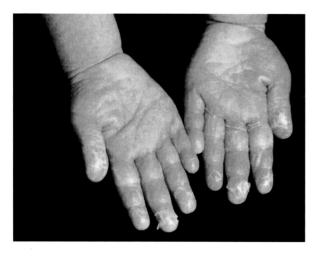

图4-34　皮肤黏膜淋巴结综合征　手指片状脱屑

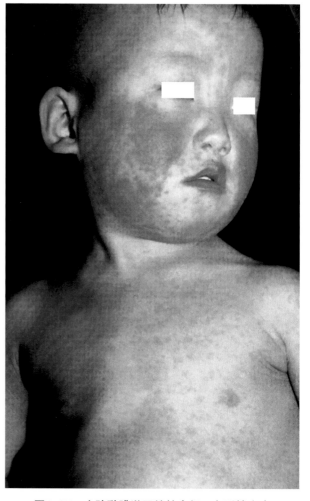

图4-35　皮肤黏膜淋巴结综合征　多形性皮疹
（本图由中国人民解放军白求恩国际和平医院李成龙惠赠）

患者可出现甲横沟。

4.并发症

（1）心血管系统病变：急性期可有心肌炎、心包炎，可导致心力衰竭或心律不齐。15%～20%病例发生冠状动脉瘤，其中半数以上在1～2年内消失，可引起急性心肌梗死或发生破裂。

（2）其他：关节痛、关节炎多见，胆囊肿大、麻痹性肠梗阻、肝功能异常、黄疸、腹泻、无菌性脑膜炎也可出现。

【诊　断】

（一）诊断基本资料

1.病史　4岁以下婴幼儿，持续高热5天以上，有猩红热样皮疹和淋巴结肿大。

2.体格检查　①高热；②眼球结膜充血；③口腔黏膜发红和杨梅舌；④单侧颈部淋巴结非化脓性肿大；⑤心脏听诊发现心音弱，有杂音、奔马律。

3.实验室和影像学检查

（1）血常规：中性粒细胞增多并核左移，轻度贫血；发病后1周血小板显著增多，在初期和恢复期血小板凝集功能亢进，血沉增快。

（2）生化检查：C反应蛋白阳性，血清白蛋白降低，γ球蛋白增加，血清门冬氨酸氨基转换酶（AST）增高，IgG、IgM升高，血清补体上升。

（3）尿液检查：可有蛋白尿和无菌性脓尿。

（4）心电图检查：窦性心动过速、ST-T改变、QRS低电压、P-R间期延长、Q-T间期延长、早搏。

（5）超声心动图和冠状动脉造影：50%的患儿有一过性冠状动脉扩张，20%～30%有动脉瘤，25%有心包积液。

（6）放射性核素心脏显像：冠状动脉狭窄部心肌血流减少，心肌细胞受损。

（7）组织病理：类似于小儿结节性多动脉炎，

表4-9　川崎病诊断标准（美国心脏病学会，1993年）

1. 持续高热（39～40℃）超过5天（必要条件）

2. 急性期在手足末梢出现红肿，第二至第四周时可能在掌跖、指尖或肛周发生脱皮

3. 多形性皮疹：全身可能出现各种形态的皮疹

4. 双侧结膜炎：结膜充血、发红，通常无分泌物

5. 口腔黏膜病变：如草莓舌、口咽黏膜充血，口唇红肿、干裂，甚至出血

6. 急性非化脓性颈部淋巴结肿大：单侧或双侧，直径多超过1.5cm

诊断：第一条加上2～6条中至少4条，同时排除其他可能出现类似表现的疾病。

但以增殖性病变为主。

（二）诊断思路

4岁以的婴幼儿持续高热5天以上，伴有皮疹、草莓舌、结膜充血、淋巴结肿大及多器官系统受累（特别是心脏受累）时应考虑本病。

（三）诊断依据

4岁以下婴幼儿；持续高热5天以上；多形性皮疹；结膜及口唇、口咽黏膜充血，草莓舌；颈部淋巴结肿大；冠状动脉瘤。

（四）诊断标准

川崎病诊断标准见表4-9。

【鉴别诊断】

（一）主要鉴别的疾病

1. 猩红热　出疹时间较早，起病第二天出疹，伴高热，皮疹较单一，为皮肤弥漫发红并有猩红小点，皮肤皱褶处皮疹更密集，可见深红色淤点状线条，同时有"草莓舌"，疹退时脱屑，咽拭培养有溶血性链球菌生长，抗生素有效。

2. 猩红热样型药疹　有用药史和潜伏期，皮疹为猩红热样的鲜红斑丘疹，有不同程度瘙痒，可伴发热，全身受累不明显，停药后症状逐渐减轻，抗过敏及皮质类固醇激素治疗有效。

3. 渗出性多形性红斑　多由药物致敏引起，突然起病，皮疹多形，一般为水肿性暗红色环形斑疹，呈靶形或虹膜样损害，损害中央可形成水疱或大疱，结膜及唇、颊黏膜以及生殖器部位水肿、起疱、糜烂、渗出，可伴内脏受累及转氨酶升高，停药及皮质类固醇激素治疗后可逐渐好转。

4. 病毒感染　许多病毒感染有发热、皮疹等症状，如麻疹、风疹、幼儿急疹、埃可病毒感染、柯萨奇病毒感染等都有发热和皮疹，又都好发于儿童。尤其是埃可病毒感染和柯萨奇病毒感染，有高热、发疹和淋巴结肿大，并可出现脑膜炎、脑炎、肺炎、心肌炎、心包炎等系统损害，但一般病程较短，无脱皮现象。

（二）次要鉴别的疾病

1. 幼年类风湿关节炎（全身型）　以间歇发热、"类风湿"皮疹、关节炎、内脏受累（肝脾大、淋巴结肿大、心包炎或心肌炎）为特征，发病年龄低于16岁，持续时间6周至3个月，皮疹可为持续性，但通常短暂，常于下午和傍晚出现，特别是随体温升高而发生，表现为小的斑疹或丘疹，粉红色到橙红色，常有苍白圈环绕，散在分布，可为游走性，多发生于躯干和四肢，很少发生于面部及掌跖。

2. 急性淋巴结炎　多由细菌感染引起，局部淋巴结肿大，疼痛和触痛，可有发热和血白细胞总数升高，抗菌治疗一般有效。

【治　疗】

1. 全身治疗　①阿司匹林：80～100mg/（kg·d），热退后减至3～5mg/（kg·d），维持2个月，冠状动脉异常者需长期服用；②静脉注射丙种球蛋白（IVIG）：2g/kg，单次静脉注射，常与阿司匹林联用，可明显降低冠状动脉瘤发生率；③糖皮质激素：仅用于伴发严重心肌炎病例；④尿激酶和肝素：在冠状动脉有血栓形成或发生心肌梗死时应用；⑤潘生丁：3～6mg/（kg·d），用于血小板升高和冠状动脉血栓形成者，可联用阿司匹林。

2. 局部治疗　皮损和口腔黏膜病变做相应处理。

3. 外科治疗　用于血栓闭塞引起的重度心功能不全、严重冠状动脉狭窄或严重二尖瓣关闭不全者。

（吴丽峰）

第五章
真菌性皮肤病

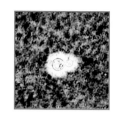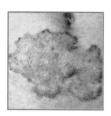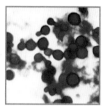

第一节　浅部真菌病

头　癣

头癣（tinea capitis）是由皮肤癣菌引起的慢性传染性皮肤病，主要侵犯毛发。头癣分为四种类型：黄癣、白癣、黑点癣和脓癣。

【病因与发病机制】

1. *病原学*　目前我国三种头癣常见的病原菌为：许兰黄癣菌（Trichophyton schoenleinii），一些皮肤癣菌如紫色毛癣菌、石膏样小孢子菌也能引起黄癣样头癣。白癣多为小孢子菌，如犬小孢子菌（Microsporum canis）和石膏样小孢子菌（Microsporum gypseum），极少数是红色毛癣菌（Trichophyton rubrum）。黑点癣为毛发癣菌，多见为紫色毛癣菌（Trichophyton violaceum）、断发毛癣菌（Trichophyton tonsurans）和须癣毛癣菌（Trichophyton mentagrophytes）。

2. *发病情况*　头癣多在儿童期发病，常在幼儿园、小学校及家庭中相互传染。理发工具如剃刀、梳子、毛巾等是主要的传染媒介。近年来，养宠物的家庭增多，患癣病的猫、狗常为传染源。

3. *发内型和发外型*　根据致病菌是在毛小皮外或在其下面，还是在毛发内产生关节孢子，可将其分为发外型（ectothrix）和发内型（endothrix）两大类。根据Kligman等的研究，毛发在生长期的中晚期易为发外型皮肤真菌感染。感染病原菌后，真菌孢子在表皮角质层内繁殖，逐渐在毛囊口内形成大量菌丝，菌丝深入毛囊，继而侵入毛根，深达毛球上部的角质形成区，以后在发内或发周分支分裂，形成紧密的孢子或分节菌丝，引起头发病变及头皮炎症而产生症状。当头发向外生长（约经14天），病发可逐渐地移出毛囊，由于真菌破坏了毛干，致使毛发失去光泽而折断，随着病期延长，损害不断蔓延扩大。

【临床表现】

本病是由头皮皮肤癣菌侵犯毛干。

临床特征为鳞屑性区域性脱发、多数折断的无光泽毛发、毛囊炎症、脓疱及脓肿形成，伴引流区域淋巴结病、感染部位Wood灯下发荧光。

本病分为四种类型：

1. *黄癣*（tinea favosa）　黄癣多在儿童期发病。初起为毛囊周围发红，继之出现小脓疱，脓疱干涸后形成黄色薄痂，痂逐渐变厚，边缘翘起，中心微凹而呈碟状，有2～3根头发穿出，痂捏之易粉碎，称黄癣痂，是由黄癣菌及表皮碎屑组成，硫黄色，嗅之有鼠尿味，日久黄痂逐渐增大、增厚，与头皮黏着较紧，除去黄癣痂，可见发红的湿润面。黄癣痂有时可呈灰白色（图5-1），此时如用酒精涂擦，可恢复呈黄色。患者头发干燥，无光泽，可脱落。皮损及周围皮肤发生萎缩性瘢痕。病程慢性，不经治疗可患至成年，甚至老年。毛发除发缘不受侵犯外，几乎所有头发都被破坏脱落，自觉瘙痒。

黄癣除侵犯头发、头皮外，尚可侵犯平滑皮肤及指甲。

2. *白癣*（gray-path ringworn）　又称小孢子菌头癣。白癣多见于学龄期儿童，男性多于女性。开始在头顶或枕部发生一局限性红斑，上覆白色或灰白色糠样鳞屑，皮损缓慢扩展呈圆形、椭圆形或不规则形（图5-2）。患部头发呈灰白色，无光泽，毛干上有灰白色鞘，称为菌鞘，系由病原菌组成，毛发常在离头皮2～3mm处折断（高位断发）。皮损数目不一，常在一大片病变周围出现小片卫星状损害。病程慢性，Rothmann等认为，青春期因皮脂分泌多，皮脂分解以后形成的长链不饱和脂肪酸抑制病原菌的繁殖而自愈。自觉轻度瘙痒。

3.黑点癣（black-dot ringworm） 又称黑癣。儿童和成人均可患黑点癣。初起为1～2个鳞屑状小点，逐渐扩大呈点滴状或小片状鳞屑斑，病发极为脆弱，出头皮即断（低位断发），断端呈黑点状，故名黑点癣（图5-3）。病程慢性，青春期不自愈。如不及时治疗，毛囊可破坏，留下小片的瘢痕性秃发。

4.脓癣（kerion） 为头癣的一种特殊类型。有的白癣或黑点癣患者由于机体反应强烈而出现较严重的炎症反应，头皮皮损呈圆形、暗红色隆起性肿块，质地柔软，有波动感，毛囊口有黄色脓液流出，称为脓癣（图5-4），愈后常有瘢痕。近年来，发现脓癣还有脓疱、疖肿样或溃疡等表现。此种病变多由亲动物或亲土性真菌引起，如犬小孢子菌、须癣毛癣菌、石膏样小孢子菌等，可由动物传染到人，也可因接触土壤而感染。

脓癣的临床特征：①区域性炎症性秃发、毛囊化脓、患区断裂毛发松动及脱落，邻近毛发周围脓性纤维白蛋痂皮，可继发细菌感染；②临床分型：经典型、脓疱型、疖肿样型和溃疡型。

【诊　断】

（一）诊断基本资料

1.病史　有接触头癣患者或患癣病的猫、狗接触史。

2.体格检查　头皮有鳞屑或黄色结痂（黄癣

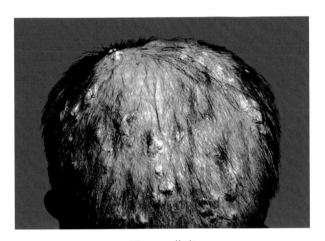

图5-1　黄癣

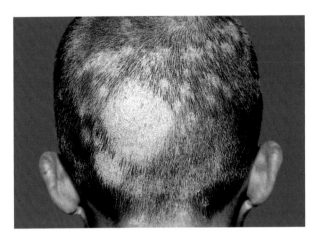

图5-2　白癣

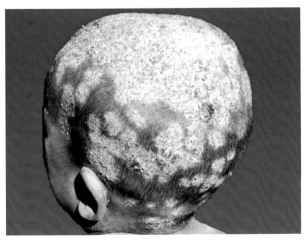

图5-3　黑点癣

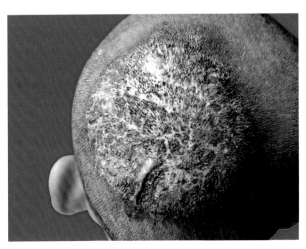

图5-4　脓癣

痂），有脱发、断发，或有菌鞘，毛发灰白而无光泽。

　　3.实验室检查

　　（1）真菌直接镜检

　　1）黄癣：可见发内有与毛发长轴平行的菌丝，菌丝分隔，有时呈关节孢子型，由于自体融解，有气泡可见。黄癣痂镜检可见大小不等的孢子和短小鹿角状菌丝（图5-5）。

　　2）白癣：可见大量孢子围绕于毛根周围（图5-6）。

　　3）黑点癣（图5-7）：为发内型关节孢子，呈链状排列，充满发内。

　　（2）真菌培养：用沙氏琼脂培养基，置25℃培养箱中，菌落形态和镜检均有鉴定价值。

　　（3）Wood灯检查：由于真菌感染活跃生长的毛发产生蝶啶（pteridine），可能是产生荧光的原因。在Wood灯下，黄癣发暗绿色荧光；白癣发亮绿色荧光；黑点癣无荧光。

　　（4）病理：在毛干的内外可见菌丝。真皮显示毛囊周围有由淋巴细胞、组织细胞、浆细胞和嗜酸性细胞组成的混合浸润。

　　（二）诊断思路

　　1.儿童有接触头癣患者历史或患癣病的猫、狗历史者应进行检查。有报告在患有头癣的学校同年级学生有12%～30%为无症状带菌者，而无患者的年级内有1%～5%带菌。

　　2.儿童头皮患病，毛发脱落，特别有断发出现，经一般治疗不能痊愈者，应考虑黄癣、白癣或黑点癣的可能性。如头皮有脓肿，抗生素治疗无效，培养又无细菌生长，则高度怀疑是否脓癣。

　　3.病发应仔细检查并做直接镜检和培养。

　　（三）诊断依据

　　1.儿童头发及头皮患病，有脱发断发，毛发灰白无光泽。

　　2.儿童出现头皮脓肿、疖肿样包块、毛囊炎、溃疡，一般抗生素不能奏效，经久不愈者。

　　3.各型特征：

　　（1）黄癣：头发干燥、无光泽、参差不齐，发际处常不受累，黄癣痂，永久性瘢痕性脱发，Wood灯下发暗绿色荧光。

　　（2）白癣：高位断发，圆形脱发，上附白色糠状鳞屑，青春自愈，在Wood灯下发亮绿色荧光。

　　（3）黑点癣：低位断发，断端呈黑点，青春期

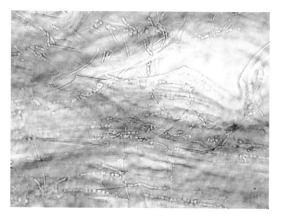

图5-5　黄癣镜检　发内型菌丝

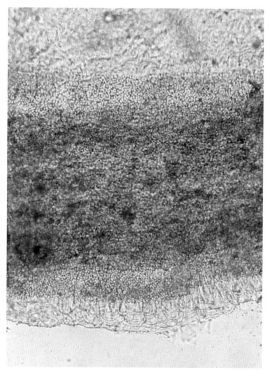

图5-6　白癣镜检　发外型菌丝

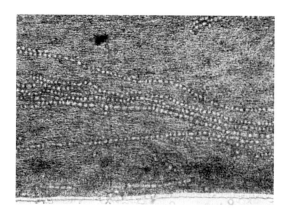

图5-7　黑点癣镜检　发内型关节孢子

不自愈，留下小片瘢痕性秃发，Wood灯下无荧光。

（4）脓癣：头癣特点加严重炎症反应。

4.真菌直接镜检或培养阳性。这是诊断头癣的"金标准"。

5.依据临床和真菌检查诊断为白癣、黄癣、黑点癣和脓癣。

【鉴别诊断】

（一）主要鉴别的疾病

1.黄癣　应与湿疹、脂溢性皮炎和脓疱疮鉴别。上述三种疾病所结的痂为分泌物或脓液干燥所结成的蜜黄色或浅褐色痂，痂均不呈碟形，头发无脱落，且无萎缩性瘢痕，真菌检查阴性，在Wood灯下不发出荧光。

2.白癣、黑癣　应与下列疾病相鉴别：

（1）脂溢性皮炎：损害弥漫，头皮发红，对称分布，头发不脱落，身体其他部位如面部、胸背可有油腻性鳞屑结痂损害，头发不折断，常在青春期发病。

（2）石棉状糠疹（石棉状癣）：本病头皮鳞屑呈灰白色，层层重叠，将头发黏结一起，鳞屑附着很紧，不易清除，头发无折断，光泽正常。

（3）银屑病：头皮银屑病呈红色斑块，较厚的银灰色鳞屑，病损常超过发际，不脱发而头发常呈束状，身体其他部位可有类似损害。

（4）斑秃：为圆形脱发区，脱发处皮肤光滑，无断发及鳞屑，亦无自觉症状。

3.脓癣　应与下列疾病鉴别：

（1）脓疱疮：脓疱较大，不呈密集团块，头发不脱落，无断发及菌鞘。

（2）痈：为急性炎症现象，红、肿、热、痛，触痛显著，无脱发及断发。

（3）慢性毛囊炎、瘢痕疙瘩性毛囊炎：前者为散在分布，后者多发生于项部发缘处，伴有增生性瘢痕，毛发无病变。

（二）次要鉴别的疾病

头癣尚应与拔毛癣、头皮盘状红斑狼疮等鉴别。

【治　疗】

宜采用综合措施（简称服、搽、洗、剪、消五字疗法）。

1.服药

（1）灰黄霉素：成人600mg/d，分两次服用，儿童按15～20mg/（kg·d）计算，分两次口服，疗程21～28日，服药期间应多食油脂类食物，以利于药物吸收。鉴于对灰黄霉素敏感的许兰黄癣菌现已罕见，紫色毛癣菌及断发毛癣菌亦日趋减少，而对灰黄霉素不甚敏感的犬小孢子菌等皮肤癣菌感染的白癣及脓癣逐年增多，这就提示灰黄霉素在头癣治疗中的重要地位已经下降。

（2）伊曲康唑：成人200mg/d，儿童按5mg/（kg·d）计算，即4岁以下隔天服100mg，4～10岁每天服100mg，连服28日。近有冲击治疗报告，伊曲康唑治疗有明显的后疗效；Gupta等报告，在停止治疗9个月后仍可在患者发内检测出伊曲康唑。

（3）特比萘芬（兰美抒）：成人每日250mg，儿童每日125mg，连服4周。

（4）氟康唑：儿童按6mg/（kg·d）计算，连服2～4周。

2.搽药　用5%～10%硫黄软膏、水杨酸软膏、复方苯甲酸软膏、2.5%碘酊以及克霉唑霜、咪康唑霜、联苯苄唑霜等，每日2次搽全头，连续2月。

3.洗头　每日1次。

4.剪发　不可剃发，以免损害头皮。可用推剪推掉全部头发，每隔5～7天1次。剪下的头发应烧毁。

5.煮沸消毒　患者的帽子、枕巾、梳子、毛巾、床单、被套应经常煮沸消毒。

6.对于脓癣　除服用抗真菌药物外，可短期服用糖皮质激素，Keipert等给3例患儿强的松龙2mg/（kg·d），4天后有明显疗效，1周后开始减量，治疗1个月左右痊愈。不宜切开引流。

（陈　蕾　眭维耻）

体癣与股癣

体癣（tinea corporis）是指发生于平滑皮肤（除手足癣、花斑癣、叠瓦癣外）的浅部真菌病。体癣发生于股部上内侧、会阴、肛周及臀部者，又称为股癣（tinea cruris）。

【病因与发病机制】

1.病原菌　所有毛癣菌属（Trichophyton）、小孢子菌属（Microsporum）和表皮癣菌属（Epiderm-ophyton）的皮肤癣菌均能引起体癣。在我国，病原菌主要为红色毛癣菌、须癣毛癣菌、絮状表皮癣菌、犬小孢子菌等。体癣的异型叠瓦癣由同心性毛癣菌（T. Concentricum）引起。

2. 病理　体癣的真菌常存留于角质层内，经1～3周潜伏期，真菌繁殖，向四周扩散。在感染的活动性边缘处表皮的更迭率（turnover rate）增加，超过真菌的生长速度，这是机体的一种防御功能，因而病损出现中心消退，形成环状损害，除侵犯角质层外，有些真菌如红色毛癣菌和疣状毛癣菌也侵犯毛囊，引起炎症，亲土性和亲动物性真菌引起的炎症亦较重。常由自身感染，如患手、足癣，或直接接触患者、患癣的猫和狗，或间接接触患者污染的衣物而引起。

【临床表现】

1. 皮损特点　初起为红色丘疹或丘疱疹，逐渐扩展呈鳞屑性红斑，边缘扩展，中心自愈而呈环状、半环状或多环状，边缘部略呈堤状隆起，炎症明显，中心部炎症轻或自愈（图5-8，图5-9），常伴脱屑及色素沉着。由红色毛癣菌引起者皮损常呈大片形，数目较少，而亲动物性真菌如犬小孢子菌及亲土壤性真菌如石膏样小孢子菌引起者，炎症较重，皮损数目多，损害较小，多有小水疱及脓疱发生。

股癣临床表现和体癣基本相同。由于发生在股部，皮损发展较快，瘙痒较显著。皮损可发生于股部一侧或两侧（图5-10，图5-11）常为多发，融合成片，边缘进行以下缘为明显。

2. 难辨认癣（Tinea incognito）或激素修饰癣（Steroid modified tinea）　近年来，由于糖皮质激

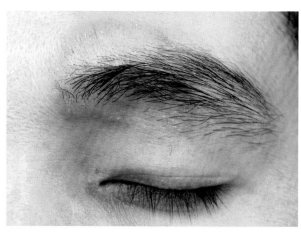

图5-8　体癣

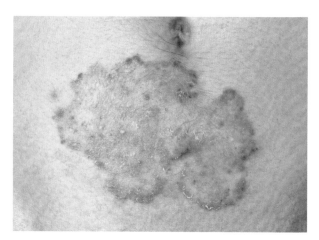

图5-9　体癣

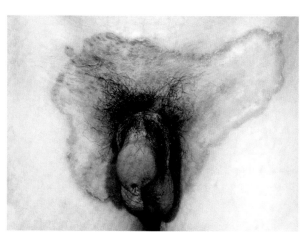

图5-10　股癣

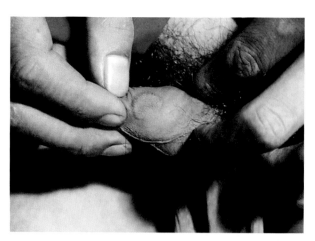

图5-11　股癣　阴茎皮损

素外用，使体癣的皮损不典型，易与湿疹或皮炎相混淆，以面部多见，如仔细观察其边缘仍清楚，在此部位取材查真菌常可获阳性结果。

3. **好发部位** 体癣好发于面、颈、躯干等部位，股癣则发生于股部、臀部、会阴部及肛门周围。

4. **病程** 慢性，本病发生常与气候有关，往往夏季加重，冬季可自行缓解。

【诊 断】

（一）诊断基本资料

1. **病史** 有否患手足癣或接触患癣病动物史以及在公共浴室沐浴史。

2. **检查** 皮损多不对称，有中心自愈倾向，边缘扩展而呈环状，有丘疹、水疱、鳞屑，边界清楚。

3. **实验室检查**

（1）真菌直接镜检：于损害活动性边缘取材，刮取鳞屑，做真菌直接镜检，在角质层内可见分支的有隔菌丝。损害如为水疱，检查疱顶较易获得阳性结果。

（2）真菌培养：真菌直接镜检阴性不能排除体癣的诊断，为提高诊断率，必要时可做真菌培养。

（3）病理：通常在角质层内发现真菌。在苏木素伊红染色下，真菌为嗜碱性，用PAS染色则呈红色。组织病理象缺乏特异性。

（二）诊断思路

1. **传染性** 体股癣常由手足癣传染而来，特别是家属中有癣病患者或有养猫狗者应注重皮肤病损是否为真菌感染。

2. **季节性** 体癣常夏季加重，冬季减轻。

3. **表现** 病损常边缘进行中心愈合而呈环状。不同的病原菌感染，皮损形态有一定特点，由亲动物性菌（如须癣毛癣菌、疣状毛癣菌、犬小孢子菌）和亲土壤性菌（石膏样小孢子菌）引起者，皮损炎症反应较重，常呈小片状多个损害，边缘有小水疱，疣状毛癣菌感染者，皮损以与毛孔一致的小脓疱为主，犬小孢子菌感染在幼儿及妇女多见，病灶呈多发性，不易见到中心自愈现象。由亲人性真菌红色毛癣菌引起的损害炎症较重，数目少，常呈大片状，愈后有色素沉着。

4. **真菌学检查** 真菌直接镜检对诊断很有帮助，但据文献报道阳性率为30%左右，必要时还应做真菌培养。股癣因瘙痒较甚，长期搔抓，导致病变部位呈苔藓样变，容易误认为神经性皮炎，这时做真菌检查尤为必要。

（三）诊断依据

典型的呈环状排列，中心愈合的皮损。夏季加重，冬季减退。真菌学检查可确定诊断，并且可筛选出"难辨认癣"以防误诊和漏诊。

【鉴别诊断】

（一）主要鉴别的疾病

1. **体癣与钱币形湿疹鉴别** 钱币形湿疹皮疹边界虽较清楚但不呈中心自愈的环状。

2. **体癣与玫瑰糠疹鉴别** 后者多发于躯干及四肢近端，初起有"母斑"，皮损数目多，椭圆形，边缘无丘疹和水疱，长轴常与皮纹平行，微痒，真菌检查阴性。

3. **股癣与神经性皮炎鉴别** 后者初起时局部仅有瘙痒而无皮损，日久皮肤呈苔藓样变，边缘为正常皮色或淡褐色，无丘疹水疱，瘙痒较显著，真菌检查阴性。

4. **女性股癣** 妇女发生股癣较少，但假丝酵母菌感染可发生于股部、外阴部，患者多同时患有假丝酵母菌性阴道炎，外阴可呈糜烂浸渍状。

（二）次要鉴别的疾病

1. **红癣** 本病非真菌所引起，病原菌为纤细棒状杆菌（Corynebacteriam minutissimum），在腋窝、腹股沟等皮肤间擦部位出现红斑，上覆鳞屑，在wood灯下能发出粉红色荧光。

2. **马桶皮炎** 为接触性皮炎，自臀外侧至大腿内侧发生弧形损害，边缘较股癣宽阔，损害分布十分对称。患者有长期使用马桶史。

（三）专家提示鉴别的疾病

1. **体癣** 银屑病，玫瑰糠疹，环状红斑，环状肉芽肿，湿疹，毛囊炎。当范围扩大时，可考虑亚急性皮肤型红斑狼疮。

2. **股癣** 假丝酵母菌病，神经性皮炎，红癣，湿疹，银屑病。

【治 疗】

1. **外用治疗** 体癣及股癣对局部抗真菌剂反应良好，故以外用药物治疗为主。可酌情外用水杨酸苯甲酸酊或软膏、复方雷琐辛搽剂（卡氏搽剂）、10%～30%冰醋酸溶液、1%克霉唑霜、1%益康唑霜、2%咪康唑霜、1%联苯苄唑霜、酮康唑霜、特比萘芬软膏等。股部因皮肤薄，感觉敏锐，用药应特别注意药物浓度、基质、用药次数，以避免刺激皮肤。皮损消退后继续搽药2周，以免复发。

2. 内服药物治疗　对皮损广泛、单纯外用药物疗效不佳者，可内服灰黄霉素，成人每日600～800mg，分两次服用，连续2～4周，或服用伊曲康唑，每日200mg，服药2～4周。丙烯胺（Allylamine）类抗真菌药物特比萘芬250mg/d，共服7天。氟康唑（Fluconazole）口服治疗体癣亦有效。

（李芳谷　吴丽峰　眭维耻）

手癣与足癣

手癣（tinea manus）、足癣（tinea pedis）是皮肤癣菌侵犯手掌侧面及掌心皮肤或足趾间、足缘、足底、足跟引起的浅部真菌感染性疾病。据上海市1975年对11万人的调查，手癣约为2.61%，足癣为36.7%，是发病率最高的癣病。

【病因与发病机制】

1. 病原菌　我国常见病原真菌为红色毛癣菌、须癣毛癣菌、絮状表皮癣菌等，少见有断发毛癣菌、犬小孢子菌等。近几年由假丝酵母菌感染者也偶见。

2. 传染　传染方式主要通过间接接触传染，如公共浴室、澡盆、浴巾、拖鞋等。

3. 致病　掌跖部由于汗腺丰富，出汗多，无皮脂腺，皮肤表面偏碱性等原因，有利于真菌生长繁殖。掌跖部角质层厚，又为真菌生长繁殖提供了丰富的营养。红色毛癣菌和絮状表皮癣菌在鳞屑内可形成关节孢子，能在自然环境中长期生存，致使手足癣患者发病增多。

【临床表现】

1. 水疱型　手指侧、掌心、趾间、足底等处发生深在性半粒米大小的水疱，疱壁厚，可相互融合成大疱，不易破裂，疱液透明（图5-12，图5-13），数日后内容吸收、干涸。有时水疱因搔抓破溃而成糜烂，也可因继发化脓性感染而成脓疱。瘙痒剧烈。

2. 间擦型（糜烂型）　仅见于趾之屈侧及趾间，以4、5趾间多见，表皮浸渍软化呈白色，去掉表层，露出鲜红色湿润的糜烂面（图5-14）。瘙痒剧烈。由于表皮剥蚀，极易发生继发化脓性感染，如丹毒、蜂窝织炎、淋巴管炎等。

3. 鳞屑角化型　好发于掌、跖。皮损主要为鳞屑或角化过度，变厚，到冬季干燥时可发生皲裂

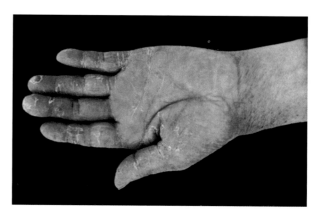

图5-12　手癣　鳞屑角化型

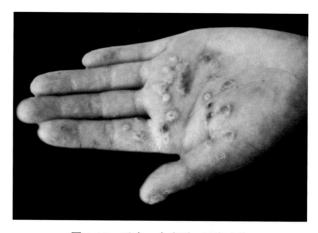

图5-13　手癣　水疱型　继发感染

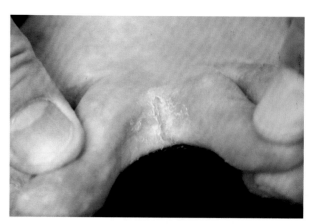

图5-14　足癣　糜烂型

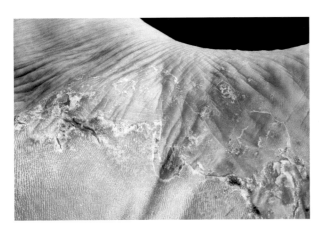

图5-15　足癣　鳞屑角化型

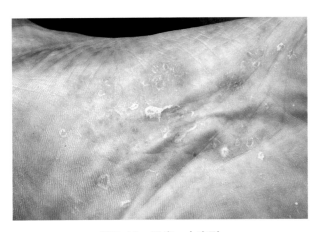

图5-16　足癣　水疱型

（图5-15，图5-16），伴有疼痛，瘙痒不显著。此型常由红色毛癣菌引起，较顽固难治。

【诊　断】

（一）诊断基本资料

1. 病史　有癣病接触史或本人有体癣、股癣，或手足部病变夏日加重，冬季为干燥皲裂。

2. 体格检查　手足部掌、指（趾）间等部位的水疱、糜烂、渗液、脱屑、角质增厚或皲裂。

3. 实验室检查　在皮损活动边缘处刮取鳞屑或水疱直接镜检，可见菌丝或关节孢子。手足癣直接镜检阳性率不是很高（在929例调查中，平均为49.84%），有时需反复镜检才能获得结果。

培养为红色毛癣菌、须癣毛癣菌、假丝酵母菌等，阳性率高于直接镜检（在929例中平均为55.97%）。

（二）诊断思路

凡手足出现红斑、丘疹、水疱、糜烂、干燥、

角化、皲裂应想到手足癣的可能性。常规真菌直接镜检十分必要，这样可提高诊断率。若感染仅累及手背、足背，表现为环状或多环状损害，应称为体癣。常常手足癣同患，由于手部通风多，病损比足部为轻，且多累及一只手。因此，手足癣典型图像为"一手两足"。

（三）诊断依据

1. 表现　手癣常自手掌部发病，足癣常始于4、5或3、4趾间，逐渐扩大，最终可累及大部甚至全部手足掌。

2. 损害　为红斑、丘疹、水疱、鳞屑和角化增厚、皲裂，特别手部为单侧病损，具有诊断意义。

3. 真菌学检查　真菌直接镜检或培养阳性可作为诊断依据。

【鉴别诊断】

（一）主要鉴别的疾病

1. 手、足部湿疹　病变常对称发生，为红斑、丘疹、水疱、糜烂，病损边界不清楚。慢性者，皮肤浸润肥厚，干燥粗糙，边缘较为清楚，冬重夏轻。真菌检查阴性。

2. 手部湿疹样皮炎　为职业因素引起，多见于丝工、理发师等职业。皮疹表现为接触性皮炎或湿疹。由于长期接触皮损呈肥厚性浸润、增厚，痒感显著，冬季则因皲裂而疼痛。真菌检查阴性。

3. 神经性皮炎　为典型的苔藓样变，从不发生水疱，边缘不清楚，痒感显著。真菌检查阴性。

4. 掌跖脓疱病　脓疱常成批发生，双侧对称，脓疱经数天干涸结痂，形成咖啡色鳞屑而脱落。一般不累及指、趾间，不痒，有时身体其他部位有典型的寻常性银屑病表现。脓液做细菌及真菌检查阴性。

5. 幼年跖部皮炎（juvenile plantar dermatosis）此病又称足前部湿疹（forefoot eczema），多发生于3～14岁儿童，男性多见。双跖前部及趾屈面出现对称性红斑，细小裂纹，表面干燥有光泽，边缘清楚，伴有疼痛。非承重部位及趾缝不受累。真菌检查阴性。大多数病例病变可自行消退，也可持续至青春期。

6. 进行性对称性红斑角化症　为常染色体显性遗传疾病。婴儿期发病，青春期后逐渐减轻。掌跖潮红、角化、脱屑，以后逐渐蔓延至手、足、外踝、肘、膝等骨高起处，多对称发生，不痒。真菌

检查阴性。

7. 毛发红糠疹　手足掌有边界清楚红色浸润，伴有厚的角化性鳞屑，有皲裂。身体有典型的圆锥形毛囊性角化丘疹，头皮有脂溢性皮炎。指甲甲板增厚，有横嵴及色泽改变，但不混浊，亦无甲前缘破坏。

（二）次要鉴别的疾病

1. 掌跖红斑鳞屑性梅毒疹　为二期梅毒，表现为掌跖红斑，指甲盖大小不等，边缘清楚，上覆细碎鳞屑。不痒，有时四肢可见玫瑰疹。有冶游史，梅毒血清学试验强阳性。

2. 其他　应与掌跖角化症、进行性指掌角皮病、副肿瘤性肢端角化症相鉴别。

（三）专家提示鉴别的疾病

1. 足癣　①指（趾）间：红癣、细菌感染、假丝酵母菌病；②指（趾）面：其他丘疹鳞屑性病，包括银屑病、毛发红糠疹、皮肤角化症、皮炎湿疹甲真菌病可预示真菌感染；③炎性：汗疱疹。

2. 手癣　如是双侧，排除皮肤角化症，银屑病和湿疹。

【治　疗】

1. 水疱型　外搽复方苯甲酸酒精、20%～30%冰醋酸溶液、10%十一烯酸酊、复方福尔马林搽剂或醑剂。

2. 间擦型　外扑脚气灵粉或枯矾、黄柏粉。伴化脓感染时，以1：5000高锰酸钾溶液、1：5000呋喃西林溶液、0.1%庆大霉素溶液、0.1%多黏菌素溶液或3%硼酸溶液浸泡或湿敷。待炎症消退后再给予刺激性较小的癣药水（如复方雷琐辛搽剂）、1%克霉唑、咪康唑或益康唑霜等。

3. 鳞屑角化型　外搽复方苯甲酸软膏，十一烯酸软膏或1%克霉唑霜、复方水杨酸软膏（每100g含水杨酸5.0g、樟脑10.0g、尿素10.0g）等。

4. 抗真菌药　对于皮损较广泛，外用治疗无效或鳞屑角化型患者可口服抗真菌药：①伊曲康唑：200mg每日2次，午、晚餐后服用，共1周，或100mg每日1次，连服4周；②特比萘芬：250mg每日1次，共服2～4周；③氟康唑：150mg每周1次，饭后服，连服2～4周，或50mg，每日服1次，连服2～4周。

（眭维耻　张孝阖　吴丽峰）

甲真菌病

甲真菌病（onychomycosis）指由皮肤癣菌、酵母菌和霉菌等致病真菌引起的甲感染，由皮肤癣菌引起的甲感染亦可称甲癣（tinea unguium），约占甲真菌病的77.6%。手足癣患者中有50%患甲真菌病。甲真菌病约占甲疾病的40%。

【病因与发病机制】

病原真菌常为红色毛癣菌、须癣毛癣菌、絮状表皮癣菌、紫色毛癣菌、断发毛癣菌、许兰毛癣菌亦可见到。引起甲感染的酵母菌主要是假丝酵母菌，引起甲感染的霉菌常见为短帚霉菌、曲霉等。患手、足癣者容易感染指（趾）甲。在潮湿环境作业、甲外伤、慢性静脉机能不全、糖尿病患者易患甲真菌病。

致病的真菌常由甲游离缘或侧缘侵入，甲外伤常为发病的重要因素。真菌入侵后一是沿甲上皮向甲根部角化较软的部分生长，另一途径是真菌从甲侵入，先向甲板结构层生长，然后向甲根底层生长。由于真菌刺激了角蛋白沉积而使正常甲板增厚，而脆性较大的软性角蛋白使甲板松脆，角蛋白不断沉积，甲板增厚，甲下角质增生，甲板游离缘翘起，甲板与甲床分离而出现临床表现。

【临床表现】

甲真菌病患者指（趾）甲板常呈混浊、肥厚、表面凹凸不平，甲板萎缩、变薄、前缘破坏，甚至脱落。甲可呈白色、黄色、灰色、黑色。假丝酵母菌所致者常有甲沟炎。根据侵犯部位及程度可分四型：

1. 远端侧位甲下型（DLSO）　此型最为常见。甲前缘和侧缘甲下混浊肥厚，表面凹凸不平。由于炎症刺激，使甲下角质增生，甲板与甲床分离，甲板游离缘翘起，甲板脆弱易折断（图5-17A）。甲前缘呈虫蚀状缺损，随着病变发展，甲板可全部损毁。此型常由皮肤癣菌引起。

2. 白色浅表型（WSO）　常见于趾甲。在甲板浅层形成雾状白色混浊，又称真菌性白甲（图5-18），日久颜色变黄，甲板脆弱易破损。此型多见为须癣毛癣菌，其次为小孢子菌等引起。

3. 近端甲下型（PSO）　本型较少见，病变始

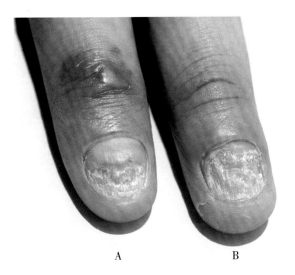

图5-17　甲癣
A.远端侧位甲下型（DLSO）；B.全甲营养不良型（TDO）

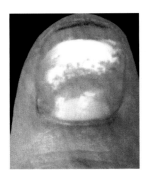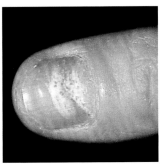

图5-18　浅表白色甲真菌病（WSO）　　图5-19　甲真菌病　近端甲下型（PSO）

于甲表皮护膜，并沿近端甲根部下面和甲上皮发展，甲板粗糙凹凸不平（图5-19），常伴甲沟炎。此型病原菌主要为红色毛癣菌，其次为紫色毛癣菌，絮状表皮癣菌等，假丝酵母菌亦可引起本型损害。

4.全甲营养不良型（TDO）　以上各型皆可发展成此型，可见整个甲板破坏（图5-17B）甲板脱落，甲床表面残留粗糙角化物。

【诊　断】

（一）诊断基本资料

1.临床症状　根据甲板形态、质地和颜色改变，若患者同时患有手足癣，则很有可能是甲真菌病。

2.真菌直接镜检　刮取甲板病变稍靠后角质屑，用10%～20%氢氧化钾溶液，镜下可见菌丝、关节孢子或酵母样细胞。真菌直接镜检，阳性率可达50%～70%。

3.真菌培养　按上述方法刮取甲屑，置沙氏琼脂培养基上，置于25～28℃孵箱中培养。若培养有真菌生长，确定为皮肤癣菌，应视为致病菌，有诊断价值。若培养为酵母菌则应结合直接镜检结果判断，多难以确定为致病菌。培养4周无菌生长应判为阴性。真菌培养阳性率低。

4.聚合酶链式反应技术（PCR）　国外有报道用PCR技术检测鉴定甲内真菌有较高的敏感性和诊断价值。

5.甲板病理切片　剪下甲板，软化后切片PAS染色，可见菌丝、关节孢子或酵母样细胞，有诊断价值。病理检查阳性率较高，为86.0%～99.4%，而培养为64.00%～75.14%。

（二）诊断思路

甲真菌病好发于成人，趾甲发病率远高于指甲，若患者为手足癣、股癣而甲有病变者应考虑为甲真菌病。

仅凭甲板形态，颜色改变不能诊断甲真菌病。许多皮肤病及全身性疾病都有甲的变化，任何原因只要能暂时抑制甲基质生长，就能在甲板上留下横沟，全身营养或局部血循环的变化都能影响甲的生长和发育。因此，做出正确诊断尚须实验室检查和鉴别。

实验室检查：直接镜检或真菌培养，取材十分重要。有主张涂片做好后置65℃水浴箱30分钟，使甲屑充分溶解，再镜检，这样阳性率较高。

（三）诊断依据

1.病史　多见于成人；多有手足癣、体癣、股癣；侵犯指（趾）甲，但常不对称；缺乏自觉症状；性质顽固，不治疗常终身不愈。

2.体征

（1）甲下型：皮损常自甲板两侧或末端开始，多先有轻度甲沟炎；逐渐浸犯甲板而发生沟纹、凹点、混浊、增厚、脆裂、变形，呈灰白或污秽褐色。

（2）浅表型：初起甲板表面发生小点状混浊区，逐渐扩大增多，而呈不规则的云片状混浊，局限一处亦可波及全甲，但常有对称，亦可长年不发展。

（3）真菌检查、培养：阳性。

（四）诊断标准

甲真菌病诊治指南（2008）中的甲真菌病诊断标准：①典型的临床表现；②真菌镜检阳性和（或）真菌培养阳性；③病甲组织病理学检发现真菌成分。具①②③条或①②条或②③条均可确诊为某某菌性甲真菌病；若具①③条或①条和镜检阳性则诊断为甲真菌病，但未确定致病菌。甲真菌病应与其他甲病相鉴别，如银屑病、湿疹、扁平苔藓等引起的甲改变以及甲营养不良症等。

【鉴别诊断】

（一）主要鉴别的疾病

1. 皮肤病所致的甲损害

（1）银屑病

1）相似点：约50%的银屑病患者有甲的变化，最常见为"顶针板样甲"、甲下角质增生、甲分离和厚甲，在脓疱型和红皮病型银屑病患者几乎都伴有甲损害，很难鉴别，与甲真菌病相似。

2）不同点：真菌学检查和培养可以鉴别。

（2）手部湿疹

1）相似点：常引起甲的变化，多见为甲横沟，甲板肥厚，高低不平，指甲变脆，甲板呈污黄色，与甲真菌病相似。

2）不同点：但患者手部有湿疹，多对称发生，全身有湿疹病变。甲真菌检查阴性可以鉴别。

（3）扁平苔藓：发病率为2%～10%。

1）相似点：多表现为甲纵嵴或纵沟，常在中线处有裂缝，脆甲，甲翼状胬肉，形成永久性无甲，与甲真菌病相似。

2）不同点：多数患者伴有其他部位扁平苔藓。如仅累及甲板，多见于拇指，不可误诊为甲真菌病。

（4）斑秃

1）相似点：表现为甲营养不良，甲板变薄或增厚，纵裂、横纹，反甲，甲分离，甲板松动、脱落等，甲损害程度常与脱发平行。

2）不同点：有斑秃症状。甲真菌检查阴性。

（5）毛发红糠疹

1）相似点：75%的患者有掌跖角化过度，甲粗糙增厚，发生纵嵴或横纹、质脆。

2）不同点：毛发红糠疹全身有典型病变，常累及全部指、趾甲。甲真菌检查阴性。

2. 全身性疾病引起的甲损害

（1）甲营养不良：甲板全部变薄、混浊，失去光泽，有纵嵴。多见于维生素缺乏病、甲状腺功能亢进、心脏病、肝硬化等。

（2）白甲病：有点状、线状、部分或全部白甲，多因外伤、遗传或全身疾病所致。

（二）次要鉴别的疾病

连续性肢端皮炎、剥脱性皮炎、大疱性疾病也可引起甲的病变，应注意鉴别。

（三）专家提示鉴别的疾病

假丝酵母菌病，神经性皮炎，红癣，湿疹，银屑病。

【治　疗】

1. 局部治疗

（1）对比较表浅或较轻型的甲真菌病，用小刀尽量刮去病变甲屑，或用40%尿素封包1周，甲板变软再刮除甲，局部再外搽抗真菌药，如30%冰醋酸或1%联苯苄唑霜，直至正常甲长出。

（2）1%～5%阿莫罗芬（Amorolfine）或8%环吡酮胺（Ciclopirox olamine）外搽。

2. 内服药物治疗

（1）伊曲康唑：用间歇冲击疗法，即2次/日，每次0.2g，连服7日，停药21日为1疗程，指甲病变需2个疗程，趾甲病变需3个疗程。服药后指（趾）甲内伊曲康唑浓度逐渐增多，大约在24周时达最大浓度，在24～36周迅速下降，约48周达到治疗前水平。因此，在疗程结束时病甲未痊愈，但甲内药物可继续起到治疗作用。

（2）特比萘芬：1次/日，每次250mg，口服，连服4～12周。

（3）氟康唑：1次/日，每日50mg，口服，或1次/周，每周150mg，口服，连服4个月以上。

（范文葛　眭维耻）

癣 菌 疹

癣菌疹（dermatophytids）是由于真菌及其代谢产物刺激机体发生过敏反应而引起的皮肤损害，常随原发癣病灶加重时发生，当原发癣病灶减轻时，皮疹自然减轻或消失。多因足癣引起。

【病因与发病机制】

癣菌疹是由于真菌或其代谢产物进入患者体内，刺激机体发生变态反应而引起的皮肤损害。其发生与局部炎症反应程度密切相关，局部炎症越重，皮疹越重。也与致病真菌种类有关，亲动物癣菌如犬小孢子菌、须癣毛癣菌常引起癣菌疹，而亲人性癣菌如红色毛癣菌、絮状表皮癣菌一般不易引起癣菌疹。

【临床表现】

1. 汗疱疹型　原发病灶多为浸渍糜烂型足癣。在趾或趾背、掌心等处发生群集的绿豆大小水疱，疱壁厚，疱液清亮，周围无红晕，多对称分布。痒感剧烈。如原发病灶不愈，可反复发生。

2. 丘疹型　在面部、躯干及四肢近端突然发生群集的对称性丘疹，可有小水疱或小脓疱，常伴有发热等全身症状。此型常由脓癣引起。

3. 丹毒样型　在小腿发生鲜红斑疹，边界清楚，掌心大或更大，可蔓延至大腿部，红斑不发硬，一般不痛，不伴有淋巴管炎，但常有伴寒战、高热。此型多由足癣引起。

4. 湿疹样型　在四肢特别是下肢突然发生大片湿疹样损害，有红斑、丘疹、水疱、痒感明显。有自限性，常在原发病灶愈合后自然消失。

【诊　断】

（一）诊断基本资料

1. 病史　患者有患癣病的历史，如足癣、脓癣等。

2. 临床表现　皮损突然出现，多对称发生的丘疹、水疱或红斑，瘙痒剧烈。

3. 实验室检查

（1）真菌学检查：在原发病灶部位真菌检查阳性，而癣菌疹处皮疹直接镜检及培养均不能查到真菌。

（2）血清抗体测定：用血清试验方法可以测得抗体。亲动物性的癣菌感染易产生抗体。

（3）癣菌素试验：癣菌素皮内试验常为阳性反应。本法对小儿癣病的诊断有较大的意义。

（二）诊断思路

夏季在有活动性癣病灶炎症明显时，尤其患有糜烂浸渍型足癣或头部脓癣患者，在病灶远隔部位发生红斑、丘疹、水疱时，应想到癣菌疹的可能性。

癣菌疹皮疹部位查不到真菌。

如果皮疹与原发病灶表现平行，即原发病灶重，皮疹则加重，如原发病灶痊愈而皮疹即痊愈应考虑为癣菌疹。

（三）诊断依据

身体其他部位有活动性的癣病灶，如足癣。在癣病灶内可查到真菌而皮疹内真菌检查阴性。癣菌疹试验阳性。癣菌疹随原发病灶消退而痊愈。

【鉴别诊断】

（一）主要鉴别的疾病

1. 汗疱疹　患者常伴手足多汗，多发于夏季。损害为粟粒至米粒大深在水疱，半球形，略高于皮面，疱壁厚，不易破裂，即使用指甲刮亦不易破。痒感重，水疱可融合成大疱，关键是远隔部位没有活动的癣病灶。

2. 湿疹　发生于四肢或手足的急性湿疹，皮疹为红斑、丘疹、水疱、糜烂、渗出，边界不清楚，远隔部位没有癣病灶，皮损不随癣病灶的消失而痊愈。

3. 急性丹毒　为乙型溶血性链球菌感染引起。起病重，有寒战、高热、全身不适症状。皮损红肿明显，压痛。可发生水疱、大疱，但不化脓。血常规白细胞增高，中性粒细胞增高，常伴急性淋巴管炎，近卫淋巴结常肿大。

（二）次要鉴别的疾病

1. 结节性红斑　应与丹毒样癣菌疹鉴别。结节性红斑为皮下脂肪间隔中、小血管周围的炎症反应。表现为皮内或皮下结节，多见于小腿胫前两侧，病程自限，但易复发，女性多见。

2. 结节性血管炎（nodular vasculitis）　多见于中年女性，表现为小腿的炎性结节及纤维化结节，组织病理为中等动脉的血管炎改变。此病常反复发生。

【治　疗】

首先应积极治疗原发病灶，根据病情选用适当的外用抗真菌药，在病灶炎症反应重时，不可使用刺激性强的外用药，或给予口服抗真菌药，并予抗过敏治疗。

（吴丽峰　李芳谷　眭维耻）

花 斑 癣

花斑癣（pityriasis versicolor）是由马拉色菌（Malassezia）侵犯皮肤角质层引起的浅部真菌病。临床上可见皮肤色素加深或减退斑，酷似衣物污染汗液形成的色素斑，故俗称"汗斑"。本病分布于全世界，其中以热带、亚热带地区较为多见，在我国南方地区较为多见。

【病因与发病机制】

本病为马拉色菌感染，此菌又称糠秕孢子菌（Pityrosporum），属于嗜脂性酵母，不属于皮肤癣菌。因皮损表面附有细小糠状鳞屑，病名应为花斑糠疹（Pityriasis versicolor），但因花斑癣名称已沿用多年，现仍采用。

本病发病包括病原菌、促发因素及易感人群三个方面。

可由公共浴具及穿着患者衣服而被传染。多汗、糖尿病、营养不良、长期应用糖皮质激素等为诱发因素。有研究认为本病有遗传倾向，而不是一种传染性疾病。

【临床表现】

1.**基本损害** 皮损为多数圆形、不规则形的灰白色、浅黄色至褐色斑，边缘清楚，直径数毫米至数厘米，常融合成大片，表面覆有糠样鳞屑（图5-20），愈后留下白色斑（真菌抑制色素细胞），婴儿可见丘疹、脓疱疹。

2.**发病特征** 多见于成人。好发于胸、背上部和腋窝，亦可见于上臂屈侧、颈部、腹股沟（类似

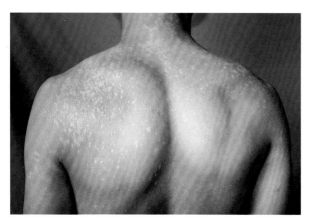

图5-20 花斑癣

红癣特征）、大腿、面部等。夏季加剧，冬季减轻。一般无自觉症状或有轻度瘙痒。病程慢性，皮损有可能自愈或经治疗痊愈，但复发率较高，第一年约有60%复发，第二年复发率为80%。如不治疗可持续数年。

【诊 断】

（一）诊断基本资料

1.**病史** 有共用汗巾或衣服史。皮肤出现"汗斑"，夏季加重。

2.**体格检查** 在胸背上部及腋窝等处出现点状、滴状或大片状色素沉着斑或减退斑，表面有糠状鳞屑。

3.**真菌检查**

（1）直接镜检：可见短而粗的弧形菌丝和成堆的圆形或卵圆形、厚壁、出芽和芽颈较宽的孢子（图5-21）。可用棉蓝或革兰染色。用派克墨水加20%氢氧化钾溶液混匀后染色。30分钟后观察菌体染为蓝色。

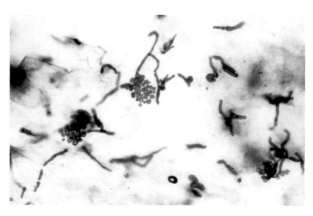

图5-21 花斑癣菌PAS染色镜检
显示深玫瑰红色、厚壁、单极出芽的孢子

（2）培养：将鳞屑接种在含橄榄油或菜子油的培养基中，置于32~37℃培养箱中，3天后有乳酪色酵母样菌落生长。显微镜下可见圆形或卵圆形出芽孢子。

4.**病理** 病理切片角质层可见大量孢子和菌丝。

5.**Wood灯检查** 皮损在Wood灯下发淡黄色或淡褐色荧光。本法可了解发病范围，指导使用外用药。

6.**伴发疾病** 糖尿病、妊娠、口服避孕药、

HIV感染、免疫抑制、使用糖皮质激素。

（二）诊断思路

夏日出汗多的患者在胸背等部位出现色素沉着或减退斑，不痒，应考虑本病的可能性。

1. 婴儿在前额部出现少许色素减退斑，有细小鳞屑，父母或密切接触者有本病应进一步检查。

2. 在气候炎热的地区本病除胸背部外，在面部有大片病变，颇似黄褐斑，应做真菌检查。

3. 花斑癣偶在不常见的部位发生，如会阴、腹部等处，易与股癣混淆，须通过真菌检查确定。

（三）诊断依据

1. 根据临床表现　凡在胸背上部及腋窝等部位出现色斑，上覆细小鳞屑，不痒，可诊断本病。

2. 真菌检查和培养　阳性可确诊。

3. Wood灯检查　Wood灯下皮损出现黄色荧光可供参考。

【鉴别诊断】

（一）主要鉴别的疾病

1. 单纯糠疹　多为圆形或椭圆形或不规则形色素减退斑，面积多较花斑癣大，不呈密集分布，边界清楚，表面干燥，覆有细小糠状鳞屑，多自行消退。好发于儿童或青少年面部、前臂等部位。

2. 白癜风　皮损为白色斑，边界清楚，边缘常有色素沉着，表面没有鳞屑，无自觉症状。

（二）次要鉴别的疾病

1. 玫瑰糠疹　初起有直径数厘米大浅红色斑，称母斑。数日或数周后皮损波及全身，为椭圆形浅玫瑰红色，表面有少许糠状鳞屑，皮损边界清楚，长轴与皮纹方向一致。本病有自限性。

2. 固定性药疹　发生于胸背部的药疹在红斑消退后遗留下多片浅黑色至黑色斑，经年不消失。此病有药物过敏史，初起为红斑，痒，以后产生色素沉着。

（三）专家提示鉴别的疾病

白色糠疹、白癜风、脂溢性皮炎、炎症后色素增多/色素减少、皮肤假丝酵母菌病。

【治　疗】

1. 局部治疗　先用温热水洗澡，拭干后外搽25%～40%硫代硫酸钠溶液，10分钟后再搽3%盐酸溶液，每日1～2次，连续数周；或外搽二硫化硒洗剂、益康唑香波、3%水杨酸酊、10%～20%冰醋酸溶

液等。2.5%硫化硒治愈率91%，益康唑香波与硫化硒相比，前者有较好的耐受率（98%和84%）。待皮损消失后应继续搽药月余，以后于好发期每30～60天治疗1次，以免复发。对遗留的色素减退斑和色素沉着斑要在较长时间才能消退，这不是治疗失败的表现。

2. 全身治疗　伊曲康唑200mg每日1次，连服5～7天。特比萘芬因不能经汗腺分泌，故内服治疗花斑癣无效。

治疗结束后，患者穿过的衣服、被褥、毛巾等，均应煮沸消毒。

（眭维耻　陈　蕾）

马拉色菌性毛囊炎

马拉色菌性毛囊炎（Malassezia folliculitis）是由马拉色菌引起的慢性复发性毛囊炎性皮肤病，曾称为糠秕孢子菌性毛囊炎（Pityrosporum folliculitis）。

毛囊堵塞可能是发病的主要原因，组织病理表示扩张的毛囊漏斗部被嗜碱性染色的角蛋白残渣及成堆的圆形芽生酵母细胞堵塞。

【病因与发病机制】

1. 病原发现　1968年Graham等在难治性痤疮和毛囊炎的病理组织观察时发现了卵圆形糠秕孢子菌，1973年Potter等正式报告了7例，以后国外都以马拉色菌毛囊炎陆续报告，冉玉平等也相继报道并做了详细研究。近年来随着分类学进展，已将马拉色菌分为7个种。

2. 致病机制　马拉色菌为皮肤表面的常驻菌，各菌种最初定植部位均为表皮。由于毛囊口阻塞所致微环境（脂质成分、氧分压、pH值、其他菌群等）改变及菌种的生物学特性（如脂酶、蛋白酶活性）等因素，使各菌种在毛囊内"选择性定植"，使用糖皮质激素，局部和全身使用广谱抗生素均为促发本病的因素。

【临床表现】

1. 基本损害　皮损为半球形毛囊性红色丘疹，直径2～6mm不等，丘疹周围有红晕，间有丘脓疱疹（图5-22），由于搔抓，丘疹顶端可有血痂，1/3患者皮肤划痕试验阳性，部分患者有片状红斑及风

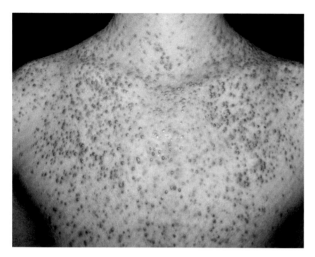

图5-22　马拉色菌性毛囊炎

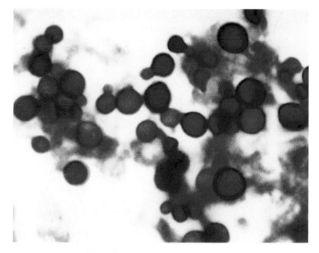

图5-23　马拉色菌　组织病理切片　PAS染色 × 100

团，皮肤油腻。

2.发病特征　本病男性多于女性，发病年龄14～45岁。好发于胸、背、颈、肩、上臂及腰腹部，对称分布。自觉瘙痒，可伴有痤疮，花斑癣，表皮囊肿等。

【诊　断】

（一）诊断基本资料

1.病史　常有使用糖皮质激素或广谱抗生素的历史。

2.体格检查　于胸背、腰、腹、肩、上臂及面颈部出现半球形红色丘疹，直径2～6mm大小，周围有红晕。

3.实验室检查

（1）真菌检查：可做镜检和培养。选择典型皮损，用镊子将毛囊栓小心挤压出，加上氢氧化钾-派克墨水后直接镜检。孢子为圆形或卵圆形，壁厚，芽颈较宽，常成簇分布，很难发现菌丝。或将挤出的毛囊栓按花斑癣鳞屑培养方法培养，可分离出致病菌。

（2）组织病理：PAS染色在扩大的毛囊内可见PAS染成深玫瑰红色、厚壁，圆形或卵圆形单极出芽的真菌孢子。毛囊及皮脂腺漏斗部及周围组织有炎症细胞浸润或脓肿形成（图5-23）。

（二）诊断思路

胸背等部位皮肤出现红色毛囊丘疹，周围有红晕，应考虑为马拉色菌毛囊炎。

在面部诊断为痤疮患者，使用抗生素无效或症状加重者应考虑本病。

对部分胸部瘢痕疙瘩患者，其周围有散在分布的毛囊炎性丘疹，很可能就是本病。即瘢痕疙瘩很可能是从马拉色菌毛囊炎的基础上发展而来。

在无条件做真菌镜检、培养及病理检查的情况下，遇到有典型皮损且抗生素治疗无效者，可试用抗真菌治疗，如抗真菌治疗有效，则支持本病的诊断。

（三）诊断依据

1.典型的临床表现　皮损为红色半球形毛囊炎性丘疹，数目多，好发于皮脂腺丰富的部位，1/3患者皮肤划痕试验阳性。

2.真菌检查　直接镜检和培养查到马拉色菌。

3.组织病理　PAS染色，在扩大的毛囊内可见大量圆形或卵圆形芽生孢子。

4.抗真菌实验　对不典型病例抗生素治疗无效，可用抗真菌药物试验诊断。

【鉴别诊断】

（一）主要鉴别的疾病

1.单纯性毛囊炎　此病为毛囊部发生的急性、亚急性、慢性化脓性炎症。本病皮损为毛囊性炎性丘疹、丘脓疱疹、脓疱。化脓性者可培养出金色葡萄球菌。非化脓性者常与职业接触有关，如煤焦油类物质。脓液涂片或培养可做鉴别。抗生素治疗有效。

2.寻常性痤疮　皮疹多见于面部，少数累及上胸部及背部，皮损为红色丘疹、脓疱、结节、囊肿，有黑头粉刺，病原菌为痤疮丙酸杆菌。近年研究表明马拉色菌在痤疮的发病中起到重要作用，特别是丘疹性痤疮，可在皮损内查到大量马拉色菌，抗真菌药物治疗有效。

（二）次要鉴别的疾病

1. **药物性痤疮**　患者有服用糖皮质激素或卤素（溴剂、碘剂）等药物历史。这种痤疮样皮疹不限于皮脂腺丰富区，见于任何年龄。脓疱和囊肿少，可无粉刺。有的患者须借助真菌检查确定。

2. **糠秕孢子菌间擦疹**（pityrosporum inter-trigo）为新确定疾病，应与假丝酵母菌间擦疹区别。

【治　疗】

应尽量避免或减少促发本病的因素，如停用糖皮质激素或抗生素等。

1. **外用药物治疗**　治疗主要选择外用抗真菌药物。可用50%丙二醇、益康唑、咪康唑、联苯苄唑、特比萘芬霜等。也可用二硫化硒、2%酮康唑香波洗澡，先涂患处，保留15～20分钟，再用温水冲去，每日1次。通常需4～6周。

2. **内服药物治疗**　对皮损广泛、外用治疗效果不佳者，可口服伊曲康唑0.2～0.4g/d，连服1～2周，氟康唑50mg/d连服2周或单剂服400mg，以后每月服1次，以防复发。

（眭维耻　王丹　杨艳平　史建强）

须　癣

须癣（tinea barbae，tinea sycosis，Barber itch）是一种仅发生在成年男性胡须部及下颌部的皮肤癣菌感染。本病分布于世界各地，我国新疆少数民族地区多见，常通过动物接触或理发店剃须感染。

常见的病原菌有须癣毛癣菌、疣状毛癣菌、红色毛癣菌、紫色毛癣菌、断发毛癣菌、石膏样小孢子菌和犬小孢子菌等。

【临床表现】

须癣常局限于颊部、下颌部的一部分，也可累及整个须部，甚至于光滑皮肤出现环状边缘性水疱脓疱疹。一般感染部位炎症明显。

1. **表浅型**　初起在毛囊口形成炎性红斑、丘疹、水疱，并向外扩展，边界清楚（图5-24），类似于细菌性毛囊炎。日久，中心趋向消退脱屑。此种表现类似体癣，但患处胡须易折断或松动、易

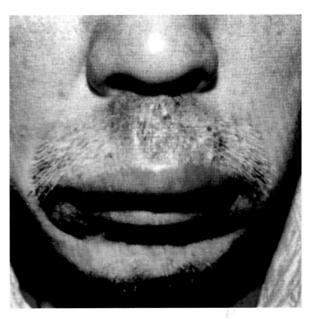

图5-24　须癣

拔出。一般由亲人性皮肤癣菌引起。胡须受累状况视菌种而异，紫色毛癣菌感染常有胡须质脆，无光泽，而红色毛癣菌则很少侵犯胡须。病变可持续数月。

2. **深在型**　亦称脓癣样须癣（kerion like tinea barbae）类似头癣中的脓癣，常由亲动物癣菌引起。表现为暗红色、深在性毛囊性炎性丘疹、脓疱，亦可形成结节或脓性肿块。病变区胡须松动，易拔出，常无光泽，质脆。大多数损害在数周内自行消退。严重者肿块穿破形成窦道、瘢痕和永久的脱毛区。常累及颊、颈、下颌和上颌部位，上唇常不累及。

【诊　断】

（一）诊断基本资料

1. **病史**　宠物爱好者，如喜玩猫和狗，有留须习惯者。

2. **体格检查**　患者为成年男性，在须部发生红斑、水疱或化脓性毛囊炎，炎症肿块或结节，局部胡须松动、折断、易拔出，应考虑须癣。

3. **实验室检查**

（1）真菌检查：拔下病须直接镜检可见须内外有菌丝或孢子，鳞屑中可见菌丝。培养有致病真菌生长。

（2）Wood灯检查：皮损可见亮绿色荧光。本检查仅限于犬小孢子菌感染者。

（3）病理检查：PAS染色在毛干内外发现真菌孢子或毛囊周围组织中有菌丝。

（二）诊断思路

本病为须部损害，凡中年男性须部出现毛囊炎、脓疱等，应想到须癣可能。

检查患者时应注意胡须病变，有无折断、易脆、松动。

凡诊断为须疮，经过抗生素治疗无效者应考虑是否为须癣。

（三）诊断依据

1.主要表现　成年男性，颏部发生红斑、脓疱、毛囊炎，炎症结节或肿块，有胡须易脆、折断松动者。

2.真菌检查　直接镜检或培养真菌阳性者。

3.Wood灯检查　皮损有亮绿色荧光者。以上三条均可做须癣诊断。

【鉴别诊断】

（一）主要鉴别的疾病

1.须疮　须疮是发生在男性胡须部的细菌性毛囊炎或毛囊周围炎。损害为毛囊性脓疱，数日后干燥结痂而愈，但常反复发生。须毛可松动，但无折断，常无脱落。

2.狼疮样须疮（lupoid sycosis）　为须疮的深在表现，病程慢性，有瘢痕形成，可脱毛，但无须毛折断。

（二）次要鉴别的疾病

1.口周皮炎（perioral dermatitis）　又称口周脂溢性皮炎或口周酒糟鼻。为发生在口周的慢性复发性炎症，可出现红斑、丘疹、脓疱，半数患者同时有皮脂溢出。患者多为中青年女性，可有长期使用含氟激素或含氟牙膏史。

2.脱发性痤疮　本病又称脱发性毛囊炎。胡须部损害常从一侧耳前区开始，可局限于颞部，亦可向下扩展至颏部，向上扩展至枕部及头皮两侧。为毛囊性丘疹和脓疱，留下瘢痕，永久性脱毛。本病原因不明，可累及任何有毛发部位。

（三）专家提示鉴别的疾病

细菌性毛囊炎、放线菌病、炎性寻常痤疮。

【治　疗】

1.局部治疗　拔除病须，外搽抗真菌药如2%硝酸咪康唑霜，1%特比萘芬软膏，1%联苯苄唑霜，1%益康唑霜。

2.全身治疗　外用治疗疗效欠佳者或深在型须癣可口服灰黄霉素、伊曲康唑、氟康唑或特比萘芬治疗（见头癣治疗）。炎症明显者可联合应用小量泼尼松口服。

（眭维耻　吴丽峰）

第二节　深部真菌病

假丝酵母菌病

假丝酵母菌（saccharomyces Candida）属于假丝酵母菌属（saccharomyces），约有81种，可引起人类感染者只有10种，其中以白假丝酵母（C.albicans）最常见，占70%~80%，近年来非白假丝酵母有些上升，有光滑假丝酵母（C.glabrata），克柔假丝酵母（C.Rrusei），都柏林假丝酵母（candida dubliniensis）。假丝酵母存在于健康人皮肤、口腔、阴道及肠道中，假丝酵母为条件致病菌，营养不良婴儿、慢性消耗性疾病患者易患此病。近年来，随着广谱抗生素、糖皮质激素、免疫抑制剂的广泛使用，以及血管介入和器官移殖等手术的大力开展，假丝酵母菌感染的发生率明显升高。

【临床表现】

（一）皮肤假丝酵母菌病

1.甲床炎、甲沟炎及甲假丝酵母菌病　甲沟部位有红、肿、痛，但无脓液排出。日久甲板变形增厚（图5-25），有横崤和沟纹，但大部分仍保持光泽。

2.假丝酵母菌性间擦疹　在典型的红斑基础上，糜烂渗出，边缘呈扇形，其周围有卫星状丘疹、水疱或脓疱，丘疹上覆圈状鳞屑（图5-26）。有的糜烂面上有白色乳酪状分泌物。好发于皮肤皱褶处，如腹股沟，腋窝及乳房下部等部位。发生在婴儿肛门周围红斑，为尿布红斑型。

3.慢性皮肤黏膜假丝酵母菌病　常有内分泌异常、铁代谢异常、维生素A缺乏及免疫缺陷等。其表现包括：①婴儿期发病；②慢性、复发性皮肤、甲、黏膜的假丝酵母菌感染；③一般不侵犯实质性脏器；④患者皮肤表现为在红斑的基础上隆起性脱屑，有时呈明显的疣赘样角质增生，称角质增生性

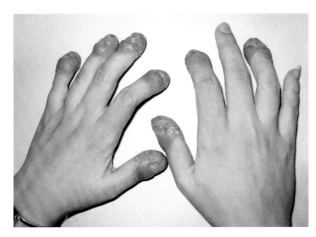

图5-25　慢性假丝酵母菌性甲沟炎

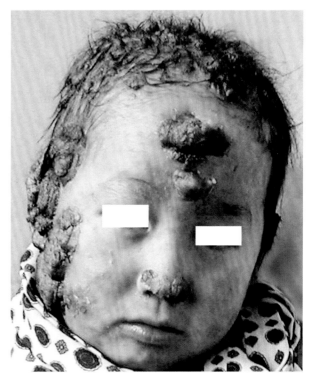

图5-27　假丝酵母菌性肉芽肿
（本图由川北医学院眭维耻惠赠）

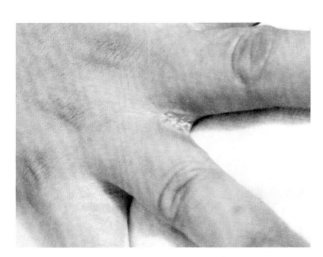

图5-26　假丝酵母菌性间擦疹

慢性皮肤黏膜假丝酵母菌病或假丝酵母菌性肉芽肿（图5-27，图5-28）。甲周红肿，甲表面不光滑（图5-29）。口腔黏膜有多发性白膜，口角糜烂。阴道或阴茎也有红斑及白膜。偶有咽喉、食管黏膜受累，出现吞咽障碍（表5-1）。

（二）黏膜假丝酵母菌病

1.口腔黏膜假丝酵母菌病　常见为鹅口疮（thrush），口腔黏膜、舌（图5-30）等部位。为大小不等的凝乳样白膜，黏着甚松，除去白膜后基底鲜红湿润。

2.假丝酵母菌性女性阴道炎　大约8%的正常妇女能自阴道分泌物培养到白假丝酵母菌，妊娠妇女及糖尿病患者，口服避孕药，使用抗生素，穿紧身裤等可增高发病率。阴道黏膜充血发红，有凝乳样白带（图5-31，图5-32）。

3.假丝酵母菌性龟头炎　包皮内板，龟头潮

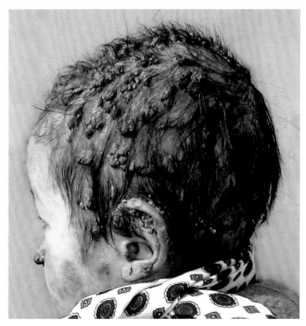

图5-28　假丝酵母菌性肉芽肿
（本图由川北医学院眭维耻惠赠）

红，有针头大小红色丘疹（图5-33），常可见白色奶酪样膜状物附着。

（三）内脏假丝酵母菌病

1.肺部假丝酵母菌病　有高热、咳嗽、咯血、

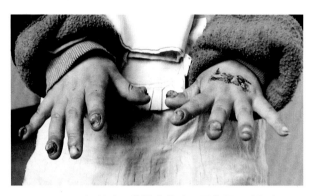

图5-29　假丝酵母菌性肉芽肿　甲变厚呈淡褐色
（本图由川北医学院眭维耻惠赠）

胸痛、黏液及胶质样痰，症状类似肺结核、肺炎、甚至肺部肿瘤。

　　2. 消化道假丝酵母菌病　消化道是假丝酵母菌寄生的重要场所，其中以食管及肠道感染多见，食管假丝酵母菌病以吞咽困难为主要症状，有胸骨后灼热感等，食管镜检查有白斑可见。肠道假丝酵母

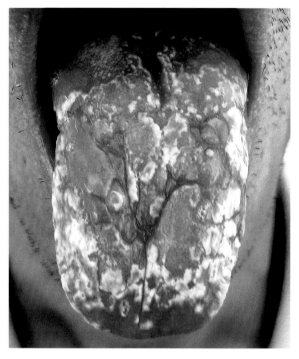

图5-30　假丝酵母菌性舌炎

表5-1　慢性皮肤黏膜假丝酵母菌病（CMCC）的分类鉴别

疾　病	遗传方式	发病年龄	损害分布	内分泌病	伴发疾病	备　注
慢性口腔假丝酵母菌病	散发性	不定	舌、颊、唇黏膜、口角，无皮肤、甲受累	无	食管炎	托牙口炎是一种变型
内分泌病性慢性假丝酵母菌病	常染色体	儿童期	黏膜、皮肤和（或）甲	常见，肾上腺、甲状腺、甲状旁腺功能减退或多发性内分泌病	全秃，甲状腺炎，白癜风，慢性肝炎，恶性贫血，性腺功能不全，营养不良，糖尿病	内分泌病可延迟发生
非内分泌病性慢性假丝酵母菌病	常染色体隐性	儿童期	黏膜、口角和甲受累，皮肤受累少见	无	睑炎，食管炎，喉炎	
	常染色体显性	儿童期	同上	无	皮肤癣菌病，牙缺失，反复病毒感染	
慢性局限性皮肤黏膜假丝酵母菌病	散发性	儿童期	黏膜、皮肤和（或）甲	偶见	肺部感染，食管炎	角化过度性损害，肉芽肿
慢性弥漫性假丝酵母菌病	常染色体隐性	儿童期	黏膜、皮肤和甲广泛受累	无		匐行性红斑皮损
		青春期	同上	无		经常应用抗生素
慢性假丝酵母菌病伴胸腺瘤	散发性	成年期（30岁以后）	黏膜、皮肤和甲	无	胸腺瘤，重症肌无力，再生障碍性贫血，中性粒细胞减少，低丙球血症	慢性皮肤黏膜假丝酵母菌病常在胸腺瘤诊断之前出现

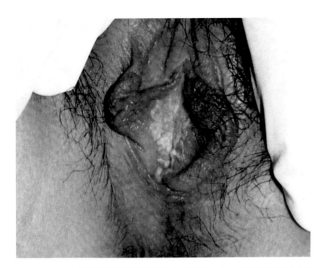

图5-31　外阴阴道假丝酵母菌病 外阴充血，豆腐渣样白带

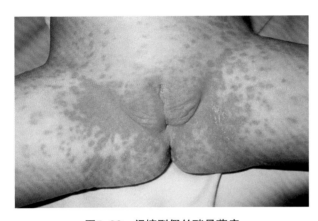

图5-32　间擦型假丝酵母菌病

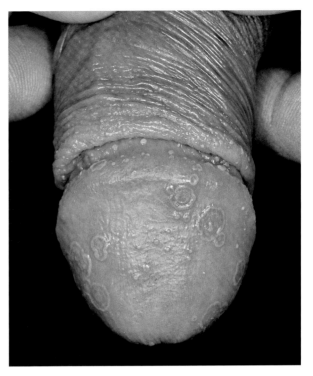

图5-33　假丝酵母菌性环状龟头炎

菌儿童多见，主要表现为长期腹泻，软便、水样便或豆腐渣样便。

3.其他　感染泌尿道、心内膜、脑膜等，由血行播散假丝酵母菌性败血症。

【诊　断】

（一）诊断基本资料

1.病史　有使用广谱抗生素、糖皮质激素、免疫抑制剂、肿瘤放疗或化疗，器官移植，各种插管以及HIV感染使机体免疫功能下降是发病很重要的条件。应仔细询问病史做出判断。

2.体格检查　假丝酵母菌感染除皮肤黏膜外，几乎可侵犯任何内脏，应全面检查。

3.实验室检查

（1）真菌检查

1）直接镜检：可找到菌丝和卵圆形出芽孢子。

如有大量菌丝，提示假丝酵母菌为致病状态。

2）培养检查：有光滑小菌落生长。

（2）组织病理　可在受累组织切片中找到孢子、菌丝或假菌丝。

（3）基因诊断　应用PCR法扩增假丝酵母菌DNA分子，检测诊断假丝酵母菌病。

（4）其他　如检测血清中抗假丝酵母菌抗体等。

4.伴发疾病

（1）慢性皮肤黏膜假丝酵母菌病（表5-1）：全秃、假丝酵母菌食管炎或喉炎、慢性活动性肝炎、循环自身免疫抗体、牙釉质发育异常、糖尿病、肾上腺功能减退、甲状旁腺功能减退、甲状腺功能减退、缺铁症、角膜结膜炎、KID综合征（keratitis ichthyosis and deafness，即角膜炎、鱼鳞病、聋症综合征）、吸收不良、恶性贫血、肺部纤维化、T细胞缺乏、白癜风。

（2）皮肤黏膜假丝酵母菌病：肾上腺衰竭、AIDS、斑秃、自身免疫性甲状腺病、慢性活动性肝炎、糖尿病、DiGeorge综合征（甲状旁腺-胸腺发育不全综合征）、性腺衰竭、甲状腺功能减退、胸腺发育异常综合征、恶性贫血、原发性甲状旁腺机能亢进（约75%患者）、瑞士（型）无丙种球蛋白血症（胸腺和全部淋巴组织发育不良）、胸腺瘤、白癜风。

（二）诊断思路

假丝酵母菌为皮肤黏膜及消化道等的常驻菌，从皮肤、黏膜、痰、粪便标本中培养分离出假丝酵母菌不能肯定为致病菌，只有在直接镜检下见到寄生状态的假菌丝，才能确定诊断。

儿童长期腹泻，特别是身体衰弱的儿童有使用广谱抗生素治疗史者，鹅口疮表现者，应考虑肠道假丝酵母菌可能性。

成年妇女阴道黏膜表面黄白色或灰色假膜样黏着，局部红肿、糜烂，甚至形成溃疡，并有白带增多或自觉阴部瘙痒者，应疑为假丝酵母菌性阴道炎。

男性龟头、包皮内板出现红斑、红色丘疹、糜烂或污秽状鳞屑者，应考虑为假丝酵母菌性龟头炎。

深部假丝酵母菌病的临床表现多不特异，不能根据临床表现做出诊断，应反复做真菌学检查。

（三）诊断依据

1. **皮肤黏膜假丝酵母菌病**　有一定特征性，应根据典型的临床表现，必要时做真菌直接镜检或培养。

2. **深部假丝酵母菌感染**　较为复杂，因感染内脏的不同，可引起多种症状且无特征性，因此，实验室检查是重要依据：

（1）直接涂片查到假丝酵母菌菌丝及芽生孢子。

（2）取分泌物、体液、脑脊液、血液等培养并鉴定假丝酵母菌至少一次以上阳性结果。

（3）组织病理：发现典型的菌丝、孢子。

（4）其他：假丝酵母菌血清或抗原检测，基因诊断，但应对结果做出合理解释，避免假阳性或假阴性结果，造成误诊。

【鉴别诊断】

（一）主要鉴别的疾病

1. **脂溢性皮炎**　应与假丝酵母菌性间擦疹区别。脂溢性皮炎除发生在腋窝、腹股沟、颈部、乳房外，同时发生在头皮、耳后、鼻沟，表面有油腻性鳞屑或结痂。

2. **尿布皮炎**　尿布皮炎是由粪便中的酶类（包括蛋白酶和脂酶）刺激引起，粪便中的胆盐可增加脂酶活性，而脂酶又能使蛋白酶的活性增强，脂酶和蛋白酶能使pH值增高，利于尿布皮炎的发生。尿布皮炎为边缘清楚的水肿性红斑，接触不到尿布的臀沟及腹股沟的皱褶深处皮肤可正常，不过尿布皮炎72小时后往往伴有假丝酵母菌感染。

3. **甲沟炎**　细菌性甲沟炎有红、肿、热、痛，化脓后有脓液流出，假丝酵母菌性甲沟炎一般不化脓。

4. **甲癣**　甲癣与甲假丝酵母菌病统称甲真菌病，甲癣常使甲板游离缘缺损或甲板破碎。真菌培养有助于鉴别。

5. **深部真菌病**　应注意与结核、肿瘤或慢性细菌性感染等鉴别。

（二）次要鉴别的疾病

1. **非特异性阴道炎**　多为葡萄球菌、链球菌、大肠杆菌和变形杆菌引起。表现为阴道灼热感，阴道分泌物增多，呈脓性、浆液性或泡沫状，无凝乳状或豆腐渣样物。分泌物涂片革兰染色可查到上述细菌。

2. **滴虫性阴道炎**　表现为白带增多，呈灰黄色或黄绿色，泡沫状，有腥味，外阴阴道瘙痒。分泌物镜检可查到滴虫。

3. **接触性龟头炎**　常因接触肥皂、外用药物、避孕工具等引起。包皮龟头有红肿、丘疹、水疱，破溃后呈糜烂面，疼痛、瘙痒，为急性发生，根据接触过敏史可资鉴别。

【治　疗】

除去诱因，加强营养，补充B族维生素，增强机体抵抗力。

1. **皮肤假丝酵母菌病**　本病可用1∶5000高锰酸钾溶液浸洗，干燥后选用制霉菌素粉剂、洗剂或软膏（每克或每毫升含制霉菌素10万U，以滑石粉、炉甘石洗剂或凡士林配成）外搽。或选用1%克霉唑霜或丙二醇溶液外搽，每日2～3次，连续1～2周。益康唑、咪康唑、奥昔康唑（Oxistat）、硫康唑（Sulconazole）亦有效。

2. **黏膜假丝酵母菌病**

（1）鹅口疮：可用2%碳酸氢钠溶液或2%硼砂溶液含漱或擦洗后，婴儿可吸吮插在橡皮奶头末端的克霉唑栓或外搽制霉菌素生理盐水溶液，每日4～6次，连续1～2周。

（2）女阴阴道炎用2%碳酸氢钠溶液冲洗，拭干后放入咪康唑栓剂，每日1次，或外搽制霉菌素洗剂等。或服用伊曲康唑0.2g/d，连服7日或0.4g/d，连服3天。一次口服氟康唑150mg，方便有效，也可每日口服100mg，连用5~7天。

3. 内脏假丝酵母菌病

（1）肠道假丝酵母菌病：成人可服用制霉菌素200万~400万U（5~10万U/kg计算），分4次服，直至大便培养阴性为止。制霉菌素口服不吸收，只用于肠道的假丝酵母菌感染。

（2）两性霉素B：假丝酵母菌对其高度敏感（最低抑菌浓度MIC<0.1μg/ml），但由于严重的毒副作用而限制了应用。近年来出现的新型制剂两性霉素B脂质体，具有疗效高毒性低的特点，剂量0.5~1mg/（kg·d），加入5%葡萄糖溶液中静脉滴注，两性霉素B脂质体从0.1μg/（kg·d）开始，根据机体耐受情况逐渐增至3~4μg/（kg·d），或合并口服5-氟胞嘧啶0.15~0.2g/（kg·d）日，有一定的协调作用。5-氟胞嘧啶对假丝酵母菌有较高活性（MIC<1μg/ml），但假丝酵母菌极易产生耐药，不宜单独使用。

（3）伊曲康唑：200~400mg/d口服，平均1个月。常用于消化道、呼吸道、泌尿系统的假丝酵母菌感染，也用于其他深部假丝酵母菌病的维持治疗或预防性治疗。

（4）氟康唑：对假丝酵母菌有较强活性（MIC<0.04~3.12μg/ml），但假丝酵母菌极易产生耐药，用法为200mg/d，口服或静脉滴注，病情严重者，可加至400~800mg/d。

（眭维耻　陈　蕾）

孢子丝菌病

孢子丝菌病（sporotrichosis）是由于感染申克氏孢子丝菌复合体（Sporothrix Schenckii Complex）而引起的一种皮肤、皮下组织及其附近淋巴管慢性、化脓性炎症的深部真菌病。本病在世界各地均有报道，为人畜共患疾病，马为本菌的自然宿主，我国于1916年发现本病，20世纪60年代以后全国各地相继报道大量病例。

【病因与发病机制】

本病病原真菌为申克氏孢子丝菌复合体，此菌为一组土壤、木材及植物的腐生菌。主要通过损害的皮肤或黏膜而传染，少数情况下可通过呼吸道吸入本菌而致病，潜伏期5天至6个月，平均为3周。农民、造纸厂及矿山工人、泥瓦工、花工为易感人群。已发现申克氏孢子丝菌分泌两种蛋白酶，即丝氨酸蛋白酶及羧氨酸蛋白酶，两酶协同作用分解破坏皮肤结构引起皮肤慢性肉芽肿和溃疡。

【临床表现】

本病主要发生在农民，偶尔在矿工中成批发生。自觉症状轻微，可有微痒，继发感染可有疼痛。

1. 淋巴管型　本型占病例数的75%。在损害处出现圆形、坚韧的皮下结节，不红不痛，结节逐渐增大与皮肤粘连（图5-34，图5-35）表面浅红或紫红色，最后坏死形成溃疡，流出少量脓液，称孢子丝菌性下疳。1~2周后结节沿淋巴管向心性出现，排列成串，多达10个以上。但很少超过腋窝或腹股沟淋巴结。好发于单侧上肢或下肢，偶发于其他部位，发生于面部者，结节呈上下放射状排列，若发生于鼻周围者可呈半环状排列。这与该部淋巴管引流不呈带状分布有关。有的病例出现毛囊炎样丘疹，小结节，溃疡而类似痤疮表现。局部淋巴管可粗大，但淋巴结很少肿大。病程慢性，老的损害自行愈合，新的损害不断出现，经久不愈。

2. 固定型　本型占病例数的20%，原发结节固定于孢子丝菌性下疳部位，不沿淋巴管蔓延。皮损为溃疡、乳头状增殖或浸润性斑块（图5-36）。固定型可能系病原菌对温度耐受性不同（温度在35℃

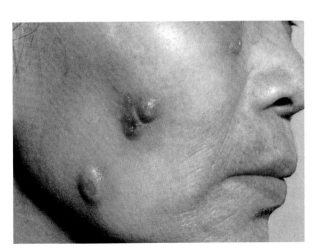

图5-34　孢子丝菌病　淋巴管型

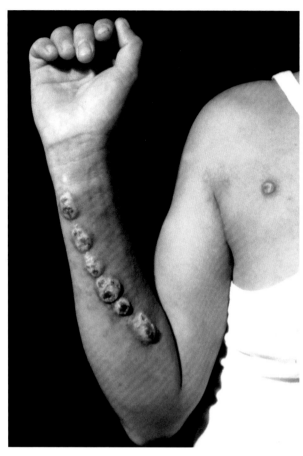

图5-35　孢子丝菌病　淋巴管型

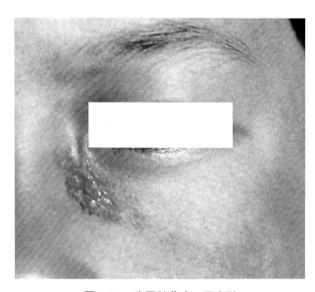

图5-36　孢子丝菌病　固定型

以上不能生长，而其他两型分离的病原菌可在35℃
以上生长）。

　　3.播散型　本型罕见。初发为隐袭性或以淋巴
管型开始，经血行播散或自身接种，致使多处发生

皮下结节。常伴有较重的全身症状。

　　4.皮肤外型　本型又称内脏或系统型孢子丝菌
病。最常累及肺、骨、关节、眼、脑膜、肝、脾、
肾、甲状腺、睾丸也可侵累。常见于糖尿病、肉样
瘤及长期糖皮质激素使用者，诊断困难，预后差。

【诊　断】

　　（一）诊断基本资料

　　1.病史　发病前有皮肤外伤史，数周后于伤口
处出现皮损。

　　2.体格检查　本病好发于四肢及面部，于外伤
部位发病，皮损为豌豆至蚕豆或樱桃大硬结，破溃
后形成溃疡，四肢结节沿淋巴管分布，面部结节呈
上下放射状排列。

　　3.实验室检查

　　（1）真菌检查

　　1）直接镜检：标本取自溃疡边缘坏死组织、脓
疱、骨髓及内脏组织，涂片后用革兰染色或PAS染
色，在多形核粒细胞内或大单核细胞外可见革兰阳
性长圆形、雪茄烟样或梭形小体。但只有少数病例
能查到此小体。

　　2）真菌培养：将皮损抽取物或活组织标本做真
菌培养，27℃为霉菌相，其特点菌落生长快，呈灰
褐色至黑褐色，部分菌落色淡或无色。37℃培养呈
酵母相，呈白色酵母样菌落。真菌培养是确定诊断
的最重要的检查之一，其阳性率高达92%。

　　（2）组织病理：各型孢子丝菌病的组织病理一
般都表现为混合性、肉芽肿性炎症反应，常伴纤维
化。HE染色可见三层病理变化，即病灶中央化脓层
的中性粒细胞浸润，中间结核样层的上皮样细胞和
多核巨细胞浸润，最外梅毒样层的淋巴细胞和浆细
胞浸润及组织中的酵母样孢子可帮助诊断。有时尚
可见星状体（图5-37）。

　　（3）免疫试验

　　1）免疫组化试验：应用ELISA法、间接免疫荧
光法、直接免疫荧光法检测本病病原菌，均显示有
高度特异性和敏感性。

　　2）皮肤试验：用1%精制孢子丝菌素0.1ml，于
前臂屈侧皮内注射24～48小时后观察，如出现直径
0.5～1cm红色斑丘疹为阳性，阳性率可达92%，有诊
断价值。

　　（4）伴发疾病：肺部和系统损害伴发疾病有：
肺结核病、结节病、糖尿病、HIV感染、长期糖皮

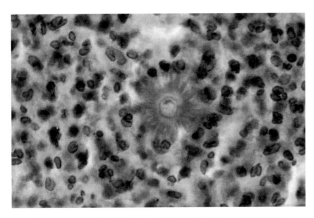

图5-37　孢子丝菌病　组织病理HE染色见星状体
（本图由白求恩医科大学张民夫惠赠）

质激素治疗者。

（二）诊断思路

本病皮损虽然形态多样，但原发损害基本上是结节，典型的损害为沿淋巴管分布的结节，凡遇此临床表现应考虑本病的可能性。

对于主观症状不明显的炎症结节或溃疡，久治不愈者，应考虑本病的可能性。文献中报道误诊病例多为固定型病例。

对一些非典型，特别是播散性、系统型病例，以临床表现为线索，做真菌培养，以免误诊。

虽然组织反应常提示是孢子丝菌病，但确定诊断仍需分离和培养。致病菌也可由免疫组织化学来确定。

（三）诊断依据

1. **临床表现**　诊断本病主要依据发病前有表浅外伤史，有皮肤固定型或淋巴管型典型的临床特征，特别是沿淋巴管排列的结痂、溃疡等。

2. **真菌培养**　本菌培养呈双相型。在27℃为霉菌相，37℃时为酵母相，培养是诊断最重要的依据，阳性率高达92%。

3. **组织病理检查**　有典型的三层病理变化，HE染色可见星状体，有诊断意义。

4. **确诊依据**　对少见的播散型、系统型孢子丝菌病多有被误诊的过程，应以临床表现为线索，真菌培养为依据，确定诊断。

【鉴别诊断】

（一）主要鉴别的疾病

1. **皮肤着色真菌病**

（1）相似点：着色真菌病也常有外伤史，感染暗色孢科真菌发病，发病部位也基本相同。

（2）不同点：皮损表现分干燥疣状型和湿性增生型。在本病皮损表面墨黑色淤点处易找到本菌，找到棕色硬化细胞可资鉴别。

2. **皮肤肿瘤**　有时与鳞状细胞癌、基底细胞上皮瘤、鲍温病鉴别。主要依靠组织病理学检查进行鉴别。

孢子丝菌病的诊断和鉴别见表5-2。

（二）次要鉴别的疾病

晚期梅毒疹、结节性梅毒疹、梅毒性树胶肿与本病结节损害、溃疡容易混淆。结节性梅毒疹常呈簇集、环状或匐形分布，破溃后形成溃疡，愈后留萎缩瘢痕，在边缘可出现新结节为本病特征，新旧皮损此愈彼发，可迁延数年。树胶肿为无痛性皮下结节，色暗红，经3~6个月穿破形成溃疡，溃疡多呈肾形或马蹄形，愈后留下萎缩性瘢痕。根据血清学检查、组织病理及真菌培养可鉴别。

（三）专家提示鉴别的疾病

虱病，结节性脆发病，腋毛癣，银屑病或鳞状性湿疹（表5-3）。

【治　疗】

1. **全身治疗**　口服10%碘化钾10ml，每日3次，儿童酌减。开始时用饱和碘化钾5滴，滴入柚汁或牛奶中，吸用，剂量逐渐增加至40~50滴，在明显恢复后继续用1个月以免复发。一般在6~12周以上方可治愈。

对碘化钾过敏或合并有肺结核患者，可选用灰黄霉素10~20mg/（kg·d），克霉唑30~60mg/（kg·d），也可选用5-氟胞嘧啶100mg/（kg·d）或口服伊曲康唑0.2~0.4g/d，连服8周。对于播散型，口服伊曲康唑300mg，每日2次，持续6个月，接着用200mg每日2次，长期服用，替代疗法有两性霉素B 0.5mg/（kg·d）。

2. **局部治疗**　局部可用5%碘化钾软膏。溃疡可用0.2%碘化钾溶液或聚维酮碘液湿敷。由于孢子丝菌不耐高温，当温度升到38.5℃（101℉）以上时，该菌即被抑制或杀灭，可用温热疗法，即用温湿布、热水袋或电热法使局部温度升至45℃左右，维持30~60分钟，3次/日，有一定疗效。对于结节或溃疡不宜用电灼或外科手术切除，否则溃疡扩大，难以愈合。

表5-2 孢子丝菌病的鉴别

分 类	孢子丝菌病	疣状皮肤结核	结 节 病
流行病学	流行区多见，有外伤史	家族或本人有结核病史	有遗传因素和地区性
皮损特征	沿淋巴管分布多个或单个结节、斑块、溃疡等	斑块状损害，边缘有紫红色小结节和疣状增生	丘疹、斑块或结节
组织病理	PAS染色在巨噬细胞内外可见孢子、星状体，可见三带现象	结核病理组织象	大量上皮样细胞间杂有组织细胞、淋巴细胞、巨细胞，结节中无干酪样坏死
肺门淋巴结受累	无	无	常见
真菌学检查	可培养出孢子丝菌	阴性	阴性
结核菌素检查	阴性或阳性	强阳性	阴性
孢子丝菌素试验	阳性	阴性	阴性
Kvein试验	阴性	阴性	阳性
血管紧张素转化酶测定	正常	正常	60%增高
高血钙、尿钙	无	无	有

表5-3 孢子丝菌病鉴别的疾病

分 类	疾 病
感染	非典型分枝杆菌病：海分枝杆菌、堪萨斯分枝杆菌，结核，疖病，炭疽热，土拉菌病，巴西诺卡氏菌感染，深部真菌感染，马动基氏肉芽肿，利什曼病，猫抓病，梅毒
其他病种	异物肉芽肿，卤代物皮疹，结节病，坏疽性脓皮病

（范文葛 眭维耻）

着色芽生菌病

着色芽生菌病（chromoblastomycosis）大多数病例由五种暗色孢科真菌中的；四种引起。以皮肤上形成疣状增生结节、斑块等为特征，亦可继发化脓感染、溃疡和瘢痕形成。病程慢性、难治，日久可致残或发生癌变。

我国尤家骏于1951年报告首例当时称为"黄色酵母菌病"。同年秦启贤在上海首见1例，以后陆续有病例报告，在山东章丘地区及河南荥阳为我国的高发地区，患病率高达0.23‰。本病在世界各地均有报告，以热带及亚热带多见。

【病因与发病机制】

常见的着色芽生菌病的病原菌为5种暗色孢科中的4种引起，即裴氏着色霉（Fonsecaea pedrosoi）、紧密着色霉（F.compacta）、卡氏枝孢霉（Cladosporium carrionii）和疣状瓶霉（Phialophora verrucosa）和嗜脂色霉（Rhimocladiella Cerophilum）这些菌均为自然腐生菌，广泛存在土壤、腐木、腐草等及一些植物枝叶中。

【临床表现】

1. 皮肤损害 首先出现粉红色无痛性丘疹，逐渐扩大，融合成斑块、结节，表面呈疣状（图5-38）或菜花状，有污秽样或脓液覆盖及褐色结痂，边界清楚，周围可见暗红色或紫色浸润带（图5-39），有臭味。可沿淋巴管扩散或自身接种，出现卫星样病灶或远距离多发病灶，类似淋巴管型孢子丝菌病。

2. 发病特征 男性患者约为女性的20倍，20～50岁多见，多在外伤感染后2个月内发病。损害好发于四肢暴露部位，足和腿约占74%。

病程慢性，愈后可出现多处瘢痕，在瘢痕上再发新皮损，类似皮肤结核（图5-40）。患者一般情况尚好，少数患者皮损泛发，甚至血行播散。由于反复发生，长期不愈，可形成象皮肿、四肢畸形、

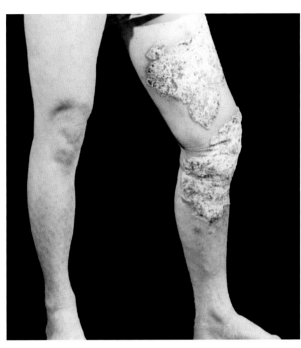

图5-38　着色芽生菌病
（本图由第二军医大学廖万清惠赠）

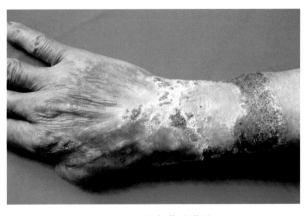

图5-39　着色芽生菌病

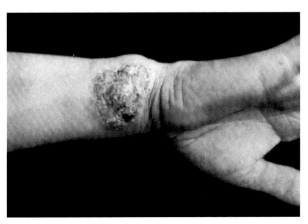

图5-40　着色芽生菌病　疣状皮肤结核型

致残，甚至癌变。国内已有癌变转移死亡病例，罕有内脏损害及血行播散。

3.临床类型

（1）Pardo Castello分类：乳头瘤型，疣状皮肤结核样型，结节性梅毒疹样型，银屑病样型，象皮肿和瘢痕型。

（2）Remero和Trejos：干燥疣状型，湿性增殖型。

（3）我国山东分类：固定型、淋巴管扩散型、泛发型。

【诊　断】

（一）诊断基本资料

1.病史　本病多为农民、园艺工人，有外伤史并有腐物、草木接触史，特别是高发地区如山东章丘地区、河南荥阳地区。

2.体格检查　主要根据皮损表现为斑块、结节、疣状及菜花状。一般无全身症状。

3.实验室检查

（1）真菌直接镜检：取皮损乳头状增殖处挤压分泌物或脓液涂片。滴上10%氢氧化钾溶液后镜检，可见橙黄色圆形或椭圆形厚壁孢子（硬壳细胞），有时可见从厚壁孢子生长出粗短菌丝。

（2）真菌培养：取标本接种于沙氏葡萄糖蛋白胨琼脂培养基（SDA）上培养，在室温下生长较慢，菌落呈灰绿、灰黑或棕黑色，扁平，中央隆起，表面有天鹅绒状气生菌丝，菌落背面呈黑色。

（3）病理检查：本病主要病理变化在表皮为角化过度及角化不全，在角层内有时可见到粗短菌丝，棘层不规则增生，形成假上皮瘤样改变，表皮钉突处可见中性粒细胞浸润灶及小脓疡。真皮主要是多种细胞浸润细胞和巨细胞内可查见棕色、厚壁、圆形或卵圆形孢子（图5-41），其直径为8～15μm，单个或成串成群，在脓疡中尤其容易见到。

（4）生化试验

1）明胶液化试验：将致病性菌株接种到明胶培养基，置37℃温箱培养4周，取出，放置冰箱观察，每周1次，共4周，无明胶液化现象。

2）其他生化试验：不水解淀粉，不凝固牛奶，能同化硝酸盐，需要维生素B_1。

（二）诊断思路

凡来自发病地域的男性患者，有腐物接触史及发病前皮肤有外伤史，病损常为下肢的一侧，上肢

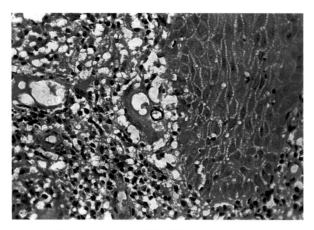

图5-41　着色芽生菌病组织病理HE染色
异物巨细胞内厚壁孢子　231×
（本图由广东医科大学黄文明惠赠）

或其他部位，很少对称，表现为红色斑块、疣状、肿瘤样或菜花样，应高度怀疑为本病。

在疣状病损表面出现溃疡，有稀薄的脓液渗出，表面附有褐色结痂，更应怀疑本病。

由于病变处反复化脓感染，淋巴管炎，日久发生象皮肿者。

对以上三种情况患者均应做真菌直接镜检、真菌培养及组织病理检查。

（三）诊断依据

主要根据病史，临床表现及实验室检查进行分析。

1.临床表现　仅凭外观表现对诊断十分有帮助，即①红色斑块、结节，疣状增殖，特别表面附有脓液及褐色结痂；②病程慢性经久不愈，日久呈象皮肿或形成鳞状细胞癌；③病损多发生在下肢一侧，很少对称。

2.诊断程序　①凡遇此类患者应详细询问其外伤史，有时是很小的皮肤创伤发病；②洗去脓痂，挤压乳头瘤样病损或浓液涂片可见厚壁孢子，在皮损表面墨黑色小点中易查到病原菌，培养并鉴定菌种；③病理检查及其他检查。

3.真菌检查　阳性即可确定诊断。

（四）诊断标准

1.损害部位　着色芽生菌病的损害通常发生于下肢。

2.损害大小和形状　通常于臀部、肩胛和大腿部位出现大的损害，而面部大多为小的损害，且相当扁平。呈菜花状改变、明显隆起的损害不多见。

3.主观症状　有些患者偶诉有轻微瘙痒。

4.直接检查　在氢氧化钾溶液处理的损害痂皮标本中，发现所谓的硬粒（sclerotic bodies），对诊断和鉴别诊断最有意义。

【鉴别诊断】

（一）主要鉴别的疾病

1.疣状皮肤结核　疣状皮肤结核呈疣状增生，可化脓但不形成溃疡，皮损表面很少盖有厚痂，组织病理有典型的结核结节，真菌培养阴性。

2.肿瘤　病损呈斑块，疣状增生时易误诊为肿瘤，组织病理及真菌检查可区别。

3.足菌肿　是由真菌及放线菌等多种真菌感染引起，表现为慢性局限性皮肤肿胀、骨骼破坏、瘘管及窦道，感染常自手部、足及臀部开始，脓液中可查出不同颜色的颗粒，通过真菌学检查可鉴别。

4.寻常疣　当早期病损表现为疣状增生时易与寻常疣相混淆。寻常疣一般较小，为疣状角化性增生，不化脓亦无分泌物，真菌检查阴性，组织病理有典型变化。

5.孢子丝菌病沿淋巴管扩散的病例　着色芽生菌病和暗色丝孢霉病的鉴别见表5-4。

（二）次要鉴别的疾病

1.银屑病　当皮损为斑块，鳞屑性损害时应与银屑病鉴别，银屑病为银白色鳞屑，有薄膜现象及点状出血，无脓痂，真菌检查阴性。

2.慢性湿疹　当斑块状皮损有分泌物时应与湿疹鉴别。湿疹常有渗出的历史，慢性者为肥厚性增殖，多对称发生，真菌检查阴性。

（三）专家提示鉴别的疾病

1.感染　疣、结核、麻风瘤、诺卡菌病、放线菌病、足菌病、深脓疱、三期梅毒、腹股沟肉芽肿、利什曼病、其他深部真菌感染、马约基肉芽肿。

2.其他疾病　鳞状细胞癌、卤代物皮疹。

【治　疗】

1.局部治疗　小面积损害者可用30%~50%冰醋酸外涂疣状增生皮损，或用电灼、电凝固、激光治疗。由于病原菌在39℃以上即可停止生长，故采用局部温热疗法如蜡疗、辐射热等方法，使局部温度达50~60℃，以促进皮损消退。对皮损面积较大者可采用手术切除并植皮。Kuttner等报道二氧化碳激光成功治疗31例患者。

表5-4 着色真菌病和暗色丝孢霉病的鉴别

鉴 别 点	着色芽生菌病	暗色丝孢霉病
流行病学	热带，亚热带多见，我国山东章丘、河南荥阳多发	散发，多见于免疫缺陷者和伴有糖尿病、结核、白血病者
发病年龄	青壮年	任何年龄
病前外伤史	有	不一定
皮损特征	干燥疣状，乳头瘤状，湿性增殖性肉芽肿状	皮下结节，囊肿或脓肿
肌肉、骨和内脏	不累及，偶见脑受累	常累及
组织病理	角层增厚，棘层肥厚和表皮脓肿，真皮肉芽肿组织象，组织细胞内外有棕色硬壳小体	表皮无明显变化，真皮和皮下组炎细胞浸润中可见棕色壁菌丝和棕色酵母样芽生孢子
真菌直接镜检	取鳞屑和痂皮黑点处可见到棕褐色厚壁孢子，称硬壳小体或硬壳细胞	脓液中可见到棕色菌丝或酵母样出芽孢子，无硬壳细胞
真菌培养	裴氏着色霉，紧密着色霉，疣状瓶霉，卡氏支孢霉等	离蠕孢，德氏霉，甄氏外瓶霉，皮炎外瓶霉，链格孢霉，明脐霉，维朗那霉，毛壳菌等100多属60余种真菌
病程及预后	病程慢性，可致残，个别癌变	系统性或播散性暗色丝孢霉病，预后不良，常于发病1年后死亡

2.全身治疗

（1）口服10%碘化钾溶液（用法同孢子丝菌病）。也可用10%碘化钠溶液静脉注射10ml/次，每天1次逐渐增加剂量，可达50ml/d，疗程持续到痊愈。

（2）伊曲康唑100～400mg/d，口服，连续3个月以上，有人主张愈后再减量维持6个月至1年。

（3）氟康唑200～400mg/d，静脉滴注，连续3个月，然后改为口服150～300mg维持半年至1年。有时可产生耐药。

（4）5-氟胞嘧啶50～150mg／（kg·d），分3次饭后口服，亦可静脉注射。

（眭维耻 张孝阁 吴丽峰）

曲 霉 病

曲霉病（Aspergillosis）是由曲霉属引起的一组疾病，常侵犯皮肤、脑、眼、耳、副鼻窦等部位，可引起急性炎症和慢性肉芽肿改变。这些感染严重者可危及生命。此外，曲霉病还可引起急性中毒，吸入曲霉病孢子或菌丝片段引起变态反应。

【病原学】

曲霉病的病原菌为曲霉属，能引起人和动物感染的约有8种，以烟曲霉（Aspergillus fumigatus）最多见，其次为黄曲霉、赭曲霉、构巢曲霉、黑曲霉、土曲霉、棒曲霉和阿姆斯特丹曲霉等。

曲霉为条件致病菌，在免疫功能低下或中性粒细胞减少时，曲霉可经破损的皮肤黏膜或呼吸道进入人体，曲霉菌具有细胞毒的抗原片段，烟曲霉蛋白能与变态反应肺曲霉患者的IgG、IgE特异性结合，通过细胞毒性和变态反应起致病作用。其他一些具弹性蛋白酶样活性的糖蛋白抗原，也可能在发病中起到一定作用。

【流行病学】

曲霉为自然环境中最常见的腐生菌。存在于空气灰尘、土壤及腐烂的有机物中，鸟类尤其是鸽粪易受曲霉感染。

本病呈全球性分布，可发生于任何年龄、性别、种族，男女之比约为3：1，30～40岁为多发年龄。医院内感染是一个不可忽略的因素。

【临床表现】

1.原发性皮肤曲霉病（primary cutaneous aspergillosis） 罕见。损害可分五类：①单个的坏死性皮肤斑块；②皮下肉芽肿或脓肿（图5-42）；③持久性发疹性丘疹伴化脓；④增殖性或坏死性皮损（图5-43）；⑤融合性肉芽肿。烟曲霉为播散性曲霉病

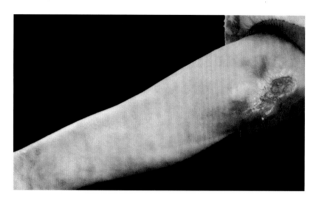

图5-42　黄曲霉皮肤溃疡

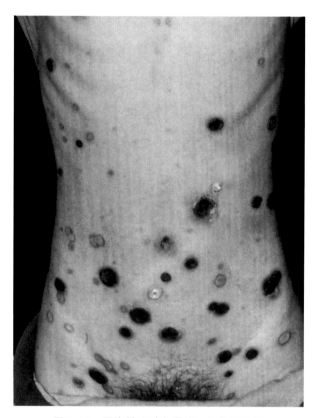

图5-43　原发性皮肤曲霉病　烟曲霉引起

伴发皮肤损害最常见的原因之一。此外，许多曲霉为甲真菌病的病原菌之一。

2.肺曲霉病（pulmonary aspergillosis）　肺是曲霉病最常累及的部位，可发生支气管炎、肺部浸润和肺曲霉球。

肺曲霉球多在肺部有空洞时形成，如空洞性肺结核、支气管囊肿和慢性肺脓肿。主要是咯血，且多为大咯血并咯出咖啡样颗粒状物。

典型的X线表现具特征性，为均匀不透明区。呈圆形或卵圆形，上部及周围有环形或半月形透光

区，表示有空气，如Monod征。曲霉菌球体在腔内随体位改变而移动。不典型者球体周围肺野可见较多的病变阴影，球体隐藏其中，须仔细辨认方能区别。

3.耳曲霉病（otomycosis）　外耳道曲霉病较为常见，在耳真菌病中约占80%，大多为继发性。烟曲霉、黄曲霉和黑曲霉是最常见的致病菌种。由于曲霉菌刺激外耳道皮肤出现红斑、鳞屑、耵聍增多，呈管状或膜状，可阻塞耳道而致听力减退，发痒、如继发化脓感染则有疼痛感。若病变累及鼓膜，可见鼓膜充血，若鼓膜穿孔，则曲霉侵入中耳，引起中耳炎。

4.眼曲霉病（ocular aspergillosis）　眼部曲霉病包括角膜感染、内眼炎及眼眶感染三种类型。

【诊　断】

（一）诊断基本资料

1.病史　患者多因原发性疾病使免疫功能抑制而感染，因此，应仔细询问及检查引起免疫抑制的原因。另外，医院感染也是一个重要因素，是值得警惕的感染来源。

2.体格检查　曲霉菌可侵犯全身各组织器官，应根据所出现症状进行全面体检，包括X射线、CT及MRI等。

3.实验室检查

（1）真菌学检查

1）直接镜检：取痰、脓液、脓肿抽吸物、耳耵聍、角膜溃疡刮取物，用5%氢氧化钾溶液涂片直接镜检，可见无色分隔菌丝，有时可见典型的分生孢子头。

2）真菌培养：将标本直接接种到葡萄糖蛋白胨琼脂培养基上，菌落生长快，呈毛状，一般为黄绿色。镜检可见具特征性的分生孢子头和足细胞。根据菌落形态、颜色和镜下特征可以鉴别菌种。

（2）组织病理检查：痰、肺内咯出物、痂、耵聍、手术取出物可做涂片和组织切片，HE染色，分隔菌丝及分生孢子头显示良好。

（3）放射影像学检查：X线检查对肺曲霉病尤其对曲霉球病有重要诊断价值。CT及MRI检查对诊断提供了更可靠的依据。

（4）免疫检查：曲霉病患者的曲霉抗原可为阳性，变态反应性曲霉病的血清中IgE抗体水平明显增高，沉淀素试验90%以上阳性。DNA探针技术和

PCR已用于侵袭性霉菌病的检测。

4.伴发疾病　血液系统恶性肿瘤、中性粒细胞减少、免疫抑制者、HIV感染。

（二）诊断思路

曲霉感染无特异性表现，与其他疾病非常相似，凡免疫力低下患者，出现支气管炎、肺部浸润病灶时应想到肺曲霉菌病。

出现颅内高压症状，脑血管造影或CT检查证实有颅内占位性损害，抗痨及一般抗生素治疗无效者，应考虑做真菌学检查。

指甲曲霉病和其他疾病表现相似，可做培养鉴别。

耳真菌病中80%为曲霉菌引起的外耳道感染，但多为继发，应做全身检查。

（三）诊断依据

曲霉病的诊断主要根据临床症状、体征、X线表现及真菌检查等来确定诊断。找到病原菌十分重要。

由于人的痰、粪、口腔、鼻腔、阴道等许多地方都能分离出曲霉菌。因此，一次分泌物培养阳性不能作为诊断，如多途径多次分离出同一菌种，结合临床方可做出诊断。

脑脊液、心包液、血液培养分离出曲霉，只需一次阳性便可做出诊断。

组织病理检查出现曲霉时诊断成立。

肺部X线出现典型的曲霉球和脑部造影或CT出现占位损害，可进一步证实诊断。

【鉴别诊断】

（一）主要鉴别的疾病

1.在胸部X线检查　发现肺内球形阴影时应鉴别：

（1）结核球：肺结核病以青壮年多见，痰中可查到结核菌，损害上肺野居多，在X线照片上密度多不均匀，常有钙化，有空洞形成，周围常有结核病灶，全身有结核病其他表现。

（2）肺脓肿：有发热、咳嗽、痰多。实验室检查痰中可查到化脓性细菌，X线检查，早期呈均匀块影，空洞形成后中心透亮有液平面。

（3）肺部肿瘤：胸部X线是发现肺部肿瘤最好的方法，发现块影和可疑块状阴影，进一步选用高电压摄片、体层摄片、CT、MRI、支气管或血管造影等检查，以明确病变的性质和部位。

2.脑部曲霉病肉芽肿与颅内肿瘤鉴别　颅内肿瘤有颅压增高症状及局限性症状，各类肿瘤各有特征。造影剂增强的CT扫描或MRI对颅内肿瘤具有很高的显示率。

（二）次要鉴别的疾病

对于鼻窦感染、耳道感染及甲部感染可通过真菌检查确定为曲霉感染。

【治　疗】

尽可能除去诱因，治疗原发性疾病，提高患者免疫功能。

1.抗真菌药物治疗

（1）两性霉素B（Amphotericin B）　迄今为止仍是治疗曲霉的首选药物。该药对烟曲霉的最低抑菌浓度（MIC）为<2mg/L，对其他曲霉为0.1～100mg/L。剂量为1.0mg/（kg·d）。两性霉素B毒性大，具有肾毒性等。若疗效不佳或不能耐受可改用两性霉素B胶质分散体、胶质体两性霉素B或两性霉素B脂质复合体，疗效良好，其肾脏毒性及其他毒性明显减少。

（2）伊曲康唑（Itraconazole）　是一种极好的药物，200～400mg/d，使用3个月至1年。

（3）酮康唑和氟康唑无效。

2.手术治疗　对肺曲霉球、脑曲霉肉芽肿及鼻窦曲霉肉芽肿等可行手术治疗。对手术治疗患者于手术前后均应给予抗真菌治疗。

（陈　蕾　眭维耻）

隐球菌病

隐球菌病（cryptococcosis）是新生隐球菌感染所致的全身感染性疾病，主要是肺部感染，90%的患者局限于肺部，剩下10%的患者病原菌经血行播散到其他器官，中枢神经系统和皮肤是最常见的继发感染部位。

细胞免疫功能低下患者，如AIDS患者，播散性损害发生率可达50%。系统性红斑狼疮、恶性肿瘤、糖尿病、大剂量使用糖皮质激素、器官移植等患者易罹患本病。

【病原学】

隐球菌属包括17个种和7个变种，其中仅新生隐球菌及其变种具有致病性。新生隐球菌（Cryptoco-ccus neoformans）又名组织酵母菌，在组织中呈圆形或椭圆形，直径一般在4~6μm，为红细胞的2~3倍大小，外有宽阔的荚膜，通过出芽繁殖，在普通培养基上生长良好，生长最适宜温度为30℃左右，在37℃时亦能生长，而其他非致病性隐球菌在37℃时则不能生长。根据荚膜多糖抗原可分为ABCD四种血清型，临床上分离菌株多为A和D型，在37℃下生长呈淡黄色或棕褐色黏液样菌落，据此可与非致病性隐球菌相区别。

【流行病学】

隐球菌病见于世界各地，我国大部分省市已有报道，男女之比约2：1，最常见于30~60岁的人。它侵犯人和动物，病原菌从人的皮肤、土壤、灰尘和鸽粪中都能找到。本病主要是从呼吸道吸入环境中的病原菌导致肺部感染，消化道及皮肤亦为本病的入侵途径。播散性损害发生在50%的艾滋病患者中，皮肤受累者占艾滋病患者的6%。

【临床表现】

1. 肺隐球菌病　原发性肺部感染一般症状较轻，约1/3的患者没有症状，不咳嗽也不发热，且有自愈倾向。重者可表现为气管炎或肺炎，出现咳嗽、咯痰、胸痛。痰呈胶冻样、黄色黏痰或痰中带血，痰中有大量菌体。常伴发热、乏力、体重下降、呼吸困难。可引起死亡。

2. 中枢神经系统隐球菌病　临床上常表现为脑膜炎型、脑膜脑炎型、肉芽肿型及囊肿型。可有烦躁不安、幻觉、抑郁、严重头痛、眩晕、恶心及呕吐、颈项强直、癫痫样发作，颅内占位性病变表现，病死率高，CT、MRI检查有助于诊断。

3. 皮肤隐球菌病　隐球菌患者中，10%~15%有皮肤损害。皮肤病变多继发于中枢神经系统、肺或其他病灶经血行播散而来，皮肤原发性接种罕见。

隐球菌皮肤损害包括丘疹、水疱、脓疱、皮下组织肿块、浸润性结节，传染性软疣样损害、疖肿样损害、蜂窝织炎、引流性窦道、溃疡、湿疹样斑块（图5-44，图5-45）。皮肤损害最多见于头皮、颈部。

除发生于皮肤外，口腔软腭、硬腭、舌、扁桃体、牙龈、鼻中隔、上颌窦等处亦可发生。

4. 其他器官和组织的隐球菌病　骨隐球菌病约

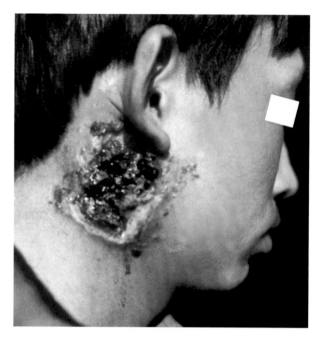

图5-44　原发性皮肤隐球菌病

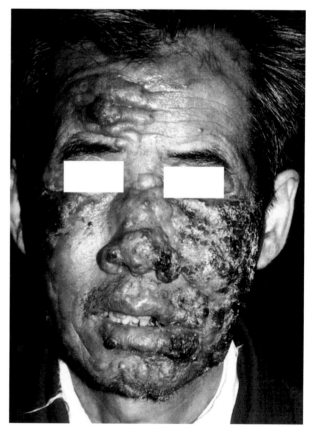

图5-45　原发性皮肤隐球菌病

占10%，其他器官如泌尿系统、眼球、心脏、肝、脾、胃肠道等处亦可受累，为全身感染的一部分。

【诊　断】

（一）诊断基本资料

1.病史　新型隐球菌系环境腐生菌，广泛生存于土壤和鸽粪中，后者被认为是重要的传染源，我国学者报道在52%～76%的鸽粪中分离出新型隐球菌。细胞免疫功能低下，特别是T细胞功能低下，则为明显的易感人群，应追询患者所患疾病，作为诊断参考。

2.体格检查　由于新型隐球菌常造成多系统感染，因此，全身检查甚属必要，皮肤损害亦应仔细辨认，发现有像传染性软疣样皮肤，特别是中心有血痂更应注意，笔者曾有一病例看见皮损提示才明确诊断为中枢神经系统隐球菌患者。

3.实验室检查

（1）真菌检查

1）直接镜检：常规染色可发现隐球菌。脑脊液涂片镜检，如发现酵母细胞，则加1滴10%氢氧化钠溶液于盖玻片一侧，另一侧加1滴印度墨汁以显示荚膜（图5-46，图5-47）。直接镜检是诊断隐球菌性脑膜炎简便而又快速的诊断方法。

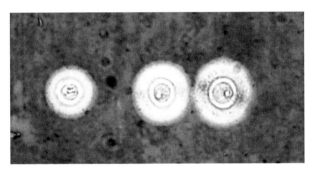

图5-46　新型隐球菌　脑脊液墨汁染色镜检

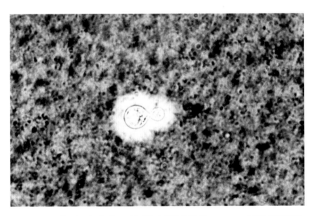

图5-47　新生隐球菌　脑脊液墨汁涂片×40　哑铃形菌体

2）培养：培养分离菌种是确诊的"金标准"，然而培养阳性率并不很高，因此，阴性者不能排除诊断。取标本接种于葡萄糖蛋白胨斜面培养基上，置于27～37℃孵育2～5天。

（2）免疫学检测方法

1）抗原检测：乳胶试验检测，可检测脑脊液及体液标本中的新型隐球菌荚膜多糖抗原，对早期快速诊断具有重要的临床价值。

2）抗体检测：方法有放射免疫法和试管凝集试验。此法不仅用于诊断，尚可对预后做出判断，如抗体效价值高，预示病情有好转。

（3）分子生物学检测：疾病早期仅有肺部感染时，涂片法或血清学方法往往不能检测病原菌，新的检测方法，如DNA探针法和PCR探针法等方法具有较好的检测效果。

（4）组织病理：主要有两种类型的病变。胶状型病变在泡沫状基质内有许多出芽酵母，很少或没有炎症反应。肉芽肿型特征为病原菌较小、数量极少，并有肉芽肿性炎症浸润。通常在损害的病理片上容易发现病原菌。

（5）脑脊液检查：中枢神经系统隐球菌感染患者，脑脊液压力增高，一般为200～500mmH$_2$O（1.97～4.90kPa），少数更高。外观正常或微混。白细胞增多，早期以中性粒细胞为主，中后期以淋巴细胞为主。蛋白增高，糖和氯化物通常降低，糖含量显著降低，甚至为零，有人认为这是该病的一种特征性表现。

4.伴发疾病　系统性红斑狼疮、淋巴瘤、Hodgkin病、晚期恶性肿瘤、糖尿病、HIV感染（艾滋病）。

（二）诊断思路

原发性肺部隐球菌病症状可以很轻，容易忽略，此阶段放射线检查可发现本病。

在临床上出现中枢神经系统感染症状、体征，伴视乳头水肿、脑脊液压力增高、脑脊液糖明显下降，应高度警惕本病的可能性。尤其是患有免疫功能低下疾病或有鸽粪接触者更应怀疑本病。

遇有上述肺和中枢神经系统症状者要仔细检查皮肤有无类似传染性软疣或其他症状，且取组织液镜检和培养，容易找到致病菌。

实验室检查：特别是真菌学检查对发现本病十分重要。

（三）诊断依据

1. 接触史　有养鸽或鸽粪接触史，免疫功能低下。

2. 临床表现　有本病临床表现和体征，出现中枢神经系统感染，伴视盘水肿，脑脊液压力升高，脑脊液中糖含量下降等。

3. 实验室检查

（1）确认需自受累部位组织或体液中查到病原菌，免疫学等检查可供分析。

（2）肺部病损可做放射线检查或支气管镜检。痰片检查仅20%阳性。

（3）中枢神经系统隐球菌感染脑脊液检查可提供诊断依据。

（4）组织病理：发现病原体。

（5）真菌培养阳性是本病诊断的"金标准"，但培养阴性患者并不能排外诊断。

【鉴别诊断】

（一）主要鉴别的疾病

1. 肺隐球菌病　应与肺结核、肺脓肿、肺癌（或转移癌）、结节病等鉴别。上列疾病与本病在影像学上很难鉴别，以下特点可供参考：①始发于肺中、下野，但也有报道好发于上肺野；②空洞罕见；③无明显肺纤维化、钙化灶；④肺萎缩少见；⑤肺门淋巴结多不肿大（表5-5）。

2. 皮肤隐球菌病　应与传染性软疣、痤疮、皮肤结节、孢子丝菌病鉴别。隐球菌病皮损为非特异性改变以传染性软疣样皮损多见，数目多，中心常有血痂，皮损处隐球菌数量较多，挑取分泌物直接镜检或做组织病理易于诊断。

3. 隐球菌性脑膜炎　应与结核性脑膜炎鉴别。

（二）次要鉴别的疾病

中枢神经系统病变应与脑部肿瘤鉴别，颅内肿瘤多有定位改变，有压迫症状和颅压增高，CT及MRI等影像检查可鉴别。

【治　疗】

1. 一般治疗　包括支持治疗，维持水和电解质平衡，防治混合细菌感染，降低颅内压及原发疾病的治疗。

2. 抗病原菌治疗

（1）对所有患者在无AIDS情况下推荐静脉滴注两性霉素B，接着口服氟康唑400mg/d，连用8～10周。亦可用伊曲康唑200mg，每日治疗2次。

（2）氟胞嘧啶联合氟康唑或伊曲康唑治疗。

（3）有HIV感染者则予以氟康唑200mg/d的抑制剂量长期服用。

（吴丽峰　范文葛　眭维耻）

马内青霉病

马内青霉病（penicilliosis marneffei）主要侵犯网状内皮系统，与组织胞浆菌类似。马内青霉

表5-5　隐球菌性脑膜脑炎与结核性脑膜脑炎鉴别要点

分　类	隐球菌性脑膜炎	结核性脑膜炎
发病年龄	任何年龄，40岁以上多见	儿童、青少年多
病原菌	新型隐球菌	结核杆菌
起病方式	相对缓慢	相对较急
发热	早期不明显	早期即有
脑脊液检查	细胞数相对少，糖极低	可见薄膜
抗原检测	阳性	阴性
其他部位结核灶	无	可有
涂片查菌	新型隐球菌	结核杆菌
视神经盘水肿	明显，多见	较少见，或晚期
视神经萎缩	多见	少见

（Penicillium marneffei）感染人群多见于东南亚地区，尤其是泰国和越南。我国先后由李菊裳、韦兴国等于1985年正式报告。中国的广西和东南亚地区是马内青霉病的地方性流行区，竹鼠是马内青霉的携带动物。一般认为通过吸入含马内青霉孢子的灰尘而引起感染，并可经血行播散至全身各个内脏器官，并非竹鼠传染给人类。竹鼠咬过的甘蔗被人吃后可能传播此病。患者本身潜在性疾病或应用免疫抑制剂等，也可能是重要的诱发因素。近年来，全世界报告不下数百例主要并发于艾滋病。马内青霉是青霉属中唯一的双相菌种，在组织中呈酵母型，在室温培养呈菌丝型。

【临床提要】

1.局限型　系继发于其他疾病，常被原发疾病症状所掩盖，病变局限于肺者类似肺结核，极易误诊。

2.进行性播散型　患者肺部受累可表现为呼吸道症状，如累及全身骨骼，全身淋巴结肿大、贫血、肠受累、肠穿孔、肝脾大。

3.皮肤损害　皮损发生于50%以上的病例，为红色小丘疹、结节、痤疮样小脓疱（图5-48，图5-49）、皮下脓肿或溃疡或合并HIV感染者可见到传染性软疣状皮损，常散发于面和躯干。

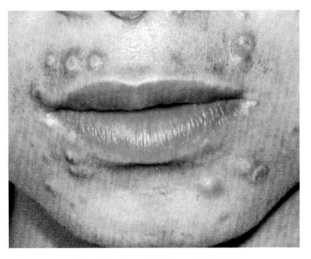

图5-49　马内青霉病　面部丘疹

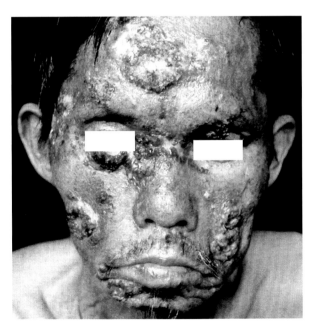

图5-48　马内青霉病　面部散在丘疹，结节、溃疡，
溃疡表面有脓性分泌物
（本图由广东医科大学李顺凡、吴国凤惠赠）

【诊　断】

（一）诊断基本资料

1.病史　有到过流行区史，有免疫功能受抑制及相关疾病史。

2.体格检查　皮肤及系统检查有相应体征和发现。

3.实验室检查　取骨髓涂片、皮肤印片或淋巴结活体组织瑞氏染色后镜检（图5-50，图5-51），可见到典型圆形或卵圆形有明显横膈的细胞，常在巨噬细胞内。培养及镜检（图5-52，图5-53），25℃青霉相可见无色透明分隔菌丝，分生孢子梗光滑而无顶囊，帚状枝双轮生，散在，稍不对称，2~7个散开，不平行的梗基，其上有2~6个瓶梗，顶端狭窄，可见单瓶梗，其顶端有单链分生孢子，散乱。分生孢子初为椭圆形，后呈圆形，光滑，可见孢间联体。37℃酵母相可见圆形、椭圆形、长形酵母样菌体，可见关节孢子。组织病理，在组织细胞内或散在组织细胞周围可见到马内青霉。HE染色菌体不着色，过碘酸染色（PAS）和银染色良好。

4.伴发疾病　HIV感染、艾滋病。

（二）诊断思路

临床上有感染中毒症状、白细胞增高、多器官病变、皮肤及多器官脓疡外，患者来自疫区或曾到过疫区，应考虑本病，需进一步取骨髓涂片、皮肤印片或淋巴结活体组织瑞氏染色后镜检，以确定诊断。

（三）诊断依据

1.临床表现　感染中毒症状、白细胞增高、多

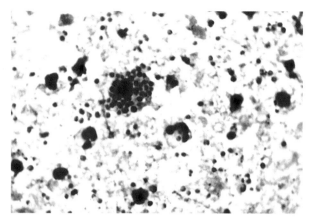

图5-50　马内青霉病面部脓液革兰染色　100×

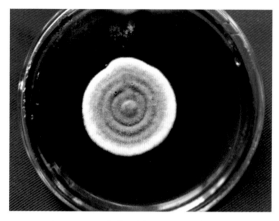

图5-52　马内青霉病SAD　25℃　7天

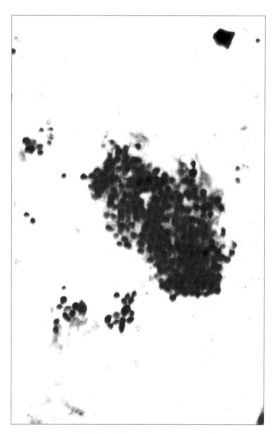

图5-51　马内青霉病淋巴液革兰染色　100×

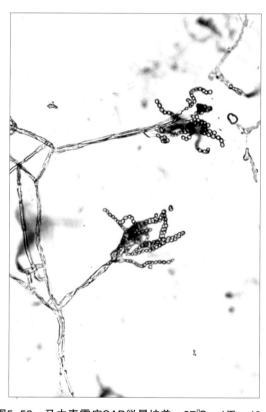

图5-53　马内青霉病SAD微量培养　27℃　4天　40×

器官病变、皮肤及多器官脓疡。皮肤有丘疹、结节、传染性软疣、痤疮样小脓疱、皮肤脓肿和溃疡。患者来自疫区或曾到过疫区。

2.相关检查　取骨髓涂片、皮肤印片或淋巴结活体组织瑞氏染色后镜检，可见到典型圆形或卵形有明显横膈的细胞，常在巨噬细胞内。分离培养出马内青霉，为确诊该病的金标准。骨髓培养阳性率为100%，皮损为90%，血培养为76%。

【鉴别诊断】

应与其他播散性霉菌病，如组织胞浆菌病和隐球菌病鉴别。这两种疾病也可发生于地方性流行地区的AIDS患者。其中主要应与隐球菌病鉴别，两病临床表现有相似之处，组织病理都有细胞内孢子，但马内青霉病经特殊染色检查有特征性的腊肠型分隔孢子，真菌培养可以鉴别。

【治　疗】

1.两性霉素B及5-氟胞嘧啶（5-FC）联合治疗　最理想。两性霉素B对马内青霉的MIC为0.04～1.56mg/L，早期治疗，常可收到一定的疗效，当病情趋向晚期则治疗较棘手，预后较差。马内青霉对5-FC敏感，MIC为0.04mg/L。因此，两性霉素B和5-FC联合应用治疗本病有疗效。

2.酮康唑　对马内青霉的MIC为0.04mg/L，有报道用酮康唑400mg/d治疗1个月显效，减量至200mg/d后症状复发，再加至400mg/d治疗无效，改用两性霉素B$_5$～50mg/d，治疗1个月而痊愈。口服有效。

3.伊曲康唑　对马内青霉的MIC为0.04mg/L。0.2g，口服，每日2次，治疗2周体温正常，皮疹、咳嗽减轻，治疗1个月后所有症状消失，X线检查肺部炎症亦吸收；症状控制后剂量改为隔日1次，巩固治疗3个月。

4.氟康唑　氟康唑对马内青霉具有较好的抑菌作用，MIC为50mg/L，亦可试用。但疗效不如伊曲康唑。

5.免疫治疗　积极采用免疫辅助治疗。

（陈　蕾　朱慧兰）

放线菌病

放线菌病（actinomycosis）是由放线菌属中某些种引起的一种慢性、进行性、化脓性肉芽肿性疾病，有形成多发性脓肿和窦道的倾向。此病世界各地均有报道，我国于1904年在宜昌首先发现本病。

【病原学】

病原菌为人型放线菌（以色列放线菌）、牛型放线菌，偶见其他种放线菌。放线菌属为原核微生物、厌氧、革兰染色阳性。具有发育良好的菌丝和孢子，菌丝无隔是单细胞结构，无形态固定的细胞核，胞质中无线粒体、叶绿体等细胞器，细胞壁化学组成类似细菌而异于真菌。

在受放线菌侵蚀的组织脓液中，可见菌丝缠结成的颗粒，色黄，称"硫黄颗粒"。

放线菌病散发于世界各地。本菌在正常人体内寄生，一般不发病。只有当机体抵抗力下降或合并细菌感染时才可发病。皮肤或内脏黏膜破损，是使放线菌深入组织致病的重要条件。

【流行病学】

本病散发于世界各地，多属内源性感染。迄今为止，未见人与人、人与动物、动物与动物之间相互直接接触传染。本病可见于任何年龄，多数病例在15～35岁，以农业劳动者中最常见。10岁以下少见。男性患者约为女性的2倍。

【临床表现】

本病可见于身体任何部位，但以面颈部（50%～60%）、胸部（10%～15%）、腹部（18%～28%）多见。

1.面颈部放线菌病　此型最为常见。病原菌常经口腔黏膜、龋齿、牙周脓肿、拔牙后的伤口或扁桃体炎症等入侵。始发于面颈交界处多为单侧发生。初发症状为局部轻度水肿或皮下肿块，继之肿块增大并与皮肤粘连，皮肤表面高低不平呈暗红色，扪之如木板样硬。以后软化形成脓肿，穿破后形成多发性窦道，排出物中可见黄白色坚实的"硫黄颗粒"，周围组织可有肉芽增生。发病初期如无继发化脓感染，一般无明显疼痛，局部淋巴结亦不肿大。如不及时治疗损害可蔓延。

2.胸部放线菌病　此型可自颈部或腹部病损蔓延而来，或口腔中放线菌吸入感染。临床上为急性或慢性肺部感染表现。如发热、咳嗽、咳痰、胸痛，但无咯血。患者常有脓痰、贫血、盗汗、乏力等全身不适表现。如病灶进展可累及胸膜、胸壁，出现脓胸或胸壁多发性窦道（图5-54），排出脓液中含"硫黄颗粒"。

3.腹部放线菌病　此型最常见为肠放线菌病，病原菌多自口腔吞咽进入，也可由胸部病变扩散而来。临床表现类似急慢性阑尾炎，于回盲部出现不规则肿块，类似癌肿。继之肿块增大，并与腹壁粘连穿破后形成多发性窦道（图5-55），脓液中可见"硫黄颗粒"。患者有畏寒、发热、恶心、呕吐、肠绞痛多种全身症状。

4.其他　放线菌可发生皮肤原发性感染，以及侵犯脑、眼、女性生殖器官，而出现相应症状。

【诊　断】

（一）诊断基本资料

1.病史　患者有口腔卫生不良、龋齿、牙周脓肿、拔牙或扁桃体炎史。

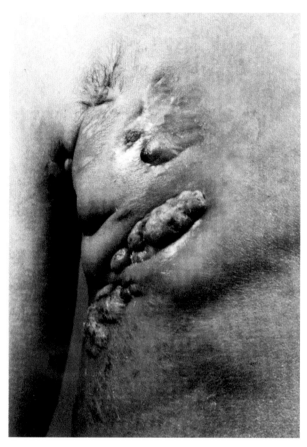

图5-54　放线菌病　胸部多发性窦道

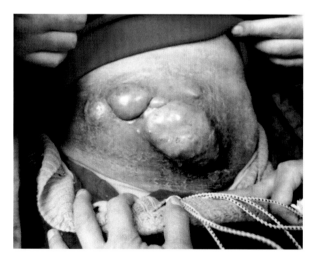

图5-55　放线菌病　腹部肿块、多发性窦道

2.体格检查　放线菌病可在身体任何部位发病，因此，全身检查十分必要。在受累部位脓液中能见到具诊断价值的"硫黄颗粒"应仔细观察，此颗粒直径约1～2mm，坚实，呈分叶状，淡黄、灰白或淡褐色。

3.实验室检查

（1）病原菌检查

1）直接镜检：可从窦道引流纱布网眼内寻找黄白色颗粒，或将脓液用生理盐水稀释，在沉渣中寻找颗粒。如系痰液，可放入试管中，滚动试管，使痰液在试管壁表面形成薄层，再用放大镜找寻颗粒。将颗粒制成生理盐水薄片，于低倍显微镜下，可见菌鞘呈圆形或肾形，中心颜色较淡，排列呈放射状，边缘透明发亮，类似孢子。油镜下可见革兰染色阳性呈放射状排列的分枝状菌丝。抗酸染色呈阴性。

2）厌氧培养：将颗粒用生理盐水浸泡3次，划线接种于脑心浸液血琼脂平皿、牛肉浸膏血琼脂平皿或1%葡萄糖肉汤中。如为无污染的临床标本，可直接接种于硫乙酸钠肉汤中于37℃培养，3～7天后可见细菌菌落生长。

3）脓液薄片镜检：对疑似本病在脓液中未找到"硫黄颗粒"者，可直接涂片做革兰染色，置油镜下检查并做厌氧培养。

（2）组织病理：损害处病理变化主要是化脓性肉芽肿改变，如找到"硫黄颗粒"及革兰染色阳性纤细分枝菌丝，有诊断价值。

（3）X线检查：胸部X线检查对肺部损害诊断有参考价值。

（4）动物接种：将培养菌株和5%猪胃黏液素混合后，注入大白鼠腹腔（可重复1～2次），4～6周后解剖，可见腹腔内有许多小脓肿，切片可见"硫黄颗粒"，革兰染色镜检可见阳性分枝菌丝。

（二）诊断思路

对以下临床表现患者应怀疑本病并进一步检查明确诊断。

（1）面、颈部、胸部等皮肤上有性质不明肿块，特别有化脓、穿破形成窦道者。

（2）支气管炎、肺部感染、肺脓疡、胸腔积脓，原因不明，长期治疗疗效不佳者。

（3）腹部胃肠炎、腹部手术后发现腹部肿块或在切口部位形成肿块，瘘管，经治疗不愈者。

（4）皮肤肿块软化，化脓，穿破后排出脓液中发现"硫黄颗粒"者。

（三）诊断依据

1.临床表现　有化脓性损害、瘘管或排出脓液中有颗粒。面、颈部皮损无痛性皮下肿块，硬如木板样，与皮肤粘连，表面暗红或紫红色，高低不平，由于浸润性样硬结聚合在颌骨处，所以面颈部出现粗颌外观。

2.X线检查　肺部损害的特殊变化。

3.病理检查　病理切片中找到放线菌组成的"硫黄颗粒"可以做出诊断。

4.病原菌直接检查及培养　发现革兰阳性的纤细分枝的菌丝，厌氧培养有放线菌生长。可以确定诊断。

【鉴别诊断】

（一）主要鉴别的疾病

1.孢子丝菌病　本病多发于四肢，尤其是手及上臂，亦可见于面、颈部。淋巴管型多见，结节呈串珠状沿淋巴管排列。淋巴管变粗，可扪及。分泌物中无"硫黄颗粒"。

2.奴卡菌病　本病为外源性感染。可有"颗粒"发现，但不呈硫黄色，也无棒状体。可查及革兰染色阳性纤细分枝菌丝，培养需氧生长，部分抗酸染色阳性。常见为足菌肿及及肺部感染。通过确定菌种，即可鉴别。

3.瘰疬性皮肤结核　多发生于颈部，脓液内含干酪样坏死，可查到结核杆菌，病员多有肺部结核，结核菌素试验阳性。无"粗颌"外观。分泌物中无"硫黄颗粒"。

4.肿瘤　有时临床表现相似，但无"硫黄颗粒"，培养及组织病理检查可鉴别。

（二）次要鉴别的疾病

1.结节病　结节病皮损可分为特异性和非特异性两种。前者活检显示为肉芽肿，后者主要为反应性如结节性红斑。无"硫黄颗粒"，病原菌检查可鉴别。

2.梅毒　二期梅毒小结节性梅毒疹及三期树胶肿亦应鉴别。根据治疗史，临床表现及梅毒血清学试验可兹鉴别。

此外，还应与细菌性骨髓炎、肺脓肿、支气管扩张症、阑尾炎等相鉴别。

（三）专家提示鉴别的疾病

1.奴卡氏病　肿瘤、细菌感染、异物肉芽肿、深部真菌感染—孢子丝菌病。

2.放线菌病　葡萄球菌的葡萄状菌病、深部真菌感染、牙齿脓肿。

【治　疗】

1.内用治疗

（1）青霉素：首选，疗效佳，剂量宜大。1000万～2000万U/d，静脉输入，连用1个月，接着口服青霉素4～6g/d，连用2个月。

（2）其他抗生素：氨苄西林、红霉素、四环素、头孢曲松钠、克林霉素亦为有效药物。

（3）碘化钾：10%碘化钾10～20mg，3/d口服，有助于药物渗入及促进肉芽组织肿块吸收，在体温正常后停用。

2.手术治疗　对所有早期浅部病灶，均应手术切除。对范围较大，已形成脓肿，窦道和瘘管者可切开引流。波及骨组织者应清除死骨。对肺部病灶尽可能彻底清除，包括肺叶切除。

手术配合药物治疗，疗效更佳。

（吴丽峰　眭维耻）

足 菌 肿

足菌肿（mycetoma）又称马杜拉足（madura foot）或马杜拉霉菌病（maduromycosis）。足菌肿是一种临床上的称谓，并非一个病因学名称。它包括由链霉菌属、奴卡菌属或放线菌属引起的放线菌足菌肿，以及由真菌如马杜拉分枝菌属（Madurella）、头孢子菌属或假阿利什菌属所致的菌丝足菌肿。表现为皮肤肿胀、骨骼破坏、窦道及瘘管形成的慢性疾病。

【病原学】

致病菌可分为四大类：

1.厌氧放线菌　主要为以色列放线菌。

2.需氧放线菌　主要是奴卡菌。

3.真菌　约占足菌肿的50%，致病菌种类繁多，常见的有甄氏外瓶霉（Exophiala jeanselmei）、假性阿利什霉（Pseudallescheria），有性期为波氏假性阿利什霉（P.boydii），无性期为尖端赛多孢子菌（Scedosporium apiospermum）、曲霉中以烟曲霉（Aspergillus fumigatus）、黄曲霉（A.flavus）和构巢曲霉（A.nidulans）较为常见，还有支顶孢霉（Acremonium sp.）、弯孢霉（Curvularia sp.）、马杜拉菌（Madurella sp.），其中有足菌肿马杜拉菌

（M.madurella）、灰色马杜拉菌（M.grisea）、镰刀
菌（Fusarium sp.）等。

4.细菌　包括葡萄球菌及链球菌等。

【流行病学】

病原菌广泛存在于自然界，尤以土壤中多见。
由外界入侵人体感染，多经破损皮肤侵入。该病多
见于男性，男女之比约为4：1，好发年龄为20～40
岁，以野外作业者或农牧民常见。

【临床表现】

1.足部损害　足菌肿常发生于足背和趾部（图
5-56）。初为皮下肿块为8～10mm，无疼痛及压
痛，质硬如橡皮。损害不断扩大，结节互相融合，
破溃、流出带有不同颜色颗粒的脓液。日久形成瘘
管及窦道。发展缓慢，筋膜和骨骼也常受累。

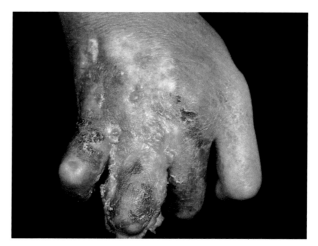

图5-57　足菌肿
（本图由北京大学医学部王端礼、李若瑜惠赠）

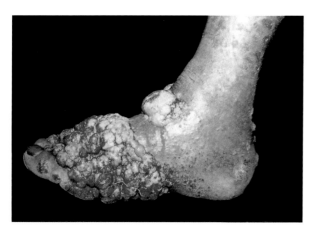

图5-56　足菌肿

2.其他部位损害　身体其他部位如手臂（图
5-57）、胸部和臀部也可以受累，出现严重的骨髓
炎，影响局部功能。

【诊　断】

（一）诊断基本资料

1.病史　发病前多有局部外伤史，伤口未及时
处理。由于本病潜伏期长，3个月到数年、数十年发
病，因此，询问病史十分困难。

2.体格检查　应做全身全面体格检查。对临床
表现，有三点应注意，即假肿瘤样外观，有瘘管及
窦道，脓液中可查见"颗粒"。

3.实验室检查

（1）真菌学检查

1）直接镜检：将分泌物置于平皿中，加上适
量生理盐水，寻找颗粒。将颗粒用玻片压成两个薄
片，分别加入20%氢氧化钾溶液或做革兰染色。镜
下观察，如见宽（直径2～4μm）的分节、肥胖菌丝
和许多厚膜孢子交织而成的团块多提示为真菌性足
菌肿。若发现带细小菌丝的颗粒则提示可能为放线
菌足菌肿。

2）培养：把颗粒接种于加有抗生素或不加抗生
素的沙氏葡萄糖蛋白胨琼脂培养基上培养，并进行
菌种鉴定。

（2）组织病理：典型的病理变化为皮肤及皮下
组织中有瘘管及窦道的化脓性肉芽肿，中心可见颗
粒，颗粒周围有嗜中性粒细胞、淋巴细胞、异物巨
细胞及浆细胞等浸润。

（3）X线检查：骨受累患者可做放射线检查，
感染部有小骨破坏性增生。有经验的放射科专家能
确诊本病。

（二）诊断思路

本病仅根据临床表现，难以做出诊断。

诊断需要谨记：①有假肿瘤的临床表现；②有
窦道及瘘管；③有"颗粒"排出。

"颗粒"大小、颜色各异，形态不同。真菌
引起者，由于菌种不同而不同。奴卡菌颗粒多为黄
白色；马杜拉菌为黑色；足菌肿马杜拉菌的颗粒则
为红棕色至黑色；枝顶孢霉、镰刀霉的颗粒为黄白
色；甄氏外瓶霉的颗粒为黑棕色。因此，发现"颗

粒"应做培养鉴定以确定病原菌（表5-6）。

对骨骼病变发现有空洞，或骨质破坏、增生应想到本病可能性，需进一步检查。

（三）诊断依据

根据临床症状，脓液中有不同颜色颗粒，直接镜检真菌形态可确定诊断。培养鉴定可明确致病菌，对治疗有所帮助。

【鉴别诊断】

（一）主要鉴别的疾病

1.皮肤结核病　可有结节、溃疡、疣状增生、瘘管、疤痕及骨质破坏，但脓液中不能发现"颗粒"，真菌直接镜检及培养阴性。

2.着色真菌病　可有瘢痕及象皮肿，亦好发于足部，但无瘘管形成，脓液中无"颗粒"，真菌培养菌种不同。

3.放线菌病　临床表现为多数窦道、瘢痕，脓液中有"硫黄颗粒"，培养为厌氧放线菌（表5-7）。

（二）次要鉴别的疾病

1.慢性骨髓炎　多为细菌引起，脓液中无"颗粒"发现，真菌镜检及培养阴性。

2.象皮肿　多为慢性复发性丹毒、慢性淋巴管炎引起，真菌检查阴性，病史有助于诊断。

（三）专家提示鉴别的疾病

1.感染　葡萄状菌病、放线菌病、皮肤结核、麻风瘤、孢子丝菌病、着色芽生菌病、深部真菌感染、梅毒、雅司、利什曼病。

2.其他病种　新生物、异物肉芽肿、卡波西肉瘤。

表5-6　足菌肿颗粒的颜色

马杜拉分枝菌（真菌性）	
黑色	足菌肿马杜拉霉、灰马杜拉霉、罗梅罗刺壳孢菌、甄氏外瓶霉菌、塞内加尔小球腔菌、汤普金小球腔菌
黄色或黄白色	波氏假霉样真菌、头孢霉属、镰刀菌属、足菌肿马杜拉放线菌、索马里链霉菌
放线菌	
红色	白氏杰马杜拉放线菌
白色或看不到	巴西诺卡菌、豚鼠诺卡菌、星形诺卡菌

表5-7　与皮肤放线菌病的鉴别

分　类	真菌性足菌肿	皮肤放线菌病
病原菌	尖端单孢霉、波氏足菌肿霉、足菌肿马杜拉菌、甄氏外瓶霉、弯孢霉等	各种放线菌
感染方式	外伤后菌体接种至皮肤内	内源性感染
好发部位	四肢暴露部位，尤其是足部	面颈，四肢
皮损特征	结节、瘘管、瘢痕、瘘管中流出脓液含有黄、白或黑色颗粒	暗红色硬结，脓肿，窦道，流出硫黄色颗粒
颗粒镜检	高倍镜下即可见分支分隔菌丝、PAS染色阳性	油镜下可见革兰阳性"Y"型分支的细菌丝，PAS染色阴性
组织病理	化脓性肉芽肿，颗粒常位于脓肿中，颗粒边缘为广泛的分支分隔菌丝，周围有大量炎细胞浸润	化脓灶内可找到硫黄颗粒，HE染色颗粒中央嗜碱性、致密，边缘为嗜酸疏松栅栏状短棒结构

【治　疗】

1.早期治疗　足菌肿患者，病灶较小，可选用烧灼法对病损区进行清除，可以治愈。

2.对星形奴卡菌及巴西奴卡菌感染的病例　可用磺胺类药物，如磺胺嘧啶、磺胺甲基异噁唑加甲氧苄氨嘧啶，口服至症状消失后，再服至少6个月。

3.对以色列放线菌感染的病例　大剂量青霉素可以治愈。

4.对真菌感染的病例　提倡两种或两种以上抗真菌药联用。伊曲康唑100～200mg/d，连用3个月。也可选用两性霉素B、氟康唑、酮康唑及5-氟胞嘧啶等药。

5.外科手术治疗　可切除病灶后植皮。对肢体严重破坏者，可考虑截肢。

（眭维耻　史建强）

奴卡菌病

奴卡菌病（nocardiosis）或称诺卡氏病，是由一种需氧放线菌类的奴卡氏菌属（Nocardia）引起的皮肤、皮下组织、肺或其他内脏器官感染。呈急性或慢性病程。多为化脓性，偶可见肉芽肿性损害。

【病原学】

奴卡菌属于放线菌属（Proactinomyces），为革兰阳性需氧菌，存在于土壤，本菌分类学上属细菌，共有130余种，其中4种可引起人和动物患病，即星型奴卡菌、巴西奴卡菌、豚鼠奴卡菌、鼻疽奴卡菌，前2种尤为多见。本病的发生和传播途径与机体抵抗力有密切关系，患者大多伴有机体免疫功能低下。

【流行病学】

本病以20～40岁多见。男女之比约为5∶1，农民多见。95%以上患者是吸入带菌的尘土感染，由污染的灰尘植入皮肤中（如外伤或刺伤）亦可发生感染。

【临床表现】

1.肺奴卡菌病　约75%初发的部位是肺，并由此播散。其临床表现无特异性，但有咳嗽、盗汗、食欲不振、体重减轻等类似肺结核症状。也有表现为大叶性肺炎、肺脓疡症状，患者感到胸痛、咳嗽，以后咳黏液脓性痰或带血痰，发热，但无寒战。病变可穿过胸膜，波及胸壁，形成瘘管，而类似胸部放线菌病。偶尔通过血源播散，侵入脑、肾及皮肤。

2.脑奴卡菌病　大约1/3的患者受累。侵及脑膜，引起炎症，出现脑膜刺激症状；侵及脑实质而引起脑脓肿，表现为头痛、头昏、恶心、呕吐、抽搐、不规则发热、偏瘫等类似脑肿瘤占位症状。病死率可达75%。

3.皮肤奴卡菌病　大约10%的病例可发生，多发性皮肤脓肿、蜂窝织炎、溃疡或肉芽肿（图5-58，图5-59），可在脓液中见到"颗粒"，颗

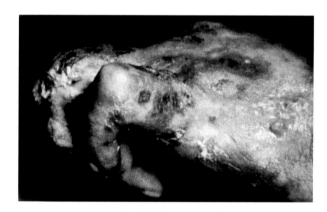

图5-58　奴卡菌病　星形奴卡菌感染

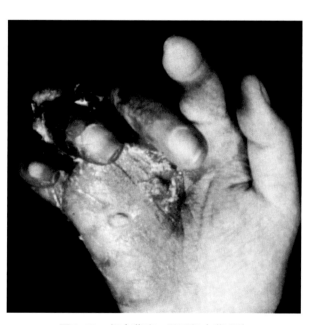

图5-59　奴卡菌病　星形奴卡菌感染

粒较小呈黄白色。也有在肢体外伤后发生下疳样损害，并有排列呈链状的结节而类似孢子丝菌病。

4.播散性奴卡菌病　患者大多伴有肿瘤或其他免疫功能降低的疾病，通过血源性播散，不同器官受累而出现相应的症状。大约20%的播散性感染病例见于免疫功能正常者。

【诊　断】

（一）诊断基本资料

1.病史　由于奴卡菌广泛存在于土壤中，因此，农民多见。感染前多有明显的易感因素，应仔细询问。

2.体格检查　本病可累及全身各部位，应全面检查，以发现病变部位。

3.实验室检查

（1）病原菌检查

1）直接镜检：用革兰染色可在痰液及脓液薄片中找到星形奴卡菌。特征为革兰染色阳性，部分抗酸，菌丝纤细，直径0.3～1.2μm，弯曲如树根。

2）培养：取材后接种于不含抗生素的沙氏葡萄糖蛋白琼脂中，可生长出乳酪状或潮湿的白色菌落，以后逐渐变为白垩色或橘黄色，再进行菌种鉴定。

3）动物接种：大多数奴卡菌可使小白鼠或豚鼠致病。可将分离的菌株腹腔内接种，动物于7～14天死亡，解剖可见大量脓液涌出，涂片染色可见典型奴卡菌。

（2）组织病理：为化脓性肉芽肿改变，病灶内有大量多形核白细胞浸润，也见淋巴细胞、浆细胞浸润。组织切片很难查到病原菌。

（二）诊断思路

本病的临床表现无特征性。因此，当发现肺、脑、皮肤或其他脏器炎症表现而病原体又不明确时，要考虑奴卡菌病可能性。

临床上许多病例类似于肺结核，然而应考虑肺奴卡菌病，特别是胸壁上出现脓肿和排脓瘘管时。肢体有结节，且是串珠状排列，除考虑孢子丝菌病外亦应怀疑是否奴卡菌病的孢子丝菌病样型。

（三）诊断依据

根据临床症状配合实验室检查可以确定诊断。

因临床表现多无特征性，因此，真菌学检查尤为重要，又因本菌广泛存在于自然界，单分离出本菌不能完全证明有临床价值。痰中查出菌也不一定代表肺部侵袭性感染。

应根据临床表现进行分析，配合病理学检查，鉴别其他疾病，方能做出诊断。

【鉴别诊断】

（一）主要鉴别的疾病

1.结核病　肺部奴卡菌病很像肺结核病。从住院结核患者中发现有奴卡菌感染。此类患者抗酸杆菌检查阴性，抗结核治疗效果不佳，应当想到奴卡菌病。

2.放线菌病　病变多较局限，较少播散。如侵犯皮肤则多呈脓肿、窦道及瘘管，可以找到"硫黄颗粒"，而奴卡菌病有时也可见到"颗粒"，但此种颗粒较小，是菌丝聚集在一起的表现，称假性颗粒（表5-8，表5-9）。

表5-8　皮肤奴卡菌病与皮肤放线菌病的鉴别

分　类	皮肤奴卡菌病	皮肤放线菌病
感染方式	皮肤创面接触带菌物质	多数为内源性感染
好发部位	主要为肺、脑，皮肤少见，可在身体不同部位	面、颈部、四肢的皮肤，皮下组织
皮损特征	脓肿，瘘管，疣状损害或溃疡，有黏稠的黄白色脓液，不含硫黄颗粒	暗红色硬结，以后形成脓肿，穿破后形成窦道，可排出硫黄颗粒
病理变化	病变类似细菌性脓肿，有中性粒细胞，淋巴细胞和少量巨噬细胞，病灶内有革兰阳性的纤细分枝菌丝	化脓灶中可找到不规则分叶颗粒的中央紫色边缘红色纤细菌丝，周围绕以单核细胞和多核巨细胞
直接镜检	取脓液做革兰染色呈阳性纤细分枝菌丝，或断裂成杆菌状	从窦道取出敷料，可见纱布有黄白色颗粒，将其压碎做革兰染色，油镜下可见"Y"型分支细菌丝，抗酸染色阳性
培养	各种奴卡氏菌	各种放线菌

表5-9 真菌病分类鉴别表

分 类	临床病理特点
浅部真菌病	感染限于皮肤角质层的最外层，极少或全无组织反应，毛发仅累及毛发表面，很少损害毛发，浅表真菌病有掌黑癣、花斑癣、毛结节病等
皮肤真菌病（感染表皮、黏膜、毛发、甲板）	能广泛破坏皮肤组织结构并伴有宿主免疫反应 1. 皮肤癣菌感染 （1）三个属：①毛癣菌属（侵犯毛发、皮肤、甲板）；②小孢子菌属（侵犯毛发、皮肤）；③表皮菌属（侵犯皮肤、甲板） （2）亲嗜性：①亲人性（红色毛癣菌、紫色毛癣菌、断发毛癣菌等）；②亲动物性（须癣(趾间)、毛癣菌、犬小孢子菌等）；③亲土性（石膏小孢子菌等） 2. 马拉色菌感染：14种菌种，常见花斑癣、马拉色菌毛囊炎、脂溢性皮炎 3. 假丝酵母菌感染：白假丝酵母菌、近平滑假丝酵母菌、光滑假丝酵母菌
皮下组织真菌病	侵犯真皮、皮下组织和骨骼，常为外伤植入土壤和腐败植物中腐生的病原体而发生，见于孢子丝菌病、着色芽生菌病、足菌肿等
系统性（深部）真菌病	是经血液播散或由其下方组织扩散而来。除侵犯皮肤和皮下组织外，还累及组织和器官，病原体可以分为：①真正的致病菌，由少数致病菌组成，如荚膜组织胞浆菌和粗球孢子菌等，侵入免疫正常的宿主；②条件致病菌，如烟曲霉、假丝酵母菌等组成，只能侵犯免疫低下的宿主
侵袭性真菌病	指真菌侵入人体，在组织、器官或血液中生长，并导致炎症及组织损害的感染性疾病，见于患者免疫功能下降、侵袭性肺炎、实体器官移植受者、血液病、恶性肿瘤者、ICU患者的侵袭性真菌病

3. 足菌肿 一部分奴卡菌病可表现为足菌肿，将在足菌肿病中叙述。

（二）次要鉴别的疾病

1. 孢子丝菌病 奴卡菌病也有像淋巴管型孢子丝菌病样表现，可通过病原学检查鉴别。

2. 其他 应与细菌性肺炎、细菌性脑脓肿、脑肿瘤鉴别，主要依据病原学检查鉴别。

（三）专家提示鉴别的疾病

见放线菌病。

【治 疗】

首选甲氧苄嘧唑、磺胺甲噁唑治疗，成人首服4片，以后2片，每日2次，连用6～12周。米诺环素和复方阿莫西林分别用于星形奴卡菌和巴西奴卡菌。阿米卡星（Amikacin）和头孢曲松钠联合应用也有效。对脓胸、肺脓肿、脑脓肿可手术切除或切开引流，皮肤脓肿窦道亦可施行手术。配合内用药物效果更佳。

（眭维耻 吴丽峰）

第六章
球菌性皮肤病

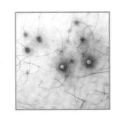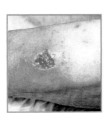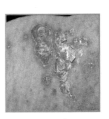

脓疱疮

脓疱疮（impetigo）又称脓疱病，俗称黄水疮，是一种常见的化脓性皮肤病。

【病　因】

本病主要由凝固酶阳性的金黄色葡萄球菌，以71型及其亚群常见，有时为80/81型，其中40%是产青霉素酶的金黄色葡萄球菌；约10%为链球菌所致，多为A族3、13、2、8、49及57型；约10%由葡萄球菌与链球菌混合感染引起；少数由凝固酶阳性白色葡萄球菌引起（表6-1）。金黄色葡萄球菌产生的毒素可导致大疱性脓疱病、葡萄球菌性烫伤样皮肤综合征及中毒性休克综合征。

【临床表现】

1. 寻常性脓疱疮　初为红斑基础上薄壁水疱，很快转为脓疱，有明显红晕，迅速破裂形成糜烂面，脓液干燥后形成层叠形蜡黄色或灰黄色脓痂。

2. 大疱性脓疱疮

（1）经典型：初起为散在水疱，迅速变为脓疱，1～2天内迅速增大，为蚕豆大或更大，疱壁由紧张变松弛，疱周红晕较轻（图6-1），呈半月形坠积状，疱壁较薄，可破裂形成糜烂面及脓痂（图6-2），痂呈淡黄色。

（2）环状脓疱疮：大疱中央愈合，边缘痂下的脓液向四周外溢，呈环状外观。

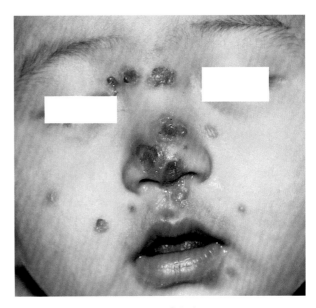

图6-1　脓疱疮

表6-1　广义脓疱疮细菌检测与培养

寻常性脓疱疮	葡萄球菌和（或）链球菌，链球菌性脓疱疮可发展成蜂窝织炎、急性肾小球肾炎、结节性红斑、多形红斑
大疱性脓疱疮	葡萄球菌，尤其是噬菌体Ⅱ组金黄色葡萄球菌
深脓疱疮	脓疱疮的异型，主要为β溶血性链球菌
坏疽性深脓疱疮	铜绿色假单胞菌败血症的并发症
毛囊性脓疱疮	金黄色或白色葡萄球菌

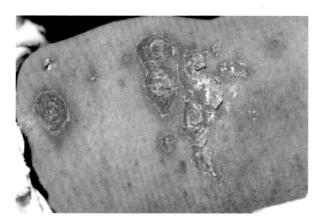

图6-2　结痂性脓疱疮

（3）回状脓疱疮：相邻的环状脓疱疮可互相连接而形成。

3.新生儿脓疱疮　可能为金黄色葡萄球菌型烫伤样皮肤综合征的轻型。

4.伴发疾病　免疫缺陷、中性粒细胞缺乏、低γ球蛋白血症。

【诊　断】

（一）诊断基本资料

1.病史　夏秋季多见，可在托儿所、婴儿室流行。有脓疱疮患儿接触史，可能有痱子、瘙痒性皮肤病的继发性感染。多见于2～7岁儿童，新生儿脓疱疮发生于出生后4～10天的新生儿。

2.体格检查　可见上述各型脓疱疮的皮损。

3.实验室检查

（1）血常规：白细胞总数升高，中性粒细胞明显升高。

（2）尿常规：继发肾炎者可出现尿蛋白、管型。

（3）脓液涂片及培养：涂片可见革兰阳性球菌。培养有金黄色葡萄球菌和（或）链球菌生长。新生儿脓疱疮为金黄色葡萄球菌，凝固酶试验阳性。

（4）血培养：形成败血症者可有金黄色葡萄球菌和（或）链球菌生长。

（5）组织病理：角质层下脓疱，疱内含大量中性粒细胞、纤维蛋白和球菌。大疱底部可有海绵形成和中性粒细胞渗入，偶见少数棘层松解细胞。

（二）诊断思路/诊断依据

本病的脓疱存在时间很短，临床所见常是糜烂、脓痂皮损。要注意本病有自身接种特点，详细询问病史和疾病流行情况。

当学龄前儿童暴露部位皮肤出现绕以红晕的脓疱或糜烂、脓痂皮损，实验室检查可诊断。

【鉴别诊断】

（一）主要鉴别的疾病

1.水痘　发病前和发病早期常伴有发热、头痛等全身症状，皮疹呈红斑、丘疹、水疱、结痂等多形性，向心性分布。水疱为绿豆大小，中心有脐窝，不易破裂。口腔黏膜常有损害。

2.丘疹性荨麻疹　好发于腰腹部和四肢，皮损初起为梭形风团样，逐渐变为红色丘疹，其上可出现水疱，疱壁紧张，疱液澄清发亮。皮疹成批出现，剧烈瘙痒。

3.金黄色葡萄球菌性烫伤样皮肤综合征　多见于1～5周婴儿，皮损为红斑上起皱褶或松弛性大疱，尼氏征阳性，稍摩擦表皮即脱落，露出鲜红色糜烂面，似烫伤样，手足皮肤似手套或袜套样剥脱，黏膜亦可累及，全身症状重。

4.梅毒性天疱疮　常于生后1周内发病，以掌跖部最常见。水疱直径1～2cm，周围有狭窄红晕。疱液初期澄清，后变浑浊如淡脓，破溃露出暗红色糜烂面及痂皮，数日内自愈。疱液中可查出梅毒螺旋体，患儿及其母亲梅毒血清试验阳性。

（二）次要鉴别的疾病

1.天疱疮　主要发生于成人，常先有口腔黏膜损害。皮疹以水疱为主，疱壁薄、易破裂，尼氏征阳性。继发感染时可出现脓疱。

2.单纯疱疹　水疱集簇成群，很少发生于头皮和四肢。

（三）专家提示鉴别的疾病

浅表型天疱疮，角质下脓疱病，脓疱型银屑病。

【治　疗】

1.一般处理　患儿要适当隔离，污染的衣物、用具应及时消毒。新生脓疱疮患儿要加强支持疗法。

2.局部治疗　脓疱未破时外用10%硫黄炉甘石洗剂，破溃者用0.1%利凡诺或1∶8000高锰酸钾溶液湿敷，再用2%莫匹罗星软膏、夫西地酸软膏。

3.全身治疗　皮损广泛或有全身症状者可选用耐β内酰胺酶青霉素、头孢菌素或大环内酯类抗生素,疗程5～10天。

（吴丽峰）

深脓疱疮

深脓疱疮（deep impetigo）又称臁疮（ecthyma），是主要由β溶血性链球菌引起的皮肤化脓性感染，有时与金黄色葡萄球菌混合感染，好发于体弱多病、营养不良、贫血和恶病质者。

【临床表现】

1. **皮肤损害** 初起为粟粒至豌豆大小的丘疱疹，迅速变为脓疱，向周围扩大并向深部发展，中心坏死，形成黑褐色痂，痂逐渐变干发硬，紧附在患部，严重者痂呈蛎壳状，周围有红晕，自觉灼痛。剥离痂皮可见境界清楚，边缘整齐陡峭的碟状溃疡，底部有灰绿色脓苔及肉芽增生（图6-3，图6-4）。3～4周后溃疡愈合，形成瘢痕。

2. **发病特征** 皮损好发于小腿、股、腰、臀等

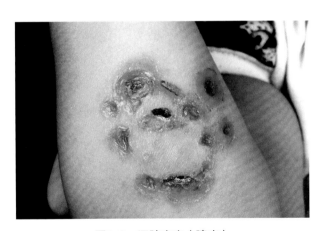

图6-3 深脓疱疮（臁疮）

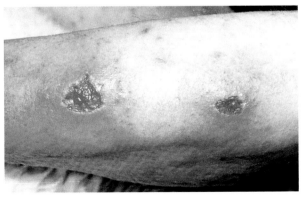

图6-4 深脓疱疮（臁疮）

处，数目多少不定，可发生自身接种。一般无全身症状，严重者可有发热、毒血症、邻近淋巴结肿大，偶可并发急性肾炎。免疫功能低下者，形成深在性坏死性溃疡，称为坏疽性臁疮（ecthyma gangrenosum）；多见于婴幼儿，预后不良，常因败血症、肺炎而死亡。

【诊 断】

（一）诊断基本资料

1. **病史** ①患者一般体质较差，多伴贫血、营养不良、恶病质等；②常有疥疮、水痘、虫咬、糖尿病等病史；③有自身接种特性；④经过缓慢，久治不愈。

2. **体格检查** 好发部位见水疱、脓疱、坏死、溃疡。典型的溃疡表面有黏着较紧的污褐色厚脓痂，周围有红晕，除去痂皮可见溃疡边缘陡峭，底部有灰绿色脓苔及肉芽增生。

3. **实验室检查**

（1）细菌镜检和培养：取脓液或溃疡基底组织作涂片，可见革兰阳性球菌；培养有β溶血性链球菌生长，偶见金黄色葡萄球菌。

（2）组织病理：真皮有明显炎症反应，血管扩张，血栓形成，组织坏死后形成表浅溃疡。溃疡表面有纤维蛋白和角质细胞形成的痂，边缘表皮水肿、棘层肥厚，革兰染色可见大量阳性球菌。

4. **伴发疾病**

（1）深脓疱疮：营养不良、贫血、恶病质。

（2）坏疽性深脓疱疮：免疫功能缺陷、中性粒细胞缺乏、低γ球蛋白血症。

（二）诊断思路

营养不良的儿童或老年人出现深在性脓疱及厚痂溃疡，应考虑本病，主要与变应性皮肤血管炎、硬红斑、晚期梅毒等鉴别，可做细菌学检查及组织病理检查协助诊断。

（三）诊断依据

1. **临床依据** ①好发于营养不良的儿童或老年人，可有疥疮、水痘、虫咬、糖尿病等病史；②深在性脓疱或表面有污褐色厚脓痂的溃疡，可发生自身接种，好发于下肢、腰、臀部；③自觉烧灼、瘙痒及疼痛；④经过缓慢，病程较长。

2. **实验室依据** ①直接镜检发现革兰阳性球菌或培养出β溶血性链球菌；②组织病理变化符合深脓疱疮改变。

【鉴别诊断】

（一）主要鉴别的疾病

1. 变应性皮肤血管炎　多见于青年人，好发于下肢、踝部。皮疹呈多形性，如风团、紫癜、水疱、结节、坏死和溃疡等，分布对称，可伴有低热、头痛、乏力及关节肌肉疼痛等全身症状，细菌培养阴性。

2. Bazin硬红斑　常见于小腿屈侧，初起为皮下结节，位置较深，有时结节中央可坏死、溃破形成溃疡，基底有黄绿色分泌物，疼痛较轻或不明显。结核菌素试验阳性，组织病理有结核样结构和血管炎、脂膜炎。

3. 脓疱疮　好发于暴露部位，上半身较多见，损害表浅，有水疱、脓疱、脓痂，但不形成溃疡，愈后不留瘢痕。

（二）次要鉴别的疾病

1. 疖　初为毛囊性炎性丘疹，以后形成红色硬结、脓肿，中心有脓栓，伴有明显疼痛。

2. 梅毒性树胶肿　初期为皮下结节，可破溃形成溃疡，形状不一，无明显自觉症状。有不安全性行为史，梅毒血清试验阳性。

【治　疗】

积极治疗原发疾病，改善营养状况，增强机体抵抗力。

1. 全身治疗　皮损数目较多或有全身症状者，及早选用敏感抗生素，如青霉素、头孢菌素等。

2. 局部治疗　先用1：8000高锰酸钾溶液或0.1%利凡诺溶液湿敷去痂，再用2%莫匹罗星软膏或复方新霉素软膏。溃疡较深者，用庆大霉素生理盐水纱布换药，清除脓液。紫外线、红外线、超短波等物理治疗可促进溃疡愈合。

（吴丽峰）

葡萄球菌性烫伤样皮肤综合征

葡萄球菌性烫伤样皮肤综合征（staphylococcal scalded skin syndrome，SSSS）曾称为新生儿剥脱性皮炎（dermatitis exfoliativa neonatorum），是由金黄色葡萄球菌所致的严重皮肤感染，临床特征为全身泛发性红斑、松弛性大疱及大片表皮剥脱。

【病因与发病机制】

1. 病原菌与表皮松解毒素　其致病是凝固酶阳性的第Ⅱ噬菌体组金葡萄（尤其是71型或55型），此种菌可产生一种可溶性毒素——表皮松解毒素（epidermolytic toxin）A、B、D（ET-A、ET-B、ET-D），即剥脱毒素（exfoliative toxin），可裂解浅表桥粒芯蛋白-1，造成类似落叶型天疱疮样皮肤损害。新近又发现Ⅰ组或Ⅲ组某些葡萄球菌也可产生表皮松解毒素。

2. 流行病学　本病好发于2岁以内婴幼儿，随年龄增大逐渐减少，成人罕见。几乎所有患儿发病前均有局部金黄色葡萄球菌感染灶，感染可来自自身感染灶、手术及母亲、医务人员中流行菌株。

【临床表现】

1. 皮肤损害　皮损往往先从口周、眶周或颈部开始，局部皮肤潮红，迅速向周围扩展，在2～3天内全身皮肤都可发红，触痛明显。在红斑基础上出现大小不等的水疱，并可互相融合，疱液呈浆液性，亦可混浊，疱壁薄，松弛易破，尼氏征阳性，表皮极易剥脱，露出鲜红色湿润面，似烫伤样外观。1～2天后口周及眶周痂皮脱落，口周可出现放射状裂纹，手足皮肤可呈手套、袜套样脱落（图6-5，图6-6）。口鼻黏膜、眼结膜均可受累，出现口炎、鼻炎和角膜溃疡等。

2. 发病特征　多发于2岁以内婴幼儿。发病前常有皮肤或黏膜感染灶，包括疖、痈、毛囊炎、脓疱病、外耳道炎、坏疽性蜂窝织炎及伤口感染等。发病急，常伴有发热、厌食、呕吐、腹泻等全身症状，易继发支气管肺炎、败血症，严重者可致死亡。一般病程7～10天，成人死亡率超过50%。

【诊　断】

（一）诊断基本资料

1. 病史　有皮肤黏膜感染灶或手术史，突然发病，经过急剧。

2. 体格检查　全身弥漫性猩红色斑，在红斑基础上发生松弛性大疱，尼氏征阳性。口周、眶周渗出、结痂，口周有放射状裂纹，手足皮肤可呈手套、袜套样脱落。

3. 实验室检查

（1）血液学检查：血沉、C反应蛋白、纤维蛋

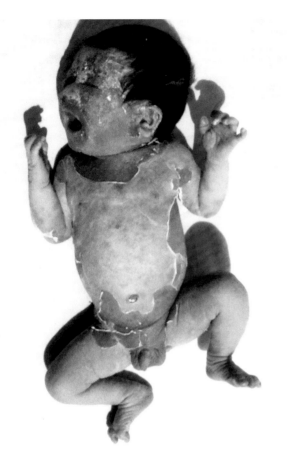

图6-5 葡萄球菌性烫伤样皮肤综合征

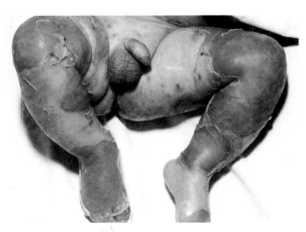

图6-6 葡萄球菌性烫伤样皮肤综合征

白原等升高。

（2）细菌培养：黏膜取材培养可有金黄色葡萄球菌生长，疱液细菌培养阴性。

（3）组织病理：棘层松解发生于棘层上部或颗粒层内，疱液中可见少量棘层松解细胞，炎症细胞很少或缺乏。

（4）表皮松解毒素检测：可用免疫扩散法、等电聚焦法及生物鉴定法筛选产毒菌株，其中以生物鉴定法最为可靠。免疫扩散法还可用于鉴定ET血清型。

4.伴发疾病 疖、痈、毛囊炎、脓疱病、外耳道炎、坏疽性蜂窝织炎、伤口感染。

（二）诊断思路

本病的特点是在全身弥漫性红斑基础上发生大疱及大面积表皮剥脱，尼氏征阳性，病情发展迅速，好发于婴幼儿。

（三）诊断依据

1.临床依据 ①多发于2岁以内婴幼儿，偶见于成人；②突然发病，病情发展迅速；③广泛性红斑，松弛性大疱，大面积表皮剥脱，呈烫伤样外观，尼氏征阳性；④皮损有明显触痛，全身症状明显。

2.实验室依据 ①黏膜取材培养有金黄色葡萄球菌生长；②组织病理显示棘层上部或颗粒层内有棘层松解。

【鉴别诊断】

（一）主要鉴别的疾病

1.中毒性表皮坏死松解症（TEN） 见表6-2。

2.梅毒性天疱疮 常在生后1周以内发病，以掌跖部最常见，大疱周围有狭窄红晕，破溃后形成糜烂、结痂，数天内自愈。疱液中可查出梅毒螺旋体，母亲和患儿梅毒血清试验阳性。

3.鱼鳞病样红皮病 患儿出生时即有一层由增厚的角质层形成的火棉胶样外壳覆盖全身，火棉胶薄膜在生后立即开始脱落，露出表皮深层，潮湿、高低不平，呈红斑样。脱屑由皱褶部开始，于15～30天内累及全身，无全身中毒症状。

4.脱屑性红皮病 多发于1～3个月婴儿。皮损为弥漫性潮红，表面附有大量糠状鳞屑，无脓疱及糜烂，头皮、眉、肢体屈侧有脂溢性厚痂。病程慢性，抗生素治疗无效。

（二）次要鉴别的疾病

1.多形红斑 新生儿少见。药物过敏者有用药史和潜伏期，突然起病，皮疹多形，一般为水肿性暗红色斑疹，典型者呈靶形损害，损害中央可形成水疱或大疱，常累及结膜，唇、颊黏膜，尼氏征阴性。

2.猩红热 皮疹单一，无大疱，咽拭培养有溶血性链球菌生长，抗链球菌溶血素O滴度升高。

表6-2　SSSS与TEN的鉴别

鉴别点	SSSS	TEN
病因	金黄色葡萄球菌	多为药物
流行病学	通过自身感染灶、手术及母亲、医务人员中流行菌株所感染	散发性
年龄	婴幼儿	成人
初发部位	先从口周、眶周或颈部开始	泛发性
皮肤触痛	显著	轻至中度
尼氏征	皮损和非皮损部位均为阳性	仅在皮损处阳性
黏膜损害	无	常有，严重
组织病理	粒层下裂隙，少量棘层松解细胞	表皮下裂隙，全层表皮坏死
脱落细胞检查	外观正常的棘层松解细胞	坏死表皮细胞、多形核细胞
病程	7～10天	3～6周

【治　疗】

1. **一般处理**　隔离患儿，注意保暖，加强口腔和眼部护理。注意纠正水、电解质紊乱，加强支持疗法，防治并发症。

2. **全身治疗**　及早应用耐β内酰胺酶青霉素、头孢菌素或大环内酯类抗生素。

3. **局部治疗**　裸露创面按Ⅱ度烧伤创面处理，尽量避免湿敷。

（吴丽峰）

细菌性毛囊炎

细菌性毛囊炎（bacterial folliculitis）指细菌感染所致的毛囊化脓性感染，表现为毛囊性脓疱，排出脓液后很快愈合，不留瘢痕。

【病　因】

病原菌主要为金黄色葡萄球菌，其次为白色葡萄球菌。铜绿色假单胞菌与游泳池、水塘和浴盆相关的流行性毛囊炎有关，这些公用设施的氯成分降低而造成碱化，容易被假单胞菌污染。革兰阴性细菌如克雷伯杆菌、大肠杆菌、肠球菌和变形杆菌，可引起长期接受抗生素治疗的痤疮及酒渣鼻患者的毛囊炎。瘙痒性皮肤病、糖尿病、免疫功能低下是本病的促发因素。播散性毛囊炎可能是HIV感染的早期表现，定植的微球菌可能是其病因之一。

【临床表现】

1. **基本损害**　为鲜红色或深红色毛囊性丘疹，如米粒大，周围绕以红晕。丘疹顶端毛囊口处可迅速形成小脓疱（图6-7，图6-8），中心常有毛发贯穿，破裂后排出少量脓血，结成黄痂。皮疹单发或多发，散在分布，互不融合。毛发松动易拔出，但不折断。自觉瘙痒及微痛，数天后自行吸收而愈，不留瘢痕，但新皮疹可不断出现。

2. **临床亚型**

（1）秃发性毛囊炎（folliculitis decalvans）：发生在头皮的毛囊炎，炎症损害较深，愈后发生萎缩性瘢痕和脱发。

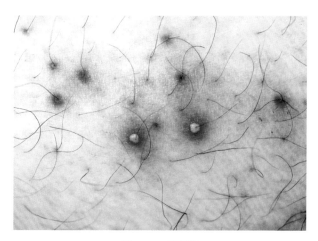

图6-7　毛囊炎

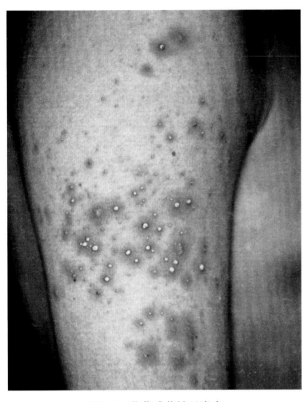

图6-8　葡萄球菌性毛囊炎

（2）项部硬结性毛囊炎（folliculitis scleroticans nuchae）：又称瘢痕疙瘩性毛囊炎（folliculitis keloidalis），发生在枕部和项部的毛囊炎，可融合成带状或不规则的斑块，周围有硬结、红色丘疹或黑头粉刺，愈后遗留瘢痕和脱发。

【诊　断】

（一）诊断基本资料

1.**病史**　多于炎热夏季发病，有瘙痒性皮肤病、糖尿病等病史，毛囊炎可反复发作。

2.**体格检查**　毛囊性炎性丘疹或脓疱，周围有红晕，中心有毛发贯穿。

3.**实验室检查**　脓疱刮片可见革兰阳性球菌，培养有金黄色葡萄球菌或其他细菌生长。

（二）诊断思路

本病表现简单，发现毛囊性炎性丘疹或脓疱即可诊断，细菌学检查有助于明确病原菌。尽管大部分化脓性毛囊炎是由金黄色葡萄球菌引起，但也可由皮肤真菌、单纯疱疹病毒及梅毒螺旋体引起。

（三）诊断依据

多于炎热夏季发病。有毛皮肤发生毛囊性炎性丘疹或脓疱，周围有红晕，中心有毛发贯穿。自觉瘙痒及微痛。

【鉴别诊断】

（一）主要鉴别的疾病

1.**寻常狼疮**　有果酱样结节及溃疡，溃疡愈合后留有萎缩性瘢痕，其上可发生新结节，损害向周围扩大。

2.**马拉色菌毛囊炎**　好发于背、胸、颈、面及肩等处，皮疹为半球形丘疹或脓疱，对称分布，可伴有瘙痒、刺痛或烧灼感。皮疹刮片用可见大量圆形或卵圆形芽生孢子。

（二）次要鉴别的疾病

1.**假性斑秃**　头皮有圆形、椭圆形或不规则形脱发区，头皮萎缩，无结痂和断发。

2.**黄癣**　毛干周围有硫黄色碟状的黄癣痂，有臭味，发际留下一圈正常发带。

3.**二期梅毒**　可发生丘疹、脓疱损害，无明显痛痒，梅毒血清试验阳性。

4.**头虱病**　头皮可见红色小丘疹，伴有剧烈瘙痒，毛干底部可见成虱和虱卵。

（三）专家提示鉴别的疾病

疖、痈、须疮、痤疮、皮肤癣菌和假丝酵母菌感染（表6-3）。

表6-3　具有毛囊炎表现的疾病

浅表毛囊炎	深部毛囊炎
细菌性毛囊炎	疖、痈
毛囊性脓疱疮	须疮
须部假性毛囊炎	囊肿型寻常痤疮、聚合性痤疮
真菌（皮肤癣菌、假丝酵母菌、马拉色菌）感染	革兰阴性菌性毛囊炎
寻常痤疮	假单胞菌性毛囊炎
理化因素、药物引起的痤疮	真菌感染

【治　疗】

1.全身治疗　酌情选用敏感抗生素，反复发作者可用免疫调节剂。

2.局部治疗　外用1%氯洁霉素溶液、2.5%氯霉素酒精、10%鱼石脂软膏、1%新霉素软膏、2%莫匹罗星软膏等，早期可采用紫外线或超短波照射。

（吴丽峰）

疖与疖病

疖（furuncle）是由葡萄球菌引起的毛囊及其周围组织急性化脓性炎症。疖病（furunculosis）指多发性疖，常复发。

【病　因】

病原菌主要为金黄色葡萄球菌，少数为表皮葡萄球菌。营养不良、恶液质、贫血、糖尿病及长期使用免疫抑制剂是本病的促发因素。疖病的流行是由特殊的金黄色葡萄球菌菌株引起，致病株很难肯定。

【临床表现】

1.皮肤损害　初起为毛囊性炎性丘疹，增大成为鲜红色或暗红色炎性结节，基底浸润明显，质地坚实，有压痛，发生于鼻及外耳道的疖有剧痛。数天后结节中央坏死、变软，触之有波动感，顶端出现黄白色小脓栓，脓栓脱落后排出脓液及坏死组织，1～2周内结痂、愈合（图6-9）。

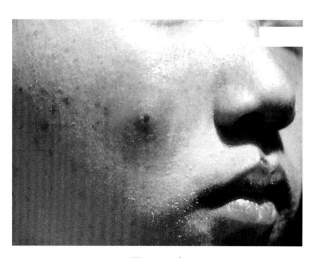

图6-9　疖

2.发病特征　青年人多见，男多于女。好发于面、颈、臀和会阴部。发病较急，重者可伴有畏寒、发热、全身不适、邻近淋巴结肿大等，甚至引起脓毒败血症或败血症。

面前静脉行走于肌肉中，接受面部危险三角区（两侧口角至鼻根联线所形成的三角形区域）的血液。面前静脉可通过眼上静脉、眼下静脉、面深静脉与海绵窦交通。由于此区无深筋膜，感染易于迅速扩散，累及肌肉，引起面前静脉发生血栓性静脉炎；由于缺乏静脉瓣，挤压该处的疖可使感染性栓子沿上述通道进入颅内，引起海绵窦血栓性炎症。

3.疖病　同时发生多个疖，常反复发作，迁延不愈，偶可引起肾炎。

【诊　断】

（一）诊断基本资料

1.病史　①可有营养不良、恶液质、贫血、糖尿病及长期使用免疫抑制剂病史；②可有感染性病灶或皮肤外伤史；③疖病经过缓慢，此起彼伏，可迁延数月甚至数年。

2.体格检查　①皮损一般单发，可见鲜红色圆锥形毛囊性丘疹或结节，浸润显著，有触痛，顶端化脓，中央有脓栓；②发生于面部危险三角区者局部红肿显著；③邻近淋巴结肿大。

3.实验室检查

（1）血常规：白细胞计数升高，中性粒细胞数升高。

（2）细菌学检查：脓液涂片可见革兰阳性球菌，细菌培养有葡萄球菌生长。

（3）组织病理：早期为毛囊炎及毛囊周围炎，毛囊周围有密集的中性粒细胞和少量淋巴细胞浸润，后期形成脓疡，毛囊、皮脂腺受到破坏。

4.伴发疾病　糖尿病、营养不良、恶液质、贫血、艾滋病。

（二）诊断思路

皮损为鲜红色圆锥形毛囊性丘疹，逐渐变为结节，中央有脓栓，伴有典型的"红、热、肿、痛"化脓性感染症状，抓住这些特征即可做出诊断。

（三）诊断依据

1.临床依据　①好发于青春期和成人，特别是男性；②有糖尿病、营养不良等慢性疾病，或感染性病灶或皮肤外伤史；③皮损为毛囊性丘疹或结节，中央有脓栓，破溃后排出脓血而愈，伴有红、热、肿、痛；④邻近淋巴结肿大。

2.**实验室依据** ①外周血白细胞总数及中性粒细胞数升高；②脓液检出革兰阳性球菌或培养出葡萄球菌；③组织病理显示毛囊及其周围组织炎症、脓疡。

【鉴别诊断】

（一）主要鉴别的疾病

1.**毛囊性脓疱疮** 好发于头部和四肢，特别是下肢；皮损为成群的毛囊性小脓疱，周围有红晕，自觉瘙痒或灼痛。

2.**汗孔周围炎及多发性汗腺脓肿** 好发于儿童和产妇，常伴发红痱。初为汗孔部位多发性小脓疱，逐渐发展为红色硬结，迅速形成脓肿，破溃后排出黄绿色脓液，但中心无脓栓，常无明显的全身症状。

3.**化脓性汗腺炎** 结节多发生于腋窝或会阴部，可单发或多个聚集，脓肿破溃可形成溃疡和瘘管，局部和全身症状较轻。

（二）次要鉴别的疾病

1.**痈** 为相邻的多个毛囊受累，皮损范围大，浸润明显，表面有多个脓栓，形成蜂窝状，局部红肿更显著，疼痛剧烈，全身症状较重。

2.**聚合性痤疮** 可出现炎性结节损害，但伴有丘疹和黑头粉刺，主要局限于面部，有时可发生于躯干，不发生于其他部位。

3.**瘢痕疙瘩性毛囊炎** 发生于项部发缘处，可融合成带状或不规则的斑块，周围有硬结、红色丘疹或黑头粉刺，愈后遗留瘢痕和脱发，病程缓慢。

（三）专家提示鉴别的疾病（表6-4）

表6-4 疖与疖病的鉴别

分　类	鉴　别
早期损害	毛囊性脓疱疮
较大损害	痈
颜面、背部损害	聚合性痤疮
儿童、产妇损害	汗孔周围炎及多发性汗腺脓肿

【治　疗】

面部危险三角区内疖切忌任意挤压，以免引起血栓性海绵窦炎。外用10%鱼石脂软膏、2%莫匹罗星软膏或25%～50%硫酸镁溶液湿敷，有波动感时切开排脓。选用敏感抗生素，反复发作者可用免疫调节剂。

（吴丽峰）

须　疮

须疮（sycosis）是男性胡须部位的亚急性或慢性化脓性毛囊炎，多发于30～40岁男性。

【病　因】

病原菌为金黄色葡萄球菌，常与鼻腔内分离的菌型一致。常伴有皮脂溢和睑缘炎，室内工作者多见。

【临床表现】

1.**典型表现** 初起为水肿性红斑、毛囊性丘疹或脓疱，中心有毛贯穿。脓疱破后干燥结痂，经2～3周痂脱而愈，但不断有新发疹，呈慢性过程。皮疹散发或簇集呈浸润性斑块，表面有毛囊性脓疱，或有痂和鳞屑，须毛松动易被拔除，自觉灼热或有痒感。

2.**狼疮样须疮**（lupoid sycosis） 指毛囊破坏后形成明显的瘢痕，少见。粉红色萎缩性瘢痕边缘有丘疹和脓疱（图6-10），或呈肉芽肿性炎性改变，酷似狼疮的改变；病变常从一侧耳前或颊部开始，逐渐向周围不规则扩展，头皮、腋毛、阴毛、四肢毫毛偶可受累。自觉瘙痒，病程缓慢。

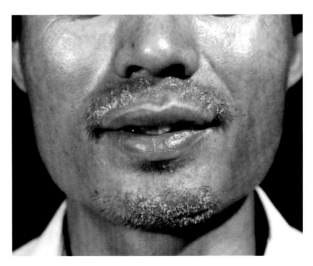

图6-10 须疮

【诊　断】

（一）诊断基本资料

1. 病史　常有胡须部位外伤史或局部皮脂溢；慢性经过，常迁延难愈，易复发。

2. 体格检查　皮疹散发或簇集呈浸润性斑块，表面有毛囊性脓疱，中心有毛贯穿，须毛松动易拔除，愈后可形成瘢痕及永久性秃须。

3. 实验室及其他检查

（1）细菌学检查：脓液涂片可见革兰阳性球菌，培养有金黄色葡萄球菌生长。

（2）组织病理：毛囊壁有大量多形核白细胞浸润，毛囊周围有淋巴细胞、浆细胞、组织细胞和异物巨细胞组成的慢性肉芽肿，皮脂腺破坏。狼疮样须疮主要由瘢痕组织替代受损的毛囊和皮脂腺。

（二）诊断思路

青春期以后男性须部发生毛囊性脓疱及浸润性斑块，可首先考虑本病。好发于须部的皮肤病并不多，主要有须癣、须部假性毛囊炎、寻常狼疮等。

（三）诊断依据

1. 临床依据　①见于30～40岁男性；②须部散发的毛囊性脓疱，中心有毛贯穿，有结痂、脱屑，可密集呈浸润性斑块。

2. 实验室依据　①细菌镜检查到革兰阳性球菌或培养出葡萄球菌；②组织病理变化符合须疮改变。

【鉴别诊断】

1. 须癣　较少见，患者多有与宠物或耕畜接触史。损害为境界清楚的红色斑片，干燥脱屑，常侵犯面、颈的某一部位，不对称，伴有瘙痒。有时炎症较著可呈局限性斑块，但触痛较轻。真菌学检查阳性。

2. 须部假性毛囊炎　主要见于胡须卷曲和经常刮须者。由于剃须刮破表皮，卷曲的胡须毛干长入皮肤，引起异物性炎症反应。损害为胡须区炎性丘疹、脓疱或结节，亦可留下萎缩性瘢痕。细菌学检查阴性。

3. 寻常狼疮　玻片压诊可见苹果酱色结节，无脓疱，有特异性病理改变。

【治　疗】

亚急性型以局部治疗为主，如1∶5000高锰酸钾溶液湿敷后外用莫匹罗星软膏或新霉素软膏。慢性型可联合应用抗生素和糖皮质激素，如四环素或红霉素，疗程10～14天。

（吴丽峰）

痈

痈（carbuncle）是多个相邻的毛囊及其周围组织化脓性感染，可累及皮下组织，好发于中老年男性。

【病　因】

病原菌为金黄色葡萄球菌，营养不良、糖尿病、心力衰竭、肾炎、低丙种球蛋白血症、严重的泛发性皮肤病（如剥脱性皮炎、天疱疮）、药物滥用及长期使用糖皮质激素是本病的易感因素。

【临床表现】

1. 皮肤损害　初起为炎性浸润斑块，色泽深红或暗红，表面紧张发亮，境界不清，迅速向周围和深部组织发展，直径可达10cm或更大。5～7天后中央出现化脓、坏死，表面可见多个脓栓，溃破后形成多个溃破口，脓液及坏死组织从中排出，状如蜂房，严重时形成火山口样溃疡，愈后形成瘢痕。伴有明显疼痛，邻近淋巴结肿大。

2. 发病特征　好发于项、背、臀部和大腿。发病较急，早期即有明显的全身症状，高热、寒战、头痛、全身不适等。严重者可继发败血症，出现意识不清、虚脱，甚至危及生命。

【诊　断】

（一）诊断基本资料

1. 病史　①有糖尿病、营养不良、肾炎、心功衰、低丙种球蛋白血症、剥脱性皮炎、天疱疮等病史或长期使用糖皮质激素史；②多见于成人，发病较急；③局部有明显的红、肿、热、痛，化脓期呈搏动性疼痛。

2. 体格检查　①早期为炎性浸润斑块，呈深红或暗红色，表面紧张，发亮，境界不清，疼痛明显；②化脓后出现多个脓栓、溃破口，如蜂房状；③邻近淋巴结肿大；④愈后遗留瘢痕。

3. 实验室检查

（1）血常规：白细胞总数及中性粒细胞数明显

升高。

（2）细菌学检查：脓液可检出革兰阳性球菌或培养出金黄色葡萄球菌，败血症期血培养阳性。

4.伴发疾病 糖尿病、肾炎、营养不良、心功衰、低丙球蛋白血症等。

（二）诊断思路

本病具有化脓性皮肤感染的典型特征，即"红、肿、热、痛"，病变发展迅速，全身症状严重。皮损特点是较大的炎性浸润斑块，表面出现多个脓栓或溃破口，状如蜂房。

（三）诊断依据

1.临床依据 ①好发于中老年男性；②有慢性消耗性病史或长期使用糖皮质激素史；③发病较急，早期全身症状明显；④炎性浸润斑块，表面多个脓栓或溃破口，状如蜂房，伴有明显的红、肿、热、痛；⑤附近淋巴结肿大。

2.实验室依据 ①外周血白细胞总数及中性粒细胞数明显升高；②脓液检出革兰阳性球菌或培养出金黄色葡萄球菌。

【鉴别诊断】

（一）主要鉴别的疾病

1.疖 炎症较轻，浸润较浅，表面有单个脓栓，全身症状轻。

2.项部硬结性毛囊炎 发生于项部，初为毛囊炎，多个聚集、融合形成增殖性硬结、瘢痕样斑块，无坏死灶，全身症状不明显。

3.脓癣 常见于头皮，皮损为毛囊性脓疱，可形成痈状隆起，无溃孔，坏死组织不多，患处头发常易折断及拔出。

（二）次要鉴别的疾病

1.放线菌病 好发于颌面部，经过缓慢，可形成许多排脓窦道，脓液稀薄，脓液中含有硫黄色小颗粒，全身症状不及痈严重。

2.蜂窝织炎 主要侵犯皮肤及皮下疏松结缔组织，炎症范围更广，呈弥漫性浸润性红肿，中央炎症显著，有凹陷性水肿，可出现大疱，无蜂窝状脓栓及多个溃孔。

【治 疗】

尽早使用有效抗生素，治疗潜在的疾病。局部外用鱼石脂软膏或50%硫酸镁溶液湿敷，化脓变软时可作十字形切开、引流，溃破后外用庆大霉素溶液湿敷。

（吴丽峰）

丹 毒

丹毒（erysipelas）是由乙型溶血性链球菌引起的真皮和皮下组织浅层感染。

【病 因】

病原菌主要为A群乙型溶血性链球菌，多由皮肤或黏膜破损处侵入，也可经血行感染。小腿丹毒常由足癣引起，而面部丹毒常见于有挖鼻孔习惯者。

【临床表现】

潜伏期一般为2~5天。

1.急性丹毒 发病前数小时内可有畏寒、发热、头痛、全身不适等前驱症状。较常见的发病部位是小腿（图6-11）、面部（图6-12）、头皮及婴

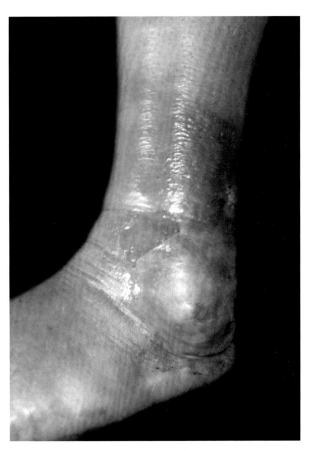

图6-11 丹毒

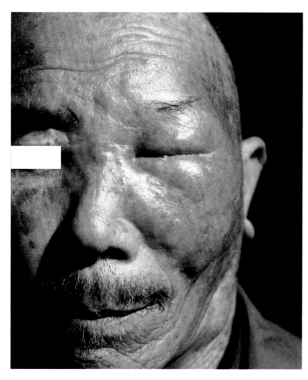

图6-12　丹毒

儿的腹部。皮疹开始为水肿性红色斑块，表面紧张发亮，界限清楚，边缘微隆起，迅速向周围蔓延，以后中央红色渐变淡，略带棕黄色，并有轻微脱屑，可有水疱、大疱、脓疱、血疱或坏死。伴有局部疼痛、灼热感，邻近淋巴肿大。婴儿和年老体弱者可发生肾炎、心肌炎、皮下脓肿及败血症等并发症。

2.复发性丹毒　每次发作较轻，数天后自然消退，数周或数年后再发，可形成慢性淋巴水肿、小腿象皮肿。

3.特殊类型　①水疱性丹毒：损害处发生水疱；②脓疱性丹毒：损害处发生脓疱；③坏疽性丹毒：病变深达皮下组织引起皮肤坏死；④游走性丹毒：损害连续扩大并呈岛屿状蔓延。

【诊　断】

（一）诊断基本资料

1.病史　常有鼻炎、口腔黏膜感染灶、足癣、下肢溃疡、瘙痒性皮肤病等病史。一些病例的损害可游走或在原位反复发作。

2.体格检查　典型损害为猩红色水肿性斑块，界限清楚，表面紧张发亮，有时可出现水疱、大疱、坏死。邻近淋巴结肿大、触痛。

3.实验室及其他检查

（1）血常规：白细胞总数和中性粒细胞数明显升高。

（2）血培养：发生败血症时血液可培养出乙型溶血性链球菌。

（3）组织病理：表皮细胞水肿、变性。真皮高度水肿，毛细血管及淋巴管扩张，中小动脉内皮细胞肿胀，管腔有纤维蛋白栓塞，血管及皮肤附属器周围有以中性粒细胞为主的浸润，可扩展至皮下组织。革兰染色在组织间隙或淋巴管内见有革兰阳性球菌。

（4）其他检查：血沉加快，抗链球菌溶血素O升高，偶有蛋白尿及管型尿。

4.伴发疾病　糖尿病、慢性肾炎、营养不良、低丙种球蛋白血症、足癣、外周血管病、淋巴水肿、白血病。

（二）诊断思路

突然发生的颜面、小腿等处水肿性红斑，局部有灼热和胀痛，若伴有全身症状和外周血白细胞总数、中性粒细胞显著升高，则可做出诊断。应注意与接触性皮炎、植物光感性皮炎、类丹毒、蜂窝织炎、小腿癣菌疹及血管性水肿等病进行鉴别。详细询问病史对做出正确诊断很重要，血常规和病原学检查对鉴别很有帮助。

（三）诊断依据

1.临床依据　①有皮肤、黏膜破损史或原发感染灶；②发病急，有明显的前驱症状，婴幼儿可发生惊厥、呕吐和谵妄；③颜面、小腿等处发生水肿性红色斑块，界限清楚，表面紧张发亮，可出现水疱、大疱、血疱或坏死，伴有胀痛、灼热感；④邻近淋巴结肿大、触痛。

2.实验室依据　①外周血白细胞总数及中性粒细胞显著升高；②组织病理变化符合丹毒的改变。

【鉴别诊断】

（一）主要鉴别的疾病

1.接触性皮炎　有明显刺激物或致敏原接触史，皮疹有丘疹、水疱、大疱、糜烂等，边界清楚，伴有明显瘙痒（表6-5）。

2.植物光感性皮炎　发病前有食用大量蔬菜、植物史，并经强烈日晒。面部及其他暴露部位发生浮肿和潮红，可呈鲜红或深紫色，表面发亮，可发生水疱、血疱或坏死，伴有灼痛。

表6-5　丹毒与接触性皮炎的鉴别

	丹　毒	接触性皮炎
接触史	无	有
皮疹	水肿性红色斑块，境界清楚，表面发亮，可有水疱、大疱或坏死	水肿性红斑，境界多较清楚，可有丘疹、水疱、大疱、鳞屑
好发部位	小腿、面部	暴露部位
分布	单侧	不定
局部症状	疼痛为主	瘙痒、灼热为主
全身症状	常有	常无
外周血白细胞	增多	多为正常
斑贴试验	阴性	阳性

3.**类丹毒**　通常发生于手部，有屠宰或接触家畜、鱼类史。皮损为紫红色斑，不化脓，一般不发生水疱，局部症状较轻，一般无明显的全身症状，猪丹毒杆菌培养和接种试验阳性。

4.**蜂窝织炎**　感染部位较深，有局部红肿和触痛，但境界不如丹毒明显，浸润较深，中央红肿显著，溃破后排出脓液和坏死组织。

5.**丝虫病**　下肢和阴囊可反复发生丹毒样皮炎，伴有淋巴管炎、淋巴结炎，伴有发热等全身症状；淋巴管炎为逆行性，红线由近端向远端延伸，与丹毒相反。血中能查到微丝蚴。

（二）次要鉴别的疾病

1.**癣菌疹**　发生于小腿的癣菌疹，往往为多片红斑，可有丘疱疹，但水肿不著，各片红斑之间有正常皮肤，足癣症状减轻或治愈后症状即随之消退。

2.**血管性水肿**　多发生在组织疏松而易肿胀的部位。皮损为暂时性、局限性、无痛性皮下水肿，局部潮红不著。自觉症状轻微，无全身症状。

【治　疗】

1.**全身治疗**　首选青霉素G，480万～800万U/d，静脉滴注，体温恢复正常后仍需持续用药2周左右。也可选用头孢菌素或喹诺酮类药物。

2.**局部治疗**　可用醋酸铅溶液或利凡诺溶液湿敷。发生于下肢者应抬高患肢，有淋巴水肿时，可用弹性绷带包扎。发生于面部者应保持口鼻腔清洁，避免和纠正挖鼻孔习惯。

（吴丽峰　吴大兴）

蜂窝织炎

蜂窝织炎（cellulitis）为皮肤及皮下组织弥漫性化脓性炎症。

【病　因】

主要由金黄色葡萄球菌、A群乙型溶血性链球菌引起，流感嗜血杆菌、大肠杆菌或厌氧菌也可致病。大多为原发感染，细菌通过皮肤微小创伤侵入；少数由其他化脓性感染直接扩散或由淋巴、血行播散所致。

【临床表现】

1.**典型损害**　初起局部呈弥漫性浸润性红肿，境界不清，中央炎症显著，有凹陷性水肿，严重者可出现水疱、大疱，病变扩展迅速，局部明显疼痛。组织逐渐溶解软化而出现波动，破溃而成溃疡，排出脓液及坏死组织，约2周愈合，遗留瘢痕；葡萄球菌感染者脓液较稠，链球菌感染者脓液较稀。部分病例的损害不破溃，可自然吸收而愈。

2.**发病特征**　好发于下肢、足背、颜面（图6-13）、外阴、肛周等部。伴有高热、寒战、全身不适等症状，有局部淋巴管炎及淋巴结炎，偶可引起筋膜炎、肌炎、败血症等。

3.**特殊类型**

（1）瘭疽：为发生于指、趾的蜂窝织炎，伴有明显的搏动性疼痛。

（2）硬结性蜂窝织炎：慢性病例反复发作可导

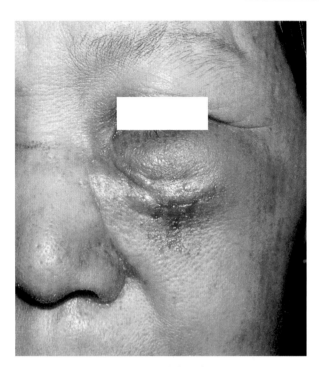

图6-13 蜂窝织炎

致慢性淋巴水肿，皮肤呈板样硬化，似硬斑病，好发于踝上部。

（3）眶蜂窝织炎：以眶隔为界分为隔前和隔后蜂窝织炎。①隔前蜂窝织炎表现为眼睑红肿，眼球不受累，无球结膜水肿；②隔后蜂窝织炎出现眼睑红肿、突眼、球结膜高度水肿，可引起角膜炎、视力减退、瞳孔异常、葡萄膜炎、眶尖综合征、海绵窦炎、脑膜炎、脑脓肿、败血症等。

【诊　断】

（一）诊断基本资料

1.病史　可有局部或深部化脓性病灶，常有外伤或疖肿挤压病史。

2.体格检查　皮肤弥漫性浸润性红肿，境界不清，中央炎症显著，化脓后变软，可见皮肤溃破、

溢脓，伴有疼痛、局部淋巴管炎、淋巴结炎。

3.实验室检查

（1）血常规：白细胞总数和中性粒细胞升高。

（2）细菌培养：脓液细菌培养可确定致病菌。

4.伴发疾病　糖尿病、慢性肾炎、营养不良、低丙种球蛋白血症、足癣、外周血管病、白血病、淋巴水肿。

（二）诊断思路

1.典型病例诊断　本病多继发于外伤或其他化脓性感染病灶，具有皮肤化脓性感染的共同特征，在颜面、下肢、足背、外阴、肛周等处发生疼痛性浸润性红肿，伴邻近淋巴结肿大、触痛，应考虑本病。出现沿淋巴管走向的皮肤红线说明伴有淋巴管炎。

2.鉴别法排除诊断　与丹毒相比，本病炎性浸润较深，境界不清，疼痛更显著。接触性皮炎浸润较浅，境界清楚，通常瘙痒而不痛。血管性水肿虽然同是疏松结缔组织受累，但仅有水肿而无浸润，不化脓，主要与唇部或颊部间歇性发作的轻型蜂窝织炎鉴别。

（三）诊断依据

1.临床依据　①有皮肤外伤或原发化脓性感染病灶；②好发于颜面、下肢、足背、外阴、肛周等处；③皮肤弥漫性浸润性红肿，境界不清，局部疼痛显著，可有皮肤溃破溢脓；④邻近淋巴结肿大、触痛，可有沿淋巴管走向的皮肤红线；⑤有畏寒、发热、全身不适等症状。

2.实验室依据　血白细胞总数升高，脓液细菌培养阳性。

【鉴别诊断】

（一）主要鉴别的疾病

1.丹毒　皮损为局限性水肿性红斑，境界清楚，浸润较轻，无凹陷性水肿（表6-6）。

表6-6　蜂窝织炎与丹毒鉴别诊断

鉴 别 点	蜂窝织炎	丹　毒
病因	金黄色葡萄球菌、乙型溶血性链球菌、流感嗜血杆菌、大肠杆菌、厌氧菌	乙型溶血性链球菌
侵犯部位	皮下组织，可累及深筋膜和肌肉	真皮和皮下组织浅层
损害特征	皮肤红肿，边缘不清，可坏死、破溃	水肿性红斑，边界清楚，少见化脓、破溃
并发症	筋膜炎、肌炎、败血症	淋巴管阻塞，象皮肿

2.接触性皮炎 有明显接触史，皮疹有丘疹、水疱、大疱、糜烂等，边界清楚，自觉瘙痒，无发热等全身症状。

（二）次要鉴别的疾病

1.血管性水肿 多发生在组织疏松而易肿胀的部位，仅有水肿，无红斑，不化脓，消退快，自觉症状轻微，无全身症状。

2.硬斑病 早期损害呈淡紫红色略带水肿，以后逐渐硬化呈象牙色，表面光滑发亮，中央萎缩轻度凹陷，边缘向外扩展，无疼痛。

【治 疗】

加强营养，补充多种维生素，必要时给止痛、退热药。早期应用足量敏感抗生素，可选用耐β内酰胺酶青霉素、头孢菌素、大环内酯类或喹诺酮类抗生素。局部用50%硫酸镁溶液湿敷，已化脓者切开引流。

（吴丽峰 吴大兴）

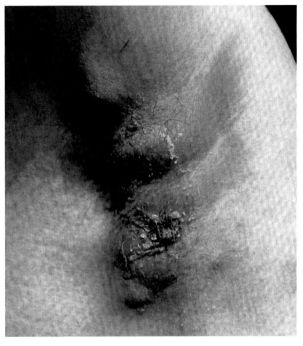

图6-14 化脓性汗腺

化脓性汗腺炎

化脓性汗腺炎（hidradenitis suppurativa）指慢性复发性大汗腺炎症，中青年女性多见。

【病 因】

病因不明。部分病例雄激素水平升高、雌激素水平降低，家族性病例为常染色体显性遗传，大多数病例的免疫功能正常。感染可能为继发性，常为金黄色葡萄球菌、厌氧和微需氧链球菌，以及拟杆菌。

【临床表现】

1.皮肤损害 早期损害为一个或多个坚实的皮下小结节，如豌豆大，逐渐扩大并与皮肤粘连、隆起，可呈不规则的成群或成串分布，互相融合成坚实的斑块；数周或数月后结节化脓软化，形成脓肿，穿破后形成溃疡、瘘道，或形成块状或乳头状增殖；脓液排出不多，常有恶臭。有些结节可不发生化脓，新的结节向两端延伸形成条索状带（图6-14），可覆盖腋窝大部分区域。病变皮肤内或其周围常有黑头粉刺。伴有疼痛和压痛，全身症状轻微。

2.发病特征 好发于腋窝、外阴和肛周，也可累及腹股沟、大腿、臀部、乳晕、耳后、颈、背部。会阴部汗腺炎可首发于会阴部或伴发腋窝汗腺炎，男性较多，常并发聚合性痤疮。肛周者可形成肛瘘、尿道瘘或膀胱瘘。

3.临床分期 Hurder（1989）将化脓性汗腺炎分为3期：①Ⅰ期：单发或多发性孤立脓肿，无瘢痕或窦道；②Ⅱ期：复发性脓肿伴窦道和瘢痕形成，单发或多发性、广泛分离性损害；③Ⅲ期：弥漫性累及，或多发性窦道和脓肿累及全部病变区域。

【诊 断】

（一）诊断基本资料

1.病史 中青年女性多见，月经前和月经期加重，妊娠期缓解。自觉轻微疼痛，无明显全身症状。病程迁延，反复发作。

2.体格检查 腋窝、会阴部可见结节、斑块、脓肿、溃疡、瘘道、黑头粉刺。

3.实验室检查

（1）血液血检查：有贫血、低球蛋白血症。

（2）组织病理：早期在毛囊、大汗腺及其周围有中性粒细胞、淋巴细胞和组织细胞浸润，汗管扩张，其内充满炎症细胞，在腺体和真皮中有时可见成群的球菌。后期可形成脓肿，皮肤附属器破坏，纤维化形成。

4.伴发疾病 贫血、低球蛋白血症、间质性角膜炎、淀粉样变、肾病、Crohn病、脊椎关节病等。毛囊闭锁三联征见于少数病例，包括化脓性汗腺炎、聚合性痤疮、头部毛囊周围炎。

（二）诊断思路

中青年人在大汗腺分布区域（特别是腋窝和肛门生殖器部位）发生一个或多个结节、脓肿，伴轻微疼痛，应怀疑本病。因皮损发病部位和病程所处阶段不同而异，容易误诊，伴发聚合性痤疮和成群的黑头粉刺有助于诊断。结节和脓肿应与有感染的表皮或角质囊肿鉴别，早期损害有时需与中性粒细胞小汗腺炎鉴别，溃疡性损害需与皮肤结核鉴别，单纯腹股沟损害要与放线菌病、腹股沟肉芽肿和性病性淋巴肉芽肿鉴别，会阴区的结节和瘘管要排除乙状结肠憩室和Crohn病，通过细菌学和血清学检查可排除其他感染。

（三）诊断依据

1.临床依据 ①中青年女性多见；②好发于腋窝、会阴或肛周；③皮损为单发或多发的结节、脓肿、溃疡和瘘管，脓肿无中心脓栓，常伴发多数黑头粉刺，愈后遗留瘢痕；④病程迁延，反复发作。

2.实验室依据 组织病理显示毛囊、大汗腺及其周围炎症细胞浸润，后期可形成脓肿，皮肤附属器破坏及纤维化形成。

【鉴别诊断】

（一）主要鉴别的疾病

1.表皮或角质囊肿继发感染 可发生于任何部位，无感染时表现为皮下囊肿或小结节，继发感染可形成脓肿，但多个表皮或角质囊肿同时感染少见，组织病理可资鉴别。

2.疖 疖为毛囊性结节、脓肿，顶部有中心脓栓形成，脓液较多，疼痛明显。

3.痈 很少发生在大汗腺分布部位，有蜂窝状脓头，全身症状显著。

4.淋巴结炎 位置更深，结节较大，引流部位常有感染病灶。

（二）次要鉴别的疾病

1.汗腺周围炎及多发性汗腺脓肿 见于体质虚弱的婴幼儿或妇女产褥期，好发于头、面、枕部和臀部，常与痱子同时存在。开始为针头大小的丘疱疹或表浅小脓疱，很快发展成圆顶、无痛的红色或紫红色结节，逐步变软形成脓肿，中心没有脓栓，破溃后排出黄绿色黏稠脓液，一般5～7天愈合。

2.前庭大腺脓肿 原有前庭大腺囊肿或有生殖道淋球菌感染，一侧大阴唇红肿，腺管口发红、溢脓。

3.中性粒细胞性小汗腺炎 是一种毒性药物反应，发生于应用阿糖胞苷、甲氨蝶呤、环磷酰胺或5-氟尿嘧啶等化疗药物之后。主要皮损是丘脓疱疹，用药后数天发生，停药后数天开始消退。组织病理示小汗腺变性，小汗腺内及其周围有多形核白细胞浸润。

4.皮肤结核 瘰疬性皮肤结核好发于颈部、腋下、腹股沟等处，常继发于淋巴结核、骨结核或关节结核。初为正常肤色的无痛性结节，逐渐增多、增大，变为淡红或深红色，互相融合，可软化破溃形成瘘管，脓液较稀薄并有干酪样物质排出。脓液涂片可见结核杆菌，结核菌素试验阳性。

5.放线菌病 好发于颌面部，偶见于腹股沟。病变发展缓慢，可形成许多排脓窦道，脓液稀薄，脓液中含有硫黄色小颗粒。

（三）专家提示鉴别的疾病

性病性淋巴肉芽肿、腹股沟肉芽肿、溃疡性结肠炎、放线菌病、皮肤结核。

【治 疗】

1.全身治疗 首选红霉素联用甲硝唑，克林霉素和米诺环素也有效，疗程2周。维A酸（如异维A酸、阿维A酸）对部分病例有效。急性期病例可用泼尼松60mg/d，以后减量维持。

2.局部治疗 用0.1%利凡诺溶液，或0.5%新霉素溶液清洗患处，每日2～3次。脓肿应切开排脓。顽固病例可手术彻底切除皮损并植皮，也可采用浅层X线治疗。

（吴丽峰 吴大兴）

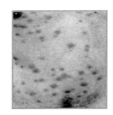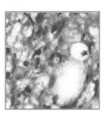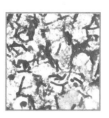

第七章
杆菌性皮肤病 →→→

麻 风

麻风（leprosy）是由麻风分枝杆菌感染引起的慢性传染病，主要侵犯皮肤和周围神经。

【病因与发病机制】

麻风杆菌侵入机体后，要经过一个较长的潜伏期方可发病，一般认为潜伏期平均2～5年，短者数月，长者10年以上。随着病情的发展，按照免疫力强弱向临床各型发展，典型症状逐渐明显。免疫力较强者向结核样型一端发展，免疫力较弱者向瘤型一端发展，或向免疫力不稳定的界线类发展。

【临床表现】

1. **未定类麻风（IL）** 只有一处或数处红斑或浅色斑，感觉障碍很轻，可自然消退或发展成其他类型麻风（图7-1，表7-1）。

2. **结核样型麻风（TT）** 患者的免疫力很强，通常只有一处皮损或一条浅神经干受累，如爪形手和溃疡（图7-2），有时可见2～3块不对称分布的皮损。皮损呈界限清楚的红斑，局部毳毛脱落、闭汗，附近可触及粗硬的浅表神经，局部感觉障碍明显。皮肤涂片查菌阴性，麻风菌素试验强阳性。

3. **瘤型麻风（LL）** 患者的免疫力低下，皮损数目多，分布广泛对称（图7-3，图7-4）。皮损可分为斑疹型、结节型、弥漫浸润型。斑疹型境界模糊不清，以后逐渐形成结节或弥漫性浸润，在面部可形成狮面，眉毛、睫毛脱落或鼻塌陷，局部感觉障碍不明显。如浅神经干受累，则肢端呈对称性麻木。皮肤涂片查菌5+～6+，麻风菌素试验阴性。

4. **界线类麻风** 患者有部分免疫力，具有两个

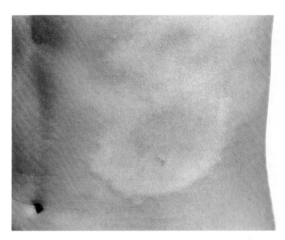

图7-1 未定类麻风（IL）

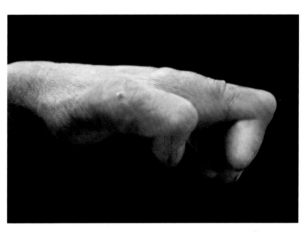

图7-2 结核样型麻风 爪型手 尺神经受累

极型麻风（TT、LL）的特征。

（1）界线类偏结核样型麻风（BT）：皮损大，境界清楚（图7-5），表面干燥，毳毛脱落、闭汗，感觉障碍明显，可见小的卫星状损害。皮肤涂片查菌阴性或1+～2+，麻风菌素试验阴性或±～+。

表7-1　各型麻风的临床特点

特　点	IL	TT	BT	BB	BL	LL
病程	不稳定	稳定	不稳定	最不稳定	不稳定	稳定
皮损	单个或数个浅色斑或红斑，边界清楚或不清楚	单个或数个边界清楚的浅色斑和（或）红斑，边缘隆起、边干燥、脱屑，分布不对称；斑块表面呈鹅卵石样	多发，大小不等；环状损害内、外界清楚，缘隆起；斑疹或斑块边界清，皮损中央常见"空白区"	双相性损害介于BT与BL间，可见"空白区"	多发，较小，广泛分布；早期斑疹，发展为丘疹、结节、斑块，边缘模糊，中央浸润，可见"空白区"	多发，较小，对称分布；边界不清，表面光泽，有斑疹、斑块、结节及弥漫性浸润或匍行
神经损害	轻微，不对称	突发、严重、不对称，皮损感觉早期丧失	皮损感觉早期丧失，神经干麻痹不对称，神经脓肿多见	皮损感觉减退，神经干麻痹	皮损常有感觉减退，神经干麻痹常对称	感觉减退为晚期表现，常见对称性肢端感觉丧失
并发症	无	结核样反应（急性加重）	降级或升级反应	降级或升级反应	降级或升级反应	系统性病变
抗酸杆菌	0~1+	0	0~2+	1~3+	3~4+	5~6+
麻风菌素试验	-~+	+++	+~++	-	-	-

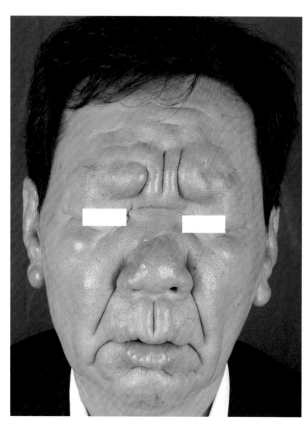

图7-3　瘤型麻风（LL）
（本图由广东医科大学李文惠赠）

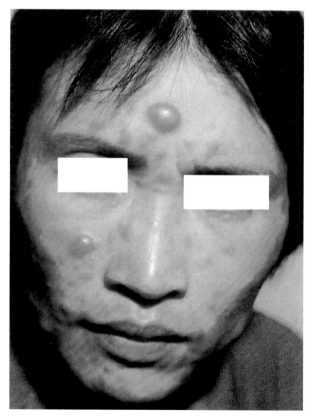

图7-4　组织样麻风瘤

（2）中间界线类麻风（BB）：皮损多种多样，有的像TT型，边缘清楚（图7-6），有的像LL型，边缘模糊不清，分布不对称（图7-7）。皮肤涂片查菌3+～4+，麻风菌素试验阴性。

（3）界线类偏瘤型麻风（BL）：皮损多，分布广，但不完全对称。眉毛可一侧脱落，而另一侧正常或较少。浅神经受累也可不对称，一侧手足畸

残比较明显（图7-7），而另一侧正常。皮肤涂片查菌4+～5+，麻风菌素试验阴性。

5.麻风反应　①Ⅰ型反应为一种迟发型超敏反应，可分升级和降级反应；②Ⅱ型反应（图7-8）为麻风结节性红斑反应；③Ⅲ型反应指同时有Ⅰ、Ⅱ型反应。

6.麻风的分类

（1）1981年为了适应麻风联合化疗（MDT）的需要，WHO以Ridley-Jopling分类为基础，将IL、TT和BT归类为少菌型（PB），BB、BL、LL属于多菌型（MB）；任一部位细菌指数≥2+者也分类为MB，从而使部分BT病例的分类因此而发生改变。

（2）1988年WHO第6次麻风专家委员会报告的结论是，从临床和操作原因考虑，将所有皮肤涂片

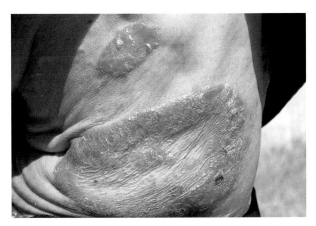

图7-5　界线类偏结核样型麻风BT
（本图由西安交通大学第二附属医院邓云山、徐汉卿惠赠）

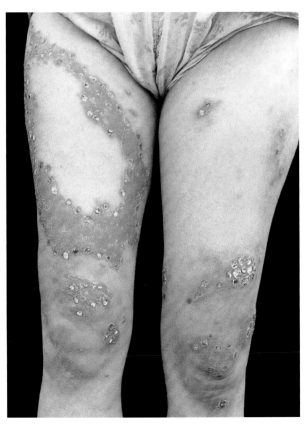

图7-6　中间界线类型麻风BB
（本图由西安交通大学第二附属医院邓云山、徐汉卿惠赠）

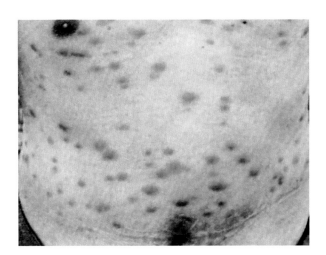

图7-7　界线类偏瘤型麻风（BL）

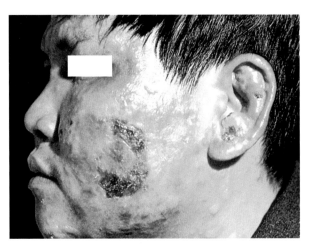

图7-8　Ⅱ型麻风反应　多发性结节或斑块，上有大疱或脓疱，伴高热和白细胞增多
（本图由白求恩国际和平医院李成龙惠赠）

阳性的病例均归类为MB。此后在一些规划中所有患者都做皮肤涂片检查，所有皮肤涂片阳性者均分类为MB，而皮肤涂片阴性，且皮损≤5块或神经损害≤1条者分类为PB。

【诊　断】

（一）诊断基本资料

1.病史　在麻风流行区居住过，有麻风病患者接触史。

2.体格检查　麻风病主要出现皮肤和周围神经损害。

（1）皮损检查：要注意损害的种类、有符合各型麻风的皮疹。

（2）神经检查：有神经干检查和神经功能检查，包括冷热觉、痛觉、触觉等检查。

（3）客观试验：检查者注射药物后观察结果，不受患者影响。

1）组胺试验：选择正常皮肤和皮损，用1‰磷酸组胺溶液0.1ml做皮内注射。20分钟左右，正常皮肤在注射处出现直径10mm红斑（原发性红斑），再经40秒，则在原红斑边缘又出现直径30～40mm红斑（继发性或反射性红斑），最后在原红斑中央形成直径3～5mm风团。如果皮肤神经末梢受累则不出现继发性红斑。本法实用于浅色斑和白斑的检查。

2）毛果芸香碱试验（出汗试验）：选择正常皮肤和皮损，分别涂上碘酊，干燥后用1‰硝酸毛果芸香碱液0.1ml做皮内注射，拭去注射点的溢液，立即在涂碘酊的皮肤上撒上一薄层淀粉，经3～5分钟后，正常皮肤出汗，淀粉立即变为蓝色，如不出汗淀粉不变色。此法适用于红斑及色素斑的检查。

3）立毛肌功能试验：用1/10万的苦味酸烟碱溶液0.1ml分别皮内注射于皮损及正常皮肤，如神经末梢正常，则见立毛肌收缩后形成鸡皮现象，否则不出现鸡皮现象。

4）运动功能障碍检查：①让患者做抬额、闭眼、皱眉、鼓腮、吹哨、露齿等动作，观察面神经是否麻痹；②让患者做屈伸手腕、内外展指、对指、握拳等动作，观察上肢神经的功能；③让患者作足背伸、跖屈、内翻、外翻等动作，观察腓总神经是否麻痹；④如有营养性溃疡存在时，要注意部位、大小、深浅、分泌物，是否累及骨骼。

3.实验室检查

（1）麻风杆菌检查：皮肤涂片取材，经抗酸

染色后油镜下观察，可见麻风杆菌染成红色（图7-9），背景染成淡蓝色。每个阳性部位至少要看50个视野，阴性部位要看100个视野。

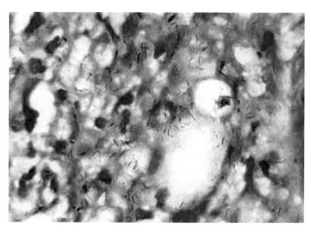

图7-9　麻风杆菌　抗酸染色

1）细菌计数法：对数分级法（Ridley法）为细菌密度计算的标准方法，相当于10倍进位，每增加1个"+"，菌量增加10倍。本法分级较细，比较合理，其标准如下：① 0：100个视野中未发现抗酸杆菌；② 1+：100个视野中有1～10条菌；③ 2+：10个视野中有1～10条菌；④ 3+：平均每个视野中有1～10条菌；⑤ 4+：平均每个视野中有10～100条菌；⑥ 5+：平均每个视野中有100～1000条菌；⑦ 6+：每个视野中超过1000条菌。

2）细菌指数（BI）：各部查菌"+"的总和/查菌部位数。

3）细菌形态指数（MI）：完整的菌数/观察的细菌总数×100%。每个部位计算100条分散的细菌，不计算菌束和菌团，可用于观察疗效。

（2）组织病理：各型麻风的组织病理特点见表7-2。

（3）麻风菌素试验：近年来由于犰狳动物接种成功，应用犰狳感染组织高压后制成的麻风菌素，代替了用瘤型麻风患者结节组织制作的粗制麻风菌素，每毫升含菌1.6亿条，存放期为2年。前臂屈面皮内注射麻风菌素0.1ml，形成直径6～8mm的皮丘。早期反应在注射后48小时观察，注射处浸润性红斑直径大于20mm者为强阳性（+++），15～20mm者为中等阳性（++），10～15mm者为弱阳性（+），5～10mm者为可疑（±），5mm以下或无反应者为阴性（-），阳性表示机体对病原菌具有敏感

表7-2　各型麻风的组织病理特点

组织学变化	IL	TT	RT	BB	BL	LL
表皮下无浸润带	0	0	++	++	+++	++++
麻风杆菌细菌指数	0~1+	0	0~2+	1~3+	3~4+	5~6+
肉芽肿成分						
上皮样细胞	0	++++（局灶性）	+++（局灶性）	+++（弥漫性）	+（弥漫性）	0
Langhans巨细胞	0	++++	++	0	0	0
泡沫细胞	±	0	0	+	++	++++
菌球	0	0	0	±	++	++++
组织样细胞纤维细胞淋巴细胞分布	±	0	0	0	++	++++
肉芽肿周围	0	++	+++	++	0	0
弥漫性浸润	0	0	0	+	+++	++
皮肤附属器周围	++	0	0	0	0	0
神经受累						
神经周围套状浸润	+	++	+	0	0	0
Schwann细胞增生	+	0	0	++	++	+
肉芽肿浸润	0	++++	++	0	+	0~+（晚期）
神经脓肿	0	++++	+	0	+	0~很少（反应）

性。晚期反应在注射后21天观察，注射处发生红色浸润性结节并有破溃者为强阳性（3+），结节浸润直径大于5mm者为中等阳性（2+），结节浸润直径在3~5mm者为弱阳性（+），轻度结节浸润或直径在3mm以下者为可疑（±），局部无反应者为阴性（－），阳性表示机体对病原菌具有免疫力，其早、晚期反应一般是一致的。结核样型麻风患者均为阳性，瘤型麻风患者均为阴性，界线类介于其间。

（4）麻风荧光抗体吸收试验（FLA-ABS）：LL的阳性率及抗体滴度均高，TT则较低。本法特异性和敏感性均较高，对麻风亚临床感染的研究和早期诊断有一定参考意义。

（5）酶联免疫吸附法（ELISA）：用于检测患者血清中抗PGL-I抗体，LL、BL的阳性率为100%，而TT约为60%。本法有较高的特异性，抗麻风药物治疗后抗体滴度下降。

（6）放射免疫测定法（RIA）：用^{125}I标记麻风杆菌抗原，患者血清先用超声波击碎的卡介苗吸收后，用放射免疫法检测。LL端的阳性率很高，而TT端最低。

（7）抗麻风杆菌单克隆抗体和PCR检测：敏感性和特异性均较高，可提高PB型麻风的检出率。

（二）诊断思路

因麻风病的皮损可以类似很多皮肤病，故皮肤科医师要时刻警惕麻风病的可能；特别是皮损无任何自觉症状，如瘙痒、疼痛时，更应想到麻风病。简言之，皮损和感觉障碍或闭汗就应考虑麻风。若证据不足，一时又难以确诊者，或请有关专科医生会诊，或定期复查，待证据充分后再予以确诊或排除。

（三）诊断依据

麻风的诊断依据主要有：①去过或来自麻风流行区，有麻风患者接触史；②特征性皮损，伴有感觉减退或丧失，出汗减少或闭汗；③周围神经粗大；④皮损涂片发现抗酸杆菌；⑤组织病理有特异性改变。

（四）诊断标准

1.传统诊断麻风主要体征　①皮损伴感觉丧失；②周围神经粗大；③皮肤涂片查抗酸杆菌阳性。一般认为上述3个主要体征中的任一体征都是诊断麻风的有力依据。

2.WHO 1990年定义　WHO于1990年曾提出麻风早期诊断的定义，其主要体征是：①单个或多个浅色或红色皮损，不具备其他皮肤病特点；②皮损或非皮损处有感觉丧失；③神经粗大（神经干或皮神经）；④皮肤涂片查抗酸杆菌阳性；⑤有明确的麻风组织病理学证据，如神经内及神经周围炎症（或）神经破坏，或典型部位抗酸染色阳性。仅发现上述一个主要体征者为可疑麻风，应予主动或被动随访观察，最好是鼓励患者定期到门诊复查。如发现两个主要体征，但未发生残疾，可谓早期麻风，其中早期少菌型麻风的皮损数目少，而早期多菌型麻风的皮损浸润轻。如果皮损广泛和（或）有残疾，则为晚期麻风。

3.WHO 1997年定义　1997年WHO麻风专家委员会第七次会议通过的关于麻风病例的定义，指具有下列一项或一项以上的特征，尚未完成规定治疗者。①浅色或红色皮损伴有明确的感觉丧失；②有周围神经受累，具有明确的神经粗大伴感觉丧失；③皮肤涂片查抗酸杆菌阳性。

4.Saunderson 2000年定义　在WHO麻风专家委员会第七次会议通过的关于麻风病例定义的基础上，推荐下列5个体征，其中任何两个同时存在即可诊断为麻风。①与麻风一致的皮损；②这样的皮损伴感觉丧失；③一侧或两侧尺神经粗大；④掌或跖的感觉丧失；⑤皮肤涂片查抗酸杆菌阳性。

【鉴别诊断】

只要掌握麻风的几个诊断要点，麻风与其他疾病的鉴别并无多大困难：①麻风在临床上有感觉障碍和神经粗大；②多菌型患者可查出麻风杆菌；③各型类麻风均有各自的组织病理特点。其他疾病与麻风的主要区别在于：①多数有痒感，无麻木、闭汗；②周围浅神经不粗大；③麻风杆菌检查阴性。鉴别时从两个角度去分析考虑，一般不会发生问题。

（一）主要鉴别的疾病（表7-3）

（二）次要鉴别的疾病

1.股外侧皮神经炎　感觉异常发生在特定部位，神经不粗大，无肌萎缩及运动障碍，出汗试验正常，三联反应不完整。

2.腓总神经麻痹　有运动、浅感觉和营养障碍，尤以运动障碍明显（如垂足）。

3.腓总神经鞘内多发性囊肿　有明显的运动障碍（如垂足），轻度浅感觉和营养障碍，腓总神经腘窝段粗大。有外伤史，滑液穿刺检查或手术探查可确定诊断。

4.臂丛神经血管压迫征　见于前斜角肌综合征、胸廓出口综合征、颈肋综合征。手和前臂尺侧皮肤感觉障碍、肌萎缩和爪形手，但浅神经不粗大，X线检查有助于鉴别。

5.尺神经肘管综合征　肘后慢性尺神经炎，可伴有尺神经粗大、尺神经压迫症。

6.腕部尺神经受压征（Guyons管综合征）　尺神经深侧支受损出现手肌萎缩和爪形手，浅侧支受损仅有尺侧麻木。

7.腕管综合征　桡侧三个手指麻木。

8.跗管综合征　出现足底肌萎缩、爪形趾，皮肤疼痛、麻木。

9.颈神经根综合征（颈椎病）　有脊神经根型肌萎缩及感觉障碍。

10.Ⅲ型遗传性运动感觉神经病（DejerineSottas病）　为多发性病变，四肢远端"套型"麻木，肌肉萎缩、畸形，对称性向心性发展，周围神经明显粗大。

11.非麻风性多发性神经炎　肢端对称性"套型"感觉障碍、弛缓性麻痹、肌力减退、肌萎缩、皮肤营养障碍。

12.面神经麻痹（Bell麻痹）　也可由麻风引起，表现为同侧额纹消失，鼻唇沟变平，脸裂扩大，口角歪向健侧。

13.脊髓空洞症　出现肌无力、皮肤多汗、水疱、坏疽、溃疡、萎缩，节段性分离性感觉障碍（即痛、温觉消失，触觉存在），但神经不粗大，出汗正常，组胺试验呈完整三联反应。

14.运动神经元疾病　包括进行性肌萎缩症、脊髓灰白质炎、原发性侧索硬化症、腓骨肌萎缩症，表现为肌萎缩、肌震颤、畸形（如弓形足、马蹄足、足下垂）等，但多无感觉和营养障碍。

15.遗传性感觉神经根病　四肢呈"套型"麻木，足底溃疡。

（三）专家提示鉴别的疾病

白色糠疹、花斑癣、色素减少性胎记、接触性

表7-3 麻风的鉴别诊断

疾　病	与麻风相似点	与麻风不同点
斑秃	脱眉睫、脱发、脱须与LL相似	皮肤无炎症，无瘢痕，没有感觉障碍及出汗异常
脂溢性皮炎	面部浸润增厚、眉毛脱落，有时与LL相似	麻风的皮肤一般较干燥，皮脂少，按脂溢性皮炎治疗无效，且抗酸杆菌检查可阳性
环状红斑	红斑呈各种环形与BT相似	感觉瘙痒，皮损内出汗正常，毳毛无脱落
体癣	斑片及环形红斑与TT或BT相似，环状皮损与BB相似	常有丘疹、水疱、鳞屑，周围神经不粗大，自觉瘙痒，真菌直接镜检阳性，抗真菌治疗有效
环状肉芽肿	单发皮损与TT相似，多发皮损与BT相似	无感觉障碍和神经粗大，组织病理可资鉴别
着色芽生菌病	斑片状皮损与TT相似，下肢结节及象皮肿与LL相似	组织液涂片直接镜检和组织病理可以鉴别，另外一般有外伤史
花斑癣	斑损与BL或LL相似	无感觉障碍，见于多汗区域，真菌镜检阳性。麻风一般有出汗障碍
毛发上皮瘤	面部结节与LL相似	组织病理可资鉴别
假性淋巴瘤	面部浸润结节与LL相似	鉴别主要靠组织病理和抗酸染色检查
结节性红斑	结节性红斑与LL的Ⅱ型麻风反应相似	一般有疼痛，多见于青年女性下肢，组织病理有特征，对治疗反应好
寻常狼疮	萎缩斑、环状皮损与TT相似	无感觉障碍和神经变化，结节玻片压诊呈特征性的果酱色，组织病理可确定诊断
神经纤维瘤	早期咖啡斑与TT相似，多发结节与BL或LL相似	有家族遗传史，结节质软，触之有疝样感，无感觉障碍和皮神经粗大
蕈样肉芽肿	蕈样前期和浸润期与BB、BL相似，肿瘤期与LL相似	组织病理可以鉴别，另外常伴有瘙痒，甚至是顽固性而剧烈的瘙痒
结节性黄色瘤	结节与BL或LL相似	有时组织病理都可见泡沫细胞，因此抗酸染色为鉴别的重要检查
红斑狼疮	红斑和浸润与LL相似，蝴蝶斑与BB相似	有红斑狼疮的其他表现，如发热、蛋白尿、抗核抗体阳性等
结节病	斑块与TT相似，病理与TT极相似	网状纤维染色和抗酸染色有助于鉴别
系统性淀粉样变	面部结节和浸润与BL和LL相似	组织病理甲紫染色阳性，另有该病的系统性改变
毛囊黏蛋白病	秃发脱眉与LL相似，面部浸润与BL、LL相似	无感觉障碍，组织病理阿辛兰染色阳性，显示有黏蛋白沉积
急性发热性嗜中性皮病	红斑结节与BB相似	有不同程度的自觉症状，无出汗及感觉障碍，组织病理有助鉴别
皮肤黑热病	浅色斑与TT相似，浸润、结节、斑块与LL相似	不累及神经和汗腺，无毛发脱落，周围神经不粗大，结节内可查到利什曼原虫，结合病史、临床表现、组织病理可以鉴别

皮炎、白癜风、维生素B缺乏症、银屑病、环状肉芽肿、寻常狼疮、疣状表皮结核、体癣神经纤维瘤病皮肤白血病黄瘤病皮肤利什曼病淋巴瘤、梅毒、雅司。

【治 疗】

1. 全身治疗

（1）联合化疗药物：①氨苯砜（DDS）：治

疗麻风的首选药物，成人口服每次50mg，每日1~2次；②利福平（RFP）：一般成人连续疗法，口服每次450~600mg，早晨空腹顿服；③氯苯吩嗪（B663）：成人口服每次50~100mg。

（2）联合化疗方案

1）多菌型麻风：包括BB、BL、LL，或任一部位皮肤涂片查菌细菌密度>2+者。RFP 600mg 每月1次监服；B663 300mg每月1次监服，同时每日50mg自服；DDS 100mg/d自服。用RFP、B663及DDS联合治疗，疗程至少24个月，现在又缩短到12个月。每月自服药物不得少于20天，否则此月不计入疗程。1年中至少服药8个月，连续中断治疗超过4个月者需重新开始治疗。

2）少菌型麻风：包括IL、TT、BT麻风，或任一部位皮肤涂片查菌细菌密度<2+者。RFP600mg每月1次监服，DDS100mg/d自服，疗程6个月。根据WHO的多中心现场研究，一次剂量的RFP（600mg）、氟嗪酸（400mg）和二甲胺四环素（100mg）可用于代替少菌型麻风MDT治疗。每月自服药物不得少于20天，否则此月不计入疗程。连续中断治疗3个月以上者需重新开始治疗。

（3）其他治疗方案

1）先用氟嗪酸400mg/d、米诺环素100mg/d、罗红霉素500mg/d和氯苯吩嗪50mg/d，疗程6个月；再用氯苯吩嗪50mg/d、米诺环素100mg/d或氟嗪酸400mg/d，疗程18个月。此方案适用于利福平耐药者。

2）用米诺环素、克拉霉素和氟嗪酸联合化疗，效果与利福平相同，也可用于对利福平耐药者。

3）沙利度胺：300~400mg/d，分3~4次口服，至反应控制后逐渐减量至50~100mg/d维持，适用于Ⅱ型麻风反应。

2.局部治疗　①封闭疗法：用0.25%~0.5%普鲁卡因10~20ml，注入神经干周围，每日1次，5~7次为1个疗程，用于麻风反应的神经痛；②手术疗法：剧烈神经痛者可施行神经鞘膜松解术或作神经移位术，手足溃疡和畸形的情采取相应的手术治疗。

（冯义国　王俊民　陈　蕾　吴丽峰）

皮肤结核病

皮肤结核病（cutaneous tuberculosis）是一种由结核分枝杆菌引起的慢性皮肤病，常伴有其他脏器的结核病灶。

【病因与发病机制】

结核分枝杆菌简称为结核杆菌，是一种抗酸杆菌，可分为人型、牛型、鸟型和鼠型等。人类皮肤结核病主要由人型结核杆菌引起，牛型结核杆菌少见。结核杆菌繁殖缓慢，比其他细菌慢20~100倍）；具有一层复杂的软外壳，可保护其免受免疫系统的攻击。结核杆菌不分泌任何毒素，其致病性主要与细菌在组织细胞内大量繁殖引起的炎症反应和菌体成分引起机体的超敏反应有关。

在20世纪80年代中期以前，结核病发病率以每年5%~6%的比例下降，但近年来结核病患者的数量逐年上升。我国目前有结核杆菌感染者约3亿人，其中结核病患者约600万，中青年占70%。随着结核病在全球范围的增加，皮肤结核病的发病率也将上升。HIV感染者发生结核病的可能性比正常人高30倍；结核病既是艾滋病患者的主要机会性感染，也是艾滋病的主要死因。

皮肤结核病的感染途径：①外来感染：少见，指结核杆菌直接经皮肤外伤处侵入而引起皮肤病变；②自身感染：多见，指机体内结核杆菌通过血液、淋巴循环传播、直接蔓延或自体接种而导致皮肤病变。

【分　类】

根据感染途径，皮肤结核病一般分为下述4型。

1.接种性（外源性）结核　结核杆菌通过皮肤、黏膜轻微损害而感染，如原发性皮肤结核综合征（结核性下疳）、疣状皮肤结核、寻常狼疮。

2.继发性（内源性）结核　体内结核病灶直接蔓延或自体接种所致，如腔口皮肤结核、瘰疬性皮肤结核。

3.血源性结核　体内结核病灶中结核杆菌经血行或淋巴播散至皮肤，如寻常狼疮、急性栗粒性皮肤结核、树胶肿性结核。

4.结核疹　一般认为是由体内结核病灶中结核杆菌经过血行播散至皮肤并被迅速消灭所致。此类病变不易找到结核杆菌，但组织病理有典型的结核样结构，结核菌素试验阳性，部分病例的皮损中可检出结核杆菌DNA。

【实验室检查】

1. 细菌检查 通过皮肤组织液涂片或皮损病理抗酸染色偶尔可查到结核杆菌的有原发性皮肤结核、疣状皮肤结核、寻常狼疮、溃疡性皮肤结核、瘰疬性皮肤结核、全身性粟粒性皮肤结核和结核树胶肿。一般在结核皮损中查不到结核杆菌的有丘疹坏死性结核疹、瘰疬性苔癣、颜面粟粒性狼疮和硬红斑。

2. 细菌培养 传统的分枝杆菌培养需要数周才能看到细菌生长和做出鉴定。

3. 结核菌素试验 目前最常用的是纯蛋白衍生物（PPD），国内常用5U做皮肤试验，皮内注射5U（0.1mm）PPD，然后在48～72小时测量硬结大小，有诊断意义。临床意义如下：

（1）硬结直径<5mm：表示阴性，机体没有感染结核或机体处于无反应状态。

（2）硬结直径在5~10mm：属微弱阳性反应，见于接触过有传染性结核患者的个体，不是结核杆菌感染指征。

（3）硬结直径在11~15mm：属阳性反应，提示受试者对结核杆菌感染敏感。

（4）硬结直径>15mm或出现坏死：属强阳性反应，提示受试者对结核杆菌高度敏感。

4. 聚合酶链式反应（PCR） PCR在24小时内快速检测皮损内结核杆菌的DNA。

5. γ-干扰素释素分析（IFN-γ relesease assays, IGRA） 为第Ⅱ代定性干扰素结核金，试验该试验的优点是：①其敏感性和特异性比结核菌素试验高；②以前接种过BCG者不产生假阳性；③患者只需1次检查。

【鉴别诊断】

各型皮肤结核病的鉴别见表7-4，而皮肤结核病与其他疾病的鉴别见表7-5。

【治 疗】

所有患者都需排除HIV感染，合并HIV感染者需延长治疗时间。由于耐药菌株的增加，应尽可能做微生物培养和药敏试验。

1. 全身治疗 所有类型皮肤结核病可采用英美胸科学会目前推荐的6个月标准方案：前2个月联合应用异烟肼（300mg/d）、利福平（<50kg，450mg/d；>50kg，600mg/d）、吡嗪酰胺（<50kg，1.5g/d；>50kg，2g/d）、乙胺丁醇[15mg/（kg·d）]或链霉素（0.75～1g/d，每日1次肌内注射），后4个月只用异烟肼和利福平；除链霉素外，所有药物均为空腹一次顿服。

表7-4 各型皮肤结核病的鉴别

分 型	感染途径	与其他结核的关系	感染部位	组织学特征	结核杆菌
结核性下疳	接种	无	真皮	中性粒细胞微脓肿→干酪样坏死性肉芽肿、淋巴结病	存在
疣状皮肤结核	接种	以前或现在感染	真皮	肉芽肿稀少，乳头瘤样棘层肥厚	无或罕见
腔口溃疡	自体接种	相关器官的活动性感染	黏膜下层真皮	混合性炎症，极少肉芽肿，坏死	大量
寻常狼疮	接种和(或)血源性	以前或现在感染，常为潜伏感染	表浅真皮	不定，主要是肉芽肿，少见干酪样坏死	深层可见
瘰疬性皮肤结核	深层组织感染的扩散	活动性感染	皮下脂肪和真皮	混合性炎症，肉芽肿，明显纤维化	深层可见
结核性树胶肿	血源性	系统性感染	皮下脂肪	多见干酪样坏死，肉芽肿性纤维化	稀少
急性粟粒性皮肤结核	血源性	系统性感染	真皮	中央微脓肿，周围组织细胞浸润	良性型中无或稀少，侵袭型存在

表7-5　皮肤结核病与其他疾病的鉴别

结核病类型	鉴别诊断
结核性下疳	孢子丝菌病、梅毒性硬下疳、猫抓病、放线菌病
疣状皮肤结核	固定型孢子丝菌病、着色真菌病、肥厚性扁平苔藓、疣状表皮痣
寻常狼疮	盘状红斑狼疮、结节病、淋巴瘤、三期梅毒、深部真菌病
瘰疬性皮肤结核	梅毒性树胶肿、孢子丝菌病、放线菌病、化脓性汗腺炎、性病性淋巴肉芽肿
腔口皮肤结核	急性女阴溃疡、白塞病、梅毒性溃疡、阿弗他溃疡、鳞状细胞癌
急性粟粒性皮肤结核	脓毒败血症疹、慢性脑膜炎球菌性菌血症
瘰疬性苔藓	毛周角化病、毛发红糠疹、光泽苔藓、小棘苔藓
丘疹坏死性结核疹	急性痘疮样苔藓样糠疹、天花、淋巴瘤样丘疹病
硬红斑	结节性红斑、皮肤变应性结节性血管炎、梅毒性树胶肿

2.局部治疗　①寻常狼疮、疣状皮肤结核和瘰疬性皮肤结核，皮损局限者可用手术切除或激光、冷冻治疗；②巴赞硬红斑可外用或皮损内注射糖皮质激素。

（吴大兴　吴丽峰）

原发性皮肤结核综合征

原发性皮肤结核综合征（primary cutaneous tuberculous complex）又称结核性下疳（tuberculous chancre），是皮肤初次感染结核杆菌而发生的反应。

【临床表现】

1.发病特征　结核杆菌在破损皮肤接种2~4周后发病，局部淋巴结通常受累，形成所谓的综合征。多发于儿童，面部或四肢多见，约1/3病例发生黏膜病变。

2.皮肤损害　感染处出现棕红色丘疹，可发展为结节或斑块，进而形成溃疡（图7-10）。溃疡表浅，上履痂皮，基底呈颗粒状，边缘呈潜伏性，无自觉症状。此时结核菌素试验阴性。感染3~8周后，局部淋巴结肿大并可发生干酪样坏死，形成脓肿和瘘管。

3.病程　损害通常在1年内自行愈合，一般先是皮疹消退，然后是淋巴结出现钙化。在皮疹愈合处也可出现寻常狼疮和疣状皮肤结核。

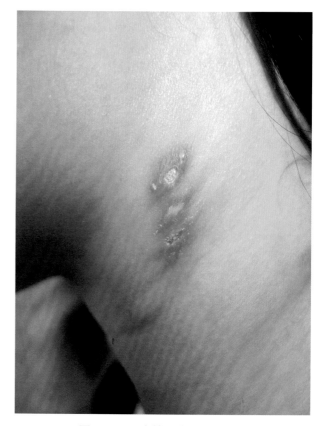

图7-10　原发性皮肤结核综合征

【诊　断】

（一）诊断基本资料

1.病史　皮肤黏膜有轻微外伤史，潜伏期2~4周。

2.体格检查　外伤部位结节、溃疡，常常伴有局部淋巴结肿大。

3.组织病理　主要分三个阶段变化：①最初2周有明显的炎症反应，伴有坏死区，可见大量中性粒细胞和结核杆菌；②感染2周后，淋巴细胞和上皮样细胞增多，并取代中性粒细胞；③感染3～4周内，结核结节不仅出现在接种部位，还出现在局部淋巴结。随着上皮细胞的出现，干酪样坏死逐渐减少，结核杆菌也明显减少。

4.结核菌素试验　早期（3周以前）结核菌素试验阴性，后期结核菌素试验阳性。

（二）诊断思路

1.结节、溃疡的性质　有外伤史的结节和溃疡，一般考虑为微生物感染性病变。除皮肤结核外，还有深部真菌病、梅毒和化脓性肉芽肿等。此类皮损仅凭临床观察难以确诊，需要做病原菌检查、皮肤活检、结核菌素试验、梅毒血清试验等检查来协助诊断。

2.治疗的反应　细菌感染所致者普通抗生素治疗常有效，而结核杆菌和真菌感染者普通抗生素治疗常无效。因此，对于一些常规抗感染治疗无效的皮肤结节或溃疡，应考虑结核杆菌或真菌感染的可能。

（三）诊断依据

1.病史　有结核感染史，发病前局部皮肤有轻微外伤史。

2.皮疹特点　棕红色丘疹发展为结节或斑块，并形成潜伏性溃疡，无自觉症状，常伴有局部淋巴结肿大。

3.组织病理　早期以中性粒细胞浸润为主，有大量的干酪样坏死，后期以上皮细胞和巨噬细胞浸润为主，并出现明显的结核结节。

4.结核菌素试验（PPD）　3周前通常为阴性，3周后可转为阳性。

【鉴别诊断】

1.孢子丝菌病　孤立的结节或溃疡沿着淋巴管呈串状排列，脓液可培养出申克孢子丝菌，组织病理常表现特征性的"三带现象"。

2.梅毒性硬下疳　有性病接触史，皮疹位于生殖器部位，局部淋巴结肿大但很少破溃。损害可查到梅毒螺旋体，梅毒血清学试验阳性。组织病理主要为血管内膜炎，并有大量浆细胞浸润。

3.猫抓病　有猫抓伤史，外伤部位发生丘疹、脓疱、结节或溃疡，数周内愈合，此后出现淋巴结肿大、疼痛，常伴有全身症状。

（吴大兴　吴丽峰　陈　蕾）

疣状皮肤结核

疣状皮肤结核（tuberculosis verrucosa cutis）是典型的接种性皮肤结核，为结核杆菌接种于外伤处皮肤而发病。

【临床表现】

1.皮肤损害　通常开始表现为黄豆大暗红色丘疹，逐渐扩大形成斑块，直径可达数厘米，表面角化明显，类似疣状增殖（图7-11），表面粗糙不平可出现裂隙，常有少许脓液排出，分泌物可找到结核杆菌。

2.三廓症　疣状增生不会发生破溃，有时中央形成萎缩性瘢痕，外周为弧状或环状结节，再向外为平滑的暗红色晕，上述特征构成了所谓的"三廓征"。

3.发病特征　皮疹好发于手和指的伸侧、儿童的踝关节和臀部。皮损通常单个，无自觉症状，常有局部淋巴结肿大。病程慢性，可迁延数年至数十年。

【诊　断】

（一）诊断基本资料

1.病史　有外伤史，潜伏期约1周。病程较长，

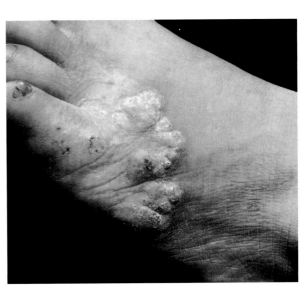

图7-11　疣状皮肤结核

可达数年或数十年。

2.体格检查　疣状增生斑块，常伴"三廓征"，局部淋巴结通常肿大。

3.组织病理　有假上皮瘤样增生和角化过度。真皮上层常有化脓性炎症，而真皮中部可见少量的结核浸润灶，有时炎症可以波及表皮，形成小脓疡。抗酸杆菌数量通常很少。

4.结核菌素试验　常为弱阳性。

（二）诊断思路

1.疣状结节的性质　发生在暴露部位的疣状结节通常与外伤后感染有关。此时，患者的免疫力较强，可控制病原菌的扩散。皮疹较局限但持续时间长，无自觉症状。

2.疣状结节的鉴别　疣状结节很难作出临床诊断，确诊需做病原菌检查、结核菌素试验、组织病理等特殊检查。

（三）诊断依据

1.暴露部位出现疣状结节，可见"三廓征"，即萎缩性瘢痕、弧状或环状结节和周围红晕。

2.组织病理有疣状增生和结核样浸润。

3.结核菌素试验常为弱阳性。

【鉴别诊断】

（一）主要鉴别的疾病

1.固定型孢子丝菌病　好发于面、颈、躯干，皮损呈多形性，如丘疹、结节、斑块、疣状增殖、肉芽肿等，可有卫星状损害。组织病理显示三带结构，PAS染色可见孢子和星状体，真菌培养有真菌生长。

2.着色真菌病　有外伤史，好发于四肢。初起为红色丘疹、结节或脓疱，逐渐扩大、融合成暗红或灰黑色斑块或肿瘤样损害，中央愈合而边缘扩展，表面增殖、脱屑或呈菜花状。分泌物中可查到棕色厚壁孢子，培养和病理检查可见真菌。

（二）次要鉴别的疾病

1.肥厚性扁平苔藓　好发于小腿伸侧，对称分布。皮损为疣状增殖的肥厚性斑块，上覆黏着性薄鳞屑，周围有散在的紫红色扁平丘疹，瘙痒明显。组织病理显示基底细胞液化变性，真皮上部有带状淋巴细胞浸润。

2.疣状表皮痣　常在出生时或幼儿期发病，可发生于任何部位。皮损为淡黄色至黑褐色疣状丘疹，密集、融合，单侧分布，发展至一定阶段即静止不变。

（陈　蕾）

瘰疬性皮肤结核

瘰疬性皮肤结核（scrofuloderma）又称液化性皮肤结核（tuberculosis cutis col1iquativa），是由淋巴结核、骨结核或关节结核等病灶直接蔓延或经淋巴管扩散所致，占皮肤结核病的10%～15%。

【临床表现】

1.皮肤损害　皮疹开始为无痛性皮下坚实结节，约黄豆至粟粒大小，逐渐增大、增多、融合成块，并与皮肤粘连（图7-12），局部皮肤变成青红色，可有少许脱屑。以后结节发生干酪样坏死，中心软化、破溃，形成溃疡、瘘管，排出带有干酪样物质的稀脓液。溃疡呈穿凿形，基底不平，有淡红色颗粒，肉芽生长缓慢。邻近淋巴结肿大、软化、

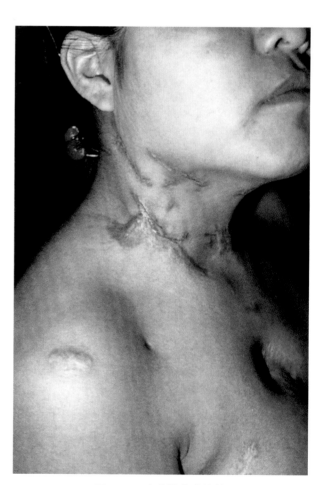

图7-12　瘰疬性皮肤结核

坏死，形成瘘管。相邻皮肤可陆续发生新的皮下结节、溃疡、瘘管，损害可相互连接或贯通呈带状分布，具有特征性。

2.发病特征　　儿童和青少年多见。好发于颈、上胸、腋窝和腹股沟，面部、四肢少见。病程迁延，此起彼伏，经久不愈。愈后遗留不规则的条索状、带状或桥状瘢痕。

【诊　断】

（一）诊断基本资料

1.病史　　病程漫长，迁延不愈多年，一般无自觉症状。

2.体格检查　　常有淋巴结核、关节结核或骨结核。

3.组织病理　　真皮深层和皮下组织有结核性或结核样浸润，有明显的干酪样坏死，可见结核杆菌。表皮以及真皮上部通常破溃，形成溃疡，继发感染时常有大量多形核白细胞浸润。

4.结核菌素试验　　通常阳性。

（二）诊断思路

1.溃疡、瘘管的性质　　皮肤溃疡、瘘管常由皮下病灶直接穿透所致，病程慢性，查找原发病灶是明确瘘管性质的关键。

2.溃疡、瘘管的鉴别　　诊断此类疾病常需查找原发病灶，同时需做病原学、组织病理和一些特殊的血清学试验。例如，结核性瘘管下面常可找到淋巴结核或骨结核灶，真菌感染时可见孢子和菌丝，细菌感染需区分是原发还是继发性感染。

（三）诊断依据

瘘管常继发于淋巴结、骨或关节结核。病程慢性，愈后遗留不规则的瘢痕。组织病理显示明显的结核样结构和干酪样坏死。结核菌素试验阳性。

【鉴别诊断】

（一）主要鉴别的疾病

1.孢子丝菌病　　孤立的结节或溃疡沿着淋巴管呈串状排列。脓液可培养出申克孢子丝菌，组织病理检查常有"三带现象"。

2.放线菌病　　为大片浸润性斑块，位置较深，质硬，破溃的脓液中含有"硫黄颗粒"，细菌培养和病理检查提示有放线菌。

（二）次要鉴别的疾病

1.梅毒性树胶肿　　结节破溃后形成穿凿状溃

疡，但不形成瘘管。梅毒血清试验阳性，组织病理显示肉芽肿伴有大量浆细胞浸润。

2.化脓性汗腺炎　　主要发生在腋窝，为红色疼痛性结节，破溃后形成瘘管。组织病理表现为非特异性肉芽肿，无结核样病变。

3.性病性淋巴肉芽肿　　好发于腹股沟和肛周。早期在外生殖器发生初疮，1～4周后出现单侧腹股沟淋巴结肿大、疼痛，粘连成团，有"沟槽征"；此后淋巴结软化、破溃，形成喷水壶状多发性瘘管，常伴有明显的全身症状。LGV血清学试验阳性。

（陈　蕾）

腔口皮肤结核

腔口皮肤结核（tuberculosis cutis orificialis）又称溃疡性皮肤结核（tuberculosis cutis ulcerosa），是活动性内脏结核患者抵抗力降低时，结核杆菌由腔道蔓延至腔口处（口腔、肛门、尿道）引起的结核性溃疡。

【临床表现】

1.皮肤黏膜损害　　皮疹开始为红色丘疹，很快破溃形成溃疡，并逐渐扩大，边缘呈潜行性，基底有不平整的苍白色肉芽组织，可见黄色小颗粒和脓性分泌物，可检到结核杆菌。病程慢性，伴有疼痛。

2.肛门及尿道口损害　　可表现为裂隙或小溃疡，容易被忽略。

3.体内活动性结核病灶　　特别是喉、肺、肠道和泌尿道结核。

【诊　断】

（一）诊断基本资料

1.病史　　有活动性内脏结核病史。

2.体格检查　　有活动性内脏结核，腔口部位有红色丘疹和溃疡。

3.分泌物涂片　　可见抗酸杆菌。

4.组织病理　　溃疡深部常见结核样浸润，有明显的干酪样坏死，可查到大量抗酸杆菌。真皮上部主要为多形核白细胞浸润。

5.结核菌素试验　　常为弱阳性或阴性。

（二）诊断思路

腔口部位慢性潜行性溃疡，伴有活动性内脏结核病灶，应考虑结核感染。

（三）诊断依据

腔口部位慢性潜行性溃疡，伴有疼痛。有活动性内脏结核病灶。分泌物涂片可见抗酸杆菌。组织病理显示结核样浸润和干酪样坏死。

【鉴别诊断】

1.白塞病　除了口、眼、生殖器溃疡外，还有结节性红斑和无菌性脓疱等损害。组织病理显示非特异性血管炎。

2.急性女阴溃疡　病情急，溃疡大，基底平整，疼痛明显。分泌物培养可找到粗大杆菌。

3.梅毒性溃疡　溃疡边缘锐利如穿凿状，质硬，基底有坏死组织和树胶样分泌物。梅毒血清试验阳性，组织病理显示肉芽肿伴有大量浆细胞浸润。

（吴丽峰）

寻常狼疮

寻常狼疮（lupus vulgaris）是最常见的皮肤结核，占皮肤结核病的50%～75%。儿童及青少年多见。可由邻近组织的结核病灶蔓延或经淋巴、血流播散至皮肤所致，少数由外源性感染或卡介苗接种引起。约半数患者有其他部位结核病的证据。

【临床表现】

1.基本损害　初起为鲜红或褐红色粟粒大小的结节（狼疮结节），质软，稍隆起，结节表面薄嫩，用探针稍用力即可刺入，容易贯通（探针贯通现象）；玻片压诊可见淡黄色或黄褐色结节，如苹果酱色（苹果酱现象）。皮疹逐渐增大、增多并发生融合，变成弥漫性浸润斑块，直径可达10～20cm，境界清楚，表面常覆盖黏着性鳞屑。结节破溃后形成边缘穿凿不整的溃疡，表面有污红褐色肉芽，有少量稀薄脓液或结污褐色薄痂。可自行愈合，愈合后形成平滑的萎缩性瘢痕（图7-13，图7-14），以后在瘢痕上又可发生新的结节。一般无自觉症状。

2.发病特征　皮疹好发于面部，其次是颈部、臀部及四肢。病程缓慢，可迁延数年甚至数十年。

3.临床分型　扁平型、增殖型、溃疡型、播散型等。

4.并发症　瘢痕收缩可引起睑外翻，口角偏斜，鼻孔缩小，鸟啄状鼻，耳廓缺损，四肢象皮肿，皮损处鳞状细胞癌。

【诊　断】

（一）诊断基本资料

1.病史　病程漫长，易复发。

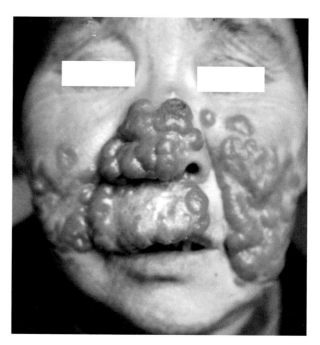

图7-13　寻常狼疮
（本图由西安交通大学李伯埙惠赠）

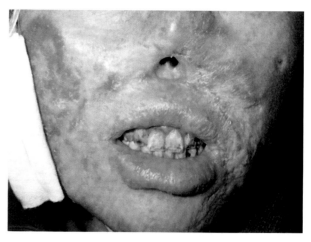

图7-14　寻常狼疮
（本图由西安交通大学李伯埙惠赠）

2. 体格检查 典型的狼疮结节，可见探针贯通现象和苹果酱现象。

3. 组织病理 真皮内可有典型的结核结节，干酪样坏死少见。表皮有时变平萎缩，有时则增生肥厚。很难找到抗酸杆菌。

4. 结核菌素试验 结核菌素试验一般阳性。

5. 其他检查 将组织进行细菌培养，约半数病例有结核杆菌生长。皮损中可检出结核杆菌DNA。

（二）诊断思路

1. 狼疮结节的性质 对于透明的苹果酱样结节，通常应考虑为结核疹。当疑为本病时，可用玻片或探针轻压，前者可以见到皮疹呈苹果酱状，而后者可见到探针刺破现象。

2. 狼疮结节的鉴别 对于狼疮样结节，虽然临床表现典型，但需做组织病理、结核菌素试验才能确诊。一些感染性疾病也能产生相似的皮疹，如梅毒和深部真菌病，此类疾病通常有特殊的病原学和血清学表现。

（三）诊断依据

儿童及青少年发病。典型损害为苹果酱样狼疮结节，破溃后形成溃疡、瘢痕，在瘢痕上又可长出新的皮疹，此起彼伏，迁延不愈。病理组织可见典型的结核结节和干酪样坏死。结核菌素多数阳性。PCR技术可在皮损中检出结核杆菌DNA。

【鉴别诊断】

（一）主要鉴别的疾病

1. 深部真菌病 结节可破溃、形成瘢痕，真菌学检查阳性，组织病理可发现真菌。

2. 结节性梅毒疹 质地坚实的铜红色结节，发展较快，皮疹呈匐行性排列，常破溃，形成穿凿状溃疡。梅毒血清试验阳性，组织病理发现大量浆细胞浸润（表7-6）。

3. 瘤型麻风 结节质地坚实，呈淡红或暗红色，可形成弥漫性浸润，感觉减退或消失（表7-6）。

（二）次要鉴别的疾病

1. 盘状红斑狼疮 常表现为蝶形红斑，色泽鲜红，表面有黏着性鳞屑及毛囊口扩张，内含角质栓，不破溃。组织病理可见淋巴细胞浸润和基底细胞液化变性。

2. 结节病 结节坚实，一般不破溃形成溃疡。结核菌素试验阴性。组织病理有肉芽肿改变，但无干酪样坏死。

3. 结核样麻风 除了结节损害外，常有感觉障碍，以及周围神经粗大和肢体麻木。组织病理可见大量组织细胞浸润。

（吴丽峰 陈 蕾）

表7-6 寻常狼疮与结节型梅毒疹、瘤型麻风的鉴别

鉴别要点	寻常狼疮	结节型梅毒疹	瘤型麻风
发病年龄	大多在幼年	主要在成年	任何年龄
病程	以年计	以月计	以年计
损害性质	柔软，易为探针刺穿	坚实	坚实，中等硬度
质地	带棕红色或黄红色	带红铜色	淡红或暗红色
颜色	苹果酱现象	无	无
玻片压诊	无异常	无异常	减退或消失
表浅知觉	萎缩或肥厚，或具收缩性，不规则	萎缩性绕以色素沉着，相当规则	萎缩性
瘢痕	瘢痕上有新损害发生	无	无
梅毒血清试验	阴性	阳性	阴性
组织病理	上皮样细胞、淋巴细胞和巨细胞组成的肉芽肿	浆细胞浸润	麻风细胞

急性粟粒性皮肤结核

急性粟粒性皮肤结核(acute military tuberculosis of the skin)又称播散性粟粒性皮肤结核(tuberculosis cutis miliaris disseminata),为严重的结核感染,常有粟粒性肺结核、淋巴结核或结核性脑膜炎。

【临床表现】

1. 皮肤损害　皮疹为多形性,有红斑、丘疹、水疱、脓疱、皮下结节、紫癜、溃疡(图7-15,图7-16),广泛分布于全身,特别是躯干、臀、股和生殖器。

2. 发病特征　好发于儿童,常在麻疹、猩红热等急性传染病之后发病;艾滋病患者也可发生。病情严重,有明显的全身症状,结核菌素试验阴性。预后不良,常因粟粒性肺结核或结核性脑膜炎而死亡。

【诊　断】

(一)诊断基本资料

1. 病史　发病急,常在麻疹、猩红热等急性传染病之后发病,常有其他脏器的活动性结核。

2. 体格检查　多形性损害,伴有明显的全身症状,病情严重。

3. 组织病理　真皮可见弥漫性化脓性炎症,皮下组织有中性粒细胞浸润,还可见到血栓形成或脓肿,组织中有大量结核杆菌。

4. 结核菌素试验　阴性。

(二)诊断思路

1. 粟粒样皮疹的性质　突然发生的播散性粟粒样皮疹通常提示患者的免疫功能较差,病情危重。脓毒败血症、细菌性脑膜炎、结核病等均可出现此种病变,需注意鉴别。

2. 粟粒样皮疹的区分　许多疾病可能表现为粟粒样皮疹,如痤疮、酒渣鼻。如果患者有内脏结核病史,则首先要考虑为粟粒样皮肤结核,但内脏结核体征不明显时,需做详细的体格检查,必要时还要做病理活检、细菌培养等检查来协助诊断。

(三)诊断依据

好发于儿童,常在麻疹、猩红热等急性传染

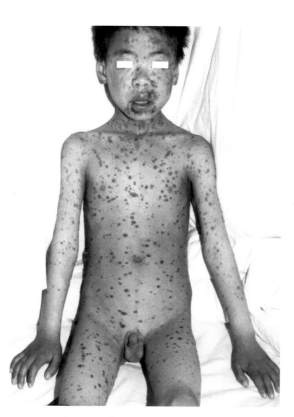

图7-15　急性粟粒性皮肤结核
(本图由大连医科大学孙令惠赠)

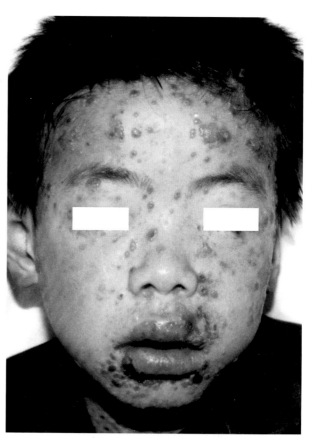

图7-16　急性粟粒性皮肤结核
(本图由大连医科大学孙令惠赠)

病之后发病。有内脏结核病。突然发生多形性皮疹，伴有明显的全身症状。组织病理显示化脓性炎症，可见大量结核杆菌。

【鉴别诊断】

1.脓毒败血症疹　常在病程早期出现，皮疹为多形性，可为斑疹、丘疹、紫癜、水疱、结节、脓肿、或荨麻疹样、猩红热样损害，伴有畏寒、高热等明显的全身中毒症状，外周血白细胞和中性粒细胞明显升高。

2.慢性脑膜炎球菌性菌血症　起病缓慢，常经过数周或数月才有明显的表现，如间歇性发热、皮疹、关节痛、头痛等；皮疹好发于疼痛性关节或受压部位，呈多形性，如灰白色至玫瑰色斑疹、结节性红斑样损害、紫癜、疼痛性结节等，常随体温下降而消退。血培养有脑膜炎双球菌。

丘疹坏死性结核疹

丘疹坏死性结核疹（papulonecrotic tuberculid）一般认为系体内结核杆菌经血行播散至皮肤，并在皮肤被迅速消灭所致。由于本病有明显的血管炎改变，可能为血管炎的一种类型。

【临床表现】

1.发病特征　好发于青年女性，男女之比为1：3。1/3～2/3病例有其他内脏结核，特别是肺结核或淋巴结核。可伴发其他类型皮肤结核病，特别是硬红斑和瘰疬性皮肤结核。

2.皮肤损害　好发于四肢伸侧，尤以肘膝关节附近及小腿为多，其次为臀部、躯干、面部、耳和阴茎。皮疹成批发生，常对称分布，有群集倾向。初起为粟粒大的坚实丘疹，淡红至鲜红色，渐增至豌豆大，颜色亦渐呈褐色或暗红，界限清楚，周围常有狭窄的红晕。部分丘疹在数周后可自行消退，遗留色素沉着；多数丘疹中心坏死，继而干涸结痂，去痂后可见中央凹陷的小溃疡，愈后留下天花样瘢痕，其变型有阴茎结核疹（图7-17，图7-18）。陈旧损害消退后，又发生新的损害，可见丘疹、坏死、溃疡、结痂、瘢痕同时存在。病程迁延难愈。

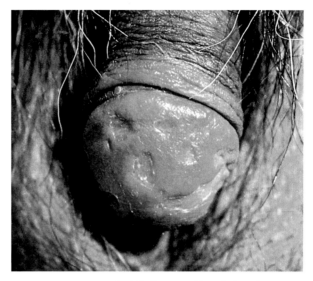

图7-17　阴茎结核疹　凹陷性小瘢痕形成

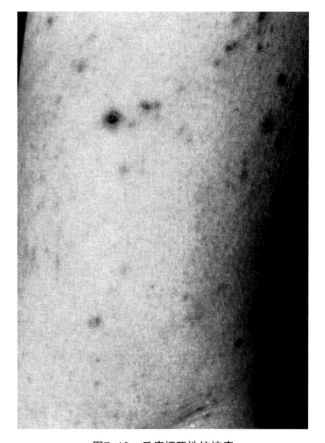

图7-18　丘疹坏死性结核疹

【诊　断】

（一）诊断基本资料

1.病史　可能有其他内脏结核，特别是肺结核或淋巴结核。

2.体格检查　皮疹成批发生，同时存在丘疹、坏死、溃疡、结痂、瘢痕，消退后留下天花样瘢痕。

3.组织病理　真皮上部早期表现为白细胞破碎性血管炎，随着病情发展可出现楔形坏死区，周围有组织细胞呈栅栏状围绕，通常看不到完整的结核结节。血管病变显著，从轻度的淋巴细胞性血管炎到纤维素样坏死和血管内血栓形成，毛细血管、动脉和静脉都可受累。

4.结核菌素试验　阳性。

5.PCR　约50%的病例皮损中可发现结核杆菌DNA。

（二）诊断思路

1.坏死性丘疹的性质　丘疹坏死后留下萎缩性瘢痕具有特征性，多种疾病可以有这种表现，如天花、急性痘疮样苔藓样糠疹、穿通性胶原病等。虽然这些疾病的病因不一，但病理改变相似，通常为血管炎样改变。

2.坏死性丘疹的鉴别　这类皮疹的临床病理学改变大都相似，诊断需要一些特殊的检查，如结核菌素试验、PCR，特别是后者有重要的诊断价值。

（三）诊断依据

1.多见于青年女性，常有内脏结核病史。

2.皮疹成批发生，好发于四肢伸侧，同时存在丘疹、坏死、溃疡、结痂、瘢痕。

3.组织病理为血管炎改变。

4.结核菌素试验阳性。

5.半数病例的皮损中可检出结核杆菌DNA。

【鉴别诊断】

（一）主要鉴别的疾病

1.急性痘疮样苔藓样糠疹　临床表现与坏死性丘疹样结核相似，但预后较好。结核菌素试验阴性。

2.二期梅毒丘脓疱疹　有性病接触史，皮疹大多对称，无自觉症状。梅毒血清试验阳性。

（二）次要鉴别的疾病

1.淋巴瘤样丘疹病　皮疹较大、数目少。组织病理可见大的异形性淋巴细胞，结核菌素试验阴性。

2.天花　突然发病，有明显的全身症状，体温下降时出现离心性分布的皮疹。初为暗红色斑疹，很快变为丘疹，以后变成中央凹陷的水疱、脓疱，

周围有红晕，干燥、结痂后脱落，遗留瘢痕。

（吴丽峰　陈蕾）

硬红斑

硬红斑（erythema induratum）包括Bazin型和Whifield型，一般认为前者属血源性皮肤结核病，后者是一种血管炎。

【临床表现】

1.Bazin硬红斑　多见于青年女性，常伴发其他内脏结核。皮损好发于小腿屈侧，数目少，常对称分布。初起为1~2cm大小的深在性皮下结节，进而逐渐增大并与皮肤粘连，呈暗红或紫红色，可有轻微肿痛（图7-19）。数周至数月后结节可软化破溃，形成较深的溃疡（图7-20），并排出淡黄色带有干酪样物质的稀薄脓液。病程慢性，愈后遗留萎缩性瘢痕及色素沉着。春秋及寒冷季节易复发。

2.Whitfield硬红斑　好发于中年妇女的下肢，常伴有循环不良。双小腿成批出现疼痛性结节，不破溃，可伴有踝部水肿、全身不适等症状。可因寒冷或全身感染而促发，卧床休息后疼痛可缓解。抗结核治疗无效。组织病理呈血管炎改变。

【诊　断】

（一）诊断基本资料

1.病史　病程慢性，容易复发。

2.体格检查　结节对称分布于小腿屈侧，可形

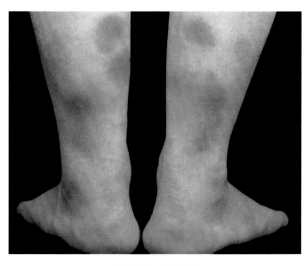

图7-19　硬红斑

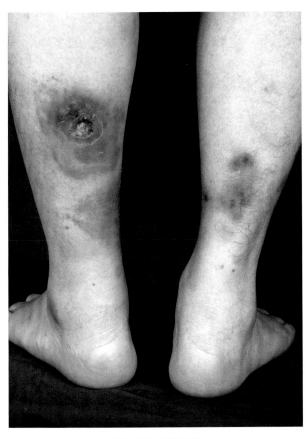

图7-20　硬红斑

微疼痛。

3.组织病理显示血管炎样改变，同时有干酪样坏死。

4.结核菌素试验阳性。

5.PCR可能发现结核杆菌DNA。

【鉴别诊断】

1.结节性红斑　发病急，病程相对较短。红色结节主要累及小腿伸侧，无破溃，有疼痛感。

2.皮肤变应性结节性血管炎　疼痛性结节主要分布于小腿伸侧，大小不一、深浅不等，常反复发作，可伴有全身症状。

3.梅毒性树胶肿　通常为单个损害，梅毒血清试验和组织病理检查有特征性。

（陈　蕾　吴丽峰）

瘰疬性苔藓

瘰疬性苔藓（lichen scrofulosorum）又称苔藓样皮肤结核（tuberculosis cutis lichenoides），常伴有淋巴、骨结核，好发于儿童。

【临床表现】

儿童多见，常伴有淋巴、骨、关节结核。皮疹好发于躯干及四肢伸侧，对称分布。针头至粟粒大小的毛囊性丘疹，正常肤色或红褐色，质地坚实，平顶或尖顶，上覆细碎鳞屑；常密集成片，形成苔藓样外观。无自觉症状。病程持续数月或数年，可自行消退，不留痕迹或遗留暂时性色素沉着，偶见复发。

【诊　断】

（一）诊断基本资料

1.病史　常伴有淋巴、骨、关节结核病史，病程缓慢。

2.体格检查　针头至粟粒大小的毛囊性丘疹密集分布于躯干及四肢伸侧，无自觉症状。

3.组织病理　真皮上部毛囊或汗管周围可见结核样肉芽肿，无干酪样坏死和结核杆菌。

4.结核菌素试验　阳性。

（二）诊断思路

1.苔藓样丘疹的性质　许多皮肤病也可出现苔

成溃疡，轻微疼痛。

3.组织病理　早期病理改变如同血管炎，血管周围有淋巴细胞浸润；病灶内有明显的干酪样坏死，形成结核结构。随着病情变化可出现小叶性脂膜炎，脂肪出现小动脉炎，进而引起脂肪坏死。

4.结核菌素试验　常呈阳性。

5.PCR　皮损中可发现结核杆菌DNA。

（二）诊断思路

1.小腿红斑、结节的性质　此类皮疹的病理改变大都为血管炎，但病因却各不相同。硬红斑常位于小腿屈侧，结节性红斑常位于小腿伸侧，而梅毒性胶肿常为单个损害。

2.小腿红斑、结节的鉴别　有时硬红斑与结节性血管炎无论在临床和病理上都相似，需要一些特殊的检查如PCR，有时还需要经验性治疗来协助诊断。前者抗结核治疗有效，而后者无效。

（三）诊断依据

Bazin硬红斑的诊断依据：

1.多见于青年女性，常伴发其他内脏结核。

2.结节对称分布于小腿屈侧，可形成溃疡，轻藓样丘疹，如维生素A缺乏症、光泽苔藓、扁平苔藓和毛发红糠疹等，但这些疾病都有显著的临床和病理特征。

2. 苔藓样丘疹的鉴别　结核病患者发生苔藓样丘疹，首先考虑瘰疬性苔藓。如果临床上无特征性，可通过皮肤活检、结核菌素试验和PCR检查来鉴别。

（三）诊断依据

1. 儿童多见，常伴有淋巴、骨、关节结核。

2. 躯干、四肢伸侧对称分布的群集性毛囊性小丘疹，形成苔藓样外观。

3. 组织病理显示真皮上部毛囊或汗管周围有结核样肉芽肿。

4. 结核菌素试验阳性。

【鉴别诊断】

（一）主要鉴别的疾病

1. 毛周角化病　好发于四肢伸侧，病变部位有特殊的粗糙感。皮疹为散在分布的毛囊性角化丘疹，顶端有淡褐色角质栓，内含卷曲的毛发，无炎症反应。

2. 毛发红糠疹　为毛囊口发生的红色角化性丘疹，可融合成斑块，头皮常有大片鳞屑，指节背面常有典型的角化性丘疹。组织病理显示毛囊性角化过度，有点状角化栓。

3. 光泽苔藓　为发生于臀部或腹部的群集性扁平丘疹，正常肤色。组织病理显示在真皮乳头层可见局限性的球形浸润灶，主要由淋巴细胞和组织细胞构成。

（二）次要鉴别的疾病

1. 小棘苔藓　发生于颈部和臀部外侧的毛囊性角化丘疹，常密集成片，中央有丝状小棘。

2. 维生素A缺乏症　四肢伸侧发生毛囊性角化丘疹，丘疹较大，色泽暗红或褐色，密集时可呈蟾皮状，伴有皮肤干燥和眼病变。

（吴丽峰　陈蕾）

类 丹 毒

类丹毒（erysipeloid）是由猪丹毒杆菌侵入破损皮肤后，引起丹毒样皮损的急性感染性疾病。

【病　因】

猪丹毒杆菌又称红斑丹毒丝菌（Erysipelothrix rhusiopathiae），为革兰阳性杆菌。在鱼、猪、鸟等动物的体表和肠腔都有本菌分布，人类可因接触带菌的动物及其制品而感染。主要经外伤的皮肤而感染，多见于鱼贩、屠宰工人。

【临床表现】

潜伏期为1～5天，平均2天，最短者为8小时，很少超过7天。好发于青壮年，男性多见。

1. 局限型　最多见。好发于手背和腕部。受伤部位首先表现为红肿，有疼痛感。在肿胀部位出现境界清楚的紫红色斑，缓慢向周围扩展，中央消退、边缘略隆起而成环状，偶见水疱或血疱（图7-21，图7-22），不出现化脓或脱屑，伴有灼痛或胀痛；病程自限，多无全身症状，持续2～4周可自愈。部分病例的红斑具有游走性，在旧皮疹附近不断出现新的紫红色斑，此起彼伏，可波及整个手部。

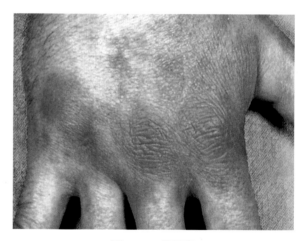

图7-21　类丹毒

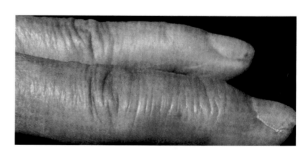

图7-22　类丹毒　中指内侧紫红色斑，有光泽，边缘稍隆起，中央颜色较深

2.弥漫型　少见。皮疹特点同局限型，但远离感染的部位也出现弥散性红斑，常伴有发热和关节症状。血培养阴性，常在数周至数月自愈。

3.败血症型　罕见。常无典型皮损，但可发生弥散性红斑和紫癜。全身症状严重，常出现心内膜炎，也可累及其他器官。血培养阳性，可导致死亡。

【诊　断】

（一）诊断基本资料

1.病史　有猪肉、鱼、禽鸟接触史，同时有手部外伤史。潜伏期多为2天。

2.体格检查　受伤部位发生境界清楚的紫红色斑，伴有灼痛或胀痛。

3.细菌培养　局限型和弥漫型阴性，败血症型阳性。

（二）诊断思路

1.紫红色斑的性质　发生在手部的炎症性紫红色斑，常与皮肤破损后细菌感染有关。面对这样的病例，除观察皮损特征外，还要采集详细的病史，包括职业、生活环境、饮食习惯等。

2.紫红色斑的鉴别　出现皮肤发紫、发红的细菌感染性疾病有多种，常见的有金黄色葡萄球菌引起的蜂窝织炎和溶血性链球菌引起的丹毒。这两种疾病通常发病急、进展迅速，全身症状明显，外周血中性粒细胞明显增多。

（三）诊断依据

1.有猪肉、鱼、禽鸟接触史和手部外伤史。

2.手部出现边界清楚的紫红色斑，不化脓或脱屑，伴有灼痛或胀痛。

3.败血症型血培养阳性。

【鉴别诊断】

1.丹毒　好发于小腿和面部，局部红、肿、痛、热明显，伴有明显的全身症状。外周血中性粒细胞增多。

2.急性蜂窝织炎　皮损色泽暗红，边界不清，病变发展迅速，可出现化脓和坏死，伴有明显疼痛和全身症状。外周血中性粒细胞增多。

【治　疗】

首选青霉素治疗，80万U，肌内注射，连续使用5～10天。系统性感染者尽早应用大量青霉素静脉滴注，1200万～2000万U/d，连用4周。青霉素过敏者选用红霉素、四环素或喹诺酮类抗生素。

红　癣

红癣（erythrasma）是由微小棒状杆菌（Corynebacterium minutissimum）引起的慢性局限性皮肤感染，主要侵犯角质层，病情轻微。

【病　因】

微小棒状杆菌为革兰阳性菌，是趾缝的正常菌群。温暖和潮湿气候、糖尿病是本病的促发因素。

【临床表现】

好发于腹股沟、腋窝、第4～5趾间等、乳房下、肛周或臀沟等间擦部位，成人多见。皮损为境界清楚、边缘不规则的红斑，早期表面光滑，以后变成褐色并有较多细小鳞屑（图7-23），病程较长者可出现轻度苔藓样变，常无自觉症状。泛发性损害较为少见，皮损为境界清楚的红褐色斑片，累及躯干和四肢，可伴有瘙痒。

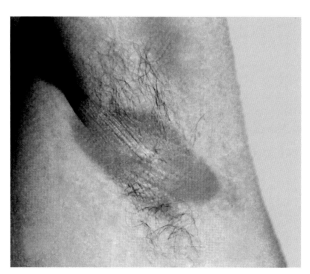

图7-23　红癣

【诊　断】

（一）诊断基本资料

1.病史　温暖、潮湿气候，可伴发糖尿病，慢性病程。

2.体格检查　间擦部位出现边界清楚的红斑，大小不等，上覆细小鳞屑。

3.实验室检查

（1）涂片检查：皮损处鳞屑可见革兰阳性短棒状杆菌、菌丝。

（2）细菌培养：皮损处鳞屑接种于含20%胎牛血清琼脂培养基上，2天内可以出现菌落生长，Wood灯下菌落呈红珊瑚色荧光。

（3）Wood灯检查：由于感染局部存在粪卟啉III，Wood灯照射发出红珊瑚色荧光（图1-8）。

4.伴发疾病　皮肤真菌感染、腋毛癣、凹陷性角质松解症、糖尿病、肥胖。

（二）诊断思路

1.红斑的性质　皮肤红斑应首先明确是感染性还是非感染性，需结合病史、好发部位和皮损特点进行分析。

2.红斑的特点　病程是否呈慢性经过，有无明显的瘙痒，边界是否清楚，表面是否上覆细小鳞屑或出现片状脱落的鳞屑，是否有苔藓样变，局部毛发有无受累。

3.实验室检查的鉴别　局部皮肤感染可为细菌性、真菌性或病毒性，其中棒状杆菌和结核杆菌感染都可引起皮肤红斑，故需做病原菌和Wood灯检查来鉴别。

（三）诊断依据

成人多见。间擦部位出现边界清楚的红斑，上覆细小鳞屑，无明显瘙痒。皮损Wood灯检查可见红珊瑚色荧光。鳞屑直接镜检可见革兰阳性短棒状杆菌、菌丝，细菌培养阳性。

【鉴别诊断】

（一）主要鉴别的疾病（表7-7）

（二）次要鉴别的疾病

1.花斑癣　圆形或类圆形小斑疹，色泽不一，黑白间杂呈花斑状。Wood灯检查有淡黄色荧光，鳞屑真菌镜检阳性。

2.接触性皮炎　有接触史，与接触范围大致相同的红斑、丘疹或水疱等多形性损害，伴有明显瘙痒或疼痛。

3.神经性皮炎　主要表现为局部苔藓样变，伴有明显瘙痒。

4.脂溢性皮炎　累及头、面、皱褶、躯干等部位，皮损为红斑、油腻性鳞屑，可出现渗出、结痂等，瘙痒较为明显。

5.固定型药疹　有明确的用药史。好发于皮肤黏膜交界处，出现水肿性紫红色斑，中央可有水疱、大疱，遗留灰褐色色素沉着。

6.银屑病　皱褶部位的病变为光滑的红色斑块，边界清楚，表面常有浸渍，其他部位可有典型的银屑病皮疹。

【治　疗】

1.局部治疗　可选用1%夫西地酸钠软膏、1%红霉素软膏、5%~10%硫黄软膏、复方苯甲酸软膏等，唑类抗真菌药（如咪康唑）也有良好疗效，疗程2周。长期使用抗菌肥皂、局部应用扑粉可预防复发。

2.全身治疗　泛发性病变可口服红霉素或四环素，疗程2周。

（陈　蕾　吴丽峰）

表7-7　红癣与股癣、间擦疹、阴囊湿疹的鉴别

发生部位	红癣	股癣	间擦疹	阴囊湿疹
皮损特点	腹股沟、腋窝、趾间等间擦部位	腹股沟	腹股沟、腋窝、颈等间擦部位	阴囊
自觉症状	边界清楚的红斑，上覆细小鳞屑	半月形红斑，中央有愈合倾向，边缘隆起，有丘疹、水疱、脱屑	局部皮肤潮红，可出现丘疹、水疱、糜烂、渗液、结痂等	边界不清的红斑，可有丘疹、水疱、糜烂、渗液等损害，慢性者可出现苔藓样变
病因	不明显	明显瘙痒	有瘙痒或疼痛	瘙痒明显
	微小棒状杆菌	皮肤癣菌	局部潮湿、刺激	与体内、外多种因素相关，不易查清
Wood灯检查	红珊瑚色	无荧光	无荧光	无荧光

腋 毛 癣

腋毛癣（trichomycosis axillaris）又称结节性毛菌病（trichomycosis nodosa），是由棒状杆菌侵犯腋毛、阴毛所致的表浅性感染，以毛干上出现黄色、红色或黑色黏着性结节为特征。

【病因与发病机制】

正常腋窝菌丛中存在不同类型的棒状杆菌。电镜观察显示毛干上结节几乎均由致密的细菌构成，毛小皮细胞内、外都有细菌生长，可侵犯毛皮质。细菌培养发现许多类型的需氧棒状杆菌参与本病的发生，并非以前认为仅由纤细棒状杆菌（Corynebacterium tenuis）引起。这些细菌可产生不同的色素，使结节呈不同的颜色。

【临床表现】

本病极为常见，英国成年男生中腋窝感染的发病率为27%。好发于夏季，青壮年男性多见。主要累及腋毛，阴毛受累少见。毛干上出现黄色、红色或黑色黏着性结节，质地坚硬或柔软，密集分布或仅累及中央部分的腋毛（图7-24），病变的毛干变脆、易折断，患处皮肤正常。根据结节的颜色不同，汗液可呈黄色、红色或黑色，衣服可被染色。无自觉症状。

【诊 断】

（一）诊断基本资料
1.**病史** 好发于夏季，青壮年男性多见，常因

衣服染色而引起注意。

2.**体格检查** 腋毛或阴毛毛干上出现黄色、红色或黑色黏着性结节，毛干变脆、易折断。

3.**实验室检查**

（1）涂片检查：结节压碎后加10%氢氧化钾溶液，油镜下可见纤细短小的杆菌，革兰染色阳性。

（2）细菌培养：用血琼脂培养基，37℃培养菌落生长良好。

（二）诊断思路

1.**毛干结节的性质** 首先明确是感染性还是非感染性疾病，前者如棒状杆菌、假丝酵母菌或虱感染，后者如结节性脆发病。

2.**毛干结节的特点** 本病的特点是腋毛或阴毛毛干上出现不同颜色的结节，直径1～2mm。

（三）诊断依据

1.好发于青壮年，夏季多发。

2.腋毛或阴毛毛干上出现黄色、红色或黑色黏着性结节，毛干变脆、易折断，皮肤正常，可伴有不同色泽的出汗。

3.Wood灯检查结节发出荧光。

4.结节直接镜检发现纤细短小的杆菌，细菌培养阳性。

【鉴别诊断】

（一）主要鉴别的疾病（表7-8）

（二）次要鉴别的疾病（表7-9）

【治 疗】

剃掉患处毛发，外用1%福尔马林溶液、无水氯化铝溶液、5%～10%硫黄软膏。

（徐云升 吴大兴 李智铭 张学奇 朱团员）

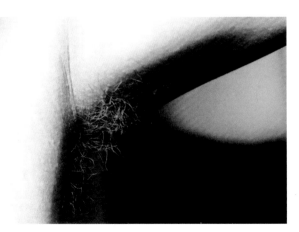

图7-24 腋毛癣

窝状角质松解症

窝状角质松解症（pitted keratolysis）又称跖部沟状角质松解症（keratolysis plantare sulcatum），是由多种细菌引起的表浅性跖部皮肤感染。

【病 因】

病原菌尚未完全明了。目前认为链霉菌（Streptomyces）、棒状杆菌、刚果嗜皮菌（Dermatophilus congolensis）均可侵犯因汗液浸渍而变软的角蛋白，

表7-8　腋毛癣与毛结节病、阴虱病的鉴别

分　类	腋 毛 癣	白毛结节病	黑毛结节病	阴 虱 病
病　因	棒状杆菌	白吉利丝孢酵母	何德毛结节菌	阴虱
损害特点	腋毛或阴毛毛干上出现黄色、红色或黑色黏着性结节，毛干变脆、易折断，皮肤正常	侵犯胡须、腋毛、阴毛，毛干上出现白色或淡棕色结节，质软、易脱落，毛干变脆、易折断	主要侵犯头发，毛干上棕色或黑色、砂粒样结节，毛干易折断	阴毛或腋毛的毛干出现阴虱、虱卵，毛干不受累，皮肤可有丘疹、点状出血和血痂
自觉症状	不明显	不明显	不明显	明显瘙痒
实验室检查	Wood灯检查结节发出荧光，结节直接镜检发现纤细短小的杆菌，细菌培养阳性	镜检可见无色菌丝围绕毛干，可断裂形成孢子，真菌培养有乳酪样菌落生长	镜检可见棕黑色分枝菌丝，压碎后可见子囊，真菌培养有黑色菌落生长	有成虱、虱卵

表7-9　腋毛癣与结节性脆发病、念珠形毛发的鉴别

分　类	腋 毛 癣	念珠形毛发	结节性脆发病
病　因	棒状杆菌	常染色体显性遗传	理化损害
病变特点	腋毛或阴毛毛干上出现黄色、红色或黑色黏着性结节，毛干变脆、易折断，皮肤正常	自幼发病，全身毛发均可累及，毛囊口处出现红色角化丘疹，其中有念珠形毛发穿过，易于折断	毛干出现数个结节，白色或黄色，毛干变脆、易于折断
瘙痒	无	无	可有

从而导致本病。多见于热带雨水丰富的地区，潮湿是其诱发因素。

【临床表现】

患者多有赤足习惯，常伴有手足多汗。跖部（特别是足跟和跖前）和趾腹出现多发性浅表的环形角质剥脱，直径2～4mm，数目不等，散在或密集，边缘似凿孔状，中央微凹，呈肤色、棕色或黑色，可融合成不规则的糜烂面（图7-25），严重者可出现沟状损害。常无自觉症状。病程慢性，冬季可自行消退。

【诊　断】

（一）诊断基本资料

1.病史　长期赤足在水田劳动或长期穿着橡胶鞋、长统靴、套鞋，常伴手足多汗。

2.体格检查　跖部受压区和趾腹多发性角质剥脱，散在或密集。

3.实验室检查

（1）病原菌检查：角质层刮屑可见革兰阳性丝状和球状菌。用脑-心浸液琼脂培养基，37℃厌氧培养3～5天，可见小的无色菌落生长。

（2）组织病理：角质层有窝状缺损，缺损底部和侧壁可见分支分隔的菌丝和球状菌。

（二）诊断思路

本病特征较明显，一般容易诊断，主要与一些

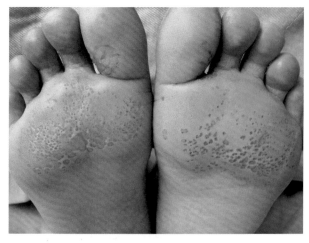

图7-25　窝状角质松解症
（本图由东莞市常平人民医院曾文军惠赠）

有跖部角质层点状损害的疾病鉴别，如点状掌跖角化病、点状汗孔角化症、基底细胞痣综合征等，但这些疾病的临床病理改变都是增生而非缺损，通过皮损特点和组织病理检查即可鉴别。

（三）诊断依据

多有赤足习惯或长期穿着橡胶鞋、长统靴、套鞋史，常伴手足多汗。跖部受压区和趾腹多发性浅表的环形角质剥脱，散在或密集，常无自觉症状。角质层刮屑可见革兰阳性丝状和球状菌。组织病理显示角质层有窝状缺损，可见分支、分隔的菌丝和球状菌。

【鉴别诊断】

1.点状掌跖角化病　损害为针尖至米粒大小的灰黄色角化性丘疹，顶部凹陷，状如火山口，一般无手足多汗。

2.点状汗孔角化症　掌跖部出现大量褐色角化性丘疹，呈菜籽样，边缘略隆起，散在或线状分布，可融合成斑块。

3.基底细胞痣综合征　为常染色体显性遗传病，主要表现有皮肤肿瘤、颌骨囊肿、骨缺损、智力迟钝等。约70%的病例出现掌跖皮损，表现为多发性表浅的圆形凹陷，直径1～3mm，边界陡立似冰凿样，肤色或淡红色，无自觉症状。

【治　疗】

保持足部清洁干燥，外用红霉素软膏、夫西地酸软膏、咪康唑霜，也可口服红霉素（1g/d）1周。

（吴丽峰　陈　蕾）

皮肤炭疽

炭疽（cutaneous anthrax）是由炭疽杆菌（Bacillus anthracis）引起的人畜共患性急性传染病，可分为皮肤炭疽（cutaneous anthrax）、肺炭疽和肠炭疽。

【病　因】

炭疽杆菌为革兰阳性需氧菌，有荚膜，芽孢在土壤中可存活20多年。炭疽杆菌主要感染草食动物，接触患病的动物或动物制品可引起人类感染。皮肤创伤、吸入、摄入分别是皮肤炭疽、肺炭疽和

肠炭疽的感染途径，人类之间的传染机会极少。

【临床表现】

潜伏期12小时到12天，一般为1～3天。根据病原菌侵入部位，一般分为下述三型，三者均可引起败血症和炭疽性脑膜炎。

1.皮肤炭疽　占炭疽的90%以上。皮损好发于手、前臂、面、颈等暴露部位，单发或多发。初起为红色丘疹，很快变为脓血性大疱，周围组织水肿发硬；1～4天内大疱破溃，中心区坏死、出血（图7-26，图7-27），直径1～3cm，周围有明显的水肿性红斑和水疱；5～7天后，坏死区自行破溃而形成溃疡，有血性渗出物并凝固形成黑色焦痂。1～2周后黑痂脱落，形成瘢痕愈合。局部淋巴结常红肿、压痛，如无化脓菌混合感染则局部疼痛轻微。常有发热、头痛、关节痛等全身症状。

少数患者局部可无丘疹或水疱，但炎症剧烈引起大块水肿，并迅速形成大片坏死，伴有高热等全身症状，并可引起败血症而威胁生命。如不及时抢

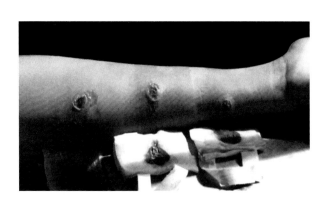

图7-26　皮肤炭疽　多发性坏死性溃疡、黑色焦痂

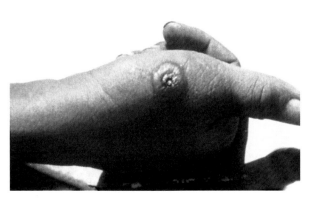

图7-27　皮肤炭疽　水肿坏死及黑痂

救，可在数天内死亡。

2.**肺炭疽**　起病急，呈气管炎和肺炎表现。

3.**肠炭疽**　突然发生感染、呕吐、腹泻、血便等严重胃肠炎症状。

【诊　断】

（一）诊断基本资料

1.**病史**　特殊职业，直接接触病畜和带有芽孢的皮毛产品或食用病死牲畜肉、内脏。

2.**体格检查**　皮肤炭疽表现为暴露部位出现脓血性大疱，破溃后结黑色焦痂，周围显著水肿。

3.**实验室检查**

（1）细菌学检查：是确诊的依据，可按不同临床类型取材。做直接涂片或培养，均可查到炭疽杆菌（革兰阳性粗短杆菌）。

（2）血清学试验：可用酶联免疫吸附试验、蛋白印迹法、荧光抗体试验、血清补体结合试验等。

（3）组织病理：表皮及真皮浅层水肿、出血、坏死，真皮及皮下组织中有大量红细胞及中性粒细胞，可见有荚膜的炭疽杆菌（图7-28）。

（二）诊断思路

特殊职业、接触病畜史、食用病死牲畜肉或内脏；炭疽杆菌侵犯不同部位，呈现不同的临床特征；直接涂片或培养见到革兰阳性粗短杆菌是确诊的依据。综合上述资料才能做出较为符合实际的诊断。

（三）诊断依据

1.有病畜接触史，或接触相关被污染的动物制品史。

2.皮肤炭疽为凹陷性坏死性溃疡，上覆以炭末

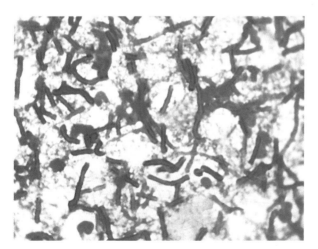

图7-28　炭疽杆菌　革兰染色

样黑痂，周围绕以红晕。

3.皮损直接涂片或培养可查到炭疽杆菌。

4.血清学试验阳性。

【鉴别诊断】

（一）主要鉴别的疾病

1.**疖**　圆锥状高起的毛囊性红色丘疹或结节，中心贯穿毛发，有压痛；中心形成脓栓、坏死，破溃时脓栓脱落，排出脓液后消退，遗留瘢痕。

2.**痈**　初起为红、肿、热、痛的斑块，边界不清；5～7天后开始化脓，中央区皮肤坏死，形成多个脓栓，脓栓脱落后留下多个火山口样溃疡，常有全身症状。

3.**丹毒**　开始为红肿、发硬斑片，迅速向周围蔓延，边界清楚，常有全身症状。

4.**蜂窝织炎**　局部弥漫性浸润，红肿境界不清，破溃而成溃疡，疼痛，常有全身症状。

（二）次要鉴别的疾病

肺炭疽应与肺炎、肺鼠疫、钩端螺旋体病等鉴别；肠炭疽需与出血性坏死性肠炎、急性胃肠炎、沙门氏菌肠炎等鉴别；炭疽性脑膜炎应与化脓性脑膜炎鉴别；炭疽毒血症应与其他原因引起的毒血症鉴别。

（三）专家提示鉴别的疾病

皮肤利什曼病、传染性深脓疱、葡萄球菌脓肿、棕色隐遁蜘蛛咬伤、土拉菌病。

【治　疗】

1.**一般处理**　早期隔离治疗，直至溃疡愈合、细菌培养连续3次阴性后，方可出院。病情严重者需加强支持疗法，如补液、输血等。

2.**抗生素**　青霉素为最有效的抗生素，对各型炭疽都有较好的疗效。皮肤炭疽青霉素的用量为每日160万～320万U，肌内注射，疗程7～10天。对肺型、肠型、脑膜炎型或败血症等，应加大剂量，每日1000万～4000万U，静脉滴注。青霉素过敏者可用红霉素、四环素、氯霉素、喹诺酮类抗生素。

3.**糖皮质激素**　对于伴有严重的全身中毒症状患者，可短期大剂量应用，需与抗生素联用。

4.**局部治疗**　病灶部位严禁切开引流或切除术，以防感染扩散。局部可用1：5000高锰酸钾溶液冲洗，外用新霉素、红霉素或金霉素软膏等。

（刘　艳　郑　焱　王俊民　朱团员　史建强）

猫 抓 病

猫抓病（cat-scratch disease）是由汉赛巴尔通体（Bartonella henselae）引起的急性自限性传染病，好发于儿童和少年。

【病 因】

巴尔通体为革兰阴性短小棒状杆菌。此菌存在于猫口咽部，猫受感染后可形成菌血症。病原菌通过猫抓伤或咬伤直接引起感染，偶见于狗或猴抓咬之后。

【临床表现】

潜伏期约10天左右。秋、冬季多见，好发于儿童和少年。表现多种多样，严重程度主要取决于宿主的免疫状态。25%～75%病例有低热、不适、头痛、食欲不振等全身症状。

抓伤部位出现红色丘疹、结节、水疱、结痂或表浅溃疡（图7-29），数周内自行消退，常遗留浅表的瘢痕。约2～4周后，原发损害邻近淋巴结肿大、疼痛，可化脓，但无淋巴管炎，一般持续2～4个月。5%～13%患者临床表现特殊且较严重，如肝脾大、脑病、眼病变、腮腺炎、肠炎、脊髓炎和骨髓炎等，但这些病变愈后一般良好。病程自限，多数在6～8周内自愈。

【诊 断】

（一）诊断基本资料

1. 病史　有猫接触史或猫抓的原发性损害，一般在被抓后2～4周出现淋巴结炎。

2. 体格检查　猫抓处常遗留浅表的瘢痕，局部淋巴结肿大。

3. 实验室检查

（1）组织病理：真皮中有一处或几处中性粒细胞构成的脓肿，四周绕以数层上皮细胞，间有少数巨细胞，最内层上皮样细胞呈栅栏状排列，外围可见一些淋巴细胞。最后脓肿被无细胞的坏死区所代替。感染的淋巴结显示化脓性肉芽肿炎症，中央坏死区内有中性粒细胞集聚。

（2）涂片检查：采集皮损、淋巴结或结膜活检标本，制成涂片后作Warthin-Starry银染色，可清晰地观察到巴尔通体。

（3）病原体培养：灰白色不透明的细小黏聚性菌落，培养时间14～33天，培养60天无菌生长方可定为阴性。免疫血清阳性的患者血培养和组织培养常为阴性，但带菌猫血培养阳性率高。

（4）血清学检测：间接免疫荧光抗体进行巴尔通体检测，IgG抗体滴度为1∶164定为阳性，双份血清IgG抗体效价升高4倍以上可确诊；敏感性为88%，特异性为94%。ELISA检查血清巴尔通抗体，IgM抗体滴度大于1∶250定为阳性；敏感性为83%～95%，特异性约95%。

（5）PCR：大部分患者淋巴结中可检出汉赛巴尔通体DNA，目前已用于早期诊断。

（二）诊断思路

有猫接触史和猫抓史，局部淋巴结肿大、疼痛而无其他原因应考虑本病，确诊依赖于实验室检查。

（三）诊断依据

本病的诊断主要依据病史、临床特征、实验室检查综合分析。

（四）诊断标准

1. 猫接触史和抓伤的存在或原发性皮肤或眼损害。

2. 猫抓病皮肤试验阳性。

3. 淋巴结肿大的其他原因调查阴性。

4. 淋巴结活检组织病理学特征。

5. 淋巴结或原发皮肤或眼病变组织病理学发现病原菌。

确诊：具备前4项中的3项，或第一项和第五项。

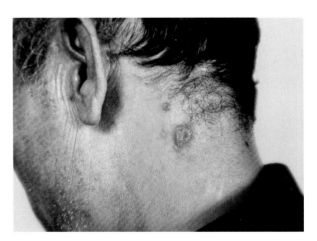

图7-29　猫抓病　丘疹、结节及表浅溃疡

【鉴别诊断】

（一）主要鉴别的疾病

1. 结核性淋巴结炎 局部淋巴结肿大，淋巴结活检显示结核性肉芽肿，抗酸染色可查到结核杆菌。

2. 性病性淋巴肉芽肿 淋巴结肿大、疼痛，渐与附近淋巴结融合，与周围皮肤粘连，皮肤暗红，中央软化、破溃，易形成窦道。

3. 组织细胞坏死性淋巴结炎 好发于年轻女性，多为颈部浅表淋巴结肿大，常伴高热。组织病理显示近淋巴结被膜处有凝固性坏死灶，呈片状分布，不形成脓肿，副皮质区见淋巴细胞增生。

（二）次要鉴别的疾病

1. 孢子丝菌病 肿大的淋巴结呈串珠状，有外伤史。可培养出孢子丝菌。

2. 腹股沟淋巴肉芽肿 主要通过性接触传播，淋巴结肿大常继发于生殖器水疱或溃疡后。组织病理显示坏死灶，中性粒细胞浸润，并形成星形肉芽肿。

3. 结节病 属多脏器疾病。胸片显示肺门及纵隔淋巴结肿大，伴或不伴有肺内网状、结节状、片状阴影。组织活检证实或符合结节病。

（三）专家提示鉴别的疾病

土拉伦斯菌病、布鲁菌病、皮肤结核病、结节病、梅毒、性病性淋巴肉芽肿、孢子丝菌病、组织胞浆菌病、弓形体病、传染性单核细胞增多症、良性或恶性肿瘤。

【治　疗】

1. 全身治疗 目前尚无特效抗生素，可试用庆大霉素、复方新诺明、利福平、环丙氟哌酸、克拉霉素、阿奇霉素，疗程应超过2周。

2. 局部治疗 淋巴结化脓可抽吸脓液，不主张切开排脓。

海鱼分枝杆菌感染

海鱼分枝杆菌感染（Mycobacterium marinum Infection），为致病菌海鱼分枝杆菌于1926年分离，为慢生长、光产色分枝杆菌，最适生长温度30～32℃。在含氨硫尿的培养基上生长，自然栖息地为水，人与湖水、河水和海水、游泳池、鱼池接触时，可通过损害的皮肤而感染。

【临床表现】

接种后大约2～3周后局部出现紫蓝色丘疹、斑块、结节或疣状，常为单个，有外伤史，多见于手（图7-30）、肘、膝和足部。溃疡或脓肿，20%呈"孢子丝菌样"损害。

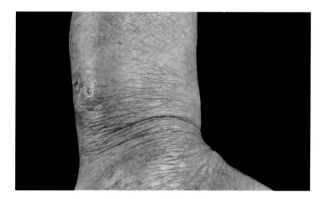

图7-30　海鱼分枝杆菌感染
（本图由广东医科大学吴玮惠赠）

【组织病理】

早期多形核细胞聚积，晚期为淋巴细胞、上皮样细胞、朗罕巨细胞浸润坏死。分枝杆菌通常在组织细胞内，比结核分枝杆菌宽大，常交叉排列。培养阳性率70%～80%。

【诊　断】

确诊应依据微生物的分离和鉴定，斑块或结节损害。

【鉴别诊断】

本病应与皮肤利什曼病、皮肤疣状结核、寻常狼疮、三期梅毒、结核样麻风和异物反应相鉴别。孢子丝菌病应与堪萨斯分枝杆菌感染、瘰疬分枝杆菌感染、戈登分枝杆菌感染、梅毒、皮肤利什曼病、猫抓病相鉴别。

【治　疗】

单个斑块或结节性损害，3个月至3年可治愈或自愈。米诺环素、复方磺胺甲基异噁唑或利福平和乙胺丁醇联合应用可有效。

（王俊民　吴　玮　吴丽峰）

第八章
性传播疾病

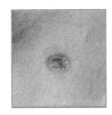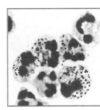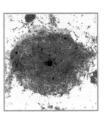

梅 毒

梅毒（syphilis）是由梅毒螺旋体（Treponema pallidum，TP）引起的慢性感染性疾病，主要通过性接触传播，也可经过血液或胎盘传播。

【病原学】

1. 特性　TP长6～50μm，宽0.09～0.18μm，有6～14个整齐均匀的螺旋（图8-1），两端呈锥形，繁殖周期为30～33小时。暗视野显微镜观察，TP有三种特征性运动方式：①依靠长轴旋转，向前后移动；②依靠伸缩螺旋间的距离而前进；③蛇样爬行。TP为需氧微生物，3%～6%氧浓度为体外培养时TP的最佳存活及开始繁殖浓度。TP在有氧时只能代谢葡萄糖及丙酮酸，在有氧条件下降解葡萄糖为二氧化碳及醋酸，无氧时生成丙酮酸及乳酸。人类是TP唯一的自然宿主。TP可通过正常黏膜组织或皮肤小伤口而传染。兔人工接种后很快可在淋巴组织

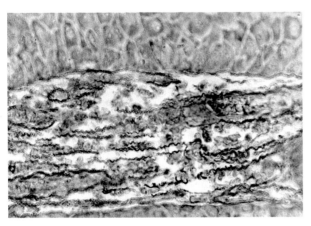

图8-1　梅毒螺旋体
（本图由河北省医院刘铁枕惠赠）

及全身检测到TP。

2. 抵抗力　TP非常脆弱，体外培养比较困难，主要用于实验研究。一般消毒剂如1:1000苯酚、升汞、石炭酸、新洁尔灭、酒精等均可于短时间将其杀死。TP耐寒不耐热，在41～42℃时可生存1～2小时，在48℃仅0.5小时即失去感染力，100℃立即死亡。TP在冷藏的血制品中逐渐丧失活性，但仍可存活120小时。在0℃时，TP可生存48小时。梅毒损害标本在-78℃保存数年后，仍可保持TP形态、活力及致病力。TP在干燥环境中可迅速死亡，但在潮湿的器具或湿毛巾中可生存数小时。

【传染方式】

梅毒患者是唯一的传染源。未治疗者在感染后1～2年内最具传染性。二期梅毒患者损害广泛，传染性最强。随病期延长，传染性越来越小，病期超过4年者，通过性接触一般无传染性。

梅毒主要通过性接触传播，少数通过胎盘感染，输血、接吻、哺乳或接触污染器物等引起感染者罕见。

【临床表现】

1. 分期　根据传染途径的不同可分为获得性（后天）和胎传（先天）梅毒，根据病程长短分为早期和晚期（三期）梅毒。①获得性梅毒再分为早期梅毒（病程<2年）和晚期（三期）梅毒（病程>2年），早期梅毒包括一期梅毒、二期梅毒、早期潜伏梅毒，晚期梅毒包括晚期潜伏梅毒和晚期皮肤、黏膜、骨骼、心血管和神经梅毒等；②先天梅毒再分为早期先天梅毒（＜2岁）和晚期先天梅毒（＞2岁），包括潜伏梅毒和皮肤、黏膜、骨骼、心血

管、神经梅毒等。

2.临床特点　详见表8-1。

【诊　断】

（一）诊断基本资料

1.病史　包括本人及性伴的不洁性交史，以往感染其他性病及接受治疗的情况。询问患者有无阴部皮疹、破溃史，有无皮肤发疹史，有无接受输血史。育龄妇女需询问有无流产、早产、死产，有无娩出梅毒儿病史。对于已诊断为梅毒的患者，应询问是否接受了正规的青霉素治疗、血清抗体滴度变化情况。

2.体格检查　包括患者的一般状况、全身皮肤、外生殖器、眼、骨骼、心脏、神经系统的检查。考虑到性行为的多样性，需检查口腔及肛周有无硬下疳。

3.实验室检查

（1）梅毒螺旋体检查：包括暗视野显微镜检查（DFM）、梅毒螺旋体直接荧光抗体试验（DFA-TP）等。

表8-1　梅毒的分期与临床特点

分　期	临床特点
一期梅毒	1. 潜伏期：1周～3月，平均3～4周 2. 硬下疳：为境界清楚的圆形或椭圆形溃疡，直径0.3～2cm，边缘隆起，软骨样硬度，基底平坦，表面少量浆液性渗出物，内含大量TP，不痛（图8-2），多为单发，亦有2～3个者。3～6周自愈 3. 邻近淋巴结肿大：硬下疳出现1周后发生，质硬，不痛，表面皮肤不红肿、不粘连、不破溃
二期梅毒	TP感染后约8周出现，为TP血循播散所致，可有流感样全身症状 1. 皮肤黏膜损害：可有斑疹（图8-3）、丘疹、脓疱、掌跖梅毒疹（图8-4，图8-5）、扁平湿疣（图8-6）、黏膜损害、梅毒性脱发（图8-7） 2. 淋巴结肿大：半数以上病例出现全身淋巴结无痛性肿大 3. 骨关节损害：骨膜炎、滑囊炎、骨炎、骨髓炎、关节炎或腱鞘炎 4. 眼损害：虹膜炎、虹膜睫状体炎、脉络膜炎、视网膜炎和角膜炎、视神经炎 5. 神经损害：无症状神经梅毒、梅毒性脑膜炎、脑血管梅毒 6. 内脏梅毒：梅毒性肝炎、梅毒性肾病
三期梅毒	TP感染后3～4年 1. 皮肤黏膜损害：结节性梅毒疹、树胶肿（图8-8，图8-9）、近关节结节 2. 骨骼关节梅毒：长骨骨膜炎，骨髓炎、骨炎、颅骨、鼻骨、骨盆等扁骨可发生骨树胶肿 3. 神经梅毒：无症状神经梅毒、脑膜神经梅毒、脑膜血管梅毒、脑实质梅毒、视神经萎缩 4. 心血管梅毒：主动脉炎、主动脉瓣闭锁不全、主动脉瘤、冠状动脉狭窄、心肌炎 5. 眼损害：可出现虹膜睫状体炎、视网膜炎、角膜炎等
潜伏梅毒	有梅毒感染史，无临床表现，脑脊液检查正常，仅有梅毒血清反应阳性；感染时间在2年以内为早期潜伏梅毒，2年以上为晚期潜伏梅毒
早期先天梅毒（＜2岁）	多发生在妊娠4个月以后，生后1～3周发病 1. 营养障碍：早产、消瘦、皮肤干皱，貌似老人 2. 皮肤黏膜损害：与成人二期梅毒疹相似，可有斑疹、脓疱、紫癜、大疱、口角与肛周放射性皲裂、扁平湿疣等 3. 梅毒性鼻炎：最常见特征之一，鼻部有血性分泌物，可引起鼻塞、呼吸及吮乳困难，重者破坏鼻软骨和骨质 4. 骨损害：有骨软骨炎、骨膜炎、骨髓炎和梅毒性指炎。骨软骨炎主要累及上肢和膝部，引起不对称性、疼痛性、弛缓性假瘫（Parrot假瘫） 5. 其他病变：如无症状神经梅毒、肝脾肿大、淋巴结肿大、贫血、血小板减少、黄疸等
晚期先天梅毒（＞2岁）	一般在5～8岁开始发病，与晚期后天梅毒表现相似 1. 皮肤黏膜损害：主要是树胶肿，可导致上腭和鼻中隔穿孔、鞍鼻 2. 眼损害：间质性角膜炎占90%，其次有视网膜炎 3. 神经系统损害：1/3～1/2为无症状神经梅毒，有症状神经梅毒少见 4. 骨关节损害：包括佩刀胫（骨膜炎引起胫骨前面肥厚隆起，呈弓形）、关节积水（Clutton关节）、郝秦生（Hutchinson）齿

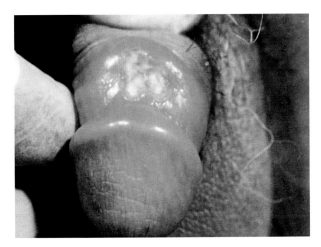

图8-2　一期梅毒　硬下疳

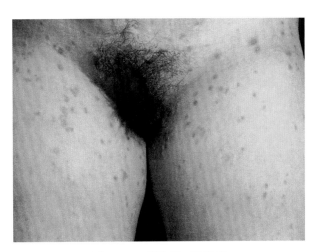

图8-3　二期梅毒　玫瑰疹

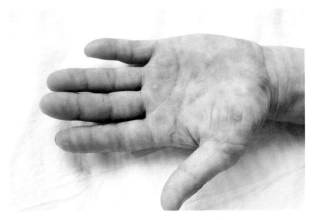

图8-4　二期梅毒　掌跖梅毒疹

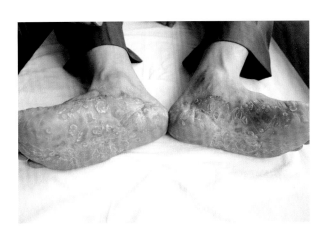

图8-5　二期梅毒　掌跖梅毒疹

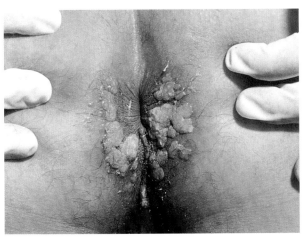

图8-6　二期梅毒　扁平湿疣

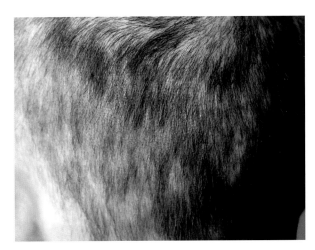

图8-7　二期梅毒　虫蚀样脱发

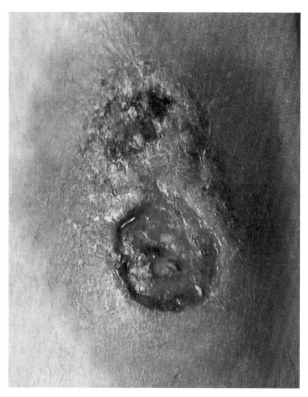

图8-8　三期梅毒　树胶肿

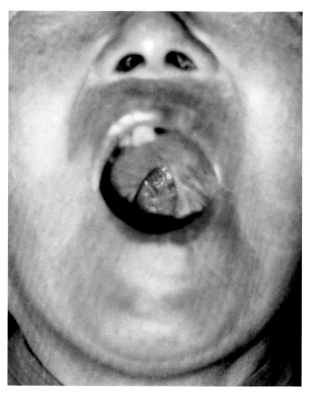

图8-9　三期梅毒　上颚穿孔
（本图由上海皮肤病医院乐嘉豫惠赠）

（2）非梅毒螺旋体抗体检测：包括快速血清反应素试验（rapid plasma regain test，RPR）、性病研究实验室玻片试验（venereal disease research laboratory test，VDRL）、不加热血清反应素（unheated serum reagin test，USR）试验和甲苯胺红不加热血清试验（tolulized red unheated serum test，TRUST）。用磷脂酰胆碱、胆固醇和纯化的心磷脂作抗原来检测梅毒患者血清中抗心脂抗体（也称反应素），主要是IgM、IgG抗体，可做定性和定量试验。阳性结果可作为梅毒的推断性诊断，必须应用梅毒螺旋体抗体试验确证。

（3）梅毒螺旋体抗体检测：采用TP抗原检测患者血清中TP特异性IgM、IgG抗体，包括荧光螺旋体抗体吸附试验（fluorescent treponemal antibody absorption test，FTA-ABS）、梅毒螺旋体微量血凝集试验（micro hemagglutination assay for antibodies to T. pallidum，MHA-TP）、梅毒螺旋体血凝试验（T. pallidum hemaqqlutination assay，TPHA）。用于确证试验，不能观察疗效。

（4）先天梅毒：对梅毒血清试验阳性产妇所生婴儿，应考虑产妇的梅毒感染分期、是否属于血清复发或再感染、是否在产前4周已接受了足够剂量的驱梅治疗、是否接受非青霉素类药物治疗。对可疑先天梅毒的患儿，应进行详细体检，寻找先天梅毒的特异性体征，X线检查是否存在于骨膜炎，同时进行脑脊液检查。考虑到IgG可以通过胎盘屏障并持续存在于婴儿体内12个月，建议检查特异性IgM，比较患儿非TP抗原血清试验滴度是否高于母亲滴度4倍以上。

4.伴发疾病　HIV感染、淋病、衣原体感染、支原体感染、生殖器疣、生殖器疱疹、软下疳。

（二）诊断思路

梅毒临床表现复杂，诊断时必须仔细询问病史、详细体检，同时结合相应的实验室检查，进行综合分析。

（三）诊断依据

1.一期梅毒的诊断依据　①不洁性交史，潜伏期约3周；②典型症状，如单个无痛的硬下疳，多发生在外生殖器；③实验室检查：硬下疳处取材DFM查到TP，硬下疳发生2～3周后，梅毒血清试验可出现阳性。

2.二期梅毒的诊断依据　①有不洁性交史和硬下疳史，病程在2年以内；②多种皮疹伴全身不适，淋巴结肿大；③实验室检查：扁平湿疣或黏膜损害发现TP，梅毒血清试验阳性。

3.三期梅毒的诊断依据

（1）不洁性交史，早期梅毒史。

（2）典型症状如结节性梅毒疹、树胶肿、主动脉炎、主动脉瓣闭锁不全、主动脉瘤、脊髓痨、全身性麻痹病等。

（3）实验室检查：①梅毒血清试验：非TP抗原试验多为阳性，TP抗原试验阳性；②脑脊液检查：脑脊液中淋巴细胞$\geq 10 \times 10^6/L$，蛋白量$>50ml/dl$，VDRL试验阳性。

4.心血管梅毒的诊断依据　①病史：有非婚性接触史或配偶感染史，可有一期、二期或三期梅毒病史；②临床表现：梅毒性主动脉瘤早期可无症状，以后可出现胸痛或压迫邻近组织症状，梅毒性冠状动脉病可出现心绞痛或猝死，主动脉瓣闭锁不全可出现脉压差增大、水冲脉、甲床毛细血管搏动、舒张期吹风样杂音；③实验室检查：梅毒血清试验阳性。

5.潜伏梅毒的诊断依据　①有感染史，可有一期、二期或三期梅毒病史；②无任何梅毒的临床表现；③非TP抗原试验2次以上阳性或TP抗原试验阳性（需排除生物学假阳性）；④脑脊液检查阴性。

6.先天梅毒的诊断依据　①母亲有梅毒病史；②有典型临床表现；③实验室检查：损害、鼻分泌物或胎盘脐带取材查到TP，梅毒血清（非脐带血）试验阳性。

（四）诊断标准

1.一期梅毒诊断标准　见表8-2。

2.二期梅毒诊断标准　见表8-3。

3.晚期良性梅毒和心血管梅毒诊断标准　见表8-4。

4.神经梅毒诊断标准　见表8-5。

表8-2　一期梅毒诊断标准（美国CDC，1996）

项　目	内　容
实验室诊断标准	临床标本以DFM、DFA-TP或其他相当的方法查到TP（图8-9）
可能报告的病例	临床符合的病例，有1个或多个下疳（溃疡），符合一期梅毒，并且血清学试验（非TP抗原试验：VDRL或RPR，TP抗原试验：FTA-ABS或MHA-TP）阳性
确诊病例	临床上符合并经实验室检查证实

表8-3　二期梅毒诊断标准（美国CDC，1996）

项　目	内　容
临床描述	硬下疳可能仍存在
实验室诊断标准	临床标本以DFM、DFA-TP或其他相当的方法查到TP
可能报告的病例	临床符合的病例，并且非TP抗原试验（VDRL或RPR）滴度≥ 4
确诊病例	临床上符合并经实验室检查证实

表8-4　晚期良性梅毒和心血管梅毒诊断标准（美国CDC，1996）

项　目	内　容
临床描述	除神经梅毒外，其他晚期梅毒的临床表现包括心血管系统、皮肤和骨骼的炎症性损害，偶可累及其他组织，如呼吸道、口腔、眼、腹部脏器、生殖器官、淋巴结及骨骼肌，未治疗梅毒一般经过15~30年后，才出现晚期梅毒的表现
实验室诊断标准	晚期损害中通过DFA-TP或特殊染色查到TP，但阳性率很低
可能报告的病例	心血管系统、皮肤、骨骼和其他组织的特征性异常或损害，伴有TP抗原试验阳性，未发现引起上述异常的其他原因，脑脊液正常，无神经梅毒的表现
确诊病例	临床上符合并经实验室检查证实
评价	评估有症状晚期梅毒时，必须做脑脊液检查来证实有无神经梅毒

5.潜伏梅毒诊断标准　见表8-6。

6.先天梅毒的诊断标准　见表8-7。

【鉴别诊断】

各期梅毒的鉴别诊断详见表8-8。

表8-5　神经梅毒诊断标准（2010年美国CDC）

1. 血清学试验：非螺旋体抗原血清学试验阳性
2. 脑脊液检查：包括脑脊液细胞计数（白细胞>5/mm³）或蛋白测定异常或VDRL阳性，神经梅毒CSF亦可能为阴性或伴有神经系统相关症状和体征
3. 不能仅凭一项实验结果诊断神经梅毒，脑脊液VDRL特异性高，敏感度低
4. 其他试验即不敏感，也不特异，脑脊液螺旋体抗体吸附试验（FTA-ABS）阴性可排除梅毒

表8-6　美国CDC潜伏梅毒诊断标准

项　目	内　容
临床描述	苍白螺旋体感染阶段之一，感染者体内存在螺旋体但无临床症状或体征，潜伏期梅毒依病程不同分为早期、晚期和病程不明期3种
病例分类	可能报告的病例：无梅毒的临床症状和体征，但有下列情况之一：①既往未诊断过梅毒，一种非螺旋体试验阳性（如VDRL或RPP）及一种螺旋体试验阳性（如FTA-ABS或MHA-TP）；②既往梅毒已经治疗，目前非螺旋体试验滴度比上次试验滴度高4倍或以上

表8-7　先天梅毒诊断标准（美国CDC，1996）

项　目	内　容
临床描述	由TP在宫内感染引起，病情严重程度相差很大，只有严重病例在出生时才有明显的临床表现；婴幼儿（<2岁）可表现肝脾大、皮疹、扁平湿疣、鼻塞、黄疸（非病毒性肝炎）、假性麻痹、贫血或水肿[肾病综合征和（或）营养不良]；较大的儿童可有永久性标记（如间质性角膜炎、神经性耳聋、佩刀胫、前额圆凸、桑葚齿、赫秦生齿、马鞍鼻、皲裂或Clutton关节）
实验室诊断标准	损害、胎盘、脐带或尸检组织标本中，通过DFM、DFA-TP或其他特殊染色查到TP
可能报告的病例	母亲在分娩时患有未治疗或未充分治疗的梅毒，婴儿不论有无症状，或梅毒血清试验阳性的婴儿或儿童，并具有下列表现之一者：①体检时发现胎传梅毒的任何证据；②长骨X线检查发现胎传梅毒的任何证据；③脑脊液 VDRL阳性；④脑脊液细胞计数或蛋白含量升高（无其他原因）；⑤ 19s-IgM-FTA-ABS或IgM-ELISA试验阳性
确诊病例	临床上符合并经实验室检查证实

表8-8　各期梅毒的鉴别诊断

梅毒类型	鉴别疾病
一期硬下疳	软下疳、生殖器疱疹、性病性淋巴肉芽肿、糜烂性龟头炎、固定型药疹、白塞病、外伤性溃疡、恶性肿瘤、皮肤结核等
二期梅毒疹	玫瑰糠疹、点滴型银屑病、生殖器疣、扁平苔藓等
三期梅毒	
结节性梅毒疹	寻常狼疮、类肉瘤、瘤型麻风等
树胶肿	寻常狼疮、瘤型麻风、硬红斑、结节性红斑、小腿溃疡、脂膜炎、恶性肿瘤等
心血管梅毒	
主动脉瘤	白塞病、Takayasu动脉炎、主动脉硬化症
冠心病	冠状动脉粥样硬化
主动脉瓣闭锁不全	慢性单纯性主动脉瓣闭锁不全

（续　表）

梅毒类型	鉴别疾病
神经梅毒	
梅毒性脑膜炎	结核性脑膜炎、隐球菌性脑膜炎、钩端螺旋体病、莱姆病
脑膜血管梅毒	高血压、动脉硬化性疾病、脑血栓等原因引起的脑卒中
脊髓脊膜梅毒	前脊髓动脉阻塞、急性横贯性脊髓炎、多发性硬化、脊膜外脓肿或肉芽肿
麻痹性痴呆	脑肿瘤、硬膜下血肿、脑动脉硬化、阿尔茨海默病、慢性酒精中毒、癫痫发作等
脊髓痨	埃迪综合征、糖尿病性假脊髓痨等

表8-9　梅毒治疗方案

梅毒分期	青霉素	其他抗生素 （只限青霉素过敏）	临床及血清试验 复查
早期梅毒（一、二期及早期潜伏梅毒）	1.普鲁卡因青霉素80万U/d，肌内注射，每日1次，共10~15天 2.苄星青霉素240万U，肌内注射，每周1次，共2~3次	1.四环素或红霉素0.5g，每日4次，共15天 2.多西环素100mg，每日2次，共15天	随访2~3年，第一年每3个月一次，以后每半年一次
晚期梅毒（晚期良性、晚期潜伏梅毒或病期不明的潜伏梅毒）、二期复发梅毒	1.普鲁卡因青霉素80万U/d，肌内注射，每日1次，共20天 2.苄星青霉素240万U，肌内注射，每周1次，共3次	1.四环素或红霉素0.5g，每日4次，共30天 2.多西环素100mg，每日2次，共30天	随访3年，第一年每3个月一次，以后每半年一次
心血管梅毒	1.不用苄星青霉素 2.预备治疗：水剂青霉素，第一天10万U，一次肌内注射；第二天10万U，肌内注射，每日2次；第三天20万U，肌内注射，每日2次；第四天起按正规方案治疗 3.普鲁卡因青霉素80万U/d，肌内注射，15天为1个疗程，共2个疗程（间隔2周）	1.四环素、多西环素或红霉素，用法同晚期梅毒 2.为避免吉海反应，青霉素治疗前一天开始口服泼尼松，每次10mg，每日2次，共3天	随访至少3年
神经梅毒	1.水剂青霉素300万~400万U，静脉滴注，每4小时1次，共10~14天；继以苄星青霉素240万U，肌内注射，每周1次，共3次 2.普鲁卡因青霉素240万U/d，肌内注射，每日1次，同时口服丙磺舒0.5g，每日4次，共10~14天；继以苄星青霉素240万U，肌内注射，每周1次，共3次	1.建议采用青霉素脱敏治疗 2.四环素、多西环素或红霉素，用法同晚期梅毒 3.头孢曲松2g，肌内注射或静脉滴注，每日1次，共10~14天 4.为避免吉海反应，应加用泼尼松	治疗后3个月做第一次复查（包括脑脊液检查），以后每6个月一次，直至脑脊液正常；此后，每年复查（包括脑脊液检查）一次，至少3年
妊娠梅毒	根据梅毒分期的不同，采用相应的青霉素治疗方案，妊娠初3个月及末3个月各1个疗程	1.采用青霉素脱敏治疗 2.红霉素，剂量与同期非妊娠者相同，婴儿在出生后用青霉素补治	分娩前每月1次，分娩后按一般病例随访
早期先天梅毒	1.脑脊液异常者：①水剂青霉素10万~15万U/（kg·d），分2~3次静脉滴注，共10~14天；②普鲁卡因青霉素5万U/（kg·d），肌内注射，每日1次，共10~14天 2.脑脊液正常者：苄星青霉素5万U/（kg·d），每日1次，肌内注射 3.无条件做脑脊液检查时，按脑脊液异常者治疗		
晚期先天梅毒	1.水剂青霉素20万~30万U/（kg·d），分4次静脉滴注，共10~14天 2.普鲁卡因青霉素5万U/（kg·d），肌内注射，10~14天为1个疗程，可加用1个疗程 3.青霉素过敏者，可用红霉素治疗，7.5~12.5mg/（kg·d），分4次口服，共30天；8岁以下儿童禁用四环素		

【治　疗】

青霉素是治疗各期梅毒的首选药物，根据梅毒分期及临床表现选择不同剂型的青霉素（表8-9）。

（吴志华　连　石　范文葛
陆　原　朱团员　史建强）

淋　病

淋病（gonorrhea）是由淋病奈瑟菌（Neisseria gonorrheae）引起的泌尿生殖道化脓性感染，如尿道炎、宫颈炎和直肠炎等，可经血行播散引起菌血症。主要通过性接触传染，偶可通过间接接触感染。

【病原学】

1.特性　淋病奈瑟菌（简称淋球菌）为革兰阴性，呈卵圆形或肾形，长为0.6～0.8μm，宽为0.5μm。常成对排列，接触面扁平或稍凹，无鞭毛，不形成芽孢。适宜在37～38℃、含2.5%～5%CO_2潮湿环境中生长。

2.致病性　淋球菌外膜在发病中起关键作用。外膜抗原主要由菌毛蛋白、脂多糖和外膜蛋白组成。脂多糖为淋球菌的内毒素，与补体协同引起炎症反应，使上皮细胞坏死脱落，与中性粒细胞形成脓液。菌毛是由10 000个相同的蛋白亚单位（菌毛蛋白）组成的单丝状结构，具有抗原性。有菌毛的淋球菌比无菌毛的淋球菌更易黏附到宫颈和输卵管的黏膜细胞，以及精子和红细胞。

【流行病学】

1.流行情况　我国2016年报告病例为115 024例，较2015年上升14.7%。

我国2013～2015年7个淋球菌耐药监测点数据显示，头孢曲松低敏率高达10.8%，阿奇霉素耐药率高达18.6%。

2.传播途径　性接触传播为主要方式，亦可通过污染物品、手间接传，产道感染可致新生儿结膜炎。

【临床表现】

1.男性淋病

（1）淋菌性尿道炎：潜伏期为1～14天（平均3～5天），出现尿道口红肿、黄色脓性分泌物溢出（图8-10），伴有尿频、尿急、尿痛、排尿困难等尿道刺激症状。可发生腹股沟淋巴结炎，常无全身症状。

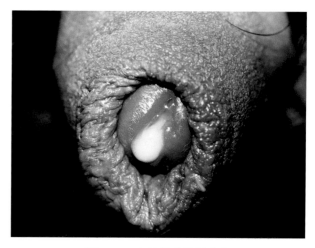

图8-10　急性淋菌性尿道炎

（2）淋病并发症：包括淋菌性前列腺炎、精囊炎、附睾炎。

（3）其他部位淋病：①淋菌性咽炎：多无明显症状，少数出现咽痛、咽部不适、吞咽痛等；②淋菌性眼炎：多为单侧，结膜充血、水肿，有较多脓性分泌物（图8-11）；③男性同性恋淋病：出现咽部和直肠淋球菌感染。

2.女性淋病　无症状或症状轻微。

（1）淋菌性宫颈炎：潜伏期不明确。阴道分泌

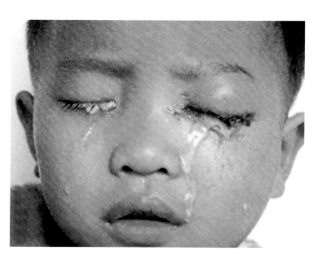

图8-11　儿童淋病　淋菌性结膜炎
（本图由广东医科大学王映芬惠赠）

物异常和增多，不正常的经期出血，下腹疼痛，检查时可见宫颈红肿、糜烂、触痛和脓性分泌物。

（2）淋菌性尿道炎：尿道口红肿、压痛、脓性分泌物，伴有尿频、尿急、尿痛。

（3）前庭大腺炎：一侧大阴唇后方出现红肿、疼痛，前庭大腺开口处有脓性分泌物溢出，可形成脓肿。

（4）淋病并发症：主要为盆腔炎症性疾病，包括子宫内膜炎、急性输卵管炎、输卵管卵巢脓肿，后者可破裂引起盆腔脓肿、腹膜炎。极少数病例可发生肝周围炎，表现为右上腹疼痛和触痛，偶有肝区摩擦音。

3. **新生儿淋菌性结膜炎**　多在生后2～4天发病，常为双侧。眼睑高度水肿，结膜充血、水肿，有大量脓性分泌物，可引起角膜溃疡、穿孔、甚至失明。

4. **儿童淋病**　儿童淋菌性眼炎（图8-11）、尿道炎（图8-12）弥漫性外阴阴道炎，少数累及肛门和直肠。

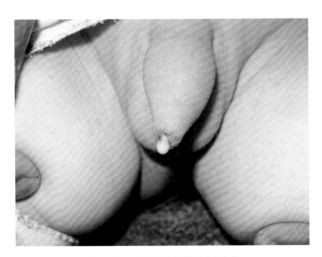

图8-12　儿童淋球菌性尿道炎
（本图由深圳市第六人民医院陆原惠赠）

5. **播散性淋球菌感染（DGI）**　潜伏期常为7～30天，伴有寒战、高热等全身症状。①皮肤损害：3%～20%病例出现丘疹、水疱、脓疱、淤斑、荨麻疹样、结节性红斑样、多形红斑样损害等，典型皮损为红斑基础上的坏死性小脓疱，好发于四肢、手、足关节；②关节炎：30%～40%病例出现多关节炎，可伴发化脓性滑膜炎、腱鞘炎；③其他：如心内膜炎、脑膜炎、肝炎等。

【诊　断】

（一）诊断基本资料

1. **病史**　有婚外或婚前性行为，性伴感染史。潜伏期1～14天，平均2～5天。

2. **体格检查**　①男性：尿痛，尿道口红肿、溢脓；②女性：腰痛、下腹痛、脓性白带，宫颈红肿、宫颈口糜烂、有脓性分泌物，前庭大腺部位可发生红肿、疼痛，幼女有外阴及肛门周围皮肤黏膜红肿、阴道溢脓；③有淋病并发症的体征；④其他部位淋病皆有相应体征。

3. **实验室检查**

（1）直接涂片：取尿道或宫颈脓性分泌物涂片，做革兰染色，镜下可见大量多形核白细胞，细胞内可见数量不等的革兰阴性双球菌（图8-13）。此法阳性率男性为90%，女性为50%～60%，故女性患者应同时做涂片和培养。由于其他奈瑟菌在咽部和直肠是正常菌群，所以该处感染需要做培养。直接涂片对于急性淋病有诊断价值，慢性淋病则较难检出，因其菌量少且不易与其他革兰阴性双球菌区分，易造成漏诊和误诊。

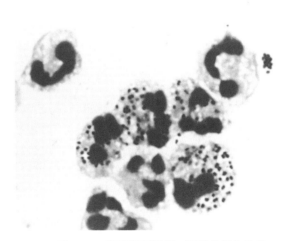

图8-13　淋菌性尿道炎　尿道分泌物涂片
白细胞内见革兰阴性双球菌　×100

（2）细菌培养：通常作为诊断本病的"金标准"，泌尿生殖道取材培养的敏感性为96%～100%。目前国外推荐的选择培养基有改良Thayer-Martin（TM）培养基和New York City（NYC）培养基，国内采用巧克力琼脂或血琼脂培养基，均含有抗生素。37℃培养1～2天，根据菌落形态、革兰染色、氧化酶试验、糖发酵和荧光抗体检查等鉴定。

（3）淋病试纸条检测法：采取男性尿道分泌物或女性阴道深部（最好是宫颈口）分泌物，涂于橘红色的淋病快速检测试纸条上，10～20秒后将试纸变化的颜色与标准色进行对比，绿色为阳性。试纸条法虽然阳性率高，但阳性符合率却只有82.02%，易出现假阳性。只适合于可疑病例的快速自我检测、人群普查和淋病患者的自我监测，不适合于医院内检查。

（4）PCR：敏感性高、特异性强，可作为慢性淋病的首选检测方法。缺点是成本较高，容易污染，会出现假阳性和假阴性结果。

（5）淋球菌抗原检测：采用不同标记的单克隆抗体检测待检菌，如酶免疫法，可用于淋病的快速诊断。

4.伴发疾病　梅毒、非淋菌性尿道炎、生殖器疣、生殖器疱疹、软下疳、HIV感染。

（二）诊断思路

有不洁性交史，有临床症状和体征，应考虑本病。

（三）诊断依据

有不安全性行为史；男性出现尿道口红肿、压痛、脓性分泌物，伴有尿频、尿急、尿痛；女性出现白带增多，脓性白带；尿道、宫颈取材涂片见革兰阴性双球菌，淋球菌培养阳性。

（四）诊断标准（表8-10）

【鉴别诊断】

1.非淋菌性尿道炎　虽然男性淋菌性尿道炎的临床表现常比非淋菌性尿道炎更为突出，起病更急，尿痛更重，尿道分泌物量更大且富有脓性，但二者的临床表现仍有相似之处，且可能存在同时感染，因此二者的鉴别依赖于实验室检查（表8-11）。

2.非特异性尿道炎　由刺激、创伤、泌尿道或邻近脏器炎症等引起。

【治　疗】

早期诊断，及时治疗，性伴应同时治疗，注意是否伴发其他性病，加强治疗后随访。无并发症淋病推荐单次大剂量给药方案，以便有足够的血药浓度杀死淋球菌；有并发症淋病应连续每天给药，保持足够的治疗时间。

1.淋菌性尿道炎、宫颈炎、直肠炎　头孢曲松1.0g，一次肌内注射；或头孢噻肟1.0g，一次肌内注射；或大观霉素2.0g（女性4.0g），一次肌内注

表8-10　淋病诊断标准（美国CDC，1996）

项　目	内　容
临床描述	表现为尿道炎、宫颈炎或输卵管炎的性传播感染；也可为无症状感染
实验室诊断标准	①临床标本中分离到典型革兰染色阴性、氧化酶阳性双球菌（推测为淋球菌）；②临床标本中检测到淋球菌抗原或核酸；③男性尿道涂片可见革兰阴性细胞内双球菌
可能报告的病例	宫颈分泌物涂片显示革兰阴性细胞内双球菌；或医生提出书面淋病报告
确诊病例	临床上符合并经实验室检查证实

表8-11　淋菌性尿道炎与非淋菌性尿道炎的鉴别

鉴别点	淋菌性尿道炎	非淋菌性尿道炎
潜伏期	3～5天	1～3周或更长时间
尿痛	多见	轻微或不痛
尿道分泌物	量多，脓性	量少，多为黏液状
全身症状	偶见	无
直接涂片镜检	白细胞内革兰阴性双球菌	白细胞增多
病原体培养	淋球菌	衣原体、支原体

射；或头孢克肟0.6g，一次口服；或氟嗪酸0.6g，一次口服；或环丙沙星0.5g，一次口服；或氧氟沙星0.4g，一次口服。

2.淋菌性结膜炎

（1）成人淋菌性结膜炎：头孢曲松1.0g，或大观霉素2.0g，肌内注射，每日1次，连续7天。同时用生理盐水冲洗眼部，每小时1次，再用0.5%红霉素、0.3%环丙沙星或1%硝酸银眼药水点眼。

（2）新生儿淋菌性结膜炎：头孢曲松25～50mg/kg（单剂量不超过125mg），静脉滴注或肌内注射，每日1次，连续7天，高胆红素血症婴儿慎用。眼部处理同成人。

3.淋菌性咽炎　头孢曲松1.0g，一次肌内注射；或氧氟沙星0.4g，一次口服。由于咽部淋球菌感染比泌尿生殖和直肠的感染难消除，目前的治疗方案很少达到90%以上的治愈率。

4.妊娠期淋病　头孢曲松钠1.0g或大观霉素4.0g，一次肌内注射，禁用喹诺酮类、多西环素和四环素类药物。

5.淋菌性附睾炎、输卵管炎　头孢曲松1.0g，肌内注射，每日1次，连续10天；或大观霉素2.0g，肌内注射，每日1次，连续10天；或氟嗪酸0.2g，每日2次，连续10天。若合并衣原体感染，加用多西环素0.1g，每日2次，连续15～21天。

6.淋菌性盆腔炎　头孢曲松1.0g或大观霉素2.0g，肌内注射，每日1次，连续10天；同时口服甲硝唑0.1g或多西环素0.1g，每日2次。

7.播散性淋球菌感染　头孢曲松1.0g，静脉滴注，每12小时1次，连续5天；此后改为1.0g，肌内注射，每日1次，连续7天。脑膜炎或心内膜炎使用头孢曲松1～2g，静脉滴注，每12小时1次，脑膜炎疗程2周，心内膜炎疗程4周。

（王胜春　陆　原）

沙眼衣原体尿道炎/宫颈炎

沙眼衣原体尿道炎/宫颈炎（Chlamydia Urethritis /Cervicitis），沙眼衣原体（Chlamydia trachomatis）引起的尿道炎和宫颈炎（图8-14），主要通过性接触传播，临床表现轻微。

【病原体】

沙眼衣原体（Chlamydia trachomatis，CT）：直径0.2～0.4μm，是严格的细胞内寄生的衣原体属微生物，具原体和始体两个发育型，原体有传染性。目前，已知衣原体有15种血清型。A、B、Ba、C血清型主要引起眼疾患，D-K型引起生殖器疾患，L-1-L3型为引起性病淋巴性肉芽肿的病原体。衣原体对热敏感，其传染性在60℃ 10分钟完全丧失，37℃ 48小时显著下降，4℃可存活24小时，-70℃可长期保存。可被乙醚、0.1%福尔马林、0.5%石炭酸灭活。

【临床表现】

多数为无症状感染。潜伏期1～3周。

1.男性沙眼衣原体尿道炎

（1）尿道炎：症状与淋菌性尿道炎相似，但程度轻，表现为尿道口刺痒，尿频，尿痛，尿道口轻度红肿。分泌物为稀薄浆液或黏液性，量少（图8-15），有时仅表现为晨起尿道口分泌物结成的脓

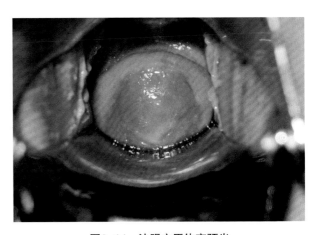

图8-14　沙眼衣原体宫颈炎
（本图由深圳市第六人民医院陆原惠赠）

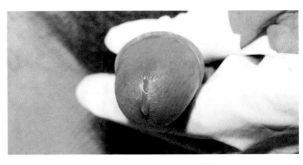

图8-15　非淋菌性尿道炎

膜。部分患者无症状，或症状轻微，易被漏诊。

（2）并发症：①附睾炎：多为单侧，可有附睾肿大、发硬、触痛；②前列腺炎：多数患者为亚急性或慢性前列腺炎，表现为会阴部坠胀、钝痛，部分可无症状；③少见的合并症有急性滤泡性眼结膜炎、Reiter病（关节炎—结膜炎—尿道炎三联征）、眼色素膜炎、强直性脊柱炎、不育症等。

2. **女性沙眼衣原体尿道炎/宫颈炎**

（1）尿道炎：患者症状多不明显，部分患者可有轻度尿道刺激症状。

（2）黏液脓性宫颈炎：最多见，检查可见宫颈水肿、糜烂，表面有肥大性滤泡。

（3）并发症：输卵管炎、子宫内膜炎、异位妊娠、不孕等。

【诊　断】

（一）诊断基本资料

1. **病史**　有性接触史，有配偶或性伴感染史，潜伏期1～3周。男性患者表现为尿道炎症状；女性可有尿急、尿痛等尿道炎症状，但以宫颈炎多见，部分女性患者可无临床症状。

2. **体格检查**　男性患者尿道口可轻度红肿，分泌物为稀薄浆液或黏液性，量少；女性患者可见宫颈水肿、糜烂，表面有肥大性滤泡。

3. **实验室检查**

（1）尿道炎的诊断：取尿道或宫颈分泌物直接涂片、细菌培养检查确证无淋球菌，涂片在10 00倍显微镜下查见多形核白细胞≥5个，可做出初步诊断。

（2）病原体的检测：衣原体的检测：细胞培养（图8-16）、酶免疫检查、聚合酶链反应（PCR）（图8-17）、连接酶链反应（LCR）等。

4. **伴发疾病**　梅毒、淋病、细菌性阴道病、滴虫病、生殖器假丝酵母菌病、生殖器疣。

（二）诊断思路/诊断依据/诊断分类

有性接触史，有尿道炎和宫颈炎而无淋球菌感染的证据应考虑本病。

男性CT尿道感染可通过测试尿液或尿道拭子诊断。有肛交者直肠CT感染可通过直肠拭子诊断。妇女泌尿生殖器CT感染可通过测试尿液或宫颈管或阴道拭子诊断。

CT培养和直肠免疫荧光分析（DFA）、酶免疫分析（EIA）、NAATs均可用于在宫颈管和男性的尿道拭子-CT诊断。

诊断分类：①确诊病例：同时符合临床表现和实验室检查中的任一项（主要为培养法、抗原检测和核酸及检测），有或无流行病学史；②无症状感染：符合实验室检查中的任一项（主要为培养法、抗原检测和核酸及检测），且无症状者。

【鉴别诊断】

（一）主要鉴别的疾病

淋病　一般来说，淋病的尿道分泌物呈脓性，量多，常伴明显的尿频、尿急、尿痛等尿道刺激症状，发病较急，沙眼衣原体感染尿道炎/宫颈炎相对较轻。最方便快速的检查是分泌物或尿道拭子革兰染色镜检，寻找多型核白细胞内的革兰阴性双球菌。淋球菌培养为诊断的金标准。

（二）次要鉴别的疾病

女性患者还应与真菌性阴道炎、滴虫性阴道

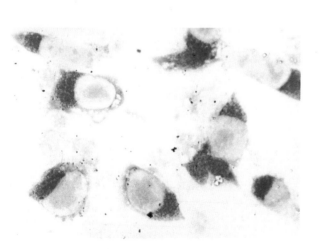

图8-16　衣原体细胞培养　姬姆萨染色

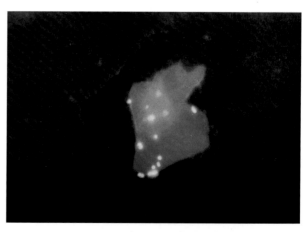

图8-17　直接免疫荧光法检测支原体　×40

炎、细菌性阴道病等鉴别。

【治　疗】

成人和青少年沙眼衣原体感染。

（1）推荐方案：阿奇霉素1g，单剂口服；或多西环素0.1g，每日2次，共7天。近期研究发现，部分患者用阿奇霉素单抗口服方案欠佳，适当延长疗程至3~5天可能有益，但最适宜疗程有待进一步研究。

（2）替代方案：红霉素碱0.5g，每日4次，共7天；或罗红霉素0.15g，每日2次，共10天；或氧氟沙星0.3g，每日2次，共7天；或左氧氟沙星0.5g，每日1次，共7天；或米诺环素0.1g，每日2次，共10天，或四环素0.5g，每日4次，共2~3周；或司帕沙星0.2g，每日1次，共10天；或克拉霉素0.25g，每日2次，共10天。

（范文葛　连　石）

反应性关节炎

反应性关节炎（Reactive Arthritis，ReA）又称Reiter综合征（Reiter syndrome，RS），原指泌尿生殖系感染或痢疾后发生的"关节炎、结膜炎、尿道炎"三联征。现定义为发生于尿道炎、宫颈炎和（或）腹泻后的炎症性、非对称性寡关节炎，可伴有结膜炎、虹膜炎或皮肤黏膜损害等关节外表现。

【病　因】

Reiter综合征分为两型：肠病型（流行型）和性病型（地方型），其中肠病型与志贺菌、沙门菌、耶尔森菌感染有关，而性病型的病原菌可能是衣原体和支原体。

本病具有一定的遗传倾向，亲属中银屑病性关节炎、骶髂关节炎及强直性脊柱炎的发病率较高，患者的HLA-27阳性率（60%~90%）明显高于正常白人（4%~8%）及黑人（0~4%）。

【临床表现】

本病的临床特点是出现"尿道炎、关节炎、结膜炎"三联征，根据患者的临床表现可分为完全型和不完全型。

1.尿道炎　一般为首发症状，表现为无菌性尿道炎。急性期有血尿、脓尿伴有尿痛；亚急性期症状不明显，仅尿中有透明的黏性分泌物排出，易被忽略。菌痢后发病者尿道炎症状较轻，病程较短。除尿道炎外，环状龟头炎具有特征性，有诊断意义。女性可伴阴道炎和宫颈炎。

2.关节炎　80%以上患者为多关节滑膜炎，持续几个月消退，但有复发倾向。由性传播感染引起的关节炎称为性获得性反应性关节炎（SARA）。关节炎一般波及下肢，特别是膝、踝（图8-18）、趾等小关节，关节肿胀，疼痛明显。有时波及多个关节，包括上肢、下颌和肋骨关节。肿胀的膝关节发生滑膜断裂，但不化脓；关节液呈黄色，培养无细菌生长。关节X线检查早期显示软组织肿胀，骨质疏松；晚期广泛新骨形成，关节腔变窄，边缘骨质有破坏和硬化等改变。其中跟骨骨膜及特征性的绒毛状跟骨刺有诊断意义。

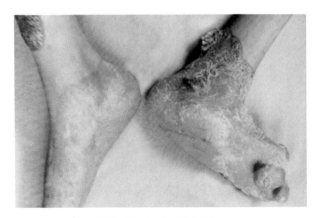

图8-18　Retier综合征
足部暗红斑，上覆白色鳞屑，伴趾关节畸形
（本图由复旦大学附属华山医院王侠生惠赠）

3.眼病变　约1/2患者有结膜炎，表现为结膜水肿、充血，有黏性分泌物，眼睑常常肿胀，睑结膜呈特征性的淡紫色天鹅绒状表现。起病常为双侧性，但复发常见单侧。约有8%的病例发生虹膜炎，多见于复发患者，常伴发骶髂关节炎，症状较重，持续时间长，反复发作可导致青光眼，甚至失明。角膜炎少见，通常为浅表疼痛性疱疹性损害，可发展为角膜溃疡。

4.皮肤黏膜损害　皮肤损害多见于淋菌性尿道炎后病例。多从足跖发病，为暗红色斑，继之形成水疱、脓疱，最终角化；角化过度斑块结痂、脱屑，形成不规则蛎壳状皮疹，即所谓的脓溢性皮肤角化病（图8-19）；严重者皮损扩展到四肢、躯干、头皮，类似蛎壳状银屑病。黏膜损害在性病型中发生率为35%～50%，肠病型约为10%，可累及口腔及生殖器黏膜。口腔黏膜损害常见于腭、颊、齿龈和舌等，表现为红色丘疹，直径小于1cm，可有水疱，破溃后形成糜烂或溃疡。生殖器损害主要累及包皮、冠状沟、龟头，初起为不透明水疱，溃破形成浅表圆形红色糜烂，边缘稍高起，相邻损害融合成多环状，称为环状龟头炎（图8-20），疼痛不明显，持续数天到数周。女性患者也有类似的外阴炎损害。

5. **甲病变**　甲周皮肤红肿、甲板增厚、变脆、表面粗糙、变色，甲下有大量角化物堆积，可导致甲板脱落。

6. **心血管系统病变**　如心内膜炎、心肌炎、心包炎、主动脉炎、下肢深静脉的血栓性静脉炎等。

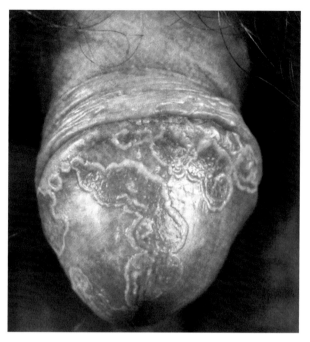

图8-20　Retier综合征　环状龟头炎

7. **神经系统病变**　少见，可有神经根炎、脑神经麻痹、癫痫等。

8. **其他**　如肺炎、胸膜炎、肾炎、脾大、全身淋巴结肿大等。

【诊　断】

（一）诊断基本资料

1. **实验室检查**　白细胞增多，轻度贫血，血沉增快，血清白蛋白减少，球蛋白升高。类风湿因子、抗核抗体、冷球蛋白、C反应蛋白和循环免疫复合物阳性少见，HLA-B27阳性对诊断本病具有重要价值。关节液浑浊，呈黄色，蛋白质增多，糖减少，尿道分泌物和关节液中可检出衣原体、多形核白细胞及淋巴细胞。

2. **组织病理检查**　早期脓疱性损害显示表皮上部海绵状脓疱，伴角化过度、角化不全及表皮突延长，表皮下可见大量多形核白细胞浸润。随皮损发展，海绵状脓疱上方的角质层明显增厚，晚期损害呈非特异性的棘层肥厚，角化过度，无海绵状脓疱。

（二）诊断思路

本病为多器官系统疾病，要靠病史及临床表现、实验室检查结果综合分析。不洁性交或肠道感染后出现反应性尿道炎、结膜炎、关节炎，需考虑

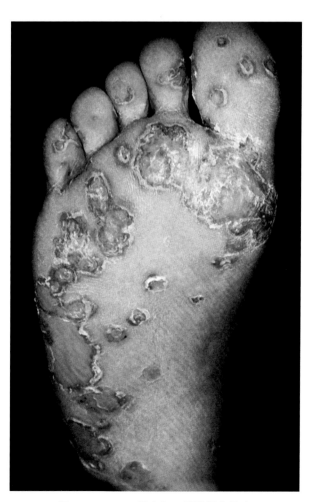

图8-19　Retier综合征　脓溢性角化病

本病，但要排除其他原因引起的关节炎。

（三）诊断依据

本病的诊断依据：①不洁性交或肠道感染后发病；②典型的临床表现：不对称性下肢关节炎，尿道炎或前列腺炎，结膜炎，环状龟头炎，掌跖脓溢性皮肤角化病；③尿道分泌物衣原体检查阳性。

（四）诊断标准

1.美国风湿病学会标准（Willkens等，1981）周围关节炎（持续时间＞1个月）+尿道炎和（或）宫颈炎。

2.Calin（1989）标准　具备下述2项即可确诊，但应排除强直性脊柱炎、银屑病性关节炎或其他风湿病。①血清阴性非对称性关节炎，主要累及下肢；②至少具备下述1项：尿道炎，炎症性眼病，皮肤黏膜病变（龟头炎、无痛性口腔溃疡或脓溢性皮肤角化病）。

【鉴别诊断】

（一）主要鉴别的疾病

1.白塞病　RS具有眼、口腔、生殖器和皮肤病变时则要与白塞病鉴别。白塞病的眼病变常为虹膜睫状体炎，口腔为阿弗他口炎，生殖器为痛性溃疡，一般不发生尿道炎，皮损为毛囊炎、结节和水肿性红斑，针刺反应阳性。白塞病的组织病理改变为血管炎，发病与尿道和肠道感染无关。

2.川崎病　RS与川崎病似乎均是反应性综合征，两者有许多特征可能重叠，如发热、结膜炎、尿道炎、关节炎等。RS有独特的肌腱附着点处炎症、溢脓性皮肤角化病、环状龟头炎，与川崎病不同。

3.播散性淋球菌感染　播散性淋球菌感染性关节炎需与RS的关节炎鉴别（表8-12）。

（二）次要鉴别的疾病

1.脓疱型银屑病　溢脓性皮肤角化病是RS的特征性皮肤表现，其早期损害与脓疱型银屑病相同，晚期损害与蛎壳状寻常型银屑病相似。银屑病很少累及结膜，其他部位可能有典型银屑病皮损，组织病理检查可协助诊断。

2.强直性脊柱炎　强直性脊柱炎与RS都属脊柱关节病范畴，两者有许多相似性，如中轴和（或）外周关节受损、家族聚集倾向、血清类风湿因子阴性、HLA-B27相关性等。RS一般先有急性尿道炎症状，关节炎发生较晚；关节病变以膝关节、踝关节为首发，反复发作者才累及脊柱关节；皮肤黏膜出现特征性损害，如溢脓性皮肤角化病、环状龟头炎。

3.风湿性和类风湿性关节炎　以下3项指标可排除RS的关节炎：发病时即有远端指、趾间关节炎，类风湿性皮下结节，血清类风湿因子阳性。

（三）专家提示鉴别的疾病

银屑病，炎性肠病，强直性脊柱炎，淋病，莱姆病，痛风性关节炎，急性风湿热，白塞病。

【治　疗】

本病为自限性疾病，轻者数周内可消退，一般不需特殊治疗。

1.一般处理　包括关节制动、夹板固定、外敷消肿药物、理疗等。

2.抗生素　尿道炎通常用四环素或红霉素0.5g，每日4次；或米诺环素0.1g，每日1次；或多西环素0.1g，每日2次；疗程7~14天。若有淋球菌感染，用头孢曲松0.25g，单次肌内注射。

3.免疫抑制剂　如甲氨蝶呤、硫唑嘌呤、环孢素、雷公藤多甙。

表8-12　Reiter综合征的关节炎与播散性淋球菌感染性关节炎鉴别

鉴 别 点	RS的关节炎	播散性淋球菌感染性关节炎
尿道炎	有	有
受累关节	下肢多见	上下肢同样受累
背痛	常见	无
淋病性皮损	无	有
滑液淋球菌培养	阴性	阳性
抗淋球菌治疗	无效	特效

4.其他药物　如非甾体抗炎药（吲哚美辛、保泰松）、柳氮磺胺吡啶、酮康唑、维A酸（异维A酸、阿维A酯）等。

5.局部治疗　皮损可外用曲安奈德尿素霜或复方益康唑霜（派瑞松）。眼损害可用阿托品滴眼液散瞳，0.1%地塞米松滴眼液或醋酸可的松滴眼液滴眼，每日6次。

（王胜春　李泓馨　李　文）

生殖器疣

生殖器疣（genital warts）又称尖锐湿疣（condyloma acuminata），是由人乳头瘤病毒（HPV）感染引起的皮肤黏膜良性增生。

【病原学】

HPV属DNA病毒，无包膜，尚未在体外培养成功。HPV有100多种亚型，其中至少有35种亚型与尖锐湿疣有关，以HPV6和（或）HPV 11感染最多见。

【传播途径】

约70%的病例通过性接触感染，余者通过污染物品发生间接感染，母婴传播亦可发生。

【临床表现】

潜伏期一般为1~8个月，平均3个月。HPV感染可分为临床感染、亚临床感染和潜伏感染（表8-13）。

1.临床感染　指肉眼观察可见明显病变。男性好发于包皮、冠状沟、龟头、尿道口，女性好发于阴唇、阴道、宫颈、尿道口、肛周，同性恋者好发于肛周及直肠。初起为细小的淡红色丘疹，逐渐增大、增多，融合成乳头瘤样、鸡冠样、蕈样或菜花样赘生物（图8-21，图8-22），白色、红色或污灰色，质地柔软，表面湿润，根部常有蒂。一般无自觉症状，偶有瘙痒，继发感染时可有疼痛。女性患

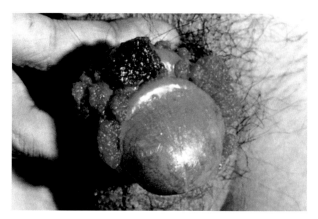

图8-21　尖锐湿疣
（本图由中国人民解放军白求恩国际和平医院李成龙惠赠）

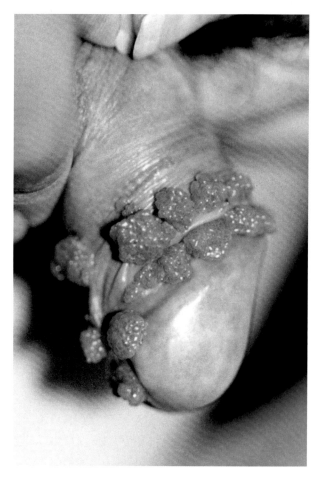

图8-22　尖锐湿疣

表8-13　生殖器疣的临床表现

临床类型	①显性感染；②亚临床感染；③潜伏（隐性）感染
皮损类型	①尖锐湿疣；②丘疹性疣；③角化疣；④扁平状疣；⑤巨大尖锐湿疣
疾病演变	①消退；②持续；③进一步发展；④复发

者可表现为白带增多或性交后出血。尿道内损害可出现血尿、尿流异常、排尿困难。

疣体可以自行消退、逐渐增大或在一定时间内保持不变。少数病例的疣体过度增生，成为巨大型尖锐湿疣（Buschke-Loewenstein瘤），生长迅速，有局部破坏性，部分可发生恶变；一般认为其是一种疣状癌，属于高分化鳞癌。

2. 亚临床感染　指肉眼观察无明显病变，但醋酸白试验阳性或活检发现典型的组织病理改变。亚临床感染较常见，尤其宫颈HPV感染常呈亚临床状态。

3. 潜伏感染　潜伏感染是指无肉眼可见的皮损，醋酸白试验阴性，缺乏典型的组织病理改变，但可检出HPV。

4. 复发　尖锐湿疣治疗后复发常见，HPV持续性亚临床感染或潜伏感染是造成CA复发或宫颈癌的原因。

【诊　断】

（一）诊断基本资料

1. 病史　有直接接触和间接接触传染史，有赘生物生长和复发史。

2. 体格检查　外生殖器、肛周等部位有乳头瘤样、鸡冠样、蕈样或菜花样赘生物，根部常有蒂。

3. 实验室检查

（1）醋酸白试验：外涂3%～5%醋酸溶液，3～5分钟后病变处皮肤黏膜变白即为阳性，尤其适用于亚临床感染的诊断。其发生机制可能涉及HPV感染导致上皮细胞过度表达细胞角蛋白10和醋酸引起细胞肿胀。表皮角化异常或伴有表皮屏障功能改变的疾病（如银屑病、接触性皮炎、假丝酵母菌感染）均可出现阳性结果，假阳性率可高达25%，故该试验的诊断价值有限。

（2）组织病理：表皮角化过度或角化不全，棘层肥厚，颗粒层和棘层上部可见凹空细胞；凹空细胞胞质色淡，核大而深染，核周有透亮晕。真皮浅层毛细血管扩张，血管周围有淋巴细胞浸润。凹空细胞是诊断HPV感染的主要依据，但未出现凹空细胞也不能排除诊断，需多处取材或作连续切片。

（3）分子生物学试验：可用PCR、原位杂交等方法检测HPV DNA，有时出现假阳性结果。

4. 伴发疾病　梅毒、淋病、生殖器疱疹、非淋菌性尿道炎。

（二）诊断思路

根据典型的临床表现、发病部位及接触史，一般诊断不难。亚临床感染可单独存在或与典型损害并存，醋酸白试验阳性。

（三）诊断依据

有不安全性行为史、性伴感染史或间接感染史；临床特点：外生殖器、肛周等部位出现乳头状、鸡冠状或菜花状赘生物；皮损处醋酸白试验；组织病理显示凹空细胞；皮损中检出HPV。

（四）诊断标准（表8-14）

【鉴别诊断】

（一）主要鉴别的疾病

1. 扁平湿疣　二期梅毒的特征性皮损之一。常有硬下疳病史，多发于肛周。红褐色扁平或分叶状损害，基底宽，无蒂，表面糜烂、渗液。暗视野显微镜检查可找到TP，梅毒血清试验阳性。

2. 女阴假性湿疣　在成年女性小阴唇内侧可见鱼卵状或微绒毛状小丘疹，排列密集而不融合，醋酸白试验阴性。

3. 阴茎珍珠状丘疹　成年男性冠状沟边缘排列整齐、大小较一致的细小珍珠样丘疹，白色或淡红色，密集不融合，醋酸白试验阴性。

4. 鲍温样丘疹病　位于外生殖器、腹股沟或肛周部位的多发性色素性扁平丘疹，直径数毫米到数

表8-14　生殖器疣诊断标准（美国CDC，1996）

项　目	内　容
临床描述	内/外生殖器、会阴或肛周出现赘生物
实验室诊断标准	①活检或脱落细胞标本中有HPV感染的组织病理特点；②活检标本中检出HPV DNA
可能报告的病例	临床上符合但未经组织病理学诊断（已排除二期梅毒）
确诊病例	临床上符合且经实验室检查证实

厘米不等，表面光滑或呈天鹅绒样。本病多见于性活跃人群，良性经过，可自行消退。组织病理显示上皮发育异常和细胞异形性，类似Bowen病。

5.鲍温病　好发于中老年人，头、颈和女性下肢多见。表现为单发不规则棕红色斑片，表面有少量鳞屑或结痂。若发生在阴茎和外阴，则表现为扁平角化性丘疹或斑块，周围有红晕，可有溃疡。组织病理显示角化过度、角化不全、棘层肥厚，基底膜完整，细胞分化异常，可见瘤巨细胞和异常核分裂象。

6.生殖器鳞状细胞癌　多见于老年人。损害浸润明显，质坚硬，易出血，常形成溃疡。组织病理显示由不同比例的正常鳞状细胞和间变鳞状细胞构成的瘤团。

（二）次要鉴别的疾病

1.生殖器部位的皮脂腺异位症　包皮、小阴唇出现针头大小的淡黄色丘疹，稀疏分布，可融合，醋酸白试验阴性。组织病理显示成熟的皮脂腺小叶。

2.粟丘疹　好发于眼睑周围和颊部，也可累及包皮、阴囊和小阴唇内侧。皮损为粟粒大小的乳白色圆形丘疹，质坚实，不融合，刺破表皮可挤出皮脂样物。组织病理显示真皮内表皮样囊肿。

3.汗管瘤　好发于女性下眼睑，亦可累及生殖器部位。皮损为正常皮色或淡黄色小丘疹，表面略带蜡样光泽，有时呈半透明，质中或呈囊性，外阴部皮损可有剧烈瘙痒。组织病理显示真皮上部大量的细胞索和囊状导管。

4.传染性软疣　蜡样光泽的丘疹，顶端凹陷，可挤出乳酪样软疣小体。组织病理显示表皮细胞内出现包涵体（软疣小体）。

5.阴囊血管角化瘤　主要发生于中老年人的阴囊，偶见于阴唇、阴茎、股部等处。阴囊有多发性圆顶状丘疹，粟粒大小；早期鲜红色、质软、晚期暗紫红色、质硬，表面粗糙略呈疣状。组织病理显示真皮乳头层内毛细血管扩张，表皮有角化过度。

（三）专家提示鉴别的疾病（表8-15）

【治　疗】

1.物理疗法　酌情选用冷冻、激光、电灼、微波治疗、光动力治疗。

2.外用药治疗　可用0.5%足叶草毒素酊、50%三氯醋酸溶液或5%氟尿嘧啶软膏。

3.手术治疗　适于单发或巨大尖锐湿疣。

4.免疫疗法　可用干扰素、转移因子、胸腺肽等。5%咪喹莫特霜为外用免疫调节剂。

5.预防HPV感染　宫颈癌疫苗（二价、四价、九价）已于2017年、2018年在我国上市。二价适用于9～25岁女性，四价适用于20～45岁女性，九价适用于16～26岁女性，二价和四价疫苗能防控84.5%宫颈癌风险，九价疫苗可预防92.1%的宫颈癌等癌前病变或不典型病。疫苗通常分3次注射，共6个月才能有效。HPV疫苗是利用病毒上的一种特别的蛋白质外壳来引发人体免疫力，疫苗不是病毒，不会造成病毒感染。

（连　石　吴丽峰）

生殖器疱疹

生殖器疱疹（genital herpes，GH）是由单纯疱疹病毒（HSV）引起的性传播疾病。

我国生殖器疱疹报告发病率从2008年的8.30/10万下降到2017年的6.14/10万，年均下降3.29%。

表8-15　生殖器疣的鉴别疾病

生殖器疣的临床类型	鉴别疾病
尖锐湿疣	扁平湿疣
丘疹性疣	皮赘、传染性软疣、黑色素细胞痣、阴茎珍珠状丘疹、女阴假性湿疣、皮脂腺异位症、鲍温样丘疹病
角化疣	脂溢性角化、黑色素细胞痣
扁平状疣	扁平湿疣、扁平苔藓
巨大尖锐湿疣	鳞状细胞癌

【病原学】

HSV可分为HSV-1和HSV-2两个亚型。生殖器疱疹的病原体主要是HSV-2,少数为HSV-1。经产道分娩时,原发性和复发性GH孕妇发生垂直传播的概率分别为20%~50%、<8%。

【临床表现】

(一)初次发病

1.原发性感染　潜伏期2~14天,平均3~5天。在发疹前局部有烧灼感和轻微感觉异常,常伴有发热、头痛、全身不适等全身症状。皮损多见于男性的龟头、包皮、冠状沟,女性的阴唇、阴蒂、阴道、宫颈,也可发生于尿道、大腿和臀部。初为群集或散在的红色丘疹,迅速变为水疱(图8-23);水疱极易破溃,形成糜烂或浅溃疡,有渗液、结痂(图8-24)。伴有轻微疼痛或瘙痒,可出现排尿困难、阴道或尿道分泌物、局部淋巴结触痛,病程为2~3周。首次发病的女性80%以上会累及宫颈和尿道,宫颈病变表现为宫颈潮红、簇集小疱、小溃疡。孕妇可发生流产、畸胎、死胎,产道分娩可感染胎儿。男性病例偶可引起尿道炎、膀胱炎或前列腺炎,直肠感染时可出现肛门疼痛、里急后重、脓血便等症状。

2.非原发性感染　既往有HSV感染史。由于血清中存在HSV抗体,临床表现比原发性感染轻,但仍重于复发性感染。即使患者先前感染HSV-1,此次感染HSV-2也会出现全身症状轻微,损害愈合加快。

(二)潜伏感染和复发性感染

HSV可长期潜伏在体内,当有感染、发热、皮肤创伤、月经、日晒、寒冷、恶性肿瘤等因素时,可使生殖器疱疹复发。复发性感染的临床表现比初次发病轻,每年复发1次至10余次不等(平均复发4次),每次复发多在同一部位。复发前大多有前驱症状,表现为臀部、大腿和髋部放射性疼痛或局部轻微麻木和刺痒。复发皮损数目一般比初次发病少,自觉症状较轻,愈合也较快,病程多为7~10天。有时仅有前驱症状而无皮损发生。HSV-1和HSV-2感染的表现相似,但复发率分别约为50%、95%。

【诊　断】

(一)诊断基本资料

1.病史　有非婚性接触史或配偶感染史。生殖器部位反复发生水疱、糜烂。

2.体格检查　局部有簇集或散在的水疱或点状糜烂,可伴发邻近淋巴结炎。

3.实验室检查

(1)细胞学检查:疱底取材涂片做Wright染色或Giemsa染色(Tzanck涂片),可见多核巨细胞和核内包涵体。此法敏感性仅为病毒分离的60%,也不能区别HSV感染与水痘-带状疱疹病毒感染。

(2)病毒培养:从皮损处取标本做组织培养,5~10天后可发现细胞病变并分离出HSV。

(3)HSV抗原检测:直接免疫荧光法或ELISA可检测HSV抗原,敏感性为病毒分离的65%~90%;此法操作简单、快速,但不能检测无症状HSV感染(病毒数量太少)。

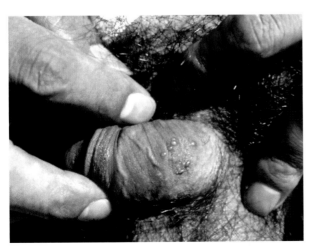

图8-23　生殖器疱疹

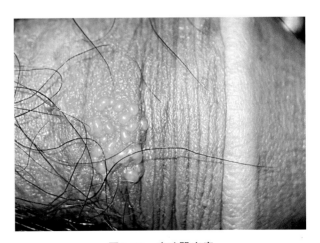

图8-24　生殖器疱疹

(本图由深圳市第六人民医院陆原惠赠)

（4）HSV抗体检测：血清中一旦检测到HSV IgM抗体，说明近期有HSV感染。IgM抗体在原发性感染后约1周出现，10～20天达到高峰，随后逐渐下降，感染后16周左右消失；复发性GH有时可检出IgM抗体，但一般没有明显峰值。IgG抗体在IgM抗体下降过程中逐渐增加，并长期维持在一定水平。

（5）糖蛋白G血清型特异试剂：美国CDC推荐使用以糖蛋白G为基础的血清型特异性试剂，美国FDA批准的这类试剂包括POCkit™HSV-2、Herpeselect™-1 ELISA IgG、Herpeselect™-2 ELISA IgG、Herpeselect™-1 Immunoblot IgG、Herpeselect™-2 Immunoblot IgG。

（6）分子生物学检测：采用核酸分子杂交、PCR检测皮损中HSV DNA。PCR敏感性高、特异性强，可作为早期诊断方法，并可检出无症状HSV携带者和潜伏感染者。

4.伴发疾病　梅毒、HIV感染、淋病、生殖器疣、软下疳、细菌性阴道病。

（二）诊断思路

本病的基本损害是水疱，发作时先有水疱或丘疱疹，但水疱壁薄、易破，故临床最常见的损害是点状糜烂。如果见到群集的水疱，比较容易做出诊断，主要是与外阴部带状疱疹鉴别。

外生殖器糜烂、溃疡损害需与较多的疾病鉴别，如硬下疳、软下疳、固定型药疹、糜烂性龟头包皮炎、急性女阴溃疡、性病性淋巴肉芽肿、白塞病、下疳样脓皮病、坏疽性龟头炎等，仔细询问发病时皮疹形态、伴随症状、有无反复发作病史是鉴别诊断的关键。

HSV抗体阳性仅说明患者感染过或感染了HSV，不能直接证明现患疾病是GH。皮损中分离到HSV或检出HSV DNA、HSV抗原有助于确诊，但HSV抗原检测的敏感性不高，阴性结果（特别是陈旧皮损取材）不能排除诊断。

（三）诊断依据

1.病史　有非婚性接触史或配偶感染史，可有生殖器水疱、糜烂反复发作史。

2.临床表现　生殖器部位出现疼痛性水疱、糜烂或浅溃疡。

3.实验室检查　细胞学检查、HSV抗原检测和病毒培养阳性。

（四）诊断标准

我国《性传播疾病临床诊疗与防治指南》（2014）生殖器疱疹诊断（表8-16）。

【鉴别诊断】

（一）主要的鉴别疾病

1.软下疳、硬下疳、外阴部带状疱疹　详见表8-17、表8-18。

2.固定型药疹　有服药史，皮损常见于口唇及外阴部，为炎性红斑上发生大疱，然后糜烂、渗液，每次复发常固定在同一部位，愈后留有明显的色素沉着。

3.糜烂性包皮龟头炎　表现为龟头和包皮内侧红肿，有黄色乳酪样分泌物，龟头表面有糜烂，冠状沟处损害可融合成环形。损害处可找到奋森杆菌和螺旋体。

4.急性女阴溃疡　主要见于女青年，好发于大小阴唇内侧和前庭黏膜，溃疡数目、大小不等，常伴发热、乏力、阴部灼热或疼痛、邻近淋巴结肿大。

（二）次要鉴别的疾病

1.性病性淋巴肉芽肿　初发损害为直径1～4mm的丘疹、脓疱，破溃形成小溃疡，无自觉症状。腹股沟淋巴结肿大，疼痛，质硬，互相粘连成块状，形成"沟槽征"，皮肤呈紫红色，数周后肿大的淋巴结软化破溃，排出脓液。

2.白塞病　生殖器溃疡常在口腔黏膜或皮肤病

表8-16　生殖器疱疹诊断标准（2014）

项　目	内　容
实验室诊断	①培养法：细胞培养HSV阳性；②抗原检测：酶联免疫吸附试验或免疫荧光试验检测HSV抗原阳性；③核酸检测：PCR等检测HSV核酸阳性；④抗体检测：HSV-2型特异性血清抗体检测阳性。在血清中检测出不同型别的IgM抗体，表明有该型HSV的首次感染，且只出现在近期感染时，而IgG抗体持续存在的时间更长，其阳性则更能提示HSV感染
诊断分类	临床诊断病例：符合临床表现，有或无流行病学史；确诊病例：同时符合临床诊断病例的要求和实验室检查中的任一项

表8-17 生殖器疱疹与软下疳、硬下疳的鉴别

鉴 别 点	生殖器疱疹	软 下 疳	硬 下 疳
病原体	HSV	杜克雷嗜血杆菌	梅毒螺旋体
潜伏期	3~5天	4~7天	21天
水疱	早期红斑、水疱	无	无
数目	成群水疱	溃疡常多发	溃疡75%单发
溃疡	糜烂或溃疡,点状或融合	基底软,表面污秽,分泌物多,脓性	基底硬,表面清洁,分泌物少,浆液性
自觉症状	疼痛或瘙痒	显著疼痛	无
局部淋巴结肿大	不化脓,不破溃	化脓,可破溃	不化脓,不破溃
复发	常有	无	无
直接涂片	多核巨细胞和核内包涵体	革兰阴性短杆菌,鱼群状排列	梅毒螺旋体
梅毒血清试验	阴性	阴性	阳性（感染6周后）

表8-18 生殖器疱疹与外阴部带状疱疹的鉴别

鉴 别 点	生殖器疱疹	外阴部带状疱疹
水疱	疱壁薄,易破裂	疱壁稍厚,较不易破裂
疼痛	轻微	明显
复发	常见	无
病毒检测	单纯疱疹病毒	水痘–带状疱疹病毒

变之后发生,呈圆形或椭圆形,中心有淡黄色坏死基底,周围有红晕,常伴有明显疼痛,1~3周愈合。

3. **下疳样脓皮病** 为金黄色或白色葡萄球菌、副大肠杆菌引起,好发于面部,也可累及外生殖器。初起为丘疹、脓疱,破溃后形成浅溃疡,边缘卷起,周围有红晕,基底有浆液性或脓性分泌物,质硬如软骨,常为单发,自觉症状不明显。抗生素治疗有效。

4. **坏疽性龟头炎** 由于动脉栓塞或感染引起。龟头、包皮溃疡表面有脓形分泌物和坏死组织,基底易出血,伴有剧烈疼痛。溃疡可逐渐蔓延至茎体、阴囊、耻骨处,造成阴茎残毁。

（三）专家提示鉴别的疾病

1. **性传播疾病** 梅毒、软下疳、腹股沟肉芽肿、性病淋巴肉芽肿、疥疮。

2. **非性传播疾病** 固定型药疹、白塞病、克隆病、肿瘤、人工皮炎。

【治　疗】

1. **原发性生殖器疱疹** 可选用以下药物:①阿昔洛韦0.2g,每日5次,或0.4g,每日3次,连服7~10天;②伐昔洛韦0.3g,每日2次,连服7~10天;③泛昔洛韦0.25g,每日3次,连服7~10天。

2. **复发性生殖器疱疹** 最好在出现前驱症状或损害出现24小时内开始治疗,可选用以下药物:①阿昔洛韦0.2g,每日5次,或0.4g,每日3次,连服5天;②伐昔洛韦0.3g,每日2次,连服5天;③泛昔洛韦0.125~0.25g,每日3次,连服5天。

3. **每日抑制疗法** 用于每年复发6次以上的患者,可减少复发次数,一般连服4个月到1年。①阿昔洛韦0.4g,每日2次;②伐昔洛韦0.3g,每日1次;③泛昔洛韦0.25g,每日2次。

4. **严重感染** 指原发感染症状严重或皮损广泛者。阿昔洛韦5~10mg/kg,静脉滴注,每8小时1次,连用5~7天或直至临床症状消退。

5. **局部治疗** 保持患处清洁、干燥。皮损处外

涂1%喷昔洛韦乳膏、3%阿昔洛韦软膏或酞丁胺霜等，渗出糜烂者用1%新霉素或庆大霉素溶液湿敷。

（陈嵘祎　吴丽峰）

软 下 疳

软下疳（chancroid）是由杜克雷嗜血杆菌（Hemophilus ducreyi，HD）引起的性传播疾病，临床特点是外生殖器疼痛性溃疡和腹股沟淋巴结炎。

【病原学】

1. 特性　HD为革兰阴性短杆菌，二端钝圆，无芽胞，多寄生于细胞外（图8-25），常呈链状或鱼群状排列（图8-26）。兼性厌氧，需要氯高铁血红素（X因子）才能生长，猿、黑猩猩、兔和小鼠接

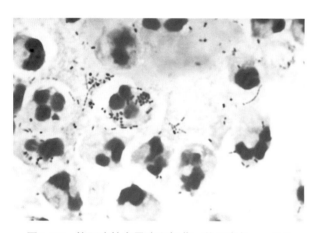

图8-25　软下疳杜克雷嗜血杆菌　革兰染色　×100

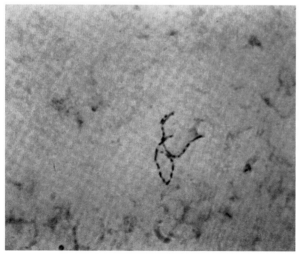

图8-26　软下疳杜克雷嗜血杆菌病理图

种均可致病。

2. 致病　HD经过皮肤黏膜的微小创伤进入表皮，细菌不产生毒素或细胞外酶。皮损处HD通常在巨噬细胞和中性粒细胞中，亦可见于间质组织中。

【流行病学】

本病主要流行于热带及亚热带地区，我国仅有散在报道。目前认为性接触是唯一的传播途径，软下疳可促进HIV-1在异性间传播。

【临床表现】

1. 潜伏期　3～14天，多为4～7天。男女之比约为9：1，可能是阴道、宫颈的损害不引起症状之故。

2. 皮肤黏膜损害　初起为炎性小丘疹，2～3天内变成脓疱，迅速形成溃疡；溃疡直径3～20mm，边缘不整齐，呈潜行状，质软，周围绕以红晕，基底肉芽组织上覆盖灰黄色渗出物，间杂以坏死组织，常有恶臭，搔刮时易出血；常为多发性，但半数男性出现单个溃疡，邻近皮肤的自身接种可形成特殊的"对吻损害"。伴有明显疼痛，未经治疗的溃疡可持续1～3个月，偶可持续数年，愈后遗留瘢痕。

男性好发于包皮、冠状沟和龟头，尿道、阴茎体和肛门较少见，常伴有包皮水肿；局部扩展可累及阴囊或腹股沟皱褶；极少数软下疳局限于尿道，引起化脓性尿道炎。女性好发于阴唇、阴唇系带、前庭、阴蒂和肛周区域，无痛性宫颈和阴道损害亦有报道；女性的损害可较表浅、触痛较轻、愈合较快。生殖器外的软下疳可位于乳房、手指、大腿和口腔。

3. 腹股沟淋巴结炎　50%的病例在原发性损害出现后数天～2周（平均1周）内发生疼痛性腹股沟淋巴结炎，多见于男性。淋巴结炎常为单侧，表面皮肤发红，有触痛，约25%病例出现化脓，破溃后形成深在的溃疡，流出稠厚的米色脓液。

4. 特殊类型　如巨大软下疳、矮小软下疳、暂时性软下疳、毛囊性软下疳、丘疹性软下疳、匐行性软下疳。

【诊　断】

（一）诊断基本资料

1. 病史　有性接触史，潜伏期4～7天。

2.体格检查 外生殖器疼痛性溃疡,腹股沟淋巴结肿大。

3.实验室检查 软下疳患者均应做HIV检测。如首次就诊时梅毒及HIV检测阴性,3个月后复查。

(1)组织病理:溃疡分为三层:①浅层含有坏死组织、纤维蛋白、红细胞、中性粒细胞和细菌;②中层含有许多新生血管、栓塞血管和成纤维细胞;③深层有淋巴细胞和浆细胞浸润。Giemsa和银染色可显示细菌。

(2)涂片检查:溃疡底部和潜行边缘取材,革兰染色,可见革兰阴性单个球杆菌或鱼群状杆菌,后者在细胞碎片或黏液之间呈平行柱状排列。细菌培养证实这种典型染色结果的阳性率仅为5%～36%,故其诊断价值不大。

(3)细菌培养:目前最理想的培养基是Nairobi培养基,其由双平皿组成:①淋球菌琼脂加2%牛血红蛋白、5%胎牛血清、万古霉素(3mg/L);②Mueller-Hinton琼脂加5%巧克力、马血清、万古霉素。此培养基的敏感性为75%～81%,48小时后做第二次培养可使敏感性增加8%。

取材后最好在1小时内接种。菌落在接种后24小时一般为针尖大小,48～72小时增加至1～2mm;呈灰黄色颗粒状,致密,隆起,非黏液样,大小不等。生化鉴定显示硝酸盐还原酶、碱性磷酸酶、细胞色素氧化酶、β-内酰胺酶试验阳性,过氧化氢酶试验常为阴性。

(4)免疫荧光检查:Karim等(1989)用单克隆抗体行免疫荧光检查进行快速检测,敏感性为93%。

(5)DNA探针:Parson等(1989年)用^{32}P标记的DNA探针检测此菌,特异性和敏感性均很高。此种探针和PCR的联合应用最终将简化本病的实验室诊断。

4.伴发疾病 梅毒、生殖器疱疹、淋病、非淋菌性尿道炎、生殖器疣、HIV感染。

(二)诊断思路

1.生殖器溃疡的病因 病因复杂,可有感染性和非感染性。我国的1项研究表明,生殖器溃疡的病因包括梅毒(34.7%)、生殖器疱疹(19.1%)、梅毒+生殖器疱疹(12.4%)、病原体检测阴性(33.8%)。

2.生殖器溃疡的特点 梅毒是单个无痛性溃疡(硬下疳);生殖器疱疹初起为疼痛性水疱,继而糜烂和溃疡,溃疡为多发性、疼痛性;软下疳是疼痛性溃疡,可单发或多发。

3.实验室检查的鉴别 由于性病性生殖器溃疡的常见疾病为梅毒、软下疳、生殖器疱疹,故需检测这三种疾病的病原体,如暗视野显微镜检查、梅毒血清试验、血清HSV抗体检测、杜克雷嗜血杆菌培养等。

(三)诊断依据

本病的诊断主要依据病史、临床特征、实验室检查综合分析。仅凭溃疡外观诊断的准确率只有33%～53%,涂片检查亦不适合于确诊。唯一可靠的诊断方法是细菌培养,从临床标本中分离杜克雷嗜血杆菌和生化鉴定;这种培养基很少有市售,且其敏感性只有75%～81%。因此,本病的诊断尚难尽人意,有人提出了临床诊断程序,运用逐渐排除和肯定的方法进行诊断。

软下疳的诊断程序:①患者有一个或多个疼痛性生殖器溃疡;②溃疡渗出物作暗视野显微镜检查,或在溃疡出现7天后做梅毒血清试验,未发现梅毒螺旋体感染证据;③临床表现如溃疡的外观及局部淋巴结肿大,符合软下疳;④溃疡渗出液HSV试验阴性,作出软下疳的可能诊断。1/3的患者出现疼痛性溃疡及腹股沟淋巴结肿大、疼痛,提示软下疳的诊断;如伴有化脓性腹股沟淋巴结肿大,几乎可确定软下疳的临床诊断。

(四)诊断标准

美国CDC诊断标准(表8-19)比较严谨,其关键是实验室诊断标准,即分离出杜克雷嗜血杆菌,但这项标准目前在我国一般医院及实验室难以达到。

【鉴别诊断】

(一)主要鉴别的疾病

软下疳、硬下疳和生殖器疱疹均有生殖器溃疡,仅凭病史和体检常难以确诊,需做相应的实验室检查来鉴别(表8-17)。

(二)次要鉴别的疾病

1.性病性淋巴肉芽肿 病原体为沙眼衣原体,有沟槽征,病原体培养阳性,补体结合试验滴度≥1:64。

2.腹股沟肉芽肿 我国尚未见报道。溃疡不痛,无淋巴结肿大,损害中可找到杜诺凡小体。

3.急性女阴溃疡 无性接触传染史,好发于阴

表8-19 软下疳诊断标准(美国CDC,1996)

项　目	标　准
临床描述	由杜克雷嗜血杆菌感染引起的性传播疾病,特点为疼痛性生殖器溃疡和腹股沟淋巴结炎
实验室诊断标准	从临床标本中分离出杜克雷嗜血杆菌
可能报告的病例	临床上符合下列两项:①暗视野显微镜检查溃疡渗出物未发现TP,或在溃疡发生7天后做梅毒血清试验阴性;②溃疡不具有HSV引起的典型表现,或HSV培养阴性
确诊病例	临床上符合且经实验室检查证实

唇内侧和前庭黏膜,溃疡数目、大小不等,常伴发热、乏力、阴部灼热或疼痛、邻近淋巴结肿大,易反复发生。

4.坏疽性龟头炎　病因为动脉栓塞、继发感染。溃疡为坏疽性,坏死组织和脓性分泌物较多,伴有剧痛,可延至阴茎体、阴囊,有溃疡。

5.下疳样脓皮病　病因为金黄色或白色葡萄球菌、副大肠杆菌。溃疡常单发,硬如软骨,无疼痛。

6.白塞病　为多器官系统疾病,生殖器溃疡常在口腔黏膜或皮肤病变之后发生,常有明显疼痛。

【治疗】

1.全身治疗　可选用下述药物:①阿奇霉素1g,一次口服;②头孢三嗪0.25g,一次肌内注射;③环丙沙星0.5g,每日2次,连续3天;④红霉素0.5g,每日4次,连续7天;⑤阿莫西林(0.5g)/克拉维酸(0.125g),每日3次,连续7天。孕妇和哺乳妇女禁用喹诺酮类抗生素,目前已有环丙沙星或红霉素中度耐药菌株报道。

2.局部治疗　溃疡用1:5000高锰酸钾或双氧水冲洗,外用红霉素软膏或聚维酮碘敷料覆盖。淋巴结脓肿一般不主张切开引流,可通过正常部位皮肤进针做穿刺冲洗。

(吴志华　吴丽峰　范文葛)

性病性淋巴肉芽肿

性病性淋巴肉芽肿(lymphogranuloma venereum,LGV)是由沙眼衣原体引起的性传播疾病,主要侵犯外生殖器、腹股沟淋巴结、肛门、直肠。

【病原学】

L1、L2、L3型沙眼衣原体均可引起本病,其中以L2型多见。L型沙眼衣原体比其他类型衣原体具有更强的侵袭性,主要侵犯局部淋巴系统,可导致深层组织感染。

【流行病学】

本病主要流行于热带及亚热带地区,在南美洲、印度、东南亚、非洲及加勒比等地区的国家均有发病,我国少见。患者及无症状感染者是本病的传染源;主要通过性接触传播,少数经间接接触传染。

【临床表现】

潜伏期1~4周,平均为7~10天。临床经过可分3期。多呈慢性经过,病程越久病情越重,可多年不愈。少数生殖器象皮肿和肛门直肠狭窄病变患者可发生生殖器肿瘤。

1.生殖器初疮(早期)　好发于男性的包皮、冠状沟、龟头、尿道口,女性的阴唇、阴道、尿道口。表现为针头大小的丘疹、脓疱,很快破溃形成边缘清楚的溃疡,直径约3~6mm,周围有红晕,质软,单发或2~3个,数天后自行愈合、不留瘢痕。无自觉症状,易被忽略。

2.腹股沟淋巴结病(中期)　见于早期损害出现后1~6周(平均3周)。男性患者出现单侧或双侧腹股沟淋巴结肿大,互相融合,形成不规则的梭形肿块,如鸡蛋大,表面呈紫色或青色,被腹股沟韧带分隔,形成上下隆起而中央凹陷的外观(沟槽征,图8-27),伴压痛。可有寒战、发热、肌痛、恶心、呕吐、等全身症状。1~2周后肿大的淋巴结化脓、穿孔,形成多个瘘管,如喷水壶状,溢出黄色脓性或血性分泌物,淋巴结破溃后全身症状逐渐

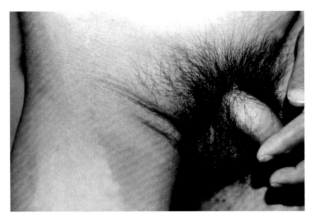

图8-27　性病性淋巴肉芽肿　沟槽征
（本图由第二军医大学附属长海医院陈明、顾军惠赠）

缓解。女性患者的初疮如发生在外阴和阴道下1/3时，可出现腹股沟淋巴结病变；如发生在阴道上2/3和宫颈时，则累及直肠周围和髂淋巴结，可导致直肠炎和直肠周围炎，出现腹痛、腰背痛、腹泻、里急后重等症状。

3.**生殖器象皮肿和直肠狭窄（晚期）**　发生在早期病变后1～2年，常多年不愈。象皮肿累及男性的阴茎、阴囊和下肢，女性发生于阴唇。受累部位皮肤粗厚坚实，硬如橡皮，可呈疣状增殖或息肉样。

4.**其他病变**　皮肤病变还有多形红斑样、结节性红斑样损害，眼病变有结膜炎、视乳头水肿、眼底静脉曲张、附睾炎、腹膜炎、溃疡性结肠炎、骨膜炎、无菌性关节炎、假性脑膜炎、脑膜脑炎、肝炎等罕见。

【诊　断】

（一）诊断基本资料

1.**病史**　有非婚性接触史或配偶感染史，可有生殖器初疮病史。

2.**体格检查**　①早期有生殖器初疮，在外生殖器部位出现单个丘疹、糜烂、溃疡；②中期出现腹股沟淋巴结肿大、疼痛，有沟槽征和喷水壶状瘘管，愈后遗留瘢痕，可伴有发热、关节痛、肝脾大、结节性红斑等；③晚期有直肠狭窄、生殖器象皮肿。

3.**实验室检查**

（1）衣原体培养：具有诊断意义，但敏感性不高。取材部位：男性取自尿道、直肠、肿大的淋巴结，女性主要取自直肠和宫颈。标本在接种前应先

用抗生素处理，可选用庆大霉素、万古霉素、链霉素、制霉菌素等，不宜采用青霉素（破坏包涵体之故）。

（2）血清学检查

1）补体结合试验：感染4周后滴度在1∶64以上，或前后对比滴度上升4倍，有诊断意义。约60%病例可出现阳性结果，但特异性不高。

2）微量免疫荧光试验：具有一定的敏感性和特异性，对直肠炎患者最为适宜。滴度大于1∶512有诊断意义。

3）对流免疫电泳：简便、快速，特异性较高，约90%患者可通过本试验与培养法取得证实，但尚未普遍用于临床。

（3）组织病理检查：淋巴结早期有散在的上皮样细胞小岛，随着上皮样细胞小岛不规则增大及坏死，形成特有的三角形或卫星状脓肿；其中心为中性粒细胞和巨噬细胞，四周绕以上皮样细胞及很多浆细胞的慢性肉芽组织。后期可见广泛纤维化。

4.**伴发疾病**　梅毒、HIV感染、淋病、非淋菌性尿道炎、生殖器疱疹、生殖器疣。

（二）诊断思路

对于有非婚性接触史或配偶感染史的高危患者，出现腹股沟淋巴结肿大、破溃，或者直肠狭窄、生殖器象皮肿者应考虑本病的可能性。①本病的特征性损害：腹股沟淋巴结肿大的沟槽征和喷水壶状瘘管，直肠狭窄，生殖器象皮肿；②补体结合试验滴度在1∶64以上有诊断意义；③ L型沙眼衣原体培养阳性有诊断意义。

（三）诊断依据

根据病史、临床特点和实验检查进行综合分析。

（四）诊断标准（表8-20）

【鉴别诊断】

性病性淋巴肉芽肿有生殖器初疮、腹股沟淋巴结炎、直肠狭窄、生殖器象皮肿等病变，分别应与以下疾病鉴别（表8-21）。

（一）主要鉴别的疾病

1.**软下疳、腹股沟肉芽肿**　详见表8-22。

2.**丝虫病性象皮肿**　无生殖器初疮和腹股沟横痃，夜间采血检查微丝蚴阳性。

3.**直肠癌**　无生殖器初疮和腹股沟横痃，直肠包块呈菜花状，通过直肠指检或直肠镜检查一般不

表8-20　性病性淋巴肉芽肿诊断标准（美国CDC，1996）

项　目	标　准
临床描述	L1、L2、L3型沙眼衣原体感染引起的疾病，以生殖器溃疡、局部化脓性淋巴结炎或出血性直肠炎为特点，多经性接触传播
实验室诊断标准	①从临床标本中分离出L1、L2、L3型沙眼衣原体；②腹股沟淋巴结抽取物的白细胞中用免疫荧光法显示包涵体；③L型沙眼衣原体微量免疫荧光试验阳性
可能报告的病例	有一个或多个触痛性、波动感腹股沟淋巴结，或特征性直肠生殖器损害，并有单一沙眼衣原体补体结合试验滴度＞1∶64
确诊病例	临床上符合且经实验室检查证实

表8-21　性病性淋巴肉芽肿各期的鉴别

分　期	鉴别疾病
生殖器初疮（早期）	生殖器疱疹、下疳样脓皮病
腹股沟淋巴结炎（中期）	软下疳横痃、腹股沟肉芽肿、梅毒横痃、霍奇金病
生殖器象皮肿和直肠狭窄（晚期）	丝虫病性象皮肿，直肠癌

表8-22　性病性淋巴肉芽肿与软下疳、腹股沟肉芽肿的鉴别

鉴别点	性病性淋巴肉芽肿	软下疳	腹股沟肉芽肿
病原体	L1、L2、L3型沙眼衣原体	杜克雷嗜血杆菌	肉芽肿荚膜杆菌
潜伏期	平均7~10天	平均4~7天	平均17天
初疮	丘疹、脓疱、溃疡，1~3个	丘疹、脓疱、溃疡，常多发	皮下结节、溃疡，单个或多个
溃疡形态	浅在性溃疡	基底软，颗粒状肉芽组织，有灰黄色脓性分泌物，边缘不整齐，呈潜蚀性，周围有炎性红晕	基底为牛肉红色肉芽组织，易出血，质较硬，有浆液脓性分泌物，恶臭，边缘隆起、卷曲
疼痛	有	严重	无
腹股沟淋巴结炎	痛性横痃，有沟槽征，形成喷水壶状瘘管	痛性横痃，破溃后呈鱼口状	假性横痃
破坏性	小	有	严重

难区别。血清癌胚抗原阳性，组织病理为恶性肿瘤改变。

4. **梅毒横痃**　质硬，不痛，不破溃，硬下疳可查见TP。

（二）次要鉴别的疾病

1. **生殖器疱疹**　LGV的生殖器初疮要与生殖器疱疹鉴别。生殖器疱疹的水疱呈簇状发生，反复发作，疱液HSV抗原或病毒培养阳性，血清HSV抗体阳性。

2. **下疳样脓皮病**　多为金黄色葡萄球菌或副大肠杆菌引起，可发生在阴茎冠状沟。有丘疹、脓疱或结节，破溃可形成溃疡，边缘卷起，基底有浆液性或脓性分泌物，质硬如软骨，常为单发，自觉症状不明显，抗生素治疗有效。

（三）专家提示鉴别的疾病

1. **早期LGV**　梅毒、软下疳、单纯疱疹、瘰疬性皮肤结核、霍奇金病、化脓性汗腺炎。

2. **中期LGV**　腹股沟肉芽肿、腺鼠疫、输卵管

卵巢脓肿（深部盆腔淋巴结受累）。

3.晚期LGV 皮肤肿瘤、丝虫病性象皮肿、直肠癌、直肠结肠炎、淋巴瘤等。

【治 疗】

早期诊断，足量、规则治疗，疗后定期随访，性伴同时治疗。早期治疗预后良好，晚期可能发生直肠狭窄、象皮肿等后遗症。

1.全身治疗 可选用下列药物：①多西环素0.1g，每日2次，连服21天；②四环素0.5g，每日4次，连服14天；③米诺环素0.1g，每日2次，连服14天；④红霉素0.5g，每日4次，连服14日；⑤阿齐霉素1.0g，1次顿服；⑥复方新诺明2片，每日2次，首剂加倍，连服14天。

2.局部治疗 淋巴结未化脓者可行冷湿敷或超短波治疗；化脓者可行穿刺吸脓，不主张切开排脓。出现瘘管、直肠狭窄、象皮肿者行手术治疗。

（吴丽峰 陈 蕾）

腹股沟肉芽肿

腹股沟肉芽肿（granuloma inguinale）又称杜诺凡病（donovanosis）、杜诺凡肉芽肿（granuloma donovani），是由肉芽肿荚膜杆菌（Calymmatobact-erium granulomatis）感染引起，侵犯肛门、生殖器和腹股沟皮肤与皮下组织的慢性肉芽肿性疾病。

【病原学】

肉芽肿荚膜杆菌为革兰阴性短杆菌。在肉芽肿损害的组织细胞中，此菌为别针状卵圆形小体（即Donovan小体），为（1~2）×（0.5~0.7）μm，是本病的特征；涂片用Giemsa、Wright或革兰染色也可显示。用电子显微镜观察到其与肠道细菌具有共同噬菌体，说明此菌可通过粪便污染环境来传播，也可解释男性肛交的发病原因。

【流行病学】

本病在热带或亚热带地区发病率最高，我国尚未见报道。传染源主要为本病患者。确切的传染途径还不完全清楚，主要通过性接触传染，亦可通过非性接触传染，需反复接触才可引起传播。

【临床表现】

1.潜伏期 一般认为由数日到4~5个月，平均17日。

2.皮肤损害 好发于外生殖器（图8-28，图8-29），同性恋者好发于肛周，口腔也有发病。初起为单个或多个皮下结节，破溃后形成界限清楚的溃疡，基底为牛肉红色肉芽组织，易出血，质较硬，有浆液脓性分泌物，恶臭，边缘隆起、卷曲，无疼痛。可因自身接种而发生卫星状损害，少数通过血液及淋巴途径播散至其他部位，生殖器外受累者占6%。病程慢性，可迁延数年甚至十数年。

3.假性淋巴结炎 本病一般不引起腹股沟淋巴结炎，但可发生腹股沟部皮下肉芽肿，局部形

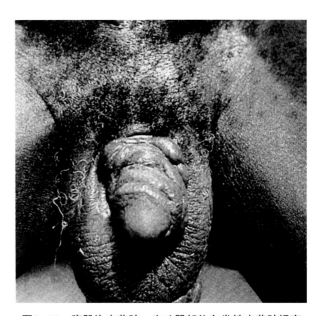

图8-28 腹股沟肉芽肿 生殖器部位多发性肉芽肿损害

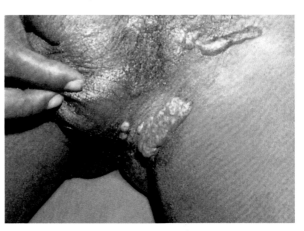

图8-29 腹股沟肉芽肿

成波动性肿块，但并非淋巴结肿大，称为假性横痃（pseudobubo），可发展为肉芽肿性溃疡（图8-30），经久不愈。

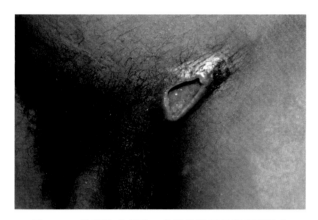

图8-30 腹股沟肉芽肿 腹股沟淋巴结炎所致溃疡（非洲海员）

4.并发症 阴茎、阴囊、女阴等部假性象皮肿；尿道、阴道、直肠、肛门等处狭窄，阴囊与阴茎粘连，阴茎体破坏，生殖器、尿道、肛门可形成瘘管、鳞状细胞癌。

【诊　断】

（一）诊断基本资料

1.病史 有非婚性接触史或与腹股沟肉芽肿患者密切接触史。

2.体格检查 可见皮下结节、溃疡、假性淋巴结炎、假性象皮肿等。

3.实验室检查

（1）组织压片检查：用病变组织压碎做印片，或用病损组织液涂片，Giemsa、Wright或革兰染色，可见组织细胞中有多个囊性分隔，每个分隔中有1～20个Donovan小体，外观呈圆形或卵圆形，直径1～2μm，革兰染色阴性，有荚膜；Wright染色荚膜呈红色，菌体呈黑色，类似别针状。

（2）组织病理：①损害中心为溃疡，表皮缺损，周围棘层肥厚或假上皮瘤样增生；②真皮内可见致密的炎性细胞浸润，主要有组织细胞、浆细胞及少数淋巴细胞；③组织细胞内可见到Donovan小体，用Giemsa染色易于分辨。

4.伴发疾病 梅毒、HIV感染等。

（二）诊断思路

外生殖器和腹股沟部位发生渐进性、无痛性、匐行性溃疡和典型的增生性肉芽肿损害应考虑本病，诊断的确立有赖于组织压片或组织病理检查找到Donovan小体。典型病例较易与其他皮肤病或性病区别，对非典型者则应认真进行鉴别。

（三）诊断依据

根据病史、临床特点和实验室检查综合分析。

（四）诊断标准（表8-23）

【鉴别诊断】

（一）主要鉴别的疾病

1.梅毒硬下疳 潜伏期3～4周，为单发无痛性硬结，可形成溃疡，分泌物少，可自行消退。涂片暗视野检查可见TP，1～2周后梅毒血清反应阳性。

2.性病性淋巴肉芽肿 生殖器初疮为丘疹、丘疱疹、脓疱及糜烂，少有溃疡，特征性表现是腹股沟淋巴结肿大呈沟槽状，形成喷水壶状瘘管。

3.软下疳 潜伏期较短，炎症发生较急，溃疡常多发，基底软，呈颗粒肉芽组织，增生不明显，表面有灰黄色脓性分泌物，边缘不整齐呈潜行性，周围有炎性红晕。

4.鳞状细胞癌 尤其是阴茎鳞癌形态上与本病极为相似，都表现为肉芽肿，且鳞癌可发生腹股沟淋巴结转移，涂片和组织病理检查有助于鉴别。值得注意的是腹股沟肉芽肿晚期可并发鳞癌。

5.尖锐湿疣 肛周的腹股沟肉芽肿常误诊为尖锐湿疣，组织印片查到Donovan小体可以确诊腹股沟肉芽肿。

表8-23 腹股沟肉芽肿诊断标准（美国CDC，1996）

项　目	标　准
临床描述	由肉芽肿荚膜杆菌感染引起的生殖器、肛周皮肤和淋巴管慢性进行性溃疡性疾病，临床上符合的病例在肛门、生殖器部位有一个或多个无痛或微痛的肉芽肿损害
实验室诊断标准	涂片或肉芽肿组织活检用瑞氏或姬姆萨染色显示出胞浆内杜诺凡小体
确诊病例	临床上符合且经实验室检查证实

6. **皮肤阿米巴病** 溃疡边缘潜行，肉芽增生不明显，可检到阿米巴，无Donovan小体。

（二）次要鉴别的疾病

1. **丝虫病** 丝虫病后期可发生生殖器象皮肿，但无生殖器溃疡史，发病初期有发热和阴囊肿胀，晚间取外周血可找到微丝蚴。

2. **下疳样脓皮病** 多为金黄色葡萄球菌或副大肠杆菌引起，可发生在阴茎冠状沟。有丘疹、脓疱或结节，破溃可形成溃疡，边缘卷起，周围有红晕，基底有浆液性或脓性分泌物，质硬如软骨，常为单发，无增生性肉芽肿损害，自觉症状不明显，抗生素治疗有效。

3. **化脓性汗腺炎** 可发生于腋窝、乳腺、腹股沟和肛门生殖器等部位，早期损害为一个或多个坚实的皮下小结节，正常皮色，略有痒感或不适，结节逐渐扩大并软化形成脓肿，可穿破皮表形成瘘管、溃疡，亦可呈块状或乳头状增殖。

（三）专家提示鉴别的疾病

腹股沟肉芽肿特征是溃疡和肉芽肿样增生，应注意与以下疾病鉴别（表8-24）。

【治 疗】

腹股沟肉芽肿对组织的破坏性大，早期未及时治疗者，可造成患部残毁，治疗不足者容易复发。晚期可并发鳞状细胞癌，因此，要争取早期诊断，及时治疗，治疗愈早，效果愈好。

1. **全身治疗** 可选用下列药物：①四环素0.5g，每日4次，共用3周；②红霉素0.5g，每日4次，共用3周；③复方新诺明2片，口服，每日2次，共用3周；④链霉素1.0g，肌内注射，每日1～2次，总用量20.0g，易产生耐药，故不列为首选药；⑤庆大霉素16万U，肌内注射，每日1次，共用3周；⑥羟氨苄青霉素0.5g，每日4次，至少用12周以上，此药疗效评价不一；⑦氯霉素0.5g，每日3次，共用3周，疗效

较好，但应警惕引起再生障碍性贫血的危险，要密切观察血象变化。

用药至少3周，否则易复发。因本病初次治疗后往往容易复发，须严密追踪。复发者可重复治疗，直至损害完全消退。在用抗生素治疗本病时，常掩盖了同时存在的梅毒表现，应对患者进行梅毒血清试验。

2. **局部治疗** 主要是保持局部清洁，对症处理。1∶8 000的高锰酸钾溶液浸泡清洗后敷上红霉素或四环素软膏，并注意保护溃疡周围皮肤以免继发卫星病灶。假性象皮肿和残毁性损害可行外科矫形手术。

（吴丽峰 李 文）

艾 滋 病

艾滋病即获得性免疫缺陷综合征（acquired immunodeficiency syndrome，AIDS），是由人类免疫缺陷病毒（human immunodeficiency virus，HIV）引起的慢性传染病，以免疫缺陷为特征（图8-31）。

【流行病学】

目前我国艾滋病疫情仍呈上升趋势，截至2007年7月底，全国累计报告HIV感染和艾滋病患者达214 300例，其中艾滋病患者56 758例，死亡18 246例。2006年报告的已开展个案流调的感染者中，吸毒和性传播分别占42.0%和32.7%。

1. **传染源** 艾滋病患者和无症状HIV感染者为传染源。HIV感染者的血液、精液、阴道分泌物、乳汁等体液带有病毒。

2. **传播途径** 主要有以下三种：①性接触传播：包括同性性行为或异性不安全性行为；②血液传播：包括输入被HIV污染的血液，或血液制品，接受HIV感染者的器官、组织移植，共用HIV污染

表8-24 腹股沟肉芽肿的鉴别

临床表现	疾 病
既有溃疡，又有肉芽肿样增生	性病性淋巴肉芽肿、鳞状细胞癌、皮肤结核
只有溃疡，没有肉芽肿样增生	梅毒硬下疳、软下疳、皮肤阿米巴病、下疳样脓皮病、坏疽性脓皮病
可有溃疡，以增殖性损害为主	尖锐湿疣、深部真菌病、化脓性汗腺炎
阴部假性象皮肿	丝虫病

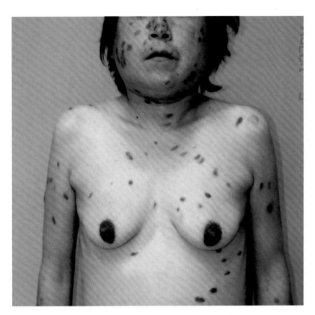

图8-31　艾滋病型卡波西肉瘤
（本图由新疆维吾尔自治区人民医院普雄明惠赠）

的、未经消毒的针头与注射器，与HIV感染者共用未经消毒的医疗器械，以及HIV污染的针头刺伤或经破损的皮肤黏膜受污染等；③母婴传播：HIV阳性孕妇可通过胎盘、产道、母乳喂养等途径传染给胎儿或婴儿。

在日常生活和工作中，普通接触不会引起感染，如握手、拥抱、同桌进餐、共用办公室、教室、娱乐设施、厕所及浴室、公共交通工具、昆虫叮咬等。

3.**易感人群**　性滥交者（包括男性同性恋、异性恋或双性恋者），静脉吸毒人群，多次接受输血或血液制品者（如血友病患者），在不规范或非法采血点卖血者，HIV阳性孕妇的胎儿和婴儿，以及其他患者等为高危人群。

【临床表现】

（一）临床分期及相应表现

1.**急性感染期**　一般在感染HIV后2～6周，患者可出现一过性传染性单核细胞增多症样或流感样症状，表现为发热、咽喉痛、关节痛、皮疹、淋巴结和肝脾大等，上述症状一般持续1～2周即自行消失，偶可出现神经系统症状，如头痛、脑膜炎或多发性神经炎等。这一时期血清中可查到HIV病毒和P24抗原，但检测不到HIV抗体，HIV抗体可持续阴性达2～3月，少数可延迟到6个月，因此，又称"窗

口期"。此期常因HIV抗体阴性而致漏诊，造成献血员的筛选难以识别，有流行病学意义。

2.**无症状感染期**　可由急性感染期症状消失后或由无明显症状的原发性HIV感染进入此期，短至数月，长达20年，一般为8～10年。此期无明显临床症状，血清中可检出HIV抗体，具有传染性。

3.**持续性全身淋巴结肿大期（PGL）**　又称艾滋病滋病前期或艾滋病相关综合征（ARC）期，是无症状HIV感染期发展到艾滋病期的过渡阶段。此期最显著的特点是：除腹股沟部位以外，有持续时间3个月以上的二处或二处以上的淋巴结肿大，淋巴结直径≥1cm，无粘连、疼痛。患者可有持续发热、腹泻、体重下降、乏力等症状。HIV抗体阳性，CD4+T细胞开始减少，而CD8+T细胞增高。

4.**艾滋病期**　是机体感染HIV后的最终临床阶段。主要特征是由于机体免疫系统遭到严重破坏，出现各种病毒、细菌、寄生虫、真菌等机会性感染和继发恶性肿瘤。因此，临床表现呈多样化，可归纳为5种类型的表现：①全身症状：持续性发热、乏力、不适、盗汗、厌食、体重明显下降、慢性腹泻等；②神经精神症状：头痛、记忆力下降、反应迟钝、癫痫、进行性痴呆、感觉神经麻木、下肢瘫痪等；③各种机会性感染症状：如卡氏肺囊虫肺炎、弓形虫病、隐孢子虫病、隐球菌病（图8-32）、假丝酵母菌病、结核病、马内青霉病，及鸟分枝杆菌、疱疹病毒、EB病毒和巨细胞病毒感染等；④继发肿瘤：如卡波西肉瘤、淋巴瘤等（图8-33）；⑤其他疾病：如慢性淋巴性间质性肺炎等。

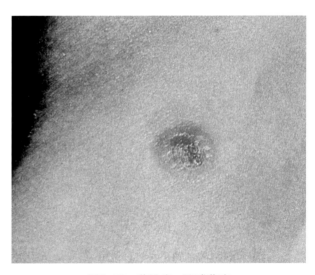

图8-32　艾滋病　隐球菌病

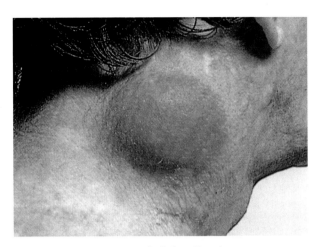

图8-33　艾滋病　淋巴瘤

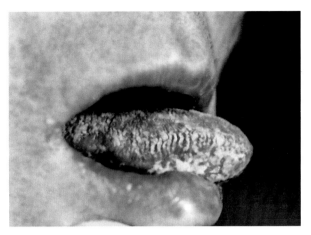

图8-34　艾滋病　口腔毛状黏膜白斑
（本图由上海第二医科大学张苏苏、上海市皮肤病医院乐嘉豫惠赠）

（二）艾滋病的皮肤表现

大多数HIV感染者或艾滋病患者在病程中发生皮肤黏膜病变，根据临床表现归为以下三类（表8-25）。

1. **感染性皮损**　艾滋病患者容易继发病毒、细菌、真菌或寄生虫等感染，如水痘、带状疱疹、单纯疱疹或生殖器疱疹、尖锐湿疣、扁平疣、传染性软疣、毛囊炎、疖、口腔毛状黏膜白斑（图8-34）、口腔假丝酵母菌感染、各种表浅或深部真菌病、疥疮等，但一般症状较重，具有病情顽固、治疗困难、复发率高的特点。

2. **非感染性皮损**　皮损呈多形性，与许多皮肤病相似，如荨麻疹、脂溢性皮炎、银屑病、鱼鳞病、多形红斑等。

3. **肿瘤**　卡波西肉瘤（Kaposi sarcoma）较常

见，好发于面、颈、躯干和上肢，初起为单个或多个红色或紫红色斑疹、丘疹和结节，后来皮损颜色加深，数量可增多，少数可融合成片（图8-35）。其他肿瘤有恶性淋巴瘤（图8-33）、鳞状细胞癌、黑色素瘤等。

【诊　断】

（一）诊断基本资料

1. **病史**　有流行病学史，如性滥交史、静脉吸毒史、接受输血或血液制品者、非法采血点卖血者、母亲HIV感染、其他性病患者。

2. **体格检查**　①急性感染期可短期出现皮疹、淋巴结和肝脾大等；②无症状感染期无明显临床体

表8-25　艾滋病的皮肤表现

分　类	表　现
感染性	Ⅰ型感染（常见感染）：蜂窝组织炎，细菌性毛囊炎，脓疱疮，坏死性毛囊炎，疖病，脓皮病，丹毒，巴尔通体感染，杆菌性血管瘤 Ⅱ型感染（免疫功能受损者发生）：寻常疣，尖锐湿疣，巨细胞病毒感染，单纯疱疹，带状疱疹，疥疮（挪威疥），皮肤癣菌病，新型隐球菌，球孢子菌，组织胞浆菌感染 Ⅲ型感染（机会性感染）：链格孢霉，曲霉，毛霉，隐球菌，组织胞浆菌，鸟分枝杆菌感染 Ⅳ型感染（系统性感染的皮肤表现）：假单胞菌，组织胞浆菌，球孢子菌，酵母菌，假丝酵母菌，毛霉感染 Ⅴ型感染（特异性感染）：口腔黏膜白斑
非感染性	HIV皮疹，丘疹性皮疹，脂溢性皮炎样皮疹，银屑病，嗜酸性毛囊炎，白细胞破裂性血管炎，干燥病，药疹，环状肉芽肿，光敏反应，特应性皮炎，迟发型皮肤卟啉症，苔藓样反应，暂时性棘层松解性皮肤病，秃发
肿瘤	Kaposi肉瘤，恶性淋巴瘤，蕈样肉芽肿

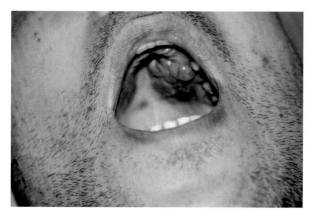

图8-35 卡波西肉瘤
（本图由新疆维吾尔自治区人民医院普雄明惠赠）

征；③艾滋病前期：除腹股沟部位以外的淋巴结肿大；④艾滋病期：消瘦明显，可出现各种神经系统症状等。

3. 实验室检查

（1）HIV抗体检测

1）初筛检测：常用方法有ELISA、明胶颗粒凝集试验（PA）、免疫荧光检测法（IFA）等。当连续两次检测HIV抗体阳性，尚需进一步做确诊试验。HIV感染后数周或数月内常不能检出抗体，95%感染者在5个月内可测出抗体。若HIV抗体阴性，可能未感染HIV，或感染了HIV但体内尚未产生足够的特异性抗体。对于高度怀疑者应在本次检测后每3个月检测1次，连续2次。但也有感染后3～4年仍不能检出抗体者，此时有必要检测HIV病毒。

2）确诊试验：常用免疫印迹法（WB）。

（2）T淋巴细胞亚群检查：是评价机体免疫功能的重要指标。常用流式细胞仪检测受检者血液中的CD4$^+$T细胞计数（正常值为（0.8～1.2）×10^9/L）和CD4$^+$/CD8$^+$比值（正常值为1.75～2.1）。CD4$^+$T细胞计数下降程度可反映机体免疫系统的破坏程度，有助于指导医生判断病情及抗病毒治疗。

（3）HIV病毒检测：一般应用PCR检测血浆中HIV DNA，主要用于：①判定无症状且血清试验阴性患者潜在的HIV传播性；②监测潜伏期患者；③在窗口期辅助诊断急性原发感染；④围产期HIV感染诊断；⑤证实免疫印迹试验的可疑结果；⑥筛选抗HIV药物及观察药物疗效。在婴儿出生后最初的6～9个月期间，血清中可能存在母体HIV抗体，用PCR可判定婴儿是否真正有HIV感染。

（4）其他检查：根据患者的临床表现选择相应的检查，如条件致病性感染的病原体检查、血清学检查、X线检查、组织病理检查等。

4. 伴发疾病 梅毒、淋病、非淋菌性尿道炎、生殖器疱疹、生殖器疣、软下疳、各种机会性感染等。

（二）诊断思路

1. 艾滋病前期 ①急性感染期出现的发热、咽喉痛、关节痛、皮疹、淋巴结肿大等只是非特异性症状，据此很难发现HIV感染的可能，多数是在高危人群随访过程中发现；②无症状感染期临床诊断更是困难；③高危人群均应做初筛试验检测HIV抗体，若连续两次阳性，则进一步做确诊试验；④对于高度怀疑者，首次检查HIV抗体阴性，需每3个月复查一次，连续两次；⑤婴儿血清中HIV抗体可能来自母体，需随访18个月以上，但P24抗原检测阳性可确定HIV感染。

2. 艾滋病期 当出现无法用其他疾病解释的发热、淋巴结肿大、厌食、慢性腹泻、体重减轻、乏力等全身症状，或各种严重的机会性感染（如口腔真菌感染、糠秕孢子毛囊炎、脂溢性皮炎、泛发性带状疱疹等），都要警惕艾滋病的可能，需详细询问病史，并做相关的实验室检查。

（三）诊断依据

1. 病史 有性滥交、静脉吸毒、接受输血或血液制品、非法采血点卖血、母亲HIV感染、其他性病病史。

2. 临床特点

（1）急性感染期：患者可出现发热、咽喉痛、关节痛、皮疹、淋巴结和肝脾大等。

（2）无症状感染期：无明显症状，血清中可检出HIV抗体。

（3）艾滋病前期：除腹股沟部位以外有持续时间3个月以上的两处或两处以上的淋巴结肿大，可有持续发热、腹泻、体重下降，乏力等症状。HIV抗体阳性，CD4$^+$T细胞减少，CD8$^+$T细胞增多。

（4）艾滋病期：①全身症状：持续性发热、乏力、不适、盗汗、厌食、体重明显下降、慢性腹泻等症状；②神经精神症状：头痛、记忆力下降、反应迟钝、癫痫、进行性痴呆、感觉神经麻木、下肢瘫痪等；③各种机会性感染症状：如卡氏肺孢子虫肺炎、弓形虫感染、隐球菌病、假丝酵母菌病、结核病、病毒感染等；④继发肿瘤：如卡波西肉瘤、淋巴瘤等。

3. 实验室检查　HIV抗体阳性，$CD4^+T$细胞减少，$CD4^+/CD8^+$比值＜1。

（四）诊断标准

诊断标准（中华医学会感染病学分会艾滋病学组：艾滋病诊疗指南，2011年版）。

HIV/AIDS的诊断需结合流行病学史（包括不安全性生活史、静脉注射毒品史、输入未经抗HIV检测的血液或血液制品、抗HIV阳性者所生子女或职业暴露史）、临床表现和实验室检查等进行综合分析，慎重做出诊断。诊断HIV/AIDS必须是抗HIV阳性（经试验证实），而HIV RNA和P24抗原的检测有助于HIV/AIDS的诊断，尤其是能缩短抗体"窗口期"和帮助早期诊断新生儿的HIV感染。

1. 急性期　患者近期内有流行病学史和临床表现，结合实验室HIV抗体由阴性转为阳性即可诊断，或仅实验室检查HIV抗体由阴性转为阳性即可诊断。

2. 无症状期　有流行病学史，结合抗HIV阳性即可诊断，或仅实验室检查抗HIV阳性即可诊断。

3. 艾滋病期　有流行病学史、实验室检查HIV抗体阳性，加下述各项中的任何一项，即可诊断为艾滋病；或者HIV抗体阳性，而$CD4^+T$淋巴细胞数＜200/μl，也可诊断为艾滋病。①原因不明的持续不规则发热38℃以上，时间＞1个月；②腹泻（大便次数多于3次/日）＞1个月；③6个月之内体重下降10%以上；④反复发作的口腔假丝酵母菌感染；⑤反复发作的单纯疱疹病毒感染或带状疱疹病毒感染；⑥肺孢子菌肺炎（PCP）；⑦反复发生的细菌性肺炎；⑧活动性结核或非结核分枝菌病；⑨深部真菌感染；⑩中枢神经系统病变；⑪中青年人出现痴呆；⑫活动性巨细胞病毒感染；⑬弓形虫脑病；⑭青霉素感染；⑮反复发生的败血；⑯皮肤黏膜或内脏的卡波西肉瘤、淋巴瘤。

【鉴别诊断】

（一）主要鉴别的疾病

艾滋病主要与原发性免疫缺陷病鉴别，后者是由免疫功能障碍或先天性免疫系统发育不全所造成的免疫功能障碍，也可出现机会性感染、肿瘤等。

1. 婴儿X性连锁先天无丙种球蛋白血症　主要表现为5～6月龄婴儿反复发生化脓感染。血清总免疫球蛋白＜2.5g/L，IgA＜2.0g/L，其他免疫球蛋白（IgM、A、D、E）缺少或极低，但细胞免疫功能正常。

2. 普通变异性免疫缺陷病　常以化脓性感染为主要表现。半数病例发生腹泻、叶酸和（或）维生素B_{12}吸收不良、蛋白丢失性肠病。自身免疫病也是较常见的伴发病，可能为首发症状，如类风湿关节炎、系统性红斑狼疮、皮肌炎、溶血性贫血、特发性血小板减少性紫癜、甲状腺功能减退或亢进症、白癜风等。与艾滋病的许多症状相似，但血清免疫学测定、锡克试验和同种凝集素测定是诊断的依据。

3. 选择性IgA缺乏症　是最常见的原发性免疫缺陷病。临床表现复杂多变，如呼吸道感染、过敏性鼻炎、特应性皮炎、湿疹、荨麻疹、乳糜泻、溃疡性结肠炎、自身免疫性疾病、网状细胞肉瘤、胸腺瘤、淋巴瘤等。血清IgA＜0.05g/L，其他免疫球蛋白水平正常，外周血B细胞计数正常，细胞免疫功能正常。

4. 选择性IgM缺乏　表现为肺炎双球菌、流感嗜血杆菌引起的严重感染，也可发生自身免疫病、慢性皮炎、腹泻和反复呼吸道感染。IgM缺乏，其他免疫球蛋白正常，细胞免疫功能正常。

5. 严重联合免疫缺陷病　为常染色体隐性遗传或X连锁隐性遗传。其特征为T、B细胞发育障碍，淋巴细胞减少，体液免疫和细胞免疫功能完全缺如。常在出生后3～6个月出现肺炎、腹泻、假丝酵母菌感染、中耳炎、败血症和生长缓慢，对假丝酵母菌、巨细胞病毒和肺囊虫特别易感。由于缺乏T细胞免疫，输血或新鲜淋巴细胞可引起GVH反应。T细胞、B细胞免疫功能试验均缺陷，淋巴细胞和T细胞计数低下，淋转试验无增殖反应，血清抗体在6个月后测定有意义，NK细胞活性大多正常。一般在出生后6个月即出现发育障碍，易患严重感染而夭折。

（二）次要鉴别的疾病

1. 慢性皮肤黏膜假丝酵母菌病　特点为幼年发病，慢性经过，易于复发，无发热、消瘦等症状，血清HIV抗体阴性。

2. 肺结核　有消瘦、发热等症状，与艾滋病肺部感染、卡氏肺囊虫肺炎有相似之处，尤其要与艾滋病继发肺结核时相鉴别。根据胸部X线检查、结核杆菌培养、结核菌素实验、血清HIV抗体检测等可资鉴别。

3.痴呆综合征　艾滋病有20%～40%出现神经系统病变，表现为认知、行动和行为不能，故需与智能减退为主的痴呆综合征相鉴别。痴呆综合征是慢性神精功能紊乱，以缓慢出现的智力减退为主要特征，多见于起病缓慢、病程长的脑器质性病变，以老年人多见。

4.淋巴瘤　有消瘦、发热、淋巴结肿大等症状，与艾滋病易相混淆。组织病理检查具有特征性，结合实验室检查也可鉴别。

【治　疗】

采取高效抗反转录病毒疗法（HAART）。2014年国际抗病毒学会美国专家组推荐意见：对于所有HIV感染的成人，均推荐抗反转录病毒的治疗，而不论CD4细胞计数的多少。对于艾滋病患者主要是抗病毒和各种并发症的治疗。在整个疾病过程中应注意加强营养、免疫调节和心理治疗，以延缓病程进展。

（吴志华　汪　宇　彭安厚　陆洪光）

细菌性阴道病

细菌性阴道病（bacterial vaginosis，BV）是由阴道正常菌群的微生态平衡发生紊乱所致，临床特点是伴有鱼腥味的阴道分泌物增多，但炎症反应不明显。细菌性阴道病在成年健康妇女中患病率为10%～20%。一般认为本病属内源性感染，不属于性传播感染范畴。

【病因与发病机制】

乳酸杆菌占正常育龄妇女阴道细菌的90%以上，可抑制其他致病性杂菌的生长，在阴道内形成了一个正常的微生态平衡。当某些原因引起阴道微生态平衡失调时，产生过氧化氢的乳酸杆菌优势菌群减少或消失，阴道加特纳菌（Gardnerella vaginalis）、厌氧菌（如类杆菌、胨链球菌、游动钩菌属）、人型支原体等过度生长。本病的发生与多性伴、阴道过度冲洗、雌激素水平降低等因素有关。

【临床表现】

育龄妇女发病，起病缓慢。主要表现为阴道灰

白色分泌物增多（图8-36），伴有异味、腐臭或鱼腥味，常在月经或性交后加重。常无自觉症状，少数出现轻度外阴瘙痒及烧灼感。

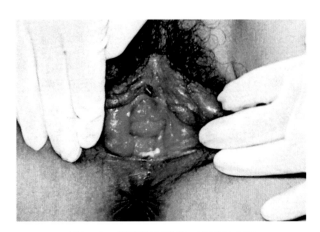

图8-36　细菌性阴道病　淡黄色白带

【诊　断】

（一）诊断基本资料

1.病史　伴有鱼腥味的阴道分泌物增多，常在月经或性交后加重，自觉症状不明显。

2.体格检查　阴道口有分泌物流出；阴道壁炎症不明显，有均匀一致的灰白色稀薄分泌物。

3.实验室检查

（1）线索细胞检查：采集阴道分泌物制作湿片或涂片后作革兰染色，镜检观察线索细胞。线索细胞为阴道鳞状上皮细胞表面覆盖着许多短杆菌或球杆菌，使细胞呈斑点状、颗粒状外观，细胞边缘模糊不清呈锯齿状（图8-37）。当线索细胞占全部上皮细胞的20%以上时，一般认为可诊断细菌性阴道病。湿片法诊断细菌性阴道病的敏感性在80%以上，特异性在90%以上。革兰染色镜检的敏感性和特异性高于湿片法，分别为89%和93%。

（2）阴道pH值检测：用拭子从阴道侧壁和阴道穹窿部取材，并将拭子直接与试纸条接触，也可在窥阴器取出之后，将试纸条直接接触窥阴器尖端，取材时应避免接触宫颈黏液。因其pH值>7.0，正常成年女性阴道pH值为4.0，细菌性阴道病时阴道pH值多>4.5。在4项细菌性阴道病诊断标准中，阴道pH值的敏感性最高，但特异性最低。阴道分泌物污染了经血、宫颈黏液或精液，以及阴道毛滴虫感

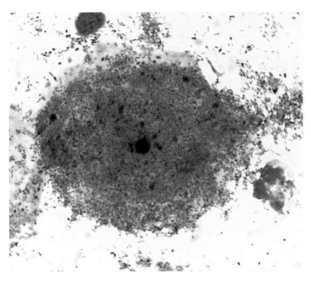

图8-37 线索细胞 革兰染色 ×100
（本图由广东医科大学黄文明制作）

染均使pH值升高。

（3）胺试验：将1滴阴道分泌物滴在玻片上，然后滴加10%氢氧化钾溶液1滴，可闻到胺味。

4. **伴发疾病** 淋病、非淋菌病尿道炎、HIV感染、生殖器疱疹、生殖器疣、滴虫性阴道炎、假丝酵母菌性阴道炎。

（二）诊断思路

见毛滴虫病的诊断思路。

（三）诊断依据

鱼腥味阴道分泌物增多；窥器发现阴道口分泌物流出，阴道壁炎症不明显，有均匀一致灰白色分泌物；阴道分泌物胺试验阳性，pH值＞4.5，线索细胞阳性。

（四）诊断标准

目前普遍采用Amsel诊断标准：①阴道壁上附有稀薄而均匀一致的灰白色分泌物；②阴道分泌物胺试验阳性；③阴道分泌物pH值＞4.5；④阴道分泌物镜检线索细胞阳性。出现第④项和其他任何2项即可诊断。

【鉴别诊断】

本病主要与假丝酵母菌性外阴阴道炎、滴虫性阴道炎鉴别，详见表8-26。

【治 疗】

1. **全身治疗** ①甲硝唑：400mg，每日2次，连服7天，或2g，单次口服，甲硝唑有较强的抗厌氧菌和加特纳菌活性，无抗乳酸杆菌活性，妊娠前3个月禁用；②克林霉素：300mg，每日2次，连服7天，用于妊娠妇女、甲硝唑过敏或不耐受，或甲硝唑治疗失败者。

2. **阴道内用药** ①甲硝唑栓500mg，每晚1次，共7天，或0.75%甲硝唑凝胶5g，每日2次，共5天；

表8-26 细菌性阴道病与其他阴道感染的鉴别

病 原 学	正常阴道	细菌性阴道病	假丝酵母菌性外阴阴道炎	滴虫性阴道炎
典型症状	乳酸杆菌占优势	阴道加特纳菌、厌氧菌	假丝酵母菌	阴道毛滴虫
分泌物	无	分泌物稍多，恶臭	外阴瘙痒，分泌物多	大量脓性分泌物，外阴瘙痒
量	不定，常较少	中等	少量至中等	大量
颜色	无色或白色	白色或灰色	白色	黄色
黏稠度	絮状，非均一性	均匀，黏附于阴道壁	凝结，成块	稀薄，泡沫状
外阴或阴道炎症	无	无	阴唇、阴道黏膜红肿、糜烂	阴唇、阴道、宫颈红肿，宫颈糜烂
阴道液PH值	≤4.5	≥4.7	≤4.5	≥5.0
胺试验	−	+	−	可能+
显微镜检查	正常上皮细胞，乳酸杆菌占优势	线索细胞，大量杂菌，乳酸杆菌减少	白细胞、上皮细胞，假菌丝或芽生孢子	白细胞，可见毛滴虫

② 2%克林霉素阴道霜5g，每晚1次，共7天。

（李　文　连　石）

阴道滴虫病

阴道滴虫病（trichomoniasis vaginalis）是由阴道毛滴虫（Trichomonas vaginalis）引起的阴道炎，表现为阴道排出黄绿色泡沫状分泌物，伴有明显瘙痒。阴道毛滴虫也可引起男性尿道炎，但常无明显症状。本病主要通过性接触传播，也可通过间接接触感染。

【临床表现】

好发于性活跃妇女。潜伏期一般为4～7天，可长达4周。

1.滴虫性阴道炎　主要为阴道分泌物增多，呈黄色至绿色，有时脓性，较稀薄，有腥臭，带泡沫（图8-38），伴有外阴瘙痒、刺痛、尿频、尿痛、性交痛。检查可见阴道和宫颈黏膜红肿、斑点状出血，宫颈有颗粒状突起（草莓状宫颈）。

2.男性滴虫性尿道炎　多数病例无症状，少数可出现不同程度的尿道刺痒和不适，也可出现排尿困难、尿道潮红、黄白色脓性分泌物，严重者引起后尿道炎、膀胱炎。

【诊　断】

（一）诊断基本资料

1.病史　有性接触史，有配偶或性伴感染史，潜伏期4～7天。

2.体格检查　黄绿色泡沫状阴道分泌物增多，

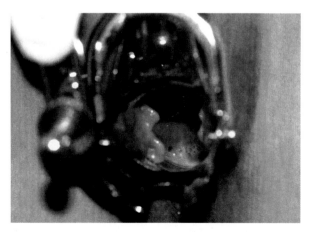

图8-38　阴道滴虫病　阴道泡沫状分泌物

阴道及宫颈黏膜红肿，有散在出血点或草莓状突起。

3.实验室检查

（1）悬滴法：用消毒棉拭子在阴道较深部位拭取少许分泌物，立即与已滴在玻片上的温生理盐水混匀，低倍镜下可见运动活泼的滴虫，阳性率可达80%～90%。若镜检时发现视野中白细胞过多而影响观察，或滴虫运动不活跃时，可用0.1%沙黄溶液代替生理盐水。沙黄可使白细胞染成淡红色，而滴虫不着色、运动如常，故在淡红色背景中滴虫显示清楚，人毛滴虫的形态见图8-39。

（2）涂片法：取分泌物涂在玻片上，用瑞特或姬姆萨染色镜检（图8-40）。

（3）培养法：准确率可达98%左右，是诊断滴虫病的金标准。标本接种于肝浸汤培养基或蛋黄浸液培养基中，37℃培养48～72小时即可镜检。

（4）荧光素染色法：阳性率为94.3%。将后穹

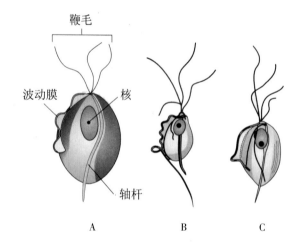

图8-39　人毛滴虫

A.阴道毛滴虫（泌尿生殖器病原体）；B.口腔毛滴虫（很少致感染）；C.肠毛滴虫（很少致病）

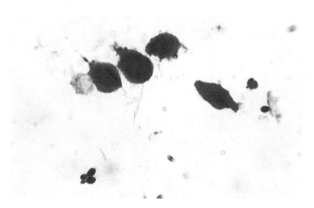

图8-40　滴虫　革兰染色　×1002

表8-27 常见阴道、宫颈疾病的阴道分泌物特征

疾　病	阴道分泌物特征
滴虫性阴道炎	黄色或黄绿色，稀薄脓液，泡沫状
细菌性阴道病	灰白色均质状，有鱼腥味
假丝酵母菌性阴道炎	白色浑浊，凝乳或豆渣样斑片
老年性阴道炎	黄水样或脓性，严重时可有恶臭
淋菌性宫颈炎/阴道炎	黄色脓性
慢性宫颈炎/糜烂	黏液脓性
宫颈癌	血性水样恶臭分泌物

窿分泌物涂于玻片，自然干燥，用1∶5000吖啶橙染液染色1分钟，水洗后再用1.6%氯化钙溶液分色30秒，镜检显示虫体外形和特异的核质荧光。

（5）PCR：敏感性和特异性分别为97%、98%，可用于阴道冲洗液、男性尿道及尿液标本检测，对不能忍受窥阴器检查的孕妇及青少年还可使用阴道口取材。

4.伴发疾病 假丝酵母菌性阴道炎、淋病、非淋菌性尿道炎。

（二）诊断思路

1.分泌物的特征 详见表8-27。

2.常见感染性阴道炎的炎症情况 滴虫性阴道炎时可见阴道黏膜红肿、斑点状出血；假丝酵母菌性阴道炎时阴道黏膜常有红肿，附有白色膜状物；细菌性阴道病时阴道炎症不明显。

3.实验室检查 常见的感染性阴道炎均可检出相应的病原体。

（三）诊断依据

1.流行病学 好发于性活跃妇女，可有多个性伴，个人卫生习惯不良。

2.临床特点 黄绿色泡沫状阴道分泌物增多，阴道及宫颈黏膜红肿，有散在出血点或草莓状突起，伴有外阴瘙痒、刺痛、尿频、尿痛、性交痛。

3.实验室检查 阴道分泌物涂片发现滴虫或滴虫培养阳性。

【鉴别诊断】

（一）主要鉴别的疾病

1.假丝酵母菌性阴道炎 白带多呈凝乳或豆渣样，不带泡沫，阴道黏膜附有白色膜状物，其下黏膜常有红肿。阴道pH值<4.5，阴道分泌物镜检可见酵母菌或假菌丝。

2.细菌性阴道病 主要表现为阴道分泌物增多，常在月经后或性交后加重，分泌物呈灰白色均质状，无泡沫，有鱼腥样臭味。胺试验阳性，分泌物pH值>4.5，分泌物镜检可见线索细胞。

3.非淋菌性尿道炎（宫颈炎） 尿道炎时出现尿频、尿急、排尿困难，尿道口潮红、肿胀，压迫尿道可有少量分泌物；宫颈炎时宫颈可见黏液脓性分泌物。分泌物检查可检出沙眼衣原体、解脲脲原体等。

（二）次要鉴别的疾病

1.阿米巴性阴道炎 较为罕见。阴道流出血性浆液性分泌物或黄色黏液脓性分泌物，无泡沫，阴道检查可见典型的溃疡。阴道分泌物涂片检查或培养可找到阿米巴滋养体。

2.老年性阴道炎 阴道壁呈老年样变，黏膜薄、皱褶少、弹性差，触之易出血，有时有溃疡或粘连。分泌物检查见大量脓细胞，无阴道毛滴虫。

3.阴道蛲虫感染 阴道分泌物多，阴道壁无明显炎性反应，伴外阴和肛周剧烈瘙痒。涂片检查可见蛲虫卵。

【治　疗】

1.全身治疗 ①甲硝唑400mg，每日2次，连服7天，或2g，单次口服；②替硝唑500mg，每日2次，连服7天，或2g，单次口服；③奥硝唑500mg，每日2次，连服5天，或1.5g，单次口服。性伴应同时检查并治疗。甲硝唑治疗期间和治疗后48小时内应避免饮酒，以防出现戒酒硫样反应。

2.阴道内用药 ①甲硝唑栓500mg，每晚1次，共7天；②奥硝唑栓500mg，每晚1次，共7天。局部用药不能彻底根除滴虫感染，停药后易复发，不主张单独应用。

（连　石　李　文）

第九章

生殖器部位 非性传播疾病 >>>

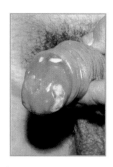
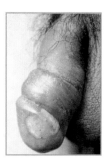
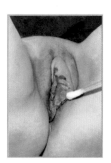

坏疽性龟头炎

坏疽性龟头炎（gangrenous balanitis）又称崩溃性龟头炎（phagedaenic balanitis），是发生于龟头和包皮等处的一种崩蚀性溃疡性病变。

【病因与发病机制】

本病为各种原因造成的局部血液供应障碍，加上继发性感染所致，偶为性病性硬下疳、软下疳的并发症。患者可伴有糖尿病、免疫缺陷病和年老体弱等全身性因素。

【临床表现】

病程表现为急性或慢性。疼痛性龟头或包皮溃疡，逐渐蔓延至阴茎体、阴囊、耻骨处，可使阴茎残毁，发生坏死、脱落。溃疡边缘高起，质稍硬，基底为肉芽组织，容易出血，溃疡面有脓性分泌物和坏死组织（图9-1，图9-2），周围皮肤呈暗红色，伴有水肿，局部淋巴结肿大。

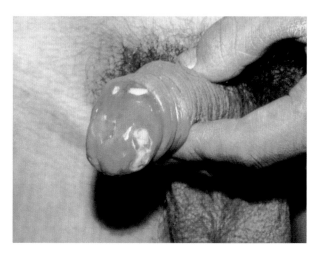

图9-1　坏疽性龟头炎

【诊　断】

（一）诊断基本资料

1.病史　急性或慢性龟头、包皮溃疡，逐渐向阴茎体、阴囊等部位蔓延，剧痛。

2.体格检查　外生殖器溃疡，疼痛，溃疡边缘高起，质稍硬，基底为肉芽组织，容易出血，溃疡面有脓性分泌物和坏死组织，周围皮肤呈暗红色，伴有水肿，局部淋巴结肿大。可伴有糖尿病、免疫缺陷病及年老体弱等全身状况。

3.实验室及其他检查　无特异性。

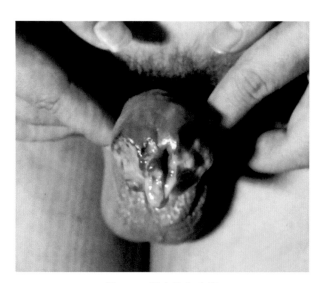

图9-2　坏疽性龟头炎

（二）诊断思路/诊断依据

1.病史　详细询问了解诱因、是否疼痛、有无不洁性交史等，同时了解有无糖尿病、免疫缺陷病及年老体弱等全身状况。男性出现生殖器溃疡时要考虑本病。

2. **损害** 为疼痛性坏死性溃疡，边缘高起，质稍硬，基底肉芽组织易出血、有脓性分泌物和坏死组织，周围皮肤呈暗红，局部淋巴结肿大。

3. **相关检查** 暗视野检查梅毒螺旋体、分泌物涂片查杜克雷嗜血杆菌、梅毒血清学试验、HSV病毒检查等。

通过对以上资料综合分析，最后做出正确诊断。

【鉴别诊断】

需与本病鉴别的疾病包括生殖器疱疹、梅毒、腹股沟肉芽肿、性病性淋巴肉芽肿、Behcet病、肠外Crohn病和固定性药疹。

（一）主要鉴别的疾病

本病主要与硬下疳、生殖器疱疹、软下疳及下疳样脓皮病鉴别（表9-1）。

（二）次要鉴别的疾病

1. **性病性淋巴肉芽肿** 有不洁性接触史，早期有生殖器糜烂、溃疡损害，局部淋巴结肿大，有沟槽征，衣原体培养阳性，补体结合试验滴度≥1∶64。本病少见，多见于热带和亚热带地区。

2. **腹股沟肉芽肿** 有不洁性接触史，生殖器有丘疹、结节，后成溃疡，不痛，可找到病原体杜诺凡小体（Donovan body），并无淋巴结肿大，只有

因淋巴结周围炎成为假性淋巴结炎。本病少见，多见于热带和亚热带地区。

3. **白塞病** 白塞病可有生殖器疼痛性溃疡，伴有局部淋巴结肿大，但白塞病生殖器溃疡无坏疽，经1～3周可自愈，且白塞病为多器官系统性损害，常伴有口腔、眼部及皮肤毛囊炎样丘疹、结节性红斑等症状，针刺反应阳性。

4. **Reiter病** 本病男性多见，多有尿道炎的历史，表现为环状糜烂性龟头炎，开始为红斑，继之出现浅表的糜烂和溃疡，可融合成旋涡状、环状和不规则形，部分患者可在溃疡表面形成略隆起皮面的褐红色硬痂，典型者有口腔、眼部受累的表现，并常伴有关节痛，HLA-B27检查常为阳性。

5. **糜烂性龟头炎** 在红斑的基础上出现糜烂面，继之出现浅表溃疡，糜烂面分泌物涂片检查可发现梭形杆菌和奋森氏螺旋体，病程2～4周，青霉素和大环内酯类抗生素治疗效果佳。

【治疗原则】

1. 补充营养，改善全身状况。
2. 清洁创面，引流通畅。
3. 全身或局部使用抗生素。
4. 保守治疗失败者，可考虑从坏疽部位的近心端做根治性切除。

（赖　维　吴丽峰）

表9-1　坏疽性龟头炎、软下疳、硬下疳及下疳样脓皮病鉴别

	坏疽性龟头炎	软下疳	硬下疳	下疳样脓皮病
病因	动脉栓死，继发感染	杜克雷嗜血杆菌	梅毒螺旋体	金黄色葡萄球菌、副大肠杆菌等细菌
病史	有引起动脉栓死的原因，可无不洁性接触	有不洁性接触	有不洁性接触	可无不洁性接触
溃疡性质	基底硬，表面有脓性分泌物和坏死组织，坏疽性	基底软，表面污秽，分泌物多，脓性，无坏疽	基底硬，表面清洁，分泌物少，浆液性，无坏疽	溃疡稍硬，分泌物浆液性或黄色脓性痂，无坏疽
疼痛	剧痛	显著	无	无
局部淋巴结	肿大，痛	肿大，软，痛，化脓，易破溃	肿大，硬，不痛，不化脓	肿大，痛
实验室检查	分泌物细菌培养可有细菌生长	分泌物细菌培养杜克雷嗜血杆菌阳性	血清RPR阳性（感染6周后）	分泌物细菌培养可有细菌生长
病程及预后	病程不定，可毁损阴茎	1～2个月溃疡可愈合	不经治疗3～8周溃疡可消失	病程4～8周，可自限

急性女阴溃疡

急性女阴溃疡（ulcus vulvae acutum）又称Lips-chütz溃疡，是一种好发于青年女性的非性病性、非接触性传染的良性溃疡。

【病因与发病机制】

1.**感染** 因部分病变局部可分离出粗大杆菌（Bacullus crassus），Lipschütz认为粗大杆菌是本病的致病菌，但有的学者对此提出异议，认为此菌可能无致病性。另有学者从部分病变局部分离出EB病毒，甚至在HIV阳性的患者发现与急性女阴溃疡十分类似的外阴溃疡，且经抗病毒治疗溃疡愈后，因此，认为病毒感染是本病的病因。

2.**其他** 也有学者认为本病并非一类独立的疾病，而是白塞病、阴部疱疹、结节性红斑的一种临床表现。

【临床表现】

1.**发病特征** 好发于青年女性，多无前驱症状而突然起病，出现发热、寒战、身体不适等全身症状。好发部位为小阴唇内侧、前庭，大阴唇内侧也可受累。同时可伴有排尿困难。

2.**临床分型**

（1）坏疽型：全身营养差或合并糖尿病、免疫功能低下，溃疡数目少，大而深，边缘不整齐（图9-3，图9-4），组织坏死，剧痛，局部淋巴结肿

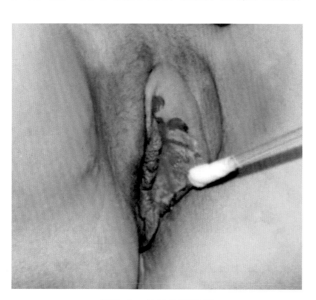

图9-3 急性女阴溃疡

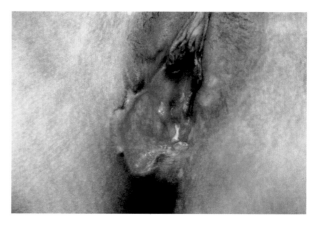

图9-4 急性女阴溃疡

大。愈后留有明显瘢痕。

（2）软下疳样型：最常见，外观像软下疳，溃疡呈圆形、椭圆形或不规则形，大小数目不定，基底软，表面覆有灰白色脓样分泌物，疼痛剧烈，4～6周愈合。

（3）粟粒型：为针头大小化脓性溃疡，边缘隆起，有炎性红晕，多发生在大小阴唇边缘及会阴部，伴有轻微疼痛，愈合迅速。

【诊　断】

（一）诊断基本资料

1.**病史** 青年女性，突然起病，大小阴唇、前庭出现疼痛性溃疡，伴有发热等全身症状。

2.**体格检查** 大小阴唇、前庭溃疡，疼痛，局部淋巴结肿大。

3.**实验室及其他检查** 溃疡分泌物涂片检查可能为革兰阳性染色的粗大杆菌。

（二）诊断思路/诊断依据

1.**病史** 详细询问起病是否急骤，是否疼痛，有无不洁性交史等。年轻女性出现急性生殖器溃疡时要考虑本病。

2.**相关检查** 暗视野检查梅毒螺旋体、病损取材涂片查杜克雷嗜血杆菌和粗大杆菌、梅毒血清学试验、HSV病毒检查等以帮助诊断和鉴别诊断。

【鉴别诊断】

（一）主要鉴别的疾病
主要与下列两种疾病鉴别（表9-2）。

（二）次要鉴别的疾病

1.**性病性淋巴肉芽肿** 有不洁性接触史，早期

表9-2　急性女阴溃疡、软下疳、生殖器疱疹鉴别

	急性女阴溃疡	软 下 疳	生殖器疱疹
病原体	肥大杆菌	杜克雷嗜血杆菌	HSV
水疱	无	无	早期红斑、成群的水疱
溃疡数目	单个或多个	溃疡常多发	多发
溃疡性质	坏疽性、软下疳样或粟粒状	基底软，表面污秽，分泌物多，脓性	糜烂或浅表溃疡
疼痛	显著	显著	疼痛
局部淋巴结	肿大，疼痛	肿大，软，痛，化脓，易破溃	肿大
是否性传播	否	是	是
复发性	易复发	不复发	易复发

有生殖器糜烂、溃疡损害，附近淋巴结肿大，有沟槽征，衣原体培养阳性，衣原体补体结合试验滴度≥1∶64，可做鉴别。

2.硬下疳　常有不洁性交史或性伴有梅毒病史，溃疡无痛、清洁、质较硬，多单发，分泌物暗视野检查梅毒螺旋体阳性，感染6周后梅毒血清学检查阳性。

3.白塞病　如除生殖器溃疡损害外，还有口腔、眼、皮肤等多器官系统性损害，针刺反应常阳性，应考虑白塞病。

4.Reiter病　本病男性多见，女性偶见，多有尿道炎和（或）阴道炎及宫颈炎的历史，开始为红斑，继之出现浅表的糜烂和溃疡，可融合，典型者有口腔、眼部受累的表现，并常伴有关节痛，HLA-B27检查常为阳性。

【治疗】

本病无特效治疗方法。

1.一般治疗　卧床休息，加强营养。

2.全身治疗　补充大量维生素B、维生素C，必要时予免疫球蛋白注射加强支持治疗，坏疽型者需全身使用皮质类固醇激素和抗生素。

3.局部治疗　1∶8 000高锰酸钾溶液坐浴，皮质类固醇和抗生素软膏外用，可予促上皮生长药物外用。

4.激光治疗　紫外线或氦氖激光照射。

（赖　维　陈　蕾）

下疳样脓皮病

下疳样脓皮病（chancriform pyoderma，CP）是一种少见的临床疾病，临床上表现为酷似硬下疳的纽扣状浅表溃疡。多见于成人及男性。

【病因与发病机制】

病因尚未明，病损处常可培养出金黄色葡萄球菌、大肠杆菌等细菌，但全身或局部抗生素治疗却无显著疗效，因此，有人认为本病与患者对这些细菌缺乏正常的免疫反应有关。

【临床表现】

1.皮肤损害　初起表现为丘疹、脓疱，逐渐扩大、破溃形成硬下疳样溃疡，无痛，基底软骨样硬度（图9-5），表面有浆液性分泌物，边缘卷起如纽扣状。溃疡多单发，也有泛发的报道。

2.发病特征　本病的好发部位为面部（尤其是眼睛周围）及外生殖器。本病有自限性，自然病程为4～8周，可复发。

【诊　断】

（一）诊断基本资料

1.病史　面部或生殖器出现丘疹、脓疱，破溃形成溃疡，无痛。

2.体格检查　溃疡多单发，基底软骨样硬度，表面有浆液性分泌物，边缘卷起如纽扣状，可有局部淋巴结肿大、疼痛。

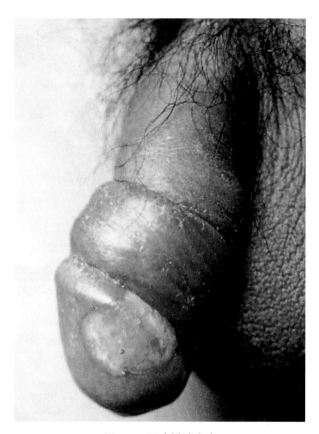

图9-5　下疳样脓皮病

3. 实验室及其他检查

（1）细菌培养：溃疡表面分泌物培养可分离出金黄色葡萄球菌、表皮葡萄球菌、大肠杆菌等细菌。

（2）组织病理：本病的组织病理表现为浆细胞、淋巴细胞及嗜酸性粒细胞浸润，溃疡形成。

（3）暗视野显微镜检查螺旋体及梅毒血清学试验均为阴性。

（二）诊断思路/诊断依据

1. 发生部位　发生于颜面及外生殖器部位的无痛性溃疡考虑本病。

2. 病史　询问不洁性交史等，以排除梅毒及其他相似疾病。

3. 损害　为单发溃疡，基底软膏样硬度；局部淋巴结肿大；分泌物细菌培养细菌阳性；梅毒螺旋体检查及梅毒血清试验阴性。

【鉴别诊断】

（一）主要鉴别的疾病

本病主要与硬下疳相鉴别，见坏疽性龟头炎鉴别诊断表。

（二）次要鉴别的疾病

1. 分枝杆菌性溃疡　分枝杆菌性溃疡好发于小腿和前臂，为坏死性溃疡，周围皮肤隆起，但边缘不规则状，具潜行性，而且溃疡基底松软，表面覆盖黄灰色坏死组织，多单发，但其周围可有卫星灶。从溃疡基底涂片及组织切片均可见到大量抗酸杆菌。

2. 皮肤利什曼病　本病为利什曼原虫侵犯皮肤或黏膜所引起的慢性皮肤病，可在面部、颈、上肢等暴露部位出现浅表溃疡，表面覆有污灰色薄痂，组织病理可见LD小体，经半年或一年自愈。

3. 白塞病　白塞病可发生复发性生殖器溃疡，伴有局部淋巴结肿大，但白塞病生殖器溃疡有明显疼痛，且白塞病为多器官系统性损害，常伴有口腔溃疡、眼虹膜炎、针刺反应阳性等表现。

4. 其他　发生于生殖器的下疳样脓皮病还应与性病性淋巴肉芽肿、腹股沟肉芽肿、生殖器疱疹等性病性溃疡相鉴别。

【治疗原则】

本病可自愈，治疗可全身或局部使用抗生素，但其治疗价值还有待进一步探讨。

（赖　维　陈　蕾）

阴茎珍珠样丘疹

阴茎珍珠样丘疹（pearly penile papules）是环绕阴茎冠状沟分布的成串小圆顶状丘疹。

【病　因】

阴茎珍珠样丘疹发生原因尚未完全明了，可能为生理发育上的变异。

【临床表现】

1. 基本损害　损害表现为白色、肤色或淡红色小丘疹，表面光滑、有亮泽，圆顶状或丝状，皮疹互不融合，沿龟头后缘及冠状沟排成一行或数行，可部分或完全环绕龟头（图9-6，图9-7），少数人皮损可出现在龟头部。

2. 发病特征　阴茎珍珠样丘疹见于青春期后，多发生于20～30岁，无自觉症状，长期存在无变化。

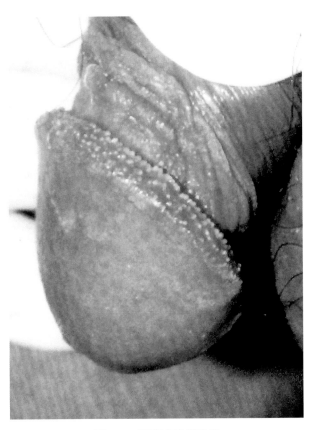

图9-6　阴茎珍珠样丘疹

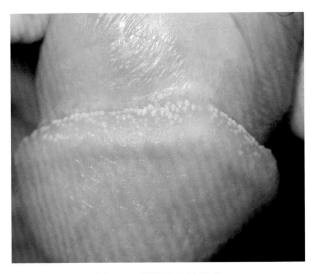

图9-7　阴茎珍珠样丘疹

【诊　断】

（一）诊断基本资料

1.病史　发生于20～30岁，无自觉症状。

2.体格检查　沿龟头后缘及冠状沟有珍珠样丘疹。

3.实验室及其他检查　组织病理：表皮正常，角质层稍薄，基底细胞含有色素，病变部位可见被致密结缔组织包绕的血管网，并有轻度淋巴细胞浸润。Ackerman等认为是一种血管纤维瘤。

（二）诊断思路/诊断依据

1.表现　龟头后缘及冠状沟有典型珍珠样密集丘疹可考虑本病。

2.检查　无自觉症状，组织病理学示血管纤维瘤，可诊断。

【鉴别诊断】

（一）主要鉴别的疾病

1.尖锐湿疣　有不洁性接触史，皮疹呈疣状、鸡冠状和菜花状等形状，不规则排列，表面粗糙，质脆易出血，可相互融合，且可逐渐增多、增大。组织病理见表皮呈增生性改变，可见角化过度、棘层肥厚、细胞空泡化和假性上皮瘤样增生。

2.皮脂腺异位症　好发于唇及颊黏膜、阴茎包皮、龟头，皮疹为针头大小黄色小丘疹，成簇排列，组织病理可见成熟的皮脂腺小叶。

（二）次要鉴别的疾病

传染性软疣　多见于儿童及青年人，好发于面部、躯干及四肢，也可见于生殖器部位（主要在包皮，一般不发生于龟头及冠状沟），排列无规律，皮损为具有蜡样光泽的小丘疹，顶端凹陷，能挤出白色乳酪状软疣小体。

【治疗原则】

无须治疗。如患者考虑美观等因素要求治疗时可选择CO_2激光治疗。

（赖　维　吴丽峰）

女性假性湿疣

女阴假性湿疣（pseudocondyloma of vulvae），又称绒毛状小阴唇，是发生在女性阴唇黏膜的一种良性乳头瘤。

【病　因】

本病属女阴黏膜的的一种生理变异，发生原因不明。有人认为本病的发生与假丝酵母菌感染有关。

【临床表现】

1.基本损害　表现为多发性、群集性淡红色或白色鱼子状丘疹或绒毛状突起（图9-8），表面光滑，质地柔软，密集而不融合，有时可见息肉状小丘疹。

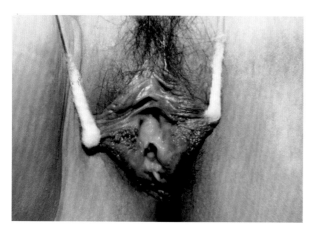

图9-8　女阴假性湿疣

2.发病特征　本病多见于青年女性，对称性分布于双侧小阴唇内侧或尿道口周围，无自觉症状或仅有轻微瘙痒。部分患者伴有阴部假丝酵母菌感染。

【诊　断】

（一）诊断基本资料

1.病史　小阴唇内侧或尿道口周围出现颗粒状或绒毛状突起，无明显自觉症状或微痒。

2.体格检查　双侧小阴唇内侧或尿道口周围，有淡红色或白色鱼子状小丘疹或绒毛状突起。

3.实验室及其他检查

（1）醋酸白试验：阴性。

（2）组织病理：表皮乳头瘤样增生，真皮血管扩张，周围有以淋巴细胞为主的炎性细胞浸润。

（二）诊断思路/诊断依据

1.小阴唇内侧或尿道口周围出现颗粒状或绒毛状突起，要考虑本病。

2.可做醋酸白试验，HPV检查排除生殖湿疣等其他疾病。组织病理为表皮乳头瘤样增生。

【鉴别诊断】

（一）主要鉴别的疾病

尖锐湿疣　多有不洁性接触史，好发于大小阴唇、肛周、阴道黏膜、宫颈等部位，损害生长较快，典型的损害为菜花状、鸡冠状赘生物，质脆易出血，表面粗糙，醋酸白试验常呈阳性，组织病理可见角化过度、棘层肥厚、细胞空泡化和假性上皮瘤样增生，免疫细胞化学法或分子生物学方法可检测出皮损内的HPV病毒，可资鉴别。

（二）次要鉴别的疾病

1.扁平湿疣　是二期梅毒的一种特征性损害，为发生于外阴和肛门部位群集的扁平斑丘疹，表面光滑潮湿，覆有灰白色薄膜，组织液暗视野显微镜检查可见大量梅毒螺旋体，梅毒血清学试验阳性。

2.鲍温样丘疹病　是发生于生殖器皮肤黏膜的棕红色小丘疹，大小不一，可呈天鹅绒样外观，也可轻度角化呈疣状，甚至可融合成斑块状，组织病理呈原位癌样改变。

【治　疗】

无须治疗。

（赖　维　陈　蕾）

Queyrat增殖性红斑

Queyrat增殖性红斑（erythroplakia of Queyrat）实际上是龟头的Bowen病，是一种发生于黏膜上皮的癌前病变或原位癌，又名增殖性红斑病或红斑病，表现为黏膜上的鳞屑性红斑。

【临床表现】

1.皮肤损害　多半单发，少数可多发，损害常为单个境界清楚的鲜红或淡红斑，有的稍隆起，触之柔软或边缘发硬（图9-9，图9-10）。呈圆形、不规则型，表面覆有发亮的灰白色鳞屑，不易剥离。皮损直径在0.2～3.5cm，平均1cm左右。单个损害逐渐扩大可较大损害。大部分为表面发亮而稍隆起的红斑，或呈天鹅绒样。也有隆起如硬结，或表皮角化呈乳头瘤状。也可出现糜烂、破溃、结痂。若出现浸润、糜烂、破溃或乳头瘤状损害时，往往为镜下侵袭性鳞癌。口腔处皮损多见黏膜潮红、糜烂、边缘角化、浸渍、发白。

2.发病特征　本病好发生于未经环切术的包皮过长者，年龄在20～60岁者占65%，平均51岁。损害多发生在龟头、尿道口、冠状沟、包皮等部位。也

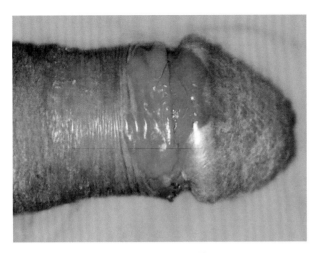

图9-9　Queyrat增殖性红斑

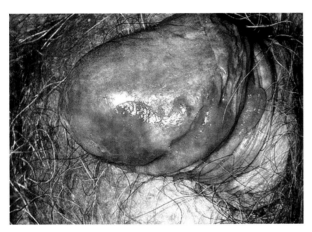

图9-10　Queyrat增殖性红斑

可发生于口腔、女阴和肛门等黏膜。

3.本病进展缓慢，可多年保持不变，如但处理不当，可发展成为鳞癌。与Bowen病相比，本病癌变速度缓慢，但侵袭性生长倾向较高，如鳞癌。

【诊　断】

（一）诊断基本资料

1.**病史**　在龟头等处有缓慢发生的红斑病史。

2.**体格检查**　多半单发，少数可多发，红斑境界清楚，稍隆起，触之柔软或边缘发硬。

3.**实验室及其他检查**　一般的化验检查基本正常。组织病理：增生部位上皮中正常黏膜上皮结构消失，代替为增生的异形上皮细胞，这些细胞极性紊乱，核深染，甚至多核，并可见空泡细胞，有较多有丝分裂象，甚似Bowen病，但多核上皮巨细胞和角化不良现象较少见。若发生侵袭性鳞癌时，则

上皮增生明显，并作侵袭性生长。但仍可见红斑增生病的病变，因此这类鳞癌称为红斑增生病—鳞癌。

4.**伴发疾病**　女性肛门生殖器Bowen病有非肛门生殖器Bowen病与内脏恶性肿瘤可能有关。

（二）诊断思路/诊断依据

1.龟头、尿道口、冠状沟、包皮等部位鳞屑性红斑，慢性病程，考虑红斑增生病。

2.病理特点甚似Bowen病，但多核上皮巨细胞和角化不良现象较少见。

【鉴别诊断】

（一）主要鉴别的疾病

1.**Bowen病**　在组织学上相似，故需鉴别，其不同点在于本病无角化不良及多核巨细胞。

2.**银屑病**　黏膜上皮的银屑病表现为红斑，鳞屑较少，但病理上有特异性表现，一般在身体其他处有典型的银屑病皮损，有利于鉴别。

3.**扁平苔藓**　表现为紫红色扁平丘疹或斑块，以及黏膜部白色斑片，可见Whickham纹。组织学检查上皮细胞无不典型增生，基底细胞液化变性，固有层上部有以淋巴细胞为主的致密带状浸润为其特征性病理改变。

4.**浆细胞性包皮龟头炎**　在临床上最难区别，浆细胞性包皮龟头炎虽然也可见黏膜上皮增生肥厚，但无异形细胞，真皮浸润中纯粹是浆细胞成分，为鉴别要点。

（二）次要鉴别的疾病

1.**固定性药疹**　局限性圆形或椭圆形红斑，鲜红色或紫红色，水肿性，炎症剧烈者中央可形成水疱，每次服同样药物后在同一部位发生。

2.**多形红斑**　水肿性红斑或淡红色扁平丘疹，圆形稍隆起，境界清楚，对称性分布，典型的可呈虹膜样，在病理上很容易区别。

【治　疗】

避免局部刺激。局部外科手术切除，或冷冻治疗。5%～20%的5-氟尿嘧啶霜外用也有一定疗效，但需保护阴囊，防止受刺激而发生水肿。浅层X线照射的效果比较好，通常采用低电压，一般用29～43kV，3 000～5 000R。

（吴贤杰　郑　敏）

第十章
动物性皮肤病

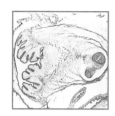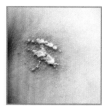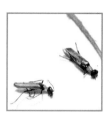

疥 疮

疥疮（scabies）是由疥螨寄生在人体表皮层内引起的接触性传染病。

【病因与发病机制】

疥螨（俗称疥虫）分为动物疥螨和人型疥螨，其致病作用有两种：一是在角质层挖掘隧道所引起的刺激，二是疥螨分泌的毒素刺激皮肤引起瘙痒。

【临床表现】

1. **寻常疥疮** 疥螨多寄生在皮肤较薄的部位，如指缝（图10-1）、腕屈侧、肘窝、脐周、下腹部、外阴、腋窝、股内侧、乳房下等，头、面及掌跖一般不受累。皮疹可为丘疹、丘疱疹、水疱、结节和隧道，结节好发于阴囊、阴茎等处（图10-2）。因疥虫主要在夜间活动，故夜间瘙痒加剧。

2. **挪威疥疮**（norwegian scabies） 又称结痂性疥疮，是一种严重疥疮，主要发生于身体虚弱或免疫功能低下者。其特点是全身皮肤干燥、结痂，大量银屑病样皮损（鳞屑）（图10-3，图10-4）。手足出现疣状结痂，掌跖增厚、皲裂，甲板增厚、甲下积聚大量角质碎屑，常无明显瘙痒。

【诊 断】

（一）诊断基本资料

1. **病史** 群居、卫生条件差或有传染病患者接触史，伴有明显的夜间剧痒。

2. **体格检查** 指缝等皮肤薄嫩部位有丘疹、丘疱疹、水疱和隧道。

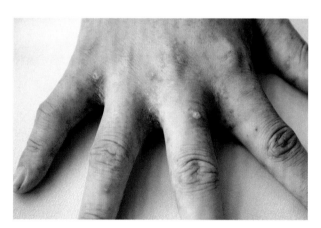

图10-1 疥疮

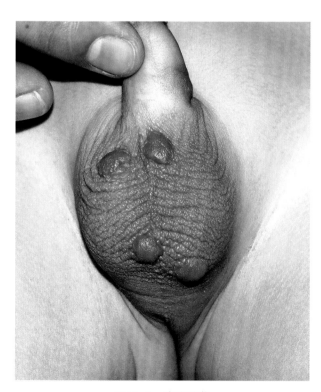

图10-2 疥疮结节

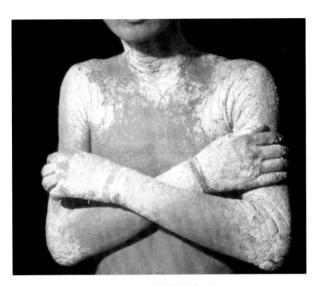

图10-3　结痂性疥疮

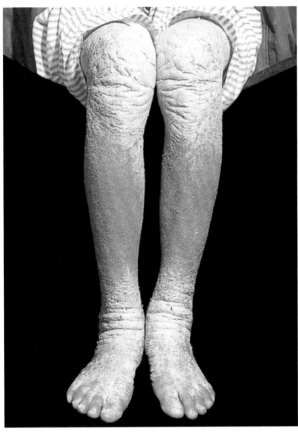

图10-4　结痂性疥疮

(本图由广东医科大学陈伟惠赠)

3.实验室检查

（1）组织病理：表皮棘层肥厚，有海绵形成及炎症细胞渗出，形成表皮内水肿。在角质层或棘层上部隧道内有虫体或虫卵。

（2）疥螨检查：在隧道盲端取材，镜检可见疥虫或虫卵（图10-5）。

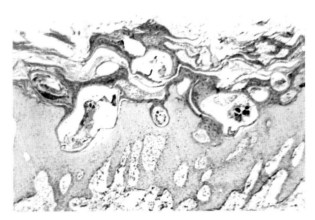

图10-5　疥疮　组织病理见隧道中疥虫及虫卵

4.伴发疾病　免疫功能低下、HIV感染。

（二）诊断思路

1.病史　本病好发于集体居住、卫生条件差者，当类似患者出现全身多处皮疹伴有明显的夜间剧痒时应高度怀疑本病。

2.体格检查　对怀疑本病的患者应仔细检查指缝、腋窝、腹部等皮肤薄嫩的部位，当上述部位出现丘疹、丘疱疹、隧道和结节时应考虑本病。

3.其他检查　隧道盲端取材镜检或行组织病理检查，发现虫体或虫卵即可确诊。

（三）诊断依据

本病的诊断主要根据夜间剧痒和好发部位的皮疹，确诊需行皮屑镜检或组织病理检查发现疥螨。

（四）诊断标准

1.流行病学　当地有疥疮流行病史或家庭成员患本病，有一定的传染途径及密切接触史。

2.主观症状　有一种特殊的瘙痒感，尤其是夜间瘙痒尤甚。

3.临床表现　指缝、腕曲侧、腋下、阴股部、下腹部等处可有典型的丘疹、丘疱疹、结节、风团、隧道、脓疱等原发或继发损害。

4.实验室检查　丘疹、水疱及隧道等处可查到疥虫、虫卵、虫粪。

诊断：1、2项及3、4项中各具备一项即可确诊，或皮屑镜检或病理检查发现虫体或虫卵也可确诊。

【鉴别诊断】

（一）主要鉴别的疾病

1. 寻常痒疹

（1）相似点：可出现全身多发性丘疹、丘疱疹，需与疥疮鉴别。

（2）不同点：寻常痒疹好发于四肢伸侧，丘疹较大，多发生于儿童，病程缓慢，无群体发病现象。

2. 皮肤瘙痒症

（1）相似点：表现为剧烈的夜间瘙痒，常因反复搔抓引起抓痕、苔藓样变，有时与疥疮难以区别。

（2）不同点：瘙痒症好发于老年人，没有原发皮疹。

3. 虱病　好发于头部、躯干、外阴，指缝等部位，常无皮疹，在皮疹处或对应部位的衣物上发现虫体或虫卵有利于鉴别。

4. 蚤叮咬

（1）相似点：蚤叮咬与虱病临床表现相似。

（2）不同点：蚤叮咬发生于儿童，家中常有饲养猫、狗等小动物，皮疹好发于腰腹部，可呈线状或成群排列，如捉到蚤则有助于鉴别。

5. 臭虫叮咬　臭虫不寄生在人体，夏秋季活跃，常在夜间吸食人血，因此，夜间突然出现躯干部位剧痒是其特点，皮疹以局部红斑、水疱为主，如找到臭虫虫体有助于鉴别。

6. 蒲螨皮炎　好发于夏秋季节，多见于接触稻谷、干草、面粉等农作物的工人、农民或睡草席、草垫者，皮疹以露出部位的红斑、水疱为主，寻找虫体有助于鉴别。

（二）次要鉴别的疾病

1. 脓疱疮

（1）相似点：部分疥疮患者皮疹可继发感染，易误诊为脓疱疮。

（2）不同点：脓疱疮发病常呈季节性，儿童多发，起病前多有接触史，皮疹好发于面部。

2. 丘疹性荨麻疹　多发生在暴露部位，儿童多见，起病前常有虫咬史，皮疹主要为散在的纺锤型、水肿性红斑或丘疱疹、水疱。

（三）专家提示鉴别的疾病

特应性皮炎、钱币状湿疹、毛囊炎、脓疱疮、寄生虫病妄想症、扁平苔藓、疱疹样皮炎、痒疹、丘疹性荨麻疹。

【治　疗】

1. 一般处理　适当隔离患者，所有同居者需同时治疗。患者的衣物、床上用品应煮沸消毒或日光曝晒。

2. 局部治疗　①10%～25%苯甲酸苄酯乳膏：每日1～2次，连用2～3天；②10%硫黄软膏：儿童用2.5%～5%硫黄软膏，全身擦药，每日2次，连用3天，用药期间不洗澡、不更衣，第四天洗澡、更衣；③1%丙体666（林丹）乳剂：全身擦药，24小时后洗澡，成人用量不超过30g，2岁以下婴幼儿、孕妇、哺乳期妇女、癫痫患者禁用；④10%克罗米通（优力肤）乳剂：每日2次，连用3天；⑤继发感染时可用抗生素软膏外擦，如莫匹罗星软膏。

3. 疥疮结节的治疗　①用煤焦油凝胶每晚外涂患处1次，连用2～3周；②糖皮质激素制剂外用；③皮损内注射泼尼松龙或曲安西龙；④肤疾宁外贴；⑤液氮冷冻治疗。

（邓列华　王建勋　吴　玮）

螨　皮　炎

螨皮炎（acarodermatitis）泛指螨虫叮咬引起的急性皮炎，其中蒲螨所致者又称谷痒症（grainitch）。

【病因与发病机制】

全世界共有数十万种螨虫，致病的较少，主要有蒲螨和粉螨。蒲螨是寄生在昆虫体内或体外的小型螨，也可存在于堆放麦稻、杂草堆里，粉螨除寄生于草堆、谷物外，也存在于面粉及白糖内。本病的发生主要与人体对螨虫叮咬及螨虫分泌液产生的炎症反应有关。

【临床表现】

1. 皮肤损害　有水肿性红斑、丘疹、丘疱疹、风团样损害，散在分布，中央可见针尖大小的虫咬淤点（图10-6），偶见大疱，自觉瘙痒，常伴有抓痕、结痂。

2. 发病特征　发病部位因接触方式不同而异，多在颈、躯干、上肢、下肢屈侧等。几天后皮损即可消退，遗留暂时性色素沉着，可出现不同程度的

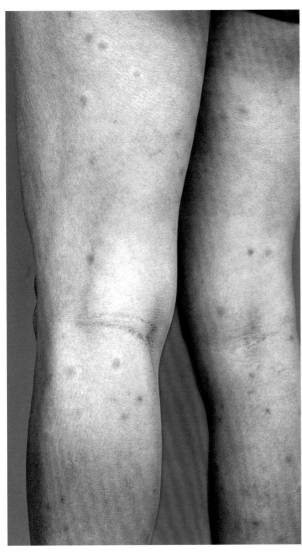

图10-6　螨虫皮炎

全身症状，如发热、头痛、乏力、关节痛等。

【诊　断】

（一）诊断基本资料

1. **病史**　患者多有接触稻谷、干草、面粉或草垫史。

2. **体格检查**　暴露或接触部位有红斑、丘疹、丘疱疹、风团样损害，中央可见虫咬淤点。

3. **实验室检查**　无特异性，可有外周血酸性粒细胞增高。

（二）诊断思路

1. **病史**　在夏秋温热潮湿的季节，接触农作物的农民、食品加工的工人或睡草垫者出现暴露或接触部位红斑、丘疹、丘疱疹、风团样损害等，应考虑本病。

2. **体格检查**　应注意皮疹是否多发于病理部位，皮疹中是否可见到虫咬淤点。

3. **其他**　螨虫通常不在人体长期寄生，因此，极难找到虫体，找到虫体则可确诊。

（三）诊断依据

1. **接触史**　有接触螨虫污染的谷物、杂草、面粉史。在同样的工作和生活环境中有成批患者出现。停止接触污染物后发病可被迅速控制，接触物上发现螨虫即可确诊。

2. **表现**　皮疹有红斑、丘疹、丘疱疹、风团样损害，中央可见虫咬淤点，伴有明显瘙痒。

【鉴别诊断】

（一）主要鉴别的疾病

1. **丘疹性荨麻疹**

（1）相似点：部分螨皮炎可出现风团样丘疹，需与丘疹性荨麻疹鉴别。

（2）不同点：丘疹性荨麻疹常无明显的季节性，不一定有谷物接触史，不易查到虫体。

2. **疥疮**　螨皮炎患者有时出现明显的夜间剧痒，易与疥疮混淆。疥疮好发于指缝、腹部、腋窝、外阴等皮肤较薄部位，皮疹以丘疹、隧道为主，在隧道中可查到虫体。

3. **虱病**　常发生于卫生条件差的患者，皮疹不一定发生在暴露部位，以局部红斑为主，常因反复搔抓形成糜烂、渗出或苔藓样变。在皮疹部位或相对应的衣物、被褥上可发现成虱或虱卵。

4. **蚤叮咬**　多发生于儿童，家中常有饲养猫、狗等小动物。皮疹好发于腰腹部，主要表现为红斑、丘疹，可呈线状或成群排列，如扑捉到蚤则有助于鉴别。

（二）次要鉴别的疾病

1. **皮肤瘙痒症**

（1）相似点：部分螨皮炎患者皮疹较少而有明显瘙痒时，易误诊为瘙痒症。

（2）不同点：瘙痒症多发于老年人，病程较长，无原发性皮疹是其特点。

2. **桑毛虫皮炎**　起病前多有在树木下活动史。外露部位的皮肤出现红斑、丘疹、水疱，用透明胶带在皮疹处可粘取到毒毛。

3. **刺毛虫皮炎**　起病前常有在树木下或草地活动史。皮疹以明显的红斑、水疱为主，局部症状明显，有外痒内痛的特点，伴有烧灼感。

4.**茶毛虫皮炎**　多发生于茶农，皮疹以红斑、水疱为主。可根据患者工作环境鉴别，也可用透明胶带粘取毒毛鉴别。

【防　治】

1.**预防**　注意居室、仓库和谷物的通风、干燥，经常暴晒，及时喷洒杀虫剂。加强个人防护，工作后及时洗澡更衣，皮肤上外涂苯甲酸苄酯等药物防止螨虫侵袭。

2.**局部治疗**　局部外涂消炎止痒药物，如薄荷炉甘石洗剂等。

3.**全身治疗**　口服抗组胺药物，皮疹广泛或全身症状严重者可给予糖皮质激素。

（邓列华　万建勋　陈嵘祎）

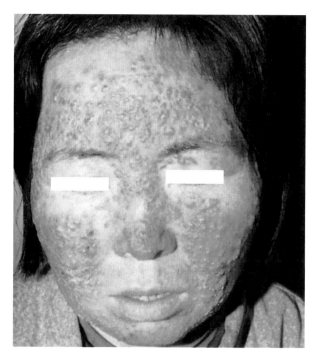

图10-7　毛囊虫皮炎

毛囊虫病

毛囊虫病（demodicidosis）又称蠕形螨病，是由寄生于人体毛囊和皮脂腺的毛囊虫引起的慢性炎症。

【病因与发病机制】

毛囊虫又称蠕形螨或毛囊螨，寄生在包括人类在内的多种动物的毛囊和皮脂腺，是一种永久性寄生螨。寄生在人体的主要有毛囊蠕形螨（Demodex folliculorum）和皮脂蠕形螨（Demodex brevis）两种。

蠕形螨多寄生在皮脂腺发达部位。成虫在毛囊口交配后，雌虫钻入毛囊皮脂腺内产卵，孵出幼虫，然后经若虫发育为成虫。蠕形螨寄居多无症状，如虫体较多使皮脂腺肿胀增生，其代谢产物和死亡虫体崩解物的刺激，可使局部产生炎症反应。

【临床表现】

1.**皮损特点**　多发于青年人面部，表现为酒渣鼻样和痤疮样皮炎。初发时局部皮肤轻度潮红，以后红斑逐渐明显，持久不退。红斑从鼻尖向周围蔓延，并在红斑上逐渐出现丘疹、脓疱、结痂及脱屑（图10-7，图10-8）。严重者鼻部皮肤增厚，毛囊口及毛细血管扩张，形成持久性红斑。

2.**临床分型**　可分为酒渣鼻型、痤疮型、脓疱型、粟粒性狼疮型。

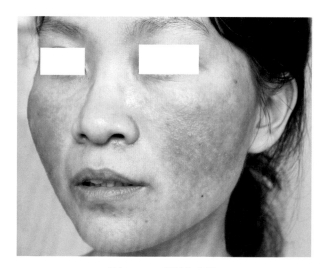

图10-8　毛囊虫皮炎
（本图由中山大学附属第一医院罗迪青惠赠）

【诊　断】

（一）诊断基本资料

1.**病史**　面部皮脂分泌旺盛，有持久的红斑、丘疹、毛细血管扩张。

2.**体格检查**　以鼻部为中心的持久性红斑，表面有丘疹、脓疱，毛囊口及毛细血管扩张。

3.**实验室检查**　用挤压法或透明胶带法可找到毛囊虫（图10-9～图10-11）。

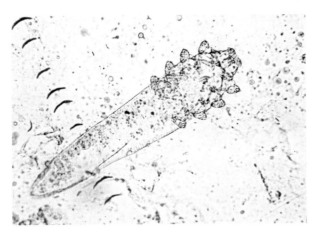

图10-9　毛囊虫成虫　10%KOH涂片　×40

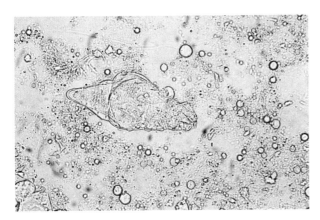

图10-10　毛囊虫及虫卵　10%KOH涂片　×40

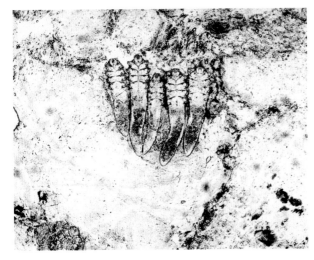

图10-11　毛囊虫全家福　×40
（本图由广东医科大学黄文明、李文制作）

（二）诊断思路

面部皮脂溢出明显的年轻患者，出现以鼻尖为

中心的红斑应考虑本病，可做毛囊虫检查。

（三）诊断依据

1. 年轻患者，面部皮脂分泌旺盛。

2. 面部有持久性红斑，表面有丘疹、脓疱，毛囊口及毛细血管扩张。

3. 毛囊虫检查阳性。

【鉴别诊断】

（一）主要鉴别的疾病

1. 寻常痤疮　好发于颊、额部和鼻颊沟，其次是胸背部，主要表现为粉刺、炎性丘疹、脓疱，较少出现持久性红斑或毛细血管扩张。

2. 脂溢性皮炎　病变分布范围较广，不局限于面部，皮疹以红斑、油腻性鳞屑为主，不发生毛细血管扩张。

（二）次要鉴别的疾病

1. 酒渣鼻　多见于中年人，表现为以鼻部为中心的红斑、丘疹、结节；虽有毛囊口扩张，但无明显皮脂分泌增加。

2. 接触性皮炎　起病前常有明确的致敏物接触史。皮疹为境界清楚的水肿性红斑、水疱，去除致敏物后可迅速缓解。

3. 类固醇性皮炎　由长期外用糖皮质激素类药物所致，以明显的毛细血管扩张为主要表现，常伴有皮肤萎缩。

【治　疗】

1. 局部治疗　①甲硝唑或0.5%替硝唑凝胶外擦，每日2次；②20%苯甲酸苄酯加5%硫黄乳剂外擦，每日2次；③5%过氧化苯甲酰酯乳剂或洗剂外擦，每日2次；④1%丙体666乳剂外擦，每日2次。

2. 全身治疗　①甲硝唑200～400mg，每日3次，连用15天为一个疗程，半月后再用第二个疗程；②米诺环素50mg，每日2次，连用15天为一个疗程；③红霉素250～500mg，每日3次。

（邓列华　万建勋　吴　玮）

桑毛虫皮炎

桑毛虫皮炎（Euproctis similis dermatitis）指桑毛虫的毒毛刺入皮肤引起的皮肤炎症反应。

【病因与发病机制】

桑毛虫又称金毛虫，是桑毒蛾的幼虫，在我国南方的桑园及果园多见。桑毛虫生活史分卵、幼虫、蛹、成蛾四个时期。成熟幼虫体表的毒毛多达百万根，毒毛极易脱落，内含毒性液体，刺入皮肤后引起原发性刺激性皮炎。接触幼虫、茧及蜕皮均可发病。

【临床表现】

1. **皮肤损害**　毒毛刺入皮肤后10分钟至数小时局部出现瘙痒，随后发生鲜红色水肿性红斑、斑丘疹、丘疱疹或风团，绿豆至黄豆大，中央可见深红色或黑色小点（图10-12）。皮疹数目可从几个至几百个，可密集成簇。伴有瘙痒和烧灼感，夜间尤其明显。病程多为1周左右。

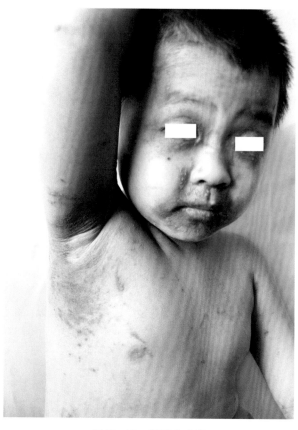

图10-12　桑毛虫皮炎

2. **发病特征**　每年6～10月为桑毛虫皮炎高发期，皮疹好发于颈、肩、上胸、背等暴露部位。毒毛若侵入眼部可引起结膜炎、角膜炎，侵入鼻腔或吸入可引起支气管炎或哮喘，偶有发热等全身症状。

【诊　断】

（一）诊断基本资料

1. **病史**　在发病季节，患者有树木下工作、休息或经过史。

2. **体格检查**　暴露部位的红斑、风团、水疱，中央可见深红色或黑色小点。

3. **实验室检查**

（1）透明胶带在皮疹处粘取，镜检可发现毒毛。

（2）组织病理：表皮棘细胞间水肿，真皮浅层毛细血管扩张，有较多酸性粒细胞浸润。可见毒毛经皮肤刺入引起的周围炎症改变。

（二）诊断思路

1. **病史**　在夏秋季，树木下工作、休息者出现暴露部位皮疹伴瘙痒，应考虑本病的可能性。

2. **体格检查**　暴露部位出现红斑、风团、丘疹等皮疹，中央有深红色或黑色小点时应高度怀疑本病。

3. **其他检查**　皮疹处可用透明胶带粘取以检查毒毛，必要时行组织病理检查来协助诊断。

（三）诊断依据

在夏秋季，有树木周围活动史。暴露部位出现红斑、风团、丘疹、水疱等皮疹，中央可见深红色或黑色小点。透明胶带粘取到毒毛或病理检查看到毒毛。

【鉴别诊断】

（一）主要鉴别的疾病

1. **刺毛虫皮炎**　本病也是在树木下或草地活动时，被刺毛虫的毒刺刺入引起的皮炎，易与桑毛虫皮炎混淆。刺毛虫皮炎有外痒内痛的特点，局部症状明显，通常会出现明显的红斑、水疱，伴有烧灼感。

2. **丘疹性荨麻疹**　无季节性，儿童多发，起病前可有虫咬史，不一定有树木周围活动史。皮疹主要为散在的纺锤型、水肿性红斑或丘疱疹、水疱。

3. **螨皮炎**　起病前通常接触稻谷、干草、面粉等农作物，接触物上发现虫体有助于鉴别。

4. **隐翅虫皮炎**　常在清晨起床时发现皮疹，主要为暴露部位的点状、条索状红斑，表面分布水疱、脓疱，发现打死或拍碎的虫体有助于诊断。

5.茶毛虫皮炎　茶毛虫皮炎发病季节、方式、皮疹特点与桑毛虫皮炎基本相同，但茶毛虫皮炎多发于茶农。

（二）次要鉴别的疾病

1.蜂蛰伤　起病前有明确的蜂蛰伤史，皮疹以红斑、水疱为主，皮疹中央可见淤点或毒刺。

2.蜈蚣咬伤　蜈蚣咬伤处可见两个淤点，周围皮肤出现肿胀，伴有灼热、剧痛或刺痒。

3.蝎蛰伤　蝎蛰伤后局部出现剧烈疼痛，出现明显红肿或水疱、淤斑，可伴有明显的全身症状。

【防　治】

1.预防　①每年5～10月在桑毛虫高发期诱杀成蛾，用敌百虫杀死幼虫，也可喷桑毛虫核型多角体病毒杀灭桑毛虫；②加强个人防护。

2.局部治疗　①用透明胶带粘去皮损处的毒毛，反复多次进行；②外擦1%薄荷酚或炉甘石洗剂，亦可用马齿苋捣烂敷于患处。

3.全身治疗　口服抗组胺药物，重者应用糖皮质激素。

（邓列华　万建勋　周　英）

隐翅虫皮炎

隐翅虫皮炎（paederus dermatitis）是皮肤接触隐翅虫毒液引起的急性皮炎。

【病因与发病机制】

可引起皮炎的隐翅虫（图10-13）有20种，我国只有梭毒隐翅虫、大黄足隐翅虫、黑足蚁型隐翅虫。隐翅虫昼伏夜出，有趋光性。夏季是隐翅虫繁殖高峰期，也是隐翅虫皮炎高发季节。隐翅虫身体各段均含有毒素，为一种强酸性毒液。当隐翅虫夜间落在裸露的皮肤表面爬行时并不释放毒液，只有在虫体受到拍打或被击碎时才会释放毒液，引起皮肤损害。

【临床表现】

1.基本损害　毒液接触皮肤2～4小时后出现局部点状、条索状红肿，约12小时后红斑上出现水疱、脓疱，可出现糜烂、结痂、表皮坏死，皮损周围有红色丘疹或水疱（图10-14，图10-15），伴有瘙痒或烧灼感。

2.发病特征　各年龄段均可发病，通常于早晨起床时发现皮疹，好发于面、颈、胸、背及四肢暴露部位。严重者可出现广泛的糜烂或浅层皮肤坏死，伴有发热、头痛、恶心等全身症状。

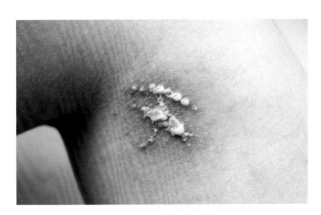

图10-14　隐翅虫皮炎

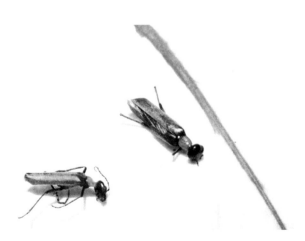

图10-13　隐翅虫

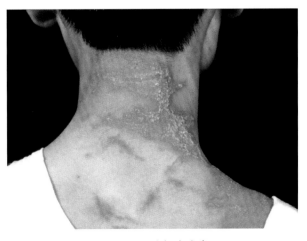

图10-15　隐翅虫皮炎

【诊　断】

（一）诊断基本资料

1.病史　在疾病高发季节，早晨起床后发现皮肤暴露部位的皮疹伴瘙痒，常在集体居住环境中多人同时发病或小范围流行。

2.体格检查　暴露部位的点状、条索状红斑，表面有水疱、脓疱。

（二）诊断思路/诊断依据

1.病史　在夏秋季，早晨起床时发现暴露部位的红斑、水疱伴有瘙痒时应考虑本病。

2.体格检查　本病常单发，在暴露部位发现典型的点状、条索状红斑，表面有水疱、脓疱支持本病的诊断。

3.有无虫体　如发现打死或击碎的虫体即可确诊。

（三）诊断依据

夏秋季高发，可小范围流行。早晨起床时发现暴露部位点状、条索状红斑，表面有水疱、脓疱。发现虫体即可确诊。

【鉴别诊断】

（一）主要鉴别的疾病

1.接触性皮炎　皮疹表现为境界清楚的红斑，表面可有水疱或糜烂面，边界与致敏物形状一致。通常可发现明确的致敏物质，脱离致敏物后可很快缓解。

2.桑毛虫皮炎　多在白天发病，起病前多有野外、树木下活动史。暴露部位出现红斑、丘疹、水疱，中央可见深红色或黑色小点，用透明胶带可在皮疹处粘取到毒毛。

（二）次要鉴别的疾病

1.刺毛虫皮炎　多在白天发病，起病前常在野外或树木下活动。暴露部位出现红斑、水疱，有外痒内痛的特点，透明胶带在皮疹处可粘取毒毛。

2.蚰蜒皮炎　通常在拍击蚰蜒时，其咬伤皮肤并释放毒液引起，皮疹以红斑、水疱为主，发现虫体有助于鉴别。

【防　治】

1.预防　搞好环境卫生，清除住宅附近的杂草、垃圾。安装纱门、纱窗或挂蚊帐防止飞虫侵入。如发现身上有虫体，避免用手直接抓取或拍击，应将虫体弹落后踩死。

2.局部治疗　皮疹无明显糜烂、渗出时，先用肥皂水清洗皮肤，再外涂1%薄荷炉甘石洗剂或糖皮质激素霜剂。局部有明显糜烂、渗出时，可用1%～2%明矾、5%碳酸氢钠或1∶5000高锰酸钾溶液湿敷。蛇伤急救散或南通蛇药用水调成糊状外敷也有良好疗效。

3.全身治疗　口服抗组胺药，重者口服糖皮质激素。

（邓列华　王　丹　万建勋　陈嵘祎）

虱　病

虱病（pediculosis）是由虱反复叮咬皮肤所致。

【病　因】

寄生在人类的虱包括人虱和阴虱（图10-16），人虱又分为头虱、体虱。人虱适宜的温度是29～30℃，当人体温度升高、出汗或体温下降时，虱自动脱离人体寻找新的宿主。

【临床表现】

1.头虱　寄生于头发部位，尤其是耳后发际及头后部，藏于发中或附着于头发上，头发常可见到针头大的白色虱卵，少数寄生在睫毛、胡须上。虱叮咬后皮肤可出现丘疹、紫癜，搔抓后引起表皮剥脱、糜烂、渗出。

2.体虱　通常隐蔽在贴身的内衣上，多见于裤裆、被褥缝及皱褶处。以喙器刺入皮肤吸取血液，在叮咬处发生红斑、丘疹或风团，中央可见淤点。

3.阴虱　阴虱主要通过性接触传播，夫妻常共患此病。寄生于阴毛（图10-17）或肛周毳毛上，偶可侵犯眉毛或睫毛。阴虱由于活动范围小，常紧伏在皮面或牢附于阴毛上不动，叮咬皮肤引起剧痒，搔抓后出现抓痕、血痂，偶见散在的青灰色淤斑。

【诊　断】

（一）诊断基本资料

1.病史　卫生条件差者，出现头部、躯干或外阴的局限性瘙痒要考虑本病的可能。

2.体格检查　相应部位的红斑、丘疹、抓痕、血痂，内衣、内裤相应部位常可见血迹，头发、内

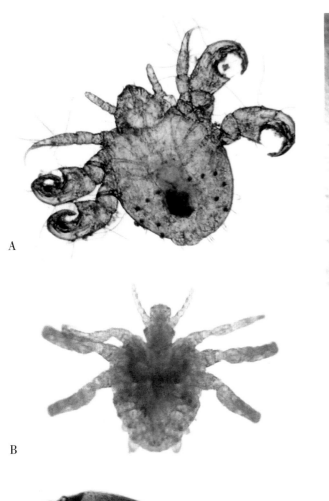

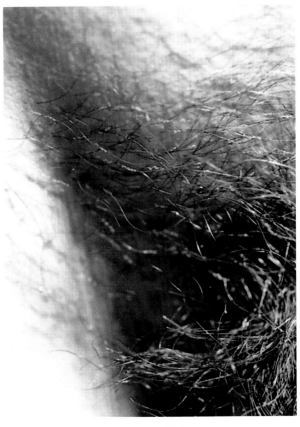

图10-17 阴虱病

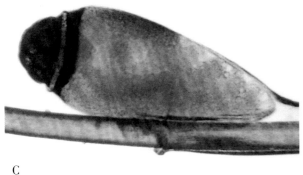

图10-16 阴虱

A. 雌虫；B. 雄虫；C. 虫卵

衣裤、被褥、阴毛可发现成虱或虱卵。

（二）诊断思路

1.病史 患者出现局部瘙痒应高度怀疑本病，对夫妻同时出现的外阴部瘙痒应考虑阴虱病的可能。

2.体格检查 对怀疑本病的患者应仔细患病部位是否有红斑、丘疹等原发疹，皮疹中央是否有

咬痕。

3.其他检查 若在患者内衣裤、被褥、阴毛、头发发现成虱或卵即可确诊。

（三）诊断依据

1.流行病学 居住环境、卫生条件差，或有婚外性生活史，或夫妻共患此病。

2.体格检查 相应部位出现红斑、丘疹、抓痕、血痂，内衣、内裤相应部位常可见血迹。

3.其他检查 头发、内衣裤、被褥、阴毛可发现成虱或虱卵。

【鉴别诊断】

（一）主要鉴别的疾病

1.疥疮

（1）相似点：当虱病以全身抓痕为主要皮疹的时候，极易与疥疮混淆。

（2）不同点：疥疮在指缝、腹部、外阴、腋窝等皮肤薄嫩部位出现丘疹、隧道，阴囊结节，夜间剧痒，在隧道末端可找到疥虫或卵。

2.痒疹

（1）相似点：局部或全身性丘疹、丘疱疹，伴有瘙痒，需要与虱病鉴别。

（2）不同点：痒疹好发于四肢伸侧，丘疹较大，多发生于儿童，无群体发病现象，不能发现虱或虱卵。

3.皮肤瘙痒症

（1）相似点：两者皆有瘙痒。

（2）不同点：皮肤瘙痒症好发于老年人，没有原发皮疹。

4.丘疹性荨麻疹　多发生在暴露部位，皮疹主要为散在的纺锤型、水肿性红斑或丘疱疹，不能找到虱或虱卵。

5.蚤叮咬　多发生于儿童，皮疹好发于腰腹部，可呈线状或成群排列，衣物上不能发现虱或虱卵，如捕捉到蚤则有助于鉴别。

6.臭虫叮咬　臭虫不寄生在人体，夏秋季活跃，常在夜间吸食人血，如找到臭虫虫体有助于鉴别。

（二）次要鉴别的疾病

1.脂溢性皮炎　当头虱引起头皮红斑、脱屑伴有瘙痒时，易误诊为脂溢性皮炎，仔细寻找虱或虱卵可鉴别之。

2.蒲螨皮炎　好发于夏秋季节，多见于接触稻谷、干草、面粉等农作物的工人或农民或睡草席、草垫者，寻找虫体有助于鉴别。

（三）专家提示的鉴别疾病（表10-1）

表10-1　虱病的鉴别疾病

疾病名称	表　现
头虱病	头癣、脂溢性皮炎、特应性皮炎、寄生虫病妄想
体虱病	脓疱疮、寄生虫病妄想、疥疮、毛囊炎、Grover病、疱疹样皮炎
虱卵	毛发喷雾剂（飞沫）、鳞屑、结节性脆发症、毛结节菌病

【防　治】

1.预防　注意个人卫生，勤洗澡、勤换衣物、理发。换下的衣物、被单要煮沸消毒，避免与虱病患者直接或间接接触。

2.局部治疗

（1）头虱病：头发剃掉后焚烧，不愿剃发者可用25%苯甲酸苄酯乳剂、10%优力肤乳剂、1%林丹乳剂、50%百部酊擦遍头发、头皮，并用毛巾包扎，每日2次，第三天用热水、肥皂洗头，用密篦子将虱和虱卵篦尽。

（2）体虱病：及时沐浴，换下的内衣裤、被单用开水煮沸灭虱。

（3）阴虱病：剃除阴毛，外擦10%优力肤、1%林丹、25%苯甲酸苄酯乳剂或10%硫黄软膏，连续3天。性伴应同时治疗。

（邓列华　万建勋　吴　玮）

皮肤猪囊虫病

皮肤猪囊虫病（cysticercosis cutis）又称皮肤囊尾蚴病，是由猪囊虫寄居于皮下组织引起的无痛性结节。人体囊尾蚴病依其主要寄生部位可分为三类：①皮下或肌肉囊尾蚴病；②脑囊尾蚴病；③眼囊尾蚴病。

【病　因】

猪是猪肉绦虫的天然中间宿主，而人既是中间宿主有时终末宿主。猪囊虫是猪肉绦虫的幼虫，食用未熟的含有猪囊虫的猪肉或被虫卵污染的生水、蔬菜、食物即可感染。

【临床表现】

1.皮肤损害　好发于中青年。皮损常成批发生，数目不等，躯干、四肢多见。表现为黄豆至核桃大的无痛性皮下结节，表面光滑，与皮肤不粘连，质硬而有弹性，可移动（图10-18）。若发生于下肢深部组织或肌肉时，可引起象皮肿样外观。病程慢性，持续多年无变化，虫体常可自然钙化而死亡。

2.皮肤外损害　侵犯心肌、肝脏、眼玻璃体、眼底和脑、骨等多个器官。若囊虫寄生于大脑运动皮层，可出现头痛、头晕、恶心、呕吐、视力下降等颅内压增高等症状；重者神经系统受到损害，表现为肢体麻木、截瘫、失语、失明或癫痫。

【诊　断】

（一）诊断基本资料

1.病史　有以下可疑病史：①进食未煮熟猪肉

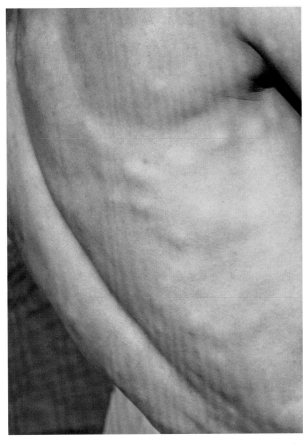

图10-18　皮肤猪囊虫病　黄豆至核桃大无痛性皮下结节

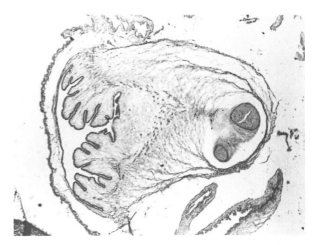

图10-19　皮肤猪囊虫病　组织病理示囊腔内有猪囊尾蚴，头节

史；②有排绦虫节片史；③囊虫液皮试阳性；④有不明原因的颅内高压症、癫痫及其他囊虫病症状；⑤用间接血凝试验检测囊虫IgG抗体阳性。

2.体格检查　有多发性无痛性皮下结节。

3.实验室检查

（1）粪便检查：有时可查到虫卵或绦虫节片。

（2）组织病理：病变位于皮下组织或肌纤维之间，为增生的结缔组织所构成的纤维包膜囊肿，囊内含液体和虫体（图10-19），直径为2～8mm，囊壁上有芝麻大小的灰白色乳头状突起，为虫体向囊壁内陷入的头节。

（3）其他：外周血酸性粒细胞显著增高，取囊虫液做皮肤试验常呈阳性反应。

（二）诊断思路

1.病史　有下列情况要高度怀疑皮肤猪囊虫病：①患者居住或曾到过猪肉绦虫病流行区；②进食未煮熟猪肉史或有排绦虫节片史；③曾有不明原因的颅内高压、癫痫及其他囊虫病症状。

2.特征表现　皮下囊虫结节的特征可作为诊断

囊虫病患者的依据。

3.相关实验室检查　可确诊本病。

（三）诊断依据

1.临床依据　①有进食未煮熟猪肉或生蔬菜，或饮生水史；②中青年男性躯干或四肢出现多发性皮下结节，不伴有疼痛；③如果损害侵犯心、脑、肝、肺、骨等，则可出现相应症状。

2.实验室依据　①大便检查可见虫卵或绦虫节片；②组织病理显示囊肿内有猪囊虫头节。

【鉴别诊断】

（一）主要鉴别的疾病

1.脂肪瘤　好发于颈、肩、背和腹部，为单发或多发性皮下结节，扁平或分叶状，质地柔软。

2.表皮囊肿　好发于面、颈、胸、上背部，为圆形隆起结节，质地坚实、有弹性，部分可与表皮固定，中央有小凹点，可挤出干酪样角质物。

3.多发性脂囊瘤　多于青少年期发病。好发于前胸，为多发性球形隆起结节，表面皮肤正常或呈淡黄色，质地柔软或坚实，穿刺可见油状皮脂样物质。

（二）次要鉴别的疾病

1.血管脂肪瘤　青壮年男性多见。多发性球形或分叶状皮下结节，质软或坚实，有弹性，可略隆起。常有阵发性疼痛。

2.婴儿肌纤维瘤病　本病罕见，可分为浅表型和泛发型；浅表型结节累及皮肤、皮下组织、骨骼肌和骨骼，泛发型则累及内脏。出生时或婴儿早期在躯干或四肢出现多数皮下小结节，生后数月有内脏病变者常死亡，但存活婴儿的结节在2岁内可自行消退。

【治　疗】

1. 全身治疗　①灭绦灵（氯硝柳胺）：用于肠道绦虫治疗，早晨空腹1g，1小时后再服1g，2小时后服硫酸镁20～30g作泻下剂；②丙硫咪唑：15～20mg/（kg·d），分2次口服，10天为1个疗程，一般需3个疗程，疗程间隔2周；③吡喹酮：10mg/kg，每日3次，连用3天，2～3个月后重复使用；④甲苯咪唑：100mg，每日2次，连用3天；⑤氯喹：0.25g，每日2次；⑥苯妥英钠：0.1g，每日3次。

2. 手术治疗　数目较少的皮下结节可手术切除。

3. 囊腔内注射　无水乙醇或盐酸吐根碱0.5～1ml，囊腔内注射可杀死虫体。

（盛晚春　李　文　周　英）

利什曼病

利什曼病（Leishmania）又名皮肤黑热病（cutaneous leishmaniasis），又名皮肤利什曼病，是由利什曼原虫（Leishmania）引起的寄生虫病，通过白蛉叮咬传播。

【病　因】

利什曼原虫的生活形态：①前鞭毛体为细胞外形态，呈梭形，有1根前鞭毛；②无鞭毛体为专性细胞内形态，呈圆形或卵圆形，无鞭毛，又称利杜小体（LD小体）。黑热病的临床表现多样，与宿主的细胞免疫反应强度有关。不同的利什曼原虫引起黑热病类型各异，中华白蛉是我国黑热病的主要传播媒介。全世界至少有1 200万人受累，每年新发病例约40万。以往我国黑热病流行于长江以北15个省区，解放后基本消灭，近年来我国发病率又有回升趋势。1984年新疆克拉玛依任灏远报道8例皮肤黑热病，1992年又通过流行病学调查及病理检查确诊36例，我国2010年南京报道1例输入性（沙特阿拉伯务工）利什曼病患者。

【临床表现】

1. 皮肤利什曼病　又称东方疖（oriental sore），分为4个亚型。

（1）局限性皮肤利什曼病：潜伏期1～12周。好发于暴露部位，如面、颈、前臂。红色丘疹增大为斑块或结节，数周内形成溃疡；溃疡边界清楚，边缘隆起，基底覆以灰褐色痂，周围出现无痛性皮下结节或索带，硬如象皮，此系原虫沿局部淋巴管扩散所致。常无自觉症状。0.5～1年后痊愈，遗留瘢痕和色素变化。

（2）弥漫性皮肤利什曼病：病变初期有一种原发性损害，随后播散至其他部位。损害为多发性非溃疡性结节，一般分布于四肢、臀部和面部（图10-20，图10-21），类似于瘤型麻风，但不累及神经。

（3）复发性皮肤利什曼病：指在急性损害愈合后的瘢痕中央或周围出现新损害，表现为红色鳞屑性丘疹、溃疡、银屑病样或疣状损害，发病机制可能与休眠原虫复活或原虫再感染有关。

（4）黑热病后皮肤利什曼病：一般在内脏利什曼病痊愈后1～3年发生。①色素减退斑常为首发病变，常双侧对称分布，但不累及毛发；②红斑在色

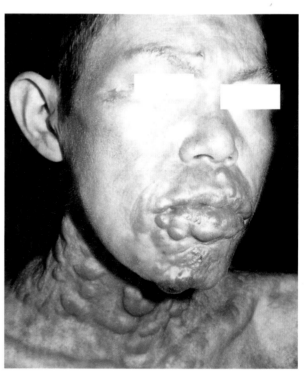

图10-20　皮肤黑热病　播散性结节
（本图由西安交通大学第二附属医院邓云山、徐汉卿惠赠）

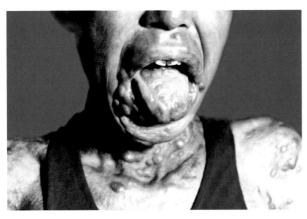

图10-21 皮肤黑热病 播散性结节
（本图由西安交通大学第二附属医院邓云山、徐汉卿惠赠）

素减退之后出现，常位于颊部；③结节在上述皮损内或正常皮肤发生，呈淡红黄色，质软，无触痛，不形成溃疡，主要累及面、耳垂、躯干和生殖器。

2.**皮肤黏膜利什曼病** 主要发生于中、南美洲。白蛉叮咬部位出现丘疹，很快变成红色结节，在1个月内破溃，形成东方疖样溃疡。在中美洲地区可见耳部发生典型的原发性损害，或形成多数溃疡。黏膜损害常于发病数年后发生，好发于鼻黏膜，起初鼻中隔发红，继而溃破，可导致鼻中隔穿孔、畸形。

3.**内脏利什曼病** 是由杜氏利什曼原虫通过网状内皮系统播散而引起的系统性疾病，可出现皮损、发热、脾大、消瘦、全血细胞减少和高球蛋白血症。原发性皮损为位于小腿的红色小丘疹，活动期出现皮肤斑状黑变，皮肤干燥、粗糙，毛发脆弱，可发生全秃，伤口愈合延迟。本型疗效良好，复发少见。

【诊 断】

（一）诊断基本资料

1.**病史** 有内脏黑热病治疗史或在黑热病流行地区居住史。

2.**体格检查** 丘疹、结节、溃疡，可有黏膜损害或内脏病变。

3.**实验室检查**

（1）组织病理：表皮萎缩，色素减少，真皮和皮下组织内有大量组织细胞和少数淋巴细胞浸润。早期在组织细胞内可见大量利什曼原虫，晚期可出现上皮样细胞，逐渐发展成结核样结节，组织细胞和病原体数量减少。

（2）涂片及培养：皮肤、黏膜或淋巴结组织直接涂片，瑞特或吉姆萨染色可在细胞内外见到利什曼原体和利什曼小体（图10-22）。标本接种在培养基上，2天～2周内有明显的前鞭毛体生长。

（3）皮内试验：与结核菌素试验类似，在感染3个月可出现阳性，可用于非流行地区的诊断和流行地区的普查。

（4）血清试验：检测患者体内的特异性抗体，常用直接凝集试验、ELISA或间接荧光抗体试验。

（5）其他：免疫荧光反应（IFA）是检测输入性利什曼病的金标准；K39酶联免疫吸附试验可作为对输入性利什曼病的高敏感性诊断的手段；PCR技术对早期利什曼病特异性高达100%。

（二）诊断思路

对疑似皮肤黑热病皮损者，首先要追问病史，进行皮损处组织液涂片或进行皮肤活检，如查到LD小体方可确诊。

（三）诊断依据

1.**临床依据** ①内脏黑热病治疗史或在黑热病流行地区居住史；②皮肤、黏膜及内脏损害特点。

2.**实验室依据** ①组织病理特点；②涂片发现LD小体，原虫培养阳性；③血清试验阳性。

【鉴别诊断】

（一）主要鉴别的疾病

1.**着色真菌病** 发病与外伤有密切关系，孢子由伤口进入皮肤或黏膜而感染。当发生损害时，局部组织即可产生免疫反应，逐渐结瘢而愈。病理切片发现肉芽肿或脓肿形成，巨噬细胞内或外可见棕褐色厚壁圆形或卵圆形孢子。

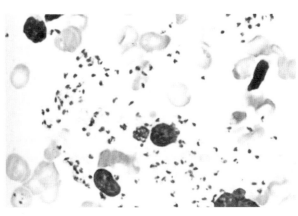

图10-22 皮肤黑热病 利杜小体（LD小体）

2.**孢子丝菌病** 结节质硬具弹性，表面有稀薄的脓液，边缘稍红，隆起，可沿淋巴管走向先后出现新的结节。真菌培养有孢子丝菌生长。

3.**瘤型麻风** 面部发生大小不等的结节，但有周围神经粗大，皮损区感觉障碍，结节内可查到麻风杆菌。

4.**寻常狼疮** 有苹果酱样的狼疮结节，破溃后形成瘢痕，瘢痕上又可再生新结节。组织病理有结核结节或结核样结节，结核菌素试验阳性可确定诊断。

5.**疖病** 为金黄色葡萄球菌感染所致的毛囊性结节，可化脓坏死，形成脓栓伴局部疼痛，抗生素治疗效果良好。

（二）次要鉴别的疾病

1.**梅毒** 通常有不洁性交史。暗视野显微镜检查可查到梅毒螺旋体，梅毒血清试验阳性。

2.**皮肤阿米巴病** 主要表现为阿米巴溃疡，多继发于阿米巴痢疾。阿米巴痢疾患者在肛周出现浸润性溃疡和乳头状增殖性损害，阿米巴肝脓肿引流处发生脓肿、溃疡，脓液及坏死组织中可找到阿米巴原虫。

3.**羊痘** 由羊痘病毒所致，有病羊接触史。皮肤出现红色丘疹、水疱或脓疱，中央有脐凹和结痂，痂周有灰白色或紫色晕，外围有红晕，以后变成乳头瘤样结节，最后自愈。皮肤活检可见嗜酸性包涵体。

4.**银屑病** 皮损有厚积鳞屑、薄膜现象和点状出血等特征，病理检查可呈特征性的银屑病样增生。

5.**扁平苔藓** 皮疹为紫红色多角形扁平丘疹，密集成片或带状，表面有蜡样光泽，可见网状纹理，覆少量薄层鳞屑。有特殊的病理改变。

6.**结节病** 有多系统病变，最常见的是对称性肺门淋巴结肿大、肺部浸润、眼或皮肤的损害。结节病的皮疹一般不形成溃疡。确诊依靠典型的临床表现及X线检查，组织病理上出现上皮样细胞肉芽肿而无干酪样坏死，Kveim皮肤试验阳性。

（三）专家提示鉴别的疾病

1.**感染性疾病** ①真菌感染：副球孢子菌病、着色芽生菌病、孢子丝菌病；②细菌感染：麻风、寻常狼疮、疣状皮肤结核、其他分枝杆菌病、脓疱病、臁疮、疖病、昆虫叮咬的继发感染；③螺旋体感染：梅毒、雅司、品他；④寄生虫病：阿米巴病、疟疾；⑤病毒感染：羊痘。

2.**皮肤肿瘤** 皮肤T细胞淋巴瘤，基底细胞癌，鳞状细胞癌，角化棘皮瘤。

3.**组织病理检查** 对组织病理为肉芽肿性浸润的病例，当巨噬细胞中找到寄生虫时，除了考虑利什曼病之外，还要注意与鼻硬结病、组织浆菌病、腹股沟肉芽肿和弓形虫病进行鉴别。

【治 疗】

1.**五价锑剂** 可抑制无鞭毛体的糖酵解及脂肪酸氧化。一般选用葡萄糖酸锑钠（又名斯锑黑克），每次6ml（相当于五价锑0.6g），静脉或肌内注射，连用8天为1个疗程，一般需3～4个疗程，疗程至少相隔2周。注射前口服10%碘化钾（30ml/d）有增效作用，连服7～10天。如有发热、咳嗽、恶心、鼻出血或腿痛等反应暂停用药，待反应消失后再用。皮肤黑热病比内脏黑热病要顽固难治，需要较大剂量和较长疗程。

2.**戊烷咪（pentamidine）** 4mg/kg，用蒸馏水配成4%～10%溶液做肌内注射，每日1次，连用12～20天为1个疗程。

3.**两性霉素B** 0.1mg/（kg·d），加入5%葡萄糖液中静脉滴注，每日或隔日1次，连用3～8周。

（郑 焱 刘 艳 王俊民 陈嵘祎）

皮肤丝虫病

丝虫病（filariasis）是由于丝虫寄生在人体淋巴系统而引起的慢性传染病。

【病 因】

丝虫病主要流行于热带、亚热带地区，我国见于黄河以南各省。我国丝虫病主要由斑氏丝虫和马来丝虫引起。人是丝虫成虫的终末宿主，蚊是幼虫的中间宿主。成虫寄生在人体淋巴管内，不断产生微丝蚴；微丝蚴夜间在外周循环中，白天在肺毛细血管内。

【临床表现】

1.**早期症状** 主要是成虫及微丝蚴的代谢产物引起的炎症反应，在感染后数月出现。

（1）淋巴管炎、淋巴结炎：多见于下肢，常周期性发作，发作时有畏寒、发热、头痛及肌肉酸痛等症状。

（2）精索炎、附睾炎或睾丸炎：由寄生在阴囊淋巴管中成虫引起，反复发作，出现发热、睾丸及附睾肿大，精索有结节状肿块，伴有疼痛。

（3）丹毒样皮炎：多发生于小腿下段内侧，局部皮肤红肿，紧张发亮，有压痛及烧灼感。

2. 晚期症状　主要特征是淋巴管阻塞引起的象皮肿。①腹股沟浅淋巴管阻塞，出现阴囊淋巴水肿（图10-23，图10-24）或大阴唇象皮肿；②股部淋巴管阻塞，发生下肢淋巴水肿或象皮肿（图10-25）；③股深部淋巴系统阻塞，出现乳糜尿、乳糜腹水；④精索、睾丸淋巴管阻塞，出现睾丸鞘膜

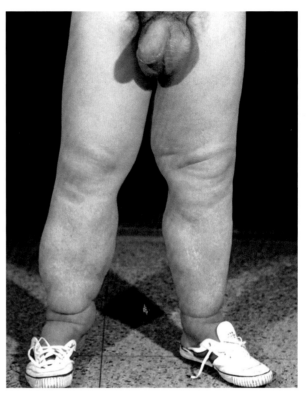

图10-25　皮肤丝虫病　下肢淋巴管阻塞，阴囊淋巴水肿及象皮肿

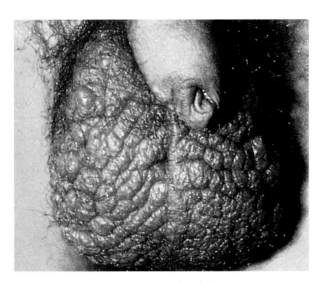

图10-23　皮肤丝虫病

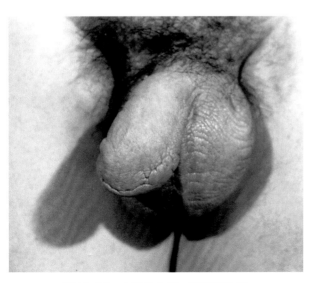

图10-24　皮肤丝虫病　阴囊象皮肿

积液。

3. 皮下结节　多位于乳房皮下组织或表浅乳腺组织内，常为黄豆至鸡蛋大的单个皮下结节，呈梭状、束状或结节状，境界清楚，生长缓慢。

【诊　断】

（一）诊断基本资料

1. 流行病学　在丝虫病流行区内居住或曾到过疫区，如出现淋巴结炎、淋巴管炎、精索增粗或有结节、乳糜尿、象皮肿等表现时应考虑本病。

2. 体格检查　可触及肿大的淋巴结、淋巴管、精索、睾丸或附睾，晚期病例可出现象皮肿。

3. 实验室检查

（1）微丝蚴检查：夜晚外周血中涂片，乳糜尿、乳糜腹水或淋巴液离心沉淀中发现微丝蚴。

（2）血清学检查：间接荧光抗体试验或ELISA法检测血清特异性抗体。

（3）组织病理：主要为淋巴管内膜炎和上皮样肉芽肿反应。

（二）诊断思路

1. 病史与流行病学　在丝虫病流行地区或去过疫区的患者出现反复发作的淋巴管炎、淋巴结炎或

精索、附睾和睾丸炎时应考虑本病，当患者出现象皮肿时不难想到本病。

2. **体格检查**　本病可表现为多个部位的多种皮疹，其发病机制均由丝虫或微丝蚴引起的淋巴系统的炎症或阻塞，且多分布于身体下部。因此，体格检查发现反复发作或长期不愈的淋巴管、淋巴结、精索、附睾肿大或乳糜尿、乳糜腹水等淋巴系统异常导致的体征时应高度怀疑本病。

3. **实验室检查**　怀疑丝虫病时应首先行末梢血液微丝蚴的检查，必要时反复检查。如有乳糜尿或乳糜腹水还应行相关液体的沉淀物检查，寻找微丝蚴。如怀疑丝虫引起的皮下结节，可行组织病理检查。

（三）诊断依据

根据流行季节丝虫病流行区居住史、临床表现以及病原学检查、血清免疫学检查等予以诊断。

（四）诊断标准

皮肤丝虫病的诊断标准见表10-2。

【鉴别诊断】

（一）主要鉴别的疾病

1. **微生物感染引起的淋巴结炎、淋巴管炎**　这类疾病常突然发病，有畏寒、高热等全身症状，淋巴管、淋巴结明显红肿，抗生素治疗常有效。

2. **慢性附睾炎、睾丸炎**

（1）相似点：本病也可表现为精索增粗，附睾、睾丸肿大，长期不愈时应与丝虫病区别。

（2）不同点：前者常有急性发病期，突然发病，伴有畏寒、高热，阴囊疼痛明显，抗生素治疗有效。

3. **丹毒**

（1）相似点：当丝虫病早期表现为小腿皮肤红肿、紧张发亮时，易与丹毒混淆。

（2）不同点：丹毒起病前常有外伤史，常伴有明显的畏寒、高热等全身症状，用青霉素等抗生素通常有显著疗效。

4. **胫前黏液性水肿**

（1）相似点：主要表现为双胫前皮肤红肿、粗糙，皮肤增厚甚至呈橘皮样改变，易与象皮肿混淆。

（2）不同点：前者常伴有多食、多汗、消瘦等高代谢症候群，血清中甲状腺球蛋白抗体和甲状腺微粒体抗体阳性，甲状腺素治疗有效。

表10-2　我国丝虫病诊断标准（1995）

---

1. 急性丝虫病

1.1 流行季节流行区居住史

1.2 有反复发作的非细菌感染性肢体（或阴囊、女性乳房）淋巴结炎/淋巴管炎（或精索炎、睾丸炎、附睾炎），局部疼痛、触痛、肿胀、温热感，或有丹毒样皮炎，症状持续超过3天，伴有发热、头痛、不适等全身症状，马来丝虫病的急性炎症局限于肢体

1.3 夜间采血检查微丝蚴阳性

1.4 间接荧光抗体试验或酶联免疫吸附试验检测抗体阳性

疑似病例：具备1.1、1.2项

确诊病例：疑似病例加1.3或1.4项

2. 慢性丝虫病

2.1 较长期流行区居住史

2.2 有不对称性肢体淋巴水肿、象皮肿、鞘膜积液、乳糜尿以及阴囊或女性乳房肿大（马来丝虫病慢性体征局限于肢体淋巴水肿、象皮肿，且肿胀处限于膝、肘关节远端）

2.3 夜间采血检查微丝蚴阳性

2.4 间接荧光抗体试验或酶联免疫吸附试验检测抗体阳性

2.5 在尿、淋巴液、鞘膜积液（或其他抽出液）内查见微丝蚴，在淋巴管、淋巴结内查见成虫，或在病理组织切片查见丝虫断面

疑似病例：具备2.1、2.2项；确诊病例：疑似病例加2.5，或2.3，或2.4项

（二）次要鉴别的疾病

1. **乳腺癌**　部分乳房皮下结节表面皮肤水肿或呈橘皮样外观，需与乳腺癌鉴别，组织病理检查有助于鉴别。

2. **腹股沟斜疝**　本病也可表现为阴囊肿大，当反复发作形成难复性斜疝时应与丝虫病区别。前者常在站立、行走、咳嗽等腹压突然增加时出现，早期常可回纳，压住腹股沟内环后不再突出。

3. **男性生殖系统结核**　本病也可表现为精索、附睾肿大、硬结，应与丝虫病引起的生殖系统损害鉴别。前者常继发于其他系统或器官的结核，表现为无痛的硬结，发展缓慢。泌尿系统造影及尿液查找结核菌有助于结核病的诊断。

4. **男性生殖系统肿瘤**　老年人多见，起病前常有消瘦、纳差等症状。可表现为精索、附睾、睾丸肿大，局部粘连、固定。必要时行组织病理检查以鉴别。

【治　疗】

1. 乙胺嗪（海群生）0.2g，儿童4～6mg/kg，每日3次，连服1周为1个疗程，需2～3个疗程（间隔半月以上）。

2. 急性期：应卧床休息，抬高患肢，根据病情给予对症处理。

3. 慢性期：主要是对症处理。①淋巴结炎、淋巴管炎可用针刺疗法或口服解热镇痛药及抗炎治疗；②象皮肿用辐射热烘绑疗法，以消肿活血改善淋巴循环，也可用绷带包扎加音频治疗；③鞘膜积液可用手术治疗；④丝虫结节一般不需治疗，症状明显时可手术切除；⑤乳糜尿可采用穴位封闭及中药治疗，必要时手术治疗。

（邓列华　万建勋　史建强）

皮肤血吸虫病

血吸虫病（schistosomiasis）是严重危害人类健康的寄生虫病，由寄生于宿主门静脉系统中血吸虫引起。血吸虫尾蚴钻入皮肤引起的皮炎称为血吸虫尾蚴皮炎。

【临床表现】

1. **血吸虫尾蚴皮炎**　人在接触疫水后，尾蚴约需15分钟钻入皮肤。初次感染者可无症状，或出现轻微红斑、丘疹，伴有瘙痒，可持续数小时；致敏者的皮疹和瘙痒可持续1周左右消退。

2. **荨麻疹样反应**　在尾蚴穿过皮肤后4～8周，可出现发热、风团、紫癜、关节痛、腹绞痛、腹泻、肝脾肿大和酸性粒细胞增多，4～6周左右消失。

3. **生殖器周围肉芽肿和瘘管**　多见于血吸虫病严重流行地区，系成虫直接播散至邻近脉管所致。表现为肛门、外生殖器、腹股沟和臀部有坚实性的肿块或湿疣样损害、瘘管和蜂窝状窦道。

4. **异位皮肤血吸虫病**　虫卵可沉积在皮肤和其他部位（如结膜、肺、中枢神经系统），这是异常寄生的成虫产卵所致。多发于躯干，尤以脐周多见，其他部位（如面部）亦可受累，少数呈节段性或带状分布。原发皮损为坚硬的卵圆形肉色丘疹，直径2～3mm，可融合成不规则斑块，色泽逐渐加深，可有乳头瘤样增生或形成溃疡。

【诊　断】

（一）诊断基本资料

我国急性血吸虫病诊断标准（2002）：

（1）发病前2周～1个月有疫水接触史。

（2）发热、肝脏肿大与外周血酸性粒细胞增多为主要特征，伴有肝区压痛、脾大、咳嗽、腹胀及腹泻等。

（3）环卵、血凝、酶标、乳胶等血清免疫反应阳性：环卵沉淀试验环沉率＞3%和（或）间接血凝试验滴度高于1∶10，酶标反应阳性，乳胶凝集试验滴度高于1∶10。

（4）粪检查血吸虫卵或毛蚴。

疑似病例：具备第（1）、（2）项；临床诊断疑似病例：具备第（1）、（2）、（3）项；确诊病例：疑似病例加第（4）项。

（二）诊断思路

1. **皮肤损害的性质**　血吸虫病的皮肤损害无明显特异性，需要完整的病史，结合体格检查及实验室检查才能得出正确的诊断。

2. **皮肤损害的种类**　各种不同疾病所表现出的皮肤损害既有相同之处又有不同点，需通过仔细的体格检查来鉴别；如患者居住在血吸虫病疫区，则要高度怀疑皮肤血吸虫病。

（三）诊断依据

根据疫水接触史，结合发热、腹泻、肝大、肝纤维化、门脉高压等主要症状、体征及寄生虫学检查、血清免疫学检查、血象检查结果等，予以诊断。

（四）诊断标准（见诊断基本资料）

【鉴别诊断】

1. **丘疹性荨麻疹**　多数由节肢动物叮咬所致，多见于儿童。皮损好发于腰部与四肢，为纺锤形风团样丘疹，呈鲜红色，中央有小水疱，瘙痒剧烈。

2. **荨麻疹**　血吸虫病的荨麻疹样反应并无特异性，主要依据病史和体检来做出血吸虫病诊断。

3. **扁平湿疣**　需与生殖器周围肉芽肿相鉴别。扁平湿疣为红色扁平斑块，表面浸渍，呈乳头状或菜花状。既往有不洁性生活史，梅毒血清反应阳性。

4. **肛门周围脓肿**　脓肿初起时局部红肿，发硬或压痛，脓肿形成后则波动明显；肛门周围持续性跳动性疼痛，排便、受压及咳嗽时加重，全身感染症状不明显。

5. **肛瘘**　肛周有少量脓性分泌物排出，刺激周围皮肤引起瘙痒不适，直肠指诊可触及内口。

6. **酸性粒细胞增多综合征**　好发于中年男性，主要累及心血管和造血系统，有体重减轻、发热、厌食、腹泻、皮疹、肝脾大、淋巴结大、瓣膜功能不全等，外周血酸性粒细胞 $> 1.5 \times 10^9/L$。皮疹为多形性，如红斑、丘疹、紫癜、风团样损害、血管性水肿等，伴有剧烈瘙痒。

【治　疗】

1. **全身治疗**　吡喹酮、硝硫氰胺等。

2. **局部治疗**　①皮肤血吸虫病的局部治疗以消炎、止痒、防止继发感染为原则，可外擦1%薄荷酚、炉甘石洗剂或5%樟脑酚，亦可用野菊花或金银花煎洗或局部湿敷；②晚期所形成的皮肤肉芽肿损害可采用 CO_2 激光、电灼或手术切除。

（盛晚春　李　定）

钩虫皮炎

钩虫皮炎（hookworm dermatitis）是由钩虫蚴虫侵入皮肤所引起的局部炎症反应。

【临床表现】

1. **皮肤损害**　丝状蚴侵入皮肤后数分钟，局部皮肤即有烧灼、刺痛等感觉，1小时内可出现红色小斑点、丘疹，1～2天内变成水疱，伴剧烈瘙痒，若无感染1周左右可消退。少数病例可伴发荨麻疹样损害、匐行疹。

2. **发病特征**　皮疹始发于足趾、足缘、手或腕部，尤以指（趾）间皮肤柔软处多见。如钩蚴钻入较多，可在2周内出现哮喘、酸性粒细胞增多。

【诊　断】

（一）诊断基本资料

1. **病史**　本病常见于农村，患者发病前常有赤脚下田劳动或手接触泥土作业史。

2. **体格检查**　本病由接触含钩蚴的泥土引起，故手足为最好发部位，尤其手腕、手足侧缘等皮肤薄嫩处，体格检查时重点应观察此部位皮肤有无红斑、丘疹、水疱等改变。还应注意皮疹分布特点、有无细线状隧道、会阴部结节等。

3. **实验室检查**　如同时钻入的钩蚴较多时，3～8天后可出现外周血酸性粒细胞增高，并发哮喘患者发作期可在痰中找到钩蚴，发病4～5周后可在粪便中查到虫卵。

（二）诊断思路

本病发生与职业因素非常相关，常为下田作业后，手足等接触泥土的部位发生红斑、丘疹或水疱，伴剧烈瘙痒，此时应首先考虑本病，排除其他疾病后即可诊断。疑似病例可待发病4～5周后在患者粪便中找虫卵，如有即可确诊。

（三）诊断依据

1. 夏秋潮湿季节多发。

2. 有手足等接触泥土作业史。

3. 手足缘及指（趾）间为主红斑、丘疹、水疱，伴有剧烈瘙痒。

4. 粪便中查到钩虫卵。

【鉴别诊断】

1. **血吸虫尾蚴皮炎**

（1）相似点：在疫水中接触血吸虫尾蚴后，尾蚴钻入皮肤引起的皮肤炎症反应，有红斑、丘疹、瘙痒。

（2）不同点：发生于血吸虫疫区，有下水田作业史，好发部位一般为接触水面的地方，如小腿近膝部，后期可出现血吸虫性肝、脑等脏器损害。

2. 汗疱疹

（1）相似点：为一种皮肤湿疹样反应，表现为指（趾）侧缘皮肤深在性小水疱，瘙痒明显，与钩虫皮炎相似。

（2）不同点：本病多见于夏季，常伴手足多汗，无泥土接触史，水疱为非炎性，无红斑、丘疹等改变，除指（趾）发生外掌跖亦为好发部位，且易于复发，病程往往持续数周至数月。

3. 疥疮

（1）相似点：为疥虫寄生人体引起的一种剧烈瘙痒性皮肤病，腕部、指间亦为好发部位，应与钩虫皮炎鉴别。

（2）不同点：疥疮常在宿舍或家庭中集体发病，皮疹分布广泛，除腕部、指缝外，下腹部、大腿内侧及会阴部亦为好发部位，可见特异的隧道，局部找到疥虫或虫卵是确诊依据。

【治 疗】

1. 全身治疗

（1）驱虫治疗：阿苯达唑400mg，一次顿服；或甲苯达唑100mg，每日2次，连服3～4天；或左旋咪唑100～200mg，每日1次，连用2～3天。

（2）其他治疗：口服抗组胺药物，出现哮喘时应用氨茶碱或糖皮质激素。

2. 局部治疗　局部瘙痒明显时可外用薄荷酚炉甘石洗剂，合并感染者可涂抗生素软膏。

（李慧忠　陈秋霞）

蜱 咬 伤

蜱咬伤（tick sting）是指由蜱叮咬引起的局部及全身病变。

【病因与发病机制】

蜱又分为硬蜱和软蜱，全世界已发现共数百种。蜱为体外寄生虫，其幼虫、稚虫及成虫均能吸血。蜱嗅觉敏感，常隐藏在树叶或草中，可在人或动物经过时突然跳到宿主身上。蜱用喙器刺入皮肤吸取血液，吸血时将螯肢和口下板同时刺入宿主皮内，口器固定在宿主皮肤上，受惊吓时也不离去，

若强行拔除，易将假头断折于皮肤内；吸血时可分泌抗凝剂和毒性物质，引起皮炎及全身症状。蜱不仅吸血，而且可传播森林脑炎、Q热、鼠疫等疾病。

【临床表现】

1. 皮肤损害　蜱开始叮咬时，宿主不觉疼痛（图10-26），24～48小时后局部出现不同程度的炎症反应。轻者仅有局部红斑，中央有虫咬淤点；重者淤点周围有明显的水肿性红斑或丘疹、水疱，甚至可出现坚硬的结节，可长期不愈，抓破后形成溃疡。

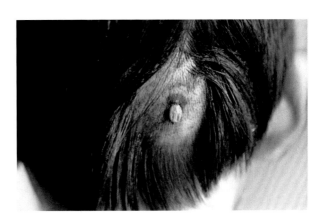

图10-26　蜱咬伤　可见正在吸血的蜱
（本图由辽宁省人民医院白义杰惠赠）

2. 蜱瘫痪症　某些蜱在叮咬时可将唾液中神经麻痹毒素注入宿主体内，引起上行性麻痹，最后可因呼吸中枢受累而死亡，多见于儿童。

3. 蜱咬热　蜱叮咬后1～2天出现畏寒、发热、头痛、腹痛、呕吐等全身症状。

【诊 断】

（一）诊断基本资料

1. 流行病学　多发于在林区或牧区工作、居住，曾到过疫区或与家畜、野生动物有接触者。

2. 体格检查　根据蜱毒性及患者反应强度不同，皮疹可表现为红斑、丘疹、水疱、结节等，有时可见活的虫体附在皮肤上。

（二）诊断思路

1. 病史　对林区、牧区工作生活，有接触动物

的患者，出现暴露部位皮肤瘙痒时应高度怀疑本病。

2.体格检查　对怀疑本病的患者除仔细检查皮疹中央是否有咬痕外，还应注意观察皮肤内是否有断裂的假头，如能在皮肤表面发现虫体，更易于诊断。

3.其他　如在患者接触过的动物身上发现蜱，对本病也有提示意义。

（三）诊断依据

1.患者有野外活动史。

2.露出部位出现红斑、水疱、丘疹等。

3.在体表发现虫体可确诊。

【鉴别诊断】

（一）主要鉴别的疾病

1.丘疹性荨麻疹　儿童多见，常无明显的季节性，起病前不一定有野外活动史，可表现为红斑、丘疱疹、风团，通常不能发现虫体。

2.蜂蜇伤　起病前常能明确蜂蜇史，表现为局部红斑、丘疹、水疱，中央有淤点，甚至可发现蜂刺。

3.桑毛虫皮炎　由桑毛虫的毒刺侵入皮肤引起，起病前患者多有树木下活动史。暴露部位出现红斑、丘疹、水疱，用透明胶带可于皮疹处粘取到毒毛。

4.刺毛虫皮炎　被刺毛虫的毒刺刺入皮肤引起，起病前常有野外或树木下活动。暴露部位出现明显的红斑、水疱，有外痒内痛的特点。

5.蒲螨皮炎　起病前通常接触稻谷、干草、面粉等农作物，或使用草席。暴露部位出现红斑、丘疹、水疱，发现虫体有助于鉴别。

（二）次要鉴别的疾病

1.皮肤软纤维瘤　蜱叮咬时可完全侵入皮肤，可误诊为皮肤软纤维瘤，必要时可行皮肤活检鉴别。

2.蜈蚣咬伤　蜈蚣咬伤部位可见两个淤点，周围皮肤出现肿胀，有灼热感，伴有剧痛或剧痒。

3.蝎蜇伤　常发生于阴暗潮湿的地方或在夜间。突然出现剧烈疼痛，局部出现皮肤明显红肿，有时出现明显的全身症状。

【防　治】

1.预防　①消灭家畜体表和畜舍的蜱；②加强个人防护，进入林区或野外工作要穿长袖衣衫，扎紧腰带、袖口。

2.治疗　蜱咬伤的皮炎主要以对症处理为主。①发现蜱叮咬时不可强行拔除，以免防止撕伤皮肤及防止口器折断在皮肤内，可用乙醚、氯仿、煤油、旱烟油等涂在蜱头部使其自行松口，或用凡士林、液体石蜡、甘油涂蜱的头部使其窒息，然后轻轻拔出；②去除蜱后的伤口需进行消毒处理，如发现口器断在皮内要手术去除；③在伤口周围以2%利多卡因做局部封闭，可加速伤口愈合；④出现全身中毒症状时要给予抗组胺药物或糖皮质激素，并准备积极抢救。

（邓列华　万建勋　李　定）

莱 姆 病

莱姆病（lyme disease）是由伯氏疏螺旋体（Borrelia burgdorferi）引起的传染病。主要发生在夏季，主要表现为皮肤、关节、心血管、神经等多系统损害。

【病　因】

硬蜱是本病的主要传播媒介。蜱叮咬宿主时，伯氏疏螺旋体可通过唾液、返流的肠内容物或粪便而侵犯人体。我国黑龙江、新疆、安徽及江苏省已相继发现莱姆病。对黑龙江省林区1 332人的调查发现，在被蜱叮咬的483人中有43人被确诊为莱姆病。发病季节在5～8月，男性略多于女性，儿童到老人均可发生。

【临床表现】

1.潜伏期　3～32天，一般在潜伏期末出现"流感"样症状。

2.临床分期　一般分为3期（表10-3）。

3.莱姆病的体征和症状（CDC，2016）

（1）早期体征和症状（蜱咬伤后3～30天）

1）发热、寒战、头痛、乏力、肌肉关节疼痛和淋巴结肿大。

2）游走性红斑：见于70%～80%的受感染个体，在蜱咬伤后3～30天（平均约7天）出现，最初在蜱咬伤部位，在数天内逐渐扩大，直径可达30cm以上。红斑触之有温热感，但通常无瘙痒或疼痛，皮损中央在扩大过程中可消退，形成靶样或牛眼样

表10-3 莱姆病临床特征

分 类	症 状
典型症状	第一期（局部感染）慢性游走红斑，全身不适，淋巴结肿大，脾大，肝炎，睾丸炎
	第二期（播散感染）心血管，神经系统损害
	第三期（持续感染）关节炎，皮损，外周神经系统受累，萎缩性肢端皮炎
特殊类型	游走性红斑
	伯氏疏螺旋体淋巴瘤
	慢性萎缩性肢端皮炎

外观。

（2）晚期体征和症状（蜱咬伤后数天至数月）：严重头痛和颈部僵硬，在身体其他部位新出现游走性红斑；关节炎伴重度关节疼痛和肿胀，尤其是膝关节和其他大关节；肌腱、肌肉、关节和骨间歇性疼痛；手足闪痛、麻木或刺痛；可发生面瘫，面部一侧或两侧肌紧张消失或下垂；脑炎、脊髓炎、神经痛，短时记忆障碍；莱姆心脏炎，表现为心悸或心律不齐，头晕、呼吸急促。

【诊　断】

（一）诊断基本资料

1. 病史　曾到过疫源地、草地或森林地区野外旅游、工作。

2. 体格检查　①早期有慢性游走性红斑；②部分患者有伯氏疏螺旋体性淋巴细胞瘤；③慢性萎缩性肢端皮炎；④伴有心血管、神经系统及关节肌肉等多系统、多脏器损害。

3. 实验室检查

（1）血液检查：血沉加快，高球蛋白血症，外周血白细胞（中性粒细胞为主）升高，在早期天冬氨酸转氨酶（AST）和乳酸脱氢酶可轻度升高，C3和C4正常或升高，循环免疫复合物增高。

（2）特异性抗体检测：ELISA或间接免疫荧光法（IIF）测定血清中伯氏疏螺旋体抗体，ELISA更为敏感，早期阳性率为53%~67%，晚期为90%~100%。特异性IgM抗体通常在发病后第3~6周达到高峰。特异性IgG抗体水平升高较慢，高峰一般出现在神经和关节病变阶段，并可长期持续。慢性脑膜炎患者脑脊液中抗体水平升高，对诊断莱姆病性脑膜炎有价值。

（3）组织病理检查：①慢性游走性红斑：组织象无特异诊断价值，表现为血管周围或间质性炎症浸润，浸润细胞主要是淋巴细胞，中央可有酸性粒细胞，周边可有浆细胞，表皮可有角化不全、棘层细胞内及细胞间水肿；②伯氏疏螺旋体性淋巴细胞瘤：多数可见淋巴滤泡样结构，浸润细胞中可混有少量浆细胞和酸性粒细胞，银染色可在少数病例的切片中发现疏螺旋体；③慢性萎缩性肢端皮炎：早期为血管周围有大量炎症细胞浸润，主要为淋巴细胞和浆细胞，随病程进展皮肤全层逐渐萎缩，表皮下有狭窄的无浸润带，浸润细胞渐趋减少、消失，出现胶原束变性、间质水肿、弹力纤维减少或消失。

4. 伴发疾病　皮肤松弛症。

（二）诊断思路

1. 莱姆病是由硬蜱传播的自然疫源性传染病，硬蜱呈地区性分布，因而本病的分布也有一定的地区性。到过流行区和林区、草丛地带，或接触过野生动物等病史都是诊断本病的线索。

2. 临床诊断主要依靠流行病学史、典型的慢性游走性红斑和多系统受累，对于有神经、心脏和关节疾患而缺乏皮疹的患者诊断则较困难。

3. 分离到伯氏疏螺旋体或特异性抗体检测是本病的确诊依据。从患者体液或其他标本检出疏螺旋体的阳性率极低，不能作为常规的临床检验方法。

4. 在流行区出现典型的游走性红斑者，根据临床可做出早期诊断，应及时检测血清特异性IgM或IgG抗体。因实验室结果存在假阳性，特别是在非流行区，血清抗体阳性应结合临床进行考虑。

（三）诊断依据

患者来自流行区；典型的游走性红斑；可有

神经、心脏和关节受累；从感染组织或体液检测到特异性抗原或分离到伯氏疏螺旋体；血清中特异性IgM或IgG抗体。

(四)诊断标准

莱姆病的诊断(CDC，2015)

1. 莱姆病的诊断依据是体征和症状，以及受感染黑足蜱的可能暴露史。

2. 实验室检查有助于确立诊断，美国CDC目前推荐采用两步骤程序检测血液中的抗莱姆病抗体。①首先采用酶免疫分析法(EIA)或间接免疫荧光法(IFA)进行检测，如果第一步结果为阴性，则考虑其他诊断，不再进一步检测；②如果第一步结果为阳性或可疑阳性，应采用免疫印迹法实施第二步检测，对于出现症状≤30天或>30天的患者分别采用IgM或IgG Western blot进行检测。只有①②项检测均为阳性时才认为检测结果为阳性。

【鉴别诊断】

鉴别诊断主要针对相似的皮疹表现和受累器官的相关症状进行(表10-4)。

(一)主要鉴别的疾病

1. **鼠咬热**　有鼠或其他啮齿动物咬伤史，皮疹为斑丘疹、玫瑰疹或荨麻疹，不痛不痒，无移行性，病原学检查有助鉴别。

2. **风湿热**　发病前常先有咽炎或扁桃体炎。皮疹以环形红斑多见，为淡红色环形状红晕，环内皮肤颜色正常，边缘隆起，不痛不痒，压之退色，可持续数月。溶血性链球菌抗体和病毒学检查有助鉴别。

3. **恙虫病**　恙螨幼虫叮咬处皮肤有典型的焦痂和溃疡。皮疹为暗红色充血性斑丘疹，不痒，散在分布于躯干，无移行性。外斐反应阳性。

4. **幼年型类风湿关节炎**　根据莱姆病发病的季

节性和地区发生，早期出现慢性游走性红斑，关节炎持续时间一般少于6周，血清类风湿因子阴性，伯氏疏螺旋体抗体阳性及对抗生素治疗有效等特点，可以将莱姆病与幼年型类风湿关节炎加以区别。

5. **离心性环状红斑**　起初为红色丘疹，逐渐扩大成环形或弧形，直径数厘米，边缘可稍隆起，表面有鳞屑，损害数目常较多，可此消彼长，可有瘙痒。

6. **结核样型麻风**　可呈环形损害，可逐渐扩展，不游走，伴感觉减退，浅神经粗大，组织病理有特征性改变。

(二)次要鉴别的疾病

1. **疖**　莱姆病早期皮损有硬结时易误诊为疖。疖红肿明显，疼痛为胀痛，硬结中央形成脓栓，渐软化排脓而愈。

2. **丹毒**　多发生在小腿或面部，无蜱咬史，可作特异性抗体检测区别。

3. **药疹**　有用药史或过敏史，突然发生，全身泛发，瘙痒，但不疼痛，停用致敏药物及用抗组胺药后可渐消退。

4. **结节性红斑**　主要发生在小腿伸侧，结节较浅较小，表面皮肤淡红或鲜红，疼痛但不痒，糖皮质激素及非甾类抗炎药治疗有效。

5. **下肢闭塞性脉管炎**　与莱姆病慢性萎缩性肢端皮炎相似，两者均可在足趾、足背出现紫红色或青紫色的水肿，疼痛，但下肢闭塞性脉管炎患侧足背脉搏较健侧弱，应根据流行病学资料及实验室结果等进行鉴别。

6. **硬斑病**　临床表现极为相似，不易区别，根据流行病学资料、血清特异性抗体检测可诊断，用青霉素试验性治疗也有助于鉴别。

7. **梅毒**　莱姆病和梅毒均有皮肤、心脏、神经和关节病变。由于疏螺旋体属和密螺旋体属之间有

表10-4　莱姆病的鉴别诊断

莱姆病的临床表现	需鉴别的疾病
发热、皮疹、游走性关节痛和中枢神经系统症状	鼠咬热
皮疹及关节、心脏等多系统受累	风湿热、梅毒
游走性红斑	离心性环状红斑、结核样型麻风、丹毒、药疹
伯氏疏螺旋体性淋巴细胞瘤	恙虫病、疖、结节性红斑
慢性萎缩性肢端皮炎	下肢闭塞性脉管炎、硬斑病

共同抗原性，梅毒患者亦可出现伯氏疏螺旋体性的交叉反应性抗体。然而，梅毒血清试验阴性有助于莱姆病和梅毒的区别。

【治　疗】

1.一般处理　卧床休息，局部做对症处理。发热疼痛明显者，给予解热镇痛药。有心脏、神经系统或关节受累者，在使用抗生素同时酌情加用肾上腺皮质激素。

2.抗生素治疗　早期有皮损时就应给予抗生素治疗。成人可用四环素（1.0～2.0g/d）或多西环素（0.2g/d），疗程3周，儿童或孕妇可选用羟氨苄青霉素［40mg/（kg·d）］。对有神经系统和心脏损害者可选用头孢曲松2.0g/d，或青霉素2000万U/d，静脉滴注，疗程3～4周。

（吴大兴　吴丽峰）

匐 行 疹

匐行疹（creeping eruption）又名皮肤幼虫移行症（cutaneous larva migrans），是指动物线虫或钩虫等的幼虫在人体皮肤内移行所致的线状损害。

【病　因】

本病主要由猫、狗体内寄生的钩虫幼虫引起，如巴西钩虫、犬钩虫、其他线虫、丝虫、绦虫的幼虫偶见。

【临床表现】

最常见于手足和臀部。幼虫侵入皮肤数小时后，皮肤出现红斑、丘疹和水疱，伴有瘙痒。2～3天后幼虫开始爬行，每日向前移行1～2cm，1周左右发展成不规则的红色细线状略隆起皮面的匐行性损害（图10-27，图10-28），末端可形成硬结或水疱。因人体为其异常宿主，不适于生存，幼虫最终死亡，从感染到死亡时间一般为2～8周。

【诊　断】

（一）诊断基本资料

1.病史　本病常发生在温暖的沿海地区，动物出入和排便的河滩及潮湿的沙地是危险的疫源地，

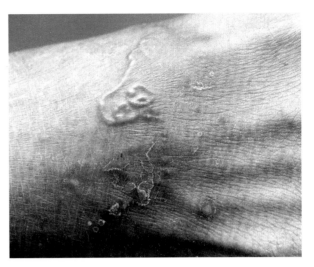

图10-27　匐行疹

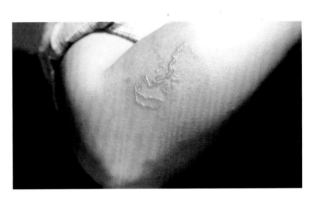

图10-28　匐行疹

患者常到过以上地方或是有与带虫的猫狗接触史。

2.体格检查　可发现有特征性的宽2～3mm蜿蜒曲折的匐行性线状红斑样损害，略高起皮面，末端往往见硬结或水疱。

3.实验室检查　外周血酸性粒细胞增高，X线检查可见肺部暂时性游走性浸润。末端皮损活检可见真皮血管扩张充血，红细胞外溢，血管周围有大量酸性粒细胞浸润，偶可发现幼虫。

（二）诊断思路

本病临床表现较为特殊，如发现匐行性损害诊断不难。但疾病初发时的丘疹、水疱可能会误诊为丘疹性荨麻疹或带状疱疹等疾病，应继续观察1～2天，出现典型皮疹即可做出诊断（表10-5）。

（三）诊断依据

1.好发于暴露部位，尤其是手、足。

2.皮损表现为蜿蜒曲折的略隆起皮面的匐行性线状红斑，末端硬结或水疱。

表10-5　引起匐行疹的线虫鉴别

种　类	宿　主	流　行	皮肤损害
巴西钩虫（Ancylostoma braziliense）	猫、狗	较多见	红色线状蜿蜒爬行隧道，奇痒，持续数周至数月
犬钩虫（Ancylostoma caninum）	狗	少见	红色丘疹为主，有时呈线状，2周内消失
羊钩虫（Bunostoma trigoncephalum）	羊	罕见	典型匐行疹，持续10天左右
牛钩虫（Bunostoma phlebotomum）	牛	罕见	同上
狭头刺口钩虫（Uncinaria stenocephala）	狗	罕见	同上
粪类圆线虫（Strongylus stercoralis）	狗、猫	少见	红色丘疹为主，以位于肛门周围为特点
棘颚口线虫（Gnathostoma spinigerum）	猪、猫、狗	罕见	匐行疹少见，多伴有游走性皮下肿块或结节

3.活检发现幼虫为确诊依据。

【鉴别诊断】

1.单纯性回状红斑

（1）相似点：多见于女青年，初为淡红色丘疹，离心性扩大形成中央正常、边缘如细线状红斑的环状损害，与匐行疹有相似之处。

（2）不同点：前者扩展方式为以初发丘疹为中心离心性向四周扩大，而后者为向某一方向线状延伸；前者为规则的环状红斑，后者为不规则线条状红斑；前者一般2～3天内可消退，不留痕迹，但可在其他部位出现新疹，后者常持续数周，皮疹固定。

2.风湿性边缘性红斑

（1）相似点：主要见于风湿热患者的一种皮肤损害，表现为环形或弧形淡红至暗红色隆起的红斑，与匐行疹相似。

（2）不同点：有风湿热的全身其他系统表现，如发热、关节炎、心脏炎等，红斑形态较规则，为环形或弧形而非蜿蜒曲折状，且本病皮损在数小时或2～3天内可消退，可以鉴别。

【治　疗】

1.全身治疗　阿苯达唑400mg，一次顿服，或200mg，每日2次，连用2天。也可应用噻苯达唑25～50mg／（kg·d），分2次口服，连用2～5天。

2.局部治疗　外用10%～15%噻苯达唑霜，皮损末端液氮冷冻。

（李慧忠　吴　玮　李　文）

蜂　蜇　伤

蜂蜇伤（bee sting）是指蜂尾部毒刺刺入皮肤并释放毒液后引起的局部或全身反应。

【病　因】

根据蜂种类不同，蜂毒成分也不相同。蜜蜂主要分泌蚁酸、盐酸、神经毒，黄蜂还可分泌组胺、5-羟色胺、胆碱酯酶、缓激肽等。这些毒汁进入人体后引起不同程度的局部或全身变态反应。

【临床表现】

1.皮肤表现　皮肤被刺伤后立即有烧灼和刺痛感，不久就发生局部红肿和水疱，中央有淤点，如多处蜇伤可产生大面积水肿，伴有剧痛。

2.全身症状　严重者除局部症状外，还可以出现畏寒、发热、头晕、头痛、恶心、烦躁或抽搐、肺水肿，甚至出现昏迷或过敏性休克，导致死亡。

【诊　断】

（一）诊断基本资料

1.病史　有蜂蜇伤史，于蜇伤处出现皮疹或全身症状。

2.体格检查　蜂蜇伤处可见红肿、水疱、淤点，严重者可出现血压下降、心率加快等过敏性休克现象。

（二）诊断思路

有蜂蜇伤史，局部皮肤肿胀、烧灼、刺痛感及全身症状，应考虑蜂蜇伤。

（三）诊断依据

1. 有蜂蜇史。

2. 蜇伤处出现红肿、疼痛。

3. 找到皮内毒刺可确诊。

【鉴别诊断】

（一）主要鉴别的疾病

1. 蜈蚣咬伤　常发生在阴暗潮湿处。突然感觉局部疼痛，咬伤部位可见两个淤点，周围皮肤肿胀，伴有剧痛或剧痒。

2. 蝎蜇伤　常发生于阴暗潮湿的地方或在夜间。突然出现皮肤剧烈疼痛，局部出现明显红肿，有时出现明显的全身症状。

（二）次要鉴别的疾病

1. 丹毒　部分患者不能明确蜂蜇伤史，局部出现明显的红肿、疼痛，易与丹毒混淆。后者起病前常有局部外伤史，发病有一定潜伏期，常伴有发热、畏寒等全身症状。

2. 桑毛虫皮炎　起病前患者多有树木下活动史。暴露部位出现红斑、丘疹、水疱，用透明胶带可于皮疹处粘取到毒毛。

3. 刺毛虫皮炎　起病前常有野外或树木下活动。暴露部位出现红斑、水疱，有外痒内痛的特点，伴有烧灼感。

4. 蒲螨皮炎　患者起病前通常接触稻谷、干草、面粉等农作物，或使用草席。暴露部位出现红斑、丘疹、水疱，发现虫体有助于鉴别。

【防　治】

1. 预防　在野外时要穿长袖衣衫，避免激怒蜂群。

2. 治疗　①检查皮损中有无毒刺折断留在皮内，可用镊子拔出或胶布粘贴去除，立即用清水冲洗；②局部外擦10%氨水或虫咬皮炎药水，也可用5%碳酸氢钠溶液冷湿敷；③疼痛明显时，取1%盐酸吐根碱水溶液3ml，加2%利多卡因在蜇伤处近端或周围做皮下注射；④如出现全身反应或明显的皮肤红肿、水疱时，可口服抗组胺药物或糖皮质激素；⑤若出现心悸、胸闷、呼吸困难或休克症状时应及时抢救。

（邓利华　万建勋）

蝎　蜇　伤

蝎蜇伤（scorpion sting）是蝎尾部的刺螫器刺伤皮肤所致。

【病　因】

蝎约有300多种，尾部的刺螫器与腹部背侧的毒腺相连。毒腺内含有强酸性毒汁，为神经毒素、溶血性毒素和抗凝血毒素等。

【临床表现】

临床表现因毒素不同而异。

1. 溶血毒素　蜇伤部位剧烈疼痛，随后发生明显红肿、水疱、淤斑，严重者发生皮肤坏死（图10-29）、淋巴管炎、淋巴结炎。

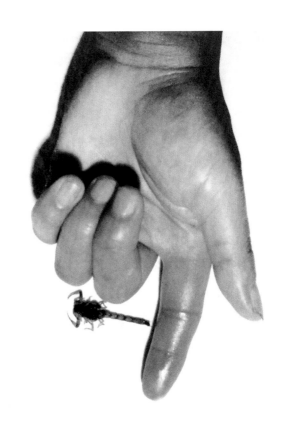

图10-29　蝎蜇伤

2. 神经毒素　局部症状不严重，但有明显的全身中毒症状，如头痛、高热、恶心、呕吐、心悸、发绀、喉水肿、吞咽困难、血压下降、反射性痉挛、尿闭、肺水肿、精神错乱，最后可因呼吸麻痹而死亡。

【诊　断】

（一）诊断基本资料

1. 病史　有节肢动物蜇伤史。

2. 体格检查　有蜇伤伤口和全身症状。

3. 实验室检查　全身中毒症状者常有肌酸激酶（CK）、ALT、LDH升高。ELISA可测定血清毒素浓度。

（二）诊断思路

蜇伤部位皮肤坏死，剧烈疼痛，伴有明显的全身中毒症状应考虑本病。

（三）诊断依据

1. 有节肢动物蜇伤史。

2. 蜇伤部位发生明显红肿、水疱、淤斑，伴有剧烈疼痛。

3. 有明显的全身中毒症状。

【鉴别诊断】

应与毒蜘蛛咬伤、蜈蚣咬伤鉴别。

【治　疗】

1. 立即用止血带扎紧蜇伤处的近心端，以减少毒素的吸收及扩散。

2. 用吸奶器或拔火罐吸出毒液，必要时要扩大伤口，用肥皂水、稀释的氨水或1∶5 000高锰酸钾溶液充分冲洗，再用5%碳酸氢钠溶液湿敷，最后用5%～10%氨水调碱粉涂于患处，以中和酸性毒汁。

3. 止痛　①可用冰或氯乙烷喷雾剂冷却伤口；②1%盐酸吐根碱水溶液3ml于伤口的近心端或周围，皮下注射；③2%利多卡因或1%普鲁卡因溶液，皮下注射。

4. 重症抢救　全身中毒症状明显者要及时抢救，给予阿托品和糖皮质激素，口服季得胜蛇药或注射特效抗毒血清。

（史建强　李　文　吴丽峰）

蜈蚣咬伤

蜈蚣咬伤（centipede bite）（图10-29，图10-30）是由蜈蚣的一对毒爪刺入皮肤，放出毒液引起的皮肤炎症或全身中毒症状。

【临床表现】

1. 皮肤损害　螫伤处有两个淤点，周围皮肤红

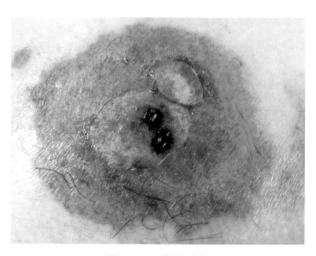

图10-30　蜈蚣咬伤
（本图由深圳市第六人民医院陆原惠赠）

肿，伴有灼热、剧痛或刺痒感，可引起邻近淋巴管炎或淋巴结炎，常在数天内消退。

2. 全身症状　严重时可出现头痛、头昏、发热、恶心、呕吐、谵妄、抽搐等全身中毒症状。

【诊　断】

（一）诊断基本资料

1. 病史　有明确的蜈蚣咬伤史。

2. 体格检查　蜇伤处有两个淤点，周围皮肤红肿。

3. 实验室检查　有全身中毒症状者应检肝肾功能，用ELISA法测定血清毒素浓度。

（二）诊断思路

有节肢动物咬伤史，蜇伤处有两个淤点，周围皮肤红肿，伴有明显疼痛，应考虑本病。

（三）诊断依据

1. 有节肢动物咬伤史。

2. 蜇伤处有两个淤点，周围皮肤红肿，伴有明显疼痛。

3. 可出现明显的全身中毒症状。

【鉴别诊断】

应与毒蛇咬伤、毒蜘蛛咬伤、蝎蜇伤鉴别。

【治　疗】

1. 局部治疗　在伤处拔罐或用吸乳器吸出毒汁，立即用肥皂水冲洗，外涂10%氨水。蜇伤处近

端皮下注射1%盐酸吐根碱水溶液3ml或2%利多卡因溶液，可迅速止痛并防止毒液扩散。

2.全身治疗 全身中毒症状明显者口服季得胜蛇药片或上海蛇药。

（陆 原 吴丽峰）

毒蛇咬伤

毒蛇咬伤（thanatophidia bite）是由蛇毒所致的严重疾病，可导致死亡。

【临床表现】

蛇咬伤部位疼痛、肿胀，可见牙痕，全身表现因毒素不同而异。

1.神经毒素 局部红肿不重，疼痛较轻，早期脑神经特别是舌神经受损症状明显。出现头昏、嗜睡、视力模糊、眼睑下垂、舌活动不灵、全身瘫痪、呼吸麻痹和心力衰竭，可导致死亡。

2.血液毒素 有抗凝作用，引起溶血，局部症状严重。咬伤处红肿、出血不止，疼痛如刀割，可引起化脓性感染或肢端坏死，出血性休克和肾衰竭可致死亡。

3.混合毒素 兼有上述两种毒素的症状。

【诊 断】

（一）诊断基本资料
1.病史 有毒蛇咬伤史。

2.体格检查 咬伤部位有牙痕，有全身中毒症状。

3.实验室检查

（1）常规检查：白细胞升高，血小板减少，血红蛋白降低，尿少，低比重尿、血红蛋白尿。

（2）血液生化检查：ALT、AST、CK-MB、LDH、BUN、Cr升高；凝血时间常超过15分钟，凝血酶原、纤维蛋白和纤维蛋白原减少，纤维蛋白原降解产物增加。D-双聚体测定多阳性。

（3）心电图：可出现窦性心动过速、房室传导阻滞、缺血性改变、急性心肌梗死样改变等。

（二）诊断思路
1.蛇咬后伤，通过伤处的齿痕可立即辨别属毒蛇伤或是无毒蛇伤（图10-31，图10-32）。蛇伤局部有大而深的毒牙伤痕，可为1～4个，多为2个。

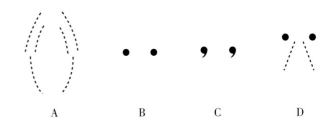

图10-31 蛇咬伤牙痕鉴别
A. 无毒蛇伤牙痕；B. 有毒蛇伤牙痕；C. 不完整蛇伤牙痕；
D. 完整蛇伤牙痕
（本图由中国医科院程度生物研究所赵蕙惠赠）

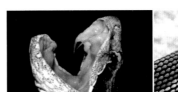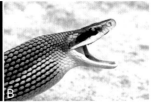

图10-32 毒蛇（A）与无毒蛇（B）的区别
（本图由中国医科院成都生物研究所赵蕙惠赠）

2.根据伤者描叙毒蛇的形状、色泽、花纹，或将毒蛇打死一起就医，有利于诊断。

3.伤处局部常在数几分钟内出现剧痛、麻木、肿胀或出血者为血液毒素或混合毒素类蛇伤，多在30分钟后出现全身中毒症状；局部仅有疼痛或麻木，无局部明显肿胀者，多为神经毒素类蛇伤。神经毒素类蛇伤常因局部麻木，全身中毒症状以嗜睡为主，极易被患者忽略、延误就医。

（三）诊断依据
牙痕是可靠诊断依据。无毒蛇没有毒牙，咬伤后留4行细小牙痕；毒蛟有毒牙，咬伤后留有两个大而深的毒牙痕，有时可见3～4个牙痕。

（四）诊断标准
第八届全国中西医结合蛇伤急救学术会（2001）制定了毒蛇咬伤的临床分型及严重程度评分标准（表10-6），可供临床参考。

【鉴别诊断】

应与毒蜈蚣、毒蜘蛛咬伤、蝎蛰伤鉴别。

【治 疗】

1.伤口处理 伤口扩创，挤出或吸出毒液。吸

表10-6　毒蛇咬伤的临床分型及严重程度评分标准

分型 分类	轻　型 （评分1分）	重型（功能障碍期） （评分2分）	危重型（功能衰竭期） （评分3分）
局部伤口	伤口不肿或轻度肿胀，小水疱、血疱、淤斑	大面积皮下淤斑、血水疱、伤口流血，患肢高度肿胀	
神经系统	眼睑下垂，视物模糊，说话不清，肌肉酸痛	张口、伸舌、吞咽困难，喉间痰鸣	横纹肌松弛性瘫痪，呼吸停止
脑	兴奋或嗜睡，呼之能应；定向障碍，意识清醒	烦躁、谵妄、嗜睡，对疼痛刺激能睁眼	深昏迷，对语言、疼痛刺激无反应
肺	呼吸12～14次/分	呼吸困难，呼吸10～12次/分	自主呼吸停止
心	血压正常或偏高，心率过快，心肌酶正常	心率快慢不一，心律不齐，传导阻滞，血压偏低，心肌酶增高	心跳骤停，中毒性或感染性休克
肾	尿量正常（＞40ml/h）有少量蛋白，红细胞	血红蛋白尿，少尿，血肌酐＜177μmol/L	血肌酐＞177μmol/L，少尿（＜20ml/h持续6小时）
胃肠道	腹部胀气，肠鸣音减弱	高度胀气，肠鸣音近消失，便血或呕血	麻痹性肠梗阻或消化道出血伴休克
凝血系统	纤维蛋白原、血小板、凝血酶原时间（PT）、凝血酶时间（TT）正常	全身淤斑或紫癜；血小板计数＜80×10⁹/L，但≥50×10⁹/L；TT及PT比正常延长1～3秒	血小板计数＜50×10⁹/L；血管内凝血，纤维蛋白原＜2g/L；PT及TT比正常延长3秒以上
肝	血清谷丙氨酸转氨酶（ALT）正常或升高	ALT≥正常值的2倍，血清总胆红素＞17.1μmol/L及＜34.2μmol/L	黄疸，血清总胆红素＞34.2μmol/L，ALT＞正常值的2倍，肝昏迷

吮时要用力，在口腔和伤口之间可放置一薄橡胶片，避免毒液吸入腹中。用胰蛋白酶2 000U加入0.25%普鲁卡因10～20ml中，在牙痕周围注射，破坏伤口内蛇毒。彻底排毒后，在伤口近心端或周围外敷南通蛇药或上海蛇药。

2.抗蛇毒血清　注射单价或多价抗蛇毒血清，注射前应先做皮试。首次肌肉注射4ml，以后每次2ml，每天4～6次。也可以将10ml抗蛇毒血清加入25%～50%葡萄糖液20～40ml，缓慢静脉注射。

3.糖皮质激素　大剂量糖皮质激素静脉滴注，具有抗炎、抗过敏、抗休克和免疫抑制的作用。如氢化可的松300～500mg，静脉滴注，连用3～5天。

4.蛇药　伤后立即服蛇伤成药，如蛇伤解毒片（注射液）对我国常见毒蛇咬伤均有效；广州蛇伤药散对眼镜蛇、竹叶青蛇、银环蛇等咬伤有效；上海蛇药对蝮蛇、五步蛇、蝰蛇、烙铁头蛇、竹叶青蛇等咬伤有效；南通蛇药和解毒片，适用于各种毒蛇咬伤；新会蛇药酒，对竹叶青蛇、眼镜蛇咬伤有效。

5.支持与对症疗法　输新鲜血、吸氧、扩容、强心、利尿等。肌肉瘫痪时注射新斯的明，有抽搐时静脉注射葡萄糖酸钙，加用抗生素和预防破伤风，出现呼吸麻痹时进行人工呼吸。禁用中枢抑制剂、抗凝剂和肌松剂。

（陆　原　吴丽峰）

第十一章
皮炎与湿疹

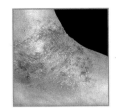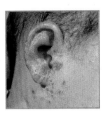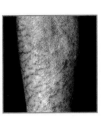

接触性皮炎

接触性皮炎（contact dermatitis，CD）是由于接触某种物质后在皮肤、黏膜接触部位发生的急性或慢性炎症反应。

【病因与发病机制】

1.原发性刺激反应（ICD） 接触物本身具有强烈刺激性或毒性，任何人接触该物质均可发生皮炎，如接触强酸、强碱等化学物质所引起的皮炎。刺激物损害角质形成细胞后释放细胞因子，如GM-CSF、IL-1、IL-6等，活化T细胞及单核细胞，引起炎症反应。

2.接触性致敏反应（ACD） 为典型的迟发型（Ⅳ型）变态反应。引起接触性皮炎的接触物质有许多种类，可分为动物性、植物性和化学性三大类。

【临床表现】

1.急性接触性皮炎

（1）基本损害：在接触部位发生境界清楚的红斑、丘疹、丘疱疹，严重时红肿明显，并出现水疱和大疱，疱壁紧张、内容清亮，水疱破后呈糜烂面（图11-1～图11-3），偶尔发生组织坏死。

（2）发病特征：皮损发生部位与接触相关刺激物有关，例如，头部皮损常与接触染发剂有关；面部皮损常与接触化妆品有关；手部皮损常与接触洗涤剂或工作中的化学物质有关。足部皮损可由足部接触某种过敏原如塑料、橡胶鞋等而引起。如接触物为气体、粉尘，则皮损呈弥漫性而无鲜明界限，但多于身体暴露部位严重。

（3）全身症状：起病较急，患部常有灼痒或灼

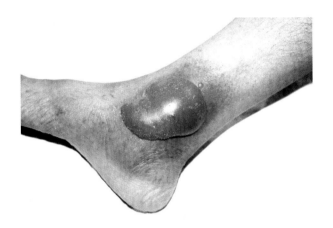

图11-1　接触性皮炎

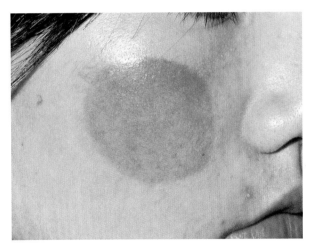

图11-2　接触性皮炎

痛感，搔抓后可将致病物带到远隔皮损部位，产生性质类似的病变，少数严重病例可有全身反应。

2.亚急性和慢性接触性皮炎 皮损开始可呈亚急性表现，为轻度红斑、丘疹，境界不清楚；或由于长期反复接触后发病，局部呈慢性湿疹样改变（图11-4），皮损轻度增生及苔藓样变，如洗涤剂引起的手部接触性皮炎。

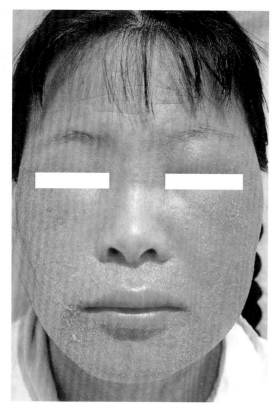

图11-3 刺激性接触性皮炎（漆树皮炎）

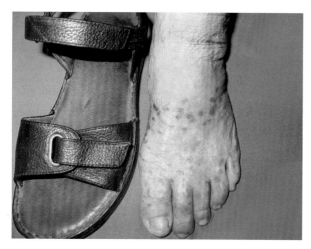

图11-4 变应性接触性皮炎（鞋皮炎）

3.分型　见表11-1。

【诊　断】

（一）诊断基本资料

1.病史　有明确的接触史，去除病因后很快痊愈。

2.体格检查　皮损常呈急性或亚急性皮炎，局限于接触部位，界限清楚。

3.辅助检查

（1）激发试验：再次接触可疑变应原以协助诊断急性接触性皮炎，多用于化妆品或职业性接触性皮炎；可能加重原发病和耗费时间较长是本法的缺点。

（2）斑贴试验：将含有可疑变应原的斑试器贴敷在患者的背部或上臂外侧皮肤上，48小时去除之，做首次判读；去除后48~96小时，做第二次判读。局部皮肤出现红斑、浸润、丘疹、水疱即为阳性，需要注意假阴性及假阳性反应。

（3）体外试验：淋巴细胞转化试验或巨噬细胞移动抑制试验已用于急性接触性皮炎的体外测定，因其并无可靠的判断标准，故缺乏临床应用价值。

（4）组织病理：刺激性接触性皮炎主要表现为外层表皮坏死，常伴有淋巴细胞和中性粒细胞浸润。变应性接触性皮炎呈类似湿疹样变化。

4.伴发疾病

（1）免疫缺陷疾病，如AIDS、复合免疫缺陷病。

（2）免疫反应减退或无反应性，如淋巴瘤结节病、异位性皮炎、瘤型麻风、聚合性痤疮。

（二）诊断思路

1.接触史　在接触性皮炎的诊断中起着决定性的作用。

2.皮疹形态和部位　可能提示变应原的类型，如植物所致的变应性接触性皮炎常为线状损害，空气变应原可累及较多的暴露部位；而纺织品相关性变应原引起着装部位皮炎，其中以项、上背、侧胸、腰带和屈侧部位明显，这种分布方式表明了非免疫因素的重要性。

3.面、耳和颈部变应性接触性皮炎　变应原特别难以确定，其原因是：①变应原种类较多，如面部化妆品成分、光接触性变应原和修面用具成分等；②头皮上应用的变应原可使面、耳和颈部出现变应性接触性皮炎，而头皮不受累；③手可能是面、耳和颈部变应原传播的潜在来源，而手部无明显皮炎。

4.手足部皮炎　病因十分复杂。非变应性手部皮炎和变应性接触性皮炎也可相继发生，开始应用橡胶手套、外用霜剂引起刺激性接触性皮炎，以后对这些产品中的化学物质致敏。如果指蹼和手背皮疹特别明显，提示变应性接触性皮炎的可能性。足部皮炎常以足背和趾关节部位更为明显，主要的变

表11-1　接触性皮炎的分型

分　型		临床类型
皮肤刺激	原发性刺激	
变应性接触性皮炎	植物性皮炎	
	毒葛（漆树属）皮炎	
	芒果皮炎	
	鞋皮炎	
	金属和金属盐皮炎：镍、铬、汞、砷（除镍以外，通常其他纯金属不引起过敏反应，仅其合成盐引起反应）	
	空气源性接触性皮炎：空气中的化学悬浮物可导致暴露部位，包括喷雾剂、香水、化学粉尘、植物花粉，空气源性物质易聚于上眼睑，而易挥发物质多集中于衣物上	
	橡胶皮炎	
	合成树脂性皮炎	
	染发剂皮炎	
	化妆品皮炎	
	遮光剂皮炎	
	速发型接触性反应（接触性荨麻疹）	
	光毒性及变态反应	
	系统性接触性反应：指对某种变应原接触致敏后，在全身吸收该物质所引起的皮肤反应，如镍过敏者，食入镍后可发生双手汗疱疹样损害	
	非湿疹样接触性反应：多种类型，如毛囊炎样、剥脱性皮炎样、紫癜样等	

应原为橡胶催化剂、重铬酸钾和染料，但必须排除真菌感染。黏膜变应性接触性皮炎常与调味香料有关，可表现为口周皮炎，并扩散至唇红缘上。

5.**泛发性或系统性接触性皮炎**　其发生可能与某些挥发性的变应原或外用药物有关，如秘鲁香脂或其交叉反应变应原，轻者为化妆品使用处的局限性皮炎，重者则为近似于红皮病的泛发性皮炎。

（三）诊断依据

1. 有特殊的接触史。

2. 皮损的特征：皮损常局限于接触部位，境界清楚，疹型多较单一。

3. 去除接触物，适当处理后皮损很快消退。

4. 斑贴试验阳性可协助诊断。

（四）诊断标准

化妆品接触性皮炎和职业性接触性皮炎有相应的诊断标准（见化妆品皮炎），接触性皮炎也可参照这些诊断标准执行。

【鉴别诊断】

（一）主要鉴别的疾病

1.**湿疹**　皮炎与湿疹的关系一直存在争论，病因相对比较清楚的称为皮炎，不清楚的皮炎样损害称为湿疹。从临床表现的角度，湿疹往往有较长病史，具对称性，皮损面积较大，周围有卫星灶；此外，个别情况下两者可并存，给诊断带来难度。如果一个患淤积性皮炎的患者，因为前者皮损在多次接触外用药的条件下很易对外用药成分发生接触性过敏。对于手部湿疹皮损，也易同时发生刺激性接触性皮炎（如肥皂、消毒剂等），甚至有时接触性过敏与刺激性因素可并存。

2.**汗疱疹**　有季节性、周期性发作的病史。突然发生的成群清亮的深在性、粟粒至米粒大水疱，无红斑对称发生于掌和跖，皮疹可自然消退。

3.**手部湿疹**　手部接触性皮炎和湿疹常常很难鉴别，接触性皮炎常累及手背及肢端，而湿疹主要累及手掌及手指屈侧。斑贴试验可帮助鉴别。

（二）次要鉴别的疾病

1.**脂溢性皮炎**　好发于多脂区，以红斑为主，界线不清，表面有油腻性鳞屑，并且易反复发作，斑贴试验阴性可帮助鉴别。

2.**多形性日光疹**　发生于曝光部位，除手背、指伸侧外，面颈部也有皮疹；有光敏感，表现为红斑、水疱，界限清楚，避光后减轻。接触性皮炎的有关鉴别诊断见表11-2、表11-3。

3. **手癣** 发生于掌指屈侧，单侧分布，表现为丘疹、疱疹和鳞屑，持续存在，真菌检查阳性。

4. **丹毒** 面部也是丹毒的好发部位，表现为光滑发亮的界线清楚的水肿性红斑，自觉疼痛及压痛，可有发热、畏寒等全身症状，血白细胞增高、中性粒细胞增高。

5. **体癣** 皮疹呈环状，为丘疹、丘疱疹，界线清楚，真菌检查阳性。

表11-2　刺激性与变应性接触性皮炎的鉴别要点

	刺激性接触性皮炎	变应性接触性皮炎
危险人群	任何人	遗传易感者
发病机制	非免疫性，表皮的理化刺激	迟发型超敏反应
致敏与发病	无需致敏，初次接触或反复接触后发病	致敏期为4~25天，致敏后再接触12~48时发病
物质性质与浓度	刺激物（腐蚀剂、有机溶媒、肥皂等），浓度常较高	变应原（小分子半抗原），浓度可能极低
发病部位	接触部位	接触部位，可扩展至周围或远隔部位
皮损特点	同ACD，易发生大疱、坏死、溃疡或皮肤干燥、皲裂、脱屑	急性、亚急性或慢性湿疹，如红斑、水肿、水疱、脱屑、苔藓样变
自觉症状	灼痛或刺痛	瘙痒
早期炎性浸润细胞	中性多形核白细胞为主	单核细胞为主
复发性	不定	当接触特异性致敏原易复发
淋巴细胞转移	否	是
诊断试验	—	斑贴试验
转归	停止接触后皮损迅速消退	停止接触后皮损在1~2周内消退

表11-3　接触性皮炎与其他皮肤病的鉴别诊断要点

皮肤炎症的部位	形态的差别	可能的诊断
手掌和（或）足跖受累，无手背或足背等其他部位受累	早期有小疱（2~3mm）到大疱，伴有少量的红斑或脓疱形成	汗疱疹或皮肤癣菌疹
仅腘窝/肘窝、腋窝及颈部受累	苔藓样、干燥皮肤，无水疱，伴或不伴有色素改变	特应性皮炎
头皮、肘、膝、掌跖、骶尾部可能受累，无面部受累	边缘清楚的红斑鳞屑状改变，可有脓疱，但无水疱	银屑病
手背、足背、下肢和（或）上肢伸侧受累	水疱、渗出、圆形、边界清楚的硬币状斑片，多形性皮损	钱币状湿疹
头皮、颊部、鼻唇区、耳、眼眉部、前胸中央部受累	鳞屑状改变，某些部位境界不清楚，不伴有水疱	脂溢性皮炎
下肢受累	圆形或不规则形斑片，表面有裂隙、疹部皮肤干燥，不伴水疱、水肿或色素沉着	皮脂缺乏性皮炎
伤口周围或引流部位，周缘有少量散在的湿疹斑片	化脓渗出覆盖于大部分皮炎表面	传染性湿疹样皮炎
长期存在的斑状皮炎，伴有近期扩大、边界不清	大部分损害非局限性，伴有小水疱，而不是大疱或鳞屑状改变	自身敏感性皮炎
下肢、特别是中间部位	凹陷性水肿、静脉曲张、色素沉着（有时色素减少）、可有溃疡、水疱，伴或不伴有鳞屑状改变	淤积性皮炎

（三）专家提示鉴别的疾病

出汗不良性皮炎、特应性皮炎、脂溢性皮炎、神经性皮炎、银屑病、癣。

【治疗原则】

1.接触性皮炎的治疗原则　寻找病因，脱离接触物，积极对症处理。

2.全身治疗　视病情轻重，轻者可单独采用抗组胺药物和钙剂治疗，严重者加用糖皮质激素。

3.局部治疗可按急性、亚急性和慢性皮炎的治疗原则处理　①急性期：红肿明显选用炉甘石洗剂外搽，渗出多时用3%硼酸溶液湿敷；②亚急性期：有少量渗出时用湿敷剂或糖皮质激素糊剂，氧化锌油，无渗液时用糖皮质激素霜剂等，有感染时加用抗生素，如新霉素、莫匹罗星；③慢性期：选用软膏。

4.预防　接触性皮炎愈后应尽量避免再接触致敏原，以防复发。

（程　波　施秀明　吴丽峰）

湿　疹

湿疹（eczema）是一种瘙痒性、多样性皮疹（包括急性期红斑、小丘疱疹、水疱，慢性期肥厚苔藓化、鳞屑），具有聚集成群与渗出倾向，易复发的皮肤炎症反应。目前湿疹与皮炎有些异同的看法，相同点是湿疹和皮炎均为Ⅳ型变态反应，病理变化相似，临床表现常不易区别，而不同点是皮炎多可找到病因，湿疹多原因不明、复杂，但两者有互相转化处，某些接触性皮炎久后表现为慢性湿疹样，而湿疹一旦查明原因归入皮炎。因此，现仍为一独立疾病进行处理。

Ackerman指出湿疹包含一群疾病，是一描述名，而不是一种特殊诊断，这种概念有它广泛价值，为一群疾病，临床特点描述，属形态学范畴。

【病因与发病机制及分类】

1.病理

（1）内因：各种因素的易感性、耐受性（与遗传相关）、神经精神因素（焦虑、紧张、抑郁）、内分泌、营养代谢、胃肠、循环功能障碍、慢性感染灶（细菌、真菌、寄生虫等）。

（2）外因：有创伤、理化因子（冷、热、日光、干湿）、食物、药物。

2.发病机制　湿疹患者免疫功能混乱：湿疹发病主要为Ⅳ型迟发变态反应。

3.临床分类（按Burton分类）

（1）外源性湿疹：包括刺激性皮炎、变应性接触性皮炎、光变应性接触性皮炎、湿疹性多形日光疹、传染性湿疹样皮炎、皮肤癣菌疹、损害后湿疹。

（2）内源性湿疹有特应性皮炎、脂溢性皮炎、皮脂缺乏性湿疹、盘（钱币）状湿疹、渗出性盘状湿疹和苔藓样皮炎、慢性脱屑性浅表皮炎、白色糠疹、手部湿疹、郁积性湿疹、幼年跖部皮病、代谢性湿疹或与系统性疾病有关的湿疹、湿疹型药疹。

【临床表现】

1.发病　各型湿疹在人群中患病率为18%（美国），而英国调查湿疹占皮肤患者的17%~30%。其发病与年龄有一定关系，如婴幼儿湿疹、口周湿疹多见婴儿、儿童，据报告569例婴儿湿疹中母乳喂养只占1.3%，而多数为人工和混合喂养者。

各型湿疹主要特点有：显著瘙痒，不同程度红斑，水疱，苔藓样变，脱屑。

2.分期　按皮疹特点有以下几个分期：

（1）急性湿疹：发病较快，皮疹呈多形性，红斑水肿基础上产生密集粟米至绿豆大小丘疹、丘疱疹、水疱，常因摩擦、搔抓而糜烂、渗出多，皮疹融合成片，中心较重，蔓延至外围散在丘疹、水疱，故境界不清（图11-5）。皮疹发生于体表任何部位，多对称分布，常见于头、面、耳后，四肢远端暴露部、阴部、肛门等处，自觉瘙痒较甚。

（2）亚急性湿疹：常由急性期炎症减轻或急性期迁延而来，皮疹以小丘疹、鳞屑、结痂为主，少数丘疱疹，小水疱，及点状糜烂，亦可轻浸润，瘙痒剧烈。

（3）慢性湿疹：可由急性、亚急性湿疹反复发作转变而来，也可一开始即为慢性，表现为皮肤粗糙、浸润肥厚、苔藓化、抓痕、结痂、色素沉着（图11-6），外围可有丘疹、丘疱疹散在，皮疹具局限性边缘较清楚，瘙痒明显。

3.湿疹分型　按部位分有：①耳部湿疹（图11-7）；②乳房湿疹：非哺乳期患者须注意排除湿疹样癌；③脐窝湿疹；④阴囊湿疹；⑤女阴湿疹；⑥肛门湿疹；⑦小腿湿疹，有的发生于小腿静脉曲张，称静脉曲张症候群。

4.其他特殊类型有:

(1)钱币状(盘状)湿疹(nummular eczema): 皮疹为红色小丘疹、丘疱疹密集而成直径为1~3cm, 略呈圆形,易渗出,界清的皮损(图11-8)。好发四肢伸侧、躯干、臀、乳房。

(2)婴儿湿疹:俗称奶癣,多认为是特应性皮炎的婴儿型,但也有认为不是所有婴儿湿疹都是特应性皮炎。

【诊 断】

(一)诊断基本资料

1.病史

(1)有否遗传史、全身性各器官疾病或感染灶;精神上刺激、烦恼、长期失眠、多梦等;环境因素:有否过冷、过热、干燥、反复肥皂等洗、烫、搔,或某些食物、药物、职业性接触等。

(2)病程反复发作,间歇期情况,皮疹表现有否急性渗出。

(3)瘙痒程度,多甚痒,是否影响工作、睡眠。

2.体格检查 主要为皮疹特点与分布,对病情顽固者需要全身系统检查。

(1)皮疹以小丘疹、丘疱疹为主,急性期红斑、糜烂、渗出,慢性期苔藓化,皮肤肥厚浸润,亚急性多见脱屑、结痂,但临床上可多种疹型同时存在。

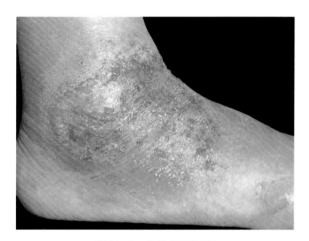

图11-5 急性足部湿疹

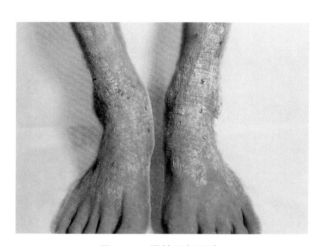

图11-6 慢性足部湿疹

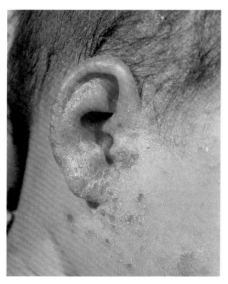

图11-7 急性耳部湿疹

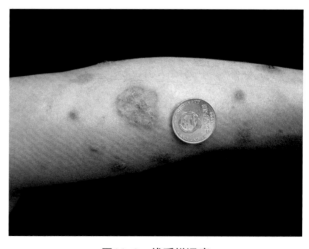

图11-8 钱币样湿疹

（2）皮疹可泛发或局限，多呈群集特点，对称分布，好发四肢屈侧、手、足、肘窝、腘窝、耳后、乳房、脐、外阴、肛门等。

3. **组织病理** 见诊断依据。

4. **实验室检查** 斑贴试验、皮肤点刺试验，过敏原检测特异IgE，淋巴转化试验，有助明确外源病因或加重因素。血液、尿常规及各系统实验检查，必要时可排除内源或加重因素。

（二）诊断思路

1. **病史** 皮肤瘙痒湿疹皮炎类许多病均可引起瘙痒，询问近期与食物、药物、接触物有否关系，有否精神紧张焦虑等诱发湿疹因素，病史中可反复发生，结合皮疹特点。

2. **皮疹特点** 虽无明显特异性，但因其疹型多样，群集排列，急性时境界较模糊，易渗出，分布对称，有一定好发区，结合组织病理为一般非特异性急慢性皮炎改变。

3. **实验室检查** 一般血液多示嗜酸粒细胞增高，没有血小板减少，斑贴试验或点刺试验可呈多种物质阳性，但亦可呈阴性，可协助诊断。

4. **伴发疾病** 慢性肉芽肿病、选择性IgM缺乏、Wiskott-Aldrich综合征、婴儿伴性低丙种球蛋白血症。

（三）诊断依据

1. **病史** 剧烈瘙痒。

2. **皮疹表现** 皮疹呈多形性，以粟米至绿豆大小丘疹、丘疱疹、苔藓化脱屑为主，急性期境界多弥漫。易渗出，分布对称，呈群集性，慢性者皮肤浸润肥厚，苔藓化。亚急性期可界于两者皮疹特点，除丘疹，丘疱疹外多结痂，脱屑。

3. **病程** 较慢，易反复发作。

4. **组织病理** 急性期为表皮细胞内水肿、海绵形成，真皮上部轻度炎细胞浸润；慢性湿疹表皮角化过度，角化不全，棘层增厚，真皮上部显著炎症细胞浸润。亚急性期可有上述两种变化混合存在（图11-9）。

5. **实验室检查** 斑贴试验或皮肤点刺试验，呈多种物质阳性。

【鉴别诊断】

（一）主要鉴别的疾病

1. **接触性皮炎** 皮疹表现可有红肿、丘疹、水疱、渗出、结痂与湿疹相似，但此病皮疹发生较突然，多由外因在接触部位或身体暴露部发病，境界清楚，可因搔抓将抗原带至其他部位，皮疹疹型多较单一，除去原因后，处理得当一周可愈，可与区别。

2. **特应性皮炎** 婴儿期为婴儿湿疹、儿童期或成人期瘙痒皮疹与亚急性慢性湿疹相似，此病有个人或家族过敏史（哮喘、枯草热、过敏性鼻炎等），血液检查中嗜酸粒细胞增高，IgE增高，有些患者从2岁前发病，全身皮肤较干燥，受累部位除屈侧肘窝、腋窝外踝前或颈周好发。

3. **脂溢性皮炎** 虽有不同程度瘙痒、红斑小丘疹，有时渗出结痂，似湿疹，但其有皮脂溢出素质，在皮脂丰富区如头、眉、鼻翼两侧、脐、阴毛、腋毛等处典型损害为带油腻性鳞屑的黄红斑片，可以鉴别。

4. **神经性皮炎** 本病瘙痒皮疹苔藓化与慢性湿疹相似，但神经性皮炎先有痒反复搔抓后皮肤改变，其苔藓化程度更显著，多角形扁平丘疹密集成片，边缘可有发亮丘疹，而浸润肥厚不如慢性湿疹；皮疹境界较清，好发部位以颈、项、肘、膝关节伸侧或骶尾部。

5. **Wiskott-Aldrich综合征** 此病除湿疹表现外有血小板减少引起的出血，其特征有紫癜、便血，

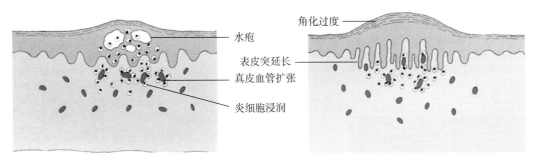

角化过度
水疱
表皮突延长
真皮血管扩张
炎细胞浸润

图11-9 湿疹病理变化示意图

还有反复感染三个主要症状,感染较严重,因有免疫异常,对多糖抗原刺激几乎没有产生抗体的能力,对皮内抗原试验及DNCB皮肤试验不发生迟发反应,此系性联隐性遗传,这些与湿疹不同。

6.自身过敏性皮炎　皮疹表现与急性、亚急性湿疹相似,但本病多由原发湿疹病灶感染,恶化或外用药不当刺激后自身抗原吸收致敏,7~10天后在原发灶附近及全身泛发,一般随原病灶好转而消退,可以鉴别。

7.蕈样肉芽肿　红斑期出现多形皮疹可有红斑、丘疹、苔藓化、皮肤异色病样等改变伴瘙痒像湿疹,但早期削片或活检,病理亲表皮现象,有Pautrier单核细胞微脓肿的趋势。如有找到MF细胞(核深染,形态不规则,大小不一,细胞周围有透明晕)更易鉴别。

(二)次要鉴别的疾病

1.传染性湿疹样皮炎　其皮疹与急性、亚急性湿疹相似,但先有慢性感染灶如中耳炎、褥疮、瘘管等,由病灶中排出分泌物刺激周围皮肤敏感而发病,与湿疹不同。

2.乳头湿疹样癌(Paget病)　明显搔痒与乳部湿疹相同,皮疹多发生在单侧,乳头部质地较硬,必须做活检,也可刮片,可见Paget细胞,可资鉴别。

3.掌跖脓疱病　皮损限于手足掌跖部,也可扩展到指(趾)背侧,对称发生,似手足部湿疹,前者掌跖部为红斑基础出现粟粒大无菌性脓疱,壁厚干涸后结咖啡色痂,脱屑又出现新脓疱,指(趾)甲变形肥厚浑浊不规则,纵嵴隆起常伴沟状舌,脓疱活检:为表皮内大的单房性脓疱,腔内许多中性粒细胞,脓疱两侧见小而典型的海绵状脓疱,而湿疹病理无海绵状脓疱可区别。

4.手、足癣　常瘙痒,红斑、水疱、脱屑似手足湿疹,而手足癣病多发生于掌、趾缝,境界清,常单侧发,真菌检查阳性。

(三)专家提示鉴别的疾病

体癣、接触性皮炎、皮脂缺乏性湿疹、慢性单纯性苔藓、渗出性盘状苔藓样皮病、玫瑰糠疹、异位性皮炎、斑块型银屑病、玫瑰糠疹样药疹、脂溢性皮炎。

【治　疗】

1.病因治疗　寻找病因,避免刺激和诱发因素。依急性、亚急性、慢性湿疹选用外用药物剂型和方法。

2.局部治疗　煤焦油、松馏油、10%黑豆馏油乳膏、水杨酸软膏、尿素软膏、维A酸软膏、糖皮质激素、他克莫司、吡美莫司;UVA1(300~400nm)照射、UVA/UVB照射及窄谱UVB(310~318nm)照射,对慢性顽固性湿疹具有较疗效。

3.系统治疗

(1)一般治疗:抗组胺药,非特异性脱敏(葡萄糖酸钙、硫代硫酸钠),静脉封闭疗法。

(2)免疫治疗:糖皮质激素,免疫抑制剂(环孢素、环磷酰胺、硫唑嘌呤),生物制剂。

4.中西医结合治疗　中草药外洗(切记烫洗),内服中药。

(施秀明　吴丽峰)

手部湿疹

手部湿疹(hand eczema,HE)又名手部皮炎,是一种局限于手部皮肤的湿疹皮炎类的总称。极少累及其他部位,如为全身泛发湿疹伴有手部受累,则为泛发性湿疹而不称手部湿疹。

【病　因】

1.外源性

(1)接触刺激物:化学性刺激物,如肥皂、清洁剂、溶剂等;物理性,如摩擦、轻微损害、干冷空气等。

(2)接触变应原:如铬、环氧树脂、橡胶等可发生IV型变态反应。

2.内源性

(1)特应性体质:69%的特异性皮炎患者有手部受累。成人最常见的部位是手部,手部可单独受累,有特应性体质的青少年患者,接触刺激因子时,可首先表现为手部湿疹,皮疹常呈盘形。

(2)其他:某些精神压抑或出汗刺激。

【临床表现】

临床表现根据临床的不同分型而表现各异,如下:

1.角化性掌部湿疹(hyperkeratotic palmar eczema)　以掌部及手指掌侧片状皮肤肥厚,脱屑,皲裂(图11-10,图11-11)为主要表现。

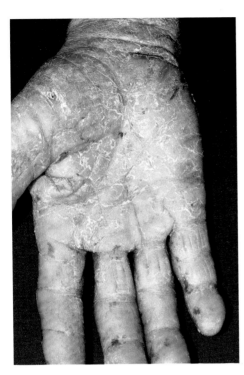

图11-10　手部湿疹

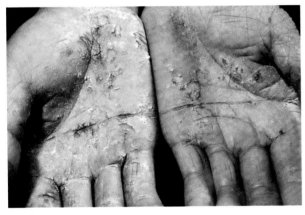

图11-11　手部湿疹

2. 指尖湿疹（fingertip eczema）　多发生于女性，女：男为3：1，局限于指尖、指腹。

3. 斑状水疱鳞屑性湿疹（patchy vesiculosquamous eczema）　主要表现为双手不对称，不规则斑片，有小水疱及脱屑，可累及甲周引起甲损害。

4. 盘状手部湿疹（discoid eczema）　多发生于手背表现为群集丘疹水疱，渗出结痂鳞屑。呈园形。

5. 戒指湿疹（ring eczema）　由于肥皂清洁剂等刺激反应在戒指下皮肤红斑，溃白。

6. 家庭主妇皮炎（housewife dermatitis）　由于较长时间暴露于肥皂、清洁剂、水，皮疹可开始于

指尖，为指尖湿疹，且手背红斑，手掌皲裂，手部屏障的损害。

7. 少见类型

（1）屠宰场湿疹（slaughterhouse eczema）：多发生于指侧缘和趾蹼水疱，目前病因未明，而部分屠宰工人在暴露于动物血液时发生接触性荨麻疹。

（2）慢性肢端皮炎（chronic acral dermatitis）：多发于中年人，表现为掌跖角化过度性丘疹，水疱，伴瘙痒，无家族异位性历史，实验室IgE升高。

20世纪90年代根据手部湿疹（HE）发病过程、发病环境、皮疹形态、皮肤斑贴试验结果、实验室检查及全身表现，国人杜荣昌、王侠生等对363例调查统计结果，把HE分为五个亚型：①手部过敏接触性皮炎（HACD）；②手部原发刺激性接触性皮炎（HICD）；③手部特应性皮炎（HAD）；④手部真菌性湿疹（HME）；⑤手部真性湿疹（HTE）。

【诊　断】

（一）诊断基本资料

1. 病史　有否特应性或易过敏体质、出汗障碍等，外源性如各种化学性、物理性接触刺激史及变应原接触史，尤其是铬、镍、橡胶、海鲜、感染灶寻找如足癣，必要的职业史调查，有报告手部湿疹在职业性皮肤病中87%的患者原发于手部。

2. 体格检查　手足部皮疹，具有不同类型皮疹。

3. 病理检查　组织学特征是角层肥厚和汗腺数量增多。

4. 实验室检查　斑贴试验，对手部湿疹寻找病因诊断有较大帮助。

5. 伴发疾病　遗传过敏体质、特异性皮炎、呼吸道特应性疾病、皮肤干燥、鱼鳞病、职业病。

（二）诊断思路

手部皮炎湿疹有汗疱疹、剥脱性角质松解、接触性皮炎、手癣等，应根据病史临床加以逐一分析，排除，找到本病的诊断。主要病变发生在手部，痒或灼痛，结合职业情况，如水洗等加重病情，多冬季加剧，病情反复。斑贴试验及必要的实验室检查，排除真菌感染及全身疾病，可考虑手部湿疹的诊断。

（三）诊断依据

1. 一般好发于中青年（18~55岁）。

2. 起病通常原发于手掌及手指的小丘疹，水

疱，伴剧烈瘙痒。

3.慢性皮损主要累及双侧手掌和手指，表现为增厚、皲裂、脱屑。

4.病期通常在半年以上，且逐渐加重，部分反复发作。

5.一般在冬季症状较重，因水洗或接触洗涤剂加剧。

6.皮疹真菌直接镜检阴性，实验室可无特殊发现。

【鉴别诊断】

（一）主要鉴别的疾病（表11-4）

1.汗疱疹

（1）相似点：好发于手掌，手指侧缘，多为深在性小水疱。其发病部位，小水疱脱屑与手部湿疹相似。

（2）不同点：汗疱疹皮损水疱为深在性水疱，形态单一，边缘不红，不易破，干后脱屑，常于春末夏初开始发病，夏季加剧，入冬自愈，与手部湿疹不同。

2.剥脱性角层松懈症

（1）相似点：主要对称分布于掌跖部，亦可见手足背，初为针头大白点，由表皮角层与下方松离形成，向四周扩大，似疱液干涸的膜，易破裂脱屑，与手部湿疹相似。

（2）不同点：前者往往并发局部多汗，但无明显水疱，基底正常、不痒，脱屑较大片与湿疹不同。

3.接触性皮炎

（1）相似点：急性期表现为红斑，丘疹或水疱，慢性者可有皮肤增厚、脱屑，伴痒，与湿疹相似。

（2）不同点：本病多数发生于接触物部位，境界清楚，皮疹疹型较单一，斑贴试验呈阳性，可资鉴别。

4.手癣　水疱型癣病可发生于手掌、手背，可类似湿疹，但癣初发多单侧（后可双侧）边缘清楚，镜检或培养可找到真菌。

5.掌跖脓疱型银屑病　①皮疹多限于手足掌跖部，也可扩展至指趾背侧；②对称性红斑，斑上出现许多针头至粟粒大小无菌性脓疱，结痂脱落出现小鳞屑，剥之小出血点；③常伴指趾甲变形、肥厚，甲下积脓；④沟状舌；⑤病理：除寻常型银屑病改变外，棘层上部出现海绵状脓疱，以上①②可似手部湿疹，但③④⑤与湿疹不同。

6.银屑病

（1）相似点：皮疹为角化斑片，境界明显，中央较厚，边缘较薄，可与手部慢性湿疹相似。

（2）不同点：手部湿疹先有水疱，鳞屑薄，炎症较明显，鳞屑去除后无点状出血点，且伴剧烈瘙痒。

7.癣菌疹

（1）相似点：在足部真菌感染时，可在手掌及指侧有疹样反应，局部找不到真菌，很像湿疹。

表11-4　手部湿疹的鉴别诊断

部　位	红斑和鳞屑	水　疱	脓　疱
手背	异位性皮炎	发疹反应	细菌感染
	刺激性接触性皮炎	疥疮（指缝）	银屑病
	慢性单纯性苔藓		疥疮（指缝）
	钱币状湿疹		手癣
	银屑病		
	癣		
掌面	指尖湿疹	变应性接触性皮炎	细菌感染
	角化过度性湿疹	汗疱疹	汗疱疹
	复发性局限性掌面脱皮		银屑病
	银屑病		
	癣		

（2）不同点：前者病程较短，随着足部真菌感染治疗好转而渐减退，足部原发病灶找到病原性真菌。

8.进行性指掌角皮症

（1）相似点：皮肤干燥，粗糙，角化，也可有红斑鳞屑，有时出现丘疹，水疱，手背可累及，伴瘙痒，也有认为手部湿疹的异型，或皲裂性湿疹。

（2）不同点：本病由指端逐渐往手掌发展，粗糙，角化，鳞屑为主与原发手部真性湿疹多形性不同。

（二）次要鉴别的疾病

1.更年期皮肤角化病

（1）相似点：为发生于更年期妇女掌跖部片状角质小斑，圆形或椭圆形，逐渐融合，伴皲裂疼痛。其皮疹改变，部位可似慢性湿疹。

（2）不同点：此病多发于更年期前后的肥胖型妇女，偶见于较年轻者，且不伴瘙痒，皮损多在受压部，无丘疹，水疱发生。

2.二期梅毒掌跖梅毒疹　可伴其他二期梅毒疹，对称发生在手掌，足底部，初起为微红或淡褐色丘疹，后变为黄白或污白色，质硬，3~5天后丘疹中央角质剥脱，中心游离，边固着，周红晕，不融合。梅毒血清学阳性可区别。

3.Reiter病　多见于男性，约50%病例有皮肤病变，在掌跖部表现为红斑基础上小水疱、脓疱、糜烂、溃疡及角化性损害。但本病主要有尿道炎（85%）、结膜炎（50%）、多关节炎（81%）或单关节炎（14%）可以鉴别。

4.慢性砷中毒　手足掌跖部可发生点状角化似角栓样损害，可伴多汗、甲床甲沟炎。掌跖部损害可类似手足急、慢性湿疹改变，但本病有砷接触史，黏膜与生理性色素沉着部位的色素改变，四肢手足麻木、疼痛感、神经炎改变，尿砷含量增高可鉴别。

（三）专家提示鉴别的疾病

内源性皮炎、接触性皮炎、汗疱疹、银屑病、真菌感染、遗传性皮肤角化病、扁平苔藓、神经性皮炎、蕈样霉菌病。

【治　疗】

1.一般防治　①手部清洁后经常用保湿剂，避免接触清洁剂、洗涤剂如肥皂等；②手部干燥轻度红斑脱屑时及早治疗，应用保湿霜或润滑油；③手套的应用：一般乙烯基手套保护可避免化学品的接触，但有些人对它过敏，又需做粗活，可在乙烯手套或皮手套内衬白棉手套，这样可吸收手部出汗，更好防护。

2.局部及全身治疗　参照"湿疹""皮炎"。

3.特殊治疗

（1）光化学疗法：PUVA和UVB已证实对手部变应性接触性皮炎、出汗不良型湿疹、角化过度性湿疹有效。

（2）放疗：对顽固手部湿疹有效，Fairr认为一个人一生中可接受3个疗程浅层X线治疗，每疗程3Gy是安全的。

（3）慢性顽固性手部湿疹：可考虑环孢素A的应用，如有角化过度性湿疹也可应用依曲替酯，但不良反应较大。

（4）指尖皲裂用油性制剂，尽可能保留角蛋白，有时可给予复方安息香（苯甲酰苯基甲醇酊或软膏）封包，以减少疼痛。

（施秀明　陈　蕾）

特应性皮炎

特应性皮炎（atopic dermatitis，AD）又名异位性湿疹、遗传过敏性皮炎或屈侧皮炎，是一种与遗传相关、瘙痒性、慢性、反复性、炎症性皮肤病。1925年Coca及Cooke提出atopy（no-playnes无特定位置之意），其含义为：①有易患哮喘、过敏性鼻炎、湿疹的家族倾向；②对异种蛋白过敏；③血清中IgE增高；④血液嗜酸粒细胞增多。再加上临床湿疹表现，为典型特应性皮炎。

【病因与发病机制】

1.遗传　患者多具过敏体质，有遗传背景，75%有特应性家族史，临床同卵双胎发病率为89%，二卵双胎发病率在20%~30%。31%的患者有过敏性鼻炎或哮喘，62%的患者有呼吸道过敏性家族史。

2.免疫学异常　约80%发生一种或多种抗原速发型皮肤反应，43%~80%出现IgE增高，提示特异性皮炎的免异学异常。

3.超抗原在特异性皮炎中的作用　特异性皮炎患者皮肤有金黄色葡萄球菌（金葡菌）的明显定植。从特异性皮炎儿童外周血分离单一核细胞对金葡菌及其毒素刺激反应增强而IFN-γ产生减少。临床上发现皮肤或口腔等感染可加重特应性皮炎。金葡菌超抗原毒素能激活T细胞和巨噬细胞参与变态反应。

4.**血管异常**　本病通常血管功能失调如白色划痕反应，延缓苍白现象。皮内注射乙酰胆碱等变态反应原发生苍白反应而没有正常人的潮红反应。

5.**皮肤保湿屏障功能降低**　由于各种表皮类脂质减低，甘油二酯及过氧化脂增加，磷酯或固醇脂降低，以及角层中神经酰胺降低使角层的保湿作用减弱，皮肤透皮水分丢失增加和水保留作用下降。

【临床表现】

1.**婴儿期**　多在出生后2~3周或2~3个月发病，皮疹发生于两颊（图11-12）、额及头皮，少数可发展至躯干、四肢。可分两型：

（1）渗出型：多发生在肥胖渗出性体质，主要为两颊红斑，其上密集针尖大丘疹、丘疱疹、水疱，渗出摩擦后露出鲜红糜烂面。

（2）干燥型：常见于较瘦弱的婴儿，在面部淡红或暗红色斑，密集性小丘疹，糠状鳞屑，无渗出。可累及躯干、四肢伸侧。

（3）剧烈瘙痒：病情时有反复，但多数随年龄增长而渐减轻。病情在儿童期缓解，50%以上的患者皮损在10岁完全消退。少数延至儿童期或成人期。

2.**儿童期**　5岁前发病者占80%，可由婴儿期延续而来，或单独发病的。可暂时痊愈后再发，亦可迁延至青年及成人期。

（1）湿疹型：皮疹多为针尖大丘疹、丘疱疹和小水疱，群集成片，较干燥，时有白色鳞屑，浸润、苔藓化，呈亚急性和慢性湿疹改变，皮损曲侧较多（图11-13，图11-14）。

（2）痒疹型：多发生于背、四肢，丘疹较大，初起淡红色后呈棕褐色或肤色、干燥、表面粗糙，皮损伸侧较多。

3.**青年及成人期**　皮损与儿童期相似，可限局性干燥损害，丘疹融合苔藓化或浸润肥厚，有时伴色素沉着，如发于肘窝、腘窝四肢曲侧、颈前侧部，亦可发于双眼睑（图11-15）、手部。

4.**其他**　鱼鳞病（50%）、乳头湿疹、结膜炎、圆锥形角膜、双侧前囊白内障、眼眶下皱褶，特应性皮炎患者小血管异常反应表现为：

（1）白色划痕症：以钝棒摩擦皮肤，正常在摩擦处发红，而特应性皮炎患者是白色。

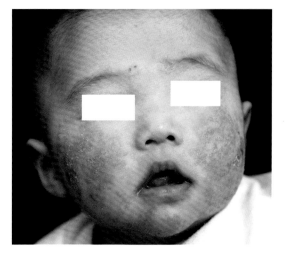

图11-12　特应性皮炎　婴儿湿疹

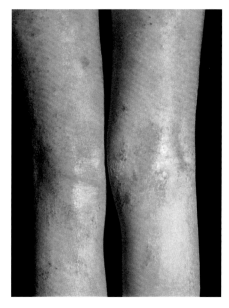

图11-13　特应性皮炎

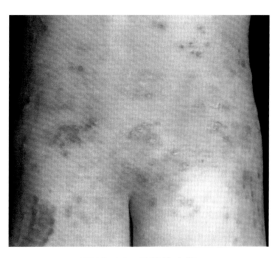

图11-14　特应性皮炎

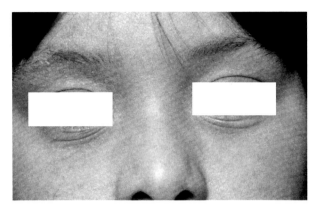

图11-15 特应性皮炎 眶下褶，亦称Morgan褶，是下睑皮肤上的皱褶

（2）延续苍白现象：用1∶10000乙酰胆碱0.1ml皮内注射后15秒，正常人出现潮红、多汗、鸡皮征，持续4~5分钟消退，而患者在皮试后3~5分钟，注射周围出现苍白区，可持续15~30分钟。

【诊　断】

（一）诊断基本资料

1.病史

（1）既往个人（1岁或1~5岁前）皮肤瘙痒的发病情况。

（2）个人或父母过敏史（过敏性鼻炎、荨麻疹、哮喘和枯草热等）。

（3）易过敏（包括食物、吸入物、接触物）、易感染史。

（4）瘙痒加剧因素：①与进食易感食物；②呼吸道感染后；③气候变化（50%的患者夏天缓解，冬天多发）；④出汗、情绪紧张；⑤被服等接触物过敏。

2.体格检查　可发现婴儿期、儿童期、青年期与成人期的皮疹特征及皮肤伴随症状，如鱼鳞症、干皮症、掌纹症、眼周黑晕、眶下褶纹、毛周隆起、眼睑炎、手足皮炎等。

3.实验室检查

（1）组织病理：为非特异性皮炎，根据其为急性、亚急性、慢性与湿疹同，免疫组化在真皮处可检出嗜酸粒细胞脱粒证据——大碱性蛋白。在慢性期皮损中，LC和肥大细胞也增多。在浸润细胞中CD4$^+$细胞∶CD8$^+$细胞为7∶1（正常2∶1）。

（2）血常规检查：嗜酸粒细胞计数比例升高，IgE升高，血小板正常，伴感染时中性细胞总数及分类增高。

（3）斑贴试验、过敏原针刺试验：可有食物如牛奶、花生、鱼、酱油等阳性，粉尘螨、屋尘、花粉也常阳性。

（4）伴发疾病（表11-5）。

表11-5　特应性皮炎伴发的疾病

遗传过敏性疾病
过敏性鼻炎
哮喘
改变细胞介导免疫
增加对真菌，软疣，疣的易感性
增加对金黄色葡萄球菌的易感性
增加对病毒［带状病毒（kaposis水痘样疹），疫苗］易感性
降低对过敏性接触性皮炎发生率
前囊下白内障
唇炎
结膜炎
对胆碱能药物延迟变苍白
Dennie-morgan（划线或下眼睑边缘下的沟）
地图舌
掌纹增多
IgE水平增加
寻常鱼鳞癣
圆锥状角膜（角膜面延伸）
毛发角化病
苔癣样变（慢性单纯苔癣）
刺激性瘙痒阈下值
眼圈发黑
眶下褶痕
苍白（尤其在耳、口、鼻）
毛周增强
性格品质（活跃，有进起心的，急躁，不安）
白色糠疹
荨麻疹
白色皮肤划痕现象
羊毛（丙烯酸）不耐受
干燥症（无光泽皮肤）

（二）诊断思路

具有瘙痒、湿疹皮炎样的皮肤病很多，要注意特异性皮炎发病年龄，多早年发作，50%夏愈冬发，部位及皮疹特点：①婴儿期主要在面颊、四肢伸侧皮炎，与湿疹难鉴别，但有免疫缺陷的其他表现，如易感染、易过敏等，有家族过敏史；②儿童期皮疹干燥除少数痒疹样损害以外多在双侧腘窝和肘窝（"四弯风"）、肘前、腕曲、眼睑、颈圈苔藓化，针尖大小丘疹、脱屑肥厚，注意是否有白色划痕及伴随症状：皮肤干燥、鱼鳞症、毛周隆起、掌纹症、角化过度、手足皮炎；③青年与成人期皮肤多苔藓化浸润肥厚。病情长期、反复，有个人家庭的过敏史，严重特异性皮炎皮疹面积超过50%可伴发育迟缓，与饮食控制等处理可能有关。血液检查嗜酸粒细胞增高、IgE增高，可确定诊断。

（三）诊断依据

1.个人或家族过敏史（如过敏性鼻炎、哮喘、特应性皮炎等）。

2.皮疹特点：不同年龄段的不同特征。

3.其他表现：皮肤干燥，鱼鳞病，掌纹深多，毛周角化，眶下褶皱，眼周黑晕，白色皮肤划痕征等。

4.自觉瘙痒剧烈，为阵发性，难以控制的瘙抓。

5.多早年发病病程慢性反复发作。

6.实验室检查嗜酸粒细胞增多，IgE升高等。

（四）诊断标准

1.特应性皮炎的诊断标准（1996）（表11-6）。

2.Williams的特应性皮炎诊断标准（表11-7）。

【鉴别诊断】

（一）主要鉴别的疾病（表11-8）

1.湿疹

（1）相似点：瘙痒、皮疹与特异性皮炎相同，难区别。

（2）不同点：湿疹可发于任何年龄，没有家族异位性病史，特异性皮炎多发在青年以下，有家族异位性病史，有特殊的临床表现，有血清学异常。

2.婴儿脂溢性皮炎

（1）相似点：与婴儿期特异性皮炎皮疹可相似。

（2）不同点：前者主要发于头部、眉、鼻唇沟、耳后为黄色油腻性痂屑，特异性皮炎主要颊部红斑丘疹、丘疱疹，易渗出瘙痒更剧烈。

3.Wiskott-Aldrich（湿疹、血小板减少、反复感染）综合征

（1）相似点：此病湿疹发生于出生后2~3个月，易感染，有时嗜酸粒细胞增多与特异性皮炎相似。

（2）不同点：前者感染频率更多，时间较持久，且难控制，血小板减少，易出血倾向，发生较

表11-6　特应性皮炎的诊断标准（1996）

主要条件
瘙痒性皮肤病，或在儿童期有搔抓或摩擦
次要条件
1.2岁以内发病（此条不适合4岁以内患儿）
2.皮肤皱褶受累的病史（包括10岁以内患儿的颊部）
3.泛发性皮肤干燥的病史
4.其他异位性疾病的个人史，或4岁以内患儿的一级亲属有异位性疾病病史
5.明显的屈侧皮炎，或4岁以内患儿的颊/额部和肢体外侧皮炎
诊断：主要条件+至少3个次要条件，且应排除疥疮

表11-7　Williams的特应性皮炎诊断标准

必须具有皮肤瘙痒史，加如下3条或3条以上：
1.屈侧皮肤受累史，包括肘窝、腘窝、踝前或围绕颈一周（10岁以下儿童包括颊部）
2.个人哮喘或枯草热史（或4岁以下儿童的一级亲属有特应性皮炎史）
3.全身皮肤干燥史
4.屈侧有湿疹
5.2岁前发病（适用于大于4岁者）

表11-8 特应性皮炎鉴别诊断

	特应性皮炎	湿疹	肠病性肢端皮炎	婴儿脂溢性皮炎	高免疫球蛋白E综合征	Wiskott-Aldrich综合征
遗传/特异性	+	—	+	—	+	+
疾病特征	湿疹	湿疹	肢端腔口周围皮炎、脱发、腹泻	湿疹	反复化脓性感染、慢性湿疹样皮炎、IgE↑	湿疹、血小板减少、反复感染综合征
瘙痒	++	+	+	+	+	+
皮损分布	面颊红斑、丘疹、丘疱疹、渗出，屈侧	任何部位	腔口周围为主	（头）眉、黄色油腻痂屑	类似Atopic，不定	类似Atopic，不定，四肢屈侧
免疫	IgE↑		+/+		IgE↑，原发免疫缺陷	遗传免疫不全出血性腹泻
锌缺乏/腹泻					+	+
中性粒细胞趋化						+
功能低下	+				+	湿疹渗出带有血色
嗜酸性粒细胞增多					+	+
血小板减少性紫癜	+				+	+
淋巴结肿大					+	
反复化脓感染					+	

早，多于一个月内出现，贫血，常因出血感染死亡。

4.高免疫球蛋白E综合征

（1）相似点：又名"Job综合征"，好发于婴儿及儿童，有特应性皮炎样损害，血清高IgE，与特异性皮炎相似。

（2）不同点：反复合并感染，皮疹部位易侵犯头部，腋窝及腹股沟，尚有毛囊炎、疖、痈、葡萄菌性脓疡、关节过度伸展、甲营养不良。IgE增高更为显著可超过2 000IU/ml（正常30~600IU/ml），迟发型皮肤反应多呈阴性。

5.肠病性肢端皮炎（acrodermatitis enteropathica）

（1）相似点：为常染色体隐性遗传性婴幼儿疾病，可于出生后数天，最迟10岁发病，皮疹为炎性基底上群集小水疱、脓疱、眼睑缘炎等伴发感染似特异性皮炎。

（2）不同点：此病皮损发于腔口（口鼻眼肛门）周围四肢末端和骨突处，甲畸形；脱毛累及头发、眉、睫毛，与皮疹同时或稍后发现；腹泻，补锌能治愈，与特异性皮炎不同。

（二）次要鉴别的疾病

1.先天性X性联无球蛋白血症（congenital Xlinked agammaglobulinemig） 又名Bruton病，为X染色体性联遗传病。

（1）相似点：有家族史，大多数为男性，生后6~9个月发病，常有特应性皮炎湿疹表现，易细菌性感染，与特异性皮炎类似。

（2）不同点：此病对病毒、寄生虫、真菌感染等有正常抵抗力，血清免疫球蛋白总量常低于250mg/L，各种菌苗、疫苗接种后无抗体形成，晚期可发生皮肌炎样综合征，如不治疗，10岁前死亡。

2.伴IgM 增高的免疫球蛋白缺乏症（Igdeficiency with in creased IgM） 为X染色体性联遗传病。

（1）相似点：皮肤可出现湿疹，类似特异性皮炎。

（2）不同点：患者易并发再生障碍性贫血，

血小板减少，中性粒细胞减少，而血清IgM高于正常，IgG和IgA低于正常或缺乏。

3.共济失调毛细血管扩张症（ataxiatelan-giectasia）又名Louis-Bar综合征：①其发病多在2~3岁以后，出现站立不稳，行走共济失调；②毛细血管扩张大多在3~6岁，先在球结膜、睑结膜，后波及耳背、颧颈两侧、肘窝手背等；③对细菌、真菌、病毒抵抗力降低；④同时有典型特应性皮炎和钱币状湿疹，后二者与特异性皮炎相似，但前①②与特异性皮炎不同，此外，尚有IgA、IgE和IgG降低或缺乏亦可供鉴别。

4.苯丙酮尿症（phenylketonuria）为罕见遗传病，由于苯丙氨酸氧化酶缺乏，妨碍苯丙氨酸转化成酪氨酸-酪氨酸酶反应，临床表现：①眼睛变蓝，头发变浅，皮肤变白，光敏；②皮肤可呈硬皮病样；③易伴发湿疹皮炎；④易发生化脓感染；⑤患者本人或其母亲可有智力障碍。由于③④须与AD鉴别，但患者尿氧化铁试验阳性或做血苯丙酸测定及①②均与特异性皮炎有别。

5.Letterer-Siwe病 为朗格汉斯细胞组织细胞增生症X之一型，表现：①于婴儿9个月内发病；②80%有群集的黄棕色鳞屑性斑丘疹，分布广泛，于头面颈躯干和臀部，口腔黏膜可见坏死或肥厚性损害；③10%血中嗜酸粒细胞增高。以上①②③须与婴儿期特异性皮炎鉴别。但此病有系统症状，如发热、肝脾大、淋巴结大、贫血，X线胸片可发现多发性肺囊肿表现粟粒状斑点，偶有骨质缺损，常因并发感染肺炎死亡，与特异性皮炎不同。

6.Netherton综合征 又名鱼鳞病伴红皮病异型，为常染色体隐性遗传：①始发于婴儿；②鱼鳞病样红皮病或纡回线状鱼鳞病；③竹节样毛发，头发及眉显著，发短、干燥、无光泽；④特应性素质；⑤少数氨基酸尿及低γ球蛋白血症。以上①②④须与AD伴发鱼鳞病鉴别，但特异性皮炎伴发鱼鳞病无③⑤特点。

（三）专家提示鉴别的疾病

变应性接触性皮炎、脂溢性皮炎、钱币状湿疹、感染（表皮癣菌病、疥疮）、免疫缺陷/代谢性疾病、Wiskott-Aldrich综合征、选择性IgA缺乏症、共济失调性毛细血管扩张症、无丙种球蛋白血症、高IgE综合征、肠病性肢端皮炎、苯丙酮尿症、酪氨酸血症、无组氨酸血症、肿瘤、蕈样肉芽肿/Sézary综合、Hodgkin病、Letterer-Siwe病、遗传性皮肤

病、Netherton综合征，可变性红斑角化性皮病。

【治 疗】

1.一般治疗 包括尽量寻找诱发或加重因素予去除。恢复皮肤正常屏障，保持正常湿度，纠正皮肤干燥。

2.全身治疗 ①抗组胺制剂；②色甘酸钠；③胸腺肽类；④抗生素系统应用对感染者或皮疹严重的特异性皮炎治疗具重要作用；⑤静脉注射免疫球蛋白（IVIG）；⑥其他环孢素A有一定疗效，但不良反应较大，少用；⑦磷酸二酯酶抑制剂；⑧UVA或UAB治疗；⑨γ-干扰素。

3.外用治疗 治疗原则同湿疹。

（1）皮质激素类制剂：可单用，由于特异性皮炎常伴感染，也用含抗生素或抗真菌的复方制剂，疗效较好。

（2）0.03%~0.1%他克莫司（Tacrolimus, Fk506）：为大环内酯类免疫抑制剂，局部可有轻刺激，但皮肤不萎缩，可抑制细胞因子分泌，抑制炎症反应，其免疫抑制作用较环孢素A要高100倍，1%吡美莫司可选用。

（3）其他：如子囊菌素衍生物SDZ ASM981，作用类似他克莫司，对Th1型和Th2型细胞因子合成均有抑制作用，用1%SDZ ASM981软膏，每日2次涂擦皮损局部，可获显效。

（施秀明 王建琴 吴志华）

自身敏感性湿疹

自身敏感性湿疹（autosensitization eczema）又称自身过敏性皮炎。本病因患者自身所患皮肤病经刺激后产生某种物质吸收后引发过敏性皮肤炎症反应。致敏的物质可能是细菌或真菌的产物或患者自体的组织蛋白经某种过程而形成的自身抗原。

【临床表现】

1.局部原有病灶 原发病灶可为湿疹，传染性湿疹样皮炎、真菌感染、溃疡，经各种刺激后原发病变恶化，其周或附近发生红肿糜烂、渗出增加、创面不洁组织分解物、细菌产物，形成特殊自身抗原吸收，产生致敏。

2.远处扩散 经1~2周向远处扩散（图11-

16），突然出现成群小红丘疹、丘疱疹、小水疱，迅速融合成较大疱，表面渗出，皮疹常对称分布或泛发全身，也可在前臂屈侧、手背和大腿伸侧，瘙痒明显，搔抓处出现同形反应，沿搔抓部呈线状皮疹，严重时波及面、颈、掌、跖和躯干，甚至引起剥脱性皮炎。

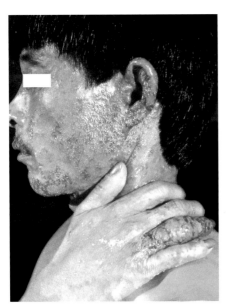

图11-16　自身敏感性皮炎
（本图由广东医科大学黎兆军惠赠）

3. **转归**　一般在原发病灶好转后，续发病灶可减轻或消退，但也有经治疗仍持续数周不愈者。

【诊　断】

（一）诊断基本资料

1. **病史**　①注意原发皮肤局部病灶，有否湿疹，异位性皮炎，静脉曲张，慢性溃疡，皮肤感染灶等的存在；②治疗上外用药适当否，有否刺激性药，瘙痒，洗烫后继发感染情况；③全身发疹与局部病灶恶化存在一定时间关系，一般经过1~2周。

2. **体格检查**　有原发病灶皮疹及远处扩散的皮疹。

3. **实验室检查**　无明显异常，嗜酸粒细胞可增高，并发感染时可有中性粒细胞增高。

4. **组织病理检查**　湿疹皮损同急性湿疹病理改变。

5. **伴发疾病**　接触性皮炎、淤积性湿疹、钱币状湿疹、脂溢性皮炎、特应性皮炎。

（二）诊断思路

患者皮肤瘙痒，病史中有原发疾病在四肢或其他局限部位，原发皮疹处有用（刺激性）药不当或搔抓、洗烫后感染，发生局部加剧，经1~2周突然出现全身多处对称性红斑、丘疱疹、水疱、渗出，急性皮炎改变，全身泛发，应考虑本病。

（三）诊断依据

1. 发病前，常在某部位有原发病灶。

2. 常因搔抓、外用药刺激或并发感染及处理不当，原有病灶加剧。

3. 经7~10天，原发疹至全身泛发。

4. 多突然发生，自觉剧烈瘙痒。

5. 原发疹好转后，继发灶自然减轻，消退。

6. 多数散在丘疹、丘疱疹、小水疱，呈群集性，可互相融合，泛发或对称分布偶有玫瑰糠疹样皮疹，并可见沿抓痕呈绒状皮损。

【鉴别诊断】

（一）主要鉴别的疾病

自身敏感性皮炎与湿疹及传染性湿疹样皮炎的鉴别（表11-9）。

表11-9　自身敏感性皮炎与湿疹及传染性湿疹样皮炎的鉴别

分　类	自体敏感性皮炎	湿　疹	传染性湿疹样皮炎
病因	由自体原发湿疹、真菌感染病灶及外伤等引起	变应反应	感染性病灶微生物及代谢产生引起
皮损特点	发病前有湿疹病灶，致敏后向远处扩散，在身体其他部位发生炎性小丘疹，融合成片状，边界不清	多形损害，有渗出倾向，边界不清，可发生于身体的任何部位	有原发感染病灶，致敏后在其周围发生多数小疱、丘疱疹，表面有浆液及痂皮，搔抓后皮损呈线状分布
演变	原发湿疹病灶减轻，其他部位皮疹亦减轻，反之，会加重或扩大	慢性病程，皮损经常反复发作	祛除感染灶后其周围损害渐消退，反之，皮损会蔓延
自觉症状	瘙痒	瘙痒	轻痒或灼痛

（二）次要鉴别的疾病

1.接触性皮炎

（1）相似点：本病有时可由于搔抓等将接触物带至其他部位，使远隔接触部位也发生相似的皮疹。机体高度敏感时皮炎蔓延而范围广泛，与自体敏感性湿疹相似。

（2）不同点：前者皮炎的部位及范围与接触物接触部位一致，境界非常鲜明，有明显的接触史。

2.Kaposi水痘样疹

（1）相似点：为在原有异位性皮炎或其他皮肤病损害基础上，感染单纯疱疹病毒或牛痘病毒后约经一周潜伏期出现小红丘疹或小水疱，后速变为脓疱，应与自身敏感性湿疹区别。

（2）不同点：前者部分疱顶有脐凹，部分可融合成片，分布原皮损区，或正常皮肤处，甚至全身，邻近淋巴结肿痛，经1~2周渐愈，遗留色素沉着或浅疤。

3.异位性皮炎

（1）相似点：可有急性、亚急性、慢性湿疹的皮疹改变，瘙痒可类似自身过敏性湿疹。

（2）不同点：前者有个人或家族中异位性疾病史，皮疹有年龄阶段不同，婴儿、儿童、青年及成人期损害，病情反复与自身敏感性湿疹不同。

4.药物性皮炎

（1）相似点：药疹中湿疹样发疹型，须与自身敏感性湿疹鉴别。

（2）不同点：前者病前多有服药史，经一定潜伏期后发病；后者无服药史而先有局部原有病灶，经处理不当或感染后发病。

【治　疗】

1.一般防治　参照湿疹。

2.外用药物　参照湿疹，根据皮疹按急性、亚急性皮炎用药。特别对原发灶处理避免刺激性药。

3.内服药

（1）抗组胺药同湿疹。

（2）抗感染处理，本病常并感染，治疗一般加用较不易致敏的抗生素。

（3）原发病灶，如真菌或寄生虫等感染加用抗真菌等相应药物。

（施秀明　李　文）

传染性湿疹样皮炎

传染性湿疹样皮炎（infectious eczematoid dermatitis）又名感染性皮炎（infective dermatitis），是指在感染性病灶的基础上发生的一种局限性急性湿疹样皮炎，可向附近逐渐蔓延，往往成片渗出、结痂，也可干燥、脱屑。本病是一种与皮肤感染灶中自身组织蛋白抗原有关的过敏反应。细菌感染（如金黄色葡萄球菌感染），在它的病因上似起作用，但并非仅此因素引起。

【临床表现】

1.原发病灶　本病发生前可先在患处附近有感染灶，如中耳炎、疖痈、瘘道、外伤感染、脓疱病、慢性溃疡及烧伤感染等。

2.病灶外周致敏　上述病灶周围皮肤发红，出现密集的丘疹、水疱、脓疱，可有结痂，并逐渐向外蔓延，当症状较轻或炎症消退时，患处出现干燥脱屑，重时患处可肿胀糜烂、渗液，呈湿疹样改变（图11-17），一般边界不清。

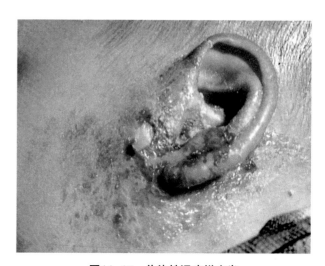

图11-17　传染性湿疹样皮炎

3.全身症状　局部淋巴结可肿大，偶有发热，全身不适，常因搔抓出现线状播散，故具有自体接种传染的特点。皮疹多不对称，有剧烈瘙痒。

【诊　断】

（一）诊断基本资料

1.病史　本病发生前，在患处附近有感染灶，如中耳炎、疖痈、窦道、瘘管、外伤感染、脓疱病，慢性溃疡及烧伤感染等。

2.**体格检查** 上述感染灶周围皮肤发红，有多形皮损，皮损界不清，局部淋巴结可肿大。

3.**实验室及其他检查**

（1）血常规示中性粒细胞增高。

（2）细菌培养证实有细菌存在。

（3）组织病理显示表皮的棘细胞层肥厚、水肿，真皮的乳头层有炎症细胞浸润。

4.**伴发疾病** 外耳道炎、溃疡、瘘管、外伤、糜烂、蛲虫病（肛周皮炎）、皱褶皮炎。

（二）诊断思路

1.**病史** 临床表现为湿疹，尤其属哪一种特殊类型的湿疹，而患处附近有感染灶。

2.**体格检查** 在皮损的中心或附近，能寻找到感染灶，则有利于传染性湿疹样皮炎的诊断。

3.**实验室检查** 血常规示中性粒细胞增高，细菌培养证实有细菌存在。

（三）诊断依据

1.发病前有中耳炎、褥疮、溃疡、瘘管等附近慢性细菌性感染病灶，其分泌物刺激，敏感而发病。

2.病灶外周致敏感，皮损沿病灶向四周扩散，皮损呈多形性，类似湿疹，但不对称，皮损不规则，有明显的渗液、化脓，附近淋巴结肿大。

3.自觉瘙痒，重者可有发热、局部淋巴结肿大等症状。

4.原发病灶控制后极易治愈。

【鉴别诊断】

（一）主要鉴别的疾病

1.**自身敏感性皮炎** 见表11-10。

2.**接触性皮炎**

（1）相似点：表现为湿疹样，应与传染性湿疹样皮炎鉴别。

（2）不同点：前者出疹前有致敏物接触史，病始在接触部位，出现境界清楚的红斑、丘疹，严重时红肿明显，水疱、大疱，前者无感染时，一般无脓疱，皮损附近也无感染灶；后者发病前有感染灶。

3.**湿疹** 见表11-9。

（二）次要鉴别的疾病

1.**脂溢性皮炎**

（1）相似点：本病好发于皮脂溢出部位，由于摩擦，常出现湿疹样表现，与传染性湿疹样皮炎的糜烂、渗液症状相似。

（2）不同点：发病之前，在患处附近无感染灶，并且即使在皱褶部位糜烂处，也可见油腻性鳞屑和结痂。

2.**脓疱疮**

（1）相似点：皮疹形态主要表现为脓疱，脓疱疱壁薄，破裂后形成糜烂、结蜜黄色痂。与传染性湿疹样皮炎鉴别。

（2）不同点：前者可看到典型的脓疱，多发于儿童及暴露部位，后者则病始有感染灶，易于鉴别。

【治 疗】

1.**局部治疗** 在糜烂渗液时，可用1:5 000~1:8 000高锰酸钾溶液，0.1%利凡诺溶液湿敷；无渗液时，原发灶可用抗生素软膏，如百多邦、1%新霉素、1%红霉素软膏等，而感染灶远端部位可选用糖皮质激素乳剂、洗剂等。

2.**药物治疗**

（1）病情较重者，应全身应用抗生素，药物应根据细菌培养及药敏试验结果，予以选择，常选用头孢类、大环类酯类、喹诺酮类药物。

（2）可使用一种或联合两种抗组胺药。

（3）对严重的湿疹样改变者，可短期使用小剂量糖皮质激素。

（4）辅助治疗：如加用维生素C及10%葡萄糖酸钙注射液，静脉推注或静脉滴注有助于本病的治疗。

（刘 苗 施秀明）

郁积性皮炎

郁积性皮炎（stasis dermatitis）又名郁积性湿疹。常与静脉曲张有关，故又称静脉曲张性湿疹。此病多见于中、老年人，以男性多见，多发于小腿1/3处及两踝附近。

【临床表现】

1.**基本损害** 胫前皮肤红斑、丘疹、水疱、糜烂、渗液结痂，有棕色色素沉着、萎缩或溃疡。皮肤发红，可出现湿疹样损害，晨起可消退或减轻；胫前下1/3及两踝附近常有红斑、淤斑及褐色色素沉着，逐渐向周边扩展，处理不当可急性发作；继发湿疹样改变时可出现丘疹、水疱、糜烂、渗液、结痂等损害。

2. **发病特征**　病发部位为小腿下1/3处及两踝附近，常单侧发病，临床上分为急性和慢性两型。急性者多见于深静脉血栓性静脉炎患者，下肢突然肿胀，多伴有发热，可有不同程度的瘙痒。皮损反复加重，逐渐使小腿皮肤增厚变硬。若继发感染或创伤时可出现顽固难治的溃疡（图11-18），疼痛明显。

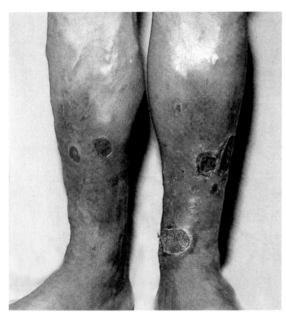

图11-18　郁积性皮炎

【诊　断】

（一）诊断基本资料

1. **病史**　多伴有静脉曲张史，可为重体力劳动者、长期站立者、妊娠妇女、盆腔肿瘤患者。

2. **体格检查**　单侧小腿下1/3处，沿曲张静脉散在分布的红斑、淤斑及褐色色素沉着，可有湿疹样改变，经久不愈的溃疡。

3. **实验室及其他检查**

（1）继发感染时，血常规示白细胞数增高，中性粒细胞增高。

（2）组织病理：急性阶段表皮细胞内外水肿、海绵形成、表皮内水疱；真皮水肿，血管周围有淋巴细胞和少量中性及嗜酸性粒细胞浸润。慢性阶段表皮角化过度，角化不全，棘层肥厚；真皮上部血管周围有淋巴细胞浸润，红细胞外溢，可见含铁血黄素颗粒。

（二）诊断思路

1. 患者临床主诉是下肢皮疹，瘙痒，检查出现胫前下1/3及两踝附近出现红斑、淤斑及棕褐色色素沉着或出现湿疹样改变时，应考虑湿疹究竟属哪一类型。

2. 体格检查：下肢的淤斑，棕褐色色素沉着，易于与其他疾病混淆。但如果皮疹沿曲张静脉分布，并且皮损在曲张静脉处较明显，则有利于郁积性皮炎的诊断。

3. 郁积性皮炎主要根据中老年人，有下肢静脉曲张病史，结合典型的临床表现易于诊断。

（三）诊断依据

1. 中老年人发病，伴有下肢静脉曲张。

2. 小腿湿疹，胫前皮肤红斑、丘疹、水疱，有棕褐色色素沉着，萎缩或溃疡。

【鉴别诊断】

（一）主要鉴别的疾病

1. **进行性色素性紫癜性皮肤病**

（1）相似点：皮疹发生部位、形态与郁积性皮炎病有相似混淆之处。

（2）不同点：前者不伴有静脉曲张，无水肿及溃疡，皮损特点为片状淡褐色或黄褐色色素沉着，其间掺杂稀疏分布的淤点及淤斑。

2. **胫前色素性斑片**

（1）相似点：胫前色素皮损，需与静脉曲张不明显的郁积性皮炎的鉴别。

（2）不同点：前者主要发生与胫前的5~25mm棕色或褐色斑，有时这种斑可有萎缩，该病常发生于老年糖尿病患者，但也有部分无糖尿病史。

3. **变应性皮肤血管炎**

（1）相似点：临床表现为鲜红色至紫红色，紫癜性斑丘疹，可有血疱、坏死及溃疡，反复发作。与郁积性皮炎的淤斑、色素沉着相似，需加以鉴别。

（2）不同点：前者组织病理为白细胞碎裂性血管炎，常伴有发热等全身症状；后者多伴有静脉曲张，为湿疹样改变。

（二）次要鉴别的疾病

1. **胫前黏液性水肿**

（1）相似点：双小腿伸侧硬性非指凹性斑块，与郁积性皮炎的下肢水肿鉴别。

（2）不同点：后者为可凹性水肿。前者伴有甲状腺功能亢进，特别常合并突眼症，病理的黏性蛋白沉积为特征，不伴有静脉曲张，易于鉴别。

2.类脂质渐进性坏死

（1）相似点：双小腿伸侧多见，可见黄红色硬性结节和斑块，边界清楚，似硬皮病样，与郁积性皮炎皮损反复加重以后形成的皮肤增厚变硬区别。

（2）不同点：前者常伴有糖尿病，组织病理为真皮内可见境界不清的渐进性坏死灶和纤维化区，其间混以片状淋巴细胞和组织细胞构成的肉芽肿性浸润，故可鉴别。

（三）专家提示鉴别的疾病

静脉壁或瓣膜先天薄弱、深静脉血栓形成性栓塞、骨盆出口阻塞、肿瘤压迫下腔静脉、Baker囊肿、淋巴水肿、米诺环素色素沉着、遗传综合征、Klippel-Trenaunay-Weber综合征。

【治　疗】

1.一般治疗　缓解静脉高压是最重要的一环，避免重体力劳动及长久站立；休息时，抬高患肢，患肢宜为弹力绷带包扎或穿用高筒弹力袜。

2.局部治疗

（1）湿疹样损害：参照皮炎湿疹。

（2）溃疡形成：使用2%莫匹罗星软膏、1%新霉素软膏、1%红霉素软膏，同时用弹力绷带将患肢包扎。溃疡局部可用氦氖激光照射，每日1次，可促进创面愈合。

3.系统治疗　可使用一种或联合两种抗组胺药物使用。若皮损面积大，且炎症明显时可予以小剂量激素。对溃疡伴有感染者，需根据细菌培养和药敏试验的结果选用抗生素。

4.手术治疗　对于久治不愈的溃疡，可选用手术植皮。严重的静脉曲张可静脉内注入硬化剂，结扎或采用剥离切除术。

（刘　苗　施秀明）

汗疱疹

汗疱疹（pompholyx）亦称为出汗不良（dyshidrosis）或出汗不良性湿疹（dyshidrotic eczema），为一种掌跖部的水疱性疾患，其发病与汗腺或出汗无明显关系，而是一种掌跖湿疹。

【病因与发病机制】

1.湿疹样反应　过去认为是由于手足多汗，汗液潴留于皮内引起。现在多数学者认为汗疱疹是一种内源性皮肤湿疹样反应。

2.可能的病因

（1）遗传易感性：单卵双胞胎常同时受累。发现50%的患者具有个人或家族异位史。

（2）接触物和药物：这些过敏原包括异丙基对苯二胺和重铬酸盐，香料和香脂成分是潜在过敏原。镍敏感者的手掌或手指的硫酸镍斑贴试验可产生汗疱疹样反应。口服硫化镍可加重病情。汗疱疹偶尔可为一种药疹，口服阿司匹林、新霉素、避孕药和吸烟也可增加汗疱疹的发生。

（3）其他：汗疱疹复发与精神紧张有关，汗疱疹患者存在甲襞微循环功能障碍。

【临床表现】

1.基本损害　为突然发生的成群的粟粒至米粒大深在性水疱，疱液清亮，无红斑（图11-19，图11-20）。水疱可融合成大疱，尤其在足。皮疹大多数在2~3周内自然消退，继而出现领圈状或片状脱屑，少数病例因反复发作使症状持续存在。皮疹扩散至指背，甲可发生萎缩、横沟、点状凹陷、增厚和变色。

2.发病特征　可发生于任何年龄，以10~40岁多见。一般于春末夏初开始发病，夏季加剧，入冬自愈。在发病前手掌可有烧灼和刺痛感，皮疹出现前可有严重瘙痒。轻者仅有手指侧缘受累；典型病例水疱对称发生于掌和跖。如果发生单侧或不对称分布的皮疹，提示接触致敏的可能性大。手和足受累及足单独受累分别占10%。常每年定期反复发作。发作持续时间为3~4周，病程可持续长达数月或数年而自愈。

【诊　断】

（一）诊断基本资料

1.病史　有季节性、周期性发作的病史。在发病前手掌可有烧灼和刺痛感，皮疹出现前可有严重的瘙痒。

2.体格检查　可见成群的粟粒至米粒大深在性水疱，疱液清亮，无红斑，或见领圈状或片状脱屑，水疱对称发生于掌和跖。

3.辅助检查　组织病理为湿疹样改变。

4.伴发疾病　免疫缺陷疾病、AIDS、复合免疫

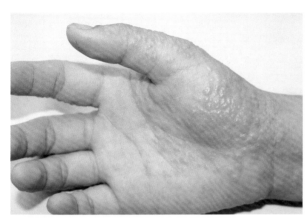

图11-19　汗疱疹

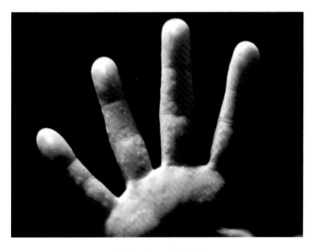

图11-20　汗疱疹

缺陷病、免疫反应减退或无反应性、淋巴瘤结节病、异位性皮炎、多汗症、瘤型麻风、聚合性痤疮。

（二）诊断思路

病史中发病的季节、诱发因素和突发性在该病的诊断中有重要意义。临床上发现水疱对称发生于掌和跖部，并可自然消退，常反复发作，首先应考虑本病，注意与掌跖部常见的水疱性疾病相鉴别。辅助检查对诊断的意义不大。

（三）诊断依据

1.常于春末夏初开始发病，夏季加剧，入冬自愈。

2.好发于手掌、手指侧面及背端，少见于手背、足底。

3.常每年定期发作，有瘙痒及灼热感，常与手足多汗症并存。

4.皮损为多数群集或散在的位于表皮深在小水疱。

【鉴别诊断】

（一）主要鉴别的疾病

1.汗疱疹型癣菌疹　汗疱型癣菌疹的水疱较浅，疱壁较薄，常有活动的皮肤癣菌病的病灶，病灶治愈后癣菌疹即自愈，癣菌素试验阳性。

2.水疱型手足癣　多为单侧性，一般不对称，侵犯到手背，引起边缘成弧形的皮损，真菌检查阳性。

3.剥脱性角质松解症　皮损表现主要是表皮剥脱，与汗疱疹十分相似。剥脱性角质松解症无明显的深在性小水疱，亦可合并汗疱性湿疹。

4.手部湿疹　本病手部发生水疱，对称瘙痒，与汗疱疹相似。湿疹的疹型可有小丘疹、丘疱疹及浸润性肥厚。

5.手部接触性皮炎　见接触性皮炎章节。

（二）次要鉴别的疾病

1.手足口病　为柯萨奇A16病毒感染，发生于手足部，米粒至豌豆大水疱，半球形，部位与疹型可似汗疱疹。但此病：①发疹前多有低热头痛等症状，口腔硬腭等痛性水疱；②其水疱虽发生于掌跖，且与指趾皮纹的走向一致；③整个病程一周，很少复发，可资鉴别。

2.口蹄病　此病为柯萨奇A组病毒感染：①症状有倦怠、头痛、发热、口腔烧灼感等；② 2~3天后会在舌黏膜、掌跖、指（趾）间等处发生水疱；③局部淋巴结肿大；④疗程一周而愈。掌跖、指（趾）间发生水疱需与汗疱疹鉴别，但汗疱疹无①③④症状且无口腔黏膜损害，可鉴别。

【治　疗】

治疗须针对可能的潜在病因，如真菌感染、药物和情绪应激等。早期水疱性损害外用止痒收敛性洗剂，脱屑期用糖皮质激素霜或软膏，干燥疼痛时用水杨酸软膏或尿素脂，继发细菌感染者应用抗生素。短程口服强的松可迅速收效，对情绪紧张的患者可适当应用抗胆碱药物、安定药和心理治疗。

（程　波　施秀明）

乏脂性湿疹

乏脂性湿疹（asteatotic eczema）又名干燥性湿疹（xerotic eczema），冬季瘙痒症（winter itch），

系皮脂减少，皮肤干燥，致皮肤呈现表浅性裂纹及糠秕状鳞屑。

皮脂缺乏可能继发于皮肤表面油脂减少，或功能不良有关。影响皮肤表面水份与脂质的因素，有先天或继发原因。

服用利尿剂及Ⅱ型组胺受体阻断剂西米替丁及锌缺乏可引发本病。

【临床表现】

1. **基本损害**　皮疹表现为皮肤干燥，少许细鳞屑及浅表皲裂，如破碎瓷器样裂纹，触之有粗糙感，伴抓痕、血痂。仅有继发性损害，严重患者，可发生红斑、丘疹、斑丘疹、渗出结痂等湿疹样变。

2. **发病特征**　本病主要见于老年人，全身性瘙痒，亦可相对集中在某几个部位，特别是下肢、小腿胫前（图11-21，图11-22），空气干燥，洗澡太勤，水温过高，应用碱性过强的肥皂，穿着化纤或粗硬内衣等，诱发或加重瘙痒。本病多发生于冬天寒冷季节，春暖后缓解消失。

【诊　断】

（一）诊断基本资料

1. **病史**　老年人有瘙痒，其他年龄有鱼鳞症或过敏素质者，注意有否系统性或局部性病灶，生活习惯如勤洗涤，多沐浴，清洁剂使用多，内衣裤穿着质量是否化纤或粗糙硬料，季节性，既往同期是否同患。

2. **体格检查**　全身及局部（尤其是小腿胫前，四肢伸侧部）皮肤干燥，细小鳞屑，碎裂瓷器样表面，严重者可有湿疹化，红斑、丘疹、斑丘疹、渗出、结痂。

3. **病理检查**　类似亚急性湿疹。

4. **实验室检查**　无特殊，伴有全身疾病者可有相关改变，如甲状腺功能减退或肾功能等改变。

5. **伴发疾病**　淋巴瘤、癌症、黏液水肿、轻度鱼鳞病、肾病及HIV感染。

（二）诊断思路

许多皮肤病均可发生瘙痒，老年性皮肤老化，汗腺、皮脂腺萎缩、分泌功能减退、角层水合能力降低、皮表油脂乳化物减少，而变得干燥，发生瘙痒，而病史卫生习惯多勤洗，体检可见皮肤干燥、细裂纹、细小脱屑，每年冬发夏愈，则考虑为皮脂缺乏性湿疹。

（三）诊断依据

1. 发病年龄与季节：多见于老人、特应性体质者冬季发病。

2. 发病部位以四肢，小腿明显，伴全身瘙痒。

3. 特征性皮损：原发损害为圆形小斑片，附着肤色至红色黏性鳞屑。胫前皮肤出现破碎瓷器样细小裂纹。严重者可有湿疹化红斑，丘疹，斑丘疹渗出、结痂。

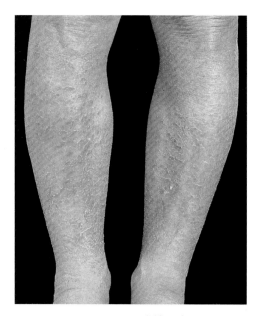

图11-21　乏脂性湿疹

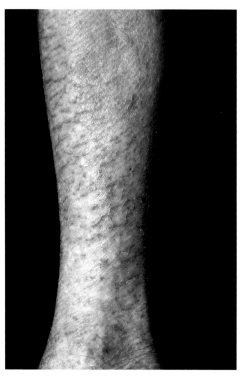

图11-22　乏脂性湿疹

【鉴别诊断】

（一）主要鉴别的疾病

1.寻常型鱼鳞病　为常染色体显性遗传：

（1）相似点：轻型：表现为皮肤干燥缺乏油脂，小腿胫前明显；冬重夏轻，本病约40%在3岁前发病；掌跖纹理深重，常伴毛囊角化。本病有时与皲裂湿疹难鉴别。

（2）不同点：前者为较早年发病，掌跖皮纹显著，及毛囊角化。组织病理为滞留性角化过度，颗粒层减少或无，可区别。

2.维生素A缺乏病

（1）相似点：表现为皮肤干燥、脱屑，类似皮脂缺乏性湿疹。

（2）不同点：前者毛囊上皮角化性丘疹，呈圆锥形，可伴有夜视障碍、结膜干燥、畏光、眼痒。

3.特应性皮炎

（1）相似点：可出现皮肤瘙痒、干燥、丘疹、脱屑，与皮脂缺乏性湿疹时相同。

（2）不同点：前者皮疹可更广泛，从小发病，或有个人及家庭异位性历史，血嗜酸粒细胞，IgE增高，可鉴别。

（二）次要鉴别的疾病

1.干燥综合征（siccus syndrome，SS）　又称Sjogren综合征：

（1）相似点：其中有50%的病例表现为皮肤干燥，约25%附有鳞屑。有些患者有全身性或局部瘙痒，继发苔藓样变，可似皮脂缺乏性湿疹改变。

（2）不同点：干燥综合征主要有眼干燥，干燥性口炎，下肢皮肤有非血小板减少性紫癜，高γ球蛋白血症，病理有白细胞破碎性血管炎。

2.着色性干皮病（xeroderma pigmentosa）

（1）相似点：面、颈、小腿等皮肤发干，类似干燥性湿疹。

（2）不同点：前者出现雀斑，于日晒后较持久的红斑，有大小色素沉着斑片，毛细血管扩张，有时伴水疱，萎缩，溃疡，角化病变，可资鉴别。

【治　疗】

1.一般防治　避免诱发及加重因素，增加空气湿度，改善营养状况，停用有关药物，保持皮肤湿润，沐浴避免过勤及碱性清洁剂，避免水温过热、摩擦过度，沐浴后轻擦干，涂以保湿霜。

2.局部治疗　按湿疹治疗原则：

（1）10%的尿素霜或含皮质激素软膏。

（2）硅霜：外用一日2次，慢慢揉入皮肤充分发挥润滑作用。

（3）也有报告用辣椒素霜，外用效果好。

3.内用治疗

（1）抗组胺药：瘙痒明显时，白天可用第二代抗组胺药如西替利嗪、氯雷他定等，夜间可用第一代抗组胺药如赛庚啶，扑尔敏、酮替芬等，也可用镇静安定剂。

（2）如与某些应用药物有关者则停用该药，继发于其他疾病，应对原发病进行相应处理。

（施秀明　吴丽峰）

幼年跖部皮病

幼年跖部皮病（juvenil plantar dermatosis），亦名足前部湿疹（forefoot eczema）。病因不明。异位性个人史或家族史，浸渍和汗液潴留，原因是鞋袜制做材料和穿密闭鞋（如运动鞋）可形成封包环境，从而发生本病。不吸汗的合成材料袜子汗液浸渍也是发病因素。

【临床提要】

1.基本损害　双跖前部及趾屈面对称性出现红斑、细小裂纹，表面干燥（图11-23）、有光泽，边

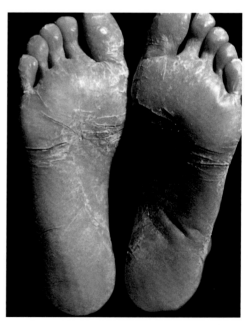

图11-23　幼年跖部皮病

界清楚，伴有疼痛，趾缝正常，双手偶尔受累，掌或指尖出现裂纹及疼痛。

2. **发病特征**　大多数病例为3~14岁儿童，男性略多。累及足承重与摩擦的部位，常呈对称性分布。足前部一般较足跟更常受累。趾间和弓部不受累。

3. **诊断**　根据临床表现即可确诊，有疑问时应做真菌检查或斑贴试验。

【诊　断】

（一）诊断基本资料

1. **病史**　青少年，有穿封闭合成材料鞋袜史。

2. **体格检查**　双跖见相应皮损。

3. **实验室检查**　真菌检查阴性，斑贴试验阴性，组织病理为以汗腺为中心的慢性炎症。

（二）诊断思路

青少年多见，有穿着封闭鞋史，双跖部见红斑，裂纹，干燥而有鳞屑，应考虑本病。

（三）诊断依据

1. 青少年发病，有着合成材料封闭鞋袜史。

2. 皮损好发于足部承重与摩擦处。

3. 基本损害为掌跖正常皮纹消失，附有鳞屑，表面发亮的红斑，并有皲裂。

4. 真菌检查阴性，病理检查示以汗腺为中心的慢性炎症。

【鉴别诊断】

应与足癣、足部湿疹、掌跖角化鉴别。

【治　疗】

患儿应改穿棉袜及透气鞋类，患者应避免剧烈的体育运动，助于病情改善。

润肤剂既能减少裂隙（皲裂），又可减少皮肤脱水（干燥），尤其在刚脱下不透气的鞋时，据报道对此病有治疗作用。如有炎症，可用糖皮质激素外用。含有锌油膏、鱼脂或煤焦油的密封绷带在有角化过度及裂隙明显时有效。但上述的治疗作用都是临时的，所以有必要规律轮替使用润肤剂等。

（朱慧兰　李　文）

尿布皮炎

尿布皮炎（diaper dermatitis）是发生于尿布区的化学刺激性皮炎。

【病因与发病机制】

1. **尿素及碱性尿**　皮肤表面及粪便中细菌分解尿液中的尿素，产生大量氨，pH值升高，及反复摩擦致本病。实验发现放置18小时尿液（已分解）可以引起3个月婴儿的尿布皮炎，而新鲜尿液则不能。有人发现只有尿液pH>7时，才能引起尿布皮炎，因而认为碱性尿液也是导致尿布皮炎的一个重要因素。

2. **粪便中酶类**　包括蛋白酶和脂酶，脂酶和蛋白酶均能使pH值升高，喂牛奶和高蛋白食物时粪便呈碱性，腹泻时，稀便中含有较多的脂肪酸。也利于尿布皮炎的发生。

3. **微生物**　当尿布皮炎出现72小时或更长时，尿布区常有细菌、真菌，尤其白假丝酵母菌感染。假丝酵母菌释放角蛋白酶加重炎症反应，假丝酵母菌也可激活补体旁路，产生中性粒细胞趋化物质而加重炎症反应。

4. **其他**　未洗净的肥皂和肥皂粉也会成为尿布皮炎的诱发和加重因素。

【临床表现】

1. **皮肤损害**　限于尿布区域（图11-24），如臀部、外生殖器、肛周，有时可蔓延至下腹部及大腿，皮肤可见红斑、丘疹、水疱、小脓疱及溃疡。不累及皮肤皱褶处（腹股沟、臀缝）。

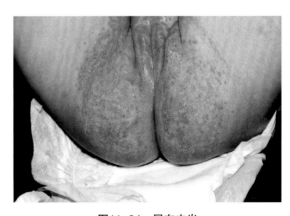

图11-24　尿布皮炎

2. **临床分型**　根据皮肤损害，一般分成：①脂溢性皮炎型：尿布接触区轻度发红和脱屑；②红斑浸渍型：境界清楚的融合性红斑，累及皮肤皱褶；③糜烂溃疡型：稀疏的浅溃疡可累及整个尿布区包括生殖器；④银屑病样型：鲜红色融合性红斑，继发白假丝酵母菌感染时，累及整个肛周，伴有卫星状皮损。

3.病因分型　根据病因则分为：①原发刺激物接触性尿布皮炎：表现为境界不清的红斑、丘疹、水疱和表浅糜烂；②微生物（主要是假丝酵母菌）感染：尿布皮炎开始表现为成簇的红色丘疹和脓疱，后来变成边界清楚的牛肉色融合性皮疹，常可出现卫星状皮损（损害的外周有红色丘疹）。

【诊　断】

（一）诊断基本资料

1.病史　发生于婴儿，有不洁尿布接触史。

2.体格检查　皮损常呈急性或亚急性皮炎，局限于尿布区，界限清楚，以红斑、丘疹、糜烂为主，严重者可形成小脓疱及溃疡。

3.辅助检查　早期假丝酵母菌检查阴性，晚期常呈阳性。

（二）诊断思路

尿布皮炎在婴儿属常见病，一旦在尿布区域发现有皮疹，首先要考虑尿布皮炎的可能性；病史中有腹泻、换尿布不及时等可帮助诊断；必要时可做真菌学检查，与皮肤假丝酵母菌病鉴别。

（三）诊断依据

1.发生于婴儿。

2.有不洁尿布接触史。

3.皮损发生于尿布区，以红斑、水疱为主。

4.排除相关疾病。

5.早期真菌检查阴性，晚期可呈阳性。

【鉴别诊断】

（一）主要鉴别的疾病

1.接触性皮炎　一般接触性皮炎有特殊的接触史，皮损常局限于接触部位，皮损单一，境界清楚；去除接触物，适当处理后皮损很快消退；斑贴试验阳性可帮助鉴别。

2.皮肤假丝酵母菌感染　假丝酵母菌感染的损害特点为界限清楚的红斑，表面糜烂，其外周有散在的米粒大的丘疹，上覆细小鳞屑（卫星状损害）。真菌检查有助于鉴别。尿布皮炎在晚期也有继发真菌感染，只是在不同时期表现的侧重点不一样。

3.间擦疹　常发生于皮肤间擦部位，如腋窝、乳房下、脐窝、腹股沟、肛门、会阴等处，可发生于尿布区以外的间擦部位，皮肤皱褶处皮疹重，分布对称；而尿布皮炎一般不累及皮肤皱褶处（腹股沟、臀缝），这是二者之间重要的鉴别点。

（二）次要鉴别的疾病

肠病性肢端皮炎　皮疹常发生于肢端和皮肤黏膜的交界区，包括阴部和肛门周围，表现为皮炎样损害，皮肤损害超出尿布区域，常并发口角炎、鼻炎、口腔炎、甲沟炎等，伴有消化系统症状和营养不良，血清锌浓度低于正常，补充锌有很好的疗效。

（三）专家提示鉴别的疾病

1.皮炎湿疹　肠病性肢端皮炎、变应性接触性皮炎、特应性皮炎。

2.疱疹性皮病　大疱性脓疱病、大疱性肥大细胞增生病、大疱性类天疱疮、摩擦刺激性皮炎（chafing dermatitis）、儿童慢性大疱性皮肤病、疱疹样皮炎、大疱性表皮松解症、单纯疱疹。

3.其他　先天梅毒、毛囊炎、婴儿臀部肉芽肿、组织细胞增生症X、色素失调症、痱、丘疹性荨麻疹、银屑病、疥疮、脂溢性皮炎、股癣。

【治　疗】

1.随时更换尿布、尿片，及时清洁局部皮肤，选择合适的优质纸尿裤，以干爽为宜；轻者可用灯光照射，外用鞣酸软膏。

2.如出现细菌感染，酌情用抗生素；如有白色假丝酵母菌感染，则须外用抗真菌粉剂或霜剂。

3.如出现中、重度炎症，可酌情给予1%~3%硼酸溶液湿敷后，外涂锌氧油，可外用派瑞松。如出现溃疡，则须用含凡石林或氧化锌的软膏加以保护。重症需综合治疗及护理。

（程　波　施秀明　李　文）

脂溢性皮炎

脂溢性皮炎（seborrheic dermatitis，SD）又名脂溢性湿疹，是一种常见的慢性浅表性炎症性皮肤病，其特征是在皮脂腺发达的部位出现红斑、鳞屑和结痂，好发于成年人及婴儿。

本病病因和发病机制不明，可能与微生物、免疫、遗传、皮脂化学成分的改变、精神、饮食和环境等因素有关。目前研究较多的是马拉色菌在本病中的作用，但各家研究的结果并不一致，故仍无最后的结论。

【临床表现】

（一）成人脂溢性皮炎

脂溢性皮炎好发于头皮、面部、胸背及皱褶部位等皮脂腺分布较多的部位。男性多于女性，有神经系统疾患的患者（如帕金森病、脑血管意外、面神经瘫痪等）及HIV感染者发生率较高。

1.**头皮** 轻型为干性、片状的糠样脱屑，称为单纯头皮糠疹或干性皮脂溢出、头皮屑。重者为油腻性鳞屑性地图状斑片，可伴有渗出和厚痂，病损可超出头发区域。头皮损害常引起脱发。

2.**面部、耳廓、耳内及颈部** 眶上表现为眉及其周围弥漫性红斑、脱屑，可有瘙痒，睑缘发红，上覆白色纤细鳞屑，严重时可形成溃疡；鼻唇沟和鼻翼可有淡黄色或红黄色鳞屑性红斑；耳廓和耳内皮肤发红（图11-25，图11-26），出现皲裂和肿胀、浆液渗出。面部皮损常并发痤疮或酒渣鼻。

3.**躯干** 好发于胸前和肩胛间区，表现为圆形或不规则形黄红色淡红色油腻性斑片，境界清楚，散在或融合，中央由细糠状鳞屑，边缘有暗红色丘疹及环状斑片，类似于玫瑰糠疹。

4.**皱褶部** 好发于腋部、乳房下、腹股沟和脐部，肥胖的中年人。表现为弥漫性摩擦性红斑，边界清楚，上覆油腻性鳞屑或结痂性皲裂。

（二）婴儿脂溢性皮炎

婴儿脂溢性皮炎常发生于出生后3个月之内，好发于头皮、尿布区和皱褶部位，表现为红斑、鳞屑，边界清楚，红斑扩展融合可形成黏着性油腻性黄痂（图11-27），并可有糜烂、渗出。全身症状轻微，一般无明显瘙痒，预后良好。严重时可累及颈部及躯干，引起严重的泛发性脂溢性皮炎，成为脱屑性红皮病（Leiner病）。

（三）艾滋病脂溢性皮炎

40%~83%的艾滋病患者可出现脂溢性皮炎。皮损分布常与患脂溢性皮炎的普通人群相似，常见严重油腻、厚积的头皮屑，有一些患者的皮疹可累及躯干及四肢，表现为泛发性红皮病。许多患者的临床表现易与银屑病混淆。

【诊　断】

（一）诊断基本资料

1.**病史** 好发于成年人及新生儿，有皮脂溢出体质，慢性经过。

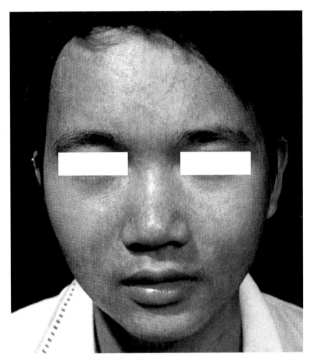

图11-25　脂溢性皮炎

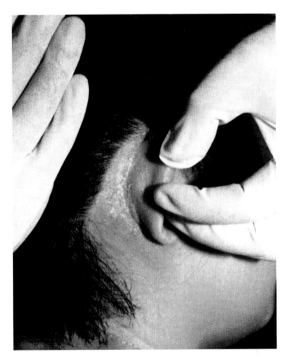

图11-26　脂溢性皮炎

2.**体格检查** 在皮脂溢出的部位，开始为毛囊性淡红斑和斑丘疹，随之融合成边缘清楚的斑片，覆以油腻性鳞屑或痂皮，并自头皮开始向下蔓延，典型的损害为油腻性鳞屑性黄红色斑片，伴不同程度的瘙痒。

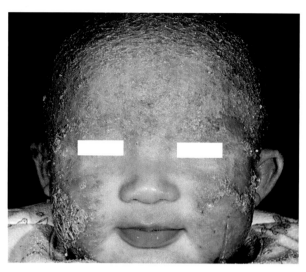

图11-27　婴儿脂溢性皮炎
（本图由广东医科大学李文惠赠）

3.实验室及其他检查　组织病理：角质层有灶性角化不全，偶有类似银屑病中的Munro微脓疡，棘层轻度增厚，表皮突延伸及海绵形成，真皮有轻度慢性炎症浸润。总的来说病理改变无特征性，介于银屑病和慢性皮炎之间，与银屑病唯一不同的地方是本病有海绵形成。

4.伴发的疾病　AIDS，面神经损害瘫痪（单侧），帕金森病，三叉神经损害，脊髓空洞症，血管意外。

（二）诊断思路

1.发生于成年人及新生儿的皮脂溢出部位的红斑鳞屑性皮损要考虑本病的可能。

2.询问病史，了解其发生发展的部位、经过、自觉症状等内容，找出支持本病的病史特点及与相关疾病鉴别诊断的要点。

3.仔细检查皮损，如发现典型的皮肤损害为油腻性鳞屑性黄红色斑片，边界清楚，可伴有皲裂、渗出和结痂可诊断本病。同时做好相应的鉴别诊断。

4.对泛发、症状严重、病情顽固者有注意有无艾滋病的可能，可做HIV抗体检查以明确诊断。

5.了解有无糖尿病、消化吸收不良、使用治疗神经系统疾病的药物等情况。

（三）诊断依据

1.本病依据病史，皮脂溢出的部位，如头皮、前额、眉毛区、眼睑、耳、面颊、胸骨区和肩胛间。

2.典型的损害为油腻性鳞屑性黄红色斑片。

3.伴不同程度的瘙痒。

【鉴别诊断】

（一）成人脂溢性皮炎

1.银屑病

（1）相同点：两者均好发于头皮，病程呈慢性复发性经过，皮疹表现为鳞屑性红斑。

（2）不同点：银屑病除头皮外，好发于伸侧皮肤，而脂溢性皮炎好发于皮疹溢出部位，更偏好屈侧皮肤；银屑病皮疹为红色或暗红色肥厚性斑块，覆有大量鳞屑，呈白色云母状，易剥脱，除去鳞屑可见点状出血，而脂溢性皮炎的皮疹为油腻性淡黄色或白色秕糠样鳞屑性斑片。脂溢性皮炎的组织病理与银屑病不同的地方是前者有海绵形成。

2.红斑性天疱疮

（1）相同点：两者均好发于皮脂溢出较多的部位，红斑上可见油腻性黏着性淡黄色鳞屑或结痂。

（2）不同点：红斑性天疱疮在红斑的基础上有水疱出现，破裂后形成痂皮，尼氏征阳性，活组织病理可确诊。

3.花斑癣和体癣　躯干部位的脂溢性皮炎，应注意与花斑癣和体癣鉴别。花斑癣损害平坦、以毛囊为中心，炎症不明显，上覆白色或褐色细糠状鳞屑；体癣损害数目少、不对称，呈中心痊愈周围扩展的环状损害，两者真菌检查均为阳性，可与脂溢性皮炎相鉴别。

4.副银屑病　要与本病鉴别的主要是点滴型副银屑病。点滴型副银屑病的损害主要发生于躯干两侧、大腿和上臂等处，一般不累及头面部，其鳞屑量少、细薄、不易剥脱，非油腻性，根据这些特点可与本病鉴别。

（二）婴儿脂溢性皮炎

1.异位性皮炎　患儿多有异位性疾病家族史，皮疹为红斑、丘疱疹，上覆鳞屑非油腻性，瘙痒剧烈，病程迁延。而婴儿脂溢性皮炎患儿多无异位病史，皮疹为油腻性鳞屑性红斑，无或轻微瘙痒，病情多在数月内痊愈，罕有复发。

2.尿布皮炎　发生于尿布区域的婴儿脂溢性皮炎应与尿布皮炎相鉴别。尿布皮炎多发生于臀、生殖器和大腿等与尿布接触的突出部位，皮疹表现为红斑、丘疹、水疱和糜烂。而婴儿脂溢性皮炎多发生于阴股皱襞和臀裂，而且头皮以及其他皱褶部位亦常被累及，皮疹为油腻性鳞屑性红斑。

3.其他　落屑性红皮病还应与婴儿板层状鱼鳞

病、异位性红皮病和葡萄球菌性烫伤样皮肤综合征相鉴别。

（三）专家提示鉴别的疾病（表11-10）

【治　疗】

1.一般治疗　生活规律，调节饮食，限制多脂及多糖食物，忌饮酒及辛辣刺激性食物，避免精神过度紧张。

2.局部治疗　以去脂、杀菌、消炎及止痒为原则。常用药物为煤焦油、水杨酸、硫黄、外用糖皮质激素及酮康唑等。最有效的方法是局部使用不含氟的糖皮质激素，可与外用的抗生素、酮康唑制剂等联合使用。

3.内用药物　补充维生素B$_6$、维生素B$_2$及复合维生素B，瘙痒者可予抗组胺药物，炎症明显者可予雷公藤多甙或小量泼尼松口服，同时予红霉素或四环素口服。

国外有报道用短期口服异维A酸治疗严重的脂溢性皮炎有良效，我们治疗的结果也支持此疗法。

（赖　维　陈　蕾）

月 经 疹

月经疹（exanthema menstruale）是发生于女性的一种少见皮肤病，与月经周期密切相关。临床可有红斑、丘疹、水疱等多形性损害，伴不同程度瘙痒。

【临床表现】

1.自身免疫黄体酮皮炎　中青年妇女好发，周期性明显，一般在月经来潮前3~5天发疹（即黄体阶段），随着月经开始与结束而减轻、消退。下次月经前再次发病。

皮疹可发生于头、面、躯干、四肢，有时也发生于口周、阴部，表现为红斑、淤斑、丘疹、水疱、色素沉着等，多种多样皮疹，可呈炎症性皮炎、湿疹、汗疱疹、荨麻疹、血管性水肿、离心性环形红斑、多形性红斑等，伴有瘙痒，愈后可造成色素沉着斑。

用斑贴试验或皮内或肌肉注射黄体酮呈阳性反应。皮疹如以抑制排卵剂试验治疗可消退。严重者用双侧卵巢切除与子宫切除效好。

2.自身免疫性雌激素皮炎　皮疹为瘙痒性丘疹和风团，形似湿疹或荨麻疹。在月经开始前发生或加重，并随月经呈周期性发作，妊娠期和绝经后皮疹消退。

3.经前综合征　多数妇女无此期明显症状，据统计3%年轻未婚女性可出现精神障碍、头痛、浮肿，也可出现恶心、呕吐、便秘、尿频。月经周期后半期前列腺素及醛固酮可增高。70%的患者痤疮出现或加重，30%头皮多油，约50%头发干燥不适，有的手足及面部浮肿，眶周皮肤色素沉着，但多较轻。此外经前可促使某些原有皮肤病加重。面部炎症如痤疮、酒糟鼻、红斑狼疮的皮疹加重或易激惹。湿疹、扁平苔藓、肛门生殖器，瘙痒加剧，单纯疱疹、口疮易发生。

【诊　断】

（一）诊断基本资料

1.病史　有与月经周期有关，皮疹反复发作史。

2.检查皮疹　表现为多种多样皮疹，可呈炎症

表11-10　专家提示鉴别的疾病

婴　儿	成　人
头皮/面部/尿布皮炎 脂溢性皮炎、银屑病、特应性皮炎、朗格汉斯细胞组织细胞增生症、肠病性肢端皮炎、癣（罕见）、刺激性尿布皮炎、白假丝酵母菌尿布皮炎	头皮皮炎 脂溢性皮炎、银屑病、头癣、特应性皮炎、头虱病、头皮屑、毛囊角化病
表皮脱落红皮病 脂溢性皮炎、莱内（氏）病、特应性皮炎（罕见）、银屑病（罕见）、药物反应（罕见）	面部皮炎 脂溢性皮炎、口周皮炎、特应性皮炎、酒渣鼻、黏蛋白性脱发、面部萎缩性毛发角化病、毛囊角化病
	躯干或擦烂皮炎 脂溢性皮炎、癣、假丝酵母菌病（腹股沟、腋窝）、银屑病、莱特尔（氏）综合征、特应性皮炎、接触性皮炎、毛发红糠疹、斑块状副银屑病

性皮炎、湿疹、汗疱疹、荨麻疹、血管性水肿，离心型环形红斑，多形性红斑等伴有瘙痒，愈后可造成色素沉着斑。

3. **实验室检查** 以黄体酮皮内注射或斑贴试验呈阳性反应。组织学表现为非特异性炎症。

4. **治疗试验** 以抑制排卵剂试验治疗可有效。回顾性诊断，子宫切除与双侧卵巢切除可治愈。

（二）诊断思路

临床上为中青年女性有多形性皮疹伴瘙痒，于月经前出现加重，月经来潮后逐渐减轻消退，提示本病的可能性。

（三）诊断依据

1. 发病时间与月经周期有关，多在月经周期的黄体阶段即月经来潮前（排卵后）至月经期、出现皮疹，月经后渐减轻消退，而下次月经周期再发。

2. 中青年女性有典型的多形性皮疹，表现伴瘙痒，愈后遗留色素沉着。

3. 经期综合征除皮疹外尚有精神症状和躯体症状，自身免疫性黄体酮皮炎患者黄体酮皮内试验阳性，雌激素皮内试验阴性，而自身免疫性雌激素皮炎则反之，痛经疹除皮疹外，尚有痛经。

4. 激发试验，口服或肌注黄体酮后，皮疹复发或加重，血清中有抗黄体酮抗体。

【鉴别诊断】

（一）主要鉴别的疾病

1. 湿疹

（1）相似点：其反复发作，皮疹的多形性可与月经疹相似。

（2）不同点：湿疹多数冬季加重与月经周期无明显关系，可区别。必要时行黄体酮试验。

2. 荨麻疹

（1）相似点：慢性荨麻疹其反复发作风团可似月经疹。

（2）不同点：其发作与月经周期无关，经常连续发生数月，去除过敏原后痊愈，一般抗组胺治疗有效。

3. 痤疮

（1）相似点：在多数情况下青年女性可在月经前痤疮皮疹加重或发生，可似月经疹。

（2）不同点：痤疮以黑头粉刺为主，丘疹脓疱结节，好发面、胸前、背部，皮脂溢出区，治愈后一般月经期也不出现，与月经疹不同。

4. 多形红斑

（1）相似点：常与感染、药物过敏有关。表现有斑疹-丘疹型、水疱-大疱型、重症型主要呈水肿性红斑，典型者虹膜样红斑，可反复发生，轻者可与月经疹相似。

（2）不同点：其皮疹发生以抗过敏治疗，去除病因可消退，与月经周期无关。

（二）次要鉴别的疾病

1. 酒糟鼻

（1）相似点：主要发生于面中部，特别是额、鼻、下颏、颧颊部红斑，伴毛细血管扩张、加重时出现丘疹、鼻赘，现多认为与毛囊虫有关。病情反复，可与月经疹相似。

（2）不同点：皮疹持续存在，有毛细血管扩张与月经疹不同，其加重非孕酮所致，与月经周期无规律性关系。

2. 颜面再发性皮炎（facial recurrent derma-titis）

（1）相似点：可能是化妆品皮炎。面部发生红斑、细小鳞屑，轻度肿胀，多见中青年女性，伴瘙痒。可反复再发，似月经疹。

（2）不同点：其发病多与化妆品、日光刺激、局部温度升高有关，与月经周期无关，对黄体酮无过敏。

3. 汗疱疹（pompholyx）

（1）相似点：在春末或夏季发病，深在小水疱，呈半球形，无炎症反应，散在或成群发生，好发手掌、手指侧面及指端，少数手背、足底亦可见，有的与镍等过敏有关，其皮疹反复性可与月经疹相似。

（2）不同点：汗疱疹季节性明显，冬季自愈，与月经周期无关，可鉴别。

【治疗原则】

病情轻的一般不须特殊治疗，自然消退。自身免疫性黄体酮皮炎用常规治疗无效，也有报告糖皮质激素治疗有效。一般人工合成雌激素治疗有效。如用雌激素治疗无效者用抗雌激素药可获效。

1. 药物治疗

（1）他莫昔芬（Tamoxifin）即三苯氧胺，为抗雌激素药，10~30mg/d。

（2）泰舒（氯烯雌酚醚）4mg/次，每日3次，月经后第四天开始，连服20天为1个疗程，可连用2疗程。

（3）倍美力：10mg/次，一日3次，月经结束第五天开始，连续服用10天，3个月为1个疗程。

2. **手术治疗**　对严重皮疹，药物治疗无效者可行双侧卵巢切除或子宫切除术，但一般不考虑和不推荐。

（施秀明　何玉清）

浸渍糜烂型皮炎

浸渍糜烂型皮炎（maceration dermatitis），是水稻皮炎的一种。

【病因与发病机制】

1. **长时间浸水**　皮肤长期浸水，大量水分渗入表皮，表皮松软肿胀，致使角质层丧失其屏障作用。

2. **机械性摩擦**　已经浸渍的皮肤在操作过程中，易受到机械性摩擦，引起剥脱与糜烂。

3. **大气湿度**　大气湿度常在80%以上，皮肤不易干燥，可促使发病。

4. **水的酸碱度及水温**　碱性水易除去皮肤表面脂肪，致使水分渗入表皮而产生浸渍。水温高亦可促使发病。

【临床表现】

1. **皮肤损害**　指趾间发白浸渍，角质剥离，皮损呈蚕食状境界清楚，与临近指（趾）间的皮损可融合呈片状损害。轻者仅有浸渍，重症者糜烂。

2. **发病特征**　手、足、掌、趾部均可累及。由于不断的摩擦刺激，出现新鲜的糜烂面及渗液。有时可见甲沟炎、甲沟皮肤剥离或有指甲磨损。痛痒明显。轻症者，停止工作后几天可愈，重症者局部可继发感染化脓引起淋巴管炎。

【诊　断】

（一）诊断基本资料
1. **病史**　长时间稻田作业。
2. **体格检查**　趾间浸渍、糜烂及少量渗液，手、足、掌、趾部均可发病。

（二）诊断思路
长时间稻田作业的农民是发病的主体，发病常与潮湿和摩擦有关，皮疹主要表现为浸渍、糜烂，以四肢远端为主，特别是趾间，停止工作几天后可自愈，要考虑本病。

（三）诊断依据
1. 发生于长时间稻田作业的农民。
2. 皮损发生于趾间，以浸渍、糜烂为主。
3. 停止工作几天后可自愈。
4. 排除手足癣。

【鉴别诊断】

（一）主要鉴别的疾病
擦烂型手足癣　两者之间的表现十分相似，主要依靠真菌学检查进行鉴别。

（二）次要鉴别的疾病
湿疹　手足部位的湿疹也可表现为红斑、糜烂，但湿疹病程长，反复发作，常无职业相关性，皮疹多形性，瘙痒明显等可帮助鉴别。

【治疗原则】

治疗原则应以收敛，抗感染止痒为主。避免连续在水田中浸泡，下田劳动前手足掌趾间或掌趾部涂植物性、矿物性或动物性油脂。下工后用清水洗净手足后，外用防护粉（枯矾10份、硼酸10份、氧化锌20份、滑石粉60份混合外用）。避免甲沟或指甲受损，下田前可戴指套。

（程　波　施秀明　叶　萍）

血吸虫尾蚴皮炎

血吸虫尾蚴皮炎（schistosomal cercaria dermatitis）亦属于稻田皮炎（rice field dermatitis）的一种。

【临床表现】

1. **皮肤损害**　红斑或丘疹，以后可逐渐发展成为豌豆大小的丘疹，有的中心部可有出血点，也可发展为丘疱疹或水疱。由于痒感搔抓可有继发感染而成为脓疱。

2. **发病特征**　下水田几分钟或1~2小时，与田水和田泥接触的手、足、前臂、小腿等部位，瘙痒明显。症状轻者停止下水田后2~5天可愈，愈后有色素沉着。一般发病部位多在接近水平面部的膝盖下及小腿，这是因为尾蚴具有趋光性及附着于近水面物质的特性。

【诊　断】

（一）诊断基本资料

1. 病史　常发生于春夏季节，有疫水接触史，常群体发病。

2. 体格检查　皮损发生于接触部位，表现为红斑、丘疹、丘疱疹或水疱，中心部可有出血点，界限清楚。

（二）诊断思路

血吸虫尾蚴皮炎属于职业性皮肤病的范畴，职业因素在诊断思路中有重要意义，在春夏季节，与疫水接触后，在接触部位出现以炎症性丘疹和丘疱疹为主体的皮疹，要首先考虑本病。

（三）诊断依据

1. 发生于春夏季。

2. 患者多为在稻田劳作的农民。

3. 皮损发生于疫水接触部位，以炎症性丘疹和丘疱疹为主。

【鉴别诊断】

（一）主要鉴别的疾病

1. 丘疹性荨麻疹　多发生于四肢，春夏季常见，多数患者与昆虫叮咬有关，容易与尾蚴皮炎混淆。但丘疹性荨麻疹多见于儿童，常发生于暴露部位，表现为丘疹样风团，无疫水接触史。

2. 湿疹　四肢是湿疹的好发部位，在早期以丘疹为主要表现时容易与尾蚴皮炎混淆。主要的鉴别点包括：①湿疹无职业限制；②可发生于四肢以外的部位；③皮损表现为多形性，④皮疹冬重夏轻，常反复发作。

3. 结节性痒疹　早期在四肢表现为红色丘疹时可与尾蚴皮炎混淆，但结节性痒疹病程长，皮疹难退，躯干和四肢均可发生，表现以硬的结节为主。

本病的鉴别诊断见表11-11。

（二）次要鉴别的疾病

瘙痒症　四肢多见，由于患者处理不当，继发抓痕、红斑、糜烂时应与尾蚴皮炎鉴别。瘙痒症冬季常见，常无皮疹只有瘙痒，局部皮肤干燥等可帮助鉴别。

【防　治】

1. 个人预防　加强个人预防仍然是一种有效措施。可用15%邻苯二甲酸二丁酯乳剂加10%松香凡士林，下田前涂用。或松香凡士林软膏（松香25份，加凡士林到100份），或松香10份、蓖麻油10份、火棉胶80份，混合。下水田前涂抹均有一定效果。

2. 治疗　主要是止痒，消炎，预防继发感染。要采取综合性预防措施，因地制宜进行预防。消灭血吸虫及尾蚴中间宿主（锥实螺），可使用氨水灭螺、五氯酸钠灭螺或草木灰灭螺。

（施秀明　吴丽峰）

化妆品皮炎

化妆品皮炎（cosmetic dermatitis）系指由接触化妆品后，在接触部位发生的急性炎症，包括刺激性接触性皮炎和变应性接触性皮炎。

表11-11　接触性皮炎与血吸虫尾蚴皮炎的鉴别诊断

	血吸虫尾蚴皮炎	接触性皮炎（因下水田而发病者）
病史	有下水田史	有下水田接触变应原史
损害	红色小斑疹，红丘疹，丘疱疹，有红晕	大小不等的红斑，伴有轻重不一的水肿，红丘疹，丘疱疹，水疱，大疱
部位	浸在田水中的小腿、踝、前臂等部，埋在泥土中的部位不发病	接触部位，可更广泛
发病季节	主要在气温高，水温高的5~9月	无季节性
发病时间	通常在下水田后10~30分钟	快慢不定
复发	不下水田不会复发	再次接触变应原即复发
斑贴试验	-	+

【病因与发病机制】

化妆品皮炎的致病物质　美国以护肤品最多，其他依次为毛发用品、面部化妆品、指甲用品、香水、剃须用品、眼部化妆品、遮光剂、口腔卫生用品、沐浴用品及婴儿用品。我国亦以护肤品为最多，包括润肤霜和营养霜；其次为洁肤品，如洗面奶、香皂、沐浴露、洗手液等；毛发用品中的染发和定型剂也是常见的致病因素。引起接触性皮炎的化妆品成分主要包括：

（1）香料：其中肉桂醇、肉桂醛、丁香酚、羟基香茅醛、异丁香酚和橡苔醇等最常见。

（2）防腐剂：对氨基苯甲酸酯（甲基、丙基、丁基和乙基）是化妆品最常用的防腐剂。

（3）抗氧化剂：叔丁基苯甲醚、叔丁基氢醌和叔丁基化羟基甲苯等均可引起过敏性皮炎。

（4）乳化剂：数百种表面活性剂可引起轻度刺激反应，偶尔也引起过敏反应。

（5）基质：常用的羊毛脂和羊毛脂衍生物可引起过敏性接触性皮炎。

（6）指甲用品成分：甲苯磺胺和甲醛树脂可引起过敏反应。

（7）遮光剂：物理性遮光剂很少致敏。化学性遮光剂中对氨基苯甲酸常引起接触性皮炎，并可与苯甲酸和对苯二胺发生交叉过敏。4-异丙基二苯甲烷在欧洲曾广泛添加于遮光剂中，常引起接触性皮炎。

【临床表现】

（一）刺激性化妆品皮炎

1.**轻型**　仅有皮肤黏膜感觉异常如刺痒、蚁行感等，面部外观无明显变化。多表现为丘疹、红斑（图11-28）、片状脱屑并伴有瘙痒、烧灼感等，洗浴或风吹日晒可加重。停用化妆品后常可得到缓解和康复。

2.**重型**　个别患者受刺激后出现严重反应如皮肤黏膜出现水疱，大片红肿破溃，继发感染甚至出现全身症状等。

（二）变应性化妆品皮炎

最常见的致病因子主要是化妆品中的芳香化合物、防腐剂、色素、羊毛脂、羊毛醇及天然植物提取物等。在国内则以染发剂中的对苯二胺成分占首位。初次使用化妆品多在5~7天，再次使用则在24~48小时或数小时发病。皮疹以红斑、肿胀，上有密集粟粒大

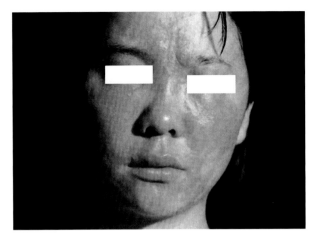

图11-28　化妆品皮炎

红色丘疹、丘疱疹或水疱，可有渗出。皮损边界不甚清楚，伴瘙痒明显或有灼热、刺痛感。

（三）临床类型

接触性皮炎、化妆品痤疮、头发脱落、色素沉着、光过敏性接触性皮炎，其中接触性皮炎又分为刺激性化妆品皮炎、变应性化妆品皮炎、光毒性接触性化妆品皮炎，并认为变应性接触性皮炎是化妆品皮炎中最重要的一种。

【诊　断】

（一）诊断基本资料

1.**病史**　有明确的化妆品接触史，去除病因后很快痊愈。

2.**体格检查**　皮损常呈急性或亚急性皮炎，局限于接触部位，界限清楚。

3.**辅助检查**　斑贴试验常有阳性结果，斑试结果阴性者可做皮肤开放试验。

（二）诊断思路

皮炎，尤其面部皮炎应寻找病因，若有使用化妆品史，则应根据病史、临床所见、结合斑贴试验结果进行综合分析。病史包括发病情况、既往史和鉴别诊断。要注意排除化妆品以外其他病因所致的接触性皮炎。皮损的部位在追查病因的线索中有重要价值，皮疹发生于整个面部，要考虑肥皂、化妆水、霜、粉底等因素；颊部皮疹可能与胭脂有关；口唇接触唇膏、牙膏、指甲油等的机会较多；眼周围涂擦的眼影油、眼线笔墨、睫毛膏等可产生皮炎；香水、染发剂等常接触于耳后、发际产生皮疹，头皮反而受累较少。

（三）诊断依据

有明确的化妆品接触史，并根据发病部位，皮疹形态，必要时进行皮肤斑贴试验进行综合分析，需要排除非化妆品引起的接触性皮炎。

（四）诊断标准

根据化妆品接触性皮炎诊断评分标准表（表11-12），计算总分。确诊：总分≥10；疑诊：总分7~9分。

【鉴别诊断】

（一）主要鉴别的疾病

1.化妆品不耐受综合征　常有消费者在应用化妆品于面部后出现灼热感或针刺感，但并无可见的客观症状。这种情况称为"主观的或感觉的刺激现象"。极少数人在此基础上发展成为"化妆品不耐受综合征"，即对几乎每种化妆品都产生不良感觉，无明显皮疹。

2.非化妆品引起的接触性皮炎　临床表现相似，在使用物质局部发生皮炎，其鉴别主要根据接触史、了解找出接触性皮炎的致病物质，斑贴试验是鉴别诊断的重要方法。

3.多形性日光疹

（1）相似点：临床表现在面颈部及暴露部位，皮疹为红斑水肿性红斑、丘疹等，可与化妆品皮炎相似。

（2）不同点：①发病季节多在春夏季节；②皮疹与光照有明确的关系，皮疹表现有多种类型；③颈部V字区的损害可帮助鉴别；④化妆品皮炎可用斑贴实验查出过敏原进行鉴别。

4.口周皮炎

（1）相似点：此病病因未明，有认为与外用皮质激素、使用含氟牙膏或蠕形螨有关。皮损为红斑、丘疹、丘疱疹。女性占90%，与化妆品皮炎相似。

（2）不同点：其皮疹较为分散，皮疹与唇红缘之间围绕约5mm宽的不受累区。而化妆品皮炎斑贴试验阳性，两者不同。

（二）次要鉴别的疾病

1.日光性皮炎（晒斑）

（1）相似点：此病出现面部红斑、肿，可类似化妆品皮炎。

表11-12　化妆品接触性皮炎诊断评分标准表（中国，2009）

序号	化妆品刺激性接触性皮炎	化妆品变应性接触性皮炎	是	否	无信息
1	有明确的化妆品使用史	有明确的化妆品使用史	+2	-1	-
2	皮损（急性期有红斑、水肿、丘疹、疱疹、大疱、破溃后可有糜烂、渗出、结痂；慢性期有干燥、脱屑、浸润、增厚）主要发生在接触部位，界限清楚。自觉皮损灼热或刺痛等，瘙痒少见	皮损形态多样（急性期有红斑、水肿、丘疹、疱疹、大疱、破溃后可有糜烂、渗出、结痂；慢性期有浸润、增厚）主要发生在接触部位，但可向周围或远隔部位扩散。自觉皮损瘙痒	+2	-1	-
3	皮损严重程度和化妆品使用量和频率有关	皮损严重程度和化妆品使用量和频率有一定关系	+1	-1	0
4	停止使用该化妆品后皮损转归合理	停止使用该化妆品后皮损转归合理	+2	-1	-
5	如再次使用该化妆品可出现相同皮损	如再次使用该化妆品可出现相同皮损	+2	-2	0
6	过去使用相同的化妆品有类似皮损	过去使用相同的化妆品有类似皮损	+1	-1	0
7	得到反复开放涂抹试验等实验室检查的支持	得到封闭型斑贴试验等实验室检查的支持	+2	-1	0
8	该化妆品的产品质量有相关信息提示	该化妆品的产品质量有相关信息提示	+1	0	-
9	除接触化妆品外有其他原因可以单独引起皮损	除接触化妆品外有其他原因可以单独引起皮损	-1	+2	0
10	愈后如使用其他不同化妆品有类似皮损产生	愈后如使用其他不同化妆品有类似皮损产生	-1	+1	0

（2）不同点：①可有日晒数小时或数十小时，弥漫潮红，严重者可肿胀或水疱；②烧灼或刺痛；③部位除面部外，其他暴露部位可为颈前V形区、上肢等可发病。

2. 脂溢性皮炎

（1）相似点：为发生在皮脂溢出部位的炎症性皮肤病，可表现面部红斑、脱屑而类似化妆品皮炎。

（2）不同点：①头部皮屑多或油脂；②眉部、鼻唇沟和鼻翼部红色油脂性斑片鳞屑或痂皮；③多脂多毛部位发生，可资鉴别。

【治　疗】

1. 处理原则　①及时清除皮肤上存留的化妆品；②停用引起病变或可疑引起病变的化妆品；③按皮炎-湿疹的治疗原则对症治疗。

2. 局部治疗和全身用药　同接触性皮炎。

（程　波　施秀明）

糖皮质激素依赖性皮炎

糖皮质激素依赖性皮炎（glucocorticoids depen-dent dermatitis），又称局部糖皮质激素戒断皮炎、红色皮肤综合征、玫瑰痤疮样激素皮炎，是指因长期外用糖皮质激素不当所致的一组对激素依赖且又有特定临床表现的皮肤疾病，其特征是对激素的依赖。

长期反复外用糖皮质激素，抑制表皮细胞的增殖和分化，导致角层细胞的减少，破坏表皮通透性屏障及降低了角层含水量并诱发一连串的炎症性反应。

【临床表现】

长期外用糖皮质激素后，原治疗部位又发生鲜红色斑点，表面光滑，皮纹消失，外观皮肤呈透明状。可见毛细血管扩张（图11-29），丘疹等。明显三联征：瘙痒、干燥、灼热感。当停用激素2~10天后原有疾病复发或加重，并持续几天或3周左右，当重新使用激素后，上述症状和体征很快消退，再次停药，症状再发。

面部损害分为Ⅲ型：口周型、面部中央型、弥漫型。

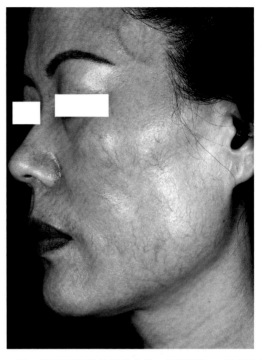

图11-29　糖皮质激素依赖性皮炎　面部潮红、毛细血管扩张

【诊　断】

（一）诊断基本资料

有长期外用糖皮质激素史，好发面颈部、阴囊、阴唇、肛周及皮肤皱褶部。激素外用后皮肤损害向四周扩散，伴有重度的不适、干燥紧缩感、烧灼感、刺痛、强烈的瘙痒。

实验室检查：无特殊表现。

（二）诊断思路/诊断依据

依据长期外用激素或含有激素的化妆品的病史和特有的皮损可以诊断。

（三）诊断标准

包括4条标准：①面部使用糖皮质激素制剂>1个月；②停用糖皮质激素后2~10天原有皮损复发或加重；③主观症状有皮肤灼热、瘙痒、疼痛、干皱感或紧胀感；④客观症状有毛细血管扩张、红斑或潮红、脱屑、丘疹、脓疱、色素沉着或表皮萎缩。

【鉴别诊断】

（一）主要鉴别的疾病

糖皮质激素过敏反应、原发性皮肤病治疗停药后再发或反跳、颜面再发性皮炎。

（二）次要鉴别的疾病

面癣、痤疮、酒渣鼻、脂溢性皮炎、面部播散性粟粒狼疮。

【治　疗】

在治疗措施上主要停止激素应用，帮助恢复皮肤屏障功能。避免阳光、热、洗涤剂等刺激，适当应用凡士林或保湿剂。

（普雄明　范文葛　吴志华）

嗜酸性粒细胞增多综合征

嗜酸性粒细胞增多综合征（hypereosinopilia syndrome，HES）的病因疑为超敏反应或自身免疫疾病。HES有三种类型：骨髓增生性（M-HES）、淋巴增生型（L-HES）及其他嗜酸性血管炎等。M-HES大多数患者在染色体4q12上具有隐藏的中间缺失，表达FIP1L1/PDGFRA（F/P）基因突变，导致血小板衍生生长因子·受体-1重排克隆型的M-HES。L-HES独特表型的克隆性T细胞产生嗜酸性粒细胞生成细胞因子，特别是IL5，活化嗜酸性粒细胞，释放其颗粒内容物（表11-13）。

【临床表现】

1. **发病特征**　体重减轻、发热、水肿、关节肿痛、肌肉疼痛、肌无力、厌食、疲劳和皮疹是常见的症状，心血管和造血系统几乎总是受累。27%~57%的病例出现皮疹。

2. **皮肤损害**（图11-29~图11-31）　①多形性损害，包括水肿性或弥漫浸润红斑、多形红斑、环状红斑、麻疹样红斑、红皮病、丘疹、淤点及色素沉着，常伴有剧烈瘙痒；②荨麻疹和血管性水肿；③黏膜溃疡，这种溃疡难以治疗。

3. **内脏损害**　有心脏、肺、消化系统、神经系统受累及全身淋巴结肿大。

【诊　断】

（一）诊断的基本资料

1. **病史/体格检查**　见临床表现。

2. **实验室检查**　周围血嗜酸性粒细胞增多0.3~0.7（30%~73%），甚至达0.9（90%），嗜酸性粒细胞生成细胞因子（如IL-5等），活化调节趋化因子（TARC）增高。

3. **伴发疾病**　寄生虫感染、变态反应性疾病、

表11-13　嗜酸性粒细胞疾病的分类鉴别

1. 原发性：肿瘤或原因不明的嗜酸性粒细胞增多
（1）原发性克隆性嗜酸性粒细胞增多
　　急、慢性嗜酸性粒细胞性白血病
　　急性髓系白血病伴嗜酸粒细胞增多
　　骨髓增殖性疾病伴嗜酸粒细胞增多
　　系统性肥大细胞增多症伴嗜酸粒细胞增多
　　FIP1L1-PDGFRA融合基因阳性疾病
（2）特发性嗜酸粒细胞增多症
2. 继发性
（1）非肿瘤性：感染（尤其寄生虫）、类天疱疮、荨麻疹、嗜酸性粒细胞性筋膜炎、血管炎性疾病、药物
（2）肿瘤性：转移癌、霍奇金病、实体肿瘤
3. 当本病继发原因不明显时，应考虑原发性嗜酸性粒细胞增多症

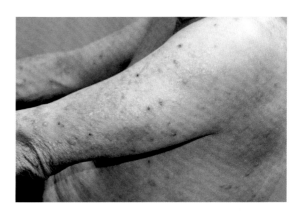

图11-30　嗜酸性粒细胞增多综合征
（本图由新疆维吾尔自治区人民医院普雄明惠赠）

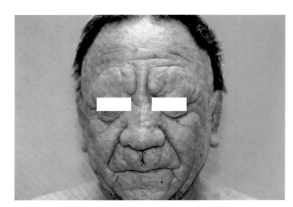

图11-31　嗜酸性粒细胞增多综合征
（本图由新疆维吾尔自治区人民医院普雄明惠赠）

感染性疾病、皮肤病、肺嗜酸性粒细胞浸润、嗜酸性粒细胞胃肠炎、免疫性疾病、血液肿瘤、实体瘤、异常表型的克隆性T淋巴细胞、急/慢性嗜酸性粒细胞白血病、严重的中毒性疾病、嗜酸性粒细胞

增多肌瘤综合征、肾上腺及垂体功能低下、浆膜表面受刺激（炎症、腹部照射、腹膜透析/穿刺）。

（二）诊断思路

剧痒，皮肤多形损害，外周血嗜酸性粒细胞绝对值持续增加要考虑本病。要排除其他引起嗜酸性粒细胞增多的潜在疾病。有条件的应常规做骨髓细胞染色体核型分析和涉及PDGFRA、PDGFRB或FGFR1融合基因，T细胞受体基因重排等分子遗传学检测，以明确是否为克隆性嗜酸性粒细胞增多症。

（三）诊断依据

剧痒，系统损害，嗜酸性粒细胞绝对值增高，PDGFRA、PDGFRB或FGFR1融合基因阳性，可考虑诊断本病。

（四）诊断标准

WHO（2008年）分类提出的CEL，NOS诊断标准为：①外周血嗜酸性粒细胞增多$\geq 1.5 \times 10^9$/L；②无Ph染色体或BCR-ABL1融合基因，无其他MPH或MDS/MPN；③无t（5；12）（q31-35；p13）或其他PDGFRB重排；④无FIP1L1-PDGFRA（F/P）融合基因或其他PDGFRA重排；⑤无FIP1L1重排；⑥外周血原始细胞和骨髓原始细胞＜20%，无inv（16）（p13；q22）或t（16；16）（p13；q12），无AML其他特征；⑦有克隆性细胞遗传学或分子遗传学异常，或外周血原始细胞＞2%，或骨髓原始细胞＞5%。特发性HES的诊断标准须符合：①外周血嗜酸性粒细胞增多$\geq 1.5 \times 10^9$/L，至少6个月；②除外反应性和继发性嗜酸性粒细胞增多症；③除外髓系肿瘤，包括AML、MPN、MDS、MDS/MPN和系统性肥大细胞增生症；④除外具有免疫表型异常，细胞因子产生异常的T细胞群的疾病；⑤具有因嗜酸性粒细胞增多产生的组织损害。

【鉴别诊断】

（一）主要鉴别的疾病

1.寄生虫感染和侵染　可酷似HES。疫区旅行或某些食物暴露史提示蠕虫病。除了嗜酸性粒细胞增多，蠕虫感染时还常见血清总IgE水平高于500 IU/mL。应进行粪便虫卵和寄生虫检查，以及类圆线虫抗体血清学检测。

2.荨麻疹/血管性水肿　在出现孤立的荨麻疹样斑块伴或不伴血管性水肿的患者中，鉴别诊断包括普通和持续性荨麻疹，但多器官受累的表现支持HES。HES伴发作性血管性水肿在临床上可模仿遗传性血管性水肿，尽管遗传性血管性水肿患者常有家族史，而很少有嗜酸性粒细胞计数明显升高这一特征，可通过补体异常加以区分。

3.淋巴细胞型HES　此型的瘙痒性湿疹样损害可类似特应性皮炎、接触性皮炎、药物反应、真菌感染和T细胞淋巴瘤。

4.口腔-生殖器溃疡　需要鉴别下列疾病，包括伴有血栓形成者，如白塞综合征、克罗恩病、溃疡性结肠炎和Reiter综合征。

（二）次要鉴别的疾病

复发性阿弗他口炎、免疫性大疱病、多形红斑、扁平苔藓、单纯疱疹感染和梅毒。

（三）专家提示的鉴别疾病

药物反应、蕈样肉芽肿、Sézary综合征、免疫大疱性皮肤病。

【治　疗】

治疗方案取决于M-HES或L-HES，F/P融合基因阳性相关的M-HES者首选伊马替尼，其他可选糖皮质激素、羟基脲、α-干扰素化疗。L-HES首选糖皮质激素，其他可选环孢素、抗K-ZR-α、英夫利昔单抗治疗。干扰素-α[（12.6~50.4）$\times 10^6$U/w]对骨髓增生性HES和淋巴细胞HES均有效。抗人IL-5单克隆抗体治疗HES，特别是淋巴细胞性HES有效。雷公藤和其他中医药疗法亦有效，或小剂量糖皮质激素与雷公藤合用。治疗目的是减轻患者的症状，是外周血嗜酸性粒细胞计数维持在1000~2000/U1。糖皮质激素单一治疗失败的患者预后不佳。

（吴志华　陆　原　范文葛）

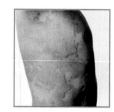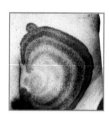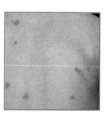

第十二章

荨麻疹类皮肤病

■ 荨 麻 疹

荨麻疹（urticaria）是由于皮肤黏膜小血管扩张、渗透性增加而出现的一种瘙痒性暂时性水肿反应。慢性荨麻疹是指风团每周至少发作2次，持续≥6周者。少数慢性荨麻疹患者也可表现为间歇性发作。荨麻疹的自然病程极不一致，50%的患者在发病后数年内消退，但有些患者可持续数十年。

【病因与发病机制】

通常病因分为外源性和内源性，发病机制可能涉及感染、变态反应、假变态反应和自身反应性等。肥大细胞在发病中起中心作用，其活化并脱颗粒，导致组胺、白三烯、前列腺素等释放，是影响荨麻疹发生、发展、预后和治疗反应的关键。诱导肥大细胞活化并脱颗粒的机制包括免疫性、非免疫性和特发性。免疫性机制包括：针对IgE或高亲和力IgE受体的自身免疫、IgE依赖的以及抗原抗体复合物和补体系统介导等途径。非免疫性机制包括：肥大细胞释放剂直接诱导，食物中小分子化合物诱导的假变应原反应，或非甾体抗炎药改变花生烯酸代谢等，还有少数荨麻疹患者目前尚无法阐明其发病机制，甚至可能不依赖于肥大细胞活化。

引起IgE依赖性过敏反应的抗原与肥大细胞表面IgE结合促使肥大细胞释放生物活性物质引起血管扩张、渗透性增加。这些抗原是急性荨麻疹最常见的病因，而慢性荨麻疹除免疫介导的原因之外还有非免疫因素。常见的病因有：食物、药物、感染、物理因素、动物、植物、精神因素、内科疾病、遗传。

【临床表现】

1. 临床表现 荨麻疹是以大小不等、形态各异的风团为特征（图12-1，图12-2），发病突然，风团此起彼伏，24小时内消退，消退后可为正常皮肤。急性者多在数周内痊愈，持续数月以上者为慢性荨麻疹。自觉症状为瘙痒，少数患者可出现发热、恶心、呕吐、腹痛、腹泻、心悸、胸闷、呼吸

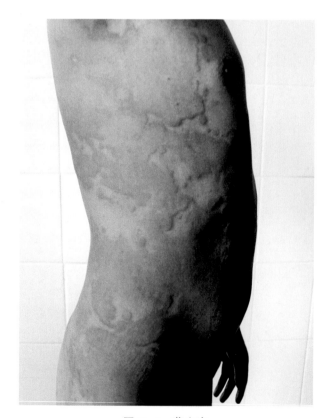

图12-1 荨麻疹

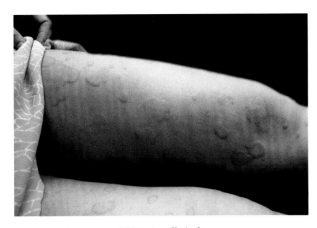

图12-2　荨麻疹

困难等症状。

2.荨麻疹的分类及其定义　见表12-1。

【诊　断】

（一）诊断基本资料

1.病史　有反复发作的瘙痒性风团，食物、药物、冷刺激、局部受压、日光照射等诱发，皮损持续数小时可消退，消退后无痕迹。

2.体格检查　可见大小不等、形态各异的风团。

3.实验室检查　血常规检查可有嗜酸性粒细胞增高。如因细菌感染引起，白细胞总数可增高以及中性粒细胞百分比增高。

行相关的检查，如血常规、便虫卵、肝肾功能、免疫球蛋白、红细胞沉降率、C反应蛋白、补体和各种自身抗体等。必要时可以开展变应原筛查、食物日记、自体血清皮肤试验（ASST）和幽门螺杆菌感染鉴定。IgE介导的食物变应原在荨麻疹发病中的作用是有限的，对变应原检测结果应该正确分析。有条件的单位可酌情开展双盲、安慰剂对照的食物激发试验。

（二）诊断思路

1.皮损为瘙痒性水肿性斑块时需与皮肤淋巴细胞浸润症、蚊虫叮咬等过敏性疾患鉴别，因此，病史及患者所描述的皮损演变过程十分重要。当了解到水肿性斑块持续时间不超过24小时即可自行消退，消退后无痕迹，可做出荨麻疹的诊断。

2.荨麻疹诊断后，应进一步寻找病因。荨麻疹可分为免疫性、非免疫性或特发性：①免疫性荨麻疹包括IgE介导的超敏反应、补体介导的超敏反应、

表12-1　荨麻疹的分类及定义（中国荨麻疹诊疗指南，2014版，郝飞、陆前进、宋志强执笔）

类　别	类　型	定　义
自发性	急性自发性荨麻疹	自发性风团和（或）血管性水肿发作<6周
	慢性自发性荨麻疹	自发性风团和（或）血管性水肿发作≥6周
诱导性 物理性	人工荨麻疹（皮肤划痕症）（urticaria factitia / dermographic urticaria）	机械性切力后1~5分钟内局部形成条状风团
	冷接触性荨麻疹（cold contact urticaria）	遇到冷的物体、风、液体、空气等在接触部位形成风团
	延迟压力性荨麻疹（delayed pressure urticaria）	垂直受压后30分钟至24小时局部形成红斑样深在性水肿，可持续数天
	热接触性荨麻疹（heat contact urticaria）	皮肤局部受热后形成风团
	日光性荨麻疹（solar urticaria）	暴露于紫外线或可见光后诱发风团
	振动性荨麻疹或血管性水肿（vibratory urticaria / angioedema）	皮肤被震动刺激后数分钟出现局部红斑和水肿
非物理性	胆碱能性荨麻疹（cholinergic urticaria）	皮肤受产热刺激如运动、进辛辣食物、情绪激动时诱发的直径2~3mm风团，周边有红晕
	水源性荨麻疹（aquagenic urticaria）	接触水后诱发风团
	接触性荨麻疹（contact urticaria）	皮肤接触一定物质后诱发瘙痒、红斑或风团
	运动诱导性荨麻疹（exercise-induced urticaria）	运动后数分钟进食或4小时内暴食，发生血管性水肿、风团，常伴其他过敏症状，与某些特异食物有关

物理性和接触性荨麻疹；②非免疫性荨麻疹包括直接刺激肥大细胞释放介质、物理性因素及接触性荨麻疹；③特发性荨麻疹同时也要排除肿瘤性疾病、内分泌疾病、结缔组织病、感染及其他疾患等潜在疾病。

3.其他：伴胸憋、气紧、呼吸困难常考虑为吸入物引起；伴恶心、呕吐、腹痛、腹泻常考虑为食物引起；伴发烧、扁桃体肿大等常考虑为感染引起；伴感冒症状考虑为病毒感染引起。如风团超过24小时方消退，应考虑药疹和荨麻疹血管炎的可能。如风团数量多，而直径又很少，周围有红晕，应考虑胆碱能性荨麻疹。

4.如为物理因素引起的荨麻疹，可通过各种物理性致病因素诱发出病损（表12-2，表12-3）。

（三）伴发疾病

1.皮肤病 肥大细胞增生症，大疱性类天疱疮，酸性粒细胞性蜂窝织炎，疱疹样皮炎，疥疮和其他螨虫感染，毛发癣菌疹，自身免疫性黄体酮性皮炎。

2.感染性疾病 牙根周围脓肿，扁桃体炎，鼻窦炎，膀胱炎，胃肠道、胆囊和肾慢性感染，疟疾，肠道寄生虫病。

3.结缔组织病 红斑狼疮，类风湿性关节炎，风湿热。

4.恶性肿瘤 癌症，淋巴瘤，白血病。

5.内分泌疾病 甲亢，甲低。

6.其他 肝病，肾病，酸性粒细胞增多综合征。

（四）诊断依据

1.皮损为风团。

2.患者所描述的皮损演变过程，即风团可自然消退、消退后无痕迹。

3.血常规可有嗜酸粒细胞增高，如感染引起的可有中性粒细胞增高。

分类诊断：结合病史和体检，将荨麻疹分为自

表12-2 几种荨麻疹的鉴别

类 型	促发因素	发病机制	发作时间	持续时间	临床症状
症状性皮肤划痕症	划痕皮肤	被动转移，IgE，组胺，P物质，ATP，	数分钟	2~3小时	不规则瘙痒性风团
迟发性皮肤划痕症	划痕皮肤	直接药理机制可疑未明	0.5~8小时	≤48小时	宽大的线状风团，位置较深，灼痛
迟发性压力性荨麻疹	压力	酸性粒细胞和胆碱性蛋白可能起作用	4~6小时	8~72小时	弥漫性水肿，触痛，流感样症状
日光性荨麻疹	不同波长的光线	被动转移，IgE，组胺可疑	5~10分钟	1~2小时	瘙痒性风团，喘鸣，头昏，晕厥
家族性冷性荨麻疹	皮温变化	未明	0.5~3小时或9~36小时	≤72小时	灼痛性红斑和丘疹，头痛，关节痛，发热
原发性冷性荨麻疹	冷接触	被动转移，IgE（IgM），组胺	2~5分钟	1~2小时	瘙痒性风团，喘鸣，晕厥，心动过速
热性荨麻疹	热接触	组胺、补体可疑	2~5分钟，迟发罕见	1小时	瘙痒性风团，全身症状罕见
胆碱能性荨麻疹	全身过热	组胺，蛋白酶抑制物减少	2~20分钟	0.5~1小时	瘙痒性风团，晕厥，腹泻，呕吐，头痛，流涎
水源性荨麻疹	水接触	肥大细胞免疫介导性释放，神经成分	数分~30分钟	30~45分钟	瘙痒性风团
振动性血管性水肿	振动皮肤	未明	2~5分钟	1小时	血管性水肿
运动诱发的过敏反应	运动，部分病例与食物有关	未明	运动期间或之后	数分钟~数小时	瘙痒性风团，呼吸窘迫，低血压

表12-3　常见荨麻疹的检测及操作

检测项目	操作步骤
皮肤划痕症	用压舌板或皮肤划痕测量仪用力划肩胛间的皮肤
迟发性压力性荨麻疹	肩背15磅重物步行20分钟
日光性荨麻疹	皮肤暴露于特定波长的光线下
胆碱能性荨麻疹	（1）乙酰甲胆碱皮试 （2）全身浸泡在热水（42℃）中洗热水澡使体温升高0.7℃
局灶热性荨麻疹	前臂热敷
寒冷性荨麻疹	（1）装有冰的试管贴于前臂4分钟，观察10分钟 （2）在寒冷环境中运动观察是否出现胆碱能样荨麻疹（冷诱发胆碱能性荨麻疹）
水源性	将35℃的温水贴敷皮肤30分钟

发性和诱导性。前者根据病程是否≥6周分为急性与慢性，后者根据发病是否与物理因素有关，分为物理性和非物理性荨麻疹。

4. 不同程度的瘙痒。

【鉴别诊断】

（一）主要鉴别的疾病

1. 丘疹性荨麻疹　常有虫咬史，为1~2cm大小梭形风团样丘疹，中心可出现水疱或淤点，持续一周左右消退。而荨麻疹的风团多在一日内消退。

2. 荨麻疹性血管炎（表12-4）

3. 痒疹　是一组疾病，包括急性、亚急性和慢性三种类型，其共同表现是圆顶型丘疹伴剧烈瘙痒，顶端有时有一水疱。丘疹逐渐发展为苔藓样结节。在成人皮损初发为针头大到蚕豆大小风团样红色斑丘疹，风团样丘疹消退后遗留一坚实丘疹，而荨麻疹的风团消退后皮肤为正常的。

4. 荨麻疹性多形红斑　皮损为荨麻疹样的丘疹及斑块，有些损害中心可消退呈环状，而无虹膜样改变，皮损常可持续数天而与荨麻疹鉴别。

5. 遗传性家族性荨麻疹综合征　也称为荨麻疹–耳聋–淀粉样变性病。为常染色体显性遗传因素引起。表现为周期性荨麻疹，常伴腹痛、发热、进行性神经性耳聋、淀粉样变性病、青光眼。血液检查白细胞增高、血沉快。

（二）次要鉴别的疾病

1. 色素性荨麻疹　为肥大细胞增多症的皮肤型，其特点是出现大小不等的圆形或椭圆形淡红色斑疹、丘疹、结节，境界清楚，持续不退，受摩擦后其上可出现环绕红晕的风团，组织病理可见真皮以肥大细胞浸润。

2. 单纯性回状红斑　为大小不一的多发性环状红斑，中心可为正常皮肤，形状各异，红斑呈线样。好发于四肢伸侧，皮损常持续1~2天或更长时间。可与荨麻疹鉴别。

3. 大疱性类天疱疮　初发时常为四肢的荨麻疹样或湿疹样皮炎，此时需与荨麻疹鉴别。荨麻疹样

表12-4　荨麻疹性血管炎与荨麻疹的鉴别

	荨麻疹性血管炎	荨麻疹
皮损特点	风团样或扁平、水肿性红斑，其上可有出血点，单个皮损持续24~72小时，消退后遗留色素沉着	风团24小时内可消退，消退后不留痕迹
全身症状	可有发热、关节痛	一般无
自觉症状	烧灼感或疼痛，瘙痒较轻	剧烈瘙痒
实验室检查	血沉快，部分患者有低补体血症	无明显异常
组织病检	主要为白细胞碎裂性血管炎	真皮水肿
免疫荧光	真表皮交界处及血管周围有IgG、IgM、C3沉积	阴性

皮疹常发生在水疱之前，可持续1~3周，后出现本病典型的皮疹，为外观正常或红斑基础上的紧张性水疱或大疱，Nikolsky征阴性。

4.妊娠瘙痒性荨麻疹及斑块　是一种常发生于初产妇妊娠末期的剧烈瘙痒性皮肤病。皮损最先发生于腹部膨胀纹，为1~2cm的水肿性红色丘疹及丘疱疹，丘疹与丘疱疹周围有一苍白圈。之后这些皮损可融合成荨麻疹样斑块并逐渐由腹部蔓延至躯干下部、臀部及大腿，伴剧烈瘙痒。

（三）专家提示鉴别的疾病

遗传性血管性水肿、肥大细胞病、系统性红斑狼疮、血清病、幼年类风湿性关节炎、妊娠瘙痒性荨麻疹、大疱性类天疱疮、疱疹样皮炎、妊娠疱疹、风湿性边缘红斑、色素性荨麻疹、多形红斑、离心性环状肉芽肿、荨麻疹性血管炎、蒲螨皮炎、革螨皮炎。

【治　疗】

1.尽可能找出病因，排除发病因素是最合理的治疗方法之一。

2.部分诱导性荨麻疹的治疗选择（表12-5）。

3.抗组胺药：可两种或两种以上抗组胺药物联合给药。

4.慢性荨麻疹或较难治的荨麻疹可H_1与H_2受体拮抗剂联合给药。

5.对上述治疗无效的严重患者，可以慎重考虑选择以下治疗：环孢素，每日3~5mg/kg，分2~3次口服。糖皮质激素，适用于急性、重症或伴有喉头水肿的荨麻疹。免疫球蛋白如静脉注射免疫球蛋白，每日2g，连用5天，奥马珠单抗对难治性慢性荨麻疹有肯定疗效。

6.中医治疗：可根据荨麻疹不同类型给予治疗，如防风通圣丸等。

（白　莉　刘　栋　吴志华）

血管性水肿

血管性水肿（angioedema），又称巨大荨麻疹，与荨麻疹很相似，但受累组织更深，为非可凹性、边界不清的水肿性斑块，可持续1~3天，通常分布不对称。由于深层组织肥大细胞和感觉神经末梢较少，血管性水肿瘙痒少见，更多地表现为刺痛或烧灼感。

【诊断提要】

多发于眼睑、口唇、外生殖器及口腔、舌、喉的黏膜。重者可发生喉头水肿乃至窒息。肿胀发生在皮下深部或皮下组织，只有轻度压痛。

（一）遗传性血管性水肿

遗传性血管性水肿（hereditary angioedema, HAE）虽然罕见，发病率为1∶10 000，但对本病应给予关注（图12-3），因为其致死性和并发症发生率高。C1酯酶抑制物缺乏或功能异常是本病的主要病因。

1.HAE Ⅰ型（85%) C1酯酶抑制物缺乏。

2.HAE Ⅱ型（15%) C1酯酶抑制物功能障碍。不出现风团和瘙痒症。

（二）获得性血管性水肿

1.临床表现　获得性血管性水肿（acquired angioedema，AAE）有以下表现（表12-6）：

（1）急性血管性水肿：IgE介导的物质（药物、食物、花粉、昆虫毒素），造影剂，血清病，

表12-5　部分诱导性荨麻疹的治疗选择（中国荨麻疹诊疗指南，2014版）

类　型	特殊治疗方法
人工荨麻疹	①减少搔抓；②联合酮替芬（1mg，每日1~2次）；③窄谱UVA或UVB
冷接触性荨麻疹	①联合赛庚啶（2mg，每日3次）；②联合多塞平（25mg，每日2次）；③冷水适应性脱敏
胆碱能性荨麻疹	①联合达那唑，0.6g/d，以后逐渐减为0.2~0.3g/d；②联合美喹他嗪（波丽玛朗，5mg，每日2次）；③联合酮替芬（1mg，每日1~2次）；④逐渐增加水温和运动量
延迟压力性荨麻疹	通常抗组胺药无效，可选择：①糖皮质激素，如泼尼松30~40mg；②难治患者可选择氨苯砜，每日50mg口服；③柳氮磺胺吡啶，2~3/d，口服
日光性荨麻疹	①羟氯喹，每次0.2 g，每日2次；②UVA或UVB脱敏治疗

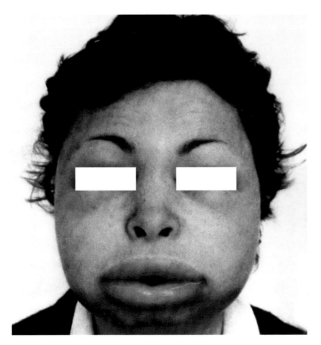

图12-3　遗传性血管性水肿

表12-6　血管性水肿的类型

获得性血管性水肿
急性血管性水肿
IgE介导的变应反应（药物、食物、昆虫毒素）
造影剂、血清病、冷性荨麻疹
慢性复发性血管性水肿
特发性（大多数病例）
获得性C1酯酶抑制物缺乏症
血管性水肿嗜酸粒细胞增多综合征
遗传性血管性水肿
Ⅰ型（85%）- C1酯酶抑制物缺乏
Ⅱ型（15%）- C1酯酶抑制物功能障碍

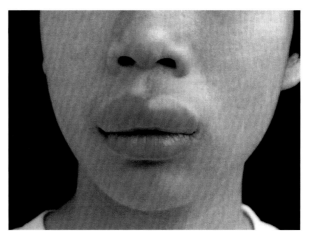

图12-4　获得性血管性水肿

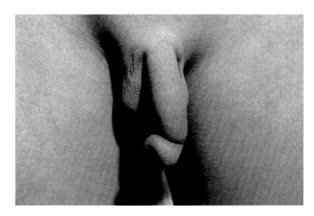

图12-5　获得性血管性水肿

冷性荨麻疹。

（2）慢性复发性血管性水肿（图12-4，图12-5）：①特发性（大多数病例）；②获得性C1酯酶抑制物缺乏症（伴发恶性肿瘤型和自身免疫型）；③血管性水肿-酸性粒细胞增多综合征。

2.分型

（1）AAEⅠ型：Ⅰ型患者多为B淋巴细胞增多症所引起，如良性、恶性及细胞增生异常的多发性骨髓瘤、淋巴瘤等。

（2）AAEⅡ型：患者体内查不到任何淋巴瘤的证据，而是体内产生针对C1-INH的自身抗体，患者常伴有系统性自身免疫性疾病，如慢性丙型肝炎、系统性红斑狼疮等。

（3）AAEⅢ型：特发性获得性血管性水肿。

【诊　断】

（一）诊断基本资料

1.病史　有反复发作的深层疏松组织的水肿。

2.体格检查　发作时有相应部位的弥漫性水肿。

3.实验室检查　见表12-7。

（二）诊断思路

血管性水肿是非对称性的，常常累及非下垂部位，可在不同部位复发，可自行消退并有轻度瘙痒，有上述表现者应考虑本病。

（三）诊断依据

1.获得性血管性水肿　依据急性、易消散的局限性皮肤和皮下组织深层水肿，通常累及最易膨胀的组织，如眼睑、唇、耳垂和外生殖器，不难诊断。

表12-7　遗传性血管性水肿和获得性血管性水肿实验室检查*

	C4	C1q	C1-INH（定量）	C1-INH（定性）
Ⅰ型HAE	↓	正常	↓	↓
Ⅱ型HAE	↓	正常	正常	↓
Ⅰ型AAE	↓	↓	↓	↓
Ⅱ型AAE	↓	↓	正常到轻度↓	↓

注*：C1-INH：C1酯酶抑制物；AAE：获得性血管性水肿；HAE：遗传性血管性水肿；↓：降低。

2.遗传性血管性水肿　儿童晚期或青少年早期发病，多数有家族史，C1酯酶抑制物缺乏或功能异常，当有以下临床表现可提示诊断：①反复发作的局限性水肿；②有明显自限性，1~3天可自然缓解；③反复发作的喉水肿；④反复发生不明原因的腹痛；⑤水肿的出现与情绪、月经，特别是外伤有一定关系；⑥不痒，不伴有荨麻疹；⑦抗组胺药和肾上腺皮质激素治疗无效；⑧阳性家族史。

【鉴别诊断】

1.Melkersson-Rosenthal综合征：亦称为面肿-面轻瘫-裂纹舌综合征。为反复面部特别是唇部肿胀、周期性面神经麻痹和裂纹舌为典型的三联征。本病应与血管性水肿鉴别。

2.血管性水肿偶尔需与脂膜炎、蜂窝织炎、淋巴管炎和肉芽肿唇炎鉴别，这些疾病初期损害类似于血管性水肿者，但其持续时间超过24小时。

【治　疗】

（一）获得性（普通型）血管性水肿

1.与一般荨麻疹相同，包括去除病因，给抗组胺药物、肾上腺素及必要时予糖皮质激素可以缓解。

2.接受ACEI治疗诱发的血管性水肿患者的处理：①立即停用ACEI；②短期使用抗组胺药和静注甲泼尼松龙40~120mg或每12小时口服泼尼松30~50mg，可减轻过敏反应；③必须立即用其他类药物替代ACEI治疗高血压和（或）心力衰竭。

3.获得性C1-INH缺乏性血管性水肿的治疗同遗传性血管性水肿。但是，必须同时治疗原发病。

（二）遗传性血管性水肿和获得性C1-INH缺乏症

采用下述方法治疗，如抗组胺药、糖皮质激素和拟交感药对遗传性血管性水肿无效，而有C1-INH自身抗体者对糖皮质激素有良好疗效。

遗传性血管性水肿的治疗取决于三方面的考

虑：急性血管水肿，长期预防，外科手术（前）的预防。

1.急性血管性水肿

（1）C1-INH浓缩物：对于HAE的急性发作，最佳治疗方案为静脉滴注，蒸汽灭菌的C1-INH浓缩物。C1-INH 2.4~3.6万U静脉滴注，约1小时起效。

（2）新鲜冷冻血浆：如果没有，也可以用新鲜冷冻血浆（FFP），它含有C1-INH，但FFP可能带有并引起播散的高危病毒（HIV，肝炎病毒），也可以加重水肿。

（3）糖皮质激素：非肠道给予糖皮质激素，肾上腺素及抗组胺药对遗传性血管性水肿并不很有效。

（4）急救：有喉头水肿需行气管切开，插管及（或）其他生命支持措施。

2.长期预防

（1）雄激素：最好的预防急性发作药物，每月严重发作1次以上者开始应用。达那唑（0.2~0.6g/d）或司坦唑醇（康力龙）2mg/d可诱导肝脏合成而提高C1-INH和C4水平，对Ⅰ型、Ⅱ型HAE均有效；二者的疗效相等，但康力龙较便宜。

（2）抗纤溶酶药物：6-氨基己酸每日6~8g，及氨甲环酸（止血环酸）1g，每2小时口服1次，阻止纤溶酶原转化为纤溶酶，此酶为C1的活化剂，可预防及减少发作。

（3）新鲜血浆或纯化的C1-INH：用于急性严重发作的患者。

3.外科手术前预防　在行择期外科手术/侵入性治疗措施之前，须先用大剂量雄激素5~10天，如行紧急手术治疗时，可先使用C1-INA或新鲜冰冻血浆。

4.避免诱发药物　药物也可引起遗传性血管性水肿发作，如血管紧张素转换酶抑制剂，血管紧张素Ⅱ受体阻滞剂及雌激素，遗传性血管性水肿患者应避免使用。

5.病程与预后　单独发生血管性水肿病程为1

年，荨麻疹合并血管性水肿者病程为5年。遗传性血管性水肿死亡率高，常由喉头水肿所致。

荨麻疹性血管炎

荨麻疹性血管炎（urticarial vasculitis，UV）本病为持续24小时以上的反复发作的出血性荨麻疹样损害，组织学显示白细胞破碎性血管炎，属第Ⅲ型过敏反应，伴有关节痛、腹痛等症状，血清补体可有不同程度降低。

【病因与发病机制】

病因不明，多数学者认为本病是一种新的免疫复合物病。可能与反复寒冷刺激、多种微生物及寄生虫感染有关，免疫复合物沉积于血管壁，激活补体系统，损害血管内皮细胞引起血管炎改变，出现临床上的风团样损害。

【临床表现】

1. **基本损害** 皮疹表现为风团，触之有浸润感，有时损害内可见点状出血（图12-6），持续24~72小时，甚至数天不消失。偶有水疱，皮疹消退后遗留色素沉着或脱屑。

2. **发病特征** 多见于中年女性，常伴有不规则发热。可反复发作，自觉瘙痒、疼痛或烧灼感。可伴有关节痛、血管性水肿、腹部不适、淋巴结肿大及肾脏损害。荨麻疹性血管炎由一个疾病谱组成。

3. **临床分型** 本病可分为两种亚型：①低补体血症型；②正常补体血症型。前者的系统性受累的可能性大于后者。

低补体血症性荨麻疹性血管炎综合征（HUVS）少见，病因多为混合性冷球蛋白血症和丙型肝炎病毒（HCV）感染。HUVS的最突出的症状就是复发性或慢性UV。大约50%的患者可发生血管性水肿，并且是首发体征。50%的患者可有中至重度的慢性阻塞性肺病（COPD）。许多低补体血症患者ESR增快。早期经典途径补体组分C1q、C4和C2也可下降。

【诊　断】

（一）诊断基本资料

1. **病史** 寻找病因是诊断及合理制定治疗方案的基础，应询问患者发病前有无各种细菌、病毒、真菌及寄生虫等感染史及用药史。病史中最常见的表现为

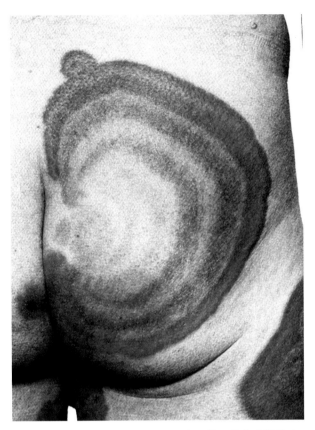

图12-6　荨麻疹性血管炎　外观奇异的环状紫癜性荨麻疹性斑块

风团，掌握风团持续的时间对本病的诊断及鉴别诊断有重要意义，还应了解发作时患者的自觉症状及有无伴发关节痛、淋巴结肿大及其他系统症状。

2. **体格检查** 本病最常见的体征为全身散发风团样损害，与荨麻疹时所见风团不同的是本病皮损有浸润感，皮损用玻片压诊，有时可见点状出血，因可反复发作，在同一患者身上可见到皮损消退后所遗留的色素沉着及脱屑。部分病例还可发现四肢关节肿胀、压痛及腹部压痛等。

3. **实验室及其他检查**

（1）实验室检查：周围血白细胞正常或增高，中性粒细胞比例增加，血沉加快，补体降低，特别是C4明显，类风湿因子、冷球蛋白和抗核抗体通常阴性。

（2）组织病理学：为白细胞碎裂性血管炎，以真皮浅层血管为主，也可见于真皮深层。可见血管内皮细胞肿胀，血管壁有纤维素沉积，血管周围较稀疏的中性粒细胞为主浸润，可见嗜酸粒细胞、核尘及血管外红细胞，真皮浅层组织水肿。直接免疫荧光检查见血管壁及其周围有免疫球蛋白及补体沉积。

4.伴发疾病

（1）病毒感染：传染性单核细胞增多症、病毒性肝炎、柯萨奇病毒感染等。

（2）自身免疫性疾病：系统性红斑狼疮、多发性肌炎、混合性结缔组织病（MCTD）、原发干燥综合征、自身免疫性甲状腺炎等。

（3）伴发眼病：葡萄膜炎、巩膜炎、结膜炎、巩膜外层炎。

（4）恶性肿瘤：IgA型骨髓瘤。

（5）其他：过敏性紫癜、原发性混合型冷球蛋白血症、真性红细胞增多症、肝炎、结节性多动脉炎、Wegerner肉芽肿。

（6）某些药物：主要是西咪替丁。

根据血清学补体水平分为低补体血症型荨麻疹血管炎和正常补体型荨麻疹血管炎。前者更多伴发系统疾病。

（二）诊断思路

临床见到风团样皮疹，马上就会考虑到荨麻疹的诊断，但当这种风团有以下特点时应注意是否为荨麻疹性血管炎：①风团伴有点状出血；②风团有浸润性；③持续时间较长，超过24小时；④伴有皮肤瘙痒、灼痛及关节痛；⑤应用一般抗过敏治疗效果欠佳。此时可行组织病理学检查进一步明确诊断，血清补体检查对诊断也有一定帮助。

（三）诊断依据

1.多见于中年妇女。

2.反复发作的慢性荨麻疹，表现为风团，可为出血性，有浸润感，持续时间24~72小时，甚至数天。

3.可伴有发热、关节痛、肾脏及其他系统损害，无瘙痒或轻微瘙痒。

4.实验室检查血沉增快、低补体血症。

5.组织病理为真皮全层白细胞碎裂性血管炎。

（四）诊断标准

低补体性荨麻疹性血管炎的诊断标准（表12-8）。

【鉴别诊断】

（一）主要鉴别的疾病

1.急性荨麻疹 见"第十二章 荨麻疹"。

2.物理性荨麻疹

（1）相似点：尤其是迟发性压力性荨麻疹和寒冷性荨麻疹，发作时间可达数小时至72小时，伴关节肿胀，血沉增快，组织学可出现白细胞碎裂性血管炎，临床表现与荨麻疹性血管炎很相似。

（2）不同点：除发病前诱因不同外，还可以行冷接触试验和压力试验帮助鉴别。

3.血清病性荨麻疹

（1）相似点：主要表现为风团呈多环形排列，也可见斑疹及斑丘疹，发作时间往往大于24小时。

（2）不同点：为异体血清、动物疫苗、药物等进入机体后引起的Ⅲ型变态反应。与荨麻疹性血管炎的区别为：本病全身症状往往较明显，包括发热、关节痛和淋巴结肿大，心肾损害。停用致敏原后，病程往往有自限性，皮疹愈合后不留痕迹。

（二）次要鉴别的疾病

1.红斑狼疮

（1）相似点：部分红斑狼疮患者会出现皮肤风团样损害，持续时间可长可短，有时与荨麻疹性血管炎相似。

（2）不同点：本病除荨麻疹样改变外还有红斑狼疮的其他表现。其荨麻疹无白细胞碎裂性血管炎变化。

表12-8　低补体性荨麻疹性血管炎的诊断标准

1.主要标准
（1）荨麻疹性血管炎的皮肤损害
（2）低补体血症
2.次要标准
（1）由活检证实的真皮内小静脉炎
（2）关节痛或关节炎
（3）肾小球肾炎
（4）巩膜外层炎或眼色素层炎
（5）复发性腹痛，C1q沉淀素试验阳性
诊断：有2条主要标准+至少2条次要标准可以诊断

2. 传染性单核细胞增多症

（1）相似点：皮疹表现可为斑疹、斑丘疹、麻疹样、猩红热样皮疹和风团等。

（2）不同点：本病皮疹除风团外常见斑疹及斑丘疹，而后者主要为风团，斑丘疹少见；本病常伴淋巴结肿大及黏膜损害，脾大及肝脏受累，外周血见异形淋巴细胞，嗜异性凝集反应阳性，而后者没有这些表现。

（三）专家提示鉴别的疾病

1. 其他类型白细胞碎裂性血管炎及荨麻疹。

2. 其他免疫复合物病：SLE、血清病、紫癜、传染性单核细胞增多症、特发性冷球蛋白血症。

【治疗】

1. 一般治疗　寻找病因、去除感染及可疑的药物。

2. 系统治疗

（1）首选皮质类固醇激素，可予强的松15~30mg/d，可控制皮损和减轻肾损害。

（2）症状较重者加用氨苯砜25mg，每日3次；雷公藤多甙片20mg，每日3次或消炎痛25mg，每日3次；秋水仙碱0.5mg，每日2次，对伴有关节痛者疗效较好。

3. 局部治疗　可外用皮质类固醇软膏或溶液，也可予炉甘石洗剂止痒。

（李慧忠　吴　玮　李　文）

肥大细胞增生症

肥大细胞增生病（mastocytosis）是用于描述局限性和系统性肥大细胞聚积的总称。肥大细胞常聚积于皮肤，但偶也可聚积于其他器官，因释放大量组胺而引起瘙痒、潮红、甚至恶心、呕吐、心动过速、晕厥、休克等全身症状（表12-9）。

【病因与发病机制】

一般认为本病是累及肥大细胞系的网状内皮系统肿瘤。目前研究显示c-KIT原癌基因的激活突变。其蛋白产物是跨膜的酪氨酸激酶KIT受体，它的配体是干细胞因子（也称为肥大细胞生长因子）。克隆研究和突变分析都表明，至少有些成人的肥大细胞病是肥大细胞的肿瘤性增生的结果，然而，儿童期

表12-9　肥大细胞增生症分类

1. 皮肤肥大细胞增生症
单发或多发肥大细胞瘤
色素性荨麻疹
弥漫性皮肤肥大细胞增生症
2. 持久性斑疹性毛细血管扩张
3. 系统性皮肤肥大细胞增生症（有或没有皮肤受累）
至少一个内脏器官肥大细胞浸润（骨髓、消化道、骨骼系统）
4. 伴造血系统疾病肥大细胞增生症（有或没有皮肤受累）
5. 白血病、淋巴瘤、骨髓增生异常、骨髓增生疾病
6. 伴有嗜伊酸性粒细胞增多、淋巴腺病肥大、细胞增生症（有或没有皮肤受累）（侵袭性肥大细胞病）
7. 肥大细胞白血病

的肥大细胞病显示为细胞因子驱动的增生。

某些药物或寒冷、外伤、感染、饮酒、X线照射、放射显影剂、精神紧张等非特异性因素均可引起其脱颗粒反应。

【临床表现】

1. 色素性荨麻疹　皮肤损害包括斑疹（图12-7~图12-9）、丘疹、结节、斑块、水疱或大疱。发生毛细血管扩张、淤点和淤斑的罕见。也可无皮损，但活检证实有大量的肥大细胞。发病时，出现类似于荨麻疹，但损害不迅速消失，而持续存在并逐渐变成麂皮或蓝灰色。当它们被用力拍打或摩擦时，可见环绕一圈红晕的风团（Dariers征）。瘙痒是最常见的症状。

2. 单发性肥大细胞瘤（solitary mastocytoma）　这种单发的结节可于出生时出现或出生后最初几周内发生。常位于躯干、颈和上肢；特别是在腕部附近。为隆起棕色或黄褐色的斑块或结节。直径2~5cm，直径可大到20cm。此损害来自打击后出现荨麻疹的棕色斑。大多数单发的肥大细胞瘤在10岁或以前自发性消退。

3. 持久性斑疹性毛细血管扩张症　是一种持久性、色素沉着的、无症状的斑疹，有轻度的淡红色。

4. 弥漫性皮肤肥大细胞增生症　此类型整个皮肤变厚和肥大细胞浸润，产生一种特殊的橘色，常伴发红皮病；瘙痒剧烈，可发大疱。成人和儿童均可受累，儿童常伴肝脾浸润，预后不良，成人预后较佳。

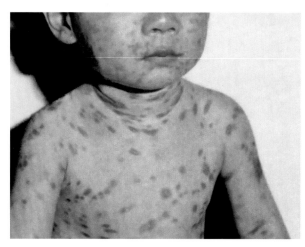

图12-7　肥大细胞增生症　面及躯干椭圆形或圆形
棕色斑疹，散在对称分布

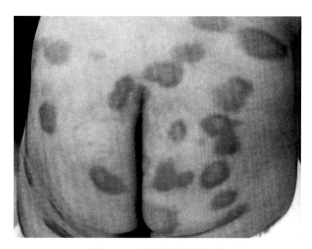

图12-8　肥大细胞增生症

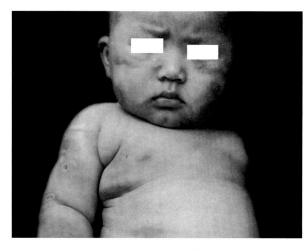

图12-9　肥大细胞增生症

5. 系统性肥大细胞增生症　除中枢神经系统外，如淋巴结、胃肠系统、骨骼、心脏、血液、肝和脾也常常受累。该病常见于成人。

6. 假黄瘤性肥大细胞增生症（类黄瘤）　Tisbury Fox于1875年报道色素性荨麻疹的一种不常见的变异型是类黄瘤。通常出生时出现大量淡黄色结节，直径0.1~2cm。脾脏可能肿大，摩擦可以出现红斑，但不是荨麻疹。组织学上可见大量肥大细胞浸润。

7. 成人型泛发疹　常见淡褐色丘疹或结节伴典型的荨麻疹，播散于全身，主要分布于上臂、腿部和躯干。皮疹为紫红色、红褐色或褐色，伴有瘙痒。

8. 红皮病性肥大细胞增生症　这是一种全身性红皮病，皮革样外观。整个体表可有荨麻疹形成。

9. 家族性色素性荨麻疹　Fowler等复习了47例报道为家族性肥大细胞症的病例，并得出结论，该病是低表现度常染色体显性遗传病。

【诊　断】

（一）诊断基本资料

1. 病史　色素性荨麻疹多见于儿童，多发于出生后3~9个月，持久性斑疹性毛细血管扩张症见于成人。肥大细胞瘤主要见于婴儿，弥漫性皮肤肥大细胞增生症，成人和儿童均可受累，系统性肥大细胞增生症，常见于成人。

2. 体格检查　体检可发现各型肥大细胞增生症的体征、特异性表现。

3. 实验室及其他检查　组织病理：典型的损害为真皮有浓密的富含嗜碱性胞浆的大单核细胞聚集。这些细胞用吉姆萨、天青A或多色甲苯胺蓝染色时，可见异染颗粒。当水疱出现时，疱的顶部位于表皮下。肥大细胞在小水疱下聚积成带。在做局部浸润性麻醉时，药物应注射于损害邻近处，而不是直接注入损害内。采用不含肾上腺素的麻醉剂有助于避免肥大细胞脱颗粒。

（二）诊断思路

临床上有色素增多的损害出现风团、人工划痕症应考虑本病，皮肤活检可以协助诊断，X线骨髓检查以及淋巴结等穿刺对确定有无系统病变有帮助。

其他型肥大细胞增生症可通过临床表现和组织病理检查来考虑（表12-10）。

（三）诊断依据

1. 多数患者有剧烈瘙痒

2. 典型的临床表现

（1）色素性荨麻疹：皮肤损害包括斑疹、丘疹、结节、斑块、水疱或大疱。发病时，出现类似于荨麻疹，用力拍打或摩擦时，可见环绕一圈红晕

表12-10　皮肤肥大细胞增生症的亚类

荨麻疹样色素沉着/斑丘疹皮肤肥大细胞增生症

经典型

斑块型

结节型

毛细血管扩张性斑丘疹残留亚型（TMEP）

弥漫性皮肤肥大细胞增生症

孤立性皮肤肥大细胞增生症

的风团（有Dariers征）。

（2）单发性肥大细胞瘤：为隆起棕色或黄褐色的斑块或结节。此损害来自打击后出现荨麻疹的棕色斑。

（3）持久性斑疹性毛细血管扩张症：是一种持久性、色素沉着的、无症状的斑疹，有轻度的淡红色及毛细血管扩张。

（4）弥漫性皮肤肥大细胞增生症：整个皮肤变厚和肥大细胞浸润。

（5）系统性肥大细胞增生症：肥大细胞浸润不仅发生在皮肤，有系统受累的证据。

（6）假黄瘤性肥大细胞增生症：出生时出现大量淡黄色结节，摩擦可以出现红斑，但不是荨麻疹。

（7）成人型泛发疹：常见淡褐色丘疹或结节伴典型的荨麻疹，播散于全身。

（8）红皮病性肥大细胞增生症：全身性红皮病，皮革样外观。

（9）家族性色素性荨麻疹：全身黑色、褐色斑疹。

3.组织病理表现　所有各型细胞大细胞增生症均有特征性的肥大细胞浸润。

（四）诊断标准

1.皮肤肥大细胞增生症诊断标准　典型的皮肤病损可证实UP（荨麻疹样色素沉着）/MPCM（斑丘疹样皮肤肥大细胞增生症）、弥漫的皮肤肥大细胞增生或孤立的肥大细胞瘤。典型的临床特点，并在合格的皮肤活检标本中见到多灶或弥漫性浸润的典型肥大细胞。

2.系统性肥大细胞增生症诊断标准

（1）主要标准：骨髓和（或）其他皮肤外器官切片中肥大细胞多灶性，致密浸润（15个或15个以上肥大细胞聚集），经过类胰蛋白酶免疫组织化学

或其他特殊染色证实。

（2）次要标准

1）骨髓或其他皮肤外器官活检标本切片中，超过25%的浸润肥大细胞为梭形或非典型性，或骨髓穿刺涂片的所有肥大细胞中超过25%为未成熟或不典型细胞。

2）骨髓、血液或其他皮肤外器官在816密码子检测到KIT点突变。

3）骨髓、血液或其他皮肤外器官中的肥大细胞共同表达CD117、CD2和（或）CD25。

4）血清总类胰蛋白酶持续＞20ng/ml（如果存在克隆性髓样异常则这一标准无效）。

符合1项主要标准和1项次要标准或符合3项次要标准可以诊断系统性肥大细胞增生病。

【鉴别诊断】

（一）主要鉴别的疾病

1.类癌综合征　见表12-11。

2.黄色瘤或幼年黄色肉芽肿

（1）相似点：肥大细胞增生症之丘疹与结节型可与黄色瘤及幼年性黄色肉芽肿相混淆。

（2）不同点：黄瘤是指含脂质的组织细胞和吞噬细胞的局限性聚集于真皮或肌腱等处形成的黄色、橘黄色或棕红色的丘疹、结节或斑块。患者常伴有全身性脂质代谢紊乱和其他系统的异常而出现的一系列临床症状。幼年性黄色肉芽肿为原因不明的反应性肉芽肿，是最常见的非朗格汉斯细胞组织细胞增生症。主要发生在新生儿和半岁内的幼儿。为圆形或椭圆形，界限清楚的红色丘疹，发展迅速，直径可达1~2cm。皮损颜色可转变成黄色、棕黄色，数目不定。常在1~2岁自行消失，可留下轻度色沉或萎缩。少数患者可有累及内脏出现系统症状，或合并神经纤维瘤、白血病等。组织病理显示真皮中有泡沫细胞、Touton细胞和异物巨细胞等。

3.色素痣　色素沉着性斑疹应与色素痣、雀斑鉴别。无荨麻疹特征性损害。

（二）次要鉴别的疾病

水疱和大疱性损害应与丘疹性荨麻疹、大疱性虫咬性皮炎、大疱性荨麻疹、遗传性大疱病、大疱性脓疱病相鉴别。荨麻疹的出现是肥大细胞增生症的特征性表现，另外，组织病理及特染可以做出明确诊断。组织学上主要应与朗格汉斯细胞组织细胞增生症鉴别。

表12-11 肥大细胞增生综合征与类癌综合征的鉴别

鉴别要点	肥大细胞增生综合征	类癌综合征
症状	红斑性潮红，毛细血管扩张，弥漫性胃肠道不适，瘙痒	潮红伴发绀，毛细血管扩张，腹泻和其他胃肠不适，呼吸不畅
体征	皮肤损害，皮肤划痕现象，骨损害，胃溃疡，肝脾大	Pellagra样皮损，心瓣膜疾病，结缔组织增生，肝脏转移
病理	肥大细胞异常增殖	嗜银细胞
活性组织酶	组氨酸脱羧酶	5-羟色胺脱羧酶
介质	组胺	5-羟色胺

（三）专家提示鉴别的疾病

1.肥大细胞瘤 黑色素细胞痣、斑痣、脓疱病（结痂水疱皮损）、结缔组织痣、平滑肌瘤（可出现假Darier现象）。

2.色素性荨麻疹 黑色素细胞痣或痣、咖啡斑、平滑肌瘤、黄肉芽肿（多发性青少年黄肉芽肿）、出疹性黄瘤。

3.弥漫性/红皮型肥大细胞增生症 新生儿发疱性疾病：脓疱病、中毒性表皮坏死溶解、葡萄球菌性烫伤样皮肤综合征、大疱性表皮松解、先天性大疱性鱼鳞病样红皮病。

浸润过程：朗格汉斯细胞组织细胞增生症、假黄瘤（罕见）。

4.持久斑疹性毛细管扩张 毛细血管扩张：自发的、光老化、酒渣鼻、肝病、皮肤异色病痣样毛细血管扩张。

【治 疗】

本病无有效治疗，治疗目的是缓解症状。用伊马替尼前应做突变分析，因为发生D816V突变的成人患者对伊马替尼反应不佳，表达FIP1L1/PDGFRA融合基因的患者对治疗有反应。

1.全身治疗 抗组胺药 H_1、H_2受体拮抗剂，可防止肥大细胞脱颗粒而减轻潮红、瘙痒、荨麻疹症状。色甘酸钠或酮替芬，防止肥大细胞脱颗粒，可减轻皮肤、胃肠和中枢神经系统症状。色甘酸钠，成人为0.1g，每日4次，儿童为20~40mg，每日4次；酮替芬1mg，每日2次；糖皮质激素，幼儿可间断使用泼尼松口服以控制严重的水疱。

2.局部治疗 糖皮质激素0.05%二丙酸倍他米松软膏封包（面部除外）6周，每周用45g，每晚1次，首次封包体表面积一半，缓解后每周1次维持。

PUVA 泛发性病变有效，瘙痒减轻和皮损消退平均需做27次，治疗中断后数周至数月复发。

3.手术治疗 孤立肥大细胞瘤局部切除适用于皮肤肥大细胞瘤。

（范文葛 吴丽峰 杨维玲）

丘疹性荨麻疹

丘疹性荨麻疹（papular urticaria）是一种多发于儿童的瘙痒性红色风团样丘疹性疾病。

病因为昆虫叮咬所致的迟发过敏反应致敏需10天左右，此后再受叮咬则发生皮疹，反复叮咬可发生脱敏作用。

【临床表现】

皮损为黄豆大小梭形、红色风团样丘疹（图12-10，图12-11），顶端常有紧张水疱，内容物清、周围无红晕可有伪足，两周左右消退，遗留暂时色素沉着。好发于躯干、四肢，常群集，伴剧烈瘙痒，儿童多见，有继发感染时可出现脓疱，伴发热及淋巴结肿大。

【诊 断】

（一）诊断基本资料

1.病史 夏秋季发病，儿童多见，有蚊虫叮咬过或有消化功能障碍。

2.体格检查 躯干、四肢有黄豆大小梭形风团样丘疹，顶部可有小的水疱或淤点，可见皮疹群集或沿肢体呈串珠样排列。

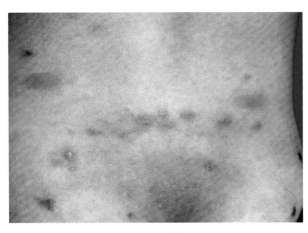

图12-10　丘疹性荨麻疹

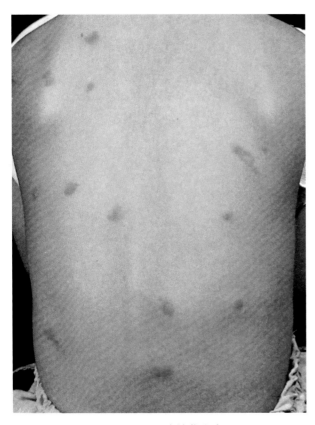

图12-11　丘疹性荨麻疹

（二）诊断思路

好发于蚊虫较多的夏秋季，皮疹为梭形红色风团样黄豆大丘疹，其上可有水疱或淤点，伴剧烈瘙痒，皮损常群集或沿肢体或腰部呈带状分布。

（三）诊断依据

1.梭形红色风团样黄豆大小丘疹。

2.剧烈瘙痒。

3.常群集或沿肢体及腰部呈带状分布。

4.有昆虫叮咬史。

【鉴别诊断】

（一）主要鉴别的疾病

1.荨麻疹　其皮损为风团，24小时内可消退，而丘疹性荨麻疹皮损持续2周左右。

2.Hebra痒疹　又称小儿痒疹。初为风团样丘疹，后出现正常皮色或淡红色丘疹，粟粒大及绿豆大，质地较硬，对称分布于四肢伸侧，伴有浅表淋巴结肿大，病程常迁延至青春期或成人期。血常规检查嗜酸粒细胞增多。

3.水痘　出疹前1天常有发烧，2~3天后头面部、躯干、四肢出现红斑基础上粟粒至绿豆大小水疱或丘疱疹，周围红晕，呈脐样凹陷、皮疹向心性。

4.大疱性丘疹性荨麻疹　患儿常同时伴有风团样损害，根据皮疹性质、结合病史，则易与类天疱疮和大疱表皮松解症相鉴别。

（二）次要鉴别的疾病

1.妊娠瘙痒性荨麻疹性丘疹及斑块　多见于初产妇、怀孕38周左右。皮损为红色风团样丘疹及斑块。多发于腹部妊娠纹，几天后蔓延至身体其他部位，剧烈瘙痒，一般产后10天左右皮损消退。

2.多形红斑　丘疹型多形红斑皮疹为1~2cm大小水肿性扁平红色丘疹，圆形或椭圆形，皮损中心为暗红色或紫红色，呈虹膜状，伴轻度瘙痒或烧灼感。皮疹除红斑丘疹外也可有水疱及风团。

【治　疗】

1.积极寻找病因并除之。

2.烫洗内衣、床单等物品以消灭蚤、螨等动物。

3.服用抗组胺类药物以止痒、减轻过敏反应。

4.可外用炉甘石洗剂及各类含糖皮质激素的软膏。

5.如继发感染可内服、外用抗生素。

（白　莉　吴丽峰　范文葛）

第十三章
药物不良反应性皮肤病

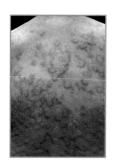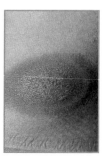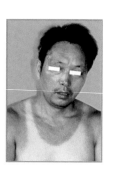

药物不良反应

　　药物不良反应（adverse drug reaction，ADR）是指不符合用药目的并为患者带来不适或痛苦的有害反应。药物不良反应分类：国家药品监督管理局及卫生部对药品不良反应的定义为"主要是指合格药品在正常用法用量下出现的与用药目的无关的或意外的有害反应"。

　　药物不良反应可以分为三种类型：A型、B型和C型。

　　A型药物反应　与药物作用和代谢产物有关，包括不良反应、药物毒性、药物相互作用。

　　B型药物反应　非变态反应性，包括特异质的药物反应、使原有疾病加重、假变态反应性药物反应。

　　C型药物反应　变态反应，容易引起变态反应的药物包括抗生素、抗惊厥药、化疗药物、肝素、胰岛素、鱼精蛋白和诸如干扰素和生长因子等生物学制剂。引起变态反应的机制包括：IgE介导（Ⅰ型）、细胞毒型（Ⅱ型）、免疫复合物相关（Ⅲ型）、迟发性变态反应（Ⅳ型）。

药物变态反应

　　药物变态反应（drug allergy）或称药物超敏反应（drug hypersensitivity），其中包含着药物性皮炎（dermatitis medicamentosa），又名药疹（drug eruption）。药物变态反应是指药物经过各种途径进入机体后以引起的全身器官系统器官及皮肤和

（或）黏膜反应。随着药物使用频率的不断增高和新药的不断出现，药物变态反应及药物性皮炎的发生率呈现上升趋势。

【病因与发病机制】

　　1. *免疫性*　即变态反应，最为多见，发病机制可为Ⅰ、Ⅱ、Ⅲ和Ⅳ型。一般而言，药物分子量超过1 000道尔顿才具有免疫原性，如血清、疫苗和蛋白制品；而多数药物分子量较小，需与组织大分子结合形成药物–组织大分子复合物后成为完全抗原，引发变态反应。

　　2. *非免疫性*　包括药理作用、药物过量、蓄积毒性、药物间相互作用及遗传性酶缺陷等。

　　非变态反应有痤疮样发疹、脓疱性发疹、银屑病样反应、药物毛发异常、药物引发的肿瘤、药物性色素改变、药物性黑棘皮病、药物性口炎、药物性黑毛舌、药物性牙龈增生、药物性甲异常等。但它们须与变态反应及可能为变态反应机制所致者相鉴别。

　　3. *假性变态反应（pseudoallergy）*　是由非IgE依赖性机制发生的肥大细胞介质释放引起的全身性速发反应。虽然临床极像IgE介导的变态反应，但反应的发生不是药物或药物代谢产物与药物特异性IgE抗体相互作用的结果。这类反应的一个鉴别特征是反应可以发生于从未暴露于此类药物的人。这类反应的发生看来是由于效应途径的非免疫性激活。有些药物，如阿片类、万古霉素、多黏菌B和小筒箭毒碱，可以直接引起肥大细胞介质释放，导致荨

麻疹、血管性水肿，甚至类似临床过敏性反应的表现。一般说来，这类反应可以事先用皮质激素类或抗组胺药来防止。

4.**遗传因素** 药物反应与个体HLA遗传易感性、编码药物代谢酶的基因多态性以及药物作用靶受体的基因多肽性具有重要关联。基因遗传多态性可以通过改变药物在体内的代谢产物或免疫反应而对特定药物发生特定类型的药疹。在中国汉族人群中HLA-B1502阳性者更容易发生对卡马西平的严重过敏反应导致SJS/TEN发生，HLA-B5801阳性者则更易于发生对别嘌醇的严重过敏反应与SJS有显著相关性，HLA-B5701与阿巴卡韦引起的超敏反应综合征显著相关；HLA-B*1301等位基因是氨苯砜，导致氨苯砜超敏综合征发生的遗传标记分子，其相关性为90%。HLA-B等位基因可能通过表达某种肽段与药物或药物的代谢产物结合从而激活T淋巴细胞，HLA-DRB1*1302和HLA-DQB1*0609等位基因同时存在，与阿司匹林导致荨麻疹或血管性水肿具有相关性。

【临床表现】

（一）全身症状

常急性发病，轻者可无全身症状，重者可在发疹前后出现不同程度的全身症状，如药物热、内脏损害症状及过敏性休克等。皮肤黏膜可有瘙痒、烧灼感或疼痛（表13-1）。

1.**药物热** 发热是药物超敏反应常见的表现。它也可能是药物性皮炎的唯一表现，其发热不典型。若出现皮疹则支持药物性皮炎的诊断。实验室检查显示白细胞增多，核左移。可能有轻度嗜酸性粒细胞增多。多数病例有血沉增快和肝功能异常。药物热最特征性的表现是撤除有关药物后，在48~72小时内发热可迅速消退；再次应用同一药物，温度又在数小时内上升。一般说来，药物热的诊断是排除其他可导致发热的潜在病因后确定的。

2.**血清病样反应** 血清病为免疫复合物介导的III型反应，常发生在患者接受血清或疫苗后1~3周内。本病药物反应为类似于血清病。一般发生在药物治疗后1~2周内，常有发热、荨麻疹、关节痛、蛋白尿和淋巴结肿大等表现。引起血清病样药物反应的药物包括苯妥英、保泰松、卡马西平、头孢丙烯、环丙沙星、米诺环素、青霉素V、阿莫西林、氟氯西林和磺胺甲基异噁唑。

表13-1　药物变态反应的全身表现

全身表现
全身过敏症（过敏性休克）
药物热
血清病样综合征
药物诱导的自身免疫病
胶原－血管病变
红斑性狼疮样综合征
结节性多动脉炎
结节性红斑
超敏性血管炎及其他血管病变
血液病变
血小板减少症
溶血性贫血、粒细胞缺乏症
嗜酸细胞性白细胞增多症
内脏器官病变
肝脏病变
肝细胞损害
肝内性胆汁郁滞
肾损害
间质性肾炎
肾小球肾炎
肾病综合征
心脏病变
急性心肌炎等
呼吸系统病变
支气管哮喘
变应性肺病
嗜酸性粒细胞肺浸润
鼻炎
关节病变
关节痛、关节炎、关节积液
神经系统病变
伴发于过敏性休克的脑病
多发性脊神经根炎
肢痛症及种痘后脊髓炎
淋巴结病变
淋巴结肿大

3.药物红斑狼疮 药物引发的红斑性狼疮，实际上不同于真正红斑性狼疮。文献报道有许多药物可引发此种反应，但只有少数常见和得到证实。常见和已证实的致病药物包括肼屈嗪、普鲁卡因胺、甲基多巴、异烟肼、氯丙嗪与奎尼丁。其发病机制仍不明。肼屈嗪和普鲁卡因胺是两个知之已久的可以引发本病的药物。有的认为该药物或其代谢产物可损害细胞，导致核小体亚单位DNA与组蛋白的释放，继之引发免疫反应。亦有提出发病与遗传性好发因素有关。另有认为普鲁卡因胺引发的本病，与患者的辅助性T细胞活性增高有关，与红斑性狼疮抑制性T细胞活性降低不同，但对此也有相反意见。本病表现多可符合美国风湿病协会SLE诊断标准，与红斑性狼疮有颇多相似，发热与全身不适、关节痛、肌肉痛、多发性关节炎、血沉加快及贫血等是常见表现。

4.血管炎性药物反应 已报道可能引发本型反应的药物较常见者有青霉素类、磺胺类、胺碘酮、血管紧张素转化酶抑制剂（ACE-inhibitors）、西咪替丁、呋塞米、奎尼丁、肼屈嗪、华法林、噻嗪类、硫尿嘧啶、别嘌呤醇、碘化物及乙内酰脲等。皮肤血管炎的发生虽与药物似有一定关系，但得到证实的很少。本病属于免疫复合物介导的血管炎。其损害主要见于双小腿、踝部、臀区，有紫癜、血疱、结节或斑块样，荨麻疹样损害。可有发热、全身不适、肌肉及关节疼痛、食欲不振、胃肠道出血、肺浸润、肾小球肾炎等。

5.结节性红斑药疹 结节性红斑的发病机制一般认为属变态反应性，其发病可能由于Arthus型反应或迟发型反应（IV型），已有报告的有口服避孕药、磺胺类、青霉素、水杨酸盐类、氨替比林及碘剂、溴剂等。结节性红斑是一种好发于双小腿伸侧，为红色皮下结节，有自觉痛及压痛。根据其临床的形态特点，诊断结节性红斑并不困难，但确定其是否为药物所致并不容易。

（二）皮肤黏膜表现类型

1.发疹型 又称麻疹样型或猩红热样型（图13-1，图13-2），是最常见的药物性皮炎。本型可进一步发展成剥脱性皮炎型。易引起该型药物性皮炎的药物有氨卡青霉素、羟氨卡青霉素、非甾体类抗炎药、磺胺类、抗惊厥药和别嘌呤醇等。

2.荨麻疹型 荨麻疹药物反应的发病机制包括IgE介导的I型反应、免疫复合物机制和假变态反应现象（非IgE介导的）。青霉素、β-内酰胺类抗生素和痢特灵等通过变态反应机制引起荨麻疹，而阿司匹林、非甾体类抗炎药则通过非免疫机制引起荨麻疹（图13-3）。有可伴发或单独表现为血管性水肿，严重者可出现支气管痉挛、喉头痉挛水肿或低血压，甚至过敏性休克。

3.固定型 皮损数目少（图13-4），一般为单个或数个。皮损以口周、外生殖器为常见，表现为境界清晰的紫红色类圆形斑片，中央可形成水疱或

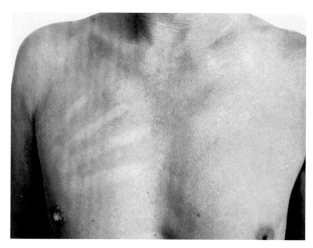

图13-1 猩红热样药疹 猩红热样皮损，压之退色，压后有手指指痕

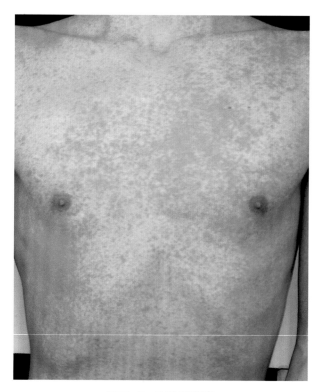

图13-2 麻疹样药疹

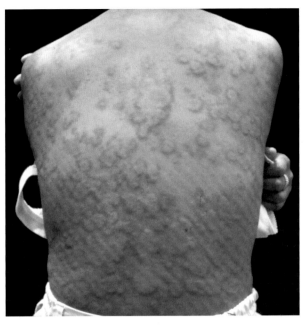

图13-3　荨麻疹型药疹

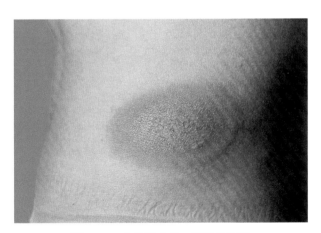

图13-4　药物性皮炎　固定性红斑

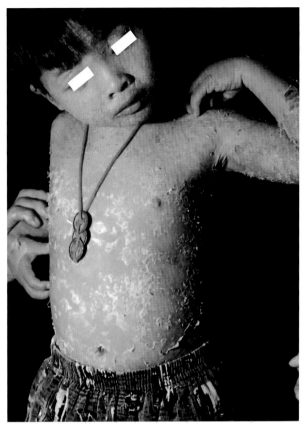

图13-5　剥脱性皮炎型药疹

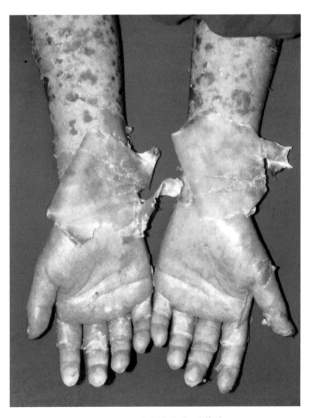

图13-6　剥脱性皮炎型药疹

糜烂，自觉瘙痒、灼痛。病程数天至2周，皮损消退后，局部遗留持续性灰蓝色或浅褐色色素沉着斑。易引起该型药物性皮炎的药物有磺胺类、解热镇痛剂、催眠镇静剂、四环素类和氨苯砜等。

4. 剥脱性皮炎型　多由发疹型演变而来，特别是在未停用致敏药物的情况下更易发生，也可由发生于身体皱褶处的渗出性皮损开始，逐渐泛发形成（图13-5，图13-6）。黏膜一般不受累。全身症状明显，可有发热、寒战、乏力，浅表淋巴结肿大。常见的致敏药物为青霉素、链霉素、头孢菌素、别嘌呤醇、卡马西平和氯丙嗪等。

5. 重症多形红斑型　皮肤出现水肿性红斑，并有水疱、大疱，腔口部位黏膜损害显著（图13-7），如眼、口腔或外生殖器常出现糜烂或溃

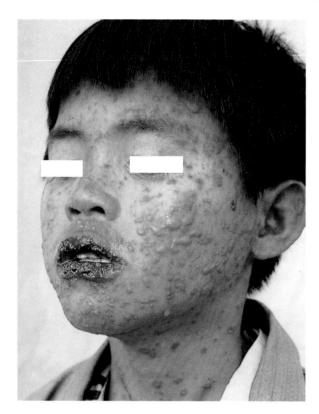

图13-7　药物性皮炎　重症多形红斑型

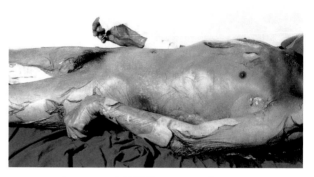

图13-8　光敏性药疹　服用磺胺所致

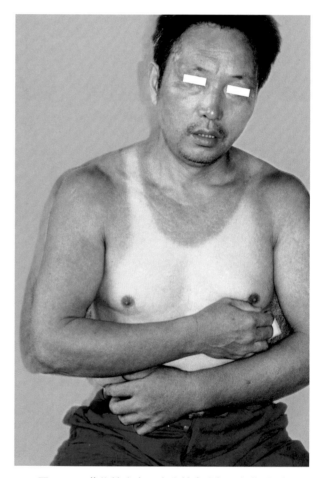

图13-9　药物性皮炎　大疱性表皮坏死松懈症型
(本图由衡阳医学院车锦云惠赠)

疹。可有内脏损害，易并发感染。常见的致敏药物为磺胺类、青霉素类、非甾体类抗炎药、抗惊厥药和别嘌呤醇等。

6. 大疱性表皮坏死松解症型　又名中毒性表皮坏死松解症（TEN），呈Ⅰ～Ⅱ度烫伤样外观（图13-8），尼氏征阳性。本型病情最严重，易致死亡。常见的致敏药物为青霉素类、头孢菌素、复方磺胺甲噁唑、别嘌呤醇、苯巴比妥和解热镇痛剂等。

7. 光感型　分为光毒性和光变应性。光毒性反应不是免疫机制所致，是由紫外线（UV）或可见光与体内结合的致敏物之间反应导致细胞受损的直接结果。光变态反应是免疫介导的，或者表现为速发的Ⅰ型日光性荨麻疹反应，迟发性反应是淋巴细胞介导的迟发性Ⅳ型反应。前者可发生于任何人，当使用某些药物后暴露于日光下数小时即可发生，轻者形成红斑（图13-9），重者出现水肿和大疱，伴灼痛和刺痒；后者仅发生于光过敏体质者。易引起急性光毒性反应的药物有噻嗪类利尿药、磺胺类药物、四环素抗生素类、NSAIDs（包括萘普生、双氯芬酸和酮洛芬）、吩噻嗪类（尤其是氯丙嗪）、胺碘酮、焦油和补骨脂素。

8. 痤疮样型　皮损为炎症性丘疹、丘脓疱疹等痤疮样发疹，好发于面、胸及肩背部等。多见于长期用药者，停药后逐渐消失。常引起该型的药物有糖皮质激素、雄激素、口服避孕药、异烟肼和碘剂等。

9. 重症药疹和药物超敏反应综合征　重症药疹病情发展快，皮损广泛并伴有全身中毒症状及内脏受累，主要包括Stevens-Johnson综合征（SJS）/中毒性表皮坏死松解症（TEN）、药物超敏反应综合征

（DIHS）、剥脱性皮炎型药疹、记性泛发性发疹性脓疱病（AGEP）等。

10.其他类型　见表13-2。

（三）药物变态反应的临床特征

1.变态反应只发生于小部分患者，此反应不能通过动物试验预测。

2.观察到的临床表现不符合该药物已知的药理学反应。

3.过去未曾暴露于该药物，则变态反应很少在连续用药1周内发生；如果已经被致敏，即使在数年以前，当再暴露于该药物后，反应可迅速发生。一般连续用药数月或更多而没有发生反应，则此药物就很少有嫌疑。这种时间上的关系在寻找确定众多药物中哪一种更有可能引起药物变态反应时十分重要。

4.反应可以用小剂量的怀疑药物，或与之有类似或交叉化学结构的制剂复制出来。

5.如果嗜酸性粒细胞增多，也提示可能为变态反应。

6.偶尔可以鉴定出能与怀疑药物或相关的药物代谢产物有关的药物特异性抗体或T淋巴细胞。

7.与一般药物不良反应一样，停用相关药物后，反应可在数天后缓解。

【诊　断】

（一）诊断基本资料

1.病史　发疹前有明确用药史。应详细了解用药情况，包括药物名称、种类、具体用药时间和期限、是否初次用药等。既往有无药物或食物过敏史。发疹时间、顺序、部位，自觉症状。

2.体格检查　注意皮疹的类型和分布情况。药疹的皮损一般较鲜艳，可融合，分布对称而泛发（除固定型外）。光敏型药疹的皮损多发生在身体暴露部位。

3.实验室及其他检查　对于普通类型药物性皮炎患者，常规实验室检查多无特异性改变，对诊断帮助不大。具有条件时，可酌情选用皮内试验、斑帖试验、放射性变应原吸附试验和淋巴细胞转化试验等。

（二）诊断思路

药物变态反应的诊断思路主要包括：

1.判断是否为变态反应

表13-2　药物变态反应的皮肤表现

发疹性反应	药物性脱发
麻疹样、猩红热样	药物性假卟啉症
荨麻疹、血管性水肿和过敏休克	红斑狼疮样药物反应
血清病样反应	大疱性药物反应
光毒性/光变态反应性皮疹	银屑病药物反应
高敏综合征	玫瑰糠疹样皮疹
苔藓样药物反应	脓疱性药物反应
固定性药疹	鱼鳞病样药物反应
多形性红斑	假性淋巴瘤性药物反应
Stevens–Johnson综合征/中毒性表皮坏死松解	湿疹性药物反应
色素沉着	溴疹/碘疹
血管炎	砷剂反应：急性砷皮炎、砷角化症
紫癜	华法林（苄丙酮香豆素）反应：出血、脱发、荨麻疹、斑丘疹、皮炎、紫色趾综合征、皮肤坏死
肉芽肿性药物反应	其他：肝素/青霉胺、金、银、汞、铋、锂药物反应
结节性红斑	

（1）既往对药物的耐受性：患者对引发变态反应的药物，过去多能较好地耐受。

（2）药物剂量：药物变态反应的发生，多出现在常用的治疗剂量，有时小于常用剂量也可出现，故可依此除外毒性反应或蓄积作用。

（3）临床表现：对治疗中出现的异常现象，当伴有典型变态反应性疾病的临床特点，如血清病样反应、过敏性休克、荨麻疹、血管性水肿、哮喘及接触性皮炎时，应着重考虑药物变态反应的可能性。

（4）潜伏期：有肯定的潜伏期，一般为7~10天。过敏状态形成之后，再用该药，则在数10分钟至24小时内将发生反应，一般不超过72小时。

（5）反应再发：以后再用该药或与其化学构造相似的药物，即使用量很小，也可引起再发。

（6）其他：抗组胺药物和糖皮质激素有较好效果、嗜酸性粒细胞增加。

2.注意与药理学的不良反应（特别是与组胺释放药引发的反应相鉴别） 由药物引起的其他不良反应，有时可与变应性反应相混淆，需要注意加以鉴别。与药物的过量或由药物间的相互作用引发的毒性反应、不耐受及其他不良反应的鉴别。组胺释放作用引起的有关反应。

药物引发的类似变态反应的症状，并不一定都是变态反应机制导致。常见的荨麻疹型反应，多数是变态反应机制产生的，但也可由于组胺释放机制致成。阿司匹林引发的荨麻疹，可由于变态反应，也可由于组胺释放机制所致。组胺释放机制是与变态反应无关的药理作用。吗啡、可待因、哌替啶、

士的宁、司替巴脒、多黏菌素B、硫胺、筒箭毒碱、阿托品、奎宁、毛果云香碱等都可能通过其药理学作用使组胺释放。由含碘的X线造影剂及右旋糖酐等所致的即发型反应，也可能属于这种机制。由非变态反应机制引起慢性荨麻疹的患者，对组胺释放药物的易感性可能增加。有肥大细胞增多症的患者，对小量组胺释放药可能产生严重的反应。组胺释放药所致反应的主要特点是，第一次接受这类药物时即可出现症状，多无既往用药史，此点供鉴别（表13-3）。

3.致敏药物的分析

（1）药物与症状的关系：药物种类和临床表现之间不存在固定不变的联系，不能要求通过临床表现断定致敏药物的种类，但过去报告资料中提供的经验具有一定的参考价值。

（2）光敏感性因素：药物的光变应性反应好发于日光照晒部位。

（3）药物中不纯物质的反应：不纯物质主要见于有完全抗原性质的药物，如各种疫苗、各种动物器官制剂等。如有些糖尿病患者注射由动物器官提取的胰岛素后，出现全身荨麻疹性反应，用合成胰岛素皮试阴性，改用合成制剂后无反应发生。

（4）停药观察：大多数药物变态反应病例，在停用致敏药物之后，其临床症状在较短时间内或减轻或消失，故停药观察有时可作为有力的诊断手段。

（5）诱发试验：诱发试验是指给患者再用可疑致敏药物，观察是否可引起症状再发。这种方法虽能较可靠地确定病因，但很危险，有时甚至引起死

表13-3　药物不良反应类型的区别

反应类型	反应性质	药物条件	患者条件
过量反应	药理学作用加强	过量或蓄积	非患者因素
不良反应	药物固有的作用	正常剂量	同上
菌群失调	抗生素的间接作用	常用量长时间或时间虽短，但剂量大	同上
赫氏反应	抗生素的间接作用	常用量，首次用	同上
相互作用	药理作用增强或减弱	常用量，多种药	同上
不耐受	药理作用或副作用增强	常用量，或少量	易感性个体
特异质	反应性质异常	常用量	遗传性酶缺陷
变态反应	反应能力的特异性改变	常用量	易感性个体
假性变态反应	反应能力的特异性改变	常用量	易感性个体

亡，不推荐应用。

4.**试验诊断**　上述的临床诊断方法，虽仍属于推断性的，却常能准确地判明致敏药物的种类，能满足一般临床工作的需要，但在几种致敏药物的同时应用时，便较难得出肯定的诊断，因而需要做一系列诊断试验。

5.**可疑药物撤除试验**　当有足够的理由怀疑药物变态反应而又没有客观试验方法来证实这一诊断时，进一步的临床验证方法就是撤除所怀疑的药物。一般如果在数天至数周的时间内反应迅速消退，则是药物变态反应的间接证据。

一般情况下，患者常应用多种药物。那些不属绝对必要的药物应首先停用。对于那些必须应用的药物，应设法换用无交叉反应的代用药物。停用一种药物可能导致不利的后果。医师应该权衡利弊。如果反应不严重，没有继续发展的迹象，则可以继续药物治疗，而对反应做对症处理。

（1）只要是用药后发疹，就应该考虑药物性皮炎的可能。要询问从用药到发疹的时间，以前是否使用过该类药物或结构相似的药物，既往有无药物过敏史。药物性皮炎的发生有一定的潜伏期，如为首次短期用药，往往在停药后才出现皮疹，易被误诊。

（2）患者用药肯定事先有疾病或不适，因此一定要仔细辨别用药后出现的症状究竟是属于原发疾病还是药物所致。当怀疑某种药物引起不良反应时，停用该药后，反应逐渐消失。

（3）患者在药物治疗的过程中，如病情突然出现变化且出现发热和皮疹时，应考虑药物性皮炎的可能性。

（4）一旦怀疑药物性皮炎，应认真排查致敏药物。

（三）诊断依据

1.发疹前有明确用药史。

2.有一定的潜伏期，初次用药多在1~2周内出现，致敏患者在再次用药时，可在数分钟至数天内发疹。

3.突然发病，皮疹多对称而泛发，瘙痒明显。

4.自限性病程，一般2~4周即可愈。

5.排除类似的原发疾病。

（四）诊断标准

1.**药物超敏反应综合征（DIHS）诊断标准（日本诊断标准）**　主要诊断标准：

（1）应用某些特定药物之后迟发型发病并迅速扩展为红斑，多数情况下进展为红皮病。

（2）停用致敏药物之后，症状仍可迁延2周以上。

（3）伴发热，体温＞38℃。

（4）伴发肝功能损害（转氨酶＞100U/L）。

（5）伴有下列一项以上血液学改变：①WBC＞$11×10^9$/L；②出现异型淋巴细胞＞5%；③嗜酸性粒细胞＞$1.5×10^9$/L。

（6）淋巴结肿大。

（7）HHV-6再激活。

典型的DIHS具备上述7项，非典型的DIHS具备1~5项，其中第四项也可表现为其他脏器重度损害。

2.**药物诱导性红斑狼疮（DILE）**　诊断标准：多数情况下，DILE并不能满足ARA SLE分类标准11项中4项。诊断DILE主要依据临床现象、可疑药物的应用史及其与疾病的关联。DILE分类标准：

（1）至少出现SLE分类标准中的一项临床症状，加上ANA阳性或其他血清学异常。

（2）出现SLE临床症状前有使用可疑药物史3周到2年。

（3）停止使用可疑药物后症状迅速缓解或消退，但血清学异常可能持续一年或更长。再次使用该可疑药物后，临床症状复发。

3.**急性泛发性发疹性脓疱病诊断标准**　Sener O，Kose O，Kartal O诊断标准：

（1）在弥漫性水肿性红斑基础上，急性发生多个非毛囊性小脓疱，直径＜5mm。

（2）体温＞38℃。

（3）外周血中性粒细胞增多，可伴有嗜酸性粒细胞增多。

（4）15天内脓疱自然消退。

【鉴别诊断】

（一）主要鉴别的疾病

1.**麻疹样药疹与麻疹**　见表13-4。

2.**猩红热样红斑型药疹与猩红热**　见表13-5。

（二）次要鉴别的疾病

1.**天疱疮**　多发于中老年人，皮损以水疱、大疱为主，尼氏征阳性，疱壁破裂后形成不易愈合的糜烂面，病程较长。大疱性表皮坏死松解症型药疹应与之鉴别，该型药疹起病急骤，发展迅速，全身症状明显，患者于短期内即进入衰竭状态，皮损似烫伤样外观。

表13-4　麻疹样药疹与麻疹的鉴别诊断

	麻疹样药疹	麻疹
全身症状	有否不定，出疹时可有发热	发热第四日出现皮疹
皮疹	色鲜红	色暗红
结膜炎，上呼吸道炎	无	有，显著
Koplik斑点	无	有
年龄	多较大，成人居多	多较小，儿童居多
服药史	有	无

表13-5　猩红热与猩红热样红斑型药物性皮炎的鉴别诊断

鉴别要点	猩红热	猩红热样红斑型药物性皮炎
服药史（潜伏期）	无	有，且有一定潜伏期
一般情况	急性病容，一般情况差	佳
初发部位	从耳后、颈部、额下开始向下部蔓延	任何部位均可开始
皮疹颜色	猩红色	较鲜艳
Pastia线	有	无，在四肢可呈出血性
脱屑	出现迟，一般在1周左右	较早，皮疹2~3天后即开始脱屑
咽喉和扁桃体培养	溶血性链球菌	阴性
草莓舌或杨梅舌	有	无
Dick试验	阳性	阴性
药物皮肤试验	阴性	阳性

2. **大疱性类天疱疮**　多发于老年人，以张力性大疱、血疱为特征，黏膜损害少见。重症多形红斑型药疹应与之鉴别，该型药疹起病较快，全身症状明显，黏膜损害突出。

3. **系统性红斑狼疮**　好发于青年女性，以面部蝶形红斑、口腔溃疡、关节痛及光过敏等为特征，肝、肾损害常见，病程漫长，预后差。药物引起的红斑狼疮样综合征的临床表现可与之相似，但病情相对较轻，停用致病药物后症状可逐渐消失，实验室检查dsDNA抗体多为阴性。

【治　疗】

药疹的治疗原则：①致敏药物的确认；②停用可疑药物，但接受多种药物治疗的住院患者除外；③遵循三种不同药疹的治疗原则（轻症药疹处理、重症药疹处理、紧急病例的抢救），制定治疗或抢救方案；④轻症者用抗组胺药物，重症者须用糖皮质激素，最严重者（如TEN），须及时抢救，如糖皮质激素、IVIg、环孢素；⑤促进体内药物排泄；⑥对症及支持治疗；⑦防治并发症；⑧注意高敏状态和交叉过敏。在药物性皮炎发作期，患者过敏性可呈多元性，即使是用与过敏药物不同结构或抗原性很低药物，亦可加剧病情，甚至死亡。

（吴丽峰　骆志成）

化疗药物的皮肤反应

化疗药物的皮肤反应（cutaneous reactions of chemotherapeutic agents），化疗药物已广泛用于治疗癌症和一些免疫介导的疾病。化疗药物常发生不良反应，特别是增生迅速的组织，如黏膜、皮肤、毛发和甲等。尽管皮肤黏膜并发症很少危及生命，但其产生了显著的美容损害和心理应激。

【临床提要】

1.发病特征　化疗药物的皮肤反应类似于普通药物反应，但其具有下述特点：①患者的病情一般严重，疾病本身和（或）伴随的治疗可抑制其免疫功能；②患者不可避免地接受了多种治疗药物，如化疗药物、抗生素、抗病毒药、抗真菌药和放疗；③许多药物的剂量对正常组织（如皮肤）有预期的毒性作用；④尽管有严重的皮肤反应，仍需要继续治疗；⑤严重感染和移植物抗宿主病的存在，致使皮肤反应的鉴别诊断困难。

2.皮损类型

（1）秃发：休止期秃发最为常见，一般发生于治疗后数周至数月。

（2）甲营养不良：横嵴常见，纵纹或纵嵴揭示甲母质变化。甲色素沉着极为常见。

（3）辐射反应：辐射口处的严重红斑，单侧皮炎。

（4）变应性反应：引起荨麻疹、血管性水肿，甚或过敏反应。

（5）药物外渗：出现剧烈疼痛和红斑，随后发生组织坏死和溃疡形成。

【诊　断】

（一）诊断基本资料

1.病史　有因化疗用药史，于皮肤、黏膜、毛发和甲等处有相应的症状。

2.体格检查　检查上述皮肤毛发等处有相应的体征。

3.实验室检查　常规检查如血常规可有因化疗而致白细胞减少，或针对性特殊检查，如脱落头发为休止期秃发。

（二）诊断思路

凡有因化疗药物的使用后发生的上述相关皮肤损害和内脏损害，应考虑本病。

（三）诊断依据

1.有化疗应用化疗药物史。

2.有相应的症状和体征：如秃发、甲营养不良、皮肤及甲的色素变化、相关荨麻疹、血管性水肿或过敏疹，或肢端红斑、小汗腺病、光化性角化病炎症、Raynaud现象、硬化性反应、更生霉素性毛囊炎、光辉霉素性潮红、扁平苔藓、痣增多等。

3.停用化疗药物后皮损逐渐消退，毛发恢复生长，生理功能恢复。

【鉴别诊断】

皮肤反应类有些需与各类型药物皮炎鉴别。一些反应需寻找病因（表13-6），发现一些特殊类型，应以资鉴别。

【治　疗】

化疗药物的皮肤反应一般为非致死性，常无须

表13-6　化疗药物的皮肤反应的病因鉴别

皮肤反应	药　物
口炎	放线菌素D，胺苯吖啶，博莱霉素，环磷酰胺，柔红霉素，阿霉素，5-氟尿嘧啶，白介素-2，甲氨蝶呤，丝裂霉素，长春新碱，长春花碱，6-巯基嘌呤
秃发	博莱霉素，环磷酰胺，阿糖胞苷，更生霉素，柔红霉素，阿霉素，5-氟尿嘧啶，羟基尿，白介素-2，甲氨蝶呤，长春新碱，长春花碱
超敏反应	L-门冬酰胺酶，博莱霉素，苯丁酸氮芥，环磷酰胺，柔红霉素，阿霉素，足叶乙甙，干扰素，氮芥，甲氨蝶呤
静脉炎	放线菌素D，胺苯吖啶，卡氮芥，氮烯咪胺，柔红霉素，阿霉素，氮芥，丝裂霉素，长春花碱，米托蒽醌
色素沉着（皮肤-弥漫性）	白消安，环磷酰胺，羟基脲，甲氨蝶呤
光敏性	氮烯咪胺，5-氟尿嘧啶，氨甲蝶呤，丝裂霉素，长春花碱
甲营养不良/甲剥离	博莱霉素，环磷酰胺，阿霉素，5-氟尿嘧啶，羟基脲
剥脱性皮炎	氨甲蝶呤，苯丁酸氮芥/白消安
多毛症	环孢菌素

停药（光辉霉素性潮红例外）和进行特殊处理，有关皮肤黏膜反应可对症处理。

（朱慧兰　陈　蕾）

药物滥用所致皮炎

药物滥用的皮肤表现（cutaneous manifestations of drug abuse），使用可卡因、乙醇、烟草和其他药物，多种药物滥用常见，如可卡因、乙醇、致幻剂麦角二乙胺（LSD）、海洛因、苯丙胺和局麻药的联合应用。

1. 药物滥用（drug abuse）　用药方式违背了特定文化背景认可的医学或社会模式。

2. 药物依赖（drug dependence）　药物已成为用药者生活中优先考虑和依赖的事情，是一种行为综合征（behavioral syndrome)。

3. 非医疗药物（nonmedical drugs）　包括合法获得的药物及违禁药物（illicit drugs），如海洛因。

【临床提要】

1. 用药有关的一般皮肤变化　①注射损害；②异物肉芽肿；③感染；④结节性多动脉炎。

2. 特殊药物伴发的皮肤变化　猴在注射一次可卡因后，做工增多（踩杠杆次数>4 000）；如任其接近药物，最后将死于饥饿、心血管虚脱或皮肤感染。可卡因所致的皮肤反应部分与用药途径有关，"吸入"引起鼻黏膜红斑、鼻溢和鼻中隔穿孔。滥用可卡因可发生大疱性多形红斑、肢端血管痉挛。

3. 阿片制剂　系统性应用吗啡引起面、颈和上胸部潮红，吗啡和度冷丁的注射部位可出现荨麻疹。①海洛因（heroin）；②镇痛新（Pentazocine）：可引起灼热感、色素变化、皮下结节、溃疡和硬化，"硬皮病样"损害。

4. 安眠药和镇静剂　引起多种药疹、皮肤损害和病变。

5. 同化激素类类固醇　主要为运动员所滥用以增强肌肉系统，不良反应包括黑头粉刺、毛囊炎、寻常痤疮加重、酒渣鼻、皮肤萎缩、男性女性化。

6. 尼古丁　周围血管痉挛和血栓形成，手和甲褐色变，小腿溃疡、紫癜、血栓闭塞性脉管炎。

【诊　断】

（一）诊断基本资料

1. 病史　有滥用药物的病史，且出现之症状与病情相关。

2. 体格检查　有相应的体征和具有特异性和非特异性表现。

3. 实验室检查　血、尿中可疑上述药物含量，并进行毒理学检查。

（二）诊断思路

一些特殊人群，如吸毒者、运动员等使用上述一些药物，有相关的症状和体征，应考虑本病。

（三）诊断依据

1. 高危人群，特殊人群，有滥用药物史。

2. 特殊药物所致的相应皮肤改变。

（四）诊断标准

精神作用物质依赖的诊断标准：

1. 服用量常大于预期量。

2. 有减少或控制用药的持久性愿望，或曾做过努力而未成功。

3. 为获得及使用药物、或恢复其效应而花费大量时间。

4. 希望完成主要任务时常出现中毒或戒断症状。

5. 由于用药而减少了社交或职业活动。

6. 尽管知道所发生的社会、心理或躯体问题系用药所致，仍继续用药明显的耐药性。

7. 特征性的戒断症状。

8. 用药常可避免或缓解戒断症状。

具有3项或3项以上指标即可肯定诊断。

【鉴别诊断】

应与相应皮肤病鉴别。

【治　疗】

药物滥用的预防措施包括加强用药卫生的宣教、药物管理、增强医师的责任心和缓解社会压力（通过有效的教育计划来获得）。

治疗时需估计用药对个体的影响，并应针对所用的特定药物进行治疗。治疗方法一般包括戒断症状的处理、行为修正、厌恶技术、心境变态的治疗和阿片瘾的维持方案。

（李润祥　叶　萍　甄　琳　李　文　吴志华）

第十四章
神经与精神皮肤病

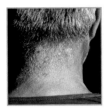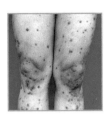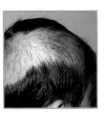

神经性皮炎

　　神经性皮炎（neurodermatitis）又称慢性单纯性苔藓（lichen simplex chronicus），是一种以阵发性剧烈瘙痒和皮肤苔藓样变为特征的慢性皮肤病。

【临床表现】

　　1. **基本损害**　粟粒大小成簇的圆形或多角形扁平丘疹，呈皮色或淡褐色。皮损逐渐融合成苔藓样斑片，边界清楚。皮损周围可见散在的扁平丘疹。

　　2. **发病特征**　常先有局部瘙痒，不断搔抓或摩擦，阵发性剧痒，尤以晚间为著。局限型主要发生于颈侧（图14-1）、肘部、骶尾部、腘窝、小腿、上睑（图14-2）、耳后等处；播散型可泛发于颈部、躯干、腹股沟、外阴、四肢等处。病程慢性，易反复发作。

【诊　断】

　　（一）诊断基本资料

　　1. **病史**　有局部瘙痒和搔抓史，病程慢性，易反复发作史。

　　2. **体格检查**　相应部位可见苔藓样变，皮损周围呈散在的扁平丘疹。

　　3. **实验室及其他检查**　组织病理可见表皮角化过度，棘层肥厚，表皮突延长，偶见轻度海绵形成及角化不全。真皮血管增生、扩张，血管周围有淋巴细胞浸润，间有噬色素细胞；真皮内成纤维细胞增生，呈纤维化。

　　（二）诊断思路

　　1. **苔藓样变**　神经性皮炎有一定的好发部位，好发于颈侧、肘部、骶尾部、上睑、耳后等部位。

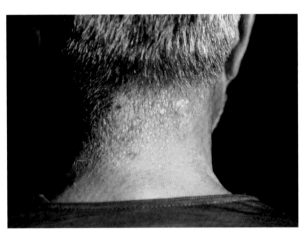

图14-1　神经性皮炎

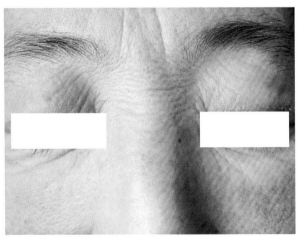

图14-2　神经性皮炎　眼睑
（本图由东莞市常平人民医院曾文军惠赠）

对于上述部位出现苔藓样变皮疹时要想到神经性皮炎的可能。

　　2. **其他苔藓样变皮肤病**　如慢性湿疹等，故应除外其他瘙痒性、苔藓样变的皮肤病，应进行鉴别。

（三）诊断依据

1. 主要根据：①皮肤苔藓样变；②剧烈瘙痒。

2. 要结合皮损的好发部位，如颈侧、肘部、骶尾部、上睑、耳后等。

3. 本病具有慢性反复发作的特点。

【鉴别诊断】

（一）主要鉴别的疾病

1. 慢性湿疹

（1）相似点：慢性湿疹往往表现为皮肤肥厚或苔癣样变，与神经性皮炎的皮损很相似，两者可被混淆。

（2）不同点：慢性湿疹多由急性湿疹长期反复发作演变而来，常有渗出倾向，皮疹常呈对称性，但无一定好发部位。

2. 扁平苔藓

（1）相似点：扁平苔藓以瘙痒性的多角形扁平丘疹和黏膜疹为特征，皮肤表现有时和神经性皮炎的皮疹相似。

（2）不同点：扁平苔藓皮疹常呈紫蓝色、紫红色或皮色。可以观察到皮疹表面灰白色小点或网状细纹，即Wickham纹。另外，本病有同形反应。病理学特征是基底层部分液化变性，真皮上部淋巴细胞带状浸润。

（二）次要鉴别的疾病

1. 异位性皮炎

（1）相似点：异位性皮炎青年或成年期有慢性肥厚性苔癣化的皮炎改变，与神经性皮炎有相似之处。

（2）不同点：该病皮疹多形性并有渗出倾向，常有婴儿湿疹样皮疹史。常有家族过敏史，如哮喘、荨麻疹等。不同时期都有一定好发部位，血中IgE常增高。

2. 苔藓状皮肤淀粉样变

（1）相似点：部分皮疹密集分布，可见苔藓样变，剧痒，可与神经性皮炎混淆。

（2）不同点：皮肤淀粉样变多发生于小腿伸侧（也可累及臂外侧、大腿、上背部），以密集的半球形丘疹为特征，常呈串珠状。病理学显示嗜伊红淀粉样蛋白物质；甲基紫或结晶紫呈紫红色；碱性刚果红染色，在偏光镜下呈绿色，具双折光性。

3. 摩擦性苔藓样疹

（1）相似点：摩擦性苔藓样疹皮疹为针头大至米粒大小散在、淡红色或正常肤色、扁平状、表面光滑的丘疹，可渐融合成苔藓样变，其皮疹表现及发病过程与神经性皮炎较相似。

（2）不同点：瘙痒不明显，发病与接触沙或毛毯摩擦有关，好发于儿童的手背和前臂，夏秋季为好发季节。

（三）专家提示鉴别的疾病

银屑病、蕈样霉菌病副银屑病、特应性皮炎、接触性皮炎、脂溢性皮炎、扁平苔藓、皮真菌病、潜在代谢性瘙痒症。

以上疾病中的数种可能伴有苔藓化和单纯慢性苔藓的"继发"皮损。这在特应性皮炎中很常见，在特应性皮炎中，单纯慢性苔藓可出现在肘窝和颈后等众多区域。

【治 疗】

1. 局部治疗：外用药可选用各种皮质类固醇制剂和各种止痒制剂，若皮损比较肥厚者，可涂药后封包，亦可用皮质类固醇激素等药局部封闭。

2. 瘙痒剧烈伴失眠者，可给予镇静剂（如安定）或镇静性抗组胺药（如异丙嗪）或抗抑郁药（如多虑平）内服。

3. 播散型患者可给予普鲁卡因静脉封闭或钙剂静脉注射。

4. 其他疗法：对于皮损特别顽固的局限型皮损可试用液氮冷冻疗法或可选用^{90}Sr、^{32}P敷贴或浅层X线放射治疗。

（彭安厚　陆洪光　李　文）

瘙 痒 症

瘙痒症（pruritus）是指仅有皮肤瘙痒而无原发性损害的皮肤病，瘙痒是许多皮肤病所共有的一种症状。

【病因与发病机制】

致病因素比较复杂。可能与下列因素有关：①系统疾病：许多内脏疾病可合并皮肤瘙痒（见伴发疾病）；②皮肤老化：部分老年人因汗腺、皮脂腺萎缩、功能减退，易致皮肤干燥，从而引起皮肤瘙痒；③有些患者皮肤瘙痒与环境因素，物理或化学性刺激等因素有关。

【临床表现】

1.**发病特征**　皮肤瘙痒往往剧烈，常呈阵发性，以夜间为著。由于经常搔抓，患处皮肤常见抓痕（图14-3，图14-4），血痂及色素沉着，皮肤苔藓样变等继发性损害。

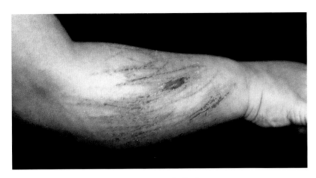

图14-3　瘙痒症

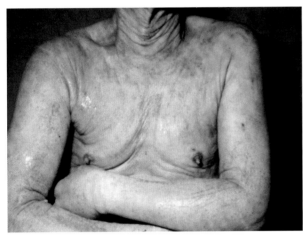

图14-4　老年性瘙痒

2.瘙痒症临床分型

（1）全身瘙痒症：老年性瘙痒症、冬季瘙痒症、夏季瘙痒症、水源性瘙痒症、神经瘙痒症。

（2）局限性瘙痒症：头部瘙痒症、肛门瘙痒症、女阴瘙痒症、阴囊瘙痒症、小腿瘙痒症、掌跖瘙痒症、外耳道瘙痒症。

【诊　断】

（一）诊断基本资料

1.**病史**　全身性或局限性皮肤阵发性瘙痒，经常搔抓。

2.**体格检查**　无原发性皮肤损害，患处皮肤可见如抓痕、血痂、皮肤苔藓样变、色素沉着等继发性损害。

3.**实验室及其他检查**

（1）组织病理：无特异性。可见一些非特异性变化，如浅层角质形成细胞坏死、表皮下纤维蛋白沉积等。

（2）其他相关检查：疑为系统性疾病引起的瘙痒，应做系统检查，以期发现皮肤瘙痒与系统疾病的关系。儿童肛门瘙痒应检查是否有蛲虫和疥疮等。

4.**伴发疾病**　内分泌疾病（如糖尿病）、肝胆疾病、感染性疾病、神经障碍性疾病、妊娠、淋巴瘤、白血病、其他内脏肿瘤。

（二）诊断思路

1.瘙痒是皮肤病最常见的症状，当只有皮肤瘙痒而无原发性损害的皮肤病，才能考虑瘙痒症。

2.寻找引起瘙痒症的可能原因或潜在性疾病。肛门、外阴局限性瘙痒者可行必要的微生物学检查，以排除真菌、细菌、寄生虫的感染。对于老年皮肤瘙痒患者，要注意区分是否因皮肤老化引起的瘙痒还是由于内脏疾病如糖尿病、肿瘤等引起的瘙痒。

（三）诊断依据

1.首要条件：全身性或局限性阵发性瘙痒。

2.必要条件：无原发性皮肤损害。

3.患处可有继发性损害，如抓痕、血痂及色素沉着等。

4.慢性病程，部分患者与季节关系明显，或与系统疾病有关。

【鉴别诊断】

（一）主要鉴别的疾病

1.疥疮

（1）相似点：表现为剧痒，往往和皮肤瘙痒症相混淆。

（2）不同点：疥疮有接触史，皮疹好发于皮肤较薄嫩处，如指间、腕部、肘屈侧、腋下、腹股沟、大腿等处。皮疹为针头大小丘疹、水疱或脓疱及隧道。男性患者阴囊可发生疥疮结节。可查到疥螨。

2.阴囊或外阴湿疹

（1）相似点：阴囊或外阴瘙痒症反复发作后会出现皮肤肥厚及苔藓化等，易与阴囊或外阴湿疹混淆。

（2）不同点：阴囊或外阴慢性湿疹多有原发皮

损及病情的演变过程，常有渗出倾向。

3.神经性皮炎

（1）相似点：部分瘙痒症患者因反复搔抓可出现抓痕、血痂、皮肤肥厚及苔藓化等继发改变，与神经性皮炎的皮损相似。

（2）不同点：神经性皮炎皮损好发于皮肤易受磨擦的部位，可资鉴别。

（二）次要鉴别的疾病

1.慢性荨麻疹　因伴有瘙痒，而可出现抓痕等继发改变，但有反复发作的风团样皮疹，皮肤划痕征阳性，与瘙痒症不难鉴别。

2.药疹　药疹虽瘙痒明显，但有服药史，起病较急，可表现为各种皮损，停服可疑药物后，会逐渐好转。

3.外阴硬化萎缩性苔藓

（1）相似点：外阴常发生糜烂，局限性水肿、水疱、苔藓化，二者易相混淆。

（2）不同点：外阴硬化萎缩性苔藓皮疹较有特征性，基本损害为扁平、象牙色，表面有光泽的多角形或类圆形丘疹。后期丘疹多融合成白色斑片，呈羊皮纸样萎缩且发硬。好发于男女外生殖器部位。女阴病变晚期可形成"8"字形或"哑铃形"的白色萎缩硬化性斑片。必要时结合组织病理学检查。

【治　疗】

1.去除可疑致病因素。避免搔抓及热水烫洗。避免穿刺激性衣物。忌食刺激性食物。

2.酌情用镇静剂或抗组胺药，如安定、扑尔敏、赛庚啶等。

3.外用药以止痒为主。可选用止痒剂及润肤剂，也可选用各种皮质类固醇制剂。外阴肛门黏膜区避免使用刺激性药物。

4.对泛发性瘙痒，可用普鲁卡因静脉封闭疗法或钙剂静脉注射。

5.性激素制剂可用于老年性皮肤瘙痒症。

6.浴疗：如温泉浴，糠浴或药浴等，也有一定疗效。

（彭安厚　陆洪光）

痒　疹

痒疹（prurigo）是一组急性或慢性炎症性皮肤病的总称。皮损多为丘疹或结节。剧烈瘙痒。

虫咬、内分泌、消化系统功能障碍、食物及药物的过敏、体内病灶的感染、恶性肿瘤、神经精神障碍等诸多因素有关。部分痒疹常有家族过敏史，与个体遗传素质有关。

【临床表现】

1.单纯性痒疹　发生于成年人。损害为绿豆至豌豆大小弧立的圆形丘疹，丘疹顶部有微小的水疱，疱破后表面留有浆液性结痂（图14-5，图14-6），皮损数目不定，损害分批出现，剧烈瘙痒。皮疹好发于四肢伸侧及躯干等部位。损害可自行消失，但多会复发。

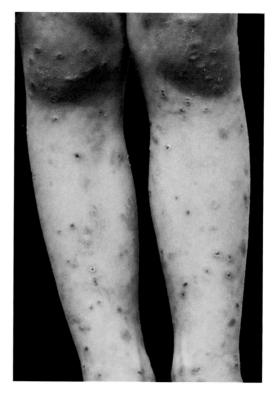

图14-5　痒疹

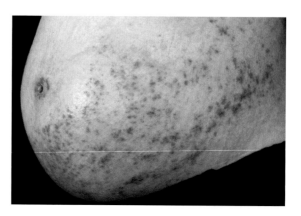

图14-6　痒疹

2.小儿痒疹　也称Hebra痒疹。多在儿童期发病，皮损初为粟粒至绿豆大小红色丘疹，也可以是风团或丘疹性荨麻疹样皮疹。部分皮疹逐渐成为孤立结节性丘疹或结节损害。好发部位于四肢伸侧，头面、背部也可发生。皮疹消退后留有色素沉着。皮损往往反复发作。少数患者一直延续至成年。

【诊　断】

（一）诊断基本资料

1.病史　可有虫咬史，内分泌、消化系统功能障碍，食物及药物的过敏、体内病灶的感染史。

2.体格检查　初发者为风团样丘疹，丘疱疹，反复发作者可见坚实的小丘疹，伴苔藓样变及湿疹样变。

3.实验室及其他检查　表皮轻度角化不全和角化过度，棘层增厚明显，偶有海绵及小水疱形成，真皮血管周围淋巴细胞浸润。

（二）诊断思路

1.丘疹、风团样丘疹，剧烈瘙痒，或痒疹小结节，应考虑本病。

2.必要时可做病理、疥螨、真菌等检查，以排除其他可疑疾病。

（三）诊断依据

本病诊断主要依据皮疹形态、临床症状、病史和实验室及病理检查。

（四）诊断标准

1.单纯性痒疹

（1）多见于中年人，男女均可罹患。

（2）好发于躯干、四肢伸侧，亦可累及头皮及面部。

（3）剧烈瘙痒，反复发疹。

（4）体征：类似急性单纯性痒疹，但原发丘疹较小，较多，早期风团样红肿很快消失，而发生较坚实的丘疹。

2.Hebra痒疹

（1）病史：①好发于乳儿、1~2岁婴幼儿，常发生于丘疹性荨麻疹、荨麻疹后；②好发于四肢伸侧，下肢皮损比上肢重，亦可发于腹部、臀部、躯干及头面部；③剧烈瘙痒，皮疹常反复发作，病程长。

（2）体征：①早发期：初为风团样红斑，或淡红色扁平小丘疹，反复发疹，散布全身；②成熟期：早发期皮损愈发愈多，形成米粒至高粱粒大、淡红色或褐黄色或正常肤色、坚硬的典型痒疹结

节，顶端可有小水疱或脓疱。

3.组织病理　显慢性炎症组织象，无特异性改变。

【鉴别诊断】

（一）主要鉴别的疾病

1.丘疹性荨麻疹

（1）相似点：其皮疹亦呈丘疹表现，自觉瘙痒，和痒疹相似。

（2）不同点：但丘疹性荨麻疹的皮疹呈纺锤形的风团样丘疹，中心可有丘疱疹或水疱，数日可消退，多见于儿童。

2.丘疹型皮肤假丝酵母菌病

（1）相似点：其丘疹样的皮疹表现可能与痒疹混淆。

（2）不同点：多见于肥胖儿童颈、背部及成人的会阴部，尤其夏季多见。部分患者与外用皮质类固醇激素有关。皮疹表现为小米粒至芝麻大小的扁平丘疹，色淡红，表面有一薄层鳞屑。真菌直接镜检可找到菌丝和孢子。

3.疥疮

（1）相似点：皮疹形态与痒疹较相似。

（2）不同点：疥疮有接触传染史，男性患者阴囊可发生疥疮结节，而痒疹很少发生在阴囊部，且在身体其他部位如指缝、腹部往往有疥疮的典型损害，可查到疥螨。

（二）次要鉴别的疾病

疱疹样皮炎

（1）相似点：剧烈瘙痒也是本病的一个特点，与痒疹相似。

（2）不同点：疱疹样皮炎损害多形性，水疱排列成环形、半环形或不规则形。疱壁紧张。组织病理有特异性改变，直接免疫荧光检查真皮乳头有IgA和C3呈颗粒状沉着。

【治　疗】

1.积极寻找和消除致病因素　如防止虫咬、纠正胃肠道的功能紊乱、消除体内感染病灶、积极治疗体内疾病、改善营养及卫生状态等。

2.内用药物　主要是镇静止痒，可选用抗组胺药物治疗，也可选用镇静药如安定、溴化剂等；对皮疹泛发，症状严重者可以给予小量皮质类固醇激素治疗，也可给予普鲁卡因静脉封闭或钙剂静脉注射。

3.**外用药物**　根据皮损情况，可选用炉甘石洗剂，也可用皮质类固醇制剂外搽。

（彭安厚　陆洪光）

结节性痒疹

结节性痒疹（prurigo nodularis）是一种皮肤结节性损害伴有剧痒的慢性皮肤病。病因尚不明确，可能与昆虫（包括蚊、蠓、臭虫等）叮咬、胃肠紊乱等有关。有人认为该病为局限性神经性皮炎的一种变型。

【临床表现】

1.**皮肤损害**　初起为水肿性淡红色丘疹，逐渐形成黄豆至蚕豆大小坚实的半球状结节，呈红褐色或灰褐色，表面角化粗糙呈疣状（图14-7，图14-8）。皮损单发或多发，孤立散在。可见抓痕、血痂。

2.**发病特征**　好发于四肢，尤以伸侧为多见，常对称分布。有些病例可在虫咬后发生，但其后皮损是自己产生的。自觉剧烈瘙痒。病程慢性，可持续数年（6个月至33年不等）。

【诊　断】

（一）诊断基本资料

1.**病史**　部分患者特别是青年期发病，可能具有一定的遗传素质。可能有精神障碍、虫咬、胃肠功能紊乱、内分泌失调史等。

2.**体格检查**　四肢伸侧单发或多发的孤立散在的疣状结节损害，患处常有色素沉着及苔藓样改变。

3.**实验室及其他检查**　组织病理显示假上皮瘤样增生。真皮胶原增多，有雪旺细胞增生，真皮血管周围淋巴细胞浸润。

4.**伴发疾病**　谷胶性肠病、精神社会性疾病、大疱性类天疱疮（结节样类天疱疮）。

（二）诊断思路

1.对于单发或多发，孤立散在的疣状结节的皮损伴剧烈瘙痒者，要考虑结节性痒疹的可能。

2.临床上表现为结节性样皮疹的皮肤病较多，如多形性日光疹、肥厚性扁平苔藓、寻常疣等，不同的疾病结节形态、分布有不同之处。必须除外其

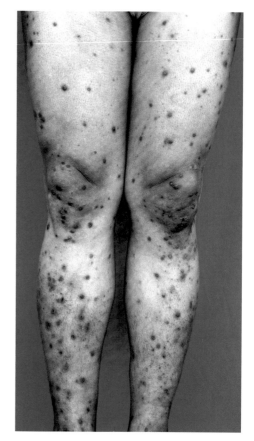

图14-7　结节性痒疹
（本图由广州中医药大学陈忠业惠赠）

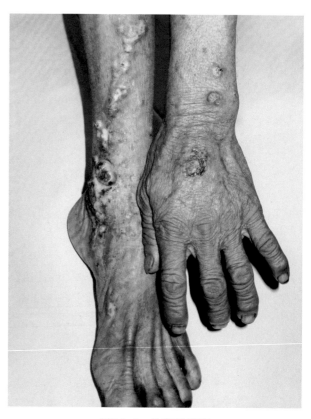

图14-8　结节性痒疹

他以结节皮损为表现的病变。

（三）诊断依据

1. 发病部位　好发于四肢伸侧，这点有重要的提示作用。

2. 皮损形态　为单发或多发，孤立散在的疣状结节损害，这是诊断的主要依据。

3. 临床症状　剧烈瘙痒，病程呈慢性经过。

4. 组织学变化　假性上皮瘤样增生，真皮胶原纤维增多，有雪旺细胞增生。

【鉴别诊断】

（一）主要鉴别的疾病

1. 肥厚性扁平苔藓

（1）相似点：为疣状增殖的肥厚的圆形或卵圆形斑块；而结节性痒疹皮疹呈疣状结节改变，有时皮疹可融合成斑块状，二者易混淆。

（2）不同点：肥厚性扁平苔藓皮损呈紫红色或紫色，斑块表面有薄的黏着性鳞屑。胫前多发，对称分布。有特异的组织病理学改变。

2. 多形性日光疹

（1）相似点：皮疹可以表现为丘疹和结节，往往被误诊为痒疹。

（2）不同点：本病主要发生在暴光部位，除四肢伸侧外面部、颈部亦为好发部位，发病有明显季节性。

3. 组织样麻风瘤　临床特点是在面部、四肢或躯干发生突起的棕褐色质地坚实、大小不等的结节，严重者可破溃，患者往往合并眉毛脱落、神经粗大等症状，组织抗酸染色可见大量麻风杆菌。

（二）次要鉴别的疾病

1. 原发性皮肤淀粉样变

（1）相似点：胫前皮损有时与结节性痒疹表现相似。

（2）不同点：淀粉样变损害常为淡褐色角化小丘疹，分布较密集，有时呈念珠状排列，组织病理不难鉴别。

2. 寻常疣

（1）相似点：皮损初为针头大小丘疹，逐渐增大至黄豆大或更大，和结节性痒疹的皮疹相似。

（2）不同点：寻常疣表面角化粗糙，坚硬，呈灰黄、色灰白、污褐色或正常肤色。常好发于手指、手背、足缘、甲缘等处，大多无自觉症状。

3. 结节病

（1）相似点：与丘疹型或小结节型结节瘤相似。

（2）不同点：结节病无瘙痒，且有系统损害，皮肤损害活检可予以鉴别。

（三）专家提示鉴别的疾病

肥厚扁平苔藓、神经性表皮脱落、持续的咬伤反应、疥疮结节、表皮肿瘤、导致广泛瘙痒的任何皮肤因素或潜伏的系统因素。

【治　疗】

1. 首先应寻找病因，避免致病的可疑因素，嘱患者尽量勿搔抓。

2. 外用药：可选择各种皮质类固醇制剂外用，皮质类固醇激素结节内注射可有明显疗效。

3. 全身治疗可用抗组胺药或沙利度胺。

4. 其他疗法：可用液氮冷冻或放射等疗法。

（彭安厚　陆洪光　陈忠业）

寄生虫病妄想症

寄生虫病妄想症（delusions of parasitosis）是患者错误地认为自己皮肤有寄生虫感染。该病属于思维障碍范畴。精神刺激、脑损害可引发该病，也可见于烟酸缺乏症、维生素B_{12}缺乏和严重肾功能不全的患者。

【临床表现】

1. 皮肤损害　有的自行挖取小块皮肤或皮屑（图14-9）、毛发送来检查，或有挖除寄生虫的割伤痕迹（图14-10）。

2. 发病特征　患者常为焦虑不安的中年或老年人，女性多见，注意力难以转移，不停地详细描述"寄生虫"形态和生活史。

【诊　断】

（一）诊断基本资料

1. 病史　患者常有妄想倾向，坚信自己皮肤上感染某种寄生虫，常反复去医院做不必要的检查。有的患者会从自己皮肤上挑出皮屑送去检查。

2. 体格检查　皮肤表现可以完全正常，也可有表皮剥脱、结节和明显的溃疡。

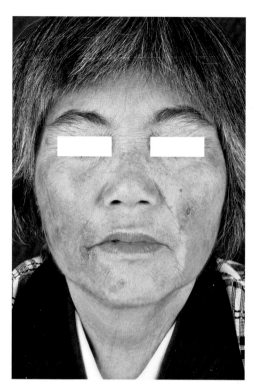

图14-9　寄生虫病妄想症
（本图由广东医科大学附属医院李文惠赠）

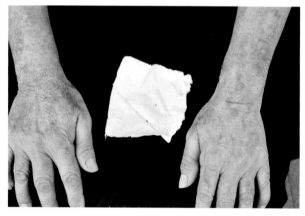

图14-10　寄生虫病妄想症　与图14-9为同一病人，坚信自己有寄生虫，不断在面部、四肢挖出角质当成寄生虫
（本图由广东医科大学附属医院李文惠赠）

3. **实验室及其他检查**　对患者提供皮屑做显微镜检查及局部皮肤做活检后可发现无真菌或寄生虫感染，系统检查一般无异常。

4. **伴发疾病**

（1）精神疾病：本病属偏执性精神病或抑郁性精神病的一种症状。

（2）其他疾病：少数可伴发糖尿病、肾病、动脉硬化症、神经梅毒、脑肿瘤、维生素B$_{12}$缺乏、肝病、淋巴瘤、酒精中毒性精神病、可卡因成瘾者、类固醇精神病、器质性脑病综合征。

（二）诊断思路

1. 本病属思维障碍性疾病，对于那些有妄想倾向，坚信自己皮肤上感染某种寄生虫的患者要考虑本病的可能。

2. 我们还要进一步了解患者的情绪性格及疾病史，尤其应详细询问治疗史和兴奋剂药物的使用史，并做系统回顾和体格检查。

3. 诊断时要十分慎重，即使对那些有妄想倾向的患者，也必须排除是否有原发性感染。

（三）诊断依据

1. 多见于中老年妇女。

2. 患者坚信自己皮肤有某种寄生虫感染。

3. 自觉皮肤瘙痒，灼热、刺痛、虫爬及虫咬等症状。

4. 往往伴有严重的焦虑情绪。

5. 部分患者因试用各种方式剔除寄生虫，局部皮肤可见表皮剥蚀，溃疡等损害。

6. 经严格检查排除寄生虫、真菌等感染的情况下可以诊断。

【鉴别诊断】

（一）主要鉴别的疾病

1. **真性寄生虫病**　寄生虫病妄想症最主要和真性寄生虫感染鉴别，但真性寄生虫患者提供的标本经细致的检查后，多可发现虫卵。

2. **单纯性疑病性精神病**　也是固执的认为自己有病，与寄生虫病妄想症有一定相似之处，但单纯性疑病性精神病主要表现为患者对健康过虑、对身体过分关注及疑病，担心或确信自己已经患有严重疾病，又不能说出具体病来，患者常夸大或曲解躯体的正常感觉，并错误的归因严重的躯体疾病，往往要求做"全面检查"，不相信或不接受医生的劝告。

3. **焦虑症**　寄生虫病妄想症与焦虑症都有一定焦虑表现，但寄生虫病妄想症只是担心自己有寄生虫病，而焦虑症以焦虑为主，主要表现为与环境不相称、没有明确对象和具体内容的担心和恐惧，并伴有显著的植物神经症状。

（二）次要鉴别的疾病

1. **精神分裂症**　与寄生虫病妄想症都表现为一定思维障碍，但精神分裂症多起病于青年或成年早期，通常表现为思维、情感、行为、认知和社会功能等多方面的障碍，以及精神活动与环境的不协调等，与寄生虫病妄想症不难鉴别。

2. 精神抑郁症　寄生虫病妄想症往往伴有一定的情绪低落、焦虑，需和精神抑郁症鉴别，但精神抑郁症核心症状为情绪低落、思维迟钝和言语动作减少三联症。开始表现失眠、食欲不振、精神委靡、工作效率下降，以后情绪低落、悲观失望、消极等。

3. 痴呆综合征　寄生虫病妄想症因表现为一定思维障碍，故要和智能减退为主的痴呆综合征相鉴别，但痴呆综合征是慢性的精神功能紊乱，以缓慢出现的智能减退为主要临床特征，包括记忆、思维、理解、判断、计算等功能的减退和不同程度的人格改变，而没有意识障碍，多见于起病缓慢、病程长的脑器质性病变，故又称慢性脑病综合征。

（三）专家提示鉴别的疾病

蚁走感，但此感觉并不是由于强烈的妄想（如恐怖症或疑病）。蚁走感没有妄想或构思，药物滥用（精神性，特别是可卡因或苯丙胺）、多发性硬化症、真正的寄生虫侵扰、精神分裂症有躯体皮肤妄想、精神病性抑郁症、躯体性抑郁症。

【治　疗】

如伴有其他疾病，应积极治疗原发病。必要时可请精神科医生会诊，进行有效的心理或药物治疗。

（彭安厚　陆洪光　陈忠业）

拔 毛 癣

拔毛癣（trichotillomania）是一种神经官能症的行为表现，患者自身强迫性拔除自己的毛发。常见于儿童或青少年，平均年龄12岁左右，但也有成年人开始发病。女性高于男性。

【病因与发病机制】

本病的病因较复杂，多数患者与社会精神因素如害羞、抑郁、紧张或压力有关。有的则单纯是不良习惯，部分患者与遗传因素有一定关系。另外有人报告酗酒、毒品成瘾者、强迫性观念与行为疾病（obsessive compulsive disorder，OCD）等与本病有关。

【临床表现】

1. 基本损害　头部常有大片脱发，形如斑秃，但边界多不整齐，脱发区常有残存毛发及断发（图14-11~图14-13）。

2. 发病特征　患者用手或镊子等物件，强迫性将自己的毛发拔除。受累部位以额及颞部多见，也可见到眉毛、睫毛、腋毛及阴毛等。

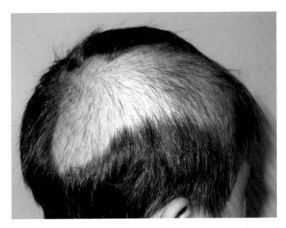

图14-11　拔毛癣

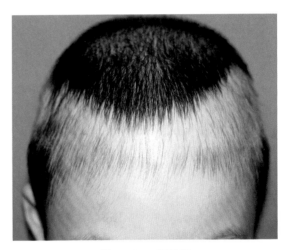

图14-12　拔毛癣

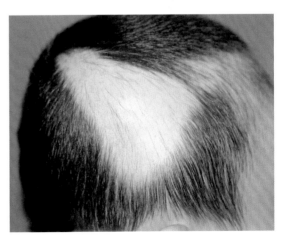

图14-13　拔毛癣

3.特殊类型　①断发癣指患者撕断或剪断毛发；②拔食毛癖指患者拔下毛发并食之。

【诊　断】

（一）诊断基本资料

1.病史　反复发作的不自主拔毛行为，导致明显脱发；拔发前出现紧张感，拔发后得到放松或满足。

2.体格检查　受累部位可见大小不等、形状不规则、边界不整的不完全性脱发斑，呈虫蚀样，亦可为线形或奇特形状。患处皮肤无萎缩、炎症及脱屑等改变。严重者头皮毛发可被全部拔除。

3.实验室及其他检查　组织学上表现为创伤性毛囊，毛囊周围出血，真皮和皮下组织内可见不含毛发毛囊球部，还可见毛轴变形并起皱褶。

4.伴发疾病　食毛癖、斑秃、强迫观念与行为疾病。

（二）诊断思路

1.脱发特点：拔毛癖患者行为所致脱发往往是长短不等、形状不规则、边界不整的不完全性脱发斑，亦可为线形或奇特形状，还要检查头皮的改变，有无患处皮肤萎缩、炎症及脱屑等改变，若无，要注意和斑秃相鉴别；发病部位也有重要提示作用，受累部位多见于手指易触及部位。

2.拔毛癖是一种神经官能症的行为表现，故病史十分重要，但年龄较大的儿童少年及成年人常否认并掩饰拔发行为，应当做耐心细致的工作，同时要了解患者的性格、情绪等。

3.排除其他疾病：对于神经官能症性疾病的诊断必须十分慎重，要排除一些感染性、自身免疫性及内分泌异常性脱发后才能做出最后诊断。

（三）诊断依据

1.拔毛癖或断毛癖多为孩童，青壮年亦可发病。

2.患者用手、铁夹或镊子将自体的毛发强行拔除或用双手将毛发撕断或用剪刀剪断（断发癖），反复拔除。

3.体征：头顶部前方、颞部多见，眉毛、睫毛、胡须、腋毛、阴毛亦可罹患。头部常大片脱发，形似斑秃，但边界不整，且常残存毛发及断发。

【鉴别诊断】

（一）主要鉴别的疾病

1.斑秃

（1）相似点：斑秃的头皮改变与拔毛性脱发的头皮改变较相似。

（2）不同点：斑秃是逐渐变细的杵状毛发，一般圆形，边界较清楚。拔毛性脱发的断发长短不一，形状不规则，边界不整。斑秃患者往往是不自觉的脱发，偶然机会被发现，而拔毛性脱发患者有个不断地不自主拔发过程。

2.头癣

（1）相似点：拔毛性脱发的长短不等的断发特点与头癣的断发较相似，拔毛性脱发首先要和此类感染性疾病相鉴别。

（2）不同点：头癣多见于儿童，头皮覆有磷屑，真菌检查阳性。

3.二期梅毒脱发

（1）相似点：拔毛癖患者的脱发可呈形状不规则、边界不整的不完全性脱发斑，部分呈虫蚀样，与二期梅毒的弥漫性虫蚀样脱发容易混淆。

（2）不同点：二期梅毒一般有一期梅毒的病史及其他相关临床表现，梅毒血清实验阳性，可资鉴别。

（二）次要鉴别的疾病

1.红斑狼疮

（1）相似点：拔毛癖患者的脱发多见于额部头等部位，红斑狼疮性脱发也易发生在额部，从部位上易混淆，断发的形态也有相似之处。

（2）不同点：红斑狼疮主要表现为毛发枯萎，变细，易折断，往往合并有其他皮肤表现，免疫学检查阳性。

2.麻风病

（1）相似点：拔毛性脱发与麻风患者的脱发要鉴别。

（2）不同点：瘤型麻风患者眉毛外1/3脱落为早期诊断特征之一，晚期患者头发、眉毛、胡须、睫毛、体毛均可脱落，伴有皮肤神经的改变，组织抗酸染色可见麻风杆菌。

3.药物性脱发　一些药物如秋水仙碱、长春新碱、环磷酰胺、甲氨蝶呤、5-氟尿嘧啶等细胞毒药物及砷剂等可致脱发，但都有明确的用药史，仔细询问不难鉴别。

4.内分泌障碍性脱发　如Simmonds-sheehan综合征，毛发稀少是该病重要症状之一，但体毛也可脱落，多发生次产后大出血、产褥感染或难产之后，造成垂体损害后垂体前叶功能减退所致；甲状旁腺功能减退，毛发可停止生长，头发稀疏而干燥，易脱落，呈不规则斑片状秃发，但有其他相关临床体征。

（三）专家提示鉴别的疾病

斑秃、头癣、二期梅毒、狼疮发。

【治　疗】

1.对婴幼儿，应利用玩具分散注意力，逐渐消除行为习惯。

2.对儿童、青少年及成人，应进行心理治疗，树立治愈疾病的信心，消除精神紧张感，并诱导其合理地参加各种文体活动，以转移其注意力；对有不良嗜好者，应劝其戒除。

3.可适当给予B族维生素或镇静剂。

（彭安厚　陆洪光）

皮　痛

皮痛（dermatalgia）也称皮肤神经痛（neuralgia cutia），病因尚不完全清楚，常见于神经官能症及癔病患者，多见于中年女性；也可见于中枢及周围神经系统疾病（见伴发疾病）。后种情况男女都可见到。部分皮痛原因很难查到。

【临床表现】

皮肤疼痛而无明显的皮肤损害，痛部位大多为局限性，可为一处或多处、游走或固定。神经官能症患者疼痛多不固定，而有脏器损害者的疼痛部位往往局限并且固定。疼痛程度因人而异，可轻微也可剧烈。疼痛性质有灼痛、刺痛、切割痛、牵涉痛等。

【诊　断】

（一）诊断基本资料

1.病史　自发性疼痛，疼痛部位可为一处或多处、游走或固定或不固定，疼痛可为持续性，呈间断性阵发性加剧。

2.体格检查　局部皮肤均无明显的损害，但可伴有其他类型的感觉障碍，如感觉过敏或感觉减退。

3.实验室及其他检查　无特殊改变。

4.伴发疾病　神经官能症、癔症、脑梗死、脑溢血后遗症、运动性共济失调、神经梅毒、内脏缺血或炎症、子宫功能障碍、闭经、风湿病、糖尿病、顿挫型带状疱疹。

（二）诊断思路

1.引起皮肤疼痛的疾病很多，但皮痛一般无原发皮疹，故对于那些自感皮肤疼痛而无明显皮疹的患者要考虑皮痛的可能。

2.须注意皮痛只是一种临床自觉症状，更为重要的是寻找引起皮痛的原发病变，尤其要排查一些器质性疾病。不同疾病引起的皮痛特点及部位可能不同，可结合相应的辅助检查综合分析。

（三）诊断依据

1.常伴有神经官能症、癔症、中枢及周围神经系统疾病患者。

2.皮痛部位大多为局限性，可为一处或多处、游走或固定。神经官能症患者疼痛多不固定，而有脏器损害者的疼痛部位往往局限并且固定。

3.皮肤疼痛而无明显的皮肤损害。

4.寻常病因和原发及伴发疾病确诊。

【鉴别诊断】

有皮痛的疾病可有神经梅毒、运动性共济失调、消化不良、糖尿病、子宫功能障碍、闭经、风湿病及顿挫型带状疱疹应注意鉴别。

【治　疗】

1.尽量查找病因。

2.对于神经官能症及癔病患者可用镇痛或镇静药。内脏疾患者应根据原发病进行治疗，也可辅佐维生素B$_1$、维生素B$_{12}$及镇痛药。

3.此外，也可试用针灸及理疗缓解症状。

（彭安厚　陆洪光　吴丽峰）

股外侧皮神经炎

股外侧皮神经炎（lateral femoral cutaneous neuritis or meralgia paresthetica）是指股外侧皮肤感觉异常。该神经由L2、L3神经组成，通过腹股沟韧带下方，在髂前上棘下5~10cm处穿出大腿的深筋膜，分布于股外侧皮肤。

【病因与发病机制】

发病原因较复杂，主要是股外侧神经外伤、压迫或炎症刺激等因素导致，如各种外伤、传染病、肿瘤、糖尿病等。

【临床表现】

1.**皮肤症状** 患者自觉大腿前外侧皮肤呈针刺样疼痛，同时伴有异常感觉，如蚁走感、烧灼感、寒凉感、麻木感等，衣服摩擦、动作用力、站立或行走时间过长都可使感觉异常加重。

2.**发病特征** 中年男性为多见。发病过程缓慢渐进，开始发病时疼痛呈间断性，逐渐变为持续性。查体时大腿前外侧皮肤的感觉、痛觉和温度觉减退（图14-14），甚至消失，有的伴有皮肤萎缩，但肌肉无萎缩，腱反射正常存在，也无运动障碍。

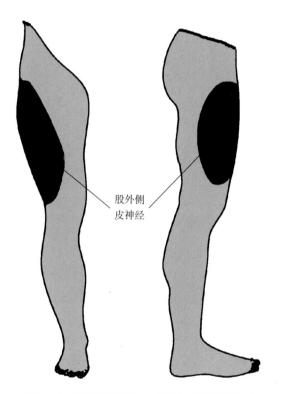

股外侧皮神经

图14-14 股外侧皮神经 损害的感觉障碍分布

【诊　断】

（一）诊断基本资料

1.**病史** 起病缓慢，主要表现为大腿外侧皮肤的浅感觉异常，如麻木、蚁行感、刺痛感、烧灼感、紧束感、沉重感、寒冷感等，其中以麻木和疼痛最为常见。长久负重劳动，行走或站立过久，可诱发或加重上述症状，休息、平卧后症状可以减轻甚至消失。

2.**体格检查** 患部皮肤可有干燥、轻度萎缩、

毫毛减少、出汗减少、浅感觉减退或轻度触疼，但无神经粗大，无肌肉萎缩、肌力下降及运动障碍，下肢腱反射正常。

3.**实验室及其他检查** 真皮小血管周围有轻度的炎细胞浸润，其余无特殊改变。神经检查可见神经肿胀，神经周围炎细胞浸润及神经退行性变。

4.**伴发疾病** 股外侧神经外伤、传染病、肿瘤、糖尿病。

（二）诊断思路

1.以大腿外侧皮肤的浅感觉异常为主要表现的患者要考虑股外侧神经炎可能，部分由外侧股神经支配的区域有脱毛现象，此为本病的体征之一。

2.要进一步寻找引起股外侧神经炎诱因，如外伤、传染病、肿瘤、糖尿病等。

（三）诊断依据

1.发病以20~50岁较肥胖的男性较多见。

2.慢性经过，常迁延数月至数年。

3.临床症状表现为股外侧皮肤感觉异常，通常为单侧性，衣服摩擦、动作用力、站立或行走时间过长都可使感觉异常加重。大腿前外侧皮肤的感觉、痛觉和温度觉减退甚至消失。

4.有的伴有皮肤萎缩，但肌肉无萎缩，腱反射正常存在，也无运动障碍。

【鉴别诊断】

（一）主要鉴别的疾病

1.**麻风病** 可有感觉异常，与股外侧皮神经炎首先要进行鉴别，但麻风病常有皮损、神经粗大、眉毛脱落、溃疡等症状，组织病理抗酸染色可见抗酸杆菌。

2.**坐骨神经痛** 也可引起股部的感觉异常，但坐骨神经痛可引起腰、臀部、大腿后、小腿后、小腿外侧引至足部疼痛，呈放射性，具有加剧疼痛的因素、减疼痛姿势、压疼痛点及牵引疼痛、跟腱反射改变等。一般整个下肢疼痛、腰痛，行走困难。

（二）次要鉴别的疾病

1.**糖尿病性周围神经炎** 往往引起感觉异常，但主要引起下肢远端、双足麻木或疼痛，出现短袜样感觉减退或感觉过敏。实验室检查可资鉴别。

2.**尿毒症性多发神经炎** 也可表现为下肢感觉的异常，但以下肢远端为主，最早期感到两下肢不舒服，夜间加重，逐渐出现两侧腿部对称性虫爬感、瘙痒等异常，最后出现肢体远端感觉异常如刺

疼、麻木等，合并有慢性肾衰的其他表现。

3.酒精中毒周围神经炎　早期感觉障碍为主，与股外侧皮神经炎要进行鉴别，但患者主要表现为足部的严重疼痛、对称性触觉或疼痛觉异常。

4.呋喃类药物中毒性多发神经炎　可出现感觉障碍和感觉异常，部分发生在下肢，但其周围神经症状常在服药后数天出现，以肢体远端为主，最早表现为指、趾远端的疼痛，与股外侧皮神经炎可资鉴别。

【治　疗】

1.首先应查找病因，积极治疗原发病，解除神经的损害或刺激。

2.对症处理：可给予镇痛剂或局部封闭，对病情严重难以缓解且病因不明者可施行手术切断神经或实行神经松解术。

3.维生素疗法：可给予维生素B_1、维生素B_2、维生素B_{12}等，以营养神经。

4.中医治疗：如针灸、梅花针疗法、拔罐疗法等有一定疗效。

5.其他：如局部理疗。

（彭安厚　陆洪光　陈忠业）

皮肤垢着症

皮肤垢着病（cutaneous dirt-adherent disease）被认为是一种精神性皮肤病。患者常有压抑、呆滞等精神异常症状。腺体分泌增加、黏附的鳞屑、灰尘堆积于皮肤表面。

【临床表现】

1.皮损好发于乳晕周围、面颊及额部等处。

2.面颊及额部皮损可呈黑褐色污垢样色素沉着或黏腻的黑褐色痂，表面呈树皮状、呈结节状或绒毛状。

3.乳晕周围则呈多发性褐色丘疹或褐色色素沉着（图14-15~图14-17）。

4.污痂用棉花蘸汽油外擦后消失，但不久又会复发。

5.常伴有精神异常等症状。

【诊　断】

（一）诊断基本资料

1.病史　患者常有压抑、呆滞等精神异常症状，可有头面外伤史。污痂用棉花蘸汽油外擦后消失，但不久又会复发。

2.体格检查　皮损好发于乳晕周围、面颊及额部

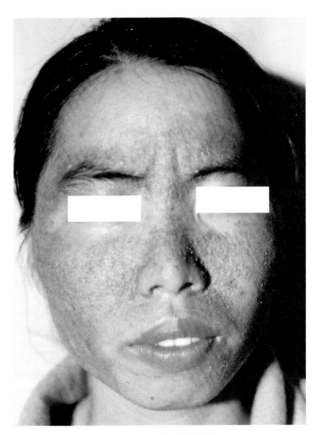

图14-15　皮肤垢着症

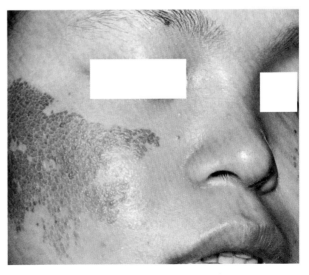

图14-16　皮肤垢着病

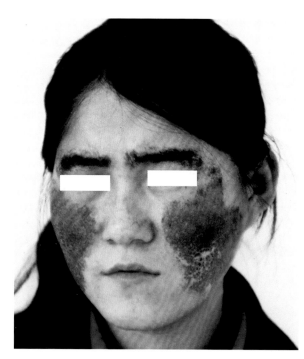

图14-17　皮肤垢着症
（本图由首都医科大学连石惠赠）

等处，乳晕周围呈多发性褐色丘疹或褐色色素沉着。

3.**实验室及其他检查**　组织病理可见表皮角化过度，乳头瘤样增生，基底层细胞色素增加，真皮浅层轻度淋巴样细胞浸润，可有真皮胶原纤维变性。

（二）诊断思路

1.对于乳晕周围的多发性褐色小疹或褐色色素沉着，以及面颊及额部的黑褐色污垢样色素沉着或黏腻的黑褐色痂皮疹，要考虑本病可能。

2.因皮肤垢着病患者常有压抑、呆滞等精神异常症状。要了解有无精神异常，进行综合分析。

3.其皮损表现也无特异性，故必须除外其他有类似皮疹表现的疾病，如慢性皮肤黏膜假丝酵母菌病等，才能做出最后诊断。

（三）诊断依据

1.**皮损好发部位**　主要发生在乳晕周围、面颊及额部等处。

2.**病史**　患者常有压抑、呆滞等精神异常症状，可有头面外伤史。

3.**皮损特点**　面颊及额部可见呈黑褐色污垢样色素沉着或黏腻的黑褐色痂性皮损，表面呈树皮状、呈结节状或绒毛状；乳晕周围则呈多发性褐色小疹或褐色色素沉着，污痂用棉花蘸气油外擦后消失，但不久又会复发。

【鉴别诊断】

（一）主要鉴别的疾病

1.**乳头乳晕角化过度症**　乳晕对称性皮肤色素加深呈暗褐色，可与皮肤垢着病相混淆，但乳头乳晕角化过度症边界清晰，局部浸润，表皮肥厚，粗糙呈疣状突起的暗褐色斑块，无黏腻的黑褐色痂，无精神症状。

2.**慢性皮肤黏膜假丝酵母菌病**　表面糜烂、结痂时与皮肤垢着病的表现有相似之处，但其特点为幼年发病，慢性经过，易于复发。初起红斑为疣状增殖性皮疹，而后逐渐隆起，表面结痂形成结节，高出皮面可达1~3cm，类似皮角。去痂后基底潮红，为疣状糜烂面，痂内有大量菌丝和芽孢。

（二）次要鉴别的疾病

1.**乳房Paget病**　皮损初发为鳞屑样红斑或斑块，常伴有湿疹化，呈表浅糜烂、渗出或结痂，浸润明显，外观上要和皮肤垢着病鉴别，但Paget病可有乳头回缩，无精神症状，通过组织病理学检查可以鉴别。

2.**肥胖性黑棘皮病**　局部皮肤有灰褐色至黑色的色素沉着，干燥、粗糙，继而皮肤增厚，皮纹增深，表面有乳头瘤样突起，呈天鹅绒样外观，而皮肤垢着病部分可呈树皮状、绒毛状改变，故二者要注意区分，但肥胖性黑棘皮病以黑皮肥胖者多发，皮损好发于腋下、颈部等皮肤皱折部位，色素沉着不呈污垢样，也无黏腻的黑褐色痂。

【治　疗】

请精神科医生会诊，进行有效的心理或药物治疗。

（彭安厚　陆洪光　陈忠业）

第十五章
红斑鳞屑性皮肤病

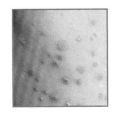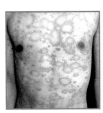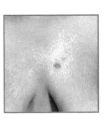

银 屑 病

银屑病（psoriasis）是一种常见的慢性复发性的红斑鳞屑性皮肤病，特征性的皮损为红色的丘疹或斑块，上附多层银白色鳞屑；非寻常型银屑病的病变有很大的变异，表现为脓疱、红皮病，或侵犯关节。

寻常型银屑病在自然人群的患病率为0.1%~3%。白种人患病率高，纬度较高的地区患病率较高，斯堪的纳维亚人中高达近3%。1984年我国全国性抽样调查估计为0.123%，北方的患病率高于南方，城市高于农村。

【病因与发病机制】

尚未完全明确，现基本认为银屑病是一种与遗传、免疫相关的慢性炎症性皮肤病。20世纪80年代免疫学等基础学科发展的影响以及环孢菌素对银屑病疗效的发现等，使银屑病免疫和遗传方面的研究成为热点而不断深入，随之产生的生物学疗法已在美国等国家进入了临床。银屑病顽固难治，常罹患终生，不适当的治疗会使病情加重或反复。

银屑病分为两型：

Ⅰ型 主要影响年轻人，发病年龄<40岁，特征是有家族遗传倾向，并与许多人类白细胞抗原相关，包括Cw6、HLA-B13、HLA-B17和HLA-DR7。Cw6最强，可使银屑病发生的危险性提高4~15倍。

Ⅱ型 见于年龄较大者，发病年龄>40岁，无家族遗传倾向，与特异性HLA表型的相关性不大。在脓疱型银屑病、银屑病伴周边关节炎患者中，HLA-B27阳性率较高，在脊柱炎患者中更明显。

银屑病家族易感性基因已被定位在染色体6p上的MHC及17q与4q位点。

【临床表现】

银屑病患病发病年龄最小者为6天，最大者为91岁，以15~45岁多见。女性发病年龄较男性早。从发病年龄上，可分为I型银屑病，见于十几岁和成人早期；Ⅱ型银屑病，为51~60岁的中年人，此时病情较轻。根据临床表现分为寻常型和非寻常型银屑病，后者包括：关节病型银屑病、脓疱型银屑病和红皮病型银屑病。绝大多数为寻常型银屑病，约占95%以上（表15-1）。

表15-1　寻常型银屑病的临床表现

项　目	临床表现
皮损特点	红色丘疹，多层银白色鳞屑，薄膜现象，点状出血（Auspitz征）
皮损分类	点滴状银屑病，钱币状银屑病，斑块状银屑病，地图状银屑病
病情分期	进行期同形反应（即Koebner现象）、静止期及消退期
特殊表现	脂溢性皮炎样银屑病、湿疹样银屑病、尿布银屑病、光敏性银屑病、蛎壳状银屑病、疣状银屑病、屈侧银屑病、带状银屑病

（一）寻常型银屑病

1. 分布　皮损可累及所有体表的皮肤黏膜，但好发于头皮和四肢关节伸侧等摩擦部位，分布对称。

2. 皮损　躯干四肢的皮损初起为红色丘疹，可出现多层银白色疏松的鳞屑，呈云母状（图15-1）；刮除鳞屑后，可见红色光亮的薄膜，再刮擦表面可出现点状出血现象，称为Auspitz征。因丘疹状的皮损散在分布，称点滴状银屑病（图15-2）；随皮损扩大，依次称为钱币状银屑病、斑

块状银屑病和地图状银屑病（图15-3）。头皮部的皮疹常超出发际，头发向皮疹中心聚拢成束状（图15-4）。面部皮疹由于经常洗擦，而成边界清楚的红色斑点、斑片，鳞屑少或无。腋下、腹股沟等皱褶处因多汗和摩擦，皮疹容易出现浸渍、皲裂。掌跖部皮疹增厚不明显，红斑界清，上有黏着性的多层银白色鳞屑，常伴有皲裂。口腔黏膜的损害为灰白色环形斑；外生殖器损害为边界清楚的暗红色斑片，无鳞屑。

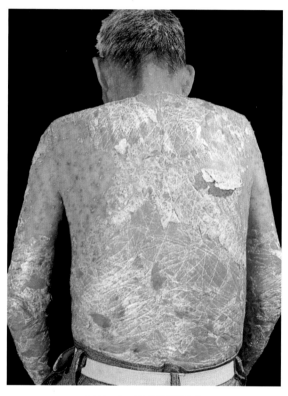

图15-1　寻常型银屑病
（本图由广东医科大学陈伟惠赠）

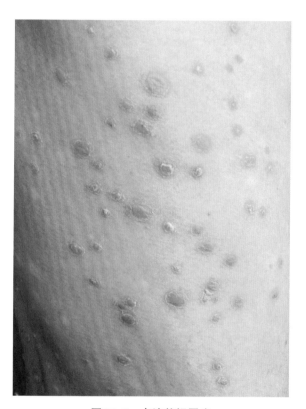

图15-2　点滴状银屑病

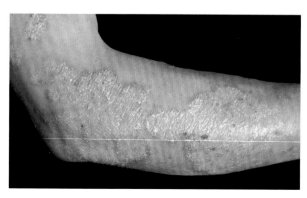

图15-3　寻常型银屑病　斑块状

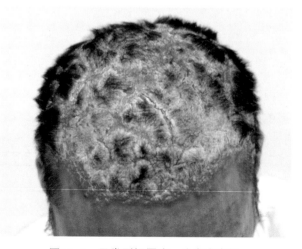

图15-4　寻常型银屑病　头发成束状

3. **甲损害** 甲板呈点状凹陷,甲下褐黄色的斑点似油滴状,随之甲板可出现变黄、增厚、变形及分离等破损,并常易于继发酵母菌和细菌的感染。

4. **病情分期** 病情分进行期、静止期及消退期。进行期常出现同形反应(即Koebner现象:在外伤的皮肤部位发生新的银屑病皮疹)。病程反复,一般冬重夏轻,严重时不受季节影响。有时可自愈,但易复发。

5. **特殊表现** 部分病例早期表现为头皮的脂溢性皮炎、手足部的皮炎湿疹或婴幼儿的尿布皮炎,以后发展成为银屑病。反之,也有部分银屑病出现脂溢性皮炎、手足部的皮炎湿疹或婴幼儿的尿布皮炎的症状。当皮疹界乎于银屑病与脂溢性皮炎或手足部的皮炎湿疹或婴幼儿的尿布皮炎之间时,分别称为脂溢性皮炎样银屑病、湿疹样银屑病和尿布银屑病。约10%的患者在暴光部位,如手背、面部的皮疹于夏季加重,被称为光敏性银屑病。还有根据皮疹的特点而冠予的病名,如表面鳞屑发暗变硬结痂的蛎壳状银屑病(图15-5)、胫前静止期异常肥厚的疣状银屑病、位于间擦部位的屈侧银屑病和带状银屑病等。

(二)关节病型银屑病

1. **发病特征** 银屑病性关节炎(PA)是一种伴有银屑病皮损的,血清类风湿因子阴性的关节炎,HLA-B27阳性的频率增高。银屑病性脊椎炎中,男性多于女性3~5倍,而类风关样银屑病性关节炎女性较多,男女比例约1∶2。银屑病患者中5%~7%伴有关节症状,而严重的银屑病则高达30%。75%的关节症状出现于皮损之后,15%的关节症状先于皮损。大多数关节病型银屑病会发生指(趾)甲的病变,尤其是受累关节邻近的指(趾)甲,表现为点状凹陷至甲的破坏脱落。寻常型银屑病和非寻常型银屑病都可伴发关节炎(图15-6),关节症状与皮损的严重程度呈正相关,脓疱型银屑病较易发生关节炎。

2. **关节病型银屑病分类**

(1)Moll和Wright提出PA的五型分类法:①不对称性少关节炎;②远端指间型关节炎;③对称性多关节炎;④毁形性关节炎;⑤脊椎和(或)骶髂关节炎。其中,①②③型为主。

(2)Helliwell提出三种亚群的分类:周围型关节炎、脊椎关节病和关节外的骨病。

(三)脓疱型银屑病

少见,不到1%,但近年来有增多趋势。

1. **泛发性脓疱性银屑病(GPP)** 诱发因素与寻常型银屑病相仿,感染、紧张、妊娠、药物等均能促使其发生。尤其是寻常型银屑病大量应用皮质激素快速减量或骤然停用后转变为脓疱型银屑病。有部分患者原有或无不典型的寻常型银屑病,无诱因的发生泛发性脓疱性银屑病。泛发性脓疱性银屑病缓解时可表现为红皮病或寻常型银屑病。

泛发性脓疱性银屑病临床分五型:

(1)急性泛发性脓疱型银屑病(von Zumbusch型):脓疱发生前数小时可有恶心、乏力、关节痛和皮肤灼痛感等症状,在正常皮肤或红斑基础上突然发生密集的无菌性脓疱,粟粒大小可融合成1~2cm的"脓湖"。1~2天内皮疹泛发全身,常伴有寒战、高热、白细胞增高等全身症状,可并发感染、小腿深静脉栓塞、低钙及低蛋白血症。脓疱干涸后成片状黄色痂皮脱落,显露出光滑的红斑,可再现新的成片的小脓疱(图15-7),反复发疹。口腔黏膜累及表现为地图舌、沟纹舌,甲受累的变化

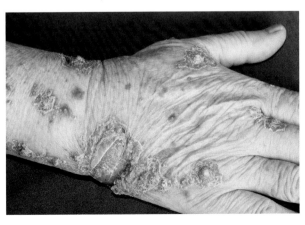

图15-5 蛎壳状银屑病

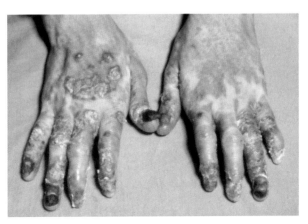

图15-6 关节病型银屑病

是甲的增厚、混浊、分离、萎缩和脱落。病程易反复波动，可自行缓解。

（2）环状泛发性脓疱型银屑病：又称亚急性或慢性脓疱性银屑病，全身症状轻或无。皮疹特征性的变化为环状排列的脓疱，似离心性环状红斑，水肿性红斑缓慢的离心性扩张，其上的脓疱也随之不断出现，而后干涸留下脱屑的色素沉着斑。

（3）妊娠泛发性脓疱型银屑病：亦名疱疹样脓疱病。本症多发生于妊娠的最后3个月，有的在产褥期，病程可持续至产后数周。口服避孕药可引起复发。临床表现为急性的或环状的脓疱性皮损，常先发生于腹股沟、腋窝、乳房下等处，以后泛发全身。发作时可有高热、寒战等全身症状，甚至有危及胎儿的严重病情。

（4）少年和婴幼儿泛发性脓疱型银屑病：有先天患病的报道，约1/4在1岁内发病，多见于2~10岁的儿童。可表现为环状的脓疱性皮疹，无全身系统症状，可自行缓解，但以后皮疹常常反复波动；也可表现为有全身症状的von Zumbusch型的发病。约1/3以往有诊为脂溢性皮炎、尿布皮炎、尿布银屑病等的病史。

（5）泛发性脓疱型银屑病的局限型：常可见于寻常型银屑病外用高效皮质激素或其他刺激性的外用药后，皮损部位上出现聚集的脓疱。

另外，还有少数病例以往有或无寻常型银屑病病史，突发泛发性脓疱性银屑病，数周后痊愈，不再复发，这些病例被命名为"急性全身发疹性脓疱病（AGEP）"，现归属于药物反应。

2.局限性脓疱性银屑病　包括掌跖脓疱病和连续性肢端皮炎，详见后面章节。

（四）红皮病型银屑病

大多数由寻常型或脓疱型转变而来，但亦有原发者。寻常型银屑病外用强烈刺激性药物，如高浓度的芥子气、水杨酸和焦油等，或长期应用抗疟药物、不规则使用皮质激素可能诱发红皮病。患者全身皮肤弥漫性潮红，大量脱屑（图15-8），掌跖手套袜子样脱屑，甲板增厚变形脱落，瘙痒明显；急性期皮肤红肿明显，尤其皱褶部位可出现糜烂渗出，伴有发热、关节痛、电解质紊乱、低蛋白血症、心力衰竭、继发感染等全身症状。本型可迁延数月至数年。

【诊　断】

（一）诊断基本资料

1.病史　有反复发生的红色皮疹并覆有银白色鳞屑，常先发于头皮、肘膝关节伸侧和背部，有冬

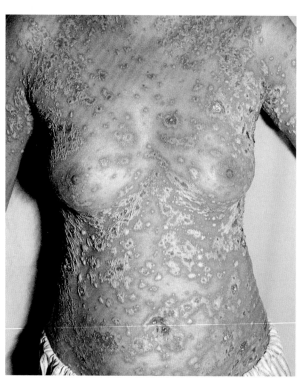

图15-7　泛发性脓疱型银屑病

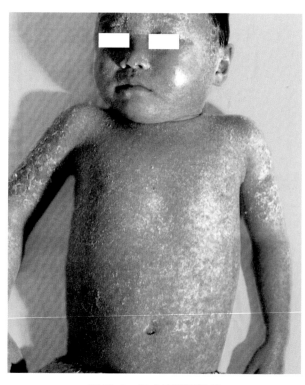

图15-8　红皮病型银屑病

重夏轻的病程。感染因素、紧张劳累、外伤、药物等常常刺激本病的发生和波动，甚至使寻常型转变成非寻常型银屑病。

2.体格检查 寻常型皮疹的基本损害为红色丘疹、斑块，其上覆有多层云母状的银白色鳞屑，Auspitz征阳性。指趾甲受累。关节受累时为不对称的肿胀变形。脓疱型有局部或泛发的红斑脓疱。红皮病型全身皮肤发红，大量脱屑。后两型常伴有发热。

3.实验室及其他检查

（1）寻常型银屑病无特异性血清学检查，皮损广泛严重者及红皮病型患者可出现血沉加快，C反应蛋白和球蛋白增高，低蛋白血症，水电解质紊乱，贫血，血尿酸增高等。严重的泛发性脓疱型银屑病外周血白细胞显著增高，可呈现类白血病样反应；低钙、高乳酸血症等。

（2）组织病理：寻常型银屑病的病理特征为表皮的角化过度，角化不全与中性粒细胞浸润形成角层内或角层下的Munro微脓肿，颗粒层消失，棘层上部可出现Kogoj海绵状脓疱（图15-9），表皮突延伸棘层肥厚，乳头突过伸上方表皮变薄，真皮乳头血管扭曲扩张，单一核细胞浸润。

脓疱型银屑病的病理变化中以Kogoj海绵状脓疱和Munro微脓肿的显著出现为特征，并在增大的脓疱中发生细胞溶解，同时真皮也有较严重的以单核细胞为主的炎症浸润。

红皮病型银屑病具有寻常型银屑病和慢性炎症的病理特点，有显著的角化不全，颗粒层消失，棘层肥厚，表皮突延长，真表皮炎症水肿明显。

关节炎的病理变化主要是滑膜炎，早期为充血水肿，以后为滑膜细胞的增生、滑膜增厚，血管内皮细胞肿胀，炎症细胞浸润，后期纤维组织增生，纤维化使受累关节强硬。免疫病理发现血管壁有免疫球蛋白和补体的沉积。

（3）X线检查：银屑病性关节炎的特征是非对称的关节病变，骨质的破坏和增生同时存在。早期为软组织的肿胀，逐渐出现关节面、软骨和骨质的侵蚀，呈小囊状虫蚀样缺损的破坏性改变；指（趾）骨远端变细变尖成铅笔头样，近端基底部除有侵蚀外，骨质增生、膨大呈帽檐样，导致笔帽状改变，又称"蕈样畸形"。肌腱附着部位的骨肥厚呈增生状。脊椎旁炎症后椎间出现不对称的"骨桥"，即韧带骨赘。

4.伴发疾病 大疱性类天疱疮、寻常型天疱疮、线性IgA皮病、获得性大疱性表皮松解、湿疹（尤其是手部湿疹）、扁平苔藓、慢性单纯苔藓、脂溢性皮炎、关节炎、强直性脊椎炎、溃疡性结肠炎、Crohn病、血塞性血管病（血栓性静脉炎、心肌梗死、肺栓塞、脑血管意外）。

（二）诊断思路

1.寻常型银屑病 皮疹具有银白色鳞屑，用指甲在红色的丘疹或斑块上搔抓会出现一个类似搔抓红蜡烛所致的不透明的白斑，脱落物为疏松如云母状的鳞屑，其下为光亮的红色薄膜和点状的出血。结合皮疹的分布特点，较容易考虑银屑病的诊断。

2.银屑病性关节炎 皮肤损害先于或同时与关节炎一起出现的比例为80%以上，因此，银屑病皮损有助于关节炎的诊断。受累关节不对称和伴有甲病变的表现应想到本病的诊断，同时可做血清类风湿因子检查及X线检查。

3.脓疱型银屑病 以往有寻常型银屑病皮疹，其上出现脓疱或泛发全身的脓疱时，提示为银屑病加重并和（或）转型成脓疱型银屑病。

4.红皮病型银屑病 以往有寻常型或脓疱型银屑病的皮疹，转变成本型的病例比较容易诊断。突然发病者经治疗后，红皮病消退时可出现小片的典型的寻常型银屑病损害，也有助于诊断。必要时行活组织检查，以排除其他的红皮病。

（三）诊断依据

1.寻常型银屑病

（1）皮损特征：基本损害为红色的丘疹或斑块，其上为多层的银白色鳞屑，去除鳞屑后有薄膜现象和点状出血现象（Auspitz征）。

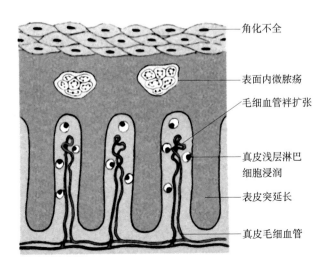

角化不全

表面内微脓疡

毛细血管样扩张

真皮浅层淋巴细胞浸润

表皮突延长

真皮毛细血管

图15-9 寻常型银屑病 病理组织特征

（2）甲板受累：早期仅为点状凹陷和甲下油滴样斑点，以后为各种变形和破损。舌黏膜银屑病表现为环状的白斑。

2. **关节病型**　关节受累不对称，肿胀疼痛，多数发作与皮损活动期一致，严重者致畸变形。发病以指趾小关节为多，其他关节均可累及。X线检查示骨关节的破坏与增生同时存在。

3. **脓疱型**　皮疹为成批出现的脓疱，自行干涸成片状黄色痂皮脱落，反复发疹，发热的全身症状与皮损发作平行。

4. **红皮病型**　寻常型和脓疱型银屑病转变为红皮病型，全身皮肤潮红，大量脱屑，伴有甲的变形脱落。

（四）诊断标准

银屑病关节炎的诊断选用2个英国2005年诊断标准：

1. **Moll和Wright标准**　①炎性关节炎：外周关节炎和（或）骶髂关节炎或脊柱炎；②存在银屑病；③常规血清学检查类风湿因子阴性。

2. **修订McGonagle标准**　银屑病或银屑病家族史加以下任何1项：①临床炎性肌腱端炎；②放射学检查证实的肌腱端炎（替代MRI证实肌腱端炎）；③远端指间关节病变；④骶髂关节炎或脊柱炎症；⑤少见关节病（SAPHO综合征、椎间盘炎、残毁性关节炎、厚皮性骨膜炎和慢性、多病灶复发性骨髓炎）；⑥指（趾）炎；⑦单关节炎；⑧寡关节炎（4个或少于4个关节肿）。

【鉴别诊断】

（一）主要鉴别的疾病

1. **脂溢性皮炎**

（1）相似点：头皮和其他皮脂溢出部位的脂溢性皮炎有红斑脱屑，伴有瘙痒，很容易与寻常型银屑病混淆。

（2）不同点：脂溢性皮炎的红斑非斑块，无浸润性的增厚，边界较不清楚，鳞屑多为黄色油腻性的，头皮部位的皮损限于头皮毛发部位，不超出发际，不出现红斑上头发成束状的现象。但有不少头皮银屑病最初的症状是脂溢性皮炎，以后发展成为银屑病。可能是头皮的糠秕孢子菌感染诱发了银屑病，这样的解释符合目前认识的银屑病发生规律。因此在脂溢性皮炎向银屑病变化的过程中，两者症状皆有的情况下，被诊断为脂溢性银屑病。其他部位的银屑病皮疹、甲的特征有助于两者的鉴别。

2. **慢性湿疹**

（1）相似点：暗红色增厚的斑块，白色的鳞屑，与静止期的银屑病相似，尤其是掌跖部位的银屑病、胫前的疣状银屑病。

（2）不同点：慢性湿疹皮疹以往有发生丘疱疹和渗出的病史，易被接触物激惹而有反复急性和亚急性发作的病程，常伴有其他部位发疹，皮疹界限不清，瘙痒明显。若在银屑病的基础上发生湿疹样变化，或症状介乎于银屑病和湿疹之间，则将其归类于湿疹样银屑病。

3. **毛发红糠疹**　见表15-2。

表15-2　毛发红糠疹与银屑病的鉴别

分　类	毛发红糠疹	银　屑　病
发病年龄	<10岁和40~60岁	21~30岁
头皮鳞屑	糠状	黏着性
角皮病	常见	少见
淡色皮岛	常见	少见
甲病变	无橙红色斑	有橙红色斑
甲生长速度	中度增加	明显增加
表皮动力学	中度增加	明显增加
微脓肿	缺乏	常见
INB疗效	不佳	良好
糖皮质激素疗效	不佳	良好
甲氨蝶呤疗效	不定	良好
血清学阴性关节病	极罕见	常见

4. **扁平苔藓**

（1）相似点：好发于四肢的屈侧，皮疹为红色、紫红色和紫色的多角形扁平丘疹，丘疹可融合成斑块，也可成条状或环状排列，边界清楚。有同形反应。可与银屑病相似。

（2）不同点：前者表面有特征性的网状纹或白色小点。伴有口腔黏膜和甲的病变。组织病理特点为粒层楔形增厚，基层液化，真皮上部有以淋巴细胞为主的带状浸润。

5. **玫瑰糠疹**

（1）相似点：皮疹多局限，常见于躯干和四肢近端，原发皮损为丘疹，很快扩大形成圆形或椭圆形的黄红色斑疹，可与点状银屑病相似。

（2）不同点：前者中央为消退状的黄褐色皱纹和衣领状脱屑，边缘为红色水肿性隆起。皮疹长轴与皮纹平行，在躯干分布呈圣诞树样形状。

6.急性泛发性发疹性脓疱性皮病（AGEP）

（1）相似点：AGEP表现为全身突发性的红斑脓疱，伴有发热等全身症状，有些患者以往有银屑病病史，或者同时有银屑病的典型皮疹。

（2）不同点：AGEP绝大多数与用药相关，故多归类于药物反应中。药物引起皮疹的潜伏期≤1~18天。脓疱发生于带水肿的红斑上，同时可有紫癜、水疱、多形性红斑等皮疹，伴有发热、白细胞增高等全身症状。持续7~10天后皮疹自然消退，一般病期不超过15天，无反复迁延的病程，以后如不接触致病药物就不再出现脓疱性的发疹。

7.类风湿关节炎　见表15-3。

表15-3　银屑病性关节炎与类风湿性关节炎的鉴别

分　类	银屑病性关节炎	类风湿性关节炎
易感性等位基因	I类MHC	II类MHC
伴HIV感染的病情	不受影响	受影响
引起炎症的淋巴细	CD8+	CD4+
胞分类自身抗体	无	有（类风湿因子）
免疫复合物	无	有
血管炎	无	有
成纤维细胞反应	有	无
起止点病	有	无

（二）次要鉴别的疾病

1.二期梅毒

（1）相似点：皮疹为黄红色斑疹或斑块，上有少量棕黄色鳞屑，不痛不痒，除分布躯干四肢外常波及手掌足底。

（2）不同点：前者梅毒血清试验阳性。组织病理的特征是表皮无变化，真皮深浅层的血管周围淋巴细胞、巨噬细胞和浆细胞浸润。

2.体癣和甲癣

（1）相似点：体癣为单个或多个环形红斑，甲癣表现为甲板增厚发黄，破碎脱落，可与银屑病甲病相似。

（2）不同点：前者中央消退为轻度的色素沉着和少量鳞屑，边缘为炎症性的丘疹或丘疱疹，并不断向外扩张。鳞屑检查可发现真菌菌丝，无点状凹陷，病甲真菌检查或培养阳性。

3.蕈样肉芽肿（Mycosis fungoides，MF）

（1）相似点：浸润期的皮疹为暗红色的斑块，表面可有鳞屑；红皮病型银屑病表现为全身潮红，大量脱屑，瘙痒剧烈，掌跖角化明显，甲营养不良，可与银屑病相似。

（2）不同点：MF体表淋巴结肿大。组织病理可发现向表皮性的淋巴细胞，这些浸润细胞具有脑回状核。

4.红斑狼疮

（1）相似点：盘状红斑狼疮的皮损是散在性的红色斑块，常发生在头面部，亚急性皮肤型红斑狼疮表现为环形红斑型和丘疹红斑鳞屑型，可与银屑病相似。

（2）不同点：盘形的红斑上有黏着性的鳞屑，其下有角质栓，皮损中央萎缩，毛细血管扩张和色素减退。亚急性狼疮具有光敏性。组织病理显示表皮基层液化，血管和附属器周围淋巴细胞浸润，胶原纤维变性。直接免疫荧光检查皮损真表皮交界处有免疫球蛋白和补体沉积。

5.Reiter综合征

（1）相似点：好发于膝、踝、足、腕和骶髂关节的非对称性关节炎，起病突然，受累关节红肿，伴有发热和蛎壳样银屑病皮疹。

（2）不同点：Reiter可先后或同时出现结膜炎和尿道炎。皮损微循环显微镜观察，微血管无卷曲的团球状表现，而银屑病皮损则以此为特征性表现。

6.角层下脓疱病

（1）相似点：多见于中年妇女，皮疹发生于肢体近端屈侧、乳房下、腹部，为较表浅的小脓疱或底部为脓疱的水疱，匍行性扩大，呈环状排列，水疱很快干涸成鳞屑，留有色素沉着斑。此点与脓疱型银屑病相似。

（2）不同点：组织病理没有寻常型银屑病变化，示脓疱形成于角层下，内含中性粒细胞，疱下有轻度的海绵形成，真皮乳头毛细血管扩张，周围中性粒细胞和少量嗜酸性细胞浸润。

（三）专家提示鉴别的疾病

见表15-4。

表15-4　银屑病的鉴别诊断

银屑病类型	鉴别诊断
斑块状银屑病	钱币状湿疹、脂溢性皮炎、扁平苔藓、毛发红糠疹、蕈样霉菌病、体癣
点滴状银屑病	玫瑰糠疹、毛发红糠疹、二期梅毒、体癣
脓疱型银屑病	角膜下脓疱病、脓疱性皮肤真菌病、细菌性脓疱病、脓疱型药疹、Reiter综合征
红皮病型银屑病	异位性皮炎、Sézary综合征、药疹、蕈样霉菌病、泛发性接触性皮炎
反向银屑病	假丝酵母菌病、红癣、接触性皮炎、Darier病
甲银屑病	甲癣、继发于损害（创伤、皮炎）的角化不良
头皮和面部银屑病	脂溢性皮炎
生殖器银屑病	Bowen病
掌跖银屑病	汗疱性湿疹

【治　疗】

1. 靶向治疗

（1）抑制银屑病的三大病变：分化异常、角朊细胞过度增殖和炎症反应；抑制异常的脱氧核糖核酸合成，延长角质形成细胞更替率，减慢表皮生长速度，减少角蛋白的产生。

（2）生物制剂：针对致病细胞因子，阻断炎症过程中某一环节达到治疗目的。

2. 外用药物　焦油、水杨酸、蒽林、0.03%喜树碱软膏、糖皮质激素、维生素D3衍生物（卡泊三醇、骨化三醇、他卡西醇、吡硫翁锌、他扎罗汀、他克莫司、匹美莫司。

3. 系统用药　①维A酸类：阿维A酸、阿维A、芳香维A酸乙脂（0.03mg/d）；②免疫抑制剂：甲氨蝶呤、雷公藤、环孢素、来氟米特、硫唑嘌呤、霉酚酸酯、他克莫司、匹美莫司、甲砜霉素、糖皮质激素。

4. 生物制剂　阿达木单抗、英夫利昔单抗、阿法赛特、依那西普、依法利珠单抗（已退出市场）。

5. 选定方案的考虑　依照分型及轻中重三级治疗、个体化治疗、合理治疗。

（1）轻度：外用药为主，光疗（NB-UVB、PUVA），中西药物结合治疗。

（2）中重度：中药、光疗（NB-UVB）、光化学疗法（PUVA）、MTX、环孢素、维A酸类、生物制剂。

（3）脓疱型：维A酸类、MTX、环孢素、光疗（NB-UVB）、光化学疗法（PUVA）、生物制剂、中药，同时加强支持治疗。

（4）红皮病：维A酸类、环孢素、MTX、生物制剂、中药、支持治疗。

（5）关节病型：NSAID、MTX、来氟米特、环孢素、硫唑嘌呤、柳氮磺胺吡啶、生物制剂、关节功能的保护和康复。

6. 物理治疗/光（化学）疗法　①宽谱UVB、PUVA、窄谱UVB、308nm准分子激光、日光浴疗法、光动力学疗法（PDT）；②适应证：中度至重度银屑病（单一治疗的一线治疗或联合治疗）；③禁忌证：脓疱型银屑病、红皮病型银屑病、妊娠和哺乳期妇女。

7. 中西医结合治疗　分型辨证施治，中成药和单方：雷公藤、复方青黛丸。

（方　翔　吴丽峰）

类银屑病

类银屑病（parapsoriasis）也称副银屑病，是一组以慢性炎症性鳞屑性红斑、丘疹为特征的皮肤病。因其临床表现与银屑病存在某些类似之处，故名，但本病发病与银屑病无关，而有些类型与恶性淋巴组织增生性疾病有关。病程慢性，不易治愈。

类银屑病的分型比较混乱，结合文献报道及临床特征本文分为斑块状类银屑病和苔藓样糠疹两型进行描述。类银屑病的分类见表15-5。

表15-5　类银屑病新分类：苔藓样糠疹与类银屑病

苔藓样糠疹

　慢性苔藓样糠疹（PLC）（滴状类银屑病）

　急性痘疮样苔藓样糠疹（PLEVA）

　发热性坏死性溃疡性苔藓样糠疹

大斑块状类银屑病

　皮肤异色病型、网状型、萎缩型

小斑块状类银屑病

【病因与发病机制】

本病病因未明，可能与病灶致敏有关。已报道与本病有关的微生物有弓形体、EB病毒、人类免疫缺陷病毒、细小病毒B19等。有姐弟二人同患点滴状类银屑病的报道。急性痘疮样苔藓样糠疹的严重型可能与巨细胞病毒感染或服用某些药物（如替加氟）有关。斑块状尤其是大斑块状类银屑病可能为蕈样肉芽肿的早期表现。最近的研究结果显示，不同型别的类银屑病均存在T细胞单克隆与免疫表型异常，而小斑块状类银屑病的T细胞克隆主要存在于外周循环中。

苔藓样糠疹

苔藓样糠疹（pityriasis lichenoides，PLE）可分慢性和急性痘疮样糠疹，两者为相同病理过程的不同表现，均属于克隆淋巴增生性疾病谱中的成员，为类银屑病的常见类型，一般认为不发展为恶性淋巴瘤，但也有个别持久不愈者发展为蕈样肉芽肿或骨髓T细胞淋巴瘤的报道。

【临床表现】

1. 慢性苔藓样糠疹（pityriasis lichenoides chronic，PLC）　又名点滴状类银屑病（parapsoriasis guttata）（图15-10），为较轻的类型，可发生于成人及儿童，皮损好发于颈部及躯干两侧、股部、上臂及乳房等部位，也可泛发全身或局限于足踝等处，但颜面及黏膜一般不受累，掌跖部位可发生类似二期梅毒疹的损害。表现为淡红色鳞屑性斑块及苔藓样丘疹，皮损形成后形态相对固定，无自觉症状，皮损常在3~6周内消退，遗留色素沉着或色素减

退斑，新皮损不断发生，故而常常可见到新旧皮损共存的情况。部分病例表现为点滴状鳞屑性色素减退斑。本型预后良好，经数月至数年可自行消退。

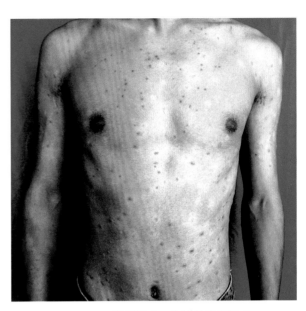

图15-10　类银屑病　点滴状类银屑病

2. 急性痘疮样苔藓样糠疹（pityriasis lichenoides et varioliformis acuta，PLEVA）　又名Mucha-Habermann病，是类银屑病中最为常见且最为严重的一型，可发生于任何年龄，但好发于青少年，也可发生于妇女妊娠期。呈急性发病，多形性皮损泛发于全身，但好发于躯干前面、上肢屈侧及腋部，掌跖较少累及，黏膜偶可累及，可有斑疹、丘疹、丘疱疹及水疱。丘疹多为黄红色或棕红色，圆形，针头至豌豆大小，表面附着糠秕状鳞屑，易结痂、坏死及出血，坏死性丘疹（图15-11，图15-12）有明显的棕黑色痂及出血性表皮剥脱。水疱类似于痘疮，愈后遗留痘疮样瘢痕。旧皮疹数周内消退，新皮疹成批发生，常常新旧皮疹共存，可呈急性、亚急性及慢性经过，多数病例病程具有自限性，经1~6个月自然消退，但也有长达数年不愈者。常无明显自觉症状，部分病例可伴有乏力、发热、关节痛及淋巴结肿大。本病一般为良性经过，大多数病例一般健康状况不受影响，但近年报道严重病例表现为迅速发展的急性泛发性红色斑丘疹、斑块，相互融合并出现中央坏死性大溃疡，伴有高热等全身症状，可发生于任何年龄，但已报道的病例中儿童多见，儿童患者一般预后良好，老年患者病情凶险，严重者可导致死亡。

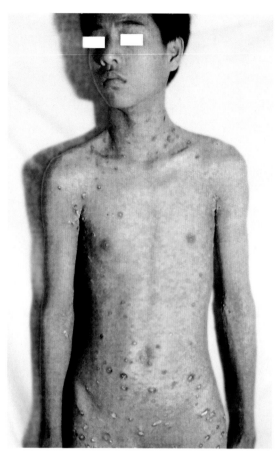

图15-11 急性痘疮样苔藓样糠疹
躯干及上肢丘疹坏死性皮损伴有棕黑色痂皮

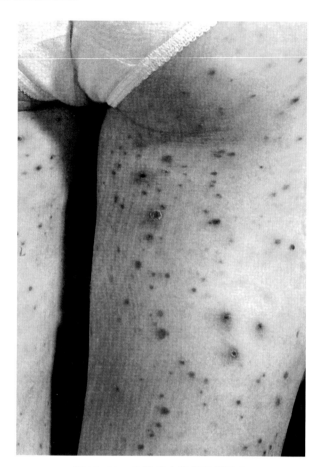

图15-12 急性痘疮样苔藓样糠疹
红斑水肿性丘疹，伴有坏死结痂
（本图由广东医科大学陈伟惠赠）

【诊　断】

（一）诊断基本资料

1.病史　发生于颈部、躯干及四肢近端的淡红色鳞屑性斑块、苔藓样丘疹或点滴状鳞屑性色素减退斑，无明显自觉症状为慢性苔藓样糠疹的特征。或突然发生广泛分布的斑疹、丘疹、丘疱疹及水疱等多形性损害，丘疹顶端结痂、坏死或出血，水疱呈深在性，类似于痘疮，或有乏力、发热、关节痛及淋巴结肿大；或出现急性弥漫性融合性坏死性大溃疡伴有高热及全身症状，为急性痘疮样苔藓样糠疹的特征。

2.体格检查

（1）慢性苔藓样糠疹以躯干、四肢屈侧为主的淡红色丘疹或苔藓样斑丘疹，表面覆有不易除去的细薄鳞屑，强行刮除鳞屑无薄膜现象及点状出血。

（2）急性痘疮样苔藓样糠疹有丘疹、丘疱疹、红斑及水疱等多形性皮损，常有结痂、坏死或出血性丘疹，可见到类似痘疮的深在性水疱，皮损全身分布但以躯干及四肢近端为主。

3.实验室及其他检查

（1）两者均存在不同程度的T细胞表面受体 γ（TCR-gamma）链的单克隆重排。

（2）组织病理：慢性苔藓样糠疹表现为灶状角化不全，棘细胞层及颗粒层水肿，真皮浅层毛细血管扩张，周围轻度淋巴细胞浸润，可见到组织细胞及噬黑色素细胞，可有轻度红细胞外渗，免疫组化研究显示皮损浸润细胞主要为辅助性T细胞。急性痘疮样苔藓样糠疹表现为表皮细胞内及细胞间水肿、变性坏死，真皮浅层出血及血管周围致密的单个核细胞浸润，血管内皮细胞肿胀、管壁内纤维蛋白沉积，有时可见到红细胞外渗及亲表皮现象，免疫组化研究显示皮损浸润细胞主要为细胞毒性T细胞。

（二）诊断思路

1.新旧皮损共同存在为苔藓样糠疹的特征　慢性苔藓样糠疹多为中青年发病，病程慢性，无明显自觉症状，诊断多为排除性。急性痘疮样苔藓样糠疹为急性发病，慢性病程，多形性皮损，类似于痘疮的深在性水疱及痘疮样疤痕对诊断具有较大意义。

2.组织病理在本病诊断中的意义 慢性苔藓样糠疹的组织病理变化特异性不强，但在排除其他有典型病理改变的疾病后，慢性炎症的描述结合临床特点，可确定诊断。急性痘疮样苔藓样糠疹血管周围浸润细胞为淋巴细胞和单核细胞，而无中性粒细胞，血管内皮细胞肿胀、管壁内纤维蛋白沉积，红细胞外渗、出血等变化具有诊断意义。

3.体格检查 慢性苔藓样糠疹的皮损特异性不强，除去鳞屑后无薄膜现象与点状出血，可考虑诊断本病。急性痘疮样苔藓样糠疹的多形性皮损、类似于痘疮的深在性水疱及痘疮样疤痕是诊断的主要依据。

4.实验室检查 无特异性的阳性检查结果。

（三）诊断依据

1.慢性苔藓样糠疹 淡红色鳞屑性斑块及苔藓样丘疹，有不易除去细薄鳞屑，无薄膜现象及点状出血，慢性炎症组织病理象。

2.急性痘疮样糠疹 急性泛发斑疹、丘疹，类似痘疮样水疱等多形皮损，坏死出血、结痂，留痘疮样瘢痕。可有全身症状：乏力、发热、关节痛、淋巴结肿大。

组织病理变化中出现表皮变性坏死、血管周围致密的单一核细胞浸润而无中性粒细胞、血管内皮细胞肿胀、管壁内纤维蛋白沉积、红细胞外渗、出血等变化是诊断的重要依据。

【鉴别诊断】

（一）主要鉴别的疾病

1.需要与慢性苔藓样糠疹鉴别的疾病

（1）斑块状银屑病：本病皮损常泛发于任何部位，表面覆盖干燥银白色鳞屑，轻轻刮除鳞屑有薄膜现象与点状出血，头皮皮损部位发呈束状。

（2）二期梅毒疹：梅毒性斑丘疹及丘疹表现为铜红色，皮疹分布于面颈、躯干、四肢甚至掌跖，常有冶游史，硬下疳史，血清梅毒螺旋体抗原血清试验及非梅毒螺旋体抗原血清试验阳性。

（3）玫瑰糠疹：本病红斑边缘呈领圈状脱屑，皮损长轴与皮纹平行，致躯干部皮损呈"圣诞树"样外观。

2.需要与急性痘疮样苔藓样糠疹鉴别的疾病

（1）变应性血管炎：皮损为红斑、风团、水疱、血疱等多形性，常有可触及的紫癜及皮下结节，组织病理所见为毛细血管后静脉与毛细血管壁及其周围中性粒细胞浸润，可见核尘，管壁坏死及纤维蛋白沉积。

（2）丘疹坏死性结核疹：皮损特点为散在粟粒至黄豆大小丘疹、脓疱、坏死，愈合后留有萎缩性瘢痕。皮损主要累及四肢伸侧及龟头，病例常伴其他结核病灶，PPD试验强阳性。

（3）点滴状银屑病：常伴有急性扁桃体炎或上呼吸道感染的病史，表现为对称分布的淡红色丘疹或斑丘疹，表面覆盖干燥银白色鳞屑，轻轻刮除鳞屑有薄膜现象与点状出血。

（4）水痘：绿豆大小的透亮紧张性水疱，周围绕以红晕，常有不同程度的瘙痒，经数日后水疱结痂。向心性分布，皮疹分批出现，各期皮损同时存在。

（5）淋巴瘤样丘疹病：皮损好发于躯干及四肢近端，淡红、紫红或棕红色水肿性丘疹，皮损成批对称发生，中央可为出血性、水疱、坏死、结痂，表面附着少许细薄鳞屑，主要损害为丘疹结节，组织病理表现为一种低度恶性的皮肤T淋巴细胞瘤，真皮浸润细胞中具有大而不典型的单核细胞。

（二）次要鉴别的疾病

1.急性播散性扁平苔藓 迅速播及全身，其典型的皮损为紫红色多角形扁平丘疹，表面有Wickham纹，自觉瘙痒，组织病理变化示颗粒层楔形增厚，表皮突呈锯齿状，基底细胞液化变性，真皮浅层淋巴细胞带状浸润。

2.丘疹性荨麻疹 本病主要见于儿童，常有昆虫叮咬史，基本损害为纺锤形风样损害，瘙痒剧烈。

3.药疹 某些类型的药疹已报导阿司咪唑可引起急性痘疮样苔藓样糠疹样发疹，停用可疑致敏药物、经抗过敏治疗后皮损可较快痊愈。

4.某些病毒感染性疾病 某些RNA病毒感染性发疹可类似苔藓样糠疹，但发病前可有发热、全身不适等前驱症状，病程较短，皮损具有自限性。

【治 疗】

紫外线治疗效果较好，PUVA有效。Pinton等报道UVA1具有较好的疗效；抗生素如四环素及红霉素有效，有报道氨苯砜联合己酮可可碱400mg，每日2次，取得较好疗效；抗组胺药可试用；强的松、甲氨蝶呤、环孢素A等对严重病例可试用；各种外用制剂均可选用，强效糖皮质激素及他克莫司外用可使皮损消退。

严重型急性痘疮样苔藓样糠疹病例需要积极治疗，成年病例可选用甲氨蝶呤、大剂量糖皮质激素、氨苯砜等，儿童病例治疗应首选口服抗生素，多推荐红霉素。溃疡面可行清创换药，面积较大者可行表皮移植治疗。

（杨桂兰　吴丽峰）

斑块状类银屑病

斑块状类银屑病（parapsoriasis enplaques），临床上少数斑块型副银屑病可演变为蕈样肉芽肿。

【临床表现】

此型较少见，好发于躯干两侧及四肢近端，头、面、手、足偶可受累，黏膜一般不受侵犯。此病又分为两型（表15-6）：

1. 小斑块状类银屑病（small plaques parapsoriasis, SPP） 小斑块状类银屑病（图15-13）多发于中年男性，男：女为3：1，表现为棕色色素减退性非浸润性斑片或黄红色鳞屑性斑片，圆形、卵圆形或细长呈指印状，边界清楚，形态规则，多数皮损直径在1~5cm，躯干部位皮损长轴与肋骨平行，四肢部位皮损与四肢长轴平行，轻度瘙痒或无明显自觉症状，皮损常持续数年至数十年，一般不发展为淋巴瘤。

2. 大斑块状类银屑病（large plaques parapsoriasis, LPP） 大斑块状类银屑病（图15-14）好发于40~50岁男性，多认为是皮肤T细胞淋巴瘤的早期阶段，预后大多为非良性，10%~30%的病例最终发展为T细胞淋巴瘤。病程缓慢，一般不会自然消退。根据临床特征可分为两型：单纯大斑块型与皮肤异色症样大斑块型。前者除皮损较大，直径一般在5~15cm外，其他特征与小斑块型相似；后者在前者皮损的基础上出现皮肤异色症样外观，即毛细血管扩张、色素沉着和萎缩，尤其是在网状亚型的皮损中这些改变更为明显。网状亚型的皮损分布于躯干或四肢近端，尤其是乳房、臀部及大的间擦部位，表现为呈网状分布的红色或棕红色鳞屑性丘疹，表面平坦，此型皮损常常预后不佳，多数病例发展为蕈样肉芽肿。原有的斑块状皮损中出现明显的浸润或显著红斑，脱屑增多，瘙痒剧烈或发生皮肤异色症样改变时，常常提示皮损恶化。

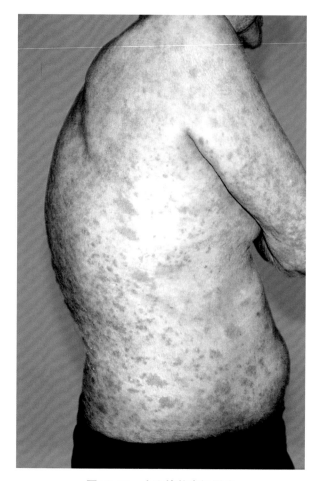

图15-13 小斑块状类银屑病

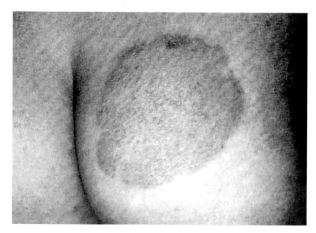

图15-14 大斑块状类银屑病

【诊 断】

（一）诊断基本资料

1. 病史 发生于躯干、四肢的经久不愈、大小不等黄红色鳞屑性斑块，圆形、卵圆形或细长指印状，躯干部位皮损长轴与肋骨平行，四肢部位皮损与四肢长轴平行，自觉症状不明显，不能明确诊断为其他皮肤病。

2.**体格检查** 躯干及四肢近端有黄红色鳞屑性斑块，圆形、卵圆形或指印状，边界清楚，形态规则，躯干部位皮损长轴与肋骨平行，四肢部位与四肢长轴平行，表面覆有不易除去的细薄鳞屑，无薄膜现象与点状出血；在大斑块型尚可见到网状分布的红色或棕红色鳞屑性丘疹及皮肤异色症样损害。

3.实验室及其他检查

（1）无特异性异常指标：萎缩性大斑块状类银屑病缺乏Leu-8与Leu-9抗原。

（2）组织病理

1）小斑块状类银屑病表现为慢性海绵形成性皮炎，灶性角化不全、水肿及轻度海绵形成、真皮浅层血管周围以淋巴细胞为主的炎症细胞浸润。

2）大斑块型与小斑块型不易区别，但其表皮变薄，真皮上部的细胞浸润更为致密，呈小灶性或带状，有时表皮下部可见到浸润细胞形成的微脓肿，基底细胞液化变性，尤其在表皮浸润部位明显，萎缩性皮损或皮肤异色病样损害可见表皮萎缩，血管扩张及噬黑色素细胞。大斑块型与蕈样肉芽肿的区别在于缺乏非典型淋巴细胞及Pautrier微脓肿，但在进展为淋巴瘤的病例中可出现非典型淋巴细胞，约半数病例可确诊或拟诊为蕈样肉芽肿。

（二）诊断思路

1.**发病特征** 本病一般为中年男性发病，慢性病程，无明显自觉症状或仅有轻度瘙痒，诊断多为排除性，即不能诊断为其他皮肤病的红斑鳞屑性疾病可考虑为本病。细长的指印状斑片为本病的特征性损害。

2.**组织病理在本病诊断中的意义** 虽然病理变化无特异性，但在排除其他有典型病理改变的疾病后，慢性炎症性改变可为本病的诊断提供依据。

3.**体格检查** 皮损特异性不强，在排除其他可疑的疾病如银屑病、玫瑰糠疹、蕈样肉芽肿浸润期等后，可考虑诊断本病，指印状斑片对诊断具有一定意义。

4.**实验室检查** T细胞表面受体β（TCR-beta）基因重排分析有助于鉴别疾病的良恶性。

（三）诊断依据

1.斑块状类银屑病的诊断主要依据病史、临床特征及组织病理变化。

2.小斑块类银屑病：躯干、四肢出现直径在1~5cm的棕色色素减退性非浸润性斑块或黄红色鳞屑性斑块，轻度瘙痒或无明显自觉症状，皮损经久不退，考虑小斑块状类银屑病。细长的指印状斑片具有诊断意义，非特异性慢性炎症表现的组织象可为诊断提供参考。

3.大斑块类银屑病：直径介于5~15cm，类似于小斑块型皮肤损害或皮肤异色病样皮损，皮损历时较久而不消退，伴有不同程度的瘙痒，考虑为大斑块状类银屑病。组织病理变化为疾病的良恶性提供重要依据。

【鉴别诊断】

（一）主要鉴别的疾病

1.银屑病

（1）相似点：表现为鳞屑性红斑或丘疹，与斑块状类银屑病相似。

（2）不同点：本病皮损好发于膝前、肘后、

表15-6　良性与恶性前型副银屑病斑块的鉴别

	良性型（小斑块型）	恶性前型（大斑块型）
年龄分布	成人	各年龄组
性别比例（男∶女）	5∶1	2∶1
临床特点	斑块小（直径2~5cm），卵圆或指状，略呈红斑，表面略微皱缩（假萎缩），粉红或黄色，糠疹样鳞屑	少数大斑块（直径>5cm）显示糠疹型鳞屑（皮肤异色病型），伴有或不伴毛细血管扩张和网状色素沉积，可有轻微角化过度（苔藓痘疹样糠疹）
好发部位	躯干和上肢	胸部和臀部
组织学特征	片状角化不全，轻度围血管片状浸润，无水肿，无明显淋巴细胞亲表皮现象	表皮轻度萎缩，上皮脚消失，真皮明显的带状淋巴细胞浸润和亲表皮现象，皮肤异色病型还显示真皮浅层血管扩张
预后	正常存活，不进展成蕈样肉芽肿	多数病例正常存活，可以进展成蕈样肉芽肿

头皮、背部及四肢伸侧，鳞屑较厚呈银白色，易刮除，有薄膜现象及点状出血，头皮皮损部位发呈束状，病情大多冬重夏轻，治愈后易复发。

2. 玫瑰糠疹

（1）相似点：皮损好发于躯干与四肢近端，表现为边界清楚的黄红色斑疹，红斑边缘呈领圈状脱屑，皮损长轴与皮纹一致，与小斑块状类银屑病相似。

（2）不同点：本病首先出现母斑、其后皮损分批出现，致使大小不等的新旧皮损同时存在，病程具有自限性。

3. 蕈样肉芽肿

（1）相似点：早期皮损分为非萎缩性斑及萎缩性斑片，前者表现为扁平的淡红色斑片，覆以细薄鳞屑，直径数厘米，表面光滑或有皱纹，与小斑块状类银屑病相似。

（2）不同点：蕈样肉芽肿斑块期又名浸润期，常呈暗红色厚垫状不规则性隆起的斑块，表面紧张、光亮、高低不平，表面毛发常脱落，瘙痒明显。肿瘤期在浸润的基础上出现肿瘤。组织病理变化可有明显的亲表皮现象及Pautrier微脓肿，真皮浸润细胞中可见到蕈样肉芽肿细胞。综合临床特征与组织病理变化，可与斑块状类银屑病相鉴别，但应注意大斑块状类银屑病本身可发展为蕈样肉芽肿。

4. Sézary综合征

（1）相似点：部分病例在发生红皮病前发生局限性红斑伴有脱屑，与斑块状类银屑病相似。

（2）不同点：本病好发于40~60岁病例，皮损逐渐蔓延至全身，瘙痒剧烈，外周血中可找到Sézary细胞，组织病理可见到真皮上部Sézary细胞为主的致密浸润，表皮内可见到Pautrier微脓肿。

5. 血管萎缩性皮肤异色症

（1）相似点：皮损对称分布于乳房、臀部及大的间擦部位，表现为色素沉着和色素减退斑、毛细血管扩张及皮肤萎缩，与皮肤异色症样大斑块状类银屑病相似。

（2）不同点：本病可为特发性或为结缔组织病或淋巴瘤等的表现之一。特发性者可无其他系统性症状，伴发于其他疾病者常发生于疾病晚期，常有伴发疾病的其他症状。

（二）次要鉴别的疾病

1. 湿疹

（1）相似点：慢性泛发性湿疹表现为苔藓样变的淡红色斑块，表面可有少量黏着性鳞屑覆盖，有时与斑块状类银屑病相似。

（2）不同点：湿疹常有急性渗出或红肿过程，病情时轻时重，反复发作，皮损不沿皮纹排列，瘙痒剧烈，常伴有大量抓痕及结痂。

2. 神经性皮炎

（1）相似点：泛发性神经性皮炎可表现为对称分布的淡红色斑块，表面附着少许细薄黏着性鳞屑，有时与斑块状类银屑病相似。

（2）不同点：本病皮损不呈黄红色，表面苔藓样变明显，瘙痒剧烈，常伴有大量抓痕及结痂。

3. 药疹

（1）相似点：某些药疹表现为脱屑性红斑，可类似斑块状类银屑病。

（2）不同点：本病发病前常有用药史，停用可疑致敏药物、经抗过敏治疗后皮损可较快痊愈。

（三）专家提示鉴别的疾病

1. 小斑块状类银屑病　玫瑰糠疹、钱币状皮炎、慢性苔藓样糠疹、二期梅毒、大斑块状类银屑病（蕈样霉菌病的斑块期）。

2. 苔藓样糠疹

（1）临床：疱疹样皮炎、药疹、毛囊炎、点滴状银屑病、昆虫咬伤、白细胞破裂性血管炎、扁平苔藓、淋巴瘤样丘疹病、丘疹性湿疹性皮炎、玫瑰糠疹、二期梅毒、小斑块状类银屑病、水痘、丘疹坏死性结核疹、急性播散性扁平苔藓、疱疹样皮炎、流行性斑疹伤寒。

（2）组织病理：皮肤T细胞淋巴瘤、药疹（固定型、苔藓样、光毒性、麻疹样）、多形红斑、扁平苔藓、红斑性狼疮、淋巴瘤样接触性皮炎、淋巴瘤样丘疹病、麻疹样病毒疹、色素性紫癜性皮疹（Gougerot-Blum）、血管炎（白细胞破裂性、脓毒性）、点滴状银屑病。

淋巴瘤样丘疹病与苔藓样糠疹可能属于同一疾病类型。

【治　疗】

可选择紫外线，天然或人工的均有一定作用，UVA或PUVA均有效，一般用于UVB疗效欠佳者。Hofer等报道用波长311nm的窄谱UVB治疗小斑块状类银屑病可取得比较满意的疗效。外用糖皮质激素制剂及维A酸制剂有效，可与尿素软膏、尿囊素软膏或维生素E乳膏联合应用。外用润肤剂可改善症状。

系统治疗可用维生素D210 000U,每日1次,同时应用维胺酯25mg,每日3次。维生素AD胶丸与烟酰胺也可试用。对大斑块状类银屑病应定期进行随访,可疑皮损应反复多次活检,转化为淋巴瘤者治疗同蕈样肉芽肿。

（杨桂兰　吴丽峰）

白色糠疹

白色糠疹（pityriasis alba）亦名单纯糠疹（pityriasis simplex），为一种好发于儿童和青少年面部的非特异性皮炎。有人认为它可能是特应性皮炎的一种。

【病因与发病机制】

日光中的紫外线照射、某些维生素缺乏、铜缺乏、营养不良、过度洗涤、皮肤干燥、特应性体质、马拉色菌的感染等因素可能为诱发因素。也有认为与肠道寄生虫感染有关。上述诱因可能导致皮肤的水合功能障碍,进一步导致表皮的轻度角化异常而致。

【临床表现】

1.基本损害　表现为境界清楚的淡红色或淡白色斑,圆形或椭圆形,皮损表面干燥,覆有少许灰白色细薄糠秕状黏着性鳞屑（图15-15,图15-16）,一般无明显炎症现象,部分病例皮损边缘可有轻度红斑或轻微隆起,皮损常逐渐扩大或增多。

2.发病特征　发病无明显的季节性,但冬春季节损害较为明显,好发于儿童青少年的面部,尤其是面颊部,少数病例也可发生于背部、颈部及上臂等部位。可有轻度瘙痒,但多无明显自觉症状。病程数月至1年,部分病例鳞屑消失后白斑仍可持续较长时间,一般可自愈,消退后不留痕迹,但病情可反复发作。

【诊　断】

（一）诊断基本资料

1.病史　多见于儿童和青少年,病情缓慢发生,无明显自觉症状。

2.体格检查　面部有圆形或类圆形附着细薄鳞屑的斑片。

3.实验室及其他检查

（1）无特异性阳性指标,真菌学检查阴性。

（2）组织病理:病变主要在表皮,中度角化过度、片状角化不全,棘层轻度水肿,基底细胞层黑色素减少。

（二）诊断思路

发生于儿童及青少年面部的苍白色或淡红色斑片,表面有少许细薄的淡白色鳞屑附着,基底无炎症现象,自觉症状不明显或轻度瘙痒,应考虑本病。

（三）诊断依据

1.发生于儿童及青少年面部。

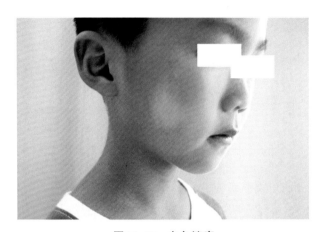

图15-15　白色糠疹

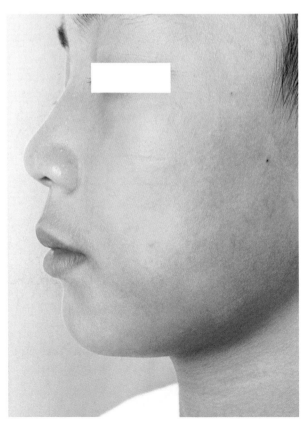

图15-16　白色糠疹

2.皮损为苍白色或淡红色斑片,表面有少许细薄的淡白色鳞屑附着,圆形或类圆形,基底无炎症现象。

3.自觉症状不明显或轻度瘙痒。

【鉴别诊断】

(一)主要鉴别的疾病

1.花斑癣

(1)相似点:表现为色素减退斑并有薄层鳞屑附着时与白色糠疹相似。

(2)不同点:本病开始为细小斑点,逐渐扩大为甲盖大小的类圆形斑疹,皮损界限不甚清楚。真菌检查阳性,Wood灯检查皮损及刮下的鳞屑有淡黄色荧光。

2.白癜风

(1)相似点:皮损初发时可为色素减退斑,有时与白色糠疹相似。

(2)不同点:本病多为色素脱失斑,皮损界限清楚,边缘色素可加深,表面光滑无鳞屑,皮损部位毛发亦发白,易于鉴别。

3.贫血痣

(1)相似点:皮损表现为单个或多个圆形、卵圆形或不规则形的浅色斑,边界清楚,有时可与白色糠疹混淆。

(2)不同点:本病在生后或儿童期发病,表面无鳞屑,用玻片压迫时,色泽与周围变白之皮肤不易区分,拍击或钝器摩擦患处不发红,不难与白色糠疹鉴别。

4.无色素痣

(1)相似点:皮损表现为单个圆形或矩形色素减退斑,边界清楚,有时与白色糠疹相似。

(2)不同点:本病为一种胎痣,表面无鳞屑,皮损一般局限于身体的一侧,组织病理示黑色素部分缺乏,黑色素细胞正常或减少。结合临床与病理,不难与白色糠疹鉴别。

5.继发性色素减退斑

(1)相似点:可由感染、炎症、银屑病皮损消退后色素减退斑、肿瘤、理化因素、内分泌紊乱和营养缺乏导致而来,表现为界限清楚或不清楚的色素减退斑,表面可有或无细小鳞屑,与白色糠疹有类似之处。

(2)不同点:常有各自原发病的病史及原发疾病的相关其他症状。

(二)次要鉴别的疾病

1.脂溢性皮炎

(1)相似点:表现为淡红色斑,表面有细小鳞屑附着,有时与白色糠疹相似。

(2)不同点:本病一般累及脂溢部位,皮损多较广泛,界限不甚清楚,表面鳞屑较油腻,同时伴有轻度溢脂,自觉瘙痒明显。

2.异位性皮炎

(1)相似点:皮肤常易干燥脱屑,可有色素减退斑,有时与白色糠疹相似。

(2)不同点:本病其他部位常有瘙痒剧烈的急、慢性湿疹样皮损。

【治　疗】

口服维生素B族,外用3%~5%硫黄霜、2%水杨酸软膏、5%尿素霜等,病情顽固者可外用弱效糖质激素霜剂。

(杨桂兰)

石棉状糠疹

石棉状糠疹(pityriasis amiantacea),本病为一种发生于头皮的病因未明的慢性鳞屑性疾病,常无明显自觉症状。

可能是头皮对各种炎症性疾病的一种特殊类型的反应,相关疾病以银屑病和脂溢性皮炎最为常见,头癣也可能是原因之一。可能属于毛囊角化异常,毛囊口角质增殖向上移行成为毛发鞘,脱落形成糠状鳞屑。葡萄球菌感染可能参与了其发病机制。埃及Abdel-Hamid等研究85例石棉状糠疹病例,病理诊断为银屑病者占35.3%,湿疹皮炎样者占34.2%(提示脂溢性皮炎或特应性皮炎的可能),经真菌镜检及培养证实为头癣者占12.9%,其中96.5%病例分离出葡萄球菌。

【临床表现】

1.皮肤损害

(1)糠状鳞屑:头皮有黏着性银白色糠状鳞屑,宛如堆积的石棉,可局限一处或累及整个头皮,界限明显。

(2)毛发鞘:毛发近端有纯白色鞘状物。

(3)毛囊口棘状隆起:呈纯白色,包围毛发;头发可成束状,可有轻度瘙痒。

2. **发病特征**　本病好发于儿童及青少年头皮，发病男多于女。毛发健康不受影响，患处头皮无明显炎症反应，可有轻度瘙痒。毛发鞘表现为毛发近端石棉结晶状白色而无光泽的鞘状物包绕（图15-17～图15-19），可上下移动，一般1个或2～3个，时间较久者可因污秽物附着而呈灰白色。

【诊　断】

（一）诊断基本资料

1. **病史**　头皮片状黏着性鳞屑性斑片，毛干近端石棉结晶状发鞘，毛囊口石棉状白色棘状隆起，病程慢性，无明显自觉症状或轻度瘙痒。

2. **体格检查**　头皮有黏着性鳞屑性斑片，皮损部位毛囊口有石棉状白色棘状隆起，毛干近端可见石棉结晶状发鞘，毛发本身正常但常被鳞屑一层一层松散地黏结成团块状，头皮无明显炎症反应。

3. **实验室及其他检查**

（1）真菌镜检及培养一般均为阴性。

（2）组织病理：角化不全，棘细胞间海绵形成，皮脂腺可有不同程度的萎缩。

（3）伴发疾病：脂溢性皮炎、银屑病。

（二）诊断思路

头皮出现附有石棉状白色黏着性鳞屑的斑片，毛干近端有石棉结晶状发鞘，毛囊口有石棉状白色棘状隆起，病程慢性，无明显自觉症状或轻度瘙痒，可考虑为本病。

（三）诊断依据

1. **病史**　好发于儿童、青壮年，一般局限于部分头皮，亦可侵犯全头皮，甚则可延及颈部。经过缓慢，常持续多年，预后良好。

2. **体征**　有三大特征：①糠状鳞屑呈石棉状；②毛发鞘；③毛囊口棘状突起，头发成束状。基底多无炎症，若发生湿润、渗液、继发感染，可有轻度潮红及难闻气味。

3. **组织病理**　无特异性改变，毛囊口有角质增生，皮脂腺可退化。

【鉴别诊断】

（一）主要鉴别的疾病

1. **头虱**

（1）相似点：虱卵粘连于发干根部，虱咬后头皮可出现丘疹，搔抓后可出现抓痕、渗液、血痂甚至继发感染，将头发粘连在一起，有时需要与石棉

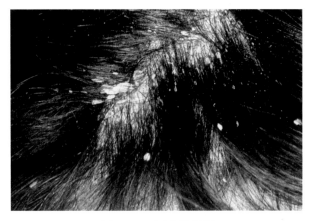

图15-17　石棉状糠疹

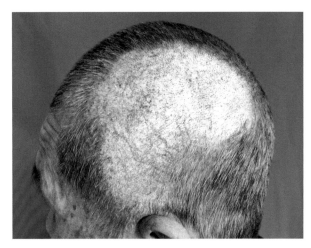

图15-18　石棉状糠疹

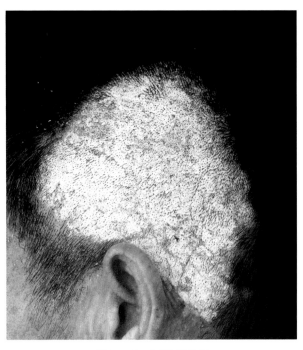

图15-19　石棉状糠疹

状糠疹鉴别。

（2）不同点：虱卵体积较石棉状糠疹的发鞘小而光亮，挤压时有稀水样物溢出，被血痂黏在一起的头发污秽且有腥臭味，并常伴有脱发，找到头虱。

2.头部白色糠疹

（1）相似点：又名干性脂溢，表现为头皮片状或弥漫性白色或灰白色鳞屑，容易与石棉状糠疹混淆。

（2）不同点：本病鳞屑为糠秕状，鳞屑干燥不成石棉状白色，表面毛发可稀疏脱落，可有瘙痒。

（二）次要鉴别的疾病

1.头皮湿疹

（1）相似点：可表现为红色或淡红色斑，表面有少许糠状鳞屑附着，有时可与石棉状糠疹混淆。

（2）不同点：有急性湿疹经过，慢性期呈苔藓样变，瘙痒剧烈，身体其他部位常有类似损害，不具有石棉状白色的鳞屑与发鞘。

2.脂溢性皮炎

（1）相似点：表现为头皮鳞屑性斑，有时可与石棉状糠疹混淆。

（2）不同点：本病皮损基底常有轻度潮红，鳞屑较少而细薄，瘙痒明显，无石棉状白色的鳞屑与发鞘。

石棉状糠疹鉴别诊断见表15-7。

【治　疗】

口服维生素B$_6$及维胺酯胶囊。外用可选维甲酸制剂、5%硫黄软膏、5%水杨酸硫黄软膏等，采乐洗剂、泽它洗剂洗头有效。

（杨桂兰　吴丽峰）

连圈状糠秕疹

连圈状糠秕疹（pityriasis circinata）又名正圆形糠秕疹（pityriasis rotunda），首先由日本远山报道，故又称远山连圈状糠秕疹（pityriasis circinata of toyama），为一种病因不明的慢性轻度角化性皮肤病。可能是获得性局限性鱼鳞病的亚型，有提及与真菌感染、营养不良、遗传因素、内分泌异常等因素有关，但均未得到证实。

【临床表现】

1.皮损形态　表现为圆形、卵圆形污褐色斑片，表面粗糙如皱纹纸样，有糠秕状菲薄鳞屑覆盖，部分区域可轻度萎缩，鳞屑边缘可略翘起，但不易除去，类似轻度鱼鳞病，境界清楚，大小不一，直径多为3~5cm，但也可达20cm，皮损可平行于正常皮面或略高起，孤立存在或相互融合成花瓣状或多圆形斑片。数目多少不定，数个至数十个不等，但半数以上病例皮损数目在10个以下。皮损颜色在不同部位可相同或不同，直径较小者色泽较深，较大者色泽较浅。

2.发病特征　多发生于20~40岁的青、中年人，女性略多见，皮损常累及躯干与四肢近端，尤其是腰腹部，头面部、颈部，四肢远端一般不受累。皮损对称分布，冬重夏轻。少数病例可轻度瘙痒，女性病例在妊娠期间病情可加重，分娩后可减轻。病程慢性，多数病例经数年至数十年可消退，少数病例终身不愈或治愈后再发。

【诊　断】

（一）诊断基本资料

1.病史　躯干及四肢近心端出现对称分布的圆

表15-7　石棉状糠疹鉴别诊断

	石棉状糠疹	头皮银屑病	脂溢性皮炎	头癣（白癣）
发病年龄	儿童及青少年	15~39岁最多	婴儿、儿童、青年	18岁以下
皮损分布	分布局限	头皮或超过发际	分布较弥漫	局限、多处
皮损特征	局限性鳞屑斑，鳞屑早期呈纯白色，似石棉状	边缘清楚、上附厚层干燥鳞屑的暗红色斑片	边缘不清的红斑上有油腻性鳞屑，成糠秕状	灰白色皮屑
头发特征	"皮鞘"将头发黏着成板层状	斑片上头发呈束状生长	无束状发，常伴有脱发	脱发、断发，菌鞘真菌检查（+）

形、卵圆形污褐色斑片，表面覆盖糠秕状菲薄鳞屑，粗糙如皱纹纸样，部分区域可轻度萎缩，无明显自觉症状或轻度瘙痒。

2. **体格检查** 躯干及四肢近心端有类圆形界限清楚的污褐色斑片，表面覆盖糠秕状菲薄鳞屑，粗糙如皱纹纸样，对称分布，直径3~5cm或更大，孤立存在或呈花瓣状或多圆形。

3. 实验室及其他检查

（1）无特异性指标，真菌镜检一般阴性。

（2）组织病理：表皮轻度角化过度，颗粒层减少，棘层变薄，基底层正常或有轻度色素沉着，真皮无明显变化或在浅层血管周围有散在淋巴细胞及组织细胞浸润。

（二）诊断思路

1. 发生于中青年病例躯干与四肢近端的圆形、卵圆形污褐色斑片，表面粗糙如皱纹纸样，覆盖糠秕状菲薄鳞屑，类似于轻度鱼鳞病，缺乏自觉症状或轻度瘙痒，可考虑本病。

2. 病史与随访：皮损形态比较单一，病程慢性，随访多年皮损变化常不明显。

3. 体格检查：皮损具有一定特征性，是诊断的主要条件。

4. 实验室检查：无特异性阳性指标，组织病理变化缺乏特异性。

5. 病史与特征性皮损是诊断本病的基础。

6. 伴发疾病

（1）内脏疾病：结核病、营养不良、蚕豆病、肝硬化、心脏病、子宫和卵巢疾病。

（2）恶性肿瘤：白血病、恶性肿瘤（特别是肝癌）。

（三）诊断依据

1. **病史** ①多发于青壮年，多见20~40岁，亦有发于儿童、少年及老年；②好发于胸、背、腰、腹等处，亦可发于肩胛、上肢、颈项等处，腋窝、阴股部等潮湿间擦部位少见；③冬重夏轻；④多无自觉症状或有微痒；⑤经过缓慢。

2. **体征** 皮损为灰白色或淡褐色指盖至手掌或更大正圆形或椭圆形斑，境界清楚，无明显炎症，表面干燥，上被细薄糠状鳞屑。可单发，亦可多发。可互相融合成多环状或花瓣状。

3. **组织病理** 表皮轻度角化过度，真皮淋巴细胞、组织细胞围管性浸润。

【鉴别诊断】

（一）主要鉴别的疾病

1. **花斑癣**

（1）相似点：发生于躯干及四肢的淡褐色色素沉着性斑片，表面有细糠状薄层鳞屑，与连圈状糠秕疹有类似之处。

（2）不同点：本病皮损形态不规则，可发生于任何部位，真菌镜检阳性，真菌培养为马拉色菌。

2. **鱼鳞病**

（1）相似点：轻度鱼鳞病常表现为对称分布的污灰色鳞屑性斑片，与连圈状糠秕疹相似。

（2）不同点：鱼鳞病常自幼发病，具有家族史，皮损呈弥漫性分布，无明显界限。

3. **白色糠疹**

（1）相似点：皮损为边界清楚的圆形或类圆形浅色斑，上覆细薄鳞屑，自觉症状不明显，发生于躯干部时与连圈状糠秕疹具有类似之处。

（2）不同点：本病皮损多为苍白色，好发于儿童与青少年，皮损多发于头面部，躯干较少。

4. **鳞状毛囊角化病**

（1）相似点：皮损为圆形或类圆形的界限清楚的鳞屑斑，污褐色或淡灰色，病程较长，冬重夏轻，与连圈状糠秕疹存在相似之处。

（2）不同点：其鳞屑较大且周边游离，中央紧贴在皮肤上，有一与毛囊孔相一致的小黑点，借此可与连圈状糠秕疹相鉴别。

5. **获得性鱼鳞病**

（1）相似点：皮损表现为淡褐色至深褐色菱形或多角形鳞屑，中央紧贴在皮肤上，边缘游离，多伴有皮肤干燥，有时可与连圈状糠秕疹混淆。

（2）不同点：本病为一些系统性疾病如霍奇金病、淋巴肉瘤、蕈样肉芽肿、多发性骨髓瘤、结节病、甲状腺功能减退、麻风及重度营养不良等的症状之一，常在上述疾病发生相关症状后数周至数月后出现。

（二）次要鉴别的疾病

1. **脂溢性皮炎**

（1）相似点：发生于躯干部者可表现为脱屑性红斑，与连圈状糠秕疹具有一定的相似之处。

（2）不同点：本病常有明显的炎症现象，鳞屑较油腻，常合并皮脂溢出及毛囊性丘疹，易与连圈状糠秕疹鉴别。

2.皮脂缺乏性湿疹

（1）相似点：好发于老年人的胫前，皮损部位皮肤干燥呈淡红色，表皮及角质层呈细裂纹状，类似"碎瓷"，有时与连圈状糠秕疹相似。

（2）不同点：本病多见于冬季，发生后外用润肤剂可迅速痊愈，易与连圈状糠秕疹鉴别。

3.斑片状类银屑病

（1）相似点：表现为棕色色素减退性非浸润性斑块或黄红色鳞屑性斑块，圆形或卵圆形，边界清楚，形态规则，可无明显自觉症状，有时与连圈状糠秕疹相似。

（2）不同点：本病皮损常比较泛发，有一定的炎症反应，组织病理检查真皮浸润细胞明显。

【治　疗】

无特效疗法。维生素A具有一定疗效，外用可选择20%尿素霜、维A酸软膏、糖皮质激素制剂、5%水杨酸软膏、5%~10%硫黄软膏、25%鱼肝油软膏等。

（杨桂兰　吴丽峰）

玫瑰糠疹

玫瑰糠疹（pityriasis rosea）为一种常见的急性发疹性红斑鳞屑性皮肤病，病因不明。好发于躯干与四肢近心端，自觉不同程度的瘙痒，病程具有自限性，1860年Gilbert首次报道。

【病因与发病机制】

病因尚未明确。发病可能与7型人类疱疹病毒（HHV-7，human herpes virus 7）感染有关，但仍存在争议。国外曾有姐妹二人在短期内先后患病的报道，提示密切接触者存在患病的可能。皮损部位部分角质形成细胞表达HLA-DR抗原，浸润细胞主要为辅助/诱导性T细胞，表皮与真皮乳头内郎格罕斯细胞明显增多，周围角质形成细胞可出现细胞溶解等现象提示细胞免疫可能参与了发病过程。本病也可伴发于霍奇金病等恶性肿瘤，某些药物也可引起玫瑰糠疹样损害，但皮损常常不典型。

【临床表现】

（一）经典玫瑰糠疹

1.前驱症状　5%左右的病例发疹前有发热、全身不适、恶心、食欲不振、关节痛和淋巴结肿大。

2.母斑　发生率12%~94%，皮疹开始为一孤立丘疹，1~2天内增大成椭圆形或类圆形的黄红色斑疹，境界清楚，直径2~10cm，略隆起于皮面，表面有细薄糠秕状鳞屑，鳞屑周边附着，中心游离，类似烧着的卷烟纸或领圈状，边缘有轻至中度炎症，中央呈正常皮色（图15-20），好发部位依次为前胸、躯干、颈部及四肢近端。

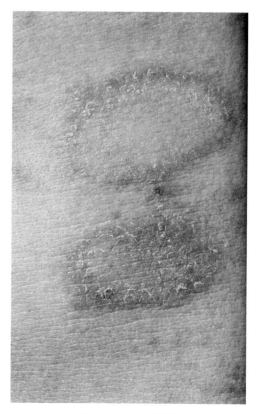

图15-20　玫瑰糠疹

3.子斑　于母斑出现后2~21天，类似于母斑形态，皮疹呈淡红或黄褐色，边缘附着游离缘向内的细薄鳞屑，较母斑为小，最大直径一般<2cm，在10天左右达到最大，部分皮疹呈环状，色泽较红，略高出皮面，表面被覆鳞屑，皮损长轴方向一致，相互平行，长轴多与皮纹一致（图15-21，图15-22）。新皮疹不断发生，致使大小不等的新旧皮损同时存在，皮损对称分布于躯干、颈部与四肢近心端，手、足及面部一般不受累，有不同程度的瘙痒。2~10周后中央首先愈合，消退后遗留暂时性淡褐色色素沉着斑。

4.口腔损害　16%的患者在病程急性期口腔黏膜可出现大疱、出血点、糜烂或溃疡，较少出现红斑、环状损害及斑块。

（二）特殊类型

1. 母斑缺如或2个以上邻近的母斑。

2. 反向玫瑰糠疹。

3. 局限和非对称型玫瑰糠疹。

4. 巨大型玫瑰糠疹。

5. 丘疹型玫瑰糠疹。

6. 水疱型玫瑰糠疹。

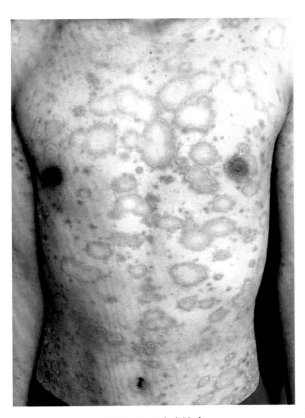

图15-21　玫瑰糠疹

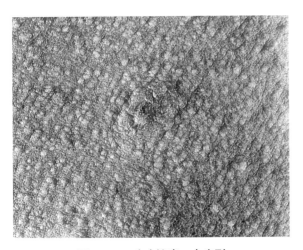

图15-22　玫瑰糠疹　水疱型

7. 紫癜型玫瑰糠疹。

8. 复发性玫瑰糠疹。

9. 荨麻疹型玫瑰糠疹。

10. 其他：脓疱型与多形红斑样型玫瑰糠疹。

【诊　断】

（一）诊断基本资料

1. **病史**　躯干与四肢近心端发生红色丘疹，逐渐扩大形成类圆形黄红色斑，表面覆盖细薄糠秕状鳞屑，皮损分批出现，长轴多与皮纹一致，自觉瘙痒。

2. **体格检查**　躯干与四肢近心端有数目不等的红色丘疹与类圆形黄红色斑，皮损的长轴与皮纹平行。仔细寻找，常可于胸前或躯干部发现"母斑"。

3. **实验室及其他检查**

（1）无特异性阳性指标。

（2）组织病理：局灶性角化不全，颗粒层减少或缺如，棘层肥厚，海绵形成，真皮浅层血管周围淋巴细胞与组织细胞浸润，真皮乳头内毛细血管外渗。

4. **伴发疾病**　霍奇金病等恶性肿瘤，偶尔是AIDS的一种表现。

（二）诊断思路

1. 发生于躯干及四肢近心端的鳞屑性红斑，大小不等的丘疹、斑丘疹及斑疹同时存在，皮损长轴多与皮纹一致，见到母斑及典型的皮疹，可考虑诊断。

2. 病史与随访：玫瑰糠疹的皮损具有特异性，一般凭临床表现即可做出诊断，具有自愈倾向。但对特殊类型或非典型的玫瑰糠疹，则应随访观察。

3. 体格检查：皮损具有特异性，典型的"母斑"及继发皮疹可提示诊断。

4. 实验室检查：无特异性。

5. 综合分析病史与临床特征可做出诊断。

（三）诊断依据

1. 发生于躯干及四肢近心端。

2. 鳞屑性黄红色斑，椭圆形或类圆形，边界清楚，皮损分批出现，长轴多与皮纹一致。

3. 存在母斑。

4. 病程具有自限性，不易复发。

（四）诊断标准

有母斑与子斑，基本损害为卵圆形橙红色斑，边缘隆起，上附细小鳞屑。分布对称，位于躯干四肢近心端，皮损长轴与助骨平行。有不同程度的瘙痒，病程自限，不易复发（表15-8）。

表15-8　玫瑰糠疹诊断标准(Chuh, 2003)

1. 必备的临床特征：①散在的圆形或椭圆形皮损；②大多数皮损有鳞屑形成；③至少有2个皮损出现外周领圈样脱屑伴中央消退

2. 任意的临床特征(至少具备1项)：①皮损主要分布于躯干和四肢近端，上臂和大腿中部远端的皮损不足10%；②大多数皮损的长轴平行于肋骨；③在全身性发疹前至少2天出现前驱斑(不一定最大)

3. 排除的临床特征：①在2个或更多的皮损中央出现多发性水疱；②大多数皮损位于掌跖部；③有二期梅毒的临床和血清学证据

【鉴别诊断】

(一)主要鉴别的疾病

1. 慢性苔藓样糠疹

(1)相似点：皮损为淡红色鳞屑性斑块及苔藓样丘疹，分布于颈部、躯干两侧及四肢近端，新旧皮损同时存在，与玫瑰糠疹相似。

(2)不同点：本病皮损苔藓样变较明显，细小糠秕状鳞屑均匀分布于皮损表面而不沿皮损边缘呈"领圈状"分布，慢性病程，不易痊愈，持续数月数年。

2. 钱币状湿疹

(1)相似点：皮损表现为鳞屑性红斑，单个皮损与玫瑰糠疹的母斑相似，泛发性皮损则与玫瑰糠疹的子斑相似。

(2)不同点：本病好发于冬季，典型的皮损为圆形、直径3cm左右境界清楚的损害，表面为密集的红色小丘疹或丘疱疹，皮损与长轴方向不一致，伴有剧烈瘙痒。

3. 离心性环状红斑

(1)相似点：淡红色扁平丘疹与玫瑰糠疹相似。

(2)不同点：本病皮损开始为红色扁平丘疹，呈离心性扩大，皮损中央逐渐变为正常皮色而边缘略微红肿，形成环状或半环状，中央消退区再发生皮疹而形成双环形或多环形，皮损与长轴方向不一致。

(二)次要鉴别的疾病

1. 急性痘疮样苔藓样糠疹

(1)相似点：分布于躯干前面、上肢屈侧及腋部的黄红色丘疹与斑丘疹，表面附着糠秕状鳞屑，有时与玫瑰糠疹的子斑相似。

(2)不同点：本病皮损呈多形性，可有斑疹、丘疹、丘疱疹及水疱，其特征性皮损为丘疹表面附着糠秕状鳞屑，顶端易于结痂、坏死及出血，水疱呈深在性，类似于痘疮，预后遗留痘疮样疤痕。

2. 扁平苔藓

(1)相似点：急性播散性扁平苔藓表现为紫红色扁平丘疹及斑丘疹，表面覆盖细薄粘着性鳞屑，丘疹、斑片或斑块状损害可与玫瑰糠疹混淆。

(2)不同点：本病在急性发作前数月就已有1~2小片皮疹，典型的皮损为紫红色多角形扁平丘疹，表面有Wickham纹，自觉瘙痒，组织病理变化示颗粒层楔形增厚，基底细胞液化变性，真皮浅层淋巴细胞带状浸润。

3. 单纯性回状红斑

(1)相似点：皮损开始为淡红色丘疹，离心性扩大形成环状，无明显自觉症状，偶尔与玫瑰糠疹的母斑相似。

(2)不同点：本病皮损为环状，环的边缘细如线，环的中央为正常皮肤，单个皮损常在1~2日内消退，表面无或仅有少许细薄鳞屑，长轴不与皮纹平行。

(三)专家提示鉴别的疾病

1. 原发皮损(母斑)　体癣、钱币状湿疹、回状红斑(如离心性环形红斑)。

2. 继发皮损(子斑)　钱币状湿疹、慢性苔藓样糠疹、滴状银屑病、花斑癣、二期梅毒、药疹(玫瑰糠疹样发疹)、淋巴增生性障碍。

玫瑰糠疹的鉴别诊断见表15-9。

【治　疗】

本病具有自限性，无症状者可不治疗。急性期应注意避免各种刺激。

口服维生素B族、维生素C及抗组胺制剂，抗病毒药西咪替丁、潘生丁、万乃洛韦均有一定疗效，病情严重者可短期试用糖皮质激素。炎症明显、皮损泛发者可选用红霉素、中成药复方青黛丸，雷公

表15-9 玫瑰糠疹的鉴别诊断

	玫瑰糠疹	体 癣	花 斑 癣	药 疹	点滴状银屑病	二期梅毒疹
皮疹特点	椭圆形黄红色斑细薄鳞屑，可见母斑	红斑边缘有小丘疱疹呈环状	浅褐色或脱色斑，有细屑	玫瑰糠疹样红斑	红斑表面云片状鳞屑易脱落，刮除鳞屑可见薄膜现象及点状出血	无瘙痒的红斑，有硬下疳史
病因诱因	感染或过敏	真菌	花斑癣菌	药物	遗传免疫相关	梅毒螺旋体
自觉症状	轻度瘙痒	显著瘙痒	轻度瘙痒	瘙痒	不同程度瘙痒	不痒
特异性治疗	抗过敏治疗	抗真菌治疗	抗真菌治疗	抗过敏治疗	综合治疗	驱梅治疗

藤多甙。印度一项双盲、安慰剂对照研究显示红霉素可取得满意疗效。水疱型病例可选用氨苯砜或红霉素。红斑量或亚红斑量的紫外线分区交替照射，每2~3日1次，照射3~5次，引起轻度红斑反应可使皮损消退，炎症明显或有渗出者禁用。外用5%硫黄乳剂、糖皮质激素霜剂、炉甘石洗剂，脂溢皮炎型可用泽它洗剂。

（杨桂兰 吴丽峰）

扁平苔藓

扁平苔藓（lichen planus，LP）又称扁平红苔藓（lichen rubra planus），是一种皮肤和黏膜的慢性炎症性皮肤病。

病因与免疫学说、感染、遗传、精神因素、药物和吸烟有关。

【临床表现】

1.黏膜损害 最常见于颊黏膜，其次为舌、齿龈及唇部和腭、舌背、舌腹侧和咽喉等处。典型损害为树枝状或网状银白色细纹及斑点，小丘疹或斑块，对称分布。可分为网状、斑块状、萎缩、丘疹、糜烂渗出或溃疡、大疱等类型，以网状型最为常见，老年人则以糜烂渗出为多见。口腔扁平苔藓中0.4%~5.6%的患者可发生癌变。生殖器与外阴黏膜也是扁平苔藓的好发部位。损害常为紫色环状或多形环状，自觉症状不明显。

2.皮肤损害 皮肤原发损害为淡紫红色或紫蓝色扁平发亮的丘疹，呈多角形、圆形或类圆形，边界清楚（图15-23，图15-24）。丘疹中央微凹陷，表面覆有一层发亮光滑的蜡样薄膜鳞屑，滴一滴石蜡油后，可见灰白色带有光泽的网状白色条纹，称为

Wickham纹。丘疹密集或散在分布，亦可融合或大小不等形状不一的斑块，亦可排列呈线状。自觉不同程度的痛痒，沿着搔抓处可发生条形新皮损（即同形反应）。

3.甲损害 扁平苔藓甲受累者占1%~16%，常与皮肤及口腔黏膜损害同时发生。甲病变常见甲板增厚、甲板变薄（图15-25），有纵沟或嵴，少数可见甲下色素沉着，甲板呈粉红、紫蓝或褐色等色素甲。

4.特殊类型 ①急性泛发性扁平苔藓；②慢性局限性扁平苔藓；③肥厚性扁平苔藓；④线状扁平苔藓；⑤大疱性扁平苔藓；⑥类天疱疮样扁平苔藓；⑦萎缩性扁平苔藓；⑧毛囊性（毛发）扁平苔藓（图15-26）；⑨钝头性扁平苔藓；⑩环状扁平苔藓；⑪红斑性扁平苔藓；⑫光化性扁平苔藓；⑬溃疡性扁平苔藓；⑭掌跖扁平苔藓；⑮色素性扁平苔藓；⑯点滴状扁平苔藓；⑰念珠状红苔藓；⑱扁平苔藓-红斑狼疮重叠综合征。

【诊 断】

（一）诊断基本资料

1.病史 根据皮损好发部位及皮肤有紫红色多角形丘疹和黏膜受累的病史。

2.体格检查 皮肤上可见多角形淡紫色或紫蓝色扁平丘疹，有蜡样光泽，Wickham纹阳性。口腔黏膜有网状或树枝状白色细纹状斑点，丘疹或斑块损害。皮损可融合成斑块及各种形状。主要分布四肢屈侧。

3.实验室检查 组织病理改变为表皮角化过度，颗粒层呈楔状增生，棘层肥厚，表皮突延长呈锯齿形，基底细胞液化变性，在表皮与真皮乳头层有角化不良细胞，真皮上部淋巴细胞呈带状浸润（图15-27），真皮乳头层可见嗜伊红染的胶样小体

（colloid bodies）及嗜黑色素细胞。

4.伴发疾病　秃发、大疱性类天疱疮、慢性活动性肝炎、疱疹样皮炎、皮肌炎、糖尿病和异常葡萄糖耐量（发生率增加3倍）、桥本甲状腺炎、高血压（并发的）、移植物抗宿主病、局限性硬皮病、重症肌无力、落叶性天疱疮/寻常天疱疮、恶性贫血、原发性胆汁性肝硬变、红斑狼疮–扁平苔藓综合征、Sjogren综合征（口腔干燥–风湿性关节炎综合征）、全身性硬化症、胸腺瘤、溃疡性结肠炎、尿石病（发生率增加6~12倍）、白癜风。

HLA-DR见于80%泛发性扁平苔藓患者、56%药物性扁平苔藓患者、54%局限性扁平苔藓患者、31%口腔扁平苔藓患者。

（二）诊断思路

1.扁平苔藓出现典型的紫红色或紫蓝色的多角

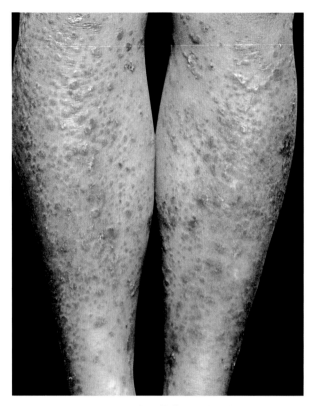

图15-23　扁平苔藓　皮肤损害

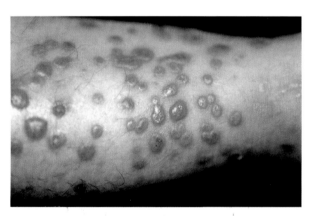

图15-24　扁平苔藓

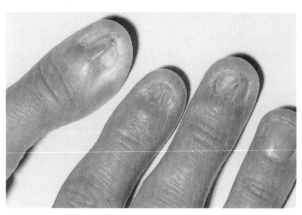

图15-25　扁平苔藓　甲损害

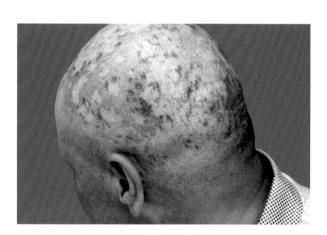

图15-26　毛囊性（毛发）扁平苔藓
（本图由新疆自治区人民医院普雄明惠赠）

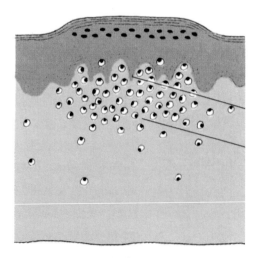

图15-27　扁平苔藓　组织病理示基底
细胞液化真皮上部淋巴细胞呈带状浸润

形扁平丘疹伴Wickham纹，结合皮肤组织病理时易于诊断。

2.特殊类型的扁平苔藓，皮损不典型并呈多样性或伴有黏膜、甲的损害，需认真询问病史，分析病情，密切随访，寻找扁平苔藓特异性损害。

3.借助组织病理有诊断价值。

（三）诊断依据

本病根据病史、临床特征、体格检查，结合组织病理进行综合分析（表15-10）。

表15-10　各种类型的扁平苔藓

各种类型的扁平苔藓	好发部位
光化性	日光暴露部位
环状	躯干、外生殖器
萎缩性	任何部位
糜烂、溃疡	足跖部、口唇
滤泡样（毛发的扁平苔藓）	头皮
点滴状（无数）小丘疹	躯干
肥大	下肢（特别是关节处）
线状	腿、搔抓部位
甲病变	指甲
丘疹状（局限性）	表皮屈侧（腰部或前臂）
水疱、大疱疹	下肢、口唇

（四）诊断标准

1.必要条件　皮肤损害为紫红色或紫蓝色多角形扁平丘疹，边界清楚，有蜡样光泽，可见Wickham纹。本病多见于成年人，皮损好发于四肢屈侧，其组织病理变化具有特征性改变，基底细胞液化变性。真皮上部可见淋巴细胞浸润为主的浸润带。对本病有诊断价值。

2.次要条件

（1）皮损可累及黏膜和甲。

（2）皮损除有斑丘疹外还有肥厚性斑块、水疱、溃疡、萎缩等损害。

（3）可有同形反应，病程缓慢，可持续多年。

3.其他　易诊断为口腔黏膜溃疡或鳞癌，甚至并发外生殖器白斑损害。原发性胆汁性肝硬化、糖尿病、斑秃、皮肌炎、天疱疮、硬皮病、桥本甲状腺炎、白癜风等与本病密切相关。

【鉴别诊断】

（一）主要鉴别的疾病

1.苔藓样药疹　发疹前数日有用药史（如使用金制剂、链霉素、四环素、碘化剂等），发疹较急，皮疹分布对称，以暴露部位和躯干四肢多见。停药后皮疹逐渐消退。

2.扁平疣　扁平疣由乳头瘤病毒所致。皮损为米粒至绿豆大小扁平淡褐色或肤色源性或多角形丘疹，好发于面部及手背等部位。

3.光泽苔藓　皮损为发亮的针尖至针头大小丘疹，无紫红色或紫蓝色改变，无Wickham纹，无自觉症状。

4.线状苔藓　皮损为苔藓样多角形辐射或淡红色小丘疹，呈纵形排列，常常发生于一侧肢体，无自觉症状。

5.点状汗管角化症　为常染色体显性遗传病，皮损以掌跖部出现菜籽样角质栓，边缘隆起，可形成斑块或线状，触痛明显。本病需与掌跖扁平苔藓相鉴别。

6.硬化性萎缩性苔藓　皮损为象牙色或淡白色扁平丘疹，皮损周围绕有淡红色红晕，丘疹表面可见黑头粉刺样角质栓。晚期皮损萎缩呈羊皮纸样变。皮损好发于外生殖器，以下阴和肛周多见。

7.皮肤淀粉样变　本病皮损为半球形扁平丘疹，呈褐红或褐黄色，表面粗糙无光泽，刚果红试验阳性，皮损多分布于小腿伸侧和两侧部，呈对称性分布。借助组织病理可以鉴别。

（二）次要鉴别的疾病

1.黏膜白斑　本病好发于口腔及女阴黏膜部位，皮损微隆起，为乳白色斑块，表面有纵横交错的红色网状细纹，触及皮损处质地较硬，无自觉症状。组织病理有助于鉴别。

2.结核性苔藓　皮损为半球形，粟粒大小的丘疹，常见于躯干部，呈散在分布，或密集成群，无Wickham纹，无自觉症状。组织病理示结核样肉芽肿。

3.结节性痒疹　肥大性扁平苔藓与结节性痒疹皮损相似，但肥大性扁平苔藓的斑块周围有典型的紫蓝色或紫红色扁平丘疹。结节性痒疹为近肤色或淡褐色丘疹，搔抓后表面粗糙角质增厚呈结节状或疣状增生，肥厚性斑块皮损孤立，散在分布于四肢。两者可借助组织病理相鉴别。

4.丘疹性二期梅毒疹　皮损为铜红色或红色毛

囊性丘疹或呈圆形或椭圆形扁平丘疹，分布广泛，以躯干、手、足、掌处多见。无痒感，梅毒血清学反应阳性。

5.慢性盘状红斑狼疮　皮损为红色或粉红色持久性斑块，表面有黏着性鳞屑，鳞屑下有嵌入毛孔的角质栓，揭去鳞屑可有扩张性毛囊孔。日久红斑中心萎缩呈盘状伴毛细血管扩张。组织病理有助于鉴别。

6.天疱疮　大疱性扁平苔藓应与天疱疮的皮损相鉴别。天疱疮水疱疱壁松弛，疱壁易破，皮损广泛，皮肤黏膜均可受累，尼氏征阳性，组织病理有助于鉴别。

7.银屑病　点滴状扁平苔藓与点滴状银屑病相似，但银屑病皮损为红色丘疹，发展为点滴状，直径2~5mm，红斑片皮损表面附有多层云母状鳞屑，刮除鳞屑可见点状出血及薄膜现象。

8.扁平苔藓样角化病　皮损为0.5~1.5cm大小的暗紫褐色肥厚性丘疹或斑块，不侵犯黏膜，多见于中老年人，皮损常分布于面部和四肢暴露部位，结合组织病理有助于鉴别。

（三）专家提示鉴别的疾病

见表15-11。

【治　疗】

1.监测基础疾病/癌变　所有扁平苔藓应排除药物性扁平苔藓，并避免之，治疗丙型肝炎，除去口腔金属变应原，口腔扁平苔藓的癌变率达1.75%，加之免疫抑制剂会导致皮肤感染和恶变。对糜烂和溃疡扁平苔藓者，应进行随防评估。

2.各型扁平苔藓　糖皮质激素、阿维A、辅助雷公藤、DDS、沙利度胺、环孢素、硫唑嘌呤、霉酚酸酯、甲硝唑。

（1）色素性扁平苔藓：加用维生素E、维生素C，外用维A酸。

（2）肥厚性扁平苔藓：加服维胺脂，异维甲酸，皮损内注射或外用糖皮质激素，浅X线治疗。

（3）头皮扁平苔藓：加外用维甲酸类，阿达帕林，卡泊三醇软膏。

（4）口腔扁平苔藓：加用羟氯喹，外用他克莫司软膏，损害内注射糖皮质激素，0.1% β-顺维甲酸，环孢素漱口，凝胶双氧水漱口，液氮冷冻，准分子激光。

（5）直肠阴道扁平苔藓：局部注射糖皮质激素，可的松栓剂，1%氢化可的松霜离子透入。

3.轻症或局限性LP　损害不多者可外用超强效糖皮质激素或糖皮质激素损害内注射。

表15-11　专家提示扁平苔藓鉴别的疾病

类　型	注　释
皮肤	
苔癣样药疹	用临床标准难以鉴别，病理学的局灶性角化不全，存在更深的浸润、嗜酸粒细胞或浆细胞偏爱苔癣样药疹
红斑狼疮	清楚鉴别有时不可能，直接免疫荧光染色可能显示免疫荧光物和补体存在于真表皮交界处
二期梅毒	病史，血清学，组织病理学发现血管壁厚度和血细胞，对二期梅毒的鉴别是很有帮助的Warthin-Starry染色可显示螺旋体
银屑病	肥大皮损和掌跖皮损可能类似银屑病
口腔	
黏膜白斑病	白斑或缺乏任何其他特异性疾病组织病理学特征的黏膜表面斑
假丝酵母菌病	假菌丝酵母能在氢氧化钾准备时鉴别
多形性红斑	病史，典型靶型皮损，组织病理学易区分
二期梅毒	病史，血清学，组织病理学发现有助于二期梅毒的鉴别
大疱性类天疱疮	以组织病理学和免疫荧光区分
瘢痕性类天疱疮	以组织病理学和免疫荧光区分
寻常型天疱疮	以组织病理学和免疫荧光区分

4.重症或泛发性扁平苔藓 系统用糖皮质激素、PUVA、异维A酸和阿维A、环孢。

5.光疗 PUVA、UUA、NB-UVBC（峰值311nm）、准分子激光（308nm）。

6.生物制剂 英夫利昔单抗、阿法赛特。

（吴丽峰 盛晚香）

光泽苔藓

光泽苔藓（lichen nitidus）是一种以光泽性微小丘疹为特征的慢性炎症性皮肤病。病程进展缓慢，可在数月内自行消退，偶可持续存在，无自觉症状，预后良好。

病因未明，可能与扁平苔藓共存，早期皮损的临床特征和组织病理改变与光泽苔藓不易区别。故有学者认为是扁平苔藓的一个亚型。Pinkus发现本病组织病理有类似结核样改变，故可能与结核有关。亦有认为本病为反应性网状组织细胞增生。

【临床表现】

1.基本损害 为针头至粟粒大小的圆形或多角形、半球形发亮的丘疹，呈肤色或淡白色、淡红色，散在或聚集，不融合。偶见Kobner现象，少数播散全身，少数患者有口腔黏膜受累，出现口腔颊黏膜处为灰白色扁平小丘疹（图15-28~图15-30）。若掌跖部累及时皮损表现为增厚型斑疹并粗糙。甲常累及，甲板表现为凹凸不平、断裂、纵嵴。

2.发病特征 本病多见于儿童或青年男性。好发于阴茎、龟头、下腹部、乳房下、前臂、肩胛区、大腿内侧、踝部、腕关节、足和手部，有同形现象，病程慢性，可持续数年，但亦可复发，但可自行消退。一般无自觉症状。

3.分型 角皮病型、水疱型、出血型、紫癜型、光化型（暴露部位）、穿通型（好发于前臂及手指，可能与外伤有关）。

【诊 断】

（一）诊断基本资料

1.病史 根据本病的好发年龄及部位、无自觉症状等病史。

2.体格检查 外生殖器或腹部、乳房等部位有特征性微小圆形多角形半球形扁平光泽型丘疹损

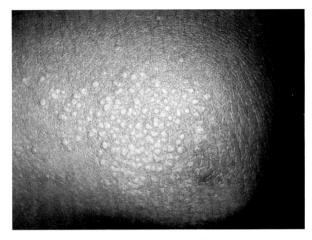

图15-28 光泽苔藓

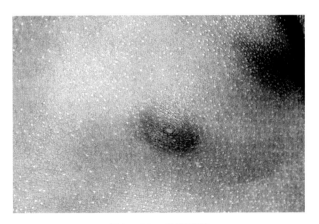

图15-29 光泽苔藓

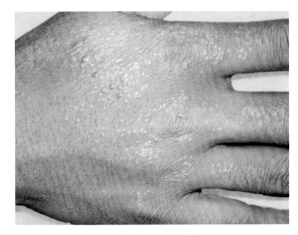

图15-30 光泽苔藓
（本图由深圳市第六人民医院陆原惠赠）

害。皮疹不融合可聚集分布。

3.实验室检查 组织病理示真皮乳头部局限性球形浸润，浸润细胞主要为淋巴细胞、组织细胞较少，有时可见上皮样细胞；表皮变薄，角化不全或基底细胞液化变性，表皮下可有空隙，表皮突呈抱

球形包围浸润灶。

4.伴发疾病　扁平苔藓。

（二）诊断思路

1.光泽苔藓具有特殊光泽性的微小的淡白色或肤色、淡红色扁平丘疹，易于诊断。

2.结合组织病理检查有特征性的改变则更有利于本病的诊断。

3.本病的好发年龄、性别及皮损部位。

（三）诊断依据

根据病史、临床特征及组织病理变化进行综合分析。

（四）诊断标准

1.必要条件　①典型的皮损，针头至粟粒大小、圆形、扁平丘疹，具有光泽；②组织病理变化，示真皮乳头内局限性球形浸润，以淋巴细胞为主。

2.次要条件　①发病的年龄为幼年或青年；②皮损的部位除外生殖器外，还可发生于下腹部、大腿内侧或甲等处。

【鉴别诊断】

（一）主要鉴别的疾病

1.扁平疣　扁平疣由人类乳头瘤病毒感染所致，皮损为肤色或淡褐色多角形、椭圆形、圆形、表面光滑的扁平丘疹，多见于面部和手背，搔抓后可沿着抓痕呈条形排列。

2.扁平苔藓　皮损为多角形丘疹，呈紫红或紫蓝色，有蜡样光泽或Wickham纹，可相互融合，自觉瘙痒。组织病理特征为基底细胞液化变性，真皮乳头层以淋巴细胞呈带状浸润。

3.瘰病性苔藓　皮损为片状的棕色或暗色毛囊性丘疹，顶端覆有少量鳞屑，本病好发于儿童，组织病理变化与光泽苔藓有所不同。

（二）次要鉴别的疾病

1.阴茎珍珠状丘疹　皮损为珍珠大小一致的圆形白色小丘疹，可孤立或散在分布于冠状沟边缘。多见于成年人。

2.念珠状红苔藓　皮损为1~3mm大小的圆形或半球状丘疹，有蜡样光泽，呈暗红色或鲜红色，呈念珠状排列，有痒感。组织病理示组织中央有中度渗出性炎症反应伴浅层血管壁变性。

【治　疗】

1.一般处理　一般不需做特殊治疗，本病有自愈倾向。

2.局部治疗　有痒感可局部外用皮质类固醇霜剂或乳膏或封包。对泛发性皮损可做皮内注射皮质类固醇激素，也可采用境界线照射治疗，泛发性光泽苔藓采用PUVA治疗效果较好。口腔有损害可外用1%金霉素甘油。

3.全身治疗

（1）异烟肼：0.3g/d，每日1次，但效果未肯定。

（2）维生素类：维生素A、维生素C、维生素D等口服。

（盛晚香　徐敏鸿　黄伯佳　方培学）

线状苔藓

线状苔藓（lichen stratus）又称纹状苔藓或带状皮病（zonal dermatosis）。皮损常为多角形、呈单侧线状排列的小丘疹，好发于儿童，是一种自限性皮肤病。

本病的病因未明，由于损害常沿着肢体血管或神经分布，或沿Blaschko线分布，而Blaschko线可能为皮肤细胞突变诱导的镶嵌现象或皮肤细胞克隆节段性生长的结果，故认为本病与脊髓神经的功能障碍有关，或者是由于局部的末梢神经对外来刺激的一种反应性增强。外伤或局部摩擦受压、病毒的感染等因素也可诱发本病。发病机制可能与细胞介导的免疫病理反应有关。

【临床表现】

1.基本损害　初发皮损为针头至粟粒大小的多角形或圆形丘疹，呈肤色、红色，一般不呈紫色，发亮，表面覆有少量灰色鳞屑。丘疹逐渐增多，聚集成群集状，相互融合，形成线状排列（图15-31）。线条宽1~3cm，长约数厘米。损害延伸至指（趾）端，则可累及甲，表现为甲板变薄或增厚，甲有条纹、纵嵴、开裂或甲缺失等损害。

2.发病特征　本病好发于5~12岁的儿童，女孩略多于男孩。多数于春夏季发病，偶有聚集性发病，分布于掌侧肢体。无自觉症状，有自限性，病程不定，持续时间为4周至3年，通常在1年内消失。愈后皮肤恢复正常或遗留暂时性色素减退或色素沉积斑。一年左右常可自行消退。

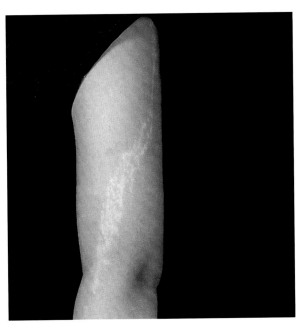

图15-31　线状苔藓

【诊　断】

（一）诊断基本资料

1.病史　有好发于儿童、皮疹的分布特征及无自觉症状等病史。

2.体格检查　皮损分布于单侧肢体，呈线状排列的粉红色或紫红色多角形丘疹或斑块，上覆有少量灰色鳞屑。

3.实验室检查　组织病理显示表皮内及细胞间水肿伴轻度角化不全，无棘层肥厚，乳头层下血管周围有慢性炎症细胞浸润，主要为淋巴细胞、组织细胞。陈旧损害较易出现苔藓样损害。

4.伴发疾病　Crohn病、HIV感染。

（二）诊断思路

为线状排列的皮损，其为多角形扁平小丘疹组成，呈苔藓样，肤色或粉红色、紫红色，皮损表面附有灰白色鳞屑，呈带状排列，往往分布于单侧肢体，无自觉症状，应考虑本病。

（三）诊断依据

依典型的临床表现，体检发现和病理学检查，可以诊断。

（四）诊断标准

1.必要条件　线状排列的多角形肤色、淡红色扁平小丘疹和斑片，表面附有少量灰白色鳞屑，并有特征性的组织病理变化。

2.次要条件　①好发于少年儿童；②皮损为单侧肢体分布；③无自觉症状；④有自限性。

【鉴别诊断】

（一）主要鉴别的疾病

1.单侧性疣状痣　出生时或出生不久即已出现，皮损为角质疣状增生，长期存在，不消退。

2.线状扁平苔藓　皮损为多角形红色扁平丘疹，通常呈紫红色表面有Wickham纹，痛痒剧烈，病理变化有特征。

3.带状银屑病　皮损为红色斑丘疹，其上附有银白色云母状鳞屑，刮去鳞屑常有点状出血。

（二）次要鉴别的疾病

1.神经性皮炎　发病年龄较晚，皮损为肥厚性斑或苔藓样变，痛痒剧烈，病程长。

2.扁平疣　扁平疣由乳头瘤病毒引起。皮损为米粒至绿豆大肤色或淡褐色圆形或多角形扁平丘疹，表面较光滑，好发于面部及手背和前臂。

（三）专家提示鉴别的疾病

线状表皮痣、炎症性线状疣状表皮痣、线状扁平苔藓、线状光泽苔藓、毛周角化病、线状银屑病、线状毛囊角化病、线状单纯慢性苔藓、线状汗管角化症、扁平疣。

【治　疗】

1.因本病有自限性，无明显自觉症状，一般不需给予特殊治疗。

2.对顽固患者，可给与维生素B_2口服。

3.局部治疗：可酌情选用皮质类固醇制剂或水杨酸制剂，亦可用大枫子油或蛋黄油外涂。

（盛晚香　许敏鸿　方培学）

小棘苔藓

小棘苔藓（lichen spinulosus）是以成片的毛囊性丘疹伴中央角质性纤维状突起为特征的皮肤病。好发于儿童，病因不明。

【病因与发病机制】

目前尚不明确。部分学者提出，在应用维生素A治疗后，症状可好转或痊愈，故可能与维生素A缺乏有关。本病主要见于男性儿童，很少发生于成人，故也有人认为本病可能是毛发苔藓的亚型，或可能是机体对感染、药物或新陈代谢障碍的一种反应。

【临床表现】

1.皮损为针头大的毛囊性丘疹，中央有丝状干燥性角质小棘突出（图15-32），呈淡红色、灰白或正常皮色，长达数毫米，触之坚硬。除去棘头可留下漏斗状小窝。丘疹多群集排列成直径2~5cm大的圆形或卵圆形斑片。

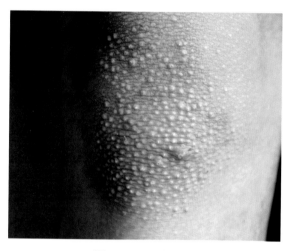

图15-32　小棘苔藓

2.本病多见于儿童，成人罕见。好发于颈部、躯干、上臂伸侧、腘窝及臀部，开始为红色，渐渐演变为皮肤色，成批出现，分布对称。发病快，常于数月后痊愈。无自觉症状，偶有微痒。

【诊　断】

（一）诊断基本资料

1.病史　根据本病多见于儿童，具有特征性皮损，无自觉症状，可自行消退的病史。

2.体格检查　好发于颈部、躯干、上臂伸侧、腘窝及臀部，分布对称。皮损为针头大的毛囊性丘疹，多群集成直径2~5cm大的圆形或卵圆形斑片。触及有锉齿感。

3.组织病理改变　表皮角化过度，扩张毛囊内毛孔有角栓形成（图15-33），毛囊周围有轻度的淋巴细胞浸润。

（二）诊断思路

1.皮疹的特征　损害为针头大小的毛囊性小丘疹，顶端有白色角质小棘突状突起，群集对称分布，无自觉症状，好发儿童。

2.组织病理改变　示毛囊扩大，有角质栓塞，毛囊周围轻度炎症浸润。

3.伴发疾病　Crohn病、HIV感染。

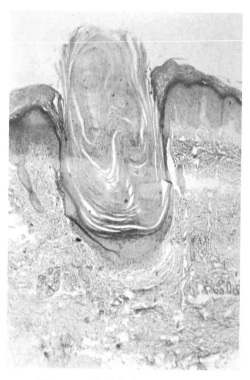

图15-33　小棘苔藓　组织病理示
毛孔内有角栓形成

（三）诊断依据

1.常对称分布于颈后、臀、股、肩、腹或上臂伸侧面。一般无自觉症状，可有轻度瘙痒。

2.损害为针头大小的毛囊性角质性小丘疹，伴有丝状角质性小棘突，除去棘突，可留下一个漏斗状小窝。丘疹开始可为红色，约一周后变成淡红或正常肤色。成批发生，散在分布或成群排列成斑片，直径2~5cm。

3.起病较急，进展缓慢，可数月后自行消退。

4.组织病理显示毛囊扩大，有角栓形成（图15-33）。

【鉴别诊断】

（一）主要鉴别的疾病

维生素A缺乏病、毛周围角化病、毛发红糠疹、毛囊角化病（详见维生素A缺乏症）。

（二）次要鉴别的疾病

1.毛囊性扁平苔藓

（1）相似点：有小的毛囊性角化过度性丘疹，与小棘苔藓相似。

（2）不同点：本病有典型的扁平苔藓损害，亦可有严重黏膜糜烂。

2.瘰疬性苔藓　本病以儿童、青少年多见，伴有结核病史。损害为粟粒大的毛囊性丘疹，呈红褐色或淡红色，表面有细小鳞屑，顶点可小脓疱或角质小棘，好发于躯干两侧及四肢伸侧。无自觉症状，病程慢性，可自行消退，但易复发。结核菌素试验阳性。病理显示毛囊角栓，结核样肉芽肿，偶见结核菌。

3.**苔藓样淀粉样变病** 皮损为半球、圆锥状的丘疹，呈肤色或棕褐色，表面粗糙，呈串珠状排列，常分布于小腿和背部。组织病理显示真皮乳头部有淀粉样蛋白沉淀。刚果红试验阳性。

（三）专家推荐鉴别的疾病

扁平苔藓、脂溢性皮炎、点状汗孔角化症、毛周角化症、多发性骨髓瘤的毛囊角化过度、毛发红糠疹。

【治　疗】

1.**一般治疗**

（1）本病慢性经过，预后良好，可自然消退，不需特殊治疗。

（2）可经常吃含有维生素A丰富的食物及蔬菜，如猪肝、鸡蛋及胡萝卜等，有治疗及预防作用。

2.**全身治疗**

（1）可选用口服维生素A 2.5万U，每日2次或3次，同时也可加服维生素C、维生素E。

（2）中药：可选用当归丸或养血祛风汤。

3.**局部治疗** 配合外用0.1%维A酸软膏，中等浓度的角质溶解剂，如3%间苯二酚软膏、3%水杨酸软膏或凝胶、10%~20%尿素霜、10%雷锁辛软膏，每日1~2次，可使症状好转或减轻。

（盛晚香　许敏鸿　方培学）

硬化性苔藓

硬化性苔藓（Lichen Sclerosus，LS）又称硬化萎缩性苔藓（lichen sclerosuset and atrophicus，LSA），是一种少见慢性皮肤黏膜病，皮损表现为境界清楚的白色或粉红色多角形丘疹，晚期萎缩真皮上层胶原硬化，皮损发硬。成人患者的损害常呈进行性，而儿童的损害则常随着年龄增长而改善。

【病因与发病机制】

1.**内分泌因素** 多见于绝经期前后妇女，且儿童患者到青春期常自然痊愈，Friedrich报道本病患者

二氧睾酮、雄烯二酮水平显著降低，经用睾酮治疗后，患者血清中双氢睾酮水平升高。

2.**感染与外伤** 有患者有慢性包皮龟头炎、阴道炎或局部外伤等病史。也可能与伯氏疏螺旋体、分枝杆菌感染有关。

3.**自身免疫因素** 大多数患者患有自身免疫性疾病或存在自身抗体，以抗核抗体、抗甲状腺抗体、抗胃壁抗体最为多见。总T淋巴细胞及Ts细胞明显低于正常人。

4.**遗传因素** Shirer报告一个家族中母女同患本病。HLA研究表明，与HLA-B40、A29、B44等关系密切。

【临床表现】

1.**发病特征** 起病呈隐袭性，发生于男女任何年龄，女性发病率高。可见于躯干部的任何部位，常见为背上部、胸或乳房、脐周、腋窝，偶有广泛性发疹者。常有同形现象，未经治疗者呈进行性发展，出现皮损苔藓样化，发生于儿童者预后较佳，相当大部分病例可完全痊愈，在青春期或初潮时发病者可自行消退，发生于成人者难于根除。

2.**皮肤损害** 为群集性瓷白色或象牙白色、淡粉红色的扁平丘疹和斑块（图15-34，图15-35），表面有小的黑头粉刺样毛囊性角质栓；丘疹逐渐增大，融成多角形或圆形，境界清楚，有光泽；病情发展，丘疹和斑片平伏，甚至下凹，触诊时较硬，皮肤硬化萎缩。皮损可呈羊皮纸样外观。晚期皮损萎缩形成凹陷性色素减退斑，酷似白癜风或白斑病。

3.**女阴干枯病** 好发部位为小阴唇、大阴唇、阴蒂和会阴部。其特征损害为界限清楚的淡白色斑片，周围有水肿性区，伴发亮或发硬，特别是肛周和女阴部损害，为象牙色萎缩性丘疹，斑块呈椭圆形香烟纸样皱缩，上有毛细血管扩张，可形成典型的"8"字形或哑铃形外观（图15-36）。损害常有剧痒。大小阴唇、阴蒂及系带可完全萎缩，阴道口变狭。部分病例可继发鳞状细胞癌。

4.**闭塞性干燥性龟头炎** 主要发生于包皮内侧、龟头、尿道口、冠状沟（图15-37），偶尔累及阴茎。在包皮内层和龟头有境界清楚的角化性丘疹，由于经常浸渍而呈白色水肿性斑，或呈羊皮纸样皱纹。包皮上的损害扩展到冠状沟、包皮系带、龟头和尿道口，致使硬化性萎缩，尿道口狭窄，可伴发鳞状细胞癌。

5.口腔黏膜损害　往往累及颊、腭黏膜及舌、硬腭，表现为口腔黏膜白色斑块，呈网状外观或形成表浅溃疡。

【诊　断】

（一）诊断基本资料

1.病史　有不明原因口腔或躯干外生殖器部发生瓷白色斑片及萎缩性皮损病史，多发于绝经期后女性。

2.体格检查　皮损为瓷白色萎缩性斑片、附有角质栓和中央轻度凹陷，皮损表面萎缩。

3.组织病理变化　表皮萎缩，角化过度，伴角质栓，基底层液化变性。真皮浅层胶原纤维水肿和均质化，弹力纤维减少，并有淋巴细胞浸润。表皮与真皮分界线平直，以及真皮典型的三层排列。

（二）诊断思路

1.病史及临床特征　硬化性苔藓在病程早期很少

出现典型皮肤萎缩和局限性斑片。当出现羊皮纸样萎缩和瓷白色斑块发生于外生殖器时，易于诊断。

2.体格检查　皮损初为境界清楚的瓷白色多角形丘疹或斑片，表面有小的黑头粉刺样毛囊性角质栓，触诊时较硬，皮肤硬化萎缩，损害发展到后期出现羊皮纸样萎缩，并融合成斑片平伏，甚至下凹。皮损多见于男女外生殖器部位及肛门、脐周或躯干部的任何部位。可伴有女阴及肛周皮肤萎缩。形成典型的"8"字形或哑铃形外观。

3.组织病理　有其特征（见诊断依据）。

4.伴发疾病　自身免疫性疾病：硬斑病、白癜风、斑秃、系统性红斑狼疮、系统性硬皮病、扁平苔藓、原发性胆汁性肝硬化、甲状腺疾病、恶性贫血、糖尿病。生殖器肛门硬化性苔藓可并发鳞状细胞癌、疣状癌、基底层细胞癌和黑色素瘤。

（三）诊断依据

1.本病发生于男女任何年龄，女性发病率高，

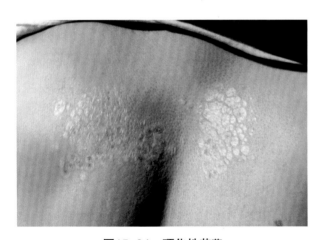
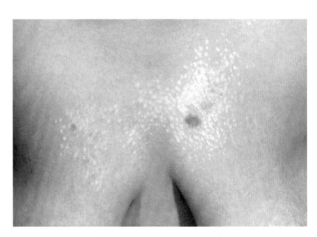

图15-34　硬化性苔藓　　　　　　　　图15-35　硬化性苔藓

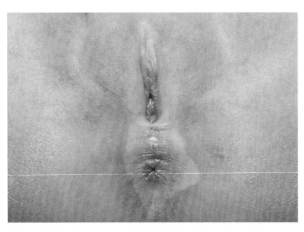
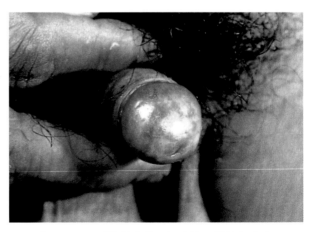

图15-36　硬化性苔藓　女阴干枯病　　　图15-37　硬化性苔藓　闭塞性干燥性龟头炎

多为绝经后发病。皮损好发于男女外生殖器部位，也可见于躯干部的任何部位。

2.皮损为多角形扁平白色丘疹或境界清楚的瓷白色萎缩性丘疹，斑片表面有小的黑头粉刺样毛囊性角质栓，中央轻度凹陷。晚期出现羊皮纸样萎缩性白斑。亦有癌变的倾向。

3.呈隐袭性，有自觉瘙痒或轻度痒感。

4.组织病理显示表皮角化过度伴角栓，棘层萎缩，表皮突明显减少，基底层细胞液化变性。真皮浅层胶原纤维水肿和均质化，真皮中部慢性炎症细胞呈带状或片状浸润，浸润细胞主要以淋巴细胞为主。

【鉴别诊断】

（一）主要鉴别的疾病

1.**斑块状硬皮病与点滴状硬皮病** 皮损为点滴状浮肿性硬化的斑块，边界清楚，边缘有紫红晕，中心呈象牙光泽或黄白色硬肿。斑片一般不高于皮面，无多角形扁平丘疹，表面无鳞屑，亦无毛囊性角栓。组织病理显示表皮菲薄，深层血管管腔增厚或闭塞，胶原纤维束硬化增厚，排列紧密。

2.**萎缩性扁平苔藓** 损害呈紫红色或蓝色而不呈淡白色的多角形扁平丘疹，萎缩而硬化不显著，无羊皮纸样皱纹。瘙痒明显。组织病理显示表皮角化过度，粒层增厚，基层液化。真皮上层密集的浸润带，而不在中层致密淋巴细胞浸润，无结缔组织水肿和均质化。

（二）次要鉴别的疾病

1.**鲍温病** 发生在阴部，损害以浸润、结痂、鳞屑为主要特征，而硬化性苔癣以平顶状丘疹为主

要特点，必要时病理改变有助于鉴别。

2.**云母状和角化性假上皮瘤性龟头炎** 皮损发生于龟头部角化过度，附有云母状银白色痂皮，触之有浸润，失去正常弹性，日久包皮龟头呈萎缩性改变。皮肤病理有显著角化过度、基层肥厚、表皮突延长，呈假上皮瘤样增生。

硬化性苔藓鉴别见表15-12。

【治 疗】

（一）全身疗法

1.儿童可补充维生素A、维生素E、钙剂、抗组胺药物。

2.女性可服用乙烯雌酚，0.5~1mg，1~2次/d。每晚口服，适用于女性更年期患者。

3.阿维A酯，口服0.5~1mg/（kg·d），治疗3个月以上，对早期临床及组织学病变均有明显效果。

4.对氨基苯甲酸钾：此药可通过抑制皮肤成纤维细胞的增殖及胶原基质的合成而发挥治疗作用，4~12g/d，分4次口服，可使临床症状明显改善。

5.其他：可口服氯喹或羟氯喹药物。

（二）局部治疗

1.外搽2%丙酸睾丸酮软膏，对大多数人有效，还报道有防止癌变之效。必须长期坚持治疗，需持续外搽半年以上，停药后可复发。

2.10%黄体酮软膏或乙烯雌酚软膏外用可治疗女阴硬化性苔藓可达到止痒效果。

3.外用维生素A软膏，皮质激素类软膏有暂时止痒，但久用可使皮肤萎缩变薄，不宜长期应用，更不要外用强效的此类制剂，但亦有认为肛门生殖器LS外用超强效糖皮激素可使表皮萎缩的临床表现和

表15-12 硬化性苔藓的鉴别诊断

	硬化萎缩性苔藓	扁平苔藓	斑块状硬皮病	黏膜白斑	湿疹样癌
好发部位	躯干上部、乳房、外生殖器	手背、面部及口腔和龟头黏膜	躯干、四肢及头面部	口腔、大小阴唇	乳头、腋部、阴部及肛周
皮疹色泽	灰白色有光泽	红色或紫红色	淡黄或象牙色	乳白色	淡红或暗红色
皮疹形态	扁平斑丘疹	多角形扁平丘疹	圆形斑块	不规则形态	糜烂渗出
瘙痒程度	黏膜部奇痒	中等度瘙痒	不痒	中等度瘙痒	痒
组织病理	基底层液化，胶原均质化	基底层液化，淋巴细胞带状浸润	胶原纤维水肿和均质化	细胞异型性，角化不良细胞	可见Paget细胞

组织病理学改变逆转。

4.竹红菌素软膏外搽后,用高压汞灯照射30分钟,每日1次,报道有良好效果。

5.皮损内注射疗法:糖皮质激素局部注射,常用去炎松混悬液皮损内注射,每1~2周1次。

6.物理治疗:液氮冷冻或CO_2激光治疗。

7.手术治疗:对闭塞性干燥性龟头炎所引起的包茎可行包皮环切,尿道口狭窄可作尿道扩张术,若有癌变可行手术切除。

(刘　栋　盛晓香　陈　蕾)

风湿性边缘性红斑

风湿性边缘性红斑(erythema marginatum rheumaticum)发生于风湿热患者的环形或多环形的水肿性红斑。系A组乙型溶血性链球菌感染后引起的免疫异常反应。

【临床表现】

1.基本损害　皮损呈环形或弧形,淡红色或暗红色的红斑。数小时内或2~3天内消退,反复发生。可分为扁平型(即环形红斑)、隆起型(即边缘隆起)。

2.发病特征　儿童多于成人,皮疹多位于躯干,特别是腹部与腋部,也可见于手背,常无自觉症状。病程长达数月之久。本病被认为是风湿热的5个主要诊断标准之一。

【诊　断】

(一)诊断基本资料

1.病史　患者多为6~15岁儿童,有发热、关节炎与心炎的病史。可反复在其他部位出现,一般无自觉症状。

2.体格检查　腹部、腋下、手背可见0.2~1cm大小环形、弧形或多环形的边缘略隆起的红斑,30%的患者可在指节、肘、肱骨上髁及枕部、足背出现0.2~0.5cm大小皮下结节即风湿结节,有些患者可出现肘膝关节红肿。

3.实验室检查

(1)组织病理:真皮血管周围以中性粒细胞为主的浸润,可见核尘,但无血管炎证据。

(2)血沉快,抗链"O"滴度增高。

(3)超声心动图可见心脏瓣膜的改变。

(二)诊断思路

儿童腹部、腋下及手背0.2~1cm大小环形红斑,初发为红色斑丘疹后渐扩大,中心皮损消退,需与见于儿童的Still病鉴别。同时患者可出现发热、关节痛、心肌炎等风湿热症状,并有血沉快、抗链"O"滴度增高,与其他红斑类皮肤病不难鉴别。

(三)诊断依据

1.有风湿热表现。

2.典型皮损,环形或弧形,淡红色或暗红色红斑,呈扁平型或隆起型;

3.实验室检查:抗链"O"滴度增高,组织病理显示白细胞碎裂性血管炎。

【鉴别诊断】

(一)主要鉴别的疾病

1.Still病　又称幼年慢性关节炎。

(1)相似点:有类风湿性皮疹、斑疹、丘疹,有苍白区环绕,因而相似。

(2)不同点:多为16岁以下儿童,可有发热、淋巴结肿大、肝脾大、心包炎、胸膜炎、关节炎,似成人的类风湿性关节炎。30%左右的患儿可出现皮疹,皮疹为黄红色的斑丘疹,直径在0.3cm以下,皮疹较风湿性环形红斑小且边缘呈不规则形,中心可发白,并扩展,可抗核抗体阳性,血沉快,类风湿因子常为阴性。

2.多形红斑

(1)相似点:有弧形或环形红斑与其相似。

(2)不同点:好发于青年女性,春冬季多见,可能与病毒感染、食物过敏及寒冷有关。皮疹常为多形性,典型的皮损即虹膜样改变,可以鉴别。

(二)次要鉴别的疾病

1.慢性游走性红斑

(1)相似点:与蜱咬有关,皮疹初发为米粒大小红斑或丘疹,后渐向外扩展形成数十厘米的圆形或弧形红斑,边缘宽1~2cm,中心皮损消退。

(2)不同点:有时中心可见蜱咬伤红斑,伴微痒或烧灼感,局部淋巴结肿大,好发于下肢,可伴关节痛,患者血清中可查出抗布氏疏螺旋体抗体。

2.荨麻疹性血管炎　好发于中年女性,皮疹以风团为主,风团不易消退,可持续2~3天,可伴有关节痛、发热、乏力及肝脾大等全身症状。

（三）专家提示鉴别的疾病

青少年类风湿性关节炎、系统性红斑狼疮、过敏性紫癜、多形红斑、慢性游走性红斑、荨麻疹性血管炎。

【治　疗】

积极抗风湿治疗，本病可得到治愈。

（白　莉　陈　蕾）

单纯性回状红斑

单纯性回状红斑（erythema simplex gyratum）逐渐扩大的线状不规则的环形红斑。目前认为是感染引起的变应性血管反应。

【临床表现】

1.基本损害　初为红色小丘疹，渐扩大形成环状，环边缘呈线状红斑，中心呈正常皮色（图15-38）。

2.发病特征　好发于青年女性，发病前常有呼吸道感染。多发于躯干、四肢，可有微痒。皮损1~2天可消退，但新疹不断出现，常迁延数月至数年。

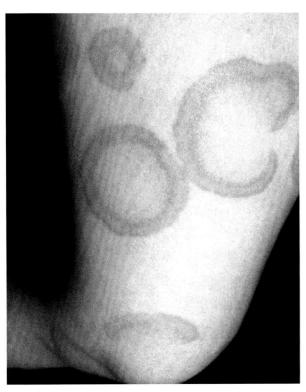

图15-38　单纯性回状红斑

【诊　断】

（一）诊断基本资料

1.病史　可有呼吸道感染病史，皮损1~2天消失，反复发作。

2.体格检查　躯干、四肢有边缘细如线的不规则环形红斑，中心皮肤正常。

3.实验室检查　组织病理示真皮乳头毛细血管扩张，少数淋巴细胞浸润。

（二）诊断思路

单纯性回状红斑开始初发时为淡红色丘疹，这时诊断较为困难，后扩大形成环状，边缘为很细的红斑，一般多无自觉症状。1~2天可消退，可与其他边缘清楚的红斑类皮肤病鉴别。

（三）诊断依据

1.离心性扩大的环状红斑，边缘细如线样，中央为正常皮色。

2.无自觉症状，或微痒。

3.年轻女性多见。

4.可有呼吸道感染病史。

5.组织病理显示真皮乳头毛细血管扩张，少量淋巴细胞浸润。

【鉴别诊断】

（一）主要鉴别的疾病

1.几种回状红斑鉴别，参见表15-13。

2.荨麻疹有时可呈环状或在风团消退后出现环状边缘较细的红斑，但其还应具备典型风团的特点，初发时为暂时水肿性红斑，24小时内可消退，且伴有明显的瘙痒。

3.慢性游走性红斑又称Lyme disease，因蜱咬后在叮咬局部出现小红斑或丘疹，丘疹渐扩大，中心皮损消退，局部微痒或烧灼感，局部淋巴结肿大。好发于下肢，常伴关节疼痛、发热等全身症状。患者血清中可查到抗布氏疏螺旋体抗体。

（二）次要鉴别的疾病

1.体癣　初发为米粒大小丘疹，丘疹渐向周围等距离扩展，形成环状或多环状，边缘隆起，常由丘疹、丘疱疹及鳞屑组成。周边鳞屑直接镜检可见菌丝。

2.匐形疹　又称幼虫移行症，是指动物线虫或钩虫的幼虫在人的皮肤钻洞移行所造成的弯曲、盘绕、线状损害，此线状损害为高出皮肤的、每天可移形1~2cm的匐形红色斑丘疹，可长达15~20cm，线状损害其间可有米粒大小红色丘疹。患者有瘙痒或刺痛的感觉。

3. 梅毒（syphilis）　二期梅毒的皮疹是多形性的，有时可见到边界清楚、环状或弧形的边缘较细的红斑，其上可有少量鳞屑或缺如，无自觉症状，需与单纯性回状红斑鉴别。本病有不洁性接触史，梅毒血清抗体检查阳性。

【治　疗】

1. 寻找病因，积极治疗。

2. 可给予抗组胺药，如扑尔敏、西替利嗪等。

3. 病损多、病程长者可给予小剂量糖皮质激素。

4. 有明确呼吸道感染者可选用敏感抗生素。

5. 外用炉甘石洗剂或各种含糖皮质激素的乳剂。

（白　莉　陈嵘祎　陈忠业）

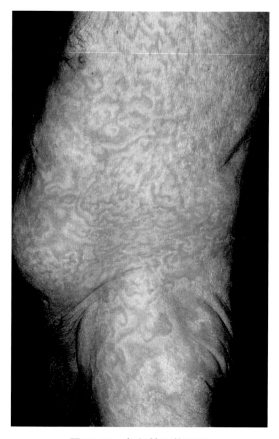

图15-39　匐行性回状红斑

匐形性回状红斑

匐形性回状红斑（erythema gyratum repens）常伴发内脏恶性肿瘤，不断变化的回旋状鳞屑性红斑。

【病因与发病机制】

病因不明，多伴发恶性肿瘤，常见的是肺癌、食管癌和乳腺癌，可能是对恶性肿瘤组织的过敏反应。

皮肤损害是对并发肿瘤抗原的一种免疫反应。机体形成抗肿瘤抗体，并与内源性皮肤抗原发生交叉反应；肿瘤产物可提高皮肤对自身免疫反应的易感性；抗原与抗体形成免疫复合物，沉积于皮肤组织，形成皮肤损害。

【临床表现】

1. 基本损害　皮疹为不规则的环状、波浪状、脑回状的红斑，形似木材上的纹理，呈各种奇异的图案状红斑，宽1~2cm，上有少量鳞屑。皮损移动迅速（每天可移动1cm），图案在不断变化而形成各种奇形怪状（图15-39，图15-40）。

2. 发病特征　好发于躯干与四肢近端，伴不同程度瘙痒，愈后留有色素沉着。多数患者先于或伴

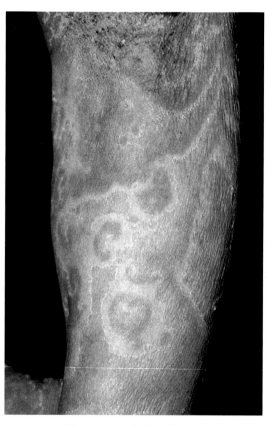

图15-40　匐行性回状红斑

发恶性肿瘤，常见的是肺、乳腺、膀胱、食管、肾、前列腺的恶性肿瘤，当肿瘤切除后，皮疹可以消失。

【诊　断】

（一）诊断基本资料

1. 病史　初发为淡红色的斑丘疹，后不断扩展形成边宽1~2cm的瘙痒性红斑，图案不断变化，形成各种怪异的形状。在红斑之前或同时发现内脏恶性肿瘤。

2. 体格检查　躯干、四肢有各种奇形怪状的红斑，红斑1~2cm宽，上有少量鳞屑。

3. 实验室检查　组织病理显示表皮细胞水肿，轻度海绵形成，真皮血管周围有淋巴细胞浸润，并有少量嗜酸细胞及嗜黑色素细胞。

4. 伴发疾病

（1）恶性肿瘤：肺癌、食管癌、胃癌、乳腺癌、子宫癌、卵巢癌。

（2）其他：肺结核、鱼鳞病、掌跖角化病、皮肤亚急性红斑狼疮、干燥综合征、大疱性类天疱疮。

（二）诊断思路

皮损为红斑，主要累及躯干和四肢，红斑较宽1~2cm，可与单纯性回状红斑鉴别。上有少量鳞屑，可形成木材上的纹理样的图案，图案不断变化，可与其他红斑类皮肤病鉴别。

（三）诊断依据

1. 可有内脏肿瘤病史。

2. 主要累及躯干和四肢近端，最后遍及全身。

3. 有不同程度的瘙痒及内脏肿瘤症状。

4. 基本损害为一种特殊奇异形态的回旋状鳞屑性皮疹，边缘宽1~2cm，皮疹迅速移动，每日移动1cm，离心向外发展，环中央不断发生新疹成同心环，外观似木板上花纹。

【鉴别诊断】

（一）主要鉴别的疾病

几种回状红斑（鉴别参见表15-13）。

（二）次要鉴别的疾病

1. 丘疹性红皮病（papuloerythroderma）　皮损为孤立、扁平的红色丘疹，周围包绕着正常皮纹或具有特征性条纹，丘疹之间皮纹为正常皮色，似砖墙样外观，背部皮疹常沿皮肤张力线分布，形成一定的纹理，可有掌跖角化和皲裂。初发于四肢，渐扩展至躯干、头颈部，自觉剧烈瘙痒，多见于老年男性，可伴有浅表淋巴结肿大。血常规可有嗜酸性粒细胞增多、淋巴细胞减少。病因不明，有人认为与朗格汉斯细胞引起的非特异性反应有关，也有人认为是恶性肿瘤的前驱症状。

2. 慢性游走性红斑　又称Lyme disease，因蜱咬后在叮咬局部出现小的斑丘疹，渐扩大，中心皮损消退，呈数十厘米的圆形或弧形的红斑，一般无鳞屑，伴局部淋巴结肿大。初发者可伴有发热、寒战、乏力、头痛、关节痛等全身症状。患者血清中可查到抗布氏疏螺旋体抗体。

3. 可变性红斑角皮病　有称为可变性图案状红斑角皮病，是一种常见的遗传性疾病，大多在婴儿期发病，皮损常终生存在，其皮损为片状红斑和角化过度性斑块，广泛分布。红斑呈奇形怪状图案，并在不断变化或消退，边界清楚，有少量鳞屑。角化性斑块呈棕红色，呈多环状，并固定原位。皮疹好发于面部和四肢伸侧，症状随年龄的增长逐渐改善，妊娠、冷热及情绪改变可使皮疹加重。

表15-13　几种回状红斑鉴别

	离心性环状红斑	匐形性回状红斑	单纯性回状红斑	风湿性边缘性红斑
基本损害	弧形或多环状，呈靶形红斑	回旋状、同心环状，似木板花纹，形态不断变化，每日可移动1cm	环状、边缘细如线状	弧形、多环形、边缘隆起红斑
自觉症状	轻度瘙痒	瘙痒	无	无
好发部位	股、臀和小腿	躯干四肢近端	躯干、四肢	指节、肘、肱骨上髁、枕部、足背
实验检查	抗"O"高			抗"O"增高
伴发疾病	感染、药物、真菌病、癌肿（特别是乳腺癌）	恶性肿瘤（如乳腺癌、卵巢癌、肺癌）、肺结核	呼吸道感染，月经来潮	风湿热

（三）专家提示鉴别的疾病

亚急性红斑狼疮、毛发红糠疹。

【治　疗】

1.尽可能找到恶性肿瘤，恶性肿瘤治疗后皮损可自然消退。

2.未找到恶性肿瘤，也要定期检查寻找恶性肿瘤。

3.瘙痒明显时可给予抗组胺药物。

4.局部可外用炉甘石洗剂及各种糖皮质激素类乳剂。

（白　莉　陈　蕾）

离心性环状红斑

离心性环状红斑（erythema annulare centrifugum）缓慢离心性扩大的、边缘呈堤状、环状或多环状的红斑。

目前认为是一种过敏反应，系多种病因引起，如感染、肿瘤、药物、食物、蚊虫叮咬等。

【临床表现】

1.**基本损害**　皮疹初发为一小红斑，后形成一豆大水肿性的扁平丘疹，渐扩大呈环状或半环状，数日后可扩至数厘米至数十厘米，中心皮疹消退，边缘清楚、呈红色隆起（图15-41），中心可出现新的皮疹，损害之间相互连接与融合，形成环形、弧形、多环形及地图形。1~2周皮疹消退，局部遗留色素沉着。一般无自觉症状。有些皮疹边缘内侧有少量鳞屑、小水疱、紫癜等损害。

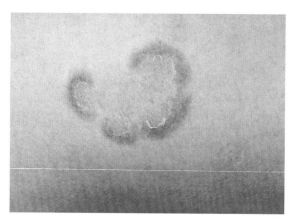

图15-41　离心性环状红斑

2.**分型**　①浅表型：常有瘙痒症状，边缘内附着鳞屑；②深在型：红色环状红斑，边缘发硬而无鳞屑。

3.**发病特征**　本病好发于夏季，多见于女性。皮疹常反复发生，以四肢为主，持续数年，部分患者可出现关节痛、咽痛、抗"O"增高等全身症状。

【诊　断】

（一）诊断基本资料

1.**病史**　发病前可有上感、扁桃体肿大或吃某些特殊种类食物病史。

2.**体格检查**　躯干、四肢可见边缘清楚的环形、弧形、多环形、水肿性红斑，边缘呈堤状，直径数厘米或数十厘米。

3.**实验室检查**　组织病理示表皮可见灶性角化不全，真皮乳头轻度水肿，浅层血管周围中度淋巴细胞浸润，在血管周围呈袖套样浸润。有些患者抗"O"滴度增高。

4.**伴发疾病**

（1）恶性肿瘤：非小细胞肺癌、霍奇金淋巴瘤、白血病、肺癌、直肠癌、肝细胞癌。

（2）其他疾病：干燥综合征、线状IgA皮病、嗜酸性粒细胞增多症、皮肤癣菌病、药物过敏、白假丝酵母菌、蛔虫感染。

一项大样本研究66例本病有6例发现癌症（13%）。

（二）诊断思路

初发水肿性豆大红斑，与其他红斑类皮肤病如单纯性回状红斑、多形红斑等较难鉴别，但一般数日后红斑呈离心性扩大，中心皮疹消退，形成边界清楚、边缘隆起的红斑，有些皮疹边缘内侧有少量鳞屑，夏季好发，多见于女性。

（三）诊断依据

1.夏秋季、中年女性多见。

2.可有感染、蚊虫叮咬、食物、药物、肿瘤等诱因。

3.损害呈环状、多环状、边缘清楚、隆起的红斑，缓慢向四周扩张，内侧常有少量鳞屑。

4.好发于躯干、四肢。

5.组织病理示真皮浅层血管周围淋巴细胞呈袖套样浸润。

【鉴别诊断】

（一）主要鉴别的疾病

1. **体癣** 环状红斑，边缘由丘疹、水疱组成，有少量鳞屑，直接镜检可见菌丝。

2. **环形荨麻疹** 皮损为风团，24小时内可消退，消退后无痕迹，反复发生，伴明显瘙痒。

3. **环状肉芽肿** 皮损为正常皮色或淡红色，坚实的丘疹或小结节，互相融合或排列成环状，好发于手足背，无自觉症状。组织病理可见组织细胞排列呈栅栏状，其中心有颗粒状、轻度嗜碱性黏蛋白的典型改变。

4. **麻风** 麻风特别是结核型、中间界限类，皮疹有时可呈环状、浸润性斑疹或斑块，但应同时具有周围神经粗大和浅感觉障碍，皮损组织中可找到麻风杆菌，组织病理具有特征性表现。

5. **匐形疹** 又称幼虫移行症（lava migrans）是指动物线虫或钩虫的幼虫在人的皮肤钻洞移行所造成的弯曲、盘绕、线状损害。幼虫侵入皮肤数小时后引起局部瘙痒和丘疹性皮疹，之后随着幼虫移行出现了红斑样匐形性损害。

（二）次要鉴别的疾病

1. **亚急性皮肤型红斑狼疮** 皮损分二型：①丘疹鳞屑型；②环形红斑型。而本病需与其鉴别。抗核抗体及抗Ro/La抗体阳性，IgG和丙种球蛋白可增高，特征性组织病理可与离心性环状红斑鉴别。

2. **慢性游走性红斑** 又称Lyme disease，因蜱咬后在叮咬部位初发为红斑或丘疹，后渐扩大，中心皮损消退，呈数十厘米的圆形或弧形红斑，局部淋巴结可出现肿大。好发于下肢，伴关节痛、发热。患者血清中可查到抗布氏疏螺旋体抗体。

3. **玫瑰糠疹** 有母斑和子斑，皮疹为椭圆形红斑，皮疹长轴与皮纹平行排列。本病有自限性，4~8周后常自然消退。

4. **梅毒** 二期梅毒的皮疹是多形性的，有时可见到患者皮肤出现边界清楚的环状红斑，中心红斑上可有少量鳞屑，直径数厘米至数十厘米，无自觉症状，梅毒血清学试验阳性。

（三）专家提示鉴别的疾病

体癣、红斑性狼疮、环形肉芽肿、玫瑰糠疹、点滴状类银屑病、皮肤淋巴瘤。

【治 疗】

1. 尽可能寻找病因，并予治疗。

2. H_1受体拮抗剂，如扑尔敏、西替利嗪等。

3. 考虑与感染有关可选用抗生素如青霉素、四环素、红霉素等。

4. 皮损广泛可用小剂量糖皮质激素。

5. 氨苯砜50mg，每日3次。

6. 局部外用炉甘石洗剂或皮质类固醇激素霜。

7. 中药治疗，可选用祛风、清热、化湿的草药。

（白 莉 陈 蕾）

新生儿毒性红斑

新生儿毒性红斑（erythema toxicum neonatorum）发于新生儿的有自限性的红斑性皮肤病。

【病 因】

原因不明，可能为外界刺激引起的非特异性反应、病毒感染，肠道吸收物质的毒性作用以及母体某些有抗原性物质所致的变态反应。

【临床表现】

1. **基本损害** 初发为米粒大小红斑，境界不清，数十个至上百个。分布于胸、背、臀部，后渐扩大至2~3cm，有时可呈弥漫性红斑（图15-42，图15-43），红斑中心或周边可出现1~4mm水肿性丘疹。在红斑上及其他部位可出现风团。有些患儿红斑中央可出现与毛囊一致的脓疱，部分患儿口腔黏膜可出现红斑、水疱、糜烂。

2. **发病特征** 多见于足月胎儿，生后3~4天内发疹。风团多位于胸、背、臀部，1~2天内可消退。红斑3天左右可自行消退，消退后无色素沉着，最长不超过10天。患儿一般情况好，血常规检查嗜酸性粒细胞增多。

【诊 断】

（一）诊断基本资料

1. **病史** 出生3~4天的新生儿发生，红斑上及红斑周围可出现丘疹、风团、脓疱。患儿一般情况好，皮疹在3天左右即可消退。

2. **体格检查** 分布于胸、背、臀部、手背2~3cm大小红斑，红斑基础上可有风团、水疱及脓疱。

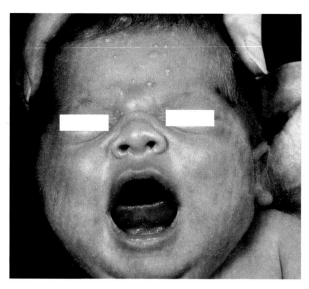

图15-42　新生儿毒性红斑

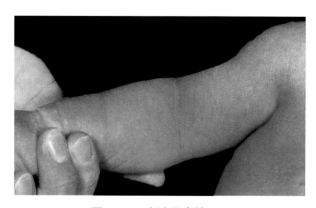

图15-43　新生儿毒性红斑

3.实验室检查　组织病理显示表皮有角化过度，真皮上部及血管周围有嗜酸性粒细胞浸润，脓疱位于角层下，疱内有嗜酸性粒细胞。血常规检查嗜酸性粒细胞增高。

（二）诊断思路

发生于新生儿的红斑性皮肤病，需要考虑的有：①药疹应有服药病史；②新生儿葡萄球菌烫伤样综合征是感染性疾患，为疼痛性红斑，其上有松弛水疱，尼氏征（+），疱皮脱落后似烫伤样，伴高热等全身症状，而本病红斑常无自觉症状，一般情况好，虽然皮疹可反复，但即使不治疗，两周内皮疹可全部消退。

（三）诊断依据

1.出生后1~4天的新生儿。

2.胸、背、臀部2~3cm的红斑，除红斑外还可有风团、水疱及脓疱。

3.一般情况好。

4.皮疹在出生两周之内可全部消退。

5.组织病理显示水疱及脓疱内可见大量嗜酸性粒细胞。

6.血常规显示嗜酸性粒细胞可增高。

【鉴别诊断】

（一）主要鉴别的疾病

1.葡萄球菌性烫伤样皮肤综合征（SSSS）

（1）相似点：毒性红斑和SSSS因红斑皮损而相似。

（2）不同点：SSSS是由凝固酶阳性的第Ⅱ噬菌体金葡菌引起。初为口周及眼睑周围出现红斑，红斑有明显触痛，在红斑基础上可出现松弛性水疱，尼氏征阳性，疱破后糜烂呈烫伤样。

2.红色粟粒疹　发生在夏季或室内湿度、温度过高，在婴幼儿头面、臀部、前胸、后背及皱褶处出现针帽大小丘疹或丘疱疹，周围有较窄红晕，为汗管堵塞而引起，自觉症状刺痒。

3.新生儿脓疱疮　由噬菌体Ⅱ组71型金黄色葡萄球菌引起，起病急，皮疹为1cm左右的水疱或脓疱。疱中脓液因体位沉积于疱的下面而呈半月形积脓，有时疱中央结痂，边缘向四周扩展而形成环状脓疱。皮疹发展迅速，可遍及全身。血常规检查白细胞总数可增高，疱液中可培养出金黄色葡萄球菌。

4.脱屑性红皮病

（1）相似点：红斑是二种新生儿疾病的皮损。

（2）不同点：脱屑性红皮病多发于3周~2个月的婴儿，起病迅速，初发在口周、唇部及头部出现红斑，迅速扩大成片状，蔓延至全身。数日后出现糠秕状脱屑。瘙痒不明显。患儿一般情况良好，多数在数月内痊愈。

（二）次要鉴别的疾病

1.先天性皮肤假丝酵母菌病　为出生时即有，为母体宫内假丝酵母菌感染所致。患儿的痂皮及鳞屑培养可见到白色假丝酵母菌的乳白色菌落。皮疹为红斑、丘疹、水疱及脓疱，疱破后可出现糜烂、渗出，干燥、结痂、脱屑而痊愈。

2.药疹

（1）相似点：新生儿中毒性红斑和麻疹样或猩红热样药疹有相似之处。

（2）不同点：药疹有用药史，具有一定的潜伏期，皮疹呈麻疹样或猩红热样。血常规有嗜酸粒细胞增高。

【治　疗】

本病有自限性，可自行消退，无须治疗。

（白　莉　李　文）

毒性红斑

毒性红斑（toxic erythema）不明原因的全身性或局限性皮肤红斑。

【病因与发病机制】

常见的病因有食物、鱼虾、蟹、细菌与病毒感染。某些感染性疾病如急性扁桃体炎、风湿热、肺炎、疟疾等。目前认为是一种血管反应性疾病。

【临床表现】

1. **基本损害**　皮疹初为散在性红斑，开始为鲜红色后转为暗红色，后迅速扩大融合成片，呈麻疹样或猩红热样（图15-44，图15-45）。

2. **发病特征**　起病急，儿童及青少年多见。皮疹对称分布于躯干、四肢。重者泛发全身，有时黏膜可受累，重者可伴有发热、头痛及关节痛，自觉症状瘙痒。血常规嗜酸性粒细胞可增多。

【诊断】

（一）诊断基本资料

1. **病史**　有食鱼、虾、蟹或患感染性疾病的诱因。初起时皮疹为散在的红斑，后很快扩大并融合成片，伴有瘙痒，可有全身不适等症状。

2. **体格检查**　躯干、四肢对称分布鲜红色或暗红色斑片，体温可增高。

3. **实验室检查**　血常规检查嗜酸性粒细胞可增高。

4. **伴发疾病**　急性咽炎、扁桃体炎、伤寒、脑膜炎、布氏杆菌病、风湿热传染性单核细胞增多症、疟疾、肺炎。

（二）诊断思路

躯干、四肢发生迅速扩大并融合成片状红斑。临床上可考虑的疾病有很多，如药疹、猩红热等，但药疹有明确的用药史及用药后一定的潜伏期，而猩红热等感染性疾病应具备其特有的其他症状，如咽部红肿、腭部充血、杨梅舌，肘窝、腋窝等皱褶处有Pastia线，血常规为中性粒细胞增多。而中毒性

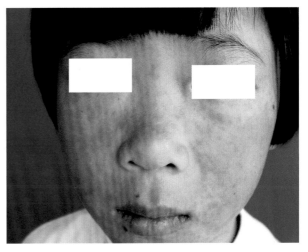

图15-44　毒性红斑

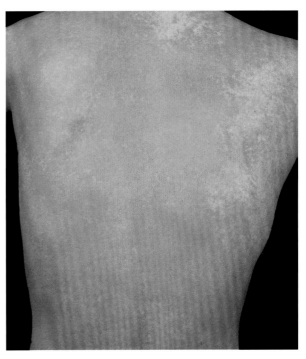

图15-45　毒性红斑

红斑原因不明，躯干、四肢对称性红斑，血常规嗜酸性粒细胞可增高。

（三）诊断依据

1. 有食物、细菌和病毒感染。

2. 儿童及青少年多见。

3. 皮疹初起为散在性红斑，迅速扩展，融合成片，呈猩红热样、麻疹样。

4. 躯干、四肢对称分布，迅速扩大的红斑，重者泛发全身。

5. 可伴有发热、头痛、关节痛全身症状，自觉症状瘙痒。

6.血常规检查嗜酸性粒细胞可增高。

【鉴别诊断】

（一）主要鉴别的疾病

1.药疹

（1）相似点：麻疹样或猩红热样红斑型药疹与毒性红斑有相似之处。

（2）不同点：应有明确的用药史，用药后具备一定的潜伏期，皮疹可为躯干、四肢对称分布麻疹样或猩红热样红斑，皮疹色泽鲜艳。

2.猩红热

（1）相似点：猩红热与毒性红斑皮损有相似之处。

（2）不同点：猩红热由乙型A族溶血性链球菌引起的急性传染病。红斑呈弥漫性，其上有1~2mm的点状丘疹，口周苍白圈，草莓样舌，上腭可出现淤斑，肘窝、腋窝及腹股沟处红斑色更深或呈淤点状即Pastia线。血常规检查早期可有中性粒细胞增高。

3.红皮病

（1）相似点：毒性红斑泛发者与红皮病有相似之处。

（2）不同点：红皮病是一种全身皮肤弥漫性潮红、肿胀、脱屑伴瘙痒的皮肤病，伴明显的全身症状。病因常为药物、继发于其他皮肤病、恶性肿瘤等。血常规检查可有贫血、嗜酸性粒细胞增多，半数患者中性粒细胞增高。

（二）次要鉴别的疾病

1.麻疹

（1）相似点：二者可表现为麻疹样红斑。

（2）不同点：为麻疹病毒引起的急性传染病。发热四天后皮疹从面部、耳周皮肤开始向躯干、四肢蔓延，为0.5~1cm大小淡红色斑疹，皮疹之间可见正常皮肤。面部、躯干处可融合成大片状。早期口腔颊黏膜上出现0.5~1mm灰白色斑点即Koplik斑。3~4天红斑消退，有糠秕样鳞屑。血常规检查白细胞总数常偏低。

2.幼儿急疹

（1）相似点：幼儿急疹与毒性红斑皆可以麻疹样红斑而相似。

（2）不同点：幼儿急疹为病毒引起。突发高热，体温39~40℃。高热持续3~5天突然下降，24小时内体温恢复正常，同时躯干、臀部出现麻疹样红

斑，呈玫瑰色，有时可出现直径1~5mm丘疹，黏膜常不受累，1~2天后皮疹完全消退。

3.酒性红斑（alcoholic erythema）

（1）相似点：两者皆有麻疹样或猩红热样红斑。

（2）不同点：酒性红斑为食入含酒精的饮料或食物后引起皮肤黏膜的微血管扩张、充血而产生全身和局部皮肤充血性红斑。常伴有球结膜充血。红斑于数小时或1~2天后消退。

【治　疗】

1.寻找病因，去除病因。

2.对症治疗：①皮肤瘙痒可给予抗组胺药物；②红斑处可给予炉甘石洗剂或皮质类固醇激素外用；③皮疹严重伴发热等全身症状者可给予口服或静点小剂量糖皮质激素。

（吴丽峰　白　莉）

多形红斑

多形红斑（erythema multforme，EM）又称渗出性多形红斑（erythema multforme exudativum），是一种以水肿、红斑、水疱及虹膜样损害为特征的急性局限性炎症性皮肤病，常伴有黏膜损害，严重者可累及多个系统。多形红斑、重症多形红斑、中毒性表皮坏死松解症为一病谱。

【病因与发病机制】

1.感染　15%~60%的患者在发病前患有单纯疱疹或生殖器疱疹，患者血清中可检出HSV的抗原及抗HSV抗体。另有人认为与支原体、细菌、真菌、原虫等感染有关。

2.药物　由药物所致重症多形红斑的发病率为（1~3）/10万人口。许多药物及生物制品可能是引起本病的诱因。

3.其他因素　某些恶性肿瘤（恶性淋巴瘤、Hodgkin病、骨髓瘤、红细胞增多症、白血病等）、结缔组织疾病（红斑狼疮、皮肌炎）、结节性动脉周围炎、妊娠、月经来潮、日光、寒冷、放射线、食物等均可成为本病的诱因。

4.免疫介导　细胞介导的免疫反应。在皮损的组织中有激活的T细胞，其表皮中以细胞毒性或抑

制性T细胞为主，而真皮中则主要以辅助性T细胞为主。

【临床表现】

轻症多形红斑和重症多形红斑临床特征见表15-14。

【诊　断】

（一）诊断基本资料

1. **病史**　根据四肢远端皮肤或黏膜有自限性红斑、丘疹、水疱发作史。重症可有全身症状和广泛黏膜糜烂及溃疡史。

2. **体格检查**　轻型多形红斑面及四肢远端有对称性分布的丘疹、水肿性红斑或水疱、大疱典型皮损为虹膜样红斑。可出现腔口黏膜的损害。

3. **实验室及病理检查**

（1）血沉增快：外围血象，白细胞和中性粒细胞稍增高，嗜酸性粒细胞增高，血清免疫球蛋白IgA、IgG、IgM增高。

（2）组织病理：基本组织病理示表皮角质形成细胞坏死，血管周围以淋巴细胞及少数嗜酸性粒细胞浸润，基底细胞液化变性，表皮下水疱或大疱，真皮上部水肿明显，血管扩张，红细胞外渗。

4. **伴发疾病**

（1）系统疾病：单纯疱疹、DLE、红斑狼疮—多形红斑综合征（Rowell综合征）、皮肌炎、结节性动脉周围炎）、妊娠、食物（过敏）中毒。

（2）肿瘤：恶性淋巴瘤、Hodgikin病、骨髓瘤、红细胞增多症、白血病、多发性骨髓瘤。

（二）诊断思路

1. 多形红斑因临床类型轻症和重症而不同，但典型的皮损为水肿性红斑、丘疹、水疱及虹膜样红斑为特征。

2. 病史与随访：最典型的损害是每次皮损复发均出现虹膜样红斑，对称性分布于四肢。对反复发作的非特异性多形红斑、丘疹、水疱者应密切随访。

3. 体格检查：有特征性虹膜样或靶形红斑损害，此红斑一般稳定在一定部位而不移动或消失，常常分布于四肢远端。重症型多形红斑除皮损外，还伴有腔口部位黏膜损害。

4. 实验室检查：一般无特异性，但组织病理特征性变化为表皮基底细胞液化变性，表皮角质形成细胞坏死，表皮内水疱，真皮上部血管扩张，水肿明显，血管周围淋巴细胞及少数嗜酸性粒细胞浸润。免疫荧光检查见真皮血管内IgM、C3、纤维蛋白沉积，表皮与真皮交界处，以及坏死的角朊细胞内亦可有C3存在。外周血检查可有白细胞总数和中

表15-14　轻型多形红斑和重型多形红斑的临床鉴别

	轻型多形红斑	重型多形红斑
病因	单纯疱疹病毒	药物
前驱症状	缺乏或轻度	存在
皮损	固定性斑块，靶形损害，播散性，对称分布（图15-46~图15-48）	固定性斑块，靶形损害，水疱，融合，播散性，对称分布
好发部位	肢端	肢端，面部
黏膜受累	缺乏或轻度	明显，≥2个部位
全身症状	缺乏或轻度	存在，严重
内脏受累	缺乏	偶见
病程	急性自限性，持续1~3周，周期性复发	急性自限性，持续2~4周，发作性可能有黏膜瘢痕
愈合	无瘢痕	罕见，败血症，肺炎，胃肠道出血
并发症	无	肾衰竭，心力衰竭
死亡率	0	5%~15%
组织病理	局灶性角朊细胞坏死，中至重度真皮水肿及单核细胞浸润	广泛性角朊细胞坏死，水肿及单核细胞浸润较不明显

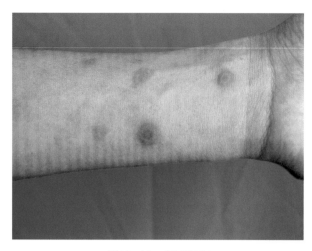

图15-46 多形红斑

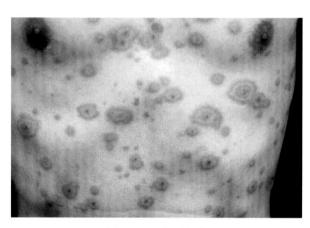

图15-47 多形红斑

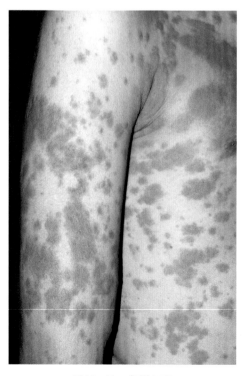

图15-48 多形红斑

性粒细胞略有升高。多形性红斑皮疹取材不能培养出单纯疱疹病毒，但用PCR法可扩增出病毒DNA。

（三）诊断依据

1.必要条件：皮损多形性有红斑、丘疹、水疱、大疱及特征性的虹膜样红斑；重症有腔口黏膜损害。

2.皮损分布广泛，以四肢远端为主。

3.有前驱症状，如发热、头痛、咽痛、四肢倦怠、关节痛等。

4.重型可有较重的全身症状及皮肤和黏膜损害，常伴有支气管肺炎、心肌炎、关节炎等多脏器的损害，合并HSV感染时皮损部位HSV抗体检测阳性。

5.病程具有自限性或反复发作性。

【鉴别诊断】

（一）主要鉴别的疾病

1.冻疮

（1）相似点：轻型多形红斑与冻疮非常相似。

（2）不同点：后者多发生于冬季。皮损好发于耳部、面颊及四肢末端（手背尺侧和指背、足跟部）。皮损为大小不等暗红色及紫红色水肿红斑及斑块。遇热后痛痒，无虹膜样损害。

2.药物性皮炎（多型红斑型药疹）

（1）相似点：药疹可有多形红斑型药疹。

（2）不同点：发疹前有明确的用药史。

3.二期梅毒疹

（1）相似点：皮损多为0.5cm大小圆形或椭圆形，铜红色，孤立或散在斑疹，表面有鳞屑，手掌、足跖可见类似损害。

（2）不同点：梅毒血清学反应阳性。发病前有不洁性交史。

4.葡萄球菌性烫伤样皮肤综合征

（1）相似点：本病与重症多形红斑极为相似。表皮形成广泛坏死松解，导致皮肤大片剥脱，呈烫伤样棕红色外观。皮损始于口周或眼周，迅速累及躯干、四肢。

（2）不同点：无口腔黏膜及外生殖器黏膜损害。此病好发于婴幼儿。病程较短，1~2周。

5.中毒性表皮坏死松解症

（1）相似点：本病与重症多形红斑相似，鉴别较困难，常被认为是一类疾病。

（2）不同点：前者发病急，表皮下出现大片松解、萎缩、坏死，尼氏征阳性。松解皮损呈棕红色烫伤样外观，常伴有严重胃肠、肝、肾的损害。

6.丘疹性荨麻疹　皮损以丘疹、丘疱疹或纺锤形风团为特征，无虹膜样红斑及黏膜损害，伴有剧痒，本病多见于儿童和青年。

（二）次要鉴别的疾病

1.结节性红斑

（1）相似点：结节性红斑与多形红斑相类似。

（2）不同点：前者皮损常发生于小腿的伸侧部，为红色疼痛性结节，发病前有发热和关节痛，无虹膜状红斑及水疱损害。

2.瑞特综合征（Reiter syndrome）　本病除有皮肤黏膜损害外，有尿道炎、关节炎、眼损害（结膜炎、虹膜炎、葡萄膜炎），HLA~B2阳性，易于鉴别。

3.离心性环状红斑　本病初发损害为单个或多个水肿性丘疹，中央消退，向外周扩展，形成环状、弧形或融合成多环状，内缘有少许淡黄色鳞屑附着，偶见水疱。可持续数月或数年，消退后有色沉。易与多形红斑相鉴别。

4.肠外Crohn病　本病损害为口腔黏膜持久性溃疡及皮肤结节性红斑，除外还有肠内多个部位肉芽肿性病变，易与多形红斑相鉴别。

（三）专家推荐鉴别的疾病

1.较小的多形红斑　荨麻疹、昆虫咬伤、药疹、病毒疹、川崎病、离心性环型红斑、大疱性类天疱疮。

2.较大的多形红斑　大疱性类天疱疮、瘢痕性类天疱疮、疱疹样皮炎、寻常型天疱疮、红斑性狼疮、血管炎、白塞病、急性发热性嗜中性皮病、金黄色葡萄球菌性烫伤样皮肤综合征、急性移植物抗宿主病。

多形红斑不典型的病例需与许多疾病相鉴别。主要相关疾病见表15-15～表15-18。

【治　疗】

1.局部治疗　以消炎、收敛、止痒、防止感染为原则。

2.全身治疗

（1）无环鸟苷：由HSV感染引起的轻型多形红斑，可给予无环鸟苷口服，但应于HSV感染早期用药，才能延缓皮疹变化的经过。对于反复发作的HSV感染相关性轻型多形红斑，可连续给予小剂量阿昔洛韦，200~400mg/d，分次服用，持续半年，可预防HSV感染和多形红斑的复发。

（2）碘化钾：可有效治疗HSV诱发的多形红斑。

（3）抗组胺制剂：轻型者可口服扑尔敏、地氯雷他定等。

（4）钙剂及维生素C：对轻型者可静脉滴注。

（5）皮质类固醇激素：对水疱-大疱型及重症型应早期足量使用。

（6）免疫抑制剂：对于重症使用大剂量皮质激素不能控制病情者可联合应用免疫抑制剂，如环磷酰胺、硫唑嘌呤等。

（7）抗生素：对广泛性皮损、糜烂、渗出者，应预防感染和控制继发感染，选用广谱抗生素，如第三代头孢类。

（8）中药：根据辨证施治的原则。

（盛晓香　史建强　李　文）

Stevens-Johnson综合征/中毒性表皮坏死松解症

Stevens-Johnson综合征（Stevens-Johnson syndrome，SJS）/中毒性表皮坏死松解症（toxic epidermal necrolysis，TEN）（SJS/TEN）是一种以全身泛发性红斑及类似烫伤样表皮剥脱为特征的急性炎症性皮肤病。SJS/TEN被认为是一种免疫紊乱，涉及自适应和先天免疫反应。药物-基因-不良反应之间存在着一定的关联性，药物的致病机制与免疫反应有关，人类白细胞抗原（HLA）基因与特定药物引起的过敏反应有强烈的关联性，直接参与致病机制。2005年Hung等最先在中国台湾汉族人群中发现这种强烈相关性。

【病因与发病机制】

1.药物　70%~90%的病例均有用药史，特别是磺胺类、非类固醇抗炎药（如保泰松、羟基保泰松、炎痛喜康、喜乐宝）、乙内酰胺和别嘌呤醇、抗结核药物等。与药物有关的因素取决于遗传过敏性素质。

2.免疫介导　皮肤和黏膜广泛角朊细胞坏死，发生药物介导的细胞毒性T淋巴细胞引起的过程。MHCI限制性的药物呈递导致CD8$^+$细胞毒性T淋巴细胞（CTLS）克隆扩张浸入皮肤，可溶性因子引起

表15-15 多形红斑皮损的鉴别诊断

疾　病	临床特征	病理特征	实验室检查
多形红斑	靶形损害（稳定），对称性肢端分布，黏膜受累	个别区域至大范围角朊细胞坏死，表皮内、下水疱，真皮乳头炎性浸润	真皮血管内IgM、C3、纤维蛋白沉积
血清病型荨麻疹	瘙痒，一过性风团发热，持久性荨麻疹，紫癜，多关节痛，系统性血管炎	水肿	低补体血症，血尿、红细胞管型
荨麻疹性血管炎图状红斑	荨麻疹斑块（固定），紫癜多环、弓形、同心圆状（暂时），近中心鳞屑	白细胞碎裂性血管炎，轻度白细胞碎裂性血管炎，血管周围致密的淋巴组织细胞套状浸润	低补体血症，IgG、C3、纤维蛋白沉积于真皮血管（早期损害）寻找感染、肿瘤和药物的证据
Sweet综合征	固定性红色斑块，假水疱，非对称性分布，发热	真皮水肿，真皮乳头主要为中性粒细胞浸润	白细胞增多
葡萄球菌皮肤烫伤样综合征	皮肤触痛，Nikolsky征阳性，广泛性表皮剥脱	粒层裂隙，剥离的表皮上部嗜酸性坏死	脱落细胞学，棘层松解细胞
皮肤黏膜淋巴结综合征	婴幼儿，水肿，红斑，掌跖受累，甲横沟，淋巴结肿大，发热	酷似小儿结节性多动脉炎，水肿，单核细胞为主的浸润	中性粒细胞增多，心电图异常
红斑狼疮	多形红斑损害罕见，多系统受累，其他皮疹（紫癜、皮下结节、坏疽）	多形红斑样损害有典型多形红斑或狼疮特征，其他损害有明显狼疮样病变	抗核、抗DNA抗体阳性，基底膜IgG、C3沉积
大疱性类天疱疮	荨麻疹，多形红斑样大疱	交界处水疱，酸性粒细胞浸润	交界处带状IgG、C3沉积，类天疱疮抗体

表15-16 重型多形红斑和Stevens-Johnson综合征的区别

	皮损类型	分　布	黏膜受累	系统症状	进展至TEN	病　因
重型多形红斑	典型靶形、非典型丘疹样靶形，有时有大疱皮损	四肢、面部	严重	存在	无	HSV 肺炎支原体 其他感染 药物罕见
Stevens-Johnson综合征	暗黑斑疹，表皮松解有或无非典型靶形斑疹大疱（松解<10%体表面积）	躯干、面部	严重	存在	可能	药物

表15-17 重型多形红斑黏膜病变的鉴别诊断

疾　病	发病及年龄	黏膜受累部位	临床特征	组织病理
重型EM	急性，20~50岁	唇，颊黏膜，舌，腭，结膜，尿道，阴道，肛门	唇痂，广泛性暗红色糜烂，淋巴结肿大	表皮坏死，表皮内水疱，表皮下大疱，血管周围淋巴细胞浸润

（续 表）

疾 病	发病及年龄	黏膜受累部位	临床特征	组织病理
寻常型天疱疮	逐渐，40~60岁	颊黏膜，龈，舌，咽，喉	口腔黏膜脆弱，部分上皮片分离，糜烂	棘层松解性表皮内大疱
大疱性类天疱疮，获得性表皮松解症	逐渐，30~50岁	龈，腭，结膜	局灶外广泛性糜烂，瘢痕（瘢痕性类天疱疮、获得性表皮松解症）	表皮下大疱，酸性粒细胞浸润
大疱性扁平苔藓	隐匿，40~60岁	颊黏膜，舌，龈	外形奇特的广泛性糜烂，白色网状丘疹损害	基底细胞液化变性，表皮下大疱，真皮乳头致密淋巴细胞浸润
原发性疱疹性龈口炎	急性，1~25岁	唇（颊沟），颊黏膜，龈，舌	弥漫性红斑，多发性小糜烂，疼痛，融合，淋巴结肿大	表皮内水疱，表皮细胞气球样变，多核巨细胞
阿弗他口炎	复发性，10~30岁	颊黏膜，唇（颊沟），咽，生殖器，巩膜	多发性糜烂，溃疡，深浅不一	表皮坏死，真皮淋巴和多形核细胞浸润

表15-18　与多形红斑相鉴别的疾病

损害类型	相鉴别的疾病
皮肤损害	药物性皮炎（多形红斑型）、血清型荨麻疹、荨麻疹性血管炎、丘疹样荨麻诊、Sweet综合征、冻疮、红斑狼疮、皮肤黏膜淋巴结综合征、二期梅毒疹、图状红斑
黏膜损害	大疱性类天疱疮、葡萄球菌性烫伤样皮肤综合征、中毒性表皮坏死松解症、寻常型天疱疮、瘢痕性天疱疮

角朊细胞凋亡，促凋亡分子包括肿瘤坏死因子-α，γ-干扰素、诱生型一氧化氮合酶可引起药物介导的对角朊细胞的免疫损害。已有证据显示可溶性Fas配体、穿孔蛋白和颗粒酶参与触发角朊细胞死亡。

3. 基因易感性　药物反应与个体HLA遗传易感性、编码药物代谢酶的基因多态性以及药物作用靶受体的基因多肽性具有重要关联。在中国汉族人群中HLA-B*1502阳性者更容易发生对卡马西平的严重过敏反应导致SJS/TEN发生，HLA-B*5801阳性者则更易于发生对别嘌醇的严重过敏反应与SJS有显著相关性。本病表现出季节特异性、种族特异性，如欧洲人，卡马西平的SJS/TEN和HLA-B*3101有关，而和HLA-B*1502无关。

依据与HLA-B相关性，用药前HLA-B危险基因

筛查。通常认为，一些HLA基因型与药物诱发SJS的风险有一定关联性。TEN患者HLA-B12发生率高，由别嘌呤醇引起的SJS/TEN，我国汉族人发现基因易感性归于HLA-B*5801等位基因。

4. 粒溶素　然而目前的证据更倾向于粒溶素在引起SJS/TEN的细胞凋亡中起到的关键的介导作用。一项由Chung等的研究显示在TEN的疱液中出现高浓度的粒溶素15-kDa分泌，将15-kDa粒溶素注射到小鼠的皮肤而发生的改变与SJS/TEN的临床表现相似。一项由Saito等的研究显示在SJS/TEN中角朊细胞坏死（坏死性凋亡）可能是由膜联蛋白A通过甲酰肽受体起作用。

5. 其他　部分病例由感染引起，如金黄色葡萄球菌可产生一种可溶性表皮松解毒素，即引起表皮松解坏死。此外，TEN还发生于骨髓移植的患者，

可能与急性移植物抗原有关。

【临床表现】

（一）黏膜皮肤的损害

1. **皮肤损害**　初发皮损为大片红色斑疹，中央呈深褐色或黑色，类似不典型的靶形红斑。皮疹迅速发展，甚至几小时内泛发全身。皮损颜色24小时内可变为暗紫红色或青铜色，随即出现大小不等的松弛性水疱，呈广泛表皮松解，似腐肉样，伴有疼痛或烧灼感。轻微摩擦可发生大片表皮剥离。可出现全层表皮剥脱，剥脱面呈暗紫红色，糜烂面呈Ⅰ～Ⅱ度烫伤样外观（图15-49，图15-50），湿润，尼氏征阳性，未剥离的皮肤呈现皱缩的外观，触痛明显。

2. **黏膜损害**　受累部位以腔口处最为常见，如口腔、咽、眼、外生殖器、肛门黏膜均可累及。为泛发性糜烂面及结痂。眼部充血、畏光、流泪、分泌物多，眼睑易粘连，分离眼睑时疼痛明显，并易引起睫毛及眼睑上皮脱落或发生结合膜炎，结合膜坏死、角膜剥脱，可造成失明。

（二）全身表现

1. **发热**　高热，寒战，可有中毒血症或感染性休克。

2. **消化系统**　食管受损，糜烂，出血，并发食管炎，胃肠黏膜受累，黏膜糜烂性出血，偶有腹泻，便血罕见。内镜检查时示溃疡性或假膜性结肠炎。约50%有肝脏受损，血清转氨酶升高，部分可有胰腺炎的症状。

3. **呼吸系统**　支气管糜烂，早期X片示为亚临床性肺间质水肿。

4. **肾脏损害**　可导致肾小球肾炎，有蛋白尿或血尿。

5. **血液系统**　红细胞减少，贫血。约15%患者血小板减少，3%中性粒细胞减少，9%淋巴细胞减少。

6. **其他**　丢失液体及蛋白质而引起血容量降低，电解质紊乱，可导致血流动力学的改变及肾衰竭。易继发细菌感染，常为金黄色葡萄球菌感染，其次为绿脓杆菌。

【诊　断】

（一）诊断基本资料

1. **病史**　根据全身广泛性皮肤黏膜受损或有用药的诱因史及起病急骤。

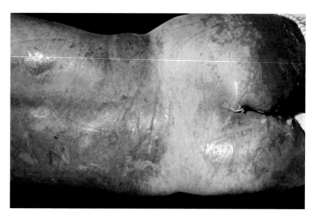

图15-49　中毒性表皮坏死松解症

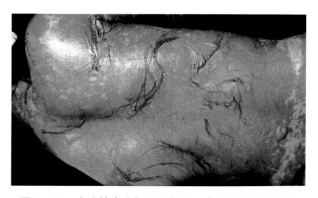

图15-50　大疱性表皮坏死松解症　表皮广泛松解坏死（呈青灰色），形成多数平行的皱纹，易擦破，形成大片糜烂面

（本图由广东医科大学赵永铿惠赠）

2. **体格检查**　全身分布广泛的暗红色斑或青灰色表皮坏死，伴有松弛性大疱及大片表皮剥脱，尼氏征阳性。

3. **实验室及其他检查**　①血液分析：约30%的外周血白细胞总数升高，而中性粒细胞减少，15%有血小板减少，9%出现淋巴细胞减少；②血沉增快；③电解质、钾、氯、钙、钠可能出现紊乱或低蛋白；④蛋白尿，肾功能异常，BUN增高，转氨酶增高；⑤组织病理显示广泛性角质细胞坏死，棘层水肿与真皮分离，真皮乳头层水肿及炎性细胞浸润。

4. **伴发疾病**　AIDS、体内肿瘤（非白细胞性白血病、淋巴瘤）、克罗恩病、系统性红斑狼疮、移植物抗宿主反应、甲型肝炎、支原体肺炎。

（二）诊断思路

1. 发病迅猛，全身广泛性红斑或弥漫性红斑，松弛性大疱，表皮松解分离，尼氏征阳性，易于考虑本病。

2. 病史与随访：需要认真询问病史，典型的广泛性皮肤黏膜受损、表皮松解、坏死、剥脱、有触痛为特征性损害。对诊断不明确者应密切随访。

3.体格检查：中毒性表皮松解症的全身广泛性红斑及松弛性大疱，表皮松解现象与其他大疱性皮肤病相似，诊断需要综合分析和思考。

（三）诊断依据

1.必要条件

（1）发病前有用药史或感染史。

（2）发病急骤，皮损特征为广泛性红斑、松弛性大疱、大片表皮坏死伴有腐肉样表皮分离，有触痛。

（3）尼氏征阳性。

2.次要条件

（1）初发皮损为片状红斑或斑疹，似不典型的靶形红斑。

（2）皮肤黏膜剥脱糜烂伴皮肤附属器如指（趾）甲、眉毛和睫毛脱落。

（3）发病时常有高热、寒战等全身症状或内脏损害。

（4）严重的眼、口腔、鼻、肛门及外生殖器黏膜糜烂。

（四）诊断标准

Bastuji-Garin等（1993）提出多形红斑病谱分类如下：

1.Stevens-Johnson综合征：黏膜糜烂加广泛的暗紫色皮损及表皮剥脱面积<10%。

2.Stevens-Johnson综合征与TEN的重叠：广泛的暗紫色皮损及表皮剥脱面积在10%~30%。

3.中毒性表皮坏死松解症：广泛暗紫色皮损及表皮剥脱面积>30%或暗紫色皮损表皮剥脱面积>10%而不伴任何散在的皮损。

TEN的诊断可根据以下4条标准：

（1）广泛性水疱伴麻疹样或融合性红斑，皮肤触痛，敏感，尼氏征阳性。

（2）无靶形皮损。

（3）发病突然，24~48小时泛发至全身。

（4）病理上表皮全层角质形成细胞融合、坏死、胞浆嗜伊红及玻璃样变，真皮炎性细胞浸润轻微或缺如。

【鉴别诊断】

（一）主要鉴别的疾病

1.落叶型天疱疮　属全身免疫性大疱病，好发

于中年人。皮损为松弛性水疱、大疱，常发生于红斑基础上，水疱壁薄，易破溃形成糜烂和结痂及片状鳞屑，类似剥脱性皮炎，皮损分布广泛。自觉疼痛或有灼热感。

2.脱屑性红皮病　本病多发生于2~4个月婴儿，损害为全身性弥漫性潮红伴有细小灰白色鳞屑，无水疱及糜烂，出现反复脱屑。

3.新生儿脓疱疮　常发生于出生后半月以内婴儿。损害以脓疱为主，无弥漫性红斑，不形成全身红皮病样损害，无表皮松解，尼氏征阴性。

4.寻常型天疱疮　好发于中年人，皮损为皮肤黏膜上发生浆液性水疱，疱壁薄，易破形成糜烂。水疱和大疱多发生在正常外观的皮肤上，组织病理示基层上方棘层松解性水疱，直接免疫荧光检查可见表皮细胞表面有IgG沉积。

（二）次要鉴别的疾病

1.儿童线状IgA大疱性皮病　本病一般在5岁之前发生，但极少在1岁以内发病。发病突然，水疱常发生在正常皮肤上或环形红斑周围处。常分布于下腹部、大腿、腹股沟、口周，极少有口腔黏膜受累，自觉有痛痒感。尼氏征阴性。

2.遗传性大疱表皮松解症　有家族史，水疱皮损常发生于易摩擦部位，遭受摩擦或外伤即泛发水疱、大疱，尼氏征阴性，愈后不留瘢痕。

3.坏死性游走性红斑　本病多见于分泌胰高血糖素的胰腺肿瘤患者。皮损好发于躯干、四肢、口周及生殖器附近，为浅表性游走性红斑，呈环状或弧状，有小疱、鳞屑和浅表性坏死。常伴体重下降和贫血，糖耐量试验不正常，血清胰高血糖素增高。

（三）专家提示鉴别的疾病

表皮剥脱性皮炎、葡萄球菌性烫伤样皮肤综合征、急性泛发性发疹性脓疱病、天疱疮（类肿瘤性）、泛发性固定型药疹、Stevens-Johnson综合征、重型多形性红斑、烧伤、压力性大水疱（昏迷、Barbiturates）。主要鉴别见表15-19。

【治　疗】

1.一线治疗　停用致敏药物应转至烧伤病房；支持治疗；注意补充液体、营养支持、镇痛；预防治疗感染；皮肤专科护理；眼睛护理防止失明。

2.二线治疗　早期考虑IVIG（0.5~1g/kg/d，共3~4天）；系统性糖皮质激素（泼尼松龙0.5~1mg/kg/d，10天后减量，或甲泼尼松龙500mg静脉滴注3

表15-19　中毒性表皮坏死松解症鉴别诊断

疾　病	临床特点	皮肤病理
剥脱性皮炎	脱屑，而非表皮剥脱无黏膜损害	无剥脱
金葡菌性烫伤样皮肤综合征	浅表性剥脱无黏膜损害	角层下裂隙
急性泛发性发疹性脓疱病	融合的表浅性脓疱、黏膜损害不常见	角层下脓疱
天疱疮（副肿瘤性）	亚急性而非急性的	棘层松解免疫荧光检查（+）
泛发性固定型药疹	黏膜损害不常见，边界清楚的糜烂，无靶型损害或斑疹	可与中毒性表皮坏死松解症相似
Stevens-Jonhson综合征	为同一病谱中的疾病，剥脱范围较小（<10%的体表面积）	可与中毒性表皮坏死松解症相似

天）；或环孢素（3或4mg/kg/d，10天后减量）。

（盛晚香　王建琴　吴志华）

红 皮 病

红皮病（erythroderma）亦名剥脱性皮炎（exfoliative dermatitis），是指皮损累及面积大于90%体表面积的一类疾病的统称，临床主要表现为全身皮肤弥漫红肿、脱屑，严重时可伴有多个内脏器官损害，甚至危及生命。

【病因与发病机制】

红皮病的病因复杂，大致可归纳为四种：继发性（主要由炎症性皮肤病如银屑病、毛发红糠疹、湿疹等衍变而来）、药物性、恶性肿瘤及特发性。其中以继发性红皮病最为常见，继发性红皮病中又以由银屑病衍变而来者最为常见。此外，比较少见的红皮病的病因还有：结节病、Hailey-Hailey病、类天疱疮、中毒性休克综合征、红斑狼疮、血管免疫母细胞性淋巴结病、皮肌炎、移植物抗宿主病和艾滋病等。

【临床表现】

1.皮肤损害　大于90%体表面积的皮肤弥漫潮红、浸润增厚、肿胀脱屑（图15-51~图15-54）。皮损部位皮温增高，颜色可呈淡红色、紫红色或深红色，数日后出现鳞屑，鳞屑常首先出现于屈侧面，有渗出时为黏着性，干燥时为糠状，皮损肿胀明显。随着病情的恢复，皮损色泽变淡，水肿消退，脱屑减少。病程较长的病例可出现色素沉着或皮肤异色病样改变。有岛状正常皮肤或无正常皮肤。自

觉绷紧感，常伴有严重的瘙痒、痒痛或疼痛感。

黏膜亦可肿胀充血，眶周皮肤水肿常导致睑外翻及泪溢。头发和体毛脱落，甲护膜退缩、消失，甲崤、甲板增厚或脱落。

2.全身表现

（1）网状内皮系统改变：60%以上的病例出现淋巴结肿大，以腋窝及腹股沟淋巴结受累最多见，颈部次之，常为轻到中度肿大，质地中等硬度，恶性淋巴瘤引起的红皮病病例中，淋巴结可中到重度肿大且质地较硬；30%的病例出现肝大，3%~20%的病例出现脾大。

（2）体温调节失常、基础代谢率及血流动力学改变：常出现低热或中度发热，有时发生低体温，也可发热与低体温交替出现。低体温的出现常提示病情比较严重。皮肤充血导致热量丧失及体温调节机制紊乱，患者体温随环境温度变化而改变。基础代谢率升高，非显性失水明显增加。可发生高排出性心力衰竭，心率加快，颈静脉怒张，肝大及下肢凹陷性水肿。

（3）代谢紊乱及免疫学改变：患者有低蛋白血症及负氮平衡，常见原因：血流量增加、蛋白质合成减少和（或）分解增多、大量脱屑导致经皮肤丢失蛋白质增加，可出现低钾血症，γ-球蛋白增多，也可有IgE水平增高和$CD4^+T$细胞减少。

【诊　断】

（一）诊断基本资料

1.病史　有原有皮肤病或正常皮肤基础上迅速或缓慢发展成红皮病的病史，或有治疗不当，或滥用药物或有恶性肿瘤的病史。

2.体格检查　患者一般情况较差，可出现发热

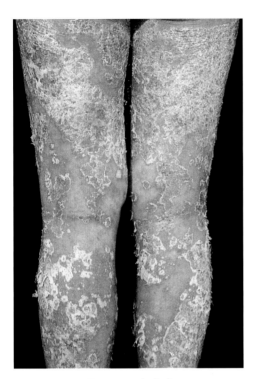

图15-51 红皮病

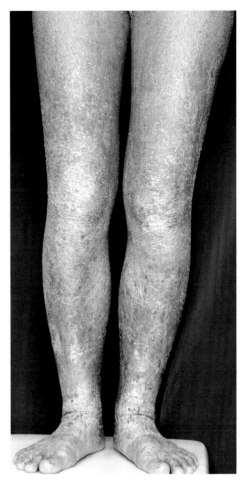

图15-53 红皮病

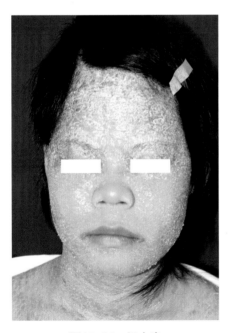

图15-52 红皮病

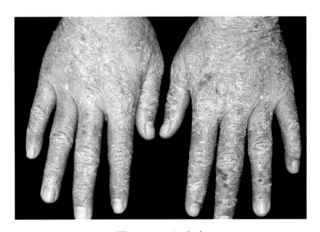

图15-54 红皮病

或低体温、心率增块、浅表淋巴结肿大等全身症状，肝、脾可肿大。90%或以上皮肤发红或红肿，表面有大量糠秕状黏着性鳞屑覆盖或糜烂渗液，毛发干枯无光泽或粘连呈团块状，甲板增厚，表面多有纵嵴或横沟，部分或全部甲板萎缩或脱落。

3. 实验室及其他检查

（1）与原发病的性质有关

1）红皮病共同的实验室检查异常有外周血白细胞总数与中性粒细胞计数升高，蛋白尿，低蛋白血症，电解质紊乱，血沉可增快，免疫球蛋白IgG、IgA可增高，尿中可出现少量蛋白和红细胞。

2）由淋巴瘤导致的红皮病血涂片中可找到Sézary细胞或未成熟的中性粒细胞。Hodgkin病外周血中嗜酸性粒细胞增多。由于有些恶性肿瘤病例可能存在炎症性皮肤病病史，对红皮病病例进行恶性肿瘤筛查是必要的。

3）T细胞受体γ基因重排分析结合组织病理、临床病史对鉴别红皮病的良恶性有帮助。

（2）组织病理

1）一般特征：急性期主要表现为角化不全，细胞水肿，真皮水肿，非特异性炎症细胞浸润。慢性期可见棘层肥厚与表皮脚延长。

2）淋巴瘤所致者：浸润细胞具有明显的多形性，部分病例具有特异性改变：真表皮交界处带状淋巴样细胞浸润、出现非典型性脑回状单个核细胞与Pautrier微脓肿，但应注意Sézary综合征可有慢性皮炎的部分特征，良性红皮病偶尔也会出现淋巴瘤的部分特征。

3）不典型的病例：有时需要在病程中进行多次活检方可发现其特异性病理改变，但部分病例可能在整个病程中均为非特异性改变。对良恶性红皮病中浸润淋巴样细胞的免疫表型分析一般均显示为成熟T细胞特征，故而并不能借此来鉴别。

4）原发疾病特征：银屑病性红皮病表皮呈乳头瘤样增生，落叶型天疱疮发展而来者可见表浅的棘层松解，鱼鳞病样红皮病发展而来者角化过度明显，毛发红糠疹发展而来者有致密的毛囊角栓。

4.伴发疾病　银屑病、异位性皮炎、变应性接触性皮炎、毛发红糠疹、脂溢性皮炎、移植物抗宿主病、艾滋病、鱼鳞病、恶性肿瘤、蕈样肉芽肿、Hodgkin病、白血病、恶性淋巴瘤、前列腺癌、肺癌、甲状腺癌。

（二）诊断思路

1.病史与随访：耐心细致的询问病史及原有皮肤病对诊断特别重要，原发疾病的类型常可导出病因诊断。原有炎症性皮肤病治疗过程中出现红皮病提示炎症性皮肤病为红皮病病因；斑块状类银屑病发展而来者淋巴瘤的可能性较大；某些疾病治疗过程中突然发生红皮病伴有全身症状提示药物性红皮病；无原发病的中老年病例在剧烈皮肤瘙痒过程中出现红皮病伴有皮损浸润明显、剧烈瘙痒、容貌改变、淋巴结显著肿大、肝脾大等提示恶性肿瘤的可能性较大。对于诊断明确但治疗效果不理想，或病因不明确者，应密切随访和病理检查。

2.体格检查：是诊断的主要依据。有时可凭借特异性体征进行原发病性质及疾病良恶性的初步判断：弥漫红斑上干燥的银白色易除去片状或板层状鳞屑提

示银屑病性红皮病；1cm左右的界限清楚的正常皮岛及红斑中的毛囊性角化丘疹提示毛发红糠疹；伴发严重全身症状者药疹可能性较大；糜烂渗出明显者湿疹皮炎的可能性较大；无正常皮岛，瘙痒剧烈，容貌改变，皮损浸润明显，广泛而显著的淋巴结肿大、肝脾大等病史提示恶性红皮病的可能。

3.实验室检查：特征性的检查结果可帮助明确原发病的性质：如血涂片中找到Sézary细胞或未成熟的中性粒细胞提示T细胞淋巴瘤可能，外周血中嗜酸性粒细胞增多提示Hodgkin病可能。

4.组织病理：皮损及肿大淋巴结组织病理改变可为病因诊断提供佐证。一般非特异性的炎症改变提示炎症性皮肤病；真皮乳头瘤样增生提示银屑病性红皮病；表浅的棘层松解提示落叶型天疱疮；明显的角化过度及致密的毛囊角栓提示鱼鳞病样红皮病与毛发红糠疹；浸润细胞具有明显的多形性、真表皮交界处带状淋巴样细胞浸润、出现非典型性脑回状单个核细胞及Pautrier微脓肿提示淋巴瘤。但应注意Sézary综合征可有慢性皮炎的部分特征，良性红皮病偶尔也会出现淋巴瘤的部分特征，应结合病史与临床表现综合分析。

5.红皮病是一种严重的多系统疾患，诊断不难，但鉴别病因比较困难。治疗方案常因原发病的不同而异，故而临床诊断红皮病后应结合病史、体格检查、实验室检查综合分析以尽快明确原发病。

（三）诊断依据

红皮病的诊断主要依据病史与临床特征确定，由于本病临床表现主要以皮肤潮红肿胀伴脱屑为主，累及周身皮肤或90%以上体表面积即可确定诊断。必要时进行活组织（皮损及肿大的淋巴结）病理检查（有时需要多次）并结合疾病对治疗的反应等进行综合分析，T细胞受体γ基因重排分析有助于鉴别疾病的良恶性。

（四）诊断标准

1.诊断　皮损面积大于90%体表面积的持续弥漫性炎症反应性皮肤病，即可诊断为红皮病。

2.分类诊断

（1）银屑病性红皮病：常有银屑病病史及非正规治疗史，红皮病痊愈后，又出现寻常型银屑病的皮损。

（2）湿疹性红皮病：常有湿疹病史。

（3）毛发红糠疹：红皮病皮肤干燥，呈淡黄色，红皮病区域有片状或小片状正常皮岛，其周围

可有明显的角质栓，掌跖皮肤常呈橘黄色，角化、皲裂明显。

（4）药物性红皮病。

（5）恶性肿瘤伴发的红皮病：红皮病可先于恶性肿瘤数月至25年发生，也可与恶性肿瘤同时发生或发生于其后。

（6）特发性红皮病：对于一时查不出病因的红皮病统称为特发性红皮病。

【鉴别诊断】

（一）主要鉴别的疾病

1.落叶型天疱疮

（1）相似点：水疱表浅，易破裂，迅速破裂或表浅层剥离，形成叶状痂皮，类似剥脱性皮炎。

（2）不同点：前者有时可见到成群分布的薄壁松弛性水疱与大疱（尤其是四肢），Nikolsky征阳性，水疱迅速破裂形成糜烂面并出现结痂。

2.扁平苔藓

（1）相似点：红皮病型扁平苔藓（erythrodermic-lichen planus）极为少见，但金制剂等药物可引起苔藓样反应，严重时呈红皮病改变。

（2）不同点：一般在病情恢复过程中，随着红斑和水疱的消退，出现扁平苔藓典型的紫红色多角形扁平丘疹，表面有Wickham纹，半数病例口腔黏膜可出现树枝状或花边状蓝白色纹。

3.结痂性疥疮 又称挪威疥。

（1）相似点：皮损泛发者类似银屑病样红皮病。

（2）不同点：手足有疣状结痂，掌跖部位结痂不规则增厚并裂口，增厚变色的甲下有较多的角质碎屑，常缺乏瘙痒症状。血中嗜酸性粒细胞增多。接触的人员及医护人员发生疥疮，患者皮损或活检找到大量疥螨。

4.鱼鳞病样红皮病 为常染色体隐性遗传性疾病，患儿出生时即有一层由增厚的角质层形成的火棉胶样外壳覆盖全身，光亮紧张但无弹性，常使下睑和唇外翻，火棉胶薄膜在生后立即开始脱落，膜下为湿润的红斑，表面高低不平，脱屑由皲裂部位开始，15~30天累及全身，可伴有睑外翻和耳、鼻软组织发育不全。

5.艾滋病 Picard-Dahan等报道5例晚期艾滋病患者发生色素沉着性红皮病，特征为过度色素沉着，伴有剧烈瘙痒和体重减轻。组织病理显示真皮淋巴细胞浸润，浸润细胞为均一性抑制性/细胞毒性T细胞亚群（CD8$^+$，CD4$^+$）。治疗困难，仅对系统应用糖皮质激素有效。

6.皮肤癣菌病 紫色毛癣菌感染偶可导致红皮病，但在发生红皮病前常有皮肤癣菌病，真菌镜检阳性，培养鉴定可明确致病菌，抗真菌治疗有效。

7.手术后红皮病 为一种输血后的移植物抗宿主病或严重的药物反应，由安乃近引起的手术后红皮病最近已有报道。

（二）次要鉴别的疾病

1.丘疹性红皮病

（1）相似点：炎症性剧烈瘙痒的皮损累及躯干、四肢，与经典型红皮病相似。

（2）不同点：本病好发于老年男性，皮损为红褐色扁平丘疹，皮损孤立而不融合，有"帆布椅"征（deck-chair sign），即丘疹周围有正常皮纹包绕形成特征性条纹，类似砖墙样外观。皮损开始于四肢，逐渐累及躯干与头颈部，然而面部及腋窝、腹股沟、腘窝等皮肤皱褶部位一般不受累，浅表淋巴结可肿大，外周血中嗜酸性粒细胞增多，淋巴细胞减少，免疫病理显示朗格汉斯细胞和辅助性T细胞增多。

2.脱屑性红皮病

（1）相似点：皮损表现为持续存在的泛发性红斑，表面覆盖大量灰白色易剥脱鳞屑，与经典型红皮病相似。

（2）不同点：脱屑性红皮病好发于6~20周的婴儿，皮损通常先从肛周和腹股沟开始，继而侵犯头皮和其他间擦部位，迅速累及全身，一般面部皮损较轻，皮脂溢出部位如头皮及眉弓处皮损似严重的脂溢性皮炎，患儿伴有消化不良、顽固性腹泻、低蛋白血症、消瘦、贫血及继发性假丝酵母菌和细菌感染。

3.葡萄球菌性烫伤样皮肤综合征（SSSS）

（1）相似点：表现为全身泛发性红斑，与红皮病相似。

（2）不同点：本病为金葡菌感染所致，多发生于婴儿，起病突然，迅速蔓延全身，红斑上表皮层起皱褶或为松弛性大疱，皮损部位触痛明显，Nikolsky征阳性，表皮大片剥脱似烫伤样外观，可在1~2周痊愈，抗生素治疗有效。

4.重症多形红斑

（1）相似点：又名Stevens-Johnson综合征，皮损泛发全身，表现为水肿性红斑、水疱、大疱、血疱和淤斑等，与红皮病相似。

（2）不同点：本病起病突然，伴有高热、头痛等严重的全身症状，黏膜损害广泛而严重，尤其眼损害可导致视力减退甚至失明，病程3~6周，抢救不及时可死亡。

5.大疱性类天疱疮

（1）相似点：大疱性类天疱疮可发生红皮病损害或苔藓样红皮病损害，可伴或不伴水疱，可与红皮病相似。

（2）不同点：组织病理显示嗜酸性海绵形成，免疫病理可见基底膜带IgG和C3呈线状沉积，抗基底膜带循环抗体高滴度阳性，皮肤盐裂后IgG结合于分离皮肤的顶部或顶部和底部，免疫电镜发现IgG沉积于透明板与半桥粒部位等均可证实本病的诊断。

6.高降钙素性红皮病　Scrivener等报道2例红皮病患者，对各种系统和局部用药抵抗，多次检查发现血中降血钙素升高，五肽促胃酸激素试验强阳性，甲状腺切除术后红皮病随之消失，随访半年至2年病情未复发。

7.Netherton综合征　在1岁以内发生红皮病的婴幼儿中，由Netherton综合征引起者占18%，但患儿有Netherton综合征的其他表现，如限于女性患儿发病，出生不久出现皮肤弥漫性红斑、鳞屑、屈侧皮肤过度角化，毛发为套叠状脆发、结节性脆发及扭发、易脱落，伴有遗传过敏性体质，如哮喘等。

8.副肿瘤性综合征　红皮病表现主要见于T细胞性白血病和淋巴瘤，为肿瘤细胞直接浸润皮肤的结果，内脏肿瘤如肺癌、肝癌、前列腺癌、甲状腺癌、结肠癌、胰腺癌及胃部肿瘤等导致的红皮病多为癌肿的晚期表现，红皮病病情与癌肿平行，即肿瘤切除可使红皮病完全缓解，肿瘤复发红皮病复现。

9.急性砷中毒　Bartolome等报道1例妇女在摄入8~16g砷后出现红皮病伴有水疱和脓疱，组织病理提示组织细胞内、外大量色素小颗粒。

不同病因所致红皮病见表15-20。

（三）专家提示鉴别的疾病

1.继发性红皮病　银屑病、特应性皮炎、药物反应、变应性接触性皮炎、脂溢性皮炎、鱼鳞病、多形性日光疹、毛发红糠疹、皮肌炎、痒疹、疥疮、维生素缺乏、肝炎、HIV感染、移植物抗宿主病、皮肤T细胞淋巴瘤、Sézary综合征。

2.特发性红皮病　高龄，慢性者，首先应排除恶性肿瘤，余者全面检查定期随访。

【治　疗】

1.对症治疗　寻找病因，停止致敏药物，针对不同病因综合治疗。

（1）系统治疗：支持疗法，营养补充，外周水肿可用利尿剂、水电解质平衡，治疗继发感染，口服镇静作用抗组胺药物止痒，糖皮质激素（特发性及药物性红皮病）。

（2）局部治疗：燕麦浴、湿敷、外用润肤剂、弱效糖皮质激素乳膏、卡泊三醇、他克莫司、物理治疗等。

2.特发性红皮病　对症治疗，支持治疗，糖皮质激素。

3.继发性红皮病（病因学治疗）　监测原发疾病，病因治疗，对症治疗及支持疗法。

（1）银屑病红皮病：MTX、阿维A、环孢素、霉酚酸脂、英夫利昔单抗5~10mg/kg、阿法赛特、阿伦单抗。

（2）毛发红糠疹性：阿维A、MTX、系统糖皮质激素。

表15-20　不同病因所致红皮病（ED）鉴别

	药疹（ED）	毛发红糠疹（ED）	银屑病（ED）	恶性肿瘤（ED）
诱因	药物	不明	治疗不当	不明
皮疹特点	大片潮红肿胀皮屑伴有黏膜损害剥脱	大片红斑，表面有糠状鳞屑，正常皮岛，手指背毛囊丘疹	大片红斑，脱屑多，恢复过程出现寻常型银屑病损害	全身皮肤红肿，脱屑较少
全身症状	发烧、寒战	不明显	可发烧或低体温	一般状况差
淋巴结	轻度肿大	轻微肿大	轻度肿大	明显肿大
预后	及时治疗尚可	尚可	较好	较差或不良

（3）药源性红皮病：停用致敏药物、系统糖皮质激素。

（4）落屑性红皮病：调整消化功能，控制感染，补充B族维生素和锌、重症系统糖皮质激素。

（5）落叶型天疱疮性：系统糖皮质激素、IVIG、雷公藤、羟氯喹、氨苯砜。

（6）湿疹皮炎性：系统糖皮质激素、雷公藤。

（7）淋巴瘤性：联合化疗、PUVA、电子束照射、体外光化疗法、生物制剂、口服贝扎罗汀CTCL有效。

（8）移植物抗宿主病红皮病：环孢素、糖皮质激素、体外光化学疗法、PUVA（急性GVHD有效）。

4.并发症治疗

（1）高排出量心力衰竭：利尿剂、血管扩张药、洋地黄类药物。

（2）低体温和发热：低体温应保暖，发热应物理降温。

（3）血浆容量减少性虚脱：扩容、静脉补液、补充白蛋白等。

（4）感染：根据细菌培养和药敏选择抗菌药。

（杨桂兰　吴　江）

脱屑性红皮病

脱屑性红皮病（erythroderma desquamativa）亦名Leiner病（Leiner disease），为发生于哺乳期婴儿的一种全身性红皮病，以显著红斑和鳞屑为特征，伴有腹泻、营养不良等严重皮肤病。

【病因与发病机制】

病因不明。既往认为与母乳中生物素不足、母体的自身毒素经乳汁传给胎儿有关，Miller等发现患儿补体C5减少，认为本病可能与补体C5降低导致的免疫清除机能减弱、皮肤表面存在假丝酵母菌或葡萄球菌继发感染等因素有关。国内报道病例中双胞胎占到较大比例，可能遗传因素起到重要作用。

2000年，Pruszkowski等报道新生儿和婴儿红皮病，分析51例患儿，有免疫功能缺陷占30%，湿疹、丘疹、鳞屑性皮炎占20%，Netherton综合征占18%，先天性鱼鳞病占24%，病因不明占10%。免疫功能缺陷占首位。

【临床表现】

1.发病特征　好发于6~20周母乳喂养婴儿，产后3个月内发病率最高，也可出生后即发病。通常先从肛周和腹股沟开始出现红斑，继而侵犯头皮和其他间擦部位，迅速累及全身，损害尤易累及外生殖器、躯干及四肢。

2.皮损表现　为泛发性红斑，持续存在，表面覆盖大量灰白色易剥脱鳞屑（图15-55），鳞屑在四肢伸侧最为明显，屈侧鳞屑细小且较少，一般面部红斑较轻，鳞屑也较细小；皮脂溢出部位如头皮及眉弓处皮损似严重的脂溢性皮炎，潮红浸润明显，有厚层黄色油腻性痂皮覆盖。掌跖轻度红斑及角化，少许脱屑。头皮附着厚层黄色油腻性鳞屑，指（趾）甲缺如或损坏。

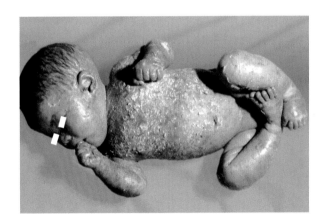

图15-55　脱屑性红皮病

3.全身症状　全身浅表淋巴结可轻度肿大，肛周等间擦部位常继发假丝酵母菌和细菌感染。常伴有消化不良、顽固性腹泻、低蛋白血症、消瘦、低色素性贫血。发病2~3周后红斑鳞屑可逐渐消退，但继发感染可使病情恶化，可因继发肺炎、肾炎或脑膜炎而死亡，死亡率高达50%。

【诊　断】

（一）诊断基本资料

1.病史　哺乳期婴儿，有消化不良及顽固性腹泻，皮损发展迅速，自肛周和腹股沟开始迅速蔓延至全身，形成红皮病样外观，表面覆盖较多灰白色易剥脱鳞屑。

2.体格检查　患儿营养状况差，全身浅表淋巴结可轻度肿大。全身皮肤呈弥漫性红皮病样改变并有较多灰白色易剥脱鳞屑附着。

3. 实验室及其他检查

（1）白细胞总数可升高，多在10×10^9/L以上，低色素性贫血，补体C5可降低，低蛋白血症。皮损处细菌培养常有葡萄球菌，真菌检查可查出白色假丝酵母菌。

（2）组织病理：表皮角化过度伴角化不全，棘层水肿肥厚，真皮浅层血管扩张充血，周围少量炎症细胞浸润。

4. 伴发疾病　消化不良、腹泻、低蛋白血症、贫血及继发性假丝酵母菌和细菌感染。先天性鱼鳞病样红皮病，先天性大疱性鱼鳞病样红皮病，性联性显性斑点状软骨发育不全症，无丙种球蛋白血症和补体（C3、C5）缺乏症，特应性皮炎，脂溢性皮炎，银屑病，葡萄球菌性烫伤样皮肤综合征，新生儿中毒性休克样发疹病，先天性皮肤假丝酵母菌病，小儿恶性营养不良。

（二）诊断思路

1. 哺乳期婴儿出现严重的红皮病，有较多灰白色易剥脱鳞屑附着，头皮及眉弓等皮脂溢出部位类似严重脂溢性皮炎，伴有腹泻和营养不良，应考虑到本病。

2. 病史与随访：具有典型病史及体征的患儿容易考虑到本病，对于不典型患儿应密切随访观察。

3. 体格检查：特征性的体征是诊断的基础。

4. 实验室检查：血清补体C5低，血浆蛋白低，贫血等非特异性指标是诊断的辅助资料。

（三）诊断依据

1. 根据发生于哺乳期婴儿的红皮病，全身皮肤弥漫性潮红肿胀，表面有大量糠状鳞屑附着，类似严重的脂溢性皮炎。

2. 患儿伴有消化不良，顽固性腹泻，营养不良等即可诊断。

3. 补体C5降低、低蛋白血症及贫血对诊断具有参考意义。

【鉴别诊断】

（一）主要鉴别的疾病

1. 非大疱性先天性鱼鳞病样红皮病

（1）相似点：婴儿期全身皮肤潮红脱屑，与脱屑性红皮病相似。

（2）不同点：本病为常染色体隐性遗传性疾病，出生时为火胶棉婴儿，即身体表面有一层光亮

紧张而缺乏弹性的膜，常导致下睑和唇外翻，此膜在生后即开始脱落，膜下为潮湿、高低不平的红斑样损害。

2. Netherton综合征

（1）相似点：是引起婴儿红皮病的常见原因之一，可于出生不久出现皮肤弥漫性红斑、鳞屑，与脱屑性红皮病相似。

（2）不同点：本病的主要特征为鱼鳞病、发脆易折及过敏体质，发病限于女性，屈侧皮肤过度角化，毛发呈套叠状脆发、结节性脆发及扭发、易脱落，伴有遗传过敏性体质，如哮喘等。

3. 银屑病性红皮病

（1）相似点：表现为全身皮肤弥漫潮红，大量脱屑，有时面部呈脂溢性皮炎样外观，与脱屑性红皮病相似。

（2）不同点：本病在发展为红皮病之前常有寻常型银屑病的表现，常因不适当的治疗（如系统应用糖皮质激素或外用强效糖皮质激素）发展而来，治疗过程中又可出现寻常性银屑病的损害，但本病在哺乳期婴儿少见。

（二）次要鉴别的疾病

1. 烟酸缺乏病

（1）相似点：系饮食内烟酸和色氨酸供给不足所致，主要发生于饮食不平衡（如长期酗酒）胃肠道疾病和严重的精神障碍者，主要表现为皮炎、腹泻和痴呆三联征，皮炎和腹泻有时与脱屑性红皮病相似。

（2）不同点：皮损局限于暴光和受压部位，一般不发展为红皮病，同时有腹痛、腹泻与胃酸缺乏，本病婴儿期少见。

2. 肠病性肢端皮炎

（1）相似点：患儿因腹泻、皮炎有时与脱屑性红皮病相似。

（2）不同点：本病为常染色体隐性遗传性疾病，发生于断奶后4~6周，血浆锌水平降低，皮损好发于腔口周围和四肢末端骨关节隆突部位，并有片状或弥漫性脱发，腹泻表现为加重与缓解交替出现。

3. Kwashiorkor病　又称蛋白质缺乏病。

（1）相似点：肌肉消瘦，皮肤首先发红，继而变为紫红色或淡红褐色，伴有明显的表皮剥脱，与脱屑性红皮病有类似之处。

（2）不同点：本病发生于米粉或劣质奶粉喂养

的婴幼儿，一般在6个月至5岁开始发病，常因严重的蛋白质营养不良及碳水化合物相对过多导致，易与脱屑性红皮病鉴别。

婴儿红皮病的鉴别见表15-21。

【治　疗】

加强护理，调节饮食，必要时用奶粉代替母乳。补充蛋白质和维生素，口服维生素B族、维生素C，少量多次输新鲜血和新鲜血浆。必要时在严密监护下系统应用糖皮质激素。有继发细菌或真菌感染者及时使用相应的抗微生物药物。外用无刺激的霜剂，有感染因素存在时酌情使用抗微生物制剂，可用3%~5%硫黄霜、5%尿素霜、弱效至中效糖皮质激素制剂、2%黄连素软膏及金霉素软膏等。

表15-21　婴儿红皮病的鉴别诊断

分　类	脱屑性红皮病	板层状鱼鳞病	特应性皮炎红皮病	葡萄球菌性烫伤样皮肤综合征
皮疹	皮肤弥漫发红，叶状脱屑，头皮脂溢性皮炎，无水疱	皮肤弥漫发红，肥厚，鱼鳞病样鳞屑，屈侧更重	皮肤弥漫性发红，脱屑，结痂	皮肤发红，水肿，大片脱屑，大疱，脓疱，结痂
尼氏征	—	—	—	+
瘙痒	无	轻度	剧烈	轻度
全身症状	主要为腹泻等胃肠道症状	无	可有发热等全身症状	有中毒性全身症状
起病年龄	4~8周	出生时	8~12周	1~5周
病因	脂溢性皮炎	遗传性疾病	特应性疾病，IgE↑	葡萄球菌感染
家族史	—	常染色体隐性遗传	有病史	—
嗜酸性细胞增多	—	—	有，可颇显著	—
病程	6周至数月	长期	数月至数年	5~10天
复发	无	长期存在	有	无

（杨桂兰　吴丽峰）

第十六章
日光性皮肤病

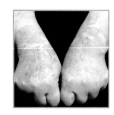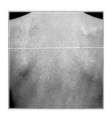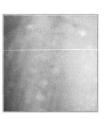

晒 斑

晒斑（sunburn，SB）又称日光性皮炎（solar dermatitis，SD），是一种由于强烈日光照射后，在被照射部位发生以红斑水疱为主要表现的急性炎症性皮肤病。常发生在春末夏初，任何人均可发病，其实质是急性光毒性皮炎。

【病因与发病机制】

病因是日光中290～320nm的中波紫外线（UVB）过度照射后，使皮肤发生光毒反应。当表皮、真皮吸收UVB后表皮细胞结构、功能发生改变，并释放各种炎性介质，如前列腺素、血清素、组胺、细胞因子、趋化因子等，真皮血管扩张、血管壁通透性增加，毛细血管周围芳香蛋白发生氧化，致皮肤发生红斑和水肿性改变，继而黑色素细胞受UVB刺激后，黑色素合成增加致皮肤色素沉着。

【临床表现】

1. 多见于妇女儿童，好发于暴露部位，如面颈、手背、手腕及臂部。

2. 基本损害：多于日晒后6～24小时，受晒皮肤出现境界清楚的水肿性红斑（图16-1，图16-2），严重者可出现水疱或大疱，根据反应轻重可分为Ⅰ度、Ⅱ度晒伤。

Ⅰ度晒伤：局部皮肤弥漫性红斑或轻微肿胀，境界清楚，有烧灼感，24～36小时达到高峰，后逐渐消退，留色素沉着或脱屑。

Ⅱ度晒伤：局部皮肤肿胀，出现水疱或大疱，疱壁紧张，内容为淡黄色浆液，有灼痛或刺痒感，水疱破裂后形成糜烂、结痂，1周后恢复，遗留色素沉着。

严重时可伴发热、心悸、恶心、呕吐等全身症状。

3. 病程急性，日晒后可反复发作。

【诊 断】

（一）诊断基本资料

1. 病史　有日晒史，自觉烧灼、痒痛感。

2. 体格检查　暴露部位皮肤有红斑、水肿甚至水疱、大疱、糜烂、渗出等。

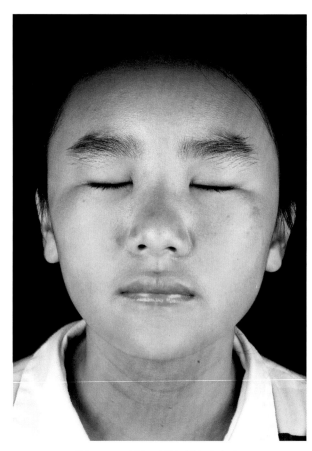

图16-1　晒斑　面部鲜红色红斑

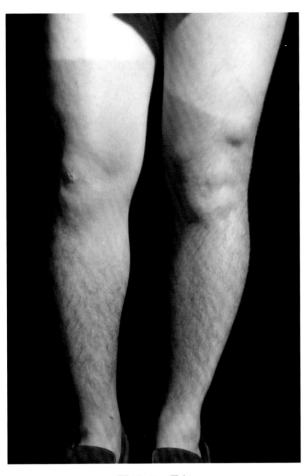

图16-2　晒斑

3.实验室及其他检查

（1）血清学检查无异常。

（2）组织病理：表皮海绵形成，角质形成细胞空泡变性，可见核尘和红细胞外渗，真皮浅层血管扩张，血管周围有稀疏的中性粒细胞浸润。

（3）电子显微镜：显示核周有张力丝形成团块、细胞内空泡化、核蜕变裂解、桥粒减少。

（4）光敏试验：最小红斑量（MED）测定，最小红斑量越小，证明皮肤对紫外线敏感性越高，耐受性越低；反之，敏感性越低，耐受性越强。

（二）诊断思路

晒斑以红斑、水肿为主的急性炎症性皮肤病，若明确有日晒病史，反复发作史。体格检查发现暴露部位境界清楚的红斑、水肿，甚至有水疱、大疱等病变，可考虑本病。

（三）诊断依据

1.必要条件　①日晒后急性发作；②暴晒部位发生境界清楚的水肿性红斑、水疱或大疱；③灼痛或刺痒；④严重者伴发热、心悸、恶心、呕吐。

2.次要条件　春末夏初易发病，多在暴露部位，妇女儿童多见。

【鉴别诊断】

（一）主要鉴别的疾病

1.接触性皮炎

（1）相似点：红斑、水肿、水疱、大疱及瘙痒为两者皮损的相似点。

（2）不同点：见表16-1。

2.烟酸缺乏症

（1）相似点：两者发病部位均在日晒部位，皮损为红斑等。

（2）不同点：除日晒部位外，可发生在非暴露部位，并伴消化系统及神经系统症状，如腹痛、腹泻、恶心、呕吐等。血中烟酸含量<3mg。

表16-1　日晒伤与接触性皮炎的鉴别

	日晒伤	接触性皮炎
病因	日晒	接触刺激物或致敏物质
发病季节	春末夏初	可发生于任何季节
皮损部位	暴露部位	接触刺激物部位
自觉症状	烧灼或刺痒感	瘙痒

（二）次要鉴别的疾病

1.光敏性药疹

（1）相似点：两者均与日晒有关，多发生在暴露部位为相似点。

（2）不同点：系统的应用光敏性药物如磺胺类、噻嗪类、吩噻嗪类、补骨脂等及其衍生物，并暴露于阳光下达一定时间后发病，为变态反应性疾病，只有少数人发病，有一定的潜伏期，皮损为红斑、丘疹、湿疹样改变。

2.光毒性药疹

（1）相似点：两者均与日光照射有关，多在暴露部位发病。

（2）不同点：系统地服用喹诺酮类抗生素、四环素、非甾体抗炎药、胺碘酮、吩噻嗪类、补骨脂及衍生物后经日光照射，药物直接光化学作用所致。

3.多形性日光疹

（1）相似点：两者均与日晒有关，发病在暴露部位。

（2）不同点：为日晒后先有瘙痒、烧灼感，后起皮疹，皮疹为多形性，如红斑、丘疹、水疱、斑片、斑块、糜烂、渗出结痂、脱屑等，有春发夏重秋轻冬愈倾向，光斑贴试验阴性。

4. 急性丹毒

（1）相似点：两者均为急性发病，皮损为红肿、烧灼等。

（2）不同点：常有发热恶寒、头痛、恶心、呕吐等全身症状，皮损局部皮温高，局部淋巴结肿大，血细胞总数及中性粒细胞升高，病因为乙型溶血性链球菌感染所致。

5. 日光性荨麻疹

（1）相似点：两者均为日晒后于暴露部位发病。

（2）不同点：本病少见，皮损为红斑风团，每次发作持续1小时至数小时即可消失，为光过敏反应性疾病。

常见晒斑的鉴别见表16-1～表16-3。

【治　疗】

1. 一般治疗　经常外出锻炼或冬季做光化学疗法，以增加皮肤对紫外线耐受性。避免暴晒，外出时注意遮阳防护，外涂遮光剂如15%氧化锌软膏、5%二氧化钛软膏、5%对氨基苯甲酸（PABA）乳剂等。较红的皮肤平时外用SPF 6～15遮光剂，在户外用皮肤保护因子（SPF）为15以上的遮光剂；经常接受日晒的则用SPF 30以上高效遮光剂或物理遮光剂如二氧化钛，日晒前至少20分钟使用；如防护UVA则用二苯甲酮或二苯甲烷（Dibenzoylmethane）有效，物理遮光剂和UVA化学遮光剂亦可联合使用。

2. 局部治疗　氯磺水杨酸为浸渍剂以减少脱水；25%消炎痛溶液（纯乙醇、丙二醇、二甲基酰胺，其比例为19∶19∶21），每日2～3次外用，亦可用吲哚美辛100mg、纯乙醇57ml、丙二醇57ml广泛外擦于日晒部位；芦荟凝胶于日晒后数小时外

表16-2　晒斑和晒黑反应的鉴别

参　数	红　斑			色素沉着		
	UVB	UVA	日光	光	UVB	UVA
相对剂量	1	1 000	自然日光	1	500～1 000	自然日光
时间（h）	6～24	1～12	6～24	72	立即	立即或72
最大反应	严重	轻微	严重	明显	中度	明显
组织病理	表皮损害	真皮改变	表皮损害和真皮改变	各层内黑色素细胞增生，黑色素的合成和转运增加	基层内形成的黑色素颜色变深	具有UVB和UVA的组织学变化

表16-3　光毒性和光变应性反应的鉴别

	光变应性	光　毒　性
发生率	低	高
首次暴露后发生	否	是
UV暴露后发作	24～48小时	数分钟至数天
化学物质	不重要	重要
辐射	不重要	重要
临床形态	湿疹性（红皮病）	红斑和水肿、大疱、湿疹、荨麻疹、丘疹、色素沉着、苔藓、假性卟啉病
暴露途径		
局部	+++	++
全身	+	+++

用；1%～2%喹宁霜每日2次外用；大疱、渗出多时外用复方硫酸铝溶液湿敷。

3. 全身治疗

（1）抗组胺剂：如赛庚啶2～4mg，每日3次，口服；扑尔敏4～8mg，每日3次，口服；酮替芬1mg，每日2次，口服；西替利嗪10mg，每日1次，口服等。

（2）止痛剂：常用消炎痛25mg，每日3次，口服；阿司匹林1.0g，每日3次，口服，亦可每2小时服用64.8mg的阿司匹林或相当量的吲哚美辛等有效。

（3）皮质类固醇激素：适用于严重病例，如Ⅱ度晒伤时，可用强的松10mg，每日3次，口服3～5天；地塞米松5mg溶于5%葡萄糖250ml内，静脉点滴，每日1次，共3～5天；10%葡萄糖酸钙10ml，静脉注射，每日1次，5～7天。

（吴丽峰　张　莉）

多形性日光疹

多形性日光疹（polymorphous light eruption，PLE）是一种常见发生在暴露部位的慢性光敏性炎症性皮肤病。临床表现为多形性皮疹反复发作，其发病与季节有明显关系，春夏加重，秋冬减轻或消失，其实质为皮肤对光线照射的迟发性超敏反应。

【临床表现】

（一）一般特征

本病多见于春夏季，好发于中青年妇女，日晒后数小时或数天后发病，好发部位为面颊、鼻背、颈部、胸上部"V"形区、前臂及手背等暴露部位（图16-3，图16-4），皮肤损害为多形性，但常以一型为主。

（二）临床分型

1. 斑块型　损害为红色或暗红色稍隆起的浸润肥厚性斑块，2或5分币大小，周围毛细血管扩张，或皮肤异色性改变，皮损消退后留有色素沉着，自觉剧痒，尤其晚间为重。

2. 多形红斑型　损害为扁豆至指甲盖大境界清楚的红色、暗红色水肿性斑丘疹，似彩虹样，消退后留色素沉着。

3. 湿疹型　局部水肿明显，其头面部可见密集的米粒大小丘疹、丘疱疹、水疱，可有糜烂、渗出、结痂及脱屑，如湿疹样外观，自觉瘙痒。

4. 皮炎型　损害为淡红色粗糙肥厚苔藓样变的斑片，似神经性皮炎，瘙痒剧烈，消退后色素沉着。

5. 痒疹型　损害为米粒、黄豆大丘疹、结节，似痒疹，日久呈苔藓样变，自觉瘙痒剧烈，消退后遗留色素沉着。

【诊　断】

（一）诊断基本资料

1. 病史　有春夏季日晒后反复起痒性皮疹病史。

2. 体格检查　暴露部位可见红斑丘疹、水疱、糜烂、渗出、皮肤肥厚、苔藓样变等多形性损害。

3. 实验室检查

（1）组织病理：表皮改变取决于皮损类型，可有表皮角化不全，海绵形成，表皮内水疱，及个别坏死的角质形成细胞，棘层肥厚。真皮乳头高度水肿、淡染，真皮血管周围炎性细胞浸润，以淋巴细

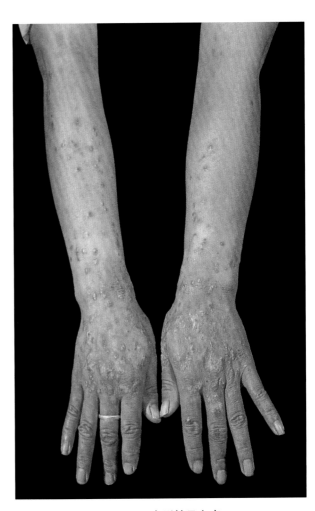

图16-3　多形性日光疹

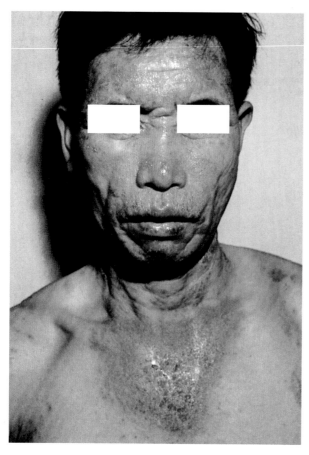

图16-4　多形性日光疹　湿疹型

胞为主，有的仅有真皮血管周围炎症，无明显乳头水肿。

（2）光激发试验：可用UVA、UVB、可见光或阳光激发出皮损，不同患者致病光谱不同，可用不同光谱多次试验。

（3）最小红斑量（MED）测定：多数患者低于正常值，少数患者与正常值无明显差别。

（4）免疫学检查：少数患者血清内出现ANA、抗SSA/RO抗体阳性。

4. 伴发疾病　甲状腺疾病、红斑狼疮。

（二）诊断思路

多形性日光疹是一种慢性光敏性皮肤病，多形性损害。如晒斑、盘状红斑狼疮、光接触性皮炎、牛痘样水疱疹、慢性迟发性卟啉病等都可出现本病基本症状中几个条件，详细分析病情反复发作、持久，有春发、夏重、秋轻、冬愈的规律至关重要。

（三）诊断依据

1. 必要条件　本病为反复发作持续多年，有春发、夏重、秋轻、冬愈的规律，日晒后加重。发生在暴露部位，与日光照射有明确关系。皮损为多形性改变。

2. 其他条件　阳性家族史。剧烈瘙痒，尤以晚间重为特征。光激发试验可为阳性。最小红斑量（MED）测定低于正常。

（四）诊断标准（斯图亚特·马丁多形性日光疹诊断标准）

1. 临床表现

（1）15%的患者有阳性家族史。

（2）在暴光部位发病，有时局限于1~2个部位，或经常暴光区如面部不受累，在暴光后数小时起疹，2~3天消退，夏季发病。

（3）皮损为红斑丘疹和斑块，偶见小水疱。

2. 组织病理　表皮海绵形成，真皮血管周围有淋巴细胞浸润，直接免疫荧光阴性。

3. 其他实验室检查　用人工光源皮试显示对UVB敏感，偶尔对PUVA敏感；卟啉的生物合成是正常的。

【鉴别诊断】

（一）主要鉴别的疾病

1. 湿疹

（1）相似点：皮损常为多形性，瘙痒剧烈与PLE的湿疹型有相同点。

（2）不同点：发病与日光季节无关系，发病部位可累及非暴露处及全身。

2. 痒疹

（1）相似点：皮损为丘疹、结节，瘙痒剧烈与PLE的痒疹型有相同点。

（2）不同点：本病好发于四肢伸侧，对称分布，不局限于暴露部位，秋冬季加重，局部淋巴结肿大，儿童多见。

3. 多形性红斑

（1）相似点：皮损为多形性，好发于面部，与PLE的多形红斑型相似。

（2）不同点：本病好发于春秋，与日光无关系，皮损为水肿性红斑，虹膜状现象，常常伴上呼吸道感染。

4. 牛痘样水疱疹

（1）相似点：好发于面部，与日光照射有关。

（2）不同点：本病常有家族史，多发于儿童，男多于女，水疱中心凹陷呈脐凹状，愈后留瘢痕。

5.迟发性皮肤卟啉病

（1）相似点：好发于暴露部位，与日光照射有关。

（2）不同点：本病为常染色体显性遗传病，中年男性多见，皮损部位过度色素沉着与减退，颊部、前额、眼眶周围多毛；尿液中Ⅰ型尿卟啉增多和特征性尿卟啉层析谱为特征，与高铁血症、饮酒、避孕药有关。

6.慢性光化性皮炎

（1）相似点：多数发生在光暴露处，与日光有关。

（2）不同点：好发于50岁以上中老年男性，病情持久可从春夏季持续到冬季，皮损除于暴露处外，可发生于非暴露处，光斑贴试验阳性，组织病理兼有假性淋巴瘤样改变。

（二）次要鉴别的疾病

1.盘状红斑狼疮

（1）相似点：发生在光暴露处，与日光照射有关系。

（2）不同点：本病好发于中年男性，皮损为境界清楚的紫红色斑块，表面附有黏着性鳞屑，鳞屑背面地毯钉样角栓伴色素沉着或减退及萎缩性瘢痕，痒轻微，狼疮带试验阳性等。

2.皮肤淋巴细胞瘤

（1）相似点：面颊有红色、暗红色斑块。

（2）不同点：外周血淋巴细胞反应性增加，组织病理有特征性等。

3.皮肤淋巴细胞浸润症

（1）相似点：皮损为红、黄色斑块，好发于面部。

（2）不同点：本病为T淋巴细胞浸润为主，且为多克隆性，B淋巴细胞区域缺陷。组织病理显示真皮大片淋巴细胞浸润为特征。

4.面部肉芽肿

（1）相似点：好发于面部，日晒后加重。

（2）不同点：本病皮损为隆起的柔软或坚实、境界整齐的斑块或结节，微痒，无明显自觉症状，组织病理检查肉芽肿改变具有特征性。

（三）专家提示鉴别的疾病

见表16-4，表16-5。

【治　疗】

1.一般治疗　经常户外活动或冬季做光化学疗法，以增加皮肤对紫外线的耐受性，降低敏感性，平时避免日晒，尤其上午9时至下午4时或上午10时至下午3时期间，外出时注意遮阳防护，戴凉帽、手

表16-4　与多形性日光疹的鉴别疾病

疾　病	鉴　别　点
红斑狼疮 （亚急性皮肤或系统形式）	抗核抗体，抗DNA，抗RO和抗La常阳性，细胞学研究显示基底膜带常有免疫物沉积
巨大荨麻疹	易与速发型多形日光疹混淆，光试验引起的短暂巨大荨麻疹
光化性痒疹	常存在于第一期；痒疹的位置可能影响遮盖和暴露部位，长年；常有家族史；眼和下唇受累常见
牛痘样水疱病	更大的小囊泡常常明显；出血痂，特征的痂形成
痱	丘疹水疱性皮疹，常见于躯干，影响非暴露部位
多形红斑	常与遮盖部位和黏膜处的frorr多形红斑样的多形日光疹难以鉴别
空气播散的变应性接触性皮炎	面部阴影部位常累及

表16-5　光毒性皮炎和光过敏性皮炎的鉴别诊断

疾　病	鉴　别　点
光毒性皮炎	光过敏性皮炎、日晒伤、红细胞肝性原卟啉症（红细胞内出现原卟啉）
光过敏性皮炎	光毒性皮炎、接触性皮炎（接触史，光激发试验阴性）、空气播散接触性皮炎（接触史，光激发试验阴性）

套，用遮阳伞，外涂遮光剂，同晒斑。

2.局部治疗　遮光剂，皮质类固醇激素。

3.全身治疗

（1）抗组胺剂。

（2）抗疟药物。

（3）皮质类固醇激素用于重症病例，如强的松10mg，每日3次，口服；地塞米松7.5～10mg溶于5%葡萄糖液250ml内，静脉点滴，每日1次，待病情控制后减量至停用。

（4）康体多20～40ml，溶入5%葡萄糖液250ml内静点，每日1次，10次为1个疗程；美能40ml，溶入5%葡萄糖液250ml内静点，每日1次，10次为1个疗程，以上药物有皮质激素样作用，无皮质激素样不良反应。

（5）酞胺哌啶酮（反应停）：每日150～200mg，口服，并持续2～6个月，孕妇禁用。

（6）维生素类：如维生素B_{12}0.5mg，每日1次，肌内注射；维生素C200mg，每日3次，口服；维生素$B_6$20mg，每日3次，口服；烟酸胺500mg，每日3次，口服，可抑制和减弱光敏反应，如用到0.9～1.2g/d，对重症患者有疗效，有学者指出用超大剂量3～5g/d，口服，与氯喹疗效相当，且无不良反应。

（7）对氨基苯甲酸（PABA）0.3g，每日3次，口服，连续6周以上，亦有效。

4.中医治疗　辨证论治。

（吴丽峰　张　莉）

痘疮样水疱病

痘疮样水疱病（hydroa vacciniforme）是一种自幼年发病，以水疱为主的特发性光敏性皮肤病，愈后留瘢痕。夏令水疱病为本病的异型，病情较轻，愈后无瘢痕。目前公认本病是与卟啉代谢无关的光敏性皮肤病。

【病因与发病机制】

本病病因不明，学者们提出以下因素：①与日光照射有关，其作用光谱为UVB；②遗传因素：某些家族中有强烈的遗传因素；③变态反应：为光线引起的一种变态反应，有学者研究直接免疫荧光检查中，其基底膜带和真皮血管壁有IgM沉积可以证明。

【临床表现】

1.发病年龄、季节及部位　幼年时发病，常见于2～3岁男孩，随着年龄增加症状逐渐减轻，青春期可缓解或痊愈。本病夏季加重，冬季减轻或消失。皮损可累及所有暴光部位，特别在面颊、鼻梁、额、耳廓、颈和手背。

2.皮损形态　在发展过程中的5种形态：①红斑：日晒后15分钟至24小时内红斑伴瘙痒、刺痛或肿胀；②红色丘疹：随后在24小时内形成粉红色至红色丘疹伴灼痛；③脐凹形水疱：在3天内丘疹演变而成张力性脐形凹陷水疱伴疼痛或出血；④糜烂结痂：水疱破溃形成痂壳，此时疼痛可消失；⑤痘疮样瘢痕：痂脱落后形成痘疮样瘢痕伴毛细血管扩张（夏令水疱病不留瘢痕）（图16-5～图16-7）。

【诊　断】

（一）诊断基本资料

1.病史　有幼年发病及春夏季日晒后发病病史。

2.体格检查　日光暴露处有红斑、丘疹、脐凹性水疱、血疱、结痂及痘疮样疤痕等皮损特征。

3.实验室检查　组织病理：表皮内水疱，疱内见多形核白细胞、淋巴细胞及细胞碎屑及纤维蛋白，表皮细胞网状变性，表皮与真皮可见坏死。

（二）诊断思路

1.痘疮样水疱病为特发性光敏性皮肤病，与卟啉代谢无关。

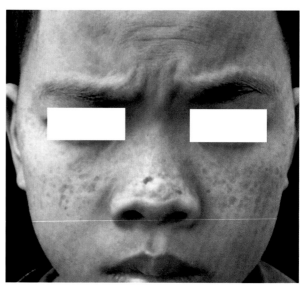

图16-5　痘疮样水疱病

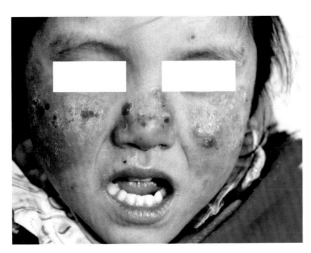

图16-6　痘疮样水疱病

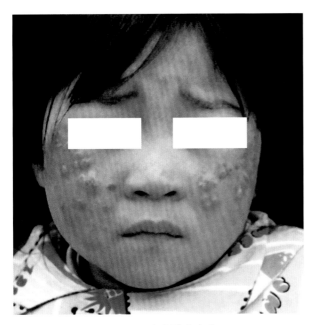

图16-7　痘疮样水疱病

2.病史与随访：2～3岁开始发病，青春期可自愈，家族遗传倾向，因此要认真采集病史、随访。

3.体格检查：皮损为痘疮样水疱、血疱、坏死、结痂、瘢痕具特征性。

4.实验室检查：组织病理中表皮、真皮坏死具特征性。

5.痘疮样水疱病为光敏性皮肤病，需综合分析和思考。

（三）诊断依据

1.日光暴晒史，明显季节性，为春夏季加重。

2.幼年发病，2～3岁开始，男孩多见，青春期自愈或缓解。

3.光暴露部位红斑、红色丘疹、脐凹性水疱、

糜烂、结痂、痘疮样瘢痕等基本损害。

【鉴别诊断】

（一）主要鉴别的疾病

1.夏季痒疹

（1）相似点：夏季发病，与日光照射有关。

（2）不同点：本病小儿、成人均可发病，女性多见，皮疹多见于面部及四肢等处，皮疹以丘疹、风团、小结节为主，日久苔藓样变，迁延不愈，愈后无瘢痕。

2.多形日光疹

（1）相似点：春夏季发病，与日光照射有关，常在光暴露部位。

（2）不同点：多发于青年女性，皮损为多形性，愈后不留瘢痕，紫外线红斑反应为阳性。

（二）次要鉴别的疾病

1.红细胞生成性原卟啉病

（1）相似点：与日光照射有关，幼年发病，多见于2～5岁儿童，男孩多见。

（2）不同点：本病系常染色体显性遗传病，皮损反复发作呈苔藓样变，反复光照部位皮纹加深如蜡样改变，常见贫血，可发生肝硬化，血浆、红细胞、粪中原卟啉增加。

2.盘状红斑狼疮

（1）相似点：日晒为发病诱因，在光暴露部位发病。

（2）不同点：本病好发于中年女性，典型的皮损为境界清楚的紫红色斑块，表面附着黏着性鳞屑，愈后色素沉着或减退，可见毛细血管扩张，狼疮带试验阳性。

【治　疗】

1.一般治疗　注意避光，严格避免日光暴晒。

2.局部治疗　外用遮光剂，如二羟基丙酮、奈醌、5%二氧化钛霜外用。

3.全身治疗

（1）抗组胺药物：如扑尔敏，赛庚啶，甲氰咪呱（成人200mg，每日3次，口服）。

（2）β-胡萝卜素，30～180mg，每日1次，口服，小儿酌减。

（3）试用羟氯喹、烟酸、维生素B$_6$，严重者可用反应停（剂量参考多形日光疹），亦可用氨苯砜50mg，每日2～3次，口服。

（4）中医治疗：以清热除湿为主，方药金银花、黄芩、生薏苡仁、六一散（包）、车前子（包）煎服。外用三黄洗剂、黄柏霜。

（张　莉　王建琴）

胶样粟丘疹

胶样粟丘疹（colloid millium），特征性表现为真皮浅层无定形的嗜酸性物质颗粒状沉积，皮肤损害为淡黄色针头至扁豆大的圆形或不规则形半透明扁平丘疹，皮损好发于颜面、手背，挑破丘疹可挤出黏性胶样物质。

尚不明了，与以下因素有关：①常发生在暴露部位，可能与日光暴晒有关；②遗传因素：常有家族史，可能为常染色体显性遗传。

【临床表现】

1. 儿童型　有家族史，儿童期或少年期发病，暴光部位发生半透明的、淡黄色、1～3mm不规则形扁平丘疹，较坚实、互不融合，好发于面部、手背、前额、颊、鼻部。穿刺可释出胶样物质。慢性经过，青春期后自愈。

2. 成人型　成人期发病，见于长期日晒、户外工作者，常发生于面、前额、眼睑周围、耳、颈项、前臂和手背等。黄色半透明丘疹，可有结节，融合成斑块（图16-8，图16-9），轻微瘙痒。

3. 其他亚型　皮肤结节型胶样变性和类胶样型（可能是结节型淀粉样变性的亚型）。

【诊　断】

（一）诊断基本资料

1. 病史　暴露部位发病，可有家族史及慢性经过的病史。

2. 体格检查　皮肤损害为粟粒、针头至扁豆大淡黄色圆形半透明的扁平丘疹或淡黄色结节斑块。刺破丘疹可挤出胶样物质。

3. 实验室检查　组织病理显示表皮角化过度、棘层萎缩，真皮乳头的全部或大部见无结构均质化胶样物质或呈透明变性。成团块者其周围可见胶原纤维束，境界清楚。胶样物质HE染色为嗜酸性或弱嗜碱性，PAS染色阳性。在胶样物质周围有少量淋巴细胞浸润。

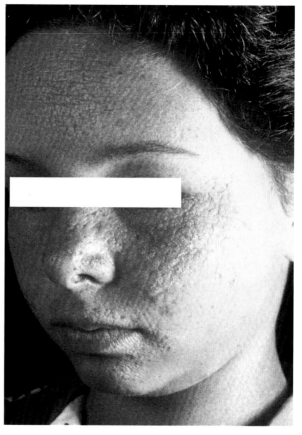

图16-8　少年型胶样粟丘疹　皮肤增厚，有丘疹，尤其在面颊部，鼻部和前额

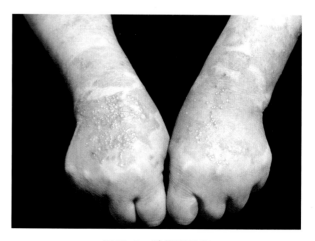

图16-9　胶样粟丘疹

（二）诊断思路

1. 胶样粟粒疹为发生在日光暴露部位，与日光有关的皮肤病。

2. 病史随访：慢性经过，儿童期可发病至成人期，有家族史，因此要认真采集病史，协助诊断。

3. 体格检查主要注意皮损特点。

4.实验室检查中组织病理有特征性。

（三）诊断依据

1.儿童型　①儿童或少年发病，青春期自愈，常有家族史；②好发于眼周、额、鼻、颊及手背部；③皮肤损害为粟粒、针头大至扁豆大淡黄色圆形或不规则形半透明的扁平丘疹，刺破后可挤出胶样物质。

2.成人型　①皮肤损害半透明丘疹及结节、斑块；②好发于面、前额、眼睑周围、耳、颈项、前臂和手背；③组织病理主要特征为真皮乳头有均质化胶样物质，团块周围有胶原纤维束。

【鉴别诊断】

（一）主要鉴别的疾病

1.粟丘疹

（1）相似点：一般皮损好发于面部、眼周，粟粒及针头大扁平丘疹。

（2）不同点：粟丘疹为白色，用针头挑破后可挤出珍珠样小粒，组织病理显示真皮上部可见表皮囊肿。

2.扁平疣

（1）相似点：多见于青少年，好发部位为面部、手背部等处。

（2）不同点：本病为人类乳头瘤病毒引起的病毒性皮肤病，皮损常为淡褐色、肤色或深褐色圆形、椭圆形、多角形扁平丘疹，不透明，表面光滑、有光泽，因搔抓皮疹可排列成线状。组织病理显示表皮角化亢进，棘层肥厚，表皮细胞多数空泡化，基底层内含有大量的黑色素等。

（二）次要鉴别的疾病

1.扁平苔藓

（1）相似点：皮损为扁平丘疹。

（2）不同点：本病皮疹为红色或紫红色，不透明，疹内无胶样物质，好发于前臂内侧，剧烈瘙痒，组织病理显示基底细胞液化，真皮上层炎性细胞浸润呈带状，无胶样物质。

2.皮肤淀粉样变

（1）相似点：皮疹形态相似。

（2）不同点：本病皮疹为淡褐色、圆形或半球形隆起，好发于小腿伸侧，剧烈瘙痒，疹内淀粉样物质沉积。刚果红染色阳性；van Gieson染色呈淡红色；甲基紫染色呈紫红色易于鉴别。

【治　疗】

1.避免日光暴晒。

2.避免长期接触石油产品，氢醌等脱色剂。

3.物理疗法：皮损可选用微波、电离等物理治疗或用CO_2激光治疗。

4.手术治疗：部分皮损视情况可切除。

（吴丽峰　张　莉）

慢性光化性皮炎

慢性光化性皮炎（chronic actinic dermatitis，CAD）是一种慢性持续性在暴光和非暴光部出现慢性皮炎改变的光敏性皮肤病。可视为光谱系列疾病，可归属于慢性光化性皮炎或称光敏性皮炎（photosensitivity dermatitis，PD）/光化性类网织细胞增生症（actinic reticuloid，AR），介于PD与AR之间。

有报道极少数CAD最终可发展成皮肤T淋巴细胞瘤，也有报道患者5年内自然缓解率为10%，10年内为20%，15年内为50%。

【病因与发病机制】

1.光敏感物质存在：在UVA、UVB照射下发生淋巴细胞介导的迟发性超敏反应，但在光敏物已经脱离或除去后，仍然存在慢性持久性光过敏状态。

2.免疫调节紊乱。

3.色氨酸代谢障碍导致内源性光敏物，尤其与尿酸过多等因素有关。

4.过敏性素质及细胞敏感性增高。

5.老年患者皮肤组织细胞中氧自由基形成过多，导致的老化现象使外来变应原不易被排除，促使光敏性增高。

6.皮肤成纤维细胞对紫外线的易感性增高所致。

7.某些光敏物如化妆品、清洁剂中香料、防腐剂、化学物（苯胺）染料、焦油、酒精，某些药物如补骨脂、磺胺类、四环素组及植物灰菜等可引起本病。

【临床表现】

1.基本损害　皮损为湿疹样或水肿性红斑，逐渐浸润、肥厚粗糙呈苔癣样斑片（图16-10～图16-

12）、暗红色。

2.发病特征　好发于50岁以上中老年男性（90%），好发部位为暴光区如面颈、手背、颈后乳突附近的颈侧及颈项部，其次在前臂伸侧，亦可扩散到非暴光区及全身。本病病程慢性，皮损常终

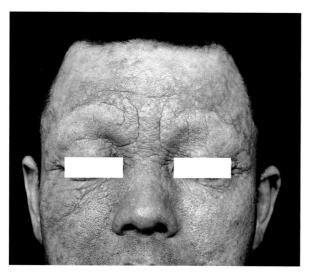

图16-10　慢性光滑性皮炎
（本图由广东医科大学李文惠赠）

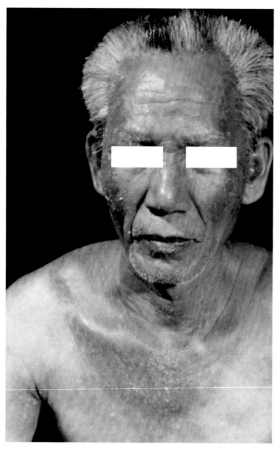

图16-11　慢性光化性皮炎

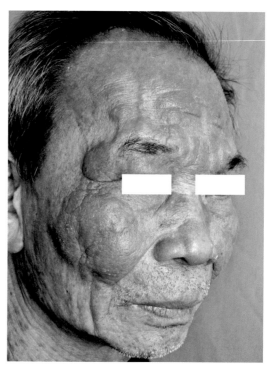

图16-12　慢性光化性皮炎

年不愈，春夏季加重伴剧烈的瘙痒，秋冬季减轻，少数PD相可转化为AR相。

3.临床类型　持久性光反应、持久性药物光敏性、光化性类网状细胞增生症（AR）、光敏性湿疹、光敏性皮炎、湿疹性多形性日光疹。

【诊　断】

（一）诊断基本资料

1.病史　暴光区起发痒性皮疹，反复常年不愈病史。

2.体格检查　暴光区可见湿疹样、暗红色浸润性斑块，非暴光区亦可累及。

3.实验室及其他检查　见表16-6。

（1）外周血中IgE水平可增高。

（2）光试验：用单一波长光照射无皮损非暴光区皮肤显示对UVB（波长280～315nm）和UVA（波长315～400nm）异常敏感，偶对可见光（波长400～760nm）敏感。

（3）光斑贴试验：部分患者对某些接触性光敏物，可疑光敏性药物呈阳性反应。

（4）组织病理：早期为非特异性皮炎改变，如角化不全，棘层轻度肥厚，表皮海棉形成，真皮血管周围淋巴细胞浸润；晚期呈皮肤T细胞淋巴瘤样或假性淋巴瘤样表现，显示真皮血管周围细胞浸

表16-6　慢性光化性皮炎试验鉴别

其他名称	异常反应			斑贴试验	非典型组织学
	UVB	UBA	可见光		
光化性网状细胞增生症	+	+	±	±	+
光敏性皮炎	+	±	−	±	−
光敏性湿疹	+	−	−	−	−
持久性光反应	+	±	−	+*	−
系统性药物的持久性光敏性	±	+	−	±	−
湿疹性PMLE	±	±			

润。可见淋巴细胞、组织细胞、嗜酸性粒细胞和浆细胞等。

（二）诊断思路

慢性光化性皮炎是一个慢性光敏性皮肤病，与日光有关系，常年不愈有特征性，应考虑本病。须结合临床不同类型，实验室检查确定本病。

（三）诊断依据

1.必要条件　病程慢性，常春夏季日晒后加重，迁延不愈。暴光区与非暴光区均出现皮炎改变（PD相）伴浸润性斑块（AR相）。光试验、光斑贴试验可为阳性。组织病理兼有慢性炎症和假性淋巴瘤样改变。

2.次要条件　家族光敏史阳性。某些光敏物斑试阳性，均可辅助诊断。

（四）诊断标准

1.CAD的诊断标准有3条：

（1）临床表现为暴光部位的皮肤出现持久性湿疹性皮疹或可能的假性淋巴瘤变化，并可能向非暴光部位扩展；尿、粪和血卟啉正常，血抗核抗体、抗Ro抗体和抗La抗体阴性。

（2）对低MED的UVB敏感（100%），UVA为90%，可见光为10%。

（3）组织学表现为慢性湿疹，较严重者伴假性淋巴瘤变化，光斑贴试验可能阳性。

2.1982年提出了在国内较实用的临床诊断标准如下：

（1）光暴露部位皮肤呈皮炎湿疹样和（或）浸润性丘疹和斑块，偶为红皮病。

（2）皮损持久3个月以上，反复加剧。

（3）好发于中老年男性。

3.国外Norris Hawk诊断标准　疑诊患者如UVA-MED和（或）UVB-MED降低，除外其他光

照相关疾病即可诊断。

【鉴别诊断】

（一）主要鉴别的疾病

1.多形日光疹

（1）相似点：发病均与日光、季节有关。

（2）不同点：本病有明确的光敏史，皮损仅在暴光区不在非暴光区；有春发夏重、秋轻冬愈的规律；多见于中青年女性；光试验中最小红斑量（MED）下降，光激发试验使皮损重现，可排除PLE。

2.湿疹

（1）相似点：有相似的皮损，瘙痒剧烈。

（2）不同点：本病无光敏史，皮损可泛发全身、对称分布，MED测定阴性。

3.光化性网织细胞增生症

（1）相似点：与慢性光化性皮炎为同一种疾病的不同时期的表现，暴光区、非暴光区均可发病，与季节有关，晚期组织病理相同。

（1）不同点：皮损可成为浸润性红皮病，组织病理显示真皮浸润的细胞中有不典型增生的淋巴样细胞。

（二）次要鉴别的疾病

1.光接触性皮炎与光敏性药疹

（1）相似点：与日光照射有关，尤其对UVA敏感。

（2）不同点：避免光敏物1～2周后，能迅速好转痊愈，不存在持久性光敏反应。

2.蕈样肉芽肿

（1）相似点：晚期皮损为浸润性斑块，伴瘙痒，病程慢性。

（2）不同点：本病与日光无关，无季节性，皮

损最后发展为肿瘤期，组织病理显示浸润的细胞中核分裂及不典型细胞较多，以T细胞浸润为主等可鉴别。

（三）专家提示鉴别的疾病

见表16-7。

【治 疗】

1. 一般治疗　进行锻炼，可在发病前1~2个月在日光下停留一定时间，初始数分钟，后可延长时间；平时避免日晒，外出避开上午9时至下午3时，外用遮光剂（针对UVB可使用具有SPF的防光剂，针对UVA可使用具有PFA的防光剂）；防护用具；尽量避免光敏感性物质，如避免服用四环素类、喹诺酮类、口服避孕药、噻嗪类等，中药防风、补骨脂等，香料、田螺、灰菜、苋菜、紫云英等光敏物。

2. 局部治疗　外用只含皮质激素制剂，如氢化可的松霜、去炎松尿素软膏、艾洛松、新适确得等。

3. 全身治疗

（1）抗组胺剂：如扑尔敏、赛庚啶、酮替酚、西替利嗪等。

（2）羟基氯喹：0.2~0.4g，每日2次，口服；氯喹0.25~0.5g，每日2次，口服。

（3）维生素B族：大量烟酰胺1.2~1.5g，每日3次，口服。

（4）沙度利胺：严重患者可选用，剂量150~300mg，每日3次，口服，待控制后减量维持2~3个月，孕妇禁用。

（5）国外应用低剂量PUVA照射后立即涂皮质激素霜，效果良好，可控制病情。

（6）免疫抑制剂：如病情严重，可选用泼尼松30~80mg，每日3次，口服或硫唑嘌呤100~150mg，每日3次，口服，病情稳定后逐渐减药至停药。

（7）严重病例可选用环孢菌素A，可控制病情。

（吴丽峰　张　莉）

日光性弹力纤维瘤

日光性弹力纤维瘤（solar elasto fibroma），又称光化性弹力纤维病（actinic elastosis）或日光性弹力纤维综合征（solar elastotic sydrome），是一组由于长期暴露于日光而引起的皮肤退行性变的皮肤病。

【病因与发病机制】

1. 病因　长期暴晒于日光下是主要原因。有人用高压汞源紫外线或荧光紫外线灯（290~320nm）实验照射小鼠诱发本病确定。

2. 发病机制　本病是由于慢性日光照射损害，使成纤维细胞产生不正常的微原纤维和无定形物质，而不是正常时的合成胶原。Olson等用电子显微镜观察到皮损处主要由于黑色素细胞功能受损，不能正常地将黑色素转移到角质形成细胞中，而造成角质形成细胞黑色素颗粒分布不均匀，使抵抗紫外线功能下降。

【临床表现】

1. 颈部菱形皮炎　主要累及颈项部，面额、颊，肩胛及上胸部。局部皮肤增厚、粗糙，皮沟加深、皮嵴隆起，皮肤成不规则菱形小块（图16-

表16-7　专家提示鉴别的疾病

疾　病	鉴　别　点
变应性接触性皮炎	皮肤照射试验正常
光变应性接触性皮炎	无抗原时皮肤照射试验正常，仅UVA照射时多异常
系统性药物引起的光过敏	皮肤照射试验正常或仅UVA照射时多异常，临床分离及撤药6个月内光照试验异常
光加重脂溢性皮炎	皮肤照射试验常正常
特发性红皮病	红皮病治愈后皮肤照射试验正常
皮肤T细胞淋巴瘤	皮肤照射试验常正常或仅UVA预处理后轻微异常，CD8[+]循环淋巴细胞在重度慢性光化性皮炎显著；大部分皮肤T细胞淋巴瘤CD4[+]，慢性光化性皮炎的T细胞受体阳性和免疫球蛋白基因重排阴性

13），伴色素沉着如黄褐色、红褐色。

2.播散性弹性瘤　主要好发于面颈、鼻梁，可为单发或多发，对称分布，皮损为黄色斑块，边界清楚。

3.结节性类弹力纤维病　多发生在眼眶、颊、鼻、颈、耳及其他日光暴晒部位。局部皮肤增厚、呈黄色，失去弹性，多皱褶如橘皮样外观（图16-14），伴散在或多发黑头粉刺及小的皮内囊肿。

4.柠檬样皮肤　日光暴晒部位，皮肤呈黄色增厚，多皱褶为慢性日光暴晒的普通反应。

5.手足胶原斑　好发部位为手足掌跖面和背面结合部，从大拇指尖绕指根到第二指的桡侧。皮损为黄色或淡红色的疣状丘疹或小斑块，损害常排列成带状，有时伴毛细血管扩张，局部皮肤干燥、增厚。

6.耳部弹力纤维性结节　好发于耳轮部。皮损为白色或淡红色半透明状小结节，互相聚集，有时皮肤呈橘皮样外观，一般无自觉症状。

7.伴发疾病　少数伴日光性角化、基底细胞癌或鳞癌，偶伴胶样变性。

【诊　断】

（一）诊断基本资料

1.病史　有日光长期暴晒，且在局部发病的病史。

2.体格检查　六种主要临床表现及日光性角化或皮肤癌的表现。

3.实验室及其他检查

（1）血清学无特异性改变。

（2）组织病理：HE染色示表皮下有一狭窄的正常胶原带，真皮上1/3处有均质化，无定性嗜碱性物质，用弹力组织染色呈阳性反应，对PAS、甲基紫、刚果红染色呈阳性反应，如用胶原纤维特殊染色可见少数破碎的胶原纤维，多与表皮垂直，少数与表皮斜行和平行；硝酸银染色显示基底层黑色素分布不规则，黑色素增多区、减少区及无黑色素区相交替。

（二）诊断思路

1.日光性弹力纤维瘤是与长期日光暴晒有关的皮肤病。

2.病史与随访：要认真采集病史，综合分析。

3.体格检查：掌握皮损的特征至关重要。

4.实验室检查：组织病理有特征性。

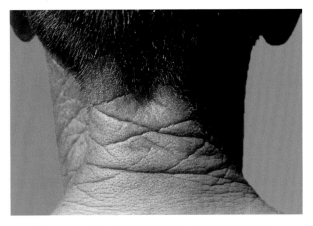

图16-13　日光性弹力纤维瘤（项部菱形皮肤）

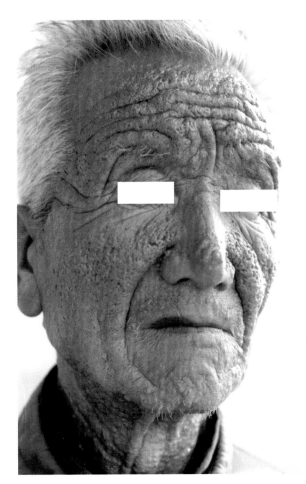

图16-14　日光性弹性纤维病　结节性类弹力纤维病
（本图由西安医科大学李伯埙、王俊民惠赠）

（三）诊断依据

1.长期日光暴晒病史，即在暴晒部位发病。

2.皮损特征：皮肤增厚、粗糙，呈橘黄色皱褶或沟纹，或伴丘疹、斑块、结节，色素沉着及色素减退。依据皮损和部位可成六种类型。

3.组织病理：有特征性表现（见基本资料组织病理项）。

【鉴别诊断】

（一）主要鉴别的疾病

1.弹力纤维性假黄瘤

（1）相似点：皮损为淡黄色质软的丘疹，排列成线状或网状，或相互融合成斑块，常伴毛细血管扩张及好发部位在颈侧。

（2）不同点：本病与显性或隐性遗传有关系，发病年龄早，好发部位除颈部外可发生在腋窝、腹股沟和其他皱褶部位，可累及全身大部分，口腔黏膜及阴道黏膜亦可累及。可伴眼损害及心血管病变。组织病理显示真皮中下部可见破碎的弯曲成堆的似丝绒团块的弹力纤维，伴钙盐沉积等。

2.胶样粟丘疹

（1）相似点：眶周粉刺性、半透明扁平丘疹及淡黄色、橘黄色结节、斑块，伴毛细血管扩张的皮损。

（2）不同点：本病皮损用针头刺破可以挤出胶样物质，组织病理有特征性，即真皮乳头的全部或大部见无结构的均质化胶样物质或呈透明变性，成团块者其周可见胶原纤维束，境界清楚等。

（二）次要鉴别的疾病

1.弹性假黄瘤样真皮乳头层弹性组织溶解症

（1）相似点：皮损为小的黄色非毛囊性丘疹，可融合成斑块。

（2）不同点：组织病理特征显示真皮乳头层弹力纤维网完全消失。

2.中层真皮弹力组织溶解

（1）相似点：皮损为皱褶性斑块有相似处。

（2）不同点：用Verhoeff或地衣红染色显示中层真皮内弹力组织全部消失，电镜下可见吞噬不正常弹力纤维的巨噬细胞。

3.日光性弹力纤维变性

（1）相似点：皮损好发在日光暴晒处，与日光有关。

（2）不同点：组织病理显示真皮乳头层内弹力纤维粗大并相互缠绕成团块。

4.颈部白色纤维性丘疹

（1）相似点：发病部位有相似处。

（2）不同点：组织病理显示真皮乳头纤维化，弹力纤维轻度减少为特征。

【治　疗】

1.一般治疗　避免长期日晒，避免上午9时至下午4时之间外出，外出时采取防光措施，如戴凉帽、打凉伞、穿长袖衣服等，在外出前30分钟外用广谱高效的遮光剂，一般SPF（日光保护系数）15的产品。

2.局部治疗

（1）遮光剂：5%对氨基苯甲酸擦剂（PABA5.0，甘油5.0，70%酒精60～100ml）。

（2）维生素A酸制剂：0.025%～0.05%维甲酸凝胶或霜剂，或0.05%～0.1%维甲酸溶液外用，每日1～2次。

（3）抗氧化剂：维生素E霜、果酸制剂、鱼肝油软膏，每日2～3次，外用。

3.全身治疗　烟酰胺及β-胡萝卜素口服可能有效（见多形日光疹节）。

4.其他治疗

（1）皮肤磨削术：如皮损广泛、严重，通过皮肤磨削可去除真皮上部变性的弹力纤维性病变。

（2）冷冻或手术切除：适用于角化性病变或癌变损害。

（吴丽峰　张　莉）

日光性苔藓

日光性苔藓（lichen solaris）为日晒后于暴露部位发生密集分布的针头至米粒大小的肤色或淡红色扁平丘疹性皮肤病，国内外很少报道。

【临床表现】

好发于夏季，多见于男性，日晒后于暴露部位发生针头至米粒大小的肤色或淡红色扁平丘疹，似苔藓样（图16-15），自觉有不同程度瘙痒。

【诊　断】

（一）诊断基本资料

1.病史　日晒后于暴露处发病，伴不同程度瘙痒的病史。

2.体格检查　在暴露部位可见多数密集分布的肤色、淡红色的针头至米粒大小丘疹，呈苔藓样变。

（二）诊断思路

本病是一种光线性皮肤病。

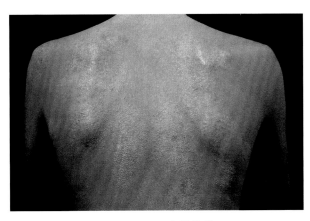

图16-15　日光性苔藓

（三）诊断依据

1.好发于夏季，多见于男性。

2.日晒后于暴露部位发病。

3.皮损特点为肤色或淡红色针头至米粒大小扁平丘疹，密集分布呈苔藓样。

4.自觉不同程度瘙痒。

【鉴别诊断】

（一）主要鉴别的疾病

1.光化性扁平苔藓

（1）相似点：好发季节与日光照射有关，且发生于光照部位。

（2）不同点：皮损为环状斑块、紫红色小丘疹或灰蓝色色素斑，组织病理有非特异性湿疹、皮炎或扁平苔藓改变。

2.光毒性接触性皮炎

（1）相似点：好发季节及光暴露部位为相同点。

（2）不同点：本病是接触致敏的光感物质后，暴露部位遭受光暴晒引起的一种炎症反应，以接触沥青或焦油的工人多见。

3.光毒性药疹

（1）相似点：日晒部位发病，与日光照射有关。

（2）不同点：本病由于内服致敏的光感性药物引起，皮损形态与一般药疹类似。

（二）次要鉴别的疾病

胶样粟丘疹

（1）相似点：与日光有关，并发生于光暴露部位。

（2）不同点：本病发病部位多为眼周，皮损为针头、粟粒或扁豆大淡黄色圆形或不规则性扁平丘疹，群集而不融合，内含胶样物，可有毛细血管扩张。组织病理显示真皮乳头的全部或大部分有均质化胶样物质等。

【治　疗】

1.一般治疗　宜穿长袖、不露胸背的衣服，涂用遮光剂，避免日光暴晒。

2.局部治疗　外用保护止痒剂、氧化锌洗剂等及皮质类固醇激素制剂。

3.药物治疗　抗组胺剂等。

（吴丽峰　张　莉）

日光性白斑

日光性白斑（leukoderma solaris）系指多次日光照射后，皮肤出现不易消失的点状白斑，常见于夏季游泳者、穿短袖者，发病多，国内外很少报道。

【临床表现】

1.基本损害：皮肤先发红，继而出现色素沉着、脱屑，随着色素沉着的消失，逐渐发生淡白色或灰白色斑（图16-16），边界不清，大小不一，呈圆形。

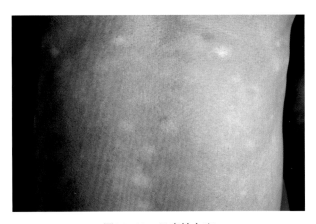

图16-16　日光性白斑

2.本病好发于青壮年，经日晒后发生，皮损多发于颈周、后背、上肢伸侧等部位，无自觉症状，数周后可自然消退，但也有经久不退者。

【诊　断】

（一）诊断基本资料

1. 病史　有日光照射后发病史。

2. 体格检查　颈周、背部、上肢伸侧可见圆形大小不等，边界不清，淡白色或灰白色斑。

（二）诊断思路

本病与日光照射有关。

（三）诊断依据

1. 好发于青壮年。

2. 日晒后发病。

3. 好发部位为颈周、背部、双上肢伸侧。

4. 皮损为圆形大小不等、边界不清的白色或淡白色斑。

5. 无自觉症状，数周后消退，亦有经久不退者。

【鉴别诊断】

（一）主要鉴别的疾病

花斑癣

（1）相似点：皮损为红色、淡白、灰白色、白色斑，发病部位为颈周、胸背等。

（2）不同点：皮损表面有细小鳞屑，刮除鳞屑，真菌镜检可见弯曲或弧形菌丝或簇状圆形厚壁孢子、皮损在滤过性紫外灯下呈黄色荧光。

（二）次要鉴别的疾病

1. 老年性白斑

（1）相似点：皮损为白斑好发于胸背、四肢。

（2）不同点：本病发生于45岁以上，皮损为稍凹陷的萎缩性白斑，数目逐渐增多，永久不消失，伴白发，有老年性黑子等。

2. 白斑黑皮病

（1）相似点：皮损和发病部位为相似点。

（2）不同点：本病为老年性黑子病的一型，老年发病，皮损为弥漫性色素沉着，并有小斑型、大斑型及大小色素脱失斑等。

【治　疗】

1. 一般治疗　避免日晒，外涂防光剂，遮阳性保护剂。

2. 局部治疗　外用皮质激素制剂。

（吴丽峰　张　莉）

第十七章
物理性皮肤病

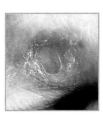
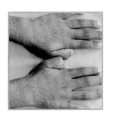

放射性皮炎

放射性皮炎（radio dermatitis）又称皮肤放射性损害（cutaneous radiation injury），是指各种类型射线包括 α、β、γ 和 X 射线、粒子、电子、中子和质子等引起的皮肤和黏膜炎症性损害性皮肤病。

【病因与发病机制】

其机制为放射线（X、β、γ 射线）照射皮肤，通过皮肤 DNA 吸收辐射能引起皮肤角质形成细胞的体细胞突变，最终导致细胞分化或死亡，引起皮肤黏膜损害。

【临床表现】

临床上分为急性放射性皮炎及慢性放射性皮炎。

1. 急性放射性皮炎　其常因短期内接受大剂量放射线所致，根据皮损形态分为三度（表17-1、表17-2）：

Ⅰ度：境界清楚的局限性红斑、水肿，有烧灼及瘙痒感，1个月后出现脱屑及色素沉着。

Ⅱ度：局部明显红斑、水肿、水疱、糜烂、结痂，自觉烧灼感及疼痛，1～3个月痊愈，愈后留色素沉着或色素脱失，毛细血管扩张，皮肤萎缩或永久性脱发及皮脂腺汗腺功能障碍。

Ⅲ度：局部红肿显著，并很快出现组织坏死，形成大小、深浅不一的溃疡，深可达皮下、肌肉，甚至达骨组织，自觉疼痛，常持续多年不愈，愈后形成萎缩性瘢痕，色素沉着及色素脱失，永久性脱发及毛细血管扩张，严重时溃疡及疤痕处可发生癌变。其全身症状轻重不一，可有头痛、头晕、食欲不振、恶心、呕吐、腹痛、出血等症状。化验检查白细胞减少，严重时可危及生命。

2. 慢性放射性皮炎　多因长期反复接受小剂量放射线引起，亦可由急性放射性皮炎转化而来，一般潜伏期数月、数年（4～40年）不等，局部皮肤干燥、皲裂、萎缩、腺体功能减退，毛发脱落、毛细血管扩张，色素沉着或减退（图17-1），指甲色暗、增厚、变脆、纵嵴或脱落，日久可成顽固性溃疡或皮肤癌，其常见为基底细胞癌，其次为鳞状上皮癌，亦可有骨肉瘤、恶性黑色素瘤等。

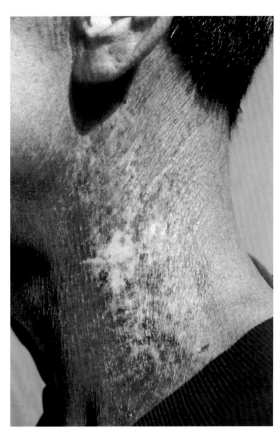

图17-1　放射性皮炎

表17-1　急性放射性皮肤损害分度诊断标准

分度	初期反应	假愈期	极　期	参考剂量（Gy）
Ⅰ度	红斑	2～6周	红斑、脱毛	5
Ⅱ度	红斑、麻木感	1～3周	二次红斑、毛囊疹、水疱	10
Ⅲ度	红斑、麻木、瘙痒、水肿	数小时～10天	溃疡、坏死	15

表17-2　慢性放射性皮肤损害分度诊断标准

分度	临　床　表　现
Ⅰ度	皮肤干燥、粗糙，失去弹性，脱屑，指纹变浅或紊乱，指甲灰暗或纵嵴，带状色甲，甲脆易劈裂
Ⅱ度	角化过度、皲裂，较多疣状突起或皮肤萎缩变薄，指纹紊乱或消失，指甲增厚变形
Ⅲ度	长期不愈的溃疡，角质突起物，指端严重角化与指甲融合，可合并肌腱挛缩，关节变形强直

【诊　断】

（一）诊断基本资料

1.病史　有短期大剂量或长期小剂量接受放射线照射的病史。

2.体格检查　皮肤红斑、水肿、水疱、糜烂、溃疡及色素沉着或减退，毛细血管扩张、瘢痕形成等。

3.实验室及其他检查

（1）血常规显示白细胞总数可减少。

（2）组织病理

1）急性放射性皮炎：表皮海绵形成，棘层空泡变性呈网状改变，基底细胞液化，真皮上部水肿，毛细血管扩张，周围炎性细胞浸润等。

2）慢性放射性皮炎：角化过度，表皮萎缩或颗粒层、棘层增厚，真皮上部黑色素细胞增加及毛细血管扩张，真皮胶原纤维均质化，皮脂腺、毛囊、汗腺均有不同程度的破坏，真皮较深处血管壁纤维性增厚伴不同程度的血管阻塞。

（二）诊断思路/诊断依据

患者有短期大量或长期小量接受放射病史及其引起的皮肤黏膜损害性皮肤病。急性损害具有特征，如溃疡、毛细血管扩张、慢性则潜伏期长达4～40年、很难愈合、易癌变等。

本病诊断主要根据病史、临床特征、体格检查、实验室检查进行综合分析，可以诊断。

（三）诊断标准（斯图亚特·马丁放射性皮炎诊断标准）

1.急性放射性皮炎　常表现为水肿、暗红色斑、水疱或大疱。

2.慢性放射性皮炎　常在1年内发生，临床特征为边缘清楚的萎缩区，伴色素脱失、沉着、毛细血管扩张，皮肤溃疡、疼痛、恶变如鳞癌或基底细胞癌。

3.组织病理　角化过度、角化不全，水肿，棘层肥厚，后期萎缩，嗜碱性变，胶原断裂，血管扩张伴有纤维蛋白样坏死，血栓、闭塞性坏死和再通，出现大量快速核分裂的纤维母细胞，疤痕形成和附件萎缩。

【鉴别诊断】

（一）主要鉴别的疾病

急性放射性皮炎与日晒伤鉴别

（1）相似点：皮损为水肿性红斑、水疱、糜烂。

（2）不同点：本病发生在暴露部位，与季节日光照射有关，无放射线接触史等。

（二）次要鉴别的疾病

慢性放射性皮炎与斑状萎缩鉴别

（1）相似点：皮损有萎缩。

（2）不同点：本病中青年女性多见，无放射线接触史，皮损为红斑或无红斑基础上萎缩，柔软呈疝状。

【治　疗】

1.一般治疗

（1）从事放射工作人员应严格遵守操作程序，加强防护措施。

（2）定期体格检查，如发现病变倾向者休息观察，病情严重者可调换工种等。

2.**局部治疗**

（1）Ⅰ度：无萎缩、渗出时，外用10%硼酸、滑石粉、炉甘石洗剂。

（2）Ⅱ度、Ⅲ度：皮损糜烂、渗出时，醋酸铝溶液或3%硼酸液湿敷；继发感染时，0.1%雷夫奴尔液湿敷，待干燥后外用40%氧化锌油或氧化锌糊；无渗出时可用皮质类固醇激素制剂。

（3）溃疡性皮损可用维生素B_{12}溶液（生理盐水500ml+维生素B_{12}0.5mg×50支）或用溶菌酶液（生理盐水、鸡蛋清按比例配制），或用复方硫酸铜溶液稀释10倍连续性湿敷，待渗出少时外用软膏。

（4）慢性皮炎时，外用复方维生素B霜（维生素B_{12}1mg，鱼肝油100g，基质霜适量）。

（5）癌前期角化性皮损：外用1%～5%5-氟尿嘧啶软膏或洗剂，每日2次，直至角化减轻，皮损好转；亦可用0.025%～0.1%维甲酸软膏，必要时手术切除。

3.**全身治疗**

（1）急性炎症明显时，可用皮质类固醇激素，如泼尼松20mg，每日3次，口服，4～5天病情控制后骤停。

（2）继发感染时口服阿莫西林或头孢氨苄，严重时静点青霉素或头孢类抗生素。

（3）白细胞下降时给予输血、清蛋白等支持疗法。

（4）其他：β-胡萝卜素150mg，每日3次，口服；维生素E100mg，每日3次，口服。

4.**物理治疗**　对顽固性溃疡行氦氖激光照射或TDP照射，每周2～3次。

（吴　江　郭义龙　李　文　张　莉）

粟　粒　疹

粟粒疹（miliaria）亦称痱子，是高温潮湿环境中，出汗过多引起水疱和丘疱疹性皮肤病。

【临床表现】

1.**晶状粟粒疹（miliaria crystallina）**　又名白痱。汗管堵塞部位最为表浅，汗液不能排出渗入角质层下所致。皮损为针尖至针头大浅表性半透明小水疱，疱壁薄而易破，疱液清，疱周无红晕，多于1～2日内吸收。多见于长期卧床、衰弱、高热伴大量出汗的患者，或婴幼儿。好发于颈、胸、腰背、腹等部位。无明显自觉症状。

2.**红色粟粒疹（miliaria rubra）**　最为常见，汗管堵塞发生在表皮螺旋形汗管内，汗液渗入表皮内所致。损害为多数帽头针大小丘疹或丘疱疹（图17-2），周围有轻度红晕，常成批发生在躯干部，尤其皱襞处，如腋窝、脐窝、乳房下、婴幼儿头面部、臀部等部位。自觉轻度烧灼及刺痒感。

3.**脓疱性粟粒疹（miliaria pustulosa）**　为针头大浅表性脓疱。主要发生在皱褶处，脓疱顶端有脓液，细菌培养为非致病性球菌，自觉轻度灼痛及刺痒感。

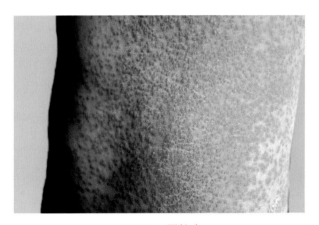

图17-2　粟粒疹

4.**深部粟粒疹（miliaria profanda）**　汗管堵塞部位较深，位于真皮内垂直走行的导管，汗液淤滞可造成汗管破裂，汗液外渗至周围组织。损害为多数炎性丘疹。

【诊　断】

（一）**诊断基本资料**

1.**病史**　有在夏季或高温湿热或通风不良环境中发病的病史。

2.**体格检查**

（1）有4种不同类型的皮损特征。

（2）组织病理：①晶状粟粒疹：病变主要在小汗腺汗管的最表浅部位，角质层下水疱；②红色粟粒疹：表皮内汗管阻塞，破坏在棘层内；③脓疱性粟粒疹：表皮内脓疱，汗管周围可见多形核白细胞浸润；④深部粟粒疹：汗管阻塞破裂在真皮上部，即表皮真皮交界处。

（二）诊断思路

粟粒疹是夏季出汗过多引起的皮肤病，易于诊断。

（三）诊断依据

1. 发生在夏季，或高温湿热不通风环境中。

2. 好发部位在头面、颈、胸背、腹部、皱褶处。

3. 皮损为针头大水疱、丘疱疹或脓疱、炎性丘疹等。

4. 急性发作，可有烧灼或刺痒。

【鉴别诊断】

（一）主要鉴别的疾病

1. 马拉色菌性毛囊炎

（1）相似点：应与脓疱性粟粒疹鉴别，两者好发于面颈、胸背部位，皮疹为毛囊性红丘疹，间有脓疱，与脓疱性粟粒疹相似。

（2）不同点：本病为糠秕孢子菌引起的毛囊炎，毛囊丘疹色红至暗红，真菌镜检见大量糠秕孢子菌。

2. 毛囊性脓疱疮

（1）相似点：本病又称Bockhart脓疱疮，为一种表浅性毛囊口炎，有时需与脓疱性粟粒疹鉴别。

（2）不同点：本病主要由金黄色葡萄球菌引起的表浅性毛囊炎，小脓疱如绿豆至黄豆大小，好发部位为头部毛发较多处及四肢皮肤。

（二）次要鉴别的疾病

夏季皮炎　本病好发部位为四肢伸侧，或躯干部，尤以下肢为多。呈对称分布，皮损为大片红色斑丘疹，或丘疱疹，自觉瘙痒。

【治　疗】

1. 一般治疗　保持室内通风、凉爽、衣着宽敞，注意清洁、干燥。

2. 局部治疗

（1）温水沐浴后洒上痱子粉或1%薄荷炉甘石洗剂或10%硼酸滑石粉等。

（2）脓疱性粟粒疹时，选用5%硫黄炉甘石洗剂或鱼石脂炉甘石洗剂。

3. 全身治疗　一般不需全身治疗。抗生素预防继发感染，如阿莫西林0.5g，每日4次，口服。继发感染严重时使用青霉素或头孢类抗生素。

4. 中药治疗

（1）脓疱性粟粒疹时选用连翘败毒丸、六神丸口服。

（2）鸡苏散（六一散加冰片）、消痱散（冰片、薄荷、滑石）、5%明矾水等外用。

（吴　江　李　文　张　莉）

冻　疮

冻疮（perniosis）是由寒冷引起的一种局限性淤血性炎症性皮肤病。多发生于儿童、妇女及末梢血液循环不良者。

【病因与发病机制】

机体由于长期受湿冷（气温10℃以下）的侵袭，患者末梢血液循环不良，局部皮肤缺血缺氧，久之血管麻痹性扩张、淤血、血浆渗出引起局部水肿、水疱形成乃至组织坏死。植物神经功能紊乱、手足多汗、缺乏运动、营养不良、贫血、鞋袜过紧、血液循环中存在冷球蛋白均为发病诱因，有人认为遗传也起一定的作用。

【临床表现】

1. 发病特征　好发于妇女、儿童、老人的四肢循环不良处，如面颊部、耳廓、耳垂及鼻尖部、手足指（趾）、足跟部。

2. 皮损特点　为局限性淤血性红斑或暗紫红色肿块（图17-3），触之皮温低，自觉痒感，受热后更剧。重者肿胀明显，表面可发生水疱（图17-4），疱内为淡黄色或血性浆液，疱破后形成糜烂、溃疡、坏死，此时自觉麻、胀、疼痛感，愈合后色素沉着或遗留萎缩性瘢痕，另外还有多形性红斑损害者，皮损为暗紫红色水肿性红斑，中央彩虹样外观。

3. 病程　慢性，春季气候转暖后可自愈，多于次年冬季再发。

【诊　断】

（一）诊断基本资料

1. 病史　在寒冷环境工作有受冻的病史。

2. 体格检查　在受冻循环不良部位出现红肿、水疱、糜烂、溃疡，甚至坏死性病变。

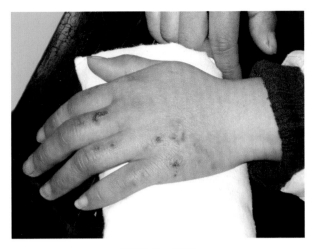

图17-3 冻疮
（本图由内蒙古医学院张孝阔惠赠）

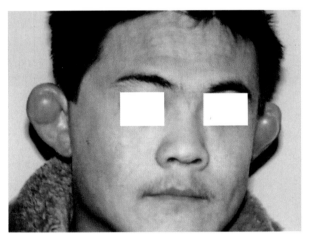

图17-4 冻疮
（本图由吉林市中心医院高嵩惠赠）

3. 实验室检查

（1）部分患者可有贫血，血沉增快，冷球蛋白血症，免疫球蛋白升高等。

（2）组织病理：轻时，表皮海绵形成，真皮乳头水肿，血管内皮细胞肿胀，管壁水肿，周围可见淋巴细胞为主的细胞浸润；重时，表皮及毛囊上皮出现角化不良细胞及坏死角质形成细胞，真皮血管收缩，淋巴细胞浸润，且见特殊的脉管壁呈"蓬松状"水肿等。

4. 伴发疾病　肢端发绀症、脊髓灰质炎、白血病前期、慢性成髓单核细胞白血病、皮肤红斑狼疮、骑手寒冷性脂膜炎。

（二）诊断思路/诊断依据

冻疮患者有受寒史，常发生在冬天湿冷环境中，春季转暖后自愈，次年冬季再发。体格检查，

发病部位特征性皮损如红肿、水疱、糜烂、溃疡应考虑本病。

皮损好发于面部、暴露部位及四肢末梢部位。

皮损为紫红色斑块，易形成水疱、糜烂或溃疡。

按临床表现可分为以下三度：

Ⅰ度（红斑性冻疮）皮肤从白变为红色，出现明显的红肿，自觉轻度疼痛和灼痒。

Ⅱ度（水疱性冻疮）早期有红肿，继而出现大小不一的水疱，有不同程度疼痛。

Ⅲ度（坏死性冻疮）轻者在受冻后3～7天局部出现水疱，蔓延至整个肢体，活动受限，病变部位呈紫黑色，周围水肿，呈干性坏疽，患部感觉和机能完全丧失，2～3周后出现受损组织和健康组织的分界线，严重时出现湿性坏疽。

【鉴别诊断】

（一）主要鉴别的疾病

寒冷性多形红斑

（1）相似点：发生于冬春寒冷季节及末梢循环不良如手足部位、气温升高后可自行缓解。

（2）不同点：皮损为多形型红斑样，皮损为红色，中央暗红紫色，彩虹样外观，皮损数目较多，损害一般于2～3周后自然消退，反复发作，少数患者冷凝集试验、冷球蛋白试验阳性，IgG等免疫球蛋白增高，甲皱微循环检查显示血管形态异常，血流缓慢，动静脉增粗等。

（二）次要鉴别的疾病

1. 多形日光疹

（1）相似点：与多形性红斑相鉴别，其皮损形态相似。

（2）不同点：本病为春夏季发作、在光暴露部位、与日光有关、瘙痒剧烈等为鉴别点。

2. 系统性红斑狼疮（冻疮样红斑狼疮）

（1）相似点：其皮损发生于面部、手足指（趾），且为暗红色紫色斑块，愈后为轻度萎缩性瘢痕为相似处。

（2）不同点：本病为系统性疾病，可累及心肺、肾、脑等器官，ENA抗体谱出现阳性反应，抗双链DNA阳性，ANA阳性或强阳性等。

3. 冷球蛋白血症

（1）相似点：常在寒冷季节发病，伴发冻疮样皮损。

（2）不同点：本病口腔黏膜、关节、肾脏、肝

脾、淋巴结、神经系统可受累，ANA阳性，多数冷球蛋白试验异常等。

4.冷纤维蛋白原血症

（1）相似点：冷过敏及皮损发生于上、下肢末梢部位且为溃疡坏死。

（2）不同点：本病可有多脏器如心、肺、脾、大动脉血栓形成而梗死，多脏器出血如鼻出血、消化道出血、血尿、咯血等。

【治　疗】

1.一般治疗　①冬季要注意全身及局部的保暖、干燥；②加强体育锻炼，促进末梢血液循环；③鞋袜不宜过紧，受冻部位应避免火烤及热水泡；④治疗慢性消耗性疾病如贫血、营养不良等；⑤紫外线预防性治疗：入冬前患部行紫外线照射，每疗程7～10天。

2.局部治疗

（1）Ⅰ度冻疮：可用促进循环药物，如10%樟脑酊、辣椒酊外用，或辣椒煎水外洗。

（2）Ⅱ度冻疮：水疱未破时可用10%樟脑软膏、辣椒软膏或维生素E软膏，复方貂油软膏外用。

（3）Ⅲ度冻疮：无感染性溃疡可用5%硼酸软膏，猪油蜂蜜软膏（30%猪油，70%蜂蜜）。

3.全身治疗

（1）血管扩张剂：以解除血管痉挛促进末梢循环，如烟酸50～100mg，每日3次，口服；烟酸肌醇酯200～600mg，每日3次，口服；芦丁片40mg，每日3次，口服；硝苯吡啶片10～20mg，每日3次，口服；654-2（山莨菪碱）针注射剂为5mg、10mg、20mg，每日1次，肌内注射。

（2）维生素：如维生素E 200mg，每日3次，口服；维生素C 200mg，每日3次，口服；维生K 44mg，每日3次，口服；维生素A丸，1～2丸，每日3次，口服。

胼　胝

胼胝（callus，callosity）俗称老茧，是由于长期受压和摩擦部位发生硬而平滑的角质增生性皮肤病。一般不影响健康和劳动，并起一定的保护作用，可有压痛及碰撞痛。

【临床表现】

1.皮肤损害　皮损为黄色、黄白色、褐黄色扁平隆起的角质增生性斑块，中间更厚，边缘薄，境界不清，皮纹完整（图17-5），多见于手足，常对称发生。一般无自觉症状，有的可有压痛，与某些职业有关。

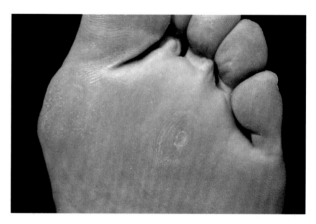

图17-5　胼胝

2.遗传性疼痛性胼胝（hereditary painful callosities）　也称钱币状掌跖角化症，罕见，属常染色体显性遗传。

【诊　断】

（一）诊断基本资料

1.病史　有经常行走、长期站立劳动、平足、足畸形及局部发病的病史。

2.体格检查　手足部多发，常对称分布，皮损为黄色、黄白色或褐黄色扁平隆起性角质增生性斑块，有时压痛。

3.实验室检查　组织病理显示角化过度，颗粒层增厚，真皮乳头扁平，真皮轻度炎细胞浸润。

（二）诊断思路/诊断依据

胼胝是发生在手足因机械性摩擦受压引起的保护性反应性疾病，根据病史、局部检查做出诊断。

1.常发生在某些职业劳动者，或平足、足畸形者。

2.皮损为黄色、黄白色或褐黄色扁平隆起性角质增生性斑块，边界不清，表面硬、光滑，皮纹完整性病变。

3.一般无自觉症状，有时压痛。

【鉴别诊断】

(一)主要鉴别的疾病

1.鸡眼

(1)相似点:多发生在经常行走或长期站立劳动者及局部挤压摩擦引起。

(2)不同点:鸡眼皮损为圆锥形角质栓嵌入皮内,周围半透明环,如鸡眼状,压痛挤压痛明显。

2.跖疣

(1)相似点:好发于足部等。

(2)不同点:跖疣由病毒引起,皮损中央角质软芯,可见出血性小黑点,明显的挤压痛等。

鉴别见表17-3。

(二)次要鉴别的疾病

1.遗传性疼痛性胼胝

(1)相似点:发病部位及皮损相同。

(2)不同点:本病为常染色体显性遗传性疾病,儿童期发病,慢性过程,疼痛明显等。

2.弥漫性掌跖角化症

(1)相似点:受压或摩擦部位发病,皮损为角质增生性斑块。

(2)不同点:患者幼年发病,有家族史等。

3.更年期角皮病

(1)相似点:掌跖受压部位如足跟、足趾部出现圆形、椭圆形扁平角化性丘疹、斑块。

(2)不同点:皮损融合成片,最后蔓延至全部掌跖,另外,女性绝经期发病。

【治 疗】

1.一般治疗 注意穿合适柔软的靴鞋,一般不需治疗。

2.局部治疗

(1)药物治疗:局部先用热水泡软,用刀削去或用角质剥脱剂如10%水杨酸、3%维甲酸软膏、10%硫黄水杨酸软膏涂擦。

(2)其他治疗:如发生在足跖部,可在鞋底内放一个软而厚的毡垫或海绵垫,且在胼胝相应处挖一个洞,以减缓局部的压迫,使症状缓解。

3.全身治疗 不需要治疗。

(张 莉 郭义龙)

鸡 眼

鸡眼(clavus)是足跖或足趾部皮肤因长期挤压和摩擦而发生的圆锥形角质增生性病变,形似鸡眼,这种皮肤病称鸡眼。

【临床表现】

1.基本损害 皮损为针头至蚕豆大小黄色或灰黄色局限的角质增生性斑片或斑块(图17-6),多为圆形,表面光滑,半透明,境界清楚。用刀削去表面的角质,可见一圆锥状角质呈楔形嵌入皮内,表皮与真皮表面的交界处,有一层灰白色薄膜即鸡眼滑囊。从外观上见中央锥形角栓,边缘半透明角质环状如鸡眼。

2.发病特征 好发部位为足跖前中部、足趾侧缘或趾背部、足跟,尤其好发于小趾外侧缘。可有压痛和碰撞痛。多为1~2个,偶有多发者,多见于年长者。如发生在趾间,皮损被浸软呈灰白色且有恶臭。

3.临床类型 有两种类型:硬鸡眼发生于趾背或跖部;软鸡眼(图17-7)发生于趾间,因汗液的浸渍而软化。

【诊 断】

(一)诊断基本资料

1.病史 有经常行走、长期站立劳动且在足部起疼痛性皮疹的病史。

2.体格检查 足部尤其骨隆突处圆锥形角质增

表17-3 鸡眼、胼胝、跖疣的鉴别

病 名	颜 色	外 形	境 界	表 面	压 痛
鸡眼	黄	与皮面平或稍隆起	局限	皮纹清楚	顶压痛
胼胝	黄	中厚边薄的角质板	不清楚	皮纹清楚	不明显
跖疣	灰	中央稍凹	局限	无正常皮纹、挖剥角质后见刺状物,并易出血	捏两侧则痛

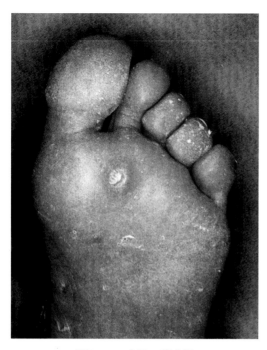

图17-6　鸡眼　硬鸡眼

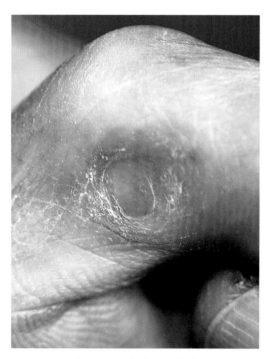

图17-7　鸡眼　软鸡眼

生性损害、压痛等特征。

3.实验室及其他检查　组织病理显示病变组织为增厚的角质层，中心部最厚，呈"V"形凹入，钉突增生明显，下方真皮乳头扁平，可见透明粗糙的胶原纤维及少量细胞浸润。

（二）诊断思路/诊断依据

鸡眼为发生在足部因挤压、摩擦保护性皮肤反应性疾病，根据病史、局部检查可考虑本病。

1.好发于男性青年或壮年及年长者。

2.多发生于经常行走或长期站立劳动者，好发部位为足跖、足小趾外侧、趾背等处。

3.皮损为黄色圆锥形角质栓，外周为半透明的角质环，状如鸡眼。

4.自觉症状为压痛或碰撞痛。

5.组织病理为增厚的角质层，中心最厚，呈"V"形凹入，钉突增生明显，下方真皮变平伴少量细胞浸润。

【鉴别诊断】

（一）主要鉴别的疾病

1.胼胝

（1）相似点：发生于足跖、足趾外部，形态为黄色或灰黄色角质增生性斑块、斑片，有压痛等。

（2）不同点：鸡眼为黄色圆锥形角质栓，周围半透明角质环，状如鸡眼，边界清楚，用刀削去角质层，可见楔形嵌入的角质栓，而胼胝为淡黄色或腊黄色扁平角质增生性斑块，皮纹完整，边界不清，用刀削去角质增生物后无嵌入角栓。

2.跖疣

（1）相似点：好发于足部，压痛、碰撞痛等。

（2）不同点：跖疣的病因为乳头瘤样病毒，皮损为黄色或灰黄色斑块，中央见角质软芯，黑点状出血点，皮纹中断，有明显挤压痛。鸡眼组织病理缺少空泡细胞和不规则的透明角质颗粒，这些可与跖疣鉴别。

跖疣、鸡眼、胼胝的鉴别参考"第四章图4-18跖疣、鸡眼、胼胝鉴别模式图"。

（二）次要鉴别的疾病

砷角化病的鸡眼状角化型

（1）相似点：皮损似鸡眼状。

（2）不同点：本病对称分布于双侧掌跖，常融合成片，有砷及砷化合物接触史，躯干四肢色素异常，尿、毛发及皮肤组织砷含量升高。

【治　疗】

1.一般治疗　穿合适、柔软的靴鞋，足畸形时要早矫正。

2.局部治疗

（1）药物治疗：市售鸡眼膏、15%水杨酸乳酸雷锁锌软膏、40%氢氧化钾淀粉糊等，使用时先热水泡足，使增厚的角质层变软，削去中心角栓表层，将上述药物敷在中心角质栓处，周围用胶布保护，每周换药1次，每次换药时除去软化的角质，直到损害脱落。

（2）拔出法：削去鸡眼表层角质增生物，用纹氏钳挟住角栓底部，慢慢摇动直至拔出角栓为止，不需局麻，不易出血。

3. 全身治疗　不需治疗。

（吴　江　张孝阔）

摩擦性苔藓样疹

摩擦性苔藓样疹（frictional lichenoid eruption）又称青少年丘疹性皮炎（juvenile papular dermatitis），是一种好发于儿童手背、前臂等部位的丘疹性皮炎。儿童在外游玩者多见，皮损为散在性小丘疹或密集成群似苔藓样。

本病病因不明，一般认为是皮肤对刺激物非特异性反应，大部分患者发病前常有与某些物品接触摩擦史，如玩泥沙、污水或受地毯摩擦而发病；也有人认为与机械性刺激及日晒有关；或由病毒感染而引起。

【临床表现】

1. 基本损害　皮损为单一性针头至小米粒大的肤色、淡红色丘疹，散在或密集成群似苔藓样（图17-8），其表面附少量糠状鳞屑。

2. 发病特征　好发于3～12岁儿童，尤其3～5岁

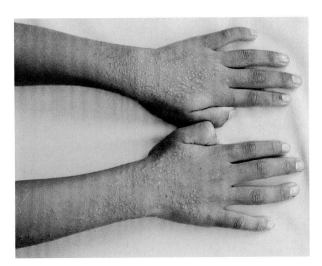

图17-8　摩擦性苔藓样疹　针头至栗粒大多角形丘疹

幼儿，男孩多于女孩，多见于夏季。常见于手背、手腕、前臂等易受摩擦部位，有时也累及肘、膝、股部及躯干等处。皮疹多对称分布，自觉微痒或无自觉症状；慢性经过，有自限性，多于天气转凉后自行消退，可反复发作，预后良好。

【诊　断】

（一）诊断基本资料

1. 病史　发病前有接触刺激物如玩泥沙土、污水、受地毯摩擦的病史。

2. 体格检查　受摩擦部位如双手背、手腕部单一性针头至米粒大肤色、淡红色丘疹、呈苔藓样，为特征。

3. 实验室检查　组织病理为非特异性炎症反应，即表皮角化过度，棘层肥厚，真皮浅层轻度炎性细胞浸润。

（二）诊断思路/诊断依据

1. 摩擦性苔藓样疹为一种好发于儿童手背、前臂等部位丘疹性皮炎，当出现时易于考虑本病。

2. 病史中即喜欢玩沙子、泥土或受地毯摩擦、喜爱玩污水等病史至关重要。

3. 体格检查中皮损特征有诊断价值。

4. 好发年龄为3～12岁儿童，多见于夏季。

5. 皮损特点为单一性针头至小米粒大肤色或淡红色丘疹，散在或密集成群似苔藓样。对称分布，无自觉症状或微痒。

6. 病程慢性，常可复发，预后良好。

【鉴别诊断】

（一）主要鉴别的疾病

1. 接触性皮炎

（1）相似点：发病部位、接触刺激物为相同点。

（2）不同点：本病皮损潮红、肿胀，甚至出现水疱，自觉瘙痒、灼热或疼痛，发病与年龄、季节无关系，斑贴试验阳性。

2. 多形日光疹的皮炎型

（1）相似点：在外露部位如手背、手腕、前臂及与日光似有关系。

（2）不同点：本病主要发生在日晒部位如面、颈侧、颈前"V"字区等处，皮损炎症明显，局部瘙痒剧烈，有春发、夏重、秋轻、冬愈的规律。

（二）次要鉴别的疾病

1. 虫咬皮炎

（1）相似点：好发于儿童，外露部位为相同点。

（2）不同点：本病有虫咬史，皮损数目少，常为水肿性丘疹，中央见虫螫口，并有出血点，自觉刺痛瘙痒。

2. 小儿丘疹性肢端皮炎（Gianott-Crosti综合征）

（1）相似点：好发于儿童，发病部位有相同点。

（2）不同点：本病好发于春季，为乙型肝炎引起，皮疹为暗红色绿豆大至扁豆大扁平丘疹且散在分布，皮疹分布广泛，初在下肢，后发展至面部，伴淋巴结肿大。发病后出现急性无黄疸性肝炎，查HBsAg阳性。其他有EB病毒、柯萨奇、埃可、呼吸道合胞病毒及牛痘病毒等。

【治疗原则】

1. 一般治疗　避免接触外界不良刺激物如沙土、泥巴、污水等。

2. 局部治疗　外用炉甘石洗剂或皮质类固醇制剂。

3. 全身治疗　一般不需要，但必要时如瘙痒较重时可口服扑尔敏或苯海拉明等抗组胺药物。

（张　莉　陈　蕾）

手足皲裂

手足皲裂（rhagadia manus and pedalis）主要发生在手足部，由多种因素所致的皮肤干燥、皲裂的皮肤病。

【病因与发病机制】

手足部皮肤尤其掌跖角质层较厚，无皮脂腺与毛囊，缺乏皮脂的润泽与保护，另外冬季汗液分泌少，角质层内含水量减少，因而皮肤容易干燥，再加各种机械性、物理性摩擦和刺激，酸碱、有机溶媒的脱脂作用等使角质层增厚。当局部活动或牵拉力较大时，即可引起皮肤皲裂。老年人、鱼鳞病、足癣、慢性湿疹、掌跖角化症等患者亦多发生手足皲裂，为继发性损害。

【临床表现】

1. 皮肤损害　为皮肤干燥、粗糙、角化肥厚，长短、深浅不一、纵横交错的裂隙（图17-9，图17-10），活动时由于牵拉常导致裂隙增大、出血、疼痛，继发感染时伴淋巴结炎。

2. 发病特征　多见于秋冬季节，户外工作的工人、农民、渔民及牧民等；好发于手掌、指腹尖、

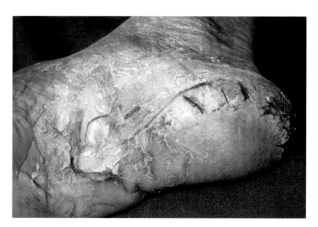

图17-9　手足皲裂

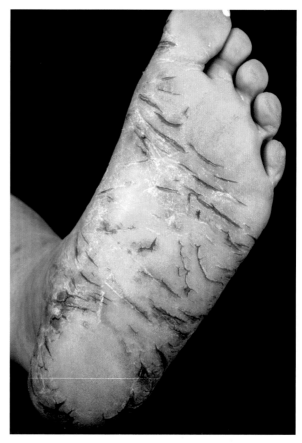

图17-10　手足皲裂

足跖外侧缘及足跟部；慢性病程；多于春末自愈，秋冬复发。

3. **病情分度** 根据皲裂的深浅程度及自觉症状分为以下三度：

Ⅰ度：裂隙达表皮，无出血及疼痛感。

Ⅱ度：裂隙达真皮层，无出血，但有轻微的刺痛。

Ⅲ度：裂隙可深达真皮层和皮下组织层，常有出血，触痛或灼痛，活动时疼痛加重。

【诊 断】

（一）诊断基本资料

1. **病史** 有秋冬户外工作或常接触酸碱、有机溶媒而发病的病史。

2. **体格检查** 表现为皮肤干燥、粗糙、角化肥厚、裂隙等为特征。

3. **实验室及其他检查** 无特殊。

4. **伴发疾病** 掌跖角化症、掌跖慢性湿疹、鱼鳞病、手足癣。

（二）诊断思路/诊断依据

手足皲裂是一种多种因素引起的皮肤干燥、粗糙，出现裂隙的皮肤病。根据秋冬季发病，有户外工作病史，可以诊断。发病季节依据好发部位及皮损为皲裂、龟裂、皲裂可以诊断。

（三）诊断标准

Ⅰ度：皮肤干燥而龟裂，仅达表皮，无出血，无疼痛等症状。

Ⅱ度：皮肤干燥，裂隙达真皮，不出血，有轻度刺痛。

Ⅲ度：皮肤干燥，裂隙由表皮深入真皮和皮下组织，常致出血，触痛或灼痛。

【鉴别诊断】

（一）主要鉴别的疾病

1. **手足癣**

（1）相似点：好发部位于手足部，局部出现皲裂、疼痛。

（2）不同点：为本病由真菌引起，常局限于一侧掌、跖、指（趾）间，原发性损害为丘疹、水疱，有瘙痒感；无明显季节性，或夏季加重，皮损部位查到真菌等可以鉴别，但二者常互为因果。

2. **掌跖角化症**

（1）相似点：好发于手足部，皮肤干燥、粗

糙、角化肥厚、皲裂。

（2）不同点：常年发病，无季节性，为先天性疾病，有家族史。

3. **鱼鳞病**

（1）相似点：手足皮肤干燥、粗糙，寒冷季节加重。

（2）不同点：本病由遗传因素引起，婴儿期发病，常累及全身、四肢伸侧，特别是胫前，皮损为鱼鳞状鳞屑。

（二）次要鉴别的疾病

手足湿疹

（1）相似点：好发于手足，伴发皲裂为相同点。

（2）不同点：本病为变应性疾病，原发损害为红斑、丘疹、水疱、糜烂、渗出，瘙痒剧烈等。

【治 疗】

1. **一般治疗** 冬季注意保暖。积极治疗原发性皮肤病，如手足癣、掌跖角化症、鱼鳞病、手足湿疹等。

2. **局部治疗**

（1）轻度皲裂（Ⅰ、Ⅱ度）：外用10%～20%尿素软膏或5%～10%水杨酸软膏，肝素钠软膏。

（2）重度皲裂（Ⅲ度）：如角质厚时，先用热水浸泡，然后用刀片削去过厚的角质，外涂上述外用药，亦可用愈烈膏或胶布贴在裂口处促进皲裂愈合。

3. **全身治疗** 可试用维甲酸类或维生素E丸等。

（张 莉 郭义龙 吴 玮）

间 擦 疹

间擦疹（intertrigo）又名摩擦性红斑，系发生于身体两处皮表面皱褶部位接触所致的皮肤炎症，多表现为红斑、浸渍与继发感染。

【临床表现】

1. **皮肤损害** 皮损表现为红斑、皲裂、浸渍、糜烂、渗出。由于局部温度高、潮湿，适用于真菌生长，假丝酵母菌感染时，除红斑呈牛肉色，糜烂，外周常有卫星状损害如脱屑性丘疹或脓疱，皮肤癣菌感染时红斑界清，活动性边缘有水疱、丘

疹、脱屑。有的特殊病例可出现增殖、假疣状丘疹、结节，有的发生溃疡。有报告人类乳头瘤病毒6型引起乳房下、腹股间与肛周区疣状增殖，病理为鳞状乳头瘤，用DNA染色证明HPV-6，提示温暖潮湿环境促进HPV-6感染生长。

2. 发病特征　由于人体皱褶部位从头部至足部分布较广，最常见于乳房下、腹股沟、腋下和肛周等皱褶部。这些区域发生皮疹归入间擦疹范畴，常见于夏季或闷热天气和出汗及肥胖者。自觉症状有痒、烧灼感，合并感染。

【诊　断】

（一）诊断基本资料

1. 病史　患者生活环境、季节、有否肥胖、糖尿病、营养缺乏等全身性疾病及用药史。

2. 体格检查　间擦部红斑、皲裂、浸渍、糜烂、渗出、丘疹、脓疱、疣状增殖等其他损害，皮疹两侧对称。

3. 实验室检查　由于局部常伴细菌、真菌感染，需做真菌直接镜检，必要时培养，致病细菌培养鉴定。

（二）诊断思路/诊断依据

患者皮疹主要在间擦部，通常见于乳房下、腋下、腹股沟、指（趾）间等，双侧受累对称。表现局部红斑、皲裂或浸渍、糜烂、渗出，应考虑本病。

1. 皮损轻者仅出现红斑，较重者有红斑、皲裂、浸渍、糜烂、渗出、继发感染、脓疱或增生、丘疹、假疣状丘疹、结节、浆性或脓性渗液。

2. 继发感染可镜检培养真菌、细菌，要进一步寻找可能病因，必要时做特殊检查。

【鉴别诊断】

（一）主要鉴别的疾病

1. 湿疹　湿疹具多形性，有小丘疹、水疱，皮疹受累部多较广，很少局限于某一间擦部，病情易反复。

2. 假丝酵母菌性间擦疹　需借助于真菌检查。

3. 皮肤癣菌病　癣菌病早期皮疹多发于单侧，境界清楚，有活动性边缘，见水疱、丘疹、脱屑，刮屑镜检找到菌丝，培养真菌阳性。

4. 家族性良性慢性天疱疮

（1）相似点：本病发疹部位、自觉症状、季节性与间擦疹相同。

（2）不同点：其皮疹初为水疱，有黏膜损害，遗传史、尼氏征阳性，病理有基底层上裂隙有棘刺松解。

5. 皱襞部银屑病　皮损可呈湿疹样变，临床上与间擦疹相似。但此病也可在银屑病的其他好发部位，如头皮、四肢伸侧等出现典型银屑病皮损特征：丘疹、红斑上白色鳞屑，薄膜、出血点现象。

（二）次要鉴别的疾病

1. 肠病性肢端皮炎　皮疹早期为炎症性红斑，其上有小水疱，生殖器、肛周等处糜烂结痂，从部位疹型看有时与间擦疹相似。然其范围较广，且有全身症状，补锌治疗效果明显。

2. 脂溢性皮炎　此病除某些间擦部位外，头皮、眉、鼻翼沟部皮疹明显，躯干可有圆形、椭圆形淡红色斑片，部位更广，多为黄色油腻性痂屑，偶伴毛囊性丘疹。

3. 角层下脓疱病　其主要皮疹为水疱或脓疱，国外也有学者将本病列入间擦疹之列。然此病可超过间擦部，躯干等也可受累，病理改变为角层下脓疱，可资鉴别。

（三）专家提示鉴别的疾病

1. 屈侧银屑病，脂溢性皮炎或内源性湿疹。

2. 继发细菌、真菌感染。

3. 接触性皮炎，肠病性肢端皮炎。

4. 系统性药疹（少见）。

5. 其他皮肤病：天疱疮，类天疱疮，慢性家族性良性天疱疮，角层下脓疱病。

【治　疗】

1. 注意保持皮肤清洁、干燥，尤其间擦部，平常洗浴后擦干，撒以粉剂。

2. 合并真菌、细菌感染，据病情况用抗真菌药如伊曲康唑、氟氯唑或特比萘芬，细菌性者用抗生素口服。

3. 红斑有渗液时按急性皮炎湿疹处理，用收敛剂湿敷，如醋酸铝溶液。

4. 如有合并真菌感染加用唑类抗真菌药或复方制剂。

（吴丽峰　施秀明）

第十八章
角化萎缩性皮肤病

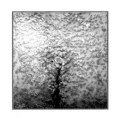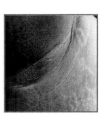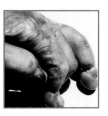

毛周角化病

毛周角化病（keratosis pilaris）或称毛发角化病、毛发苔藓（cichen pilaris），是一种常见的常染色体显性遗传角化性皮肤病。病征是有成群的毛囊出现微小不同程度的红斑。因毛周角化病极为常见，故其应归类为一种疾病抑或一种正常变异尚有争议。Mevorah等发现44%正常个体可患有本病。

【临床表现】

1.**皮肤损害** 皮损为针头大小的毛囊性丘疹，不融合，顶端有淡褐色角栓，内含卷曲的毛发（图18-1），剥去角栓后遗留微小凹陷。

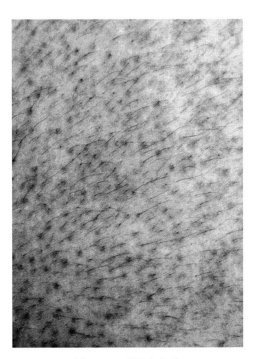

图18-1 毛周角化病

2.**发病特征** 常见于青少年，常随年龄增长而改善。好发于上肢伸侧、股外侧和臀部，部分病例可扩展至腹部。毛囊角栓可发生在面部，面部受累可能误诊为寻常痤疮。冬季加重，夏季减轻。有时伴轻度瘙痒。

【诊断】

（一）诊断基本资料

1.**病史** 儿童开始发病，到青春期明显，成年期好转，皮损在上臂、股外侧明显，无主觉症状，可伴轻度瘙痒。

2.**体格检查** 皮损为毛囊口角质栓或呈丘疹性损害，剥掉角质，可见一微小凹窝。

3.**实验室检查** 组织病理：毛囊口张开，内有圆锥形、板层样角栓。

（二）伴发的疾病

特应性皮炎、寻常鱼鳞病、Nooman综合征、Down综合征、面部红色毛发角化病、眉部瘢痕性红斑、霍奇金淋巴瘤、甲状腺功能低下、维生素B$_{12}$和维生素C缺乏、库欣病。

（三）诊断思路

毛囊性丘疹皮肤病，可考虑毛周角化病、维生素A缺乏病、小棘苔藓等疾病，要结合病史、体格检查和组织病理学考虑。而儿童、青少年好发于上臂、大腿等特征性部位，群集而孤立的毛囊性丘疹多考虑为毛周角化病。

（四）诊断依据

依据病史，体格检查，结合特征病理可诊断。

1.皮损为毛囊口角质栓或呈丘疹性损害。剥掉角质，可见一微小凹窝。

2.儿童开始发病，到青春期明显，成年期好转，皮损在上臂、股外侧明显，无主觉症状。

3.组织病理显示毛囊口张开，内有圆锥形、板层样角栓。

【鉴别诊断】

（一）主要鉴别的疾病

1.小棘苔藓

（1）相似点：损害皆为毛囊丘疹，与毛周角化病相似。

（2）不同点：前者毛囊性丘疹密集成群，有明显界限，而后者为群集孤立的毛囊性丘疹，不密集成片，角化性损害不如前者那样突起。

2.维生素A缺乏症

（1）相似点：皆有角化性丘疹，与毛周角化病相似。

（2）不同点：前者角化性丘疹较大，往往和夜盲或干眼病同时存在。

（二）次要鉴别的疾病

1.毛发红糠疹

（1）相似点：皆有毛囊性丘疹，而与毛周角化病相似。

（2）不同点：前者往往有炎症，且可融合成斑片，表面有糠样鳞屑，同时可掌跖角化，头面部脂溢性皮炎，而后者损害毛囊性丘疹一般无炎症，互不融合，四肢伸侧多见，无掌跖角化。

2.瘰疬性苔藓

（1）相似点：有淡黄色至红褐色丘疹，与毛周角化病相似。

（2）不同点：皮损丘疹聚集成圆形、椭圆形或环形，分布以躯干为主，而后者分布于四肢伸侧。

毛周角化病的鉴别见表18-1。

【治　疗】

1.试服维生素A（5万U，每日3次）、维生素E、甲状腺素片和维甲酸。

2.外用12%乳酸铵（ammonium lactate）洗剂、单用或联用中效糖皮质激素制剂、5%水杨酸软膏、10%～20%尿素软膏、0.05%～0.1%维甲酸软膏。

（李　定　陈　蕾）

毛发红糠疹

毛发红糠疹（pityriasis rubra pilaris，PRP）亦名毛发糠疹（pityriasis pilaris），为一组慢性皮肤病，以局限性毛囊角化性丘疹、掌跖角化过度以及红皮病为特征。

【病因与发病机制】

1.遗传因素：可能起着一定作用，0～6.5%的病例具有阳性家族史，已报道的遗传方式有：伴有不同遗传度的常染色体显性遗传，也有报告为常染色体隐性遗传，尚有报道单卵双生子中有PRP病例。

2.后天获得：大多数病例是后天获得的，最近

表18-1　毛周角化性损害的鉴别诊断

病　名	发病年龄	皮损分布	基本损害
毛周角化病			
生理性	儿童或青春期	四肢伸侧	毛囊性丘疹，伴角质栓，无萎缩
鱼鳞病性	儿童	四肢伸侧	毛囊性丘疹，伴角质栓，无萎缩
维生素A缺乏病性	任何年龄，通常是儿童	肘、股、臀	毛囊性丘疹，伴角质栓，无萎缩
面部萎缩性毛周角化病	儿童	眉毛、颊	红斑，毛囊性角化性丘疹，继以萎缩、脱毛
脱发性毛周角化病	儿童	面、头皮、躯干	毛囊性角栓，伴瘢痕性秃发
小棘苔藓	儿童（多见于男孩）	颈、躯干、四肢	成群毛囊性丘疹伴角质棘突
毛囊和毛囊角化过度病	30～60岁	上臂、小腿	棕红色丘疹伴大而不规则的角栓
毛发红糠疹	儿童或中年	指背、膝、肘，亦可播及全身	红色小丘疹，中央有角质栓
毛囊角化病	通常为8～16岁	皮脂腺丰富部位	黄棕色油腻性丘疹

伴发于内脏或皮肤恶性肿瘤的PRP时有报道，发病机制可能与副肿瘤综合征类似。

3.幼年型和成人型是否为同一疾病尚不清楚。

【临床表现】

PRP男女发病相等，儿童早期至80岁均可发病，人群中年龄分布呈双峰型（高峰为1~10岁和41~60岁）或三峰型（高峰为1~10岁、11~20岁和51~60岁）分布。

现根据发病特点及临床表现分为六型（表18-2）。

Ⅰ型（classical adult onset PRP）：皮损开始为类似于干性脂溢性皮炎的轻度鳞屑性红斑（图18-2）。其特征性的损害有：

（1）毛囊角化过度性丘疹，针头至粟粒大小，尖顶或圆锥形，淡红、棕红或正常皮色，中央有尖锐的角栓，常有一根失去光泽的毛发贯穿，剥除角栓可见小凹，常首先发生于四肢伸侧、躯干（图18-3）、颈和臀部（图18-4），27%~50%的病例在第一、二指节伸侧出现（图18-5）。丘疹开始为孤立性、逐渐相互融合成片，呈鸡皮状外观，触之有木锉感。这种损害具有诊断意义。

（2）鳞屑性斑块，好发于骨关节隆突部位，如肘、膝伸侧（图18-6）、髋部与坐骨结节处，多由丘疹融合而成，黄红色或淡红色，表面覆有白色糠状鳞屑，边界清楚，与斑块状银屑病相似，但鳞屑不易除去，其边缘仍有毛囊角化过度性丘疹。

（3）毛囊间红斑，呈淡橘红色，自上而下发展，毛囊性丘疹逐渐被红斑所覆盖，面部红斑可致轻度睑外翻。

（4）红皮病，其特征为可见约1cm大小境界清楚的正常皮岛，或颜色较深的岛状皮损。

（5）头皮弥漫性糠状鳞屑。

（6）掌跖角化过度（图18-7），跖部为著并可延及足侧缘，干燥、皲裂、黄红色鳞屑性红斑及角化过度。

（7）甲板弥漫增厚。

本型消退期皮损类似于脂溢性皮炎，一旦痊愈，很少复发。

Ⅱ型（atypical adult onset PRP）：成年期发作，皮损不典型，与Ⅰ型的差异是病期长和不典型的形态学特点，可见明显的毛囊角化过度性丘疹，而其余部位可见板层样脱屑（小腿尤为明显），湿疹化改变，仅20%的病例在3年内消退。

Ⅲ型（classical juvenile PRP）：部分病例在急性感染后迅速发病，临床除儿童期（5~10岁）发病外，与Ⅰ型相同，预后良好。

Ⅳ型（circumscribed juvenile PRP）：儿童中最常见，一般不会发展成典型PRP。婴幼儿开始发病，表现为肘膝部位淡红色至深红色斑块，上覆糠状鳞屑，表面有毛囊角化过度性丘疹，躯干及头皮有散在鳞屑性红斑，有些病例掌跖角化明显。

Ⅴ型（classical juvenile PRP）：与Ⅱ型类似，病程慢性且有鱼鳞病样特点，手指可有硬皮病的改变。本型可与数种尚未明确的鱼鳞病（毛囊性鱼鳞病、红斑角皮病等）合并出现。最近Behr等报道1

表18-2　毛发红糠疹的分型及其临床特征

类　型	发生率	临床特征
成人型		
典型（Ⅰ型）	50%	急性发病，毛囊性角化丘疹、鳞屑性斑块，淡橘红色毛囊间红斑常循从头至尾方向扩展，易于形成红皮病，掌跖角化过度，80%病例在起病1~3年自行消退
非典型（Ⅱ型）	5%	慢性病程，部分区域有毛囊性角化，其他部位可见板层样脱屑，可伴有湿疹、秃发，较少形成红皮病
幼年型		
典型（Ⅲ型）	10%	5~10岁发病，具有Ⅰ型临床特点，一般在1~2年自行消退
局限型（Ⅳ型）	25%	生后数年内发病，膝、肘部边界清楚红色斑块、毛囊性角栓，躯干和头皮见少数散在鳞屑性红斑，部分病例于青少年晚期消退
非典型（Ⅴ型）	5%	出生时或生后数年内发病，红斑、毛囊性角栓和角皮病，少数有指（趾）硬皮病样改变，部分病例有家族史，罕见自发性消退
HIV相关型（Ⅵ型）	－	除了酷似PRP皮损之外，还有面部和躯干上部丝状角化损害、聚合性痤疮

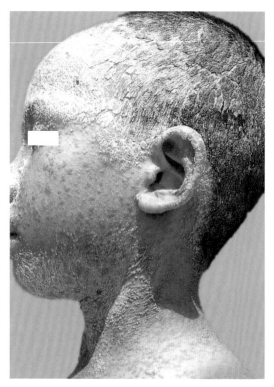

图18-2　毛发红糠疹　类似脂溢性皮炎的轻度鳞屑性红斑

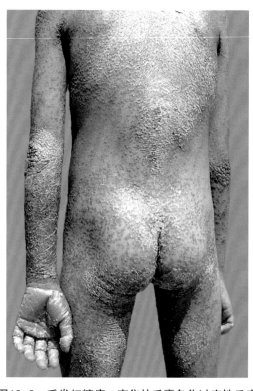

图18-3　毛发红糠疹　密集的毛囊角化过度性丘疹

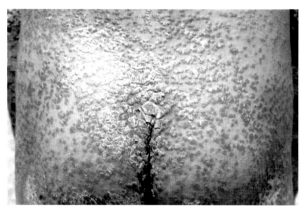

图18-4　毛发红糠疹

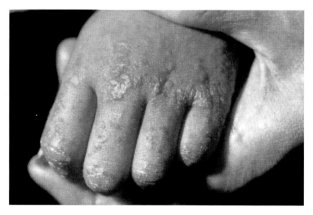

图18-5　毛发红糠疹　指背处可见典型的毛囊性丘疹

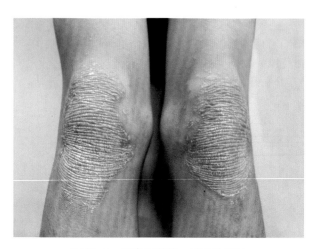

图18-6　毛发红糠疹　鳞屑性斑块

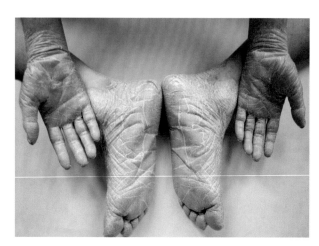

图18-7　毛发红糠疹　掌跖角化过度

例幼年非典型PRP病例发生严重的关节病变和骨质疏松。

Ⅵ型：HIV相关型PRP（HIV associated PRP）。本型迄今报道仅10余例，皮损与典型RPR相同，个别病例存在免疫缺陷及低丙种球蛋白血症。

【诊　断】

（一）诊断基本资料

1.病史　可有阳性家族史，或出生时发病，或出生后或成年发病，可有相关伴发疾病史，或急性、慢性发生的毛囊角化性丘疹、鳞屑性斑块、掌跖角化、红皮病发病史。

2.体格检查　躯干，四肢伸侧，第一、二指节伸侧有干燥、坚硬、鸡皮样外观的毛囊角化过度性丘疹，触之有木锉感，丘疹之间可有弥漫分布的淡橘红色毛囊间红斑。四肢骨关节隆突部位有境界清楚的类似银屑病皮损的鳞屑性红斑，但鳞屑不易除去，无薄膜现象及点状出血现象。头皮弥漫性糠状鳞屑，掌跖角化呈黄红色、干燥易于皲裂，甲板弥漫性增厚但无明显甲凹点与甲板营养不良。红皮病特征为可见约1cm大小境界清楚的正常皮岛。

3.实验室及其他检查

（1）无特异性实验室检查：目前已报道实验室检查结果有（有些尚未得到证实）：血浆维生素A和类胡萝卜素水平正常，血清视黄醇结合蛋白水平降低，细胞内视黄醇结合蛋白与维A酸结合蛋白水平升高，鳞屑提取物中白三烯B4水平正常，过敏素水平降低，Ts细胞活性增高，Th细胞活性减少，角质形成细胞的植物凝集素标记增多，K1和K10角蛋白弥漫性染色。

（2）组织病理：毛囊扩张，致密角质栓形成，毛囊间表皮及毛囊上皮有灶性角化不全，在毛囊开口周围形成"肩"样结构，其余部位颗粒层明显增厚，其上呈网篮样角化过度，不规则棘层肥厚，真皮毛细血管扩张但无扭曲，真皮内淋巴细胞与组织细胞浸润。但应注意上述为Ⅰ型PRP典型的病理改变，在疾病的不同阶段有所差异，同一病例不同部位皮损也可能不同。除上述变化外，最近发现还存在棘层细胞松解和局灶性基层松解性角化不良。

Ⅳ型PRP的病理特点有致密的板层样角化过度，颗粒层正常或增厚，真皮毛细血管扩张不明显，浸润细胞主要为组织细胞，比较稀疏。

4.伴发疾病　Ⅰ型：个案报道认为本病可伴发肌无力、甲状腺功能减退和血清学阴性关节炎。另有作者报道本病可在白血病、转移性癌和Sézarg综合征之前发生，但Sézarg综合征和慢性T细胞淋巴瘤可酷似本病。

Ⅱ型：局部湿疹样病变，斑秃。

Ⅴ型：鱼鳞病（毛囊性鱼鳞屑、红斑角皮病等）重叠，指（趾）硬皮病样改变。

Ⅵ型：聚合性痤疮，免疫缺陷及低丙球蛋白血症。

（二）诊断思路

1.PRP的分型较多

（1）不同型别临床表现不同，而同一型的皮损表现为多形性，临床所见病例由于所处的疾病阶段不同，皮损常以某一种表现为主，如果成年病例毛囊角化过度性丘疹、鳞屑性红斑、淡橘红色毛囊间红斑、头皮弥漫性糠状鳞屑与黄红色、干燥而易于皲裂的掌跖角化等皮损同时出现，则考虑为Ⅰ型PRP。

（2）成年发病但仅少数部位出现毛囊角化过度性丘疹，其他部位，尤其小腿出现板层样脱屑，同时伴有湿疹样病变或斑秃，可考虑为Ⅱ型PRP。

（3）儿童病例有毛囊角化过度性丘疹、鳞屑性红斑、淡橘红色毛囊间红斑、头皮弥漫性糠状鳞屑与黄红色、干燥而易于皲裂的掌跖角化等皮损同时出现，则考虑为Ⅲ型PRP。

（4）婴幼儿病例仅肘膝部位出现淡红色或深红色鳞屑性斑块，类似银屑病但表面有毛囊角化过度性丘疹，躯干或头皮仅有少数散在的鳞屑性红斑，有或无掌跖角化，则考虑为Ⅳ型PRP。

（5）胎儿、新生儿及婴幼儿有红斑、毛囊角化过度性丘疹及角皮病，有或无鱼鳞病，则考虑为Ⅴ型PRP。

（6）对有PRP表现，面部与躯干部有丝状角化性皮损的病例，同时伴发明显的聚合性痤疮的病例，血清丙种免疫球蛋白降低或存在其他免疫缺陷的病例，则应考虑为Ⅵ型PRP。

（7）对疑诊病例应进行组织病理检查，如见到典型的病理改变，则可确定诊断。

2.病史与随访　具有特异性皮损的病例，诊断不难，但对于缺乏特异性表现的病例，需要密切随访，尤其对怀疑Ⅵ型PRP的病例，应密切随访检查有无HIV携带情况。

3.体格检查 PRP的皮肤损害具有一定的特异性，如鸡皮样外观的毛囊角化过度性丘疹，四肢骨关节隆突部位境界清楚的类似银屑病皮损的鳞屑性红斑，头皮弥漫性糠状鳞屑，黄红色的掌跖角化过度，红皮病阶段在弥漫性橘红色皮损中有约1cm大小边界清楚的正常皮岛等。这些特征性的皮损常可提示诊断。

4.实验室检查 典型的组织病理所见可作为诊断条件之一，但有时需要反复活检才能找到典型的病理改变。

（三）诊断依据

PRP的诊断主要依据病史、临床特征与组织病理变化。下述临床表现高度提示本病：指（趾）伸侧毛囊角化过度性丘疹，弥漫性橘红色皮损中有约1cm大小边界清楚的正常皮岛，黄红色的掌跖角化过度，头皮弥漫性糠状鳞屑。

（四）诊断标准

1.皮肤损害 ①指（趾）伸侧毛囊角化过度性丘疹；②弥漫性橘红色皮损中有约1cm大小边界清楚的正常皮岛；③黄红色的掌跖角化过度；④头皮弥漫性糠状鳞屑。

2.典型的病理改变 表皮角化过度，呈网篮状，毛囊口角化过度显著，间有角化不全、颗粒层稍增厚，棘层不规则。

【鉴别诊断】

（一）主要鉴别的疾病

1.脂溢性皮炎

（1）相似点：皮损表现为暗红色或黄红色斑，表面常有薄层鳞屑覆盖，头皮可有片状或弥漫性脱屑斑，有时需要与PRP鉴别。

（2）不同点：本病好发于头皮、面部、胸前等皮脂腺丰富部位，皮损部位鳞屑油腻，无毛囊角化性丘疹，可与PRP鉴别。

2.毛周角化病

（1）相似点：皮损为互不融合的针头至米粒大小的毛囊性丘疹，中央有淡褐色的角栓，内含卷曲的毛发，常需要与PRP鉴别。

（2）不同点：本病多见于青少年，好发于上肢伸侧、股外侧和臀部。与PRP相反，冬季加重、夏季减轻，不伴头皮弥漫性糠状鳞屑、骨关节隆突部位的鳞屑性红斑、掌跖角化过度及甲损害等其他病变，容易与PRP鉴别。

3.维生素A缺乏症

（1）相似点：典型的皮损为毛囊性丘疹密集或疏散分布于四肢伸侧及外侧，皮肤大面积干燥、起皱、覆盖纤细鳞屑，需要与PRP鉴别。

（2）不同点：本病除外皮肤症状外尚有眼干燥及夜盲，血浆维生素A水平低下，补充维生素A治疗收效良好。

4.小棘苔藓

（1）相似点：皮损表现为针头大小的毛囊性丘疹，淡红色或正常皮色，对称分布于颈、躯干、上臂伸侧、臀部等部位，有时容易与PRP混淆。

（2）不同点：本病毛囊性丘疹的中央常有细丝状角质小棘贯穿，皮损常群集成直径2~5cm大小的圆形或卵圆形斑片，常无明显的自觉症状或轻微瘙痒，皮损常在数月内消退，甲一般不受累。

5.毛囊性鱼鳞病、秃发、畏光综合征

（1）相似点：皮损特征为全身性角化过度伴广泛性小棘状毛囊角化，需要与PRP鉴别。

（2）不同点：本病为X连锁隐性和常染色体显性遗传病，常合并先天性非瘢痕性秃发和明显的畏光。

6.扁平毛发苔藓

（1）相似点：皮损表现为与毛囊一致圆顶或尖顶丘疹，需要与PRP鉴别。

（2）不同点：本病的毛囊性丘疹的中央可有棘状角栓，除毛囊性丘疹外尚可见到扁平苔藓的特征性紫红色扁平多角形丘疹，表面有Wickham纹。

7.毛囊角化病

（1）相似点：本病又名Darier病，皮损表现为针尖至豌豆大小的坚硬丘疹，粉红色至棕黄色，随着病情加重可融合成斑块，有时需要与PRP鉴别。

（2）不同点：本病为常染色体显性遗传性疾病，90%以上皮损分布于皮脂溢出部位，如头皮、额、颈、前胸、腋、外阴及四肢曲侧，皮损表面覆盖有油腻性蜡样鳞屑，皮损广泛对称分布，伴有恶臭，容易与PRP鉴别。

8.红皮病

（1）相似点：PRP发生红皮病时需要与其他原因引起的红皮病相鉴别。

（2）不同点：继发于PRP的红皮病皮肤干燥呈淡黄色，有岛屿状正常皮肤存在，在其边缘可找到毛囊性角化丘疹，掌跖明显角化过度并呈特征性的橘黄色，结合病理改变，可与其他原因引起的红皮病鉴别。

（二）次要鉴别的疾病

1. Sézary综合征

（1）相似点：本病有泛发性红皮病，常需要与PRP鉴别。

（2）不同点：本病多发生于40～60岁，皮损水肿明显，尤其是面部及小腿，皮损常有不同程度的浸润，瘙痒剧烈，淋巴结肿大常见，皮损及末梢血中可找到Sézary细胞，而无毛囊角化性丘疹及界限清楚的正常皮岛，结合临床表现、末梢血涂片及组织病理，不难与PRP鉴别。

2. Bazex副肿瘤性肢端角化病

（1）相似点：皮损为红色至紫红色角化斑，表面脱屑，有时需要与PRP鉴别。

（2）不同点：本病皮损常发生于指（趾）、甲、耳、鼻等肢端部位，亦无毛囊角化性丘疹，病情发展缓慢，逐渐累及颊、肘、腰及躯干等部位，甲病变有甲下角化过度、甲脱落、白甲等，常伴发上呼吸道肿瘤，容易与PRP鉴别。

3. 进行性对称性红斑角皮症

（1）相似点：皮损为边界清楚的略带橙黄色的红色角化性斑块。

（2）不同点：有时需要与PRP鉴别，但本病为遗传性疾病，常在生后数月发生，好发于肩胛带、颊及臀部，躯干部较少受累，亦无毛囊角化性丘疹，甲与毛发一般不受累。

4. 可变性红斑角化性皮病

（1）相似点：皮损为边界清楚的深红色角化性斑块，有时需要与PRP鉴别。

（2）不同点：本病为常染色体显性遗传性疾

病，多数为婴儿期发病而持续终生，皮损为多环形、逗点形红斑，强烈日光照射可改善病情，无毛囊角化性丘疹，容易与PRP鉴别。

5. 皮肌炎伴发PRP样发疹

（1）相似点：皮肌炎患者可出现毛发红糠疹样发疹，表现为弥漫性鳞屑性红斑与掌跖过度角化，需要与PRP鉴别。

（2）不同点：本病常在皮损出现前发生肌痛、肌无力，血清肌酸磷酸激酶（CPK）、醛缩酶（ALD）、谷草转氨酶（AST）、谷丙转氨酶（ALT）、乳酸脱氢酶（LDH）升高，肌电图呈肌源性改变等皮肌炎的特点，皮肤组织病理显示毛囊角栓和血管周围淋巴细胞浸润，强的松联合羟基氯喹治疗可使皮损及肌炎得到完全控制。

（三）专家推荐鉴别的疾病

1. 整体　皮肤T细胞淋巴瘤（Sézary综合征）、银屑病、剥脱性红皮病、变异性红角皮病、药物反应。

2. 角化性丘疹性毛发红糠疹　毛发角化病、毛发扁平苔藓、小棘苔藓。

本病与银屑病的鉴别见表18-3。

【治　疗】

目前尚无特效疗法，治疗中选择用药时应注意：维A酸类可作为成年患者的一线用药，当无效或禁忌时，可用甲氨蝶呤（MTX）。60岁以上患者首选MTX，儿童病例首选局部治疗，当病情严重或治疗无效时，可选用维A酸。

（一）系统药物疗法

1. 维生素A　每日15万～20万U，分3次口服；

表18-3　毛发红糠疹与银屑病的鉴别诊断

鉴别点	毛发红糠疹	银屑病
丘疹	尖锐，毛囊角化性丘疹	扁平，非毛囊性
斑块周围	有毛囊性角化丘疹	无毛囊性角化丘疹
指背	常有毛囊性角化丘疹	无毛囊性角化丘疹
掌跖角化过度	常见	少见
头发	不呈束状，可脱落变稀	呈束状，不脱落
鳞屑	灰白色，糠秕状，不易剥下	银白色，云母状，易剥下
Auspitz征	-	+
自觉症状	轻微	不同程度的瘙痒

或每日10万~30万U，肌内注射。用药2个月无效者停用，有效者继续用至4~6个月。大剂量维生素A联合维生素E治疗可取得满意疗效。

2. 维A酸类　部分病例有良效。常用异维A酸（Isotretinoin），开始剂量为0.5~1mg/（kg·d），逐渐增加至有效剂量1.5~2.0mg/（kg·d）；阿维A酯（Etretinate）0.25~0.5mg/（kg·d），逐渐增加到1mg/（kg·d），最大不超过75mg/（kg·d）；阿维A酸（Acitretin）常用量为0.5~0.75mg/（kg·d）。

3. 维生素E　300~600mg/d，分3次口服。

4. 甲状腺素片　30mg，每日1~2次。

5. 糖皮质激素　一般认为疗效不满意而不主张应用，但对发展为红皮病者可应用，与维生素A合用可增强疗效。

6. 免疫抑制剂　氨甲蝶呤（MTX）每12小时口服2.5mg，每周连服3次；环孢素A 5~12mg/（kg·d）；硫唑嘌呤50~100mg/d，分2次口服。中成药雷公藤各种制剂均有一定疗效。

7. 免疫调节剂　如胎盘组织注射液、卡提素、甘草甜素等均可试用。

8. 中医中药　可选用健脾和胃、养血润肤的中药组方煎汤服用。

（二）局部治疗

亦选用温和制剂，避免强烈刺激性制剂。可试用3%~5%水杨酸软膏、10%~20%尿素霜、30%鱼肝油软膏、维生素E乳膏、0.1%维A酸软膏、卡泊三醇软膏及类固醇皮质激素制剂等。

病情顽固者可选用弱效糖皮质激素制剂。

（三）物理治疗

1. 水浴疗法　可选用矿泉浴、淀粉浴、米糠浴、麦饭石浴等。

2. 体外光化学疗法　最近Haenssle等报道1例对维A酸治疗有禁忌的病例在用窄波UV-B、PUVA及系统应用环孢素等治疗失败后采用体外光化学疗法取得了满意疗效。

（杨桂兰　吴丽峰）

黑棘皮病

黑棘皮病（acanthosis nigricans）以皮肤色素增生，天鹅绒样增厚、角化过度、疣状增生为特征。非恶性者可在出生时、青春期或成年早期发病。恶性者主要见于中老年，大多与胃癌有关。

【病因与发病机制】

1. 可能与一种在细胞受体水平上刺激角质形成细胞和真皮成纤维细胞的因子水平升高有关。主要为对胰岛素的抵抗，即胰岛素受体前抵抗（如缺乏胰岛素或胰岛素抵抗）；受体抵抗（如胰岛素受体数量减少或胰岛素与受体结合减弱）；受体后抵抗（异常信号传递，如酪氨酸受体未被激活）。这些抵抗有的与基因遗传素质有关。

2. 肿瘤分泌产物具有胰岛素样活性，作用于细胞受体水平，可能为恶性黑棘皮病的病因。已知肿瘤组织中表皮生长因子（EGF）受体增加及转化生长因子A（TGF-A）着色显著，该二物质相互作用，能使角质形成细胞明显增殖而引起本病。

3. 此外也可由作用于细胞受体水平的其他因素如药物（烟酸/己烯雌酚等）自身免疫现象促发本病。

【临床表现】

1. 良性黑棘皮病　罕见，有家族倾向，常发生于新生儿或幼儿期。皮损开始为单侧性，病变较轻，四肢远端不累及。口腔黏膜见细的皱褶，似天鹅绒状，病程进展缓慢，青春期后停止发展、保持稳定或消退。本型与多发性黑色素细胞痣相关，为不同表型外现显率的常染色体显性遗传病。

2. 肥胖性黑棘皮病　曾称为假性黑棘皮病（图18-8）。男女均可发病，多见于25~60岁者，尤其是黑皮肤肥胖者好发。皮损为色素斑或天鹅绒样增厚，伴有多发性皮赘。皮损好发于皱褶部位，多见于腋窝、腹股沟、阴唇等处。大腿内上方或大阴唇可见不规则色素斑。随着体重下降，皮损可完全消退，但色素持续存在。

3. 症状性黑棘皮病

（1）A型综合征：见于有男性化体征或生长过速的年轻妇女，也称为HAIR-黑棘皮综合征，高雄激素血症，胰岛素抵抗的黑棘皮病。有些可有多毛或多囊卵巢，也可有肢端肥大，阴蒂肥大和肌肉痉挛。本型多见于婴儿和儿童期患黑棘皮病的黑人妇女，男性也可发生，有家族性。

（2）B型综合征：发生于患有自身免疫性疾病（包括循环抗胰岛素受体抗体）的中老年妇女，平均发病年龄为39岁。皮损表现轻重不一，可伴有系

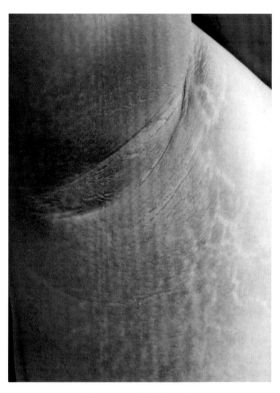

图18-8　假黑棘皮病

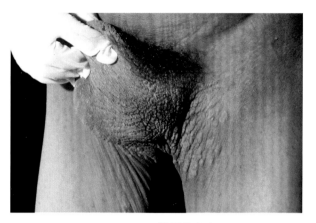

图18-9　恶性黑棘皮病

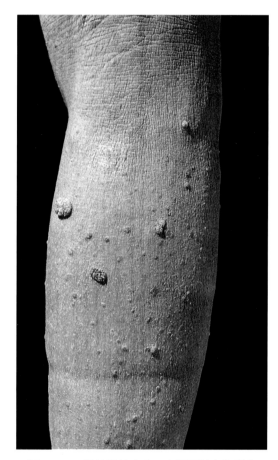

图18-10　恶性黑棘皮病　小腿屈侧疣状损害

统性红斑狼疮、硬皮病、干燥综合征、混合结缔组织病以及白癜风或桥本甲状腺炎等。但是多数患者仅有实验室免疫指标异常，如白细胞减少，高滴度抗DNA抗体。

（3）R-M综合征：假性肢端肥大综合征或矮妖精综合征者也可有本型临床特征。

（4）Hirschowitz综合征：本征包括儿童期的家族性完全性神经性儿聋，进行性周围感觉神经脱髓鞘，胃窦部蠕动消失，回肠或低位空肠多发性憩室，可出现广泛的黑棘皮病。

（5）脂肪营养不良伴黑棘皮病：本征除有黑棘皮病外，尚有广泛性皮下脂肪缺乏，具有严重的胰岛素抵抗。

4.恶性黑棘皮病　皮疹常由恶性肿瘤诱发（图18-9，图18-10），发展迅速且严重。几乎均伴发内脏癌，其中胃癌最多，其次为胰腺癌、肝胆管癌、结肠癌、直肠癌、子宫癌、卵巢癌、前列腺癌、食道癌、乳腺癌和肺癌。皮损与肿瘤同时发生，也可先于肿瘤，肿瘤切除后皮损或消褪或暂时消失。其色素更显著，可累及四肢，有掌跖广泛的角化过度，指甲脆裂易碎或起嵴，有毛发脱落，眼及唇周围可见疣状或乳头瘤状增殖。

5.肢端黑棘皮病（肢端异常黑棘皮病）　本型多见于皮肤黑者，好发于手足背部，表现为伴有色素的天鹅绒样角化过度。

6.单侧性黑棘皮病　本型为常染色体显性遗传病，可能为痣样黑棘皮病。常发生于出生时，儿童期或青春期，可能为良性黑棘皮病的早期表现。大多持续单侧发疹，可逐渐增大，经一段时间后保持稳定，也可自然消退。

7.药物性黑棘皮病　系统给药的有皮质类固

醇、烟酸、雌激素（如己烯雌酚）垂体浸出物、胰岛素和三嗪苯酰胺、甲睾酮、口服避孕药及梭链孢酸等。局部外用梭链孢酸可引起黑棘皮病样皮损，局部注射胰岛素也可引起局限性黑棘皮病。

8.混合型黑棘皮病　本型为同时存在二型或以上黑棘皮病者。

【诊　断】

（一）诊断基本资料

1.病史　好发于面部、头颈、腋、背、生殖器、腹股沟及其他皮肤皱褶处如乳房下、脐窝等色素性棘状突起性皮损。

2.体格检查　皮肤呈灰棕或黑色，明显增厚，表皮可有小乳头状隆起如天鹅绒样，进而皮纹加深，呈乳头瘤状增生，角化过度。

3.实验室及其他检查　一般的化验检查视伴发疾病而定，病理特点提示表皮中角化过度及乳头状增生，基底细胞层色素增生，真皮见载黑色素细胞。

4.伴发疾病　见表18-4。

（二）诊断思路

好发于面部、头颈、腋、背、生殖器、腹股沟及其他皮肤皱褶处如乳房下、脐窝等处的色素沉着呈灰棕或黑色、干燥、皮肤变粗、明显增厚，如天鹅绒样，需考虑黑棘皮病，同时积极寻找病因，区分良恶性以及寻找肿瘤。

（三）诊断依据

1.好发于颈、腋窝、乳房下和腹股沟等皱褶部位。

2.典型皮损：皮肤角化过度、色素沉着、乳头瘤样增生，外观似天鹅绒样。

3.组织病理显示乳头瘤样增生。

4.应进一步临床分型，尤其区分良性型和恶性型。

【鉴别诊断】

（一）主要鉴别的疾病（表18-5）

1.良性黑棘皮病　常染色体显性遗传，婴儿及儿童发病，女多于男，皮疹轻，很少累及四肢、黏膜，青春期后缓解。

2.肥胖性黑棘皮病　发病于成人肥胖、黑皮肤者，皮疹可见于任何皱褶处并见皮赘。

3.症状性黑棘皮病　遗传因素取决于综合征的遗传类型，婴儿、儿童及成人均可发病，伴发于A型综合征和B型综合征，皮疹轻，很少累及四肢和黏膜，常伴其他综合征表现。

4.恶性黑棘皮病　成人任何年龄均可发病，伴有内脏恶性肿瘤，皮疹严重，四肢、黏膜受累，色素深，常有瘙痒。

5.肢端黑棘皮病　成人发病，皮疹局限，好发

表18-4　黑棘皮病伴发疾病

类　型	伴发疾病
内分泌疾病	Cushing病、肢端肥大症、巨人症、糖尿病、胰岛素抵抗糖尿病、甲状腺病、Addisons病
结缔组织病	SLE、系统性硬化症、皮肌炎
其他	Wilsons病、Blooms病、肥胖（假性黑棘皮瘤）、松果体瘤、垂体瘤
恶性肿瘤	乳腺、肺部腺癌、少见在结肠、食管、胆囊、肝、卵巢、胰、前列腺、直肠、子宫、腹部腺癌（胃肠道60%是胃APUD）瘤群肿瘤、多发性黑色素细胞癌
综合征	Alstrom综合征（视网膜变性-糖尿病-耳聋综合征） Crouzon综合征（颅面骨发育不全） Stein-leventhal综合征（多卵巢病） Crouzon综合征（表现为面瘫、感觉神经性听力丧失、发育迟缓骨骼和智力低下） Lawrence-Seip综合征（表现为先天性脂肪营养不良性糖尿病） Costello综合征（表现为出生后生长缺陷，面容粗糙，颈、掌、跖和手指出现多余的皮肤，黑色皮肤和乳头状瘤） Bannayan-Rieley-Ruvalcaba综合征（表现为皮下脂肪瘤、血管畸形、阴茎痣和女阴痣、疣状损害、大头畸形、智力低下、肠道息肉、骨骼异常、中枢神经系统的血管畸形和甲状腺肿瘤） Rud综合征（癫痫、性腺功能减退、鱼鳞病、智力缺陷） Seip综合征（加速骨成熟、脂肪营养不良、肌肥大）

表18-5　各型黑棘皮病鉴别表

型　别	遗传因素	发病年龄	性　别	伴发疾病	临床表现
良性	常染色体显性	婴儿及儿童	女>男	无	皮疹轻，很少侵及四肢、黏膜，青春期后缓解
肥胖性	无	成人	男女相等	肥胖、黑皮肤者	皮疹可见于任何皱褶处并见皮赘
症状性	取决于综合征的遗传类型	婴儿、儿童及成人	男女相等	A型和B型综合征及其他	皮疹轻，很少侵犯四肢和黏膜，常伴其他综合征表现
恶性	无	成人任何年龄	男女相等	内脏恶性肿瘤	皮疹严重，四肢、黏膜常受累，色素深，常有瘙痒
肢端	无	成人	男女相等	无	皮疹局限，好发于手、足背部
单侧性	不规则常染色体显性	婴儿、儿童及成人	男女相等	无	皮疹像痣样，单侧分布
药物性	无	任何年龄	男女相等	无	皮疹轻，停药后可完全消退
混合型	无	任何年龄	男女相等	常与恶性黑棘皮病伴发	二型特征同时存在

于手、足背部。

6.**单侧性黑棘皮病**　不规则常染色体显性遗传，婴儿、儿童及成人均可发病，皮疹像痣样，单侧分布。

7.**药物性黑棘皮病**　见于任何年龄，皮疹轻，停药后可完全消退。

8.**混合性黑棘皮病**　见于任何年龄，常与恶性黑棘皮病伴发，二型特征同时存在。

（二）次要鉴别的疾病

1.**Addison病**　皮肤黏膜只有色素沉着而没有乳头瘤样增殖，伴有全身无力，血压过低以及其他肾上腺皮质功能减退症状。

2.**融合性网状乳头瘤病**　青年期发病，皮损好发于两乳房之间、前胸部、两肩胛之间。初期时为粗糙的黄棕色扁平丘疹，逐渐融合成网状斑片，部分可以表面呈乳头状。慢性病程，无自愈倾向。

3.**毛囊角化病**　初期皮损为毛囊性丘疹及痂皮，逐渐扩大和增多，成为增殖性损害。组织病理有"腔隙""圆体"及"谷粒"等改变。

【治　疗】

1.恶性黑棘皮病，必须积极探查内脏恶性肿瘤，给予手术治疗。恶性黑棘皮病可能口服塞庚啶有效，机制是抑制肿瘤产物释放。富含鱼油的食物也可改善本病。

2.良性者，不需治疗，若皮损引起美容缺陷时，可做美容手术。假性肥胖性者，纠正肥胖，体

重恢复正常后，皮疹大多能自行消退。药物性者，停用致病药物后皮疹能痊愈。

3.对症状性者，伴有胰岛素抵抗的A型综合征，应治疗高胰岛素血症和雄激素过多症。胰岛素样生长因子1治疗某些严重的胰岛素抵抗者有效。口服避孕药也可使黑棘皮病缓解。应用苯妥英钠可治疗A型综合征肌肉痉挛。对B型综合征治疗相关的自身免疫性疾病。

4.局部外用角质松解剂，或足叶草脂，或0.1%维A酸凝胶，每日2次，治疗2周后可使皮损改善。

（郑　敏　范文葛　吴丽峰）

剥脱性角质松解症

剥脱性角质松解症（keratolysis exfoliativa）又称层状出汗不良（dyshidrosis lamellesa），是一种掌跖部角质层浅表性剥脱性皮肤病。本病是一种先天性疾病，多汗症可能是一种诱因。

【临床提要】

1.**基本损害**　皮损初起为针头大白点，表皮角质层与颗粒层分离，并逐渐向四周扩大，成为环状谷剥离的角质，容易自然破裂或经撕剥成为薄纸样鳞屑（图18-11），最终融合成整片可剥脱的鳞屑。

2.**发病特征**　本病主要累及掌跖部，偶尔也可见于手、足背侧，对称分布。裸露潮红斑，无瘙痒感。本病易在暖热季节复发，往往合并局部多汗。

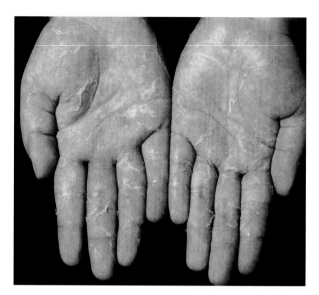

图18-11　剥脱性角质松解症

【诊　断】

（一）诊断基本资料

1.病史　有反复发作的掌跖部位、角质剥脱史。

2.体格检查　掌跖部有环状剥脱角质。

3.实验室检查　真菌检查阴性。

（二）诊断思路

春夏季常见，好发于双侧掌跖，无炎症表现的表线环状脱屑应考虑本病。

（三）诊断依据

根据皮损只有鳞屑而无水疱形成及炎症变化，不痒及分布部位的特点，诊断不难。

【鉴别诊断】

1.汗疱疹　应与汗疱疹鉴别，后者皮疹特征是有深在性小水疱，红色或肤色，疱内有黏液，自觉瘙痒或灼热感。

2.其他　应与癣菌疹、接触性皮炎、掌跖部湿疹等相鉴别。

【治　疗】

本病治疗较困难，但病程经数周后常可发生自然缓解。

外用焦油制剂常可产生较满意的结果，如5%煤焦油凝胶、10%～20%尿素霜等；用12%乳酸铵洗剂也常有效；低浓度的角质剥脱剂或温和的润滑剂也有一定的效果；对长期不愈者，肌内注射小剂量曲

安萘德20～30mg常可使病情缓解。

（叶　萍　李　文）

毛囊角化病

毛囊角化病（keratosis follicularis）又称Darier病，是一种少见的角化不良疾病，为常染色体显性遗传。角化性丘疹是其原发性皮损，许多丘疹的形成与毛囊有关，而余者无关。如口腔黏膜、甲床和掌跖可出现稀疏或弥漫性角化过度，故毛囊角化病这一名称易造成误解。

【发病机制】

本病的基本缺陷未明，培养的角朊细胞出现棘层松解，说明表皮内存在基因缺陷。此外，本病的角朊细胞分泌一种诱导角朊细胞棘突松解的物质，提示异常的表皮蛋白水解活性可能是本病的发病基础，但这种蛋白酶在疾病的发生中是原发性缺陷抑或较晚期表现尚不清楚。

【临床提要】

1.基本损害　为针尖至豌豆大的坚硬角化丘疹，表面覆以油腻性、灰棕色、黑色痂，剥去痂，丘疹顶端可见一漏斗形小凹陷（图18-12，图18-13）。大多数为轻症，重者可为广泛的疣状斑块、乳头瘤样、蕈样斑块。可伴有恶臭和瘙痒。掌跖点状角化、弥漫性角化和肢端角化、甲营养不良、甲板变薄，远端有角形切迹，可有深红或白色纵纹。

2.发病特征　8～16岁发病，随年龄增长病情加重。90%以上分布于脂溢性区域，如头皮、额、颈、前胸、腋、外阴及四肢屈侧等，对称分布。屈侧累及见于80%的患者，特别是腋窝、腹股沟和乳房下皱褶。

15%～50%的患者出现口腔病变，包括硬腭上的白色丘疹、颊黏膜及龈边缘处的鹅卵石样损害。结膜、角膜、阴道、食管、直肠受累，有10%的病例损害分布呈带状或线状，并可局限于身体的一侧。

【诊　断】

（一）诊断基本资料

1.病史　有家族史，少年发病，夏季加重，冬

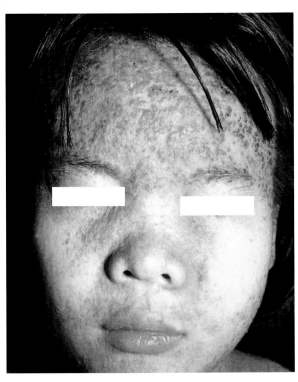

图18-12 毛囊角化病 油腻性、灰棕色坚硬角化丘疹

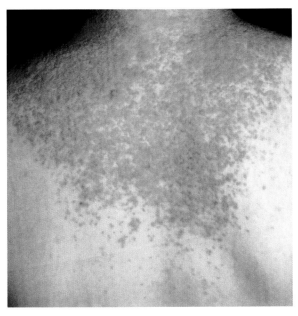

图18-13 毛囊角化病 好发于脂溢性区域

天缓解,紫外线照射加剧。

2.**体格检查** 以脂溢区部位多发,带油腻结痂性坚硬的丘疹,针尖至豌豆大,剥除痂可见漏斗型小凹窝,有乳头样、蕈样斑块。

3.**组织病理** 角化过度和不规则棘层肥厚,表皮内出现圆体和谷粒,是本病具特征性的角化不良细胞。

4.**伴发疾病** 涎腺炎、涎腺结石、骨囊肿、智力低下、肺部损害、癫痫、骨囊肿、身材矮小、抑郁和躁狂抑郁两极情感性精神病。

(二)诊断思路

基本损害为毛囊性丘疹,好发特征可有家族史,少年发病,冬轻夏重,损害油腻,脂溢区发生,组织病理有其特色,多考虑毛囊。

(三)诊断依据

1.好发于皮脂腺丰富的部位,阳性家族史,日光暴晒皮损加重。

2.皮损为针尖至豌豆大的坚硬角化丘疹,表面覆以油腻性、灰棕色、黑色痂。剥去痂,丘疹顶端可见一漏斗形小凹陷。

3.其他:掌跖点状角化、弥漫性角化和肢端角化;甲营养不良、甲板变薄,远端有角形切迹,可有深红或白色纵纹。甲板常变薄,远端有角形切迹,宽度大于长度,可有深红或白色纵纹。

4.特征性病理表现:乳头瘤样增生,基底层上棘层松解,形成裂隙和隐窝,表皮内角化不良,形成圆体和谷粒。

【鉴别诊断】

(一)主要鉴别的疾病

1.**黑棘皮病** 表现为柔软的乳头瘤样丘疹,好发于颈、腋、腹股沟等皱褶部位。

2.**融合性网状乳头瘤病** 损害为扁平的较大的丘疹,且常局限于躯干上部。

3.**疣状角化不良瘤** 常为头部或颈部的单个疣状结节。

(二)次要鉴别的疾病

1.**日光性角化病** 常有表皮细胞核的间变。

2.**慢性良性家族性天疱疮** 无裂腺,而有基底层上的棘层松解的大疱。

【治 疗】

1.**防治原则** 调节饮食,多吃蔬菜,限制多脂饮食,忌食刺激性食物,避免精神过度紧张,保持足够睡眠。

2.**内用疗法** 补充维生素B_6、维生素B_2或复合维生素。瘙痒者用抗组胺药物,炎症明显或继发感染者可用抗生素(如四环素或红霉素口服),顽固性病例选用UVB、酮康唑(200mg/d,连用14天)或伊曲康唑(100mg/d,连用21天)、强的松

（30mg/d）、异维A酸。

3.局部治疗　以去脂、杀菌、消炎、止痒为治则。

头部皮损：①如无糜烂渗出时，可用洗头粉或茶子饼或硫化硒洗发剂或2%酮康唑洗剂（采乐霜剂）或0.1%新洁尔灭10ml洗头，2%水氯酊外用，每日2次；②5%硫黄霜与皮质类固醇霜混合应用；③含有抗真菌、细菌与激素类药。

（史建强　陈嵘祎　李润祥　陈秋霞）

斑萎缩

斑萎缩（macular atrophy）又称斑状皮肤松垂（anetoderma macular）、局限性皮肤松垂（localized dermatolysis of dermatochalasis），是由于正常弹力纤维的丧失，在正常皮肤基础上发生圆形或椭圆形萎缩松弛的疝样斑，分为原发性斑状萎缩和继发性斑状萎缩。

继发性斑状萎缩又称继发性皮肤松垂（secondary anetoderma），损害发生在伴发病的皮损处。

【病因及发病机制】

（一）原发性斑状萎缩

1.弹力纤维缺失　弹力纤维缺失可能由于过度降解或合成减少所致。巨噬细胞、多形核白细胞和成纤维细胞都含有弹力蛋白酶或弹力蛋白酶样蛋白酶。炎性细胞可能导致弹力纤维结构改变。

2.免疫异常　免疫荧光研究显示有一例患者C3沉着在真皮乳头的弹力纤维上。此外，在真皮胶原纤维之间和基底膜带尚可见C3和IgM呈颗粒状或细丝状沉积。

3.激素及内分泌因素　与某些病例有关，包括合并妊娠和艾迪生病患者。

（二）继发性斑状萎缩

发生于其他疾病的皮损处，如梅毒、结核、寻常痤疮、深脓疱疮、表皮葡萄球菌性毛囊炎、红斑狼疮、色素性荨麻疹、青霉胺治疗、瘤型麻风、慢性萎缩性肢端皮炎、昆虫叮咬、肉样瘤病、黄瘤等。

【临床表现】

（一）原发性斑状萎缩

1.Jadassohn-Pellizzari型　红斑炎症型斑萎缩常见，如红斑或荨麻疹性损害，逐渐萎缩将导致松弛、皱缩的白色皮损，卵圆形，质软，凹陷（图18-14）或凸起，呈松弛的囊状。隆起的皮损易被压陷，当手指离开后又再隆起。皮损最多见于背部、肩部、胸部、颈部和双臂，面部、臀和大腿少见，皮损0.5～2cm大小，偶可更大。无自觉症状，可持续多年。患者可有10～200多个皮损，大部分患者无其他疾患，少数病例的伴发异常多累及眼、骨骼或心血管系统。

2.Schweninger-Buzzi型　无红斑炎症型斑萎缩（图18-15），该病好发于青年和中年女性，皮损分布多对称，尤其是上肢伸侧及肩、背部。病程缓慢，部分皮损可以自行消退，遗留凹陷性瘢痕。有学者认为两型在组织学上没有区别，主要是真皮正常的弹力纤维断裂、破坏或消失，而且无论临床上认为损害与炎症有无关系，组织学上均可以看到单核细胞的浸润，所以没有必要去区分它们。

（二）继发性斑状萎缩

皮损与原发性斑萎缩相同，主要分布于躯干。

【诊　断】

（一）诊断基本资料

1.病史　Jadassohn-Pellizzari型，其特点为在皮肤发生萎缩之前局部先有炎症改变，无主观症状，病程可持续多年。Schweninger-Buzzi型皮肤松弛症临床变化始终缺乏炎症反应。

2.体格检查　局限性皮肤萎缩、松弛、皱缩的白色皮损，呈卵圆形、质软、凹陷或凸起、松弛的囊状，隆起的皮损易被压陷，当手指离开后又再隆起。

3.实验室及其他检查

（1）组织病理：最显著的特征为真皮正常的弹

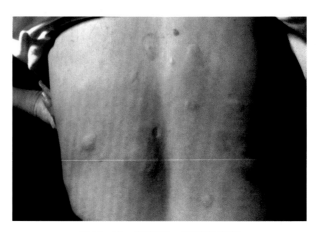

图18-14　斑萎缩　红斑炎症型

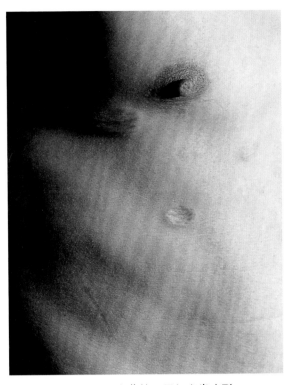

图18-15　斑萎缩　无红斑炎症型

力纤维断裂、破坏或消失；真皮、弹力纤维局灶性丧失，有时累及乳头层。特殊染色时常可见弹力纤维变细、不规则或扭曲。血管和附属器周围常有单核细胞浸润，偶见浆细胞浸润及肉芽肿形成。大多数损害显示胶原正常。

（2）电镜：显示真皮弹力纤维轻微不规则和碎裂，显示碎裂的弹力纤维被巨噬细胞包裹；胶原纤维无特殊变化。

4. 伴发疾病

（1）原发性：艾迪生病、抗磷脂抗体综合征、SLE、DLE、系统性硬化症、干燥综合征、白癜风、斑秃、自身免疫性溶血性贫血、慢性淋巴细胞性甲状腺炎、突眼性甲状腺肿。

（2）继发性：梅毒、结核、寻常痤疮、深脓疱疮、表皮葡萄球菌性毛囊炎、色素性荨麻疹、青霉胺治疗、瘤型麻风、慢性萎缩性肢端皮炎、昆虫叮咬、肉样瘤病、黄瘤等。

（二）诊断思路

1. 发生于青年及中年女性，面部、躯干、四肢皮肤，表现为有红斑或无红斑的基底上发生萎缩、松弛、柔软的疝样斑，易于考虑本病。

2. 病史与随访：需要认真询问病史，典型的局限性皮肤萎缩、呈松弛的疝囊状为特征性损害，对诊断不明确者应密切随访。

3. 体格检查：皮肤萎缩似乎没有特异性，易与多种萎缩性皮肤疾病混淆，然而疝样表现则相对具有特异性。

4. 实验室检查：组织病理显示真皮层内弹力纤维断裂、破坏或消失，相对具有特征。

5. 斑状萎缩分为3型，某些损害与其他疾病相似。因此，诊断需要综合分析和思考。

（三）诊断依据

1. 必要条件

（1）临床表现为有红斑或无红斑的基底上发生皮肤萎缩斑，柔软，呈疝样表现。

（2）组织病理为表皮真皮萎缩、胶原纤维变性，弹力纤维破坏或消失。

2. 次要条件

（1）病因不明或继发于某些疾病。

（2）多见于青年及中年女性。

（3）皮肤发生萎缩之前局部可先有炎症改变。

（4）面部、躯干、四肢均可发生。

【鉴别诊断】

（一）主要鉴别的疾病

1. 虫蚀状皮肤萎缩　对称地发生于面部的点状凹陷性萎缩。病因尚不明，目前认为本病是和毛周角化病有关的遗传性皮肤病，为常染色体显性遗传。通常在幼年发病，儿童及青少年中多见。皮疹呈局限性无数虫蚀状萎缩性小凹陷，密集的相互分离的小萎缩斑，表面略有光泽。组织病理为表皮萎缩，胶原纤维变性，真皮毛细血管扩张，少许单核细胞浸润。

2. 皮肤松弛症（cutis laxa）　病因不明，罕见，可能与铜代谢异常，弹性硬蛋白酶抑制剂降低导致弹力纤维破坏有关，分先天性与获得性。前者于出生后发生，好发于面和躯干部，皮肤松弛，貌似老人。后者常发生在青春期，先有明显炎症病变或血管性水肿，而后出现皮肤松弛。表现为皮肤丧失弹性，悬垂呈袋状，而不能回缩，好发于躯干皱褶处，面、颈、耳等处。组织病理显示表皮正常，真皮弹力纤维减少、断裂呈颗粒状和短杆状。

3. 硬斑病　初起为圆形、椭圆形或不规则形淡红或紫红色水肿性稍硬斑片，数周或数月后，转淡黄色或象牙色，围以淡紫或紫红色晕，表面平滑，具蜡样光泽，触之似皮革样硬化。病久出现萎缩。

但硬斑病早期表现为皮肤肿胀，以后皮肤硬化，后期皮肤萎缩伴有色素沉着；组织病理亦不同。

4.进行性特发性皮肤萎缩 亦为皮肤萎缩斑，常见于中青年女性。皮损为钱币至掌大或更大的灰褐色或棕褐色萎缩斑，表面光滑，毳毛脱落，境界清楚，轻微凹陷，可见浅表细血管。少数在萎缩斑区可出现部分硬化，酷似硬斑病，无自觉症状。组织病理早期示表皮突变平，轻度管周浸润，胶原束略水肿；后期示表皮真皮变薄，硬化区胶原束均质化，无弹力纤维变性。

5.局部全萎缩 亦为皮肤萎缩斑，为大小不等的片状或带状皮肤、皮下脂肪，甚至肌肉骨骼的萎缩，多见于女性或儿童，好发于背部、肩部、臀部或围绕躯干四肢呈环状。组织病理显示表皮、真皮、皮下脂肪甚至肌肉等多层萎缩。本病分两型：高乐斯全萎缩（Gowers panatrophy syndrome），硬化性全萎缩。

6.硬化萎缩性苔藓 亦表现为皮肤萎缩斑，早期为多角形或不规则形平顶丘疹，瘙痒，晚期萎缩，好发于生殖器区，组织病理显示角化过度，角质栓，棘层萎缩，基底层液化，胶原纤维变性，真皮炎细胞浸润。

（二）次要鉴别的疾病

1.神经纤维瘤病 有多发性柔软而隆起的皮肤结节，半球状或悬垂状，大小不等，皮肤结节质地柔软如疝样，可形成大的赘瘤，并有广泛的咖啡斑，皮损不萎缩。

2.萎缩纹 亦为皮肤萎缩斑，为条状皮肤凹陷，表皮变薄，淡红色或白色，一般无自觉症状，好发于大腿、腹部、乳房、臀部等（可以是生理性，也可以是病理性）。组织病理显示表皮萎缩，胶原纤维变性，弹力纤维稀少或消失。

3.毛囊周斑萎缩（perifollicular macular atrophy）可能由于毛周表皮葡萄球菌感染，其产生的硬蛋白酶导致弹力纤维变性所引起。常见于中青年女性，表现为灰白色细小圆形或椭圆形萎缩斑，好发于耳垂、颈、上臂和躯干上部。

4.颈部假性皮肤萎缩（pseudoatrophoderma colli） 多见于青少年女性。主要累及颈部两侧。表现为条纹状色素沉着，皮肤起皱，有光泽，有细小鳞屑，其间杂以减色斑。组织病理显示轻度慢性炎症，无萎缩改变。病程慢性，可多年不退。

5.萎缩性毛周角化病（keratosis pilaris atrophicans） 系先天性遗传性缺陷病，起病于儿童。皮损主要发生于眉弓及面颊部（面部萎缩性毛周角化病），亦可波及头皮、面、四肢和躯干（脱发性毛周角化病）。表现为毛囊性角栓、角化性丘疹，继以点状萎缩、脱发。

6.Brauer综合征 本病属常染色隐性遗传。出生时即有。颞部一侧或双侧出现一个到多个指甲大小色素沉着性萎缩斑。额中下部有纵行陷纹，颏部有中间沟，眉毛稀，睫毛缺如，掌跖角化。

（三）专家提示鉴别的疾病

特发性皮肤萎缩、细沟萎缩、硬化性苔藓萎缩、局灶性真皮发育不全、神经纤维瘤、结缔组织痣、皮肤松弛症、肉芽肿性皮肤松弛、丘疹性痤疮（毛囊周围皮肤松垂）、慢性萎缩性肢端皮炎、皮质类固醇注射部位萎缩、炎症后弹力纤维松解及皮肤松弛、真皮中部弹性组织离解。

【治 疗】

治疗较为困难。尚无有效治疗方法。1例患者对 ε -氨基己酸（ε -aminocaproicacid）有效，全身性应用糖皮质激素阻止了1例女性患者新皮损的出现；另1例口服青霉素后红斑消失。对于一些影响美观的皮损可以采取外科切除的方法。药物治疗仅能控制疾病的进一步发展。近年来，有报告用秋水仙碱治疗原发性斑状萎缩使病情得到明显控制，但停药后仍有复发。因此，如何能够使其得到有效的控制甚至达到治愈的目的，还需进一步深入研究。

有报道采用超声治疗，对幼儿疗效较好。其机制可能为超声对组织的热作用及细微按摩作用能促进局部血液和淋巴循环，改善组织的代谢和营养状况；增加细胞膜的通透性，增强细胞活力，提高局部组织的再生能力，使局部真皮纤维组织增生，从而使皮肤萎缩得以明显改善。

皮肤痤疮样斑状萎缩的治疗无特效疗法，可内服维生素A和维生素E，局部外用维A酸霜、尿素霜或其他角质松解剂，尽可能减少萎缩斑的发生。而对于有家族遗传史的患者，避免近亲结婚很重要。

（邹勇莉 范文葛 吴 玮）

萎 缩 纹

萎缩纹（striae atrophicae）又称膨胀纹（striae

distensae），是某些部位皮肤发生膨胀，继以束状萎缩，初起为淡红色，日久变为乳白色，见于肥胖、妊娠、青春期、皮质激素过多，也可见于体重减少者，或见于神经性厌食症。

【病因与发病机制】

1.肾上腺分泌糖皮质类固醇激素过多，该激素分解弹力纤维蛋白，使弹力纤维变性而脆弱，再受过度伸长使之断裂导致本病发生。

2.17-酮类固醇的分泌增加有关，有文献报道，35%的女性和15%的男性患者中，17-酮类固醇排泄量增多。

3.皮肤的过度扩展。

4.其他：库欣病，长期内服、外用皮质类固醇、妊娠、体重突然增加、迅速生长等是本病常见的原因。此外，亦见于糖尿病，慢性感染，尤其结核病等。

【临床表现】

1.皮肤损害

（1）早期损害：呈境界清楚的波浪形条纹状，稍隆起，色淡红，或紫红。

（2）成熟期损害：最终呈白色，触之柔软，有光泽，表面平滑，有细微皱纹，稍凹陷，无自觉症状，一般不会消退。

2.临床分类

（1）青春期萎缩纹：较常见，发病与体内17-酮类固醇含量增多有关，一般在长出阴毛后短期内出现。好发于股内侧面，肘与膝的上方，在男性也常见于股外侧近髋关节处及腰骶部（图18-16）。女性则以股、臀、乳房多见。皮损为不规则形条纹，初起呈铅红色，微高如风团样，以后光滑变平，呈肤色或白色，部分皮疹中央可见浅静脉。

（2）Cushing综合征或内用皮质类固醇所致的萎缩纹：较粗大，范围广，可累及面部及其他部位，当终止皮质类固醇治疗后，此纹可以消失或变不明显。

（3）妊娠纹：主要见于腹壁皮肤（图18-17），也可见于乳房。

【诊　断】

（一）诊断基本资料

1.病史　生长期青少年、妊娠或长期内服、外

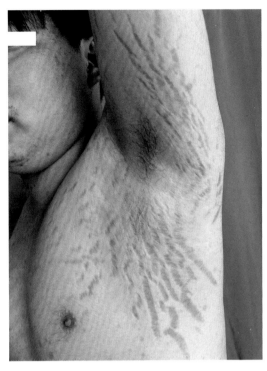

图18-16　萎缩纹

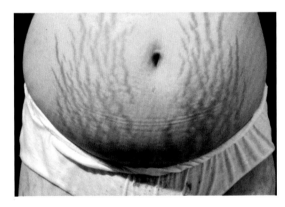

图18-17　萎缩纹　妊娠纹

用高效皮质类固醇治疗者。

2.体格检查　在好发部位查见境界清楚之波浪形条纹萎缩，淡红色或白色，表面光滑，凹陷。

3.组织病理　表面萎缩，真皮变薄，弹力纤维减少，胶原纤维均质化，淡染。早期病灶中可见浅表血管周围有单核细胞浸润。陈旧性皮损可见真皮浅层胶原纤维再生，形成与皮肤平行排列的较直胶原来，杂有许多直而细的新生弹力纤维。

（二）诊断思路

本病的发生有其特定原因，青少年在发育期（16～20岁），妊娠、肥胖、有腹水等，及在长期用皮质激素产生Cushing综合征者均能发生。应详细询问病史，寻找致病原因，进一步明确诊断。

（三）诊断依据

1. 好发于青春期，或继发于妊娠、肥胖及长期用皮质类固醇激素产生Cushing综合征等之后。

2. 皮损特点：为略微凹陷的带状或波浪形条纹，长短不等，初呈淡红色或紫色，后期变为肤色或白色萎缩性条纹，长期不消退，无自觉症状。

3. 皮损分布：多对称发生于大腿、臀部、腹部、腹股沟、膝部、肘部及乳房。

4. 组织病理：表皮萎缩，真皮变薄，真皮胶原纤维变性，均质化，网状层弹力纤维减少，卷曲或呈块状。早期有明显炎症浸润。较陈旧的皮损，真皮浅层胶原纤维再生，形成与皮肤平行排列的较直胶原来，杂有许多新生弹力纤维。

【鉴别诊断】

（一）主要鉴别的疾病

1. 进行性特发性皮肤萎缩　皮损开始为圆形或卵圆形，边缘清楚的不规则水肿性红斑，以后呈青灰色或棕褐色萎缩斑。好发于躯干部，特别是背部。组织病理主要表现为胶原纤维增粗变性，晚期可出现胶原纤维均质化及玻璃样变性，弹力纤维改变不明显，可资鉴别。

2. 斑状萎缩　临床表现为圆形或卵圆形萎缩斑，表面光滑松弛，皮肤略凹陷或隆起呈囊状膨起，手压之有疝样感觉。好发于肩、背及四肢伸侧。组织病理，早期有血管炎表现，弹力纤维碎裂减少，最后消失，而有别于萎缩纹。

3. 皮下脂肪萎缩　仅有皮下脂肪萎缩，表面凹陷，表皮及色泽均正常。组织病理变化为皮下脂肪减少或缺乏而有别于萎缩纹。

（二）次要鉴别的疾病

1. 硬斑病　多见于四肢，尤其在下肢，损害有萎缩光滑外，中央发硬，呈象牙色，边缘有紫色环。组织病理显示真皮至皮下组织胶原纤维变性明显，汗腺萎缩，可以鉴别。

2. 血管萎缩性皮肤异色症　多见于面部、四肢，境界不清，除毛细血管扩张和皮肤萎缩外，尚可见到红斑、脱屑及驳状色素沉着。组织病理显示基底细胞液化变性，真皮上部炎症细胞呈带状浸润，胶原纤维无变化，可以鉴别。

【治　疗】

本病不影响健康，目前尚无消除病损的有效疗法，重要的是寻找致病因加以避免。

（王红兵　吴大兴）

面部偏侧萎缩

面部偏侧萎缩（facial hemiatrophy）又称进行性偏侧面萎缩（progressive facial hemiatrophy，PFH）或Parry-Romberg综合征。其特征是一侧面部、头部的皮肤、皮下组织、肌肉、骨骼的慢性进行性萎缩。

【病因及发病机制】

迄今病因不明，可能与下列因素有关。

1. 神经系统病变　与外周性三叉神经炎，中枢神经系统疾病或脑神经病变、交感神经切除等有关。

2. 自身免疫性疾病　可继发于胶原性疾病如局限性硬皮病、系统性红斑狼疮等。

3. 感染　莱姆病和脊髓灰质类病毒感染、疏松螺旋体或慢性病毒感染与本病有关。

4. 遗传　部分患者有家族遗传史。

5. 其他　脂类营养不良、代谢异常、内分泌异常、外伤及神经血管胚胎发育异常，动脉病变可能是病因。

【临床表现】

1. 基本损害　临床以单侧颜面部进行性萎缩为特征（图18-18，图18-19）；病变开始为线形硬皮病，晚期则为弥漫性。涉及皮肤、皮下组织、肌肉、皮脂腺、汗腺、鼻翼软骨和颅骨，个别还累及同侧舌体。由于皮肤、皮下组织、肌肉和骨萎缩，可使面部变形和不对称，皮肤柔软、萎缩，常与基底结构无粘连，静脉明显显露。约5%病例为双侧受累，其他伴发病有虹膜异色、毛发脱落及神经系统病变。

2. 发病特征　妇女常见，一般在青少年期开始发病。典型者在20岁之前发病，病情在初始数年内进展较快，以后趋于静止状态。发病较早者可影响骨骼及软骨发育，造成面部严重畸形，重者单侧躯干及肢体皮肤、肌肉均萎缩。疾病发展可累及一侧的头部、颊部、额部、颈部、手臂内侧、骶骨、大腿，皮肤可有色素沉着、干燥和羊皮纸样变化，但活动自如。由于病变侧缺少皮下脂肪，皮肤常与其下的肌肉或骨组织紧贴。

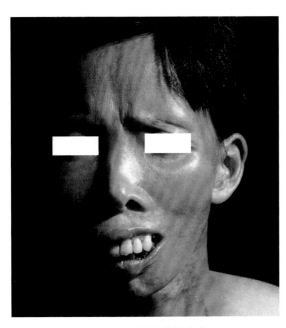

图18-18　面部偏侧萎缩

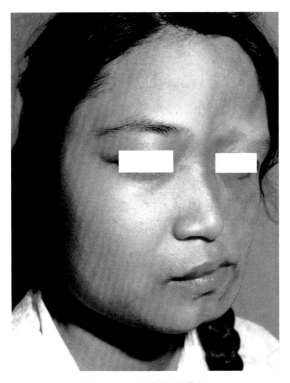

图18-19　面部偏侧萎缩

3. 两种类型

（1）脂肪萎缩：病理上以脂肪萎缩为主而临床相应表现为正常色泽、非硬化的皮肤凹陷。

（2）真皮纤维化/附属器消失：病理上有显著的真皮纤维化和附属器消失，而外观为皮肤色素和硬度均明显增加的硬斑病样皮损。有些患者可同时患有硬斑病或神经系统疾患。

【诊　断】

（一）诊断基本资料

1. 病史　妇女常见，一般在青少年期开始发病。病程慢性，伴有不同程度的头疼，部分既往有头部外伤史。

2. 体格检查　皮下组织、肌肉和骨萎缩，可使面部变形和不对称。

3. 实验室及其他检查　组织病理活检标本常显示表皮、真皮、皮下组织及肌肉，甚至骨骼均有萎缩。

4. 伴发疾病　局限性硬皮病、系统性红斑狼疮、大脑动脉硬化、脑炎、多发性硬化、症状性癫痫、硬膜瘤。

（二）诊断思路

1. 单侧面部的广泛萎缩，且深可累及肌肉、骨骼；伴有眼部病变及神经系统症状易于考虑本病。

2. 病史与随访：需要认真询问病史，典型的单侧颜面部皮肤萎缩为特征性损害。对诊断不明确者应密切随访。

3. 体格检查：除单侧面部皮肤萎缩外，尚有眼及神经系统病变，诊断需要综合分析和思考。

（三）诊断依据

1. 必要条件

（1）单侧颜面部皮肤、皮下组织及肌肉发生进行性萎缩。

（2）组织病理显示表皮、真皮、皮下组织及肌肉，甚至骨骼均有萎缩。

2. 次要条件

（1）病因不明。

（2）青春期女性多见。

（3）多伴有眼及神经系统症状。

（4）皮损可使面部变形和不对称。

【鉴别诊断】

（一）主要鉴别的疾病

1. 硬斑病（morphea）　系局限性硬皮病的一种。皮损似皮革样硬化。病久损害色转淡，出现萎缩。躯干部好发，单片或多发。组织病理显示真皮胶原束肿胀、均质化、硬化，弹力纤维破碎，附件减少。

面部单侧萎缩发生在前额部，有时与线状硬斑病在额部形成的刀砍状损害有相似之处，另外，也要注意这两种病可以混合存在。面部单侧萎缩与硬皮病，尤其是线状硬斑病的关系目前仍有争议。

2. 斑状萎缩　本病亦为皮肤萎缩斑，为红斑或无红斑的基底上发生0.5～2cm皮肤萎缩，柔软，呈疝样表现。本病分二型：Jadassohn-Pellizzari松弛症和Schweninger-Buzzi松弛症。多见于青年及中年女性，面部、躯干、四肢均可发生。组织病理为表皮真皮萎缩、胶原纤维变性，弹力纤维破坏或消失。

（二）次要鉴别的疾病

1. Brauer综合征　本病属常染色隐性遗传。出生时即有。颞部一侧或双侧出现一个到多个指甲大小色素沉着性萎缩斑。额中下部有纵行陷纹，颏部有中间沟，眉毛稀，睫毛缺如，掌跖角化。

2. 进行性特发性皮肤萎缩　常见于中青年女性；亦为皮肤萎缩斑，皮损为钱币至掌心或更大的灰褐或棕褐色比正常皮肤略凹陷的萎缩斑，表面光滑，毳毛脱落，境界清楚，轻微凹陷，可见浅表细血管。好发于背部，少数在萎缩斑区可出现部分硬化，酷似硬斑病，无自觉症状。组织病理早期示胶原束略水肿；后期显示表真皮变薄，硬化区胶原束均质化；晚期皮肤附属器有萎缩。

3. 局部萎缩　本病亦为皮肤萎缩斑，为大小不等的片状或带状皮肤、皮下脂肪，甚至肌肉骨骼的萎缩；多见于女性或儿童；但好发于背部、肩部、臀部或围绕躯干四肢呈环状。组织病理亦为表皮、真皮、皮下脂肪甚至肌肉等多层萎缩，面部单侧萎缩为单侧面部的广泛萎缩，深可及肌肉、骨骼，多伴有眼部病变及神经系统症状，可与之鉴别。

【治　疗】

面部单侧萎缩目前缺乏有效的防治方法，治疗较困难。

1. 早期主要进行改善循环、营养神经等处理。治疗合并的神经系统疾患有助于皮损缓解。

2. 晚期进行整形美容手术治疗：主要的治疗手段是手术整复，如注射硅胶、牛胶原、种植体、皮瓣修复及植骨等。硅酮植入整容作用较好，脂肪移植只有短暂效果；手术时机的选择非常重要，应在偏侧萎缩稳定阶段，即疾病停止发展后考虑手术治疗。

（邹勇莉　刘　栋　陈嵘祎）

慢性萎缩性肢端皮炎

慢性萎缩性肢端皮炎（acrodermatitis chronica atrophicans，ACA）是一种与螺旋体感染有关的少见皮肤病，其特征是肢端皮炎伴萎缩。本病在欧洲最多见，伯氏疏螺旋体与本病有关。本病的传染媒介是篦子硬蜱（Ixodes ricinus），其中已分离出伯氏疏螺旋体，发病前有昆虫叮咬史。

【临床表现】

1. 皮肤损害　病变最常发生于四肢伸面（图18-20），特别是关节周围。起病初期皮肤肿胀，呈淡蓝红色，如面团样柔软。数周或数月后炎症反应被萎缩替代，皮肤变薄起皱呈卫生纸样，皮下血管显露，附属器结构消失。皮肤表现包括溃疡、皮肤松弛、钙化和淋巴细胞浸润。溃疡上可发生鳞状细胞癌。

2. 相关的硬化病变　有线状尺骨带、胫骨带、关节附近的纤维结节和假性硬皮病斑块。

3. 其他　神经系统症状的发生率约为40%，常见者有感觉异常、疼痛、无力等。骨关节异常包括关节痛、关节炎。

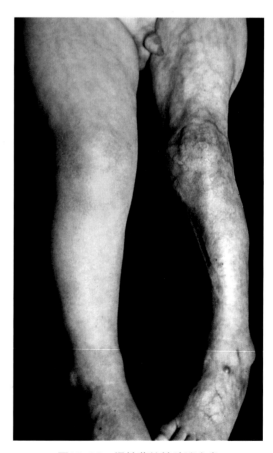

图18-20　慢性萎缩性肢端皮炎
（本图由西安医科大学李伯埙惠赠）

【诊　断】

（一）诊断基本资料

1. **病史**　本病呈进行性皮肤萎缩，以四肢伸侧为主，初起为红斑，继而萎缩和硬化。皮损有轻微痛、痒、蚁行感。

2. **体格检查**　四肢伸侧皮肤肿胀或萎缩、硬化、色素增加或减退、关节畸形、黄色纤维结节。

3. **实验室检查**　几乎所有此病患者的螺旋体抗体试验呈阳性，并且在一些病例的组织中，通过Warthin-Starry染色可找到病原体。ACA的皮损可培养出病原体。

4. **组织病理**　损害出现表皮角化过度，萎缩表皮由狭窄的境界区（含有许多浆细胞的带样真皮浸润）分隔。其他变化包括胶原和弹力纤维灶状坏死、血管扩张、真皮和皮下组织变薄，以及附属器结构消失。在成熟损害内细胞浸润可达皮下组织。

5. **伴发疾病**　非溃疡部位可伴发良性纤维瘤、平滑肌瘤、黄瘤、脂肪瘤、神经纤维瘤。

（二）诊断思路

慢性病程，初起为红肿炎症性变化进行发展，以四肢伸侧为主，广泛的皮肤萎缩和硬化应除外棘皮病，有色素变化应除外皮肤异色病。逐步排除放射性皮炎，萎缩硬化性苔藓，可考虑本病。

（三）诊断依据

1. **皮肤损害**：皮损初起为蓝红色水肿性斑，逐渐呈深的大片萎缩，皮肤弹性消失，薄纸样皱纹。

2. **特征性的"尺骨带、胫骨带"**，近关节纤维结节。

3. **实验室检查血沉增快**，高球蛋白、冷球蛋白血症，骨髓穿刺淋巴网状细胞成分增加，可确立诊断。组织病理可协助诊断。

【鉴别诊断】

（一）主要鉴别的疾病

1. **硬皮病**

（1）相似点：皮肤硬化与硬皮病，尤其是带状硬皮病相似。

（2）不同点：后者早期皮肤硬肿，有指（趾）端硬化和雷诺现象，至晚期皮肤萎缩的皮肤紧张，坚实如瘢痕，而本病萎缩的皮肤松弛、发皱。

2. **皮肤异色病**

（1）相似点：本病有皮肤异色与皮肤异色病相似。

（2）不同点：本病皮肤伸为主，与皮肤异色病仅有异色表现。

（二）次要鉴别的疾病

1. **放射性皮炎**

（1）相似点：皮肤异常与本病相似。

（2）不同点：前者有放射治疗史、接触史、仅限局特定的治疗接触部位。

2. **广泛性萎缩性硬化性苔藓**

（1）相似点：本病晚期因萎缩皮损呈羊皮纸样外观和硬化性斑片，色素减退斑与慢性萎缩性肢端皮炎相似。

（2）不同点：本病基本损害为瓷白色、象牙色、黄色、珍珠母样丘疹，尚有女阴干枯和闭塞性干燥性龟头炎，可与后者四侧的萎缩皮损相鉴别。

【治　疗】

早期抗炎可用青霉素、先锋霉素、糖皮质激素有效。晚期萎缩后疗效较差。

（刘　栋　吴　玮　樊　卓　李　文）

进行性指掌角皮症

进行性指掌角皮症（keratodermia tylodes palmaris progressiva）为一种好发于女性青年手部的角化异常性皮炎。1924年由日本土肥庆三等首次报道并命名，已有的资料显示好发于亚洲人。

【病因与发病机制】

由于本病多发生于青年女性，并且部分病例的病情与妊娠有关，部分病例外周血中雌二醇、睾酮及卵泡刺激素明显降低，提示本病发病可能与内分泌紊乱有关，尤其与雌激素降低有关。

【临床表现】

1. **皮肤损害**　皮损首先发生于右手和（或）左手远端指节腹面（图18-21），最常受累者依次为拇指、示指、中指及环指，末节手指的皮损可蔓延至伸侧与甲周，但甲一般不受累。主要表现为皮肤干燥、皮肤纹理不清甚至消失，伴有少许细薄鳞屑与碎玻璃样表浅裂纹，外观呈淡红色并有光泽，严重者受累指端变细、紧束致使指关节弯曲。

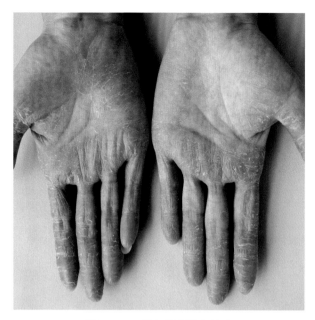

图18-21　进行性指掌角化症

2. 发病特征　好发于女性青年的手指屈侧面与手掌前部1/3，双侧发病，掌心区一般不被累及，大部分病例在25岁前发病（65%），男：女=1：9，极少累及跖部（占6%）。多数患者无明显自觉症状，少数病例自觉紧绷感、轻到中度瘙痒及疼痛。

【诊　断】

（一）诊断基本资料

1. 病史　发生于女性青年手指掌侧面的弥漫性干燥脱屑性红斑，皮纹不清或消失，可无明显自觉症状或轻～中度瘙痒、疼痛或绷紧感，秋冬季节或接触洗涤消毒用品可导致病情加重。

2. 体格检查　双手指屈侧面与手掌前部1/3有弥漫性皮肤干燥脱屑，轻度发红，表面皮纹不清或消失。

3. 实验室及其他检查　无特异性阳性指标，真菌检查阴性。

（二）诊断思路

1. 对称发生于女性青年手指屈侧面与手掌前部1/3皮肤的干燥弥漫性脱屑性淡红色斑，表面皮肤纹理不清或消失，寒冷干燥或过度洗涤可加重病情，多无明显自觉症状或有轻至中度痒痛或绷紧感，真菌检查阴性，可考虑本病。

2. 病史与随访：本病的皮损虽然具有特征性，但治疗比较困难，亦无自愈倾向，非典型病例易于与手癣或手部湿疹混淆，怀疑本病时应随访观察。

3. 体格检查：特异性的临床表现是诊断的主要依据。

4. 实验室检查：无可支持诊断的特异性检查结果。

5. 由于本病无特异性的诊断指标，手部皮损易受外界因素的影响，诊断需要综合分析病史与临床特征，在排除手癣、手部湿疹的基础上进行诊断。

（三）诊断依据

本病的诊断主要依据病史、典型的皮损及好发部位。根据对称发生于女性青年手指屈侧面与手掌前部1/3的干燥性皮损、表面皮肤纹理不清或消失，伴有少许细薄鳞屑及碎玻璃样浅表裂纹，掌心区一般不被累及、无明显自觉症状或紧绷感、轻到中度痒痛，病情缓慢进行性发展，少数可出现缓解期等特征可做出诊断。

【鉴别诊断】

（一）主要鉴别的疾病

1. 手癣

（1）相似点：好发于青、中年妇女，可表现为轻度角化过度性红斑，常需要与进行性指掌角皮症鉴别。

（2）不同点：本病患者常合并足癣或甲真菌病，真菌学检查阳性。

2. 手部慢性湿疹

（1）相似点：手部湿疹可表现为角化过度性红斑，需要与进行性指掌角皮症鉴别。

（2）不同点：手部湿疹常累及指间关节伸侧及手背部，炎症、皲裂明显，可有苔藓样变，伴有剧烈瘙痒，不难与进行性指掌角皮症鉴别。

3. 掌跖脓疱病

（1）相似点：消退期皮损表现为红斑和角化过度，需要与进行性指掌角皮症鉴别。

（2）不同点：本病原发损害为大小几乎一致的脓疱，好发于掌鱼际和跖部中央，逐渐扩展至整个掌跖及其侧面，容易与进行性指掌角皮症鉴别。

4. 接触性皮炎

（1）相似点：发生于手掌的慢性变应性接触性皮炎可表现为红斑角化性损害伴有皲裂，常需要与进行性指掌角皮症鉴别。

（2）不同点：本病常有甲皱和指尖端的红斑、鳞屑和水疱，发病时间较长者可伴有甲继发性改变。甲表层脱落、甲嵴形成或甲横沟，严重者可导致甲剥离或甲脱落,可与进行性指掌角皮症区别。

5.砷剂角化病

(1)相似点:多发于掌、跖等摩擦受压部位,表现为对称分布的黄色点状角化性丘疹,或鸡眼样角化性丘疹,可融合成疣状或皮革状斑块,偶尔需与进行性指掌角皮症鉴别。

(2)不同点:本病在发生掌跖角化性丘疹之前常有暴露部位皮肤上出现弥漫性红斑、多汗和斑状黑变,发病前常有砷剂接触史,容易与进行性对称性红斑角化症鉴别。

6.进行性掌跖角皮病

(1)相似点:皮损始发于掌跖,皮损初发时轻度的角化过度与进行性指掌角皮症有类似之处。

(2)不同点:本病为常染色体显性遗传病,多在8~10岁发病表现为弥漫性角化过度,角化斑块边缘有淡红色晕,常伴有多汗,本病尚可向手背、跟腱及肘膝发展,易与进行性指掌角皮症区别。

(二)次要鉴别的疾病

1.剥脱性角质松解症

(1)相似点:皮损好发于手掌与指腹,需要与进行性指掌角皮症鉴别。

(2)不同点:本病好发于青少年,夏季多见,损害呈针尖至绿豆大小的白色小环或气泡状,可伴有多汗,常无明显炎症反应,中央常自然破裂形成表浅的圈状脱屑,数日内自然痊愈,与进行性指掌角皮症完全不同,易于区别。

2.斑状或纹状掌跖角化病

(1)相似点:本病的特征是掌跖红斑,随后发生岛状或线状角化性损害,有时需与进行性指掌角皮症鉴别。

(2)不同点:本病为常染色体显性遗传性疾病,常在青少年期发病,表现为一个或多个指的中线上呈长的带状角化过度,常以线状继续穿过掌部,跖部损害呈钱币状,集中在受压部位,容易与进行性指掌角皮症区别。

3.Huriez综合征

(1)相似点:常有轻度弥漫性掌跖角化过度,与进行性指掌角皮症有类似之处。

(2)不同点:本综合征为常染色体显性遗传性疾病,婴儿或儿童期发病,除轻度弥漫性掌跖角化过度外,手背硬化性萎缩呈进行性发展,有明显的指(趾)硬皮病改变,甲发育不良,短小、质脆、甲嵴

或杵状指。不难与进行性指掌角皮症鉴别。

4.疣状肢端角化病

(1)相似点:如果出现弥漫性掌部皮肤增厚,有时需与进行性指掌角皮症鉴别。

(2)不同点:本病系常染色体显性遗传,常在出生时或儿童早期发病,手足背侧、前臂、肘膝肤色疣状丘疹,摩擦后可发生水疱,甲板增厚、变白。可与进行性指掌角皮症鉴别。

【治　疗】

无特效疗法。内关穴或腕部皮下注射去炎松(40mg/ml),每两周1次,有较好的近期疗效,但停药后易复发。外用强效糖皮质激素、0.1%维A酸制剂、5%水杨酸硫黄软膏及喜疗妥等制剂有效。

(杨桂兰　陈嵘祎　李　文)

箍指病与假箍指病

箍指病(ainhum)亦译为阿洪病,或称为自发性指(趾)脱落(dactylolysis spontanea),是一种以小指(趾)环状缩窄为特征的获得性疾病。

箍指病(阿洪病)这名称来源于东非那古语,为锯开之意。此病多见于非洲黑人男性,发病多见于成人,偶见儿童。

假性箍指病(pseudoainhum)又译为假阿洪病,是指由于遗传或其他相关疾病导致的以环状缩窄带为特征的病变。国内已有发病。

【病因及发病机制】

1.箍指病　病因不明,为自发性,可能与慢性创伤反复感染有关,与遗传关系不大。绝大多数患者有赤脚行走的习惯,外伤可能是一个主要原因。也有研究显示血管异常、慢性感染及有纤维组织增生的种族遗传倾向均与本病发病有关。

2.假箍指病(假性断趾)　指由于遗传或其他相关疾病导致的以环状缩窄带为特征的病变,这些将指(趾)收缩的疾病分为遗传和非遗传两类,在非遗传情况下,有断趾症、假性断趾症、麻风、硬皮病、雷诺综合征、脊髓空洞症及麦角中毒等;在遗传情况下有遗传性掌跖角化病、线状角化病、毛发红糠疹、先天性厚甲、先天性外胚叶缺损及Meleda病等。

【临床表现】

1. 箍指病（ainhum）　又称阿洪病、断指（趾）症。

（1）基本损害：最常引起小指（趾）（第五指、趾）的痛感，罕见累及第四指（趾）。约3/4病例为双侧发病。最常见表现是第五指（趾）底部内侧出现一凹槽，常位于指（趾）底部皱褶（图18-22）。凹槽逐渐变深扩大，最终环绕指（趾）形成一圆环形凹沟，像被细绳捆勒所致，环形凹沟的远侧指（趾）部肿胀，呈球状，可疼痛、溃烂、发臭，环形凹沟愈陷愈深，一般5～10年指（趾）将发生自然截断。

（2）发病特征：由于肌腱、血管和神经被压迫、营养障碍，局部骨质随软组织深沟的加深而呈进行性吸收。浸渍和感染可导致溃疡，愈合后留下瘢痕，偶见指（趾）和甲营养不良。

2. 假箍指病（假性断趾）　指由于遗传或其他相关疾病导致的以环状缩窄带为特征的病变。

（1）先天性假箍指病

1）其紧缩带为先天性，出生时即出现；皮损为第五趾（指）或其他指（趾）环状收缩（图18-23，图18-24）；多伴有掌跖角化和手足背部特殊形态的海星状角化、弥漫性角化、肘膝部毛囊角化性丘疹；发患者群根据原因不同发病年龄不同。

2）宫内自截：先天性假性箍指病最严重的症状是宫内自截。轻症患者可在指（趾）、四肢或躯干出现环状缩窄。如未发生宫内自截，在出生后这种情况不会进一步恶化。缩窄环常有结构方面的变化。绝大多数患者合并有其他间充质发育异常的表现，特别是并指（趾）和畸形足。

（2）继发性假箍指病：某些炎症性和循环系统的疾病如梅毒、硬皮病、雷诺病和糖尿病等，可并发和箍指病（阿洪病）相似的紧缩带，甚至指（趾）断落。

3. 收缩带分类　Wells等将发生于四肢的收缩带分为4类：①箍指病；②先天性缩窄带；③箍指样带并发其他疾病；④外伤引起的继发性带。后三者为假性箍指病，一般伴发于某种遗传病或非遗传病，遗传病包括残毁性掌跖角皮症、条纹状掌跖角皮病、毛发红糠疹等，非遗传病包括脊髓空洞症、颈椎病、硬皮病、雷诺病、梅毒等。

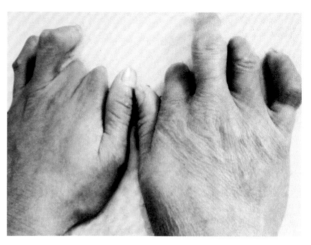

图18-22　阿洪病

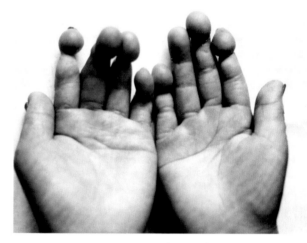

图18-23　假阿洪病
（本图由青海省防疫站董世珍惠赠）

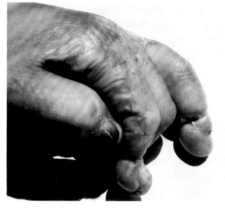

图18-24　假阿洪病
（本图由青海省防疫站董世珍惠赠）

【诊　断】

（一）诊断基本资料

1. 病史　箍指病为获得性疾病，要询问慢性创伤反复感染史，假箍指病要询问遗传和非遗传史，后者要询问相关疾病罹患史。

2. **体格检查** 早期第五指（趾）底部环形凹沟，远侧指（趾）部肿胀、溃烂、坏死；后期指（趾）截断，局部皮肤瘢痕形成。

3. **实验室及其他检查** 组织病理：皮肤凹槽附近出现表皮角化过度、灶性角化不全和棘层肥厚。真皮可见中度纤维化和慢性炎症反应，纤维组织玻璃样变和崩解。骨骼萎缩，疏松性骨髓炎样改变，在凹槽部位常缺乏骨质。血管壁增厚伴管腔变窄，神经和汗腺一般不受累。

4. **伴发的疾病**

（1）箍指病：先天性皮肤角化、感染、血管异常。

（2）假性箍指病：残毁性掌跖角皮病、条纹状掌跖角皮病、先天性厚甲症、Vohwinkel病、Meleda病、毛发红糠疹、真菌感染、寄生虫感染、麻风、雅司、梅毒、钩虫病、银屑病、红细胞生成性原卟啉病烧伤、冻疮、创伤、硬皮病、Raynaud病、麦角中毒、糖尿病、脊髓空洞症、脊髓肿瘤、周围神经炎、神经性营养不良。

（二）诊断思路

根据病史、临床表现、体检和组织病理检查可以诊断。

（三）诊断依据

1. **箍指病** 有创伤反复感染，遗传关系不大，小趾环状缩窄，常见为小趾第一趾关节内侧出现凹陷，5年后自截。

2. **假性箍指病**

（1）先天性：先天性外胚层缺陷、遗传性残毁性（掌跖）角皮病，宫内自截，趾（指）或整个肢体截断，轻者指（趾）、四肢躯干出现环状缩窄，如未宫内自截，出生后病情不恶化。

（2）继发性：继发于脊髓空洞症、颈椎病、神经性营养病、梅毒、麻风、硬皮病、糖尿病、雷诺病。

（3）组织病理：特征性变化支持诊断。

【鉴别诊断】

主要应是鉴别箍指和假性箍指病，前者为获得性，多发生于成人，后者可分先天性和继发性，先天性典型者为宫内自截，亦可发生于遗传性疾病如残毁性掌跖角化症、先天性外胚叶缺损，非遗传

性则继发某些疾病，如脊髓空洞症、麻风、雷诺病等，是某些遗传性或非遗传性疾病伴发的指（趾）环状缩窄和自截。因此，假性箍指病要鉴别和发现遗传性和非遗传性的相关疾病。

【治疗】

1. 本病无有效治疗，最终以手术截指（趾）或自然脱落而愈合。轻症患者行"Z"形手术，可解除疼痛和预防复发，严重则应截指（趾）。

2. 维甲酸是维生素A的代谢中间产物，具有促进上皮细胞增殖分化，溶解角质作用等，也可试用。

3. 有报道倍他米松皮损内注射，可改善症状。

（邹勇莉 陈蕾）

回状颅皮

回状颅皮（cutis vertices gyrata，CVG）又名皱褶性厚皮病（pachydermie plicaturee）。指头皮过分伸张，并且松弛及皱褶，由前向后，排列成几条至几十条纵沟，严重时布满全部头皮类似脑的沟回，在枕部的沟纹则横列斜行而不规则。

【病因与发病机制】

1. 先天畸形：回状颅皮往往是一种先天性畸形或发育异常，可呈家族性，为常染色体显性遗传。

2. 本病可以是厚皮骨膜增生症（Pachydermo periostosis）的一种皮肤表现，还可以由于脑垂体功能不良，常见的有肢端肥大病、黏液瘤、克汀病等内分泌紊乱的一种皮肤表现。有些患者伴有精神障碍或精神病，或与机体发育异常、炎症、外伤、肿瘤、痣及增生性疾病，如神经纤维瘤、白血病、蕈样肉芽肿等有关。

【临床表现】

1. **基本损害** 回状颅皮的皮肤表现为头顶部或枕部的皮肤肥厚、隆起和折叠成嵴状隆起和折沟（图18-25），形如大脑皮质，这些嵴状隆起和折沟的数目在2～20个不等，有时前额也可以出现同样隆起，折沟内毛发生长及其色泽均正常，嵴顶部头发稀少，隆嵴触之如海绵。折沟呈浸渍状。极少数可见于掌面，皮肤好像堆积在掌骨面上，病情程度随年龄而加重。

2.发病特征　本病多发生在男性，男女之比为6∶1。一般青春期发病，但约90%的患者是在30岁之前。

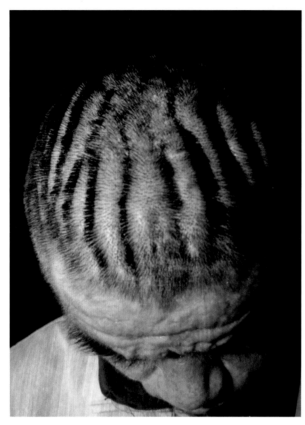

图18-25　回状颅皮

3.两种类型

（1）原发性：可伴有其他发育缺陷，在原发性回状颅皮中，往往有显著的皮脂溢出，对化脓性细菌高度易感。

（2）继发性：可因头皮局部的炎症性疾病、创伤、肿瘤、痣等引起，也可以是某些综合征及系统疾病的一种皮肤表现，如有些患者伴有Darier病和（或）结节性硬化。

其他有肢端肥大症、痣、皮肤增厚骨膜骨质增生症和小头畸形白痴中，都可发生回状颅皮。

【诊　断】

（一）诊断基本资料

1.病史　部分患者有家族史。有的患者有其他先天性发育缺陷或局部有外伤、炎症、肿瘤、痣等疾病病史。

2.体格检查　皮肤损害是发生在头皮的皮肤肥厚性的嵴状隆起和折沟，形如大脑皮质。

3.实验室及其他检查　皮肤病理检查见单纯表皮和真皮的肥厚，神经纤维增生或严重的慢性炎症变化。

4.伴发疾病　肢端肥大症、Apert综合征（尖头并指（趾）畸形）、黑棘皮病（继发于糖尿病）、淀粉样变、白血病、黏液性水肿、梅毒、Darier病、结节性硬化症、细胞痣、神经纤维瘤、蕈样肉芽肿、皮肤增厚骨膜骨质增生症、小头畸形白痴、黏液瘤、克汀病、精神障碍、精神病。

（二）诊断思路

本病主要的临床表现为头皮的皮肤肥厚、脊状隆起和折沟，但其他有些病也可以有类似损害，但本病的头皮肥厚、脊状隆起和折沟等损害，没有皮肤松弛等症状时，应考虑本病。

（三）诊断依据

1.皮肤特征：头顶或枕部皮肤增厚、隆起和折叠成嵴状隆起和折沟，形如大脑皮质，隆嵴触之如海绵，折沟内毛发正常。

2.组织病理显示表皮真皮肥厚、神经纤维增生。

【鉴别诊断】

1.脑回状真皮内痣（cerebriform intraderma nevus）　若回状颅皮于出生时已存在，应与脑回状真皮内痣鉴别，后者的皮损随身体增长而增大，可以发生恶变。

2.皮肤松弛（cutis laxa）　皮肤松弛于出生时和婴儿期发病，其皮肤损害特点是皮肤过多而松垂呈袋状，有时需要与原发性回状颅皮鉴别。前者皮肤柔软松弛，伸展过度，但无弹性不能回缩；后者的皮肤伸牵时沟嵴不消失。

【治　疗】

注意局部清洁，预防继发感染，以治疗伴有疾病为主，如严重病例可予手术切除和植皮术。

（汪　晨　范文葛　吴　玮）

第十九章
遗传性皮肤病

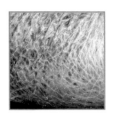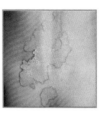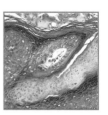

鱼鳞病

鱼鳞病（ichthyosis）是一组由表皮细胞角质分化异常引起的遗传性角化性疾病，特征为皮肤干燥，伴有鱼鳞样鳞屑。这组疾病表型相似，但遗传方式不同，已发现存在多种基因型，各种临床类型可能均具有不同的分子发病机制。

根据遗传学、形态学和组织学的差异分型：

1. **先天性鱼鳞病** 分四型：显性遗传寻常型鱼鳞病、X性连锁隐性遗传鱼鳞病、显性遗传先天性鱼鳞病样红皮病和隐性遗传先天性鱼鳞病样红皮病。丑胎、火棉胶婴儿等少见。

2. **综合征伴有隐性遗传的鱼鳞病** Rud综合征、Refsum 综合征、Sjögren-Larsson综合征、Chanarin-Dorfman综合征及Netherton综合征等。

3. **获得性鱼鳞病** 可发生于恶性肿瘤（特别是淋巴瘤）、麻风或严重营养不良等患者。

寻常型鱼鳞病

寻常型鱼鳞病（ichthyosis vulgaris）又名显性遗传寻常型鱼鳞病（dominant ichthyosis vulgaris）、干皮病（xeroderma）、单纯性鱼鳞病（ichthyosis simplex）等，是一种常见的遗传性皮肤病。

【病因与发病机制】

1. **为常染色体显性遗传** 基因定位于1q21，但仍未克隆出致病基因。

2. **脱屑功能下降** 发病机制可能是表皮细胞缺乏前细丝聚集素和细丝聚集素，从而使促进脱屑的功能下降。鱼鳞病表皮中细丝聚集素原的mRNA表达显著降低且不稳定，半衰期较短，推测与前细丝聚集素合成的转录后调控异常有关。

3. **潴留性角化** 同位素标记检测本病表皮细胞更新动力学正常，因此，本病属于一种潴留性角化病。

【临床表现】

1. **皮肤损害** 全身皮肤的皮脂腺和汗腺分泌减少，皮肤少汗干燥。病情较轻者仅为皮肤干燥发皱，出现浅表的裂纹，相继成为部分黏着性的鳞屑和白色半透明的糠秕状脱屑（图19-1）。典型的皮疹为白色至浅褐色的菱形或多角形鳞屑，周边游离翘起，中央紧贴皮肤，伴有毛周角化。

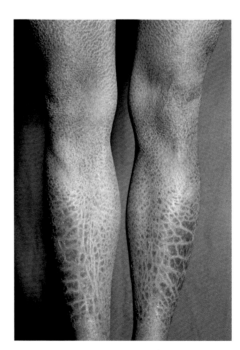

图19-1 寻常型鱼鳞病

2.发病特征　此型最常见,患者双亲中至少有一人患病。幼年发病,多在1~4岁之间出现皮疹。四肢伸侧及背部皮肤的干燥程度较重,皮疹明显,尤以小腿伸侧为甚,四肢屈侧及皱褶部位多不累及。掌跖部纹理增多加深,角化增厚,肘、膝、胫前及踝部常有局限性的角化过度。一般无自觉症状,冬季皮损加重时,由于躯干四肢伸侧皮肤的严重干燥而瘙痒,掌跖部位的干燥皲裂而疼痛,夏季减轻甚至完全消失。部分患者同时患有遗传过敏性疾病,可表现为湿疹,在肘窝、腘窝部位有增厚的瘙痒性斑块。随年龄增长,病情可倾向于改善。

【诊　断】

(一)诊断基本资料

1.病史　幼年发病,皮肤干燥脱屑,冬重夏轻,随年龄增长减轻,部分伴有遗传过敏性疾病。双亲之一有本病病史。

2.体格检查　躯干四肢伸侧皮肤发皱,有白色半透明的细碎鳞屑,中央黏附,四周游离翘起。严重者为淡褐色的菱形或多角形鳞屑,常伴有毛周角化性丘疹、掌跖的纹理增多加深及角化增厚,肢体皱褶部位无皮疹。

3.实验室及其他检查

(1)无特异性实验室检查。

(2)组织病理:表皮变薄,角质层轻中度增厚,颗粒层减少或缺乏,毛囊漏斗扩大,充以角质栓塞,汗腺和皮脂腺数量减少。电镜发现:粒层细胞中透明角质颗粒稀少碎裂,细丝聚集素原和细丝聚集素减少或缺乏。

4.伴发疾病

(1)寻常性鱼鳞病:个人或家族有湿疹、鼻炎、哮喘、特应性皮炎。

(2)获得性鱼鳞病:淋巴瘤(特别是霍奇金淋巴瘤)、支气管瘤、乳腺癌、宫颈癌、结节病、药物(烟酸、降脂药)、HIV感染、结节病、SLE、皮肌炎、移植物抗宿主病。

(二)诊断思路

本病的临床特点是自幼发生的冬季皮肤干燥脱屑,无自觉症状,夏季减轻甚至完全消退。明显的皮损以躯干四肢伸侧为主,表现为干燥发皱,伴有毛周角化的丘疹,有家族史,一般无须组织病理的辅助即可诊断本病。由于常伴有遗传过敏性皮炎,肢体皱褶部位出现瘙痒的增厚性皮疹时应考虑湿疹的诊断。

(三)诊断依据

1.幼年发病,冬重夏轻,随年龄增长症状减轻。

2.皮损主要分布于背部及四肢伸侧,小腿尤为明显,不累及皱褶部位。

3.干燥的皮肤表面出现裂纹,随之形成外周游离中央黏着的鳞屑,白色半透明至浅褐色,菱形或多角形。伴有毛周角化和掌跖角化。

4.无自觉症状。伴发遗传过敏性皮炎者有瘙痒症状。

5.组织病理显示角化过度,粒层减少或缺乏,有角质栓,皮脂腺和汗腺减少。

【鉴别诊断】

(一)主要鉴别的疾病

1.性连锁隐性遗传鱼鳞病　出生后3个月内发病,多见于男性,表现与寻常型鱼鳞病相似,但病情较重,不伴发毛周角化和掌跖角化;皮损分布全身,身体的屈侧和皱褶部位常常受累。而寻常型鱼鳞病发病见于1~4岁的儿童,男女患病比例相仿,皮损主要出现于躯干四肢伸侧,伴有毛周角化和掌跖角化,皱褶部位不会受累。若二者鉴别仍有困难可通过脂蛋白电泳来帮助诊断,性连锁隐性遗传鱼鳞病患者血清硫酸胆固醇的升高使低密度脂蛋白迁移明显加快。

2.四种主要类型的鱼鳞病　见表19-1。

3.鱼鳞病综合征的鉴别诊断　见表19-2。

(二)次要鉴别的疾病

1.获得性鱼鳞病　本病是一些系统疾病的皮肤表现,见于淋巴瘤、多发性骨髓瘤和其他癌症,还可见于麻风、甲状腺功能减退、严重营养不良、AIDS、红斑狼疮、皮肌炎及药物因素等。发病于任何年龄,无家族史,而寻常型鱼鳞病自幼发病,双亲之一有此病史,结合其他系统疾病的症状可予以排除。

2.Refsum综合征(烷植酸积聚综合征)　属常染色体隐性遗传性疾病,发病于4~7岁间。由于缺乏烷植酸辅酶A羟化酶使烷植酸不能降解而掺和于磷脂中,导致外周神经鞘和轴索变性,影响表皮屏障的脂质代谢。主要特征有慢性进行性多发性神经炎、非典型色素性视网膜炎、神经性耳聋、小脑征,54%的患者可出现寻常型鱼鳞病的症状,泛发性的糠秕样脱屑,肘膝部皮肤增厚。

表19-1 四种主要类型的鱼鳞病

分类	遗传方式	遗传缺陷	发病年龄	分布部位	鳞屑类型	组织病理
表皮更替过程正常的鱼鳞病						
寻常型鱼鳞病	显性（1q21）	中间丝相关蛋白/中间丝相关蛋白原	儿童	躯干四肢伸侧为主、屈侧和皱褶部位少	细碎鳞屑，白色至浅褐色，半透明	角化过度，粒层变薄或消失，皮脂腺汗腺减少
性连锁遗传鱼鳞病	隐性（Xp22.3）	胆固醇硫酸酯酶	出生	以面两侧、头皮和颈部最为严重，屈侧和皱褶部位常受累，不累及掌跖	鳞屑粗大呈褐色，似皮垢	角化过度，真皮血管周围淋巴细胞浸润，汗腺略减少
表皮更替过程加快的鱼鳞病						
板层状鱼鳞病	隐性（14q11，17p13等）	转谷氨酰胺酶1	出生 火棉胶婴儿	红皮病，眼睑外翻，大量粗糙鳞屑，掌跖肥厚	5～15mm四边形棕黑色中央黏着四边游离	角化过度，灶性角化不全，粒层正常或棘层增厚，棘层肥厚，真皮浅层炎症浸润
表皮松解性角化过度症	显性（12q11-13，17q12-21）	角蛋白1和10	出生	泛发，以四肢屈侧和掌跖	厚的角化性的疣状鳞屑	角化过度，棘层肥厚，表皮颗粒状变性，真皮浅层少许炎症细胞浸润

表19-2 鱼鳞病综合征的鉴别诊断

疾病	遗传模式	发病年龄	临床表现	伴随症状
Refsum病	常染色体隐性	儿童期	轻度鱼鳞病	多发神经炎，严格限制植烷酸的摄入可以减缓神经性耳聋
Sjögren-Larsson综合征	常染色体隐性	出生时	轻度板层状鱼鳞病	痉挛性麻痹，智力低下，视网膜斑状变性
Rud综合征	可能是常染色体	婴儿期	板层状鱼鳞病	侏儒，智力低下，性腺功能降低，癫痫
KID综合征	常染色体显性和隐性	出生时或儿童期	干燥，鳞屑，红斑，疣状斑块，早老症	角膜炎，感觉神经性耳聋，鳞癌
Netherton综合征	常染色体隐性	出生时或婴儿期	线状环形鱼鳞病，套叠状脆发	生长迟缓，智力低下

3. Rud综合征（鱼鳞病样红皮病侏儒综合征）　属常染色体隐性遗传，于婴儿期发病，除了有寻常型鱼鳞病或鱼鳞病样红皮病的表现外，还有神经外胚叶发育不良和内分泌障碍的多种临床症状：皮肤症状为黑棘皮病、斑秃，其他系统症状有侏儒、细长指（趾）、性腺发育不良、智力障碍、癫痫、大红细胞贫血、糖尿病、隐睾、多发性神经炎、神经性耳聋、白内障及少见的色素性视网膜炎等。因此，当鱼鳞病患者出现以上某些症状时，应考虑此综合征做进一步检查，明确诊断。

【治　疗】

以局部对症治疗为主，选用水合作用较强并具有角质剥脱作用的制剂，改善皮损的干燥脱屑，酌情服用维生素类药物。

1. 局部治疗　每日应用润肤的油膏或乳剂，如10%～15%尿素霜、维A酸软膏、α-羟基酸、钙泊三醇软膏等。也可采用40%～60%丙二醇外用，封包过夜能提高疗效。

2. 全身治疗　口服维生素A 25 000U，每日2次；维胺酯胶囊25mg，每日2次。病情较重及严重类型可口服异维A酸0.5～1.0mg/（kg·d），或阿维A酯0.75～1mg/（kg·d）。

X连锁鱼鳞病

X连锁鱼鳞病（X-linked ichthyosis）又称黑鱼鳞病（ichthyosis nigricans）、性连锁寻常型鱼鳞病（sex-linked ichthyosis vulgaris），是一种X性连锁隐性遗传性鱼鳞病，均发生于男性，偶有杂合子的女性表现为轻度的鱼鳞病，限于胫前部位。

【病因与发病机制】

1. 致病基因　位于X染色体短臂二区二带三亚带上（Xp22.3），其编码类固醇硫酸酯酶，即芳基硫酸酯酶，此酶可水解硫酸类固醇和硫酸胆固醇。

2. 鳞屑潴留　该基因缺失或突变造成角质形成细胞、成纤维细胞和白细胞等多种细胞的微粒体类固醇、硫酸胆固醇和硫酸类固醇代谢障碍，角质层中硫酸胆固醇积聚，而游离胆固醇含量减少，导致角质层细胞紧密黏着使鳞屑不易脱落，因此是一种潴留性角化病。

3. 导致产程延长　血浆中的硫酸胆固醇增高使低密度脂蛋白在电泳中的迁移明显加快，产前羊膜细胞中类固醇硫酸酯酶的缺乏使受累胎儿的胎盘不能水解硫酸雌激素前体，导致产程延长和难产。

【临床表现】

1. 皮肤损害　皮损表现与寻常型鱼鳞病相似，但病情较重，皮肤干燥粗糙，覆有黄褐色或污黑色的大片鳞屑（图19-2，图19-3），给人有肮脏的感觉，毛发干燥粗糙，时有"斑秃"。

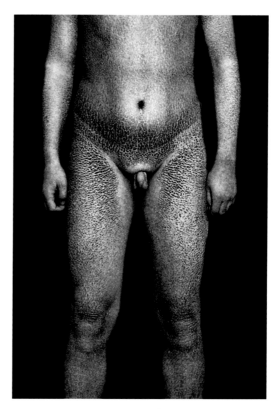

图19-2　X连锁鱼鳞病

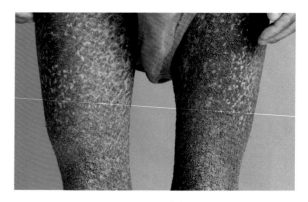

图19-3　X连锁鱼鳞病
（本图由新疆维吾尔自治区人民医院普雄明惠赠）

2.发病特征　性联隐性遗传鱼鳞病较少见，婴儿早期出生后3个月至1岁内发病，仅见于男性，女性为基因携带者而极少发病。皮疹分布泛发或局限，以面部两侧、耳前、颈部及头皮受累最重，躯干的腹部较背部为重，可波及四肢、肘窝、腋下、腘窝；无毛周角化和掌跖角化过度。在温暖潮湿的气候中，皮损明显消退。病情不随年龄的增长而减轻，甚至有的反而加剧。部分患者可发生角膜点状浑浊、隐睾。少数患者尚可伴有精神郁抑、骨骼异常和性腺功能减退的症状。

【诊　断】

（一）诊断基本资料

1.病史　婴儿期发病，仅男性受累，冬重夏轻，病情不随年龄的增长而减轻。常为难产儿，部分伴有隐睾和角膜点状浑浊。

2.体格检查　干燥粗糙的皮肤上附有黄褐色至黑色的大鳞屑，有"肮脏"的感觉。皮损以面颈头皮最为严重，腹部比背部明显，除四肢外，常累及腋下、肘窝及腘窝等皱褶部位。无毛周角化和掌跖角化过度。

3.实验室及其他检查

（1）眼裂隙镜检查：男、女均可见到在角膜后壁或弹性层膜上有多个小的浑浊斑点。

（2）脂蛋白电泳：血浆中因硫酸胆固醇增多，使低密度脂蛋白的迁移明显加快。

（3）类固醇硫酸酯酶测定：患者的表皮细胞、成纤维细胞和白细胞内类固醇硫酸酯酶，即芳基硫酸酯酶活性降低。

（4）组织病理：表皮中度角化过度，颗粒层正常或稍增厚，棘层可轻度肥厚。真皮内血管周围有以淋巴细胞为主的炎性细胞浸润，皮脂腺无明显减少，汗腺数量略有减少。

4.伴发疾病

（1）综合征：Kallmann综合征、Conradi-Hunermann综合征、Rud综合征。

（2）其他：点状软骨发育不良、隐睾、睾丸癌。

（二）诊断思路

3个月至1岁前的男性婴儿发生皮肤干燥脱屑，鳞屑形大色深，就应考虑到性连锁遗传性鱼鳞病。根据皮损及其分布特点，予以进一步证实：皮损分布以面颈部，尤其是面两侧最为严重，腹部皮损比

背部明显，腋下、肘窝及腘窝等皱褶部位也常被波及。结合其他非皮肤的病症和实验室的检查，有助于本病的确诊。

（三）诊断依据

1.婴儿期发病，均为男性。

2.皮肤干燥，鳞屑大呈褐色至污黑色。皮疹分布范围可局限可泛发全身，以面颈头皮受累最重，腹部及肢体皱褶部位，如腋下、肘窝、腘窝等多被波及。

3.病情冬重夏轻，病程维持终身，可有皮损加重的趋势。

4.其他非皮肤的病症有：角膜点状浑浊、隐睾、精神抑郁、骨骼异常和性腺功能减退。

5.组织病理显示表皮角化过度，真皮血管周围淋巴细胞浸润。实验室可测到表皮和白细胞中类固醇硫酸酯酶活性降低，血浆中硫酸胆固醇增多。

【鉴别诊断】

（一）主要鉴别的疾病

与其他鱼鳞病鉴别见表19-1。

（二）次要鉴别的疾病

1.Conradi病（点状软骨发育不良）　此病有包括常染色体和性染色体各种类型的遗传方式，也可见于药物引起的胚胎病。患儿在骨骺的透明软骨处出现点状钙化灶，至6个月至3岁时即消失，常伴有骨骼、鼻和毛囊的发育不全。在X连锁隐性遗传和显性遗传、常染色体隐性遗传的类型中，鱼鳞病是皮肤异常的主要症状，可表现为各种类型，但时间短暂，常在婴儿3～6个月时消退。当鱼鳞病患者出现各种类型的肢体缩短、鼻扁平、毛囊性皮萎缩等相关症状时，可通过X线检查有无骨骺点状钙化，与此病相鉴别。

2.Rud综合征　本病多属常染色体隐性遗传，于婴儿期发病，但其中一型为伴有类固醇硫酸酯酶缺乏的X连锁隐性遗传型，表现为X连锁遗传鱼鳞病和邻接基因综合征，伴有神经外胚叶发育不良和内分泌障碍的多种临床症状。当X连锁遗传鱼鳞病患者出现上述其他系统的症状时，应考虑Rud综合征。

【治　疗】

治疗同寻常型鱼鳞病，另可外用10%胆固醇霜，有较好的疗效。

板层状鱼鳞病

板层状鱼鳞病(lamellar ichthyosis, LI)为常染色体隐性遗传,是一种罕见的角化性皮肤病,其发病率约为1/30万。20年前所有非大疱性常染色体隐性遗传鱼鳞病(除了丑胎)都被称为板层状鱼鳞病,1980年后将常染色体隐性遗传鱼鳞病分为板层状鱼鳞病(LI)和非大疱性先天性鱼鳞病样红皮病(nobullous congenital ichthyosiform erythroderma,NCIE),但相当多的病例在临床上、组织病理学和亚微结构都是二者的中间表型,而难于区别。目前分子遗传学研究的进展和成果正在对常染色体隐性遗传鱼鳞病的分类产生很大的影响。

【病因与发病机制】

1. 遗传基因 可由多个基因的突变引起,首先明确的致病基因位于14q11,其编码的谷氨酰胺转移酶1(TGM1)参与了角质形成细胞终末分化过程中的套膜形成,将γ-谷氨酰基转移至赖氨酸上,形成ε-(γ-谷氨酸)赖氨酸共价键使蛋白质产生牢固的交联,使可溶性的套膜蛋白经此种交联变成稳定的细胞套膜成分,成为能抵抗还原剂、蛋白溶解剂和角质溶解剂的物质基础。

研究表明:同样的TGM1基因突变能引起LI,也能引起NCIE,而且发生TGM1基因突变与不发生TGM1基因突变的患者之间没有明显的临床区别。近年来,已发现花生四烯酸12脂氧合酶(arachidonate 12-lipoxygenase,12R type,ALOX12B)基因和花生四烯酸脂氧合酶3(arachidonate lipoxygenase 3,ALOXE3)基因的突变也可导致相同的表型,基因定位于17p13.1。此外,全基因扫描发现新的致病基因位点分别是2q33-35、3p21、19p12-q12、19p13.1-p13.2和5q33,提示本病存在着很强的遗传异质性。

2. 代偿角化过度 本病致病机制的特点是角质层内的脂质异常,皮肤的屏障功能失常,从而加速了经皮水分丢失和表皮细胞有丝分裂。TGM1基因突变后活性下降或缺失,影响了细胞的套膜形成,使皮肤的屏障功能受损,出现代偿性的角化过度。

【临床表现】

1. 皮肤损害 板层状鱼鳞病出生时即表现遍及整个体表的皮肤潮红,其表面覆有板层状的棕黑色的鳞屑(图19-4,图19-5),呈5~25mm大小的四边形,中央黏着,边缘游离。严重者鳞屑呈盔甲样(图19-6),肢体屈侧和外阴等处常发生干裂、糜烂和渗出;轻症者皮损仅发生肘窝、腘窝及颈部。约1/3患者面部严重受累而有眼睑(图19-7)和口唇外翻,掌跖角质增厚。将患者分为LI和NCIE时,以鳞屑性质和红斑严重度作为鉴别的重要临床特征,有称之为非红皮病性常染色体隐性板层状鱼鳞病和红皮病性常染色体隐性板层状鱼鳞病。前者以粗大的黑色板样鳞屑(图19-8)为特点,后者最显著的特征是红斑,但可在下肢出现粗大的黑色板样鳞屑。

2. 发病特征 有部分病例板层样的鳞屑陆续脱落后,转变成正常的皮肤;也有部分病例病情继续发展至幼年后不再加重,持续终生,红斑鳞屑不同程度地广泛分布躯干四肢包括皱襞部位;有的患者则不久转变成迁回性线状鱼鳞病(ichthyosis linearis circumflera),皮疹多位于躯干和四肢近端,为匐行性的多环状角化性斑块,其周边的脱屑呈明显的"双边"鳞屑,皮疹泛发并不断地缓慢变化,夏季皮损的几乎全部消退有如银屑病,面部轻度地弥漫性红斑及脱屑有如脂溢性皮炎。迁回性线状鱼鳞病被认为是本病的一种变异。

【诊 断】

(一)诊断基本资料

1. 病史 出生即有皮损,部分病例陆续脱屑后最终出现正常皮肤,部分病例的症状继续加重至幼年,此后以轻重不一的程度持久存在。

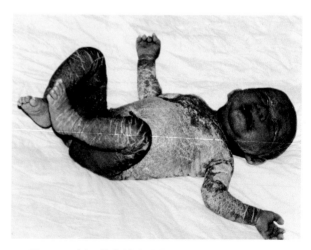

图19-4 板层状鱼鳞病(非大疱性鱼鳞样红皮病)

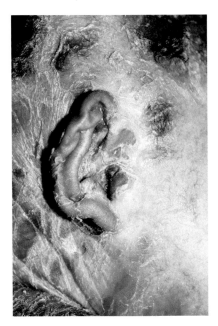

图19-5　板层样鱼鳞病
（非大疱性鱼鳞样红皮病）
（本图由广东医科大学李文惠赠）

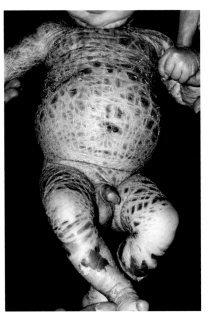

图19-6　板层样鱼鳞病
（非大疱性鱼鳞样红皮病）
（本图由广东医科大学李文惠赠）

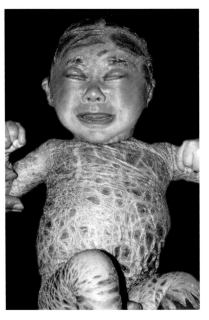

图19-7　板层样鱼鳞病
（非大疱性鱼鳞样红皮病）
（木图由广东医科大学李文惠赠）

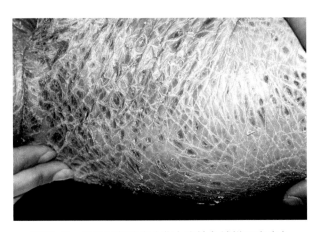

图19-8　板层样鱼鳞病（非大疱性鱼鳞样红皮病）
（本图由广东医科大学李文惠赠）

2. **体格检查**　全身皮肤发红，覆有棕黑色的黏着性的板样大鳞屑，严重病例的鳞屑明显增厚，轻症者皮损限于肘窝、腘窝及颈部。部分病例眼睑口唇外翻，掌跖角质增厚。

3. **实验室及其他检查**

（1）免疫组化：根据皮损中TGM1的染色颗粒沉积的数量减少或缺失，来确定此酶功能缺陷。

（2）组织病理：表现为非特异改变，中度角化过度，部分呈局灶性角化不全，颗粒层正常或稍增厚，棘层中度肥厚，真皮上层有炎症细胞浸润。

（二）诊断思路

本病以出生即有的红皮病、板样的大鳞屑、严

重者眼睑外翻以及掌跖角质增厚为明显的特点，提示为先天性鱼鳞病样红皮病。由于本病的严重程度不一，轻症者仅有局部皮疹，结合免疫组化检测皮肤中的TGM1功能有助本病的确诊。

（三）诊断依据

1. 出生时即有，以后可出现正常皮肤，或持续终生。

2. 皮损为全身性红斑，覆有黑色的5～25mm大小的板层样鳞屑，肢体的屈侧和皱襞部位均有受累，重症者鳞屑较厚较黑，可有眼睑口唇外翻、掌跖角质增厚。

3. 免疫组化显示TGM1功能缺陷。组织病理示中度角化过度、灶性角化不全，粒层正常或稍增厚，棘层肥厚，真皮上层炎症细胞浸润。

【鉴别诊断】

（一）主要鉴别的疾病

1. 与其他鱼鳞病鉴别见表19-1。

2. Chanarin-Dorfman综合征，又称中性脂肪积蓄病，是一种常染色体隐性遗传的先天性非溶酶性中性脂质代谢异常疾病，以许多组织中细胞内出现脂质小滴为特征。临床上除了非大疱性鱼鳞病样红皮病的表现，可伴有肝脂肪变性、肌病、共济失调、神经原性听力丧失、斜视和眼震等症状，同时

依据外周血涂片在多核白细胞中见有脂质小滴可以确诊本病。

（二）次要鉴别的疾病

1. Rud综合征（鱼鳞病样红皮病侏儒综合征）　属常染色体隐性遗传，除了寻常型鱼鳞病或鱼鳞病样红皮病外，主要还有智力发育低下、癫痫和幼稚型疾病，由神经外胚层发育不良和内分泌障碍所致的多种临床症状见寻常型鱼鳞病鉴别诊断章节。

2. Sjögren-Larsson综合征（鱼鳞病样红皮病-痉挛性双侧瘫痪-智力发育不全综合征）　常染色体隐性遗传性疾病，由脂肪乙醛脱氢酶的基因突变所致。出生即有鱼鳞病样红皮病的症状，伴有掌跖角化，神经的主要症状是双下肢痉挛性瘫痪、癫痫、痴呆或白痴，其他症状有退行性视网膜炎、语言障碍、吞咽困难及骨骼畸形。此综合征有明显的神经、精神症状，加上鱼鳞病样红皮病的症状，诊断即可成立。

3. Netherton综合征（鱼鳞病样红皮病、遗传过敏、发干异常综合征）　出生1个月内出现泛发性的红斑和鳞屑，以后逐渐变成迁回线状鱼鳞病的皮损，同时有竹节状头发、扭发等头面部毛发的异常，以及过敏性鼻炎、哮喘和特应性皮炎的表现。随着年龄增长，皮肤和毛发可逐渐好转。当鱼鳞病样红皮病和迁回线状鱼鳞病的患者出现遗传过敏和发干异常时即应诊断此综合征。

4. CHILD综合征（先天性偏侧发育不良伴鱼鳞病样红皮病及肢体缺损的首字母缩略组成）　报道的病例均为女性，现认为是X连锁显性遗传。表现为出生即有的单侧身体的鱼鳞病样红皮病或炎性表皮痣，伴有毛发减少和甲营养不良，同侧的肢体发育不全或缺损，并且畸形缺损可广泛涉及内脏器官，如肌肉骨骼、心血管、肺、肾和中枢神经系统等。单侧鱼鳞病样红皮病伴有同侧的肢体畸形时，皮肤病变应考虑为身体偏侧发育不良的一部分，而非鱼鳞病相关基因缺陷或突变所致。

5. KID综合征（角膜炎、鱼鳞病和耳聋三者的首字母的缩写）　皮损出生时即有，面部和四肢为稀疏的红色角化性斑块，呈皮革状，伴有毛囊性角化，口周、膝部和下颌部增厚的斑块上显现出明显的沟纹和皱褶，掌跖点状角化和角化性斑块上间有棘状角化过度，毛发稀少和甲营养不良。角膜炎累及眼球，听力为先天性神经性耳聋，此外，还常伴有其他外胚层异常。本病角化性红斑的皮损干燥而少见鳞屑，因此只是鱼鳞病样的皮疹，并非鱼鳞病。

【治　疗】

本病由表皮屏障功能低下引起的水分丢失增多和红皮病，治疗应加强防干燥和抗炎的作用。除了治疗寻常型鱼鳞病的药物，加用皮质激素软膏能减轻炎症和其他药物的刺激，提高疗效。可采用维甲酸类药物的系统治疗。

火棉胶婴儿

火棉胶婴儿（collodion baby）是一种罕见的遗传病，Hallopeau等1892年首先用"火棉胶婴儿"这一名称描述一种婴儿出生时即有的皮肤临床表现。同义名有新生儿薄屑状剥脱、新生儿鱼鳞病、Hebra脂溢性鱼鳞病和先天性鱼鳞病等。

【病因与发病机制】

1. **混合（过度）型鱼鳞病**　火棉胶婴儿是属于几种遗传型的混合型，以后可以演变为各型鱼鳞病，如板层样鱼鳞病、X连锁遗传鱼鳞病、常染色体显性遗传鱼鳞病等。某些综合征的早期也表现为火棉胶婴儿，如Sjögren-Larsson综合征、脑苷脂储积病Ⅱ型。van Gysel等报道17例火棉胶婴儿的随访结果：7例（41%）红皮病样常染色体隐性板层状鱼鳞病，3例（18%）非红皮病样常染色体隐性板层状鱼鳞病，4例（24%）正常皮肤，另3例（18%）分别为Sjögren-Larsson综合征、表皮松解性角化过度症和脑苷脂储积病Ⅱ型（Gaucher病婴儿型、急性神经元病型）。

2. **生理变异/细胞凝聚力增高**　火棉胶样膜有认为是一种生理上的变异或角质形成细胞凝聚力提高的结果。也可能由于在表皮最终分化过程中，角层细胞的套膜形成障碍和表皮的脂质代谢异常使屏障功能极度低下，而宫内水环境不需要屏障，故直至生后才产生过度增生的刺激。

【临床表现】

1. **皮肤损害**　患儿出生时皮肤光亮紧张，如同上过釉一般，呈闪闪发亮的棕黄色。紧紧包裹整个身体的皮肤似一层干燥的火棉胶薄膜（图19-9），止于腔口周围，黏膜不受累及。由于皮肤干硬缺乏弹性，面部紧张缺乏表情，眼睑和口唇外翻，耳朵变形成皱褶，四肢呈半屈状，手指和足趾屈曲分开呈爪形。头发通常穿膜而出，指甲偶尔被膜所盖。

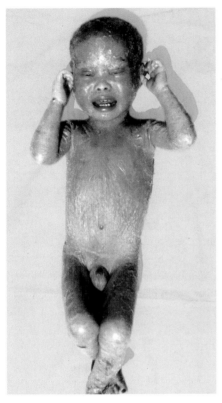

图19-9　火棉胶婴儿

2.发病特征　婴儿多为早产儿和低体重儿，分娩一般正常。出生24小时内火棉胶薄膜出现皲裂，以后渐有边缘翘起和薄膜鳞屑脱落，15～30天内脱屑遍及全身，有报道患儿至10岁时鳞屑才完全脱尽。薄膜脱落留下弥漫性红斑和糠秕状鳞屑，转变成各型鱼鳞病或渐成为正常皮肤。病情严重者预后差，如吸吮困难、吸入性肺炎、继发感染后败血症、体温过低或高钠性脱水等，易导致死亡。

【诊　断】

（一）诊断基本资料

1.病史　婴儿可有早产和低体重，出生即有全身体表火棉胶样薄膜，24小时内出现皲裂，以后逐渐脱落，转变成其他各型鱼鳞病等。

2.体格检查　全身皮肤干硬，表面光亮紧绷似火棉胶样薄膜，面部表情缺乏，眼睑口唇外翻，耳朵变形，四肢和指趾处于屈曲的功能状态而不能伸直。

3.实验室及其他检查

（1）组织病理学：角化过度，灶性角化不全和

角质栓。

（2）电镜超微结构：在早期的皮肤组织切片中，角层细胞内膜的边缘带缺乏；当临床发展为板层样鱼鳞病时，角层细胞内膜才显示出成型的边缘带。

（二）诊断思路

当出生的婴儿全身皮肤似涂了一层火棉胶一般的光亮紧张，并很快出现皲裂，火棉胶样膜的包裹牵拉使肢体、腔口等出现特有的形态时，较易于考虑到火棉胶婴儿的诊断。但由于火棉胶婴儿仅见于出生时，一般24小时内就开始出现火棉胶样薄膜的皲裂和陆续的脱落，以后转变成其他类型的鱼鳞病或正常皮肤，故应密切注意皮损的发展，及时明确转型的诊断，有利于指导治疗。

（三）诊断依据

1.出生时即有。

2.皮损为包裹全身的火棉胶样薄膜。

3.由于皮肤发亮干硬缺乏弹性，肢体呈半屈状，指趾屈曲分开。

4.眼睑口唇外翻，面部无表情，耳朵变形。

5.24小时内出现薄膜干裂脱落，可以诊断为火棉胶婴儿。

【鉴别诊断】

（一）主要鉴别的疾病

胎儿鱼鳞病　由于本病患儿奇特的外貌颇似丑角的面容和服装，故又称丑胎。胎儿鱼鳞病出生时全身就覆盖着盔甲样的褐黄色的角化性斑块，眼口严重外翻，鼻和耳朵变形或缺如，呼吸喂养受到明显限制而存活率很低。火棉胶婴儿的眼口外翻较轻，皮肤似薄膜状外观，而非斑块样厚和僵硬，严重的火棉胶婴儿出现胎儿鱼鳞病的症状时，可用组织超微结构的电镜检查进行两者的鉴别。电镜显示火棉胶婴儿出生时的皮肤组织中角层细胞膜内边缘带缺乏，而丑胎出生时就存在着边缘带。

（二）次要鉴别的疾病

表皮松解性角化过度症　本病属于先天性大疱性鱼鳞病样红皮病，在出生时或出生后不久出现广泛的皮损，其中有一型由于细胞松解的水疱位于浅表部分，故几乎无水疱可见，也无红斑，而只有全身浅表的脱屑。火棉胶婴儿全身的皮肤光亮而有紧绷感，使眼口外翻，面无表情，肢体半屈，脱屑为大片状，不难与本病区别。

【治　疗】

患儿必须置于育儿箱，保持适当湿度，预防皮肤皲裂处的感染。避免使用角质溶解剂。随着患儿皮损的转变为其他各型鱼鳞病，采用相应的治疗措施。

胎儿鱼鳞病

胎儿鱼鳞病（ichthyosis fetalis）又称丑胎（harlequin fetus），是一种极为罕见的常染色体隐性遗传鱼鳞病，死亡率极高。胎儿鱼鳞病是一种破坏性的皮肤病，被认为是火棉胶婴儿的严重型。

【病因与发病机制】

1. 表皮构造蛋白质改变　交叉性β纤维蛋白取代了α-螺旋纤维蛋白；角质形成细胞缺乏正常的板层小体，大量未分泌至角层的囊性结构使细胞肿胀。已鉴定的生化表型是：细丝聚合蛋白原至细丝聚合蛋白的转化障碍，表皮中K6和K16的表达异常。

2. 丑胎表型　最近发现三磷酸腺苷结合转运体A12（ABCA12）的基因突变导致ABCA12功能缺乏，引起角层脂质屏障缺陷，出现丑胎表型。ABC转运体超家族是一组跨膜蛋白，ABCA12是角质形成细胞的脂质转移体，免疫电镜显示其位于正常表皮角质形成细胞中的板层颗粒，与板层小体的脂质转移相关。

【临床表现】

1. 皮肤损害　患者出生时有奇特的外貌，全身被厚的角质性的黄色盔甲样皮肤包裹，鼻子耳朵似被厚的角质硬壳所覆盖而畸形或缺如，严重的眼睑口唇外翻（图19-10，图19-11），使面目变形，呈丑旦小花脸样的面容，手如戴了连指手套样的变形。盔甲样皮肤在出生后不久出现破裂，形成2～5mm大小的斑块，深达真皮的裂隙，酷似丑角的服装。

2. 发病特征　由于很厚的皮肤包裹使呼吸吸吮受限，其他器官发育不良，患儿大多数在母腹中成为死胎，或出生后数天内死亡。个别存活患儿角化性斑块脱落后转变成先天性鱼鳞病样红皮病，与火

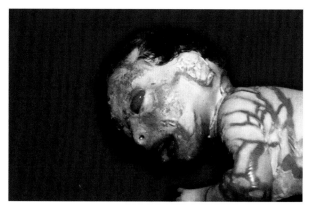

图19-10　胎儿鱼鳞病（丑胎）

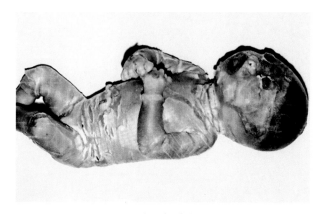

图19-11　胎儿鱼鳞病（丑胎）
（本图由衡阳医学院车锦云惠赠）

棉胶婴儿的转变类似。

【诊　断】

（一）诊断基本资料

1. 病史　出生即有全身盔甲样皮肤，大多数死于胎内或出生后数日内死亡，个别存活者转变成鱼鳞病样红皮病。

2. 体格检查　患儿全身皮肤角质增厚僵硬，呈黄褐色的盔甲状，眼口外翻严重，鼻子耳朵畸形或缺如，手如戴手套样变形，活动肢体后出现皮肤皲裂，形成角化性斑块，裂隙深达真皮。

3. 实验室及其他检查

（1）无特异性实验室检查。

（2）组织病理：粗大的板层样致密的角化过度，明显的角蛋白同心环堵塞毛囊开口，并散布于整个角层内。超微病理检查常见脂质包涵体。

（二）诊断思路

当出生时显示奇特的外貌，全身皮肤异常的角化性增厚，眼口的外翻和皮肤的皲裂，形似丑角的

面容和服装，就应考虑到胎儿鱼鳞病的诊断。患儿呼吸和吸吮受限等导致威胁生命的结果，以及组织病理检查均有助于本病的确诊。

（三）诊断依据

1.出生时即有全身严重皮损，导致面容和肢体变形，影响呼吸吸吮，使之难以生存而造成死亡。

2.皮损包裹全身，为褐黄色的角化性增厚的盔甲样斑块，斑块间裂隙深达真皮，眼口严重外翻，形成丑角样的面容和衣着。

3.组织病理象为显著的角化过度和巨大的角质栓。

【鉴别诊断】

火棉胶婴儿　严重的火棉胶婴儿可出现较为显著的眼口外翻和较为增厚的角化性皮肤，需与胎儿鱼鳞病相鉴别。电镜检查发现出生时表现为火棉胶/胎儿鱼鳞病特征的婴儿显示角层细胞内膜边缘带缺乏；当临床发展为板层样鱼鳞病时才显示出成型的边缘带，而丑胎出生时角层细胞内膜就存在着边缘带。因此，可根据边缘带的缺乏，鉴别严重的火棉胶婴儿和丑胎鱼鳞病。

【治　疗】

治疗同火棉胶婴儿，可用维甲酸类药物口服治疗。

（方　栩　陈　蕾）

表皮松解角化过度症

表皮松解角化过度症（epidermolytic hyper kera-tosis，EHK）又称大疱性先天性鱼鳞病样红皮病（bullou congenital ichthyosiform erythroderma，BCIE）、大疱性鱼鳞病（bullous ichthyosis）、显性先天性鱼鳞病样红皮病（dominant congenital ichthyosiform erythroderma），以表皮松解的水疱和角化过度为特征，是一种少见的常染色体显性遗传的先天性疾病，其发生率为0.33/10万~1/10万。

【病因与发病机制】

1.基因突变——角蛋白合成降解缺陷　本病的发生是由于编码基底层以上的角蛋白1（KRT1）和角蛋白10（KRT10）的基因点突变，导致角蛋白的合成或降解缺陷，影响基底层上角质形成细胞内张力微丝的正常排列与功能，进而造成角化异常及表皮松解。通过使用特异的cDNA克隆和细胞杂交分析，将K1和K10基因分别定位于12q11-q13和17q12-q21。角蛋白是一组分化表达的蛋白家族，棘层所表达的角蛋白以K1/K10为主，粒层为K2e；当角蛋白K1/K10的代谢发生先天性缺陷时，全棘层出现病变，而K2e病变时水疱位置表浅，被称为Siemens大疱性鱼鳞病。

2.基因型/表皮型关系　本病具有明显的临床异质性，点突变基因上的位置能影响基因型/表型的关系，如发生于非螺旋区突变的表型比螺旋区轻微；同一位点的突变时替代氨基酸不一样，所产生的临床表型也不一样。在Pulkkinen报道的21个家族的52个患者中至少有6种表型，主要是关于大疱、角化过度的严重程度、红皮病和躯体受累程度等。如手足受累组的突变主要位于K1中，而手足非受累组的突变主要位于K10中；K1或K102B区域的突变通常导致的临床表型为环状表皮松解性鱼鳞病；K1/K10突变的嵌合导致了BCIE的痣样分布等。

【临床表现】

1.皮肤损害　患者出生时或出生后不久即有泛发全身的红斑、大小不等的薄壁松弛性水疱，皮肤湿润触痛，尤其在受摩擦的屈侧，水疱易破溃成糜烂面。一般数周或数月后红斑消退，形成广泛的厚的鳞屑或疣状鳞屑（图19-12～图19-14），四肢的屈侧和间擦部位更明显，鳞屑脱落后又形成新的鳞屑，反复出现。随年龄增大，全身皮肤的症状逐渐减轻，出现各种异型的损害。有的患者仍有红斑、水疱陆续出现，但以增厚角化性的鳞屑为主。

2.特殊类型

（1）局限性非大疱性鱼鳞病：表皮松解性表皮痣，皮损限于腹股沟、腋窝、肘窝、腘窝等肢体屈侧，或在这些部位，有时在颈部、手足背出现局限性的不规则的疣状条纹，并逐渐增厚明显，掌跖呈板样角化。

（2）Siemens大疱性鱼鳞病：是本病的特殊类型，无红皮病症状，由于水疱表浅而无糜烂，仅有干燥的灰褐色的鳞屑脱落。

3.病程　新生儿及婴儿时期常因水疱的破溃糜烂而继发化脓菌感染，疱液内常可分离出化脓性病原菌，损害广泛者甚至引起败血症和水、电解质紊

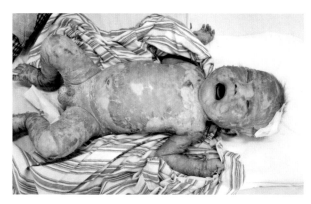

图19-12　表皮松解角化过度症（大疱性鱼鳞样红皮病）

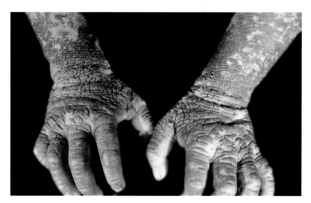

图19-13　表皮松解角化过度症（大疱性鱼鳞样红皮病）

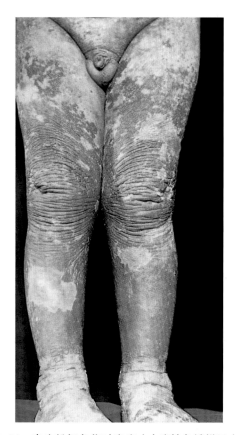

图19-14　表皮松解角化过度症（大疱性鱼鳞样红皮病）
（本图由广东医科大学陈伟惠赠）

乱而导致死亡。

【诊　断】

（一）诊断基本资料

1. 病史　出生即有或出生不久出现皮损，表现为泛发的红斑，水疱，大多在数周后红斑消退，水疱的发生逐渐减少，增厚的鳞屑反复出现，皮疹渐局限。部分病例为局限性线状表皮痣。部分病例无红皮病或红斑，仅有皮肤干燥和脱屑。随年龄增大症状逐渐改善。

2. 体格检查　新生儿及婴儿时期全身潮红，皮肤上为大小不一的薄壁松弛性水疱，表皮剥脱糜烂，以摩擦部位为重；数周后，全身广泛的鳞屑，黄色至灰棕色，鳞屑渐变厚变硬，呈角化性的疣状鳞屑，少量水疱糜烂；皮疹随年龄增长而逐渐限于肢体屈侧和间擦部位，部分患者在手足背、颈部等摩擦搔抓部位可见线状表皮痣。掌跖角质增厚。Siemens大疱性鱼鳞病全身皮肤干燥，覆有灰褐色的鳞屑。

3. 实验室及其他检查

（1）无特异性实验室检查。

（2）组织病理：各种类型皮损的组织病理均有相同的特点：角化过度和表皮松解。角化过度，颗粒层增厚，颗粒层细胞内含有较多粗大的透明角质颗粒，棘层肥厚，颗粒层及棘层上部有网状空泡化，表皮内可见微小水疱或大疱，真皮浅层中度慢性炎症细胞浸润。

（二）诊断思路

本病出生即有或出生后不久出现泛发性的红斑、水疱及随即出现的角化性的疣状鳞屑，皮损分布逐渐以四肢屈侧和皱襞摩擦部位为重，这些特征强烈提示为大疱性先天性鱼鳞病样红皮病。当水疱少或无时、当皮损发展为表皮痣样损害时，可通过组织学的检查，结合组织病理中典型的表皮颗粒状变性（表皮松解性角化过度）来明确诊断。

（三）诊断依据

1. 出生时或出生后不久即有皮损，一般随年龄增长皮损减轻并局限。

2. 皮损为全身性红斑，水疱和角化性鳞屑，肢体的屈侧和皱襞部位损害较为严重，表皮剥脱糜烂，鳞屑呈疣状增厚，在颈部手足背摩擦部位可有逐渐增厚形成的线形表皮痣，掌跖角质增厚。

3. 典型的表皮松解性角化过度组织象，角质形成细胞内外水肿程度与临床炎症程度一致，即使无水疱的鳞屑皮损和疣状损害也有明显的表皮颗粒状变性。

【鉴别诊断】

（一）主要鉴别的疾病

1. 与其他鱼鳞病鉴别见表19-1。

2. 新生儿剥脱性皮炎（金黄色葡萄球菌性烫伤样皮肤综合征）：多见于出生后1～5周的婴儿，最初常有明显或隐匿的葡萄球菌感染灶，数天后全身陆续泛发红斑，触痛并出现皮肤松弛及大疱，尼氏征阳性，表皮大片剥脱，呈烫伤样表现，伴有发热，1～2周内痊愈。表皮松解角化过度症除了泛发性红斑和大疱糜烂，还有角化性鳞屑，反复脱落发生，皮损范围更广，以肢体屈侧和间擦部位为重，病程迁延慢性，结合组织病理特征性的表皮颗粒状变性，二者可以鉴别。

（二）次要鉴别的疾病

1. 遗传性大疱性表皮松解症　本病是一组以皮肤黏膜起疱为特征的遗传性疾病，多数有家族史，其中单纯性大疱性表皮松解症的患者在出生时或婴儿早期出现局限至泛发的紧张性水疱、糜烂和结痂，可见粟丘疹，皮损多发生于受压及摩擦部位。免疫荧光技术和电镜发现：表皮内的水疱形成于基底层细胞。表皮松解角化过度症婴儿期出现红斑、水疱、糜烂和鳞屑，但角化性鳞屑明显，无粟丘疹，皮损以肢体屈侧和皱褶为重，组织病理为角化过度和棘层松解，因此可以根据皮损、皮损分布及组织病理的特征与本病相鉴别。

2. 色素失禁症　本病是X连锁显性遗传的疾病，出生或出生后2个月内突然于四肢出现大疱，排列成行或泛发，可伴有红色结节和斑块，外周血嗜酸性粒细胞占50%以上；持续2～6周后在水疱消退处出现疣状损害，持续约2个月后，在全身出现广泛不规则的纹状、涡轮状或泼溅样的色素沉着斑。本病早期的大疱皮损与表皮松解角化过度症相似，但水疱表现为线状排列，伴有嗜酸性粒细胞增高，随后出现疣状损害和不规则的色素沉着斑，而无红皮病、无角化性鳞屑等症状，与表皮松解角化过度症有着明显的不同，不难与之鉴别。

3. 落叶型天疱疮　本病原发损害为松弛的水疱、大疱，常发生于红斑基础上，由于水疱表浅而极易破裂，部分病例表现为广泛的脱屑而少见水疱

和糜烂的损害，与表皮松解角化过度症中的特殊类型Siemens大疱性鱼鳞病有相似之处。但是本病是自身免疫性疾病，多发生于中年人，直接免疫荧光检查可见表皮细胞间有IgG和C3沉积，血清抗体与疾病活动性相关，组织病理有表皮细胞松解性水疱，但无角化过度，因此，根据发病年龄、组织病理和免疫学实验室检查可排除本病。

（三）专家提示鉴别的疾病

1. 组织病理鉴别　线状疣状表皮皮痣，表皮松解角皮症，表皮松解性棘皮瘤，脂溢性角化，日光性角化。

2. 提示　准确的临床资料可避免误诊。

【治　疗】

对症处理。有报道用维甲酸或甲氨蝶呤有效。外用皮质激素可减轻症状，但必须应用抗生素，控制常见的化脓性感染。

（方　栩　陈　蕾）

掌跖角化病

掌跖角化病（keratosis plamaris et plantaris）由于掌跖部的角蛋白的过渡形成而产生弥漫性或局限性的掌跖增厚。是以手掌和足跖角化过程为特点的一组慢性皮肤病（图19-15～图19-17）。

【病因与发病机制】

遗传性掌跖角化病有两种遗传方式：一种是常染色体显性遗传，包括弥漫性掌跖角化病、伴食管癌的皮肤角化病、毁损性皮肤角化病、进行性掌跖角化病、斑点状皮肤角化病、线纹状皮肤角化病、播散性掌跖角化伴有角膜营养不良、变异性掌跖角化病、持久性豆状角化过度；另一种是常染色体隐性遗传，通常是其他外胚叶异常的一部分，包括Meleda病、Papillon Lefévre综合征、局限性掌跖角化病等。

【临床表现】

1. 先天性掌跖角化病　包括遗传性掌跖角化病及先天性外胚层发育不良所致的掌跖角化，或作为某些综合征的一部分表现（表19-3）。

2. 获得性掌跖角化病　包括更年期角皮病、掌跖点状角化、掌皱褶点状角化及疏散性跖部汗孔角

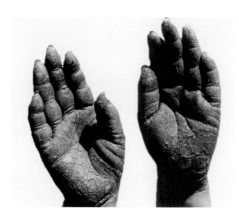

图19-15　弥漫性掌跖角皮病

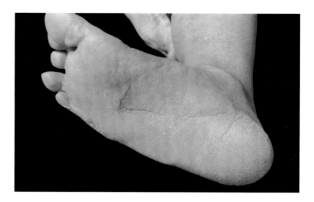

图19-16　弥漫性掌跖角皮病

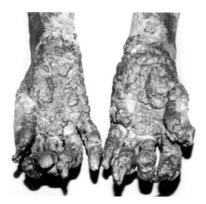

图19-17　残毁性掌跖角化症
（本图由新疆医科大学沈大为惠赠）

化病等。

（1）更年期角皮症（keratoderma clima cter
-icum）：可能与内分泌、尤其是性内分泌的变化有
关。本病仅发生在女性，肥胖妇女多发，常在绝经
期前后发病。在掌跖部、尤其是受压部位出现疏散
分布、边缘明显的圆形或椭圆形角化性扁平丘疹，
缓慢增大融合，可蔓延至整个掌跖部。

（2）进行性指掌角皮症（keratodermia tylodes

palmaris progressiva）：皮损好发于指屈侧及掌前部
1/3，多为双侧性，突起皮肤干燥、起皱，皮色淡
红，带光泽，伴裂纹及少量角化性鳞屑。

3.症状性掌跖角化　在慢性湿疹、银屑病、毛
囊角化病、毛发红糠疹、汗管角化病中，掌跖角化
可以作为该类病的一个症状出现。

4.皮损形态分型

（1）分为弥漫型、限局型和点滴型。许多亚型
的分子学致病机制已经明确。

（2）组织学方面的共同特点为角化过度、颗粒
层和棘层增厚。

【诊　断】

（一）诊断基本资料

1.病史　遗传性掌跖角皮症和获得性掌跖角皮
症各有不同的好发年龄。

2.体格检查　皮损好发部位不完全相同。

3.实验室及其他检查　大部分掌跖角化症的组
织象为非特异性，表现为显著的角化过度，颗粒层
增厚，棘层肥厚，真皮上部轻度炎症浸润。表皮松

表19-3　先天性掌跖角化病

1.弥漫性掌跖角皮病（diffuse palmoplantar keratoderma）（图19-15，图19-16）

2.点状掌跖角皮病（punctate palmoplantar keratosis）

3.掌褶点状角化病（keratosis punctata of the palmar creasesl）

4.条纹状角皮症（striate keratoderma）

5.掌跖角皮症伴发食管癌（palmoplantar keratoderma with esophageal carcinoma）

6.进行性掌跖角皮症（progressive palmoplantar keratoderma）又称Greither综合征

7.残毁性掌跖角皮症（mutilans palmoplantar keratoderma）（图19-17）

8.钱币状掌跖角化病（keratosis palmoplantaris nummularis）

9.Olmsted综合征（olmsted syndrome）

10.局限性掌跖角皮病（circumscribed palmoplantar keratoderma）

解性掌跖角化病的组织象与表皮松解性角化过度型鱼鳞病所见相同：表皮生发层中部和上部的许多细胞出现空泡，透明角质颗粒增多，显著角化过度。点状掌跖角化病为大片界限清楚的角化过度，压迫其下的生发层使其呈杯状凹陷，颗粒层肥厚，真皮无炎症。

4. 伴发疾病

（1）遗传型

1）掌跖角皮症伴发食管癌：食管癌、支气管癌。

2）斑点状掌跖角化病：膀胱癌、肺癌、肾癌、乳腺癌、胰癌、霍奇金淋巴瘤、胃肠恶性肿瘤、疣状肢端角化病、毛囊角化。

3）弥漫性掌跖角化病：多汗、臭汗症、杵状指、鞍形指、鳞状细胞癌、鱼鳞病、假性趾（指）断症、指（趾）端溶骨症。

4）局限性掌跖角皮病：精神障碍、颊黏膜白斑、角膜营养不良、多汗、弯甲、甲下角化过度。

（2）非遗传型

1）砷中毒、银屑病、毛发红糠疹、扁平苔藓、汗管角化病、慢性湿疹。

2）癌相关性副肿瘤疾病，获得性弥漫性掌跖角化病可能伴发某些内脏肿瘤，包括支气管癌、食管癌、胃癌、膀胱癌和骨髓瘤。也有报道认为，获得性的线状或点滴状两型掌跖角皮病的发病与乳腺癌、肾癌、结肠癌和肺癌有相关性。

（二）诊断思路

各型发病年龄不同。各型角化性丘疹有不同特征。实验室检查主要为组织病理检查，无特异性。综合上述才能做出较为符合实际的诊断。

（三）诊断依据

1. 掌跖部位的角化过度性损害，可有不同临床类型表现。

2. 可有家族史，或获得性发病病史。

3. 组织病理：显著角化过度，颗粒层增生，棘层肥厚，真皮上部轻度炎症浸润。

4. 确定诊断：依据其分型，遗传型、获得型并进行亚型诊断。

【鉴别诊断】

（一）各型掌跖角化病鉴别

1. 弥漫性掌跖角皮症

（1）需与胼胝或胼胝性湿疹相区别：发病年龄不同，胼胝仅局限于受压力和摩擦部位，胼胝性湿疹有炎症和瘙痒。

（2）与掌跖部慢性湿疹鉴别：损害常呈急性发作，界限不清晰，不一定对称，具局限性，其他部位亦可有湿疹。

（3）角化过度型手足癣：除掌跖增厚外，还有脱屑，指趾甲常受累，鳞屑中镜下可见真菌。

2. 点状掌跖角皮症

（1）与病毒性疣鉴别：主要需与手足部的寻常疣鉴别，寻常疣表面粗糙，可呈乳头样增殖，遇摩擦和撞击时易出血。组织病理亦不同，可资鉴别。

（2）与点状汗孔角化症鉴别：除了掌跖的点状皮疹外，常合并身体其他部位典型的汗孔角化损害。组织病理显示有角质样板层。

（3）持久性豆状角化症：皮损为红棕色结痂的角化过度丘疹，表面粗糙呈疣状，去除痂皮后遗留下带光泽的红色基底，有点状出血。

3. 条纹状角皮症　需与播散性掌跖角皮症合并角膜营养不良相鉴别，后者除有弥漫性、线状、点状角化外，还伴有角膜营养不良。

4. 进行性掌跖角皮症

（1）与Meleda病鉴别：为常染色体隐性遗传，常伴有身体的其他缺陷，有甲受累，且皮损终生持续扩展。

（2）与进行性对称性红斑角皮症鉴别：皮损好发与外露部位，对称分布，为局限性红斑，上有鳞屑，自觉瘙痒。

5. 钱币状掌跖角皮症　应与Vörner型掌跖角化病相区别，后者表现为有红色边缘的弥漫性黄色掌跖角化，病理上表现为弥漫性表皮松解角化过度。

6. Olmsted综合征　与肠病性肢端皮炎鉴别：肠病性肢端皮炎表现除了腔口周围、四肢末端皮炎外还有脱发和腹泻。而本病为掌跖对称性角化伴腔口周围角化性肥厚性斑块。

7. 更年期角皮症

（1）需与先天性掌跖角化病鉴别：后者常有家族史，且发病年龄常在出生时或青春期，早于本病。

（2）与获得性掌跖角化病的鉴别：后者常伴发于银屑病、毛发红糠疹、慢性接触性皮炎、皮肤真菌感染及职业性皮肤病。

8. 进行性指掌角皮症

（1）与慢性湿疹鉴别：可发生于任何年龄，常有局部湿疹史，局部瘙痒明显。

（2）与手癣鉴别：皮损多不对称，蔓延迅速，可扩展至手背处，常起水疱，边界清楚，有瘙痒，真菌检查可发现病原菌。

9.遗传性掌跖角化症 Thost-Unna型，局限于掌跖的弥漫性角化。Voerner型，病理组织呈颗粒变性。Mcleda型、Greither型，手背足背亦受累。Paillon-Lefevere型，肘膝角化，牙齿脱落。

（二）专家提示鉴别的疾病

1.感染性 皮真菌病（包括黑色小孢子菌病）、结痂性疥疮、跖沟状角化病、寻常疣。

2.创伤性 胼胝、鸡眼。

3.药物性 慢性砷摄入。

4.自发性 获得性皮肤角化病、匐行性皮炎（持续性肢端皮炎或顽固性肢端皮炎）、板层状角质层分离、扁平苔藓、毛发红糠疹、银屑病、Reiter综合征、对称性发绀。

5.肿瘤性 鲍温病、汗腺汗孔硬结、疣状癌。

6.先天性 基底细胞痣综合征、先天性大疱性鱼鳞病样红皮病、毛囊角化病、先天性角化不良、多汗性外胚叶发育不全、遗传性皮肤角化病、板层状鱼鳞病、先天性指（趾）甲肥厚、Sjögren-Larsson综合征、Ⅱ型高酪氨酸血症。

【治 疗】

本病尚无特效治疗。治疗原则为减少角质层增厚，润滑皮肤，预防皲裂，减少压力和摩擦，应以局部治疗为主。

1.机械去除增厚的角质层可减轻症状，先浸泡皮肤，使皮肤角质层局部变软，再用刀片削去厚的角质层。

2.全身治疗

（1）维A酸类：①依曲替酸（阿维A酯）、依曲替酯（阿维A酯）；②13-顺维甲酸。

（2）β胡萝卜素可抑制角化细胞增生。

3.局部治疗

（1）外用角层松解剂：10%～20%水杨酸软膏外涂或封包皮损。水杨酸软膏是通过溶解角质层细胞结合物，而达到角质松解作用，最后使角层脱落。由于高浓度水杨酸软膏有较强的剥脱作用，因此应注意保护周围正常皮肤。0.1%维甲酸软膏外用，也可用0.25%蒽林软膏，也有人介绍用6%水杨酸丙二醇凝胶剂局部外用效果更好，10%氯化钠亲水软膏，10%～20%尿素软膏外用或用30%尿素溶液浸泡有时有效。

（2）皮质类固醇软膏外用：外用强效激素软膏或硬膏局部封包，可减轻过度角化。

（刘 艳 吴丽峰 王俊民）

汗孔角化症

汗孔角化症（porokeratosis）是一角化异常性疾病，以组织学中出现圆锥形角化不全板层为特征。

【病因与发病机制】

病因不明。常染色体显性遗传见于PM、PPPD、DSP和DSAP，LP见于单精合子双胞胎，Reed和Leone提出本病因表皮细胞突变克隆沿外围扩增导致克隆群体与正常角质形成细胞边界，形成圆锥形板层。异常克隆可能具遗传性，其他诱因导致临床症状。诱因有紫外线、免疫抑制。

【临床表现】

1.Mibelli型（PM）（图19-18） 损害开始为小的、棕色、角化性丘疹，损害经过数年后逐渐扩大形成规则和环形斑块或疣状。边缘高起，包含线状沟，界限清楚。中心常为萎缩性、无毛发且出汗缺乏，伴有色素沉着或脱失，以肢端、臀部和外生殖器常见，也见于面部和口腔，可累及至掌跖，损害较大。男性多见。

2.播散型浅表型（DSP）和播散型光化性浅表型（DSAP） DSP较为泛发，对称性分布。在四肢伸侧甚至可见数百个。约半数病例损害见于暴光部位（DSAP），夏季加重。损害也见于腋窝、腹股沟、会阴、掌跖和黏膜处。具有汗孔角化症皮损特征，但损害较小、表浅、单一、成簇分布。经过数年的缓慢发展。尽管女性多见，但家族发病时男女比例各半。紫外线暴露时间过长，如银屑病患者的光化学治疗和光疗可导致DSAP加重或延长病程。

3.掌跖播散型（PPPD） 男性发病是女性的两倍。常在青春期和成人早期开始发病。损害相对较小，为浅表、单一。掌跖部角化较为广泛，沿着隆起的纵向沟纹较为明显。损害首先见于掌跖，随后向四肢、躯干等部位扩散，包括非暴露部位，数目较多，有瘙痒和刺痛感。黏膜处损害较小、环形或呈匐行性、乳白色且无症状，数目较多。

4.线型（LP） 为单侧、线状且广泛累及，类似线性疣状表皮痣，始于婴儿或儿童期。损害与Mibelli型相同。成群分布，沿四肢线状排列（图19-19），远端易受累。在躯干部可呈带状分布，可累及单侧四肢，也见于同侧的面部和躯干。有恶化报道。

5.斑点型（PP） 常与Mibelli型或线型相关。见于掌跖，为大量小的、不连续的斑点，角化过度，伴有细的高起边缘。可呈线状排列，也可聚集成斑块样（图19-20，图19-21）。

以上各型的比较见表19-4。

【诊　断】

（一）诊断基本资料

1.病史　幼年时发病，有明显遗传史。

2.体格检查　符合各型临床特点的体征。

3.实验室及其他检查　组织病理显示堤状边缘处高度角化，角化不全，呈角化不全柱，即所谓圆锥形板层（图19-22）。其卜颗粒层消失，周围棘层增厚，是各型均具有的最特征性的病理变化。角化不全柱基部有异常表皮细胞。真皮浅层有以淋巴细胞为主的炎症浸润。但应注意，圆锥形板层也见于许多与本病无关的疾病，如炎症、增生和新生物形成。

4.伴发疾病　丙型肝炎、移植物抗宿主病。

（二）诊断思路

临床上对于具有典型环状角化性皮损，周边轻

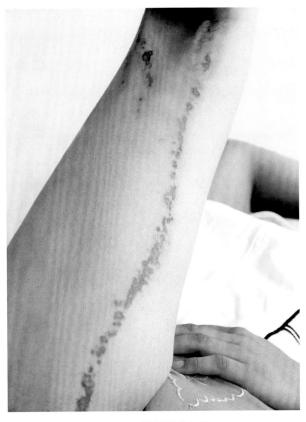

图19-19　线状汗孔角化症

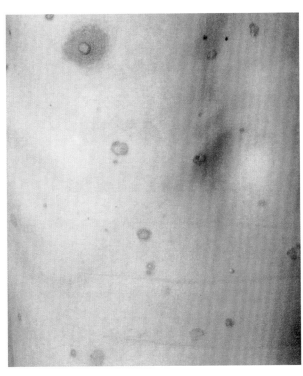

图19-18　汗孔角化症

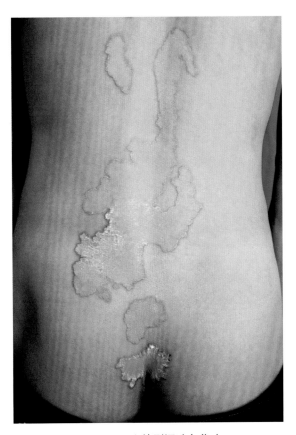

图19-20　斑块型汗孔角化症

表19-4 各型汗孔角化病的比较

	Mibelli汗孔角化病	播散性表浅性光化性汗孔角化病	播散性掌跖汗孔角化病	线状汗孔角化病
遗传	常染色体显性	常染色体显性	常染色体显性	
起病年龄	多为童年	二三十岁	童年至成年	出生时至成年
大小（cm）	不等，可>20	一致，多为0.5~1.0	一致，多为0.5~1.0	不等，多为0.5~1.0
边缘高度（mm）	1~10	<1	<1	<1，可更高
边缘上的凹沟	常有	无	无	可有
凸出	很显著	表浅，很显著	表浅，更富于角化性	表浅或凸出
损害数目	少	多	多	少至多
分布	局限性，任何部位	泛发性，日晒部	泛发性，掌跖	局限性，线状
双侧性	多不	是	是	单侧
日晒部损害	有或无	有，仅限于此	暴露与非暴露部	有或无
掌跖损害	有或无	无	有	可有
黏膜损害	有	无	有或无	无
Koebner现象	有报告	未发现	无报告	无报告
鸡眼样板层	显著	较不明显	较不明显	显著
夏季加重	无	48%	25%	无报告
恶变报告	有	有	有	有

度隆起，界限清楚，棕褐色，可以初步诊断汗孔角
化症，最终有待病理检查证实。

（三）诊断依据

幼年时发病，有明显遗传史。皮损为角化性丘
疹、浅表性环形损害，中心轻度萎缩，绕以间断的
堤状隆起。

1.Mibelli型　肢端、臀部和外生殖器角化性棕
色小丘疹，环形斑块或疣状。边缘高起，线状沟，
界限清楚。中心常为萎缩性。

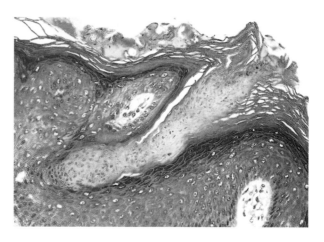

图19-22　汗孔角化症　组织病理HE染色，
见角化不全柱，即圆锥形（鸡眼样）板层
（本图由广东医科大学黄文明制作）

2.播散型浅表型和播散型光化性浅表型　泛
发，对称性分布。腋窝、腹股沟、会阴、掌跖和黏
膜处见小的角化性丘疹、浅表性环形损害，中心轻
度萎缩，绕以间断的堤状隆起。

3.掌跖播散型　掌跖部浅表、单一、边界清楚
的丘疹或斑块，周围呈堤状隆起。

4.线型　为单侧、线状、类似线性疣状表皮痣。

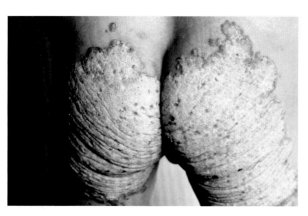

图19-21　斑块型汗孔角化症
（本图由山西医科大学叶培明惠赠）

5.斑点型 掌跖多数不连续的角化斑点或斑块，有细的高起边缘。

病理检查：堤状边缘处则高度角化，角化不全，呈角化不全柱，即所谓圆锥形板层。其下颗粒层消失。

【鉴别诊断】

（一）主要鉴别的疾病

1.穿通性弹力纤维病 易与多环状斑块的类型混淆，但前者边缘是由散在的比角质嵴大的坚实丘疹所组成。组织病理示弹力纤维经真皮穿通表皮为其特征。

2.环状扁平苔藓 紫红色扁平丘疹排列成环状，边缘光滑不粗糙，自觉奇痒。病理改变可资鉴别。

3.疣状痣 皮损为疣状、线状排列，出生时即有，活检利于鉴别。

4.光线角化症 多见老年人，位于暴露部位，基本损害为界限清楚的斑片，上覆黏着鳞屑，剥除易出血。病理显示棘细胞异型。

5.迂回线状鱼鳞病 除有环状皮损外，皮肤普遍干燥且鳞屑。

（二）次要鉴别的疾病

关于圆锥状板的鉴别，斑点型必须注意与斑点型掌跖角化症相鉴别。根据临床表现和组织病理鉴别不难。

（三）组织病理鉴别

组织病理学改变结合临床体征可以做出诊断。圆锥状板形成是一个非特异性的表现，可以出现在一系列疾病中，包括脂溢性角化、日光角化、寻常疣、鳞状细胞癌和基底细胞癌。圆锥状板层也是汗孔角化性小汗腺痣的特点。它们在正常的皮肤中也常可见到，特别是在光老化的皮肤中。

【治 疗】

无特效疗法。避免日晒，可口服氯喹0.25g，每日2次。可试用维生素A或维甲酸类药物。数目少而范围小的皮损可用冷冻、电灼或激光。局部外用角质溶解剂，如10%水杨酸软膏或0.1%维甲酸软膏等。

（王俊民 吴丽峰）

进行性对称性红斑角化症

进行性对称性红斑角化症（erythrokeratodermia progressiva symmetrica）又称Gottron综合征（Gottron syndrome），为一种常染色体显性遗传病，但半数病例为散发发病。

属于常染色体显性遗传病，有孪生姐妹同患进行性对称性红斑角化症的报道，但临床上半数病例为散发。有认为是毛发红糠疹的亚型者。

【临床表现】

1.皮肤损害 表现为边缘锐利的红色角化性斑块，略带橙黄色，有鳞屑附着，腕、踝部皮损为略带橙黄色的局限性斑块（图19-23），表面覆盖干燥白色鳞屑，皮损边缘常有棕褐色色素沉着，自觉轻度瘙痒。多对称分布，但也可不规则、非对称分布或仅局限于某部位，甲可增厚失去光泽，黏膜与毛发一般不受累。

2.发病特征

（1）生后数月内发病，但也有延迟至17岁发病者。皮损先发生于远端，于掌跖部出现弥漫性红斑基础上的角化过度，表面可有片状质地较厚的鳞屑，之后皮损进行性累及肢体近端，手足背、胫前、肘膝、大腿伸侧常被累及，上臂、肩、颈、面部、臀部及腔口周围也可出现皮损，躯干则较少被累及。

（2）儿童期皮损呈进行性发展，至青春期皮损波及范围最广，此后趋于稳定或部分消退。部分患者存在同形反应，温度骤变及情绪波动可使病情加剧。散发病例的皮损可在持续数年后逐渐自行消退，而遗传性病例的皮损则持续存在。

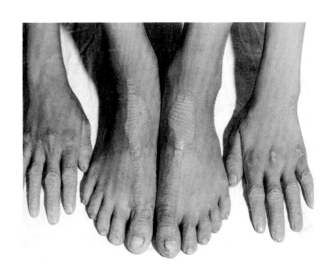

图19-23 进行性对称性红斑角化症

【诊　断】

（一）诊断基本资料

1.病史　部分患者有家族史，婴幼儿期发生，儿童期进展，青春期皮损最广泛。

2.体格检查　掌跖、手足背、胫前、肘膝、大腿伸侧等部位有对称分布、边缘锐利的红色角化性斑块，表面附着干燥白色鳞屑，略带橙黄色，边缘有色素沉着。黏膜、甲与毛发正常。

3.实验室及其他检查

（1）无特异性阳性指标。真菌检查阴性。

（2）组织病理：表皮轻度增生，致密的角化过度伴有角化不全，可有毛囊角栓，部分标本的颗粒层细胞内核周空泡形成。

（二）诊断思路

1.进行性对称性红斑角化症为遗传性疾病，出生数月开始发病，但也可延迟发病。对发生于婴幼儿期、累及掌跖、手足背、胫前、肘膝、大腿伸侧等部位的有鳞屑附着的角化过度性斑块，皮损对称分布，一般不累及躯干，甲与毛发正常，可考虑本病，有家族史则易于诊断。

2.病史与随访：本病皮损及发病部位均比较特殊，典型病例不难诊断，如果有家族史则诊断明确，对于散发不典型的病例需要跟踪观察。

3.体格检查：典型的皮损形态与分布部位是诊断本病的重要条件。

4.实验室检查：无有意义的血清学指标，组织病理变化具有一定特异性。

5.根据发病年龄、临床特征与家族史综合分析进行诊断，但应注意散发病例与晚发病例的存在。

（三）诊断依据

1.出生数月内发病、皮损进行性发展。

2.皮损为对称分布的有鳞屑附着的角化过度性斑块。

3.主要分布于手足、四肢、肩臀、面颈等部位，躯干一般不受累及，甲与毛发正常等特征。

4.可有家族史。

【鉴别诊断】

（一）主要鉴别的疾病

1.进行性掌跖角皮病

（1）相似点：角化过度性皮损与进行性对称性指掌角化症有类似之处。

（2）不同点：本病多在8～10岁发病，皮损常始发于掌跖，表现为弥漫性角化过度，角化性斑块边缘有淡红色晕，常伴有多汗，本病尚可向手背、跟腱及肘膝发展，但肩胛带、颊及臀部一般不受累，可与之鉴别。

2.可变性红斑角化性皮病

（1）相似点：大多在婴儿期发病，好发于面部与肢体伸侧，边界清楚的深红色斑块，表面角化过度，周围皮肤可有弥漫性皮革样角化过度，容易与进行性对称性红斑角化症混淆。

（2）不同点：本病经强烈日晒可改善病情，皮损的数量及大小在青春期前进行性增加，组织病理示表皮乳头瘤样增生和棘层肥厚，有时于角质层下部出现类似谷粒的棘突松解性角化不良细胞。可与之鉴别。

3.砷剂角化病

（1）相似点：对称分布的黄色点状角化性丘疹，可融合成疣状或皮革状斑块，多发于掌跖，需要与进行性对称性红斑角化症鉴别。

（2）不同点：本病在发生掌跖角化性丘疹之前先在暴露部位皮肤上出现弥漫性红斑、多汗和斑状黑变，色素沉着皮肤内的点状色素减退斑类似"灰尘路上的雨点"，发病前常有砷剂接触史，容易与之鉴别。

4.毛发红糠疹

（1）相似点：脱屑性红斑性皮损及掌跖角化过度与进行性对称性红斑角化症相似。

（2）不同点：本病的典型皮损为毛囊角化过度性丘疹，皮损为黄红色，不难与之区别。

（二）次要鉴别的疾病

1.疣状肢端角化病

（1）相似点：常在出生时或儿童期发病，有时与进行性对称性红斑角化症相似。

（2）不同点：本病主要表现为手足背侧、前臂、肘膝肤色疣状丘疹，摩擦后可发生水疱，甲板增厚、变白，容易与之鉴别。

2.汗孔角化症

（1）相似点：典型的Mibelli汗孔角化症好发于男性儿童，皮损开始为棕色角化性丘疹，逐渐扩展为环状、地图状或不规则型斑块，表面角化过度，无明显自觉症状，有些病例累及掌跖，尤其掌跖播散型与进行性对称性红斑角化症相似。

（2）不同点：本病皮损一般为单侧，多局限于四肢末端，皮损具有边界清楚的角化边缘，隆起的边缘上出现线状沟槽，不难与之区别。

3. 掌跖扁平苔藓

（1）相似点：发生于掌跖部的扁平苔藓多位于掌跖边缘，表现为黄色丘疹或结节，掌跖可广泛增厚，有时与进行性对称性红斑角化症相似。

（2）不同点：本病常伴有身体其他部位典型的紫红色角化性丘疹，组织病理可有特征性改变，可与之鉴别。

4. 掌跖银屑病

（1）相似点：当斑块状银屑病仅发生于面部、肩胛部、四肢及掌跖等部位时，有时与进行性对称性红斑角化症相似。

（2）不同点：本病皮损具有特征性，干燥鳞屑易于除去，并有薄膜现象与点状出血，组织病理变化具有特点，不难与之区别。

【治　疗】

维A酸制剂如异维A酸、阿维A酸口服具有较好的疗效，一般4周左右可达明显效果，起效后逐渐减量维持以巩固疗效，对阿维A酸疗效欠佳者换用阿维A酯有效。但外用往往效果欠佳，可能与过度角化药物难于渗入有关，维甲酸霜与低分子肝素钠软膏联合应用可提高疗效，强效糖皮质激素制剂与角质溶解剂或维A酸制剂联合应用疗效优于单独应用，有报道卡泊三醇（商品名达力士）外用有效。PUVA照射具有一定疗效。

（杨桂兰　吴丽峰）

色素失禁症

色素失禁症（incontinentia pigmenti）亦名Bloch-Sulzberger综合征（Bloch-Sulzberger syndrome）、Bloch-siemens综合征（Bloch-siemens syndrome），是一种主要累及女性的X连锁显性遗传病，以水疱大疱疹、疣样增生、色素沉着、较多的皮肤外病变和水疱大疱期内外周血嗜酸性粒细胞增多为特征。

【病因与发病机制】

色素失禁症目前认为是一种X连锁显性遗传病，女孩发病与男孩之比为20：1，男孩为纯合子，

常死于宫内。正常男性同胞相当罕见和受累女性的自然流产率增加支持这种假说。罕见发生的男性病例迄今尚无满意的解释，可能代表体细胞突变、半染色质突变或Klinefelter综合征（XXY）的共存。15%～40%患儿有阳性家族史。

【临床表现】

本病的一般表现见表19-5，其皮肤损害可分为三期，呈进行性。

表19-5　色素失禁症的一般表现

系　统	异　常
头皮	瘢痕形成，不同严重程度的秃发
甲	偶尔萎缩
牙齿	部分/完全缺失，圆锥形牙
眼	斜视，失明，白内障，视神经萎缩
中枢神经系统	痉挛性麻痹，智力低下，惊厥

1. Ⅰ期或水疱大疱期　水疱大疱疹出生时即有，90%的病例在生后2周内出现；红斑水疱排列成行（图19-24），常波及四肢，持续2～6周；可有明显的外周血酸性粒细胞升高。

2. Ⅱ期或疣样增生期　见于2/3患者，水疱期偶可发生在宫内，患儿在出生时即有本期损害；在水疱损害处发生线状疣样或乳头瘤样损害（图19-25），尽管这些损害在1岁时消失，但可持续多年。

3. Ⅲ期或色素沉着期　色素沉着斑主要位于躯干，臂部和大腿（图19-26）。色素沉着斑形状各异，呈树枝状或奇形怪状，见不规则的泼水状、线状、条纹状、旋涡状、多角状和蜘蛛状与喷射状。在16周龄后逐渐减轻乃至完全消退；偶尔在色素沉着处遗留色素减退，持续时间不等。

4. 皮肤外畸形　33%的患者可出现瘢痕性秃发斑，类似于假性斑秃；甲可发生营养不良或小于正常，出现横纹或呈匙状。部分患者2岁时可以表现牙齿异常，43%的患者可无牙，30%的患者可见钉形牙、圆锥形牙。13%的病例有抽搐性疾病、智力障碍、痉挛性轻瘫、眼异常（斜视、白内障、视网膜脱落、视神经乳头炎、先天性视网膜褶、视神经萎缩、蓝色巩膜和渗出性脉络膜炎）亦可出现。骨骼异常包括并指、颅骨变形、侏儒症、脊柱裂、畸形足、异常多肋骨、偏瘫和腿臂短小。

5. 伴发疾病　儿童肿瘤发生增加、视网膜母细

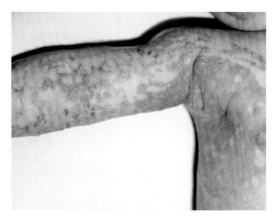

图19-24　色素失禁症　水疱期

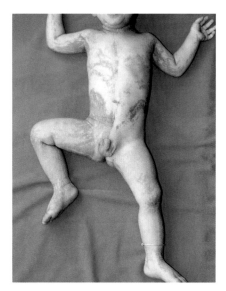

图19-25　色素失禁症　增生期

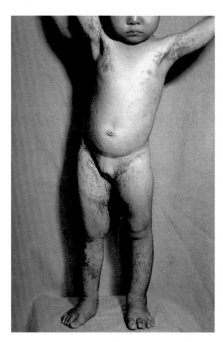

图19-26　色素失禁症　色素沉着期

胞瘤、痉挛性轻瘫、Wilms瘤、急性成髓细胞白血病、甲萎缩。

【诊　断】

（一）诊断基本资料

1.病史　新生儿期即出现皮肤损害，发生最迟者在生后3个月。

2.体格检查　皮肤红斑、疱疹、结节和疣状增生物；广泛播散的不规则泼墨状或涡轮状的色素沉着。

3.实验室及其他检查

（1）组织病理

1）第Ⅰ期：水疱位于表皮内，并有海绵形成，属于皮炎型水疱，但在疱内或疱周表皮中具有许多嗜酸性白细胞，水疱间的表皮内则常有呈涡轮状排列的表皮细胞和散在大的嗜伊红性透明变性的角化不良细胞。真皮内具有大量嗜酸性粒细胞和单核细胞浸润。

2）第Ⅱ期：表皮棘层增厚，呈不规则的乳头增生和角化过度。表皮内角化常有呈涡轮状排列与散在的角化不良细胞。

3）第Ⅲ期：色素沉着区内真皮上部的噬黑色素细胞内有广泛的黑色素沉积。

（2）在急性炎症期，周围血象嗜酸性粒细胞超过50%。

（二）诊断思路

皮肤特征性改变　出生前或出生后不久出现皮肤红斑、疱疹、结节和疣状增生物，不是一接触到此种临床表现就能做出诊断。因此，应获得一个完整病史，仔细采集病史，患者有家族史，或母亲有宫外孕、死胎史及孕期感染史，则要考虑本病。

综合上述才有可能做出较为符合实际的诊断。

（三）诊断依据

临床三个病期的临床表现：

1.在新生儿期即出现皮肤红斑、疱疹、结节和疣状增生物。

2.疱疹及疣状增生物合并出现。

3.广泛的不规则泼墨状或涡轮状的色素沉着。

4.部分有类似家族史，结合组织病理检查。

【鉴别诊断】

（一）主要鉴别的疾病

1.新生儿单纯疱疹　表现为皮肤、黏膜上发生一处或多处水疱，是因母亲患生殖器疱疹，致使新生儿出生时由产道被单纯疱疹病毒感染。常在出生后4~6天起病，高热、喂养困难、肝大、黄疸等全身症状明显。

2. **大疱性表皮松解症** 损害常发生在出生后头几年，在摩擦部位出现松弛性水疱及大疱，尼氏征阳性。

（二）次要鉴别的疾病

1. **儿童期大疱性类天疱疮** 胸腹、腋下、腹股沟和四肢屈侧泛发厚壁水疱，疱壁较厚，水疱破裂后糜烂面不扩大且愈合较快，痂脱落后常留有色素沉着，但无特征性。

2. **脓疱疮** 2~7岁儿童多见，在红斑的基础上发生壁薄的水疱，但很快转变为脓疱，愈后无色素沉着，严重者伴有全身症状。

3. **脱色性色素失禁** 在面、躯干及四肢呈奇特的线状或呈涡轮状脱色斑，有如色素失禁症的表现，但不是色素沉着而是色素脱失。

4. **Franceschetti-Jadassohn综合征** 在2岁或3岁出现细网状色素沉着，渐扩展至全身，之前无水疱或疣样损害。

（三）专家提示鉴别的疾病

大疱性类天疱疮、寻常型/落叶型天疱疮、节肢动物叮咬反应/疥疮、妊娠疱疹、疱疹样皮炎、急性皮炎、挤奶人结节。

【治 疗】

本病尚无特殊治疗。皮肤损害大多能自然消退，仅水疱期应注意防止感染。皮质激素类药物或磺胺吡啶疗效不佳。伴随的秃发、牙、眼和中枢神经系统的变化呈不可逆性，有些可做相应的对症处理。

（王俊民　吴丽峰）

着色性干皮病

着色性干皮病（xeroderma pigmentosa，XP）为一常染色体隐性遗传皮肤病，特征为暴露部位皮肤的色素性改变、萎缩、皮肤干燥、角化及癌变。

【病因与发病机制】

一般为常染色体隐性遗传，患者不能消除紫外线所致的嘧啶二聚体，对DNA损害修复功能缺乏，因而发生光损害和皮肤癌。

【临床表现】

1. **基本损害** 皮疹开始似日光性皮炎，皮肤发红，以后出现持久性网状毛细管扩张。在红斑基础上逐渐发生大小不等的灰色或褐色色素斑片或雀斑样皮损或点状色素脱失斑（图19-27，图19-28）。表面皮肤干燥角化，部分雀斑样皮损可增大高起，其间可有毛细血管扩张及小血管瘤。病久则皮肤萎缩，形成水疱、大疱或不易愈合的浅溃疡，瘢痕可致使眼睑外翻，鼻翼变小，口裂缩小。80%的患者有眼损害，早期常有畏光、流泪，并发角膜炎。重症者晚期于面部或手背发生癌变（图19-29，图19-30）或发生黑色素瘤。

2. **发病特征** 多自幼年发病，亦有成年后突然发生者，但大多数患者在20岁前即进入肿瘤期，初起在易露部位如面、唇、结膜、颈、背部及小腿等处出现雀斑和变干，可继发于急性日晒伤或较持久的红斑基础上。

3. **De Sanctis-Cacchione综合征** 可能是着色性干皮病的最重者，指着色性干皮病伴小头、严重智力障碍、侏儒症及生殖腺发育差。尸检可见大脑及橄榄体、桥脑、小脑发生萎缩。

【诊 断】

（一）诊断基本资料

1. **病史** 家族中常有近亲婚配史。

2. **体格检查** 暴露部位如面、肢端的雀斑样皮损和点状色素脱失斑。有时见继发的基底细胞癌或鳞状细胞癌的结节、肿块或溃疡。

3. **实验室及其他检查**

（1）组织病理：皮损早期可有角化过度，生发层变薄伴表皮突萎缩和伸长相互交替。中期表皮角化过度明显，部分区域萎缩，间以棘层肥厚，色素增加更加明显。表皮细胞核排列紊乱，有些区内表皮呈不典型性生长而使其组织象有如日光性角化病。到晚期肿瘤期可见各种肿瘤的组织学改变。

（2）UV敏感性的测定、DNA修复缺陷的测定、UV照射后RNA延迟恢复（DNA修复正常）的测定。

4. **伴发疾病** 角化棘皮瘤、基癌、鳞癌、恶性黑色素瘤、纤维肉瘤、血管肉瘤、内脏肿瘤。

（二）诊断思路

对于面部雀斑样皮损的幼年患者，轻症者，应检

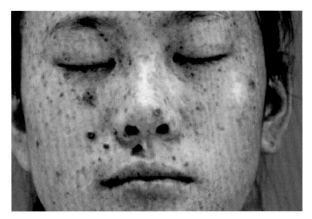

图19-27　着色性干皮病
（本图由新疆自治区人民医院普雄明惠赠）

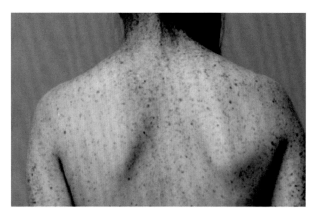

图19-28　着色性干皮病
（本图由新疆自治区人民医院普雄明惠赠）

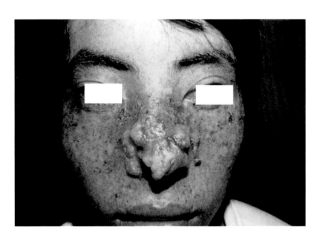

图19-29　着色性干皮病　癌变

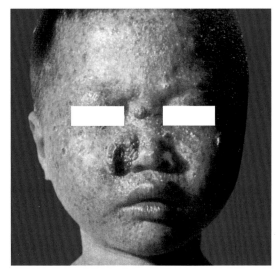

图19-30　着色性干皮病　癌变

查有无点状色素脱失斑、毛细血管扩张、萎缩，其他暴露部位有无同样皮损。若有，应考虑本病并询问家族中有无近亲婚配史。对日光高度过敏，重症者则可初步诊断本病。若有继发肿瘤，则诊断无疑。

（三）诊断依据

近亲婚配病史和临床表现（表19-6）。

表19-6　着色性干皮病表现

（1）皮肤	（3）眼病变
大量雀斑	畏光
干燥	睑痉挛
毛细血管扩张	结膜炎角膜血管化
血管瘤	云翳
脱色萎缩斑	角膜炎
结痂/溃疡	溃疡
疣状物/光化性角化病	角膜混浊
水疱/大疱	眼睑外翻/内翻
皮肤癌	（4）神经系统
基底细胞癌	小头/智力障碍
鳞癌	舞蹈手足综合征
恶性黑色素瘤	小脑性共济失调
纤维肉瘤	感觉性神经耳聋
血管肉瘤	（5）其他
（2）光敏性	口腔组织萎缩
对光极敏感	癌症
晒斑反应	舌尖部毛细血管扩张
持久红斑	鳞癌
持久毛细血管扩张	内脏恶性肿瘤
色素沉着	身材矮小
	性腺发育不全

1. 家族中常有近亲婚配史，幼年发病。

2. 对日光高度过敏。

3. 暴露部位如面、肢端的进行性增多的雀斑、色素沉着、色素减退、毛细血管扩张、皮肤干燥、萎缩和瘢痕形成,有羊皮纸样外观。

4.眼损害。

5.继发日光角化病、角化棘皮瘤、基底细胞癌、鳞状细胞癌或黑色素瘤。

【鉴别诊断】

(一)主要鉴别的疾病

1.**雀斑** 早期或轻症患者应与雀斑鉴别。后者多发于颜面,为多数帽针头大的灰黄或灰褐色斑点,病情较轻,无皮肤角化、瘢痕及癌变,亦无毛细血管扩张。

2.**着色性类干皮病** 临床表现如着色性干皮病的综合征,但起病于30~40岁。表皮细胞的再生能力正常,而在照射紫外线之后,其DNA的合成能力差。

(二)次要鉴别的疾病

Cockayne综合征,又称侏儒、视网膜萎缩、耳聋综合征,对光敏感,晒日光后面部蝶形红斑,口唇大疱,以后色素沉着和萎缩斑,侏儒,视网膜变性,耳聋,可以鉴别。

1.Rothmund-Thomson综合征 又称先天性皮肤异色综合征,以皮肤异色、白内障和身材矮小为特征。面、颈、四肢伸侧等处发生皮肤萎缩、棕红色色素沉着、毛细血管扩张,同时常伴有先天性白内障、侏儒、小头等。无DNA修复缺陷。

2.Peutz-Jegher综合征 发病可较晚,皮肤除色素沉着斑外,不干燥,不萎缩,无毛细血管扩张和继发肿瘤,但合并消化道息肉,有消化道表现。

【治　疗】

避免近亲结婚。防止日光照射。外涂避光软膏,如25%二氧化钛霜等,内服维生素A及烟酰胺或硫酸锌。如发现肿瘤宜早期手术切除。

(刘　艳　王俊民)

皮肤弹性过度

皮肤弹性过度(cutis hyperelastica),亦称皮肤弹性过度综合征即Ehlers-Danlos综合征(EDS),又称弹性皮肤(cutis elstica),是一种以皮肤的过度伸展、脆弱,容易结疤,关节松弛,皮下出血和围绕

大关节及受压部位的血肿样假性肿瘤或钙化皮下结节为特征的结缔组织病。

【病因与发病机制】

在遗传背景下,胶原纤维排列异常及代谢紊乱是引起本病的发生发展的基础。

结缔组织的胶原蛋白可分为六型,正常人体皮肤中主要为Ⅰ型及Ⅲ型。有研究表明,皮肤弹性过度主要由Ⅲ型胶原的合成减少或合成过程不正常所致,在真皮、皮下和关节囊里形成一种编织疏松组织,而产生一系列临床症状。

【临床表现】

1.**皮肤的弹性过度** 皮肤柔软,极度松弛菲薄,拉时犹如橡皮带样向外伸展,可拉至15cm或更远,放松时,皮肤可恢复其原来位置(图19-31,图19-32),此种损害在肘、面、颈和腹部两侧最明显。

2.**皮肤和血管脆性增加** 轻微外伤可造成一个大的伤口,愈合较缓慢。皮肤轻度碰伤后,可导致皮下大血肿,大血管破裂,大出血及致命。

3.**关节伸展过度** 自幼出现,轻度外伤即可引起关节不稳定,关节脱臼,仅限于指关节(图19-33),重者可侵犯四肢大关节、脊柱,出现步态摇晃,易摔跤,脊柱侧弯,驼背等。

4.**特殊面容** 前额宽大,眼距宽,鼻梁宽,及内眦赘皮。大多数患者能使舌尖接触鼻,即Gorlin征阳性。

5.**其他** 眼部血肿形成,蓝巩膜,眼底血管纹,肠壁脆弱自发破裂,胃肠道出血,多发性疝,动脉瘤,憩室等。

6.**临床分型** 根据遗传方式及生化改变,将本病分为10种亚型,各型的临床特点见表19-7。

【诊　断】

(一)诊断基本资料

1.**病史** 自幼出现皮肤弹性过度,可过度牵拉,脆性增加,易受外伤,形成血肿或出血,伤口愈合慢,留有明显瘢痕,同时伴四肢关节活动度大。

2.**体格检查** 患儿皮肤过度松弛,触之柔软,绒样感,拉时犹如橡皮样,可拉至15cm或更远。四肢、手足关节伸展过度,全身分布多数萎缩性瘢痕,可伴有眼距宽、鼻背宽平等特殊面容,也可出

现Grolin征阳性。

3.**组织病理** 表皮角化过度，颗粒层增厚，棘细胞层肥厚，真皮胶原纤维数量减少，纤维排列紊乱水肿或呈涡轮状。弹性纤维数量增多，并出现短缩与断裂现象，真皮血管增多，血管壁增厚，血管周围有炎性细胞浸润。

4.**伴发疾病** 如血管畸型，先天性肾脏发育不全，成骨不全，弹性纤维假黄瘤和Marfan综合征。

（二）诊断思路

1.**皮肤弹性过度** 临床表现形态多样，病史中若出现皮肤弹性过度牵拉时向外伸展数厘米，甚至

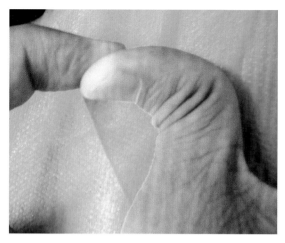

图19-33 皮肤弹性过度，关节伸屈过度
（本图由深圳市第六人民医院陆原惠赠）

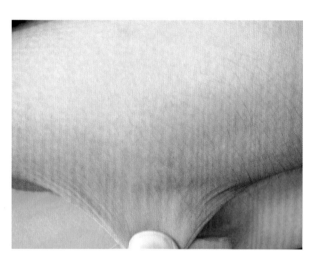

图19-31 皮肤弹性过度
（本图由深圳市第六人民医院陆原惠赠）

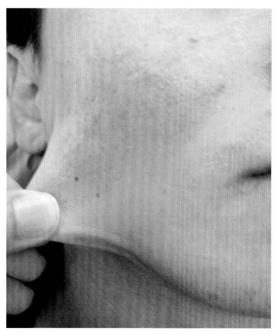

图19-32 皮肤弹性过度
（本图由深圳市第六人民医院陆原惠赠）

十几厘米，放松后皮肤可恢复，加之皮肤血管脆性增加，轻微创伤后易产生鱼嘴样裂纹，缝合后可反复裂开，创面经久不易愈合，易留有萎缩性瘢痕，伴关节过度伸展，关节不稳定，易脱臼，当上述三联征同时出现，易于考虑本病。

2.**病史与随访** 本病有一定遗传背景，症状多自幼出现，常在开始学走路时暴露症状，随后逐渐明显，轻型者可能仅有皮肤易破裂出血，伤口难愈合，无特异性，常被忽略，特征性症状可能数年后才出现，因此，要认真采集病史，对可疑的病例要密切随访。

3.**组织病理** 有其特征性。

（三）诊断依据

1.有一定的遗传倾向。

2.发病年龄较早，一般儿童期发病。

3.临床特征性表现：

（1）皮肤弹性增加，犹如薄橡胶皮，皮肤特别柔软，牵拉时向外伸展，放松后皮肤可恢复，一般在颜面、颈部、肘部、腹部两侧等部位显著。

（2）皮肤及血管脆性强，轻微外伤即易发生出血和血肿。皮肤外伤后不易愈合，愈合后易形成薄纸样萎缩性瘢痕。

（3）关节活动过度，关节松弛，可以过度弯曲，易导致关节脱位，易发生于指、趾及肘、膝关节。

4.可伴有心血管、胃肠道、骨、眼及其他先天性畸形。

5.组织病理：病变主要发生在真皮，有特征性的胶原纤维数量减少，纤维排列紊乱，水肿。弹力纤维数量增多，并出现缩短与断裂现象。

表19-7　Ehlers-Danlos综合征的Villefranche分型

Villefranche	Berlin	遗传方式	临床特征
经典型	Ⅰ型和Ⅱ型	AD	皮肤软，过度伸展，斗士型体格，香烟纸瘢痕，软疣假瘤，球形体
过度运动型	Ⅲ型	AD	显著关节运动过度
血管型	Ⅳ型	AD	易碰伤，薄的半透明皮肤，动脉瘤，血管破裂，肠破裂
脊柱后侧凸型	Ⅵ型	AR	新生儿肌张力降低，关节过度伸展，脊柱后侧凸，眼部损害
关节松弛型	ⅦA及ⅦB型	AD	身材矮小，关节异常松弛，先天性髋关节脱位
皮肤脆裂症型	ⅦC型	AR	皮肤脆性增加，皮肤松弛
其他	Ⅴ型	X连锁遗传	类似经典型
其他	Ⅷ型	AD	皮肤过度伸展，黏膜脆性增加，牙周炎
其他	Ⅹ型	AR	经典临床特征，血小板聚集缺陷

注：AD=常染色体显性遗传，AR=常染色体隐性遗传。

【鉴别诊断】

（一）主要鉴别的疾病

1.皮肤松弛症　系松弛的皮肤折叠悬挂，有特征性的老人面貌，无皮肤弹性过度及关节伸展过度。组织病理为真皮中弹性硬蛋白丧失。

2.成骨不全　也是一种全身性结缔组织遗传病，累及骨骼、肌腱、韧带、筋膜等组织，易于骨折，关节活动过度，但皮肤弹性和脆性正常。

3.Tumer综合征　除皮肤弹性增加外，常伴有前额部位斑状脱发、短颈、肘外翻、口呈三角形以及生殖器官发育不良等表现。尚伴侏儒症，单侧颈部璞样松弛。

（二）次要鉴别的疾病

1.多发性神经纤维瘤病　皮肤松弛为柔软的隆起，范围局限，不对称，常伴有咖啡斑等表现。

2.弹力纤维假黄瘤　皮肤松弛以颈两侧及皱褶处为明显，有特征性黄色斑点状全丘疹，面貌正常。

（三）专家提示鉴别的疾病

1.关节松弛的疾病　Marfan综合征、Marfan高迁移率综合征、Larsen综合征、成骨不全综合征、遗传性关节-眼病综合征、假性软骨发育不全、Morquio综合征、脆性X染色体综合征、镶嵌型三体性-8综合征。

2.皮肤弹性过度疾病　Noonan综合征、皮肤松弛症、De Barsy综合征、遗传性骨结构不良老年状皮肤、Menkes卷发病、皱皮综合征。

3.与Ehlers-Danlos综合征相似的二尖瓣脱垂综合征　家族性二尖瓣脱垂、主动脉环扩张、Marfan综合征。

4.类似Ⅳ型的合并血管脆性与出血的综合征　血友病、von Willebrand病、坏血病、异常纤维蛋白原病、第Ⅷ因子缺乏、Marfan（动脉破裂）综合征。

【治　疗】

本病随年龄增加症状可减轻，但都终生存在，无特殊治疗方法，以预防外伤和对症治疗为主。

（王红兵　吴大兴）

皮肤松弛症

皮肤松弛症（cutis laxa），泛发性弹性组织溶解，又称泛发性皮肤松垂（generalized dermatochalasis），广义上讲，皮肤松弛症是一种症状，它可由各种不同的原因引起。临床上表现为皮肤弹性消失，皮肤松垂，成褶皱状，过度松弛可使皮肤形成有蒂的悬吊，因重力作用而下垂。狭义的皮肤松弛症特指皮肤弹性纤维先天发育缺陷而引起的，可侵犯人体其他结缔组织，如血管、心脏、肺、泌尿道等。

【病因与发病机制】

1.铜代谢胰蛋白抑制剂　患者血清中弹性硬蛋白酶抑制剂水平异常降低，导致弹性纤维的破坏，而胰蛋白酶抑制剂的维持取决于血清铜代谢平衡。有人认为本病主要缺陷是铜离子代谢异常及胰蛋白酶抑制剂的平衡失调有关。

2.先天性/获得性　先天性由常染色体隐性基因所决定，也有少数显示常染色体显性遗传。而以性联遗传的本病患者其赖氨酰氧化酶活性减低,这种酶是形成胶原纤维交互连接中的醛基的重要因素。获得性患者可能与弹性纤维变性有关。

【临床表现】

1.先天性皮肤松弛症　最常见,有家族遗传背景,出生时或出生后不久即可出现皮肤症状,起初为水肿性改变,以后皮肤逐渐松弛、下垂、多皱褶,好发于面部及躯干,松垂的下颌、口唇和眼睑使幼儿呈现老人外貌,过度的皮肤折叠悬挂,上眼睑皮肤下垂可妨碍视线,下眼睑下垂可形成外翻。

弹力组织异常,也导致肺水肿,多发性疝和憩室(如隔疝、脐疝、腹股沟疝、胃肠道多发性憩室、膀胱多发性憩室)心界扩大,心室肥厚,主动脉伸展扩张,周围肺动脉狭窄,肺心病和充血性心力衰竭。

2.获得性皮肤松弛症　多发性疝、憩室、肺水肿及心血管改变,与先天性皮肤松弛症相似,但发病年龄较晚,损害前可有血管性水肿或严重的皮肤炎症性变化,如湿疹、荨麻疹、多性红斑,以后松弛的皮肤折叠可覆盖面部和躯干的大部分(图19-34～图19-36),轻度创伤,可出现紫癜。

3.局限性皮肤松弛症　常在出生后不久即有皮肤松弛,病变一般发生于腹或胸部,常伴有腹部肌肉发育不良、胸部畸形和纵隔疝。

【诊　断】

(一)诊断基本资料

1.病史:有先天发生或后天发生的病史。

2.体格检查:全身皮肤可见松弛下垂,以颈、面和皮肤皱褶部位明显,幼儿可呈显老人外貌,部分伴有疝气、憩室、肺气肿征,也可合并有湿疹、荨麻疹皮损。

3.组织病理:地衣红染色较HE染色更容易显示病变。弹力纤维明显减少,甚至缺失,尤以真皮中明显。弹力纤维大多变短、增粗、粗细不一致,有的呈梭形,外形可模糊不清或呈颗粒状变性和断裂。

4.有内脏病变的患者,肺泡壁、主动脉和大血管的弹力纤维也有类似真皮弹力纤维的病理改变。

5.伴发疾病

(1)缓慢发展的常染色体隐性遗传皮肤松弛症:皮肤松垂,前囟未闭,发育不良,关节松弛,特殊面容。

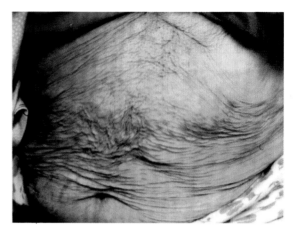
图19-34　获得性皮肤松弛症
(本图由西安交通大学李伯埙、王俊民、肖生祥惠赠)

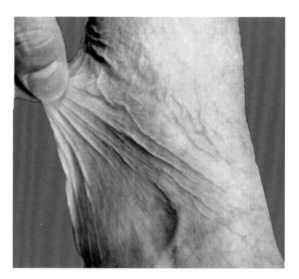
图19-35　获得性皮肤松弛症
(本图由西安交通大学李伯埙、王俊民、肖生祥惠赠)

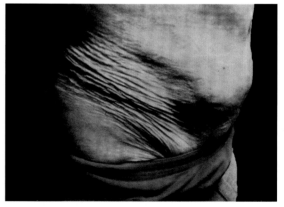
图19-36　获得性皮肤松弛症
(本图由西安交通大学李伯埙、王俊民、肖生祥惠赠)

(2)De Barsy综合征:皮肤松垂,严重智力减退,发育不良,手足徐动症,前囟未闭,角膜浑浊，眼距过宽。

（二）诊断思路

1. **发病年龄** 先天性患者皮肤症状出现早，在出生时或出生后数月内发生，而获得性患者通常发生于青春期或成人后。

2. **病史及随访** 本病最具特征性的皮肤表现为皮肤松弛，弹性消失，皮肤松垂成褶皱状，全身所有皮肤均可受累，但以眼睑、颜面、耳部最明显，使幼儿呈现特殊的老人面貌。当临床出现上述改变时，容易考虑本病，但获得型皮肤松弛中，部分患者先有非特异性改变，而皮肤松弛继发于炎症之后。开始可表现为湿疹、荨麻疹及多形红斑样损害，以后才出现特征性的皮肤松弛，故要密切观察病情变化，皮损发展特点，对可疑患者要密切追踪随访。

3. **组织病理** 真皮中部弹力纤维减少，甚至缺失或弹力纤维形态异常，出现粗细不一，变性，断裂等改变。可提供病理诊断思路。

（三）诊断依据

1. **先天遗传倾向** 有一定遗传背景，症状常在出生时或婴儿期便表现出来，获得性者一般在青年或成年之后发病。

2. **皮肤松弛、皮肤弹性差** 皮肤松弛，起皱褶，面部皮肤松垂，可使儿童呈现老人容貌，皮肤弹性差。

3. **内脏松弛** 除皮肤外，其他部位的弹力组织异常，导致全身性表现，如肺气肿、胃肠道和泌尿道憩室、多发性疝的等。

4. **组织病理特征** 主要组织病理特征是真皮弹力纤维缺失，形态不正常，呈片状或颗粒状变性和断裂。类似的弹力蛋白病变还存在于肺、主动脉和皮下血管。

【鉴别诊断】

（一）主要鉴别的疾病

1. **皮肤弹性过度** 皮肤呈正常外观，皮肤弹力过度而非松弛。

2. **弹性假黄瘤** 皮肤松弛发生于颈旁皱褶部位，有特殊的黄色小丘疹，颜面常不受累，组织病理上可以区别。

3. **神经纤维瘤病** 皮肤松弛柔软的局限性隆起包块，非对称性，伴有多数大小不等的肿瘤，咖啡色斑等其他表现而有别于皮肤松弛症。

（二）次要鉴别的疾病

1. **肉芽肿性皮肤松弛症** 是一种非常罕见的T细胞淋巴瘤，临床早期为斑块萎缩，不痒，晚期可演变为巨大的皮肤包块，悬垂于皮肤，组织病理特征性表现为不典型T细胞浸润、多核巨细胞肉芽肿和弹力纤维缺失，可以鉴别。

2. **真皮中层弹性组织溶解** 皮损表现为境界清楚的细皱纹性斑片，与皮纹走向一致或毛囊周围突起的软丘疹，一般无内脏受累。组织病理改变主要是真皮中部的弹性组织全部消失而有别于皮肤松弛症。

（三）专家提示鉴别的疾病

弹力过度性皮肤、弹性假黄瘤、神经纤维瘤病。

【治　疗】

无特殊治疗，美容上缺陷可行外科手术整形术，但不能阻止松垂的发展，有疝的形成时，行修补术，对症处理以减轻患者的痛苦。

（王红兵　吴丽峰）

弹性假黄瘤

弹性假黄瘤（pseudoxanthoma elasticum，PXE）是一种罕见的广泛弹性组织病变性疾病，弹力纤维异常钙化导致特征性的皮肤、眼和心血管表现。弹力纤维结构由于某种未知原因，其在一定条件下容易钙化。血清钙、磷一般正常。

【临床提要】

1. **皮肤损害** 儿童或青春期首先发生。特征性的皮损为淡黄色丘疹或斑块，呈鹅卵石样或拔毛的鸡皮样损常对称分布于双侧颈部（图19-37）、腋窝（图19-38）、肘窝、腘窝和腹股沟。患者有时缺乏皮肤症状，诊断依靠血管样纹或其他表现。

2. **视网膜病变** 血管样条纹（angioid streak）和斑状色素沉着。晚期并发症为视网膜出血及瘢痕形成，可导致中心性视盲，但不会完全失明。

3. **心血管病变** 临床表现类似动脉粥样硬化，周围血管病变导致间歇性跛行，细或无脉和肢体无力，并发高血压和胃肠道出血，心绞痛、心肌梗死和脑血管意外。

4. **胃肠道病变** 呕血或黑便，大出血。

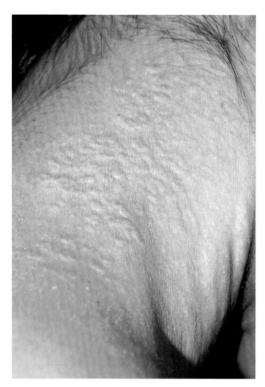

图19-37　弹性假黄瘤
（本图由广东医科大学李文惠赠）

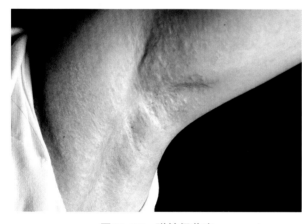

图19-38　弹性假黄瘤

【诊　断】

（一）诊断基本资料

1.病史　儿童或青春期发病史。

2.体格检查　有皮肤、眼、心血管相应体征。

3.实验室检查　PXE主要影响真皮乳头下部及网状层的成熟弹力纤维。弹力纤维在发病初期外观正常，较陈旧皮损处则呈淡蓝色、肿胀、碎片状和不规则团块。von Kossa染色显示受累纤维，证实有磷酸盐和碳酸盐存在，钙可以经Alizarin red染色确定。特殊染色显示酸性黏多糖明显增加。

（二）诊断思路

弹力纤维钙化和断裂的组织学证据是诊断PXE的基本依据。继发性PXE已被认识，包括使用D-青霉胺和硝酸钾导致的皮肤损害。

（三）诊断依据

依据临床表现、体征和实验室检查。

（四）诊断标准

1.主要标准

（1）特征性皮肤受累：皮肤皱褶部位的黄色卵圆形病变。

（2）病变处皮肤的特征性组织病理学表现：弹性组织和钙或von Kossa染色。

（3）特征性眼部疾病：血管样条纹症，皮肤橘皮症或黄斑病变，好发于大于20岁的成人。

2.次要标准

（1）非病变处皮肤的特征性组织病理学表现：弹性组织和钙或von Kossa染色。

（2）一级亲属患有PXE的家族史。

【鉴别诊断】

1.临床上皮肤损害有时需与黄色瘤、膨胀纹鉴别。

2.青霉胺治疗会导致类似弹性假黄瘤的皮肤损害，但组织学上其异常纤维通常并不发生钙化，纤维呈锯齿状外观。皮肤的临床特征与弹性假黄瘤相同，但某些青霉胺治疗的患者还会出现其他明显症状。

3.在病理上应与日光性弹性纤维病鉴别，后者病变主要在真皮上1/3，为致密的团块而不是单个纤维卷曲，且无钙质沉积。

4.发现血管样条纹并不能诊断弹性假黄瘤，因为它还可能出现在许多其他疾病中，包括Paget骨病、Ehlers-Danlos综合征、高磷酸盐血症、血红蛋白病以及铅中毒。

【治　疗】

虽然PXE不能治愈，但可控制病情。

1.限钙限磷　须限制钙的摄入，尤其是儿童及青春期。避免头部损害和精神紧张将减少视网膜的出血。亦应将磷的摄入限制到最低水平。

2.运动锻炼　刺激侧支循环形成可减少由于周围血管病变导致的并发症的严重程度。

3.生活干预　严禁吸烟。必须使患PXE的孕妇知道妊娠将加快病情发展，而口服避孕药亦应避免。

4. **皮损治疗**　少数报道显示维生素E可能有效，但尚需进一步研究。皮肤损害中松弛的皱褶，可酌情做整形手术，可能改善外观。

结节性硬化症

结节性硬化症（tuberous sclerasis）亦名Bourneville病，是一种常染色体显性遗传、细胞分化及繁殖异常所引起的复合发育不良，几乎可累及所有器官的常染色体显性遗传病。

目前认为结节性硬化综合征（tuberous sclerosis complex，TSC）的命名较为准确，以强调大量的组织受累。

【病因与发病机制】

1. **常染色体显性遗传**　本病外显率不完全。Sampson等（1989）报道本病的总体发病率为1：27 000，10岁以内的儿童中则为1：120 000，推测患儿的出生率可能高达1：10 000。无性别和种族的差异，1/3的患者有家族史，本病的家族内和家族间差异性极大，表明部分差异性可能由遗传决定。

2. **两个致病基因**　目前已经发现本病存在TSC1和TSC2两个致病基因，分别引起各50%的结节性硬化综合征，临床上无表型差异（phenotypic difference）。TSC1基因位于第九号染色体的长臂（9q34），TSC2基因位于第十六号染色体连锁的短臂（16p13.3）。在结节性硬化症中，TSC1和TSC2的基因突变包括碱基缺失、插入、错义复制或形成重复片断，但没有明显的突变热点存在。TSC1和TSC2基因都具有生长抑制作用。

【临床表现】

一般在出生时即可发病，但不易识别，多数患者在5岁前开始表现出各种症状，出现皮损或伴有癫痫，但也可到青春期或成年后仍呈隐性状态。

（一）皮肤损害

1. **色素减退斑**　①多角形斑；②矛状卵圆形斑：亦称榛树叶斑，或称叶状白斑（图19-39）；③五彩纸屑样斑。

2. **皮脂腺瘤**　正常皮脂腺丰富的部位，蜡样毛细血管扩张性丘疹（图19-40），直径1～10mm。

3. **甲周纤维瘤**　甲周或甲下纤维瘤（图19-41），上颚和齿龈纤维瘤（图19-42）。

4. **鲨鱼皮样斑**　扁平略隆起，质柔轻。

5. **纤维性斑块**　表面光滑、隆起、硬如橡皮（图19-43）。

6. **其他**　咖啡牛奶斑、皮赘、痣、黏膜纤维瘤、牙凹陷，以及头发、眉毛和睫毛变白。

（二）皮肤外损害

1. **中枢神经系统**　①癫痫、智力障碍；②皮质结节、室管膜下结节和巨细胞瘤。

2. **眼**　视网膜错构瘤，亦称视网膜胶质瘤。

3. **肾**　肾囊肿和血管肌脂瘤。

4. **心脏**　心脏横纹肌瘤。

5. **肺**　囊性变和淋巴管肌瘤病。

6. **其他**　骨骼囊性变和硬化症，子宫错构瘤，以及直肠息肉。

【诊　断】

（一）诊断基本资料

1. **家族史**　必须考虑外显不全的问题，因此部分病例并无家族史。

2. **临床特征**　脑、眼、皮肤、肾、心和肺常受累，有特征性的癫痫发作、智力障碍和多种不同的皮肤损害。

3. **实验室及特殊检查**

（1）组织病理：本病的血管纤维瘤在组织学上难以与散发性血管纤维瘤鉴别。色素减退斑出现黑色素体减少、变小和黑色素化减弱。鲨革样斑块是一种结缔组织痣，可表现为相互交织的致密的胶原纤维束，走向不规则，弹力纤维破碎，或呈块状，或减少。甲周纤维瘤的组织象类似于后天性指（趾）纤维角质瘤，似起源于近端甲皱的真皮。系统损害有相应的组织学特征。

（2）特殊检查：除了用Wood灯做全身皮肤检查以寻找色素减退斑和眼科检查证实视网膜错构瘤之外，患者尚需做下述特殊检查：

1）X线检查：颅部可见脑内钙化结节、手足可见掌跖骨囊性损害、蜂窝状肺和颅骨、骨盆及长骨的骨质增厚、肺部可见肺野有不规则的网状改变，很难与其他间质纤维化区别。

2）B超可发现肾囊肿和血管肌脂瘤，但其诊断价值不大。

3）心脏超声检查：可发现心脏横纹肌瘤，所有的婴儿均需做此检查，但对成人无诊断价值。

4）脑电图检查：随着年龄的增加，其异常发现也增加，但不用于诊断，但有助于癫痫发作的处理。

5）CT：对室管膜下钙化结节的定位准确，头部CT显示89%的病例出现异常。

6）MRI：出生时常有MRI异常，对皮质结节的诊断率高于CT，但对钙化结节的定位不如CT敏感。

（二）诊断思路

特征性的皮肤损害：榛树叶样色素减退斑、

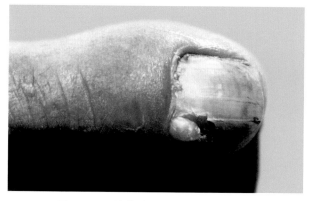

图19-41　结节性硬化症　甲周纤维瘤

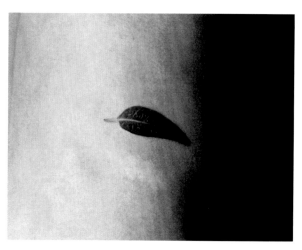

图19-39　结节性硬化症　叶状白斑，形态似桉树叶

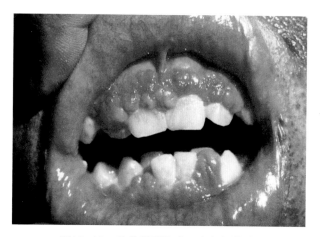

图19-42　结节性硬化症　齿龈纤维瘤

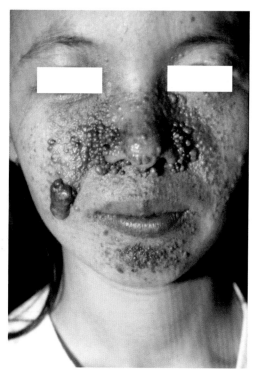

图19-40　结节性硬化症　面部皮脂腺瘤，
蜡样毛细血管扩张性丘疹

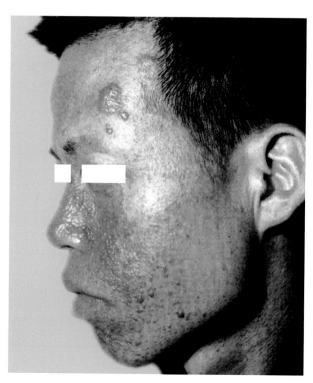

图19-43　结节性硬化症　颜面血管纤维瘤，
额部纤维性斑块

皮肤皮脂腺瘤、甲周纤维瘤和鲨鱼皮样斑，不是一接触到此种临床表现就能做出诊断。还需获得完整病史及家族史，并做系统检查，以发现皮肤外损害。

皮肤外损害：皮肤外受累器官是中枢神经系统、眼、肾、心和肺，其表现依赖于损害的大小、数目和部位。因此要进行仔细的体检来发现病变。

实验室检查及特殊检查能证实皮肤外损害。通过X线检查、心脏超声检查、脑电图检查、CT、MRI，发现各种神经系统及内脏的损害。

综合上述才有可能做出较为符合实际的诊断。

（三）诊断依据

本病的诊断依赖于临床特点、组织病理和特殊检查，无标志物或血液学检查来证实临床诊断。

色素减退斑在普通人群中也有发生，若有少数斑疹而无进一步的证据表明为结节性硬化症时，勿需立即做广泛检查。孤立的甲周纤维瘤不伴系统性损害的患者并非少见，因此对这些患者做出结节性硬化症诊断时应谨慎。

（四）诊断标准

Roach等（1992）对Gomez（1988）提出的诊断标准进行了修正，认为多发性损害更可靠，组织学检查优于视诊或X线检查。然而，此标准对轻微受累病例的确诊可能极为困难，有★指标不需要组织学证实。

1. 主要指标：①面部血管纤维瘤★；②多发性指（趾）甲纤维瘤；③脑皮层结节（组织学证实）；④室管膜下结节或巨细胞星形细胞瘤（组织学证实）；⑤多发的室管膜下钙化的结节伸向脑室（放射学证实）；⑥多发的视网膜星形细胞瘤★。

2. 二级指标：①一级亲属中有患此病者；②心脏横纹肌瘤（组织学或放射学证实）；③其他视网膜错构瘤或无色性斑块★；④脑结节（放射学证实）；⑤非钙化性室管膜下结节（放射学证实）；⑥鲨鱼皮样斑★；⑦前额斑块；⑧肺淋巴管肌瘤病（组织学证实）；⑨肾血管肌脂瘤（放射学或组织学证实）；⑩结节性硬化症多囊肾（组织学证实）。

3. 三级指标：①色素脱失斑★；②皮肤纸屑样色素脱失斑；③肾囊性变（放射学证实）；④乳牙或恒牙不规则的牙釉质破坏凹陷；⑤直肠息肉错构瘤（组织学证实）；⑥肾囊样变（放射学证实）；⑦肺淋巴血管肌瘤（放射学证实）；⑧脑白质"移行痕迹"或灰质异位（放射学证实）；⑨牙龈纤维病★；⑩肾以外器官血管肌瘤（组织学证实）；⑪婴儿痉挛症。

4. 确诊为本病：1条主要指标，或2条二级指标，或1条二级指标加上2条三级指标。

5. 可能为本病：1条二级指标加上1条三级指标，或3条三级指标。

6. 怀疑为本病：1条二级指标，或2条三级指标。

【鉴别诊断】

（一）主要鉴别的疾病

主要需与本病鉴别的疾病包括毛发上皮瘤、汗管瘤、寻常痤疮。

1. **毛发上皮瘤**　毛发上皮瘤为坚韧半透明、发亮的皮色丘疹，多发生在青春期的女性，波及范围较广，病理改变为不同程度地向毛发结构发育。

2. **汗管瘤**　多发生在眼睑、额部及颈胸，不伴有癫痫和智力迟钝，病理改变也不同。

3. **寻常痤疮**　寻常痤疮有黑头粉刺或脓疱，而无癫痫和智力迟钝及色素脱失斑。

（二）次要鉴别的疾病

鲨鱼皮样斑需与结缔组织痣区别　结缔组织痣可伴发结节性硬化症，病变处胶原纤维和弹性纤维增多，而鲨鱼皮样斑弹力纤维不增加。

【治　疗】

并发症的监测和治疗是本病的治疗原则。一项研究表明，70%的死亡病例是可以治疗或预防的。定期脑CT或MRI检查可降低脑肿瘤的死亡率，而早期手术和手术技巧的提高可使其进一步降低。癫痫发作必须尽量控制，胸片、肾功能定期检查亦不可忽视。

1. 皮脂腺腺瘤可采用手术切除、环钻切除、皮肤磨削、电凝固疗法冷冻或激光治疗。环钻切除适用于多发性肿瘤，每次切除15个皮损，间隔3～6个月后再次手术。表浅磨削术可能遗留肿瘤的下半部。非典型性肥厚性瘢痕可能与技术、肿瘤性质或年龄幼小有关。

2. 甲周纤维瘤出现疼痛或毁形时，可行手术或CO_2激光治疗。由于肿瘤常在近端或侧甲皱下，故可能需要部分或完全拔甲，损害偶而复发，但常见者为数年后发生的新皮损。

3. 鲨革样斑常无症状，一般无须治疗，必要时予以切除、磨削或激光治疗。

（王俊民　吴　玮　郭义龙）

第二十章
皮肤脉管性疾病

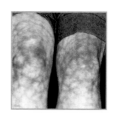
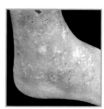
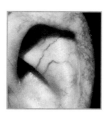

肢端青紫症

肢端青紫症又称肢端发绀症（acrocyanosis），是肢体末端对称性持续性发冷和发绀，无全身循环障碍，多见于青春期女性。病因不明，推测皮肤青紫是末梢细、小动脉对寒冷反应过度，发生痉挛，导致血流缓慢，发生淤血。

【临床提要】

皮损特征为受累的手足呈红、蓝色花纹状，伴有多汗及轻度感觉过敏，或肿胀（图20-1）。受冷和情绪紧张病情可加重，保温则减轻。易发生冻疮，可伴发网状青斑。

【诊　断】

（一）诊断基本资料

1. 病史　有因寒冷而手足对称性发绀，有因温暖而症状缓解史。

2. 体格检查　多为女性，发病时四肢末端皮肤呈紫红和青紫色，偶见于唇、颊、颏或鼻部上述皮损。

3. 实验室检查　组织病理，真皮上部毛细血管增生，组织水肿，皮肤纤维化和小动脉壁增厚。

4. 伴发疾病　冻疮、网状青斑。

（二）诊断思路

本病见于女性，好发于四肢末端，特别是两手，受冷刺激后患处皮肤呈紫红色或青紫色，温暖后缓解。应考虑本病。

（三）诊断依据

根据肢端皮肤持续呈紫红或青紫色，局部湿度低，触之湿冷，因温暖而缓解可以诊断。

【鉴别诊断】

（一）主要鉴别的疾病

肢端青紫症主要应与雷诺病鉴别（表20-1）。

表20-1　肢端青紫症鉴别

	雷诺病	肢端青紫病
诱发因素	寒冷或情绪变化	寒冷或室温低
性别	女性为主	无明显差异
部位	手指，偶可发于鼻唇或耳廓	手、足
发作特点	阵发性	持续性
颜色	苍白、青紫、潮红	青紫
温度	温暖后消失	温暖后减轻

（二）次要鉴别的疾病

闭塞性动脉硬化症

（1）相似点：闭塞性动脉硬化症可有趾部凉冷、青紫，可与本病混淆。

（2）不同点：前者有间歇性跛行，病变远端动

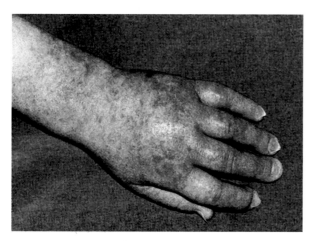

图20-1　肢端青紫症　手足肿胀，呈红蓝色

脉搏动减弱或消失，晚期有干性坏疽和溃疡。

【治 疗】

1. 注意局部保温，防止受冷。

2. 适当选用 α 受体阻滞剂，如酚苄明（Phen tola-mine）和妥拉唑林等。

3. 严重病例如药物治疗无效，需考虑行交感神经切除术。

（张孝阔　吴　江）

红斑肢痛症

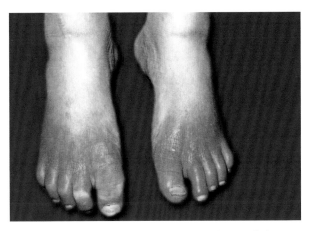

图20-2　红斑性肢痛症　肢体发红发绀，疼痛

红斑肢痛症（erythermalgia）是一种主要发生于两足的以受热、运动和肢体下垂后阵发性潮红、灼热、疼痛、局部皮温增高、动脉搏动有力为特征的少见血管性疾病。

【病因与发病机制】

1. **原发性**　因患者前列腺素代谢异常，致皮肤红斑和痛觉过敏有关，另外，还涉及血管活性物质如5-羟色胺的释放，导致血小板聚集和血栓形成。

2. **继发性**　可发生于以下疾病：真性红细胞增多症、血小板增多的骨髓增生性疾病、高血压、红斑狼疮、多发性硬化、周围神经炎、痛风、糖尿病、梅毒、呼吸道痘病毒感染、类风湿性关节炎、冷球蛋白血症、重金属中毒等。

【临床表现】

1. **皮肤损害**　表现受累的肢体有发红或发绀、肿胀、局部皮温增高、动脉搏动有力、发汗增多，伴有疼痛（图20-2），为灼痛、尖锐刺痛、叮咬痛或抽搐痛，可持续数分钟至数小时。如将患处冷却或抬高患肢可使发作减轻或缓解。在继发性红斑肢痛症患者还可伴有局部营养障碍改变、溃疡和坏死。

2. **发病特征**　本病以中老年多见，男女均可发病，常对称性累及手足，尤其双足最常见，偶发生于单一肢体或波及四肢。往往因受热，运动或肢体下垂而激发。

【诊 断】

（一）诊断基本资料

1. **病史**　有两足阵发性潮红、灼热、疼痛、皮

温增高史。还应了解其他系统异常表现，以明确是原发性还是继发于其他全身性疾病。

2. **体格检查**　应进行全身性检查，如发作间隙期就诊，体检可能完全正常，此时可将患者双足浸于热水或站立诱发症状产生。相反，如双足浸于冷水或踩于较凉的地面可以使症状缓解或减轻，对本病诊断也有很大意义。

3. **实验室及其他检查**　无特异性实验室检查，组织病理学亦无特殊改变。

4. **伴发疾病**　糖尿病、高血压、星形细胞瘤、真性红细胞增多症、静脉炎后的血管曲张、冷球蛋白血症、痛风、梅毒、类风湿性关节炎、闭塞性动脉内膜炎、系统性红斑狼疮、血小板增多症、静脉功能不全、多发性硬化症、遗传性肾炎、闭塞性动脉内膜炎。

（二）诊断思路

以肢体末端发绀为主要临床表现的疾病往往属于血管性疾病的范畴，其中红斑肢痛症是很特殊的一种，"喜冷怕热"和"皮温增高"是最重要的症状和体征，抓住这两个特点就很容易与肢端发绀症、红绀症、雷诺病及其他血管性疾病鉴别开来。对在病史及体格检查中发现有其他系统异常者，尚应行进一步的实验室及其他检查，除外继发于其他全身性疾病的可能。

（三）诊断依据

1. 多见于中老年人，无性别差异。

2. 手足均可发病，尤以两足最常见，偶可一侧发生。

3. 皮肤红、肿胀、皮温增高，伴灼痛和跳痛。

4. 受热及肢体下垂诱发，遇冷或抬高患肢缓解。

【鉴别诊断】

（一）主要鉴别的疾病

1. 糖尿病大血管功能不全

（1）相似点：出现下垂部位青紫和发红，可表现为小腿或足背丹毒样红斑，与红斑肢痛症相似。

（2）不同点：本病患者往往伴有跛行，夜间及静息性烧灼感，动脉搏动减弱或消失，皮温降低，并有皮肤光泽、萎缩，有时伴溃疡和坏疽，实验室检查有血糖升高。

2. 雷诺病

（1）相似点：可表现肢端阵发性发绀，与红斑肢痛症相似。

（2）不同点：雷诺病为寒冷诱发温暖后缓解，而后者相反；雷诺病好发于双手，后者首先双足受累；雷诺病有苍白-发绀-潮红三相变化，后者仅表现红斑肿胀，无苍白改变；雷诺病发作时局部皮肤湿冷，而后者皮温增高。

3. 灼性神经痛

（1）相似点：周围神经损害后在其末梢分布区如指（趾）尖和跖部可出现持续性烧灼样疼痛，并有血管舒缩功能障碍，表现皮肤发红、发热、多汗等，冷敷可使部分患者症状减轻，与红斑肢痛症相似。

（2）不同点：除本病有明确外伤史外，症状呈持续性而非阵发性，皮肤感觉异常敏感，轻微刺激即可激发或加重疼痛，并常伴有局部营养障碍表现，如皮肤菲薄、指（趾）甲变形、肌肉萎缩及关节强直等。可与红斑肢痛症鉴别。

4. 红绀症

（1）相似点：为发生于青年女性皮下脂肪层较厚部位的一种循环障碍性疾病，可表现小腿皮肤对称性暗红色斑疹。

（2）不同点：与红斑肢痛症鉴别点为前者以寒冷为诱发和加重因素，而后者以受热为诱发因素，局部冷却后症状可缓解；前者除小腿外还累及大腿、臀部等皮下脂肪较厚的部位，后者一般只累及手足，尤其双足部；发作时前者局部皮温降低，无明显疼痛，后者皮温增高，伴明显灼热和疼痛感。

（二）次要鉴别的疾病

1. 肢端发绀症

（1）相似点：主要临床表现为肢端皮肤暗红色或青紫色改变，有时与红斑肢痛症相似。

（2）不同点：本病有家族史，常见于青年女性，后者无家族史，见于中老年人；本病遇冷后出现，温暖后缓解，后者正相反；本病发作时局部皮肤湿冷多汗，后者皮温增高；本病自觉症状较轻，表现麻木感或感觉异常，后者自觉症状重，灼热、疼痛明显，可以鉴别。

2. 冷球蛋白血症

（1）相似点：为血清中存在遇冷沉淀、温暖后又溶解的冷球蛋白低温下发生沉淀引起的血管阻塞及血管炎，临床可以出现肢端红斑、发绀伴疼痛及触痛。

（2）不同点：本病往往伴有关节痛、肾损害、神经系统症状及肝脾、淋巴结肿大，实验室检查血清冷球蛋白含量增高、血沉增快、补体降低、Coomb试验阳性。组织病理学见小血管内嗜酸性无定形均一的蛋白样物质沉着，均与红斑肢痛症不同。

【治　疗】

1. 一般治疗：积极寻找并治疗原发病，发作时可采用局部降温，抬高患肢诱导缓解。

2. 药物治疗：前列腺素合成抑制剂阿司匹林0.3g，每日2～3次，可有效控制症状，也可用吲哚美辛25mg，每日2次；亦可选用5-羟色胺拮抗剂苯噻啶0.5mg，每日3次；二甲麦角新碱2mg，每日3次，合用β受体阻滞剂如心得安10mg，每日2次，可有协同作用。

3. 疗效较差者可予神经节阻滞或交感神经切除。

（李慧忠　吴丽峰）

雷诺现象与雷诺病

雷诺现象（Raynaud phenomenon）为一种血管功能障碍性疾病，由Raynoud于1862年首次描述。继发于其他疾病者为雷诺现象，原发性即不伴有其他疾病者称为雷诺病（Raynaud disease），也称肢端动脉痉挛病。

【病因与发病机制】

皮肤苍白、青紫、发红分别代表毛细血管血流完全停止、血液淤积及其后血管扩张的过程。引起血管痉挛的原因尚未完全明了，Raynand认为由交感神经活性过高所致，Lewis认为由动脉血管壁病变导致末梢血管对寒冷、情绪波动等刺激出现过度的反应，血管先收缩后舒张所致。目前认为血管内皮细胞的功能异常是本病的病理生理基础。

【临床表现】

1.**皮肤损害**　典型发作可分为三期：①缺血期：指（趾）端皮肤出现发作性苍白（图20-3，图20-4）、僵冷，伴出汗、麻木或疼痛；②缺氧期：受累部位缺血继续加重，毛细血管扩张淤血，皮肤发绀而呈紫色，皮温低、疼痛；③充血期：血管痉挛解除，动脉充血致皮肤潮红（图20-5）、皮温回升，可有刺痛。一般持续10多分钟，少数可持续1小时以上，局部温暖后或自动缓解。

2.**发病特征**　一般多见于中青年女性，常由寒冷诱发，通常双侧发生，手比足早发生且症状重，偶有鼻尖、颊部及耳廓受累者，冬重夏轻。约2/3的患者有特征性苍白-发绀-潮红三相性改变，部分患者仅呈双相性。若小血管痉挛时间过长或发生器质性血管病变，指（趾）端组织可发生营养障碍，出现萎缩变细、硬化和坏死。

【诊断】

（一）诊断基本资料

1.**病史**　有典型反复发作史，以及与诱因、季节、气候的关系。如症状符合而病史中同时有其他

器官受累的表现，应考虑为雷诺现象，可进行相应检查完善诊断。

2.**体格检查**　发作间期皮肤多无异常，或见手指发凉和多汗。较晚期患者可见局部营养障碍表现，如皮肤紧张萎缩、光泽发亮、指尖尖细及末节指骨变短、活动受限，严重者可有溃疡和坏死，甲周毛细血管扩张、甲板纵嵴或沟纹。如必要可行激发试验诱发症状的出现，具体做法：将手指浸入4℃冷水中1分钟或双手握拳1分钟，在曲肘平腰状态下松开手指，如出现苍白-发绀-潮红三相颜色改变即为激发试验阳性，有诊断意义，但阴性者不能除外雷诺病。

3.**实验室及其他检查**

（1）血清学检查：有助于发现是否并发结缔组织疾病，包括抗核抗体、抗DNA及ENA抗体、类风湿因子、免疫球蛋白、补体、冷球蛋白及冷纤维蛋白原等。

（2）甲皱毛细血管镜检查：可见毛细血管袢减少、短小、管径变细，管袢可断裂或呈点状，伴出血、血流减慢或停滞。

（3）手指动脉造影：可见血管弯曲，管腔变细、狭窄或闭塞。

（4）伴硬皮病者食管钡餐造影检查可能发现蠕动减慢、狭窄等改变。

4.**伴发疾病**

（1）胶原血管疾病：系统性硬化症，红斑狼疮，皮肌炎/多发性肌炎，类风湿性关节炎，混合性

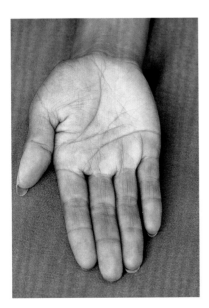

图20-3　雷诺综合征　缺血期

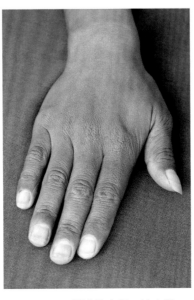

图20-4　雷诺综合征　缺血期

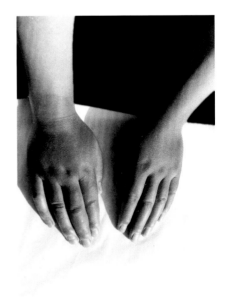

图20-5　雷诺现象　充血期

结缔组织病，Sjögren综合征，动脉炎。

（2）神经性疾病：反射性交感神经病，中枢及周围神经系统疾病，丘下肿瘤，脊髓肿瘤和神经损害。

（3）血管闭塞性疾病：动脉硬化性血管闭塞，血栓闭塞性脉管炎，栓子（胆固醇、心内膜炎、黏液瘤），恶性萎缩性丘疹病。

（4）血液疾病：冷球蛋白血症，冷凝集素综合征，异常蛋白血症，抗磷脂抗体综合征，红细胞增多症，血小板增多症。

（5）药物：重金属中毒（铅、砷），麦角胺，β受体阻滞剂，甲基麦角酰胺，争光霉素，顺铂，酸性粒细胞增多-肌痛综合征。

（6）职业和环境因素：气锤病，打字员、钢琴家疾病，钝性创伤或寒冷损害后遗症，振动性白指，氯乙烯化合物，毒性油综合征。

（7）其他：甲状腺功能减退，嗜铬细胞瘤，原发性肺性高血压，潜在肿瘤，弹性假黄瘤。

（二）诊断思路

中青年女性如出现寒冷后指（趾）端发凉、麻木或刺痛及色泽的改变，尤其有典型的苍白-发绀-潮红三相性改变，诊断不难。如临床表现不典型或疾病早期患者仅诉怕冷及长期手足发凉，也应考虑到患者属于肢体血管性疾病的范畴，除外脉管炎等器质性病变后即可将诊断限定在雷诺病、肢端发绀症、红绀症等几个血管舒缩功能障碍性疾病内，通过对比好发部位、发作时间及发作时皮肤颜色改变等即可鉴别开来，必要时还可进行激发试验，甲皱微循环检查等协助诊断。

（三）诊断依据

根据中青年女性多见；寒冷或情绪波动诱发或加重，温暖后缓解；发作时皮肤出现苍白-发绀-潮红的三相性变化，伴麻木、刺痛等感觉异常；多发生于手指，也可见足趾，双侧对称；病程长者可有

指（趾）端营养障碍可以诊断。

（四）诊断标准

1.Raynaud病诊断标准　①由寒冷和（或）情绪激动所诱发；②对称发病；③有局灶性缺血性损害所引起的皮肤坏死，浅表且小；④排除继发性疾病；⑤疾病持续两年以上，未发现任何致病原因。

2.出现以下现象，应考虑为Raynaud现象　①发病急，且很快发生溃疡和坏死；②发病年龄>50岁，尤为男性；③单侧发病，尤其局限于1~2个指；④在温暖环境中仍有血管痉挛的发作；⑤伴发热、疲乏、消瘦、皮疹等；⑥有明显关节痛、手指肿胀和类风湿病的症状；⑦一个或几个部位脉搏减弱或消失；⑧有贫血、血沉加快、蛋白尿、梅毒血清假阳性反应、血清蛋白异常、抗核抗体子阳性等（表20-2）。

【鉴别诊断】

（一）主要鉴别的疾病

1.雷诺现象病因的鉴别　见表20-3。

2.冻疮

（1）相似点：表现有皮肤发红、发绀、湿冷多汗，好发于手足外侧缘、指（趾）。

（2）不同点：与雷诺病的区别为本病持续时间较长，可达数周甚至整个冬天，而后者为阵发性，一般十几分钟可缓解；本病皮肤改变无典型苍白-发绀-潮红三相变化，仅表现潮红或发绀；本病伴剧烈瘙痒，患者常需反复搔抓或掐捏方可暂时缓解，后者无此表现。

3.血栓闭塞性脉管炎

（1）相似点：为吸烟、寒冷等因素诱发的中小动脉节段性非感染性炎症和管腔内血栓形成，以致进行性狭窄或闭塞而引起的一组临床症状，可以出现指趾发绀、局部皮温降低及组织营养障碍表现，与雷诺病相似。

（2）不同点：本病好发于青年男性，多累及下

表20-2　雷诺现象与雷诺病的鉴别

	雷诺病	雷诺现象
发病年龄	女性多见，多在20~40岁	50岁以上者
发病部位	两侧对称性发病	单侧发病，特别是局限于1~2指节
皮疹特点	多为苍白、青紫潮红，反复阵发性发作	发病后迅速发展成组织坏死、溃疡
系统疾病	无任何系统疾病，周围血管疾病解剖异常等或观察2年以上未发现其他疾病者	有发热、系统性症状、贫血和血沉增快等

表20-3 雷诺现象病因的鉴别

疾 病	鉴别点	疾 病	鉴别点
雷诺病	无基础疾病,症状持续2年以上,由寒冷、精神紧张引起	动脉系统疾病	血栓闭塞性脉管炎(Buerger病)闭塞性动脉硬化症
职业病	使用振动工具 外伤所致动脉闭塞 精神压力引起雷诺现象	血液病	冷球蛋白血症 红细胞增多症 多发性骨髓瘤 冷凝集素综合征
结缔组织病	系统性硬皮病(SSc):90%以上,多为首发症状 系统性红斑狼疮(SLE):约60% 皮肌炎/多发性肌炎(DM/PM):10%~20% 混合结缔组织病(MCTD):90%以上,多为首发症状 干燥综合征(SJS):约30%	药剂性 其他	麦角胺 博来霉素 反射性交感神经性营养不良症 腕管综合征

肢(40%播及上肢),肢端改变为持续性而非阵发性,最初有浅表性游走性浅静脉炎表现,病情发展后出现间歇性跛行甚至静息痛,均与雷诺病不同。应注意本病有30%~50%可伴有雷诺现象。

4.肢端发绀症

(1)相似点:为寒冷刺激后四肢末端,尤其是双手皮肤紫红至青紫色改变,压之可以退色,温暖后渐转为红色,局部皮温低。

(2)不同点:与雷诺病的鉴别要点见表20-4。

(二)次要鉴别的疾病

1.冷球蛋白血症

(1)相似点:为血清中冷球蛋白在低温下发生沉淀引起的血管阻塞及血管炎,临床可以出现肢端红斑、发绀伴疼痛及触痛,温暖后可以缓解。

(2)不同点:本病受累范围大,不仅仅是指(趾),往往伴有关节、肾、神经等其他系统症状。实验室检查血清冷球蛋白含量增高Coomb试验阳性。组织病理学见小血管内嗜酸性无定形均一的蛋白样物质沉着,均与雷诺病时不同。

2.红细胞增多症

(1)相似点:为一种以克隆性红细胞增多为主的骨髓增生性疾病,多见于中老年男性,由于血液黏滞度高,引起全身各器官血流缓慢和组织缺血,可出现在四肢末端红紫,尤以指趾及鱼际、小鱼际为著,伴麻木、刺痛,应与雷诺病鉴别。

(2)不同点:本病是一种全身性疾病,可有头痛、耳鸣、视力障碍、消化性溃疡及肝脾人等其他系统症状,除四肢末端外,面颊、唇、耳、鼻尖、颈部等部位皮肤也可呈紫红色改变,结合末梢血红细胞计数明显增高,黏滞性增加等可以鉴别。

3.闭塞性动脉硬化症

(1)相似点:为动脉粥样硬化引起的下肢大、中动脉管腔狭窄或闭塞,导致局部供血不足,可出现双下肢皮肤尤其是足趾凉冷、苍白、青紫及感觉异常,与雷诺病相似。

(2)不同点:本病好发于中老年男性,手指一般不受累,无典型的阵发性苍白-发绀-潮红三相改

表20-4 雷诺病与肢端发绀症的鉴别

项 目	雷诺病	肢端发绀症
好发人群	中青年女性	青年女性,有家族史
受累部位	手指,也可累及足趾	整个手脚,甚至小腿、前臂
皮肤颜色	苍白-发绀-潮红	紫红至青紫,无苍白
皮肤湿度	干	黏潮
持续时间	一般十几分钟,阵发性	数天至数月,持续性
局部营养障碍	多见指尖萎缩、变细、硬化等	少见

变，有间歇性跛行及静息痛，且常伴高血压，实验室检查血脂、血糖升高，可以区别。

4. 红绀症

（1）相似点：为真皮乳头层静脉丛扩张淤血所引起的一种循环障碍性疾病，好发于青年女性，寒冷为诱发和加重因素，以皮肤阵发性紫红色、轻度肿胀为特征，与雷诺病相似。

（2）不同点：本病常见受累部位为双下肢皮下脂肪较厚的部位，即小腿及大腿外侧、臀部，双手部一般不累及，有与毛囊口一致的红斑和角质增生，无局部营养障碍表现，可以鉴别。

【治　疗】

1. 一般治疗：注意保暖、戒烟，避免各种精神和局部创伤。

2. 扩血管治疗：①α-受体阻滞剂：妥拉苏林25mg，每日3次，或酚妥拉明25~100mg，每日4次，或酚苄明10mg，每日2次；②其他扩血管药物：烟酸50~100mg，每日3次，或硝苯地平5~20mg，每日3次，或利血平0.25mg，每日2~3次，或凯他色林10mg，每日3次。

3. 改善微循环：可选用低分子右旋糖酐、脉络宁、丹参、潘生丁、维生素E等。

4. 局部外用血管扩张剂如2%硝酸甘油软膏，如有溃疡形成应用抗生素软膏。

5. 药物治疗效差者，行颈或腰交感神经切除术可缓解症状。

（乌日娜　李慧忠）

网状青斑

网状青斑（livedo reticularis）是由多种因素引起的皮肤呈青紫色网状斑纹的血管疾病，它是一种非特异性临床反应，是由于皮肤表浅静脉血液淤滞所致。

各种原因引起真皮内垂直小动脉痉挛，小静脉回流受阻，或血液黏滞性增高，使血流减慢，血液脱氧时间延长，皮肤血管内缺氧，使皮肤外观上呈青紫色网状或树枝状斑纹。

【临床表现】

1. 症状性　①冻疮；②动脉硬化症；③结节性

动脉周围炎、SLE、风湿性关节炎、皮肌炎、网状青斑血管炎；④血管内凝血、动脉栓塞、冷球蛋白血症、血小板增多症、真性红细胞增多症、白血病；⑤其他：药疹、高半胱氨酸尿症、胰腺炎、甲状腺病、梅毒、淋巴瘤。

2. 特发性　20~40岁，女性好发。

3. 先天性　血管扩张性大理石样皮肤。

4. 皮肤损害　紫红色、暗红色网状斑纹，压之退色，好发于下肢（图20-6），踝部尤然，亦可累及臀部、躯干和上肢。严重者可发生溃疡，可有皮肤僵冷，麻木或疼痛感。遇冷加重。

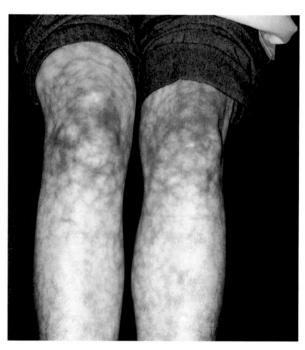

图20-6　网状青斑

【诊　断】

（一）诊断基本资料

1. 病史　详细询问病史对本病的诊断及鉴别诊断具有重要意义，包括发作时皮疹特征，有无伴随症状，每次发作持续时间，诱发或加重的因素，以及缓解的方法，与季节、情绪波动等内外界因素的关系。

2. 体格检查　体查重点为双下肢，可见皮肤暗红色或青紫色网状或树枝状斑纹，有时可见结节及溃疡。对其他部位皮肤、黏膜、淋巴结、关节等详尽的检查有助于发现潜在的原发病。

3. 实验室及其他检查

（1）组织病理学检查：病理改变早期为白细胞

碎裂性血管炎，可见内皮细胞肿胀，管壁纤维蛋白沉积，管腔内透明血栓形成，管壁及其周围组织中少许中性粒细胞和核尘以及淋巴细胞和组织细胞浸润，另外可见真皮乳头水肿和红细胞外溢。晚期炎症减轻。

（2）直接免疫荧光检查见血管壁IgM、补体及纤维素沉积。

4. **伴发疾病**

（1）生理性：皮肤大理石样变。

（2）结缔组织病：系统性红斑狼疮，混合结缔组织病，系统性硬皮病，皮肌炎，风湿性关节炎。

（3）血管炎：动脉硬化症，结节性多动脉炎，伴有或不伴有肉芽肿的白细胞破碎性血管炎，肉芽肿性动脉炎，青斑样血管炎。

（4）异球蛋白血症：冷球蛋白血症，冷凝集素血症。

（5）高凝血症：播散性血管内凝血，抗磷脂抗体综合征。

（6）感染：梅毒，脑膜炎球菌血症，立克次体感染，伤寒，心内膜炎，病毒感染。

（7）代谢性：甲状旁腺功能亢进和高钙血症，类癌，嗜咯细胞瘤，甲状腺功能低下。

（8）其他：胰腺炎，氯乙烯病，毒性油综合征，酸性粒细胞增多—肌痛综合征，硅酮隆胸术后硬皮病。

（二）诊断思路

见到以双下肢暗红至紫红色网状斑纹为主要临床表现，尤其是发生于中青年女性者，遇冷后加重，应首先考虑本病的诊断。要注意与寒冷相关的另外三种疾病：雷诺病、肢端发绀症和小腿红绀症的鉴别（详见鉴别诊断项），抓住皮疹呈网状或树枝状分布的特点，鉴别往往并不困难。对于那些在病史及体检中发现有其他系统受累及血液、尿液检查异常者，应考虑为继发性网状青斑，此时要针对性的完善相关的辅助检查找出原发病。

（三）诊断依据

1. **病史** 多见于青年女性，多发于下肢及踝部周围、躯干、前臂等处。一般无自觉症状，有时遇冷后可有麻木、隐痛或刺痛感。遇冷皮损加重，暖后有所减轻。

2. **体征** 持续性蓝色或蓝红色斑纹，呈网状或树枝状。

（1）特发性网状青斑：多发于30～40岁女性，

初起仅遇冷时在下肢、前臂或躯干发生网状斑纹，暖后消退，病久者可持续不退。常有刺痛麻木感，或有轻度水肿，偶可于冬季发生小腿溃疡，亦可于夏季突然在踝旁及小腿下方发生溃疡。

（2）继发性网状青斑：呈斑片状或不对称倾向，多继发于某些潜在性疾病。

（3）先天性网状青斑（亦称毛细血管扩张性大理石皮肤）：出生时即有，皮肤可萎缩，多不对称，皮损范围大，病程不定，随年龄增长而趋好转。

【鉴别诊断】

（一）主要鉴别的疾病

火激红斑 是指局部较长时间受热直接反复刺激后，皮肤发生的持续性网状红斑及后期的色素沉着，可伴灼热和刺痛感，多见于女性小腿，也发生于一些特殊工种者的其他受热部位。

（1）相似点：二者都是多发于女性小腿的网状皮肤颜色改变，除颜色有一定差别外，火激红斑是局部受热后发生，为一种纯物理因素引起的皮肤病。

（2）不同点：网状红斑常以寒冷为诱发和加重因素，可能继发于多种全身性疾病或病因不明。

（二）次要鉴别的疾病

1. **肢端发绀症** 好发于成年女性，为寒冷诱发的四肢末端，尤其是两手皮肤紫红至青紫色改变，压之可以退色，局部皮温低，温暖后可以缓解。

（1）相似点：好发人群、诱发因素及皮肤颜色改变等方面与网状青斑相似。

（2）不同点：本病最主要累及双手，而后者主要为双下肢。本病为局部皮肤呈弥漫均一的青紫色，而后者为网状或树枝状斑纹，中间有正常肤色皮肤。

2. **红绀症** 又称女子下肢红绀症，病因不明，表现为皮下脂肪层较厚的部位，如小腿、大腿和臀部皮肤呈紫红色或紫蓝色发绀，以小腿远端外侧为著，皮疹压之退色。

（1）相似点：皮温低，寒冷为诱发及加重因素，与网状青斑相似。

（2）不同点：本病为局部皮肤的大片青紫发绀，而后者呈网状或树枝状斑纹，网纹间肤色正常或苍白。

本病青紫往往发生在轻度肿胀的基础上，病程较久者可出现毛囊性角化丘疹、局部柔韧感及纤维化，网状青斑无此特点。

【治 疗】

1.一般治疗：防寒保暖，病情较重者应卧床休息。

2.扩张血管：可口服烟酸50～100mg，每日3次；心痛定5～20mg，每日3次。

3.改善微循环：可用低分子右旋糖酐500ml，每日1次，静脉滴注；双嘧达莫25～50mg，每日3次，口服；阿司匹林0.1g，每日1次，口服；肝素5 000U，每日1次，皮下注射。大剂量维生素E、山莨菪碱、中药丹参片或丹参注射液均可选用，也可使用溶栓药物如尿激酶及链激酶。

4.对皮质激素的应用存在争议，近来有用硫唑嘌呤治疗成功的报道。

5.重症而药物治疗效差者可行交感神经切除，但疗效不肯定。

6.继发性者应积极治疗原发病。

（李慧忠　吴大兴）

青斑样血管病

青斑样血管病（livedoid vasculopathy），或青斑样血管炎（livedoid vasculitis）、白色萎缩（atrophie blanche）、节段性透明变性血管炎（segmental hyalinizing vasculitis）。白色萎缩不是独立的疾病。

【临床表现】

本病是一个高凝状态在皮肤表面的血管自发血栓形成，血栓形成引起组织低氧分压缺氧和皮肤损害，病名青斑样血管病和白色萎缩可能为病谱性疾病，都包含了许多亚型。组织学特点是在真皮中小血管出现透明血栓。没有白细胞碎裂性血管炎。主要表现为好发于小腿、踝部的红色、紫癜样斑疹、丘疹，形成疼痛剧烈的溃疡，溃疡愈合后形成星状、瓷白色瘢痕，称为白色萎缩。

【诊 断】

（一）诊断基本资料

1.病史　临床表现为复发性网状青斑且合并小腿疼痛性紫癜、溃疡、斑疹，伴有萎缩性、瓷白色的卫星状瘢痕，或者其周围存在毛细血管扩张及色

素沉着。本病多见于中青年女性，常反复发作，夏季加重。皮肤周期性发作，本病多有静脉淤滞。

2.体格检查　下肢踝关节周围及足背部出现淤点或淤斑，散在分布并呈网状伴毛细血管扩张，继而瘀点中央出现小黑痂，痂下为浅表、形状不规则溃疡，有两种溃疡性皮损，小的（直径1～5mm）和大的（直径可达5cm）疼痛性溃疡，愈合后为萎缩性斑块。一些患者的溃疡周围有明显的网状青斑。溃疡疼痛且愈合缓慢，愈合后呈象牙白色萎缩瘢痕（图20-7），亦有不发生破溃的白色瘢痕。

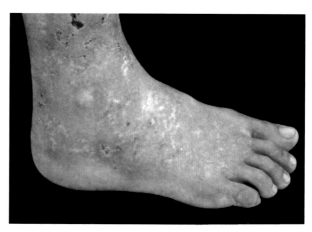

图20-7　青斑样血管病（白色萎缩）　足背见萎缩性星状白色瘢痕，周围毛细血管扩张

3.实验室检查/组织病理　实验室检测应该包括抗心磷脂抗体，莱顿因子V基因突变（通常是杂合子），蛋白C、S或抗凝血酶Ⅲ杂合缺失，凝血酶原G20 210基因突变，冷沉淀蛋白和同型半胱氨酸的水平。

早期溃疡性皮损是真皮中管壁有纤维蛋白样物质沉积及玻璃样变和透明血栓形成。红细胞漏出和含铁血黄素沉积。血管周围有淋巴细胞、组织细胞浸润，真皮肥大细胞常增多。溃疡中可见真皮浅层和表皮有梗死。在白色萎缩斑块中，除血管改变外，还可见表皮萎缩和真皮中硬皮病样瘢痕形成。

4.伴发疾病　本病可分为特发性（无渐进病史、静脉曲张或脂肪皮肤硬化症，且无伴随疾病）和继发性（慢性静脉内高压、静脉曲张、红斑狼疮、抗磷脂抗体综合征、多发性骨髓瘤、静脉瓣缺陷、深静脉血栓形成、脑血管意外相关）。

（二）诊断思路

许多文献将青斑样血管炎、白色萎缩视为同一

种疾病或为同义词，白色萎缩不是独立的疾病，其代表各种血管性疾病终末期临床表现，白色萎缩不仅仅是青斑样血管炎独有表现。它应该和青斑样血管样炎伴发的白色萎缩区别开来。

青斑样血管病组织学上并无白细胞碎裂性血管炎的特征，不是真正的血管炎，故称其为血管病较血管炎更适合。

（三）诊断依据

1.好发于小腿、踝部的红色、紫癜样斑疹、丘疹，形成疼痛剧烈的溃疡，溃疡愈合后形成星状、瓷白色瘢痕，称为白色萎缩。

2.特点是在真皮中小血管出现透明血栓，没有白细胞碎裂性血管炎。

【鉴别诊断】

（一）主要鉴别的疾病

本病首先排除原发性或伴发性高龄状态，尤其是与抗磷脂综合征相关的疾病，以及与结节性红斑、变应性皮肤血管炎、血栓性静脉炎、结节性脂膜炎、静脉曲张、静脉回流淤积相鉴别。

（二）次要鉴别的疾病

1.许多情况都会导致下肢溃疡的网状青斑，必须排除包括小血管炎（尤其是肝炎病毒与原发性冷球蛋白血症或混合性结缔组织病相关联）微小多动脉炎结节性多动脉炎（PAN）周围血管疾病，如PAN的硬红斑和羟基脲相关的腿溃疡。

2.透明血栓形成和（或）纤维蛋白样物质沉积而闭塞血管，很少有中性粒细胞浸润和核尘，其特点可与白细胞碎裂性血管炎鉴别。

3.其他　丙型病毒性肝炎、纤维蛋白溶解异常、静脉和动脉外周血管病、微小多动脉炎、结节性多动脉炎、周围血管疾病、羟基脲相关的腿溃疡。

【治　疗】

主要针对治疗高凝状态，刺激内源性纤溶活性，抑制血栓形成，改善微循环。急性期加用糖皮质激素治疗与柳氮磺吡啶；慢性期皮损仅单纯抗凝治疗。雄激素类药物达那唑具有明显的纤维蛋白溶解作用，可有效控制症状。选用低分子肝素、利伐沙班抗凝治疗，此外，穿弹力袜或弹力绷带等加压疗法可促进纤溶活性，间断静脉加压可增强纤溶而提高抗血栓能力。

（普雄明　吴志华）

毛细血管扩张症

毛细血管扩张症（telangiectasia）是指皮肤或黏膜表面的毛细血管、细动脉和细静脉持续性扩张，形成红色或紫红色斑状、星状、线状或蜘蛛网状损害的一类疾病的总称。

【病因与发病机制】

1.原发性亦称特发性，病因不清，部分与遗传因素有关。

2.继发性者可能与某些物理或化学因素长期作用有关，如长期暴露于阳光、风、寒冷、高热及放射线，或接触煤焦油和某些药物，也可能继发于某些全身或局部疾病后，如红斑狼疮、寻常狼疮、肝硬化、甲状腺功能亢进、皮肤异色症、瘢痕疙瘩、酒渣鼻及一些遗传性皮肤性皮肤病。

3.文章仅就原发性毛细血管扩张症进行讨论，继发性者见相关章节。

【临床表现】

共同特点为皮肤黏膜表面红色至紫色细丝状、星状或蜘蛛网状扩张的血管，无瘙痒、疼痛等自觉症状。可发生于任何部位，呈局限性或广泛性分布，也可为节段性或一侧性分布。各种原发性毛细血管扩张症的临床表现各有其特征性。

1.先天性毛细血管扩张性大理石样皮肤。

2.遗传性出血性毛细血管扩张症（图20-8，图20-9）。

3.共济失调-毛细血管扩张症。

4.泛发性特发性毛细血管扩张症。

5.蜘蛛状毛细血管扩张症（蜘蛛痣）（图20-10）。

6.单侧痣样毛细血管扩张症。

7.静脉湖。

【诊　断】

（一）诊断基本资料

1.病史　原发性毛细血管扩张症为一类疾病的总称，有些常与遗传有关，有些为先天性或生后不

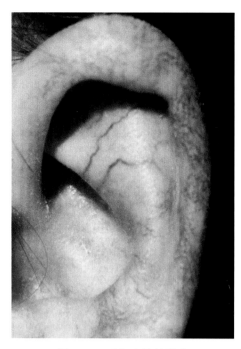

图20-8　毛细血管扩张症

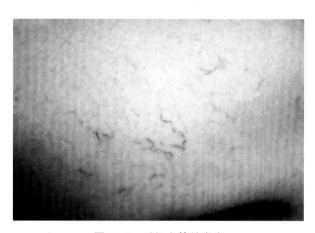

图20-9　毛细血管扩张症

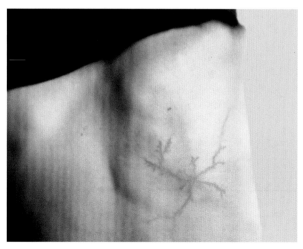

图20-10　蜘蛛状毛细血管扩张（蜘蛛痣）
（本图由山西医科大学叶培明惠赠）

久即发病，故详细询问家族史及发病年龄，对本症的诊断及各型之间的鉴别诊断有重要意义。

2. 体格检查　本病体检的重点应包括全身皮肤及黏膜部位，发现点状、线条状或放射状分布的扩张的毛细血管，即可诊断毛细血管扩张症。结合对消化、运动、神经等系统的检查有助于精确分型及鉴别诊断。

3. 实验室及其他检查

（1）多无特异性实验室检查指标。在共济失调毛细血管扩张症患者可见到周围血淋巴细胞减少，免疫球蛋白降低或缺乏等免疫缺陷的表现。

（2）组织病理学共同表现为真皮浅层毛细血管增多、扩张，管壁变薄，仅由内皮细胞组成。在单侧痣样毛细血管扩张中，扩张的血管可达真皮深部。蜘蛛状毛细血管扩张症中，可见扩张的小动脉。

4. 伴发疾病　红斑狼疮、寻常狼疮、肝硬化、甲状腺功能亢进、皮肤异色症、瘢痕疙瘩、酒渣鼻及一些遗传性皮肤病。

（二）诊断思路

1. 初步诊断　临床见到皮肤、黏膜表面红色至紫色细丝状、星状或蛛网状扩张的血管即可诊断毛细血管扩张症。

2. 逐一排除法诊断　本病是一大类具有特定表现的疾病的总称，诊断应采用逐步排除法。但它可能继发于某些全身或局部性疾病，如红斑狼疮、肝硬化、甲状腺功能亢进、硬皮病、寻常狼疮、酒渣鼻或长期局部外用糖皮质激素等，首先应围绕这些疾病询问有关病史及进行体格检查，再排除这些基础病。

3. 特异性诊断　诊断限定到原发性毛细血管扩张症的范围内，常见的七种疾病其临床表现除共性外各有其特殊性，围绕其特殊性表现收集相关资料，重点为家族发病情况、发病年龄（幼年还是成年）、皮疹在分布上的特点（泛发性还是局限性，对称性还是单侧性，好发面部还是四肢，除皮肤外有无黏膜受累等），以及是否有神经系统、呼吸道等其他系统症状伴发。通过上述资料的比较，可以做出某种毛细血管扩张症的特异性诊断。

（三）诊断依据

1. 先天性毛细血管扩张性大理石样皮肤　①生后即有；②节段性或局限性分布的青灰色网状斑纹；③组织学表现为真皮浅层毛细血管显著扩张。

2. 遗传性出血性毛细血管扩张症　①有家族

史，青少年发病；②皮肤黏膜广泛的毛细血管扩张；③有出血倾向；④实验室检查可有贫血。

3. 共济失调-毛细血管扩张症　①幼年发病；②神经系统症状为最早、最突出表现；③结膜、皮肤广泛毛细血管扩张；④反复呼吸道感染。

4. 泛发性特发性毛细血管扩张症　①好发于中年女性；②广泛皮肤、黏膜毛细血管扩张；③无系统性损害。

5. 蜘蛛状毛细血管扩张症　①由中央鲜红色丘疹状蜘蛛体和周围放射状毛细血管扩张组成；②中央搏动性；③病理见扩张的小动脉。

6. 单侧痣样毛细血管扩张　①皮肤黏膜毛细血管扩张；②单侧分布为特征。

7. 静脉湖　①老年人多见；②好发于暴光部位；③直径1～5mm的深蓝至黑色丘疹，触之柔软，持续加压可部分排空或完全排空其中血液；④病理表现为真皮浅层高度扩张的静脉血管。

【鉴别诊断】

（一）主要鉴别的疾病

1. 先天性毛细血管扩张性大理石样皮肤与弥漫性真性静脉扩张症相鉴别

（1）相似点：二者同为皮肤浅静脉扩张所致。

（2）不同点：前者出生时即有，而后者出生时正常，婴儿或青春期前发生；前者皮疹往往泛发，后者常累及单个肢体或肢体的一部分；前者受累皮肤往往仅表现大理石样斑纹，偶见浅表小溃疡，后者除见蓝色扩张增粗的静脉外，常伴皮下组织肿胀，部分病例可见血栓形成、出血、溃疡和坏疽，患肢可增长或萎缩。

2. 遗传性出血性毛细血管扩张症与泛发性特发性毛细血管扩张症相鉴别

（1）相似点：二者均表现为皮肤黏膜毛细血管扩张。

（2）不同点：前者有家族史，儿童期或青春期发病，后者无家族史，中青年女性多见；前者皮疹广泛对称，多在身体上半部，尤其以唇红缘簇状毛细血管扩张为特征，而后者皮疹可以泛发也可为单侧发生，开始于身体下半部；前者往往有黏膜等部位明显的出血倾向，而后者无明显出血倾向。

3. 泛发性特发性毛细血管扩张症与弥漫性躯体血管角皮瘤相鉴别

（1）相似点：弥漫性躯体血管角皮瘤又称

Fabry病，为X连锁隐性遗传的鞘脂代谢病，其皮肤损害可表现为针头至数毫米大小，深红色至蓝黑色扁平或略隆起的斑点，脐至膝区域密度最大，有时与泛发性特发性毛细血管扩张症相似。

（2）不同点：前者常于青春期之前发病，后者为成年后开始；前者双侧对称性分布，后者可表现为单侧性、局限性或沿皮神经分布；前者往往伴角化过度，后者无角化；前者可伴有肾脏、心血管、胃肠道和中枢神经系统等症状，后者无系统性损害。

4. 静脉湖与老年性血管瘤相鉴别

（1）相似点：老年性血管瘤亦称樱桃状血管瘤，损害开始出现于成年早期，随时间延长，其数量及大小逐渐增加，表现为直径1～3mm鲜红至紫色表面光滑、质软的圆顶丘疹，好发于躯干上部，偶可累及颈及面部，与静脉湖二者均发生于老年人，皮疹特点亦较相似。

（2）不同点：前者以躯干部为主，静脉湖以暴光部位如头、颈、前臂多发；前者颜色较浅，呈樱桃红色至紫红色，而静脉湖颜色较深，呈深蓝色至黑色。

5. 蜘蛛痣与老年性血管瘤相鉴别

（1）相似点：二者均为小的血管扩张。

（2）不同点：蜘蛛痣多见于儿童及孕妇，好发于颜面、颈和手，中央血管有搏动性，其周围为呈放射状扩张的毛细血管，老年性血管瘤见于中老年人，躯干部多发，无搏动性，周围不具有放射状扩张的血管。病理改变：蜘蛛痣中央为扩张的动脉，向周围反射状分支成毛细血管，老年性血管瘤为真皮乳头内薄壁的血管扩张，常见间质水肿及弹力纤维变性。

（二）次要鉴别的疾病

1. 遗传性出血性毛细血管扩张症与蜘蛛痣鉴别

（1）相似点：遗传性出血性毛细血管扩张症时集簇细小扩张的毛细血管丛可聚合成斑疹或略高起的丘疹，似蜘蛛痣。

（2）不同点：前者有家族史，多见于青春期后，大多30～40岁发病，后者无家族史，多见于儿童及孕妇；前者皮损无搏动性，后者则有；前者伴有明显黏膜损害和出血倾向，后者无此表现。

2. 遗传性出血性毛细血管扩张症与其他出血性疾病和一般消化道出血相鉴别

（1）相似点：遗传性出血性毛细血管扩张症常有皮肤黏膜出血症状，如鼻衄、牙龈出血、皮下出血及血尿、便血等。应与血液病、肝病所致凝血功能障碍及单纯泌尿、胃肠道出血相鉴别。

（2）不同点：这些疾病往往无家族史及全身皮肤毛细血管扩张表现，但血液病时可有骨髓象、血象及凝血功能检查等实验室异常表现，肝病时有肝功能及凝血功能异常等实验室表现，单纯尿路、胃肠道出血时可有相应影像学及内镜检查异常表现。

3.泛发性特发性毛细血管扩张症与全身疾病所致毛细血管扩张症相鉴别

（1）相似点：二者皮肤表现相同。

（2）不同点：前者无全身性疾病的相关临床表现，末梢小动脉和毛细血管袢动脉端内皮细胞碱性磷酸酶活性消失，而后者相反。

（三）专家提示鉴别的疾病

专家提示应鉴别的疾病（表20-5）。

【治 疗】

1. 对于皮肤扩张的毛细血管一般无须治疗，如治疗可采用冷冻、硬化、电凝、激光或透热疗法等，病灶较少者可考虑手术治疗。近年来应用脉冲染料或铜蒸气激光取得良好美容效果。

2. 先天性毛细血管扩张性大理石样皮肤可试用大剂量维生素E治疗。

3. 遗传性毛细血管扩张症应积极控制出血及纠正贫血，可用局部压迫、电灼、激光、手术控制局部出血灶。皮质内固醇激素有助于减轻出血倾向，雌激素可有效控制鼻衄，常用乙烯雌二醇，开始每日0.25mg，酌情增减剂量，直到完全控制后改用维持量。对贫血者可补充铁剂或输血。

4. 共济失调性毛细血管扩张症时，主要为对症治疗，积极控制呼吸道感染，可应用转移因子、胸腺素、左旋咪唑，骨髓移植可能有一定帮助。

表20-5 专家提示鉴别的疾病

静脉曲张-静脉高压	皮肌炎
血管痣	进行性系统性硬化病
毛细血管瘤	恶性萎缩性丘疹病（Degos病）
蛛状痣（微小动脉蛛状痣）	持久斑疹性毛细管扩张（肥大细胞增生病）
匐行性血管瘤	代谢性/激素性
遗传性综合征	皮质激素（系统的，局部的）
先天性神经性关节病（Maffucci综合征）	脂质渐进性坏死
先天性皮肤异色病（Rothmund-Thomson综合征）	妊娠
原发性渐进性毛细血管扩张	雌激素/孕酮疗法
（Osler-Weber-Rendu病）	物理因素创伤，手术切口/撕裂
皮肤具大理石纹脉的毛细血管扩张阻塞系统性红斑狼疮	放射性皮炎

（吴丽峰 李慧忠）

第二十一章
皮肤血管炎

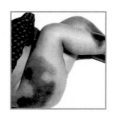
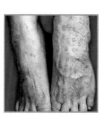
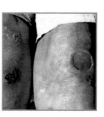

变应性皮肤血管炎

变应性皮肤血管炎（allergic cutaneous vasculitis）亦称白细胞碎裂性血管炎（leukocytoclastic vasculitis），为侵犯真皮全层毛细血管及小静脉的血管炎。临床以双小腿对称发生的多形性损害及全身症状，伴有或不伴内脏损害为特征。

【病因与发病机制】

本病致病因素较多，常见者有外源性（药物、农药、环境因素及细菌、病毒、真菌、寄生虫）和内源性（冷球蛋白、自身抗原等），部分为特发性，病因不清。这些物质作为抗原刺激机体产生特异性抗体，二者可形成抗原抗体复合物，沉积于皮肤小血管等部位，激活补体系统、纤维蛋白溶解系统，出现血小板聚集及中性粒细胞趋化，引起白细胞碎裂性血管炎改变。

【临床表现】

1. **基本损害** 皮疹呈多形性，可有红斑、丘疹、风团、紫癜、水疱、血疱、结节、溃疡及坏死等损害，其主要特征是紫癜性斑丘疹（图21-1），但就某一病例而言，皮疹可能以某几种为主。

2. **发病特征** 多见于青壮年，往往有不规则发热、乏力、关节肌肉疼痛等症状，伴有瘙痒、疼痛和烧灼感。皮损常散布于双下肢，尤其小腿及足背，有时可发生于大腿、臀、躯干和上肢，对称发生。病程可迁延数月至数年。

3. **系统损害** 部分患者合并关节、肾脏、胃肠道、肺和中枢神经受累的症状，称为系统型变应性皮肤血管炎。

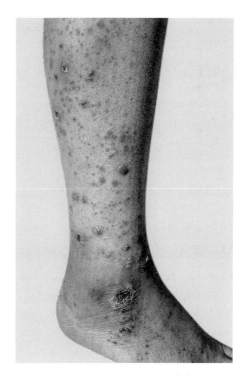

图21-1 变应性皮肤血管炎

【诊　断】

（一）诊断基本资料

1. **病史** 可能有轻度乏力、低热、肌肉酸痛等症状史，患者有小腿成批出现的紫癜性丘疹、斑丘疹，甚至水肿、血疱、溃疡史。

2. **体格检查** 重点放在身体的下垂部位，小腿及足背是皮疹最典型的地方。本病基本损害为紫癜性斑丘疹，即可触性紫癜，如炎症较轻，可能只伴有红斑、丘疹、风团，如炎症较重，可出现水疱、血疱、坏死及溃疡，侵犯较深者也可出现结节性损害，故皮疹的表现可以是多样化的，但体格检查时，在某患者身上往往仅见到以1～2种损害为主的表现，很少会有各种皮损同时出现的情况。

3.**实验室及其他检查**

（1）无特异性实验室检查，严重者可出现贫血及嗜酸性粒细胞增高，补体下降，血沉增快。肾脏受累可出现蛋白尿、血尿及管型。

（2）组织病理学特点为真皮浅层及深层血管白细胞碎裂性血管炎，部分病例累及皮下组织的小血管，血管壁及管周多数纤维素沉积及嗜中性粒细胞浸润，管周也可见到嗜酸性粒细胞浸润，如发生血管阻塞，表皮可出现缺血坏死改变。

（3）直接免疫荧光检查可见IgG、C3沉积在小血管的管壁。

4.**伴发疾病**

（1）感染：肝炎、流感、HIV感染、麻风、结核。

（2）内脏疾病：炎性肠病、系统性红斑狼疮、混合结缔组织病、结节病、类风湿性关节炎、Sjögren综合征、过敏性紫癜、冷球蛋白血症、γ-球蛋白病。

（3）肿瘤：淋巴瘤、骨髓瘤、肺癌、白血病、乳腺癌。

（二）**诊断思路**

1.**皮损特征**　本病为免疫复合物介导的白细胞碎裂性血管炎，症状的出现与静脉压力增高有一定的关系，故皮疹总是以身体下垂部位最多，且出现最早。从皮疹形态来看，本病皮疹特点是多样化，红斑、丘疹、斑丘疹、风团、结节、水疱、血疱、溃疡及坏死均可出现，但最基本的损害为紫癜性斑丘疹，是一种可触性的紫癜，抓住以上两个特点，基本可做出诊断。

2.**鉴别排除诊断**　如仍困难，可进一步结合组织病理学检查并与过敏性紫癜、结节性血管炎、硬红斑等相似疾病鉴别而得出诊断。

3.**系统疾病**　血管炎除皮肤外，肾脏、胃肠道、关节通常是最易累及的部位，本病部分病例甚至可能侵犯肺部及中枢神经系统，故还应注意系统型变应性皮肤血管炎的发生。

（三）**诊断依据**

依据病史、临床表现和组织病理做出诊断。

（四）**诊断标准（美国1990年）**

1.发病年龄＞16岁。

2.发病前服药史。

3.隆起性紫癜，压之不退色。

4.斑丘疹（一处或多处皮肤大小不等、扁平、突出皮表的）。

5.皮肤活检示微动脉或微静脉血管壁或血管外周有中性粒细胞浸润。以上5项中具备3项或以上者即可诊断变应性血管炎。

【**鉴别诊断**】

（一）**主要鉴别的疾病**

1.**过敏性紫癜**

（1）相似点：无论累及部位及皮疹形态均与变应性皮肤血管炎相似。

（2）不同点：前者皮疹较为单一而后者皮疹多样性；前者皮疹往往较局限，后者范围较广，易播散到躯干尤其背部；前者极少累及肺部，后者有时可累及肺部，偶见胸腔积液。虽然两者基本组织学改变相同，均为白细胞碎裂性血管炎，但前者病变的血管在真皮浅层，一般不累及真皮深层及皮下的血管，而后者侵及真皮浅层及深层，有时还包括皮下组织的小血管。

2.**丘疹坏死性皮肤结核疹**

（1）相似点：表现为暗红或紫红色硬性丘疹或结节，病程慢性，成批反复发作，好发于四肢伸侧。

（2）不同点：①本病皮疹有群集倾向，尤其见于肘膝关节伸侧，与后者散在，以小腿、足背为主不同；②本病皮疹形态单一，早期表现为硬性丘疹或结节，继续发展可出现脓疱、坏死、小溃疡及黑痂，但不会出现紫癜性丘疹、斑丘疹、风团等皮损；③本病组织病理学可见表皮坏死及坏死组织周围栅栏状排列的组织细胞，另外有多核巨细胞、中性粒细胞及淋巴细胞浸润，后者为白细胞碎裂性血管炎改变；④本病常合并肺结核或内脏结核，结核菌素试验阳性，而后者则无。

3.**色素性紫癜性苔藓样皮炎**

（1）相似点：表现为常发生于小腿的鲜红至棕红色紫癜性小丘疹，病程慢性，与变应性皮肤血管炎相似。

（2）不同点：①本病皮疹相对较单一，表现为紫癜性小丘疹，可以融合成苔藓样斑片，表面可见红点或毛细血管扩张，而后者皮疹形态多样化，虽以紫癜性斑丘疹为基本损害，但可有红斑、丘疹、风团、结节、水疱、溃疡等多种表现，一般不融合，无毛细血管扩张；②本病组织病理学仅表现真皮上部血管外红细胞及含铁血黄素沉积，而无明显血管炎表现。

（二）次要鉴别的疾病

1. 淤滞性紫癜

（1）相似点：初为较小的紫癜性斑点，可融合成不规则斑片，伴红斑、水肿、溃疡形成，与变应性皮肤血管炎皮疹相似。

（2）不同点：本病多见于中老年人，往往伴静脉曲张，皮疹形态较单一，紫癜非可触性，组织病理仅表现红细胞外渗，无血管炎改变。

2. 急性痘疮性苔藓样糠疹

（1）相似点：本病淡红色针头至豌豆大小圆形有鳞屑的丘疹，其后中央水疱、坏死、结痂，愈后留有痘疮样瘢痕，皮疹成群发生。与变应性皮肤血管炎相似。

（2）不同点：①好发部位不同，本病皮疹泛发，以躯干和上肢（尤其屈侧）为著，而后者以下肢为著，尤其小腿、足背；②本病皮疹相对较单一，无紫癜性斑丘疹，而后者相反；③组织病理学改变不同，本病以角质形成细胞坏死及基底细胞液化变性为特征，而后者为白细胞碎裂性血管炎改变。

3. 结节性多动脉炎

（1）相似点：皮损表现为下肢或前臂淡红或鲜红色小而坚实的皮下结节，单个或成群沿血管分布。

（2）不同点：本病常发生于中年男性，皮疹形态单一，数量较少，沿血管分布，不对称，且触痛、自发痛和夜间肌痛较明显，半数以上的患者可伴有系统性病变，组织病理学改变为坏死性闭塞性全动脉炎。

4. 结节性红斑

（1）相似点：表现为主要累及小腿伸侧的结节性斑块，并也可伴有关节疼痛。

（2）不同点：本病皮损形态单一，损害为直径1~5cm红色结节，略高于皮面，表面光滑，伴疼痛和局部皮温升高，而后者皮损呈多形性，基本损害为紫癜性斑丘疹，结节少见。组织病理学改变本病为间隔性脂膜炎，而后者为真皮全层白细胞碎裂性血管炎。

5. 硬红斑

（1）相似点：表现为发生于小腿屈侧中下部的皮下结节。

（2）不同点：本病常有结核病史，皮疹形态单一，为蚕豆大小肤色质硬结节或融合成大的斑块，中央破溃形成深溃疡，结核菌素试验强阳性，组织病理学表现为小叶性脂膜炎，均与变应性皮肤血管炎不同。

【治　疗】

1. **一般治疗**　急性期应卧床休息，抬高患肢。积极寻找并去除可疑致病因素，包括停用可疑致敏药物及查找慢性感染灶并积极抗感染治疗。

2. **特殊治疗**

（1）首选皮质类固醇。根据病情轻重情况予泼尼松15~40mg，早晨顿服，可较好控制症状。

（2）合用抗组胺药物及维生素C、维生素E。

（3）必要时加用雷公藤多甙20mg，每日3次；氨苯砜25mg，每日3次；四环素250mg，每日3次。

（4）如不能控制，可加用免疫抑制剂，如环孢素、环磷酰胺、秋水仙碱等。

（5）局部予皮质类固醇软膏外涂，每日2次，破溃者可用百多邦软膏。

（李慧忠　史建强　吴丽峰）

过敏性紫癜

过敏性紫癜（anaphylactoid purpura）又称Henoch-Schonlien紫癜（Henoch-Schönlien purpura，HSP），IgA免疫复合物血管炎。为侵犯皮肤或其他器官的毛细血管及细小血管白细胞破碎性血管炎，其特点是血小板不减少性紫癜，常伴关节痛、腹痛，时有血尿。

【病因与发病机制】

病因不明，部分患者发病前有发热、咽痛等上呼吸道感染史。多认为是一种感染变态反应，变应原可能为链球菌、金黄色葡萄球菌及病毒，亦有认为与食物、药物、虫咬，甚至某些物理因素如寒冷等有关。

过敏性紫癜的发病机制可能为各种刺激因子，包括感染原和过敏原作用于具有特异体质的个体，激发B细胞克隆扩增，导致IgA介导的系统性血管炎。

【临床表现】

1. **皮肤损害** 皮损以高起皮面可触及的紫癜或出血性斑丘疹为主，压之不退色，也可有风团、红斑、斑丘疹，甚至水疱、血疱、坏死或溃疡。

2. **发病特征** 好发于儿童和少年，主要对称性分布于双下肢和臀部。3岁以下的病儿常有头皮、手、足及眶周组织水肿。偶以腹部绞痛和关节疼痛为主要表现。

3. **临床分型** ①皮肤型：以皮肤淤点、淤斑为主要表现（图21-2，图21-3）；②关节型：类似风湿性关节炎的表现，常见关节肿胀，尤以踝关节明显；③腹型：以无腹肌紧张的肠绞痛为主，可伴便血和呕吐；④肾型：类似慢性肾炎的表现，蛋白尿及血尿等；⑤脑型：可见轻瘫、抽搐、头痛、昏迷等；⑥混合型：以上各型有2型以上合并存在时为混合型。

【诊　断】

（一）诊断基本资料

1. **病史** 有上述临床症状和有反复发作的病

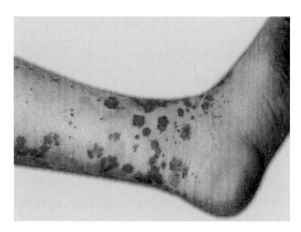

图21-2　过敏性紫癜

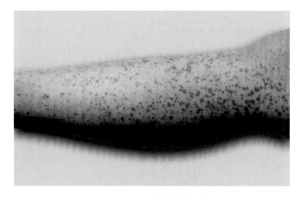

图21-3　过敏性紫癜

史。

2. **体格检查** 体检重点为双小腿伸侧及踝部，可见形态较为单一的对称性隆起性淤点、淤斑，甚至血疱或溃疡，部分病例还可见到不伴肌紧张的腹部压痛及关节肿胀触痛、活动受限。

3. **实验室及其他检查**

（1）无特异性血清学检查指标，外周血血小板计数及出凝血时间正常，血沉增快，毛细血管脆性实验阳性。胃肠黏膜受累者可出现便潜血阳性，肾脏受累可见蛋白尿和血尿。

（2）组织病理学：基本改变为白细胞破碎性血管炎，表现为真皮浅层小血管壁及管周红染的纤维素沉积，血管周围以嗜中性粒细胞浸润为主，有数量不等的嗜酸性粒细胞、淋巴细胞及多数核尘。真皮乳头水肿，可见血管外红细胞，表皮可发生继发性改变，包括细胞内及细胞间水肿，甚至表皮下疱或表皮坏死。

肾脏改变轻重不一，轻者仅有肾小球血管间质和肾小球内皮细胞轻度增生，肾小球囊膜上皮与肾小球粘连形成新月样改变，重者肾小球毛细血管基底膜广泛增殖，肾小球萎缩或肥大，间质细胞浸润、纤维化。

肾脏和皮肤组织直接免疫荧光抗体检查可见IgA、IgG及补体的沉积。

4. **伴发疾病**

（1）感染：水痘、肝炎、HIV、幽门螺杆菌、耶尔森菌病。

（2）肿瘤：乳腺癌、恶性血液瘤。

（二）诊断思路

1. 过敏性紫癜的基本损害为毛细血管及小静脉血管炎，血管壁被破坏而通透性增加，红细胞外渗出现临床所见到的淤点、淤斑表现，静脉压较高的部位（即下垂部位）应该是最早出现也是最常受累的部位，诊断过敏性紫癜时应把握此特点，皮损一定是首先发生于双小腿、踝部，随病情加重逐渐累及大腿、臀部。黏膜、滑膜及肾脏是血管炎类疾病除皮肤外最常见的靶器官，故要积极寻找此方面的证据，有胃肠道、关节症状及尿液改变更加支持此病的诊断。

2. 病史与随访：绝大部分患者都可提供清晰的双下肢伸侧紫癜性损害的病史，此时诊断较容易，如仅表现为腹痛、呕吐或关节肿痛时应考虑到此病的可能性，对症治疗的同时要密切观察病情演变，尤其是双下肢皮损的出现。由于大部分患者的病因无法确认，致病因素很难去除，病情可能会出现反复，故应注意随访。

3.体格检查：发现累及四肢伸侧及臀部的形态较为单一的对称性淤点、淤斑对本病诊断有重要意义，尚应进一步进行全身其他系统的检查，以便对疾病累及范围及严重程度做出正确评估。

4.辅助检查：病理改变相对特异，实验室检查无特异性改变，但可借此与血小板减少性紫癜等疾病相鉴别。

（三）诊断依据

根据本病分批反复发作的可触及的出血性丘疹或淤斑，伴胃肠道或关节症状、血小板计数正常。部分患者束臂试验阳性。若肾脏受累，尿中可出现红细胞、蛋白，少数可有肾功能改变。

（四）诊断标准

2005年欧洲风湿病防治委员会和欧洲儿童肾脏病防治委员会及美国风湿协会共同制定新的HSP诊断标准：①皮肤紫癜；②弥散性腹痛；③组织学检查示以IgA为主的免疫复合物沉积；④急性关节炎或关节痛；⑤肾脏受累。其中①为必要条件，加上②③④⑤中的至少一条即可诊断为HSP。

【鉴别诊断】

（一）主要鉴别的疾病

1.血小板减少性紫癜

（1）相似点：本病以皮肤和黏膜出血为主要症状。皮肤改变为大小不等、分布不均的淤点和淤斑，通常出现于四肢，尤其以下肢为著，与过敏性紫癜相似。

（2）不同点：表21-1列出两者的主要鉴别点。

2.变应性皮肤血管炎

（1）相似点：皮肤表现鲜红至紫红色丘疹、斑丘疹，好发于下肢及踝部，但亦可发生于全身，特别是背、臀部。关节、肾脏、胃肠道及肺部等器官亦可受累出现相应症状。临床与过敏性紫癜很难区别。

（2）不同点：①皮疹多样性，包括红斑、丘疹、紫癜、小结节、风团等，而过敏性紫癜皮疹较为单一，尤其不出现小结节；②皮疹范围较广，易累及躯干尤其背部；③有时可累及肺部，X线出现弥漫性或结节性浸润性损害，偶见胸腔积液，而过敏性紫癜极少累及肺部；④两者基本组织学改变相同，均为白细胞碎裂性血管炎，但过敏性紫癜病变的血管在真皮浅层，一般不累及真皮深层及皮下的血管，而变应性血管炎侵及真皮浅层及深层，有时还包括皮下组织的小血管。

3.进行性色素性紫癜性皮病

（1）相似点：成年男性多见，表现为双小腿群集性针尖大小红色淤点，呈撒胡椒粉样外观，可融合成片并逐渐向周围扩展，中央变为棕褐色，病程迁延，可持续数月至数年。

（2）不同点：除好发人群及皮疹特点外，组织病理也有明显不同，本病以红细胞外渗及含铁血黄素在真皮浅层沉积为特点，无血管炎改变。

4.疼痛性淤斑综合征

（1）相似点：好发于下肢，常在外伤后出现，由于红细胞外渗引起强烈的局部炎症反应，表现红

表21-1　过敏性紫癜与血小板减少性紫癜鉴别

	过敏性紫癜	血小板减少性紫癜
皮肤症状	四肢伸侧、臀部对称性隆起性紫癜性损害	大小不等、分布不均的淤点、淤斑，四肢较多，尤其双下肢
黏膜症状	呕吐、腹痛及便血	鼻衄齿龈及颊黏膜出血、球结膜出血、月经过多、无腹痛的便血
肾脏改变	常有肾炎表现	一般无肾损害
关节症状	常有关节肿痛	无
血小板计数	正常	明显减少（急性型常<2万/μl）
出血时间	正常	延长
血块退缩	正常	减退
束臂试验	可呈阳性	阳性
凝血酶原消耗试验	正常	减低

肿。青紫和明显淤斑，伴有疼痛或触痛，可以伴胃肠道症状及血尿。

（2）不同点：与过敏性紫癜的区别：本病多见于中青年女性，部分患者有精神症状，发病前常有外伤史，单侧发生，皮疹特点为大片不隆起的红斑、淤斑，结合组织病理学检查仅见大量红细胞外渗而无血管炎改变，可以鉴别。

5. 淤积性紫癜

（1）相似点：二者均有紫癜表现。

（2）不同点：淤积性紫癜常为老年患者，小腿为主，为大小及形态不一的沿浅静脉分布的非可触性紫癜性斑片，不伴有腹痛及关节肿痛，组织学仅见真皮浅层红细胞外渗，而无血管炎改变。

（二）次要鉴别的疾病

1. 老年性紫癜

（1）相似点：两者皆为紫癜。

（2）不同点：老年性紫癜为老年人皮肤血管脆性增加所致的一种紫癜，发生于易受外伤的部位如四肢远端、上胸V形区，表现为边界清楚的暗紫色斑片，非可触性，皮疹单一。组织病理仅见血管外红细胞，炎症反应轻微。

2. 风湿性关节炎

（1）相似点：过敏性紫癜时关节症状可自轻微疼痛乃至明显的红、肿、热、痛，单发或多发，如先于紫癜发生可误诊为风湿性关节炎。

（2）不同点：鉴别点为过敏性紫癜时心动过速、发热多汗及血沉加快不如风湿时明显，C反应蛋白阴性，易合并肾炎而不是心脏炎，对水杨酸制剂疗效不佳。

（三）专家提示鉴别的疾病

专家提示常应与过敏性紫癜相鉴别的疾病见表21-2。

表21-2　过敏性紫癜相关鉴别

皮损形态鉴别			皮损大小鉴别
淤点	不可触及紫癜	特发性血小板减少性紫癜 血栓性血小板减少性紫癜 药物相关的血小板减少症 先天性或遗传性血小板功能障碍 获得性血小板功能障碍（例如，阿司匹林、肝肾功能不全、单克隆免疫球蛋白病） 慢性色素性紫癜皮炎（偶尔可触及）	直径＜4mm	血小板减少症 　免疫性血小板减少性紫癜 　血栓性血小板减少性紫癜 　弥漫性血管内凝血（DIC） 血小板功能异常 　先天性/遗传性 　药物，全身性疾病 　骨髓增生性疾病 血小板功能正常 　血管内压力升高 　外伤 　坏血病（周围型） 　高γ球蛋白血症性紫癜
	可触及紫癜	白细胞破裂性血管炎 急性苔藓痘疹样糠疹 网状或青斑样的紫癜 DIC和暴发性紫癜（或坏疽性紫癜） 　（图21-4，图21-5） 华法林/肝素引起的坏死 胆固醇栓子 抗磷脂抗体综合症 青斑样血管病（白色萎缩）	中等大小（4～10mm）	高球蛋白血症性紫癜 （高γ球蛋白血症性紫癜） 血管炎早期
淤斑		促凝血素缺乏（局限小创伤处） 　血友病 　抗凝血剂 　弥散性血管内凝血 　维生素K缺乏症 　　肝功能衰退合成促凝物质缺乏 　血管缺乏皮肤支持（如老年性紫癜） 　局部或全身皮质类固醇治疗 　坏血病 　Ehlers-Danlos综合征	直径＞10mm	凝血功能障碍：抗凝作用、肝功能衰竭、维生素K缺乏症、DC 支持组织减少：光化性（老年性）紫癜和糖皮质激素性紫癜 血小板缺乏或功能缺陷 其他：高γ球蛋白血症性紫癜 　　　易挫伤综合征 　　　单纯性紫癜 　　　自体红细胞致敏综合征

【治　疗】

1.仅有皮肤表现的轻症患者：

（1）积极寻找并去除可疑致病因素，有上呼吸道感染者加用大环内酯类药物；考虑肠道感染者加用喹诺酮；有胃病者抗幽门螺杆菌治疗。

（2）抗组胺药物及钙剂，如病程迁延应考虑加用小剂量强的松。

（3）针对血管炎用药：首选氨苯砜25mg，每日3次，同时应用潘生丁、芦丁、维生素C、维生素E等。有报道在常规治疗基础上加用小剂量肝素或免疫球蛋白取得满意疗效，具体用法为低分子肝素100U/（kg·d），每日1次，皮下注射，10次为1个疗程；免疫球蛋白300～500mg/kg，每日1次，静脉注射。

2.伴关节痛者合用非甾体抗炎药，如吲哚美辛25mg，每日3次，必要时加用雷公腾多甙20mg，每日3次，以及小剂量强的松。

3.伴胃肠道症状者合用中等剂量强的松，腹痛症状应用解痉药物，如阿托品、山莨菪碱往往可获缓解，偶见腹痛剧烈持续，应考虑肠穿孔、肠套叠等急腹症可能，及时请外科协商处理。

4.伴肾损害者合用中等剂量强的松，顽固病例可用免疫抑制剂（如环磷酰胺）。

（李慧忠　吴丽峰）

结节性红斑

结节性红斑（erythema nodosum）是一种以真皮血管和脂膜炎为特征的炎症性疾病，发病急，基本损害为红色斑块和结节，主要分布于双小腿伸侧，红斑结节无破溃，病程3～6周。

病因不明，一般认为与下列因素有关：感染、药物、肠病、恶性疾病、妊娠、免疫异常（结节性红斑是一种血管性过敏反应，大多数病例可检测出循环抗体，早期直接免疫荧光检查可见免疫复合物沉积）。

【临床表现】

1.本病多见于中青年妇女　男女之比为3∶6。好发于春秋季。

2.前驱症状　发病初有发热，呼吸道感染症状和全身不适，肌肉及关节痛，多为膝关节受累，类似于风湿性关节炎样表现。

3.皮肤损害　皮损发生急，多为疼痛性结节（图21-6～图21-8），对称分布于胫前、膝关节或踝关节周围。很少侵犯大腿、上臂伸侧，或面及颈部。基本损害为红色结节，直径1～5cm，数目2～50个以上，表面光滑，有灼热，皮损颜色由鲜红变为紫红色，似撞伤后的肿块，逐渐演变为黄色，有压痛。结节一般不发生溃疡。

4.临床分型

（1）游走性结节性红斑（亚急性结节性游走性红斑、游走性脂膜炎）：皮损中央消退后周围又出现新结节，呈游走性，持续数周可自行消退。但可反复发作，皮损可持续数月至数年。

（2）慢性结节性红斑：部分结节可持久不退，持续1～2年。

【诊　断】

（一）诊断基本资料

1.病史　发病前有感染、发热及全身不适、肌痛或关节痛病史。

2.体格检查　小腿伸侧有典型对称性分布的疼痛性红色结节，有压痛。

3.实验室检查

（1）血沉升高：抗"O"滴度升高；部分病例出现暂时性的α球蛋白的升高；有结核杆菌感染时，结核菌素试验结果为强阳性。

（2）组织病理：特征性病理组织变化为间隔性脂膜炎。早期变化在脂肪小叶间隔中有淋巴细胞和中性粒细胞浸润，红细胞外渗，纤维间隔水肿，毛细血管扩张。晚期主要是淋巴细胞和组织细胞浸润，最终发生纤维化。亦可发生局灶性脂质溶解，周围出现噬脂细胞和异物巨细胞，形成脂质肉芽肿。直接免疫荧光显示血管壁上有免疫球蛋白及补体的沉积。

4.伴发疾病

（1）感染：芽生菌病、球孢子菌病、空肠弯曲杆菌、猫抓热、瘤型麻风、钩端螺旋体病、性病淋巴肉芽肿、链球菌感染、结核病、兔热病、耶尔森（氏）菌、美洲利什曼病、弓形虫病、单纯疱疹、传染性单核细胞增多症、组织胞浆菌病、发癣菌感染。

（2）其他疾病：溃疡性结肠炎、小肠结肠炎、白塞综合征、克罗恩病、结节病、脐腺病（Loffler综合征最常见的疾病）。

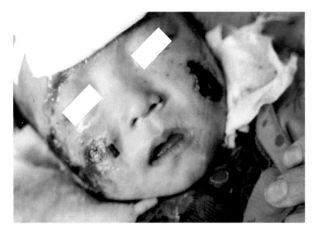

图21-4　鉴别诊断　暴发性紫癜
（本图由上海出入境检验检疫局戴玉琳惠赠）

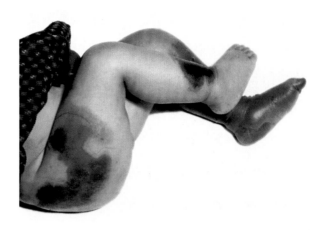

图21-5　鉴别诊断　坏疽性紫癜（暴发性紫癜）髋部、足部
见大片淤斑和坏死
（本图由广东医科大学附属医院赵永铿惠赠）

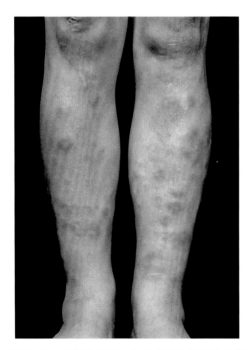

图21-6　结节性红斑　小腿伸面红色痛性结节

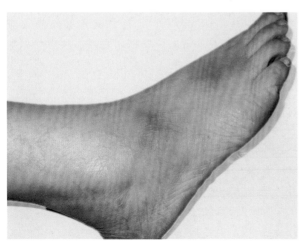

图21-8　结节性红斑

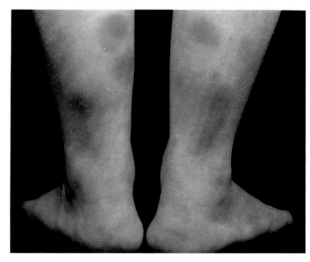

图21-7　结节性红斑

（3）药物：青霉素、磺胺炎药物、溴化物、砜、雌激素类、碘化物、口服避孕药。

（4）肿瘤：霍奇金病、白细胞过多症。

（二）诊断思路

1. 结节性红斑为皮肤血管和脂膜小叶纤维间隔中的炎症损害，本病的典型损害为小腿对称性分布的疼痛性红斑结节。

2. 病史与随访：典型的病史是发病初期有发热或呼吸道感染，关节及肌肉疼痛，随后出现双小腿伸侧疼痛性红色结节，发病较急，病程较短，一般数周可自行消退。但部分病例结节可反复发作，因此需要认真询问病史和密切随访。

3. 体格检查：结节性红斑的疼痛性结节损害似乎易于诊断，但易与其他多种结节性损害性疾病相混淆，其特征性损害为双小腿伸侧的疼痛性红色结节，直径为1~5cm，数目较多。

4.实验室检查：有血沉增快或抗"O"增高，组织病理有特征性间隔性脂膜炎。

（三）诊断依据

本病根据病史和典型临床特征及体格检查，综合试验室检查容易诊断，但慢性患者及反复发作者则需仔细询问病史，并应做相关检查，仍不能明确者，还应追踪随访。

（四）诊断标准

1.必要条件　①发疹初期有发热、肌痛和关节痛；②双下腿有触痛性皮下结节；③组织病理示间隔性脂膜炎。

2.次要条件　①红斑结节压痛或局部温度升高；②少数皮损发展至大腿或前臂；③伴有小腿或踝关节肿胀；④实验室检查血沉增快，抗"O"增高。

【鉴别诊断】

（一）主要鉴别的疾病

1.结节性血管炎　为红色结节，好发于小腿侧缘，分布不对称，皮损直径较小，触及较硬，皮下结节持续时间较长，消退后留有皮肤凹陷。组织病理为皮下中、小肌性动脉炎性改变。

2.麻风性结节性红斑　为麻风患者的急性泛发性反应，好发于大腿、臂及面部，结节可破溃坏死、脓疱或出血性损害。可查到麻风杆菌，或麻风杆菌素试验阳性。

3.表浅游走性血栓静脉炎　本病发病男性多于女性，损害为条状，椭圆形或圆形结节，并可见沿静脉分布的缓慢移行的结节。

4.白血病皮损　红色结节分布较广泛，起病较急，通过血液系统或组织病理可进行鉴别。

5.静脉栓塞性斑块　好发于小腿侧缘，呈斑块状，质硬，形态不规则，可形成纤维化。

6.白塞病结节　除结节外，还伴有口腔、生殖器溃疡或毛囊性损害。针刺反应阳性。

7.Bazin硬红斑　多见于年轻女性，损害累及小腿下1/2处后侧，伴有循环差的表现。

8.坏疽性脓皮病　早期皮损难以鉴别。

9.变应性血管炎　损害多形性，为淤斑、风团样损害，或出血性丘疹、水疱、血疱、淤斑、坏死、溃疡、结节，皮损成批出现。多分布于双下肢，尤以小腿和足背为重。常伴有不规则发热、乏力、关节和肌肉痛。组织病理显示嗜中性粒细胞破

碎性血管炎。

10.皮肤型结节性多动脉炎　损害多分布于下肢，沿着血管可能触及搏动性结节，结节成批出现，主要为疼痛性皮下结节，少数结节溃破或呈网状青斑样损害。组织病理显示皮肤中的小动脉坏死性血管炎。

11.虫咬皮炎　皮损以丘疹为中心的红色小风团，分布不规则，伴有瘙痒。

（二）次要鉴别的疾病

1.Sweet综合征　本病以触痛性红色丘疹斑块，皮损多累及上肢，可伴有关节痛和眼结膜炎、巩膜外层炎。实验室检查有外周血嗜中性粒细胞增多，皮肤组织病理变化有嗜中性粒细胞浸润。

2.类风湿性关节炎　有关节疼痛及畸形，可出现水疱、红色结节损害。

3.肠外Crohn病　有红色结节损害，但常有口腔持久性溃疡和肠道多个部位肉芽肿病变。

4.Sweet样嗜中性皮病　损害为多发性疼痛性红色斑块及结节，少数可伴发水疱、脓疱或大疱。

5.持久性红斑　皮损主要分布于关节骨骼凹处，以斑块损害为主，有明显触痛。

6.结节性脂膜炎　常有全身症状，发热，呈弛张热，发热与皮疹平行，皮损为皮下结节，呈肤色或暗红色，有触痛，结节成批出现，结节可与皮下组织粘连，质硬。皮损多分布于下肢、臀部。组织病理示皮下脂肪组织小叶内以组织细胞浸润为主伴有泡沫细胞和溶解脂质，可见多核巨细胞，晚期呈纤维化。

（三）专家推荐鉴别的疾病

1.溶血性链球菌扁桃体炎的结节性红斑。

2.游走性结节性红斑（游走性结节脂膜炎）　离心性扩大、长时间存在，组织学为间隔性脂膜炎。

3.皮肤结节病（结节性红斑样皮疹）。

【治　疗】

1.一般治疗　积极寻找病因，针对病因治疗，有发热者，应卧床休息。

2.药物治疗

（1）发病前有感染史，可选用抗生素。

（2）非甾体类消炎药：对关节痛或皮损疼痛者可口服布洛芬200mg，每日3次；消炎痛25mg，每日3次；阿斯匹林0.6g，每日3次。

（3）皮质类固醇激素：对重症者可选用强的松

口服，30～40mg/d，症状减轻后逐渐减量至停用。

（4）1%碘化钾溶液：10ml口服，每日3次，连服3～4周；羟氯喹200mg，每日2次。

（5）中药：宜清热除湿，活血散瘀，选用解毒活血汤或桃红四物汤加减。

（盛晚香　吴大兴　陈嵘祎　史建强）

持久性隆起性红斑

持久性隆起性红斑（erythema elevatum diutinum, EED）是一种少见的皮肤慢性血管炎性疾病，其特点是红色、紫红色或铁锈色斑块对称性分布于手足背和关节伸侧。

一般认为本病是对链球菌、大肠杆菌等细菌或其毒素的免疫反应所引起的一种慢性白细胞碎裂性血管炎，伴有缓慢的纤维化，目前有人认为是变应性皮肤血管炎的一型。

【临床表现】

1. 基本损害　初期损害为成簇的鲜红色丘疹或结节，以后逐渐增大，融合成卵圆形或不规则形斑块，直径0.5厘米至数厘米，颜色加深呈紫红色、铁锈色或略带黄色。初期质地柔软，以后继发纤维化而变硬（图21-9，图21-10），少数炎症剧烈者可发生水疱、溃疡。皮损可持续数月至数年，此起彼伏，愈合后留萎缩性瘢痕或色素沉着。

2. 发病特征　多发生于成年人，也见于儿童及青年。皮损多对称分布，好发于四肢伸侧，特别是手足背、膝、肘，其次为臀、腕、手掌、踝部。一般无明显瘙痒，部分患者有疼痛及烧灼感，可伴关节痛，夜间明显。

【诊　断】

（一）诊断基本资料

1. 病史　病史中可能发现有四肢伸侧尤其是关节附近的红色或紫红色斑块病史，通常不伴有明显的自觉症状，可反复加重及缓解持续数月至数年。

2. 体格检查　体检重点为四肢，可发现符合红色、紫红色或铁锈色斑块。

3. 实验室及其他检查　组织病理为典型的白细胞碎裂性血管炎。早期皮损可见真皮浅层及深层血管壁及管周致密的以中性粒细胞为主的浸润，内皮细胞

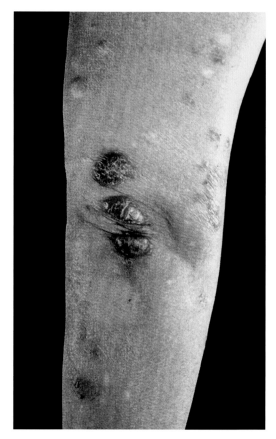

图21-9　持久隆起性红斑　肘部的临床上类似黄瘤的凸起性红斑结节

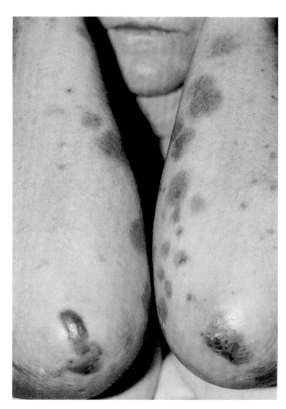

图21-10　持久性隆起性红斑

肿胀,有多量纤维素样物质沉积,管周有中性粒细胞核尘及少量血管外红细胞。后期皮损浸润细胞数量减少,淋巴细胞、组织细胞逐渐增多,但往往仍以中性粒细胞居多。纤维母细胞数量增多发生纤维化,血管壁纤维性增厚,真皮内可见脂质的沉积。

4. 伴发疾病

(1)恶性疾病:多发性骨髓瘤、B细胞淋巴瘤、慢性淋巴细胞白血病。

(2)感染/免疫疾病:疱疹样皮炎,血液异常(单克隆IgA免疫球蛋白病),高免疫球蛋白血症性D综合征,HIV感染,炎性肠病(Crohn病和溃疡性结肠炎),Wegener肉芽肿,坏疽性脓皮病,类风湿性关节炎,治疗结核病的多种化学疗法。

(二)诊断思路

本病皮疹特点为无症状的持久性红色至紫红色结节或斑块,分布特点为发生在易受压和外伤处,即臀部、四肢伸侧关节及骨性隆起部位,具备以上特点者,首先应考虑本病的可能。此时行皮肤组织病理学检查可进一步明确诊断。

(三)诊断依据

1. 好发于成人,病程迁延。

2. 好发于四肢关节伸侧,特别是指、腕、肘、膝、踝部,对称分布。

3. 皮损特点为红色、紫红色或带黄色的丘疹、结节或椭圆形、不规则形的斑块,其上可有鳞屑及结痂。

4. 组织病理显示真皮浅层及深层白细胞碎裂性血管炎。

【鉴别诊断】

(一)主要鉴别的疾病

1. 肥大性扁平苔藓　又称疣状扁平苔藓,损害为紫色至红褐色疣状肥厚性斑块,好发于胫前,其次见于踝部。

(1)相似点:病程可迁延数月至数年,与持久性隆起性红斑相似。

(2)不同点:本病皮损分布较为分散,而持久性隆起性红斑呈明显对称性;本病皮损表面可见灰白色具有光泽的小点及浅而细的网状条纹即Wickham纹,后者无此现象;本病约半数患者发生黏膜损害,尤其颊黏膜、生殖器及外阴黏膜,后者无黏膜损害;本病组织病理学特点为真皮浅层致密淋巴细胞呈带状浸润、颗粒层楔形增厚及

基底细胞液化,后者为真皮浅层及深层白细胞碎裂性血管炎。

2. 环状肉芽肿

(1)相似点:多见于儿童和青年,为中央消退、边缘隆起的环形斑块,边缘由正常肤色或淡红色质硬小丘诊组成,有时呈假水疱样改变,多发生于手背、足、小腿。皮诊形态和部位有时与持久性隆起性红斑相似。

(2)不同点:此病往往单发,多发者亦无明显对称性。组织病理学呈栅栏样肉芽肿改变,可与持久性隆起性红斑鉴别。

3. 结节性黄瘤

(1)相似点:为吞噬脂质的组织细胞在皮肤聚集形成的黄色至红色群集性丘疹和结节,大小不等,随纤维化加重而变硬,无自觉症状,好发于四肢(尤其关节附近伸侧)、臀和掌部,与持久性隆起性红斑相似。

(2)不同点:本病多呈黄色或黄红色,不会出现紫红色,损害以丘疹为主而不是斑块。组织病理显示网状真皮内弥漫泡沫状组织细胞浸润,可见多核巨细胞。实验室检查常见可发现血脂异常,均可与持久性隆起性红斑鉴别。

(二)次要鉴别的疾病

1. 结节病　又称肉样瘤病,是一种病因不明,侵犯皮肤及全身多系统的肉芽肿性疾病。约25%的病例有皮肤受累,皮疹可表现为丘疹、斑块、结节等多种形态,坚硬而有弹性,一般为淡红色,不同时期可呈暗红色、紫色、棕色或黄色。

(1)相似点:有时与持久性隆起性红斑的结节、斑块相似。

(2)不同点:本病皮损一般为非对称性,表面常有毛细血管扩张。实验室检查可有免疫球蛋白增高、高血钙,Keveim试验阳性。胸片等检查可发现内脏受累表现,组织病理显示上皮样细胞裸结节等可与持久性隆起性红斑鉴别。

2. 类风湿结节　为发生于类风湿性关节炎患者的半球形隆起皮下结节,大小不等,无压痛,常发生于肘关节伸侧。但本病常伴类风湿性关节炎的其他典型临床症状,血清类风湿因子及抗核抗体阳性,组织病理示栅栏状肉芽肿改变,中央纤维样物质,与持久性隆起性红斑不同。

3. 面部肉芽肿　为边界清楚的结节或斑块,质软,淡红褐色至暗紫色,表面发滑,好发于鼻、颊

和额部。其他部位（如背部、手）也可受累，但少见。本病皮损形态及组织学改变均与持久性隆起性红斑相似，但发病部位不同。

4. Sweet综合征

5. 多中心网状组织细胞增生症　好发于中年女性，依次于面、手、耳、前臂、头皮、颈、躯干出现无痛性淡红褐色半球形结节，直径数毫米至数厘米。结节消退后可遗留紫褐色萎缩斑。但本病可伴发致残性关节炎、黏膜损害、高脂血症及内脏恶性肿瘤。组织病理见大量多核巨细胞和特征的嗜酸性毛玻璃状组织细胞，均可与持久性隆起性红斑鉴别。

（三）专家提示鉴别的疾病

Sweet综合征、面部肉芽肿、坏疽性脓皮病、扁平苔藓、固定型药疹、多形红斑、大疱性类天疱疮、迟发性皮肤卟啉病、纤维组织细胞瘤、脂肪性纤维瘤/黄色瘤、渐进性坏死性黄肉芽肿（表21-3）。

【治　疗】

1. 系统用药　首选氨苯砜，开始口服25mg，每日3次，可逐渐增加剂量至100～200mg/d。一般口服48小时内即可显效，1～2周内可有效控制皮损，用药前需查G6PD。如不能控制可适当加用泼尼松20～30mg/d或合用雷公藤多甙20mg，每日3次，或秋水仙碱0.5mg，每日2次，病清稳定以后缓慢减量。

2. 局部治疗　外用强效皮质激素及抗增生药物，如维A酸。局部增厚的纤维化斑块可予糖皮质激素皮损内注射。

（李慧忠　吴丽峰）

色素性紫癜性皮病

色素性紫癜性皮病（pigmented purpuric dermatosis，PPD）是一组类似的由淋巴细胞介导的红细胞外漏所致的疾病，包括进行性色素性紫癜性皮病、毛细血管扩张性环状紫癜和色素性紫癜性苔藓样皮炎。

【病因与发病机制】

病因不明。有些学者认为本病是一种迟发型变态反应，重力和静脉压的升高，以及某些药物（如磺胺、非那西丁、阿司匹林等）为重要诱发因素。Davis和Lawlew通过毛细血管镜发现胡椒粉样改变是由于末梢血管圆顶部分动脉瘤样扩张引起，毛细血管继发性破裂可导致紫癜，巨嗜细胞吞噬外漏的红细胞导致含铁血黄素堆积。

【临床表现】

1. 进行性色素性紫癜性皮病　又称Schamberg病，成年男性多见，初起为群集的针尖至针头大小红色淤点，后密集成片，缓慢扩大，中央逐渐转变为棕褐色斑片，外缘散布新的损害呈胡椒粉样，压之不退色，好发于小腿伸侧（图21-11），尤其是下1/3及足背、踝。可伴轻度瘙痒。

2. 毛细血管扩张性环状紫癜　又称Majocchi病，青年女性多见，表现为毛细血管扩张、色素沉着和皮肤萎缩三个发展阶段。即初起为紫红色环状斑疹，其上毛细血管扩张和点状出血，皮损中央逐渐消退，由于含铁血黄素沉积而呈淡棕褐色（图21-12），并出现轻度萎缩，边缘缓慢扩展形成同心圆样或弧形、多环形损害。对称发生于小腿，可扩展至大腿、臀、躯干，一般无自觉症状。

3. 色素性紫癜性苔藓样皮炎　又称Gougerot-Blum病，多见于中老年男性，常为双侧对称性红色或铁锈色紫癜性细小丘疹，融合成境界不清的苔藓

表21-3　持久性隆起性红斑与Sweet综合征的鉴别

	持久性隆起性红斑	Sweet综合征
发病	缓慢	急
皮疹特点	象牙色结节或斑块，少数可伴疼痛及压痛	红色斑块及假性水疱，自觉疼痛及压痛
全身症状	无全身症状	可有乏力、发热等
组织病理	血管炎改变、胶原透明变性，进行性纤维变性	真皮中上部弥漫性多形核白细胞为主的浸润
愈后表现	愈后有痕迹	无瘢痕，可有一过性色素沉着
激素治疗	不敏感	有效

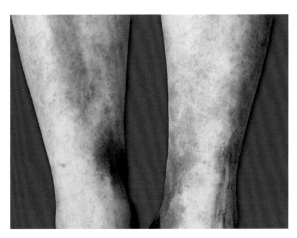

图21-11　进行性色素性紫癜性皮病
（本图由东莞市常平人民医院曾文军惠赠）

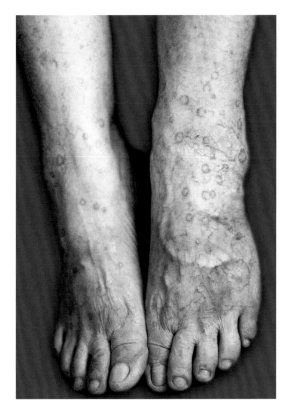

图21-12　毛细血管扩张性环状紫癜

样斑块，伴有鳞屑。好发于小腿，亦可累及大腿及躯干，伴不同程度瘙痒。

【诊　断】

（一）诊断基本资料

1.病史　本病起病较为隐匿，进展缓慢，自觉症状轻微，亦无其他系统受累及其他部位出血的症状。

2.体格检查　重力和静脉压力的升高是本病重要的诱发因素，故下垂部位如小腿、踝为最早发

生，也是症状最严重的部位，此部位即体格检查的重点。皮疹为单纯的紫癜性斑点、斑疹或斑块，其中以胡椒粉样外观对本病诊断意义最大。

3.实验室及其他检查

（1）无特异性实验室检查。

（2）组织病理学改变有一定特异性，较早期皮损表现为真皮乳头轻度水肿，浅层血管内皮细胞肿胀，血管周围中等密度淋巴细胞浸润，可见较多血管外红细胞及少许嗜含铁血黄素细胞。随病程发展，真皮乳头出现纤维化、胶原纤维增粗、炎症细胞浸润减少，可见多数嗜含铁血黄素细胞。直接免疫荧光检查显示真皮乳头血管壁有C3、C1q、纤维蛋白和免疫球蛋白沉积，电子显微镜检查在血管内皮细胞和基底膜带有细颗粒状沉积。

（二）诊断思路

多发性针尖至针头大小，压之不退色的红色或紫色胡椒粉样斑点，高度提示本病的诊断，结合其发生于下垂部位（反映重力与静脉压在此病形成中的作用），与其他原因引起的紫癜、淤积性皮炎鉴别（详见鉴别诊断项）后，即可做出本病诊断。进一步可根据皮疹形态及演变区分不同的类型。

（三）诊断依据

1.进行性色素性紫癜性皮病　①多见于成年男性；②小腿伸侧及踝部好发；③开始为红色小瘀点，逐渐融合成片并向周围扩展，中央变为黄褐色，周围胡椒粉样新疹出现；④病程慢性、一般无自觉症状。

2.毛细血管扩张性环状紫癜　①青年女性多见；②好发于小腿，可扩展至大腿、臀、躯干，对称分布；③环状或弧形斑疹，可见毛细血管扩张、色素沉着和皮肤萎缩；④病程慢性，无自觉症状。

3.色素性紫癜性苔藓样皮病　①中老年男性多见；②好发于小腿，亦可累及大腿及躯干，双侧对称；③细小紫癜性丘疹，融合成苔藓样斑块；④病程慢性，伴不同程度瘙痒。

【鉴别诊断】

（一）主要鉴别的疾病

1.进行性色素性紫癜性皮病与色素性紫癜性苔藓样皮炎鉴别

（1）相似点：二者基本病理改变相同，均为发生于成年男性双下肢的慢性紫癜性损害，都可见到胡椒粉样改变。

（2）不同点：①前者起病隐匿，而后者相对较急；②前者皮疹一般不高起皮面，为斑疹或斑片改变，而后者常隆起皮面，为丘疹或苔藓样斑块；③前者皮损中紫癜及色素沉着的改变较后者更为明显；④前者多无自觉症状，后者往往伴一定程度瘙痒。

2. 淤积性皮炎

（1）相似点：出现密集丘疹、斑块、苔藓样变及因含铁血黄素引起的暗褐色色素沉着，与进行性色素性紫癜性皮病相似。

（2）不同点：本病多有小腿静脉曲张，皮肤水肿、红斑、丘疱疹、水疱、糜烂、渗液、结痂、溃疡，可以鉴别。

3. 过敏性紫癜

（1）相似点：本病表现为针尖至黄豆大小淤点或淤斑，小腿伸侧为著，应与进行性色素性紫癜性皮病鉴别。

（2）不同点：①本病起病较急，发展快，往往成批出现；②本病常伴有关节肿痛、腹部症状（呕吐、腹泻、腹痛）及肾损害表现，后者没有；③本病组织病理学检查可见真皮浅层白细胞碎裂性血管炎，后者无血管炎改变。

4. 出血性扁平苔藓

（1）相似点：表现为多角形扁平丘疹，呈紫色，四肢为最好发部位。如因搔抓等合并淤点或淤斑，临床与进行性色素性紫癜性皮病或毛细血管扩张性环状紫癜相似。

（2）不同点：本病皮损表面有Wickham纹，伴有口腔黏膜、甲损害，并可见同形反应，后者无此现象。本病病理真皮浅层致密淋巴细胞苔藓样浸润，基底细胞液化等，可见胶样小体，后者无此类改变。

（二）次要鉴别的疾病

1. 高球蛋白血症性紫癜

（1）相似点：为以血浆中多克隆γ球蛋白异常增多、直立性紫癜伴色素沉着为特征的疾病。初为细小淤点，常成群发生并可融合成片，消退后有色素沉着。多发生于小腿，足背尤为严重，与进行性色素性紫癜性皮病相似。

（2）不同点：本病发病前患处往往有轻度肿胀感，实验室检查血清球蛋白异常增高而白蛋白不减少，组织病理有真皮浅层血管炎改变，并可伴眼、口异常干燥及肝、脾、淋巴结肿大等，均可与之鉴别。

2. 瘙痒性紫癜

（1）相似点：常发生于成年男性，最初表现为踝关节周围淤点，逐渐累及下肢并可波及除面部和手掌以外的整个身体，可融合成紫癜性斑片并发生苔藓样变，伴有剧烈瘙痒，与色素性紫癜性苔藓样皮炎相似。

（2）不同点：本病皮疹较广泛，而后者常局限于小腿，少数累及大腿、躯干及四肢。另外，本病以衣服摩擦处更为明显，且呈现极富特征的橘红色，瘙痒剧烈，均与后者不同。

3. 糖尿病皮病

（1）相似点：为糖尿病微血管病变之一，表现为胫前及胫侧多发性褐色色素沉着及萎缩性斑片，与进行性色素性紫癜性皮病相似。

（2）不同点：本病无红色淤点组成的胡椒粉样外观，可有糖尿病的其他损害，实验室检查血糖明显升高，可以鉴别。

（三）专家提示鉴别的疾病

1. 血管性疾病　匐行性血管瘤、坏死性血管炎、血管性萎缩性皮肤异色病、坏血病、血小板减少性紫癜、创伤、静脉淤血、Waldenstrom高γ球蛋白血症性紫癜。

2. 其他　药物反应、湿疹性皮炎、固定型药疹、扁平苔藓、蕈样霉菌病。

【治　疗】

1. 一般病例可应用维生素C200mg，每日3次；维生素E100mg，每日3次；复方芦丁50mg，每日2次及复方丹参3片，每日3次。并可结合钙剂及抗组胺药物治疗。

2. 症状较重或较顽固者可加用强的松10mg/d，氨苯砜50～100mg/d，或四环素250mg，每日3～4次。症状控制后缓慢减量至停药。

3. 局部应用糖皮质激素（封包或不封包）以及穿强力袜有一定效果。

（李慧忠　吴大兴）

急性发热性嗜中性皮病

急性发热性嗜中性皮病（acute febrile neutrophilic dermatosis），1964年由Sweet首先报告此病，又称Sweet综合征。其主要基本特征为：①触痛性红色丘疹和斑块；②发热；③皮肤非血管性嗜中性炎症；④外周血中性粒细胞增多。发病与感染、肿瘤、药物因素有关。

【临床表现】

1. **皮肤损害** 皮损初为红斑丘疹或结节，迅速增大形成斑块，呈多形性，如圆形或椭圆形，不规则的肿块（图21-13，图21-14），斑块的表面常常出现不规则的假性水疱，偶尔形成水疱和大疱，极少皮损可发生溃疡，类似坏疽性脓皮病。分布广泛，但最常见于上肢（尤其为手背和手指），其次面部。皮损均有剧痛，一般持续5～12周消退，但约3%的患者可复发。

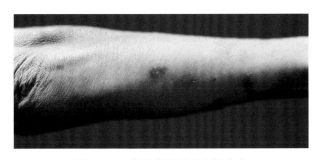

图21-13 急性发热性嗜中性皮病

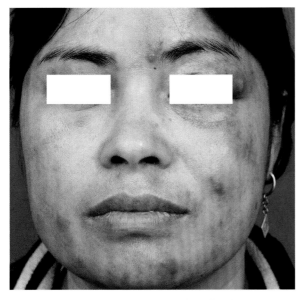

图21-14 急性发热性嗜中性皮病

2. **皮肤外表现** 本病可累及呼吸道、眼、肾、肠道、肝、心、骨髓及中枢神经系统。

（1）发热：48%～87%的患者出现发热。

（2）呼吸道感染症状：在其他临床表现之前可先有上呼吸道感染（咽炎、扁桃体炎）或流感样症状。

（3）眼部受累：眼部受累的发生率为17%～72%，以结膜炎、巩膜外层炎常见，结膜出血、青光眼、虹膜炎和巩膜炎较为少见。

（4）关节症状：25%～50%的患者可有多关节疼痛和肌痛，呈非对称性、游走性关节炎。最常累及膝关节和腕关节。

（5）其他系统的损害：部分患者出现神经系统、肾脏、肝脏以及肺部损害，但多表现为实验室检测结果异常而临床症状不明显。

3. **与恶性肿瘤相关性** 大约2%的患者同时患有恶性肿瘤，其中以急性白血病和泌尿生殖道肿瘤最常见。皮损可先发生，或与肿瘤相伴发生，以囊状、疱状和溃疡性损害为特征，常易复发。

【诊　断】

（一）诊断基本资料

1. **病史** 有感染、药物、肿瘤病史。

2. **体格检查** 见有触痛性红色丘疹和斑块。

3. **实验室及组织病理检查**

（1）实验室检查：外周血白细胞总数增多，主要为中性粒细胞增高，在伴发有血管炎、肠炎和肾小球肾炎的患者血清中，其自身抗中性粒细胞胞质抗体的滴度明显升高，血沉增快。

（2）组织病理：真皮中、上部血管周围有大量的中性粒细胞浸润及核破裂。免疫荧光病理显示基底膜处可有IgG、IgA、IgM、C3及C4的沉积。

4. **伴发疾病**

（1）常见伴随疾病：炎性肠病（包括溃疡性结肠炎和Crohn病），结节病，干燥综合征，结核病，皮肤淋巴结核，非结核性分枝杆菌感染，乙型肝炎，真性红细胞增多症，白血病（单核细胞性或骨髓单核细胞性），骨髓发育不良，淋巴瘤，多发性骨髓瘤。

（2）罕见伴随疾病：Behcet病，亚急性皮肤型红斑狼疮，皮肌炎，复发性多软骨炎，泛发性环状肉芽肿，凝血酶原基因（G20 210A）突变，卡介苗（BCG）接种，色素性绒毛结节性滑膜炎，脑炎，土拉热弗朗西斯菌，肺炎衣原体，肠炎沙门菌，幽门螺杆菌，出血败血性巴斯德菌，嗜二氧化碳菌和HIV感染，阻塞性细支气管炎，甲状腺炎，慢性肉芽肿性疾病，外科手术。

（二）诊断思路

1.Sweet综合征以多形性红斑丘疹、斑块及假性水疱性皮损为特征，同时可伴有发热及眼结膜炎、巩膜外层炎、游走性关节痛或关节炎，当这些症状同时出现时易于诊断。

2.Sweet综合征皮肤损害容易与其他多种疾病相混淆，应与鉴别，并结合相关实验室检查可做出诊断。

（三）诊断依据

依据病史和临床表现特征性实验及组织病理检查。

（四）诊断标准

其诊断依据最早由Su和Liu于1986年提出，1994年由von den Driesch修订的诊断标准（表21-4）。

【鉴别诊断】

（一）主要鉴别的疾病

1.结节性红斑　结节性红斑为一种反应性红斑，皮损常见于双下肢，红斑结节较典型的Sweet综合征的红斑结节位置更深，结节更明显，无假性水疱。组织病理以间隔性脂膜炎为特征。

2.结节性脂膜炎　本病皮损为肤色或暗红色皮下结节，成批发生，逐渐增大，多于皮下组织粘连，形成凹陷，若结节软化变性可破溃，愈后留有瘢痕，组织病理和皮下脂肪小叶组织内，以组织细胞浸润为主，伴有脂质的溶解和泡沫细胞。

3.多形红斑　早期皮损与Sweet综合征皮损很相似，但有靶形红斑及黏膜损害。皮损分布对称，而Sweet综合征皮损有边缘隆起的斑块及假性水疱样丘

疹与结节，因而易于区别。

4.持久性隆起性红斑　见持久性隆起性红斑。

5.坏疽性脓皮病　Sweet综合征与坏疽性脓皮病有许多重叠症状，Sweet综合征曾被认为是非典型大疱性坏疽性脓皮病或非典型Sweet综合征。在早期损害的组织病理学的变化基本是相同的，它们同属于嗜中性皮病，而坏疽性脓皮病的损害是一种慢性溃疡，皮损初为丘疹脓疱，而不是丘疹和斑块，因此有助于鉴别。

6.面部肉芽肿　本病以面部无症状性结节或斑块为主，损害呈暗红色或褐色，表面光滑，无破溃。组织病理显示表皮下以嗜酸性粒细胞和中性粒细胞浸润为主要症状，血管外周有毛细血管增生和红细胞外渗。

7.荨麻疹型血管炎　皮损为持久性深红色或紫红色风团，消退后留有色斑。组织病理显示白细胞碎裂性血管炎。

主要鉴别要点见表21-5。

（二）次要鉴别的疾病

1.环状肉芽肿　皮损以小丘疹或小结节形成环状斑块，呈肤色或泛黄色，多见于儿童，无自觉症状。组织病理显示真皮及皮下组织散在分布栅状肉芽肿结构，胶原纤维变性或黏蛋白沉积。

2.白塞病　白塞病有眼部病变、皮肤结节样红斑、口腔溃疡及针刺实验阳性。Sweet综合征无口腔黏膜损害，咽部受累较白塞病重。

3.感染性皮肤病　应与深部真菌感染的孢子丝菌病、组织胞浆菌病、隐球菌病、寄生虫感染的利什曼病以及非典型分枝杆菌感染等疾病的皮损相鉴

表21-4　经修改的Sweet综合征诊断标准*

主要标准

　1.突然发生的红色斑块或结节，有时伴有小水疱、脓疱或大疱

　2.真皮内结节性和弥漫性中性粒细胞浸润，伴核碎裂和大量真皮乳头水肿

次要标准

　1.发病前有呼吸道或胃肠道感染或疫苗接种，或伴有：

　（1）炎症性疾病或感染

　（2）骨髓增生性疾病或者其他恶性肿瘤

　（3）妊娠

　2.全身不适和发热（>38℃）

　3.ESR>20mm/h；C反应性蛋白阳性；外周血白细胞增多，核左移系统性使用糖皮质激素有良好效果

*必须满足主要标准和两项次要标准才能诊断。

表21-5 Sweet综合征的鉴别诊断

鉴别点	Sweet综合征	持久性隆起红斑	变应性皮肤血管炎	多形红斑
症状	常有发热和皮疹疼痛	不发热,皮疹疼痛不定	可有发热、紫癜、溃疡,皮疹可有疼痛	不发热(重者有高热),皮疹不痛
皮疹性质	多发性暗红色隆起斑块,或伴红色高起结节	红色、紫色或带黄色结节和斑块	皮疹多形性,如斑丘疹、紫癜、血疱、溃疡,但以紫癜性斑丘疹为特征性皮疹	红斑、水肿性丘疹大疱,较为特殊的是虹膜状水肿性红斑
皮疹表面情况	斑块表面乳头状假性水疱或小水疱和脓疱	有时有鳞屑或结痂	常有糜烂、坏死、溃疡	红斑中央有水疱或糜烂、结痂
好发部位	面、颈、四肢	关节伸侧,特别是指、腕、肘、膝、踝	下肢、臀、背下部、手及腕部	足背、掌跖、面、耳、臀
分布	不对称	对称	对称	对称
实验室检查	白细胞总数和中性粒细胞增多,血沉快	无明显异常	无明显异常,重者有贫血,30%~60%尿常规有异常	无明显异常
病理变化	表皮下水肿,真皮血管扩张,内皮细胞肿胀;血管、汗腺、淋巴管周围主要为中性粒细胞浸润,可有核碎裂;晚期皮损淋巴细胞浸润增多	真皮上中部血管急性炎症,血管内膜增厚、闭塞,纤维蛋白样变性及血管周围多数中性粒细胞浸润,有核碎裂;晚期有纤维化	真皮上部毛细血管、细小动静脉壁纤维蛋白样坏死,红细胞外渗,大量中性粒细胞浸润,有核碎裂	表皮海绵形成及细胞内水肿,真皮血管扩张,其周围主要为淋巴细胞浸润,可有表皮下水疱

别,可借助于实验室检查,如培养和镜检等。

(三)专家提示鉴别的疾病

1. 炎性皮肤病 多形红斑,荨麻疹,荨麻疹性血管炎,白细胞碎裂性血管炎,持久性隆起性红斑,坏疽性脓皮病。

2. 感染性皮肤病 脓皮病,深部真菌感染,酵母菌病,隐球菌病,球孢子菌病,组织胞浆菌病,非典型分枝杆菌感染,利什曼病,增生性皮肤病,淋巴瘤,白血病,皮肤转移瘤。

【治 疗】

(一)一般治疗

在急性发热期应卧床休息,有些特发性Sweet综合征的患者不经任何治疗,持续数周或数月可自行消退。

(二)药物治疗

1. 皮质类固醇激素 对本病效果好,常用强的松口服,每日30mg或0.5~1mg/kg。待皮损消退后逐渐减量,一般持续4周停药。

2. 氨苯砜 氨苯砜100mg,每日1次。

3. 碘化钾 碘化钾每次5~10ml,每日3次,口服,对特发性Sweet综合症有效。

4. 非甾体类抗炎药 如消炎痛,25mg口服,每日3次;阿司匹林、舒林酸、萘普生等也有一定效果。

5. 秋水仙碱 用法为1.5mg/d,最大剂量不能超过3mg/d,每日2~3次,口服,用药1周可停药或逐渐减量,总疗程不超过3周。

6. 氯苯酚嗪 100~200mg/d,已有报告治疗部分病例有效。

7. 雷公藤 雷公藤甙片,1~1.5mg/(kg·d),每日3次。

(吴丽峰 赵 华)

坏疽性脓皮病

坏疽性脓皮病(pyoderma gangrenosum)是一种慢性复发性破溃性皮肤病,可能为一种免疫性疾病。1930年由Brunsting首先报道。

【病因与发病机制】

有学者认为本病是一种免疫性异常疾病。患者的血清免疫球蛋白异常，γ球蛋白增高，以IgA、IgG、IGM多见。真皮乳头及真皮血管周围有免疫球蛋白IgM、补体及纤维蛋白沉积，可能为皮肤Arthur反应。

坏疽性脓皮病约50%的患者伴发溃疡性结肠炎、局限性肠炎（Crohn病）、类风湿关节炎、骨髓瘤、白血病、慢性活动性肝炎及疱疹性皮炎、脊柱炎等。伴发溃疡性结肠炎者，可能其皮肤与肠道中存在着交叉抗原，或病变的结肠释放抗原或毒素，引起皮肤的继发病变。皮肤外伤也可能为诱因之一。

【临床表现】

1. **皮肤损害**　皮损初为炎性丘疹、水疱、脓疱或小结节，中央迅速坏死、溃疡。损害不断扩大并向深处发展，边缘不整齐呈潜行性（图21-15～图21-17）。皮损边缘的皮肤呈紫红色，水肿，溃疡底面潮湿，溢脓性分泌物，肉芽面覆有坏死组织。溃疡可呈圆形、椭圆形或匍行性，其周围可出现呈星状排列的紫红色丘疹。溃疡往往在愈合时又不断向四周呈远心性扩大，形成崩蚀性溃疡，大的直径可达20～30cm或以上。

2. **发病特点**　可发生于任何年龄，常以30～50岁多见。损害好发于下肢及臀部，尤以胫前区最为常见，其他部位如上肢、面、颈、阴囊、女阴等

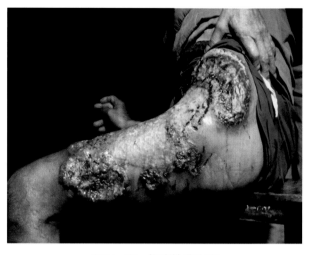

图21-16　坏疽性脓皮病

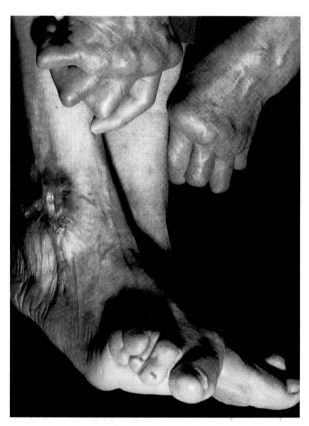

图21-17　坏疽性脓皮病　伴发类风湿性关节炎

部位亦可受累。溃疡愈合后留有萎缩性瘢痕及色素异常。损害处可有剧烈的疼痛和压痛。病程可长可短，但可复发，间隔时间为数月或数十年。

3. **特殊类型**

（1）大疱型坏疽性脓皮病：损害特点为溃疡表浅，边缘可见扩大的青灰色大疱。

（2）恶性脓皮病：①损害好发于头颈部、尤其是耳周；②溃疡面无潜行性，边缘无红斑，针刺现

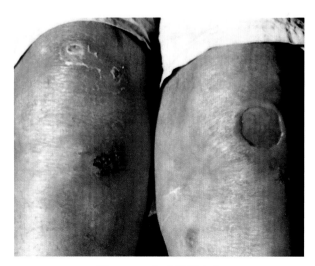

图21-15　坏疽性脓皮病

象较明显；③不伴有系统性疾患。

（3）增殖性化脓性口炎：发生于黏膜处的一种坏疽性脓皮病。

【诊　断】

（一）诊断基本资料

1. 病史　有丘疹性脓疱及结节，迅速发展为潜行性溃疡，伴剧烈疼痛和发热等病史。

2. 体格检查　损害为红斑结节、脓疱和溃疡，溃疡边沿呈紫红色，附有出血性水疱，中央液化坏死，下方组织呈潜行性破坏，外围有皮下水肿。

3. 实验室及其他检查

（1）脓液培养阴性。

（2）组织病理：早期皮损病理改变为中性粒细胞浸润或淋巴细胞浸润，常累及毛囊，有时可侵入皮下脂肪。皮损周围可见真皮内及角质层下脓肿形成，有时可伴有白细胞碎裂性血管炎。随着病情的发展，可出现坏死与溃疡形成，溃疡基底部有化脓性皮炎和脂膜炎的变化，可见有混合细胞浸润，包括淋巴细胞、多核巨细胞和嗜酸性粒细胞，溃疡边缘有潜行，可见棘层松解及海绵形成，伴微脓肿和真皮水肿，炎症可达真皮网状层皮下组织，退行期表现为单个核细胞浸润，肉芽肿形成及纤维化。

4. 伴发疾病

（1）常见

1）炎性肠病（IBD）：慢性溃疡性结肠炎、Crohn病。

2）关节炎：合并IBD的血清阴性关节炎、不伴IBD的血清阴性关节炎、类风湿性关节炎、脊柱炎、骨关节炎。

3）血液疾患：髓细胞性白血病、毛细胞性白血病、骨髓纤维化、特发性骨髓外化生、单克隆性丙球蛋白病（IgA）。

（2）罕见：慢性活动性肝炎、骨髓瘤、真性红细胞增多症、阵发性睡眠性血红蛋白尿、大动脉炎、原发性胆汁性肝硬化、系统性红斑狼疮、Wegener肉芽肿、化脓性汗腺炎、聚合性痤疮、甲状腺疾病、结节病、糖尿病。

（二）诊断思路

1. 发生在红斑上的丘疹、脓疱或结节，迅速形成潜行性破坏性溃疡，中央液化坏死，无结痂，边沿呈紫红色并不断向外周扩展，损害多见于下肢，且自觉剧痛等特征易于诊断。

2. 病史与随访：对多形性坏疽性脓皮病的损害若为大疱性坏疽，或仅口腔黏膜发生慢性增生性脓疱改变时，则需认真询问病史和跟踪随访。

3. 体格检查：坏疽性脓皮病具有疼痛性、潜行性、液化坏死性溃疡。

4. 实验室检查：本病无特异性实验室阳性指标。其原发皮损的脓液培养为阴性，活动期血沉增快，γ球蛋白增高，贫血，血红蛋白低。对伴发的系统性疾病可做相应的实验室检查，如炎性肠病，可做胃肠内窥镜检查；伴发血液病时，做骨髓象检查，均能发现异常。

（三）诊断依据

1. 损害好发于特定部位，如小腿、臀部或躯干。

2. 损害的特点为炎症性丘疹、脓疱、潜行性溃疡。溃疡中央液化坏死，不形成结痂，边沿呈暗紫红色，不断出现水疱，并向下方组织呈潜行性破坏，基底为溢脓性肉芽面，上覆有坏死组织，自觉剧痛，愈合后有瘢痕。

3. 伴发全身症状，如发热、关节痛及相关内脏性疾病（溃疡性结肠炎、白血病、多发性骨髓瘤、淋巴瘤）的临床表现。

4. 原发损害脓液培养阴性。

【鉴别诊断】

（一）主要鉴别的疾病

1. Wegener肉芽肿病　为一种坏死性肉芽肿性血管炎，皮损为丘疹、水疱、血疱、淤斑、紫癜、结节、坏死和溃疡等。常累及呼吸道黏膜、皮肤和肾脏。

2. 感染性溃疡　结核分枝杆菌感染、深部真菌感染及梅毒的皮损好发于面部或小腿，疼痛不明显，皮损处为结节，破溃后形成溃疡，基底有红晕，溃疡边缘有隆起，有脓性分泌物。

3. 肿瘤或肉瘤损害发生溃疡　溃疡边缘隆起高出皮面，溃疡面不易愈合，疼痛不明显，无特定部位。

4. 静脉炎后综合征　皮损好发于小腿屈内侧、下方或内踝部。溃疡的基底为肉红色肉芽组织，周围有色素沉着、硬化、水肿，足温热，疼痛不明显。

5. Crohn病　本病皮损为结节性红斑伴有口腔持久性溃疡，肠道内可有多个肉芽肿性损害部位存在。

6. 青斑样血管病　多见于女性。皮损好发于踝附近，初为斑点、紫癜样皮疹或血泡，形成溃疡的表面附有焦痂，去除痂皮可见边缘深溃疡。愈合后留有多角形或星状瘢痕，局部可有持久性的网状青斑存在。

7. **深部脓疱疮**　由A族链球菌感染引起。多见于夏秋季节，以儿童发病多见。初发损害为豌豆大脓疱或水疱，有红晕。数日后发展为小溃疡，溃疡表面覆有污秽脓痂，边缘隆起有硬结。

（二）次要鉴别的疾病

1. **下疳样脓皮病**　本病可能与凝固酶阳性的金黄色葡萄球菌感染有关，损害多见于面部或生殖器。初发皮疹为丘疹、水疱或脓疱，迅速形成纽扣样溃疡，基底附有浆液性渗出或脓液，边沿卷起形成狭小的红晕带。有自限性，愈后留有瘢痕。

2. **类脂质渐进性坏死**　需与坏疽性脓皮病的溃疡性损害相鉴别，其损害为圆锥形、坚实性暗红色丘疹，逐渐扩大融合成不规则的卵圆形斑块，中央萎缩伴毛细血管扩张，少数结节有溃疡，无坏死，组织病理有助于鉴别。

3. **走马疳**　需与增殖性化脓性口炎鉴别，前者多见于婴儿和学龄前儿童，溃疡好发于齿龈，齿龈肿胀并触痛明显，可并发颊部软组织坏死、穿通或牙齿松脱。

4. **白喉**　由白喉棒状杆菌引起。皮损有几种类型，原发性皮肤白喉，损害为触痛性脓疱，破溃后形成浅表性溃疡，呈圆形或不规则形，边缘穿凿状，基底部附有灰色或灰褐色的膜。溃疡加深后，边缘水肿卷起而呈蓝色。

（三）专家提示鉴别的疾病

1. **丘疹、脓疱和结节**　毛囊炎、疖病、昆虫咬伤、halogenodermas、脂膜炎、急性发热性嗜中性皮病。

2. **溃疡**　深部真菌病、细菌感染、分支杆菌感染、三期梅毒、慢性溃疡性单纯疱疹、皮肤阿米巴病、血管炎、昆虫咬伤、halogenodermas、脂性渐进

性坏死、华法林（双香豆素）或肝素性坏死、人为溃疡、坏疽性口炎、氨酰基脯氨酸酶缺乏症。

【治　疗】

（一）局部治疗

局部采用清洁换药及水疗。

1. 溃疡面可用生理盐水、0.1%利凡诺溶液，或3%硼酸溶液及1%～2%色甘酸钠溶液湿敷，清洁创面。外涂抗生素软膏或外用抗生素湿纱布换药。

2. 皮损内注射去炎松，采用去炎松在溃疡边缘或基底部注射。一般在溃疡未形成之前做皮损内注射，可延缓病情进展。溃疡面大的可局部外用5%环孢菌素A（LYA）35mg，加等渗生理盐水，分两次皮损内注射。

（二）全身用药

1. **皮质类固醇激素**　对本病疗效好，如强的松60～80mg/d，采用单剂量口服，或30～40mg，每日2次，必要时可采用甲基泼尼松龙冲击疗法，甲基泼尼松龙1g/日，连续3～5日，皮损消退后逐渐减量。

2. **免疫抑制剂**　对重症者，可选用硫唑嘌呤与皮质类固醇合用，可减少激素用量及不良反应。也可选用环磷酰胺或环孢菌素A4～5mg/（kg·d）。

3. **氨苯砜**　常用量为100～150mg/d。

4. **抗生素**　用以控制感染。在应用大剂量的皮质类固醇激素时应配合应用抗生素治疗，如二甲胺四环素、利福平、红霉素、氯苯酚嗪（200mg/d）、柳氮磺胺吡啶（1.0～4.0g/d）等对治疗坏疽性脓皮病有一定疗效。

5. **中药**　雷公藤多甙40～60mg/d。

6. **其他**　还可试用静脉大剂量注射丙种球蛋白。在加用免疫抑制剂治疗无效者可应用丙种球蛋白，400mg/（kg·d），每月5次，或1g/（kg·d），每月2次。同时还应加强全身支持疗法，纠正贫血，补充多种维生素、钙剂及补钾等。

（盛晚香　吴丽峰　赵　华）

第二十二章
营养缺乏性及代谢障碍性皮肤病

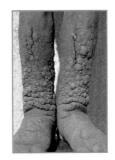
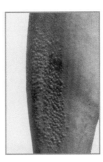
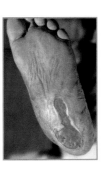

维生素A缺乏症

维生素A缺乏症（vitamine A deficiency）又称蟾皮病（phrynoderma），常见于发展中国家的儿童，发达国家基本消失，目前在我国并不罕见，属于维生素A亚临床缺乏的国家。

【临床表现】

1. **皮肤症状**　好发于四肢的外伸侧，以及颈、肩、背、臀部等处。皮肤干燥，逐渐粗糙脱屑，散在或密集分布的毛囊角化性丘疹，伴色素加深。丘疹呈半球形或圆锥形（图22-1），坚实而干燥，密集呈蟾皮状，丘疹的中央有棘刺状角栓，去除后可形成小凹陷。患者毛发干燥，无光泽，易脱落，头发稀疏，甲板失去光泽，变薄变脆，可出现纵沟、横纹及点状凹陷。患者一般无自觉症状。

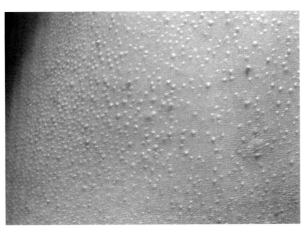

图22-1　维生素A缺乏症

2. **眼部症状**　双眼结膜干燥，暗适应能力下降，出现夜盲症；角膜侧缘附近的结膜处，有限局性干燥区，也可因脂肪和碎片堆积而形成大小不一、境界清楚的白色斑点（Bitot斑），呈圆形或三角形，尖端指向眼角。角膜感觉可减退，角膜干燥，并逐渐失去透明性，严重者可软化、溃疡，甚至穿孔、失明。

3. **其他症状**　由于维生素A有维护上皮正常发育生长的作用，当它缺乏时，还会影响到呼吸道、泌尿生殖道、外分泌腺等处的上皮角化异常和增殖，易引起感染，泌尿道结石等。

【诊　断】

（一）诊断基本资料

1. **病史**

（1）长期广泛的皮肤干燥粗糙和毛囊角化性丘疹，轻重不等的眼部受累表现等病史。

（2）可有造成维生素A缺乏的慢性疾病史。

2. **体格检查**

（1）皮肤检查可见四肢躯干等部位广泛的毛囊角化性丘疹，坚实而干燥，密集呈蟾皮状，患者毛发及甲板病变。

（2）眼部检查可发现轻重不等夜盲症、畏强光、干眼症和角膜软化，甚至溃疡、穿孔、失明等。

（3）全身检查可存在造成维生素类缺乏的慢性疾病。

3. **实验室及其他检查**

（1）眼科检查：暗适应实验异常。

（2）血液检查：血浆维生素A水平明显低于正常（正常0.7～1.4μmol/L）。

（3）组织病理：角化过度、毛囊角栓形成，不同程度的皮脂腺萎缩，小汗腺分泌细胞的鳞状化生。

4.伴发疾病

（1）消化系统疾病：慢性腹泻、乳糜泻、结肠炎、胰腺炎、胆囊炎、胆管阻塞、肝炎、肝硬化。

（2）感染：肝寄生虫病、肺结核、血吸虫病。

（二）诊断思路

1.全身皮肤粗糙干燥，广泛而密集的毛囊角化性丘疹是很多角化性皮肤病的临床表现，包括遗传性角化性疾病、代谢异常性疾病等，无特异性。

2.在上述皮损基础上出现的眼部受累表现是考虑维生素A缺乏症的重要线索。

3.眼科会诊明确夜盲症、畏强光、干眼症和角膜软化，甚至溃疡、穿孔、失明等疾病是诊断本病的关键。

4.及时进行血浆维生素A水平检测是确诊本病的关键。

（三）诊断依据

根据皮肤干燥、毛囊角化过度、眼干燥、夜盲及实验室检查可诊断本病。

（四）诊断标准

1.全身皮肤粗糙干燥，广泛而密集的毛囊角化

性丘疹，并出现毛发及甲板病变。

2.明确的眼部受累表现：夜盲症、畏强光、干眼症和角膜软化、溃疡、穿孔、失明等。

3.以上两项可以临床诊断本病，加上实验室检查：血浆维生素A水平明显低于正常（正常0.7～1.4μmol/L）可以确诊本病。

【鉴别诊断】

（一）主要鉴别的疾病

主要应鉴别的疾病见表22-1。

（二）次要鉴别的疾病

1.**痤疮**　为青春期发生的毛囊皮脂腺的炎症性皮肤病，俗称"粉刺"。好发于颜面、上胸、背部等，皮损为毛囊一致的红色丘疹、脓疱、小结节、囊肿、瘢痕等，可有黑头或白头粉刺形成。

2.**脂溢性皮炎**　任何年龄发病，婴幼儿及青春期男女多见；皮脂溢出部位发生的毛囊性丘疹及红斑，表面可有皮脂溢出而油亮，或细糠状固着性鳞屑。

【治　疗】

1.去除病因，积极治疗可能造成维生素A缺乏的慢性疾病，多摄入富含维生素A和胡萝卜素的食物。

2.补充维生素A，口服或肌内注射，轻症者1万～5万U/d，重症者5万～8万U/d，症状改善后减

表22-1　维生素A缺乏症鉴别诊断

	维生素A缺乏症	毛周围角化症	小棘苔藓	毛发红糠疹	毛囊角化病
皮疹特点	皮肤干燥，成簇毛囊角化性丘疹	散在毛囊角化性丘疹	毛囊角化性丘疹，顶部有丝状小刺，拔除后有凹陷小窝	边缘清楚的红斑鳞屑，毛囊角化性丘疹及角栓	毛囊角化性丘疹，表面覆油腻痂，痂下呈漏斗形小凹
发病年龄	多发于儿童	儿童或青春期	儿童	儿童或中年	以8～16岁多发
好发部位	四肢伸侧、肩背、股、臀	上臂、股外侧，两颊	颈后、肩臀股腰、以及四肢伸侧	任手指背处毛囊丘疹有诊断价值	头面、四肢屈侧、背、腹皮脂腺丰富部位
自觉症状	无	无或微痒	无或微痒	无	无或微痒
组织病理	角化过度，粒层存在，毛囊上部有角质形成	毛囊口有漏斗状角质栓	毛囊扩大有角质栓塞	角化过度及毛囊角栓	有角化不良"圆形体及谷粒"，基底层和棘层间有裂隙和绒毛
其他	夜盲、干眼病、Bitor斑	常染色体显性遗传	起病急或亚急性，数月自行消退	头皮脂溢性皮炎、掌跖角化过度	夏重冬轻，常有家族史

量，并随时检测血浆维生素A水平，预防维生素A过量中毒。

3. 皮肤损害，可外用0.025%～0.1%维A酸软膏，或10%～15%尿素霜，或5%水杨酸软膏等。

4. 眼部损害，请眼科会诊，进行相应治疗。

（吴丽峰　孙　令）

核黄素缺乏症

核黄素缺乏症（ariboflavinosis）又称维生素B_2缺乏症，是由于机体维生素B_2（核黄素）供应不足，所导致的口-眼-外生殖器综合征为特点的营养缺乏性皮肤病。

【病因与发病机制】

维生素B_2对人体的生长发育，皮肤黏膜的完整性，以及视网膜的代谢均有重要的影响。正常成年人维生素B_2的需要量为1.5～2mg/d。

维生素B_2缺乏症的发生主要与摄入量不足、胃肠道吸收障碍、机体需求量增加、突然改变饮食习惯、膳食烹调或加工方法不恰当等有关。

【临床表现】

1. 阴囊炎　①红斑型：初期阴囊皮肤的淡红色斑疹，边缘鲜红，逐渐被覆有灰褐色黏着性鳞屑（图22-2）；②丘疹型：为散在分布的针头至豆大的扁平丘疹，可融合成片状，可附有棕褐色薄痂；③湿疹型：阴囊弥漫性浸润肥厚、皱褶加深，可有渗液、皲裂、结痂，类似慢性湿疹。各型阴囊炎均不侵犯中线。

2. 口角炎　口角黏膜浸渍呈白色、局部糜烂、渗出，并有线状皲裂及角化现象等，可继发假丝酵母菌感染。

3. 唇炎　以下唇多见，唇黏膜的水肿、红斑、糜烂、出血、结痂，或干燥、脱屑、色素沉着等，严重者唇黏膜萎缩。

4. 舌炎　早期舌面鲜红色（图22-3），蕈样乳头状的针头大小的红点，重者整个舌面肿胀，舌乳头初期肥大，呈黄豆大小的肥厚性丘疹，后期萎缩，变小或消失，舌中部可见大小不一、深浅不等的裂隙。

5. 眼部受累　结膜炎，角膜充血，引起畏光和流泪，视物不清、暗适应能力下降等。

6. 脂溢性皮炎　皮脂溢出部位出现干燥的细糠状鳞屑性皮损。

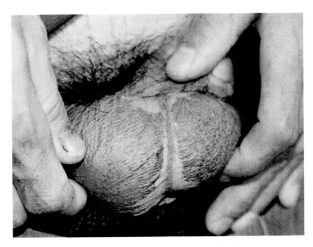

图22-2　核黄素缺乏症　阴囊炎

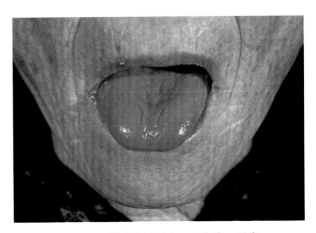

图22-3　核黄素缺乏症　口角炎、舌炎

7. 自觉症状　口角炎、唇炎、舌炎由于皲裂、糜烂等可出现灼痛感觉，阴囊炎则以显著的瘙痒和疼痛为主，眼部受累可有痒感和灼痛。

【诊　断】

（一）诊断基本资料

1. 病史　长期不愈的顽固性阴囊炎表现，以及口唇舌部的黏膜炎症反应病史，轻重不等的眼部受累表现病史，详细询问病史，有可疑造成维生素类缺乏的慢性疾病史。

2. 体格检查　阴囊慢性湿疹表现，典型的口角炎、唇炎和舌炎表现。眼科会诊轻重不等的眼炎表现。系统检查可发现造成维生素类缺乏的慢性躯体疾病。

3. 实验室及其他检查

（1）眼科检查：暗适应实验能力下降。

（2）实验室检查：红细胞维生素B_2含量降低；24小时尿核黄素排出量减少（正常150～200μg）；红细胞中谷胱甘肽还原酶活力系数升高（正常<1.20）。

（3）组织病理：无特异性，呈慢性皮炎改变。

4. 伴发疾病　甲状腺功能低下、贫血、腹泻、肠炎、胃炎。

（二）诊断思路

1. 阴囊炎是维生素B_2缺乏症最常见、最早的症状之一，对于长期不愈的阴囊慢性湿疹表现的患者，在排除慢性湿疹、外生殖器Paget病后应注意维生素B_2缺乏的可能性。

2. 在阴囊炎的基础上，一旦发现有典型的口角炎、唇炎和舌炎，则可以临床诊断维生素B_2缺乏症。

3. 寻找可能的病因，最常见于酗酒者、新生儿黄疸、甲状腺功能低下以及口服某些抗抑郁药（如氯丙嗪）可能影响维生素B_2的代谢。

4. 如果明确有轻重不等的眼部受累表现，则对本病的诊断有辅助作用。

5. 必要时进行红细胞维生素B_2含量测定，或24小时尿核黄素排出量检测，或红细胞谷胱甘肽还原酶活力系数检查，结果异常时可明确诊断。

（三）诊断依据

1. 依据病史典型损害和皮损。

2. 红细胞维生素B_2含量水平测定下降，或24小时尿核黄素排出量检测降低，或红细胞谷胱甘肽还原酶活力系数检查异常。

（四）诊断标准

1. 反复不愈的顽固性阴囊炎或湿疹表现。

2. 典型的口角炎、唇炎、舌炎表现。

3. 以上两项可以临床诊断本病，加上实验室检查红细胞维生素B_2含量测定降低，或24小时尿核黄素排出量检测下降（正常150～200μg），或红细胞谷胱甘肽还原酶活力系数检查异常，则可以确诊本病。

【鉴别诊断】

（一）主要鉴别的疾病

1. 阴囊湿疹　与维生素B_2缺乏症造成的阴囊炎症反应相似，以红斑、丘疹、渗出为主，瘙痒剧烈，反复发作，病程较长，严重时呈慢性苔藓样改变，阴囊肥厚粗糙等，但本病常无口角炎、唇炎、舌炎等表现。组织病理显示二者都显示慢性皮炎改变。

2. 乳房外Paget病　好发于外生殖器部位，尤其男性的阴囊，皮损为边界清楚的浸润性红斑，可呈湿疹样改变，有不同程度的瘙痒，不易转移，晚期可发生淋巴结转移。组织病理学特征为：表皮全层散在或成巢排列的Paget细胞，为胞浆丰富而淡染的大的空泡化细胞，有明显细胞异型性，核丝分裂象不常见。

3. 剥脱性唇炎　以口唇部红肿、干燥、痒痛为主，病史长者可出现溃烂、渗出，流黄水为特征。无阴囊及其他皮肤损害，通常也无眼部受累表现。

（二）次要鉴别的疾病

口腔黏膜假丝酵母菌病，俗称鹅口疮，较常见，多累及老人、小孩及免疫功能低下者；皮损表现为口腔黏膜的凝乳状白色斑片，上附不易剥除的假膜，用力剥离后露出糜烂性潮红基底，并常伴发假丝酵母菌性口角炎，表现为口角潮红和皲裂。

【治　疗】

1. 积极寻找并治疗造成维生素B_2缺乏的慢性疾病。

2. 纠正不良饮食习惯，进食富含维生素B_2的食物，如牛奶、动物肝脏、蛋类、谷类、豆类和蔬菜等。

3. 给予维生素B_2，每日20～30mg，分3次口服，直至症状消失。

4. 其他：口角炎患者外用1%硝酸银或1%甲紫，唇炎患者给予硼酸软膏外用，阴囊炎患者按照皮炎、湿疹治疗处理。

（吴丽峰　孙　令）

烟酸缺乏症

烟酸（维生素B_3）缺乏症又称糙皮病，也叫陪拉格（pellagra），是由于体内烟酸或它的氨基酸前体，即色氨酸缺乏或不足所产生的以皮炎、腹泻、痴呆为特征性表现的慢性全身性疾病。可见于各个年龄段，国内女性多见，在春、夏季节好发，并有复发倾向。

烟酸是水溶性维生素，在机体内以具有生物活性的烟酰胺形式存在，作为在生物氧化过程中发挥递氢作用的辅酶Ⅰ和辅酶Ⅱ的重要组成部分，在蛋白质、脂肪、碳水化合物的代谢中，参与或辅助作用，不可缺少。

【临床表现】

1. 皮肤症状

（1）光敏性皮疹：暴光部位对称性的日晒伤样皮损，水疱和糜烂，皮肤粗糙、褐色色素沉着、皮肤萎缩（图22-4～图22-6）。颈前、上胸部可形成境界清楚的V形区红斑，称为Casal项链征，具有特征性。

（2）黏膜损害：会阴、生殖器、肛周、口腔和阴道黏膜受累、红斑、糜烂、皲裂、溃疡和萎缩等，明显疼痛。

（3）面部脂溢性皮炎：以鼻部为中心，可见暗红斑，带有黑头粉刺的扩张的脂溢性皮炎样改变，外观粗糙。

2. 消化系统症状　口角炎、舌炎、食管炎、恶心、呕吐，可有严重的腹泻。

3. 神经精神症状　抑郁为主的神经精神症状，严重者可为痴呆症，末梢神经症状。

【诊　断】

（一）诊断基本资料

1. 病史

（1）反复发作的光感性皮炎病史，尤其是典型的Casal项链征。

（2）消化道顽固的腹泻病史，后期可能出现神经精神症状等改变。

（3）可能造成维生素类缺乏的慢性疾病史。

2. 体格检查

（1）皮肤损害的各种临床表现：口角炎、舌炎、食管炎，以及体重减轻，全身衰竭等。

（2）神经系统可有神经衰弱、忧郁、运动失调、瘫痪，甚至痴呆。

3. 实验室及其他检查

（1）血液检查：非特异性的贫血、血清蛋白降低、电解质紊乱等。

（2）尿液检查：非特异性的蛋白尿、管型尿；特异性的24小时尿液中N′-甲基烟酰胺或2-吡啶酮定量显示降低；N′-甲基烟酰胺/2-吡啶酮比值<1（正常1.3～4）。

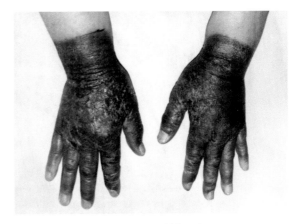

图22-4　烟酸缺乏症

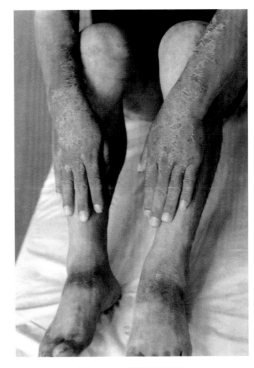

图22-5　烟酸缺乏症

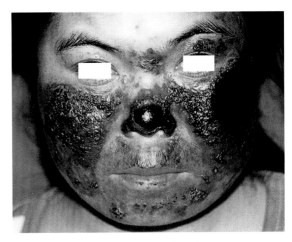

图22-6　烟酸缺乏症
（本图由第四军医大学高天文惠赠）

（3）组织病理：早期的暴光部位皮疹，可见表皮下水疱的形成，真皮浅层慢性炎症细胞浸润；后期病变表现为角化过度以及基底层的色素增加。

4.伴发疾病　巨细胞病毒性结肠炎、类癌综合征、Hartnup病、多发性骨髓瘤相关淀粉样变、色氨酸代谢缺陷疾病。

（二）诊断思路

1.光敏性皮疹是本病最具有特征性的皮损，尤其是典型的Casal项链征，也可能是最早出现的症状，但是单纯出现这些症状难以诊断本病，要考虑到可能的光感性皮肤病、光感性药疹、皮肤卟啉病等。

2.光敏性皮疹合并顽固性腹泻表现的患者，应强烈注意可能的维生素类缺乏性皮肤病，尤其可出现光敏性的烟酸缺乏症。

3.如果出现神经精神症状，加上皮炎、腹泻，则高度提示本病的可能。

4.及时检测24小时尿液中N′-甲基烟酰胺或2-吡啶酮可以确诊本病。

（三）诊断依据

依据病史、临床症状、典型皮损和实验室检查可以确诊。

（四）诊断标准

本病典型三联征：皮炎、腹泻、痴呆。

1.皮肤症状：包括光敏性皮疹、黏膜损害、摩擦部位受损、面部脂溢性皮炎样改变等。

2.消化系统症状：口角炎、舌炎，食管炎等，恶心、呕吐、严重的腹泻等症状。

3.以抑郁为主的神经精神症状，严重者可发展为痴呆症。

4.以上三项表现可以诊断本病，实验室检查特异性的24小时尿液中N′-甲基烟酰胺或2-吡啶酮定量显示降低，N′-甲基烟酰胺/2-吡啶酮比值<1可以确诊本病。

5.给予烟酰胺开始治疗后的24小时内，皮肤症状逐渐改善，可证实本病。

【鉴别诊断】

（一）主要鉴别的疾病

1.光感性药疹　使用某些药物后经日光或紫外线照射后，在暴光部位出现与晒斑类似的皮肤损害，表现为境界清楚的红斑、肿胀、丘疹和渗出性皮损。一般没有消化道症状和神经系统症状，24小时尿液中N′-甲基烟酰胺或2-吡啶酮定量正常。常见致敏药物有冬眠灵、磺胺类、四环素类等。

2.多形日光疹　日光中的UVB诱发的迟发型变态反应性皮肤病，好发于中青年人，女性多见，在暴光部位出现多形性皮损，有小丘疹、丘疱疹，水肿性红斑、斑块，可以形成苔藓化改变。瘙痒显著。没有消化道症状和神经系统症状，24小时尿液中N′-甲基烟酰胺或2-吡啶酮定量正常。

3.迟发性皮肤卟啉病　系尿卟啉原脱羧酶缺陷所致，可为遗传性或获得性，大量饮酒者好发，临床表现为成人暴光部位发生的，特征性的皮肤脆性增加、表皮下水疱、面部多毛以及色素沉着，可形成瘢痕，肝脏可发生不同程度损害，患者尿卟啉明显升高。组织病理表现为真皮乳头血管及附属器周围均一性嗜酸性物质沉积，PAS染色阳性。

（二）次要鉴别的疾病

1.红斑狼疮　部分患者的面部蝶形红斑伴有光敏感时应与本病鉴别，红斑狼疮一般没有消化道症状和神经系统症状，血液检查可有ANA、ds-DNA等免疫学指标阳性，组织病理学显示为血管炎和纤维素样变性。

2.接触性皮炎　有明确的接触史，发生于接触部位的单一性皮肤损害，红斑、丘疹、水疱，接触物斑贴试验阳性，一般不具有其他系统症状。

【治　疗】

1.积极寻找并去除病因。

2.积极补充富含烟酸和色氨酸的食物，并避免日晒。

3.给予烟酰胺每日300～500mg，分次口服，必要时可进行肌内注射或静脉滴注烟酰胺，每日1～5mg/kg。

4.皮炎和末梢神经炎需同时补充其他B族维生素。

（孙　令　吴丽峰）

肠病性肢端皮炎

肠病性肢端皮炎（acrodermatitis enteropathica）是一种少见的遗传性疾病，与锌缺乏密切相关，又称锌缺乏症，主要发生在婴幼儿，平均发病年龄在生后9个月左右，以断奶前后发病率最高。临床上以

肢端和腔口周围皮炎、秃发、慢性腹泻、表情淡漠
为其临床特征，严重者未经及时治疗可发生死亡。

【病因与发病机制】

1. **锌缺乏** 属于常染色体隐性遗传性锌缺乏
症，部分是后天获得性锌缺乏症。患者血清锌水平
≤50μg/dl（正常70~110μg/dl）。

2. **招致锌缺乏病因** 早产儿最容易发病，与体
内锌储备不足、吸收障碍，而锌需求量大有关。如
果母乳中锌含量水平低，或婴儿自身锌需求量超过
母乳提供的水平，也可引发正常足月婴儿的锌缺
乏；肠道术后经口摄入障碍的长期肠外营养者，因
输入液中锌成分的不足；长期酗酒者可因营养物质
摄入缺乏；末端回肠炎和溃疡性结肠炎可因锌吸收
不良；感染、外伤、恶性肿瘤等由于代谢活跃，锌
需求量加大。

3. **锌缺乏致病** 血中锌水平低下时，可引起血
液及各种组织中的多种生物酶活性降低或丧失，使
这些组织和脏器发生病变。

【临床表现】

1. **皮肤损害**

（1）肢端和口周皮炎：发生早，具有特异性。
各类锌缺乏症都表现为肢端和口周的脓疱、大疱，
多对称分布。初期为炎性红斑基础上的群集小水
疱、小脓疱，可融合成大疱，尼氏征阴性；后期破
溃糜烂、干燥结痂，形成鳞屑，逐渐融合成银屑病
样鳞屑性暗红斑（图22-7，图22-8）。愈后不留瘢
痕和萎缩。

（2）腔口损害：口腔炎、口角炎、肛门周围炎
（图22-9）、阴囊炎、外阴炎等，常合并有假丝酵
母菌感染。

（3）甲损害：指（趾）甲可发生增厚、萎缩、
变形甚至脱落等损害，还可出现甲沟炎（图22-
10）。

2. **毛发损害** 头皮部位出现类似脂溢性皮炎样
改变，并可造成头发、眉毛和睫毛的脱落，为普遍
性脱发，严重者可全秃。

3. **腹泻** 腹泻的发生率约为90%，通常和皮损

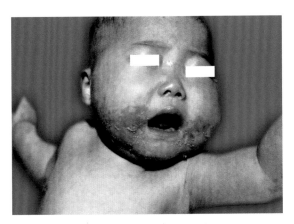

图22-7 肠病性肢端皮炎

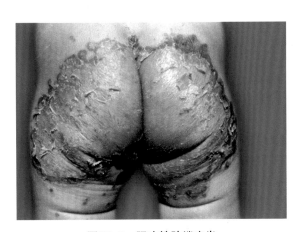

图22-8 肠病性肢端皮炎

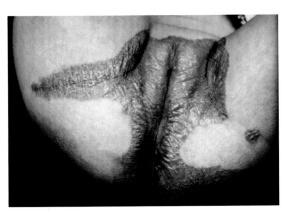

图22-9 肠病性肢端皮炎

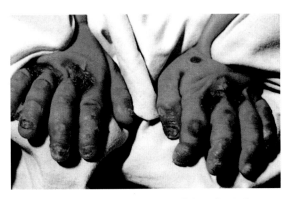

图22-10 肠病性肢端皮炎 手背部及指甲受累，
甲周皮肤糜烂、结痂

程度相一致；临床表现为水样或泡沫样便，并可出现厌食、腹胀、呕吐等胃肠道症状。

4.其他　还可以出现眼睑皮炎，角膜浑浊、畏光等眼睛受累表现，同时由于慢性腹泻导致进行性营养不良，身体消瘦、发育缓慢，并可出现神经症状，如精神压抑、反应迟缓、表情淡漠等。

【诊　断】

（一）诊断基本资料

1.病史

（1）同时伴有肢端和口周皮炎的慢性腹泻的病史。

（2）可有脱发、进行性营养不良，神经症状等病史。

2.体格检查

（1）四肢末端和口周皮肤的脓疱、大疱，后期呈现银屑病样鳞屑性暗红斑。

（2）脱发表现，身体消瘦呈营养不良状态，反应迟缓、表情淡漠等神经症状。

3.实验室及其他检查

（1）血液检查：①非特异性的贫血改变；②特异性测定血浆锌水平≤50μg/dl（正常70～110μg/dl），血清锌水平≤9μmol/L（正常值9.18～19.89μmol/L）；③碱性磷酸酶属于锌依赖性酶，其血清中水平降低有助于诊断锌缺乏症。

（2）组织病理：呈银屑病样增生，部分细胞气球样变，可见广泛的单个角质形成细胞坏死，角层下大疱形成，真皮乳头水肿，浅层血管周围稀疏淋巴细胞浸润。

4.伴发疾病

（1）获得性锌缺乏的疾病：包括Crohn病、酒精性肝硬化、酒精性胰腺炎、神经性厌食、淋巴瘤、生物素缺乏、瓜氨酸血症。

（2）HIV感染。

（二）诊断思路

1.肢端和口周的脓疱、大疱性发疹，后期银屑病样鳞屑性红斑，头皮脂溢性皮炎样改变及脱发的患者，除了本病，还应当考虑到的疾病有银屑病、连续性肢端皮炎、脂溢性皮炎、脂溢性脱发等。

2.对于高危个体，如早产儿、慢性消耗性疾病患者等出现上述皮肤损害，要注意营养不良性的维生素、锌等的缺乏。

3.腹泻婴儿伴有慢性尿布皮炎等皮肤损害者则提示有锌缺乏的可能性。

4.特异性血浆锌水平或血清锌水平测定可以确定诊断。

（三）诊断依据

1.伴有皮肤损害的慢性腹泻的病史，尤其是高危个体。

2.体征：四肢末端和口周的脓疱、大疱性损害，后期呈银屑病样鳞屑性暗红斑等皮肤损害，明显的头发脱落，身体消瘦呈营养不良状态，可有反应迟缓、表情淡漠等神经症状。

3.实验室检查：特异性测定血浆锌水平≤50μg/dl，或血清锌水平≤9μmol/L可以证实本病，但有时如果实验室检测在正常范围，但患者有临床表现，也不能完全排除诊断。

4.组织病理：表皮呈银屑病样增生，角层下大疱形成，真皮浅层血管周围稀疏淋巴细胞浸润，有助于诊断。

【鉴别诊断】

（一）主要鉴别的疾病

1.遗传性大疱性表皮松解症　出生时或生后发生，在受压和摩擦部位出现的水疱，与外伤有关，免疫病理和电镜检查确定诊断，血液检查血锌水平一般无变化。

2.连续性肢端皮炎　外伤史常常成为诱因，在指趾末端，尤其甲周围出现的多发性小脓疱，不久变成糜烂面，上附鳞屑和痂皮，长期局限于一个或几个手指，可造成甲变形、脱落，甚至指（趾）的萎缩等。病理显示为表皮上层的Kogoj海绵状微脓疡。通常无慢性腹泻，血液检查血锌水平一般无变化。

3.掌跖脓疱病　多见于女性患者，手足心部位对称发生的无菌性脓疱，指（趾）端也可以见到，脓疱可短期消退，但反复成批发生，慢性经过，在四肢伸侧可以见到鳞屑性红斑皮损。病理显示表皮内的单纯性脓疱。通常没有慢性腹泻，血液检查血锌水平也无异常。

（二）次要鉴别的疾病

1.尿布皮炎　发生于臀部皮肤的刺激性皮炎，通常与尿布接触部位一致，可有潮红、肿胀、丘疹等，并可继发皮肤假丝酵母菌感染，一般无肢端或面部皮肤改变。

2.皮肤假丝酵母菌病　常发生于肥胖及体弱的婴儿，皮损多分布于颈、腋、腹股沟等皱襞处形成间擦性红斑，指趾间也可以发生，皮损区可检测到白色假丝酵母菌。必要时进行血液检查，血锌水平通常无异常。

3. 脂溢性皮炎、脂溢性脱发　可发生在任何年龄段，但婴幼儿多见，在皮脂溢出部位发生的毛囊性丘疹及红斑，表面可有细糠状固着性鳞屑，头皮严重时可出现脱发而致毛发稀疏，肢端皮肤改变不明显，通常也没有慢性腹泻病史。

（三）专家提示鉴别的疾病

重型假丝酵母菌病、脓疱性牛皮癣、大疱性表皮松解症、肝红细胞生成型卟啉症。

其他的营养缺乏症，包括（表皮）松解坏死性游走性红斑、新生儿瓜氨酸血症、糙皮病和糖尿病。

获得性锌缺乏症：合并吸收不良，继发于营养因素或术后。

【治　疗】

1. 改善母乳喂养，纠正慢性腹泻引起的水、电解质紊乱，适当补充维生素等。

2. 遗传性锌缺乏症，给予硫酸锌口服，每日3mg/kg，用药后24小时后即可显效，腹泻减轻，2～3周皮损消退，但停药后会出现复发，因此，需要终生服用。

3. 获得性锌缺乏症，适当补充硫酸锌口服，每日1～2mg/kg，3～4周后即可取得满意疗效，无须终生服用，纠正潜在的病因非常重要。

4. 局部对症治疗。

（吴丽峰　孙　令）

皮肤淀粉样变

皮肤淀粉样变（amyloidosis cutaneous）是由于淀粉样蛋白物质沉积于皮肤所致的一种代谢障碍性疾病。

淀粉样变病是指由于不同来源的淀粉样蛋白积聚于机体不同组织或器官，并导致其结构异常和（或）功能障碍的一组具有异质性的疾病。淀粉样蛋白广泛沉积于内脏、肌肉、黏膜、脂肪、皮肤时称系统性淀粉样变病，它又可分为原发性、继发性和遗传性，也可仅累及某一器官而称为局限性淀粉样变病，当累及皮肤时称皮肤淀粉样变病，它又可分为原发性和继发性（表22-2）。

【病因与发病机制】

1. 患者有家族史，该病可能与遗传有关。近年研究表明皮肤中的一些细胞或组织均可合成淀粉样蛋白，其中尤以角质形成细胞和角蛋白为重要。摩擦、创伤、虫咬等伤害因素可引起角质形成细胞损害并发生丝状变性，脱落至真皮，最后形成淀粉样蛋白。弹力纤维、胶原纤维、巨噬细胞等在淀粉样蛋白的形成、沉积中也可发挥重要作用。

2. 继发性皮肤淀粉样变病可能继发于炎症性、感染性疾病和肿瘤，如盘状狼疮、慢性湿疹、遗传过敏性皮炎、脂溢性角化病、日光角化病、类风湿病、结核病、慢性支气管炎、慢性骨髓炎、地中海病、多发性骨髓瘤、霍奇金病、基底细胞癌、鳞状细胞癌等。

【临床表现】

1. 苔藓样型　本病好发于中老年男性。典型皮损为发生于双胫骨前缘粟粒到黄豆大小的半球形丘疹，密集而不融合，但亦可发生于上肢伸侧和背、腰等处，皮损逐渐增大后呈扁平，或呈半球形隆起（图22-11，图22-12）、圆锥形和多角形，质硬，

表22-2　淀粉样变的分类

系统性淀粉样变	局限性淀粉样变
原发性（由于隐蔽的浆细胞恶病质）	皮肤外器官*
骨髓瘤相关	原发皮肤型
继发性	苔藓样、斑块和双相型
血液透析相关性	继发皮肤型
家族遗传性	伴发于肿瘤、汗孔角化病和经PUVA治疗型
淀粉样蛋白弹力纤维病	家族性皮肤结节

* 包括家族性地中海热、Muckle-Wells综合征、家族性淀粉样变性的多发性神经病。

有时具有蜡样光泽，密集成群，常沿皮纹呈念珠状排列。由于长期搔抓使皮损处皮纹加深或融合成片而呈疣状，导致患处皮肤粗糙伴角化过度及轻度脱脱屑。自觉剧痒，患者一般情况良好。

2.斑片样型　好发于中老年妇女。皮损为褐色或紫褐色色素斑点聚合成网状或波纹型（图22-13），后者有诊断意义，好发于上背部肩胛间区，部分患者发病与尼龙刷或毛巾摩擦刺激有关。常无自觉表现或仅有轻度瘙痒。

3.其他　当上述二型并存时称为双相型或混合

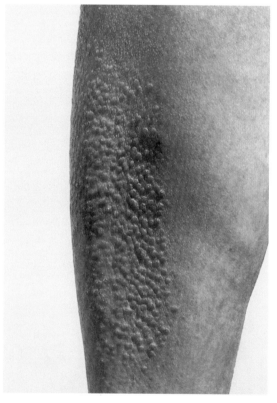

图22-11　苔藓样皮肤淀粉样变

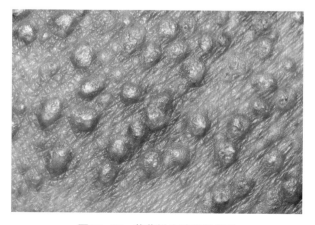

图22-12　苔藓样皮肤淀粉样变

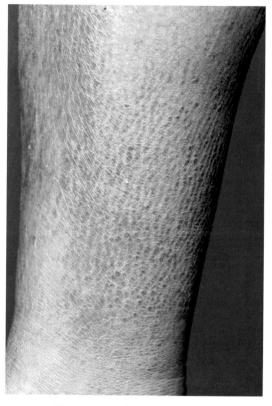

图22-13　斑疹样皮肤淀粉样变

型。其他少见的有老年患者的肛门、骶骨部皮肤淀粉样变病、皮肤异色病样淀粉样变、结节型皮肤淀粉样变病、伴色素脱失斑或白癜风样皮肤淀粉样变病、家族性原发性皮肤淀粉样变病等。

【诊　断】

（一）诊断基本资料

1.病史　四肢、上背部、面部或会阴部反复出现扁平丘疹或网状色素斑。

2.体格检查　四肢伸侧、上背部肩胛间区黄褐色扁平或半球形丘疹，甚至结节，或者网状色素沉着斑或色素脱失斑。

3.实验室检查

（1）一般检查：血、尿免疫固相电泳或骨髓免疫化学染色，可见免疫球蛋白轻链，或其单克隆片段，或其他异常蛋白。

（2）组织病理学：依临床类型不同，淀粉样蛋白可沉积于真皮乳头、血管或毛囊周围等组织间质处；表皮可有棘层、颗粒层增厚、淀粉样蛋白沉积上方基底层液化变性和色素失禁，真皮有少量的淋巴细胞、组织细胞浸润。

（3）特殊染色：HE染色呈淡红色，结晶紫染色呈紫色，刚果红染色呈苹果绿色或品红色。

（4）必要时做皮损X线衍射示反向平行β-折叠的片状结构，电子显微镜显示宽7.5～10nm的均一长度的无分枝纤维性结构。

（5）对遗传性病例可进行淀粉样蛋白质测序，DNA等点电泳，限制性片段长度多态性分析（RFLP）以及易感基因突变检测。

4.伴发疾病

（1）原发淀粉样变：多发骨髓瘤（原发性骨髓瘤相关性系统性淀粉样变）。

（2）丘疹型/苔藓样型淀粉样变：EB病毒感染、系统性硬化症。

（3）继发系统性淀粉样变：营养不良性大疱性表皮松解症、化脓性汗腺炎、瘤型麻风、骨髓瘤、银屑病关节炎、类风湿性关节炎、淤积性溃疡、结核病、蓝色红核水疱、疱疹样皮炎、先天性角化不良、Osler-Weber-Rendu病、银屑病、硬皮病。

（二）诊断思路

1.原发性皮肤淀粉样变病：漏诊率高。本病常见于中老年人，尤其是50～70岁。皮肤淀粉样变病与系统性淀粉样变病存在密切关系，常常作为系统性淀粉样变病的第一窗口表现，而系统性淀粉样变病死亡率较高。因此，需要重视对本病的早期诊断和及时治疗。

2.皮损特点：皮损部位以下肢伸侧和上背肩胛间区为常见，原发皮损以丘疹和色素斑为主。

3.实验室检查：皮损没有特异，但组织病理学具有特异性，尤其是皮损淀粉样物质的刚果红染色和X线结晶学和电子显微镜，具有确诊价值。

4.SAP闪烁扫描检测：应用放射性元素（如^{131}I）进行全身SAP闪烁扫描可以发现整个身体各组织器官内是否存在淀粉样物的沉积及其沉积量等情况，具有安全、无痛、特异强和敏感性高等优点。SAP检测有助于对本病进行整体评估、预后估计、疗效观察和指导治疗等作用。

5.一旦临床诊断确立，必要时还应进行分型检测，如血尿蛋白免疫固相电泳，骨髓免疫化学染色、DNA等点电泳以及易感基因的突变检测，以便积极寻找潜在的致病原因。

6.当内脏系统累及时，应进行相应组织器官检查，如肾、心、脑、骨髓、肺、肝、胰、胃、肠、喉、眼、甲状腺等，有利于进行综合评估、系统治疗和相应器官的对症处理。

原发性皮肤淀粉样变病的诊断步骤一般包括确定淀粉样蛋白的存在、明确其化学来源、皮损累及范围（除皮肤外，还有肾、心、脑、骨髓等器官）、是否伴有恶性肿瘤等。

（三）诊断依据

1.中老年患者四肢、上背部、面部或会阴部等处反复出现扁平丘疹或网状色素斑，首先应考虑本病的可能性。

2.皮损在四肢伸侧、上背部肩胛间区等部位呈黄褐色扁平或半球形丘疹，甚至为结节，质地较硬，或者出现网状色素沉着斑、色素脱失斑，诊断本病的可能性较大。

3.结合临床特征，可拟诊为：①淀粉样苔藓；②斑状淀粉样变；③肿胀型淀粉样变，皮损类似硬皮病；④结节状淀粉样变，直径为2～3cm的结节；⑤皮肤异色病样淀粉样变（poikilodermalike cutaneus amyloidosis，PCA综合征）：发病年龄早，身材矮小，对日光过敏，皮损为芝麻至绿豆大小色素减退或增加相互交织的伴有毛细血管扩张的斑，可发生水疱。

4.实验室检查，组织病理学发现淀粉样蛋白沉积于真皮乳头、血管或毛囊周围等组织间质处；表皮变化系继发性，可有棘层、颗粒层增厚、淀粉样蛋白沉积上方基底层液化变性和色素失禁，真皮有少量的淋巴细胞、组织细胞浸润，则可以确诊为本病。

【鉴别诊断】

（一）主要鉴别的疾病

1.神经性皮炎

（1）相似点：与苔藓样型淀粉样变病相似。

（2）不同点：前者的病理发生机制与神经精神因素密切相关，好发于青壮年人群，皮损好发于颈项部、腰骶、肘部等部位，阵发性剧痒且先于皮损出现等特点，组织学无淀粉样蛋白沉积。

2.肥厚型扁平苔藓

（1）相似点：与苔藓样型淀粉样变病极有相似性。

（2）不同点：前者常见于中年人，好发于四肢，典型皮损为紫红色、暗红色多角形扁平丘疹，表面有光泽及白色细纹，50%的患者伴有黏膜损害，也可累及指（趾）甲。但是，由于两者病因均不清楚，根据临床表现组织学可将两者鉴别。

3.结节性痒疹

（1）相似点：对于小腿胫前的皮损，结节性痒疹与结节性皮肤淀粉样变病相似。

（2）不同点：前者皮损为好发于四肢伸侧及手足背部的半球形结节，顶部角化明显，呈疣状外观，散在孤立，触之质硬。

（二）次要鉴别的疾病

1.寻常型鱼鳞病　该病好发于四肢伸侧及背部，尤以两小腿伸侧为甚，表现为皮肤干燥、伴灰白色至淡棕色鱼鳞状鳞屑，常伴有掌跖角化和毛周角化。它是一种常染色体显性遗传病，皮损冬重夏轻。容易与斑片样皮肤淀粉样变病鉴别。

2.色素性紫癜性皮病　以好发于胫前区的对称性色素沉着斑片，周围有胡椒粉样斑点或为细小铁锈色紫癜样丘疹、环状毛细血管扩张、含铁血黄素沉积等特点，组织病理学可见真皮乳头内毛细血管管壁周围有较多淋巴细胞、组织细胞浸润及红细胞外渗，含铁血黄素沉着等较具特征的变化。

3.结节性黄瘤　表现为好发于伸侧如肘、膝、臀等部位的黄色丘疹、斑块或结节，大小不等，可纤维化而变得质地坚实。组织病理可见真皮内有吞噬脂质的组织细胞，泡沫细胞的聚集较具特征性。

4.淤积性皮炎

（1）相似点：两者都是一种中老年常见病，与皮肤淀粉样变病相似。

（2）不同点：前者常伴有下肢静脉曲张，多单侧发病，主要表现为胫前下1/3及两踝附近常有红斑和褐色色素沉着，常继发湿疹样改变而出现丘疹、水疱、糜烂、渗液和结痂等损害，也易于做出鉴定。

（三）专家提示鉴别的疾病

1.斑疹性淀粉样变性　特应性皮炎、Cviatte皮肤异色病、异色性皮肌炎、炎症后色素沉着过度、先天性角化不良症、黑斑病。

2.淀粉样变性苔藓　结节性痒疹、胫前黏液性水肿、慢性单纯苔藓、肥大性扁平苔藓。

3.结节性淀粉样变性　皮肤淋巴瘤、假性淋巴瘤、结节病、胶样粟丘疹。

【治　疗】

1.一般治疗　对病变皮肤瘙痒者应注意加强皮肤护理，避免搔抓、过度洗涤和各种化学刺激。症状严重者可口服抗组胺药、镇静药，亦可静脉滴注低分子右旋糖酐、复方丹参注射液或做静脉封闭治疗。

2.局部治疗　对局部皮损可用糖皮质激素（如曲安西龙）皮内注射或外用软膏制剂，为加强疗效可施行封包或制剂中加入促进透皮吸收的成分（如氮酮、二甲基亚砜、丙二醇等），还可用外用各种剥脱止痒剂，也可试用皮肤磨削术（如CO_2激光、微晶磨皮）来改善苔藓样皮损。

3.全身用药　对皮肤瘙痒者剧烈者可口服抗组胺药、镇静药，亦可静脉滴注低分子右旋糖酐、复方丹参注射液或做静脉封闭治疗。对病情严重者需要系统治疗，常用药物有阿维A酯、泼尼松、马法兰、秋水仙碱、干扰素（IFN-α2b）等。同时，对存在系统器官功能损害者应及时进行相应的对症处理。

（徐云升　陈　蕾）

胫前黏液性水肿

胫前黏液性水肿（pretibial myxedema）也称结节性黏液性水肿或甲状腺毒性黏蛋白沉积症，是一种因黏蛋白主要沉积于胫骨前引起的内分泌障碍性皮肤病。发病与血清长效甲状腺刺激因子（LATS）有关，大多数患者伴有甲状腺功能亢进，或发生于[131]I治疗、甲状腺手术切除之后。

【病因与发病机制】

1.自身免疫　绝大多数患者甲状腺功能亢进，并可能检测到LATS，其血清水平越高，患者出现胫前黏液水肿的概率越大。LATS参与激活淋巴细胞刺激成纤维细胞产生过多黏蛋白。

2.静脉曲张　少数患者甲状腺功能正常，可能是由于小腿淤积性皮炎局部缺氧导致黏蛋白沉积增多。

【临床表现】

1.基本损害　为质地较硬的斑块或结节，指压无凹陷，呈正常肤色、蜡黄色、棕黑色或淡红色，表面肿胀、毛孔增大、凹凸不平，形成橘皮样外观（图22-14，图22-15）。若累及整个小腿形成弥漫性损害，则呈假象皮腿样外观。

2.发病特征　通常有甲状腺功能亢进、[131]I治疗或甲状腺手术切除，或者小腿静脉曲张等病史。可伴有甲状腺肿、突眼、基础代谢增高、杵状指等临床表现。皮损好发于双侧小腿伸侧，部分患者也可累及其他部位，可出现局部瘙痒或蚁行感。

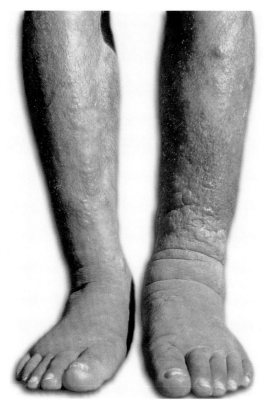

图22-14　胫前黏液性水肿

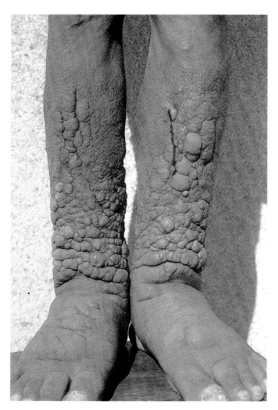

图22-15　胫前黏液性水肿

【诊　断】

（一）诊断基本资料

1.病史　有甲状腺功能亢进、^{131}I治疗或甲状腺手术切除，或者小腿静脉曲张等病史，在前述疾病基础上出现胫前质地较硬的斑块或结节。

2.体格检查　双侧小腿伸侧有质地较硬的斑块或结节，指压无凹陷，表面肿胀、凹凸不平，形成橘皮样外观。

3.实验室及其他检查

（1）甲状腺功能检查可能亢进，基础代谢率、血清LATS水平可能明显升高。

（2）组织病理：表皮角化过度、表皮突变平、出现毛囊角栓；真皮明显增厚，内有大量黏蛋白沉积，主要位于中、下1/3处，网状层明显水肿，黏蛋白为单个丝状、颗粒状或呈大块沉积物，胶原纤维因此广泛分离，淋巴管扩张，少量组织细胞浸润。电镜下黏蛋白沉积区内可见星状扩张的成纤维细胞。

4.伴发疾病　甲状腺功能亢进、甲状腺手术后、甲状腺碘治疗后、小腿静脉曲张。

（二）诊断思路

1.病史　甲状腺功能亢进、有^{131}I治疗或甲状腺手术切除病史者，出现小腿伸侧有质地较硬的斑块或结节时，应首先考虑本病。

2.体格检查　胫前的非凹陷性水肿主要考虑本病，凹陷性水肿通常可以排除此病。

3.实验室和其他检查　甲状腺功能检查可能亢进，基础代谢率、血清LATS水平明显升高者，组织病理出现真皮中、下部位的黏蛋白沉积，则可以确诊为本病。

（三）诊断依据

1.患者有甲状腺功能亢进、^{131}I治疗或甲状腺手术切除，或者小腿静脉曲张等病史，可确定本病发生的基础疾病。

2.小腿伸侧出现大致对称、质地较硬的斑块或结节，指压无凹陷，呈正常肤色、蜡黄色、棕黑色或淡红色，表面肿胀、毛孔增大、凹凸不平，形成橘皮样外观，或累及整个小腿形成的假象皮腿样外观，可以初步诊断本病。

临床可分三型：

（1）局限型：胫前、趾部有大小不等的结节。

（2）弥漫型：胫前、足部为非凹陷性弥漫坚实水肿性斑块。

（3）象皮病型：弥漫坚实非凹陷性水肿，似象皮病样，且伴有结节。

3.实验室检查：基础代谢率较高。

4.组织病理：真皮中、下部出现黏蛋白沉积，可以确诊为本病。

【鉴别诊断】

（一）主要鉴别的疾病

1.丝虫病象皮肿和其他象皮肿

（1）相似点：晚期丝虫病因淋巴阻塞，肢体或阴囊等部位出现大片或环绕肢体的皮肤稍微增厚、表面粗糙、皮下组织明显增厚，有较深的折沟。

（2）不同点：皮损特点不同于胫前黏液水肿的结节和斑块，组织病理同样不会出现黏蛋白沉积。实验室检查外周血可能发现微丝蚴。

2.全身黏液水肿

（1）相似点：胫前损害有相似之处。

（2）不同点：有甲状腺功能减退病史，面部浮肿、表情淡漠、全身皮肤呈非凹陷性水肿表现。组织病理显示自真皮乳头层开始到皮下组织均有广泛的黏蛋白沉积。

（二）次要鉴别的疾病

1.淤积性皮炎

（1）相似点：两小腿胫前者肿胀有相似之处。

（2）不同点：有静脉曲张病史，小腿下1/3的轻度水肿，暗红色的色素沉着斑和红色丘疹，继发湿疹，组织病理显示慢性湿疹，而无黏蛋白沉积。

2.扁平苔藓

（1）相似点：患者四肢屈侧、胫前、腕踝部位、腰部等均可发病。为紫红色多角形具有细薄鳞屑的扁平丘疹。好发胫前有相似之处。

（2）不同点：扁平苔藓皮损特征，以及灰白色具有光泽的小点和浅细的网状条纹，即Wickham纹。组织病理显示基底层液化变性，真皮浅层淋巴细胞呈带状浸润，可以鉴别。

（三）专家提示鉴别的疾病

慢性单纯苔藓、淋巴水肿、象皮病、肥大性扁平苔藓。

【治　疗】

胫前黏液性水肿有时有自限性，多年后可退化。多达26%的患者可完全恢复，但这与疾病的严重程度有关。

目前的治疗手段对本病的恢复难以达到满意的效果，可试用以下方法：

1.局部封闭　皮质激素如去炎松针剂等皮损内注射，对较小的损害效果比较明显。

2.外用药物　可以选用水杨酸软膏、维甲酸软膏、松镏油软膏等制剂。

3.全身用药　瘙痒明显者可给予抗组胺药物，或普鲁卡因静脉封闭，也可试用皮质激素或环磷酰胺等药物。

（吴丽峰　徐云升）

硬 肿 病

硬肿病（scleredema）特征性真皮胶原纤维间黏蛋白沉积，临床表现为皮肤弥漫性肿胀、硬化的代谢障碍性皮肤病。半数以上在20岁前发病，许多患者是儿童，大多可自然消退。

【病因与发病机制】

一般认为临床发病有三种情况：①感染：发病前常有上呼吸道的链球菌急性感染病史，可能与链球菌感染引起的黏多糖增加，使胶原纤维致敏而产生的自身免疫病；②原因不明，起病隐匿，没有先期的感染病史，临床上可持续数年；③伴有糖尿病，可能为糖尿病特有的代谢障碍所致。

【临床表现】

（一）不伴有糖尿病的硬肿病

1.发病　多见于女性，男女之比为1:2，儿童到成人均可发病。

2.皮损　初发为位于颈（图22-16）、面部的弥漫性对称性非凹陷性肿胀、硬化，逐渐扩展至肩、臂、背和胸部，四肢远端多不受累；受累皮肤表面光滑，呈蜡样白色，与正常皮肤无明确界线；面部硬肿，呈面具样表情。

3.症状　无自觉症状，张口受限，有的患者可出现吞咽困难。

4.病程　经过6~10个月后可自然消退，部分病例迁延，可持续数年。

（二）糖尿病性硬肿病

1.发病　男性显著多见，男女之比为10:1，大

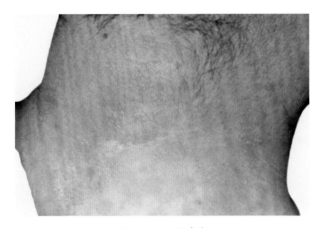

图22-16　硬肿病
（本图由新疆维吾尔自治区人民医院普雄明惠赠）

多伴有肥胖，发病隐匿。

2.**皮损**　为颈、肩、上背部皮肤的弥漫性发红和增厚，后期硬化；受累皮肤与正常皮肤界线清楚。

3.**症状**　可有糖尿病并发症的相应临床表现。

4.**病程**　持续时间很长，尤自愈倾向，即使糖尿病得到控制也无好转倾向。

（三）系统损害

系统受累病例中，黏蛋白可沉积在骨髓、肝、神经、唾液腺和心脏，产生相应症状。

（四）临床分型

1.**急性型**　最常见，好发于儿童，特征性表现为感染后几周迅速发病。

2.**第二型**　硬肿病隐匿发病，不伴有任何发病前的急性感染。

3.**第三型**　硬肿病有时伴有糖尿病。

【诊　断】

（一）诊断基本资料

1.**病史**

（1）可有上呼吸道链球菌急性感染病史。

（2）在颈、面部发生的，对称性弥漫性硬肿性皮肤损害病史，具有一定的特征性。

（3）伴有或不伴有糖尿病史。

2.**体格检查**

（1）可见颈、面部对称性弥漫性非凹陷性肿胀、硬化，受累皮肤表面光滑，呈蜡样白色，与正常皮肤无明确界线，面具样表情。

（2）可伴有糖尿病的系统表现。

3.**实验室及其他检查**

（1）血液检查：无特异性；血沉中度增快，

血清蛋白轻度异常；抗O值增高，儿童患者尤为突出；不伴有糖尿病的硬肿病可有IgG型副球蛋白血症，糖尿病性硬肿病没有；伴有糖尿病的硬肿病可有血糖异常，以及糖耐量实验异常等。

（2）组织病理：有特征性。表皮大致正常；真皮明显增厚，为正常的2～3倍，胶原束增厚，增厚的胶原束间有以透明质酸为主的酸性黏多糖沉积，呈现"胶原窗"现象，胶样铁等特染可显示沉积的黏蛋白；汗腺相对上移至真皮上、中部，纤维母细胞数量不增加，可见肥大细胞增多，血管周围有轻度淋巴细胞浸润；晚期表现为纤维化，黏蛋白量很少。

（3）伴发疾病：链球菌感染、黑棘皮病、糖尿病、副蛋白血症、甲状旁腺功能亢进、类风湿性关节炎、干燥综合征、HIV感染、恶性胰岛素瘤、多发性骨髓瘤。

（二）诊断思路

1.患者通常以面、颈部硬肿为主诉就诊，而表现为相似的皮肤硬肿的疾病首先要考虑硬皮病、皮肌炎，对于临床并不多见的硬肿病往往不容易想到。

2.根据特征性临床表现和必要的实验室检查，如果排除硬皮病、皮肌炎，应该注意硬肿病的诊断，而及时的组织病理学检查是诊断和鉴别诊断的关键所在。

3.糖尿病史对诊断与糖尿病相关的硬肿病有意义。

（三）诊断依据

1.在颈、面部发生的，对称性弥漫性硬肿性皮肤损害病史，具有一定的特征性；可伴有或不伴有糖尿病史，以及上呼吸道链球菌急性感染病史，对诊断分类有指导作用。

2.体格检查可见颈、面部对称性弥漫性非凹陷性肿胀、硬化，面具样表情，张口困难，吞咽困难等提示诊断。

3.特征性皮损加上组织病理学表现：明显增厚真皮，"胶原窗"现象，胶样铁等特染可显示沉积的黏蛋白等可以明确诊断。

【鉴别诊断】

（一）主要鉴别的疾病

皮肌炎　临床上有特征性的上眼睑水肿性紫红色斑，指甲周围毛细血管扩张，伴有明显的肌无力和肌痛等症状，无皮肤硬化表现；血清肌酶、尿肌酸升高，肌电图、肌活检等可见特征性改变。

（二）次要鉴别的疾病

1. 嗜酸性筋膜炎　男性多见，以肢体部位急骤发作的红斑、肿胀及硬化为临床特征，可伴有外周血嗜酸性粒细胞增多、血沉加快、高丙种球蛋白血症。组织病理显示皮下组织和深筋膜的炎症反应，伴嗜酸性粒细胞浸润，表皮和真皮改变不明显。

2. 黏液水肿性苔藓　在面部、前臂伸侧、手背等部位出现弥漫性皮肤增厚，可导致张口困难等症状。组织病理学显示真皮厚度大致正常，真皮上部大量黏蛋白沉积，成纤维细胞及胶原束增生，无"胶原窗"现象。

（三）专家提示鉴别的疾病

系统性硬皮病、苔藓性黏液水肿、全身性黏液性水肿、新生儿硬肿症、旋毛虫病、皮肌炎、心源性或肾源性水肿（表22-3）。

【治　疗】

1. 积极治疗明确的感染性病灶。

2. 对症治疗包括按摩、热浴、紫外线等疗法；皮损内注射（糖皮质激素、透明质酸酶等）疗法；

免疫抑制（环磷酰胺等）疗法；电子束疗法等。以上方法均无肯定疗效。

（吴丽峰　孙　令）

朗格汉斯细胞组织细胞增生症

朗格汉斯细胞组织细胞增生症（Langerhans cell histiocytosis，LCH）是指一组由免疫功能紊乱，非感染或脂代谢异常引起的组织细胞增生性疾病，这种组织细胞为树突状细胞，具有表皮郎格汉斯细胞的许多特征，其病谱较广，良性端表现为孤立性、良性、自愈性皮损，而恶性端可表现为多中心、多器官损害合并皮肤损害。很多LCH患者证明有克隆化的能力和端粒缩短的现象。克隆化和端粒缩短现象通常为癌前病变和肿瘤的特征。部分认为与感染、遗传、脂肪代谢障碍等因素有关，但并无直接证据。吸烟在成人肺部病变的发生中有重要作用。

【临床表现】

儿童的发病率每年约为1/10万人口。主要累及婴儿和年幼儿童，可持续至成年期；成年发病者罕见。男女比约为2：1。主要有皮肤黏膜、骨骼损

表22-3　硬肿病与硬皮病的鉴别

鉴别要点	硬 肿 病	硬 皮 病
初发部位	颈部、躯干	面及四肢远端为多
皮肤色泽	正常或棕黄或带苍白	增深或杂以色素减退斑
毳毛	多正常	多脱落
汗腺、皮脂腺功能	正常	功能障碍
Raynaud征	无	常见
钙化/肢端硬化	无	常见
毛细血管扩张性红斑	无	较多见
毛细血管镜检	血管襻畸形较轻，血流速度多正常，无血细胞集聚，渗血轻	血管襻畸形重，血流缓慢，血细胞聚集明显，出血点多见
表皮	正常	萎缩
胶原纤维	胶原束增厚，粗细均匀，束间隙明显	不规则增生，肿胀，均质化，透明变性
Masson三色染色	正常	极深
阿新蓝染色	淡蓝色	阴性
炎细胞浸润	较少见	较多见
附属器	多正常	多萎缩

害、尿崩症和其他器官系统损害。

1. 勒-雪病（Letterer-Siwe病） 急性播散型，四型中较重型。皮肤损害常为本病的首发症状，有诊断意义。皮疹在头部表现似脂溢性皮炎，表面覆有棕黄色痂屑。面、颈、躯干等处有成批暗红色丘疹，覆有棕黄色痂屑（图22-17～图22-19），可有水疱。躯干部常出现淤斑，皱褶处如腹股沟、腋下等常糜烂、潮湿、溃疡。口腔黏膜可有增厚性斑片。病情发展迅速，持续发热，体重减轻、虚弱、肝脾大、淋巴结肿大、贫血等。发热、贫血、血小板减少、肺浸润和肝脾大、淋巴结肿大为其最常见表现，溶骨性损害可发生于颞骨的乳突，易并发支气管肺炎和慢性中耳炎，常死于继发感染和贫血。极少数仅出现广泛性皮疹，则预后良好。

2. 韩-薛-柯-病（Hand-Schuller-Christian 病，HSC） 慢性播散型，四型中最重型。常于2～10岁发病。典型症状有颅骨缺损、突眼和尿崩症三联征。10%的病例有突眼，50%有尿崩症，约1/3病例发生皮损；皮疹有特征性，好发于头、面、躯干和臀部，表现为斑疹、丘疹和淤斑，在头皮处似脂溢性皮炎；部分为播散性黄瘤表现，口腔黏膜和结膜可累及；牙龈炎可发生溃疡，牙齿松动脱落，伴有相应部位下颌骨侵犯；中耳炎和乳突炎也较多见，长骨的溶骨性损害可导致自发性骨折；肺部病变，肝脾大、淋巴结肿大。约半数病例多年后死于继发感染或衰竭，但也可自行缓解。

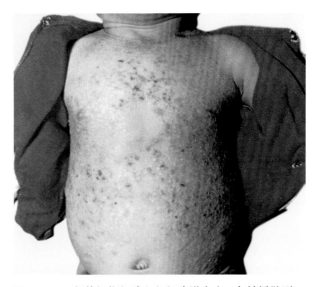

图22-18 朗格汉斯细胞组织细胞增生症 急性播散型

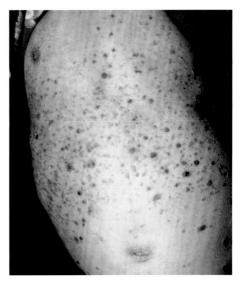

图22-19 朗格汉斯细胞组织细胞增生症 急性播散型

患儿6个月，胸腹部播散性黄色-棕红色斑丘疹或斑疹，伴有结痂和脱屑，并可见淤斑，肝脾大

3. 酸性肉芽肿（eosinophilic granu-loma，EG） 良性局限型，四型中最轻型。多于5～15岁发病。主要累及人体中线部位的骨骼如颅骨、脊椎、骨盆等，有时见于肢体近端的骨骼，罕见手足等小骨。可发生自发性骨折。皮疹不常见，可有丘疹、斑丘疹、脂溢性皮炎样损害、肉芽肿性增生、溃疡等，也可累及口腔黏膜和外生殖器部位。全身症状轻微，可有低热、不适，少有肝脾大、淋巴结肿大和贫血等。

4. 先天性自愈性网状组织细胞增生症 四型中最轻型，本病有自愈性。初起为单个或多个红褐色

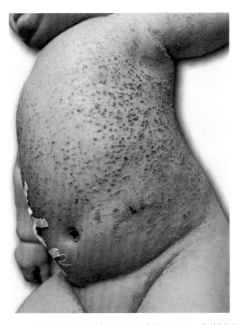

图22-17 朗格汉斯细胞组织细胞增生症 急性播散型

结节，或呈鲜红色类似血管瘤的皮损，之后丘疹结节可溃烂，皮损的数目和范围可在几周内逐渐增加，之后结痂。常在2～3个月内好转。

LCH各型的临床特点见表22-4。

【诊　断】

（一）诊断基本资料

1.病史　本病的临床表现多样，以骨损害、皮疹、长期发热、贫血、肝脾大、淋巴结肿大和肺浸润最为常见。

2.体格检查　可有皮疹，紫癜，出血，耳溢液，眶病变，淋巴结肿大，龈、腭损害，软组织肿胀，呼吸急促，呼吸困难，肋间凹陷，肝脾大，腹水，黄疸，视乳头水肿，脑神经异常，小脑功能障碍等。

3.实验室及其他检查

（1）血常规：一般为正细胞正色素性贫血，网织红细胞正常或轻度升高，血小板正常或减少，白细胞数目不定，可有单核细胞增多。脾脏明显肿大，时多有全血细胞减少。

（2）血沉：重症患者常有血沉增快。

（3）骨髓检查：常无特殊改变或有组织细胞增多，可见朗格汉斯细胞，噬血细胞现象罕见。

（4）X线检查：肺和骨骼X线摄片有助诊断。

（5）LCH病理学特点：分成4期：增生期、肉芽肿期、黄色瘤期和纤维化期，与疾病的活动性、非特异炎症细胞的多少和慢性病程有关。在急性播散型以组织细胞的增生为主，在慢性进行型和良性局限型则有较多非特异炎性细胞，其中以嗜酸性粒细胞浸润较突出，有时掩盖组织细胞增生的表现。

在静止或慢性损害中有些组织细胞由于胞质中积累了脂质呈泡沫状，像黄瘤中所见；消退或愈合的损害则多纤维化。

（6）免疫组织化学：朗格汉斯细胞S-100蛋白、溶菌酶、CD68等染色阳性率高。电镜检查：朗格汉斯细胞内呈特征性的网球拍状或杆状的Birbeck颗粒（Langerhans颗粒）。

4.伴发疾病　恶性疾病发病率升高：急性淋巴母细胞白血病、急性非淋巴母细胞白血病、霍奇金或非霍奇金淋巴瘤、视网膜母细胞瘤、髓母细胞瘤、骨肉瘤、基底细胞癌。

（二）诊断思路

1.当婴幼儿长期发热且抗感染治疗无效、皮疹、肝脾大以及淋巴结肿大，而用其他原因不能满意解释时，或病程中发现有颅骨缺损、尿崩症、眼球突出者，易于考虑本病。

2.病史与随访：LCH几乎所有器官都可被侵犯，其临床症状由受累器官多少和部位不同差异很大。由于LCH临床首发症状多样，可能就诊于不同科室如骨科、皮肤科、五官科等，这就需要各科医生对本病有所了解，也需要各科医生的密切配合。对诊断不明确者应密切随访。

3.体格检查：LCH损害似乎没有特异性，易与多种疾病混淆。然而其损害仍具有特征性，如HSC以颅骨缺损、尿崩症、突眼为多见。EG以骨局部肿胀为主，多骨破坏较多见。

4.实验室检查：LCH的确诊依赖于病理学诊断，病灶内浸润的组织细胞中含有病理性的郎格汉斯细胞是确诊的依据。

5.诊断往往需要临床、放射和病理三科密切配

表22-4　LCH的四个亚型的临床鉴别

病　名	年　龄	皮肤受累	临床特点	病　程	预　后
勒雪病（LSD）	出生后第一年	90%～100%	发热，体重减轻，淋巴结肿大，肝脾大，全血减少，骨病变	急性	死亡率50%～66%
韩-薛-科病（HSC）	儿童、成人	30%	溶骨性骨病变，尿崩症，突眼，耳炎	亚急性～慢性	死亡率<50%
嗜酸性肉芽肿（EG）	主要为成人	<10%	孤立性骨或皮肤病变	慢性	良好
先天性自愈性网状组织细胞增生症（HPD或CSHRH）	先天性	100%	仅有皮肤病变	自愈性	非常好

这四种疾病的临床表现存在明显的重叠，因此，这种分类有一定的缺陷。本病可以复发或转化成系统性疾病，需长期随访。

合，至少应有两种资料的支持才能确诊，因此，其诊断要综合分析和思考。

（三）诊断依据

1. 必要条件

（1）多见于儿童。

（2）典型的皮疹、头颅肿块与颅骨缺损、突眼及尿崩症。

（3）X线片有颅骨等扁平骨的溶骨性缺损，形成虫蚀状或巨大不规则破坏。

（4）组织病理为组织细胞、异物巨细胞、嗜伊红白细胞组成的肉芽肿。

（5）皮疹印片病灶内浸润的组织细胞中找到病理性的朗格汉斯细胞。

2. 次要条件

（1）骨髓找到增生的组织细胞。

（2）胸片有斑点状阴影，肺野透光度减低。

（3）有长期发热、肝脾大、贫血、皮疹等非特异性症状。

（4）皮疹为片状紫癜、结节、鳞屑及丘疹，类似于脂溢性皮炎或湿疹样表现，偶呈黄瘤样外观，好发于头部、颈部或躯干。

（5）病情发展迅速，全身症状重，预后较差。

（6）电镜检查找到胞浆内有Bribeck颗粒的朗格汉斯细胞。

（7）免疫组化染色：CD68呈阳性表达，S-100阳性表达。

（四）诊断标准

1. 1987年国际组织细胞协会将LCH的诊断分三个步骤：

（1）初步诊断：仅依据病理检查的光学显微镜所见。

（2）明确诊断：根据光学显微镜所见加如下所述4项中的2项或以上指标：

1）ATP酶阳性。

2）S-100蛋白阳性。

3）α-D-甘露糖酶阳性。

4）花生凝集素阳性。

（3）决定性诊断：光镜下特征加上电子显微镜下见到Bireck颗粒或CD1a单抗染色呈阳性。

2. LCH的诊断（2013，Pediatr Blood Cancer） LCH可累及身体任何器官或系统，在皮肤、骨、肺、肝或中枢神经系统出现提示临床应考虑本病。LCH的诊断依据临床病理学改变，并应考虑临床背景，避

免出现正常的反应性朗格汉斯细胞时误诊。除了临床和放射学改变，LCH诊断应依据组织学和免疫表型检查，组织标本应取自取材方便的代表性损害。

Langerin（CD207）是一种II型钙依赖型凝集素，特异性表达于朗格汉斯细胞，分子量为37.5 kDa，编码基因定位于染色体2p13。Langerin可被单克隆抗体DGCM4识别，作为朗格汉斯细胞的免疫组化标记物。在HE染色切片中，LCH损害具有组织学特征，但确诊需要损害细胞CD1a和（或）CD207（Langerin）染色阳性，已不再要求电镜检查，因为研究显示Langerin表达与Bireck颗粒超微结构的存在相关。在LCH引起硬化性胆管炎和肝硬化时，肝脏标本中LCH细胞退化而导致Bireck颗粒消失和CD1a和（或）Langerin阴性，此时确诊困难。

【鉴别诊断】

需与本病鉴别的疾病包括：①孤立性皮肤损害或不典型受累：脂溢性皮炎，异位性皮炎，间擦性皮炎，假丝酵母菌病，疥疮，毛囊角化（Darier病），扁平苔藓，光泽苔藓，色素性荨麻疹，头癣，脱发性毛囊炎，幼年黄色肉芽肿，播散性黄瘤，泪腺炎，结核等；②局限性皮肤病变（特别是单个结节）：恶性淋巴瘤，恶性组织细胞增生症，转移性实体肿瘤；③无明显皮损的多系统病变：噬血细胞性淋巴组织细胞增生症，感染相关性噬血细胞综合征；④局限性骨损害：骨髓炎，骨肿瘤；⑤在皮肤出现水疱和大疱时（最常见于婴儿早期），需鉴别中毒性红斑、单纯疱疹、水痘；⑥在出现结节时，需鉴别肥大细胞增生症、幼年黄色肉芽肿、神经母细胞瘤和婴儿白血病。

（一）主要鉴别的疾病

1. 脂溢性皮炎 表现为糠秕样鳞屑性斑片，基底淡红；有的堆积成较厚灰白色鳞屑或淡黄色油腻性痂皮。组织病理为非特异性皮炎改变。电镜检查显示真皮层内有朗格汉斯细胞或未定类细胞浸润，以及S100和CD1a染色阳性，则支持LCH诊断。

2. 异位性皮炎 婴儿期、儿童期、成人期异位性皮炎均有发病特点和部位，一般情况好，无系统损害。组织病理为非特异性皮炎改变。

3. 幼年黄色肉芽肿 初发为小红丘疹，直径2～8mm，少则数个，多则成百，圆形或椭圆形，境界清楚，色呈橘黄、棕黄，主要分布于头、面、躯干和肢体近端等处。1年左右损害可自行消退，一般

不累及内脏系统。组织病理显示真皮内有泡沫细胞（黄瘤细胞）、Touton细胞。

4. 播散性黄瘤（发疹性黄瘤）　为多发性针尖至火柴头大的柔软的小丘疹和结节，橘黄、红黄色，成群但不融合，基底周围有红晕，丘疹呈蜡黄色，皮疹可自行消退。血胆固醇和甘油三酯及低密度脂蛋白常升高。组织病理显示真皮内聚集了吞噬脂质的组织细胞即泡沫细胞（又名黄瘤细胞）。

尽管朗格汉斯细胞组织细胞增生症和播散性黄瘤在临床和组织学上都有重叠，但它们的免疫细胞化学特征不同，后者的组织细胞S-100蛋白、HLADR、花生凝集素均为阴性。

（二）次要鉴别的疾病

1. 恶性淋巴瘤　由多种形态的瘤性转化T细胞组成，多原发于淋巴结，皮肤多形T细胞淋巴瘤大多为继发性。皮损表现为结节或斑块，色淡红或暗红，常累及淋巴结、肝、脾、鼻咽部及睾丸。组织病理显示整个真皮，甚至皮下有灶性或弥漫性瘤细胞浸润。瘤细胞免疫标记大多为辅助T细胞表型，少量抑制T细胞表型。

2. 皮肤淋巴细胞瘤　系皮肤淋巴网状组织的一种炎症反应性疾病。发病可能与虫咬、皮肤损害、感染及日光照射等有关。可分两型：①局限型；②扩散型。组织病理显示真皮上部细胞浸润常呈楔状或片状，亦可呈弥漫分布于真皮中、下部甚至于皮下，浸入细胞可呈弥漫分布，以血管周围为主，主要为淋巴细胞和滤泡中心细胞，可排列成淋巴滤泡样结构。

3. 嗜血细胞性淋巴组织细胞增生症　LCH无明显皮损，但有多系统病变者，需与嗜血细胞性淋巴组织细胞增生症进行区别。

4. 骨髓炎　LCH出现局限性骨损害时，应与骨髓炎相鉴别。

5. 骨肿瘤　LCH出现局限性骨损害时，应与骨肿瘤相鉴别。

（三）专家提示鉴别的疾病

1. 临床　Wiscoff-Aldrich综合征、肠病性肢皮炎、假丝酵母菌病、反应性组织细胞增生症、肥大细胞增生症、淋巴瘤、播散性黄瘤、传染性溃疡、乳房外 Paget病。

2. 病理学　CD30⁺T细胞淋巴瘤、过敏性接触性皮炎、皮肤超敏反应、窦组织细胞增多症伴有大块性淋巴结病。

【治　疗】

本病无特效的治疗方法，目前有放疗、化疗、免疫及手术治疗。局部放疗一般采用低剂量，可控制病变发展，促进骨纤维化，但大多数尿崩症状无改善。化疗主要用抗肿瘤药物及免疫抑制剂，亦有用胸腺肽、干扰素。为多灶及弥漫型病变时则需放疗和（或）全身化疗。

（邹勇莉　吴大兴　吴丽峰）

黄　瘤　病

黄瘤病（xanthomatosis）是指含有脂质的组织细胞在皮肤、黏膜的异常聚集所致，表现为黄色丘疹、结节或斑块的一组疾病，可伴有全身性脂质代谢紊乱。

【病因与发病机制】

临床可表现出黄色瘤的疾病大致分为两类：①高脂蛋白血症性黄瘤病：家族性高脂蛋白血症、继发性高脂蛋白血症、家族性α-脂蛋白病；②正常脂蛋白血症性黄瘤病（伴有组织细胞增生症）：朗格汉斯细胞组织细胞增生症（组织细胞增生症X）、先天性自愈性网状组织细胞增生症、播散性黄瘤、泛发性扁平黄瘤、疣状黄瘤、幼年黄色肉芽肿等。

血浆脂蛋白分为5种：①α-脂蛋白（高密度脂蛋白，HDL）；②宽β-脂蛋白（中密度脂蛋白，IDL）；③β-脂蛋白（低密度脂蛋白，LDL）；④前β-脂蛋白（极低密度脂蛋白，VLDL）；⑤乳糜微粒（CM）。以上各种血浆脂蛋白所含其化学组分：胆固醇、甘油三酯和磷脂的比例不同。

高脂蛋白血症中的家族性高胆固醇血症患者，其成纤维细胞的胞膜上，LDL受体欠缺，造成细胞内摄入LDL路径发生阻碍，从而产生高胆固醇血症。而血液中过多的LDL则由于LDL代谢路径的障碍，代偿性启动其他清除系统的组织细胞，对过剩的LDL进行处理，大量含有脂蛋白的组织细胞集聚，从而产生临床上的各种黄瘤病表现。

正常脂蛋白血症性黄瘤病的产生，则可由于脂蛋白含量或结构的改变，部分疾病继发性细胞内脂质沉积，以及局部组织病变等各种机制，使脂蛋白在组织、细胞中沉积，通常不伴有高脂蛋白血症。

【临床表现】

1. 结节性黄瘤

（1）皮损特点：为淡黄色或橘红色的扁平或隆起的圆形丘疹或结节（图22-20，图22-21），坚实，单发或多发，有融合倾向，陈旧性皮损可发生硬化，颜色消失。

（2）好发部位：四肢关节伸侧和易摩擦部位，尤其肘、膝关节。

（3）并发症：以IDL和LDL增加时多见，与家族性高胆固醇血症相关，也可见于胆汁性肝硬化、

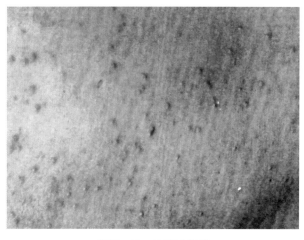

图22-22　发疹性黄瘤

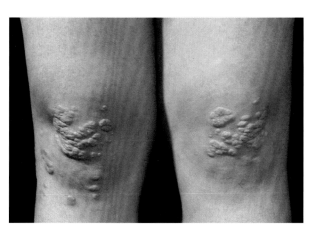

图22-20　结节性黄瘤病

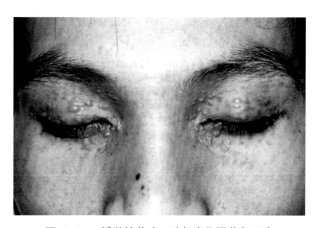

图22-23　播散性黄瘤　睑部密集橘黄色丘疹

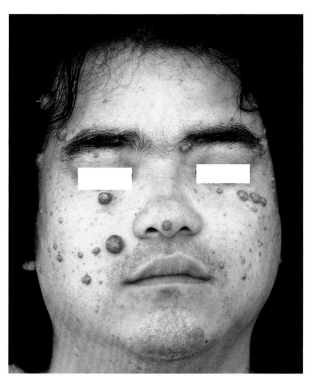

图22-21　结节性黄瘤病

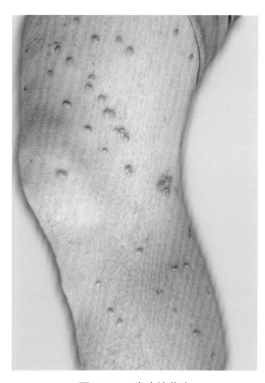

图22-24　发疹性黄瘤

黏液性水肿等。

2.发疹性黄瘤

（1）皮损特点：成批发生，直径为1～4mm黄色到红色的小丘疹（图22-22～图22-24），周围伴有红晕，数周后可自行消退而不留痕迹，可有痒感。

（2）好发部位：臀部、上臂、下肢伸侧等，全身可见。

（3）并发症：特发于富含甘油三酯脂蛋白（CM、VLDL、IDL）增多时；某些疾病（糖尿病、胰腺炎、甲状腺功能减退等）继发；使用某些药物（雌激素、糖皮质激素、异维A酸等）治疗时发生。

3.腱黄瘤

（1）皮损特点：直径5～25mm，大小不等的结节，坚实，光滑，表面正常可移动。可伴有疼痛感。

（2）好发部位：肌腱、韧带、筋膜上，尤其手、足背部的伸肌肌腱和跟腱上。

（3）并发症：以LDL最常见，也见于阻塞性肝脏疾病、糖尿病、黏液性水肿等。

4.睑黄瘤

（1）皮损特点：直径2～30mm，形状可不规则，稍高起的橙黄色扁平斑块，质地柔软，通常对称发生；可长期、持久、多发，有融合倾向（图22～25）。

（2）好发部位：最常见的黄瘤病类型，好发于中年女性。

（3）并发症：通常不与其他疾病伴发。

【诊　断】

（一）诊断基本资料

1.病史

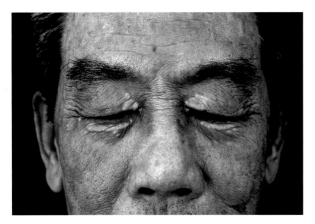

图22-25　睑黄瘤

（1）身体多部位发生，具有一定特征性的黄色丘疹、结节或斑块性皮肤损害病史。

（2）具有家族性或非家族性高脂蛋白血症病史。

2.体格检查

（1）身体多部位发生黄色丘疹、结节或斑块性损害，尤其特征性的眼睑、肌腱部位发生的黄色损害。

（2）可合并有高脂蛋白血症表现。

3.实验室及其他检查

（1）血液检查：高胆固醇血症，高甘油三酯血症。

（2）组织病理：各型黄瘤的组织病理学表现相似，以真皮内有多数黄瘤细胞、泡沫细胞为特征，集合成结节状或弥散分布，可见到Touton巨细胞；早期损害可有炎症细胞浸润，退行期则有成纤维细胞增生。特殊染色：猩红染色脂质呈红色；苏丹黑B染色脂质呈黑色可以证实。

4.伴发疾病

（1）发疹性黄瘤：慢性胰腺炎、高甘油三酯血症、肝大、脂血症视网膜炎、腹痛。

（2）腱黄瘤：糖尿病、黏液性水肿、阻塞性肝病。

（3）结节性黄瘤：本型黄瘤以IDL和LDL增加时多见，但亦可见于VLDL增多时，如宽β脂蛋白病、家族性高胆固醇血症和甲状腺功能减退，常伴有动脉粥样硬化。

（4）泛发性扁平黄瘤：ⅡA、Ⅲ、Ⅳ型高脂蛋白血症，多发性骨髓瘤，冷球蛋白血症。

（二）诊断思路

1.身体多部位发生黄色丘疹、结节或斑块性损害病史，具有一定的特征性，往往可以强烈提示脂质代谢障碍性疾病的可能性，尤其特殊部位，如眼睑部位、肌腱部位发生的黄色损害，临床基本可以判断黄瘤病诊断。

2.伴有或不伴有脂质代谢障碍并不是诊断黄瘤病的必须，但存在高脂蛋白血症病史对可疑病例有较好的提示诊断作用。

3.要注意临床上可能出现黄色丘疹、结节或斑块性损害的其他少见疾病，如朗格汉斯细胞组织细胞增生症、先天性自愈性网状组织细胞增生症、幼年性黄色肉芽肿等。

4.对于肿瘤性损害，及时的活组织检查是诊断和鉴别各种疾病的重要手段，本病组织病理特征性的结节状或弥散分布的多数黄瘤细胞、泡沫细胞。

（三）诊断依据

1. 身体多部位发生，具有一定特征性的黄色丘疹、结节或斑块性皮肤损害病史，具有家族性或非家族性高脂蛋白血症病史。

2. 体格检查发现身体多部位发生黄色丘疹、结节或斑块性损害，尤其特征性的眼睑、肌腱部位发生的黄色损害，临床基本可以诊断黄瘤病。

3. 特征性组织病理学表现是确诊本病的最主要依据，应该及时进行活组织检查（睑黄瘤除外）。

（四）诊断标准

1. 临床上特征性皮损：身体多部位，尤其眼睑、肌腱等部位发生的黄色丘疹、结节或斑块性损害，可临床诊断本病。

2. 具有家族性或非家族性高脂蛋白血症病史。

3. 血液检查可有高胆固醇血症，高甘油三酯血症等高血脂证据。

4. 特征性组织病理学改变：真皮内的多数黄瘤细胞、泡沫细胞，结节状或弥散浸润，可见Touton巨细胞。可确诊本病（表22-5）。

【鉴别诊断】

（一）主要鉴别的疾病

1. **朗格汉斯细胞组织细胞增生症** 又称组织细胞增生症X。临床上见于头皮、躯干及间擦部位的红棕色丘疹、结节、斑疹、小水疱、脓疱或溃疡等，可有内脏受累，如骨、骨髓、肝脏、脾脏及肺脏等受累表现。组织病理学显示Langerhans细胞聚集在真皮乳头和真皮网状层的血管周围，S-100和CD1a染色阳性，电镜下胞浆中可见网球拍样颗粒，常见嗜表皮现象。

2. **先天性自愈性网状组织细胞增生症** 又名网状组织细胞增生症。临床上常见于面颈部，特别是口、鼻及耳周，皮损为正常肤色、红色或褐红色的丘疹或结节，坚实，有一定自限性。组织病理学显示表皮变薄，与病变区域间有狭窄的正常胶原带，真皮内大量组织细胞浸润，胞浆呈特征性的毛玻璃状，为多数嗜酸性的细颗粒，部分组织细胞具有核异型性，PAS和CD68染色阳性，S-100染色阴性，真皮浅层扩张的血管周围及组织细胞间有炎细胞浸

表22-5 黄瘤病的诊断要点

类 型	特 征	脂蛋白血症
高脂蛋白血症性黄瘤		
扁平黄瘤/睑黄瘤	发生于双侧眼睑内眦，淡黄色柔软的扁平疣状隆起斑块，40～50岁以前发生者表明有潜在的低密度脂蛋白（LDL）增加，但仅有半数患者血浆脂蛋白升高；年轻患者的高β脂蛋白血症发生率较高	可伴发高脂固醇血症
掌纹黄瘤	掌、指皱纹中出现的黄色至橙黄色扁平线状损害，VLDL或IDL常增多	常有高胆固醇血症
泛发性扁平黄瘤（高脂蛋白血症性）	广泛累及面、颈、躯干和臀部	1/2有异常蛋白血症
结节性黄瘤	为黄色至红色的群集丘疹和结节，好发于伸侧（如肘、膝、前臂、指节和臀部）和掌部	胆固醇、甘油三酯代谢异常
腱黄瘤	大小不等的坚硬结节，光滑，位置较深，可移动，常累及手伸肌腱、膝、肘和跟腱	胆固醇及脂蛋白代谢异常
发疹性黄瘤	特征是1～4mm的黄色、棕黄色或红色小丘疹，常突然大量出现于受压部位和臀、下肢的伸侧及臀部；可有瘙痒，皮疹可自行消退而不留痕迹	甘油三酯增高
正常脂蛋白血症性黄瘤播散性黄瘤病	罕见，米粒至豌豆大小的红黄色丘疹、结节对称性成群分布，可自行消退，可能系反应性组织细胞增生伴继发性组织细胞内脂质沉积	少数可有胆固醇、血脂增高
泛发性扁平黄瘤（正常脂血症性）幼年性黄色肉芽肿	无高脂血症者	无脂质或脂蛋白异常

润，以嗜酸性粒细胞为主。

3. **幼年性黄色肉芽肿**　又称黄色肉芽肿。常在出生后6个月发病，临床表现为面、颈、躯干上部的单发或多发的黄红色丘疹或结节，可累及内脏及器官，以眼最常见，患者血脂正常。组织病理学显示真皮内组织细胞混杂着Touton巨细胞、淋巴细胞和嗜酸性粒细胞，呈结节状或致密片状浸润，CD64和CD68染色阳性，S-100阴性。

（二）次要鉴别的疾病

1. **神经性皮炎**　皮损好发于颈部、四肢伸侧等，眼睑也常见，主要表现为粗糙肥厚的苔藓样变。组织病理显示慢性皮炎，无泡沫细胞。

2. **接触性皮炎**　可有明显的接触史，表现为境界清楚的单一性皮损，去除接触物可自行痊愈。组织病理显示亚急性、慢性皮炎，无泡沫细胞。

（三）专家推荐鉴别的疾病

1. **腱黄瘤**　腱鞘巨细胞瘤，痛风性结节，类风湿结节。

2. **结节性黄瘤**　持久性隆起性红斑，胆固醇性纤维组织细胞瘤。

3. **发疹性黄瘤**　朗格汉斯细胞组织细胞增生症。

4. **扁平黄瘤**　皮脂腺增生，汗腺腺瘤，粟粒疹。

【治疗处理】

继发性高脂蛋白血症应该治疗原发病，家族性高脂蛋白血症可以给予饮食和降脂药物治疗。睑黄瘤可采用外科手术、电灼、激光、冷冻等方法治疗。其他黄瘤可对症治疗。

（孙　令　张孝阔）

幼年黄色肉芽肿

幼年黄色肉芽肿（juvenile xanthogranuloma，JXG）是一种主要累及婴儿的良性、自限性疾病，皮肤、黏膜上出现淡黄色丘疹、结节为其临床特征，偶尔伴有其他器官受累。病因不明，无明显的代谢紊乱。JXG常于起病后数年内自愈，证据提示是一种反应性疾病。

【临床提要】

1. **皮肤幼年黄色肉芽肿**　仅发生皮肤黏膜者临

床上可分为两种类型：丘疹型幼年黄色肉芽肿（图22-26）和结节型幼年黄色肉芽肿（图22-27）。皮损随着时间的延长而趋于变平，每个损害单独发展，故同一患者可见到不同进展阶段的损害。

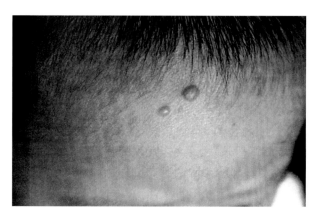

图22-26　幼年黄色肉芽肿　额部淡黄色丘疹，无自觉症状，于一年半内自行消退

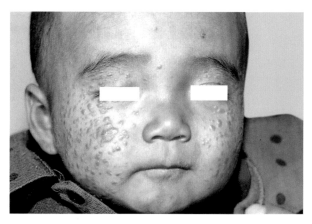

图22-27　幼年黄色肉芽肿　丘疹型

临床分型：丘疹型、结节型、巨大型、簇集型、苔藓型。

2. **系统性幼年黄色肉芽肿**　累及皮肤以外组织和器官称为系统性幼年黄色肉芽肿。系统损害包括皮下组织、中枢神经系统、肝、脾、肺和肾等。

3. **成人皮肤损害**　常孤立，较大，损害有持续存在倾向，无系统倾向。

【诊　断】

（一）诊断基本资料

1. **病史**　婴幼儿、儿童发病。

2. **体格检查**　相应部位有特征性皮损。

3. **实验室检查**　早期病变以致密浸润的单形性、不含脂质的巨噬细胞为特征。成熟病变有泡沫细胞、异物巨细胞和Touton巨细胞。免疫组化染色显示巨噬细胞和Touton细胞着染CD14、CD68、HAM56(巨噬细胞特异性标记物)和波形蛋白,常表达ⅩⅢ因子(皮肤树状突细胞标记物)。在小部分患者中,S-100蛋白可呈局灶性阳性,MAC387和溶菌酶常为阳性。

4.伴发疾病　慢性髓性白血病、神经纤维瘤病、皮脂腺痣。

（二）诊断思路

典型的病史和皮损可考虑本病,但应进一步与类似疾病鉴别,病理检查、免疫组化和电镜是最具诊断价值的实验室指征。有皮疹者应首先做皮肤活检,再结合内脏的超声波、X线、CT和磁共振等影像检查,对内脏损害做出评估。

（三）诊断依据

根据婴幼期间发病,基本损害为黄棕色丘疹或结节,可自发性消退,组织病理变化和免疫组化等,可诊断本病。

【鉴别诊断】

JXG应与朗格汉斯细胞组织细胞增生症相鉴别。如损害无痂或鳞屑,分布典型,大小一致,则支持JXG诊断。对难鉴别病例,由于JXG用使朗格汉斯细胞染色的标记物(S-100,CD1)染色为阴性,则组织学检查可确诊。发生在儿童的单个JXG应与Spitz痣相鉴别,通常需做活检。

【治　疗】

皮肤黏膜损害因可消退,不需治疗。系统性JXG则酌情处理。内脏损害虽不及皮损易于消退,一般无临床症状和功能障碍,多数长期保持稳定状态,部分损害自发消退,不需治疗,仅在肿块进行性增大,或在中枢神经系统、眼等重要生命器官造成占位性或侵蚀性损害,可能死亡者需积极进行治疗。

1.手术治疗　孤立损害,特别是位于易切除部位的损害,手术切除可一次性治愈。

2.药物治疗　用于损害多发,弥漫性分布不能手术者:①可的松类局部外用或注射,适用于眼和眼眶损害;②口服或注射可的松、抗肿瘤药和免疫抑制剂,如泼尼松、甲泼尼松龙、长春碱、依托泊甙、6-巯基嘌呤、甲氨蝶呤、环孢素A等,或几种药联合使用,或交替使用。少数损害完全消退,部分损害缩小,大部分损害保持稳定。

迟发性皮肤卟啉病

迟发性皮肤卟啉病(porphyria cutaneous tarda,PCT)是卟啉病中最常见的类型之一,是由于卟啉或卟啉前体在体内的过量产生、蓄积而造成机体的各种病变,通常损害皮肤、腹腔脏器和神经系统。卟啉病绝大多数为遗传性卟啉代谢的酶活性障碍,少部分为后天获得性。卟啉是合成血红蛋白的主要物质,其生成场所主要在肝脏和骨髓,因此,传统上将卟啉病分为红细胞生成性卟啉病和肝性卟啉病,迟发性皮肤卟啉病属于后者之一,是由光敏感导致的,以暴光部位的水疱为特征的卟啉代谢病。

【病因与发病机制】

1.代谢缺陷　迟发性皮肤卟啉病是血红蛋白合成代谢中,尿卟啉原脱羧酶的代谢性缺陷所致,是最常见的卟啉病的致病因素之一。

2.疾病类型

（1）散发型(PCTI型)临床最多见,疑为常染色体隐性遗传,并伴有肝铁质沉着症,肝脏中的尿卟啉原脱羧酶活性异常,但在其他组织中是正常的。

（2）家族型(PCTⅡ型)为常染色体显性遗传,其肝脏、红细胞中的尿卟啉原脱羧酶(UROD)缺乏,临床上其没发病的家族成员也有酶的缺乏。

（3）接触型(PCTⅢ型)为急性或慢性接触外源性化学物质,引起肝毒性反应,从而产生与散发型和家族型相同的生化和临床特征,接触物多为氯化环烃类化合物,如六氯酚、二噁英等(表22-6)。

3.其他　患者通常有肝病和酗酒史,而肝细胞癌很少发生PCT;PCT和雌激素密切相关,过去发病者以男性为多,口服避孕药出现后,女性患者明显增加。另外,口服雌激素治疗绝经期病的女性,和应用雌激素治疗前列腺癌的男性,都有可能发生PCT,PCT还可以伴发多种疾病,常见的有糖尿病、SLE、HIV感染等,PCT患者有遗传差异性,女性患者能将PCT遗传给子女,男性则较少遗传给女儿。

【临床表现】

1.光敏性皮肤损害　特征性皮损为日光暴露部位皮肤的水疱。可见面部、耳、手背和前臂部位的表皮下水疱形成、水疱破溃形成糜烂或溃疡(图22-

表22-6　迟发性皮肤卟啉病的分类

	遗传模式	酶缺陷	代谢表达的位置	异常的实验室检查
遗传性	常染色体显性	UROD	肝细胞	尿中尿卟啉：粪卟啉=3：1
散发性	获得性/散发性	UROD		尿中尿卟啉升高
中毒性	获得性			尿和粪中有异卟啉

28，图22-29），常继发感染，愈后遗留瘢痕、粟丘疹和色素异常等。

2.Dean征　患者手、腕等处的皮肤脆性增加，即使轻微外伤也可导致多发性红色糜烂，疼痛不明显，人为地用手指轻轻刮划即可刮去患部皮肤。

3.其他皮肤损害

（1）硬皮病样损害：损害后延迟愈合的皮肤增厚、瘢痕形成和限局性钙化，可发生硬皮病样改变，多见于面颊、颈、胸等部位，不限于暴光部位。

（2）面部多毛症：患者的两侧面颊部、眶周多见。

（3）瘢痕性秃发：头皮部位的瘢痕形成造成永久性脱发。

4.自觉症状　发生皮肤损害的部位可有瘙痒或灼热感。

【诊　断】

（一）诊断基本资料

1.病史

（1）急性或慢性光敏感病史，以及由此造成的特征性皮肤损害的病史。

（2）家族内可有同样疾病的患者。

（3）有和PCT发病相关的肝病、酗酒、雌激素应用等病史。

2.体格检查

（1）特征性的光敏性皮肤损害：日光暴露部位皮肤的水疱，可见Dean征表现。

（2）可见皮肤色素性改变、硬皮病样损害、面部多毛症和瘢痕性秃发等。

3.实验室及其他检查　诊断卟啉病的实验室检查（表22-7）。

（1）实验室检查

1）尿液检查：尿液中的尿卟啉明显升高，特别是尿卟啉Ⅰ，24小时排出量大于1 000μg（正常＜100μg）；尿液中的粪卟啉轻度增加；尿卟啉与粪卟啉比例在3：1到5：1之间。

在PCT恢复过程中，尿液中以尿卟啉排泄为主逐渐转变为以粪卟啉排泄为主，是观察病情变化的有效指征。尿液中的7-羧基卟啉增加，为PCT特征性改变。

2）血液检查：血液中卟啉水平与尿中卟啉的排泄量呈平行关系，是观察病情活动性的重要指征。

3）粪便检查：粪便中的粪卟啉和原卟啉正常。粪便中的7-羧基卟啉和异构粪卟啉增加，为PCT特征性改变。

4）其他：糖耐量实验显示异常，肝功能损害，血清铁增高等。

（2）Wood灯检查：将尿液置于Wood灯下，呈

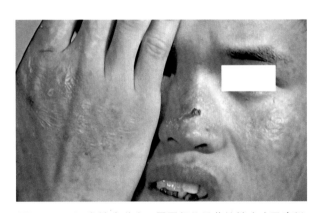

图22-28　迟发性卟啉病　暴露部位见萎缩性瘢痕及糜烂

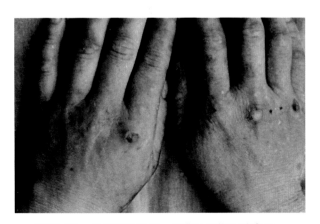

图22-29　迟发性卟啉病　手背及手指皮肤糜烂、结痂及萎缩性瘢痕

表22-7　诊断卟啉病的实验室检查

测　试	提示卟啉病的症状	
	急性神经脏器症状	皮肤光敏性
一线（卟啉病筛检）	尿ALA、PBG、卟啉总量（定量、随机尿样）	血浆卟啉总量、红细胞卟啉
二线（初查阳性时的进一步检查）	尿ALA、PBG、卟啉总量（24小时尿定量），大便中卟啉总量，红细胞PBG脱氨酶，血浆卟啉总量	尿ALA、PBG、卟啉总量（24小时尿定量），大便中卟啉总量

现珊瑚红色荧光，提示尿液中有大量的氧化型卟啉存在。

（3）组织病理：表皮大致正常，可见表皮下水疱，真皮乳头突入疱腔呈彩球状。真皮乳头血管及附属器周围均质性、嗜伊红物质沉积，PAS染色阳性（图22-30）。浅层血管周围炎性细胞浸润，以中性粒细胞及其核尘为主，陈旧性损害内可见胶原硬化。皮损部位直接免疫荧光显示表皮真皮交界部位和血管壁上，有线状IgG和补体C3沉积。

4.伴发疾病　肝硬变、红斑狼疮、糖尿病、淋巴瘤、Wilson病（肝豆状核变性）、骨髓纤维化、CREST综合征、丙型肝炎、肝癌、HIV感染。

（二）诊断思路

1.本病患者临床表现为水疱、大疱性损害，首先要考虑到大疱性皮肤病的可能；明确的光敏感特征可以提示本病的可能，还要考虑到烟酸（维生素B₃）缺乏症、光感性药疹、多形性日光疹等光感性皮肤病。

2.临床上面部多毛、面颈部硬皮病样改变、瘢痕性秃发等有一定特征性的皮肤损害，可以提示卟

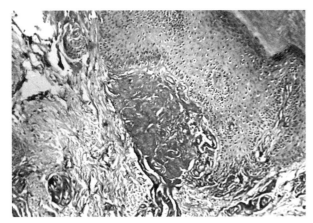

图22-30　卟啉病 PAS染色　真皮乳头处有大量淡色的 PAS阳性透明蛋白

啉病的可能性。

3.详细地询问病史和家族史是诊断本病的关键，家族内发病提示遗传因素所致皮肤病的可能性，由此可考虑诊断卟啉病。

4.实验室检查对本病的诊断至关重要，尤其尿液中尿卟啉含量显著升高可以明确诊断。

（三）诊断依据

1.急性或慢性光敏感病史，以及由此造成的特征性皮肤损害的病史。

2.家族内有同样疾病的患者，或有和PCT发病相关的肝病、酗酒、雌激素应用等病史。

3.体格检查可见特征性的暴光部位的水疱、大疱、糜烂、溃疡、瘢痕形成等，可见Dean征表现，可有皮肤色素性改变、硬皮病样损害、面部多毛症和瘢痕性秃发等。

4.实验室检查尿液中的尿卟啉明显升高，患者尿液Wood灯检查呈现珊瑚红色荧光等。

（四）诊断标准

1.特征性的光敏性皮肤损害：皮肤脆性增加、表皮下水疱、面部多毛，以及色素沉着等。

2.家族史，以及与PCT发病相关的肝病、酗酒、雌激素应用等病史。

3.以上两项可临床诊断本病，实验室检查尿液中的尿卟啉含量显著升高，可明确诊断。

4.组织病理显示表皮下水疱，真皮乳头血管及附属器周围均质性，嗜伊红物质沉积，PAS染色阳性。可辅助诊断本病。

5.人类3种最常见卟啉病及其鉴别要点（表22-8）。

【鉴别诊断】

（一）主要鉴别的疾病

1.烟酸缺乏症　烟酸或色氨酸缺乏或不足所

表22-8 人类3种最常见卟啉病及其鉴别要点

疾 病	起病症状	加剧因素	重要筛检试验	治 疗
迟发性皮肤卟啉病	皮肤水疱性损害	铁，乙醇，雌激素，丙肝病毒，卤化烃类	血浆（或）尿卟啉	静脉放血，小剂量氯喹
急性间发性卟啉病	神经脏器（急性）	药物（大多为P-450诱导剂），黄体酮等	尿胆色素原	血红素，葡萄糖
红细胞生成性原卟啉病	皮肤疼痛和肿胀（多为急性型）	紫外线	血浆（或红细胞）卟啉	β-胡萝卜素

致，可有光敏性皮疹，严重的腹泻，以抑郁为主的神经精神症状，严重者可发展为痴呆症。实验室检查24小时尿液中N′-甲基烟酰胺或2-吡啶酮定量显示降低；N′-甲基烟酰胺/2-吡啶酮比值<1可以确诊。

2. 光感性药疹 有明确的服药史，使用某些药物后经日光或紫外线照射后，在暴光部位出现与晒斑类似的皮肤损害，表现为境界清楚的红斑、肿胀、丘疹和渗出性皮损，通常没有硬皮病样损害、面部多毛和瘢痕性秃发等表现。实验室检查尿液中的尿卟啉排泄量正常。

3. 多形性日光疹 日光中的UVB诱发的迟发型变态反应性皮肤病，在暴光部位出现多形性皮损，有小丘疹、丘疱疹，水肿性红斑、斑块，可以形成苔藓化改变，通常没有硬皮病样损害、面部多毛和瘢痕性秃发等表现，瘙痒显著。实验室检查尿液中的尿卟啉排泄量正常。

（二）次要鉴别的疾病

1. 限局性硬皮病 好发于头面或躯干，表现为斑状或带状的浮肿硬化性损害，表面可有光泽，后期萎缩，皮肤失去弹性，无光敏感，无皮肤脆性增加现象。实验室检查尿液中的尿卟啉排泄量正常。组织病理学改变为表皮萎缩，真皮胶原纤维增生肿胀、变性、硬化，皮肤附属器萎缩消失。

2. 着色性干皮病 由于对紫外线造成DNA伤害的修复机制发生异常而产生的疾病，婴幼儿期发病，临床上可见光敏感表现，暴光部位的红斑、水疱，后期干燥，色素沉着或脱失，产生角化增生，皮肤癌的概率比正常人高数千倍，常见基底细胞上皮瘤、鳞状细胞癌、黑色素瘤等，同时可有各种神经精神症状。

（三）专家提示鉴别的疾病

多样性卟啉病，先天性红细胞生成性卟啉病，遗传性粪卟啉病，肝红细胞生成型卟啉病（纯合型或杂合型迟发性皮肤卟啉病），由药物、日晒、血液透析引起的假卟啉病，获得性大疱性表皮松解，大疱性红斑狼疮。

【治 疗】

1. 去除各种可能的诱发因素和加重因素 戒酒，停用雌激素，去除毒物，避免摄入含铁食物，避光等。

2. 放血疗法 每2周放血500ml，可使尿液中的尿卟啉显著下降，2~3次放血后皮损可有明显改善，以6~10次为1个疗程。

3. 抗疟药物 口服氯喹50~125mg/次，每周2次，连服10个月以上；羟氯喹200mg/次，每周2次，连服12个月以上。氯喹和卟啉在肝脏内形成可溶性复合物，加速从尿液中排出，同时氯喹可以使卟啉在肝脏和组织中的浓度降低。

放血疗法和抗疟药物可以联合使用。

4. S-腺苷甲硫氨酸（SAM）+氯喹 SAM每日12mg/kg，口服，连续3周，再给予氯喹100mg/次，口服，每周2次，4~5个月。此法安全、有效。

5. 其他 碳酸氢钠1~2g/次，口服，每日2~3次，碱化尿液，促进粪卟啉排出；去铁敏1.5g/d，皮下缓慢注射，每周5次。

（孙 令 吴丽峰）

糖尿病性皮肤病

糖尿病性皮肤病（Skin Dissorders in Diabetics）是一种糖类及脂类代谢紊乱所致的系统性疾病，可引发严重的多脏器损害。糖尿病足指糖尿病患者因下肢远端神经异常和不同程度的血管病变导致的足部感染、溃疡和（或）深层组织破坏。糖尿病高危足，指糖尿病患者未出现足溃疡但存在周围神经病变。

【流行病学】

2017年《中国糖尿病足诊断指南》发布，在我国，>50岁糖尿病患者糖尿病足病的年发病率达到8.1%，是糖尿病患者致残、致死的并发症之一，主要病理生理机制为糖尿病所致的周围神经病变和下肢血管病变，伴或不伴感染。我国的糖尿病足病变以神经性病变为主。

对530例有糖尿病足溃疡的患者分析结果显示，糖尿病患者中神经性溃疡占64%，缺血性糖尿病足约36%。烫伤、穿不合适鞋袜以及修剪趾甲不当等。患者足溃疡部位近半数集中在第一足趾。

【临床表现】

1. **糖尿病性硬肿病**　占2.5%，表现为颈、肩、上背部皮肤的弥漫性发红和增厚，后期硬化。皮损无自愈倾向。组织病理显示真皮胶原纤维的增殖和酸性粘多糖的沉积。

2. **糖尿病性类脂质渐进性坏死**　占0.3%，表现为境界清楚的橙黄色萎缩斑，中央硬化伴毛细血管扩张，或溃疡，好发于下肢。

3. **糖尿病性黄瘤病**　重症或控制不佳糖尿病患者，急性发生，四肢伸侧和臀部出现直径5~10mm的黄红色小丘疹。胰岛素治疗糖尿病后，皮损改善。

4. **糖尿病性皮肤病**　外伤为诱因，在小腿胫前部位发生，初期表现为伴有轻度炎症的红斑、小水疱、紫癜，小圆形的褐色萎缩斑。组织病理学类似类脂质渐进性坏死的轻症型。

5. **播散性环状肉芽肿**　患者手足背部等发生的环状红斑与糖尿病的关系不明确；而播散性环状肉芽肿以全身发生的播散性丘疹为特点，和糖尿病相关联。

6. **糖尿病性大疱病**　在前臂、手背、小腿和足部发生的，类似于烫伤的张力性水疱，或血疱，无自觉症状，无炎症反应，5~6周可自行消退，不留瘢痕。水疱的发生是由于微血管病变致基底细胞的营养障碍，空泡变性，坏死溶解形成。

7. **糖尿病足**

（1）神经病变表现：患肢皮肤干而无汗，肢端刺痛、灼痛、麻木、感觉减退或缺失，呈袜套样改变，行走时脚踩棉絮感。

（2）下肢缺血表现：皮肤营养不良、肌肉萎缩，皮肤 燥弹性差，皮温下降，色素沉着，肢端动脉搏动减弱或消失，间歇跛行，静息痛，趾端坏疽，足跟或跖趾关节受压部位溃疡（图22-31~22-33）。

8. 糖尿病性皮肤瘙痒症与湿疹样皮炎

【诊　断】

（一）诊断基本资料

1. **病史**　糖尿病史和糖尿病性皮肤损害病史。

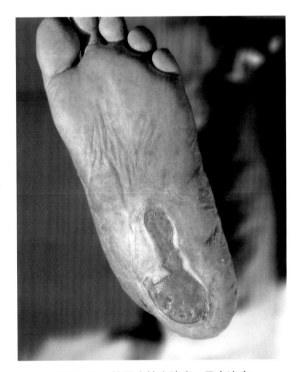

图22-31　糖尿病性皮肤病　足底溃疡

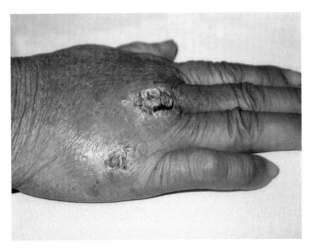

图22-32　糖尿病性皮肤病　手背溃疡

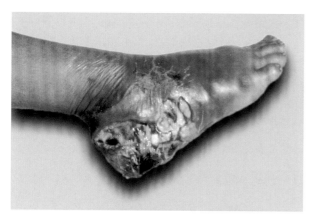

图22-33　糖尿病性皮肤病　足部坏疽

2.体格检查　糖尿病性皮肤损害的各种临床体征。

3.实验室及其他检查

（1）血液检查：血糖异常，糖耐量异常。

（2）组织病理：真皮浅层小血管内皮细胞肿胀、增生，血管壁增厚，PAS阳性物质增多；真皮血管周围稀疏淋巴细胞浸润，可见红细胞，真皮胶原纤维变性等。

（二）诊断思路

1.糖尿病的皮肤表现多样，具有临床和病理特征，糖尿病病史和血液学检查非常重要。

2.对顽固性的皮肤瘙痒等，要行血液生化学检查，血糖水平高要考虑糖尿病性皮肤瘙痒，但也要注意其他如肿瘤、肝肾疾病等因素。

（三）诊断依据

1.明确的糖尿病史。

2.糖尿病的各种皮肤表现。

3.组织病理见诊断基本资料。

（四）糖尿病下肢血管病变的诊断

符合糖尿病诊断，具有下肢缺血的临床表现，辅助检查提示下肢血管病变。静息时ABI<0.9，或静息时ABI>0.9，但运动时出现下肢不适症状，行踏车平板试验后ABI降低15%～20%或影像学提示血管存在狭窄。

（五）糖尿病周围神经病变的诊断

明确的糖尿病病史，在诊断糖尿病时或之后出现的神经病变，临床症状和体征与DPN的表现相符，以下5项检查中如果有2项或2项以上异常则诊断为DPN：①温度觉异常；②尼龙丝检查，足部感觉减退或消失；③振动觉异常；④踝反射消失；⑤NCV有2项或2项以上减慢。

（六）糖尿病足的Wagner分级（表22-9）

表22-9　糖尿病足的Wagner分级

分　级	临床表现
0级	有发生足溃疡的危险因素，但目前无溃疡
1级	足部表浅溃疡，无感染征象，突出表现为神经性溃疡
2级	较深溃疡，常合并软组织感染，无骨髓炎或深部脓肿
3级	深部溃疡，有脓肿或骨髓炎
4级	局限性坏疽（趾、足跟或前足背），其特征为缺血性坏疽，通常合并神经病变
5级	全足坏疽

【鉴别诊断】

（一）主要鉴别的疾病

糖尿病足主要和麻风足底溃疡、梅毒树胶肿、着色真菌病、孢子丝虫病、丹毒、蜂窝织炎、慢性细菌性感染、结节病和肉芽肿鉴别及糖尿病周围神经病变鉴别。

（二）次要鉴别的疾病

皮肤淀粉样变、硬皮病、胫前黏液水肿、大疱性疾病、皮肤瘙痒症、湿疹样皮炎。

【治　疗】

积极治疗糖尿病，对症处理各种皮肤损害，糖尿病足的治疗目标：预防全身动脉粥样硬化疾病的进展，预防心、脑血管事件的发生，降低糖尿病足患者死亡率；预防缺血导致的溃疡和肢端坏疽，预防截肢或降低截肢平面，改善间歇性跛行患者的下肢肢体功能状态。

（吴丽峰　陈　蕾）

类癌综合征

类癌综合征（carcinoid syndrome）又名Bjorck-Thorsen综合征、嗜银细胞瘤（argentaffinoma）。类癌较少见，多发于61～70岁的女性。原发性皮肤类癌十分少见，因此，皮肤类癌的出现最可能是转移性类癌。类癌大多来源于末端回肠和盲肠，其他可来源于结肠、胃、支气管，极罕见于胆囊和卵巢畸胎瘤。对于皮肤转移性类癌，支气管通常是最常见的原发部位。少数患者可出现类癌综合征症状。本病表现为由嗜银细胞引起的以肠道和呼吸道平滑肌痉挛和皮肤血管扩张为特点的症状群。

【病因与发病机制】

嗜银细胞产生多种生物活性胺，其中的5-羟色胺过多可引起腹痛、腹泻、面部潮红、支气管痉挛；组胺缓激肽、激肽释放酶和前列腺素分泌过多可引起心脏瓣膜病损，由于色氨酸转变为5-羟色胺而不形成烟酸，使内源性烟酸的产生受阻，同时由于腹泻又减少了外源性烟酸的吸收，造成机体烟酸的缺乏，可出现糙皮病样症状。

【临床表现】

1. **皮肤症状** 面部、颈及上胸部皮肤出现弥漫性潮红，胸腹部可见地图样红色斑片，境界清楚。皮损可由鲜红色迅速变为苍白而后青紫，潮红有时一天可发生数次。随疾病的发展，可变为持续性潮红、毛细血管扩张及多血质现象。在皮肤暴露部位可发生糙皮病样改变，皮肤转移罕见。

2. **系统症状** 可伴有发汗、心悸、恶心、呕吐、腹胀、腹痛、腹泻、哮喘样呼吸困难、心脏可闻及杂音，可有肝脾大。

【诊 断】

(一)诊断基本资料

1. **病史** 成人在情绪激动、劳累、排便、姿势改变或进食某些刺激性食物后，面、颈和上胸部皮肤出现阵发性潮红，泪、涕、涎和汗等分泌增加，一过性血压降低；腹泻、腹痛和腹胀；阵发性咳嗽和哮喘。

2. **体格检查** 双肺呼吸音粗，可闻及喘鸣音，肺动脉瓣膜区和三尖瓣膜区可闻及病理性杂音，腹部有压痛，胃肠蠕动亢进，肝脾可触及肿大。两面颊、颈和上胸部皮肤可见地图样红色斑片，境界清楚，暴露部位皮肤可呈糙皮病样改变。

3. **实验室及其他检查** 血清中5-羟色胺水平升高，24小时尿中5-羟吲哚乙酸（5-HIAA）水平升

高。超过30mg/d即为阳性，但胃类癌仅达15mg/d。

4. **伴发疾病**

（1）肿瘤：胰腺肿瘤（Zollinger-Ellison综合征），甲状旁腺腺瘤。

（2）其他疾病：肢端肥大症，神经纤维瘤病，Cushing综合征（异位ACTH产生所致）。

(二)诊断思路

由于类癌综合征少见而缺乏特异性征象，故诊断有一定困难。临床上出现典型的皮肤潮红、腹痛、腹泻、哮喘、右心瓣膜病变及肝大等症状时，应考虑本病的可能。静脉注射肾上腺素2～20μg/次能引起皮肤潮红，24小时尿5-羟吲哚乙酸升高，均有助于诊断。一旦确诊，应进一步探察原发肿瘤。

(三)诊断依据

1. 面、颈及上胸部皮肤潮红。

2. 暴露部位皮肤可见糙皮病样改变。

3. 恶心、呕吐、腹泻、腹痛。

4. 心悸、咳嗽和哮喘，右心瓣膜区可闻及病理性杂音。

5. 一过性血压降低。

6. 24小时尿中5-羟吲哚乙酸升高。

【鉴别诊断】

1. **皮肤肥大细胞增生病** 儿童和青少年多发，因肥大细胞释放组胺出现皮肤潮红、瘙痒，尿中5-羟吲哚乙酸正常。

2. **倾倒综合征** 因食后突然释放5-羟色胺而产生类似类癌综合征的症状，但患者有胃切除史，每于进餐后发病。

【治 疗】

对原发肿瘤应及早手术切除。控制富含色氨酸食物（如香蕉、西红柿、红葡萄干及茄子等）的摄入，补充多种维生素及蛋白质。对腹痛、腹泻等胃肠道症状可应用对氯苯氨酸、盐酸脱氧吡多醇及甲基多巴。可应用抗组胺药物、氨茶碱、糖皮质激素等进行对症治疗。

（骆志成　陈 蕾）

第二十三章
结缔组织病

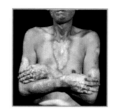 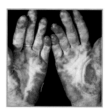 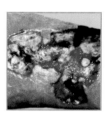

红斑狼疮

红斑狼疮是一种具有多种临床表现和症状以及一系列实验室异常的复杂的免疫性疾病。其表现呈病谱性变化，病谱的一端为良性的盘状红斑狼疮，病变主要限于皮肤，另一端为潜在致命性的系统性疾病——盘状红斑狼疮。其亚型范围见表23-1。

盘状红斑狼疮（discoid lupus erythematosus，DLE）是最常侵犯面部，临床表现为大小不等、边界清楚的鳞屑性红斑，伴有皮肤萎缩、瘢痕及色素异常。组织病理有特异性改变。它呈世界性分布，黑人发病率相对较高，人群总体发病率为0.4%~0.5%。

【病因与发病机制】

病因和发病机制不明，可能与以下因素有关：

1. 遗传　HLA-B7、HLA-B8、HLA-CW7、HLA-DR2、HLA-DR3及HLA-DQW，均与DLE发病有关。同时有孪生姐妹、单卵双生子同患DLE的报道。

2. 感染　在DLE皮损中发现类似于副黏病毒的管状结构，另外约42%的患者体内存在抗呼肠孤病毒（reovirous）RNA的抗体。

3. 其他因素　如外伤、精神刺激、日晒伤、妊娠等。

【临床表现】

本病发病年龄以30余岁较多，15~70岁均可发病。男女比约为1：2。

1. 盘状红斑（图23-1~图23-3）　皮损整体呈盘状。中央稍凹陷，伴毛细血管扩张，愈后留萎缩性瘢痕和色素改变。去除鳞屑见角质栓以及扩大的毛孔。两侧颧颊部和鼻梁之间的皮损连接成蝶形。疣状或肥厚性盘状红斑狼疮。黏膜损害，颊、舌、腭部黏膜。灰白色小片糜烂，周围绕紫红色晕。

2. 皮损分型　①肿胀型DLE；②环状萎缩性斑块型DLE。

3. DLE分型　①局限性盘状红斑狼疮，皮损局限分布于颈部以上部位；②播散性盘状红斑狼疮

表23-1　红斑狼疮分类

盘状红斑狼疮（局限型）	亚急性皮肤红斑狼疮
盘状红斑狼疮（播散型）	丘疹鳞屑型
疣状红斑狼疮	环状红斑型
冻疮样红斑狼疮	深在性红斑狼疮
伴有盘状红斑狼疮样发病的慢性肉芽肿性疾病	系统性红斑狼疮
红斑狼疮——多形红斑综合征	药物性红斑狼疮
新生儿红斑狼疮	C2缺乏的红斑狼疮样综合征

（DDLE），累及胸背、臂、手足背、足跟等部位。

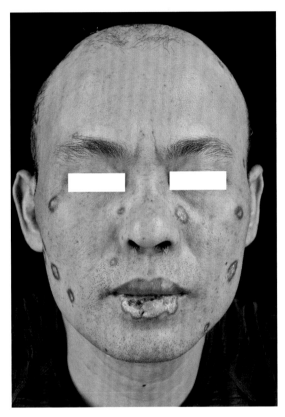

图23-1　盘状红斑狼疮
（本图由广东医科大学李文惠赠）

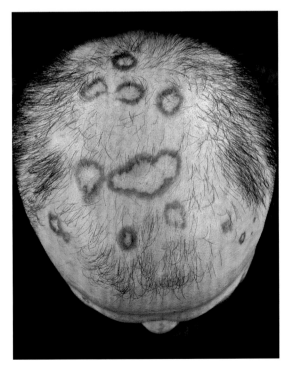

图23-2　盘状红斑狼疮
（本图由广东医科大学李文惠赠）

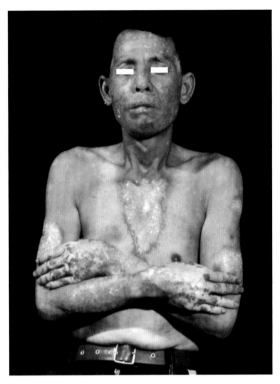

图 23-3　盘状红斑狼疮

【诊　断】

（一）诊断基本资料

1.病史　面部、手足背等暴露部位盘状或蝶形皮损病史。

2.体格检查　典型皮损中央凹陷呈盘底状，色素减退，可伴有毛细血管扩张。周围呈堤环状隆起，色素加深。皮损表面覆盖黏着性鳞屑，揭去鳞屑可见毛囊角质栓附着以及对应部位皮肤扩张的粗大毛孔。可有雷诺现象、冻疮等。

3.实验室及其他检查

（1）一般检查：可有贫血、白细胞减少、血小板减少、血沉加快、丙种球蛋白增高、梅毒血清反应假阳性等。

（2）相对特异性检查：约1/3的患者有抗核抗体均质型阳性，＜2%的患者狼疮（LE）细胞阳性。

（3）病理检查：表皮变薄，角化过度，毛囊口角质栓形成。基底细胞液化变性，表皮及血管基底膜增厚。结缔组织变性、水肿、玻璃样变及纤维素样改变，尤以真皮浅层明显。真皮内淋巴细胞灶性浸润，以皮肤附属器周围更明显。色素失禁，真皮内可见色素，血管扩张。免疫荧光检查可见表真皮连接处IgG、IgA、IgM及补体呈线状或颗粒状沉积。其中以基底细胞液化变性，结缔组织变性、水肿、玻璃样变或纤维素变以及真皮内、尤其在皮肤附属器周围灶性淋巴细胞浸润3点具有特征性，具备其中任何2点即可确诊。

4.伴发疾病　脆弱性骨化，α_1-抗胰蛋白酶缺乏，结节性多动脉炎，面部有毛细血管扩张或呈蜘蛛痣状，甲皱毛细血管扩张，双侧腮腺肿大，网状青斑，冷球蛋白血症，迟发性皮肤卟啉病，遗传性补体（C2、C3、C4）缺陷，DLE瘢痕处发生鳞状细胞癌及基底细胞癌，角化棘皮瘤、恶性纤维组织细胞瘤。

（二）诊断思路/诊断依据/诊断标准

本病根据病史、皮疹形态、好发部位，结合组织病理学检查即可确诊。

1.损害为持久性圆盘状浸润性红斑，境界清楚。中央萎缩凹缩，色素减退，边缘略隆起，四周有色素沉着。表面毛细血管扩张，附灰白色黏着性鳞屑。剥离后可见其下扩张的毛囊口，鳞屑反面有角质刺。

2.皮损好发于暴露部位如面部，呈蝴蝶状，对称分布。有光敏感史。

3.黏膜损害为淡红色斑，角化过度，可有糜烂或溃疡，常发于口唇。无全身症状。

4.组织病理变化显示表皮角化过度，毛囊口扩大有角质栓，棘层萎缩，基层细胞液化变性。真皮胶原纤维水肿、透明变性和纤维蛋白样变性，血管及皮肤附属器周围有淋巴细胞、浆细胞和组织细胞浸润。

【鉴别诊断】

（一）主要鉴别的疾病

1.硬斑病　DLE萎缩性皮疹需与硬斑病鉴别。硬斑病病程中经历肿胀、水肿、萎缩，萎缩斑表现为中央凹陷，多为正常皮色，无鳞屑，周围可有轻度紫红色晕。

2.Jessen淋巴细胞浸润　表现为面部稍隆起的红色盘状斑块，皮疹呈离心性发展，表面光滑无鳞屑，无毛囊角质栓，好发于面部。病理表现为表皮正常，真皮乳头下部有明显淋巴细胞浸润。

3.类脂质渐进性坏死　主要好发于胫前，偶发于头面、手臂等，典型皮疹为黄红色结节或斑块，边界清楚，中央萎缩，毛细血管扩张，皮损表面光滑，组织病理具有特征性。

4.寻常狼疮　慢性患者可由于溃疡后形成萎缩性瘢痕需与DLE鉴别。玻片压诊、皮肤组织病理改变可使二者鉴别。

5.扁平苔藓　唇部扁平苔藓与DLE不易鉴别。一般DLE好发于下唇等暴光部位，而扁平苔藓好发于颊黏膜，表现为微高起的珍珠样小丘疹，呈灰白色，表面可见细纹交错。DLE主要表现为萎缩性、凹陷性斑片，组织病理检查有助鉴别。

6.亚急性皮肤型红斑狼疮　皮损呈丘疹鳞屑型或环状红斑型，光过敏明显，毛囊皮脂腺无萎缩，常有抗Ro、抗La抗体阳性。

（二）次要鉴别的疾病

1.多形性日光疹　表现为暴露部位多形性皮疹。皮疹急性发生，与日光照射关系密切，皮肤病理检查以及免疫学检查可与DLE鉴别。

2.银屑病　表现为鳞屑性红斑，鳞屑易剥除，有薄膜现象和血露现象，皮疹好发于头皮、四肢伸侧等部位，组织病理表现等均可区别于DLE。

3.脂溢性皮炎　表现为面中部皮脂溢出区皮肤潮红，伴细小糠秕状油腻性鳞屑，可伴有瘙痒。

4.斑秃　DLE累及头皮形成假性斑秃时需与斑秃鉴别。斑秃头皮一般不萎缩，可见毛囊，头发可再生。DLE损害头皮形成萎缩性瘢痕，头发不可再生。

5.疣状扁平苔藓　DLE皮损肥厚呈疣状增生时需与本病鉴别。疣状扁平苔藓由扁平多角形丘疹融合形成，疣状斑块周围有时可见典型扁平多角形丘疹，表面呈蜡样光泽以及可见Wickham纹，多有瘙痒。

6.白癜风　DLE萎缩性皮损色素脱失需与白癜风鉴别。DLE萎缩性皮损常凹于周围皮肤之下，可见血管扩张，皮肤病理检查有特征性。白癜风皮损不凹陷，周围有色素加深带。组织病理表现为黑色素细胞密度降低或无黑色素细胞。

（三）专家提示鉴别的疾病

1.盘状皮损　痤疮、光化性角化病、基底细胞癌、面部肉芽肿、扁平苔藓、寻常狼疮、多形日光疹、银屑病、面癣、结节病。

2.面部皮疹　酒渣鼻、接触性皮炎、皮肌炎、红斑型天疱疮、光敏湿疹、多形日光疹、脂溢性皮炎、面癣。

3.头部盘状皮损　毛发扁平苔藓、布罗克假斑秃、面癣、头癣。

4.光过敏　糙皮病、光药物反应、多形日光疹、卟啉病。

【治 疗】

（一）一般治疗

避免过度劳累，避免日晒，增强机体免疫力，避免受凉、感冒或其他感染，注意补充营养和维生素，树立与疾病做斗争的信心。

（二）DLE治疗

1.局部治疗　外用皮质类固醇激素或封包治疗，可用曲安奈德、甲泼尼龙注射液等局部皮损内注射。

2.全身治疗

（1）抗疟药如羟氯喹0.2～0.4g/d，病情好转后减量，需用药2～3年，需定期检查眼底。

（2）沙利度胺（反应停）：初始剂量200mg/d，起效后减量到100mg/d，维持治疗3～5个月。本药有很强致畸性，生育年龄慎用。

（3）氨苯砜（DDS）50mg，每日2次。可用于抗疟药治疗无效时。

（4）皮质类固醇激素：皮损广泛时可用小剂量，15～30mg/d，病情控制后逐渐减量。

（5）雷公藤多甙20mg，每日2～3次。

（郑　敏　李　文）

深在性红斑狼疮

深在性红斑狼疮（lupus erythematosus profundus，LEP）又名狼疮性脂膜炎，是红斑狼疮疾病谱的中间类型。主要累及中青年女性，男女比为1：3～13。

本病可以与盘状红斑狼疮（DLE）或系统性红斑狼疮（SLE）相伴发。在SLE中狼疮性脂膜炎的发生率为2%～10%，33%～70%的本病患者有DLE损害。但是狼疮性脂膜炎患者也可以不出现狼疮表现。有报告50%的本病不出现任何自身免疫相关疾病。

【临床表现】

1.皮肤损害　损害为结节或斑块，位于真皮深层和皮下组织，数目不定，大小不等，通常直径可达数厘米；质地坚实，中等硬度，边缘清楚，不活动。其表面皮肤正常或淡红、暗红色。也可显示盘状红斑狼疮、皮肤异色病、红斑、萎缩或溃疡。少

数患者可有疼痛及触痛。

2.发病特征　皮疹可发生于任何部位，最常见的为颊部、臀部以及臂部。皮损发展缓慢。有的结节长期持续不变，而在其他部位发生新结节；有的结节逐渐扩大，与邻近皮损融合；有的结节可吸收而向下表面塌陷（图23-4～图23-6），或坏死后形成萎缩性瘢痕。部分患者可有短期不规则发热、关节痛等表现，深部红斑狼疮不稳定，可向DLE或SLE转变，也可由DLE或SLE转变而来。

【诊 断】

（一）诊断基本资料

1.病史　好发于中青年女性，表现为皮下结节或斑块。

2.体格检查　无特异性。可在颊、臂、臀等部

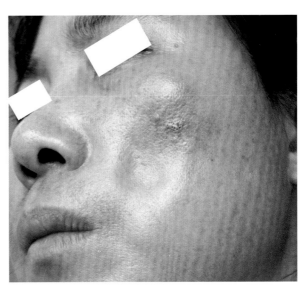

图23-4　深在性红斑狼疮

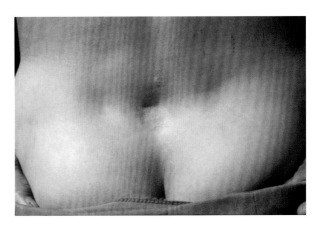

图23-5　深在性红斑狼疮

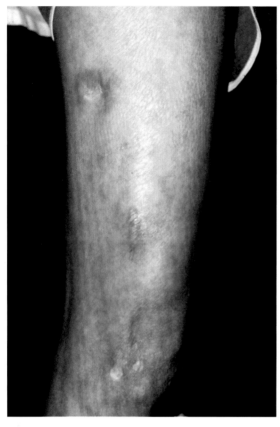

图 23-6　深在性红斑狼疮

位触及大小不等结节、质中、边缘清楚、不能活动，可伴有压痛。病程长者可见局部皮肤塌陷或萎缩性瘢痕。

3.实验室及其他检查

（1）实验室检查：可有抗核抗体阳性，补体下降，免疫球蛋白升高等。

（2）组织病理检查：表皮萎缩，基底层液化变性，真皮胶原坏死，皮肤附属器以及血管周围淋巴细胞浸润，脂肪小叶内广泛淋巴、浆细胞浸润，真皮深层有渐进性坏死改变并伴血管炎。

4.伴发疾病　本病常与DLE、SLE同时存在或相互转化。

（二）诊断思路

1.皮下结节　不具有特征性，但在DLE或SLE患者存在皮下结节需考虑本病。

2.好发部位　本病好发于面颊部。

3.病理改变　本病病理改变具有一定特征性，可帮助诊断。

（三）诊断依据

1.损害为深部结节或斑块，或在皮损上重叠有DLE损害。

2.组织病理示脂肪层有淋巴细胞性脂膜炎。免疫荧光示线状基底膜带，直接免疫荧光在真皮小血管及深层有免疫复合物沉积。

3.实验室检查：ANA（＋）。

【鉴别诊断】

（一）主要鉴别的疾病

1.冻疮　LEP多表现为皮下结节、斑块但若发生于耳廓等部位时，临床上不易与冻疮鉴别。冻疮表现为暗紫红色水肿性红斑，重者可有水疱、大疱，局部皮温较低，自觉明显瘙痒，受热后痒更剧。病理检查可见表皮角朊细胞坏死，真皮血管收缩，真皮乳头明显水肿，血管周围单核细胞浸润等。

2.结节病　最常表现为结节性红斑或斑块型，也有部分患者表现为冻疮样型，需与LEP鉴别。本病表现为紫红色炎症性斑块或结节，表面光滑，可见扩大的皮脂腺开口，好发于肢体末端，多有肺门淋巴结肿大。血沉加快，Kvein试验阳性。组织病理表现为典型的类上皮肉芽肿，可与LEP鉴别。

3.寻常狼疮　好发于面部，发病率无性别差异。表现为粟粒到豌豆大小的半透明红棕色结节，玻片压诊呈苹果酱色。病程慢性，可破溃形成瘢痕。病理检查表现为真皮浅层的结核性或结核样结节改变。

4.麻风　部分瘤型麻风患者表现为面部浸润性斑块和结节，患者多有明显感觉缺失、眉毛脱失、无汗、神经粗大等表现，组织病理可见大量泡沫细胞，抗酸杆菌检查阳性。

5.局限型皮肤淋巴细胞瘤（localized lympho-cytoma cutis）　又称皮肤假性淋巴瘤，多见于儿童和青年女性，表现为面部无痛性暗红色结节，尤其多见于额、鼻、耳等部位，病程缓慢，不损害内脏。组织病理检查可见真皮内大量淋巴细胞浸润。

（二）次要鉴别的疾病

1.异物性肉芽肿　有异物进入病史，病理检查表现为典型类上皮肉芽肿，并可见异物巨细胞。与LEP不难鉴别。

2.皮肤恶性淋巴瘤/白血病/恶性组织细胞增生症　可表现为皮下结节或斑块，一般无痛性，外周血、骨髓以及皮疹中可发现异性细胞，疾病后期有明显全身消耗性症状，易于与LEP鉴别。

3.脂膜炎　可表现为皮下结节，有痛或无痛，可有发热，系统性损害症状等。组织病理表现为脂肪细胞变性、坏死，炎性细胞浸润以及后期泡沫细胞增生等。

4.木村病 多见于男性，好发于头皮、面、颈，表现为皮下结节，伴外周血嗜酸性粒细胞增高，病理表现为血管内皮细胞增生以及嗜酸粒细胞浸润，可与LEP鉴别。

（三）专家提示鉴别的疾病

组织学应鉴别的疾病：线状硬皮病、深在硬皮病、系统性硬化症、皮肌炎、混合结缔组织病、多发性肌炎。

【治 疗】

可试用丙酸氯倍他索霜和Dermovate（氯倍他索商品名）水胶体封包治疗。抗疟药治疗有效，也可用于儿童患者。皮损内注射曲安西龙（去炎松），5mg/ml，可能有效。

本病可行糖皮质激素治疗，即泼尼松30mg/d，7天；20mg/d，7天；10mg/d，7天；然后停药。也可行抗疟治疗，一种或几种抗疟药联合应用常可取得满意的疗效。此外，还可用酞胺哌啶酮（反应停）、金制剂及硫唑嘌呤等。

（郑 敏 李 文）

亚急性皮肤型红斑狼疮

【临床表现】

1.发病特征 亚急性皮肤型红斑狼疮（subacute cutaneous lupus erythematosus，SCLE）是红斑狼疮疾病谱的一种中间类型，约占红斑狼疮总数的10%左右。男女发病比约为1：2.5，以30多岁年龄段多发。皮损多位于腰以上部位，主要分布在面、颈、肩、胸、背以及上臂外侧、前臂伸侧、手和指背。偶有唇或颊黏膜累及。

2.皮肤损害

（1）红斑丘疹鳞屑型：约2/3的患者为红斑、丘疹鳞屑型，表现为在水肿性红斑基础上扩大形成不规则斑片，上面覆盖有鳞屑（图23-7），鳞屑与下面皮疹不黏着，无毛囊角质栓，类似于银屑病样皮疹。

（2）环状红斑型：另1/3的患者为环状红斑型（图23-8～图23-9），表现为水肿性红斑向外扩大，形成水肿、隆起、鲜红色的堤环状边缘，其内

侧缘覆盖有细小鳞屑，外绕红晕。皮损中央区消退，留暂时性色素沉着和毛细血管扩张。皮损呈离心性发展，环中央消退后又可起新环，邻近皮损可融合成多环状。两类皮损可单一出现或同时存在，

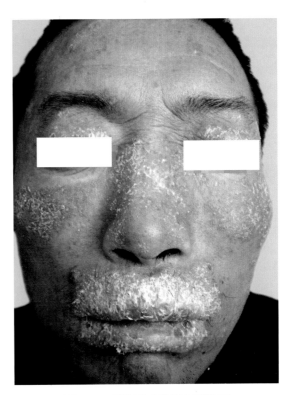

图23-7 亚急性皮肤型红斑狼疮
（本图由中国医学科学院皮肤病研究所孙建方惠赠）

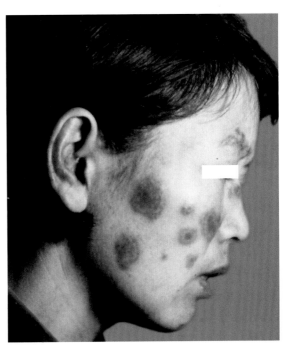

图23-8 亚急性皮肤型红斑狼疮 环状红斑型

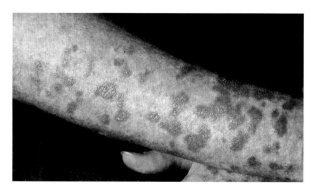

图 23-9　亚急性皮肤型红斑狼疮　丘疹鳞屑型

大部分患者呈现为单一类型皮损。皮损持续数周到数月后消退，不留痕迹，但可在原处或他处复发。

3.其他损害　有些患者可出现光过敏、弥漫性脱发、雷诺现象，部分患者尚可有口腔溃疡、网状青斑以及甲周毛细血管扩张。有些患者可出现关节炎、发热、疲乏、肌痛、浆膜炎等全身症状，但肾损害极少。

4.其他　约有40%的SCLE患者符合美国风湿病协会1982修订的系统性红斑狼疮诊断标准。

【诊　断】

（一）诊断基本资料

1.病史　腰以上部位丘疹鳞屑性红斑或环状红斑的发生演变史，可有光过敏现象以及全身症状如关节肌肉酸痛、乏力、发热等。

2.体格检查　可见典型丘疹鳞屑性红斑或环状红斑等皮疹，具有一定特征性，皮疹消退处无瘢痕或萎缩。

3.实验室及其他检查

（1）一般检查：可有血沉加快等。

（2）抗核抗体：可有ANA呈均质型阳性，抗SSA（Ro）抗体、抗SSB（Ra）抗体阳性。具有一定诊断意义。

（3）组织病理检查：表皮萎缩，基底细胞液化变性，真皮血管周围炎症细胞浸润等表现与DLE相近，但炎症浸润比DLE轻。

4.伴发疾病

（1）免疫性疾病：类风湿性关节炎、干燥综合征。

（2）肿瘤：肺癌、肝癌、慢性白血病。

（3）其他：皮肤脉管炎、严重神经精神症状、包涵体性肌炎、扁平苔藓、全身性皮肤异色病。

（二）诊断思路

1.皮疹形态　环状红斑或丘疹鳞屑性红斑，伴有光过敏具有一定特征性。

2.发病部位　腰以上部位多发，尤其好发于暴露部位，一般呈对称性发生。

3.皮疹演变　皮疹可自然消退，不留瘢痕或萎缩，但易反复发作。

4.全身症状以及抗核抗体　可有全身受累表现，但症状一般较轻，抗核抗体可呈均质型阳性，抗SSA（Ro）抗体、抗SSB（La）抗体阳性。

5.随访追踪　SCLE患者有演变为SLE可能，需随访追踪。

（三）诊断依据

1.暴露部位对称性发生的环状红斑或丘疹鳞屑性红斑，光敏感明显。

2.皮疹反复发作，消退后不留痕迹。

3.抗SSA（Ro）抗体、抗SSB（La）抗体阳性。

根据以上三点需考虑SCLE，但需做鉴别诊断，排除其他疾病可能。

【鉴别诊断】

（一）主要鉴别的疾病

1.银屑病　银屑病的基本损害为鳞屑性红斑或丘疹，皮疹融合成回状或环状时需与SCLE鉴别。银屑病好发于肘、膝、头皮等处，刮除鳞屑有薄膜现象和点状出血现象，组织病理检查有角化不良以及角化过度、Munro微脓肿等可与SCLE鉴别。

2.副银屑病　可表现为卵圆形或不规则形斑片或轻微隆起的斑块，上覆细小鳞屑，皮肤病理检查可与SCLE鉴别。

3.风湿性环形红斑　皮疹开始为小的丘疹或红斑，向外周扩大而形成环形红斑，中央皮疹消退，边缘稍隆起，相邻皮疹可相互融合而形成不规则形，常伴有风湿热、风湿性心脏病的症状等。

4.离心性环形红斑　边缘呈红色堤环状隆起，边界清楚，逐渐向外周扩张，中央区可新起皮疹而形成同心圆状。病理检查可见真皮血管周围淋巴细胞呈袖口状浸润。

5.血管神经性环形红斑　表现为间性发作的淡红色或鲜红色斑，边缘隆起，中央部分正常肤色，无自觉症状，一般在1~2日内消退，退后不留痕迹。皮疹好发于四肢伸侧，很少发生于头面部。

6.慢性游走性红斑　表现为具有宽浸润带的环

形红斑，表面光滑无鳞屑，最好发于下肢，多由昆虫叮咬后立克次体或螺旋体感染引起。

7. 匍行性回状红斑　表现为波浪形、回状、同心环状等各种形状红斑且可变化及移动，常伴有内脏恶性肿瘤，可伴有血和（或）皮肤嗜酸性粒细胞增高。

8. 嗜酸性脓疱性毛囊炎　可表现为环形皮损，在环状皮损区可见毛囊性丘疹和脓疱，伴有外周血嗜酸粒细胞增多，组织病理表现为炎症主要集中在毛囊，有嗜酸性粒细胞浸润，毛囊上部棘细胞间可形成无菌性嗜酸性脓肿。

（二）次要鉴别的疾病

1. 玫瑰糠疹　表现为长轴与肋间或皮纹一致的椭圆形或不规则形红斑或斑丘疹，表面覆盖较薄且不易刮除的鳞屑，皮疹好发于躯干及四肢近端，很少累及面部及掌跖，病初可出现母斑。

2. 毛发红糠疹　特征性皮损为毛囊角化性丘疹，红斑鳞屑及正常皮岛，皮疹一般由上向下发展，组织病理较具特征性。

3. Lyme病　发病前有硬蜱叮咬史，皮疹好发于躯干及四肢近端，损害为离心性环形红斑，常伴有心脏、神经系统以及关节损害。

4. 环状肉芽肿　皮疹特点为由丘疹及小结节融合而形成、呈环状隆起的斑块，表面光滑无鳞屑，好发于手背及前臂，病理表现具有特征性。

5. Sweet综合征　急性起病，高热，中性粒细胞增多，皮疹表现为斑块，部分斑块有假水疱，皮疹鲜红到暗红色，有疼痛及压痛，组织病理表现为白细胞碎裂性血管炎。

6. 二期梅毒　可表现为环形皮疹，但多见的表现为斑丘疹型，可有硬下疳史，梅毒血清试验阳性。

（郑　敏　吴丽峰）

系统性红斑狼疮

系统性红斑狼疮（systemic lupus erythematosus，SLE）是一种病因未明，累及多系统、多器官的自身免疫性结缔组织病。

【病因与发病机制】

1. 遗传因素　SLE患者亲属的发病率比一般人群高出数十到数百倍。患者的一、二级亲属中有10%～20%可发生同类疾病。同卵双生发病一致率为异卵双生的10余倍。患者的HLA-B8、HLA-DR2、HLA-DR3出现率明显增高。

2. 病毒感染　患者组织内存在包涵体样物质，同时血清抗多种病毒的抗体滴度增高。患者组织内存在逆转录病毒——HLTV抗原，但血清内缺乏针对性抗体。

3. 环境因素　紫外线能诱发本病皮损和加重病情，约有1/3的SLE患者有光过敏现象。某些药物如普鲁卡因酰胺、肼苯达嗪、磺胺类等，可以引起类似SLE的临床综合征。某些食物如苜蓿、芹菜等可诱发和加重本病。

4. 性激素　本病好发于育龄期女性，妊娠会诱发或使本病加重，月经来潮前的幼女和绝经期后的妇女发病率显著减少。在狼疮鼠动物模型NZB/NZW中，雌性疾病较重，用雄激素处理能缓解病情，而雌激素则加重病情。

5. 免疫异常　患者体内存在多种高滴度自身抗体，包括抗核抗体、抗淋巴细胞抗体等，以及高水平免疫球蛋白和循环免疫复合物。多种细胞因子的合成和分泌异常，TS/TH细胞平衡失调。

本病的发生可能由于具有遗传易感性的个体，在环境因子、性激素等因素的刺激下，诱发异常免疫应答，持续产生大量致病性自身抗体和免疫复合物，引起组织损害而产生多系统损害的临床症状。

【临床表现】

（一）全身症状

80%以上患者可有发热，80%～100%的患者伴有疲乏无力。约6%的患者伴有体重减轻，但合并肾病综合征或应用皮质类固醇激素体重增加。可有恶心、呕吐、头痛、淋巴结肿大等症状。

（二）皮肤黏膜损害

红斑狼疮皮损分类：

1. 红斑狼疮特异性皮损　慢性红斑狼疮皮损、亚急性红斑狼疮皮损、急性红斑狼疮皮损。

2. 红斑狼疮非特异性皮损　红斑狼疮特异性皮损和红斑狼疮非特异性皮损，主要皮损详见表23-2。

3. 蝶形红斑　发生于颧部与鼻根部的皮疹常融合形成蝶形（图23-11），常在疾病早期出现，持续数小时到数天不等，常反复发生。

4. 盘状红斑　有20%～25%的患者可发生盘状红斑。

表23-2　红斑狼疮相关皮损的Gilliam分类

LE特异性皮肤病/皮肤LE（CLE）	LE非特异性皮肤病
急性皮肤LE（ACLE）	皮肤血管性病变
局限型ACLE（面颊疹、蝴蝶疹）	血管炎
泛发型ACLE（斑丘疹性狼疮疹、SLE皮疹、皮疹、 　　光敏性狼疮性皮炎）	白细胞碎裂性 　　可触及性紫癜
亚急性皮肤型红斑狼疮（SCLE）	荨麻疹性血管炎
环状SCLE（又称边缘性狼疮、对称性离心性红斑、 　　自身免疫性环状红斑、匐行性环状红斑狼疮）	结节性动脉周围炎样皮肤结节 　血管病
	恶性萎缩性丘疹病样损害
丘疹鳞屑性SCLE（又称播散性DLE、亚急性播散 　　性LE、浅表播散性LE、银屑病样LE、糠疹样LE 　　和斑丘疹光敏性LE）	继发性白色萎缩（又称青斑样血管炎、青斑血 　　管炎） 　甲周毛细血管扩张
慢性皮肤LE（CCLE）	网状青斑
经典的盘状LE（DLE）	血栓性静脉炎
局限型DLE	雷诺现象
泛发型DLE	红斑肢痛症（红斑性肢痛）
肥厚型/疣状DLE	非瘢痕性脱发
深部红斑狼疮/狼疮性脂膜炎	"狼疮发"
黏膜DLE	休止期脱发
口腔DLE	斑秃
结膜DLE	指端硬化
肿胀性狼疮（荨麻疹样LE斑块）	风湿结节
冻疮样LE（冻疮样狼疮，见图23-10）	皮肤钙化
苔藓样DLE（LE/扁平苔藓重叠综合征、扁平狼疮）	狼疮非特异性大疱样损害
	荨麻疹
	丘疹结节型黏蛋白沉积
	皮肤松弛症/皮肤松垂
	黑棘皮病（B型胰岛素抵抗）
	多形红斑
	小腿溃疡
	扁平苔藓

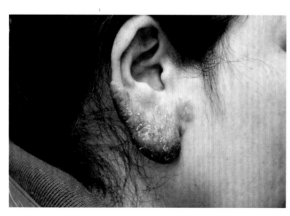

图23-10　冻疮样狼疮
（本图由新疆维吾尔自治区人民医院普雄明惠赠）

　　5.其他皮损　可表现为水肿性红斑、水疱、糜烂、溃疡、瘢痕形成、皮肤萎缩、色素沉着等，其中以水肿性红斑最常见。有些患者可出现雷诺现象、网状青斑、血管炎（图23-12）、毛细血管扩张、荨麻疹样血管炎、寒冷性多形红斑等皮损。

　　6.甲周红斑以及指（趾）甲远端下红斑　具有一定特征性。另外较多见的皮肤损害为斑丘疹，伴有细小鳞屑，可局限或泛发。有时呈丘疹或毛囊性丘疹，可自觉痒或痛。

　　7.光敏　日光暴晒常是皮疹加重的促发因素。约半数以上的患者有光过敏现象，即在日光或紫外灯照射后由于UVB的作用而出现皮疹或使皮疹加重。

8.脱发 约有半数以上患者伴脱发（图23-13），可表现为：①弥漫性休止期脱发；②狼疮发：脱发多见于前额发际部位，头发变细，失去光泽，呈枯黄状，长短参差不齐；③头皮盘状皮损后留下瘢痕性脱发。前二者在疾病缓解期头发可再生，后者为永久性脱发。

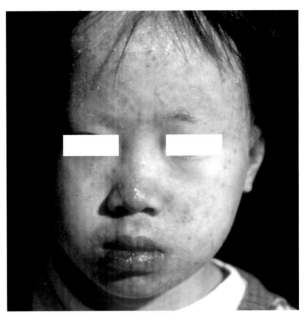

图 23-13 系统性红斑狼疮（SLE）前额脱发

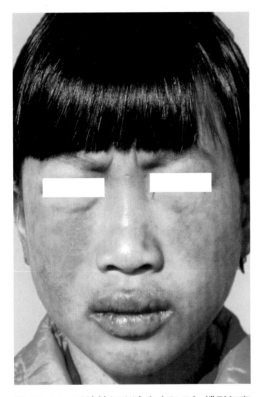

图 23-11 系统性红斑狼疮（SLE）蝶形红斑

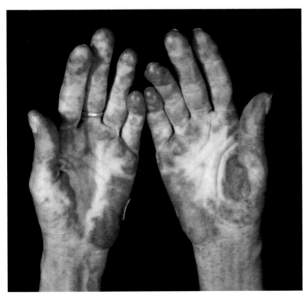

图 23-12 系统性红斑狼疮（SLE）血管炎

9.黏膜损害 常发生于唇、颊、软硬腭、齿龈、舌和鼻腔等部位，可表现为盘状损害，毛细血管扩张性红斑、糜烂及伴有明显疼痛的溃疡。

（三）骨关节、肌肉

1.90%以上患者有关节痛或关节炎。常表现为对称性多关节疼痛、肿胀，呈游走性，有时可出现红肿热痛等炎症表现。一般不引起骨质破坏及关节畸形。部分患者有髋、肩、膝等关节可发生无菌性缺血性骨坏死，以股骨头最多见。

2.肌肉表现为肌无力及肌痛，少数患者可有肌酶升高。对于长期应用含氟激素以及抗疟药患者，需除外药物引起的肌病。药物引起的肌病往往血清肌酸激酶和醛缩酶正常，而乳酸脱氢酶可升高。

（四）肺部表现

SLE患者常出现胸膜炎，干性和湿性胸膜炎发生频率相仿。急性狼疮性肺炎较少见，临床上表现为发热、干咳、气急、呼吸困难，偶见咯血。胸部X线检查显示单侧或双侧肺浸润。慢性狼疮性肺炎更少见，表现为活动后气促、进行性呼吸困难、干咳、低氧血症。肺功能检查常显示肺活量和弥散功能下降。可伴有肺动脉高压或血管炎累及支气管黏膜者可出现咯血。

（五）心血管系统

心包炎为最常见的心血管系统疾病之一，多为干性纤维素性心包炎，也可有心包积液，甚至偶尔出现缩窄性心包炎。

心肌炎也较常见,可表现为心动过速、心前区疼痛及气促。

疣状心内膜炎,其瓣膜赘生物最常见于二尖瓣后叶的心室侧,且不引起心脏杂音性质改变。但可因疣状物脱落引起栓塞或并发感染性心内膜炎而出现临床症状。病变累及瓣膜时,常见在二尖瓣。约25%的患者可发生二尖瓣脱垂而出现收缩期心脏杂音。

(六)肾脏损害

几乎所有患者均有肾脏组织病理学改变,但只有50%~70%的患者有临床表现,即尿液改变,包括蛋白尿、血尿、管型尿等和肾功能改变。系统性红斑狼疮肾脏损害又称狼疮性肾炎,其中肾衰竭是患者死亡的主要原因之一。世界卫生组织(WHO)将狼疮性肾炎的病理改变分为以下六型:①正常肾组织;②系膜增殖性LN;③局灶增殖性LN;④弥漫增殖性LN;⑤膜性LN;⑥硬化性LN。

(七)神经系统损害

1.神经精神性狼疮　SLE患者中2/3有神经精神性症状。可分为认知功能障碍、头痛、抽搐、意识改变(呆滞、嗜睡、昏迷)、无菌性脑膜炎、脑出血、脑梗死、截瘫、脊髓病、周围神经病(脑神经病、多发性神经炎)、运动障碍(舞蹈症、共济失调、震颤)、行为改变,如精神病、器质性脑综合征(OBS)、抑郁、精神错乱、情感障碍,视神经炎、假性脑瘤等。

2.精神表现　SLE患者的精神症状发病率为12%~71%。可分为:①功能性精神障碍:焦虑与抑郁是SLE患者最常见的功能性障碍;②急性意识障碍:常发生在SLE疾病的早期,患者突然起病,定向差,对时间、地点及人物均不能正确辨认;③慢性脑器质性症状群:主要表现为认知功能障碍,可出现短时记忆缺损、注意力减退、集中精力解决问题的能力,以及视觉定向功能均受累或减退。

(八)血液系统表现

患者白细胞、红细胞和(或)血小板减少较常见。患者可有白细胞减少,低于$4×10^9/L$,淋巴细胞减少到$1.5×10^9/L$以下,同时嗜碱性细胞减少。若短期内出现重度贫血,常提示为自身免疫性溶血性贫血,此时网织红细胞计数增加,球蛋白水平下降,抗人球蛋白试验(Coombs)阳性。由于血清中存在抗血小板抗体、抗磷脂抗体以及血小板生成、分布异常及破坏增多等原因,导致患者血小板减少。

由于SLE患者存在狼疮抗凝物质、抗磷脂抗体等原因,可发生血小板减少、凝血试验异常、出血、梅毒血清试验假阳性、动静脉血栓形成、习惯性流产等。

(九)消化系统表现

约50%的患者有消化系统症状,常见有食欲减退、吞咽困难、恶心、呕吐、腹痛、腹泻或便秘等非特异性症状。活动期SLE患者出现急腹症样症状需考虑肠系膜血管炎可能。SLE患者还可并发急性胰腺炎,肝大、肝酶增高等,但严重肝损害和黄疸少见。

【诊　断】

(一)诊断基本资料

1.病史　原因不明的发热、疲乏、关节肿痛、非畸形性关节炎、多系统多器官受累的病史。

2.体格检查　可有面色苍白、面部蝶形红斑、盘状红斑、脱发、多发性口腔溃疡、心包积液、心律失常、胸腔积液、下肢水肿、皮肤黏膜出血、神经系统损害体征等发现。

3.实验室及其他检查

(1)非特异性检查:包括贫血、Coombs试验阳性、白细胞下降、血小板减少、血沉增快、CRP增高、类风湿因子阳性、低蛋白血症、免疫球蛋白升高、补体水平下降等血液检查异常。尿液检查可有血尿、蛋白尿、管型尿等。

(2)抗核抗体检查:见表23-3。

(3)抗磷脂抗体:抗磷脂抗体包括引起梅毒血清反应假阳性的物质、狼疮抗凝物质和抗心磷脂抗体,它们可与心磷脂、脑、血小板发生反应而出现相应症状。

(4)抗PCNA抗体:即抗增殖细胞核抗原抗体,在SLE中具有较高特异性,但阳性率较低。

(5)狼疮(LE)细胞:LE细胞对SLE诊断较敏感,但非特异性。

(6)狼疮带试验:用直接免疫荧光法检测SLE患者外观正常或受损皮肤,在表皮与真皮交界处的基底膜区,可见一条由于免疫球蛋白和补体沉积而发出的荧光条带,即狼疮带(图23-14)。该试验对SLE具有诊断性意义。

(7)皮损组织病理和肾病理检查:典型皮损病理变化表现为角化过度,颗粒层增厚,棘层萎缩,基底细胞液化变性。真皮上部水肿,红细胞外

表23-3　抗核抗体检查的诊断意义

检查项目	诊断意义
抗核因子（ANA）	在SLE患者中敏感性高，但特异性较差，80%~90%的患者ANA阳性，血清ANA滴度≥1:80时意义较大，用间接免疫荧光法检测ANA，其核型可分为周边型、均质型、斑点型、核仁型4型，其中周边型为抗ds-DNA抗体和抗可溶性蛋白抗体的表达，与SLE活动相关，常提示肾受累；均质型为抗脱氧核糖核蛋白和抗组蛋白抗体表达，是与狼疮细胞形成有关的抗体，与SLE活动有关；斑点型为核内盐水可提取核抗原的各种抗原成分（包括Sm、RNP、SSA/Ro、SSB/La、Scl-70等）的表达，与SLE疾病活动无关；核仁型为抗RNA抗体表达，常见于系统性硬皮病和有雷诺现象的患者
抗脱氧核糖核酸（DNA）抗体	分为抗单链脱氧核糖核酸（ss-DNA）抗体和双链脱氧核糖核酸（ds-DNA）抗体，其中抗ds-DNA抗体特异性高，该抗体存在常提示狼疮活动和肾脏损害，其抗体滴度随病情活动性变化而变化，该抗体可作为SLE诊断指标之一，同时可用做病情监测
可提取核抗原（ENA）抗体	临床上常检测的抗ENA抗体包括本表中的以下抗体
抗Sm抗体	特异性高达99%，几乎仅见于SLE患者血清，为SLE的标志性抗体，它与SLE的病情活动无关
抗核糖核蛋白（RNP）抗体	SLE患者该抗体阳性率为30%~40%，该抗体阳性患者较少有肾脏受累表现，高滴度抗RNP抗体为混合性结缔组织病（MCTD）的特异性诊断指标
抗SSA（Ro）抗体和抗SSB（La）抗体	在SLE患者中抗SSA（Ro）抗体的阳性率为30%~40%，抗SSB（La）抗体阳性率约为10%，这两种抗体对原发性干燥综合征、SLE合并干燥综合征以及亚急性皮肤型红斑狼疮呈高阳性率并具有重要意义，这两种抗体阳性患者临床上常有口干、眼干等表现，抗SSA（Ro）抗体与光敏感有关，且是新生儿红斑狼疮的重要血清学标记
抗Jo-1抗体、抗PM-1抗体和抗Scl-70抗体	它们分别是皮肌炎、多发性肌炎和硬皮病标记性抗体，在SLE患者中偶有发现

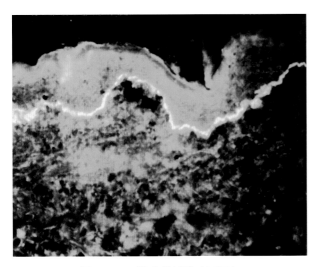

图23-14　狼疮带试验（LBT）
表皮真皮交界处基底膜区见荧光条带
（本图由广东医科大学黄文明、李文惠赠）

渗，真皮血管和皮肤附件周围淋巴细胞为主的灶性浸润。肾病理检查根据WHO的标准可分为6型，如

前述。

（二）诊断思路

1. 多系统受损表现　系统性红斑狼疮为非组织特异性自身免疫性疾病，可累及全身各个系统。若生育年龄女性出现多系统损害症状应着重注意。

2. 与性激素关系　雌激素能加重病情，应重视口服避孕药、妊娠与女性患者发病以及病情变化的关系。

3. 体格检查　看到特征性皮损、光过敏现象、口腔多发性溃疡、结节性红斑样皮疹，以及胸腔积液、心包积液、心肌损害表现等，在无明确原因可找时，需考虑本病。

4. 实验室及其他检查　抗核抗体谱、狼疮带试验对诊断有很大帮助。皮肤以及肾脏组织病理检查可协助诊断，血液学改变、尿检异常、胸部影像学变化、超声心动图检查异常等有时可作为疾病诊断依据之一。

5. 伴发疾病

（1）近缘结缔组织病：干燥综合征、硬皮病、硬斑病、类风湿性关节炎、嗜酸细胞性筋膜炎、皮肌炎。

（2）免疫性疾病：天疱疮（包括寻常型、落叶型和副肿瘤型）、Walden Strm高γ球蛋白血症、疱疹样皮炎、溃疡性结肠炎、斑秃、自身免疫性甲状腺炎。

（3）其他：硬化性萎缩性苔藓、重症肌无力、棘层松解性黑棘皮病、Sweet综合征、卟啉病、痛风、结节病、银屑病、扁平苔藓、皮肤T细胞淋巴瘤。

（三）诊断依据

本病根据病史、体格检查、结合实验室以及其他检查可做出诊断。对于早期患者，尚不能符合诊断标准者，必须做严密的随访观察，以便早日及时做出诊断。

1. 皮肤黏膜改变　包括蝶形红斑、盘状红斑、光过敏、口腔溃疡等表现可作为诊断标准之一。甲周毛细血管扩张性红斑和冻疮样皮疹具有一定特征性。

2. 滑膜或浆膜改变　包括关节炎、胸膜炎、心包炎等都是疾病诊断依据。

3. 神经系统受损　包括器质性或功能性障碍，如癫痫、脑血管意外、精神病等，需排除有明确发病原因者。

4. 实验室检查　血细胞三系减少、蛋白尿、管型尿等是诊断的重要指标之一。

5. 免疫学异常　包括高滴度抗核因子、抗ds-DNA、抗Sm抗体阳性，是确诊疾病的重要依据。

6. 免疫病理学检查　狼疮带试验阳性是诊断依据之一。

（四）诊断过程

诊断过程见图23-15。

（五）诊断标准

SLE分类标准（2009年修订，2012年发布）见表23-4。2002年，Gladman等发表了SLEDAI的更新版SLEDAI-2K（表23-5）。

【鉴别诊断】

系统性红斑狼疮是多系统、多器官损害的疾病，需与之鉴别的疾病有很多，现根据症状列举如下（表23-6和表23-7）。

（一）主要鉴别的疾病

1. 药物性红斑狼疮　为长期服用肼苯达嗪、普鲁卡因酰胺等药物引起，停药后会好转。主要表现

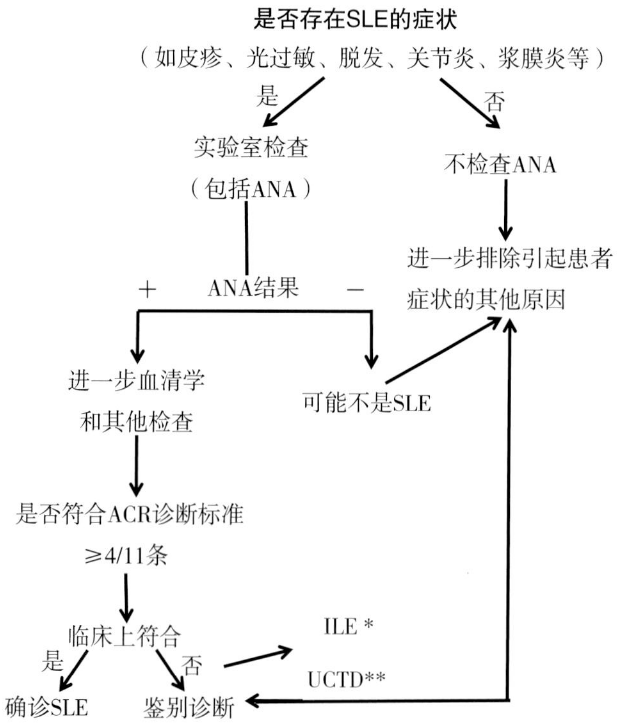

*ILE：不完全型红斑狼疮，指患者具有SLE样临床表现及血清学特点，但是并不能完全符合ACRSLE分类标准，也称潜伏型LE(atentlupus)，首发症状只有1项ACR标准的患者发展至满足4项标准的平均时间是3年，2项或3项ACR分类标准的患者所需时间分别为2.5年和1年，57%的ILE患者最终可发展为SLE，经过保守治疗，仍有10%～50%最终进展为SLE。

**UCTD：未分化结缔组织病，具有某些结缔组织病的临床表现，但又不符合任何一种特定疾病的诊断标准，也称隐匿性狼疮、不全型或顿挫型狼疮，有一项以上典型的结缔组织病临床表现和一种以上自身抗体阳性，病程2年以上，并能除外其他结缔组织病，则可称为UCTD，UCTD患者若出现高滴度抗UIRNP抗体以后可进展为MCTD，29%可发展成SLE、RA、SSc，多数为PM或DM，也可能出现重叠综合征。

图 23-15　系统性红斑狼疮（SLE）诊断过程

表23-4　SLE分类标准（2009年修订，2012年发布）

临床标准	细　则
急性或亚急性皮肤型狼疮	包括狼疮颊部红斑（不包括颊部盘状红斑），大疱性狼疮，中毒性表皮坏死松解型SLE，狼疮斑丘疹性皮疹，狼疮光敏性皮疹（排除皮肌炎）或亚急性皮肤狼疮（非持久性银屑病样和（或）环形、多环形皮损，消退后不留瘢痕，偶尔伴有炎症后色素异常或毛细血管扩张）
慢性皮肤型狼疮	包括经典的局限性（颈部以上）或泛发性盘状红斑，肥大型（疣状）狼疮，狼疮性脂膜炎（深在性）黏膜狼疮，肿胀型红斑狼疮，冻疮样狼疮，盘状狼疮/扁平苔藓重叠
口鼻部溃疡	包括上腭、颊黏膜、舌部溃疡，或鼻部溃疡排除其他病因，如血管炎、Behcet病、疱疹病毒感染、炎性肠病、反应性关节炎和进食酸性食物
脱发	非瘢痕性脱发（头发弥漫性变薄或变脆伴断发）排除其他病因，如斑秃、药物、铁缺乏和雄激素性脱发
滑膜炎	累及到两个或两个以上的关节，肿胀或积液或关节压痛，伴30分钟以上的晨僵
浆膜炎、胸膜炎和心包炎	典型的胸膜炎持续一天以上，或胸积液，或胸膜摩擦音，或心电图证实有心包炎，排除其他病因，如感染、尿毒症和Drdssler心包炎
肾脏病变	尿蛋白/肌酐（或24小时尿蛋白）显示>500mg蛋白/24小时，或出现红细胞管型
神经病变	癫痫发作，精神病，多发性单神经炎（排除其他已知病因，如原发性血管炎），脊髓炎，外周或脑神经病变（排除其他已知病因，如原发性血管炎、感染和Ⅰ型糖尿病，急性精神混乱状态（排除其他病因，包括中度/代谢性、尿毒症和药物）
溶血性贫血	
白细胞减少	白细胞减少（至少一次<4 000/mm^3）排除其他已知病因，如Felty综合征、药物和门静脉高压或淋巴细胞减少（至少一次1 000/mm^3），排除其他已知病因，如糖皮质激素、药物和感染
血小板减少	至少一次血小板减少（<100×10^9/L），排除其他已知病因，如药物、门静脉高压和血栓性血小板减少性紫癜
免疫学标准	
ANA阳性	ANA水平高于试验参考值范围
抗ds-DNA抗体水平高于实验室参考值范围	ELISA法需2次以上
抗Sm抗体阳性	有抗Sm核抗原的抗体
抗磷脂抗体阳性	狼疮抗凝物阳性，或快速血浆反应素试验假阳性，或中高滴度抗心磷脂抗体（IgA，IgG，或IgM），或抗β糖蛋白1阳性（IgA，IgG，或IgM）
低补体	低C$_3$，或低C$_4$，或低CH$_{50}$
无溶血性贫血者，直接抗人球蛋白实验（Coombs）阳性	

　　*患者如果满足下列条件至少一条，则归类于系统性红斑狼斑：①有活检证实的狼疮肾炎，伴有ANA阳性或抗ds-DNA阳性；②患者满足分类标准中的4条，其中包括至少一条临床标准和一条免疫标准。

　　SLICC分类标准细化了狼疮的诊断指标，有效减少了SLE病例的误诊，提高了SLE诊断的敏感性。

表23-5　SLE疾病活动性指数-2K（SLEDAI-2K）

积　分	临床表现
8	癫痫发作：最近开始发作的，除外代谢、感染、药物所致
8	精神症状：严重紊乱，干扰正常活动，除外尿毒症、药物影响所致
8	器质性脑病：智力的改变伴定向力、记忆力或其他智力功能的损害并出现反复不定的临床症状，至少同时有以下两项：感觉紊乱、不连贯的松散语言、失眠或白天磕睡、精神运动性活动增加或减少，除外代谢、感染、药物所致
8	视觉障碍：SLE视网膜病变，除外高血压、感染、药物所致
8	脑神经病变：累及脑神经的新出现的感觉、运动神经病变
8	狼疮性头痛：严重持续性头痛，麻醉性止痛药无效
8	脑血管意外：新出现的脑血管意外，应除外动脉硬化
8	脉管炎：溃疡、坏疽、有触痛的小结节、甲周裂片状栓塞、出血或经活检、血管造影证实
4	关节炎：2个以上关节痛和炎性体征（压痛、肿胀、渗出）
4	肌炎：近端肌痛或无力伴CPK增高，或肌电图改变或活检证实
4	管型尿：血红蛋白、颗粒管型或红细胞管型
4	血尿：>5RBC/HP，除外结石、感染和其他原因
4	蛋白尿：>0.5g/24h，新出现或近期增高
4	脓尿：>5WBC/HP，除外感染
2	脱发：新出现或复发的异常斑片状或弥散性脱发
2	新出现皮疹：新出现或复发的炎症性皮疹
2	黏膜溃疡：新出现或复发的口腔或鼻黏膜溃疡
2	胸膜炎：胸膜炎性胸痛伴胸膜摩擦音、渗出或胸膜肥厚
2	心包炎：心包疼痛，加上其后至少一项：心包摩擦音、心包积液或心电图或超声波证实
2	低补体：CH_{50}、C_3、C_4低于正常值低限
2	DNA升高：>25%（Farr氏法）或高于检测范围
1	发热：需除外感染因素
1	血小板减低：<100×10^9/L
1	白细胞减少：<3×10^9/L，除外药物因素

表23-6　系统性红斑狼疮相关症状的鉴别诊断

症　状	相鉴别的疾病
皮疹	皮肌炎、MCTD、DLE、SCLE以及前述DLE和SCLE鉴别诊断
口腔溃疡	白塞病、阿弗他口炎、单纯疱疹、天疱疮、复发性口疮
浆膜炎	结核性胸膜炎、渗出性胸膜炎、肿瘤性胸膜炎、化脓性胸膜炎
关节炎	类风湿性关节炎、风湿性关节炎、银屑病性关节炎、感染性关节炎
心包炎	风湿性心包炎、感染性心包炎、肿瘤性心包炎、创伤性心包炎
肾脏损害	原发性或其他继发性肾小球肾炎
血液系统	白血病、再生障碍性贫血、恶性组织细胞增生症
神经精神损害	癫痫、脑血管意外、精神病
脱发	梅毒性脱发、头癣、斑脱、脂溢性脱发
雷诺现象	雷诺病、硬皮病、MCTD

表23-7 SLE-5常见结缔组织病鉴别要点

鉴别要点	SLE	PM/DM	PSS	MCTD	RA	风湿热	白塞病
好发年龄	育龄期	儿童及中年	30~50岁	30岁左右	青壮年	5~15岁	年轻人
性别比（女：男）	约9:1	约2:1	3~4:1	4:1	2~3:1	1:1	女性多
典型皮肤损害	蝶形红斑、盘状红斑	眶周水肿性红斑、Gottron丘疹	手、面、颈皮肤紧绷、变硬、色素异常	手、面肿胀、腊肠样指、面部红斑、上睑紫红斑	类风湿结节	环形红斑、皮下结节	结节性红斑样、毛囊疹样
黏膜损害	口腔或鼻咽无痛性溃疡	无	无	可有颊黏膜溃疡	无	无	复发性口腔、生殖器痛性溃疡
关节	外周关节非侵蚀性关节炎，非对称性、游走性，多见膝、腕、踝，逆端指间、肘等关节	少见，无关节畸形	侵蚀性关节炎，手指及膝关节肿痛、僵直较多见	多发性侵蚀性小关节炎	对称性，侵蚀性多关节炎，常从四肢远端小关节开始，近端指间关节最常受累	非侵蚀性，性多关节炎，常为大关节	一过性关节痛，全身各关节均可被侵犯
肌肉症状	较多见、肌痛、压痛、肌无力	严重肌痛、压痛、肌无力	废用性肌萎缩	近端肌痛、压痛、无力	少见	偶有肌痛	无
雷诺现象	有时有	常见	常见	常有	偶见	无	无
中枢神经系统	癫痫、精神症状多见	无	无	少有	无	舞蹈病	较少，多发性硬化样表现
心	心包炎、心肌炎	偶有心肌炎	心肌纤维化	心包炎、心肌炎	较少	心瓣膜病、心肌炎、心包炎	无
肺	胸膜炎常见	罕见间质性肺炎	肺间质纤维化多见	胸膜炎变	胸膜炎、肺间质纤维化	无	偶有肺血管破裂、间质病变
肾	常见各种肾炎	无	肾动脉高压、硬化性肾小球肾炎	少见	并发淀粉样变	急性肾小球肾炎	同前病变
尿液	蛋白尿、血尿、管型尿	尿肌酸排泄增加	蛋白尿、血尿、管型尿	蛋白尿、血尿、管型尿	一般正常	蛋白尿、血尿、管型尿	可有蛋白尿、血尿
血白细胞	下降	正常	正常	下降	正常或增高	增高	正常
贫血	溶血性、正细胞正色素性	一般无	一般无	有	正细胞正色素性	正细胞性	一般无
ANA	高滴度阳性	阳性较少	高滴度阳性	阳性较多	少数阳性	阴性	阴性
特征性抗体或检查	抗Ds-DNA抗体、抗Sm抗体、LE细胞、狼疮带试验	抗PM抗体、抗Jo-1抗体、血、尿肌酸、肌红蛋白、肌电图肌性损害、肌酶增高	抗Scl-70抗体、抗着丝点抗体	抗U1-RNP抗体	类风湿因子、关节X线摄片	ASO、链球菌培养阳性	针刺反应
组织病理	基底细胞液化变性，血管及皮肤附属器周围炎症细胞浸润	肌肉间质细胞浸润，肌纤维变性坏死	真皮增厚胶原增生，淋巴细胞为主的炎症细胞浸润	同硬皮病	类风湿性肉芽肿，类风湿性血管炎	无特异	小血管或毛细血管白细胞碎裂性或淋巴细胞性血管炎

在皮疹、关节、浆膜病变，肾脏损害、中枢神经系统损害少见，发病无性别差异。抗ds-DNA、抗Sm抗体阳性少。根据服用特别药物后发病以及临床特点，可与SLE鉴别。

2. 变应性亚败血症　表现为发热、皮疹、大关节为主的关节疼痛，有些患者有心包炎、心肌炎、胸膜炎等表现，本病发热呈弛张高热，皮疹随发热出现，一般热退疹消。外周血白细胞明显增高，核左移。SLE多呈不规则性低、中热，有特征性盘状或蝶形红斑，白细胞一般下降，有抗核抗体检查异常等。

3. Felty综合征　有关节肿痛以及白细胞减少，部分患者可有口腔溃疡等表现。本病关节病变为类风湿性，即对称性、多发性小关节病变，有侵蚀性改变，口腔溃疡为疼痛性。SLE以大关节非侵蚀性病变为特点，口腔溃疡一般无痛，有抗核抗体检查异常。二者鉴别不难。

4. 结节性多动脉炎　患者有皮肤、关节、中枢神经系统、消化系统等受累表现，其皮肤表现为皮下结节，关节病变表现为大关节肿痛，同时有外周血白细胞增高。组织病理表现为中等大小动脉炎症，而SLE为小血管炎症，多见外周血白细胞下降，有抗核抗体、RF阳性等。

（二）次要鉴别的疾病

1. 干燥综合征　可有口腔溃疡、肾脏受损、中枢神经系统损害，呼吸道、消化道等多系统器官受累表现以及抗SSA抗体、抗SSB抗体阳性等表现。但本病最突出的表现为外分泌腺体病变而引起的口干、眼干症状体征，口腔溃疡为口干的继发表现，肾脏受累表现为间质性改变，呈肾小管性酸中毒表现。红斑狼疮的口腔溃疡为原发性，结合特征性皮损、实验室检查以及组织病理改变，不难鉴别二病。

2. SCLE　好发于青年女性，皮损表现为环形-多环型或丘疹鳞屑型，类似于环形红斑或银屑病，光敏现象常见，内脏损害较少且较轻，累及肾脏及中枢神经系统少见。抗SSA、抗SSB阳性较常见，而抗ds-DNA，抗Sm抗体阳性罕见。

3. DLE　表现为盘状红斑或蝶形红斑，一般无系统性损害表现。

4. Boom综合征　有面部红斑和光敏感现象，本病为常染色体遗传性疾病，发病早，于婴幼儿期出现皮肤损害，并持久存在，同时可并发侏儒症以及面部狭小、牙列不齐、尿道下裂、睾丸萎缩等异常。

5. 亚急性细菌性心内膜炎　有发热、心瓣膜受损以及皮肤瘀点等表现，血培养可找到致病菌，心脏超声检查可发现瓣膜赘生物，易于与SLE鉴别。

6. 肾小球肾炎　可有血尿、蛋白尿、管型尿、水肿、低蛋白血症等表现，原发性者一般无肾外其他器官、系统受损，继发性肾炎则有另外疾病的表现。终末期肾炎可有多器官症状。但缺乏皮损，抗核抗体、抗dsDNA抗体、抗Sm抗体、狼疮带试验等检查有助于鉴别。

7. 原发性神经精神疾病　红斑狼疮的神经精神障碍为继发性，一般在其他器官、系统受累之后出现，患者除神经精神症状之外，有其他系统受损临床表现，与原发性神经精神疾病鉴别不难。

8. 结核性胸膜炎　可有午后潮热、盗汗等症状，胸腔积液为渗出性甚至血性，有时积液沉渣结核杆菌培养可获阳性结果，红斑狼疮胸水一般为漏出液，同时有其他系统受累症状以及抗核抗体阳性等可将二者鉴别。

【治　疗】

强调早期诊断和早期治疗，以避免或延缓组织脏器的病理性损害。临床医生应根据病情的轻重程度和疾病活动情况，选择对患者个体化的治疗方案。

1. 轻型SLE的药物治疗　患者症状轻微，仅表现光过敏、皮疹、关节炎或轻度浆膜炎，而无明显内脏损害。药物治疗包括：① 非甾体类抗炎药（NSAIDs）；②抗疟药；③沙利度胺；④局部应用激素；⑤小剂量激素；⑥必要时可用硫唑嘌呤、甲氨蝶呤或环磷酰胺等免疫抑制剂。

2. 重型SLE的治疗

（1）糖皮质激素：是治疗SLE的一线药。一般是泼尼松0.5~1.5mg/（kg·d），常用1mg/（kg·d），分次服用，病情稳定后2周，开始以每1~2周减10%的速度缓慢减量，减至泼尼松0.5mg/（kg·d）后，减药速度按病情适当调慢，到泼尼松10~15mg/d时，维持治疗。对有重要脏器受累，乃至出现狼疮危象的患者，可以使用甲基泼尼松龙（Methylprednisolone，MP）冲击治疗，MP可用至500~1 000mg，每日1次，加入生理盐水100~200ml，缓慢静脉滴注1~2小时，连续3天为1个疗程。冲击后按常规剂量，用泼尼松0.5~1mg/（kg·d）。

（2）免疫抑制剂

1）环磷酰胺（CTX）：较多采用冲击疗法，用CTX 0.4～0.8g/次，加入生理盐水250～500ml，静脉滴注，每2周1次或连续2次。治疗中一般要求白细胞不低于$3.0×10^9$/L。美国国立卫生研究院（NIH）的随机临床试验证实，传统治疗增殖性狼疮肾炎的方案是CTX冲击治疗。标准冲击方案：CTX 0.5～0.75g/m²（不超过1.0g/m²），每月1次，6个月后改为相同剂量每3个月1次，总疗程2年。同时配合口服泼尼松，并规律减量。传统方案存在缺陷。长期随访显示，虽然患者肾功能改善较好，但远期总体生存率并未提高。CTX治疗所致的不良反应也很突出，最明显的不良反应包括感染危险增加，性腺早衰，恶性肿瘤发生率增加等。最近，欧洲一些医学中心开始采用CTX小冲击方案（0.5g，每1～2周1次），并在维持治疗阶段用其他免疫抑制剂代替CTX，如硫唑嘌呤，使患者总体生存率有所提高。ELNT试验（欧洲狼疮肾炎试验）结果证实了该观点。该研究提示，CTX小冲击方案在疗效上不亚于传统冲击方案，不良反应明显减少，是SLE新的治疗方向。

2）硫唑嘌呤：用法1～2.5mg/（kg·d），常用剂量50～100mg/d。一直存在骨髓抑制这一突出问题。商品化AZA代谢物检测试剂盒的出现，使剂量调节更加个体化，不良反应减少，从而达到最佳治疗效果。

3）甲氨蝶呤：剂量10～15mg，每周1次。

4）环孢素：剂量3～5mg/（kg·d），分次口服。

5）霉酚酸酯（Mycophenolate Mofetil, MMF）：剂量为1.5～2.0g/d，分2次口服，3个月后改1.0g/d，维持6～9个月。MMF治疗狼疮肾炎与CTX相比，MMF不良反应少，疗效不劣于CTX。无论在诱导治疗或维持治疗阶段，与CTX相比，MMF都具有肯定疗效。

6）来氟米特（Leflumomide, LEF）：一般50mg/d，连续3天，后改20mg/d维持。近年来，不少研究表明LEF治疗SLE也可获得很好的疗效，降低患者疾病活动度（ECLAM及SLEDAI评分的改善），尤其是对以关节炎为主要表现的SLE疗效确切。研究显示，LEF在狼疮肾炎的治疗中也取得了满意的效果，且不良反应少。

（3）溴隐亭：有报道使用肾上腺皮质激素和其他免疫抑制剂治疗SLE时，加用小剂量的溴隐亭（2.5mg/d）后可以提高疗效。

（4）中药雷公藤：一般用雷公藤多甙片每次20mg，每日3次。

（5）丙种球蛋白：按0.4mg/（kg·d），静脉注射，连用3～5天为1个疗程。静脉滴注免疫球蛋白对难治性、重症SLE，例如，肺出血、白细胞破碎性血管炎、多神经病变等有一定的疗效，但也存在不良反应，尤其是导致肾功能不全加重，原因与制剂中的蔗糖成分引起的渗透性肾病有关。但目前尚缺少大规模随机对照研究，且不同制剂静脉注射免疫球蛋白的效价（Fab片段含有的抗独特型抗原的数目）有所不同，增加了疗效比较的难度。

3. 其他治疗 包括血浆置换、干细胞移植、单克隆抗体、细胞因子等，视患者具体情况选择应用。

（郑　敏　吴丽峰）

皮 肌 炎

皮肌炎（dermatomyositis, DM）和多发性肌炎（polymyositis, PM）是一组以骨骼肌特发性非化脓性炎症性病变为主的自身免疫性结缔组织病。其临床特点是四肢近端肌、颈部肌群的对称性无力、肌痛和一定程度的肌萎缩，并可累及全身多个系统和器官，伴发肿瘤的频率较高。无皮肤损害者称为多发性肌炎，伴特征性皮损者称为皮肌炎。

1975年，Bohan和Peter将PM/DM分5类：①PM；②DM；③PM/DM合并肿瘤；④儿童PM或DM；⑤合并其他结缔组织病的PM/DM。在1991年，Euwer和Sontheimer又在此基础上增加了第六类——无肌病性皮肌炎。

皮肌炎的发病与免疫异常、病毒感染、遗传、血管病变有关。

【临床表现】

1. 肌肉症状 本病通常累及横纹肌，有时平滑肌和心肌亦可受累。临床上以对称性肢体近端肌无力为特点（表23-8）。初起时肌力可正常，但随着疾病进展，出现不同程度肌无力症状。可伴有肌肉肿胀、压痛，晚期出现肌萎缩。

（1）一般肩胛带和骨盆带肌肉受累最多，上臂以及大腿肌群次之，最后是其他肌群。

表23-8　肌无力的临床特征

临床特征	临床表现
肩胛带肌受累	梳头、穿衣困难，上肢不能上举
骨盆带肌及大腿肌受累	抬腿、上楼、下蹲和起立困难
颈部肌群受累	头部下垂、平卧抬头困难
咽喉部肌肉受累	吞咽、饮水呛咳、液体从鼻部反呛流出、声音嘶哑、发声困难等
食管、胃肠肌肉受累	吞咽困难、泛酸、腹胀等症状
膈肌和肋间肌受累	呼吸浅表、气急和呼吸困难
心肌受累	心力衰竭
眼外肌受累	复视、视物模糊、眼球运动障碍等症状
肌肉受累广泛严重者	全身不能动弹

（2）肌痛：约1/4的患者出现近端肌肉疼痛、压痛和运动痛。

2. **皮肤症状**　具有特征性的皮损有：

（1）以眼睑为中心的眶周水肿性暗紫红色斑（图23-16，图23-17）。

（2）颈前上胸部V形区、颈后上背部披肩区、前额、颊部、耳后弥漫性红斑，表面光滑或有细小鳞屑，伴有毛细血管扩张，久后出现皮肤异色症样改变。

（3）Gottron丘疹与Gottron征：Gottron丘疹（图23-18），见于手指关节、近端和远端指间关节的伸面紫红色、粉红色鳞屑性略微起的丘疹，也见于肘、膝、内外踝关节伸面。Gottron征（图23-19）是与Gottron分布相同的斑疹或斑片，呈暗红色或紫红色。

（4）其他：皮损包括甲周红斑、技工手（指的掌面和两侧角化、皲裂、皮肤粗糙）、雷诺现象、指端溃疡、坏死、网状青斑、皮肤异色症样改变等。

3. **皮肤外器官症状**

（1）肺：近1/3的患者有肺间质病变。临床上可表现为干咳、气促、呼吸困难和发绀，可伴有发热。肺部听诊可有细湿啰音。少数患者合并肺动脉高压。肺部病变是本病的重要死亡原因之一。

（2）心：心肌受累可出现心肌炎，表现为心律失常和充血性心力衰竭，也可出现心包炎。

（3）消化道症状：表现为吞咽困难、食物返流、腹胀、吸收障碍等。

（4）关节：部分患者可出现关节痛和（或）关节炎。

4. **合并肿瘤**　有20%～25%的患者合并恶性肿瘤，尤其以50岁以上男性患者多见。肿瘤可先于、后于或与肌炎同时发生，但以肌炎诊断后1年内发生较多见。易发生恶性肿瘤的部位依次是胃、卵巢、子宫、胆囊、鼻咽、肺等。肿瘤切除后肌炎症状可改善。

5. **儿童皮肌炎/多发性肌炎**　起病较急，皮损和肌无力多同时发生，可并发血管炎、异位钙化及脂肪营养不良。患者预后相对较好，偶有自然缓解的病例。

6. **合并其他结缔组织病**　约20%的患者可伴有其他结缔组织病，如系统性红斑狼疮、系统性硬皮病、干燥综合征等。

【诊　断】

（一）诊断基本资料

1. **病史**　有肩胛带、骨盆带近端肌无力表现病史。有眶周水肿性暗紫红斑，胸部V形区、肩背部披肩区，以及关节伸面鳞屑性红色斑块史。

2. **体格检查**

（1）肌力下降：肌力分0～5级，判断标准如下：

0级：完全瘫痪。

1级：肌肉能轻微收缩，但不能活动。

2级：肢体能在床面平移，但不能抬起。

3级：肢体能抬离床面，但不能对抗阻力。

4级：能对抗阻力，但肌力有不同程度减弱。

5级：肌力正常。

（2）皮疹：眶周水肿性暗紫红斑、Gottron征、Gottron丘疹、胸部V形区、肩背部披肩区鳞屑性红斑、甲周毛细血管扩张性红斑。

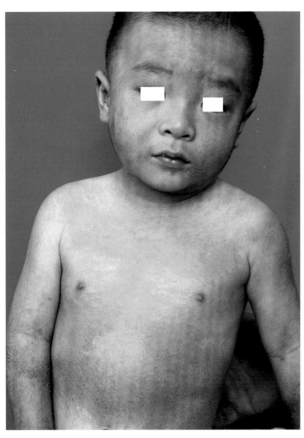

图 23-16　皮肌炎

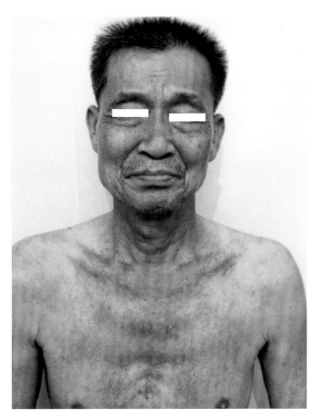

图 23-17　皮肌炎（面部红斑，前胸V字征）

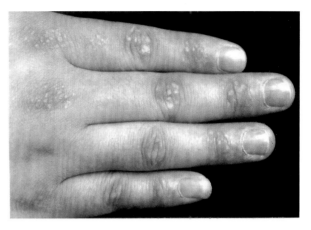

图23-18　Gottron丘疹　右手掌指和关节伸面，
其上有萎缩斑点，丘疹
（本图由复旦大学附属中山医院李明惠赠）

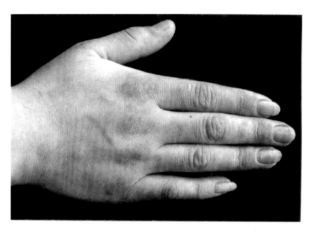

图23-19　典型Gottron征　手部掌指关节、
近端和远端指间关节伸侧红斑，局部皮肤粗糙，
呈苔藓样变，红斑处已有皮肤异色症样特点
（本图由复旦大学附属中山医院李明惠赠）

（3）肌肉压痛：主要为上臂肌群和大腿肌群。

3. 实验室及其他检查

（1）血清肌酶：包括肌酸激酶、醛缩酶、谷草转氨酶、谷丙转氨酶、乳酸脱氢酶等血清肌酶升高，其中以肌酸激酶对肌炎的诊断及活动性判断最为敏感和特异。

（2）肌红蛋白：多数肌炎患者的血清中肌红蛋白增高，且与病情成平行关系。有时发生于肌酸激酶升高之前，对肌炎的早期诊断有一定帮助。

（3）自身抗体检测：有20%～30%皮肌炎/多发性肌炎患者抗核抗体（ANA）阳性。另外，可检测到肌炎相关抗体，如抗Jo-1、抗PL-7、抗PL-12、抗Mi-2等，有助于肌炎诊断。

（4）尿肌酸：排出量增高，24小时可达150mg

以上。

（5）肌电图异常：表现为肌源性损害，即在肌肉松弛时出现纤颤波及高频放电，肌肉轻收缩时出现短时限低电压多相波，最大收缩时出现干扰相。

（6）组织病理改变

1）早期皮肤病变类似于红斑狼疮，晚期类似于硬皮病。皮损组织病理学检查显示角化过度，基底细胞液化变性或表皮萎缩。真皮胶原纤维水肿，毛细血管扩张，血管周围淋巴细胞和组织细胞浸润，血管壁有增厚和间隔性空泡变性。晚期皮损表现为表皮和皮肤附件萎缩，胶原纤维均质化或硬化，少数患者有钙化现象。

2）肌肉为局灶性或弥漫性炎症，淋巴细胞、浆细胞、组织细胞和巨噬细胞环绕于肌纤维和小血管周围。肌纤维肿胀，横纹消失，肌纤维透明变性和空泡变性，严重时肌纤维断裂，呈颗粒状以及巨噬细胞吞噬变性的肌肉碎片。晚期肌纤维结构消失，被结缔组织所替代。

3）血管损害、缺血、节段性纤维坏死，间质血管扩张，内膜增厚，管腔狭窄甚至栓塞。

（7）其他非特异性检查：如CRP、血沉增高，胸部影像学检查、心电图、心脏超声、胃肠造影检查的异常发现。

4.伴发疾病

（1）肿瘤：鼻咽癌、乳腺瘤、肺癌、卵巢癌、胃癌、结肠癌、子宫/子宫颈癌、食道癌。

（2）免疫疾病：硬皮病/多发性肌炎、重叠综合征、SLE、类风湿性关节炎、干燥综合征。

（二）诊断思路

1.肌无力、肌痛　肌无力、肌痛症状伴或不伴有眶周暗紫红斑为本病特征。

2.肌炎与皮疹的发生与发展　病史中肌炎症状和皮肤损害可不同时发生。在病程中出现近端肌的进行性无力、疼痛以及特征性皮疹易于诊断本病。

3.体格检查　肌力下降、近端肌压痛、眶周水肿性暗紫红斑、Gottron丘疹等具有特征性，支持本病诊断。

4.辅助检查　肌浆酶尤其肌酸激酶升高，抗核抗体谱中抗Jo-1阳性，肌电图检查肌源性损害表现，以及组织病理检查肌肉损害有助于诊断。

5.类似的肌无力和皮疹　在其他结缔组织病也可发生，需做综合分析以及鉴别。

6.合并肿瘤　本病与肿瘤有一定关系，诊断应作肿瘤方面的追溯以及跟踪。既往的发生率高达15%~60%，最近的调查发病率降低。那些治疗反应不好或经常出现肌炎的患者应怀疑潜在的肿瘤。最后的一项研究提出必须对以下患者进行更广泛的肿瘤学调查，即有全身症状，迅速出现的皮肌炎或多发性肌炎，没有Raynaud现象，有血沉快和非常高的肌酸激酶水平的患者。

（三）诊断依据

本病根据病史、临床表现、体格检查，以及辅助检查综合分析可做出诊断。

1.进行性近端肌无力病史和眶周、胸背、关节伸面皮疹史。

2.体检发现肌力下降、面部特征性皮疹以及Gottron丘疹。

3.实验室检查：血清肌浆酶升高，尿肌酸排出增多。检测到高滴度自身抗体，肌电图检查异常，肌肉组织病理检查提示肌炎，肺部影像学检查提示间质性病变等。

4.综合判断：因肌炎可出现于其他结缔组织病如系统性红斑狼疮、系统性硬皮病、混合性结缔组织病等，同时感染性疾病、神经源性疾病、内分泌疾病也可出现肌炎，故诊断本病需做鉴别诊断，排除其他疾病可能。

（1）皮肌炎/多发性肌炎的分类诊断标准（表23-9）。

（2）皮肌炎的皮肤损害及无肌病性皮肌炎的诊断标准（表23-10）。

在皮肌炎有诊断意义的皮损中，皮肤异色症样皮损最具诊断价值，半数以上患者有典型的皮肤异色症样皮损，90%以上的患者有早期和典型的皮肤异色症样皮损。

【鉴别诊断】

PM/DM是以肌肉和皮肤症状为主要特征的多系统损害性疾病，临床上需与许多疾病鉴别，举例如下（表23-11）：

（一）主要鉴别的疾病

1.SLE

（1）相似点：皮肌炎和SLE颜面部均有持续不消退的红斑。

（2）不同点：皮肌炎红斑以眶周水肿性紫红斑最明显。SLE以双颊部的蝶型红斑为特征，水肿不明显。皮肌炎在双手背掌指关节和近端指关节可见平

表23-9　Bohan和Peter提出的皮肌炎/多发性肌炎的分类诊断标准

诊断项目	诊断标准
对称性近端肌无力	在数周至数月内，对称性肢带肌和颈屈肌进行性肌无力，可有吞咽困难或呼吸肌受累
典型肌活检异常	骨骼肌组织病理检查显示，Ⅰ型和Ⅱ型肌肉纤维坏死、吞噬、再生伴嗜碱性变，肌肉膜细胞核变大，核仁明显，肌束膜萎缩，纤维大小不一，伴炎性渗出
血清激酶增高	血清骨骼肌肌酶升高，如CK、ALD、AST、ALT和LDH
典型肌电图异常	肌电图有三联征改变：即时限短、低波幅多相运动电位；纤颤电位，正锐波；插入性激惹和奇异的高频放电
特异性皮肌炎皮损	双上眼睑暗紫色水肿性斑疹；Gottron征

确诊皮肌炎，需具备皮损和其他3条；确诊多肌炎，除皮疹外还需具备1~4条。

表23-10　皮肌炎的皮肤损害及无肌病性皮肌炎的诊断标准

皮肤损害
诊断性
1. Gottron丘疹
2. Gottron征：指间关节背面和鹰嘴、髌骨、内踝表面对称性分布紫红色斑，伴有或不伴有水肿
特征性
1. 眶周紫红色斑，伴眼睑及眶周组织水肿
2. 甲周毛细血管扩张伴护皮营养不良
3. 手背、前臂和上臂伸侧、三角肌区、肩后部、项部、颈V形区、上胸部、额部的紫红色斑
参考性
1. 血管萎缩性皮肤异色病（皮肤异色病性皮肌炎）
2. 表皮下大疱性损害及表浅糜烂

无肌病性皮肌炎的诊断标准：1个或2个诊断性皮损+1个或多个特征性皮损。

无肌病皮肤炎（成人或儿童）：确诊：有经活检证实的皮肌炎标志性皮损，而没有任何肌肉受累表现，肌酶正常2年或2年以上；可能：有经活检证实的皮肌炎标志性皮损，而没有任何肌肉受累表现，肌酶正常6个月以上，但不到2年。

表23-11　PM/DM症状鉴别诊断

鉴别点	鉴别诊断
皮肤症状	日光性皮炎、接触性皮炎、丹毒、晒斑、脂溢性皮炎、光线性网织细胞增生症
肌肉症状	急性旋毛虫病、包涵体性肌炎、药物性肌病、风湿性多肌痛、纤维肌痛综合征、重症肌无力、格林-巴利综合征、营养代谢原因肌病、先天性原因肌病、癔症、内分泌异常性肌病
其他器官症状	各种肺炎、心肌炎、心包炎、关节炎、胃炎、食管疾病等
疾病整体鉴别	系统性红斑狼疮、系统性硬皮病、混合性结缔组织病、类风湿性关节炎

顶、紫红色丘疹，即特征性的Gottron丘疹。皮肌炎四肢及躯干部皮损较广泛，四肢皮损好发于关节伸面，红斑干燥，而红斑狼疮多发生于四肢末端屈侧的指、趾、足跖侧，为小片红斑和紫癜样渗出性皮损。皮肌炎肌无力明显而红斑狼疮极轻微或缺如。皮肌炎肌肉活检提示肌炎和血清酶特别是肌酸激酶和醛缩酶等增高。红斑狼疮有抗ds-DNA抗体和Sm抗体阳性，狼疮带试验阳性。两病通过临床和实验室不同点可鉴别。

2. 混合性结缔组织病

（1）相似点：可有近端肌无力和上眼睑水肿性紫红斑，与皮肌炎相似。

（2）不同点：本病最典型和常见的皮肤损害为手指皮肤硬化，呈腊肠样外观，面部呈硬皮病样肿胀，雷诺现象常见。有高滴度抗RNP抗体阳性，而抗Sm抗体阴性。可与皮肌炎鉴别。

3.系统性硬皮病

（1）相似点：可有骨骼肌受累而表现肌无力，常同时有平滑肌和心肌受累表现如食管蠕动功能障碍，进食有梗阻感，进硬食物需用水送下。

（2）不同点：皮肌炎患者常可出现饮水反呛。系统性硬皮病皮损特征为面部弥漫性肿胀硬化，形成假面具样外观，手指皮肤硬化呈腊肠样改变。雷诺现象常见。可有抗Scl-70抗体、抗着丝点抗体阳性。两病鉴别不难。

4.急性旋毛虫病

（1）相似点：本病最突出症状为全身肌肉疼痛、压痛、肿胀，症状以四肢和腓肠肌最重，与皮肌炎相似。

（2）不同点：由于进食未熟含有旋毛虫包囊的猪肉或其他动物肌肉引起，起病急，有畏寒、发热等，外周血嗜酸性粒细胞增高，肌肉活检可找到旋毛虫。

5.激素性肌病　　长期大剂量应用肾上腺皮质激素、尤其为含氟激素或抗疟药时可出现肌病症状。激素性肌病常易合并骨质疏松、骨折等。血清肌酶往往正常，肌电图主要是肌病性改变，少见纤颤电位。

6.重症肌无力　　为全身弥漫性肌无力，在进行性持久或反复运动后肌力明显下降，临床上多见上睑下垂，有晨轻暮重现象。血清肌酶、肌活检正常，血清抗乙酰胆碱受体（AchR）抗体阳性，新斯的明试验有助诊断。

7.进行性肌营养不良　　为遗传性疾病，好发于男性儿童。临床表现为肌无力伴假性肌肥大，但无肌痛。肌酶、肌电图、肌肉活检均无异常。

8.风湿性多肌痛症　　发病年龄常大于50岁，表现为颈、肩胛带及骨盆带等近端肌群疼痛、乏力及僵硬，血沉通常在50mm/h以上，肌酶、肌电图及肌肉活检正常，中小剂量糖皮质激素治疗有显著疗效。

9.甲状腺功能异常性肌病　　主要表现为肩胛带和骨盆带肌对称性无力；除有肌病症状外，甲状腺功能检查异常等；它引起的周期性瘫痪，以双下肢乏力多见，为对称性，伴肌痛，活动后加重，发作时出现低血钾，补钾后肌肉症状缓解；甲状腺功能减退所致肌病，主要表现为肌无力，也可出现进行性肌萎缩，常见为咀嚼肌、胸锁乳突肌、股四头肌及手部肌肉，肌肉收缩后弛缓延长，握拳后放松缓慢。伴有基础代谢率低下，低体温，活动迟缓等。

可伴发肌病的胶原血管性疾病见表23-12。

表23-12　可伴发肌病的胶原血管性疾病

成人Still病	风湿性多肌痛
过敏性肉芽肿	类风湿关节炎
巨细胞性动脉炎	硬皮病
过敏性血管炎	干燥综合征
白细胞破碎性血管炎	系统性红斑狼疮
混合性结缔组织病	韦格纳肉芽肿
结节性多动脉炎	

（二）次要鉴别的疾病

1.面部丹毒　　表现为边界清楚的水肿性红斑，起病急，有畏寒、发热，皮损区红、肿、热、痛，伴有局部淋巴结肿大，外周血白细胞和中性粒细胞升高。肌力正常，抗核抗体检查正常。

2.植物日光皮炎　　本病有进食光敏性食物以及日光曝晒史，表现为暴露部位高度弥漫水肿性红斑或紫红斑，严重者有水疱或血疱，眼睑及口唇高度肿胀致睁眼、张口受限。肌力正常，抗核抗体检查正常。

3.接触性皮炎　　皮疹的部位和范围与接触物接触部位一致，表现为境界清楚的红斑、水肿、丘疹、水疱等表现。有明显瘙痒和烧灼感，去除病因后短期即治愈。皮肌炎皮损以真皮炎症为主要表现，持续存在，无明显瘙痒，较易鉴别。

4.光线性网织细胞增生症　　表现为暴露部位水肿性红斑，发生于中老年男性，病理上表现为真皮浅层成片或带状细胞浸润，具有特征性，可与皮肌炎鉴别。

5.晒斑　　表现为暴露部位边界清楚的红斑、水肿，有烧灼及刺痛感，重者有水疱、大疱以及全身症状。一般1周内痊愈。皮肌炎颜面紫红斑一般持续时间长，亦可在日晒后加重，但不会在短期内完全消退。

6.脂溢性皮炎　　表现为皮脂丰富部位的弥漫性潮红、皮脂溢出伴细小油腻性磷屑，与皮肌炎鉴别不难。

7.酒渣鼻　　应与早期皮肌炎鉴别。酒渣鼻表现为以鼻为中心的弥漫性片状红斑，后期出现毛细血管扩张，皮疹为多形性，可有丘疹、脓疱等，与皮肌炎鉴别不难。

8.多形红斑　　急性起病，一般有药物或感染等促发因素，皮损多发，典型者可见靶形损害，易于

9. 包涵体性肌炎　在临床、血清学、肌电图甚至活检与PM很相似，但激素治疗不如PM有效，如电镜下找到包涵体可资鉴别。

10. 运动神经元病　肌无力从肢体远端开始，进行性肌萎缩，无肌痛，肌电图为神经源性损害。

11. 代谢性肌病　PM应与线粒体病、嘌呤代谢紊乱、脂代谢紊乱和碳水化合物代谢紊乱等肌病相鉴别。

12. 其他药物所致肌病　长期使用青霉胺引起的重症肌无力；乙醇、氯喹（羟氯喹）可卡因、秋水仙碱等均可引起中毒性肌病。与皮肌炎鉴别要点为均有长期服药史。

（三）专家提示鉴别的疾病

1. 代谢　低钾血、低血钙、低磷酸盐血症。

2. 药物　青霉胺（炎性肌病）、齐多夫定（炎性肌病、蓬毛样红纤维）、皮质激素（近端肌无力、Ⅱ型纤维萎缩）、乙醇（肌病或神经病变）、秋水仙素（肌病或神经病变）、抗疟药（肌病或神经病变）、洛伐他汀（横纹肌溶解）、吉非贝齐（横纹肌溶解）、降固醇酸（横纹肌溶解）。其他：吐根、吐根碱、色甘酸钠、咖啡因、环孢霉素A、保泰松、阿司匹林（过量）、ε-氨基己酸、海洛因、可卡因。

3. 神经学　重症肌无力、失神经支配（肌萎缩侧索硬化）、神经病变（感染性神经元炎、糖尿病，卟啉病）。

4. 结缔组织疾病　系统性红斑狼疮、硬皮病、口腔干燥-风湿性关节炎综合征、类风湿性关节炎、风湿性多肌痛。

5. 内分泌　甲状腺功能减退症（肌酸激酶水平可能降低）、甲状腺功能亢进症、甲状旁腺功能减退、库欣病、艾迪生综合征。

6. 感染　病毒（流行性感冒病毒B）、细菌脓性肌炎、金黄色葡萄球菌、原虫（弓形虫病，旋毛虫病）。

7. 类肿瘤　肌无力综合征、神经病变、肌病。

8. 混合肌瘤　包涵体肌炎、营养不良、横纹肌溶解症、肉芽肿肌病、淀粉样蛋白、周期性麻痹、酶缺陷（肌磷酸化酶、肌腺苷酸脱氨酶、肉毒碱棕榈酰基转移酶、其他）。

【治　疗】

（一）一般治疗

适当休息，避免受凉，预防感染。皮疹明显者注意避光，慢性期在病情缓解时可选用理疗、肢体功能锻炼的以预防肌肉萎缩和挛缩。

（二）药物治疗

1. 局部外用药　外用日光保护指数为15～30的防晒霜对光敏性皮损明显有效，也能防止夏季皮损加重。也可外用皮质类固醇制剂如糠酸莫米松霜（艾洛松）或丁酸氢化可的松霜（尤卓尔）也能取得较好的疗效。

2. 皮质类固醇　用泼尼松0.5～1.5mg/（kg·d）口服，疗效判定依据为肌力及肌酶水平，但最重要的是症状的改善。随着症状的缓解，激素用量应递减。若单用泼尼松疗效不佳，可采用大剂量甲基强的松龙500～1 000mg静脉冲击治疗。

3. 抗疟药　氯喹和羟基氯喹有良好的防光敏效果和免疫抑制作用，用量氯喹125～250mg，每日2次，口服；羟基氯喹100～200mg，每日2次，口服。抗疟药治疗皮肌炎的疗效不如红斑狼疮那样肯定，而且有引起肌炎的可能，应该慎重。

4. 免疫抑制剂　适用于病情较重、皮质类固醇激素6～8周仍无效或不能耐受或减量后复发的患者。

（1）甲氨蝶呤（MTX）：每次口服剂量为2.5mg，每12小时1次，每周3次为1个疗程；或开始肌内注射或静脉用药剂量为10～15mg/周，之后逐渐增加到25～50mg/周，4～8周后，随着症状改善，血清酶水平降低，MTX用量递减。

（2）硫唑嘌呤（AZP）：4mg/（kg·d）或50mg，每日2次，口服。

（3）环磷酰胺（CTX）：口服50～150mg，分3次服用；静脉滴注100～200mg/d或隔日1次；或静脉滴注每次600mg，每2周1次，总量为8～10g。

（4）环孢素A（CsA）：用量为3～5mg/（kg·d），分2～3次口服，对激素不敏感或不能耐受的患者是较理想选择。

5. 静脉内注射免疫球蛋白（VIG）　每日0.4mg/kg，静脉注射，在其他药物治疗无效的情况下，用静脉注射丙种球蛋白获得了较满意的疗效。

6. 其他治疗　血浆置换、全身淋巴结照射、中医中药均可采用。

（郑　敏　吴丽峰　吴　玮）

硬 皮 病

硬皮病（scleroderma）是一种累及小动脉，微血管及弥漫结缔组织，以皮肤及各系统胶原纤维硬化和皮肤血管闭塞为特征的自身免疫性结缔组织病，引起内脏广泛病变者为系统性硬皮病，又称系统性硬皮病。

本病的严重程度和发展情况变化较大，现把它分类为：

1.局限性硬皮病　①硬斑病；②线状硬皮病。

2.系统性硬皮病　①弥漫性硬皮病；②CREST综合征；③无皮肤硬化的硬皮病；④重叠综合征；⑤未分化结缔组织病。

【病因与发病机制】

1.病因　尚不清楚，可能与感染、遗传、环境因素有关。

2.发病机制有以下假说

（1）血管异常：患者多有雷诺现象，皮损及内脏多有小血管挛缩，内膜增生以及内皮细胞损害，造成管腔变窄、组织缺血。

（2）免疫异常：可检测到多种自身抗体，包括高滴度抗核抗体、抗Scl-70抗体、抗着丝点抗体、抗核仁抗体等，外周血B细胞数增多，体液免疫明显增强，而血T细胞减少，TH/Ts升高。

（3）结缔组织代谢异常：皮肤和内脏器官广泛纤维化，皮肤中胶原含量明显增多，体外培养的患者成纤维细胞合成胶原活性明显增高。

【临床表现】

硬皮病的分类见表23-13。

（一）局限性硬皮病

1.硬斑病　初起为淡红色水肿性斑片、光泽发亮，可为散在斑点或大片斑片。皮损可逐渐缓慢扩大，活动期皮损周围绕以紫红色晕。皮损逐渐变硬，局部皮肤纹理消失，出汗减少，毛发稀疏，呈腊黄色或象牙色（图23-20，图23-21）。晚期皮肤萎缩变薄，色素异常。

硬斑病偶可泛发，泛发者可有发热、疲乏、关

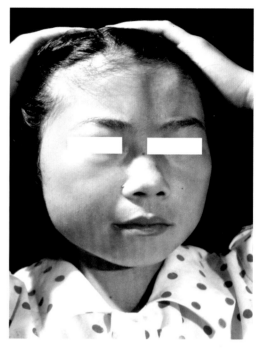

图 23-20　局限性硬皮病

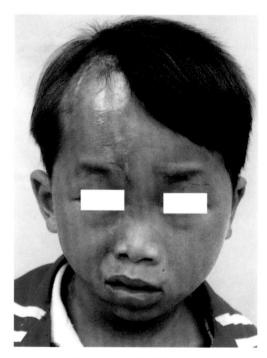

图 23-21　局限性硬皮病

节痛、体重减轻等全身症状，一项大型研究，19%的患者有轻度内脏受累，部分患者可有系统性硬皮病表现和肺间质病变，食管运动异常等。

2.线状硬皮病　本病以青少年多见。常沿着头皮、肢体或肋间呈带状分布，初起为带状红斑，后皮肤增厚、变硬，演变经过与硬斑病相似。但患处

表23-13　硬皮病的分类和类似硬化病

分　类	疾　病
系统性硬皮病（LeRoy Ec，1988年）	（1）弥漫皮肤型（广泛皮肤受累）：除面部、肢体近端和远端受累外，皮肤硬化还见于躯干 （2）局限皮肤型（无躯干、皮肤累及）：皮肤硬化局限于肘、膝远端部位，也可累及面、颈部，该型即CREST综合征 （3）Sine硬皮病（内脏受累）：有典型的SSc内脏、血管和血清学异常，但无临床可查见的皮肤变化 （4）重叠发生：前三种分型的任一型与系统性红斑狼疮、炎性疾病或类风湿关节炎同时出现 （5）未分化结缔组织病（UCTD）：有雷诺现象、SSc的临床特征（指端溃疡、甲皱襞毛细血管裤异常、手指肿胀）和血清学表现（抗着丝点抗体阳性），但无SSc皮肤硬化和内脏器官受累表现
局限性硬皮病	（1）硬斑病 （2）斑块状的 （3）点滴状的 （4）全身泛发性的 （5）皮下的、似瘢痕疙瘩样局限性硬皮病 （6）线状硬皮病 （7）刀砍状损害（伴或不伴单侧颜面萎缩）
化学诱导的类似硬化症现象	（1）氯化乙烯树脂引起的疾病 （2）喷他左辛引发的皮肤纤维化 （3）博来霉素引起的皮肤纤维化
嗜酸性筋膜性假硬皮病	（1）水肿性：硬化病，硬化性黏液水肿 （2）硬化性：淀粉样变，迟发性卟啉病，类癌综合征，苯丙酮尿症 （3）萎缩性：郝-吉（Progerha）二氏综合征，维尔纳（werher sysdrome）综合征，苔藓样硬化症，急性皮肤萎缩

皮损有明显凹陷，皮下脂肪萎缩，并可累及肌肉和骨骼，可引起功能障碍，亦可见眼葡萄膜炎。

（二）系统性硬皮病

有学者将系统性硬皮病分两个主要类型：①严重泛发型：侵犯内脏，尤其是肾、肺、心脏、食管肠道，常有抗Scl-70（抗DNA拓扑异构酶）和RNA聚合酶Ⅲ抗体，预后不良；②局限性外周皮肤硬化症型：没有严重的系统损坏，预后好，此型与抗着丝点抗体有关。

1.雷诺现象　70%为系统性硬皮病的最早症状，且为典型的表现，机制是指（趾）动脉内膜明显增生，外膜纤维化，导致动脉管腔明显变窄（77%）。患者血管对寒冷及情绪刺激的正常舒缩反应即可使动脉管腔完全闭塞。

2.皮肤　皮肤损害可分为：①肿胀期；②硬化期；③萎缩期三期。表现为手指、手背皮肤发亮绷

紧，不易捏起，皮纹变浅、消失、毛发稀疏，而后累及面部、颈部。面部表情变少，表现为假面具样面容，口周放射状沟纹，唇变薄，鼻端变尖。受累皮肤可有色素沉着或色素脱失，毳毛脱落，少汗、皮脂消失（图23-22～图23-25）。

3.肌肉、骨与关节　多关节痛及晨僵是系统硬化症的典型症状，约29%的患者可有侵蚀关节病，关节活动受限或挛缩，影响功能。长期慢性指（趾）缺血，可以发生指端顽固性慢性溃疡、干性坏疽及末端指骨溶解吸收。肌肉受累表现为肌无力，弥漫性肌痛及废用性肌萎缩。可有肌酶升高、肌电图异常。

4.消化系统　全消化道均可受累，其中以食管受累最常见，肛门直肠次之，小肠和结肠再次。食管下段括约肌功能受损可导致反酸，胸骨后灼痛，胃食管返流，糜烂性食管炎，Barret食管及食管下段狭窄等并发症，食管下2/3蠕动减弱可引起吞咽

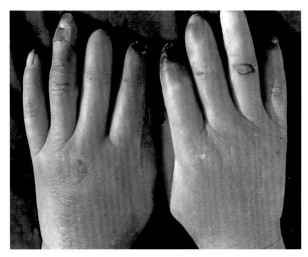

图 23-22　进行性系统性硬皮病　手指血管闭塞导致溃
疡、坏疽及远端指骨吸收

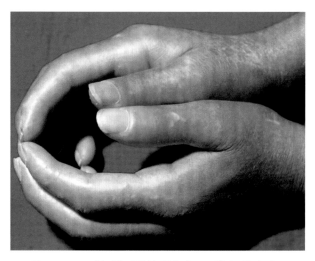

图 23-23　进行性系统性硬皮病　手指屈曲畸形，
手掌不能对合

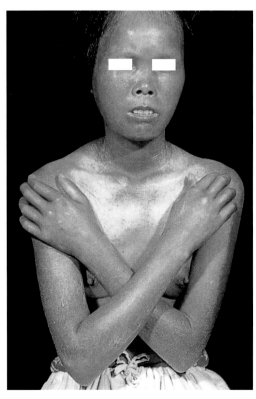

图 23-24　系统性硬皮病

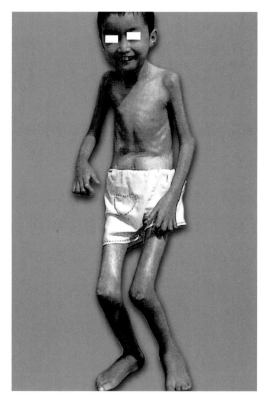

图 23-25　系统性硬皮病　儿童

困难，胃受累较少，小肠受累可出现蠕动减慢和扩张，大肠受累可表现为便秘及腹胀，肛门括约肌受累及出现直肠脱垂和大便失禁。

5.肺　约2/3的患者合并肺部病变，主要为间质病变，肺间质纤维化和肺动脉病变常同时存在。

6.心脏　约80%的患者有片状心肌纤维化，临床上表现为气急、胸闷、心悸、下肢水肿等。体检时可有室性奔马律，窦性心动过速，充血性心力衰

竭，偶可闻及心包摩擦音。约50%的患者行超声心动图检查时显示有心包肥厚或积液。

7.肾脏　可突然发生恶性高血压，急进性肾衰竭与高肾素血症，即硬皮病肾危象。肾危象时初期可无症状，但大部分患者感到严重头痛、视物模糊、气促、乏力加重，重者神志不清、全身抽搐。实验室检查可有血肌酐、肾素增高、蛋白尿、血尿。

8. CREST综合征　即手指及关节周围软组织内发生钙盐沉积,同时有雷诺现象、食管功能障碍、指端硬化及毛细血管扩张。

【诊　断】

一、局限性硬皮病

(一)诊断基本资料

1. 病史　有皮肤硬化到萎缩的发展变化史。

2. 体格检查　点滴状、斑片状或带状皮肤紧绷,不易捏起,皮纹消失,毛发减少或局现性凹陷,萎缩、色素异常。

3. 实验室检查　可有嗜酸性细胞增高,免疫球蛋白增高,皮损组织病理检查示真皮深层及皮下脂肪层纤维化,伴淋巴细胞浆细胞浸润。

局限性硬皮病约70%抗核抗体阳性,偶尔类风湿因子、抗dsDNA抗体、抗着丝点抗体和抗Scl-70抗体阳性。38%～75%的患者出现抗ssDNA抗体IgM亚型。

4. 伴发疾病　关节痛、腕管综合征、单侧Raynaud现象、周期性腹痛和脊柱裂、扁平苔藓(通常与硬化性苔藓共存)、白癜风、脱发、环状肉芽肿、狼疮抗凝综合征、DLE、SCLE、SLE、系统性硬皮病、黄瘤病、匐行性穿通性弹力纤维病、B细胞淋巴瘤、肉样瘤病、坏死性血管炎和渐进性坏死性肉芽肿。

(二)诊断思路

1. 皮损形态及发展　皮疹的形态与其在病程中的演变发展是诊断的主要线索。

2. 体格检查　特征性呈带状凹陷性的损害,及局限性象牙色或蜡黄色皮肤变硬、皮纹消失是诊断的主要依据。

3. 实验室检查　组织病理表现有助于疾病诊断。

(三)诊断依据

1. 皮损以女性多见,线状损害好发于青少年。

2. 病史中皮疹的演变发展过程,一般缺乏全身症状及内脏系统受累表现。

3. 体格检查见到特征性带状凹陷性损害,或蜡黄色及象牙色硬化斑、皮肤绷紧、皮纹消失、周边绕紫红晕。

4. 皮损组织病理显示真皮及皮下脂肪层纤维化,伴淋巴细胞及浆细胞浸润。

综合病史,体格检查及组织病理可做出临床诊断。如仍不能明确诊断者,应追踪随访。

二、系统性硬皮病

(一)诊断基本资料

1. 病史　反复发作的雷诺现象,皮肤由水肿到硬化再萎缩的发展演变史及吞咽困难,运动后气促等多器官受累表现。

2. 体格检查　雷诺现象阳性。手、面、颈部皮肤硬化,不易捏起,皮纹消失、毳毛变少、少汗、少皮脂,面具脸、张口受限,皮肤色素异常,以及肺底啰音,心脏奔马律等表现。

3. 实验室及其他检查

(1)无特异性检查:血沉增快、贫血、轻度血清蛋白降低,球蛋白增高等。

(2)免疫学检查:约90%以上的患者ANA阳性,核型为均质型、斑点型和核仁型。以Hep-2细胞为底物,在CREST综合征患者中约50%～90%可检出抗着丝点抗体,而系统性硬皮病仅有10%左右阳性。该抗体阳性者倾向于有皮肤毛细血管扩张和皮下钙质沉积,而较少发生限制性肺部疾病,提示预后良好。约20%～40%的系统性硬皮病患者抗Scl-70抗体阳性。

(3)甲褶毛细血管显微镜检查显示毛细血管袢扩张,正常血管消失。

(4)皮肤组织病理检查:早期真皮间质水肿、胶原纤维肿胀,胶原纤维间和真皮上层小血管周围有淋巴细胞浸润,以T细胞为主。以后真皮和皮下组织胶原纤维增生,真皮明显增厚,真皮血管壁增厚,管腔狭窄甚至闭塞。晚期出现萎缩性改变,表皮变薄,皮肤附属器及皮脂腺萎缩,汗腺减少,真皮深层和皮下组织可见钙盐沉着。

(5)胸部X线检查或高分辨率CT提示肺间质病变。食管动力学检查异常。心电图检查有心律失常。超声心动图检查提示心包肥厚、积液等。

4. 伴发疾病

(1)系统性硬皮病:干燥综合征、胆汁性肝硬化、结节型红斑样脂膜炎综合征、网状青斑、白色萎缩,关于并发肿瘤已有报道,如长期患间质性肺疾患者可并发肺癌。乳腺癌发病率也不增高,食管癌则更罕见。

(2)CREST伴发:家族硬化萎缩性苔藓、慢性髓细胞性白血病、特发性骨髓纤维化和迟发性皮肤卟啉症。

（二）诊断思路

1. 系统硬皮病是以皮肤与血管受损为主的多器官损害，本病一般以雷诺现象和手指、面、颈皮肤水肿硬化为首发表现，也有以其他器官症状，如食管功能障碍，运动性气促等为首发表现（表23-14）。

2. 皮肤病变发展演变：皮肤病变一般先发生手指、面、颈，而后扩展到其他区域，病变经历水肿期、硬化期、萎缩期等三期。不同期皮损可共存。

3. 体格检查：手指及掌指（或跖趾）关节近端皮肤增厚、绷紧、硬化，指硬化指尖凹陷性瘢痕是本病诊断意义的特征。雷诺现象阳性有助于诊断。

4. 实验室及其他检查：ANA、抗Scl-70抗体、抗着丝点抗体阳性。甲褶毛细血管显微镜检查有较高特异性。食管动力学检查异常及肺间质性病变表现，皮肤活检提示胶原纤维肿胀和纤维化，有助于本病诊断。

（三）诊断依据

1. **主要条件**　近端硬皮，即手指及掌指关节/跖趾关节以上的任何皮肤有对称性的增厚、绷紧和硬化。

2. **次要条件**　①手指硬化，即硬皮改变仅局限于手指；②指端凹陷性瘢痕或指垫组织丧失；③双肺基底部纤维化。

3. **其他表现或检查**　皮肤异色症样改变、皮损组织病理检查、ANA、抗SSA、抗SSB抗体、食管动力学检查等。

临床诊断根据皮肤硬化表现，结合实验室检查可做出诊断。

（四）诊断标准

系统性硬皮病诊断标准见表23-15。

【鉴别诊断】

一、局限性硬皮病

（一）主要鉴别的疾病

1. 进行性特发性皮肤萎缩

（1）相似点：二者均有局限性皮肤硬化，具有相似之处。

（2）不同点：本病为无症状性皮肤萎缩硬化斑，呈圆形、椭圆形或不规则形，边界清楚，比周围正常皮肤略有凹陷。表皮无萎缩，皮纹正常。皮损呈淡褐色、淡灰色或皮色，萎缩病灶中央变硬。好发于躯干以及四肢近端。它与硬斑病的区别在于本病先萎缩后硬化，硬斑病则反之。

2. 硬化萎缩性苔藓

（1）相似点：典型损害为乳白色或粉红色多角形或不规则形平顶丘疹，点滴状硬斑病与其共存时临床上难以鉴别。

（2）不同点：本病在病程早期可有明显水肿或硬结，晚期发生萎缩。最好发于生殖器部位，也可累及躯干、颈、腋窝、乳房等部位。组织学改变包括角化过度伴毛囊角质栓，棘层萎缩，基底细胞液化变性，真皮上部胶原纤维水肿及均质化，真皮中

表23-14　系统性硬化症内脏累及的征象

	轻　度	严　重
雷诺现象	每日<5次	每日>15次，或指溃疡形成，或两者都有
食管	对硬的食物表现吞咽困难，而吞钡检查正常	对硬的和软的食物均表现吞咽困难，且体重减轻>10%，吞钡试验异常，表现为食管下2/3扩张
肺	无症状，预期维持生命的容量>70%，预期CO_2的扩散容量在50%~75%，PO_2<80mmHg	呼吸困难，预期有效容量<50%，或预期CO_2扩散容量<33%，PO_2<60mmHg
心脏	非特异性ST改变	T波改变，心绞痛，心电图出现明确的心肌缺血改变，多元门控采集系统扫描提示心肌运动功能减退和心脏射血分数<30%
肌肉	轻度肌电图或者肌酸激酶异常	临床上或生化上有明确的肌炎改变，通过肌电图或肌肉活检观察得处
肾脏	轻度高血压或血清肌酸是正常15倍，或肌酸清除率<80%，或24小时尿蛋白<500mg	顽固性高血压，或者血清肌酶是正常4倍，或肌酸清除率<20%，或24小时尿蛋白<3mg

表23-15　系统性硬皮病诊断标准（ACR/EULAR，2013）

主 项 目	分 项 目	得 分
双侧手指皮肤增厚并延伸至掌指关节近端（充分标准）	—	9
手指皮肤增厚（只计最高分）	手指肿胀	2
	指端硬化（离掌指关节较远，但接近近端指间关节）	4
指类损害（只计最高分）	指尖溃疡	2
	指尖凹陷性瘢痕	3
毛细血管扩张	—	2
异常甲襞毛细血管	—	2
肺动脉高压和（或）间质性肺疾病（最高为2分）	肺动脉高压	2
	间质性肺疾病	2
雷诺现象	—	3
SSc-相关自身抗体（抗着丝抗体、抗拓扑异构酶Ⅰ（抗Scl-70）、抗RNA聚合酶Ⅲ）（最高为3分）	抗着丝点 抗拓扑异构酶Ⅰ 抗RNA聚合酶Ⅲ	3

注：将每一主项目和主项目对应分项目的最高分相加（如指尖损害中同时出现指尖溃疡和指尖凹陷性瘢痕时，只计3分），当总分≥9时可确诊为SSc。

部炎症细胞浸润。

3. 萎缩性扁平苔藓

（1）相似点：与硬斑病需要鉴别在于二者均有萎缩。

（2）不同点：本病在发病早期有扁平苔藓的特征。典型皮损为皮肤萎缩斑，边缘略隆起，中央略凹陷，多位于下肢。本病与点滴状硬斑病、硬化萎缩性苔藓不易鉴别，有学者将三者合称为白点病。

4. 类脂质渐进性坏死

（1）相似点：因常常表现为萎缩，需与硬斑病鉴别。

（2）不同点：本病好发于胫前区，可伴有糖尿病。临床表现为红或黄色结节融合而成边界清楚的斑块，边缘隆起，中央有轻微鳞屑、萎缩及凹陷，有时溃疡愈合后留瘢痕。组织学改变为程度不等肉芽肿反应，胶原变性、硬化，具有特征性，可与硬斑病鉴别。

5. 斑状萎缩　本病特征为皮肤发生圆形或椭圆形萎缩、松弛疝样斑。早期可有或无炎症性红斑，需与萎缩期硬斑病鉴别。组织学上本病表现为表皮萎缩，基底层色素减少，真皮萎缩，胶原纤维变性，弹力纤维破坏或消失。

（二）次要鉴别的疾病

1. 结节病　硬斑病需与斑块型结节病鉴别。结节病患者常有肺部受累，组织病理上有特征性改变而区别于硬斑病。

2. 局部全层萎缩　本病在疾病早期可发生硬斑病样改变，后期可出现包括皮肤、皮下组织、肌肉，以及骨骼的萎缩性改变，可与硬斑病鉴别。

3. 单侧面萎缩　本病有时与带状硬皮病有类似之处，但本病损害表现为全面部，而局限性的带状或片状。

4. 部分脂肪萎缩　有时需与硬斑病鉴别，本病特点为进行性弥漫性慢性皮下脂肪萎缩，头面皮肤一般无异常改变。

5. 慢性萎缩性肢端皮炎　本病皮损早期表现为红色或紫红色水肿斑，后逐渐出现萎缩，其病理表现为真皮中有淋巴细胞并伴有浆细胞浸润，可与硬斑病鉴别。

二、系统性硬皮病

（一）主要鉴别的疾病

1. MCTD

（1）相似点：MCTD常有雷诺现象、指端硬化呈腊肠样改变与系统性硬皮病相似。

（2）不同点：系统性硬皮病以皮肤硬化、绷紧为特点，可因肾血管硬化而发生肾危象。本病有高滴度抗RNP抗体阳性，而硬皮病可有以抗Scl-70、抗着丝点抗体阳性为特征。

2. 硬化性黏液性水肿

（1）相似点：皮肤硬化，且广泛发生，与系统性硬皮病相似。

（2）不同点：表现为广泛皮肤硬化、浸润肥厚，伴有苔藓样扁平丘疹，其特征性表现为由鼻根向上，形成数条纵行隆起、坚硬的皮嵴及纵沟，呈狮面状外观。病理特征为黏蛋白在真皮内沉积。

3.雷诺病

（1）相似点：系统性硬皮病有雷诺病，与后者相似。

（2）不同点：典型的原发性雷诺病开始于青少年，20～40岁多见。女性多于男性，女：男＝

20：1，每日发作频率＜5次，无血管结构的改变或组织缺血性损害，抗核抗体阴性。

系统性硬皮病主要应鉴别的疾病（表23-16）。

（二）次要鉴别的疾病

1.震动病

（1）相似点：有硬皮病样皮肤表现和雷诺现象。

（2）不同点：皮损一般发生于四肢，缺乏多系统性受损表现，发生于特定工种的人群，如矿工。

表23-16　系统硬皮病主要鉴别的疾病

	系统性硬皮病	嗜酸性筋膜炎	硬 肿 病	黏液性水肿
病因和发病机制	血管、免疫以及胶原代谢异常	免疫异常	链球菌过敏、糖尿病、淋巴管损害	甲状腺素分泌不足或功能缺陷
诱因	无特殊	过度劳累	上呼吸道感染（常为链球菌）	无特殊
起病形式	一般慢性，逐渐起病	急骤	急	缓慢
好发年龄	30～50岁	30～60岁	中年女性或中年肥胖男性、I型糖尿病患者	成人形好发于40～60岁女性
性别分布	约3/4为女性	约2/3为男性	无差异	女性较多
皮疹好发部位	手背、手臂、面部	前上臂、小大腿，手足极少受累	颈前、肩背、胸部	全身
皮损表现	发亮紧绷，皮纹变浅，面部表情僵硬，口周放射状沟纹	肿胀、潮红、发亮，浅静脉沿线凹槽	变硬、表面光滑、皮纹消失，皮肤冰凉	粗糙、苍白、皮温降低
皮肤附属器	皮损处毛发稀少	无特殊	无特殊	毛发与甲干燥、质脆
雷诺现象	多阳性	偶有阳性	阴性	阴性
自觉症状	绷紧感	肿胀、触痛	肿胀	畏寒、食欲不振等甲状腺功能低下表现
内脏损害	多脏器受损	绝大多数不受累	不受损	可有受损
抗核抗体	高滴度ANA阳性，抗Scl-70阳性，抗着丝点抗体阳性	阴性	阴性	阴性
其他血液检查	无特异性	外周血嗜酸粒细胞增多，绝对计数＞1 500/mm³	无特殊	血T3、T4下降
组织病理		深筋膜增厚、变硬，脂肪纤维间隔硬化，胶原纤维增多，见淋巴细胞为主的细胞浸润	真皮增厚，胶原间黏蛋白沉积	真皮水肿、黏蛋白沉积在血管和毛囊周围
预后	不佳	良好	良好	替代治疗后预后良好

与系统性硬皮病鉴别不难。

2.慢性移植物抗宿主病

（1）相似点：其硬皮病样改变几乎与系统性硬皮病无法区别。

（2）不同点：在接受含有免疫活性细胞的移植物（多为骨髓移植）后5～10月可能出现硬皮病样皮损，根据移植病史，可与特发性系统性硬皮病鉴别。

3.类癌综合征

（1）相似点：部分患者可出现下肢水肿、硬化。

（2）不同点：其特征是肿瘤分泌物质引起的一系列临床症状，表现为皮肤阵发性潮红、伴有腹泻等消化道症状，血5-羟色胺吲哚酯酶排泄增加。

4.苯丙酮尿症

（1）相似点：可发生腿及臀部硬皮病样改变。

（2）不同点：本病为遗传性疾病，伴有进行性神经病变、智力障碍，以及皮肤色素脱失等表现，不难与硬皮病鉴别。

5.Werner综合征

（1）相似点：即成人早老症，可有硬皮病样皮肤表现。

（2）不同点：因一系列早老症状而易与硬皮病鉴别。

6.胫前黏液性水肿　表现为胫前皮肤非凹陷性肿胀，表面凹凸不平，毛囊粗大，毛孔深凹。常伴有突眼性甲状腺功能亢进。病理上表现为黏蛋白在真皮沉积。

7.淋巴水肿和象皮肿

（1）相似点：本病是由于淋巴液大量积聚在皮下而引起，表现为硬肿。

（2）不同点：常伴有凹陷性皮肤紧张，但不硬。继发于丹毒、丝虫病等疾患。

8.药物或毒物接触所致硬皮病样综合征　有硬皮病样皮肤表现，但缺乏皮肤外其他症状。根据长期接触史不难做出鉴别。

9.与糖尿病、多发性骨髓瘤的硬皮病样改变等鉴别　根据这些疾病的其他表现和实验室检查结果易于鉴别。

（三）专家提示鉴别的疾病

1.硬斑病的局限性斑　纤维化的淤积性皮炎、脂膜炎、sclerodermiformis、胫前黏液性水肿、皮下脂肪萎缩、淀粉样变、迟发性皮肤卟啉病、硬皮病

样的皮损、类癌综合征、苯丙酮尿症、硬化由于药物注射（喷他佐辛、维生素K）。

2.深部硬斑病（皮下硬斑、深部硬斑等）　硬化性黏液水肿、成人硬肿病、Werner综合征、早老症、Rothmund-thompson综合征、慢性萎缩性肢端皮炎、肢端肥大症、移植物抗宿主反应。

3.系统性硬皮病　嗜酸粒细胞增多筋膜炎、硬肿病、硬化性黏液水肿、迟发性皮肤卟啉病、苯丙酮尿症、淀粉样变、硬化性苔癣、移植物抗宿主病、silicone implants、聚氯乙烯、糖尿病、类癌、重叠综合征。

【治　疗】

一、局限性硬皮病的治疗

1.局部治疗　活动性炎症损害可以用强效皮质类固醇激素软膏或积雪苷外用或封包，醋酸曲安奈德局部注射。由于皮脂减少或缺乏，可应用润滑剂。伴有瘙痒的局部可用辣椒素。

2.口服药物治疗　①维生素E：0.3～0.6g/d可能对胶原代谢有益；②维生素D_3：骨化三醇0.5～0.75μg/d对成纤维细胞有分化作用；③维A酸：可抑制或诱导胶原的合成，用量0.5mg/（kg·d）；④ D-青霉胺0.25g/d，分2次口服开始，逐渐增加到0.5g/d，它影响胶原纤维的合成和交联；⑤积雪苷；⑥免疫抑制药物：泼尼松0.5mg/（kg·d）。

3.物理治疗　①紫外线治疗：大剂量UVA或PUVA；②理疗：对防止关节畸形和挛缩，维持关节运动和肌力非常重要。

4.外科手术治疗　解除关节挛缩、延长肌腱。

二、系统性硬皮病治疗

（一）血管扩张剂和抗血小板聚集药物

1.钙拮抗剂　硝苯地平30～60mg/d的剂量范围内能降低雷诺现象的严重程度。该药可单用或与抗血小板聚集的药物合用，增加红细胞的变形能力、减少血液黏滞度、改善毛细血管功能。

2.血管紧张素受体拮抗剂或血管紧张素转化酶抑制剂　氯沙坦50mg/d；卡托普利25mg，每日3次；洛汀新10mg，每日1次。

3.血管扩张剂　妥拉唑啉25mg，每日3次。

4.前列腺素　$PGE_1$100mg/d。

5.抗凝剂　肠溶阿司匹林100mg，每日1次；潘

生丁50mg，每日3次。

6. 中成药制剂静脉滴注　丹参针、曲克芦丁针等。

（二）抗纤维化药物

通过减少纤维的合成、分泌、聚合，提高胶原酶的活性，中和TGF-β、IL-4、IL-6等促进纤维化的细胞因子的作用而减少纤维化。

1. D-青霉胺　能阻断胶原纤维分子内和分子间的交联，对皮肤硬化和肺纤维化有效。用法：初量250mg/d，以后每日增加250mg，达1 000mg/d，持续用药6个月至1年，改用维持量。

2. 秋水仙碱　能干扰微管合成、影响有丝分裂、减少成纤维细胞增殖、提高胶原酶活性和抗炎、从而干扰胶原合成。用法0.5mg，每日2次，口服。

3. γ-干扰素　能减少胶原合成和干扰成纤维细胞增殖。但该药可有严重不良反应包括指（趾）栓塞和肾衰竭，尚需做进一步研究。

4. 松弛素　能促进胶原酶活性，抑制成纤维细胞产生胶原。目前正在进一步研究中。

（三）免疫抑制药物

1. 泼尼松　0.5mg/（kg·d）。

2. MTX　15mg/d。

3. 环孢素A　环孢素的应用必须谨慎，要密切注意肾毒性的发展。

（四）其他治疗

1. 体外光化学疗法：口服8-MOP等光敏物质2小时后，抽取患者的全血，提取白细胞，用UVA照射白细胞和血浆，然后回输患者体内。

2. 米诺环素：有研究表明对部分患者疗效较好，但需要做进一步的对照观察试验。

3. 口服阿维A酯。

4. 沙利度胺。

5. TNF-α受体拮抗剂。

6. 血浆置换。

7. 自体干细胞移植。

（郑　敏　吴丽峰）

嗜酸性筋膜炎

嗜酸性筋膜炎（eosinophilic fasciitis）是一种以筋膜发生弥漫性肿胀、硬化为特征的疾病，临床上以四肢硬肿为主要表现，很少累及内脏，可伴有外周血嗜酸性细胞增多，组织学检验可发现深筋膜以

淋巴细胞浸润为主的炎症。

【病因及病机】

本病病因不明，目前认为其发病与免疫异常有关，患者可有高丙种球蛋白血症，循环免疫复合物增高，低补体或同时伴发一些自身免疫性疾病。且本病对皮质类固醇激素有良好反应。

【临床表现】

1. 一般特征　本病以男性多发，男女之比约为2：1。任何年龄均可发病，但以30～60岁者为多。本病好发于秋、冬季，发作突然，发病前常有过度疲劳史，剧烈运动、外伤、受寒及呼吸道感染等亦可能为本病的诱因。

2. 首发症状　多表现为急骤发作的肢体对称性皮肤肿胀、绷紧，可伴有红斑及触痛、关节活动受限（图23-26）。很快患处、皮肤变硬、发亮。其次表现为躯干部肿块、乏力、发热、肌肉关节酸痛等。病变初发部位以下肢，尤其以小腿下部多见，其次为前臂，少数从大腿，腰腹部，足背起病。病程中累及四肢占95%，手足部占48%。躯干部占43%，面部较少受累。

3. 皮肤基本损害　为皮下深部组织硬肿，边缘局限或弥漫不清。患肢上举时可见皮损表面凹凸不平，呈橘皮样外观（图23-27），沿浅静脉走向可见凹坑。患区皮肤可捏起，皮肤纹理正常，部分患者伴不同程度色素沉着。

4. 其他　约75%的患者有不同程度关节屈曲挛缩，20%～30%的患者可有指部感觉异常。雷诺现象、毛细血管扩张及皮肤钙化较少见。

5. 系统损害　绝大多数患者无系统性疾病，但有累心、肺、食管及血液学异常的报道。

【诊　断】

（一）诊断基本资料

1. 病史　发病前常有劳累、寒冷、外伤等诱因，起病急、男性多见，临床表现为四肢皮下深部组织肿胀、变硬。

2. 体检　小腿下部、前臂等部位皮肤橘皮样外观，浅静脉沿线凹坑，患区皮肤可捏起，皮纹正常。

3. 实验室及其他检查

（1）一般检查：红细胞计数轻度减少，白细胞计数正常，大多数患者病程中有外周血嗜酸粒细

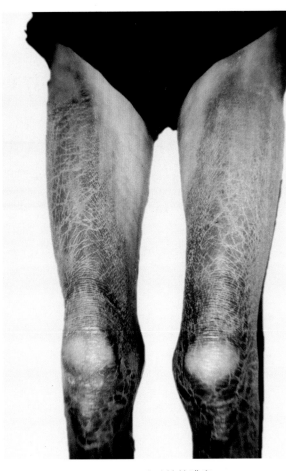

图 23-26　嗜酸性筋膜炎
（本图由上海医科大学华山医院王侠生、方丽惠赠）

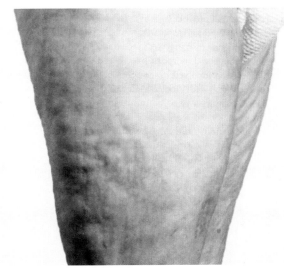

图 23-27　嗜酸性筋膜炎

胞明显增高。患者可有血沉增快，高丙种球蛋白血症，少数患者类风湿因子及抗核杭体阳性。

（2）组织病理检查：肉眼观察可见筋膜明显

增厚、硬化并与其下的肌层紧密相连。镜下观显示胶原纤维肿胀、均质化，其间隙充满酸性黏多糖基质。血管周围灶性淋巴细胞、浆细胞及组织细胞浸润，偶可见嗜酸粒细胞。

4.伴发疾病

（1）免疫性疾病：溶血性贫血、单克隆γ球蛋白血症、联合免疫缺陷、SLE、局限性硬斑病。

（2）肿瘤：白血病、淋巴瘤、肠腔肿瘤、多发性骨髓瘤。

（3）其他：发育不良性贫血、血小板减少性贫血、Hashimoto病、脊髓发育不良、获得性鱼鳞病、白癜风样改变、外周神经病变。

（二）诊断思路

1.诱因　常有过度劳累、剧烈运动、上呼吸道感染病史等。

2.起病形式　急性起病。

3.硬化特点　部位以小腿下部最常见，表现为皮下深层组织硬肿，皮肤可捏起，皮纹正常。皮肤可见橘皮样外观及浅静脉处凹坑。

4.组织病理　最重要病变部位为皮下组织及深筋膜。

（三）诊断依据

若患者表现为在过度劳累或上呼吸道感染后，出现下肢下部发生急性肿胀、硬化，而皮肤纹理正常。结合血沉加快，外周血嗜酸粒细胞明显增高，应考虑本病。结合组织病理检查发现皮下组织及深筋膜为主的病变可做出本病诊断。

（四）诊断标准

1.发病前有过度用力病史。

2.突然发病。

3.硬皮病样皮肤损害。

4.无雷诺现象、无内脏损害。

5.血液中EOS增多。

6.组织学检查示筋膜增厚伴EOS浸润，有或无淋巴细胞、浆细胞浸润，在表皮和皮下组织也可有类似的细胞浸润，但表皮真皮之组织学并无显著病理改变。

【鉴别诊断】

（一）主要鉴别的疾病

1.硬皮病

（1）相似点：皮肤硬肿、发亮，有相似之处。

（2）不同点：硬皮病主要累及手部和面部皮

肤，呈现腊肠样手指和假面具样脸，皮肤肿胀硬化不能捏起，皮肤正常纹理消失，雷诺现象常见，有多系统损害，抗核抗体检查异常。嗜酸性筋膜炎发病前往往有过度疲劳等诱因，硬化部位常常位于前臂和小腿，面部和手部常不受累，皮肤纹理正常，无雷诺现象，抗核抗体检查正常。硬皮病组织病理损害位于表皮和真皮，而嗜酸性筋膜位于深筋膜。

2. **硬肿病**

（1）相似点：均可以广泛肿胀、发硬。

（2）不同点：硬肿病发病前常有急性感染病史，表现为皮肤广泛非凹陷性肿胀，一般由头、颈部开始，逐渐累及面部、躯干、四肢。病理检查可见真皮层有酸性黏多糖沉积。可与嗜酸性筋膜炎鉴别。

3. **皮肌炎**

（1）相似点：嗜酸性筋膜炎有硬皮病样皮肤病，可有潮红、肿胀及触痛，与皮肌炎相似之处。

（2）不同点：皮肌炎肿胀多位于面部，特征性皮肤损害为眶周紫红色水肿性红斑和Gottron丘疹，同时常有肌肉损害和内脏受累表现。血清肌酶增高、尿肌酸排泄增加、抗核抗体、肌电图检查异常以及肌肉组织病理改变等可与嗜酸性筋膜炎鉴别。

4. **硬斑病** 表现为局限性水肿、硬化、萎缩，局部无汗、无毛发，病理表现为损害位于真皮层，不难与嗜酸性筋膜炎鉴别。

5. **嗜酸细胞增多综合征**

（1）相似点：二者都可有外周血嗜酸性粒细胞增多。

（2）不同点：嗜酸性细胞增多综合征除有皮损外，可有全身症状以及心、肺、神经系统等受累表现。

（二）次要鉴别的疾病

1. **混合性结缔组织病（MCTD）**

（1）相似点：本病也可有皮肤硬化，与嗜酸性筋膜炎相似。

（2）不同点：MCTD硬化最常见于手部，同时常有雷诺现象，有硬皮病、红斑狼疮、皮肌炎等疾病症状的共存，存在高滴度抗U1-RNP抗体。

2. **重叠综合征**

（1）相似点：本病如果为硬皮病的基础上的重叠时，存在皮肤硬化，与嗜酸性筋膜炎相似。

（2）不同点：根据硬化部位，同时可符合两种或两种以上疾病的诊断以及皮肤病理特点，可与嗜酸性筋膜炎鉴别。

3. **胫前黏液性水肿** 本病表现为胫前非凹陷性硬性斑块，表面凹凸不平，毛囊口大而深。病理检查可见黏蛋白沉积。本病往往为突眼性甲状腺功能亢进患者的皮肤病变，与嗜酸性筋膜炎鉴别不难。

4. **类癌综合征**

（1）相似点：部分患者存在皮肤水肿、硬化，往往由小腿及足部开始，严重时可波及全身。

（2）不同点：类癌综合征的特征是由于肿瘤间歇性分泌5-羟色胺、激肽类组胺等生物活性因子而引起的阵发性血管舒缩而呈现的皮肤潮红，同时伴有消化道症状和尿中5-羟色胺代谢产物排泄增高等。

【治　疗】

1. **皮质类固醇激素** 泼尼松30～40mg/d，疗程1～3个月，疗效良好。

2. **消炎镇痛药** 消炎痛25mg，每日3次，萘普生0.1g，每日3次。

3. **抗疟药** 羟基氯喹0.2～0.4mg/d，分2次口服。

（郑　敏　吴丽峰）

重叠综合征

重叠综合征（overlap syndrome），又称重叠结缔组织病（overlaped connective tissue disease），是两种或两种以上结缔组织病同时存在或先后发生，结缔组织病间的重叠通常以发生于传统的6个结缔组织病间，如SLE、RA、DM/PM、PSS、结节性多动脉炎（PN）及风湿热（RF）常见，亦可为6个传统结缔组织病与所谓结缔组织病近缘病，如白塞病、干燥综合征、结节性脂膜炎、韦格纳肉芽肿间发生重叠。

【临床表现】

本病是由于多种结缔组织病或结缔组织病近缘病的重叠组合，其临床特点取决于所重叠的结缔组织病病种，临床上常有SLE、PSS及PM之间为主的重叠（图23-28）。本病的发生率约占各种结缔组织病的5%。

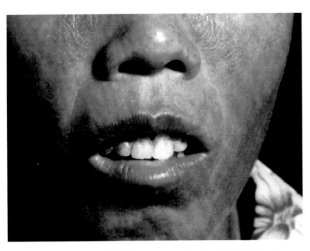

图23-28　重叠综合征　SLE合并系统性硬皮病

【诊　断】

（一）诊断基本资料

1.病史　同时或先后具有两种以上结缔组织病的临床表现。

2.体格检查　不同结缔组织病之间的重叠时有其相应的体征。

3.实验查及其他检查　有一般性检查异常，如血沉增高、免疫球蛋白增高等非特异性表现，也有符合组成其疾病的结缔组织病特征性表现，如dsDNA+、LE细胞阳性等。

（二）诊断思路

1.结缔组织病重叠，病史中或病程演化必须有两种或以上结缔组织病独立的临床表现，可同时存在或先后发生。

2.病史与随访，在某一时间段患者可能同时存在两个以上结缔组织病，也可能只有一种结缔组织病，但在病史演变过程中出现另一种结缔组织病。

3.组成疾病的独立性，组成重叠综合征的任一种结缔组织病，均能独立符合其自身的诊断标准。

4.对某些已确诊的独立结缔组织病有时需进行长期随访，以观察其有无发生重叠综合征。

（三）诊断依据

本病根据病史临床表现，体格检查及实验室检查进行综合分析，并结合病程演变发展过程，符合同时或先后具有两种不同的能独立诊断的结缔组织病的标准即可诊断。

（四）诊断标准

同一患者确诊同时患有下列三种疾病中两种以上者，则为重叠综合征：

1.系统性红斑狼疮（SLE）　须符合ARA的诊断标准。

2.硬皮病（PSS）　须符合Medsger的诊断标准。

3.多发性肌炎（PM）　须符合Medsger的诊断标准。

4.重叠综合征的诊断标准　见表23-17。

【鉴别诊断】

（一）主要鉴别的疾病

MCTD

（1）相似点：可存在硬皮病、红斑狼疮、皮肌炎等多种结缔组织病的某些症状体征。

（2）不同点：MCTD不符合任何一种独立疾病诊断，并且以高滴度抗U_1-RNP抗体阳性，抗Sm抗体阴性为首要条件。重叠综合征则在某一阶段或病程中先后出现独立诊断的两个或以上结缔组织病的并存。

（二）次要鉴别的疾病

系统性红斑狼疮、皮肌炎、硬皮病、类风湿性关节炎、扁平苔藓等　鉴别要点在于重叠综合征在病史中有由一种结缔组织病向另一种转变的过程，或同时存在能独立诊断的两种结缔组织病或其近缘病。

【治　疗】

根据有关重叠病种进行治疗：

表23-17　重叠综合征的诊断标准（日本庆塾大学医学部内科教研室）

项　目	诊断标准
系统性红斑狼疮（SLE）	须符合ARA的诊断标准
硬皮病（PSS）	须符合Medsger的诊断标准
多发性肌炎（PM）	须符合Medsger的诊断标准

同一患者确诊同时患有下列3种疾病中2种以上者，则为重叠综合征。

1.皮质类固醇激素　用量有时较单一结缔组织病稍大。

2.免疫抑制药物　参照"红斑狼疮"节。

（郑　敏　吴　玮）

混合性结缔组织病

混合性结缔组织病（mixed connective tissue disease，MCTD）是一种同时或先后具有系统性红斑狼疮、皮肌炎/多发性肌炎、系统性硬化症及类风湿性关节炎等结缔组织病的混合表现，但又不符合其中任一种疾病的诊断，且血清中有高滴度斑点型抗核抗体（ANA）和抗核糖核蛋白（U_1-RNP）抗体的自身免疫性结缔组织病。它由Shaip等学者于1972年首先提出。到今对MCTD是否为一个独立的疾病存在争议。有学者认为MCTD是SLE的轻型或PSS的亚型，但近年的报道从基因、血清和临床方面提供了足够的证据支持MCTD为一独立疾病。

【病因与发病机制】

1.免疫异常　患者存在免疫功能紊乱，B细胞功能亢进，TS细胞功能减低，血清存在高滴度抗核抗体及抗U_1-RNP抗体，高球蛋白血症存在循环免疫复合物和组织中淋巴细胞、浆细胞浸润等。

2.遗传因素　部分MCTD患者HLA-DR4、HLA-DR5、HLA-DRW35频率增高。

【临床表现】

1.一般症状　包括发热、疲乏、肌肉酸痛、肝脾大等。

2.关节　关节痛疼与关节炎、类风湿性关节炎相似。半数类风湿因子检查阳性。

3.雷诺现象　严重者指（趾）缺血性溃疡或干性坏疽（图23-29）。

4.皮肤黏膜及附属器　①雷诺现象伴手脂肿胀、腊肠样外观手指（图23-30）；②颧部红斑和盘状红斑（图23-31）；③面部皮肤可有硬皮病样表现，但假面具样面容少见；④眶周水肿性紫红斑，皮肌炎皮肤改变（Gottron丘疹及Gottron征）；⑤脱发、指（趾）硬化，色素增多或减退、光过敏、荨麻疹、面部和甲周毛细血管扩张等；⑥黏膜损害有颊黏膜溃疡，口腔干燥，鼻中隔穿孔等。

5.肺　约85%的患者有肺受累，伴肺动脉高压。

6.肌肉　肌痛，肌无力，血清肌酶增高。

7.消化系统　食管功能障碍，肠道蠕动减弱，腹膜炎，肠系膜血管炎，结肠穿孔。

8.心脏　心脏全层均可受累，心包炎，心肌受累。

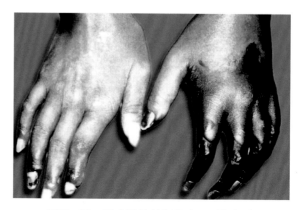

图23-29　混合性结缔组织病　手部坏疽

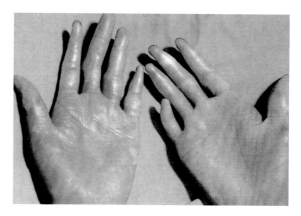

图23-30　混合性结缔组织病

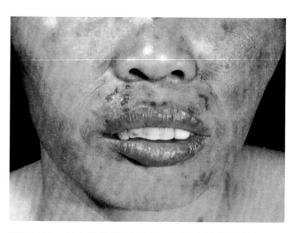

图23-31　混合性结缔组织病　面部皮损表现为红斑，同时伴有近端肌无力，肌酶升高

9.肾脏 蛋白尿、血尿、管型尿，病变通常较轻。

10.神经系统 三叉神经病变。

11.血液系统 贫血和（或）白细胞减少，Coombs试验阳性。

【诊 断】

（一）诊断基本资料

1.病史 相继出现多关节炎、雷诺现象、手指肿胀硬化、肺部病变、肌病和肌无力、食管功能障碍及脱发、颧部红斑等。

2.体格检查 在疾病不同阶断有不同发现，可有雷诺现象、关节肿胀、肢端皮肤增厚、硬化、肌力下降、肺部啰音等多系统受损。

3.实验室及其他检查

（1）无特异性实验室检查：可有贫血，白细胞、淋巴细胞减少，高球蛋白血症，肌酸激酶、醛缩酶、乳酸脱氢酶升高，血沉增快，类风湿因子阳性，蛋白尿、血尿、管型尿等。

（2）抗核抗体：有高滴度斑点型杭核杭体（ANA）和抗U_1-RNP抗体血凝法检测抗U_1-RNP抗体，滴度常在1：1 000以上。抗Sm抗体阴性。

（3）其他检查：胸部影像血检查可发现肺间质性改变，有时可见胸腔积液、胸膜病变。肺功检查示弥散功能下降。肌电图检查可有炎性肌病表现。食管检查可有功能障碍。心电图检查发现心律失常，右心室肥厚等，超声心动图检查，可有心包积液，二尖瓣返流等。

（二）诊断思路

1.多种结缔组织病表现共存或先后出现：MCTD患进在病理中可先后出现多种结缔组织病的表现，可能在某一时期的系统性硬化症样症状为主要表现，另一时期则以系统性红斑狼疮或皮肌炎/多发性肌炎，或类风湿性关节炎样症状为主要表现，患者可在某一时期同时具有多种结缔组织病的某几项表现，而不能达到这些疾病的诊断标准。

2.病史及体格检查：病程较长患者，其病史中往往有由以某一结缔组织病为主的表现向另一结缔组织病为主的表现转化的过程。较具有特征的体征是雷诺现象，手部肿胀及肢端硬化。

3.实检室及其他检查：一般没有特异性，一些检查能明确患者病变所在的组织器官，但并非总是MCTD所特有。而高滴度斑点型抗核抗体及抗U1-RNP抗体阳性，同时Sm抗体阴性具有诊断性意义。

4.MCTD可能在某一时期以某一结缔组织病为主要表现，而不断诊断为任何一个特定结缔组织病，但他最终亦有可能转化为某一特定结缔组织病，即使对已确诊的MCTD患者仍要密切观察病情。

（三）诊断依据

本病诊断主要根据病史，临床症状体征，实验室及其他检查结果进行综合分析，排除构成其中症状的任何一种结缔组织病而诊断。

1.必要条件 高滴度U1-RNP抗体阳性而Sm抗体阴性。

2.次要条件 其他依据有肌炎，间质性肺部病变表现，雷诺现象、食管蠕动功能降低，手指肿胀或硬化、浆膜炎、关节炎、贫血、白细胞减少、三叉神经病变、脱发、面部红斑。

3.其他 具有诊断的必要条件及若干条其他依据而不能诊断为某一种独立类型结缔组织病者考虑或诊断的MCTD。

（四）诊断标准

国际上对MCTD的诊断标准有多个，现介绍以下两个（表23-18，表23-19）。

【鉴别诊断】

（一）主要鉴别的疾病

1.重叠综合征

（1）相似点：临床上可存在类似硬皮病、红斑狼疮、皮肌炎等多种结缔组织病的某些症状体征。

（2）不同点：重叠综合征是指在某一阶段或病程中先后出现可独立诊断的两个或两个以上结缔组织病的并存，但不符合任何一种独立疾病诊断。而MCTD以高滴度抗U1-RNP抗体阳性，抗Sm抗体阴性为首要条件。

2.系统性硬皮病

（1）相似点：MCTD有硬化表现。

（2）不同点：皮肤硬化不局限于手部、面部，全身均可受累，可有抗Scl-70抗体、抗着丝点抗体阳性，抗RNP 抗体阳性率和阳性者滴度均较低。MCTD主要为手部硬化形成腊肠样手指，同时可出现红斑狼疮样或皮肌炎样皮疹，有高滴度抗RNP抗体阳性。

3.皮肌炎

（1）相似点：MCTD可有皮肌炎表现，有相似

表23-18 美国Sharp诊断标准

项 目	诊断标准
主要标准	严重肌炎
	肺部受累：CO_2弥散功能<70%和（或）肺动脉高压和（或）肺活检显示增生性血管病变
	雷诺现象或食管蠕动功能减低
	手指肿胀或手指硬化
次要标准	抗ENA>1：1 000（血凝法）和抗U_1-RNP阳性和抗Sm阴性脱发、白细胞减少、贫血、胸膜炎、心包炎、关节炎、三叉神经病、颊部红斑、血小板减少、轻度肌炎、手肿胀

注：肯定诊断：符合4条主要标准，抗U_1-RNP滴度≥1：4 000（血凝法）和抗Sm阴性；可能诊断：符合3条主要标准及抗Sm阴性，或2条主要标准和2条次要标准，抗U_1-RNP滴度≥1：1 000（血凝法）；可疑诊断：符合3条主要标准，但抗U_1-RNP阴性；或2条主要标准，伴抗U_1-RNP滴度≥1：100；或1条主要标准和3条次要标准，伴有抗U_1-RNP滴度≥1：100。

表23-19 法国Kahn诊断标准

项 目	诊断标准
血清学标准	存在高滴度抗U_1-RNP抗体，相应斑点型
	ANA滴度≥1：1 200
临床标准	手指肿胀、滑膜炎
	肌炎、雷诺现象

注：确诊标准：血清学标准阳性，雷诺现象和以下3项中至少2项：滑膜炎，肌炎，手指肿胀。

之处。

（2）不同点：皮肌炎红斑以眶周水肿性紫红斑和对称性近端肢体肌无力为特征，在双手背掌指关节和近端指关节可见特征性的Gottron丘疹，无皮肤硬化现象，雷诺现象发生率较MCTD低。皮肌炎肌肉活检示肌炎和血清酶特别是肌酸激酶和醛缩酶等增高，可有抗Jo-1抗体、抗PM抗体阳性，而MCTD则以高滴度RNP抗体为特征。二者通过临床和实验室不同点可鉴别。

4. 系统性红斑狼疮

（1）相似点：系统性红斑狼疮和MCTD均可有双颊部的蝶型红斑、口腔溃疡、雷诺现象，以及多系统受累表现。

（2）不同点：MCTD除有SLE症状外，可有皮肌炎和硬皮病症状，且以雷诺现象伴手脂肿胀、腊肠样外观手指为重要特征，肾脏损害较少且轻，存在高滴度抗RNP抗体，而抗Sm抗体阴性。SLE肾脏损害常见，无皮肤硬化表现，有抗ds-DNA抗体和Sm抗体阳性，狼疮带试验阳性。两病通过临床和实验室不同点可鉴别。

5. 类风湿性关节炎

（1）相似点：MCTD患者关节症状常见，其临床特点与类风湿性关节炎相似。

（2）不同点：MCTD通常无鹅颈样畸形及尺侧偏斜。X线检查有些患者可表现为关节边缘侵蚀性病变和关节破坏，但严重的侵蚀性病变罕见，且有高滴度抗RNP抗体阳性。可与类风湿性关节炎鉴别。

6. 雷诺病 一般始发于青少年，无系统损害，无抗核抗体检查异常，可与MCTD鉴别。

（二）次要鉴别的疾病

1. 杵状指 表现为手指末端紫绀以及粗大，继发于呼吸或心血管系统疾病造成的长期缺氧状态。与MCTD的指硬化、腊肠样改变以及雷诺现象易于鉴别。

2. 手部化学物质接触 可形成皮肤硬化，有长期化学物质接触史，无雷诺现象，无系统损害症状，抗核抗体检查正常。

3. 嗜酸性筋膜炎

（1）相似点：二者皆有皮肤变硬。

（2）不同点：嗜酸性筋膜炎发病前常有过度劳累、外伤等诱因，最初临床表现为急骤发作的肢体对称性潮红、肿胀和触痛，患处皮肤发亮、变硬，呈橘皮样外观。上肢上抬可见浅静脉凹槽。手足很少受累。外周血中嗜酸粒细胞增高。病理表现为皮下脂肪间隔硬化，胶原纤维增多，深筋膜增厚、硬化伴淋巴细胞为主的炎性细胞浸润。抗RNP抗体阴性。

4. 各系统受损的原发疾病　根据病史、临床特点、实验室检查进行综合分析不难鉴别。

【治　疗】

1. 糖皮质激素　泼尼松20～60mg/d。

2. 免疫抑制剂　如硫唑嘌呤50～100mg/d，分次口服。

3. 非甾体类抗炎药　如消炎痛25mg，每日3次。

4. 雷诺现象治疗　参见系统性硬皮病。

（郑　敏　吴丽峰）

白 塞 病

白塞病（Behcet disease，BD）又称白塞综合征（Behcet syndrome），是一种以血管炎为病理基础的慢性多系统疾病，口腔、眼、生殖器、皮肤为本病常发部位，可累及多个系统。

此病在世界范围内分布。在日本、患病率为1：10 000，而北美和欧洲为1：500 000。主要累及青年人，男性比女性严重。偶有家族发病的报道，在地中海中部国家和日本，此病和HLA-B5（B51）同种抗原相关。

我国北方发病率不低于0.05‰，有报道称女性居多，占89%。

【病因与发病机制】

1. 感染　患者与口腔病灶渗出物中含有病毒包涵体，或疑与EB病毒和单纯疱疹病毒感染有关，亦与链球菌、葡萄球菌感染有关，而我国学者认为与结核杆菌感染有关。

2. 遗传素质　该病似与HLA-B5和HLA-DR5同种抗原有联系。

3. 环境因素　日本是白塞病高发区，患者病变组织、血清及中性粒细胞的有机氯、有机磷和铜离子增高，这可能与职业或环境因素有关。

4. 自身免疫/免疫异常　大多数患者有血管炎，约50%的病例被检出有口腔黏膜循环自身抗体和免疫复合物（IC）。直接免疫荧光检查发现血管壁存在IgM、IgG和C3。

【临床表现】

1. 复发性口腔溃疡　占98%，是诊断的必要条件。疼痛性，圆形或卵圆形，多发性的口腔溃疡（图23-32）。米粒大至黄豆大，周围红晕，边界清但不齐，好发于唇、牙龈、颊黏膜和舌，软腭、硬腭、扁桃体及咽部和鼻腔，持续1～2周后消失。

2. 眼部损害　占43%。虹膜睫状体炎和前房积脓，结合膜炎和角膜炎（图23-33），后段病变主要为脉络膜炎，视神经乳头炎，视神经萎缩和玻璃体病变。

3. 生殖器溃疡　占80%。好发生龟头、阴道、阴唇、尿道口、阴囊（图23-34）、肛周和会阴等处。

4. 皮肤损害　各种皮肤损害占96.8%。

（1）结节性红斑样损害：占75.6%，小腿多见，蚕豆人小，中等硬度，单个损害，1个月消退，但新疹又在他处发生。

（2）毛囊炎样损害：占45%，多见于头、面、胸、背下肢，反复发作。特点是顶端有小脓头，周围红晕较宽（图23-35）。

（3）针刺反应：皮内针刺或注射生理盐水48小时后局部处出现毛囊炎样小红点或脓疱（同形现象），国外报告70%，健康阳性率为7%。国内报告阳性率62.2%。

5. 关节损害　占60%，一过性关节痛，可反复发作。四肢大小关节、腰骶关节和两膝关节均可受累，单发或多发，对称或不对称。

6. 心和大血管损害　心脏损害少见。25%有周围深或浅静脉血栓形成，少见的有肺栓塞，主动脉

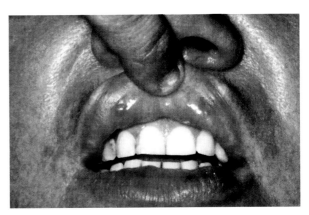

图 23-32　白塞病　口腔溃疡

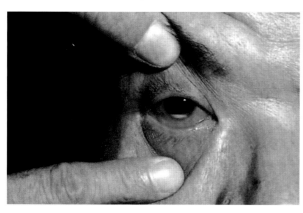

图 23-33　白塞病　前房积脓

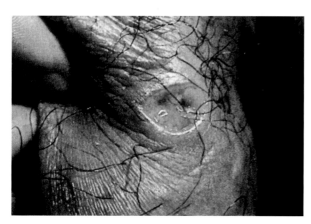

图 23-34　白塞病　生殖器（阴囊）溃疡

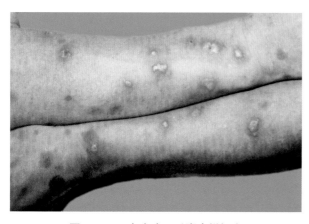

图 23-35　白塞病　毛囊炎样损害

炎或周围动脉瘤及动脉血栓形成。

7.**中枢神经系统损害**　占2.8%～10%。良性颅内高压，多发性硬化症样表现和锥体系受累，精神错乱。

8.**消化道损害**　占8.4%～77.5%。胃肠功能障碍、溃疡，常见于回盲部和升结肠，可发生穿孔或出血。

9.**肺病变**　少见。咯血是肺小动脉炎引起小动脉瘤形成支气管瘘引起。肺间质病变、咳嗽、胸膜炎。

10.**肾病变**　蛋白尿或血尿，间歇发作。

11.**附睾炎**　症状类似于结核性副睾炎。

12.**其他**　高热或长期低热、乏力、肌痛、全身淋巴结肿大等。

【诊　断】

（一）诊断基本资料

1.**病史**　有反复发作口腔溃疡史以及虹膜睫状体炎、生殖器溃疡史。

2.**体格检查**　口腔有多发性溃疡、周围红晕，生殖器溃疡，针刺反应阳性，有毛囊炎样损害等。

3.**实验室及其他检查**

（1）无特异性血清学检查：在病情活动中，血沉增快，黏蛋白、唾液酸、α_2球蛋白值多增高，部分病例血浆铜蓝蛋白和冷球蛋白为阳性，白细胞趋化性增强。外周血$CD4^+/CD8^+$比例下降。C反应蛋白升高。可检测到抗人口腔黏膜抗体。

（2）组织病理：基本病变是血管炎，累及毛细血管，细小静脉，少数为细动脉，而静脉病变比动脉显著。本病早期类似白细胞破碎性血管炎，或呈嗜中性血管炎反应，晚期多为淋巴细胞性血管炎。

（二）诊断思路

1.**白塞病为多器官系统损害**　本病很少一次呈现出典型的口腔溃疡、生殖器溃疡、眼虹膜睫状体炎和前房积脓三联征，当出现时，易于考虑白塞病诊断。

2.**病史与随访**　单一的损害并无特异性，一次性损害还要看今后有无复发，有时一种损害和另一种损害不是同时出现的，尤其最典型的损害如复发性口腔溃疡是随次要症状多年之后出现的。

3.**体格检查**　白塞病损害具有特征性。例如，白塞病口腔和生殖器痛性溃疡为多个，溃疡可持续数月，则相对具有特异性。针刺反应阳性有诊断价值。而健康阳性率为7%。一般搔抓后出现的脓疱、结节、毛囊炎样损害，也相对具有特征。

4.**实验室检查**　总的说来没有特异性，根据对舌尖微循环观察，可见蕈状乳头萎缩，此点有辅助诊断价值。HLA-B51阳性。

5.**综合分析**　白塞病是一综合征，要具备一定条件才能诊断，而一些损害又与其他疾病相似，因此其诊断要综合分析和思考。

（三）诊断依据

1.不典型白塞病诊断比较困难，特别是一些仅有单个症状的患者，诊断必须依靠临床标准，因为本病没有特异性的实验指标。

2.必要条件是反复口腔溃疡，指每年至少有3次肯定的口腔溃疡出现。

3.其次有下述四项中有任何两项相继或同时出现。①反复外阴溃疡，经医师确诊或本人确有把握的外阴溃疡或瘢痕；②眼炎，包括前葡萄膜炎、后葡萄膜炎、视网膜血管炎、裂隙灯下的玻璃体内有细胞出现；③皮肤病变，包括有结节红斑、假性毛囊炎、丘疹性脓疱疹、未用过糖皮质激素和非青春期者而出现的痤疮样结节；④针刺试验呈阳性结果。

（四）诊断标准

现介绍国际白塞病研究组诊断标准（表23-20）及2013年白塞病国际标准（ICBD）。其中2013年白塞病国际标准（ICBD）为评分系统（表23-21）中

评分≥4即符合白塞病诊断。

【鉴别诊断】

（一）主要鉴别的疾病

1.单纯疱疹　白塞病的鉴别诊断表（表23-22）。

（1）相似点：可发生于口腔或外生殖器部位，常表现为浅表糜烂或浅溃疡，疼痛，部位限局，易复发，与白塞病口腔及生殖器溃疡有相似之处。

（2）不同点：溃疡表浅，持续时间短，为4~15天，病变处印片可查到气球状细胞及包涵体，HSV抗体阳性。

2.硬下疳

（1）相似点：仅就生殖器部位溃疡而言，两者易混淆。

（2）不同点：硬下疳有性接触史，多为单发，生殖器部位的境界清楚的无痛性的表面糜烂或溃疡，溃疡不痛，渗出物查到梅毒螺旋体或梅毒血清

表23-20　国际白塞病研究组提出的国际诊断标准（Lancet，1990年）

项　目	诊断标准
复发性口腔溃疡	包括轻型小溃疡、较重型大溃疡或疱疹样型溃疡，一年内至少反复发作3次
复发性生殖器溃疡或瘢痕	尤其是男性
眼病变	前色素膜炎，后色素膜炎，裂隙灯检查时发现玻璃体内细胞或视网膜血管炎
皮肤病变	结节红斑样皮损，假性毛囊炎，脓性丘疹，青春期后（未服用糖皮质激素）出现的痤疮样皮疹
针刺反应阳性	以无菌针头斜行刺入前臂皮内，经24~48小时后由医师看结果判定

诊断：复发性口腔溃疡+其余任何2项。

表23-21　白塞病国际标准（ICBD，2013）的评分系统

体征/症状	评　分
眼部损害	2
复发性生殖器溃疡	2
复发性口腔溃疡	2
皮肤损害	1
神经系统表现	1
血管表现	1
针刺反应阳性*	1*

*针刺反应为可选项目，主要评分系统中不包括针刺反应试验，但针刺反应阳性时可额外增加1分。

试验阳性可明确诊断。

3.软下疳

（1）相似点：为生殖器部位痛性溃疡，与白塞病生殖器溃疡相似。

（2）不同点：软下疳有不洁性交史，且无反复发作史，病损处可查到杜克雷杆菌，病程有自限性，抗生素治疗有效。

4.女阴溃疡

（1）相似点：其痛性溃疡与白塞病生殖器溃疡相似，因而与白塞病鉴别有困难。

（2）不同点：病因不清，病变处可找到革兰阴性粗大杆菌，溃疡灼热、疼痛，可伴有结节性红

表23-22　白塞病的鉴别诊断

项　目	鉴别诊断
侵犯黏膜、皮肤、眼的疾病	多形性渗出性红斑，急性药物中毒，Reiter病
具有白塞病主要症状之一的疾病	口腔黏膜症状：慢性复发性阿弗他病，Lipschutz阴部溃疡 皮肤症状：化脓性毛囊炎，寻常痤疮，结节性红斑，游走性血栓静脉炎，单发性血栓静脉炎，Sweet病 眼部症状：转移性眼内炎，败血症性视网膜炎，钩端螺旋体病，结节病，强直性脊柱炎，中心性视网膜炎，青年复发性视网膜玻璃体出血，视网膜静脉血栓病
与白塞病主要症状和次要症状容易混淆的疾病	口腔黏膜症状：单纯疱疹性口唇、口腔炎，外阴溃疡：Ⅱ型单纯疱疹病毒感染 结节性红斑样皮疹：结节性红斑，硬结性红斑，结节病，Sweet病 关节炎症状：慢性风湿性关节炎，系统性红斑狼疮，硬皮病等结缔组织病，痛风，关节病性银屑病 附睾炎：结核性附睾炎 血管系统症状：动脉炎，Buerger病，动脉硬化性动脉瘤，深部静脉血栓病 中枢神经症状：感染性疾病，变态反应性脑脊髓膜炎，脊髓炎，系统性红斑狼疮，脑、脊髓肿瘤，血管损害，梅毒，多发性硬化症，精神病，结节病

斑、口腔阿弗他溃疡，病程3～4周易复发。但前者针刺反应阴性。亦有认为女阴溃疡或为白塞病的一部分，因此要随访观察。

5. 阿弗他口炎　见表23-23。

6. 结节性红斑

（1）相似点：与白塞病结节性红斑相似，发生于小腿伸侧红色结节、疼痛，伴有关节痛，经3～6周消退。

（2）不同点：前者无口腔及外阴损害，针刺反应阴性。

（二）次要鉴别的疾病

1. 瑞特综合征

（1）相似点：可有限结膜及色素膜炎、关节炎、皮肤黏膜病变，有时难与白塞病鉴别。

（2）不同点：瑞特综合征阴部溃疡较白塞病更深，皮疹以砺壳样银屑病和皮肤角化病为主要表现，系统损害轻，HLA-B27阳性，可有淋病或非淋菌性尿道炎的病史，易于鉴别。

2. 口腔天疱疮

（1）相似点：早期可仅发生于口腔损害，红斑、水疱很快糜烂、疼痛，经久不愈，与白塞病相似。

（2）不同点：天疱疮很快全身出现尼氏征阳性的松弛性水疱，口腔损害非溃疡性，早期口腔损害活检可明确诊断。

3. Sweet综合征

（1）相似点：有触痛性红色丘疹与斑块，可有关节痛和眼结膜炎、巩膜外层炎，有时与白塞病相似。

（2）不同点：前者皮肤损害多在上肢，有外周嗜中性粒细胞增多，皮肤有嗜中性细胞浸润具有特

表23-23　复发性阿弗他溃疡与白塞病口腔溃疡鉴别

病　名	损害部位	临床表现	病　程
复发性阿弗他	任何口腔黏膜的非角化部位（唇、舌、颊黏膜、口底、软腭、口咽部）	单发或成簇的疼痛溃疡，边缘发红，病损直径可为1～2mm（疱疹样），1～5mm（小型），或5～10mm（大型）	病损1～2周自愈，但每月或1年数次复发，局部使用激素可使病损愈合，严重病例需全身用糖皮质激素，四环素类口腔含漱液可缓解疱疹样溃疡
白塞病	口腔黏膜、眼、生殖器、内脏、中枢神经系统	口内多发溃疡，眼部炎性改变，生殖器溃疡，肠部炎性病变和中枢神经系统病变	溃疡持续数月，不留瘢痕

异性，可以鉴别。

4.肠外Crohn病

（1）相似点：皮肤损害有口腔持久性溃疡、结节性红斑等，易与白塞病混淆。

（2）不同点：前者有肠道内多个部位肉芽肿性疾病，易于鉴别。

5.瘢痕性类天疱疮　又称为黏膜性类天疱疮。

（1）相似点：主要侵犯口腔及眼结膜，与白塞病相似。

（2）不同点：瘢痕性类天疱疮皮损DIF示基底膜带有IgG或C3沉积，可有循环抗基底膜带抗体。

6.类风湿性关节炎

（1）相似点：有相似之处，白塞病以关节症状为主者。

（2）不同点：其他临床实验资料可与风湿性关节炎进行区别。

（三）专家提示鉴别的疾病

复合口疮病，肠道疾病皮肤关节炎综合征，sweet综合征，坏疽性脓皮病，疱疹性皮炎或黏膜炎，一期和二期梅毒，寻常型天疱疮，Stevens-Johnson综合征，糜烂性扁平苔藓，Reiter综合征。

【治　疗】

1.靶向治疗　阻止血管炎性损害和免疫反应，改善多器官多系统的症状。

2.分类治疗

（1）皮肤、黏膜损害（轻度阿弗他口炎、皮肤结节红斑、小溃疡）：氯倍他索软膏、四环素软膏、黏性利多卡因、皮损内注射曲安西龙、他克莫司、四环素悬液、秋水仙碱、氨苯砜、秋水仙碱和氨苯砜联合应用。

（2）严重皮肤、黏膜损害（重度阿弗他口炎、肛门生殖溃疡）：沙利度胺、甲氨蝶呤、泼尼松、INFα-2α、TNFα-阻断剂（如依那西普、英夫利昔单抗）。

（3）系统损害（眼部、关节、胃肠、神经、血管受累）：泼尼松、硫唑嘌呤、环磷酰胺、苯丁酸氮芥、麦考酚吗乙酯、环孢素、他克莫司、IVIg、TNFα-阻断剂（如依那西普、英夫利昔单抗）、血浆置换。

3.中医中药　活血化瘀，清热解毒，如桂枝茯苓丸（适用于皮肤结节红斑）；雷公藤20mg，每日

3次（适用于眼炎、口腔溃疡、皮损、关节炎）。

（吴志华　吴大兴　吴丽峰　吴　江）

干燥综合征

干燥综合征（sicca syndrome，SS）又名sjögren综合征，是一个主要累及外分泌腺体的慢性炎症性自身免疫病，主要侵犯泪腺和唾液腺，临床上表现为眼和口的干燥。但其他外分泌腺和腺体外其他器官均可受累及出现多系统损害的症状。

本病分为原发性和继发性两类：前者指不伴有其他诊断明确的结缔组织病的SS，后者指伴发其他诊断明确结缔组织病，如风湿性关节炎、系统性红斑狼疮、硬皮病等的SS。本节介绍原发性SS。

【病因与发病机制】

1.自身免疫/免疫异常　病灶有特征性淋巴细胞浸润，患者体内有多种自身抗体存在。

2.遗传素质　原发性SS与HLA-B8-DRW3表型有关。大多数女性及所有男性病例出现HLA-DRW52，伴类风关患者与HLA-DRW4相关。

3.感染　患者血清中抗巨细胞病毒的IgM型抗体滴度增高，有证据支持EB病毒在SS合并RA发病中起作用。

【临床表现】

1.局部表现

（1）干燥性角膜结膜炎：眼干涩、异物感、砂砾感、烧灼感等不适。视物模糊、畏光。角膜可有浑浊、糜烂甚至溃疡，严重者可穿孔。结膜发炎，球结膜充血，泪液少，严重者痛哭无泪，易并发感染。

（2）口干燥：轻度常易被患者忽视，较重时唾液少，不能将干食物形成食物团块，难以下吞，需饮水将食物送下，食物刺激和咀嚼不能相应增加唾液分泌。体检发现口底缺乏唾液聚集，可合并有口腔黏膜、唇、舌的干燥、皲裂，出现溃疡和继发感染。约半数患者出现猖獗性龋齿，表现为牙齿逐渐变黑，难以控制发展，继而小片脱落，最终只留残根。多半数患者合并腮腺炎。少数患者有颌下腺肿大，舌下腺肿。

（3）其他浅表部位：上呼吸道、阴道黏膜的外分泌腺受累，分泌较少而出现相应干燥症状。

2. 系统表现　见表23-24。

表23-24　SS相关的系统症状

系　统	病　状
肌肉骨骼系统	关节痛 肌痛
皮肤	皮肤干燥 高球蛋白血症性紫癜 血管炎
肺部	气道干燥 肺部浸润
胃肠道	食管运动功能障碍 胰腺炎 肝炎
肾脏	肾小管酸中毒 间质性肾炎
神经系统	周围神经病变 脑神经病变（特别是第Ⅴ对） 中枢神经系统病变
血液系统	白细胞减少 贫血 淋巴瘤

（1）肺部：主要表现在间质性肺炎。轻度受累者出现干咳，重者出现气短。

（2）消化系统：萎缩性胃炎，消化不良等症状。约1/5患者有肝脏损害。

（3）泌尿系统：约1/3～1/2的患者有肾损害，常为间质性肾炎。表现为Ⅰ型肾小管酸中毒、肾性糖尿、氨基酸尿等，小部分患者出现较明显的肾小球损害。

（4）神经系统：中枢神经和周围神经的损害均可发生，以周围神经损害多见。

（5）血液系统：本病可出现白细胞减少和（或）血小板减少。

（6）肌肉关节：约2%的患者出现间质性肌炎，表现为肌痛、肌无力。约10%的病例累及关节，表现为关节肿痛。

（7）皮肤：皮肤干燥伴疼痛，紫癜样皮疹，结节性红斑样皮疹等，可伴有雷诺现象。

（8）其他：可有乏力，发热等全身症状，局部或全身淋巴结可肿大。

原发性干燥综合征和继发性干燥综合征并非同一疾病，从遗传基因易感性、免疫异常、病理、临床表现等多方面来看都有根本不同或程度不同，如表23-25。

【诊　断】

（一）诊断基本资料

1. 病史　持续存在口、眼干涩，唾液、泪液分泌减少，反复或持续发生腮腺肿大。

2. 体格检查　泪液少，结膜炎或角膜炎，口底无唾液聚集，严重龋齿等。

3. 实验室及其他检查

（1）一般检查：可有轻度贫血，白细胞减少，血小板减少，免疫球蛋白增高，血沉增快，类风湿因子阳性。

（2）抗核抗体谱：抗核抗体、抗SSA、抗SSB抗体阳性。

（3）泪腺功能检查

1）Schirmer试验：以5mm×35mm的滤纸在5mm处折弯，放入下结膜囊内5分钟后观察，泪液湿润滤纸长度≤5mm为异常。

2）角膜染色：用2%的荧光素或1%刚果红或1%孟加拉玫瑰红活体染色，双眼各自染色点>10个异常。

3）泪膜破碎时间（BUT试验）：<10秒为异

表23-25　原发性和继发性干燥综合征的鉴别

鉴 别 点	原发性干燥综合征	继发性干燥综合征
基因易感性	因人种而异	与原发病相同
高球蛋白血症	球蛋白明显增高，并有紫癜样皮疹	球蛋白轻度增高，不足以引起紫癜样皮疹
抗SSA及SSB抗体	阳性率高	与原发病相同
SS发病	早于另一并存病	在原发病病程中出现
口、眼干燥症	明显	轻或没有
系统受累特点	肾小管、胆小管、胰腺管	原发病的损害

常。

（4）唾液检查

1）唾液流率：15分钟内收集到自然流出唾液≤1.5ml为阳性。

2）腮腺造影：末端腺体造影剂外溢成点状、球状的阴影为阳性。

3）涎腺核素检查：吸收、浓聚、排出核素功能差的为阳性。

4）唇腺活检：4mm²组织内有1个淋巴细胞浸润灶（50个淋巴细胞聚集为1个淋巴细胞浸润灶）以上为异常。

4.伴发的疾病

（1）干燥综合征：病毒（流行性腮腺炎、EBV、HIV、HTLV-1），移植物抗宿主病，结节病，淀粉样变，淋巴瘤，放射性碘疗，纤维肌痛样综合征（慢性疲劳综合征、口眼干燥综合征），老化，异常脂蛋白血症，血友病，脂质营养不良，贪食症。

（2）口腔干燥-风湿性关节炎综合征：慢性活动性肝病、慢性移植物抗宿主病、疱疹样皮炎、坏死性脉管炎、结节性多动脉炎、多发性肌炎、原发性胆汁性肝硬变、类风湿性关节炎、硬皮病、脾大、Sweet综合征、系统性红斑狼疮、血栓性血小板减少性紫癜、甲状腺肿大、特发性巨球蛋白血（症）。

（二）诊断思路

1.口、眼干燥为最重要及最典型症状：有持续性口眼干燥症状存在时易于考虑干燥综合征诊断。

2.腮腺炎：成人反复或持续腮腺肿痛须追踪。

3.体格检查：泪液较少，口腔内无唾液聚集，口腔黏膜干裂，严重龋齿等支持疾病诊断。

4.辅助检查：抗核抗体、抗SSA、抗SSB阳性是一定特异性，泪腺功能和唾液腺功能检查有助于确诊。

5.干燥综合征可累及全身外分泌腺，其他组织器官干燥症有助于诊断。

（三）诊断依据

1.好发于中年女性。

2.病史中持续3个月以上口、眼干涩症状、反复或持续腮腺肿痛、猖獗性龋齿等症状。

3.体格检查：泪液分泌少、口腔内无唾液聚集、腮腺肿大、严重龋齿等。

4.抗核抗体阳性，抗SSB、抗SSA、阳性或泪腺、唾液腺功能检查异常。

（四）诊断标准

1.原发性干燥综合征分类标准见表23-26。

2.继发性干燥综合征患者有潜在的疾病（如任一结缔组织病），而符合上述中的入选标准中任一条，同时符合PSS分类标准中的①③④⑤中任两条。

【鉴别诊断】

（一）主要鉴别的疾病

1.SLE

（1）相似点：二病均可有多系统损害表现和抗

表23-26　原发性干燥综合征分类标准（ACR/EULAR，2016年）

分类标准	评分
唇腺灶性淋巴细胞浸润，并且灶性指数≥1个灶/4mm²（应由擅长灶性淋巴细胞浸润和灶性指数计数的病理学家依照Daniels等方案进行评分）	3分
抗SSA/Ro抗体阳性	1分
至少单眼OSS染色评分≥5或van Bijsterveld评分≥4	1分
至少单眼Schirmer试验≤5mm/5分钟	1分
未刺激的全唾液流率≤0.1 ml/分钟（Navazesh和Kumar测定方法）	1分

适用于任何满足入选标准，并除外排除标准且上述5项评分总和≥4者诊断为PSS（常规使用抗胆碱能药物的患者应充分停药后再进行上述③④⑤项评估口眼干燥的客观检查）。

入选标准：至少有眼干或口干症状其一的患者，即下列至少1项阳性：①每日感到不能忍受的眼干，持续3个月以上；②眼中反复砂砾感；③每日需用人工泪液3次或3次以上；④每日感到口干，持续3个月以上；⑤吞咽干性食物需频繁饮水帮助。或在EULAR SS患者疾病活动度指标（ESSDAI）问卷中至少一个阳性的可疑SS者。

排除标准：下列疾病因为可能有重叠的临床表现或干扰诊断试验结果，其患者应予以排除，并且不可再纳入SS研究或治疗试验：①头颈部放疗史；②活动性丙型肝炎病毒感染（由PCR确认）；③AIDS；④结节病；⑤淀粉样变性；⑥移植物抗宿主病；⑦IgG4相关性疾病。

核抗体检查异常而需要鉴别。

（2）不同点：SS多出现在中老年妇女，发热，尤其是高热的不多见，口眼干明显，肾损害以肾小管酸中毒为其常见而和主要，无蝶形红斑等症状，预后良好。SLE可有特征性红斑，实质性肾损害多见，可有抗dsDNA抗体、抗Sm抗体阳性以及狼疮带试验阳性等表现。根据临床和实验室检查二病鉴别不难。

2.RA

（1）相似点：SS和RA均可有关节肿痛现象。

（2）不同点：SS的关节炎症症状远不如SS明显和严重，极少有关节骨破坏、畸形和功能受限，可有抗SSA抗体、抗SSB抗体阳性。RA患者以对称性、多关节病变为特点，病变以小关节为主，关节骨质破坏形成畸形。患者很少出现抗SSA和抗SSB抗体。

3.移植物抗宿主病（GVHD）

（1）相似点：可出现口、眼干涩症状，与SS有相似之处。

（2）不同点：本病有移植病史，早期呈现急性炎症性损害，后期出现硬皮病样或扁平苔藓样损害等特点有助于二病鉴别。

4.老年性腺体功能下降

（1）相似点：可有口、眼干燥症状。

（2）不同点：其引起原因为老年人的自然衰老，无抗核抗体或抗SSA抗体、抗SSB抗体阳性，无其他器官受损表现。

（二）次要鉴别的疾病

1.皮肌炎

（1）相似点：干燥综合征患者偶有肌炎症状，有相似之处。

（2）不同点：最突出的表现为口眼干燥，而皮肌炎可有较严重的肌无力和肌痛症状，同时有眶周水肿性红斑、Gottron丘疹等特征性皮疹。

2.结节病

（1）相似点：可因腮腺受累而肿大以及皮肤结节性红斑样损害，与SS相似。

（2）不同点：本病为全身性疾病，常存在胸内结节病，皮肤组织病理学可见典型上皮样细胞肉芽肿，Kvein试验阳性。

3.糖尿病

（1）相似点：有口干症状，与SS相似。

（2）不同点：糖尿病典型患者有多饮、多食、多尿和消瘦表现，血糖、尿糖检查异常，胰岛素释放试验异常等可易于使本病与干燥综合征鉴别。

4.血小板减少性紫癜

（1）相似点：有血小板减少和皮肤紫癜现象，可与SS相似。

（2）不同点：无口、眼干燥症状，可检到抗血小板抗体而抗SSA、SSB抗体阴性。

5.结节性红斑

（1）相似点：表现为下肢结节，伴有疼痛，与SS相似。

（2）不同点：无口、眼干燥，无抗核抗体检查异常。

（三）专家提示鉴别的疾病

HIV感染、移植物抗宿主病、结节病、淀粉样变、淋巴瘤、放射性碘病、纤维肌瘤样综合征（慢性疲劳综合征、口眼干燥综合征）。

【治　疗】

1.监测治疗伴发疾病　继发性SS，如类风湿关节炎、系统性红斑狼疮。

2.多系统损害　泌尿、消化、神经、血管（炎）、肾、关节、甲状腺受累的治疗。

3.干燥症状处理　解决各器官系统的干燥症状，尤其眼、口、阴道、呼吸道，可用润湿剂、润滑剂、气雾吸入、空气潮湿。

4.皮肤干燥　凡士林，润肤剂。

5.阴道干燥　甘油基质人工润滑剂，绝经者雌激素代替方法或外用雌激素乳膏、阴道抗真菌等治疗。

6.口眼干燥　①停止吸烟、饮酒，无糖口香糖，M3受体激动剂毛果芸香碱（匹罗卡品，pilocarpine）+毒蕈碱、人工眼泪；②激动剂：毛果芸香碱、西维美林、0.05%环孢素滴眼液、羟氯喹6mg/（kg·d），适用于腺体组织残存者。

7.系统治疗　①免疫制剂：糖皮质激素、霉酚酸酯、环磷酰胺、硫唑嘌呤、氯喹/羟氯喹；②其他：双氯去氧腺苷、阿糖腺苷、奥曲肽、齐多夫定；③生物制剂：英夫利昔单抗、干扰素、利妥昔单抗、转移因子、胸腺素。

8.中医中药　①依据燥盛成毒、津失敷布、气阴耗伤辨证施治；②白芍总苷。

（郑　敏　吴丽峰）

移植物抗宿主病

移植物抗宿主病（graft-versus-host disease, GVHD）是指当免疫缺陷个体接受供体的具有免疫活性的淋巴细胞，且受体又不能将其排斥时，发生供体免疫活性淋巴细胞抗受体的反应，临床表现为主要累及皮肤、胃肠道和肝脏的反应。

【病因及病机】

1. 病因 免疫缺陷个体接受供体的具有免疫活性的淋巴细胞见于下列情况：①免疫缺陷者通过骨髓移植接受免疫活性淋巴细胞；②输含有免疫活性淋巴细胞的血制品入免疫缺陷患者；③实质器官移植；④母体淋巴细胞通过胎盘进入胎儿体内。

2. 发病机制 供体与受体之间存在组织相容性差异，移植物中的免疫活性淋巴细胞能识别受体的异种组织相容性抗原并与之反应，而宿主不能识别及排斥移植物。研究表明急性GVHD是由供体免疫活性淋巴细胞直接攻击受体细胞的组织相容性抗原而引起，而慢性GVHD则是受体分化的免疫活性淋巴细胞介导。

【临床表现】

1. 急性GVHD 一般发生在移植后1周～3个月，有发热、食欲不振、恶心、呕吐、腹痛、腹泻以及肝脏损害等。皮疹最初表现为弥漫性红斑或斑丘疹，压之褪色，有瘙痒感。病情继续发展则可出现麻疹样或猩红热样改变，可伴有大量鳞屑和色素沉着。严重者皮疹迅速蔓延加重，水肿，形成松弛性水疱，尼氏征阳性。表皮坏死、脱落，并可累及口腔、生殖器部位黏膜，出现糜烂，形成中毒性表皮坏死松解症和剥脱性皮炎。患者自觉疼痛（表23-27）。

2. 慢性GVHD 多发生在移植后3个月到1年。慢性GVHD目前常用的临床分级方法是：①根据病变的广泛程度，将慢性GVHD分为亚临床型、局限型和广泛型；②根据病史特点，将慢性GVHD分为进展型、静止型和原发型。现有的研究结果表明，慢性GVHD的治疗效果及预后与临床分级相关。一般而言，广泛型慢性GVHD或进展型慢性GVHD的疗效及预后比其他级别的慢性GVHD要差。慢性GVHD的临床表现如下：

（1）皮肤损害：皮肤损害为多样性，一般早期为苔藓样损害，晚期为硬皮病样损害。各种皮疹最终转变为皮肤硬化及色素异常（图23-36），常并发慢性皮肤溃疡。

1）硬皮病样皮疹：是慢性GVHD最常见的皮肤表现，可表现为局限性皮肤硬化或广泛性皮损。初起为弥漫性水肿性红斑，以后发生硬化、萎缩，面部绷紧，皱纹消失，张口受限，关节周围皮肤硬化使关节活动受限（图23-37），指硬化、末端变细，可有网状色素沉着及皮肤异色症样改变。

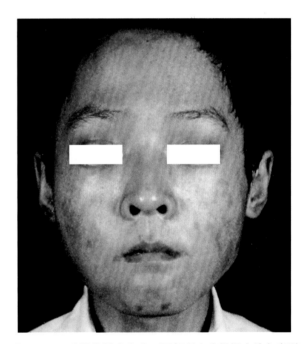

图23-36 移植物抗宿主病 面部硬皮病样损害伴色素脱失，色素沉着
（本图由北京医科大学施曼琦惠赠）

表23-27 急性GVHD的临床表现分型

分 期	临床表现
Ⅰ期	斑丘疹样损害达25%的体表面积，胆红素2～3mg/dl，腹泻量>500ml/d
Ⅱ期	斑丘疹样红斑达25%～50%的体表面积，胆红素3～6mg/dl，腹泻量>1 000ml/d
Ⅲ期	泛发的红皮病，胆红素6～15mg/dl，腹泻量>1 500ml/d
Ⅳ期	中毒性表皮坏死松解症，胆红素≥15mg/dl，腹泻量>1 500ml/d

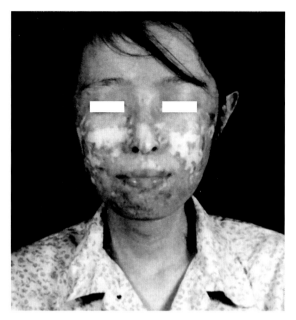

图 23-37　急性移植物抗宿主病　面部出现DLE样蝶形损害
（本图由北京医科大学施曼琦惠赠）

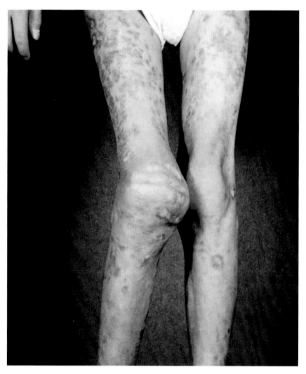

图 23-38　移植物抗宿主病　下肢硬皮病样改变并伴关节
挛缩
（本图由北京医科大学施曼琦惠赠）

　　2）扁平苔藓样皮疹：初发皮疹常位于口腔黏膜，也可见于外生殖器等部位。皮疹数量多少不定，基本损害为多角形紫红色扁平丘疹，也可见其他各种扁平苔藓样损害，与原发性扁平苔藓不易鉴别。也可表现为毛囊性丘疹，类似毛囊性扁平苔藓。

　　3）盘状红斑狼疮及皮肤异色症样皮疹：有DLE样蝶形损害（图23-38），其异色样皮疹常与硬皮病样皮疹并发，但没有明显毛细血管扩张。

　　（2）黏膜损害：口腔黏膜损害开始为花边状排列的白斑和丘疹，类似于扁平苔藓，以后损害扩大，可累及整个口腔黏膜，并伴有疼痛。眼部病变可表现为假膜性结膜炎、渗出性结膜炎以及干燥性角膜结膜炎等，常提示预后不良。

　　（3）其他病变：可出现多发性肌炎、肺纤维化、食管炎、肝功能异常等。

【诊　断】

（一）诊断基本资料

　　1.病史　骨髓移植、实质性器官移植或免疫缺陷患者输血、血制品病史，早期出现皮肤弥漫性红斑，后演变为中毒性表皮坏死松解或剥脱性皮炎过程。慢性患者有硬皮病样、扁平苔藓样或皮肤异色症样改变。

　　2.体格检查　急性期可见麻疹样或猩红热样红斑，出现大疱，尼氏征阳性，全身弥漫性脱屑。慢性期可见硬皮病样、扁平苔藓样皮损以及皮肤异色症样改变。

　　3.实验室及其他检查　病理变化：急性期表皮全层均可见局灶性淋巴细胞浸润，细胞浸润部位表皮水肿以及散在棘层松解，其间可见"干尸化细胞"及"卫星状细胞坏死"。基底局灶性空疱变性及液化变性。真皮乳头及表真皮交界以淋巴细胞为主的单个核细胞弥漫性浸润。慢性期改变类似扁平苔藓或硬皮病。

（二）诊断思路

　　1.免疫缺陷　患者存在原发性免疫缺陷；或医源性或疾病原因使免疫受抑制，而造成继发性免疫缺陷。

　　2.移植　患者曾接受实质性器官、骨髓或血、血制品等带有免疫活性淋巴细胞成分的移植物移植的病史。

　　3.皮损　移植后3个月内往往表现为急性损害如麻疹样、猩红热样、中毒性表皮坏死松解症或剥脱性皮炎等皮损，3个月后则呈慢性损害如硬皮病样、扁平苔藓样及皮肤异色症样损害。

　　4.组织病理改变　"干尸化细胞"及"卫星状细胞坏死"有诊断意义。

（三）诊断依据

1.患者存在免疫缺陷情况。

2.接受过含有免疫活性淋巴细胞成分的移植物移植。

3.受者免疫系统破坏不能排斥移植物。

4.病史中早期出现急性皮肤反应如麻疹样、猩红热样、中毒性表皮坏死松解症或剥脱性皮炎等皮损，后期则呈慢性损害如硬皮病样、扁平苔藓样及皮肤异色症样损害。

5.组织病理检查见"干尸化细胞"及"卫星状细胞坏死"。

【鉴别诊断】

（一）主要鉴别的疾病

1.急性GVHD

（1）药疹：有用药史，有一定潜伏期，起病急，往往伴有瘙痒，可表现为各种皮肤损害，如红斑、丘疹、水疱、大疱、紫癜、风团等，无移植病史。

（2）病毒疹（麻疹、风疹）：发病前有高热、上呼吸道卡他症状，发疹早期可见特征性黏膜斑，发疹一般遵循一定顺序，血清特异性抗体检查或凝集试验有助于鉴别。

（3）猩红热：有急性感染病史，高热，除皮疹外有草莓舌、口周苍白圈等表现。抗"O"阳性。

（4）中毒性表皮坏死：可由药物或毒素等引起，起病急骤，进展迅速，表现为大疱、糜烂，尼氏征阳性。无移植病史。

（5）金黄色葡萄球菌烫伤样皮肤综合征：好发于5岁以下婴幼儿，有金黄色葡萄球菌感染病史，皮肤出现烫伤样改变，尼氏征阳性。口腔黏膜一般较少受损。组织病理表现为浅层表皮松解。

（6）剥脱性皮炎：表现为全身弥漫性红肿伴有大量脱屑，可由皮肤原发疾病如湿疹、银屑病等处理不当，药物、肿瘤或其他不明原因引起。

2.慢性GVHD

（1）扁平苔藓：表现为遍平多角形丘疹，表面光滑呈蜡样光泽，可见Wickhan纹，多位于胫前等部位，伴有明显瘙痒。无移植病史。

（2）硬皮病：慢性GVHD可表现为硬皮病样皮疹，不易与硬皮病鉴别，硬皮病除皮肤硬化外，有多系统受损表现，雷诺现象常见，ANA、抗Scl-70、抗着丝点抗体可阳性。无移植病史。

（3）皮肤异色症：皮疹好发于面、颈和上胸部，表现为伴有毛细血管扩张和萎缩的红棕色色素沉着，多见于中年妇女，无移植病史。

（二）次要鉴别的疾病

1.急性GVHD

（1）毒性红斑：有发热等全身症状或进食鲭鱼等病史，表现为全身皮肤弥漫性潮红。

（2）酒性红斑：有饮酒史，酒后出现全身弥漫性血管扩张性红斑，可伴有瘙痒。

（3）多形红斑：感染史或用药史，全身出现大小不一红斑，中央有虹膜样改变，可伴有黏膜损害。

2.慢性GVHD

（1）慢性放射性皮炎：可有皮肤硬化、萎缩，发生于长期接触放射源或者急性放射性皮炎后发生，病变发展可导致难以愈合的溃疡甚至癌变。根据放射源接触史以及疾病演变过程，无移植病史等与慢性GVHD鉴别不难。

（2）MCTD：有硬皮病、红斑狼疮、皮肌炎的混合表现，皮肤硬化主要为手部，雷诺现象常见，有高滴度抗RNP抗体阳性，无皮肤异色症表现，无移植病史。

（三）专家提示鉴别的疾病

淋巴细胞恢复期疹、病毒疹、药物过敏疹。

【防　治】

（一）GVHD重在预防

尽量减少GVHD的危险因素。①选择合适的供者和受者，包括年龄、性别等尽可能匹配；②采用适当的预防方案；③采用保护性环境；④去处供者移植物中的T淋巴细胞；⑤采用药物预防GVHD，目前多采用CsA+MTX联合用药预防。

（二）GVHD的治疗

1.急性GVHD的治疗　可采用糖皮质激素、抗胸腺球蛋白、FK506、霉酚酸酯（MMF）、静脉注射免疫球蛋白（IVIG）、反应停、抗淋巴细胞单克隆抗体、免疫毒素、细胞因子拮抗剂（如IL-1、IL-2、TNF、IFN拮抗剂等）、抗黏附分子抗体等治疗。

2.慢性GVHD的治疗

（1）糖皮质激素：糖皮质激素为一线药物，常用泼尼松1mg/kg，隔日1次。

（2）糖皮质激素联合免疫抑制剂：①泼尼松（P）+环孢霉素A（CsA）；②泼尼松+硫唑嘌

呤（AZ）；③泼尼松、环孢霉素、硫唑嘌呤、FK506、霉酚酸酯、环磷酰胺等多药联合。

（3）反应停。

（4）光化学疗法：补骨脂素加紫外光照射（PUVA）治疗或体外光化学疗法（ECP）。

（5）其他治疗：肥大细胞稳定剂、胎盘球蛋白、全淋巴结照射、单克隆抗体、免疫毒素等。

（郑　敏　吴丽峰）

抗磷脂抗体综合征

抗磷脂抗体综合征（antiphospholipid anti body syndrome，APS）是一种以抗磷脂抗体（APA）持续升高、动静脉血栓形成、血小板减少及反复自发性流产为特征的多系统受累的疾病。APS可分为原发和继发两型，原发型常无基础疾病，继发型常伴发于SLE。

其发病机制已经提出了几种假说，来解释抗磷脂抗体促进血栓形成的细胞和分子学机制。第一种假说牵涉到内皮细胞激活，抗磷脂抗体的结合诱导了内皮细胞激活。第二种理论集中在氧化剂介导的血管内皮损害。第三种理论提出，抗磷脂抗体干扰或调节参与凝血调节的磷脂结合蛋白的功能。第四种理论，有人将抗磷脂综合征中的血栓形成与肝素诱导的血小板减少症中的血栓形成相提并论。

【临床提要】

几乎任何脏器都可受累，在任何单一器官系统内所观察到的疾病范围跨度很大。

1. **皮肤损害**　约41%的患者可出现皮肤损害，而且多在疾病早期出现，网状青斑是APS最常见的皮肤表现。55%的原发性APS可有网状青斑，SLE患者中则有23%～48%的患者出现网状青斑，而且常伴发血栓形成和血小板减少。皮肤溃疡也较常见，溃疡大而深（图23-39，图23-40），伴疼痛，甚至可类似坏疽性脓皮病。

（1）大血管血栓栓塞形成：浅表血栓性静脉炎、裂隙状出血、下肢溃疡、末梢皮肤缺血、皮肤梗死、蓝趾综合征和手足发绀。

（2）血栓性微血管病：网状青斑、皮肤坏疽、紫癜、淤斑或皮下结节。

2. **系统损害**　①神经系统：短暂性缺血发作、

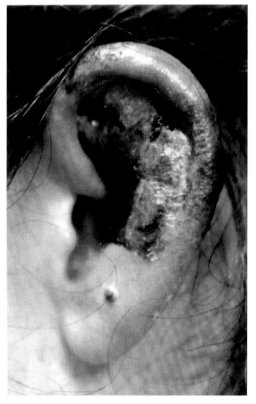

图23-39　抗磷脂抗体综合征引起的
左耳坏死变黑
（本图由复旦大学附属中山医院李明惠赠）

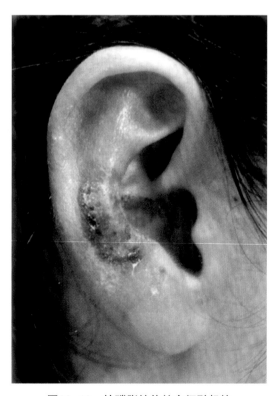

图23-40　抗磷脂抗体综合征引起的
右耳片状坏死变黑
（本图由复旦大学附属中山医院李明惠赠）

脑血管意外（血栓性或栓塞性）、舞蹈病、癫痫、多发梗死性痴呆、横贯性脊髓炎、脑病；②血栓形成：主动脉或腋动脉、颈动脉、肝动脉、髂股动脉、肠系膜动脉、胰动脉、动脉、脾动脉或锁骨下动脉的血栓形成；③血液系统：血小板减少、溶血性贫血或溶血-尿毒综合征和血栓性血小板减少性紫癜；④产科并发症：流产、（胎儿）宫内发育迟缓、HELLP综合征（溶血、肝脏酶升高和先兆子痫相关的血小板 计数减少）、羊水过少；⑤静脉：下肢深静脉血栓形成，肾上腺静脉、肝静脉、肠系膜静脉、门静脉、脾静脉或下腔静脉血栓形成；⑥心血管：心绞痛、心肌梗死、外周血管栓塞或动脉粥样硬化；⑦其他：胃肠 道、肾、肺、眼、内分泌、生殖系统均可受累。

3.实验室检测　①狼疮性抗凝及抗心磷脂抗体；②详细的血栓形成监测；③结缔组织血清学检查；④肝炎及HIV血清学检查；⑤全血计数及涂片检查。

【诊　断】

（一）诊断基本资料

1.病史　有动静脉血栓形成，习惯性流产和血小板减少病史。

2.体格检查　有血栓形成，静脉血栓形成比动脉血栓形成多见，多侵犯中枢神经系统、眼、心血管系统，皮肤有网状青斑、青斑样血管炎、皮肤结节、坏死性紫癜、慢性腿部溃疡、血小板减少及流产、习惯流产的症状。

3.实验室检查　IgA型抗心磷脂抗体，磷脂酰丝氨酸、磷脂酰肌醇、磷脂酰甘油、磷脂酰乙醇胺的抗体，抗β2-糖蛋白I抗体，蛋白尿，梅毒试验假阳性，头颅核MRI发现高密度病变。

4.伴发疾病

（1）自身免疫性疾病：SLE、类风湿性关节炎、溶血性贫血。

（2）肿瘤：肺、卵巢、胃肠道、肾肿瘤。

（3）其他：溃疡性结肠炎、HIV感染、血小板减少性紫癜。

（二）诊断思路

确诊必须同时具备临床表现（血栓形成或流产）和确切的抗磷脂抗体（APL）阳性，即通过固相测定抗心磷脂抗体为阳性或通过测定磷脂依赖性血凝抑制物即狼疮抗凝物为阳性。梅毒试验假阳性不能作为实验室标准。

（三）诊断依据

依据病史、临床症状和实验室检查。

（四）诊断标准

APS诊断标准见表23-28。

【鉴别诊断】

（一）主要鉴别的疾病

有以下情况应考虑APS可能：①无法解释的动脉或静脉血栓；②发生在不常见部位的血栓（如肾或肾上腺）；③年轻人发生的血栓；④反复发生的血栓；⑤反复发作的血小板减少；⑥发生在妊娠中晚期的流产。

（二）次要鉴别的疾病

引起网状青斑、紫癜和皮肤溃疡的皮肤病，并有全身表现时，均应与抗磷脂综合征鉴别，同时在诊断APS时，亦应考虑与APA相关的疾病。

1.免疫性疾病　SLE，系统性硬化症，白塞病，自身免疫性血小板减少性紫癜，自身免疫性溶血性贫

表23-28　原发性抗磷脂综合征（APS）诊断标准

项　目	诊断标准
诊断	当患者出现血栓、<55岁的脑血管事件或病态妊娠伴网状青斑或血小板减少时，应考虑诊断APS，在这些患者中，应检测aPL（抗磷脂）抗体，至少一条临床指标加一条实验室指标，即使存在其他易栓因素的情况，仍可确定APS的诊断
临床标准	血管血栓定义为：一个或多个动脉、静脉或任何组织器官的小血管血栓的临床表现；病态妊娠指：一次或多次发生于妊娠10周或10周以上的不能解释的形态学正常的死胎；一次或多次发生于妊娠34周之前因严重的先兆子痫、子痫或者明确的胎盘功能不全所致的形态学正常的新生儿早产；≥3次发生于妊娠10周之前的无法解释的自发性流产
实验室诊断标准	LA、抗心磷脂抗体（aCL）和（或）抗β2GPI中高滴度阳性，两次间隔12周

血，类风湿性关节炎，干燥综合征，皮肌炎，混合性结缔组织病，结节性多动脉炎，慢性活动性肝炎。

2. 恶性肿瘤　霍奇金病/淋巴细胞增殖性疾病，多发性骨髓瘤，蕈样肉芽肿，白血病。

3. 感染性疾病　梅毒，麻风，Lyme病，HIV感染，细菌感染（心内膜炎、脓毒症）。

4. 药物反应

（三）专家提示鉴别的疾病

下列疾病和情况可出现抗磷脂抗体阳性，应予鉴别：

1. 系统性血管　Takayasu动脉炎、颞动脉炎、结节性多动脉炎、Wegener肉芽肿、Degos病。

2. 感染　梅毒、莱姆病、钩端螺旋体、南美锥虫病、HIV。

3. 其他　年老、药物、淋巴组织增生性疾病、高免疫球蛋白M血症。

【治　疗】

1. 防治血栓形成　原发性和继发性APS患者血栓形成的长程抗凝治疗可联合使用华法林和阿司匹林，但应注意其不良反应。如仅有浅静脉血栓形成，可仅应用小剂量阿司匹林。溶栓疗法及血栓切除术，疗效欠佳，易导致复发性血栓形成。

2. 治疗基础疾病　继发性APS可用糖皮质激素治疗，重症者（如SIE使血栓性血小板减少性紫癜）可联用免疫抑制剂（环磷酰胺）及血浆置换。此外，免疫球蛋白、羟基氯喹、氨苯砜及鱼油衍生物均可试用。

3. 伴有复发性流产的处理　可用肝素加小剂量阿司匹林预防流产有效。肝素5 000U，每日2次；一些专家主张大剂量肝素预防血栓，肝素每日15 000～20 000U。亦可用低分子肝素代替普通肝素。

4. 皮肤损害的处理　紫癜及坏死性溃疡，可用小剂量阿司匹林与潘生丁。皮肤溃疡还可用华法林、肝素及纤溶药物，同时应注意抬高患肢，保暖，清洁创面。此外，甲基强的松龙与肝素还可使肢端青斑消退。

（乌日娜　何玉清　叶　萍　张孝阖）

第二十四章
大疱及疱疹性皮肤病

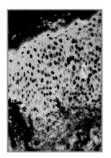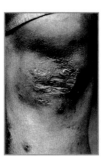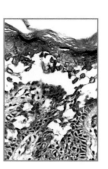

天 疱 疮

天疱疮（pemphigus）是一种慢性、复发性、严重性表皮内棘层松解性大疱性皮肤病，血清中有天疱疮抗体，是一种自身免疫性疾病，在正常皮肤或黏膜上出现松弛性水疱，Nikolsky征阳性。

【病因与发病机制】

天疱疮目前认为是一种自身免疫性疾病，这是由于：①患者血清中存在天疱疮抗体；②皮肤损害直接免疫荧光检查有明显的天疱疮抗体沉积；③将高滴度天疱疮抗体患者的血清多次反复注射到兔皮肤内，可产生表皮棘层松解；④将天疱疮抗体阳性患者血清

与正常皮肤进行培养，可见到表皮棘层松解；⑤天疱疮的抗原主要集中在桥粒，桥粒的细胞间成分主要含有桥粒芯糖蛋白和桥黏素两种跨膜糖蛋白。天疱疮抗体主要是IgG，少数为IgA，抗体结合到表皮细胞上，使它分泌蛋白酶，导致棘刺松解。

天疱疮的靶抗原见表24-1。

【临床表现】

天疱疮可分为四型：寻常型、增殖型、落叶型、红斑型，一般认为增殖型是寻常型的顿挫型或异型，红斑型是落叶型的顿挫型或异型。

1. **寻常型天疱疮**　在外观正常的皮肤上，少数在红斑的基础上，突然发生自豌豆到蚕豆大水疱，

表24-1　天疱疮的靶抗原

天疱疮亚型	自身抗原
寻常型天疱疮	Dsg3（黏膜型）、Dsg1（皮肤型）、桥黏素、pemphaxin、α_9-乙酰胆碱受体
增殖型天疱疮	Dsg3、某些为Dsc1和Dsc2
落叶型天疱疮	Dsg1
红斑型天疱疮	Dsg1
巴西落叶型天疱疮	Dsg1、偶有Dsg3
IgA天疱疮	Dsc1、Dsg1和Dsg3
疱疹样天疱疮	Dsg1、偶有Dsg
副肿瘤性天疱疮	桥斑蛋白Ⅰ和Ⅱ、包斑蛋白、周斑蛋白、BP230、网格蛋白、Dsg1和Dsg3
药物诱发的天疱疮	Dsg1或Dsg3

注：Dsc：桥黏素；Dsg：桥粒芯蛋白。

疱壁薄而松弛，尼氏征阳性（图24-1）。早期水疱疱液黄色澄清，无红晕，以后浑浊含有血液。疱壁极易破裂，形成红色湿润糜烂面，不断向周围扩展，融合成不规则形状。大疱可以发生于全身任何部位，但头面、颈、胸背、腋下、腹股沟等处比较多见，如咽、喉、食管、眼、外生殖器、尿道和肛门黏膜。半数患者水疱可以初发于口腔，皮损可在数周内泛发全身，也可以局限于一至数处达数月之久。皮损消退后流下棕色色素沉着和粟丘疹，偶见色素脱失，亦可见甲损害。

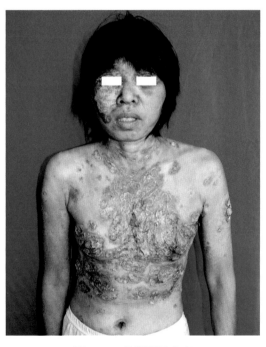

图24-1　寻常型天疱疹

2.增殖型天疱疮　皮损好发于脂溢部位，如头面、腋下、脐窝、胸背、阴腹部等处。初起是松弛水疱，极易破裂，形成糜烂面和蕈样、乳头样增生（图24-2，图24-3），在摩擦部位尤为明显。本病分两型。

（1）轻型：腋下和腹股沟有小脓疱，偶有水疱，疱破后形成增殖性斑块，慢性经过，病情轻，预后良好，能自行缓解。

（2）重型：腋下和腹股沟有小脓疱，疱破后形成溃疡及疣状增生，最后融合成乳头瘤状。

3.落叶型天疱疮　发生松弛性大疱，疱壁极薄，迅速破裂，形成红色、湿热微肿的时糜烂面，浆液渗出形成黄褐色、油腻性叶状结痂，痂皮中心附着，边缘游离，痂下湿润，有腥臭，糜烂面极易

出血（图24-4，图24-5），有时水疱很不明显，患部皮肤充血、肿胀，表面浅层剥离，形成糜烂及叶状结痂。类似剥脱性皮炎，尼氏征阳性。口腔黏膜损害少见，且多不严重。预后较好，易被皮质类固醇控制，部分患者可完全缓解。

4.红斑型天疱疮　本型较常见。皮损好发于头部、前额、鼻、两颊、耳廓，有时胸背部、腋窝、腹股沟也可被侵犯，但四肢很少波及。头面部皮损类似盘状或系统性红斑狼疮、脂溢性皮炎（图24-6）。上述皮损往往出现一至数月后，胸背及四肢突然发生松弛性大疱。水疱此起彼伏，尼氏征阳性。一般无黏膜损害，即使有也较轻。自觉瘙痒，全身症状不明显。

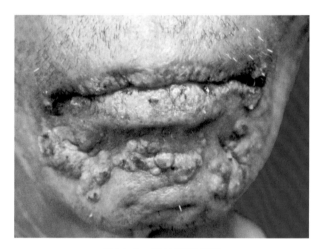

图24-2　增殖型天疱疮

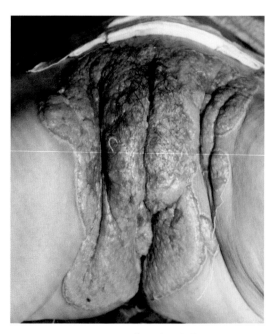

图24-3　增殖型天疱疮

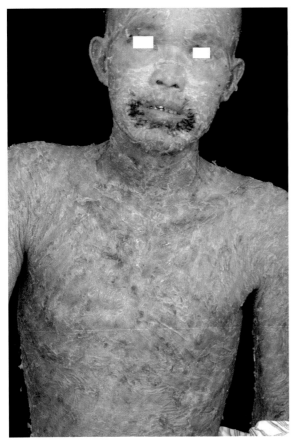

图24-4　落叶型天疱疮

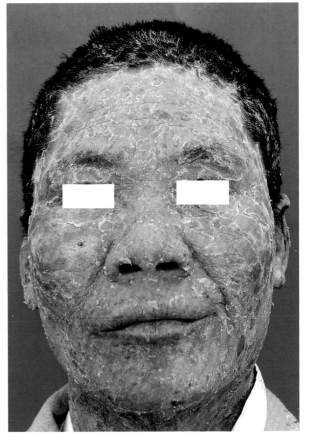

图24-5　落叶型天疱疮

四型天疱疮可以相互转化,寻常型天疱疮可以转化为增殖型和落叶型天疱疮,红斑型天疱疮可以转化为落叶型和寻常型,落叶型天疱疮偶可转为增殖型天疱疮。这些可能与抗原转移有关。

【诊　断】

(一)诊断基本资料

1.病史　有反复发作的皮肤水疱或皮肤、黏膜糜烂面。

2.体格检查　局限或全身性红斑、水疱、糜烂面,尼氏征阳性。

3.实验室及其他检查

(1)无特异性血清学检查。

(2)细胞学检查:用钝刀轻刮糜烂面,薄涂于玻片上,固定后用瑞氏染色,可发现天疱疮细胞。

(3)组织病理:

1)寻常型天疱疮:棘层下方,尤其是基底层上发生棘层松解,产生裂隙、水疱。疱液中有棘层松解细胞,疱底有绒毛形成(图24-7)。

2)增殖型天疱疮:早期损害棘层下方有棘层松

解、裂隙或空腔形成。表皮内有嗜酸性粒细胞小脓肿。晚期棘层肥厚呈乳头瘤样增生。

3)落叶型天疱疮:颗粒层及其下方发生棘层松解,形成裂隙、水疱(图24-8)。颗粒层棘层细胞松解后其形态类似角化不良的谷粒细胞,有诊断价值。

4)红斑型天疱疮:病程变化同落叶型天疱疮,但陈旧皮损毛囊角化过度、颗粒层棘层松解、角化不良细胞常显著。

(4)其他:直接免疫荧光(DIE):选择皮损周围1cm处的红斑或正常皮肤取材。DIF表现为基底层上或表皮全层细胞间网格状IgG和(或)C3沉积。

间接免疫荧光(IIF):以猴食管上皮或者人的正常皮肤为底物,患者血清的抗表皮细胞间抗体可以在猴食管上皮或正常人皮肤出现网格状沉淀。该抗体滴度与病情严重程度相平行。

ELISA检测抗桥粒芯蛋白抗体:黏膜主导型PV以抗Dsg3为主,皮肤黏膜型抗Dsg1和抗Dsg3均为阳性,且抗体含量与病情严重程度相平行。

免疫印迹:黏膜主导型PV患者血清可识别

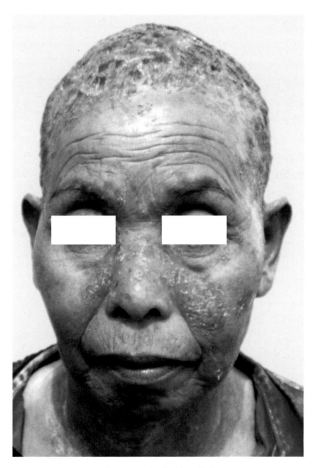

图24-6 红斑型天疱疮

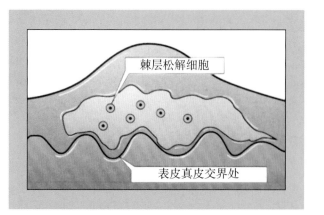

图24-7 寻常型天疱疮组织病理模型图

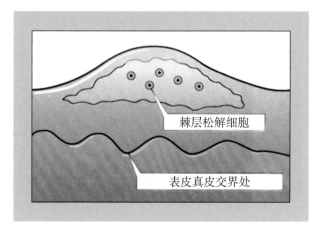

图24-8 落叶型天疱疮组织病理模型图

Dsg3(130 000)蛋白,皮肤黏膜型可识别Dsg1蛋白(160 000)和Dsg3蛋白(130 000)。

4.**伴发疾病** 大疱性类天疱疮,红斑狼疮,重症肌无力,恶性肿瘤(结肠、造血组织),胸腺瘤,甲状腺炎,淋巴瘤,Kaposi肉瘤。

(二)诊断思路

1.**病史** 天疱疮通常不损害内脏,当患者反复出现全身松弛的大疱、糜烂面,伴或不伴有黏膜损害时,应考虑本病。

2.**体格检查** 尼氏征阳性具有特征性。

3.**组织病理及直接免疫荧光检查** 组织病理显示表皮内有棘层松解具有特征性,直接免疫荧光检查表皮细胞间有IgG和C3沉积具有诊断价值。

(三)诊断依据

1.典型的皮肤松弛的大疱,尼氏征阳性。损害:寻常型,表皮松弛性大疱、增殖型,水疱不明显,增殖明显;落叶型,水疱表浅似剥脱性皮炎;红斑型:散在红斑,其上松弛水疱,面部蝶形分布鳞屑性红斑。

2.组织病理和直接和间接免疫荧光检查,阳性结果(表24-2)。

3.寻常型:表皮基底层上部水疱和裂隙,棘层松解细胞,直接免疫荧光IgG/C3沿角肮细胞呈波纹状沉积。增殖型:同寻常型、乳头瘤样增殖明显;落叶型和红斑型,表皮颗粒层裂隙或水疱、棘层细胞松解(图24-9)。

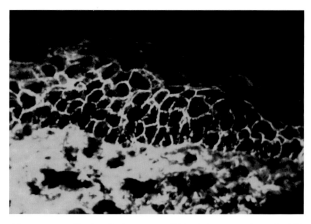

图24-9 寻常型天疱疮 DIF 棘细胞间IgG沉积呈渔网状

表24-2 自身免疫性大疱性疾病免疫荧光检查

组织病理学	直接免疫荧光	间接免疫荧光	诊　断
基底膜上	ICS：IgG ± C3 ICS：BMZ：IgG ± C3	ICS：IgG，猴子食管 ICS：IgG，鼠膀胱	寻常型天疱疮>副肿瘤性天疱疮
角层下	ICS：IgA ICS：IgG ± C3 ICS：IgG ± C3， 　BMZ：Ig ± C3	ICS处IgA ICS IgA ICS IgG+ANA	IgA性天疱疮 落叶型天疱疮 红斑型天疱疮
真皮下非炎症性	BMZ处IgG，C3 ± 　IgM，IgA 血管壁 IgG，IgAI 　IgM，C3	SSS的真皮侧 SSS的表皮侧阴性	获得性表皮松解症 大疱性类天疱疮 迟发性卟啉病 假—迟发性卟啉病
真皮下丰富的嗜 依红细胞浸润	BMZ IgG、C3沉着	SSS的表皮侧	大疱性类天疱疮 妊娠疱疹 黏膜类天疱疮
真皮下丰富的中 性粒细胞浸润	真皮乳头和基底膜 　处颗粒状IgA BMZ线状IgA ± C3 　IgG、IgM、C3、 　IgA，纤维蛋白原	表皮组织阴性（+抗内毒素抗体） BMZ处IgA沉着 SSS的真皮侧 SSS的真皮侧和血清狼疮细胞阳性	疱疹样皮炎 线状IgA病 获得性表皮松解 （罕见抗表皮整联配体蛋白病） 大疱性系统性红斑狼疮

注：BMZ：基底膜带，ICS：细胞间隙；SSS：盐裂皮肤；±：有或无。

（四）PV诊断标准（中国寻常型天疱疮诊疗共识，2016年）

1.临床表现　①皮肤出现松弛性水疱和大疱，易破；②水疱和大疱破溃后形成顽固性糜烂；③可见的黏膜区域出现非感染性水疱或糜烂；④Nikolsky征阳性。

2.组织病理　表皮细胞间水疱形成（棘层松解）。

3.免疫诊断指标　①皮损区域或皮损周围正常皮肤DIF示IgG和（或）补体沉淀于表皮细胞间；②IIF检测到血清中出现抗细胞间抗体或ELISA检测到血清中出现抗Dsg抗体。

满足"临床表现"中的至少1条、"组织病理""免疫诊断指标"中的至少1条即可确诊。满足"临床表现"中至少2条、"免疫诊断指标"中2条亦可确诊。

【鉴别诊断】

（一）主要鉴别的疾病

重症多形红斑　常见于儿童及青年，常伴有高热等全身症状，皮疹以躯干、四肢为主，主要表现为大疱周围，伴有红斑及明显的黏膜损害，部分患者尼氏征阴性。组织病理可见表皮内的水疱，直接免疫荧光可见真皮浅层小血管壁IgM和C3沉积。免疫性大疱性皮肤病的鉴别见表24-3。

（二）次要鉴别的疾病

1.角层下脓疱性皮肤病　临床上出现极表浅的脓疱，组织病理可见脓疱位于角层下、只有个别棘层松解细胞，免疫荧光检查没有发现表皮细胞间免疫沉积物。

2.脓疱病　儿童患者需与本病鉴别，脓疱疮患者水疱液或脓液培养有化脓菌生长，抗生素治疗疗效好，免疫荧光检查示表皮细胞间没有免疫沉积物。

3.扁平苔藓　部分副肿瘤性天疱疮皮损可表现为红斑、丘疹、黏膜损害，需与本病鉴别。本病临床上常表现为紫红色的扁平多角形丘疹，口腔黏膜损害一般呈网状或者溃疡性。本病组织学改变为基底细胞液化变性和真皮浅层带状淋巴细胞浸润，颗粒层楔形增生、角化亢进，免疫病理未见免疫物沉积。

4.脂溢性皮炎　红斑型天疱疮好发于胸背部，表现为局限性红斑，表面油腻性鳞屑，极似脂溢性皮炎。前者常有松弛性大疱病史，尼氏征阳性，组织病理及免疫荧光检查有助于前者诊断。

表24-3　免疫性大疱性皮肤病鉴别表

疾　病	年　龄	皮损分布	黏膜受累	皮　损
寻常型天疱疮	中年	头皮、面、曲侧，可泛发	常见，口咽部、结膜、生殖器	松弛性水疱，糜烂，曲侧增殖性损害
增殖型天疱疮	中年	曲侧	口腔	水（脓）疱，糜烂，增殖性斑块
落叶型天疱疮	中年	头皮、面、胸、上背部、罕见泛发性、脂溢性		鳞屑性丘疹，结痂性糜烂，红皮病
地方性落叶型天疱疮	儿童、青年	（头）颈，泛发性	不常见	松弛性水疱，糜烂，疣状损害，红皮病
大疱性类天疱疮	老年（偶见婴儿和儿童）	躯干、四肢、曲侧	常见，轻	风团，紧张性水疱，粟丘疹
瘢痕性类天疱疮	中老年	不常见（30%）	主要，严重	糜烂，水疱，龈炎，粟丘疹
妊娠性类天疱疮线状IgA皮病	孕妇	脐，泛发性	次要	风团，紧张性水疱
儿童线状IgA皮病	儿童	会阴部、面、躯干、四肢	多见（少数严重）	风团，紧张性水疱，环状损害
成人线状IgA皮病	青年～老年	躯干、四肢	多见（少数严重）	风团，紧张性水疱，丘疱疹
获得性大疱性表皮松解症	成人（偶见儿童）	泛发性，多变性	部分（少数严重）	风团，紧张性水疱，粟丘疹
大疱性SLE	成人	泛发性，多变性	次要	风团，紧张性水疱
疱疹样皮炎	青年（部分儿童和老人）	对称性，肘、膝、臀部	次要	丘疱疹

5.迟发性皮肤卟啉病　由红细胞尿卟啉原脱羧酶缺陷引起，多数为遗传性疾病。皮损可表现为水疱、大疱、糜烂。组织病理也可表现为表皮下大疱。皮疹常表现在暴露部位，有明显的光敏感，尿液尿卟啉增高及尿卟啉层析谱有特征性。

（三）专家提示鉴别的疾病

1.寻常型天疱疮

（1）只有口腔黏膜受累：溃疡性口炎、多形红斑、单纯疱疹、侵蚀性扁平苔藓、瘢痕性类天疱疮。

（2）口腔黏膜和皮肤均受累：Stevens-Johnson综合征/中毒性表皮坏死松解、大疱性类天疱疮、线状IgA皮炎、获得性大疱性表皮松解症。

2.落叶型天疱疮　寻常型天疱疮、脓疱病、葡萄球菌烫伤样皮肤综合征、角膜下脓疱性皮炎、脂溢性皮炎。

3.副肿瘤天疱疮　寻常型天疱疮、多形红斑/中毒性表皮坏死松解、化疗性口炎、单纯疱疹病毒感染、红斑型天疱疮、瘢痕性类天疱疮、大疱性类天疱疮、扁平苔藓、线状IgA皮炎、获得性大疱性表皮松解症。

【治　疗】

1.一般治疗　给予高蛋白、高热量、低盐饮食、补充多种维生素。注意水、电解质平衡。避免继发感染。

2.局部治疗　皮损较少时，糜烂面外用锌氧油等，红斑损害可外用皮质类固醇霜。皮损泛发，渗液结痂较多时，可用1∶10 000高锰酸钾溶液湿敷。口腔糜烂可用2%硼酸溶液漱口，疼痛明显者可用1%普鲁卡因溶液含漱。

3.全身治疗

（1）皮质类固醇：及时治疗，足量控制，正确减量，用最小维持量。一般初始用量为泼尼松每日60～120mg，治疗一周后如无效，在排除继发感染的情况下可增加原用剂量的1/3～1/2。皮损控制后应继续用药2～3周后减量。维持量一般在每日10～15mg泼尼松，多数患者需维持数年。病情严重者可采用冲击疗法，如甲基泼尼松龙1.0g静脉注射，连续3天或5天，15～30天后再次冲击。

（2）免疫抑制剂：常与皮质类固醇联合应用。如环磷酰胺每日100mg或硫唑嘌呤每日100mg，或甲氨蝶呤每周25mg，肌内注射。免疫抑制剂常在应用一个月后出现疗效，出现疗效后一般先减皮质类固醇用量，以后在减免疫抑制剂至维持量。

（3）大剂量免疫球蛋白静脉注射、血浆置换法，英夫利昔单抗、利妥昔单抗均可选用。

（4）其他：少数患者用下列方法治疗有效。氨苯砜每日100mg，或磺胺吡啶每日2～3g，烟酰胺每日1.5g，或四环素每日2g。

（邓列华　万建勋　吴丽峰　吴志华）

疱疹样天疱疮

疱疹样天疱疮（pemphigus herpetiformis，HP），或称棘层松解性疱疹样皮炎，是天疱疮的一种亚型。临床特征与疱疹样皮炎相似，但组织和免疫荧光符合天疱疮，或有一个连续的谱，寻常型及增殖型以基底细胞层松解为特征，落叶型以颗粒层或角层下松解为特征，而疱疹样天疱疮的松解则位于这两者之间，是一个以棘细胞中层松解为特点的天疱疮另一个亚型，大多数是落叶型天疱疮的临床变异，其余的可能是寻常型天疱疮的临床变异。

【临床表现】

皮损表现为群集性红斑丘疹、斑块、水疱和大疱，躯干及四肢近端发生环形或多形红斑（图34-18），边缘略隆起有水疱，表面有紧张性水疱或丘疱疹，伴剧烈瘙痒。有时可有黏膜累及，也表现为荨麻疹。Nikolsky征表现各异，阳性或阴性。皮疹常泛发，肢体伸侧更易受累。有些患者的皮损始终为疱疹样，有些则可演变为落叶型天疱疮、巴西落叶型天疱疮或较少见的寻常型天疱疮。

特殊类型有表现为环状肉芽肿样疱疹样天疱疮、多形性红斑样疱疹样天疱疮、湿疹样疱疹样天疱疮。

【诊　断】

（一）诊断基本资料

1. 病史　病因不清，或与感染、外伤相关，其他可能诱因有饮食、接触染发制剂和贫血。药物可诱发本病：D-青霉胺治疗类风湿性关节炎2~8个月后出现大疱性损害。

2. 体格检查　皮损通常表现为群集性红斑丘疹、斑块、水疱和大疱，躯干及四肢近端发生环形或多形红斑，伴剧烈瘙痒。有时可有黏膜累及，也表现为荨麻疹。可有特殊类型。

3. 实验室检查

（1）组织病理：本病病理表现各异，典型有嗜酸性海绵水肿。也可见海绵水肿伴嗜酸性粒细胞和中性粒细胞混合浸润，或中性粒细胞为主的浸润。棘层松解发生在棘细胞层中部，也可有真皮乳头中性粒细胞微脓肿。棘层松解细胞通常可发现。

（2）免疫学检查示：①直接免疫荧光检查发现表皮棘层细胞间以IgG为主的沉积或C3沉积；②血清中抗表皮细胞间物质抗体IgG阳性，抗表皮基底膜带抗体阴性。自身抗原为桥粒芯糖蛋白，Dsg1（落叶型天疱疮抗原）（160kD），其次为Dsg3（寻常型天疱疮抗原）（130kD）。

4. 伴发疾病　可伴发恶性肿瘤。

（二）诊断思路/诊断依据

临床特征与疱疹样皮炎相似，剧烈瘙痒。有时有黏膜累及，Nikolsky征表现各异。皮疹常泛性，肢体伸侧更易受累。特别是患者对砜类药物或皮质类固醇反应良好。应考虑本病。

根据临床表现类似疱疹样皮炎或大疱疮，病理变化为表皮海绵形成，嗜酸性粒细胞浸润，部分病例表皮内有棘刺松解，免疫荧光检查表皮细胞间有IgG沉积。可诊断本病。

【鉴别诊断】

（一）主要鉴别的疾病

该病的临床表现及组织学特征与IgA天疱疮和疱疹样皮炎均有重叠，通过免疫荧光检查可鉴别。同时要注意，但疱疹样皮炎偶尔可出现棘层松解细胞，但没有疱疹样天疱疮的其他组织学表现。

（二）次要鉴别的疾病

对于组织学上有显著嗜酸细胞海绵水肿的病

例，鉴别诊断还应包括过敏反应和感染（细菌和真菌性的）。免疫荧光检查及对微生物的特殊染色可帮助排除这些可疑诊断。

（三）专家提示鉴别的疾病

泛发性湿疹、大疱性类天疱疹、典型的落叶型及寻常型天疱疮患者也可出现疱疹样损害、IgA天疱疮也有疱疹样皮损，应予以鉴别。

【治　疗】

轻症患者选用氨苯砜100mg/d，可有效预防氨苯砜综合征的发生，或用雷公藤多甙40～60mg/d，口服，疗效不佳者，联用强的松20～30mg/d，或泼尼松20～40mg/d与氨苯砜100mg/d并用或与环磷酰胺或硫唑嘌呤并用。

大疱性类天疱疮

大疱性类天疱疮（bullous pemphigoid，BP）是一种获得性自身免疫性大疱性皮肤病，好发于老年人。为表皮下大疱，基底膜带有免疫球蛋白和补体沉积，多数患者血清中有抗表皮基底膜带自身抗体。

【病因与发病机制】

BP患者血清中产生针对皮肤基底膜带的循环自身抗体，包括抗表皮基底膜抗原230 000（BP230，BPAG1）、180 000（BP180，BPAG2）两种主要自身抗体，简称抗BP230和抗BP180抗体。抗BP230抗体的致病作用尚待进一步研究。抗BP180抗体可直接与皮肤基底膜的半桥粒蛋白BP180胞外区域的膜近端非胶原16A区域（BP180 NC16A）结合，激活补体，趋化炎症细胞到达炎症部位，释放蛋白水解酶，从而引起水疱和大疱。此外，药物等因素可能与BP发病相关。

【临床表现】

1. 大疱性类天疱疮的临床类型
（1）皮肤
1）泛发：泛发性、小疱性、多形性、增殖性、结节性、红皮病型、脂溢性、荨麻疹样。
2）限局：胫前受累（无瘢痕）、Brunsting-Perry瘢痕性类天疱疮（主要累及头颈部，愈后有瘢痕）。

（2）黏膜
1）泛发：瘢痕性。
2）限局：剥脱性齿龈炎、口腔黏膜类天疱疮。
2. 皮肤损害　多为红斑或正常皮肤上的水疱、大疱，疱壁紧张，不易破裂（图24-10～图24-13），水疱破裂后糜烂面愈合较快。皮疹成批出现或此起彼伏，尼氏征阴性。
3. 发病特征　本病多见于60岁以上老人，皮疹好发于胸腹、腋下、腹股沟和四肢屈侧。少数可有黏膜损害，主要侵犯舌、唇、颚等处。

【诊　断】

（一）诊断基本资料

1. 病史　有反复出现疱壁紧张的水疱、大疱，全身症状和黏膜损害较轻。
2. 体格检查　分布于躯干、四肢的水疱、大疱，疱壁紧张，黏膜损害轻微，愈合快。尼氏征阴性。
3. 实验室及其他检查
（1）无特异性血清学检查，部分患者外周血嗜酸性粒细胞升高，大部分患者血清IgG升高，10%～

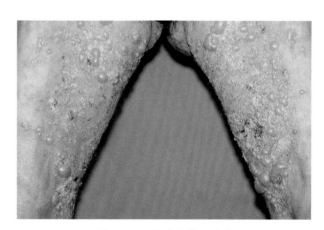

图24-10　大疱性类天疱疮

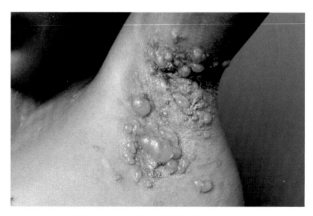

图24-11　儿童大疱性类天疱疮

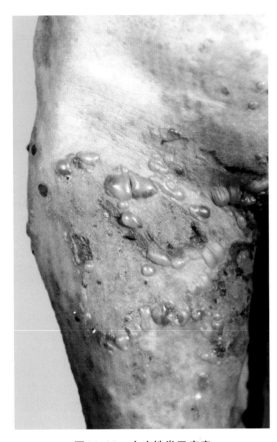

图24-12 大疱性类天疱疮

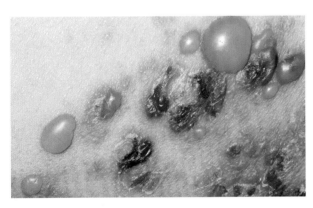

图24-13 大疱性类天疱

80%患者血清中可检出抗表皮基底膜带循环抗体。

（2）组织病理：本病病理下可见表皮下水疱（图24-14），疱顶表皮细胞扁平，排列紧密，无棘层松解。陈旧的疱顶表皮细胞可坏死，萎缩。疱底真皮乳头呈指状凸入腔内呈彩球状。晚期水疱因基底细胞再生可形成表皮内水疱。

（3）直接免疫荧光检查：在表真皮的基底膜带可见IgG和C3呈线状沉积（图24-15）。

4.伴发的疾病

（1）大疱病：糖尿病性大疱性皮病、寻常型天

疱疮、疱疹样皮炎。

（2）免疫相关：红斑狼疮、重症肌无力、恶性贫血、多发性肌炎、原发性胆汁性肝硬化、类风湿性关节炎、胸腺瘤、甲状腺炎、溃疡性结肠炎、扁平苔藓、白癜风、多发性硬化症、银屑病。

（二）诊断思路

1.本病好发于老年人，在红斑或正常的皮肤上有紧张性大疱，疱壁紧张不易破裂，糜烂面容易愈合，黏膜损害少而轻微，应考虑本病。

2.可见躯干、四肢多发的樱桃至核桃大的水疱、大疱、疱壁紧张不易破裂，尼氏征阴性都对本病有提示意义。

3.组织病理显示表皮下水疱常为单房的，水疱内容物为凝固的血清、纤维蛋白、大量嗜酸性粒细胞及数目不等的中性粒细胞。相邻部位的真皮乳头水肿，偶尔可形成嗜酸性粒细胞微脓肿。

直接免疫荧光（DIF）示表皮基底膜带IgG或C3线状荧光（图24-15）。

盐裂皮肤作为底物做间接免疫荧光（IIF）检

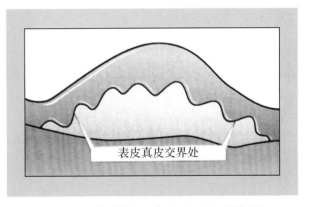

图24-14 大疱性类天疱疮 组织病理模式图
表皮真皮交界处

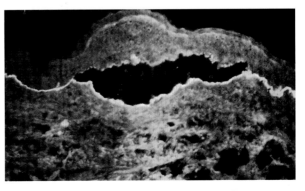

图24-15 大疱性类天疱疮 表皮真皮基底膜带见IgG和C3呈线状沉积

查：可见IgG沉积在表皮侧。

盐裂皮损周围正常皮肤做直接免疫荧光（DIF）检查：可见IgG沉积在表、真皮两侧。

（三）诊断标准

典型临床表现、组织病理、DIF或IIF特征性表现及抗BP180阳性可以确诊。

【鉴别诊断】

（一）主要鉴别的疾病

1. **寻常型天疱疮**　主要表现为外观正常的皮肤处或红斑基础上出现豌豆到蚕豆大的水疱，疱壁松弛，极易破裂形成糜烂面，不易愈合，黏膜损害广泛而严重，尼氏征阳性。组织病理显示表皮内有棘刺松解，直接免疫荧光检查可见表皮细胞间有IgG和C3沉积。

2. **疱疹样皮炎**　皮损常呈多形性，可有红斑、丘疹、风团、水疱，常以水疱为主，水疱常簇集成群或排列成环状、匐形性或地图形，水疱壁紧张，尼氏征阴性，患者常伴有明显的瘙痒。组织病理可见本病水疱位于表皮下，直接免疫荧光可见真皮乳头IgA和C3沉积。

3. **大疱性多形红斑**　常伴有高热等全身症状，皮疹以躯干、四肢为主，主要表现为大疱周围伴有红斑及明显的黏膜损害，部分患者尼氏征阴性。组织病理可见表皮内的水疱，直接免疫荧光可见真皮浅层小血管壁IgM和C3沉积。

4. **线状IgA大疱性皮病**　本病儿童与成人均可发病，皮损好发于躯干、四肢，主要表现为腊肠样排列的紧张水疱。组织病理可见表皮下的水疱，直接免疫荧光可见基底膜带有IgA呈线状沉积具有特异性。

（二）次要鉴别的疾病

1. **大疱性红斑狼疮**　部分SLE患者在红斑或正常皮肤表面出现疱壁紧张的水疱、大疱，伴或不伴黏膜损害，易与大疱性类天疱疮混淆。鉴别两者需要详细询问病史及进行必要的相关免疫学检查，前者常符合SLE的诊断标准。

2. **获得性大疱性表皮松解症**　本病有时皮疹形态、组织病理和免疫荧光检查均与大疱性类天疱疮相似，本病常发生于容易受伤及受压的部位，水疱破溃后常留下瘢痕及粟丘疹。部分或者血清中可检测到抗Ⅶ型胶原抗体，HLA-DR2阳性有诊断意义。

3. **迟发性皮肤卟啉病**　本病慢性皮损可表现为水疱、大疱、糜烂，组织病理也可表现为表皮下大疱，需与大疱性类天疱疮鉴别。前者皮疹常表现在暴露部位，有明显的光敏感、尿液中尿卟啉增高及尿卟啉层析谱有特征性。

（三）专家提示鉴别的疾病

瘢痕性类天疱疮、妊娠疱疹、获得性大疱性表皮松解症、线状IgA皮炎、疱疹样皮炎。

【治　疗】

1. **一般治疗**　注意水、电解质平衡，补充多种维生素。避免继发感染。合并SLE或糖尿病等疾病时按相关措施治疗。

2. **局部治疗**　当水疱较大或胀痛明显时，可考虑抽取疱液，其他同天疱疮。

3. **全身治疗**

（1）皮质类固醇：泼尼松每日1mg/kg，多数病例用药1个月后能控制，以后逐渐减量维持，平均用药时间两年。

（2）免疫抑制剂：可单独或与皮质类固醇联合应用。硫唑嘌呤每日1.5~2mg/kg，环磷酰胺每日1.5~2mg/kg，一般4~6周见到疗效。

（3）抗生素：四环素或红霉素每日1~2g，维持1~2个月，每月减量500mg，直至停用。同时加服烟酰胺每日1.5~2g，对抑制真表皮处的炎症反应和增加真表皮联结有效。也可用米诺环素每日200mg。

（4）其他：部分患者使用磺胺嘧啶每日1.5~2.0g或氨苯砜每日100~150mg治疗，可完全控制症状。

（邓列华　吴丽峰　万建勋）

疱疹样皮炎

疱疹样皮炎（dermatitis herpetiformis，DH）是一种慢性复发性水疱性皮肤病，皮疹多形性，剧烈瘙痒，多伴有谷胶敏感性肠病，真皮乳头有颗粒状IgA和C3沉积，可能是一种自身免疫性疾病。

【病因与发病机制】

1. 可能是一种遗传易感性的免疫性疾病。本病多见于HLA-B8、HLA-DR3、HLA-DQw2患者。

2.几乎所有患者的皮损和外观正常皮肤的真皮乳头都有IgA沉积。IgA沉积抗体主要由肠道产生，摄入的谷胶或谷胶过敏性肠病患者摄入的蛋白质产生IgA抗谷胶抗体或特异性抗体能与皮肤的正常或异常组织抗原成分结合，并通过补体替代途径激活补体系统，产生一系列的炎症反应，引起真皮乳头胶原溶解，最终导致真皮分解而产生水疱。

【临床表现】

1.**皮肤损害** 常呈多形性，可有红斑、水疱、丘疹、风团。皮疹以水疱为主，常簇集成群或排列成环形（图24-16）、匐行性或地图形，疱壁紧张，周围有红晕，不易破裂，尼氏征阴性。

2.**发病特征** 皮损好发于肩胛、臀部、肘膝和四肢伸侧，多对称性分布，黏膜损害及糜烂面少见。患者一般无全身症状，但多伴有剧烈瘙痒，常因瘙抓而导致继发感染、湿疹样变。服用含有碘、溴等成分的食物或药物后，皮损会加重。部分患者有肠道病变，以小肠为主，少数患者出现腹胀、腹泻等消化道症状。

【诊　断】

（一）诊断基本资料

1.**病史** 有反复出现于疱壁紧张的水疱、大疱，全身症状和黏膜损害较轻，伴有剧烈瘙痒，合并有谷胶过敏或肠道疾病病史有提示意义。

2.**体格检查** 分布于躯干、四肢的多形性皮损，以水疱为主，簇集成群，疱壁紧张，尼氏征阴性。

3.**无特异性血清学检查** 血液中嗜酸性粒细胞常增高。

4.**组织病理** 早期可见真皮乳头顶部毛细血管

周围有较多中性及嗜酸性粒细胞浸润，形成以中性粒细胞为主的小脓肿及多房性水疱。36小时后水疱融合成单房性表皮下大疱，真皮血管周围有嗜酸性粒细胞及中性粒细胞浸润（图24-17）。

5.**直接免疫荧光检查** 皮损、皮损周围及正常皮肤的真皮乳头有IgA和C3呈颗粒状沉积（图24-18）。

6.**伴发疾病** 见表24-4。

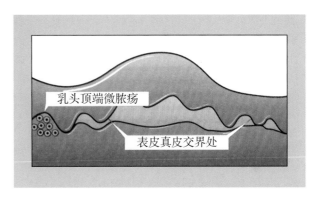

图24-17　疱疹样皮炎　组织病理模式图

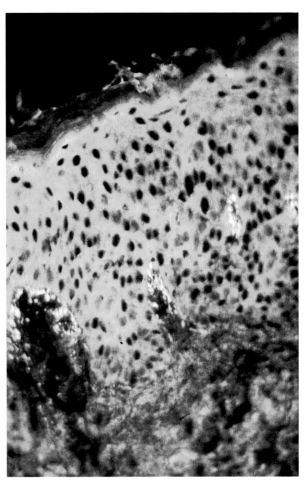

图24-18　疱疹样皮炎　IgA在乳头上部的颗粒状沉积

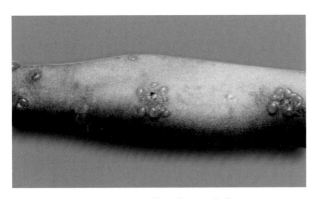

图24-16　疱疹样皮炎　环状水疱

表24-4　疱疹样皮炎伴发疾病

Addison综合征	系统性红斑狼疮
糖尿病	甲状腺疾病
谷蛋白敏感性肠病	Graves病
胃酸过少	桥本甲状腺炎
肠淋巴瘤发生率增多	甲状腺功能亢进症
恶性贫血	特发性甲减
雷诺现象	溃疡性结肠炎
类风湿性关节炎	白癜风
口腔干燥-风湿性关节炎综合征	

（二）诊断思路

1. 本病好发于青壮年，除全身反复发作的水疱、大疱外，当患者有剧烈的瘙痒，伴有谷胶敏感性肠病时应高度怀疑本病。

2. 本病皮损呈多形性，以集簇性的水疱为常见，周围伴有红晕，糜烂面少，尼氏征阴性对本病有提示意义。

3. 组织病理及直接免疫荧光检查：有特异性。

（三）诊断依据

1. 多形性皮疹，红斑、丘疹、水疱、风团。

2. 尼氏征阴性，好发于躯干、腰背部。

3. 患者常伴有剧烈瘙痒。

4. 部分患者伴有腹胀、腹泻等消化道症状。

5. 组织病理可见表皮下水疱、中性粒细胞性小脓肿。

直接免疫荧光可见真皮乳头有IgA和C3呈颗粒状沉积。

【鉴别诊断】

（一）主要鉴别的疾病

1. **寻常型天疱疮**　主要表现为外观正常的皮肤或红斑基础上出现豌豆到蚕豆大的水疱，疱壁松弛，极易破裂形成糜烂面，不易愈合，黏膜损害广泛而严重。尼氏征阳性。组织病理示表皮内有棘刺松解，直接免疫荧光检查可见表皮细胞间有IgG和C3沉积。

2. **大疱性类天疱疮**　多发于老年人，皮疹以躯干、四肢多见，主要表现为疱壁紧张的大疱，通常水疱体积较大，疱液清，疱壁不易破裂，尼氏征阴性。组织病理检查可见表皮下大疱，直接免疫荧光检查可见基膜带有IgG和C3沉积，血清中抗基膜带

IgG抗体阳性。

3. **大疱性多形红斑**　皮疹以躯干、四肢为主，主要表现为大疱周围伴有红斑，及明显的黏膜损害，部分患者尼氏征阴性。组织病理可见表皮内的水疱，直接免疫荧光可见真皮浅层小血管壁IgM和C3沉积。

4. **线状IgA大疱性皮病**　本病儿童与成人均可发病，皮损好发于躯干、四肢，主要表现为腊肠样排列的紧张水疱。组织病理可见表皮下的水疱，直接免疫荧光可见基膜带有IgA呈线状沉积具有特异性。

（二）次要鉴别的疾病

1. **水痘**　由水痘病毒引起，起病前常有发热等前驱症状，皮疹从躯干开始出现，向头面、四肢扩散，呈向心性分布，水疱多孤立不融合，常在同一时期可见到丘疹、水疱、结痂等皮疹。皮肤组织病理检查无免疫复合物沉积。

2. **疱疹样脓疱病**　多发生于孕妇。皮疹常先发生于腹股沟、腋窝等皱褶部位，然后泛发全身，表现为红斑基础上密集分布的针头至绿豆大脓疱，排列成环形，多环形，可融合成片状脓疱。除皮肤瘙痒外，可有不同程度的全身症状。组织病理可见Kogoj海绵状脓疱，直接免疫荧光检查无免疫复合物沉积。

3. **角层下脓疱性皮病**　好发于中年女性，病因不明。皮疹主要侵犯腋下、腹股沟、乳房下等褶皱处，但不侵犯面部。皮疹开始可为水疱，后变为脓疱，疱壁松弛。水疱、脓疱可散在分布，也可群集成环形或匐行性。本病患者通常无全身症状，黏膜一般不受累，病情呈慢性良性过程。组织病理可见角层下脓疱，直接免疫荧光不能看到免疫复合物沉积。

（三）专家提示鉴别的疾病

1. **临床**　线状IgA皮炎、系统性红斑狼疮的大疱性损害、大疱性类天疱疮、疥疮、神经官能症性表皮剥脱、妊娠疱疹、丘疹性荨麻疹、一时性棘层松解性皮肤病、多形红斑、毛囊炎。

2. **组织学**　线状IgA大疱性皮病、系统性红斑狼疮的大疱性损害、大疱性类天疱疮（罕见）、白细胞破裂性脉管炎（罕见）、妊娠疱疹（罕见）、大疱性药疹、获得性大疱性表皮松解症（炎症型）。

【治　疗】

1. **一般治疗**　避免吃含有碘剂和溴剂的药物和

食物，如紫菜、海带。

2.局部治疗 以止痒、抗感染为主，其他同天疱疮。

3.全身治疗

（1）氨苯砜：是治疗本病的首选有效药物。一般每日100～150mg，能稳定巨噬细胞溶酶体的膜。病情控制后应逐步减至维持量。

（2）磺胺类药物：磺胺吡啶每日服1.5～2g，同时加服等量碳酸氢钠。长效磺胺每日服0.5～1.5g。

（3）无谷胶饮食：除大米等许多食物含有谷胶，应严格控制谷胶摄入，6个月到2年。

（4）四环素：每日1～1.5g或米诺环素100mg，每日2次，烟酰胺每日1～1.5g。

（5）皮质类固醇：仅部分患者有效，一般用泼尼松每日20～40mg。

（6）抗组胺药物：可用于止痒等对症治疗。

（邓列华 吴丽峰 万建勋）

线状IgA大疱性皮病

线状IgA大疱性皮病（linear IgA bullous dermatitis，LABD）是一种表皮下疱，临床表现与疱疹样皮炎相似的疾病，但皮损的直接免疫荧光检查示皮肤基底膜带有线状IgA沉积。

【临床提要】

1.成人线状IgA大疱性皮病

（1）基本损害：皮损有环状或多环形红斑、荨麻疹样斑块伴周围水疱形成、水疱或大疱（图24-19），70%以上的病例有口腔病变，表现为水疱、糜烂，甚或瘢痕形成。

（2）发病特征：整个成年期均可发病，平均发病年龄在60岁以上，女性略多见。临床表现变异较大，可出现疱疹样皮炎和（或）大疱性类天疱疮相似的症状。常散在分布、不对称，有时伴有剧烈瘙痒或烧灼感。躯干、四肢多见，有时累及鼻、咽、食管、眼、泌尿生殖器和肛门。

2.儿童线状IgA大疱性皮病

（1）基本损害：环形红斑周围或正常外观皮肤上发生水疱、大疱（图24-20），损害常成批出现，愈合后遗留色素沉着或色素减退。少数病例有口腔

受累。一般伴有瘙痒，有时较为剧烈。

（2）发病特征：一般在5岁之前发病。许多患儿在发病前有其他疾病史，如上呼吸道感染。一般为突然发病，主要累及下腹部、大腿、腹股沟和口周，分布广泛。

【诊 断】

（一）诊断基本资料

1.病史 儿童一般5岁之前发病，少数1岁内发病，成人发病年龄平均60岁以上。

2.体检检查 可见风团，紧张性水疱，环状损害，丘疱疹。

3.实验室检查 组织病理：荨麻疹样丘疹或斑块显示乳头内中性粒细胞沿基底膜带呈线状排列，可形成微脓肿。表皮下大疱，大疱下方内有中性粒细胞或伴有酸性粒细胞。免疫电镜IgA线状沉积（图24-21）于透明和（或）致密板下。

4.伴发疾病 自身免疫性疾病，胃肠道疾病，

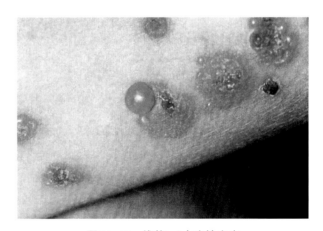

图24-19 线状IgA大疱性皮病

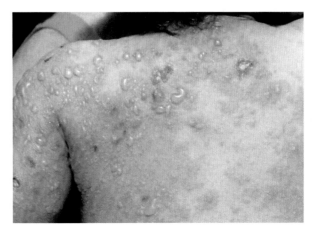

图24-20 儿童线状IgA皮病

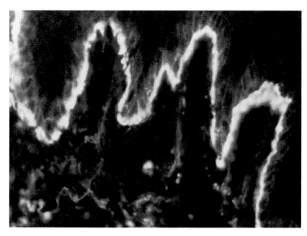

图24-21　成人线状IgA皮病　IgA沿基底膜带呈线状
沉积（DIF）

恶性肿瘤（包括淋巴瘤），感染。

（二）诊断思路

对成人不典型的类天疱疮或疱疹样皮炎等大疱病患者，对发生于儿童的不典型疱疹样患者，应考虑本病。而进一步进行组织病理和直接或间接免疫荧光检查，以求确诊。

（三）诊断依据

1. 成人线状IgA大疱性皮病　皮肤损害变异较大，有疱疹样皮炎或大疱性类天疱疮样损害，有环状或多形红斑、荨麻疹样斑块，伴紧张性水疱和大疱，有口腔损害、水疱和大疱，剧烈瘙痒，发病年龄60岁以上。

2. 儿童线状IgA大疱性皮病　皮肤损害类似成人线状IgA大疱性皮病。组织病理具有特征性。DIF检查见IgA呈均匀一致的线状沉积在基底膜带。60%～70%的患者存在血清抗基底膜带抗体，透明板型者的抗体结合于皮肤的表皮侧。

【鉴别诊断】

本病在临床上难与疱疹样皮炎和大疱性类天疱疮鉴别（表24-5）。

【治　疗】

本病有时可自行缓解。儿童型首选磺胺吡啶，成人型则为氨苯砜，少数病例需联用强的松。一般在用药后2～3天内见效，症状完全控制后逐渐减量维持。

1. 磺胺吡啶1.5～2g/d，儿童剂量70mg/（kg·d）［不超过100mg/（kg·d）］，分次口服。如果不能

完全控制症状，则需采用氨苯砜治疗。

2. 氨苯砜100～300mg/d，开始剂量为25mg/d，以后每1～2周增加25mg，直至症状控制。儿童剂量为1～2mg/（kg·d）［不超过3～4mg/（kg·d）］，分次口服。

3. 强的松30～40mg/d，儿童剂量为1mg/（kg·d），清晨顿服。

（吴　江　吴丽峰）

遗传性大疱性表皮松解症

遗传性大疱性表皮松解症（inherited epidermolysis bullosa，IEB）是由轻微物理性损害引起的以水疱形成为特征的一组较罕见的遗传性疾病。本组疾病有三个共同特征：①皮肤脆性增加；②自发性或轻微创伤后，发生水疱及糜烂；③具有遗传性。发病与蛋白质基因突变有关。

【临床表现】

IEB的主要四种类型见表24-6。

1. 单纯性大疱性表皮松解症（EB simplex，EBS）

（1）基本损害：手、足、肘、膝等处摩擦后（图24-22），发生紧张性大疱或水疱，尼氏征阴性，轻度瘙痒，愈后不留瘢痕。

（2）发病特征：为常染色体显性遗传，多在生后一年内发病。组织病理显示表皮下大疱。

2. 交界性大疱性表皮松解症（junctional EB，EBJ）

（1）基本损害：一般均出现水疱、糜烂、结痂、萎缩性瘢痕。口腔受累导致小口及舌系带短缩。釉质发育不全和甲营养不良、秃发、食管、上呼吸道受累。

（2）发病特征：为常染色隐性遗传，发生于新生儿或婴儿。死亡原因包括气道梗阻、败血症及心律失常。

3. 营养不良性大疱性表皮松解症（dystrophic EB，DEB）

（1）基本损害：水疱（尼氏征阴性）、糜烂、结痂、萎缩性瘢痕、粟丘疹（图24-23，图24-24）、甲营养不良或无甲。一般在出生时即发病。

（2）显性遗传型DEB：皮肤病变常泛发（图24-25～图24-27），大多数无皮肤外受累，仅部分出现食管狭窄。

表24-5　线状IgA大疱性皮病的鉴别

	线状IgA大疱性皮病	疱疹样皮炎	大疱性类天疱疮
损害	水疱和（或）大疱	群集或疱疹样分布的丘疹和水疱	紧张性大疱
分布	类似于后二者	伸面，对称	躯干、四肢、黏膜
组织学	表皮下大疱伴中性粒细胞浸润	表皮下大疱伴中性粒细胞浸润	表皮下大疱伴酸性粒细胞浸润
直接免疫荧光	基底膜带线状IgA沉积，可能有IgG、C3	真皮乳头颗粒状IgA沉积	基底膜带IgG、C3线状沉积
间接免疫荧光	IgA型抗基底膜带抗体，60%~70%	阴性	IgG型抗基底膜带抗体，70%
肠病	0~24%	>85%	无
HLA-B8	30%~56%	85%	正常（25%）
氨苯砜疗效	好	极好	差

表24-6　IEB的四种主要类型

皮肤分裂的水平	主要类型	亚　型	缺陷蛋白
表皮内	单纯型EB	基底上层基底层	谷氨酰胺转胺酶-5、桥粒斑菲素-1、桥粒斑蛋白、盘状球蛋白角蛋白5和14、网蛋白、Exophilin-5、大疱性类天疱疮抗原/肌动蛋白结合蛋白
透明板内	交界型EB	泛发性局限性	层黏连蛋白-332，XVII型胶原，整合素亚单位α6、β4、α3XVII胶原，层黏连蛋白-332，整合素亚单位α6、β4
致密板下	营养不良型EB	显性遗传隐性遗传	VII型胶原VII型胶原
混合性	Kindler综合征	隐性遗传	Kindlin-1（Fermitin家族同系物-1）

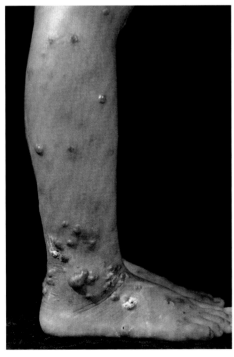

图24-22　大疱性表皮松解症　外踝、足跟、膝等骨突起
处水疱或瘢痕形成

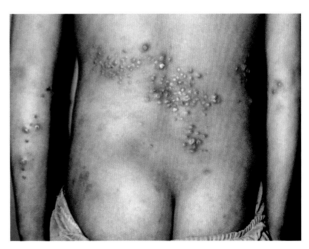

图24-23　白色丘疹样大疱性表皮松解症

（3）泛发性DEB：患者有正常寿命，鳞状细胞
癌的发生率不增加。

（4）隐性遗传型DEB：常泛发，皮肤外病变
严重，寿命缩短，皮肤癌的发生率明显增加。隐性
遗传性重型DEB（RDEB gravis），几乎所有上皮

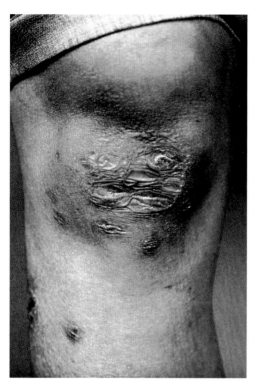

图24-24　痒疹性大疱性表皮松解症　膝部萎缩性瘢痕

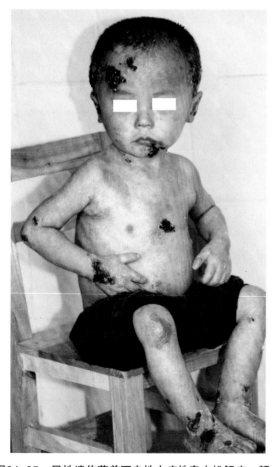

图24-25　显性遗传营养不良性大疱性表皮松解症　额、
手背、足背水疱破裂，留下糜烂面，伴有甲营养不良

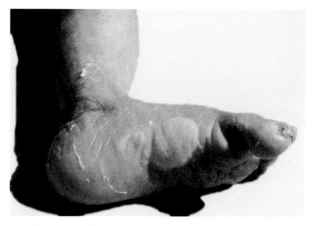

图24-26　显性遗传营养不良性大疱性表皮松解症
足底紧张性大疱及甲营养不良

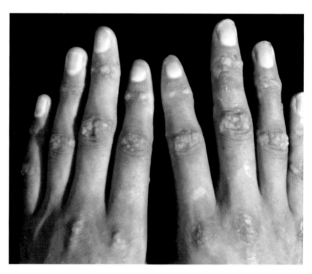

图24-27　显性遗传营养不良性大疱性表皮松解症　手指
关节伸侧水疱愈合后形成瘢痕及白色丘疹（粟丘疹）

衬里器官均可发生水疱，假性并指（趾）多见，指
（趾）肌肉萎缩、骨质吸收（图24-28）；膝、肘挛
缩，关节功能丧失。

4. 混合性　Kindler综合征。

【诊　断】

（一）诊断基本资料

1. 病史　属遗传性疾病，出生时或生后1年内发
病，可以因轻微机械性损害引起。

2. 体检检查　手、足、四肢伸侧、肘、膝等摩
擦处发生水疱。

3. 实验室检查　超微结构表明，各型的基本病
理缺陷位于真皮或基底膜，但有些原发缺陷则位于
表皮细胞。

逐渐从以透射电镜为主转变为使用免疫荧光或免疫组化定位，而后进行相应基因测序确定致病基因位点，这种方法被称为"洋葱皮诊断方法"，层层深入，最终确定致病基因。

（三）诊断依据

有遗传史，自幼发病，常有家族史，皮肤为强力性或松弛性水疱，尼氏征阳性或阴性，病理为表皮内或表皮下水疱，免疫病理阴性。

有三种共同特征：①皮肤脆性增加；②自发性或轻微创伤后，发生水疱及糜烂；③具有遗传性。本病三种特征是诊断重要依据。

（四）诊断标准

1. 诊断不能完全靠临床表现。

2. 常规组织学表现也可能产生误导。

3. 疾病类型的确定必须依靠电镜研究或免疫荧光技术。它们可确定表皮松解的部位，也可确定其他缺陷，如锚纤维缺失或半桥粒发育不全。

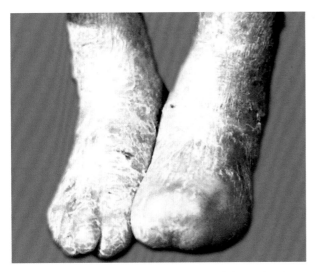

图24-28　隐性遗传营养不良性大疱性表皮松解症足趾被瘢痕组织包裹及融合成棒状足

4. **透射电镜**　透射电镜可以明确患者水疱发生的部位，从而对患者进行分型，再结合相应临床表现、病史、家族史等基本可以明确患者EB型别及可能的致病基因，从而对患者预后进行初步判断。

5. **免疫荧光定位标记**　由于透射电镜应用的限制性，相应基底膜自身抗体和表皮抗原的发现以及商品化基底膜自身抗体的生产，免疫荧光标记分层定位诊断EB的方法被重新提出，并被视为可以替代电镜进行EB定位诊断的首选方法。

6. **免疫组化定位标记**　原理与免疫荧光相似。免疫组化的方法可分类诊断85%的EB患者，其中单纯型EB达71%（10/14），交界型EB达100%（14/14），营养不良型EB达82%（9/11）。

7. **致病基因检测**　通过透射电镜、免疫荧光或免疫组化标记定位可初步判断患者可能的受累基因，从而有针对性的进行基因定位诊断。若患儿高度怀疑为重度泛发性RDEB时，直接进行基因测序确诊更为经济、高效。

（二）诊断思路

EB的诊断步骤首先是全面病史采集和体格检查，包括发病年龄和家庭成员是否受累。对胃肠道、呼吸、眼、牙齿、骨骼和泌尿生殖系统的回顾可评价生长发育情况。体格检查不但包括详细的皮肤检查，还应全面检查黏膜组织、毛发、甲和牙齿，但诊断不能完全依靠临床表现，常规病理学检查也可能产生误导。

用于EB确诊和分型的诊断技术包括透射电镜、免疫荧光、免疫组化和致病基因检测。EB的诊断已

【鉴别诊断】

（一）主要鉴别的疾病

特定类型的EB与其他类型EB或与非EB性疱病相鉴别很困难，尤其在新生儿阶段，此时需要将下列疾病纳入EB的鉴别诊断：大疱性先天性鱼鳞病样红皮病、葡萄球菌性烫伤样皮肤综合征、大疱性脓疱疮、色素失禁症、新生儿单纯疱疹、经胎盘获得的自身免疫性大疱病如天疱疮或妊娠期类天疱疮、皮肤发育不全、局灶性真皮发育不良、先天性红细胞生成性卟啉病和浅表性表皮松解性鱼鳞病（又称为Siemens大疱性鱼鳞病）。

在婴儿、大龄儿童和成人中，某些自身免疫性大疱病如大疱性类天疱疮、黏膜类天疱疮、线状IgA大疱病可显示与交界型EB或重度泛发性单纯型EB重叠的特征。获得性EB可模仿营养不良型EB，两者均可在四肢碰上或摩擦处发生水疱，但获得性EB与自身免疫有关，中老年发病，直接免疫荧光检查基底膜带有IgG呈线状沉积。水疱的发病时间有助于区别遗传性EB与自身免疫性疱病。先天性厚甲和表皮松解性鱼鳞病也可与某些儿童或成人中的EB相混淆。

遗传性大疱性表皮松解症的鉴别见表24-7。

（二）次要鉴别的疾病

1. **获得性大疱性表皮松解**

（1）相似点：可在四肢碰伤或摩擦处发生水疱

表24-7　大疱性表皮松解症的鉴别诊断

病　名	发病年龄	临床表现	遗传缺陷	遗传方式
非瘢痕型				
单纯大疱性表皮松解症	出生	下肢出血性疱，冷可预防疱的发生	角蛋白5和14	常染色体显性
手足复发性大疱性表皮松解症（Weber-Cockayne综合征）	生后数年内	行走后起疱	角蛋白5和14	常染色体显性
交界性大疱性表皮松解（Herlitz综合征）	出生	小腿、口腔黏膜糜烂，严重的口周受累	板层素5	常染色体隐性
瘢痕型				
显性营养不良性大疱性表皮松解症	婴儿	手足大量疱，粟丘疹	7型胶原	常染色体显性
隐性营养不良性大疱性表皮松解症	出生	疱反复发作，继发感染和瘢痕——"连指（趾）手足"	7型胶原	常染色体隐性

大疱。

（2）不同点：获得性大疱性表皮松解与自体免疫有关，老中年发病，直接免疫荧光检查基底膜带有IgG呈线状沉积。

2. 卟啉病

（1）相似点：可发生张力性水、大疱。

（2）不同点：是卟啉代谢异常所致的疾病，皮损好发于暴光日晒部位，如面、颈、手背等处，尿、粪卟啉增高。

（三）专家提示鉴别的疾病

单纯疱疹、先天性卟啉病、色素失禁症、其他水疱性疾病、获得性大疱性表皮松解症。

【治　疗】

保护支持对症治疗原则。依据不同类型，疾病严重程度采用治疗方案。对所有类型的EB，治疗包括预防创伤、大疱的减压和防治感染。

（吴　江　吴大兴　吴丽峰）

获得性大疱性表皮松解症

获得性大疱性表皮松解症（epidermolysis bullosa acquisita，EBA）是一种自身免疫性表皮下大疱病，Ⅶ型胶原自身抗体的存在为其特征，临床表现类似于遗传性营养不良性大疱性表皮松解症。

【临床表现】

发病年龄一般为40～50岁，儿童亦可发病。

1. 经典型　①皮肤脆性增加，手背、指节、肘、膝、骶部和趾等易受创伤部位出现水疱、大疱（图24-29，图24-30）、糜烂；②损害愈合后遗留瘢痕，瘢痕内常有粟丘疹；③可有瘢痕性秃发和甲营养不良。

2. 大疱性类天疱疮样型EBA　躯干、皮肤皱褶和屈侧部位发生紧张性大疱，周围有红斑或荨麻疹样损害，或大片红斑无水疱，瘙痒。

3. 瘢痕性类天疱疮样型EBA　口腔、食管上段、肛门、阴道黏膜和眼结膜均可出现糜烂及瘢痕。

4. 其他类型　Bunsting-Perry瘢痕性类天疱疮亚型、线状IgA病样亚型、儿童EBA。

【诊　断】

（一）诊断基本资料

1. 病史　中老年发病，常无家族史。

2. 体检检查　好发于手足和四肢易摩擦部位，皮损常在创伤处发生水疱、大疱，或自发性水疱，常有萎缩、疤痕和粟丘疹。

3. 实验室检查　组织病理示表皮下水疱，损害周围皮肤DIF显示IgG和C3线状沉积在表皮真皮交界处，有时伴有IgM或IgA沉积。

水疱位于致密板下；免疫电镜显示IgG与致密板下的锚纤维相关；1mol/L NaCl盐裂皮肤的直接或间接免疫荧光显示，免疫物质沉积在盐裂皮肤的真皮侧。

4. 伴发疾病　糖尿病、炎症性肠病（特别是Crohn病）、系统性红斑狼疮、自身免疫性甲状腺炎、类风湿性关节炎、淀粉样变、冷球蛋白血症、

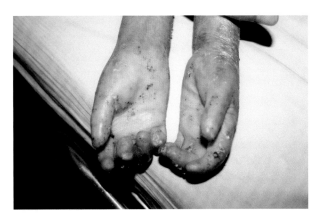

图24-29　获得性大疱性表皮松解症

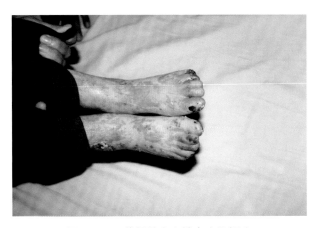

图24-30　获得性大疱性表皮松解症

特发性肺纤维化、多发性骨髓瘤、肺癌、慢性淋巴细胞性白血病、膀胱炎、晚期移植物抗宿主病。

（二）诊断思路

从病史中老年发病，可除外先天性大疱性表皮松解，水疱和大疱为张力性，尼氏征阴性可排除天疱疮。有特殊好的发病部位如四肢手足，特点有皮肤脆性增加，外伤易发病。应考虑获得性大疱性表皮松解。

（三）诊断依据

中老年发病，常在外伤及摩擦部位发生水疱，组织病理表皮下水疱，无棘层松解，ＢＭＺ线状IgG、C3沉积，沉积在致密板下，血中有抗BMZ抗体，抗体沉积在真皮侧。

（四）诊断标准

Yaoia等（1981）提出本病的诊断标准：

1. 具有上述临床表现的大疱性疾病。

2. 无大疱性疾病家族史。

3. 组织学检查显示表皮下水疱。

4. IgG沉积在表皮真皮交界处，即损害周围皮肤

的直接免疫荧光检查阳性。

5. 直接免疫电镜检查显示IgG沉积局限于基底膜的致密板下部和（或）致密板下方区域。

6. 间接或直接NaCl分离皮肤免疫荧光检查和（或）Western印迹法，5或6任选一条。

【鉴别诊断】

（一）主要鉴别的疾病

1. 迟发性皮肤卟啉病

（1）相似点：皮肤有张力性大疱、水疱。

（2）不同点：好发部位不同，皮肤迟发性卟啉病多在日晒部位于面、颈、手背；荧光免疫病理阴性，卟啉检查血、红细胞、尿、粪卟啉增高，代谢障碍。

2. 先天性大疱性表皮松解症

（1）相似点：有张力性或松解性大疱，尼氏征阳性或阴性。

（2）不同点：先天性大疱性表皮松解症与遗传有关，有家族史，自幼发病，组织病理表皮内水疱或表皮下水疱。

（二）次要鉴别的疾病

1. 大疱性类天疱疮

（1）相似点：发生年龄较大，发生张力性大疱。

（2）不同点：大疱性类天疱疮发生部位主要在颈下、腋下、腹股沟、股内侧及上腹部、屈侧多见。免疫病理BMZ线状IgG、C3沉积，血沉积在透明板中抗BMZ抗体，若以NaCl分离皮肤检查抗体沉积在表皮侧。而先天性大疱性表皮松解症阴性。

2. 大疱性系统性红斑狼疮

（1）相似点：表皮下水疱，紧张性大疱。

（2）不同点：SLE发生青年女性，除水疱外，绝大多数有红斑狼疮病史，皮损愈后留有色素沉着，而无瘢痕。重要鉴别在于SLE有多系统损害表现及免疫异常。

（三）专家提示鉴别的疾病

获得性大疱性表皮松解症的鉴别见表24-8。

【治　疗】

1. 强的松1～2mg/kg或更大剂量，对播散性炎性损害有较好疗效，而对经典型者应联用氨苯砜或环孢霉素。

2. 免疫抑制剂硫唑嘌呤2～3mg/（kg·d）、环磷

表24-8　专家提示鉴别的疾病

疾　病	显微镜免疫荧光检查			
	Ig分类	沉积部位	显微镜免疫电泳	抗　原
获得性大疱性表皮松解症	IgG	真皮	LD + subLD	Ⅶ型胶原
系统性红斑狼疮的大疱性损害	IgG	真皮	LD + subLD	Ⅶ型胶原
大疱性类天疱疮	IgG	表皮	半桥粒	BP（180/230kD）
妊娠疱疹	IgG	表皮	半桥粒	BP（180kD）
抗-p105类天疱疮	IgG	真皮	LL	105kD抗原
抗黏膜表皮整联配体蛋白类天疱疮	IgG	真皮	LL	表皮整联配体蛋白
瘢痕性类天疱疮	IgG	—	—	—
线状IgA皮炎	IgA	真皮	—	97kD抗原
疱疹样皮炎	IgA	真皮	真皮乳头	—

注：LD：致密板；LL：透明板。

酰胺1~2mg/（kg·d）或环孢霉素>6mg/（kg·d），大剂量环孢霉素仅作为最后的治疗措施。

3. 氨苯砜50~100mg/d，单用或联用强的松，对中性粒细胞浸润为主的损害有较好疗效。

4. 秋水仙碱0.5mg，每日2次。

5. 血浆置换法：部分病例有效。

6. 局部治疗：口腔损害可用强效糖皮质激素制剂。

（陈嵘祎　吴　江　吴志华）

家族性良性天疱疮

家族性良性天疱疮（familial benign pemphigus），系一种罕见的常染色体显性遗传病。水疱、糜烂和结痂好发于皱褶部位。

【发病机制】

本病可能是天疱疮的一种变型，皱褶部位的皮肤脆性增加。多糖被物质（glycocalyx material）在本病中存在严重缺陷，从而导致角朊细胞之间的黏附障碍。由于这种缺陷，表皮常在摩擦或感染后发生棘层松解（有时甚至自发性产生）。

【临床表现】

1. 发病特征　一般在10~30岁发病，儿童早期或50岁后发病者罕见。损害好发于颈侧、项部、腋窝（图24-31）和腹股沟（图24-32），肛周、乳房下、肘窝和躯干较少见；一般局限于少数区域，但少数病例仅发生一个部位（如肛周）受累或出现广泛性损害。黏膜受累罕见，可累及口腔、喉、食管、外阴及阴道。

2. 皮肤损害　原发性损害为红斑基底上的松弛性水疱，常在一个部位有多发性水疱，水疱容易破裂，遗留结痂和糜烂。损害常向周围扩展，匐行性边缘上一般有水疱和结痂，中央愈合伴色素沉着或出现湿润的颗粒状赘生物。损害一般在数月后完

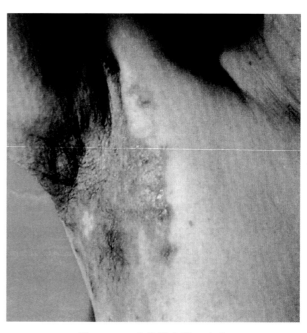

图24-31　家族性良性天疱疮

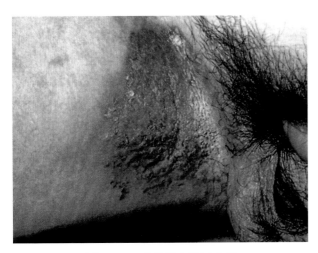

图24-32 家族性良性天疱疮

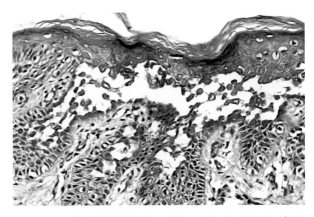

图24-33 家族性慢性良性天疱疮 组织病理显示细胞间桥广泛缺失，但部分细胞仍互相黏着形似倒塌的砖墙
（本图由广东医科大学黄文明制作）

全愈合，不遗留瘢痕。Nikolsky征阳性，也可以阴性。此后反复发作，复发性损害一般位于同一部位。瘙痒和烧灼感是常见的症状，间擦部位的浸渍及皲裂常引起活动性疼痛。患者的一般健康状况不受影响。

3.病程 周期性复发和完全缓解是本病的特征，缓解时间可达数月至数年，夏季和受累部位的继发性感染常使病情加重。病变不随时间的延长而改善，病程可长达40年以上。

【诊 断】

（一）诊断基本资料

1.病史 可有家族史，10～30岁发病。

2.体格检查 水疱、糜烂和结痂好发于皱褶部位。

3.实验室检查 组织病理示基层上裂隙形成或水疱，表皮内棘层松解，棘细胞间桥消失或存在，彼此疏松联系似倒塌的砖墙（图24-33）。

4.伴发疾病 毛囊角化病。

（二）诊断思路

有家族史，较早发病，特殊的部位，如腋窝、腹股沟发生皮损，应考虑本病。

（三）诊断依据

1.有家族史，较早发病，特殊的部位，如腋窝、腹股沟发生皮损。

2.皮损为松弛性水疱，尼氏征阳性或阴性，水疱易破裂，形成糜烂。

3.常规病理检查、免疫病理检查和遗传方式的确定可证实本病的诊断。

【鉴别诊断】

（一）主要鉴别的疾病

1.寻常型天疱疮

（1）相似点：均表现为水疱、糜烂皮损。

（2）不同点：寻常型天疱疮无家族史，水疱部位泛发，尼氏征阳性，而家族性良性慢性天疱疮限于颈、腋、腹股沟易摩擦的部位，水疱可阳性可阴性。寻常型天疱疮组织病理有棘层松解，而家族性慢性天疱疮部分或完全松解，后者呈塌砖墙样，直接免疫荧光检查阴性。

2.增殖型天疱疮

（1）相似点：好发于腋窝、股、乳房下、肛周、外生殖器；水疱和糜烂。

（2）不同点：增殖型天疱疮无家族史，组织病理乳头瘤样增殖明显，而家族性慢性表皮内嗜酸粒细胞性脓疡。

（二）次要鉴别的疾病

1.毛囊角化病

（1）相似点：病理有相似之处，如棘层松解，有角化不良细胞。

（2）不同点：皮损发生部位不同，毛囊角化病好发于脂溢区的角化过度性毛囊性丘疹，并不形成水疱。

2.脓疱疮

（1）相似点：有疱疹、水疱、脓疱、糜烂和结痂。

（2）不同点：好发部位不同，脓疱疮部位在头面及四肢，基本损害为脓疱，组织病理为化脓性炎症。

【治 疗】

1. 全身治疗

（1）抗生素：系统性应用抗生素有较好疗效，最好采用药敏试验来选择。一般首选四环素，青霉素、红霉素和二甲胺四环素亦有效。四环素0.5g，每日4次，损害愈合后应用维持量（0.5g/d）。

（2）氨苯砜100～200mg/d，分次口服，维持量为50mg/d，部分病例有效。

（3）强的松30mg/d，分次口服或顿服，仅用于严重的病例，应缓慢减量以免反跳。

（4）甲氨蝶呤7.5～15mg/周，顽固性病例可试用。

2. 局部治疗

（1）抗生素或抗真菌制剂：部分病例外用有一定的疗效，肉毒杆菌毒素皮损处注射。

（2）糖皮质激素外用时疗效不佳。

（3）境界线局部照射10kV，300R，每周3次。

（4）分层皮片移植：受累的间擦部位切除、分层皮片移植对顽固性病例有效，但移植部位偶可出现复发。

（5）皮肤磨削术，二氧化碳激光、Nd:YAG激光或5-氨基乙酰丙酸光动力、蒸发气化法似乎也同样有效。

（吴丽峰 林映萍）

急性泛发性发疹性脓疱病

急性泛发性发疹性脓疱病（acute generalized exanthematous pustulosis，AGEP）又叫中毒性脓疱性皮病或脓疱疮性药疹，是一种常见的皮肤反应形式，90%的病例与药物有关。

【临床表现】

该病最初表现为猩红热样红斑，这种皮疹发展和播散很快，常常是由多于100个非毛囊性脓疱组成，脓疱直径小于5mm，Nikolsky征可能阳性。几天后，会出现广泛性浅表的脱屑。在此基础上可能会出现面部浮肿、紫癜和类似多形性红斑（EM）的靶状病损；黏膜，通常为口腔黏膜，有22%受累，普遍伴有发热。

【诊 断】

（一）诊断基本资料

1. 病史 皮疹通常在开始用药后平均5天时突然出现（抗生素引起的病例为平均2.5天），50%的病例在服药后24小时内出现。1～4周自然消退，无复发倾向。

2. 体格检查 皮疹好发于腋窝、腹股沟等皱褶部位，很快波及全身，为广泛性红斑，迅速出现数百个非毛囊性表浅小脓疱，多形红斑样靶形损害、水疱或紫癜。肢端分布为多，约8mm直径无菌性脓疱。

3. 实验室检查

（1）90%的患者有中性粒细胞升高，30%的患者有嗜酸性粒细胞升高，肝功能试验通常是正常的。一旦停用或清除致病药物，皮疹可在15天内消失，不留任何后遗症。可疑药物的斑贴试验可见48小时内在红斑基础上再次出现脓疱样皮疹。

（2）组织病理显示海绵样脓疱性皮炎（spongiform pustular dermatitis），真皮乳头水肿和血管周围中性粒细胞浸润。

（二）诊断思路

绝大多数有服用药物史，突然发病，以表浅性小脓疱为主，应考虑本病。

（三）诊断依据

1. 有服药史，发热。

2. 皮损为迅速发生的数百个非毛囊性表浅小脓疱，脱屑、多形红斑样靶形损害、水疱或紫癜。

3. 中性粒细胞升高，嗜酸性增高。

4. 药物斑贴试验阳性。

5. 与组织病理为海绵状脓疱性皮炎，中性粒细胞聚集，血管周围似嗜酸性粒细胞聚集，可诊断。

【鉴别诊断】

（一）主要鉴别的疾病

1. 疱疹样脓疱病

（1）相似点：有成群的小脓疱，泛发于腹股和肢体屈面，与本病相似。

（2）不同点：前者发生于妊娠妇女，伴高热、手足抽搐，病理呈脓疱型银屑病，组织象可与后者区别。

2. 脓疱型银屑病

（1）相似点：泛发性脓疱型银屑病因为泛发的

小脓疱，与本病相似。

（2）不同点：无服用药物史，先用银屑病史，因妊娠、感染、使用糖皮质激素而发生，皮损有"脓湖"，环状，呈周期反复发作而与本病鉴别。

（二）次要鉴别的疾病

1. 妊娠疱疹

（1）相似点：有细胞密集的水疱和大疱，而与本病相似。

（2）不同点：前者有妊娠，损害为多形性，丘疹、风团、水疱和大疱，而与后者鉴别。

2. 抗惊厥药物过敏综合征

（1）相似点：有泛发性脓疱与本病相似。

（2）不同点：有服用抗惊厥药物史，17%的患者有银屑病史，尽管银屑病患者出现此类药物反应较高，但本综合征与真正脓疱型银屑病损害不同。

（三）专家提示鉴别的疾病

脓疱型银屑病、角层下脓疱病、脓疱性坏死性血管炎、急性泛发性脓疱性细菌疹。

【治 疗】

本病有自限性，停用致敏药物很快痊愈，可用皮质激素治疗，局部对症处理。

（吴 江 方 栩 吴志华）

疱疹样脓疱病

疱疹样脓疱病（impetigo herpetiformis）实际上是发生于妊娠诱发的一种脓疱型银屑病。本病虽罕见，但较严重，甚至危及生命，重症病例多有较明显的全身症状、低钙血症及手足搐搦。也有认为疱疹样脓疱病、脓疱性银屑病、连续性肢端皮炎可能为同一无菌性脓疱性疾病。

【临床提要】

1. 基本损害 皮损为红斑基础上发生成群小脓疱，其边缘又发生新的损害，离心性地发展以致全身，或呈环状表现（图24-34）。

2. 发病特征 发生于妊娠妇女，损害在下腹、股部和肢体屈面。常伴发热，或手足抽搐等表现。可发生流产或死产。一般无痒感。患者可有或无银屑家族史。

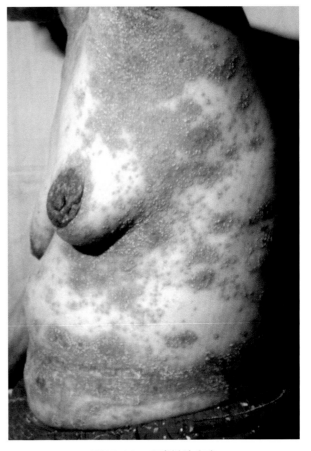

图24-34　疱疹样脓疱病

【诊 断】

（一）诊断基本资料

1. 病史 有妊娠的妇女，大多发生在妊娠的末3个月。皱襞部位为主的群集小脓疱，并存全身症状。

2. 体格检查 腹股沟、股内侧、四肢屈侧、红色基底上群集针尖大小无菌性脓疱，或有"脓湖"。

3. 实验室检查 病理呈脓疱型银屑病组织象，周围白细胞增高，血沉增快，有低钙血症及低蛋白血症。

（二）诊断思路

凡妊娠妇女，有突然发生的发热、手足抽搐、全身有针头大小脓疱，应考虑本病。

（三）诊断依据

1. 妊娠妇女，突然发病。

2. 皮损为红斑基础，成群小脓疱，排列成环状或多环状。

3. 全身症状显著、发热、手足抽搐。

4. 组织病理呈脓疱型银屑病组织象。

【鉴别诊断】

1. 妊娠疱疹　多发于妊娠中期（图24-35，图24-36），皮损呈多形性，以水疱为主，剧痒，患者一般情况良好，不发热，不影响妊娠。

2. 角层下脓疱病　皮损常同时有小水疱，无全身症状，组织病理检查为角层下脓疱。

3. 泛发性连续性肢端皮炎　常有指端或足趾外伤感染史，早期的脓疱损害是在肢端，此外，组织病理的海绵状脓疱中以中性粒细胞为主。

4. 泛发性脓疱型银屑病　常有银屑病史或同时有银屑病损害，病理除海绵状脓疱外，尚有银屑病改变。

【治　疗】

1. 一般治疗　对于低白蛋白血症、低钙血症、体液丢失及感染则应给予相应的处理。

2. 皮质类固醇　强的松剂量一般在60mg左右即可控制病情，皮疹消退后糖皮质激素应缓慢减量以

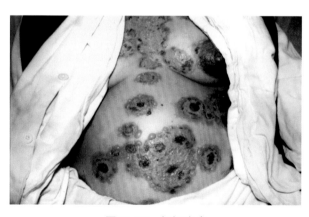

图24-35　妊娠疱疹
（本图由广东人民医院卢植生惠赠）

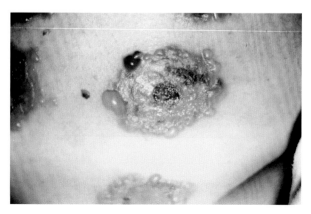

图24-36　妊娠疱疹

避免皮疹泛发。

3. 辅助治疗　合并应用抗生素、磺胺类药物，可提高疗效。也可试用绒毛膜促性腺激素，每次肌内注射800U，每日1次，急性期可辅以清热解毒、健脾利湿的中药。

连续性肢端皮炎

连续性肢端皮炎（acrodermatitis continua）是一种罕见的慢性复发性脓疱病，特征为指（趾）部的无菌性小脓疱缓慢向近端扩展。常于创伤或局部感染后发病。

连续性肢端皮炎以前一直作为一个独立性的疾病进行描述，但其组织病理学改变与脓疱型银屑病完全一致，而且临床发现许多患者伴有其他体表部位的银屑病，或者发展为泛发性脓疱型银屑病，甚至有的在静止期仅表现为单个指（趾）端红斑脓疱的连续性肢端皮炎，急性发作则表现为泛发性脓疱型银屑病。因此有较多的依据将其归类于局限性脓疱型银屑病。

【病因与发病机制】

脓疱型银屑病的病理中有显著的中性粒细胞的浸润，形成海绵状脓疱。故中性粒细胞在发病机制中占有重要地位。有学者提出"中性粒细胞相关的炎症增强环路"（neutrophil-associated inflamma-tionboosting loop）的概念来解释包括脓疱型银屑病在内的急性炎症性皮损。银屑病皮损中活化的T细胞释放一系列细胞因子刺激表皮角质形成细胞生成IL-8和补体，进而激活补体系统和促进中性粒细胞的聚集。角质层中的中性粒细胞不仅能影响角质形成细胞的增殖和分化，而且在淋巴因子的作用下表达HLA-DR反过了增强T细胞的活化。已有研究表明脓疱型银屑病的发生与HLA基因相关。

【临床表现】

1. 基本损害　皮损为水疱和无菌性小脓疱，糜烂渗出，结痂下又出现新的脓疱，痂皮脱落后形成光亮鲜红的外观，久之干裂脱屑类似银屑病。皮损逐渐向心性蔓延，并累及其他指（趾）。甲床和甲基质的脓疱形成经常发生，导致甲板营养不良、变形、破坏、甲分离。受累指（趾）骨远端可发生骨质溶解、节间关节滑滑膜炎，出现挛缩、畸形。本

病尚可累及黏膜，常伴有沟状舌或地图舌，也可出现白喉样假膜，红斑、脓疱、糜烂。部分病例皮损局限于原发部位多年，反复出现数量不等的脓疱，偶尔皮损泛发全身，此时指（趾）部皮损可消退，但是当全身皮损消退后指（趾）部皮疹又重新出现。

2.发病特征　本病好发于中年人，但老幼均可累及，无性别差异。损害初发单个指（趾），此前常在指（趾）端或甲周有轻微创伤或感染（图24-37～图24-39）。自觉瘙痒和灼痛感，无全身症状。皮损可扩散至掌跖、手足背、腕肘，体表的其他部位亦可发生皮疹，甚至泛发全身，成为泛发性脓疱型银屑病，伴有发热、白细胞增高等系统性反应。

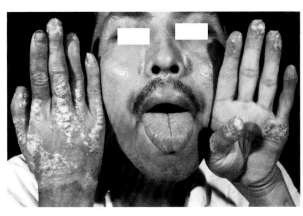

图24-37　连续性肢端皮炎
（本图由白求恩国际和平医院李成龙惠赠）

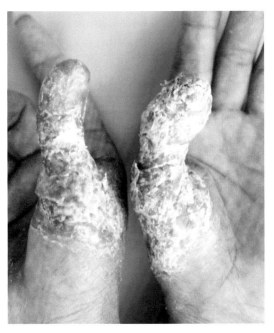

图24-38　连续性肢端皮炎

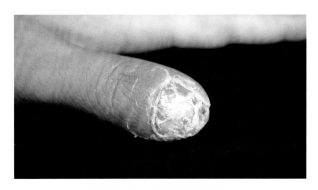

图24-39　连续性肢端皮炎

3.其他　有报道连续性肢端皮炎合并鳞癌。

【诊　断】

（一）诊断基本资料

1.病史　指（趾）端或甲周于外伤或微小感染后发生红肿、脓疱、破溃、脱屑，慢性迁延，伴有瘙痒和灼热感。可在其他部位或全身泛发脓疱。常累及黏膜、骨和关节。

2.体格检查　单个或多个指（趾）末端甲周红斑基础上无菌性小脓疱、糜烂渗出、痂皮下脓疱，无脓疱处为红斑鳞屑皲裂。指（趾）甲变形、破坏、分离，末端指（趾）骨关节挛缩变形，口腔黏膜可见沟状舌或地图舌、白喉样假膜。

3.实验室和其他检查

（1）脓液检查无细菌或真菌生长。泛发脓疱时出现白细胞增多和血沉加快。指（趾）挛缩畸形者X线检查显示远端指（趾）骨萎缩及指（趾）间关节病。

（2）组织病理显示棘细胞上层Kogoji海绵状脓疱，大量中性粒细胞浸润，角层角化不全，真皮上部有局灶性水肿及中度的淋巴细胞浸润。

（二）诊断思路

连续性肢端皮炎较为少见，但是病史和临床表现比较特殊，病程可多年，皮损局限于个别指（趾）端，反复在红斑的基础上发生小脓疱，继之渗出结痂，并于痂下出现新的脓疱，或为光亮的红斑伴有银屑病样的脱屑，缓慢地扩展，逐渐地累及其他指（趾）。诊断时要考虑微生物的感染，可做细菌和真菌的检查，或经诊断性抗感染治疗，结合组织病理检查加以排除，协助诊断。

（三）诊断依据

1.好发于成人，有外伤或局部感染史，病程慢性。

2. 皮损为指（趾）端甲周的红斑上反复出现小脓疱，缓慢向心性扩展，引起甲分离，指（趾）骨和关节畸形。

3. 组织病理为无菌性脓疱，表皮内中性粒细胞浸润形成的Kogoji海绵状脓疱。

4. 口腔黏膜有地图舌或沟状舌等，其他体表部位可发生脓疱，急性发作脓疱可泛发全身。

【鉴别诊断】

（一）主要鉴别的疾病

1. 掌跖脓疱病　与连续性肢端皮炎不少有相同之处：皮损限于手足，为红斑基础上的脓疱，反复发作，常发生与银屑病相似的皮疹。但掌跖脓疱病皮损主要累及掌跖的中央部位，即使指（趾）端皮损为主也多伴有其他部位的皮损，脓疱比较深在，干涸后成黄褐色片状鳞屑脱落，而连续性肢端皮炎脓疱相对表浅，渗出结痂明显，皮损持久局限于指（趾）端。

2. 急性甲沟炎　通常由金黄色葡萄球菌感染引起，其他感染细菌还有链球菌、假单胞菌、普通变形菌等。开始为局部甲沟损害的小片炎症脓疱，迅速蔓延至整个甲沟，甚至形成甲下脓肿。红肿处有触痛和搏动性疼痛，可伴有发热等全身症状。连续性肢端皮炎无如此明显的疼痛，还伴有瘙痒，脓疱表浅易破，渗出结痂为主，无全身症状，还可通过细菌培养加以鉴别。

（二）次要鉴别的疾病

1. 单纯疱疹　累及肢端的接种性疱疹常常见于护士、牙科医生，由于他们的工作关系，易于发生手指的疱疹；也见于咬指甲或吸吮手指的孩子。病毒经过微小皮肤破损，接种指尖引起"疱疹性瘭疽"表现为聚集的丘疹水疱，并深入至甲床，形成蜂窝状外观，肿胀剧痛，易并发细菌感染出现脓疱。原发性感染常需2～3周愈合，复发性损害仅需1周。连续性肢端皮炎以红斑为基础的脓疱，易于渗出，病程慢性，难于愈合，若二者有混淆，结合抗病毒药物观察2周左右即可辨出结果。

2. 感染性湿疹　手部的湿疹可发生局限手指的丘疱疹，并继发细菌感染产生脓疱，但丘疱疹和脓疱消退后皮肤色素沉着而无红斑。连续性肢端皮炎始终为红斑基础上的脓疱结痂或脱屑。手部的湿疹一般有接触各种化学物质的病史，病程有季节性或间隙性。连续性肢端皮炎仅个别指（趾）有皮损，

并且病程慢性持续，无法用接触过敏来解释。

3. 其他　汗疱疹及汗疱疹样的癣菌疹、汗疱疹样的手部湿疹均为手掌、指侧的疱疹，瘙痒明显，而无连续性肢端皮炎脓疱及其下方的红斑基底；由假丝酵母菌引起慢性甲沟炎表现为红肿，很少有化脓，结合真菌检查，易于同连续性肢端皮炎相鉴别。

【治　疗】

本病治疗可以参照掌跖脓疱病。

本病皮损持久，局限指（趾）端，局部用药和治疗成为常用的方法：采用钙泊三醇单用，或钙泊三醇联合糖皮质激素软膏封包；他克莫司软膏外用；氮芥外用；紫外线疗法。

系统用药一般都结合局部用药，但尚无疗效确切同时不复发的药物。可选用雷公藤制剂、柳氮磺胺吡啶、维生素A酸类、环孢素等。中医中药的有效治疗也有不少报道。

（方　栩　吴志华）

掌跖脓疱病

掌跖脓疱病（pustulosis palmaris et plantaris）又名慢性掌跖脓疱型银屑病（chronic palmoplantar psoriasis）、持久性脓疱性汗疱疹（persistent pustular pompholyx）、abortive肢端皮炎，是一种局限于掌跖部位的慢性皮肤病，以在鳞屑性红斑基础上反复出现成批的无菌性脓疱为临床特征。脓疱性细菌疹可能是掌跖脓疱病的急性异型。

【病因与发病机制】

1. 掌跖脓疱病与寻常型银屑病的关系　倘若其他部位有典型的银屑病皮损，或有明显的家族史，或进一步发展成为寻常型银屑病，两者的相关性就可以确立。但是临床上这样患者的比例不高，而且银屑病相关同种抗原的表达率没有增加，临床上发病年龄、性别、季节变化等与寻常型银屑病有明显的差别。因此，不少学者认为本病与银屑病无关。

2. 感染学说　曾经认为感染病灶是本病的病因，但关于去除病灶后能否使脓疱消失的报道不一，故感染学说证据不足。

3. 金属致敏学说　有较多的依据认为汞、锡、铜、锂等金属离子通过食物、药物、补牙或镍铬合

金义齿材料进入人体，成为脓疱的致病因素。并且在对汞、锡、铜斑试阳性的患者中，去除相应的金属离子能收到良好的效果。国内报道6例汽车修理厂工人发生掌跖脓疱病，停止接触后症状减轻或痊愈；10例金属宫内节育器材料皮试1例阳性，取环后10例皆痊愈。

4.其他　发现患者中较多伴发甲状腺及甲状旁腺疾病、糖尿病、精神抑郁症、各种骨关节炎（包括慢性复发性多发性骨髓炎、脓疱性关节骨炎、脊柱和外周关节炎等）。而创伤、妊娠、吸烟被报道可能诱发本病。

近年来，有学者认为在掌跖脓疱病患者伴发的各种骨关节病中，部分独特的关节骨炎是SAPHO综合征病谱中的一部分。

【临床表现】

1.基本损害　皮损基底潮红，界限清楚，2~5mm大小的脓疱反复成批出现，瘙痒明显，常伴有灼热感。掌跖部位的角质层较厚，故发生于棘层的脓疱不会出现糜烂。10天左右脓疱干涸留下褐色的斑点，渐形成黄褐色鳞屑脱落，随之其下又出现新的脓疱。

2.发病特征　本病主要发生在20~60岁，女性比例为高，儿童罕见。病程反复迁延，无季节性。皮疹分布对称，好发于手掌的鱼际、小鱼际和掌中部（图24-40），以及跖部的中央和跟部，渐扩展至整个掌跖，可累及指（趾）及甲周，但不累及指（趾）缝。随静止期的出现，或有效治疗后，脓疱消退但仍留有光滑暗红的斑片，继之脱屑皲裂，酷似寻常型银屑病。

3.伴发疾病　本病常伴发胸锁骨骨髓炎和关节

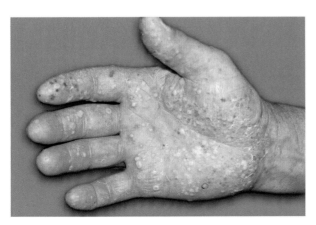

图24-40　掌跖脓疱病

炎、上部胸肋骨关节的关节骨炎，为非特异性的炎症和过度角化所致，称为"胸锁骨肥大症"，或"前胸壁慢性复发性无菌性骨髓炎""前胸壁综合征"；核素闪烁显像研究显示22%的患者有胸肋锁关节病变。临床症状表现有局部的肿胀疼痛，活动受限；肩、颈和背部受累也较常见。有些病例同时患有爆发性痤疮，被命名为SAPHO综合征（synovitis, acne, pustulosis, hyperostosis, osteitis），即滑膜炎、痤疮、脓疱病、骨肥大和骨炎。

【诊　断】

（一）诊断基本资料

1.病史　中年以上患者，掌跖部位反复发生成批聚集的无菌性脓疱，伴有瘙痒烧灼感。部分患者有胸锁肋骨部位的肿胀疼痛。

2.体格检查　多见对称分布于手掌鱼际、小鱼际和跖部足弓的脓疱性斑块，基底潮红，边界清楚，初期脓疱为黄色，干涸的为褐色，鳞屑呈黄褐色多层痂皮。可有胸锁骨关节部位的肿大、压痛。

3.实验室和其他检查

（1）脓液检培养无细菌生长。无特异性的血清学检查。

（2）组织病理：棘细胞层有中性粒细胞汇集而成的脓疱，周围表皮水肿有海绵形成，真皮上部血管扩张，周围淋巴细胞和中性白细胞中度浸润。不同阶段脓疱的连续组织学研究发现，脓疱形成之前是单核细胞浸润所致的表皮海绵形成。

免疫病理表现为角质层、脓疱壁、真表皮交界及血管壁内有免疫球蛋白和C3的沉积。

4.伴发疾病　甲状腺及甲状旁腺疾病、糖尿病、精神抑郁症、各种骨关节炎、慢性复发性多发性骨髓炎、胸锁骨的累及的慢性炎症、脓疱性关节骨炎、脊柱和外周关节炎。

（二）诊断思路

1.脓疱的性质　发生于掌跖部位的脓疱有感染与非感染之分，由细菌或其他微生物感染引起的脓疱多有相关全身疾病和局部症状，脓液检验有其他微生物或细菌生长、外周血白细胞增高。掌跖脓疱病的脓疱为免疫反应性，非感染性，局限于掌跖，急性与消退反复出现，症状瘙痒为主，无发热、白细胞增高等全身症状，脓液培养无细菌生长。

2.无菌性脓疱的种类　表现为掌跖部位脓疱的

疾病除本病外，还有连续性肢端皮炎、脓疱型银屑病、汗疱疹继发感染，但有可根据各自的特征加以鉴别，尤其皮损的分布有明显的差别：连续性肢端皮炎的脓疱始于指（趾）端或甲沟；累及掌跖的脓疱型银屑病有体表其他部位的脓疱；汗疱疹继发感染的水疱脓疱累及手指侧面；同样掌跖脓疱病的脓疱分布也具有特征性，以掌部鱼际、跖部中央为好发部位，可扩展至整个掌跖，但不累及指（趾）的侧面。

3. 静止期皮损的表现　病情稳定时皮损以潮红脱屑为主，常伴有干裂，与掌跖部位的寻常型银屑病斑块很相似，但常周期性急性发作；部分患者在其他部位有寻常型银屑病的皮损，故很可能就如有些作者认为的那样，掌跖脓疱病是银屑病的一种类型，称为"肢端型脓疱型银屑病""掌跖脓疱型银屑病"等。但至今为止有关组织病理学、相关基因抗原表达和临床的表现，如发病的性别、年龄、季节和独特类型的关节骨炎等，都不支持同一疾病的观点。

（三）诊断依据

1. 好发于30～50岁的女性，病程迁延，发作与缓解交替反复。

2. 皮损好发手的掌中部和鱼际，足的跖弓部和跟部，可扩散至整个掌跖，但不累及指（趾）侧面。多数对称分布。

3. 皮损为深在的脓疱，成批出现，干涸成黄褐色鳞屑脱落，随之留下酷似银屑病的红斑，或又发生新的脓疱。瘙痒灼热，无全身症状。

4. 可伴有胸锁骨、胸肋骨的慢性复发性无菌性骨髓炎和关节炎。

5. 病理主要特征是棘细胞层的中性粒细胞性脓疱，真皮血管周围淋巴细胞和中性粒细胞浸润。脓疱检查无菌。

【鉴别诊断】

（一）主要鉴别的疾病

1. 连续性肢端皮炎　好发于中年人，无性别差异，常有外伤史。皮疹为反复发作的脓疱，红肿明显伴有渗出，始发于指（趾）端或甲沟，常出现甲破坏；先限于一指（趾），逐渐累及多个指（趾），常慢慢向近端发展，并可发生脓疱泛发全身，如同泛发性脓疱型银屑病。掌跖脓疱病皮疹以掌跖为主，不累及甲沟，对称分布，不发生脓疱泛

发至体表的其他部位。

2. 汗疱疹继发感染　汗疱疹又称出汗不良性湿疹，夏季多见，表现为掌跖部和指（趾）侧面粟粒至米粒大小深在的水疱，瘙痒明显，如继发感染可出现脓疱，可伴有疼痛、发热、局部淋巴结肿大和外周血中性粒细胞增多。有时汗疱疹为癣菌疹的表现，同时有活动的癣病灶，多为浸渍糜烂型足癣，原发性病灶控制后疱疹也随之消退。有时手部湿疹表现为汗疱疹样疹，经去除病因和抗过敏治疗后缓解。掌跖脓疱病的脓疱为无菌性脓疱，不出现疼痛等感染性炎症的症状，水疱不累及指（趾）侧面。

（二）次要鉴别的疾病

1. 手足癣　水疱型的手足癣可表现为聚集或散在的水疱，瘙痒明显，可继发感染形成脓疱。但以下几点可区别掌跖脓疱病：手足癣多会累及指（趾）的侧面较潮湿的部位；水疱干涸后脱屑逐渐向四周蔓延扩大，同时出现新的水疱，形成边缘活跃的环形或多环形损害，具有特征性。真菌检查阳性。

2. 局限性类天疱疮　个别病例疱疹性皮疹限于跖部，称为发汗不良性类天疱疮，表现为大小不一的水疱。病理为表皮下水疱，早期有嗜酸粒细胞浸润为主，直接免疫荧光检查发现表皮下基底膜带处C3或IgG呈线状沉积，间接免疫荧光检查示血清中抗表皮基底膜带抗体呈阳性。掌跖脓疱病皮疹表现为一致的深在脓疱，干涸成褐黄色鳞屑，二者不难鉴别。

3. 其他　有报道掌跖脓疱病样的梅毒疹，比较罕见，应引起注意。梅毒疹可与20多种皮肤病相混淆，但其具有不痛不痒的这一特别的自觉症状，结合血清学检查可以确诊。

掌跖脓疱病的鉴别诊断见表24-9。

【治　疗】

本病治疗困难，首先应寻找病因，去除可疑的刺激因素，尤其是注意有无感染病灶和金属过敏的可能，如有可能应做相应的处理。以下治疗采用联合疗法，能提高疗效减少不良反应。

1. 局部治疗　可选用皮质激素软膏、煤焦油水杨酸类的角质促成剂的软膏、钙泊三醇软膏、维生素A酸类软膏等。紫外线疗法包括PUVA、NBVUVB、准分子激光等。

2. 内服药治疗

（1）雷公藤类制剂，如雷公藤多苷片1～2片，

表24-9　掌跖脓疱病的鉴别诊断

	脓疱型银屑病	疱疹样脓疱病	角层下脓疱病	掌跖脓疱病	连续性肢端皮炎
主要诱因	不明或治疗不当	不明或内分泌影响	不明或感染	不明或金属致敏	不明或外伤引起
首发部位	躯干及屈侧部位	胸腹部或皱褶部位	腋下及腹股沟	掌跖	手指及足趾
好发年龄	中青年	中年孕妇	中年女性多见	中年女性多见	中年人
皮损特点	密集小脓疱融合呈"脓湖",可有寻常型银屑病皮疹	密集小脓疱呈环状无寻常型银屑病皮疹	脓疱呈卵圆形,群集成环形或匐形	深在性脓疱吸收,表皮增厚剥脱	脓疱排成环状或特殊图形,手指萎缩
全身状态	可发烧、乏力	高热,畏寒,一般状态差	一般状态较好	一般状态好	灼热或痛痒感
特殊治疗	免疫抑制剂	皮质类固醇激素	可用砜类药或磺胺药	外用激素	抗生素和维生素
预后	尚可	死亡率较高	尚好	良好	泛发型难治疗

每日3次。

（2）维生素A酸类：阿维A酯25～50mg/d，还有报道用维胺酯、异维A酸等治疗有一定疗效。

（3）免疫抑制剂：甲砜霉素0.75～2.0g/d，分次口服；氨甲蝶呤每周1次，口服7.5～25mg，或静脉给药，每周10～25mg（须注意这类药物对周围血象与肝功能的毒副作用）；秋水仙碱0.5～1.0mg，每日2次，小剂量环孢素1.25～3mg/（kg·d）。

（4）糖皮质激素：如严重者经上述治疗均不可控制时可用低剂量控制症状，但停药后往往复发反跳，皮损范围扩大，故不推荐首选。

（5）其他：伊曲康唑、氯喹、氯法齐明等治疗也被报道有效。

（方　栩　吴志华）

角层下脓疱病

角层下脓疱病（subcorneal pustular dermatosis）又名Sneddon-Wilkinson病，是一种少见的发生于中年妇女的慢性复发性脓疱病，无菌性的浅表性脓疱主要累及腹部、腋下和腹股沟。1956年Sneddon和Wilkinson首次描述和命名了此病。近年来，有学者发现本病与细胞因子、IgA以及抗磷脂等有关。

【病因与发病机制】

引起角层下脓疱的原因可能与某些细胞因子的作用有关，有报道在注射重组人粒细胞-巨噬细胞集落刺激因子的局部出现角层下脓疱病的病变，患者体内肿瘤坏死因子的表达过度。

临床有伴发IgA单克隆球蛋白病、坏疽性脓皮病、甲状腺功能亢进症、炎症性肠病、风湿性关节炎等的报道，提示与免疫因素有关，推测上述疾病可产生免疫复合物，激活局部补体，产生化学趋化因子，导致跨表皮多形核白细胞迁移至角层下所致。研究发现部分患者血清IgA增高，皮损中细胞间有IgA沉积。IgA型天疱疮中类似角层下脓疱病表现的病例血清有抗桥粒芯胶蛋白1（分子量105 000和115 000）的抗体。因此，两者是否为同一病谱尚待证明。

有学者报告一组47例的本病患者（男14例，女33例）。临床发现除了皮肤症状外，均有大脑功能障碍，包括记忆力降低（41例）、脑血循环障碍（38例）、头痛（37例）、痴呆（23例）、癫痫发作（10例）、有舞蹈病史（10例）。此外有高血压、心瓣膜病、冠心病、外周静脉血栓形成、自发性流产和死胎、血小板减少、轻度蛋白尿和血肌酐升高。免疫学检查：女性患者中90%抗磷脂抗体阳性，男性中50%阳性；其中11例有外周静脉血栓形成，9例血小板减少。笔者认为此病与抗磷脂综合征有某些相似。

【临床表现】

1. 基本损害　浅表性的小脓疱出现在正常的皮肤上，基底浅红，脓疱数天后干涸结痂脱落，留有轻度色素沉着，边缘活跃出现新疹，脓疱皮损匐行性扩大，排列成环形或半环形（图24-41，图24-42）。若消退部位出现新的脓疱，即出现多环状的皮损。有时出现小水疱，疱壁松弛，很快在下坠部分出现脓液。

2.发病特征　本病主要发生于中年以上女性。皮损往往先发生于腋下、乳房下、腹部和腹股沟，对称分布，逐渐扩大融合。细菌培养阴性，口腔损害少见。部分患者有轻中度的瘙痒感，一般无全身症状。病程慢性反复，无规律性。

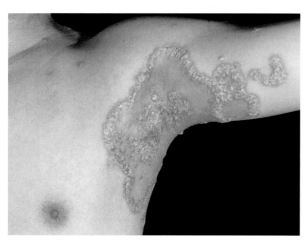

图24-41　角层下脓疱病

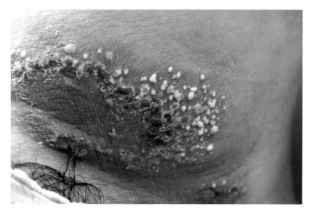

图24-42　角层下脓疱病

【诊　断】

（一）诊断基本资料

1.病史　中年以上女性，躯干屈侧皱褶部位反复发生脓疱，轻度瘙痒。

2.体格检查　腋下、乳房下、腹部和腹股沟有环状、半环状或多环状排列的脓疱，基底浅红，疱壁松弛，环内消退部位有结痂、脱屑和浅褐色的色素沉着。

3.实验室和其他检查

（1）脓液检查无菌。无特异性的血清学检查。

（2）组织病理：脓疱位于角层下，无棘层松解，疱内有较多的中性粒细胞，疱下有较轻的海绵形成，真皮浅层血管周围有中性粒细胞为主，少量嗜酸性粒细胞和单核细胞的套状浸润。陈旧性皮疹中可见一些棘层松解细胞。电镜显示脓疱边缘的上方表皮（尤其是颗粒细胞）有细胞溶解现象。

（3）免疫检查：直接和间接免疫荧光检查均为阴性，但近年来有个别报道发现细胞间IgA沉积。

4.伴发疾病　良性或恶性IgA异常蛋白血症（40%）、多发性骨髓瘤、坏疽性脓皮病、溃疡性结肠炎、甲状腺功能亢进症、SLE、风湿性关节炎、多发性硬化、转移性胃泌素瘤、IgG性冷球蛋白血症、大疱性类天疱疮、硬斑病、支气管鳞癌。

（二）诊断思路

有以下特征的患者应首先考虑本病：中年以上妇女；躯干屈侧皱褶部位先发生脓疱，渐扩大融合排列成环状或半环状；脓疱皮损的特点为浅表、轻度炎症、疱壁松弛，尼氏征阴性；无全身症状；再结合组织病理和免疫病理检查协助诊断。

（三）诊断依据

1.多发生于中年以上女性。

2.基本损害为浅表的无菌性脓疱或者先有水疱而后出现脓疱，基底浅红，数天后干涸结痂脱落，仅留轻度色素沉着。随着脓疱消退不断在边缘出现新的脓疱，皮损排列成环形或半环形。

3.皮损好发于腋下、乳房下、腹部和腹股沟，分布对称。瘙痒轻或无。

4.病程慢性，反复发作。无全身症状。

5.组织病理显示角层下脓疱，中性粒细胞浸润，无棘层松解或后期轻度的疱下棘层松解，真皮上部血管中性粒细胞为主的套状浸润。免疫病理阴性。

【鉴别诊断】

（一）主要鉴别的疾病

1.脓疱病　由金黄色葡萄球菌或溶血性链球菌引起的化脓性皮肤病。角层下脓疱病的脓疱单个出现时与脓疱病的皮疹相似，有时排列成环状或回状，因此，须加以鉴别排除，但后者为无菌性。

2.脓疱型银屑病　本病为泛发的无菌性脓疱，

其中妊娠泛发性脓疱型银屑病（疱疹样脓疱病）的脓疱可在相同部位呈环状分布，角层下脓疱病应该注意与之比较鉴别。但脓疱型银屑病的临床症状、转归、实验室检查和以往病史具有特异性，而不难鉴别：本病若发生于妊娠妇女，脓疱基底较红，伴有灼痛，脓疱、"脓湖"干涸结成较厚的黄痂，全身症状明显，发疹前可有发热、乏力、关节痛等前驱症状并持续存在。组织病理为Kogoji海绵状脓疱，外周血白细胞，尤其是中性粒细胞增多与皮疹严重程度平行，多数患者有寻常型银屑病的病史，脓疱严重时常出现关节症状，脓疱消退后常转变成寻常型或红皮病型银屑病，皆可与之鉴别。

3.IgA天疱疮 又称表皮内嗜中性IgA皮肤病、IgA落叶型天疱疮。临床上分为两种亚型：一型为表皮内脓疱疹型，类似于落叶型天疱疮；另一型为角层下脓疱性皮病样型。特点为棘细胞间IgA沉积和中性粒细胞浸润。因此鉴别要点为直接和间接免疫荧光检查。

（二）次要鉴别的疾病

1.疱疹样皮炎 多发生于20～30岁中年人，多形性皮疹以水疱为主，成簇分布，疱壁厚而紧张，尼氏征阴性，对称分布肩胛、臀骶部及肘膝关节伸侧，瘙痒剧烈。组织病理为表皮下水疱，乳头顶部有以中性粒细胞为主的脓疡。免疫荧光检查示真皮乳头顶部颗粒状IgA和补体沉积。以上特点较易与角层下脓疱病相鉴别。

2.急性泛发性发疹性脓疱性皮肤病（AGEP）AGEP主要与药物反应有关，表现为全身突发性的红斑脓疱，伴有发热、白细胞增高等全身症状。脓疱表浅，发生于带水肿的红斑上，同时可有紫癜、水疱、多形性红斑等皮疹。病程有自限性，一般不超过15天，皮疹和全身症状可自行消退。以后如不接触致病药物就不再出现脓疱性的发疹。可见本病脓疱相伴的皮疹、全身症状、病程及转归与角层下脓疱病有较明显的差别。

3.嗜酸性脓疱性毛囊炎 与角层下脓疱病相似的表现有：不断向周边扩散，中央逐渐消退的环状脓疱，病程为自然缓解和加重相互交替，持续数月至数年。但有明显不同的是：多见于20～30岁的男性，脓疱为毛囊性的，不对称的分布于面部、躯干和上肢。组织病理可见海绵形成，毛囊漏斗部水疱，嗜酸性细胞浸润，部分患者外周血嗜酸性粒细胞增多。

（三）专家提示鉴别的疾病

脓疱病、落叶型天疱疮、脓疱型银屑病、疱疹样皮炎、线状IgA大疱性皮病、脓疱型药物反应、丘疹性脓疱病、高血糖素瘤综合征。

【治 疗】

首选氨苯砜治疗，抗生素无效，局部对症处理。

氨苯砜50～200mg/d，分次服用，对大多数病例有效。部分病例选择柳氮磺胺吡啶1～3g/d，分次服用，可能获得更好疗效。也可系统选用糖皮质激素和免疫抑制剂，如秋水仙碱。近来有报道应用维甲酸或雷公藤联合外用糖皮质激素软膏治疗有效。

中医治则为清热解毒和养阴清热，可选用黄连解毒汤、增液汤或六味地黄丸等。

（方 栩 陈 蕾）

第二十五章
皮肤附属器疾病

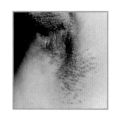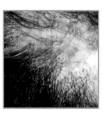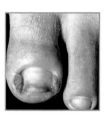

痤 疮

痤疮（acne）是发生于皮肤毛囊皮脂腺的一种慢性炎症，好发于青春期，以粉刺、丘疹、脓疱、结节、囊肿及瘢痕等多型性损害为特征，好发于皮脂腺发达的部位，如面颈部、胸背部以及背部等。

【病因与发病机制】

痤疮的发病与多种因素有关，其发病机制一般认为是皮脂分泌过多、毛囊皮脂腺导管过度角化、痤疮丙酸杆菌过度繁殖、各种炎症介质和细胞因子的作用等因素相互作用的结果（图25-1）。

近来证实，男性痤疮的严重程度与氢化可的松水平呈正相关，而女性中除了氢化可的松外还与睾酮和硫酸脱氢表雄酮水平相关。药物尤其是口服避孕药、锂盐、异烟肼、皮质激素、环孢素A和促同化激素类，可以加重痤疮。化妆品可以直接促进粉刺的发生，也可通过化学刺激的作用引起毛囊炎，随之发生脓疱和丘疹。血液透析和结节囊肿性痤疮有相关性。

【临床表现】

1. 发病特征　本病好发于青春期，男性多于女性。损害好发于面颊、额部、颈部及上胸部和背部等部位。

2. 皮肤损害　皮损表现为多型性损害，但白头粉刺和黑头粉刺是其最早和最基本的损害。

3. 临床类型　①寻常型痤疮，皮损以粉刺、炎性丘疹及小脓疱为主（图25-2）；②脓疱性痤疮，皮损以脓疱、炎性丘疹为主；③硬结性痤疮，皮损

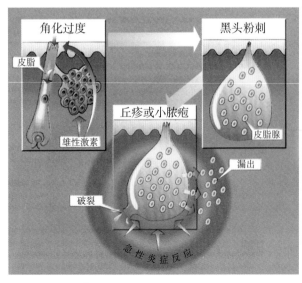

图25-1　痤疮　发病机制

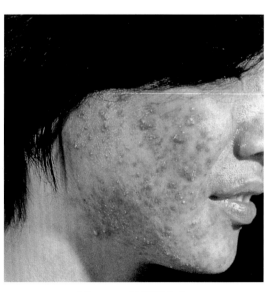

图25-2　寻常型痤疮

形成暗红或紫红色结节；④囊肿性痤疮，除粉刺、丘疹、脓疱等皮损外，还有囊肿形成（图25-3，图25-4）；⑤聚合性痤疮，较重，损害由无数粉刺、丘疹、脓疱、脓疡和囊肿形成，并可有瘘管形成；⑥坏死性痤疮，丘疹和脓疱出现脐窝并迅速坏死伴黏着性出血性痂皮；⑦婴儿痤疮。

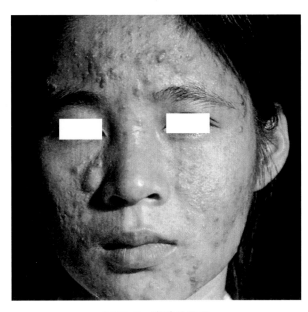

图25-3　囊肿性痤疮

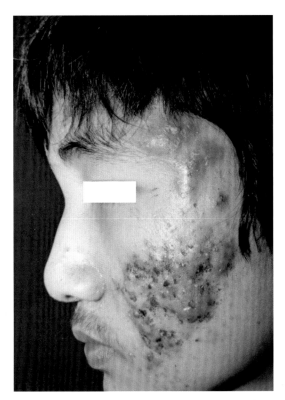

图25-4　囊肿性痤疮　前额、面颊部见成群炎性结节、脓疱及囊肿性损害

【诊　断】

（一）诊断基本资料

1.病史　青年男女，发生于面颈部、上胸部或背部等皮脂腺丰富的部位。

2.体格检查　有白头及黑头粉刺、炎症性丘疹、脓疱或结节等皮肤损害。

（二）诊断思路

根据病史及临床特征，一般不难诊断。但我们诊断痤疮时，应进行以下几方面的思考：

1.病因诊断　针对每一位患者，要深入了解其病史，分析引起或加重其病情的主要因素有哪些。可引起或加重痤疮的常见药物有促同化激素类（如达那唑、睾酮等）、溴化物、皮质类固醇、促皮质素、异烟肼、锂、苯妥英钠等；一些化妆品和油脂也可能堵塞毛囊产生痤疮样皮疹；内分泌因素主要包括Cushing病或综合征、多囊卵巢综合征、先天性肾上腺增生症等，另外女性的痛经、多毛、阴蒂肥大、暂时性突发及严重的痤疮都有可能提示雄激素过多症。

2.临床诊断　依据皮损形态如粉刺、丘疹、脓疱、囊肿，分布脂溢区域，可做出诊断。

（三）诊断依据

本病的诊断主要依据病史、临床特征。

（四）诊断标准

根据皮损的特征判断病情的轻重以及痤疮的类型，为治疗方案的选择提供依据。痤疮的类型如上所述，采用Pillsbury分类法，根据痤疮的轻重可分为Ⅰ～Ⅳ级（表25-1）。

而Cunliffc将痤疮分为三级：①轻度痤疮，以闭合性和开放性粉刺为主；②中度痤疮，以炎性丘疹和脓疱为主；③严重痤疮，以结节和炎症性囊肿为主。

【鉴别诊断】

1.痤疮较少误诊，但诊断时应与下列疾病相鉴别（表25-2）。

2.专家推荐鉴别的疾病：聚合性痤疮、痘疹形痤疮、白塞综合征的痤疮形皮疹、皮脂腺瘤、疖、粟粒疹、口周皮炎、毛囊虫病、糠秕孢子菌性毛囊炎（马拉色菌性毛囊炎）、扁平疣、酒渣鼻、脂溢性皮炎、寻常须疮。

其他原因造成的痤疮：寻常的、药物引起的油脂

表25-1　痤疮轻重分类（Pillsbury）

程　　度	临床表现
Ⅰ度（轻）	黑头粉刺，散发至多发；炎症性皮疹，散发
Ⅱ度（中）	Ⅰ度加浅表性脓疱，炎症皮疹数目增多，限于面部
Ⅲ度（重）	Ⅱ度加深在性炎性丘疹，发生在面、颈及胸背部
Ⅳ度（重~集簇性）	Ⅲ度加囊肿，易形成瘢痕，发生在上半身

* 中国痤疮治疗指南（2014修订版）关于痤疮的分级的意见：痤疮分级是痤疮治疗及疗效评价的重要依据。无论是按照皮损数目进行分级的国际改良分类法，还是按照强调皮损性质的痤疮分级法对痤疮进行分级，其治疗方案选择基本上是相同的。为临床使用简单方便，本指南主要依据皮损性质将痤疮分为3度和4级：轻度（Ⅰ级）：仅有粉刺；中度（Ⅱ级）：炎性丘疹；中度（Ⅲ级）：脓疱；重度（Ⅳ级）：结节、囊肿。

表25-2　痤疮的鉴别诊断

	发病年龄	病　程	皮损部位	临床表现
酒渣鼻	30~50岁	慢性起病，病因不清冷热、乙醇、压力等可加重	颜面中部	红斑、丘疹、毛细血管扩张可存在鼻赘和慢性眼炎
口周皮炎	成年女性	可能与长期局部外用高效激素有关	面颊、口周、鼻唇沟	红斑、鳞屑性丘疹或斑块
G-性菌毛囊炎	任何年龄	长期使用抗生素病史	鼻、口周围（常见）颈部（不常见）	浅表丘疹，大结节
马拉色菌毛囊炎	中青年为主	春夏季多发，慢性经过长期用糖皮质激素或广谱抗生素者易发	主要在胸、背部，也可见于颜面等部位	圆顶状红色小丘疹，间有毛囊性小脓疱，周边有红晕，可挤出粉刺样物，镜检见真菌孢子
颜面粟粒性狼疮	成年人		面颈部	暗红或褐色丘疹或小结节玻片压疹可见黄色或褐色小点
扁平疣	青少年	慢性病程	面部、手背、前臂	扁平丘疹，多数密集，有同型反应

性痤疮，固醇性痤疮，美容剂痤疮，去垢剂性痤疮。

【治　疗】

痤疮的治疗以控制皮损、预防瘢痕的形成以及降低发病率为目标。应根据痤疮不同的类型及严重程度和个体差异来选择合适的治疗方案（具体可参照痤疮的治疗指南）。

1.一般治疗　加强患者的教育，制定现实的治疗目标；少食脂肪和甜食，避免饮酒和刺激性食物；忌用手挤压，常用热水、肥皂清洗。

2.全身治疗　包括抗雄激素药物，如螺内酯、达英-35、维甲酸类（如异维A酸等）、抗生素（如四环素类、红霉素类等）、氨本砜、锌制剂等，严重者可用糖皮质激素。

3.局部治疗　可外用维甲酸、过氧化苯甲酸、抗生素等药物，还可采用冷冻、紫外线照射等物理治疗以及外科治疗。

（赖　维　吴丽峰）

玫瑰痤疮

玫瑰痤疮（rosacea）是一种颜面中部的慢性炎症性皮肤病。

女性较男性多见，但病情女性较男性轻微，大约有一半以上的患者年龄在30~60岁，肤色浅的人种发病率相对较高。

本病病因不明，但多数人认为本病是多种因素综合作用所致，其中学者们提出以下学说和因素：

①血管功能异常可能与本病的发生有关；②幽门螺杆菌在酒渣鼻的发生中可能起到一定作用；③面部蠕形螨感染可能引起酒渣鼻。

【临床表现】

1.红斑期　于鼻、前额、面颊、下颌等颜面中央部位反复出现潮红，可有灼热感。随着时间推移出现持续性潮红，典型的特征于面部皮肤出现蜘蛛状毛细血管扩张（图25-5），最早出现在鼻部（以鼻尖和两侧鼻翼最明显）而后向鼻和脸颊发展，并可出现水肿，伴有灼热感。随着时间的推移，潮红成为持续性的。

2.丘疹脓疱期　病情继续发展时，在红斑的基础上出现丘疹和脓疱，但无粉刺，毛细血管扩张更加明显。丘疹的颜色较痤疮更深，为暗红色。炎症反应最严重的部位通常是面颊部。

3.鼻赘期　病情继续进展，炎症更加严重，皮肤红色加深，毛细血管扩张增多，受累部位皮肤增厚。病情长久时，鼻部结缔组织增生，皮脂腺异常增大，致使鼻尖部肥大，形成结节状隆起（图25-6），外观似"蒜头"状。肥大性软组织增生可累及鼻外部位，如额、前额、面颊或耳。

4.玫瑰痤疮　可累及眼，出现红斑、水肿、流泪、干燥、瘙痒、疼痛、异物感、睑腺炎、结膜炎、睑板囊肿。角膜损害有角膜炎、血管新生、角膜溃疡，畏光和视力下降。

5.玫瑰痤疮的分型　见表25-3。

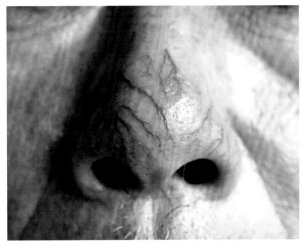

图25-5　酒渣鼻　红斑期，毛细血管扩张

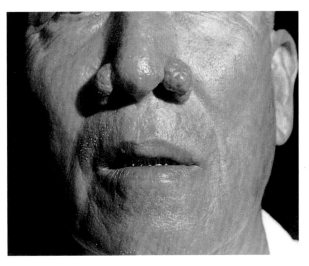

图25-6　酒渣鼻　鼻赘期

表25-3　美国酒渣鼻协会对玫瑰痤疮的分型

类型	特征
亚型	
红斑-毛细血管扩张性酒渣鼻	面部发红，持久的中面部红斑，伴或不伴毛细血管扩张
丘疹脓疱性酒渣鼻	持久的中面部红斑，暂时性的丘疹和（或）脓疱
肿块性酒渣鼻	皮肤增厚，不规则的小结节形成，组织增生肥大，可累及鼻、前额、面颊、下颌、耳
眼酒渣鼻	眼异物感，灼热感和刺痛，干燥，瘙痒，畏光，视物模糊，巩膜充血或眶周水肿
变型	
肉芽肿性酒渣鼻	非炎症性，组织坚硬，褐色、黄色或红色丘疹，大小不一的结节

【诊断】

（一）诊断的基本资料

1.病史　好发于中年人，女性多见，慢性病程，颜面中央皮肤受累，有典型的病程经过，自觉症状不明显。

2.体格检查　各期有典型的皮疹特征。

3. 实验室及其他检查　部分患者皮屑镜检可见蠕形螨。

4. **伴发疾病**　幽门螺杆菌感染、蠕形螨病。

（二）诊断思路

1. 发生于中老年以鼻为中心的颜面部红斑、丘疹等改变要考虑本病的可能。

2. 详细询问病史，重点询问起病的诱因、皮损发生发展的情况，同时注意有无光敏感、有无过敏性疾病史、有无使用化妆品等情况，以排除其他疾病。

3. 仔细检查皮损，了解其发病的部位、皮损的性质和特点，如果皮损开始为红斑、发生于颜面中央部位、则考虑本病，通过检查有无粉刺及是否在其他部位也出现皮损与痤疮相鉴别。通过检查皮损是否可呈围堤状，压诊有无果酱样颜色与颜面播散性粟粒样狼疮鉴别，以此类推，逐一排除其他可能的疾病。

4. 根据皮损的构成的情况，结合临床表现的三期特点进行分期。

5. 如诊断仍不能确定，则可做血液学和免疫学检查排除结缔组织病，做皮肤斑贴试验排除接触性皮炎，必要时做组织病理检查以明确诊断。

（三）诊断依据

根据病史、临床表现可诊断本病，必要时辅以实验室检查的结果。

（四）诊断标准

2002年，美国酒渣鼻协会提出了酒渣鼻的诊断标准（表25-4）。

中国玫瑰痤疮诊疗专家共识（2016）中，其诊断标准如下：

诊断玫瑰痤疮的必备条件：面颊或口周或鼻部无明显诱因出现阵发性潮红，且潮红明显受温度、情绪及紫外线等因素影响，或出现持久性红斑。次要条件：①灼热、刺痛、干燥或瘙痒等皮肤敏感症状；②面颊或口周或鼻部毛细血管扩张；③面颊或口周或鼻部丘疹或丘脓疱疹；④鼻部或面颊、口周肥大增生改变；⑤眼部症状。排除明显诱因，如口

服异维A酸胶囊或化学换肤或局部外用糖皮质激素引起皮肤屏障受损而导致的阵发性潮红或持久性红斑，必备条件加1条及以上次要条件即可诊断为玫瑰痤疮。

【鉴别诊断】

（一）主要鉴别的疾病

1. **寻常性痤疮**　酒渣鼻和寻常性痤疮都可出现面部丘疹、脓疱，但前者皮疹集中于面中央，后者皮疹于面颊、额等分布更为广泛，有粉刺形成，无弥漫性红斑；而酒渣鼻无粉刺形成，有红色斑片。

2. **红斑狼疮**　慢性盘状红斑狼疮好发于面部蝴蝶区，斑块呈盘状，中央萎缩凹陷，常有毛囊栓塞；系统性红斑狼疮身体的其他部位常有损害可见，并伴有全身症状。

3. **脂溢性皮炎**　分布部位较为广泛，有油腻性鳞屑，无毛细血管扩张，有不同程度的瘙痒。

4. **口周皮炎**　患者多为青年女性，主要侵犯口周皮肤，红斑较不显著，丘疹小而群集，不以毛细血管扩张为基本表现。

5. **鼻红粒病**　主要发生于儿童，鼻尖多汗为显著特征，且多于青春期自愈。

（二）次要鉴别的疾病

1. **颜面播散性粟粒样狼疮**　该病的可对称性发生于眼睑、颊部及鼻两侧，多无自觉症状，但其皮损为粟粒至绿豆大小的结节，结节质地柔软，淡红或浅褐色，可集簇发生，表面光滑呈半透明状，用玻片压诊可呈苹果酱色。组织病理为结核样结节的改变，根据这些特点可与酒渣鼻相鉴别。

2. **颜面复发性皮炎**　要与红斑期的酒渣鼻鉴别。该病主要表现为轻度的局限性红斑，伴细小的脱屑，但没有丘疹、脓疱等皮损，也没有毛细血管扩张，多在春秋季发病，发病突然，消退快，有瘙痒，反复发作，与酒渣鼻容易鉴别。

3. **接触性皮炎**　有明确的接触史，皮疹界限清楚，形态较单一，无毛细血管扩张，可有明显的瘙痒，去除致病的接触物后短期内可痊愈。

表25-4　美国酒渣鼻协会玫瑰痤疮的诊断标准（2002年）

项　目	诊断标准
主要症状	皮肤发红、持续性红斑、丘疹和脓疱、毛细血管扩张
次要症状	刺痛及灼热感、斑块、皮肤干燥、水肿、眼部症状、累及面部以外的其他部位皮肤、皮肤增厚
诊断标准	存在一种或一种以上的主要症状，并同时存在一种或一种以上的次要症状即可诊断

（三）专家提示鉴别的疾病

1.红色毛细血管扩张性酒渣鼻　红斑狼疮、类癌、激素依赖的酒渣鼻样综合征、Haber综合征、Dowling-Degos病、光化裂解性皮炎。

2.痤疮样酒渣鼻　寻常性痤疮、溴疹、碘疹、脓疱性毛囊炎、口周皮炎、脂溢性皮炎。

3.肉芽肿性酒渣鼻　聚合性痤疮、淀粉样变、结节病（冻疮样狼疮）、寻常性痤疮。

4.其他　面部脂溢性皮炎、接触性皮炎、激素戒断性皮炎（或称激素依赖性皮炎）、颜面粟粒性狼疮。

【治　疗】

酒渣鼻的治疗较为困难，没有一种能治愈的方法。酒渣鼻的治疗常需数周至数月才能见效，严重时甚至需要依赖外科手术进行治疗。治疗的目标为控制症状及改善皮肤外观。

1.一般治疗　避免肥皂、酒精、剥脱剂等刺激因素和日光、情感应激、辛辣食物及冷热等促发因素，纠正胃肠功能，调整内分泌。

2.药物治疗　可外用或内服抗生素，如四环素、红霉素等、甲硝唑、异维A酸等药物治疗。其中，有蠕形螨者用甲硝唑效果好，而在丘疹脓疱期和鼻赘期用口服异维A酸效果好。

3.外科治疗　手术切除、电切除及激光等均可采用。

（赖　维　廖　家　吴志华）

多 汗 症

多汗症（hyperhidrosis）是指出汗异常增多的现象。

出汗增多可分为生理性和病理性。健康个体在高温、剧烈运动等情况下的出汗增多是生理性出汗增多。出汗中枢、交感神经、小汗腺和汗腺导管的病变均可导致多汗症。

【临床表现】

1.局限性多汗症　外泌汗腺在掌跖、面额、腋窝、腹股沟、四肢屈侧较密集，故上述部位是多汗症的好发部位。掌跖多汗最为多见（图25-7），患者常有手足湿冷。出汗可为持续性或间歇性，间歇

性多汗症受情绪的影响较重。掌跖多汗症易伴发皮肤浸渍（图25-8）、角化过度和真菌感染。局部神经系统的创伤和周围神经病，也可导致其支配区域的出汗增多。

2.全身性多汗症　常有一定的基础病变，如自主神经功能紊乱，系统性疾病（如糖尿病、低血糖、充血性心力衰竭、甲状腺功能亢进症、垂体功能亢进、倾倒综合征、类癌综合征等）。此外，嗅觉和味觉刺激，紧张焦虑，更年期，酒精戒断症状及抗抑郁药等均可导致全身性出汗异常增多。夜汗增多常见于结核病、心内膜炎、霍奇金淋巴瘤。

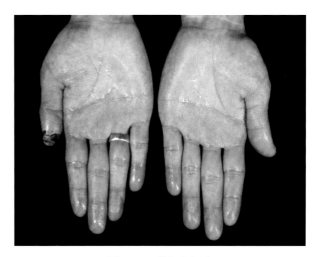

图25-7　掌跖多汗症

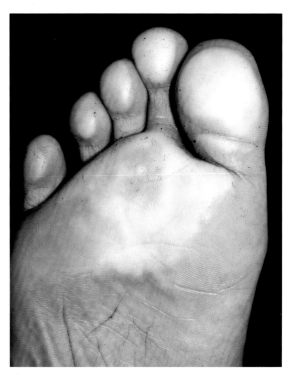

图25-8　掌跖多汗症　浸渍

【诊　断】

（一）诊断基本资料

可有自主神经功能紊乱、系统性疾病的病史。全身或局限于掌跖、腋窝、腹股沟等部位的出汗异常增多，汗液没有色泽或气味的改变。碘-淀粉呈色反应实验阳性。最大出汗率增高。

（二）诊断思路

凡是全身性或局部出汗异常增多的患者，应详细询问是否有自主神经功能紊乱、糖尿病、低血糖、甲状腺功能亢进症等内分泌疾病病史或抗抑郁药等用药史。建议患者做碘-淀粉呈色反应实验和最大出汗率实验的检查。

（三）伴发疾病

糖尿病、低血糖、甲状腺功能亢进症、结核病、心内膜炎、自主神经功能紊乱、类癌综合征、霍奇金淋巴瘤。

（四）诊断依据

全身或局部出汗异常增多，汗液没有色泽或气味的改变，常伴有自主神经功能紊乱，系统性疾病的病史。碘-淀粉呈色反应实验阳性，最大出汗率增高。

实验室及其他检查：

1.碘-淀粉实验：将干燥的碘结晶粉末和淀粉喷洒到被测部位的皮肤，观察碘-淀粉呈色反应实验。

2.最大出汗率实验是最有价值的检测方法。

【鉴别诊断】

（一）主要鉴别的疾病

1.色汗症　产生色素的细菌分解大汗腺分泌物产生黄色、蓝色、棕色的分解产物。常局限于面部及腋窝，系统应用美蓝、氯法齐明等药物可引起小汗腺色汗症。本病罕见。

2.臭汗症　细菌分解皮肤表面的秽物及汗腺分泌物而释放出臭味，常和多汗症伴发。

（二）次要鉴别的疾病

一些遗传综合征　多汗症也可发生在一些遗传综合征，如Spanlang-Tappeiner综合征、Riley-Day综合征、Schafer综合征等。除多汗症外，还有相应的病变。

（三）专家提示鉴别的疾病

多汗症专家提示应鉴别的疾病见表25-5。

【治　疗】

全身性多汗症应首先治疗潜在的系统性疾病，局限性多汗症主要是对症治疗。

1.药物治疗　阿托品、东莨菪碱等可有效减轻交感神经亢进所致的多汗症。谷维素、氯丙嗪等对情绪性多汗症有疗效。局部外用的止汗剂有5%的明矾溶液、5%的福尔马林溶液和20%的氯化铝溶液。

2.物理治疗　电离子渗透疗法是治疗手足多汗症最方便、有效的治疗方法可用单纯直流电治疗。

表25-5　多汗症专家提示鉴别的疾病

类　型	疾　病
神经系统	脊髓损害：T_6或T_6以上损害：自主反射障碍；颈部损害：四肢瘫痪者直立性低血压继发性多汗 外伤后脊髓空洞症 周围神经病：家族性植物神经功能障碍症（赖-戴（Riley-Day）综合征或遗传性感觉神经病Ⅲ型） 脑损害：间断性体温过低并多汗症（Hines-Bannick综合征）、帕金森病
血管疾病	雷诺病、红斑性肢痛病、动静脉瘘、冻伤
颅内肿物	下丘脑淋巴瘤致下丘脑性多汗症
系统性疾病	类风湿性关节炎、糖尿病、充血性心力衰竭、甲状腺毒症、垂体功能亢进、嗜铬细胞瘤
药物或中毒	抗抑郁药：环苯扎珠（盐酸环苯扎林）、百忧解、肢痛症（汞中毒）
并发掌跖多汗症	指甲膝盖综合征、有指（趾）弯曲的掌跖角化病
内分泌代谢疾病	甲状腺功能亢进症、肢端肥大症、嗜铬细胞瘤、更年期障碍、肥胖症、胰岛素瘤

如用抗胆碱药物导入，效果更好。

3.放射线治疗　浅层X线照射，可抑制汗腺分泌，但应注意剂量，以防放射性皮炎等不良反应。

4.外科手术　交感神经切除术对顽固性难治性多汗症有效，常见的不良反应有Horner综合征，膈神经麻痹，其他部位代偿性出汗增多等。

（连　石　吴丽峰）

大汗腺痒疹

大汗腺痒疹（apocrine miliaria）又称Fox-Fordyce病、大汗腺粟粒疹、腋窝阴阜顶泌腺炎等病名，是一种发生于顶泌汗腺部位皮肤的慢性瘙痒性疾病，皮疹为毛囊性丘疹，多发生于青年及中年妇女。

本病为顶泌汗腺导管阻塞及表皮内导管破裂导致的慢性炎症，而汗液的外泄和炎症物质引起剧烈的瘙痒。病因不明，可能与内分泌平衡失调有关。

【临床表现】

1.基本损害　皮疹特点为对称性分布的毛囊性丘疹，针头至绿豆大小，表明光滑、圆形，正常皮色或淡黄色，成群分布，互不融合，挤压时可有少量浑浊的液体溢出。受累部位的大汉腺分泌可减少或不分泌，毛发变稀少。

2.发病特征　本病多见于女性，年龄多在13～35岁，男性和绝经后的妇女也可发病。腋窝（图25-9）和乳晕是主要的受累部位，但也可累及脐凹、耻骨区、大阴唇及会阴等处。常有剧痒，多为阵发性，情绪紧张、外部刺激等因素可促发，某些患者在经前期或月经期症状加重，妊娠期症状可暂时减轻或消退，但也有一些患者无瘙痒。

【诊　断】

（一）诊断基本资料

1.病史　青春期或中年女性，在腋窝、乳晕、耻骨部等部位出现剧烈的瘙痒。

2.体格检查　顶泌汗腺分布部位的皮肤群集出现针头至绿豆大小、正常皮色或淡黄色、互不融合的毛囊性丘疹，挤压可有少量浑浊的液体溢出。

3.实验室及其他检查　组织病理显示表皮内大汗腺导管周围的海绵性水肿性小水疱形成，导管棘层肥厚，角化细胞堵塞毛囊口，毛囊上1/3和真皮上

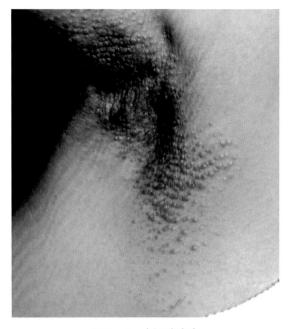

图25-9　大汗腺痒疹

部血管周围有淋巴细胞浸润。

（二）诊断思路

1.青春期或中年女性，主诉在腋窝、乳晕、耻骨部等部位出现剧烈的瘙痒时要考虑本病。

2.皮疹为有群集的、针头至绿豆大小、正常皮色或淡黄色、互不融合的毛囊性丘疹，并用手挤压皮损，观察是否有少量浑浊的液体溢出，则可初步诊断为本病。

3.必要时做组织病理学检查，如发现有本病典型的病理学改变，则可确诊本病。

（三）诊断依据

1.多见于女性，年龄多在13～35岁，男性和绝经后的妇女也可发病。

2.皮疹特点为对称性分布的毛囊性丘疹，针头至绿豆大小，表明光滑、圆形，正常皮色或淡黄色，成群分布，互不融合，挤压时可有少量浑浊的液体溢出。

3.常有剧痒，组织病理检查：大汗腺导管周围海绵性水肿和小水疱。

【鉴别诊断】

（一）主要鉴别的疾病

1.细菌性毛囊炎

（1）相似点：细菌性毛囊炎与大汗腺痒疹均可发生于顶泌汗腺分布部位皮肤，因而相似。

（2）不同点：前者发病无明显的性别差异，病

程较短，面部、头皮也是其好发部位，表现为红色丘疹，可迅速形成丘疹性脓疱，中央有毛发贯穿。

2.**生殖器汗管瘤** 与大汗腺性痒疹一样好发于女性，青春期加重，月经前期、妊娠期或使用女性激素时皮损可增大，但常为皮色、红色或棕褐色，表面有蜡样光泽，通常无自觉症状。病理改变也与后者不同。

3.**传染性软疣** 发生于成人耻骨部者应与大汗腺痒疹疹相鉴别，前者的皮损非毛囊性丘疹，半球形，表面光滑并有蜡样光泽，中央有脐窝，可见白色小点，可挑出白色的软疣小体。

4.**扁平苔藓** 发生于耻骨和腋窝部的毛囊性扁平苔藓应与本病相鉴别。但扁平苔藓的皮损多呈紫红色或紫蓝色、暗红色等颜色，丘疹中央可微有凹陷，表面附有一层光滑发亮的鳞屑，可见Wickham纹，可有同形反应，口腔常受累，有特征性的病理改变。

（二）次要鉴别的疾病

腋窝疾病的鉴别诊断：

1.**感染性**

（1）真菌性：假丝酵母菌病、皮肤癣菌病。

（2）细菌性：红癣、疖病、脓疱病、红癣、腋毛癣。

（3）寄生虫性：虱病、疥疮。

（4）过敏性：接触性皮炎、脂溢性皮炎、神经性皮炎。

（5）水疱性疾患：大疱性类天疱疮、疱疹样脓疱病、增殖性天疱疮、角层下脓疱病。

（6）其他疾病：黑棘皮病、假性黑棘皮病、化脓性汗腺炎、牛皮癣。

（7）肿瘤：软垂疣、大汗腺腺瘤、多发性神经纤维瘤病、顶泌腺癌、表皮痣、发疹性黄色瘤、纤维瘤、痣、播散性黄瘤。

2.**先天性** Darier氏病、家族性良性慢性天疱疮、弹力纤维性假黄瘤（AD，AR）。

【治　疗】

治疗较为困难，目前尚无有效的治疗方法。口服避孕药是目前报道最有效的方法之一。此外，局部外用维A酸、局部外用或皮损内注射糖皮质激素、局部外用抗生素（如新霉素、克林霉素等）、口服维A酸（依曲替酯）等对部分患者有效，也可试用放射治疗或紫外线光疗。

（赖　维　吴丽峰）

臭 汗 症

臭汗症（bromhidrosis，osmidrosis）是指皮肤散发难闻的气味，可分为两种类型：①大汗腺性臭汗症（apocrine bromhidrosis）：大汗液细菌分解所致，绝大多数位于腋窝内；②小汗腺性臭汗症（eccrine bromhidrosis）：系小汗液分泌过多使角层软化，并继发微生物的分解所致。罕见类型的臭汗症还可见于一些遗传代谢性疾病和精神分裂症。

【临床表现】

1.小汗腺性臭味症发生于掌跖和间擦区（常为腹股沟）。

（1）多汗是重要因素，但肥胖症、间擦疹和糖尿病亦可促发。

（2）跖臭的主要臭味物质可能是异戊酸。

2.大汗腺臭汗症发生在腋窝、外阴、肛门及乳晕等处。

【诊　断】

诊断主要根据临床症状。

（一）诊断基本资料

1.**病史** 有无遗传性，家有有无患者。有无食用大蒜或砷剂后由小汗腺排出的臭味。病期长短，有无精神及神经系统疾病，如偏执狂和精神分裂症。是否青春期最重。

2.**体检** 特异性刺鼻臭味，以及发生的部位。

（二）诊断思路

主要思考是小汗腺或大汗腺分泌的汗液造成，以确定诊断。

（三）伴发疾病

糖尿病、痛风、尿毒症、精神分裂症、肥胖症、间擦疹。

（四）诊断依据

1.**大汗腺臭汗症（腋臭）** 臭汗症为腋窝、乳晕、肛周、外阴及外耳道分泌汗液所致者。

2.**小汗腺臭汗症** 有小汗腺多汗症多由细菌分解皮肤表面的秽物所引起。如足部多汗症伴发的臭汗症。

【鉴别诊断】

全身性多汗症主要和一些系统性疾病引起的体

臭相鉴别，在某些严重的糖尿病、痛风、尿毒症等患者中，可因尿素通过汗液排泄到皮肤表面而形成很薄层的结晶，产生尿臭味，谓之尿汗症。局限性臭汗症如腋臭需和多汗症相鉴别，足部臭汗症需和足癣引起的臭足相鉴别。

【治 疗】

1. 大汗腺性臭汗症

（1）局部治疗：①经常清洗腋窝皮肤、剃除腋毛；②局部应用铝、锆或锌盐和新霉素或庆大霉素乳剂抑制腋窝细菌生长；③外用抗氧化剂（如维生素E）抑制脂肪酸形成；④离子交换树脂吸附脂肪酸和氨，香水可掩盖腋臭。

（2）手术治疗：腋窝毛发区皮肤大部切除以去除大汗腺。

2. 小汗腺性臭汗症

（1）经常清洗、治疗细菌或真菌感染、减肥、控制糖尿病等。

（2）跖臭汗症可用足粉，离子透入疗法。

（连 石 吴丽峰）

秃 发

无论从临床表现还是从病因方面对脱发进行分类都存在一定难度。病因常常难以确定，并且不同类型的脱发在临床和组织学表现上有相当的重叠。现有多种分类方法，但应用最普遍的是将脱发分为瘢痕性和非瘢痕性（瘢痕形成性和非瘢痕形成性）脱发。非瘢痕性脱发是可逆的，而瘢痕性脱发是永久性的。后者毛囊的缺失可能是由瘢痕形成过程导致的或独立发展而成（表25-6）。

这种分类方法的主要问题是在很大程度的重叠，常常很难区分。有些脱发开始时是非瘢痕性脱发，而随着时间的延长可变成瘢痕性的（如斑秃和牵拉性脱发）。

瘢痕性脱发分为原发性和继发性。原发性瘢痕性脱发是指那些主要累及毛囊的疾病，如毛发扁平苔藓和红斑狼疮。在继发性瘢痕性脱发中，毛囊不是炎症过程的主要靶部位，而是继发性地被破坏，如放射、头皮被肿瘤浸润、硬斑病等炎症性疾病和真菌感染等感染性疾病。

（臧海涛）

斑 秃

斑秃（alopecia areata）是一种局限性的斑片状脱发，可累及所有毛发生长部位，可自行缓解和复发。斑秃属于休止期秃发。

【病因与发病机制】

1. 自身免疫 本病由T淋巴细胞介导，组织病理可见受累毛囊周围有淋巴细胞浸润，在活动期的皮损辅助性T淋巴细胞占主导地位，而在毛发再生的部位则抑制性T淋巴细胞的功能增强。斑秃患者抗甲状腺抗体、抗胃壁细胞抗体，可合并有甲状腺疾病或白癜风等其他自身免疫疾病。

2. 遗传素质 约25%的患者有家族史。遗传方式可能为常染色体显性遗传伴可变外显率。发病早、病情严重、家族性发病者常与HLA-DR4，DR11和DQ7有关，而发病较晚、病情较轻、预后较好者往往家族遗传的倾向较低。

3. 细胞活性因子 白细胞介素-1和肿瘤坏死因子在体外是有效的毛发生长抑制因子，患者的毛囊中也有类似发现。

4. 精神紧张神经分布和脉管系统 精神紧张可诱发斑秃，但有研究提示紧张并非主因。脱发部位有轻微的瘙痒或疼痛，提示可能有周围神经系统变化。患者血中的降钙素相关基因蛋白的水平低下，该蛋白对免疫系统和循环系统有多重作用。

【临床表现】

1. 皮肤损害

（1）斑秃：起病时一般为局限性，多数患者只有一个边界清楚的圆形或椭圆形脱发斑（图25-10），少数为两个或多个脱发斑。

（2）全秃：如脱发损害扩大，数目增多，可互相融合，至整个头皮毛发均脱落，则称为全秃。

（3）普秃：发展至身体其他部位的毛发均脱落者（包括眉毛、睫毛、胡须，甚至全身毳毛）称为普秃。

（4）拔发试验：脱发区周围的毛发稀疏，易被拔出（拔发试验阳性），可为典型的感叹号状发，但病程停止发展后则损害边缘的毛发重新变得坚固，不易被拔出。

（5）甲损害：部分患者甲也可受累，主要影响指甲，多表现为甲凹陷，也可表现为纵嵴、剥离、

表25-6 秃发的分类

非瘢痕性与瘢痕性	局限性与弥漫性秃发
非瘢痕性脱发（可逆的）	**局限性**
雄激素性脱发	雄激素性脱发
颞部三角脱发	斑秃
斑秃	拔毛癖
拔毛癖	牵拉性脱发
老年性脱发	瘢痕性脱发
休止期脱发	感染
生长期脱发	真菌性：脓癣
生长期发疏松综合征	细菌性：毛囊炎
梅毒性脱发	新生物
瘢痕性脱发（永久性）	红斑狼疮
原发性：主要累及毛囊，如毛发扁平苔藓、	扁平苔藓
红斑狼疮	硬皮病
继发性：毛囊继发地被破坏，如放射、肿瘤浸	转移癌
润头皮、硬斑病、炎症和真菌感染	**弥漫性**
毛发扁平苔藓	休止期脱发（产后节食）
绝经后额部纤维形成性脱发	药物（生长期，休止期）
盘状红斑狼疮	高热
Brocq假性斑秃	甲状腺功能减退和甲亢
头皮分割性蜂窝织炎	身体应激（如外科手术）
项部瘢痕疙瘩性痤疮	生理性（如新生儿）
中央远心性瘢痕形成性脱发	严重疾病（如SLE）
毛囊变性综合征	生长期脱发
秃发性毛囊炎	肿瘤化疗药物
丛状毛囊炎	中毒（铊砷）
	放疗

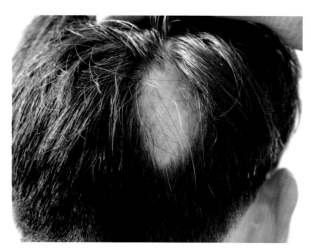

图25-10 斑秃

脆甲及脱甲。

　2. 发病特征　男女都可受累，发病高峰期发生

在15～29岁。多数患者起病时发生于头皮，但所有毛发部位均可累及。脱发区头皮正常，无炎症。多无自觉症状，常在无意中发现，往往骤然发生，经过徐缓。

　3. 病理　病情轻者预后较好，病情重者预后较差。局限性的斑秃通常可以自愈，即使不经过治疗，通常在几个月后可自发的长出新发，但约有一半的病例复发。初发于儿童者复发较多，儿童的全秃患者很难恢复。

【诊　断】

（一）诊断基本资料

　1. 病史　有骤然发生，无意发现的秃发史。

　2. 体格检查　头皮可见圆形或椭圆形、直径1～

10cm、数目不等、边界清楚的斑状脱发区,该处皮肤正常、无炎症。部分患者指甲可出现甲凹或纵嵴、剥离等改变。

3. **实验室及其他检查** 在病程进展时拔发试验阳性;取皮损边缘毛发检查,显微镜下病发呈上粗下细的"!"样,称为感叹号状发。组织病理显示疾病的早期,生长期和退行期早期的毛囊周围。

4. **伴发疾病**

(1)自身免疫性疾病:桥本甲状腺炎、白癜风、系统性红斑狼疮、Addison病、自身免疫性胃炎、复发性多软骨炎。

(2)其他:肾上腺疾病、特应性皮炎、糖尿病、唐氏综合征、扁平苔藓、恶性贫血、甲营养不良、过敏性鼻炎、哮喘和荨麻疹、溃疡性结肠炎、类风湿性关节炎、硬皮病、重症肌无力、胸腺瘤、低丙种球蛋白血症、硬化萎缩性苔藓、白内障、HIV感染。

(二)诊断思路

1. 头皮或其他部位出现无症状的斑状脱发区,常常是无意中发现或被他人发现,首先要考虑是否为本病。

2. 接着检查脱发区,如发现患处边界清楚、皮肤外观正常,并在脱发区边缘做拔发试验,如果阳性则进一步支持本病的诊断。

3. 取皮损边缘毛发检查,显微镜下观察病发是否呈上粗下细的"!"样。

4. 接着要追问患者发病的诱因,精神紧张、失眠、作息规律改变等情况及家族史。通过问诊可以进一步明确诊断。

5. 最后综合病史、临床表现和实验室检查的结果可做出正确的诊断。

(三)诊断依据

1. 无意中发现的圆形或椭圆形斑状脱发。

2. 脱发区内皮肤外观正常。

3. 脱发区边缘头发拔发试验结果可为阳性。

4. 皮损边缘毛发显微镜下观察呈上粗下细的"!"样。

【鉴别诊断】

(一)主要鉴别的疾病

1. **假性斑秃** 脱发区皮肤萎缩凹陷、光滑而带有光泽,无正常的毛囊口,边缘无上粗下细的"!"样毛发。

2. **先天性秃发** 先天性局限性秃发常与表皮痣、表皮发育不良、非瘢痕性局限性秃发等疾病有关,还可表现为顶部秃发、颅缝秃发、三角形秃发等类型。先天性全秃常为常染色体隐性遗传性疾病,头发多在出生后1~6个月内脱落,并不再有毛发生长;有些则出生时即无头发。有些患者可同时有甲、牙齿、骨骼的发育缺陷等先天性异常。

(二)次要鉴别的疾病

1. **生长期秃发** 多与X线照射、化疗或重金属中毒等有关,头发呈弥漫性无模式性的脱落,发病往往较急,进展较快。

2. **黏蛋白性秃发** 脱发斑为非炎症性鳞屑斑或炎症性红斑,其上有群集性毛囊性丘疹,有时可从毛囊性丘疹中挤出黏蛋白。组织病理早期可见外毛根鞘内黏蛋白沉积,后期可见毛囊内大的黏蛋白充盈性囊性间隙。

斑秃的鉴别见表25-7。

【治 疗】

1. **一般治疗** 做好患者的健康教育,心理治疗,帮助其减轻精神紧张和改善睡眠。不同斑秃患者的预后是不同的,但那些发作间歇期长、头发可全部长出的患者预后好。反之,那些持续脱发或缓解期短或不完全缓解的患者预后差。青春期前发病,伴有家族史(25%的病例)和全秃或普秃的患者预后尤其差。特应性患者的斑秃显得更严重。

2. **局部治疗**

(1)强效皮质类固醇局部皮内或皮下注射(如去炎松或得宝松),每4~6周可重复一次。

(2)盐酸氮芥溶液(0.2mg/ml)、5%~10%斑蝥酊等外涂,或外用接触性皮炎诱导剂(如角鲨烯酸二丁基酯、二苯环丙烯酮等)均可助毛发再生。

(3)3%~5%米诺地尔酊剂外擦患处,可促进毛发再生。

(4)外用1%~2%地蒽酚软膏可引起毛发再生。

(5)局部外用强效的糖皮质激素制剂(如卤米松等)也有一定的效果。

3. **全身治疗**

(1)糖皮质激素:仅用于脱发进展很快或全秃和普秃患者。可每月注射复方倍他米松注射液1ml,得宝松1ml,或口服泼尼松20~40mg/d,起效后用小剂量维持6个月。

(2)环孢菌素、氨苯砜、他克莫司等也有促进

表25-7　斑秃的鉴别诊断

疾　病	临床特征	组织病理	血清学检查	其　他
斑秃	斑状或弥漫性，感叹号状发，牵拉试验常阳性，休止期毛发多见	毛囊变小，毛球周围和毛球内炎症	可有自身抗体	早期发病和严重病交者常有遗传过敏性
拔毛发癖	斑状，长度不等的断发，牵拉试验阴性，毛囊炎	退化和休止期毛囊增多，毛囊炎，黑色素管型和颗粒，软发	－	病史可能有帮助
头癣	斑状	化脓性和肉芽肿性毛囊炎，毛干内及其周围菌丝	－	KOH标本和培养阳性
梅毒	斑状或弥漫性	真皮表层密集的浆细胞和组织细胞带状漫润	荧光螺旋体抗原阳性，RPR阳性	可能有相关病史
休止期秃发	弥漫性，牵拉试验常阳性，休止期秃发比例超过25%，可能有弥漫性早期再生	不定	－	相关因素的病史
雄激素源性秃发	男子型、女子型或弥漫型，牵拉试验常阳性，休止期毛发	休止期、毫毛囊增多，生长期、终毛囊减少，休止期生发单位增多，晚期毛囊密度减少	－	阳性家族史
生长期头发松动综合征	斑状或弥漫性，拔毛试验阳性，生长期头发、无痛，头发不长长	小毛囊，Huxley和Henle层过早角化	－	随时间延长而改善

毛发再生的作用。

（3）对精神紧张、睡眠不佳者可用舒乐安定、维生素B$_1$、谷维素等调节神经和睡眠的药物。

4. 物理治疗　①PUVA治疗；②液氮冷冻治疗；③共鸣火花治疗。

5. 中医药治疗　实证以清以通为主，虚证以补、以摄为要，给予滋补肝肾、养血安神、活血祛风等治疗。

（赖　维　吴丽峰）

Brocq假性斑秃

Brocq假性斑秃（pseudopelade of Brocq）又称萎缩性秃发（alopecia atrophicans），进行性、特发性、非炎症性瘢痕形成性脱发，其特征是多发性、圆形、卵圆形或不规则形无症状永久性斑片状脱发，脱发区皮肤萎缩，瓷白色，多见于成人，男女均可受累。这一种疾病是有争议的疾病，目前认为，很多以前描述的假性斑秃是多种瘢痕形成性脱发的终末阶段，包括盘状红斑狼疮、毛发扁平苔藓和中央远心性瘢痕形成性脱发。而Brocq假性斑秃是特发性的。

【病因与发病机制】

1. 瘢痕性秃发异型　病因及发病机制不明。因为在盘状红斑狼疮、毛发扁平苔藓等慢性炎症性疾病也可见到同样的脱发损害，认为本病是各种瘢痕性脱发的终末期表现或临床异型。

2. 免疫介导独立疾病　认为本病有特殊的脱发模式和独特的组织学特征，可无上述疾病而独立存在，发病可能与自身免疫有关。

【临床表现】

1. 发病情况　本病少见。国外资料表明女性的发病率是男性的3倍，但国内资料认为好发于中年男性。

2. 皮肤损害　起病通常是无意中发现散在的小脱发斑，圆形、卵圆形或不规则形，开始为1～2处，多数为硬币大小，随病情进展逐渐增多，一般位于顶部，边界清楚，秃发区头皮表面光滑萎缩，略凹陷，似"雪地上的脚印"或"洋葱皮"，头皮色素减退，呈瓷白色或浅粉红色（图25-11～图25-13），毛囊口不清楚，无脓疱、痂皮及断发，无自觉症状。

3. 病程经过　本病的病程个体间有较大差异，多数进展缓慢，15～20年仍能通过梳理头发而遮盖秃发区，少数可突然恶化，在数年内接近全秃，这与在其他几种瘢痕性脱发中见到缓慢而稳定的进展不同。但本病病情进展最终可自行停止，国外报道本病通常在2～18年后不再继续发展。

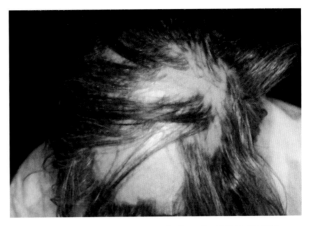

图25-13　Brocq假性斑秃　多发而广泛的灶状脱发，其中有孤立的、散在的残留毛发

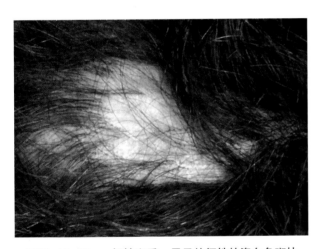

图25-11　Brocq假性斑秃　显示特征性的瓷白色斑块

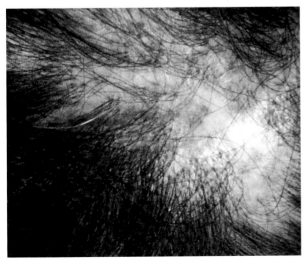

图25-12　Brocq假性斑秃　"雪地上的脚印"样表现

【诊　断】

（一）诊断基本资料

1. 病史　无症状的头顶一个或多个脱发斑，多数病情进展缓慢。

2. 体格检查　秃发区圆形、卵圆形或不规则形，边界清楚，头皮表面光滑萎缩，瓷白色，毛囊口不清楚，无炎症。

3. 组织病理　早期可见毛囊上2/3有少量淋巴细胞浸润，并侵犯毛囊壁和皮脂腺，甚至破坏整个毛囊皮脂腺单位。晚期表皮正常或萎缩变薄，真皮组织纤维化，并延及皮下组织，毛囊及皮脂腺完全破坏消失，被破坏的毛囊部位为纤维性条索所取代，本期无炎症性浸润。直接免疫荧光检查为阴性或仅有极少量的IgM沉积。

4. 伴发疾病　伯氏疏螺旋体感染。

（二）诊断思路

1. 发现头皮的斑状瘢痕性秃发时要考虑本病的可能，一般病情进展缓慢。

2. 详细询问病史，了解其发生发展的情况（如最初发病的情况、病情进展的快慢）及有无自觉症状、有无其他疾病等资料，找出本病诊断和鉴别诊断的依据。

3. 体格检查：仔细检查秃发区的情况，了解秃发区的形状、数目、皮肤和毛囊有无萎缩等改变、有无炎症、色泽等，找出本病的特点及鉴别诊断的要点。

4. 必要时做组织病理学等相关的实验室检查，从中寻找出本病诊断和鉴别诊断的组织病理学改变。

5. 综合分析以上的资料，从而做出最后的诊断。

（三）诊断依据

本病诊断主要依据病史及临床特征，必要可结合组织病理检查，诊断不难。

Brocq假性斑秃的诊断，应该是指那些深入临床和组织学检查及相关实验室检查后，除外了其他瘢痕形成脱发而确定。

（四）诊断标准

Brun-Falco的诊断标准见表25-8。

【鉴别诊断】

（一）主要鉴别的疾病

1.斑秃　斑秃的脱发区皮肤正常，无萎缩，周围的毛发拔发试验常可阳性，脱落的头发常呈"！"样，病情发展时可出现全秃和普秃，但多数病情可自限，毛发可再生。

2.黄癣　自幼起病，开始表现为局部的红斑、丘疹，炎症明显，有瘙痒，脱发处头皮有特征性的黄癣痂，有特殊的"鼠尿样臭味"，Wood灯下见暗绿色荧光，真菌检查阳性，后期才出现瘢痕性秃发。

3.秃发性毛囊炎　先有毛囊性红斑、丘疹及脓疱、结痂，愈后留下瘢痕，病情进展时在瘢痕周围的毛囊又可再度出现丘疹及脓疱等毛囊炎的表现。秃发区大小不一，呈虫蛀状。

4.盘状红斑狼疮　损害边缘炎症显著，面颈部有典型的盘状皮损，有些患者有雷诺现象和关节痛，部分患者有血液学和免疫学指标的异常。

5.扁平苔藓　常在其他部位（包括口腔）也有扁平苔藓皮损，组织病理可见明显的带状炎性细胞浸润及毛囊角质栓形成。

6.局限性硬皮病　发生于头皮的斑块状硬皮病也可出现斑状秃发区，局部皮肤萎缩，表面光滑，可呈象牙样色，与本病很相象。但该病开始时常为淡红色或紫红色水肿性斑片，以后才逐渐扩大并出现如皮革样发硬的斑块，周围有轻度紫红色晕，组织病理变化主要在真皮胶元纤维和小动脉，在临床的不同时期有相应的组织学改变，这些都可以与本病相鉴别。

（二）次要鉴别的疾病

1.结节病　发生于头皮的环状形结节病有时要与本病相鉴别，但该病往往是一种全身性疾病，多个组织和器官受累，可致死，实验室检查可发现血液学、影像学、免疫学等方面的异常变化。组织病理的共同特点是上皮样细胞肉芽肿。根据以上特点与本病不难鉴别。

2.Graham-Little综合征　一般认为该病是扁平苔藓的一种异形，其特点是：①萎缩性瘢痕性秃发；②躯干、四肢棘状毛囊性丘疹；③腋窝、阴部非瘢痕性脱发。病理见毛囊角栓，真皮淋巴细胞浸润。与本病不难鉴别。

【治　疗】

本病无有效的治疗方法。局部外用或注射糖皮质激素、长期口服抗炎症剂量的四环素等可作为姑息疗法，但有效的病例不多。

（赖　维　陈　蕾）

雄激素性脱发

雄激素性脱发（androgenetic alopecia）又称早秃、遗传性秃发、脂溢性脱发等，是一种雄激素依赖性的遗传性脱发，表现为进行性的头发密度减

表25-8　Braun-Falco等1986年提出假性斑秃的诊断标准

临床标准	组织学标准
边界不规则和融合的脱发斑	缺乏明显的炎症
轻度萎缩（晚期）	缺乏广泛的瘢痕形成（最好在弹性纤维染色中观察）
轻度毛囊周围红斑（早期）	缺乏明显的毛囊栓
女性/男性之比为3∶1	皮脂腺缺乏（至少有所减少）
病程长（>2年）	表皮正常（仅偶有轻度萎缩）
进展缓慢，自发终止可能	真皮纤维束
	直接免疫荧光：阴性（或仅有暴光部位极少量IgM沉积）

少，多见于男性，白种人较黄种人和黑种人更为常见。本病主要是一个美学疾病，对身体健康无其他损害。但本病患者患心肌梗死和良性前列腺增生的概率可能增高，如果能得到最后证实，本病将具有更重要的临床意义。

【病因与发病机制】

1. 雄激素 雄激素为本病的必须因素，青春期前阉割者不会发病，青春期后阉割者病情会停止发展。

2. 遗传素质 本病可有家族史，有学者提出本病为多基因遗传病，遗传的素质使得头发对雄激素的生物学作用敏感性增加，患者终末期毛囊转变为毳毛毛囊，终末期毛发与毳毛比例下降，头发变得稀疏。

3. 环境因素 有学者报道将雄激素源性脱发患者秃发区毛囊移植到免疫抑制的小鼠能培养出终末期毛发，可见系统和外界的因素也对本病的发病起到一定的作用。

【临床表现】

1. 本病可发生于青春期后任何时期，主要发生于20～30岁的男性，也可发生于女性（图25-14）。

2. 男性：从前额两侧头发开始变为纤细而稀疏，逐渐向头顶延伸，具有明显的额-顶中心模式，前额发际向后退缩，呈"M"字型秃发（图25-15）。秃发区皮肤光滑，可见纤细毳毛。无自觉症状或轻微瘙痒。

3. 女性：多表现为顶部头发稀疏的中心性秃发（图25-16，图25-17），症状一般较男性轻微。

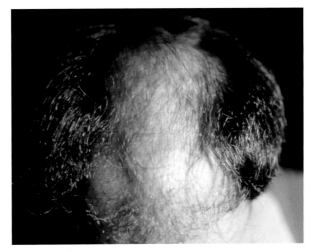

图25-15 雄性激素秃发

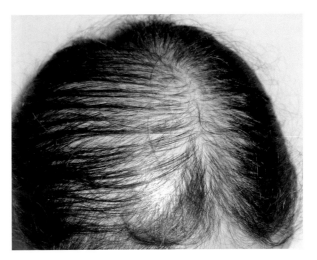

图25-16 雄激素性秃发（女）

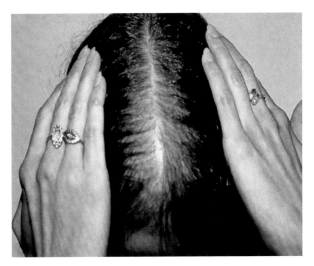

图25-17 雄激素性脱发（女）

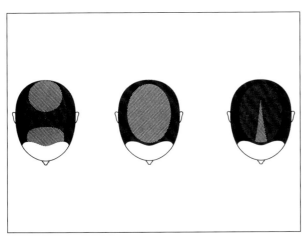

图25-14 雄激素性脱发 女性雄激素性秃发 模式图

4. 两种模式间有重叠，女性可表现为男性型秃发，反之亦然。

5.分级：Hamilton根据男性脱发的部位和程度将雄激素源性脱发分为Ⅶ型12类，Ludwing将女性雄激素性脱发分为Ⅰ～Ⅲ级。

【诊　断】

（一）诊断基本资料

1.病史　逐渐起病，可有家族史。男性表现为两颞及顶部逐渐脱发，前额发际线上移；女性通常表现为顶部弥漫性脱发，两颞可能有脱发，但远比男性为轻，前额发际线不变。

2.体格检查　不论男性或女性，脱发区域的头发均由浓密的、长的深色终末期毛发逐渐变为稀薄的、短的浅色毳毛。男性表现为两颞及顶部头发稀疏，甚至完全脱落，前额发际线上移，而女性多表现为头顶部弥漫性头发稀疏，非完全秃发，前额发际线也无变化。脱发区毛囊萎缩变小。

3.实验室及其他检查

（1）拔发试验：抓住一些头发，经过手指轻拉，通常只有1～2根头发脱落，如有更多的头发很容易脱落，则为阳性。

（2）必要时可做毛发检查、头皮活检或特殊的实验室检查（以排除雄激素过多或内科疾病）。

4.伴发疾病　冠状动脉疾病（心肌梗死）、前列腺肥大、前列腺癌、多囊卵巢、卵巢或肾上腺疾病或肿瘤（常伴高雄激素）。

（二）诊断思路

1.逐渐出现的两颞及顶部的脱发要考虑本病的可能。

2.询问病史，尤其注意有无家族史。

3.检查头发的部位及特征，注意看脱发区域的头发是否由浓密的、长的深色终末期毛发逐渐变为稀薄的、短的浅色毳毛，男性两颞及顶部头发稀疏甚至完全脱落，前额发际线上移，而女性多表现为头顶部弥漫性头发稀疏。

4.应追问患者是否有其他雄激素过多的症状，如女性伴有严重痤疮、多毛或停经等，以排除内分泌性疾病；追问脱发是否与药物相关等。

5.必要时做相关的毛发检查或其他检查以确定诊断及寻找病因。

（三）诊断依据

1.男女皆可发病，多见于男性。

2.逐渐出现的两颞及顶部的脱发。

3.男性两颞及顶部头发稀疏甚至完全脱落，前额发际线上移。

4.女性多表现为头顶部弥漫性头发稀疏。

5.拔发试验阳性、毛发检查等其他实验室检查进一步确诊。

【鉴别诊断】

（一）主要鉴别的疾病

1.斑秃　斑秃起病突然，斑状或弥漫性，秃发界限分明，边缘可有断发。

2.头癣　呈斑状，为断发所构成的不完全性脱发或瘢痕性秃斑。

（二）次要鉴别的疾病

1.女性雄激素过多引起的内分泌功能紊乱　如多囊卵巢综合征等，患者同时有闭经、多毛、男性化等症状，血雄激素过高可明确诊断。

2.内分泌性脱发　相关实验室检查可明确诊断。

3.生长期或休止期秃发　为弥漫性脱发，起病前多有应急因素或使用细胞毒药物等的病史，去除病因后短期内头发可再生。

【治　疗】

1.一般治疗　正确认识本病，减轻心理压力，如有伴发的头皮疾病应同时治疗。

2.局部治疗　可用米诺地尔溶液外用，可减少头发脱落及刺激顶部新发生长。

3.药物治疗　口服非那雄胺，可减慢脱发、促进头发再生。

4.手术治疗　可试用毛发移植和头皮缩减术等。

5.其他治疗　佩戴假发可取得满意的美容效果。

（赖　维　陈　蕾）

休止期和生长期脱发

休止期脱发（telogen effluvium）和生长期秃发（anagen effluvium）表现为弥漫性脱发（diffuse alopecia）。正常毛发生长，正常毛发根据其生长周期的不同阶段可分为三个时期：生长期、退行期和休止期。生长期毛发为生长中的毛发，毛发的生长期约持续1 000天；退行期毛发是由生长期向休止期过渡的毛发，退行期约持续数天；休止期毛发为静止的毛发，在其脱落前生长停止，休止期持续100天左右。

【病因与发病机制】

1. **休止期秃发** 由于某些生理应激的刺激，大量毛发同时进入休止期，新生毛发迫使静息的毛发脱出毛囊，但近来有证据显示休止期秃发是一个独立于新毛发生长的活性过程。休止期秃发的诱因与发生脱发之间的间隔与休止期的持续时间一致，为1～6个月，平均100天左右。

2. **生长期秃发** 抗代谢或抗核分裂药物等使得毛基质细胞分裂受到抑制或限制，导致毛干细而脆弱，易折断，甚至毛球本身被破坏以致毛发不能形成。只有生长活跃的生长期毛发才在这一过程中受累。联合化疗比单一药物的化疗引起的秃发更常见也更严重。生长期秃发还是寻常型天疱疮的一个少见症状，由于毛囊上皮中桥粒蛋白过度表达，是天疱疮抗体作用的靶位点。

【临床表现】

1. **休止期秃发（telogen effluvium）** 是一种以弥漫性秃发为特征的非瘢痕性秃发，通常起病急骤，少数可起病隐匿，产后秃发是常见的类型，本病为发热、手术、分娩、精神因素或药物等引起的应激性反应，表现为弥漫性脱发增多，但不发生全秃，秃发区皮肤无瘢痕，也无炎症反应，毛发轻拉试验阳性（但脱发停止后可为阴性），脱落的毛发为棒状发（毛干近端有休止期毛球）。消除原因后通常6个月左右自行好转。

病程短于6个月的称为急性休止期秃发，仔细追问病史可发现起病前1～6个月可能有发热性疾病、严重损害、妊娠分娩等应激，脂溢性皮炎、银屑病等丘疹鳞屑性疾病可引起休止期脱发。如病程长于6个月则称为慢性休止期秃发，起病较为隐匿，多不能找到明确的应激刺激，主要表现为毛发稀疏而枯黄。

2. **生长期秃发（anagen effluvium）** 是毛囊基质细胞的核分裂和代谢活动受到损害时引起的突然的广泛性秃发，通常发生于化疗后，也可由维生素A等药物引起。毒性药物如抗肿瘤药所致的秃发是常见的类型。化疗后出现弥漫性脱发，阿霉素、羟基脲和环磷酰胺引起的脱发较为严重，一般发生在单脉冲化疗后7～14天，1～2个月脱发最明显。秃发区毛囊口完整，无炎症，皮肤无瘢痕，脱落的毛干近端无毛球，可同时伴有休止期秃发，如伴有休止期秃发时，可表现为全秃。

生长期秃发在停止应用细胞毒药物后头发可恢复正常生长。

【诊 断】

（一）诊断的基本资料

1. **病史** 休止期秃发和生长期秃发都表现为弥漫性脱发，休止期秃发起病前1～6个月可能有发热性疾病、严重损害、妊娠分娩等应激刺激，生长期秃发多出现在细胞毒药物化疗后。

2. **体格检查** 弥漫性毛发稀疏，毛囊正常，无炎症，秃发区皮肤无瘢痕。

3. **实验室及其他检查**

（1）休止期秃发活动期毛发轻拉试验阳性。

（2）用力拔出10～20根毛发镜检，如有25%以上的毛发为休止期毛发，则可诊断为休止期秃发。

（3）检查脱落的头发，生长期秃发脱落的毛干近端无毛球，休止期秃发脱落的毛发为棒状发（毛干近端有休止期毛球）。

4. **伴发疾病**

（1）弥漫性秃发：休止期毛发（杵状发）脱落过多，少数为生长期秃发。

甲状腺功能亢进或低下，产后秃发，雄激素源性秃发，退化性秃发，老年性秃发（没有休止期毛发数量增加），严格的减肥饮食，蛋白质能量营养不良，必需脂肪酸缺乏症，铁、锌、生物素缺乏，嗜酸性粒细胞增多—肌痛综合征，肝病，炎性肠病，白血病或淋巴组织增生症，系统性红斑狼疮，梅毒，癌症晚期，结核病，全身性淀粉样变性，银屑病，脂溢性皮炎。

（2）休止期秃发：产后、新生儿、HIV-1感染、甲状腺功能减退或亢进、嗜酸性粒细胞增多-肌痛综合征、霍奇金淋巴瘤、梅毒、系统性红斑狼疮。

（3）生长期秃发：多毛干异常性疾病、生长期发疏松综合征、肿瘤（抗肿瘤药物化疗后）、寻常型天疱疮。

（二）诊断思路

1. 头发异常弥漫性脱落时要考虑本病的可能。

2. 仔细追问病史，了解有无引起休止期秃发的应激因素和引起生长期秃发的应用细胞毒等药物的病史。

3. 检查脱落的头发，观察其特征，同时做毛发轻拉试验帮助诊断。

4.诊断生长期秃发时要考虑患者综合皮肤和系统的用药以及全身性疾病，注意有无营养不良、缺铁性贫血、内分泌和代谢性疾病、胶原疾病、感染以及全身性皮肤病。

（三）诊断依据

1.休止期秃发

（1）诊断依据：①脱落的休止期秃发（杵状发）计数＞25%；②休止期秃发活动期毛发轻拉试验阳性。

（2）常见疾病及病因：婴儿期脱发、产后脱发、甲状腺机制减退脱发、红皮病、湿疹、银屑病脱发、霍奇金病和其他淋巴增生性疾病脱发、药物引起脱发。

2.生长期秃发

（1）诊断依据：主要脱落的头发为生长期头发，生长期秃发脱落的毛干近端无毛球，休止期秃发脱落的毛发为棒状发。

（2）常见疾病及病因：垂体功能减退症秃发、全垂体功能减退症、西蒙病、席汉综合征、甲状腺功能减退脱发、肿瘤脱发、系统性红斑狼疮脱发、抗肿瘤制剂秃发。

【鉴别诊断】

（一）主要鉴别的疾病

1.**梅毒**　梅毒性脱发呈斑状或弥漫性，有不洁性生活史，可能伴有梅毒的其他皮疹，梅毒血清学阳性。

2.**雄激素源性脱发**　渐进性脱发，无明显诱因，但多有遗传因素，主要侵犯男性额顶部，而非弥漫性毛发稀疏。

（二）次要鉴别的疾病

1.**斑秃**　为斑状脱发，非弥漫性脱发，脱落的头发呈"！"样。

2.**假性斑秃**　假性斑秃脱发部位皮肤萎缩凹陷，毛发不能再生。

3.**头癣**　为断发所构成的不完全性脱发或瘢痕性秃斑，真菌镜检和培养为阳性。

4.**拔毛癣**　断发参差不齐，脱发区边缘清楚，非弥漫性脱发，拔发试验阴性。

【治　疗】

急性休止期秃发和生长期秃发在去除病因后毛发可自行恢复生长，无须特殊治疗。慢性休止期秃发者可外用米诺地尔溶液促进毛发生长。

（赖　维　陈　蕾）

毛增多症

毛增多症（Hypertrichosis）是指非激素敏感部位的毛发生长，即身体任何部位毛发数量过度增长。长毛部位的毛发密度增加、毛发变粗、变长。可为全身性或局限性，包括毳毛、胎毛或终毛增多。

毛增多症指的是与雄激素无关、分布无性别差异的毛发过度生长，可有家族史，可为皮肤遗传病、错构瘤或与反复损害有关，也可继发于药物或系统性疾病（表25-9，图25-18，图25-19）。

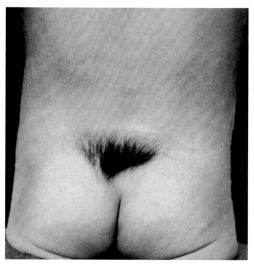

图25-18　局部多毛症

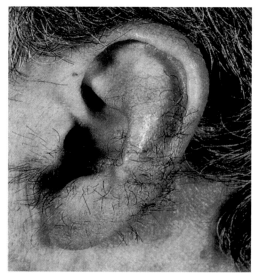

图25-19　局部多毛症

表25-9 毛增多症分类表（Camacho，1997）

全身性毛增多症	局部毛增多症	症状性毛增多症
先天性胎毛增多症	先天性局部毛增多症	先天性遗传性疾病毛增多症
后天性胎毛增多症	后天性局部毛增多症	获得性疾病毛增多症
获得性泛发性毛增多症		医源性毛增多症

妇女多毛症

妇女多毛症（Hirsutism）是指女性在典型的雄激素依赖区域如下颌、上唇、胸背及腹部的体毛过度生长（图25-20，图25-21）。妇女多毛症与激素因素有关（表25-10），主要是雄激素水平升高。特发性多毛症，雄激素水平正常，而终末器官对雄激素的敏感性过高。

【病因与发病机制】

1. 高雄激素性多毛症

2. 药物性多毛症 常见致病药物包括睾酮、达那唑、糖皮质激素、蛋白同化激素、乙酰唑胺、苯妥英钠、氨苯蝶啶、氢氯噻嗪、米诺地尔等。

3. 特发性多毛症 本病的发生主要是毛囊和皮脂腺对雄激素敏感性增高或局部5α-还原酶活性升高使二氢睾酮增多所致。患者无其他内分泌异常，月经正常、循环中雄激素水平正常。

【诊断与鉴别诊断】

依据病史、临床表现和实验室检查可以确诊。

对多毛症评价的方法多采用改良的Ferriman-Gallwey分级法，此法观察患者的上唇、额部、前胸、上背部、下背部（包括骶尾部）、上腹部（腹中线）、下腹部（包括耻区）、上臂、股部九个部位，每个部位根据终毛范围及密度分为4级：浓密分布为4分、中度3分、轻度2分、无多毛为1分。累计积分超过8分即可认为存在多毛症。始发于儿童或青春期后的发展迅速的严重多毛症，提示为分泌雄激素的肿瘤，这类肿瘤能引起男性化征，阴蒂显著增大。大多数重度多毛症妇女由多囊卵巢综合征所致，或只是单独多毛症。

轻至中度的多毛症常见于肾上腺增生、边缘性肾上腺功能障碍，中至重度者则以卵巢和肾上腺肿

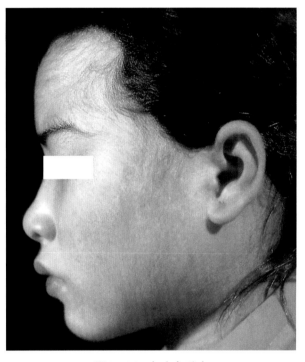

图25-20 妇女多毛症

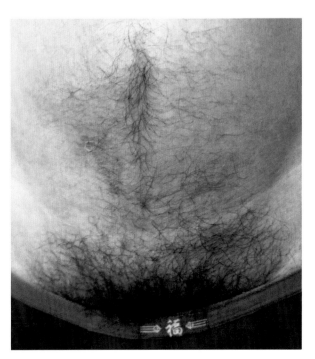

图25-21 妇女多毛症

表25-10　泛发性妇女多毛症病因鉴别

分　类	鉴　别
性腺来源雄激素过多	卵巢雄激素过多
	多囊卵巢综合征
	卵巢甾体激素阻断
	胰岛素抵抗综合征
	卵巢肿瘤
肾上腺来源的雄激素过多	肾上腺功能早现
	功能性肾上腺雄激素过多
	先天性肾上腺增生（非典型性和典型性）
	皮质醇代谢异常
	肾上腺肿瘤
其他内分泌紊乱	库欣综合征
	高泌乳素血症
	肢端肥大症
	外周雄激素生成过多
	肥胖
	特发性
妊娠相关的雄激素过多	黄体过多反应
	卵泡膜细胞瘤
药物	雄激素
	含黄体酮的口服避孕药
	米诺地尔
	苯妥英钠
	二氮嗪
真两性畸形	

瘤、肾上腺增生以及库欣综合征多见。

应对雄激素过多症和内分泌异常做出诊断，并区分药物或肿瘤诱发的多毛症。须排除卵巢、肾上腺及垂体肿瘤。特发性多毛症须排除引起卵巢异常、高雄激素血症的其他疾病以及卵巢功能正常、雄激素水平升高疾病。

【治　疗】

（1）一线治疗：如有可能（病因明确）应治疗原发病（B）、肥胖的多囊卵巢综合征患者应减肥（B）、暂时性除去毛发、电解脱毛、激光治疗（翠绿宝石，Nd:YAG和二极管）（B）、15%依氟鸟氨酸（eflornithine）霜（A）。

（2）二线治疗：口服避孕药（B）、螺内酯（A）、环丙孕酮（B）。

（3）三线治疗：氟他胺（A）、促性腺激素释放激素激动剂类（B）、非那雄胺（A）、西咪替丁（D）。

毛发疾病鉴别见表25-11。

除积极治疗原发系统疾病和停用可疑药物外，脱毛剂、剃毛、电解、激光等对症治疗有一定的疗效。

（连　石　吴丽峰　史建强　张孝阔）

表25-11 毛发疾病鉴别表

毛发疾病	病因
瘢痕性脱发	感染性：黄癣、脓癣、麻风、寻常狼疮、头部脓肿性穿凿性毛囊周围炎、Brocq假斑秃、三期梅毒 外伤性：带状疱疹坏死后、烧伤、辐射伤 特发性：瘢痕性类天疱疮 血管胶原性疾病：皮肌炎、盘状红斑狼疮 其他疾病：项部瘢痕疙瘩性痤疮、黏蛋白性秃发、淀粉样变性、移植物抗宿主慢性迟发性疾病（硬化）、脱发性毛囊炎、小棘毛囊角化病、扁平苔藓、硬化性萎缩性苔藓、硬斑病、糖尿病脂质渐进性坏死、结节病 肿瘤：表皮痣、基底细胞癌、圆柱瘤、淋巴瘤、鳞状细胞癌 先天性：先天性皮肤发育不全
无瘢痕性脱发	感染性：皮肤癣菌病（头癣）、毛囊炎、带状疱疹、二期梅毒 外伤性：摩擦性脱发、美发、牵引性脱发、拔毛癖 药物性：β受体阻滞剂、化学疗法因素、香豆素、苯妥英、非甾体类消炎药、口服避孕药 新陈代谢性：雄激素源性秃发、甲状腺功能亢进/低下 特发性：斑秃、生长期脱发、抗有丝分裂（癌症治疗）因素、头皮过度X射线照射、摄取砷/铋/铅/铊、毛干异常（竹节毛发、念珠状发、扭曲发、结节性脆发症、毛发双硫键营养不良症）、药物（别嘌醇钠、阿米替林、合成类固醇、抗癫痫药（卡马西平）、香豆素、间断性地用女性雌激素性避孕药、多塞平、氟哌丁苯、肝素、消炎痛、锂、呋喃妥英、丙磺舒、心得安、柳氮磺吡啶、硫脲类、噻吗心安、曲帕拉醇、丙戊酸、过量VitA）、产后疾病、严重的慢性疾病、严重感染、严重心理压力 休止期头发猝落：猛烈、突击式的膳食控制，高热，甲状腺功能亢进/低下，大手术，蛋白质摄入过少 先天性：外胚层增生不良症、早衰症 外伤性：医源性障碍（促肾上腺素皮质激素和全身类固醇疗法、合成类固醇、睾丸素） 新陈代谢性：肢端肥大症、Cushing氏综合征、生理性（更年期、性早熟、怀孕、青春期）
妇女多毛症	良性肿瘤：肾上腺瘤、多囊卵巢综合征 恶性肿瘤：肾上腺癌、后天胎毛过多症、恶性非激素类产ACTH样物质病、卵巢癌（卵巢男性细胞瘤、粒层细胞瘤、门细胞瘤、转移性卵巢癌） 先天性：先天性肾上腺皮质增生症 药物性：促肾上腺素皮质激素、乙酰唑胺、二氮嗪、狄兰汀、六氯苯、米诺地尔、口服避孕药、青霉胺、含男性激素的类固醇药物、他莫昔芬 新陈代谢性：神经性食欲缺乏、Morgani综合征、多发性硬化、脑炎后遗症、精神分裂症 特发性：获得性毳毛性多毛症、皮肌炎 瘤的：贝克氏母斑、错构瘤（平滑肌错构瘤）、痣 先天性：Seckel鸟头侏儒、de Lange综合征、Hurler综合征、胎儿性多毛症（全身性）、先天性纤维瘤和三染色体细胞E多毛症
毛发色素异常	白化病、白发症、铜缺乏、药物（漂白剂、氯喹、氟苯丁酮、曲帕拉醇）、同型胱氨酸尿症、严重的铁缺乏、苯丙酮尿症、恶性营养不良病
毛干结构异常	与脆性增加有关：Menkes kinky-hair综合征、念珠状发、套叠性脆发症、扭曲发、软发症、羽状脆发症、结节性脆发症、毛发双硫键营养不良症 与脆性增加无关：环纹发、多生毛（中端毛多样化）、玻璃丝发综合征、结毛症、小棘状毛壅症、羊毛状发综合征

甲 病

甲 沟 炎

甲沟炎（paronychia）是指甲周围皮肤皱襞的急性、亚急性或慢性炎症反应。

【病原学】

急性甲沟炎多由金黄色葡萄球菌感染引起，其他细菌如链球菌、假单孢菌属、绿脓杆菌、大肠杆菌和变形杆菌等也可致病。慢性和亚急性甲沟炎大多由假丝酵母菌属（特别是白假丝酵母菌）引起。趾甲的慢性甲沟炎常与糖尿病和末梢血循环障碍有关。

【流行病学】

急性甲沟炎常继发于局部刺伤、修甲过短、嵌甲等。慢性和亚急性甲沟炎多见于30～60岁年龄组的人，常见于妇女、糖尿病患者及经常受到潮湿浸渍者，如厨师、鱼贩等。

【临床表现】

急性甲沟炎一般为单个指（趾）甲受累，亚急性或慢性则常累及多个指（趾）甲，甚至全部指（趾）甲受累，其表现亦有不同。

1. **急性甲沟炎**　开始为后甲皱区的小片炎症，表现为轻度红肿、疼痛及压痛，有的自行消退，有的炎症迅速扩散，蔓延到整个甲沟，形成甲周围炎或甲下脓肿，疼痛加剧，呈搏动性疼痛。甲下有黄色脓液积聚，甲板与甲床部分分离。

2. **慢性甲沟炎**　开始为一个或数个指（趾）甲基部轻度肿胀和压痛，随后表皮剥落，少量脓液由甲沟流出，甲的边缘和甲沟处发黑，并逐渐形成结节状肉芽组织，不时分泌少量脓液，易擦伤出血（图25-22，图25-23）。炎症逐渐累及甲皱后部及两侧，引致指甲松动甚至脱落。从发生到整个指甲受累需数周至数月。

【诊　断】

（一）诊断基本资料

1. **病史**　①有外伤史；②一般无全身症状，局部疼痛。

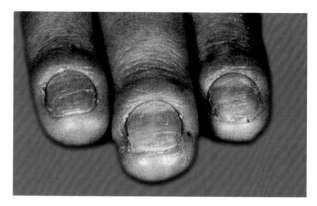

图25-22　假丝酵母菌甲沟炎

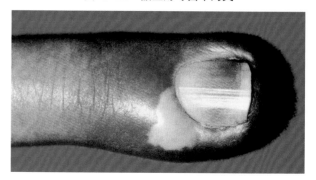

图25-23　急性甲沟炎　出现脓液及红斑

2. **体格检查**

（1）急性甲沟炎：①先发于甲的一侧，局部红肿，逐渐蔓延至甲根或对侧甲沟，形成半球形脓肿；②可有嵌甲，有嵌甲者局部肉芽增生；③由理化刺激引起者，可见糜烂、渗出。

（2）慢性甲沟炎：①甲沟轻度红肿，颜色较暗，脓液稀薄，慢性经过；②可见结节状肉芽组织，或指甲松动甚至脱落。

3. **实验室及其他检查**　①严重感染者血液白细胞计数及中性粒细胞数升高；②急性甲沟炎脓液可查见革兰阳性球菌或其他细菌，慢性甲沟炎脓液中常可查见假丝酵母菌孢子和菌丝。

（二）诊断思路

本病根据甲沟红肿、溢脓，一般容易诊断，主要是要区分急、慢性甲沟炎和致病菌。急性甲沟炎往往是一个甲受累，而亚急性和慢性甲沟炎则同时数甲受累，甚至可累及全部指（趾）甲。化脓菌引起者炎症较显著，多呈急性，假丝酵母菌引起的红肿较轻，脓液少而稀薄，常呈亚急性或慢性。

（三）诊断依据

1. **急性甲沟炎**　①甲的一侧或两侧甲沟红肿，局部疼痛；②累及甲下可见有黄色脓液积聚，甲板与甲床部分分离;③脓液可查见革兰阳性球菌或其他细菌;④血液白细胞计数及中性粒细胞数升高。

2.慢性甲沟炎　①甲沟轻度红肿,颜色较暗,脓液稀薄,慢性经过;②甲沟有结节状肉芽组织,或指(趾)甲松动甚至脱落;③脓液可查见假丝酵母菌孢子和菌丝或其他细菌。

【鉴别诊断】

1.类丹毒　通常发生于手部,有屠宰或接触家畜、鱼类史,局部往往有不明显的小伤口,损害为紫红色斑,不化脓,局部症状较轻,一般无明显的全身症状,猪丹毒杆菌培养和接种试验阳性。

2.疱疹性瘭疽　即手指的单纯疱疹,多发生于口腔科医务人员,以疼痛性水疱、红斑和水肿为特征,腋窝淋巴结肿痛,水疱破裂可形成糜烂、溃疡,HSV培养或HSV抗原、核酸检测阳性。

【治　疗】

1.全身治疗

(1)急性甲沟炎:可内服抗生素,如红霉素0.25g,口服,每日4次,连续1周。

(2)慢性甲沟炎:由假丝酵母菌引起者可用伊曲康唑0.2g,口服,每日1次,连续2周。

2.局部治疗

(1)急性甲沟炎:①早期可外敷10%鱼石脂软膏;②有脓积聚时,沿甲沟纵行切开排脓,如两侧甲沟均有脓肿并累及甲下时,应拔甲排脓。

(2)慢性甲沟炎:①可外敷10%红霉素软膏;②红肿较明显时可外敷10%鱼石脂软膏,或用0.1%利凡诺溶液敷包;③若明确是真菌感染者,可用1%联苯苄唑溶液或霜、2%咪康唑霜;④甲缘肉芽增生过度者,应切除。

(吴丽峰　陈　蕾)

遗传性甲病

遗传性甲病少见(表25-12)。其临床重要性在于识别这些疾病是独立的畸形或是全身性疾病的一部分。甲病常伴有颊黏膜、牙、毛发和汗腺的改变,是由于在胚胎期其原基的出现有密切的短暂关系(牙-6周,甲-10周,毛发-12周,汗腺-12周);Freire-Maia和Pinheiro(1984)根据器官的联合(毛发、牙、甲和汗腺)受累情况而将这些遗传病(外胚叶发育不良)进行了分类。

表25-13列出了4种罕见的遗传病,其病变可与银屑病、扁平苔藓、湿疹和甲真菌病混淆。表25-14则对单独发生或伴发局限于皮肤及其附属器的甲病和伴有系统性疾病的甲病进行了比较,未讨论每种遗传病的显著特征,但提出几点意见供参考:

(1)甲周纤维瘤的发现应立即考虑到结节性硬化症,并寻找"桉树叶"(ash leaf)脱色斑、血管纤维瘤和鲨革样斑以证实之;应与伴发色素失禁症的纤维瘤和儿童期复发性指(趾)纤维瘤相鉴别。

(2)拇指甲单侧萎缩不是特异性诊断指标;然而,当其伴发其他指(趾)的三角形或锥状弧影和甲板缺陷时,对甲髌综合征即有诊断价值;同时应继续检查伴发的髌骨发育不全、桡骨头半脱位、髂骨角和肾病;应与创伤诱发的甲病变和先天性外胚叶缺陷相鉴别。

(3)如果出现甲发育不全和营养不良,则应考虑外胚叶发育不良(Robinson型)伴牙畸形和感觉神经性耳聋、先天性皮肤异色病(Rothmund-Thomson综合征)伴少年型白内障、毛发和牙缺陷、光敏症以及DOOR综合征(三节指骨的拇指和二节指骨的指(趾)是DOOR综合征的标志)。

由于大部分疾病一般为显性遗传,故需仔细询问家族史和检查其亲属。此外,发现甲畸形的同时,应特别注意听力、牙、毛发、黏膜、眼、骨骼及神经系统有无病变。忽略了严重伴发病和低估患者病情的危害性远大于不能准确给疾病命名(图25-25～图25-29)。

【临床鉴别】

1.无甲(anonychia)　甲完全缺如,可为先天性或母质的永久性损害(创伤和破坏性疾病,如扁平苔藓)。

2.先天性厚甲症(pachyonychia congenita)　罕见的甲肥大性遗传性皮肤病,一些病例伴发甲床肥厚和甲下皮角化过度(图25-30)。

3.球拍状指甲(racket nail)　常见的常染色体显性遗传病,女性多见。其拇指的畸形,即远端指骨比正常的短而宽,导致相应的拇指甲变短变宽和正常的弯曲消失,可累及一根或二根拇指。

4.甲凹陷点(nail pitting)　原因多为银屑病或斑秃,湿疹,正常变异。部分原因不明,亦可能是一种先天性畸形。

5. 儿童期20个甲营养不良（twenty nail dystrophy of childhood） 本病发生于儿童早期，出生时并不存在，成人亦不发病，20个甲均有过多的甲嵴，不一定伴发甲凹陷点，病变可非常缓慢地恢复至正常。

6. 甲胬肉（pterygium unguis） 又名背侧胬肉（dorsal pterygium），由扁平苔藓、血液循环障碍、炎性皮肤病、烧伤和创伤等引起，但一些病例似为非家族性发育缺陷，表现为甲皱与甲床粘连，1个以上的甲部分或全部破坏并为瘢痕所取代 （图25-31）。Raynaud病、进行性系统性硬化症、创伤、家族性和特发性。

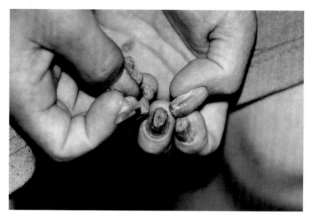

图25-24 先天性厚甲症
（本图由中山大学附属第一医院罗迪青惠赠）

表25-12 遗传性甲病的分类

分 类	鉴 别
局限性甲病	无甲（anonychia）
	球拍状指甲（racket nail）
	反甲（koilonychia）
	先天性甲凹陷点（congeital pitting）
	甲嵴（ridging）
	小甲（micronychia）
	多甲（polyonychia）
	异位甲（onychoheterotopia）
	遗传性杵状指（hereditary clubbing）
	周期性甲脱落（periodic shedding）
起源于外胚叶和（或）中胚叶的多器官系统疾病	
	先天性（出生时存在）
	先天性出汗性外胚叶发育不良（hidrotic congenital ectodermal dysplasia）
	先天性无汗性外胚叶发育不良（anhidrotic congenital ectodermal dysplasia）
	先天性厚甲症（pachyonychia congenita）（图25-24）
	软骨-外胚叶发育不良（chondroectodermal dysplasia）
	局灶性真皮发育不全（local dermal hypoplasia）
	眼齿指（趾）综合征（oculodentodigital syndrome）
	DOOR综合征（耳聋、甲-骨营养不良、精神发育不全）
	Coffin-Siris综合征
	遗传性（一般在生后发生甲病变）
	Darier病
	结节性硬化症（tuberous sclerosis）
	大疱性表皮松解症（epidermolysis bullosa）
	甲髌综合征（nail-patella-elbow syndrome）
	甲老病（progeria）
	先天性角化不良症（dyskeratosis congenita）
	厚皮性骨膜增生病（pachydermoperiostosis）
	先天性皮肤异色病（poikiloderma congenita）
	色素失禁症（incontinentia pigmenti）
	Peutz-Jeghers综合征
	肠病性肢端皮炎（acrodermatitis enteropathica）
	Wilson病

表25-13 类似于后天性疾病的遗传性甲病

	Darier病	出汗性外胚叶发育不良	先天性角化不良症	先天性厚甲症
遗传	常染色体显性	常染色体显性	X连锁隐性	常染色体显性
年龄	8~16岁	出生	5~13岁	出生
甲畸形	脆甲，楔形甲床肥厚，红白纵纹，甲周丘疹	增厚，嵴，淡黄变色，甲沟炎	脱落和萎缩，甲沟炎	甲表面光滑、增厚、整个甲板变硬、黄褐变色
伴发病变	油腻性褐色丘疹在擦烂区最明显，掌跖角化，黏膜白斑	掌跖角化，黏膜白斑，毛发稀少	皮肤萎缩和异色，黏膜白斑，齿缺陷，全血细胞减少	角化症，多汗，有时无其他病变，黏膜白斑，毛周角化病，胎生牙

表25-14 局限于皮肤及其附属器和伴发系统性病变的遗传性甲病

局限于甲、皮肤及其附属器的疾病	伴发系统性病变的疾病
出汗性外胚叶发育不良（Clouston综合征）	甲髌综合征
Darier病	结节性硬化症
皮肤发育不全（aplasia cutis）	遗传性出血性毛细血管扩张症
大疱性表皮松解症（Cockayne-Tomine和其他显性型）	先天性角化不良症
先天性厚甲症（Jadassohn-Lewandowsky综合征）	Coffin-Siris综合征［智力和生长发育迟缓，小指（趾）甲及其相应的远端指骨缺乏或发育不全，容貌丑陋，头发稀少，其他部位多毛症］
先天性杵状指	
球拍状指甲	
踇趾甲捧列不齐（malalignment of the great toenails）	软骨—外胚叶发育不良
肠病性肢墙皮炎	DOOR综合征（耳聋，甲-骨营养不良，精神发育迟缓，拇指三节指骨）
	早老病（Hutchinson-Gilford综合征）
	Wemer综合征
	Wiilim小精灵面容综合征（短脆甲、面容丑陋，鼻梁扁平，声音嘶哑，智力和生长发良迟缓）
	CHANDS卷发（cudy hair）、睑缘粘连（ankyloblepharon）、甲营养不良（nail dystrophy）、有时出现共济失调（sometimes ataxia）
	Christ-Siemens-Touraine综合征（先天性无汗性外胚叶发育不良伴不同程度的精神运动性阻滞）

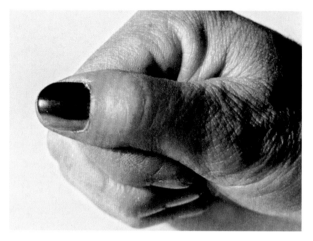

图25-25　黑甲

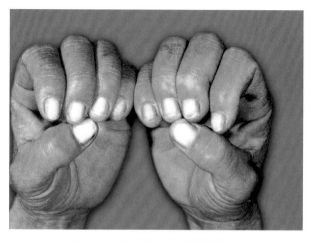

图25-26　全白甲　全部甲板呈白色

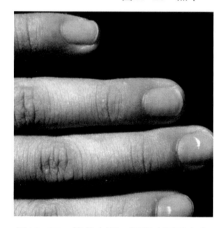

图25-27　线状白甲　甲板上可见白色
水平条纹

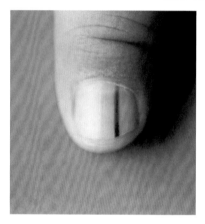

图25-28　纵行黑甲

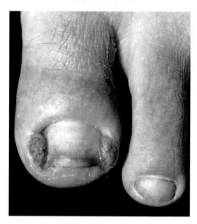

图25-29　嵌甲　甲板侧缘嵌入甲
沟，其上肉芽组织增生

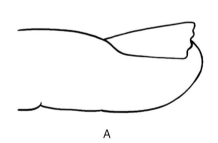

图25-30　先天性厚甲症（A）及球拍状指甲（B）
A.先天性厚甲症，甲明显增厚；B.球拍状指甲，指甲短宽

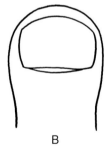

图25-31　甲胬肉　护皮与甲板粘连，
并随甲板生长，而向外移动

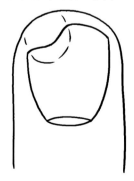

图25-32　甲下外生骨疣　使甲抬高及变形

甲 肿 瘤

　　甲器官及其邻近组织的肿瘤比较常见，其可分
为良性和恶性二类。由于创伤、感染、色素沉着和
甲板的遮盖，常使甲肿瘤的临床诊断非常困难。此
外，甲肿瘤具有与皮肤其他部位相同组织学类型者
不同的生物学行为。早期诊断的关键是对甲周的任
何不愈合或复发性病变均应高度怀疑甲肿瘤，并随

之进行指（趾）的X线检查和适当的诊断性活检。

1. 甲下外生骨疣（subungual exostosis） 本病非真正的外生骨疣，而是正常骨组织的生长过度，最常见于踇趾（图25-32）。创伤和（或）感染可能为其病因，表现为甲下的坚实肿块，常使趾尖移位和误诊为疣。X线检查可明确诊断。

2. 血管球瘤（glomus tumor） 为一种罕见的甲床内血管瘤，直接压迫或冷、热刺激可引起疼痛，透过甲板常见到紫蓝色斑点，可扩展至甲板或侵蚀远端指骨。X线检查有助于诊断，拔甲后切除肿瘤。

3. 色素痣（naevus pigmentosus） 甲母质的交界痣虽然极为罕见，但其有潜在的恶变可能，且少数实际上已为恶性。色素溢出至甲板可在任何年龄发生，一旦形成后即可无限期持续；表现为甲板内浓密的色素带。有色人种的甲板色素带极为常见，故无明显的意义；但白人的单条色素带可能表明黑色素细胞活性增加或母质的交界痣。若病变位于拇指和示指，以密切观察为宜，其余指甲和所有趾甲的病变，可在拔甲后切除母质的病变区域。

4. 恶性黑色素瘤（malignant melanoma） 甲下部位的黑色素瘤罕见，好发于踇趾和拇指，其表现类似于掌、跖色表面和黏膜的黑色素瘤，故称为掌跖-甲下-黏膜型黑色素瘤（valmar-plantar-subungual- mucosal type melanoma），或肢端雀斑样黑色素瘤（acrallentiginous melanoma）。一般认为甲下色素带是色素漏出至近端或侧甲皱所致（Hutchinson征），但色素可以缺乏。其有四种临床表现：①甲色素带形成之后数年，可出现肉芽组织和色素带增宽；②累及单个甲的顽固性慢性甲沟炎，如果邻近皮肤出现色素沉着，应怀疑发展中的黑色素瘤存在；③甲床的疣样生长伴甲脱落；④无色素性化脓性肉芽肿。如出现下述情况，应做色素带活检：白人中出现色素纹而无明显的病因，其余种族者中出现色素带进行性增宽、色素沉着边缘不规则或伴发甲皱色素沉着。若甲板内有色素沉着（通常如此），应在甲母质的起源处做活检。

组织病理显示开始的放射生长期持续时间不等，类似于恶性雀斑样痣，可误诊为良性肿瘤，鉴别特征是巨树突黑色素细胞伴邻近真皮的淋巴细胞浸润。此后发生的垂直生长期，基本上与其他部位的结节性黑色素瘤相似。

诊断明确后应立即行截指（趾）术，如有局部淋巴结转移，应做清扫术。

伴发系统性疾病的甲改变

黄甲综合征（yellow nail syndrome）又称甲淋巴水肿（1ymphoedema of nail），常伴发淋巴水肿和慢性呼吸系统症状，由Samman和White于1964年首先描述。

中年人最多见，但幼儿亦可发生，大多数病例累及全部甲。初期表现为甲生长速度明显降低（指甲每周生长0.1～0.25mm，而正常者最少为0.5mm），后来（有时为数月到数年）出现甲颜色改变，呈淡黄或浅黄绿色，但边缘可有较深的颜色。甲板光滑、轻度增厚，质地坚硬并沿长轴极度弯曲；护皮缺失，甲剥离可见于1个或数个甲，广泛的甲剥离可导致甲板脱落，甲再生极为缓慢。甲变色一般为永久性，但有时可完全逆转至正常，此似与治疗无关。水肿常累及小腿，面部或手的累及较少，在出现甲改变后数月可不发生水肿。虽然甲改变可提示潜在的淋巴管畸形，但仅有少数患者伴发先天性淋巴管畸形；一些无淋巴管畸形的病例，可能存在功能缺陷或仅少数的淋巴管缺陷。此外，有胸腔积液、肺气肿、支气管扩张、鼻窦炎、恶性肿瘤、肾病综合征和AIDS。

组织病理显示在甲床和母质内有密集的纤维组织伴大量的内皮衬里管道扩张。有学者报道口服维生素E400IU，每日2次有效。

1. 反甲（koilonychia） 又称为匙形甲（spoon nail），常见，表现为甲正常轮廓消失，呈扁平或凹陷外观（图25-33）。反甲可伴发缺铁性贫血。循环障碍所致的薄甲和甲髌综合征中的裂半甲均可呈匙形。正常新生儿，甲真菌病，职业性甲软化，缺铁性贫血。

2. 杵状指（finger chubbing, hippocratic nail） 常见，可伴发许多疾病，如肺病（肺部肿瘤、肺气肿、肺脓肿）、心血管病（先天性心脏

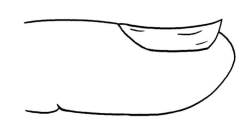

图25-33　反甲　甲呈匙形

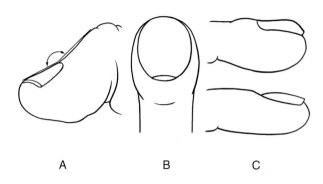

图25-34　杵状指
A. Lovibond角是远端指骨背面与甲板之间的角度，正常人＜180°；
B. 指尖呈球状；C. Lovibond角＞180°

病、充血性心力衰竭）、胃肠病（溃疡性结肠炎、肿瘤）、肝病（肝硬化、血友病）和厚皮性骨膜增生病。

杵状指以远端指（趾）骨球状膨大为特点（图25-34）。肥大性骨关节病是由于长骨骨膜增生形成明显杵状变，常伴关节疼痛或关节肿胀。二者可见于任何年龄段。厚皮性骨膜增生病，肺、心血管、胃肠道和内分泌疾病，胸内肿瘤（表25-15）。

3. Beau线（Beau lines）　甲板的横向凹陷称为Beau线（图25-35），系暂时性甲板形成障碍所致，如冠状动脉血栓形成、麻疹、腮腺炎和肺炎可形成Beau线，但其可在疾病康复期间恢复正常。系统性疾病（如麻疹、心肌梗死、肺炎），细胞毒性药物。

4. 甲剥离（onycholysis）　常见，甲板常从甲尖部开始逐渐与甲床分离，一般只累及甲板的1/3，使之松弛而不发生脱落（图25-36）。引起甲剥离的原因众多，但以创伤和潮湿最多见。过度水合，指甲油、长指甲、甲真菌病、药物反应、变应性接触性皮炎、银屑病、湿疹、扁平苔藓、糖尿病、卟啉病、烟酸缺乏病、妊娠、甲状腺疾病、Bowen病。

5. 脱甲病（onychomadesis, onychoptosis）　甲

板从甲根部向甲床游离缘分离所致的完全脱落。本病见于渗出性多形红斑、甲床炎、甲沟炎、剥脱性皮炎、梅毒、糖尿病、脊髓痨和猩红热等。可能系母质功能暂时性障碍所致。

6. 甲变色（nail discoloration，nail dyschromia）病因甚多，药物或其他化学物质、感染、系统性疾病、皮肤病、辐射等均可引起。

（1）白甲（white nail，leukonychia）

1）点状白甲：常见，外伤、真菌感染、梅毒和系统性疾病（如伤寒、肾炎和旋毛虫病）均可引起。

2）线状白甲：可为遗传性或外伤、烟酸缺乏病等引起。白线可为横行或纵行，一条或数条，宽窄不一。见于外伤、遗传性、Mees线－慢性砷中毒、肾衰竭、心力衰竭、Hodgkin病、镰状红细胞贫血、疟疾。

3）部分白甲：甲板部分变白，见于结核病、肾炎、Hodgkin病、冻疮、转移性肿瘤、麻风和外伤。

4）完全白甲：甲板全部变白，可为常染色体显性遗传，或伴发伤寒、麻风、肝硬化、溃疡性结肠炎、咬甲癖、旋毛虫病。

（2）黑甲：甲板变成黑色，见于母质内的良性色素痣、恶性黑色素瘤、辐射治疗、奇异变形杆菌感染和重金属沉着均可引起黑甲。

纵向黑甲（longitudinal melanonychia）以从护

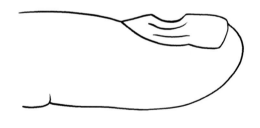

图25-35　Beau线

表25-15　杵状指相关疾病鉴别

分　类	疾　病
肺部疾病	支气管肺癌，支气管扩张，肺脓肿，脓胸，肺气肿
心脏疾病	发绀型先天性心脏病，肺动静脉瘘
消化道疾病	肝硬化，溃疡性结肠炎
其他	血红蛋白病，甲状腺功能亢进症
双侧杵状指	无基础疾病，提示遗传性

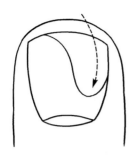

图25-36 甲剥离

皮延伸至甲板远端边缘的纵向褐色色素带为特征。许多系统性疾病和皮肤病可引起多发性色素带，黑色素细胞及非黑色素细胞肿瘤和炎症后的改变是其原因。虽然单个纵向色素带不一定是黑色素瘤所致，但必须鉴别时，常依赖于活检。

需要活检、组织病理学检查的疾病如下：①40～60岁的个体，单个甲发生孤立的色素条带。儿童黑色素瘤极其罕见；②之前正常的甲板突然出现甲色素沉着；③色素沉着突然变深或变大，或在或在甲母质附近变模糊；④拇指、示指或蹬趾获得性色素沉着；⑤有外伤史的色素沉着且排除甲下血肿；⑥有黑色素瘤病史的任何获得性甲色素沉着；⑦与甲营养不良包括部分甲破坏或甲板缺失相关的甲色素沉着；⑧甲周皮肤（包括甲皱襞侧缘）出现色素沉着（Hutchinson征），包括甲小皮和甲床色素沉着。

（3）黄甲（yellow nail）：口服阿的平、四环素，外用雷锁辛、蒽林、柯桠素等，以及食物中胡萝卜素过多和一些疾病，如梅毒、脓疱型银屑病、红皮病、甲真菌病、糖尿病、黄甲综合征等均可引起黄甲。

（4）绿甲（green hail）和绿带甲：绿脓杆菌感染、假丝酵母菌或表皮癣菌感染。

7. 皮肤镜甲色素沉着图像　鉴别甲沉着色素是否来自黑色素细胞。在非黑色素细胞性病变中如甲下血肿，色素多呈弥漫性分布（均匀性），为红色或黑色素的色素。随着甲板的生长，血肿向远端移动。个别甲下血肿可由肿瘤出血引起，而黑色素细胞性病变其黑色素存在于细胞体内，在皮肤镜下易发现为直径<0.1mm的小颗粒，即为黑色素细胞来源。

甲病图谱（图25-37～图25-40）。

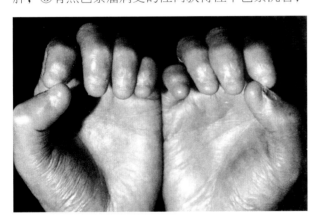

图25-37 甲扁平苔藓　甲板全部破坏

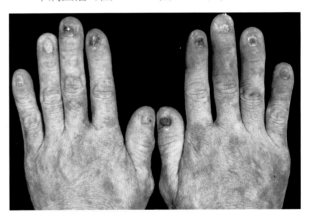

图25-38 甲萎缩　甲板变薄、缩小，甚至完全缺乏

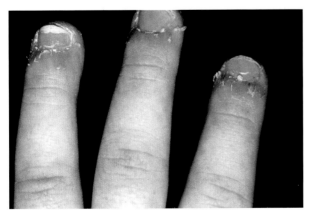

图25-39 甲周剥刺（逆剥）　近端甲皱襞表皮撕裂，表皮浅层仍与皮肤粘连

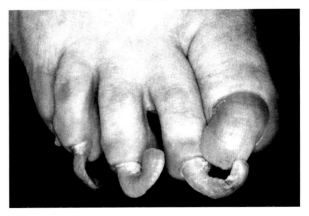

图25-40 钩甲

甲病的鉴别见表25-16。

表25-16　甲病的鉴别

分　类	疾　病
无甲畸形	先天性外胚层缺损、鱼鳞病、扁平苔藓、雷诺现象、严重的表皮脱落性疾病、严重感染、外伤
无甲	周期性自发性甲脱落，从甲临近末端开始、毛囊角化病、大疱性表皮松解、点状掌跖角化病、麻风、扁平苔藓、多中心网状组织细胞瘤病、青霉素过敏、血管畸形
甲床停止生长	肠病性肢端皮炎、釉质发育不全、抗生素、细胞毒性因子、高热、甲状旁腺功能减退、川崎病、放射治疗、视黄醛衍生物治疗、Stevens-Johnson综合征、梅毒
博氏线（Buau线）	发生于甲床并随着指甲的生长向远处发展的横沟、任何较大的创伤或系统性疾病、药物反应、发热性疾病、大部分常见于心肺疾病中 双侧性：见于系统性疾病 单侧性：见于血管畸形或外伤
指甲颜色的改变	黑色：环磷酰胺、阿霉素、坏疽、出血、恶性黑色素瘤、色素痣 蓝色：血管性：发绀、Lippel-Trenaunay综合征；药物性：抗疟疾药、博来霉素、盐酸二甲胺四环素、酚酞、吩噻嗪；特发性：银质沉着病、Wilson病；肿瘤性：血管球瘤；先天性：先天性恶性贫血 棕色：感染性：梅毒；创伤性：甲釉质、甲硬化剂、创伤后、放射治疗；药物性：促肾上腺皮质激素、放线菌素D、蒽林、砷、博来霉素、白消安、环磷酰胺、强力霉素、碘、酮康唑、左旋苯丙氨酸氮芥、甲氨蝶呤、盐酸二甲胺四环素、氮芥、补骨脂素、磺胺、四环素；代谢性：肾上腺疾病、营养不良、妊娠、维生素B_{12}缺乏症；特发性：正常的种族性色素沉着、Peutz-Jeghers综合征；肿瘤性：恶性黑色素瘤、转移性胸部恶性肿瘤、痣 绿色：曲霉属、絮状表皮癣菌、假单胞菌属 灰色：甲醛、氢醌、硝酸银 橙色：蒽林 黄褐色：创伤性：甲硬化剂、指甲油；药物性：羟基奎宁、汞、氯碘喹啉；代谢性：Addison病、血色病、甲状腺功能亢进 苍白：贫血 红色：血管瘤、一氧化碳、心力衰竭、内生软骨瘤、血管球瘤、红细胞增多、类风湿性关节炎、系统性红斑狼疮 橘红色：银屑病 白色：肝硬化、麻风、点状白甲、线状白甲、噻嗪类 黄色：两性霉素B、胡萝卜素、糖尿病、黄疸、淋巴水肿、尼古丁、甲癣、青霉胺、焦油、四环素 棕黄色：白色假丝酵母菌
杵状指	大部分常见于心肺疾病中 双侧性：见于系统性疾病中 单侧性：见于血管畸形或外伤、支气管肺癌、支气管肺疾病、结肠癌、食管癌、胃癌、慢性活动性肝炎、先天性心脏病、充血性心力衰竭、心内膜炎、家族性、维生素A过多症、自发性、营养不良、红细胞增多、肉样瘤病、亚急性细菌性心内膜炎、系统性红斑狼疮、溃疡性结肠炎
甲营养不良	获得性：斑秃、毛囊角化病、湿疹样皮炎、缺铁（匙状甲）、扁平苔藓、甲癣、甲沟炎、银屑病、外伤、肿瘤、二十甲综合征 先天性：先天性外胚层发育不良、先天性角化不良、大疱性表皮松解、甲-髌骨综合征、先天性指（趾）甲肥厚

（续　表）

分　类	疾　病
对半甲	慢性肾衰竭
软甲	药物（全反视黄酸盐）、麻风、营养不良、黏液性水肿、放射性皮炎、雷诺现象
甲上皮角化过度及甲周毛细血管扩张	皮肌炎、重叠综合征、全身性硬皮病、系统性红斑狼疮
匙状甲	黑棘皮症、冠状动脉疾病、血色病、缺铁性贫血、红细胞增多、梅毒
Mees线	甲板的白色横沟（单发或多发）、急慢性肾衰竭、砷摄入、主动脉窦动脉瘤破裂、败血症、铊中毒
melanonychia	感染性：真菌：芽生菌病、假丝酵母菌病、Hendresonula toruloidea、Trichophyton soudanese；细菌：奇异变形杆菌感染；螺旋体：品他病、二期梅毒；病毒：获得性免疫缺陷综合征、寻常疣
	药物性：抗疟疾药、砷、叠氮胸苷、博来霉素、环磷酰胺、酮康唑、甲氨蝶呤、盐酸二甲胺四环素、酚酞、吩噻嗪、补骨脂素、磺胺、四环素、噻吗心安
	代谢性：Addison病、库欣综合征、含铁血黄素沉着症、高胆红素血症、甲状腺功能亢进、营养不良、卟啉症、妊娠、维生素B$_{12}$缺乏症
	特发性：黑棘皮病、Laugier-Hunziker综合征、扁平苔藓、条纹状苔藓、Peutz-Jeghers综合征、种族性（黑种人、西班牙人、印度人）
	肿瘤性：基底细胞癌、鲍温病、胸部恶性肿瘤、着色斑、恶性黑色素瘤、转移性恶性黑色素瘤、黏液囊肿、痣、甲底纤维组织细胞瘤
Muehrcke线	甲床狭窄的白色横沟、化学治疗、血白蛋白减少
甲肥厚	单纯甲肥大、肢端肥大症、毛囊角化病、毛发红糠疹、银屑病、外伤
甲剥离	甲板与甲床的分离
	感染性：皮真菌病、甲沟炎
	创伤性：接触性刺激因子、各种甲的疗法、外伤（化学性或机械性）
	过敏性：湿疹性皮炎
	药物性：强力霉素、盐酸二甲胺四环素、四环素、噻嗪类药物
	代谢性：甲状腺功能亢进/甲状腺功能减低、多汗症
	特发性：尿粪卟啉症、银屑病、硬甲综合征、黄甲综合征
	先天性：多汗性外胚叶发育不全
痛甲	血管性：雷诺现象
	感染性：脓肿、疱疹病毒（疱疹性瘭疽）、急性骨髓炎、急性甲沟炎、甲底寻常疣、皮肤疣状结核
	创伤性：冻伤、挤压伤、异物
	成瘤性：鸡眼、内生软骨瘤、纤维瘤、血管球瘤、角化棘皮瘤、平滑肌瘤、恶性黑色素瘤、神经瘤、骨样骨瘤、鳞状细胞癌
慢性甲沟炎	肠病性肢端皮炎、细菌感染、乳糜泻、甲状旁腺功能减低、Reiter综合征、视黄醛衍生物
甲的凹点和凹沟	斑秃、毛囊角化病、甲褶后皮炎、扁平苔藓、正中甲营养不良、甲沟炎、玫瑰糠疹、银屑病、Reiter综合征、类风湿性关节炎、肉样瘤病、二期梅毒、外伤
翼状胬肉	营养不良性大疱性表皮松解、感染、扁平苔藓、外周血管疾病、外伤
红色弧影	心力衰竭、一氧化碳中毒、性病性淋巴肉芽肿、类风湿性关节炎、系统性红斑狼疮
硬甲综合征	类似杵状指，但甲床萎缩，并与支气管扩张相联系

（续　表）

分　类	疾　病
裂片状出血	血管性：Burger病、栓子、高血压、雷诺现象、血管炎 感染性：脑膜炎球菌血症、甲癣、风湿热、亚急性细菌性心内膜炎、旋毛虫病 创伤性：外伤 过敏性：湿疹性皮炎 药物性：四环素 代谢性：肝硬化、血液透析/腹膜透析、血色病、甲状旁腺功能减低、肾脏疾病、肺脏疾病、二尖瓣狭窄、消化性溃疡、坏血病、甲状腺毒症 特发性：白塞病、胶原血管疾病、组织细胞增多症X、银屑病、类风湿性关节炎、肉样瘤病 肿瘤性：各种恶性肿瘤 血液性：冷沉淀球蛋白血症 先天性：毛囊角化病
Terry nail	整个甲床或甲床临近末端部分变白，但远处1~2mm处的甲呈现正常的粉红色，非胰岛素依赖型糖尿病，慢性充血性心力衰竭，肝硬化，年龄太大
指（趾）甲粗糙脆裂	指（趾）甲表面粗糙，易碎，边缘磨损，局限性脱发，慢性湿疹，寻常型鱼鳞病，IgA缺乏，银屑病
三角形弧影及尺侧甲营养不良	甲-髌骨综合征
甲及甲周肿瘤	感染性：传染性软疣、寻常疣 创伤性：异物肉芽肿、瘢痕疙瘩 特发性：持久隆起性红斑、Gottron丘疹 肿瘤性： 　良性：皮肤纤维瘤、内生软骨瘤、表皮囊肿、外生骨疣、纤维角化瘤、肌腱鞘巨细胞瘤、血管球瘤、肉芽肿、角化棘皮瘤、甲周纤维瘤、黏液囊肿、神经纤维瘤、神经瘤、痣、骨软骨瘤 　癌前期病变：光化性角化病、鲍温病 　恶性：无黑色素性恶性黑色素瘤、基底细胞癌、纤维肉瘤、Kaposi肉瘤、淋巴瘤、转移癌、肉瘤、鳞状细胞癌

（史建强　陈秋霞　李　定　吴　玮　陈嵘祎　周　英　陈　蕾　林映萍）

第二十六章

黏膜病

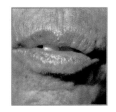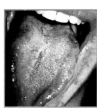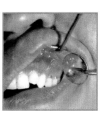

光化性唇炎

光化性唇炎（actinic cheilitis）是对光过敏所致的一种唇部湿疹性改变。系由于强烈日照或长期日照所引起的急、慢性唇部炎症。多见于户外工作者，如渔民、农民等，男性发病远远多于女性。

【病因与发病机制】

光化性唇炎其发病与日光照射密切相关，临床症状的程度与日光照射时间长短成正比。多见于内服或外用光敏性物质并经日光照射后引起机体致敏引起发病。某些患者血尿粪中可以检测到卟啉类物质。有家族性发病病例。

【临床表现】

1. 急性光化性唇炎 此型比较少见，发作前一般有受强烈日光照射史。皮损主要位于下唇部，表现为唇部急性肿胀充血，继而出现糜烂，表面覆有黄棕色血痂，痂下可有分泌物。可以形成溃疡，较表浅。症状轻时只有在进食或讲话时有不适感，症状严重的可表现为疼痛或灼热感，妨碍进食与言谈。但全身症状一般轻微。

2. 慢性光化性唇炎 隐袭发病或由急性患者过渡而来。早期以脱屑为主，厚薄不等，鳞屑较易揭去，无溃疡及分泌物。鳞屑脱落后可在形成新的鳞屑。唇部组织逐渐增厚增粗变硬（图26-1），失去正常的弹性，口唇表面出现皱褶和皲裂。长期不愈者唇黏膜变粗，角化过度，形成大小不一形态不同的乳白色斑块，称为光化性白斑病，部分可向鳞状细胞癌演变。

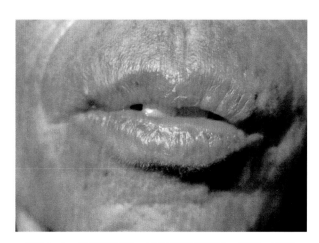

图26-1 光化性唇炎 唇红部黏膜增厚，脱屑，皲裂

【诊 断】

（一）诊断基本资料

1. 病史 主要位于下唇部的急性肿胀充血、糜烂、溃疡，以及慢性的脱屑，部组织逐渐增厚增粗变硬。症状程度与日光照射有关。

2. 体格检查 急性光化性唇炎唇部急性肿胀充血、糜烂，表面覆有黄棕色血痂，痂下可有分泌物。可有溃疡，较表浅，以下唇为主。慢性光化性唇炎以脱屑为主，厚薄不等，鳞屑较易揭去，无溃疡及分泌物。

3. 实验室及其他检查

（1）一般的化验检查基本正常，有时在某些患者血尿粪中可以检测到卟啉类物质。

（2）组织病理检查：表皮角化过度，角化不全，棘层肥厚，真皮结缔组织嗜碱性变性，真皮以淋巴细胞为主的炎症细胞浸润。

4.伴发疾病　卟啉代谢障碍、肝脏疾病、日光湿疹、结膜炎、角膜炎。

（二）诊断思路/诊断依据

1.皮疹的部位主要在下唇部，唇部急性肿胀充血，糜烂或溃疡，以及反复脱屑，唇部组织逐渐增厚增粗变硬，失去正常的单性，并与日光照射有关。

2.排除一些其他特殊类型的唇炎及其他可累及口唇黏膜的疾病，如红斑狼疮、扁平苔藓等。

3.一般的化验检查基本正常，有时在某些患者血尿粪中可以检测到卟啉类物质。

4.组织病理检查：表皮角化过度，角化不全，棘层肥厚，真皮结缔组织嗜碱性变性，真皮以淋巴细胞为主的炎症细胞浸润。

【鉴别诊断】

（一）主要鉴别的疾病

1.慢性接触性唇炎　接触性唇炎一般有明确的致敏物接触史，临床症状的程度与接触物的浓度性质以及接触的频率相关，一般做斑贴试验可以有阳性。

2.盘状红斑狼疮　具有光敏性，在身体其他部位可有典型的盘状红斑狼疮的损害，下唇为主，唇黏膜浸润，糜烂，结痂，中央可有萎缩并有鳞屑附着。可有红斑狼疮的一些实验室检查指标异常，必要时可做病理检查。

3.腺性唇炎　其特征为可以见到腺体肥大及扩张的腺管开口部，可触及结节状的囊肿形成。组织病理表现为黏液腺增生肥大，导管扩张，伴有炎症性改变。

4.急性光化性唇炎　下唇部的急性肿胀充血，糜烂或溃疡。

5.慢性光化性唇炎　慢性的反复脱屑，唇部组织逐渐增厚增粗变硬，失去正常的弹性。

（二）次要鉴别的疾病

黏膜扁平苔藓：一般在身体的其他部位有典型的扁平苔藓皮疹，一般位于下唇的一部分，边界清楚，表现多角形扁平丘疹融合成斑块，浸润，糜烂，伴有鳞屑，口腔黏膜常有网状花纹状斑点。鉴别困难时可以做组织病理学检查。

【治　疗】

避免日光照射，局部应用皮质类固醇软膏或霜剂，也可用皮质类固醇注射剂局部封闭。肥厚性病变伴有白斑病改变者可以手术治疗或冷冻治疗。

（郑　敏　马萍萍　李　文）

剥脱性唇炎

剥脱性唇炎（cheilitis exfoliativa）是唇黏膜的一种慢性浅表性炎症。临床上以反复脱屑，黏膜浸润肥厚为特征。主要包括一些原因不明，难以分类，并以脱屑为主的慢性唇炎。

【病因与发病机制】

番茄汁、咖啡、橘子汁等食物及药物、香烟香料、口红等刺激致敏口唇黏膜，也可见继发于脂溢性皮炎、特应性皮炎、齿槽溢脓等疾病。其中，舔唇习惯也是一个可能的致病因素。

【临床表现】

常见于青年女子，皮损好发于唇红缘，尤其是下唇。常常先于下唇中部出现皮疹，然后逐渐扩展至整个下唇部以及上下唇。干燥、裂口、结痂、脱屑，鳞屑脱落后基底光亮鲜红，可以再次出现鳞屑（图26-2，图26-3）。局部刺痛或烧灼感。皮损可以持续存在数月至数年不等。

【诊　断】

（一）诊断基本资料

1.病史　反复口唇黏膜干燥脱屑结痂皲裂数月或数年且无特殊原因可查。

2.体格检查　唇红干燥、皲裂、结痂、脱屑，鳞屑脱落后基底光亮鲜红，以下唇为主。

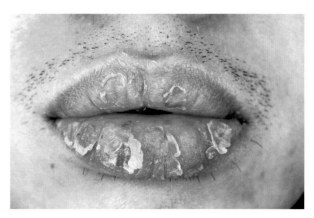

图26-2　剥脱性唇炎
（本图由广东医科大学李文惠赠）

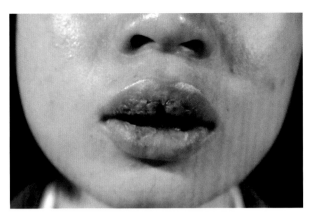

图26-3　剥脱性唇炎

3.实验室及其他检查　一般的化验检查基本正常。组织病理检查为非特异性慢性炎症反应。

（二）诊断思路/诊断依据

1.皮疹的部位主要在口唇部，表现为唇黏膜干燥、脱屑、结痂皲裂，其他部位未发现特殊的皮疹，即考虑为慢性唇炎。

2.唇炎的种类：需要仔细分析各种唇炎的特殊表现特征，结合职业，家族史资料，排除一些其他特殊类型的唇炎及其他可累及口唇黏膜疾病，如红斑狼疮、扁平苔藓等。

3.可有咬唇或用舌舔唇的习惯，或有特异性体质，或有精神素质，皮疹仅发于唇红部，以下唇红部多见。皮损以剥脱为主，自觉灼热疼痛，或触痛感。

4.实验室检查：无特异性，组织病理也为非特异性。

5.以上各点可诊断本病。

【鉴别诊断】

（一）主要鉴别的疾病

1.慢性接触性唇炎　接触性唇炎一般有明确的致敏物接触史，临床症状的程度与接触物的浓度性质以及接触的频率相关，一般做斑贴试验可以呈阳性。

2.光化性唇炎　其发病与日光照射密切相关，发病部位以下唇为主，好发于经常暴露于日光下的人群，好发于夏季光照强烈的季节。

3.腺性唇炎　其特征为可以见到腺体肥大及扩张的腺管开口部，可触及结节状的囊肿形成。组织病理表现为黏液腺增生肥大，导管扩张，伴有炎症性改变。

（二）次要鉴别的诊断

1.黏膜扁平苔藓　一般在身体的其他部位有典型的扁平苔藓皮疹，一般位于下唇的一部分，边界清楚，表现多角形扁平丘疹融合成斑块，浸润，糜烂，伴有鳞屑，口腔黏膜常有网状花纹状斑点。鉴别困难时可以做组织病理学检查。

2.盘状红斑狼疮　具有光敏性，在身体其他部位可有典型的盘状红斑狼疮的损害，以下唇为主，唇黏膜浸润、糜烂、结痂，中央可有萎缩并有鳞屑附着。可有红斑狼疮的一些实验室检查指标异常，必要时可做病理检查。

【治　疗】

外用皮质类固醇药物。

（郑　敏　李　定　李　文　马萍萍）

腺性唇炎

腺性唇炎（cheilitis glandularis）以唇部异位性黏液腺增生，导管扩张和继发性炎症性改变为特征的唇部炎症性疾病。通常发生于下唇小唾液腺。

【病因与发病机制】

病因目前还不明确，部分病例有家族史，故认为本病有先天性因素。后天因素主要包括吸烟、日光损害、口腔卫生不良、感染等对本病可能产生一定的影响。

【临床表现】

（一）皮肤特点

好发于下唇、上唇、颊黏膜，伴有肥厚的黏液腺。唇部肥厚肿胀（图26-4），下唇外翻，唇红缘及唇部内侧面黏液腺导管口筛孔状散在于黏膜表面。稀薄或脓性的黏液自小孔中渗出，在唇黏膜表面形成黏膜样的一层膜，晨起时，上下唇可以粘在一起。

（二）临床分型

1.单纯型腺性唇炎　最常见，以黏液腺增生和导管排泄孔扩大为主，唇部有数个至数十个2～4mm大的黄色小结节，中央凹陷，导管口扩张，挤压唇部两侧，可有黏液样物质自导管口挤出。唇部可增大至正常人的2～3倍。自觉症状不明显。

2.化脓性腺性唇炎　唇黏膜表面出现脓痂，且有肿胀和疼痛。可分为：

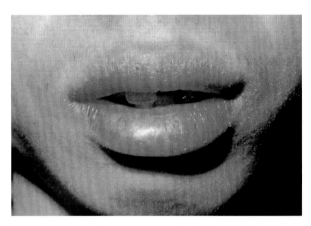
图26-4　腺性唇炎　下唇隐约可见增大的黏液腺

（1）浅表化脓型腺性唇炎：炎症只侵犯导管未累及腺体。

（2）深部化脓型腺性唇炎：为唇部深在性感染伴有脓肿与瘘管的形成。

3.癌变　部分40岁以上的腺性唇炎可以发生恶变。

【诊　断】

（一）诊断基本资料

1.病史　唇部肥厚肿胀，下唇外翻，唇黏膜表面形成黏膜样的一层膜，晨起时，上下唇可以粘在一起，全身症状轻微或无全身症状。

2.体格检查　好发于下唇、上唇、颊黏膜。唇部有数个至数十个2～4mm大小的黄色小结节，中央凹陷，导管口扩张，挤压唇部两侧，可有黏液样物质或脓性液体自导管口挤出。黏膜潮湿结痂，浸润肥厚。

3.实验室及其他检查

（1）一般的化验检查基本正常。

（2）组织病理检查：黏膜下的唾液腺增生，腺管肥厚扩大，分泌性上皮细胞出现颗粒状变性，扩张的腺体组织可形成囊肿。有慢性炎症细胞浸润，淋巴细胞及浆细胞为主。

4.伴发疾病　Corhn病。

（二）诊断思路/诊断依据

1.好发于下唇、上唇、颊黏膜。唇部肥厚肿胀，下唇外翻，唇黏膜表面形成黏膜样的一层膜，晨起时，上下唇可以粘在一起。

2.唇红缘及唇部内侧面黏液腺导管口筛孔状散在于黏膜表面。挤压唇部两侧，可有黏液样物质或脓性液体自导管口挤出。

3.组织病理检查黏膜下的唾液腺增生，腺管肥厚扩大，有慢性炎症细胞浸润。

4.排除一些其他特殊类型的唇炎如光化性唇炎、剥脱性唇炎等及其他可累及口唇黏膜的疾病，如红斑狼疮、扁平苔藓等。以上可诊断本病。

【鉴别诊断】

几种唇炎的鉴别诊断：

1.剥脱性唇炎　下唇弥漫性潮红、脱屑、结痂、剥离引起糜烂面，10～20岁好发。

2.腺性唇炎　下唇针尖大紫红色隆起，中心小，开口部位有黏液样物质排出。

3.浆细胞性唇炎　女性下唇，边界清楚的有光泽的水肿性红色斑块。

4.肉芽肿性唇炎　下唇好发，持续、有弹性、较硬的巨大口唇，非压陷性。

（一）主要鉴别的疾病

1.光化性唇炎　其发病与日光照射密切相关，发病部位以下唇为主，好发于经常暴露于日光下的人群，好发于夏季光照强烈的季节。

2.剥脱性唇炎　口唇红缘尤其是下唇红缘干燥脱屑结痂，反复发作，但无黏膜下的唾液腺增生，腺管肥厚扩大的一些临床表现。

（二）次要鉴别的疾病

1.黏膜扁平苔藓　一般在身体的其他部位有典型的扁平苔藓皮疹，一般位于下唇的一部分，边界清楚，表现多角形扁平丘疹融合成斑块，浸润、糜烂，伴有鳞屑，口腔黏膜常有网状花纹状斑点。无增生的腺组织，与扩张的腺导管。

2.盘状红斑狼疮　具有光敏性，在身体其他部位可有典型的盘状红斑狼疮的损害，以下唇为主，唇黏膜浸润、糜烂，结痂，中央可有萎缩并有鳞屑附着。可有红斑狼疮的一些实验室检查指标异常，必要时可做病理检查。

【治　疗】

对单纯型腺性唇炎局部可用皮质类固醇软膏，或者服用碘化钾1～2个月。对炎症性、化脓性腺性唇炎应局部或系统应用抗生素，当有脓肿或瘘管形成应切开引流。外科手术切除疗效有时也较满意。

（郑　敏　马萍萍　李　文）

口 角 炎

口角炎（angular cheilitis）是口角部位的皮肤及临近黏膜的急性或慢性炎症。可以发生于任何年龄，尤其容易发于儿童。

【病因与发病机制】

1.机械因素：如中年或老年牙齿脱落或假牙位置不合适，致使上唇压叠于下唇，口角发生皱褶，使该处黏膜经常处于浸渍中。也有儿童吃甘蔗时轻度划伤而造成口角炎。

2.营养缺乏，特别是核黄素、铁和蛋白质缺乏等患者的某些病理情况增加了黏膜的脆弱性。

3.某些皮肤病如特应性皮炎、脂溢性皮炎等常合并有口角唇炎。

4.感染因素：如口腔假丝酵母菌感染或免疫缺陷者常合并有复发性或顽固性口角唇炎。但病变部位不一定找的到假丝酵母菌，可能与假丝酵母菌引起的过敏反应。葡萄球菌或链球菌感染也可以是某些儿童口角唇炎的致病因素。

5.其他因素：如唾液分泌过多浸渍口角，牙科材料过敏等。

【临床表现】

1.基本损害 口角部位皮肤起红斑水肿渗液和结痂。慢性期病变处皮肤粗糙，浸润，皲裂脱屑，可见放射状皱纹从口角向外向下分布。

2.发病特征 通常对称分布，但少数可为单侧性，张口时有裂痛。由营养缺乏引起者常伴有光面舌；由特应性皮炎，脂溢性皮炎引起者除口角唇炎外，具有特应性皮炎，脂溢性皮炎的其他表现。由假牙引起者在皮损处或假牙下可有假丝酵母菌感染的证据。

【诊 断】

（一）诊断基本资料

1.病史 口角部位皮肤起红斑水肿渗液和结痂，张口时有裂痛。慢性期病变处皮肤粗糙，浸润，皲裂脱屑。可有营养缺乏、感染因素、特应性皮炎，脂溢性皮炎等一些诱发因素。

2.体格检查 通常对称分布，口角部位皮肤起红斑水肿渗液和结痂；或病变处皮肤粗糙，浸润，皲裂脱屑，可见放射状皱纹从口角向外向下分布。

3.实验室及其他检查 一般的化验检查基本正常。

（二）诊断思路/诊断依据

口角部位皮肤起红斑水肿渗液和结痂，对称分布，张口时裂痛，或慢性病程，局部皮肤粗糙，浸润，皲裂脱屑，可见从口角向外向下放射状皱纹，尤其有营养缺乏、感染因素、特应性皮炎，脂溢性皮炎等因素时即应考虑为口角唇炎。

【鉴别诊断】

单纯疱疹 好发于黏膜与皮肤交界处，初期为成簇米粒大疱液透亮的水疱，后可糜烂、渗液、结痂等，有轻微刺痛或烧灼感。一般发于疲劳后，或急性发热感染后如肺炎等。反复发作，抗病毒药有效。

唇部皮肤黏膜疾病鉴别见表26-1。

【治 疗】

寻找病因，针对病因治疗后，大多很快恢复，局部外用皮质类固醇软膏或抗生素软膏常能改善局部症状，咪糠唑等抗真菌软膏对于假丝酵母菌性口角炎有效，对革兰阳性菌也有抑制作用，治愈率较高。有铁或维生素缺乏者应适当给予补充。

（郑 敏 吴丽峰）

复发性阿弗他口腔炎

复发性阿弗他口腔炎（recurrent aphthous stomatitis，RAS），亦称复发性阿弗他（recurrent aphthous），是指原因不明的口腔黏膜疼痛性、复发性、单发或多发性浅表溃疡，形态为圆形或椭圆形，病程有自限性，一般1~4周可愈。

【病因与发病机制】

本病病因不清，诱发因素包括感染、创伤（如牙齿咬伤或牙刷擦伤等）、应激、营养不良（维生素B_{12}、铁、叶酸缺乏）、激素水平的改变（女性月经期、妊娠、月经初潮或绝经期）及全身性疾病（如炎症性肠病或谷蛋白敏感性肠病）等。口腔性溃疡常有家族史。

表26-1　唇部皮肤黏膜疾病鉴别

皲裂，嘴唇干燥	感染性：假丝酵母菌病	
	创伤性：纹唇、外伤	
	变应性：接触性皮炎（变应性/原发刺激物、烟嘴、柑橘类水果、口香糖、化妆品、牙膏、芒果、漱口药、指甲油、防晒霜），干燥病	
	药物性：维生素A/生物素/硫胺素缺乏症，维生素A过多症	
	代谢性：伊曲替酯、全反视黄酸盐	
	传染性口角炎样皮损：维生素缺乏病，高血糖素瘤综合征，缺铁状态，二期梅毒	
一般的唇部皮疹	血管性：血管神经性水肿，血管瘤，脓性肉芽肿，静脉湖	
	感染性：口角炎（传染性口角炎、假丝酵母菌病），单纯疱疹，梅毒（下疳、树胶肿），疣	
	创伤性：口角炎（二期至不合适的托牙）	
	变应性：剥脱性唇炎（脂溢性皮炎）	
	药物性：药物所致溃疡（氯丙嗪、甲基多巴、苯巴比妥、保泰松、噻嗪类利尿药）	
	代谢性：维生素缺乏症	
	肿瘤性：光化性唇炎，基底细胞癌，Fordyce斑，黏膜白斑病，黏液囊肿，发鞘棘皮病（见于成人上唇），血浆细胞性唇炎，鳞状细胞癌	
	先天性：多发性黏膜神经纤维瘤	
	其他：腺性唇炎，象皮肿，多形红斑，红斑狼疮	
唇部肿胀	血管性：血管神经性水肿，血管瘤，血肿，淋巴管瘤	
	感染性：牙脓肿，感染性肉芽肿	
	肿瘤性：白血病浸润，神经纤维瘤	
	其他：Ascher综合征，Crohn病，Fabry病，肉样瘤病	

（陈　蕾　吴丽峰）

【临床表现】

1.**好发部位**　本病的好发部位为唇内侧、颊黏膜、舌尖（图26-5）、舌缘、舌腹、软腭、腭弓等黏膜角化较差的组织，而角化良好的龈和硬腭相对较少发生。

2.**皮肤损害**

（1）前兆期：在皮损出现前1～2天，局部可先有刺痛、烧灼或感觉过敏。

（2）疱疹期：口腔黏膜出现单个或多个直径为3～10mm的圆形或椭圆形、边界清晰的红斑或淡黄色丘疱疹，数小时后其表面变灰白色，起皱如锡箔样，继续增大变为水疱。

（3）溃疡期：水疱持续2～3天，破溃形成圆形或椭圆形坏死性表浅溃疡，溃疡中央稍凹下，周边通常有红晕，边缘整齐，基底柔软无硬结，表面清洁，上覆一层淡黄色纤维素膜，患者有剧烈烧灼痛，遇刺激疼痛加剧，影响患者说话与进食。

（4）愈合期：再经过4～5天以后疼痛减轻，溃疡表面的膜消失，显露出纤维组织的愈合面。损害

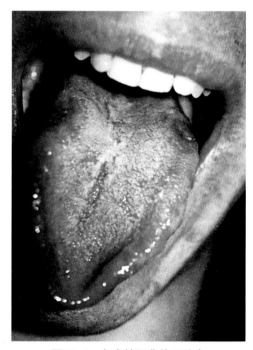

图26-5　复发性阿弗他口腔炎

通常在2～3周内愈合，一般不留瘢痕。

本病一般无明显的全身症状，但严重者亦可伴

有低热、乏力、食欲减退等。

3.临床分型　根据本病的临床特点，可将本病分为三型：①轻型阿弗他溃疡（minor stomatitis ulcers，MiAU），本型最多见；②重型阿弗他溃疡（major stomatitis ulcers，MjAU）；③疱疹性溃疡（herpetiform ulcers，HU），其特点见表26-2。

【诊　断】

（一）诊断基本资料

1.病史　有疼痛性口腔溃疡史，溃疡一般在2～3周内可自愈，愈后一般不留瘢痕，但反复发作，间隔的周期长短不一。一般无明显的全身症状，严重者可伴有低热、乏力、食欲减退等。

2.体格检查　口腔内可见单个或数个圆形或椭圆形坏死性表浅溃疡，溃疡中央稍凹下，周边通常有红晕，边缘整齐，基底柔软无硬结，表面清洁，上覆一层淡黄色纤维素膜。

3.实验室及其他检查

（1）无特异性血清学检查，病情严重的患者可出现血象异常，主要表现为中性粒细胞增多，血红蛋白轻度下降。

（2）组织病理：无特异性，早期（溃疡前期）为急性炎症改变，颗粒层水肿形成浆液性水疱，乳头层毛细血管扩张，管壁增厚，管腔闭锁，有单核细胞为主的炎症细胞浸润；溃疡期表皮有局限性坏死，纤维素性渗出，黏膜下层有大量中性粒细胞浸润，病变部位唾液腺及导管变性、破裂和坏死，导管周围有大量炎症细胞，病灶边缘除中性粒细胞外，还有不同数量的淋病细胞和单核细胞浸润；溃疡后期以慢性肉芽肿改变为主。

4.伴发疾病

（1）脂肪痢、慢性溃疡性结肠炎、习惯性便秘、炎性肠炎、白塞病、谷胶敏感性肠炎、中性粒细胞减少症。

（2）FAPA综合征（周期发热综合征）：发热、淋巴结炎、咽炎。

（二）诊断思路/诊断依据

1.好发年龄20～30岁，女性多于男性。

2.本病一般只是累及口腔黏膜，不会伴有其他器官组织的系统性病变。

3.好发于唇内侧、颊黏膜、舌尖、舌缘、舌腹、软腭、腭弓等黏膜角化较差的组织。

4.典型皮损为上述部位发生的单个或数个圆形或椭圆形坏死性表浅溃疡，溃疡中央稍凹下，周边通常有红晕，边缘整齐，基底柔软无硬结，表面清洁，上覆一层淡黄色纤维素膜。

5.溃疡通常在2～3周可以自愈，愈后一般不留瘢痕。但反复发作，间隔的周期长短不一。

6.自觉疼痛和烧灼感或感觉过敏。一般无全身症状严重者可伴有低热、乏力、食欲减退等。

【鉴别诊断】

（一）主要鉴别的疾病

白塞病（见白塞病章节）。

（二）次要鉴别的疾病

1.硬下疳　发生于口腔内的硬下疳应与复发性阿弗他口炎相鉴别。前者患者多有不洁性接触史，特别是口-生殖器接触史。皮损常常表现为圆形或椭圆形的单个无痛性溃疡，边界清楚，周边水肿或隆起，基底呈肉红色，触之有软骨样硬度，表面有浆液性分泌物。且RPR、TPHA检查常为阳性。

2.二期梅毒黏膜损害　为二期梅毒特征性的黏膜损害，呈圆形、椭圆形的糜烂面，边缘清楚，表面潮湿，灰白色，含有大量的梅毒螺旋体，以唇黏膜多见。患者多有不洁性交史，RPR、TPPA阳性，可与复发性阿弗他口炎相鉴别。

3.多形红斑　多形红斑的口腔内损害为灰白色斑或红斑，以后形成水疱，破溃后形成糜烂、出血

表26-2　三种类型的复发性阿弗他口炎特点

特　点	轻型溃疡	重型溃疡	疱疹样溃疡
大小	<10mm	>10mm	1～2mm
部位	唇、舌、颊	（唇）舌、颊、腭、咽	全部口腔黏膜
数量	1～5	1～3	2～100
瘢痕愈合	10%	65%	30%
构成比	80%	10%	10%

及不规则溃疡，常有假膜样痂皮覆盖，糜烂可为局限性或累及大片口腔黏膜和唇部。伴有剧烈疼痛。应与复发性阿弗他口炎相鉴别。

4.扁平苔藓　扁平苔藓的口腔黏膜损害多发生于颊黏膜、舌、牙龈及唇，表现为树枝状或网状的白色细纹，有时可为白色斑点、丘疹或斑块，偶见水疱，损害可发生糜烂或形成溃疡，引起严重不适。但是本病有特殊的组织病理改变，可以与复发性阿弗他口炎相鉴别。

5.Wegener肉芽肿病　可出现上下呼吸道、动脉和肾脏的溃疡性损害。口腔和咽部损害可能与重型阿弗他溃疡相混淆，但组织学检查揭示典型的坏死及肉芽肿性脉管炎。

复发性阿弗他口腔炎的鉴别见表26-3。

【治　疗】

目前尚无根治办法。治疗的目的在于止痛、缩短病程和促进溃疡愈合。

1.局部治疗　1%利多卡因溶液含漱或2%地卡因涂抹可减轻疼痛；强效的氟化糖皮质激素在发病时或前驱期每日1～2个小时一次，可避免其发作或消除早期病损，但当病变成为溃疡时应停止使用；青黛散、养阴生肌散等中药散剂外用患处可止痛、消炎及促进溃疡愈合。

2.全身治疗　秋水仙碱、氨苯砜、反应停及非甾体抗炎药对一些严重的病例有一定的疗效。

（连　石　王洁娣　黎世杰　李　文）

皮脂腺异位症

皮脂腺异位症（ectopia of sebaceous gland）又称Fordyce病，黏膜皮脂腺呈现增生性改变。

【病　因】

本病为皮脂腺发育的生理变异，可能和内分泌、局部创伤和刺激有关，青春期发病，随年龄增大发病率增高。

【临床表现】

黏膜或皮肤黏膜交界处淡黄色针尖大的斑疹或丘疹，皮疹稀疏分布或相互融合。根据受累部位不同分为口唇部位、颊黏膜、阴部（图26-6）（大阴唇内、龟头）、阴茎的Fordyce病和生殖器黏膜的Fordyce病。皮损发展到一定程度后静止，患者亦无不良感觉。偶尔也发生于食管、胃食管连接处、足底、胸腺和舌部。

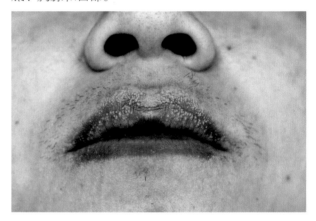

图26-6　皮脂腺异位症
（本图由中山大学附属第一医院罗迪青惠赠）

【诊　断】

（一）诊断基本资料

黏膜或皮肤黏膜交界处的针尖大淡黄色斑疹、斑丘疹，常呈带状或小片状分布。局部无红肿热痛等炎症表现，无深部浸润。皮损长期静止或慢性增多，无不适感，一般不恶变。病理示每个丘疹为一

表26-3　复发性阿弗他口腔炎的鉴别诊断

疾　病	形　态	部　位	注　释
唇单纯疱疹	成簇水疱	唇红	不在黏膜表面
原发性单纯疱疹性口炎	成簇水疱	角化黏膜	赞克涂片、培养
急性疱疹性龈口炎	成簇水疱	龈及口腔黏膜	发热、疼痛、中毒症状，急性发作
疱疹样咽峡炎	水疱，变成溃疡	后部黏膜表面	严重口咽疼痛、发热、腹痛，呈流行性
手足口病	水疱	软腭、颊、舌、龈	典型的手、足、口病损，呈流行性
Wegener肉芽肿病	大的、慢性溃疡	口咽	全身性疾病，累及耳、鼻、喉、肺、肾

成熟皮脂腺，有管道与黏膜相通。

（二）诊断思路/诊断依据

1. 黏膜或皮肤黏膜交界处的淡黄色非炎症性斑疹、斑丘疹，成簇分布或沿唇红缘排列应考虑到本病。多发于青春期，皮损长期存在或缓慢增多。

2. 发生于颊黏膜、唇红缘或生殖器黏膜处。

3. 皮疹为针尖大小淡黄色斑丘疹。皮疹簇集分布，无炎症表现。

4. 长期静止或缓慢增多，无自觉症状。

5. 组织病理示与黏膜相通的成熟皮脂腺。

【鉴别诊断】

（一）主要鉴别的疾病

1. 生殖器疣　HPV感染生殖器部位皮肤黏膜性导致的传播疾病。尖锐湿疣病损初起为小而柔软的疣状淡红色小丘疹，逐渐增大、增多，表面凹凸不平。鲍温样丘疹病的特点是扁平、色素沉着性丘疹，常多发。生殖器疣应与生殖器黏膜的Fordyce病相鉴别。

2. 黏膜扁平苔藓　扁平苔藓可累及口腔黏膜，表现为颊黏膜上网状白斑或萎缩；口唇可有糜烂、渗液和鳞屑。发生于生殖器部位的损害为扁平、多角型丘疹，浸渍发白，或有糜烂。除黏膜受累外，四肢屈侧紫红色多角型扁平丘疹和显著瘙痒是扁平苔藓的特征。

（二）次要鉴别的疾病

1. 光泽苔藓　多见于青少年男性，病程有自限性。由群集不融合的小丘疹组成，皮疹正常皮色，表面光滑、质地坚实；好发于阴茎和躯干部。

2. 粟丘疹　粟丘疹是潴留性囊肿，表现为粟粒大小白色角化性丘疹，质坚实，表面光滑。好发于眼睑、颊部，成年人可发于生殖器，本病在婴儿中也常见。

【治　疗】

通常不需治疗。患者出于美容的目的要求治疗时，外用异维A酸有一定效果，也可用液氮冷冻。

（连　石　范文葛　杨艳平）

地 图 舌

地图舌（geographic tongue）又称为游走性舌

炎，是一种原因不明的舌乳头慢性剥脱性炎症，因皮损形态似地图状，故称地图舌。本病好发于儿童多于成人，女性多于男性。据估计在人群中的发病率可达1%～2%。

【病因与发病机制】

本病病因不明，可能与下列因素有关：①肠道寄生虫、消化不良、乳牙萌出期、月经期及月经前期、贫血、病灶感染、变态反应等；②遗传因素：某些人有明显的家族史；③心理因素：此病常发生于精神紧张、失眠的人；④某些是全身性脓疱型银屑病的早期表现。

【临床表现】

1. 皮肤损害　本病好发于舌背部中央，也可发生于舌尖和舌侧缘，偶尔唇部及腭部也可见到类似损害。特征是周期性加重和缓解。皮损可能在一个部位消失，又在其他部位出现，可持续1周左右消退，也可长时间不消退。一般无自觉症状，有时偶有痒痛感。本病有自限性，预后良好，不发生恶变。

2. 发病特征　首发症状为一处或多处小片红斑，圆形或半圆形，表面光滑略凹陷，边境清楚且轻度高起。红斑逐渐扩大互相连接融合，形似地图状（图26-7，图26-8）。

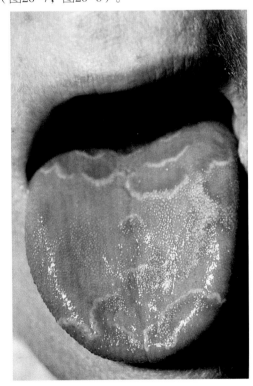

图26-7　地图舌

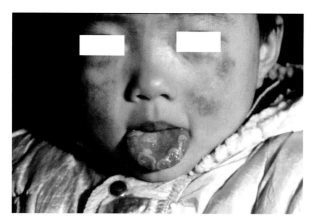

图26-8　地图舌

【诊　断】

（一）诊断的基本资料

1. **病史**　一般无明显自觉症状，损害区偶有麻刺不适感。

2. **体格检查**　游走性皮损多见于舌背，呈不规则的丝状乳头剥脱区，边缘呈黄或白的隆起的弧形似地图状。

3. **实验室及其他检查**　组织病理可见为非特异性炎症，真皮乳头层有淋巴细胞、浆细胞和中性粒细胞浸润，毛细血管扩张。边缘区可见海绵状小脓肿。

4. **伴发疾病**　地图舌常伴有Reiter病、脂溢性皮炎、疱疹样脓疱病、胃肠功能紊乱、脓疱型银屑病等。

（二）诊断思路/诊断依据

本病的诊断主要依据病史、临床特征、体格检查、实验室检查综合分析。

当临床出现舌背游走性舌乳头剥脱时，应考虑到本病。再仔细考虑年龄、性别、是否有营养吸收障碍、身心因素及遗传因素等，并进行相关的体格检查及组织病理检查。

好发于儿童多于成年人，舌背有特征性地图状斑疹，边缘略高起，中央有红色乳头丝状剥脱区，损害具有明显的游走性。

综合上述可做出正确诊断。

【鉴别诊断】

（一）主要鉴别的疾病

1. **口腔黏膜白斑病**　主要见于唇、颊及舌黏膜，舌黏膜白斑常在舌背，先充血浸润，然后形成片状或条状白斑，质硬、粗糙，晚期表面不平，呈疣状，易癌变。

2. **梅毒**　约1/3的二期梅毒患者可发生黏膜损害，黏膜损害主要在舌部，典型表现为黏膜斑，舌背部黏膜斑呈圆形，暗粉红色，表面光滑。晚期梅毒舌可发生浅表性舌炎及树胶肿性溃疡。黏膜斑涂片可查到螺旋体。

3. **扁平苔藓**　口腔扁平苔藓是扁平苔藓的重要表现之一，尤多见于颊及舌黏膜，舌扁平苔藓常为斑片状，周围可见点状白色丘疹，中央似白色薄膜，可见正常舌乳头，病变持久。

（二）次要鉴别的疾病

1. **银屑病**　约10%的银屑病患者黏膜受累，发生于舌的损害为乳白色、灰白色或灰黄色的丘疹或肥厚斑片，周围红晕，基底浸润，剥离后有点状出血。

2. **口腔假丝酵母菌感染**　舌上覆盖一层灰白色膜，揭去后可留下红色渗出性基底，可波及气管食管及口角，可因组织肿胀而影响呼吸，假丝酵母菌培养阳性。

【治　疗】

本病有自限性，无不良后果，一般不需治疗。

1. 消除不良刺激，如刺激性食物、药物、吸烟等。

2. 局部应用1%维A酸溶液或弱碱性溶液。

3. 口服B族维生素及烟酰胺等。

（连　石　范文葛　杨艳平）

黑　毛　舌

黑毛舌（black hairy tongue）亦称黑舌、毛舌、舌黑变病，为舌丝状乳头上皮过度增生，角质层脱落，舌面上形成的丝状乳头呈丛状，多呈黑色，故称黑毛舌。本病男性较女性多见。

【病因与发病机制】

1. 对抗生素的变态反应：长期口腔应用抗生素，改变了口腔的细菌-霉菌的平衡，使产色素菌和霉菌增殖，刺激丝状乳头增生，引起毛舌。

2. 口腔卫生不良、过量吸烟、化学刺激及某些全身疾病等。

【临床表现】

1. 好发部位：最初在舌背中央后部出现两条长

形病灶，因为该区的丝状乳头最稠密，以后逐渐向前和中央扩展，聚合于中线，一般不累及舌缘。

2.丝状乳头增生：乳头长约数毫米至2厘米左右，色泽从黄色到棕灰色、黑色（图26-9，图26-10）不等，愈近中央区其染色愈深。

3.一般无自觉症状。有的经1～2周可消失且不留痕迹，有的可持续数月，甚至数年不退。

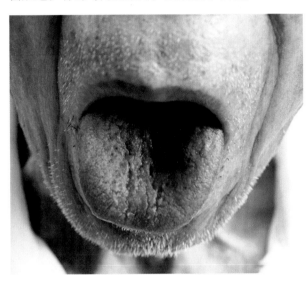

图26-9 黑毛舌

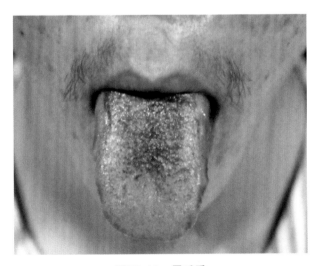

图26-10 黑毛舌

【诊 断】

（一）诊断基本资料

1.病史 一般无主观症状，病程1周至数年不等。

2.体格检查 丝状乳头伸长，表面呈黄色、棕灰或黑色。

3.实验室及其他检查 组织病理可见：黏膜上皮内丝状乳头角质细胞过度增生，可见又细又长的有色素的丝状物，表皮突延长，固有层内有非特异性炎症细胞浸润。

4.伴发疾病 糖尿病、贫血、真菌细菌感染、假丝酵母菌病、放射菌病。

（二）诊断思路/诊断依据

1.当临床出现舌部黑色毛丛改变时，应考虑到本病。再仔细询问患者是否有长期口腔使用抗生素及含漱剂、过度吸烟、口腔卫生不良等。并进行相关的体格检查及组织病理检查。

2.很少有主观症状，偶可引起发痒、恶心或继发炎症，病程长短不一。黑毛舌的主征是舌背中央可见丝状乳头伸长后形成的黑色丛毛状改变。组织病理：可见黏膜上皮内丝状乳头伸长、角化细胞及炎症细胞浸润。

3.以上可诊断本病。

【鉴别诊断】

（一）主要鉴别的疾病

假性黑毛舌 只有黑色改变，而无乳头增生。由真菌或细菌感染所致，细丝由菌丝形成，并产生色素，但细丝能除掉，真菌检查阳性。

（二）次要鉴别的疾病

1.外源性着色性舌部病变 某些食物或药物对舌部暂时染色，往往是整个舌面都黑，无丝状改变，而且时间短，病史清楚。

2.口腔毛状黏膜白斑 是艾滋病患者常见的口腔黏膜病变，病损在舌侧缘，呈毛状的白色斑块性损害，斑块不易被擦去。

【治 疗】

1.去除诱发因素，如戒烟、禁用与本病有关的食物及药物、保持口腔卫生。

2.用牙刷刮去突出部分，或在使用维A酸或40%尿素溶液后再轻刷。

3.1%过氧化氢溶液可漂白舌黑变。

4.中药辨证治疗，如清胃散、凉隔散等。

（连 石 吴丽峰）

沟 纹 舌

沟纹舌（fissured tongue）由于沟纹分布不同，

有各自走行方向，故又名阴囊舌、叶脉舌、裂纹舌等，是一种常见的解剖变异，无种族或性别差异，随年龄增长而发病率增加。

【病　因】

目前尚无一致意见。

1. 一般认为是先天性发育异常，不少患者有家族史，胚胎期两个舌叶融合不全而形成的中央裂。

2. 另外，有学者认为是继发于营养不良、感染及创伤等后天因素。

3. 近来又发现是脓疱型银屑病的早期黏膜表现。

【临床表现】

根据沟纹分布的不同形态，主要可分为两种类型：

1. 叶脉型　纹沟排列呈叶脉状，舌体前有一纵型沟，相当于叶的主脉；从其分出副沟，呈放射状扩展，相当于叶的支脉（图26-11）。这些裂沟在数量、长度、深度及方向上可不同，但排列往往对称。

2. 脑纹型　舌面沟纹迂回似大脑沟回，沟纹边缘多钝圆，舌体多较大，舌缘常见齿痕。

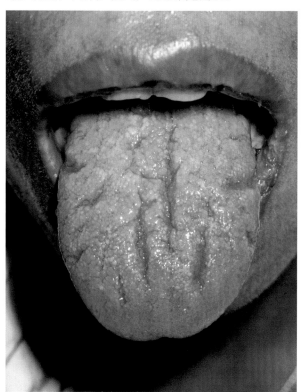

图26-11　沟纹舌

【诊　断】

（一）诊断基本资料

1. 病史　一般无自觉症状，少数病例继发炎症引起轻度疼痛就刺激感。

2. 体格检查　沟纹呈脑纹状或对称性叶脉状，舌色泽、柔软度无明显异常。

3. 实验室及其他检查　组织病理学可见沟纹表面覆盖鳞状上皮，发炎时可见淋巴细胞、浆细胞浸润及毛细血管扩张。

4. 伴发疾病　脓疱型银屑病、连续性肢端皮炎、掌跖脓疱病、维生素B_2缺乏症、烟酸缺乏症、梅毒、真菌感染、地图舌、Melkersson-Rosenthal综合征。

（二）诊断思路/诊断依据

1. 当临床出现舌部沟纹纵形排列，分支状分布的改变时，应考虑到本病。

再仔细询问患者是否有银屑病史、患者所处的地理环境、食物品种及营养摄入等情况，并进行相关的体格检查及组织病理检查。

2. 可有家族史，发生于婴儿或成人，无自觉症状。皮疹发生在舌背的沟纹，沟纹排列呈叶脉状，或呈大脑沟纹状。以上可诊断本病。

【鉴别诊断】

主要鉴别的疾病是梅毒性沟纹舌。

本病有不洁性接触史，有一期下疳史、二期疹等。

沟纹分布多不对称、不规则。舌体触诊表面粗糙。组织病理见黏膜纤维化。味觉稍减低。约1/3的二期梅毒患者常发生黏膜白斑，舌背部黏膜斑呈圆形，暗粉红色，表面光滑。黏膜斑涂片可查到螺旋体。晚期梅毒舌可发生浅表性舌炎及树胶肿性溃疡。

口腔疾病鉴别见表26-4。

【治　疗】

对症治疗为主。

1. 无症状者不需治疗，保持口腔卫生，用软毛牙刷及漱口液做仔细的机械清洗。

2. 有炎症期间，用3%双氧水或2%苏打水清洗沟内食物残渣，涂抗菌药物。

（连　石　马萍萍）

表26-4 口腔疾病的鉴别

疾病/损害	鉴别的疾病
颊黏膜	口疮性溃疡、Fordyce斑、刺激性纤维瘤、白线、扁平苔藓、黏膜白色海绵状痣
口腔黏膜及皮肤	感染性：真菌（假丝酵母菌病）、细菌（分枝杆菌感染）、螺旋体（梅毒）、病毒（单纯疱疹/带状疱疹、水痘、疣） 药物性：固定型药疹 特发性：瘢痕性类天疱疮、多形红斑、扁平苔藓、硬化萎缩性苔藓、多发性黏膜神经瘤、类天疱疮、寻常型天疱疮、系统性红斑狼疮 先天性：大疱性表皮松解
口腔丘疹/斑	血管性：淋巴管瘤 感染性：尖锐湿疣、毛状白斑 代谢性：疣状黄瘤 特发性：Crohn病、盘状红斑狼疮、Fordyce病（斑）、扁平苔藓、银屑病、增生性化脓性口腔炎 肿瘤性： 　良性：纤维瘤、局部上皮增生（Heck病）、黏液囊肿 　癌前期病变：鲍温病 　恶性：鳞状细胞癌、疣状癌 先天性：毛囊角化病、先天性角化不良、遗传性良性上皮内角化不良、遗传性黏膜上皮发育不良、指（趾）甲肥厚、黏膜白色海绵状痣
口腔色素沉着	创伤性：暴露于重金属（砷、铋、黄铜、镉、铬、红铜、金、锰、汞、银、锡），异物（汞合金文身、碳、染料、墨水、铅笔），感染后，外伤 药物性：胺碘酮、抗疟疾药、氯丙嗪、二甲胺四环素、口服避孕药、酚酞 代谢性：肢端肥大症、Addison病、血友病、生理原因、卟啉症 特发性：Albright综合征 肿瘤性：Kaposi肉瘤、恶性黑色素瘤、痣、口腔黑斑 血液性：出血质、β-地中海贫血 先天性：神经纤维瘤病、Pertz-Jeghers综合征、Wilson病
口腔溃疡	血管性：多发性肉芽肿病 感染性： 　真菌：假丝酵母菌病、芽生菌病、隐球菌病、组织胞浆菌病、孢子丝菌病 　细菌：放线菌病、麻风、传染性软疣、走马疳 　螺旋体：急性坏死性溃疡性牙龈炎（奋森咽峡炎）、下疳、二期和三期梅毒、雅司病 　病毒：巨细胞病毒感染、手–足–口病、麻疹、单核细胞增多症、流行性腮腺炎、天花、牛痘、水痘 创伤性：外伤（烧伤、托牙、食物、碱液、癫痫发作、自身所致、放射治疗） 药物性：防腐剂、阿司匹林、化学治疗、甲氨蝶呤、石炭酸、硝酸银等 代谢性：血过氧化氢酶缺乏症、糖尿病、卟啉症、妊娠、尿毒症、维生素B_{12}缺乏症或叶酸缺乏症 特发性：任何之前所提及的Vesiculobullous diseases、Crohn病、腐蚀性扁平苔藓、致命性中线肉芽肿、坏死性涎腺化生、神经性溃疡、增生性化脓性口腔炎 肿瘤性：白血病、牙源性肿瘤及涎腺肿瘤、鳞状细胞癌 血液性：粒细胞缺乏症、周期性中性粒细胞减少症、遗传性黏膜上皮发育不良（红色皮损）、巨球蛋白血症、镰状细胞性贫血 先天性：先天性角化不良、大疱性表皮松解

（续　表）

疾病/损害	鉴别的疾病
口腔的大小水泡	**感染性：** 　真菌：假丝酵母菌病、组织胞浆菌病、毛霉菌病 　病毒：手足口病、疱疹性咽峡炎、单纯疱疹/带状疱疹 **过敏性：**接触性皮炎 **特发性：**口疮性口炎、白塞病、扁平苔藓、Reiter综合征 **大疱性：**大疱性类天疱疮，瘢痕性类天疱疮，疱疹样皮炎，增殖型/寻常型天疱疮，Stevens-Johnson综合征（主要为多形红斑），中毒性表皮坏死松解症 **先天性：**大疱性表皮松解，家族性良性慢性天疱疮
口腔白色皮疹	**感染性：**假丝酵母菌病、组织胞浆菌病、丝状口腔黏膜白斑病、二期梅毒、疣 **创伤性：**外伤（烧伤、托牙、食物、碱液、癫痫发作、自身所致、放射治疗） **过敏性：**接触性皮炎 **药物性：**防腐剂、阿司匹林、石炭酸、硝酸银等 **特发性：**口疮性口炎、黏膜白斑病、扁平苔藓、硬化萎缩性苔藓、红斑狼疮、毛发红糠疹、银屑病、汗孔角化症 **肿瘤性：**光化性唇炎、鲍温病、表皮痣、黏膜红斑病、Fordyce斑、缺铁性吞咽困难、烟碱口炎、黏膜下纤维变性、疣状癌（鳞状细胞癌） **先天性：**毛囊角化病、先天性角化不良、家族性良性上皮内角化不良、遗传性黏膜上皮发育不良、指（趾）甲肥厚、黏膜白色海绵状痣
腭	假丝酵母菌病、炎性乳头状增生、Kaposi肉瘤、坏死性涎腺化生、烟碱口炎、下颌隆凸/腭隆凸、小涎腺肿瘤
舌萎缩	地图舌、缺铁、扁平苔藓、硬化萎缩性苔藓、鳞状细胞癌、系统性红斑狼疮、三期梅毒、各种维生素缺乏症
黑毛舌	过度吸烟、药物（口服抗生素，如青霉素、四环素、甲基多巴）、假丝酵母菌病
一般的舌部皮疹	**血管性：**血管瘤、淋巴管瘤、静脉湖（静脉扩张） **感染性：** 　真菌：假丝酵母菌病、组织胞浆菌病 　螺旋体：一期和二期梅毒（下疳，扁平湿疣） 　病毒：尖锐湿疣、单纯疱疹/带状疱疹 **创伤性：**外伤 **特发性：**口疮性溃疡、Crohn病、舌嗜酸性溃疡、扁平苔藓、正中菱形舌炎、银屑病 **肿瘤性：** 　良性：纤维瘤、粒细胞性肿瘤（粒细胞成肌细胞瘤） 　癌前期病变：鲍温病 　恶性：转移癌、鳞状细胞癌 　血液性：Moeller舌炎
地图舌	特应性或银屑病的表现、单独的发现
舌炎	吸收障碍综合征、糙皮病（缺乏烟酸或色氨酸）、恶性贫血

（续　表）

疾病/损害	鉴别的疾病
舌痛	感染性：假丝酵母菌病、梅毒 创伤性：外伤 药物性：抗生素治疗后 代谢性：糖尿病、甲状腺功能减低、营养缺乏（烟酸或核黄素） 特发性：地图舌、扁平苔藓、视神经乳头炎、系统性红斑狼疮、口腔干燥 血液性：贫血
巨舌	血管性：血管神经性水肿、血管瘤、Lymphoangioma 感染性：放线菌病、树胶肿、麻风 代谢性：肢端肥大症、甲状腺功能减低 特发性：淀粉样变、Beckwith-Wiedemann综合征、Melkerson-Rosenthal综合征、肉样瘤病、上腔 　静脉综合征 肿瘤性：鳞状细胞癌 先天性：脂蛋白沉积症、Down综合征、神经纤维瘤病、甲状舌管囊肿
丝状口腔黏膜白斑病	感染人类免疫缺陷病毒
裂纹舌	Cowden综合征、Down综合征、巨唇面瘫皱襞舌综合征
镜面舌	贫血、维生素缺乏症
杨梅舌	川崎病、猩红热
口腔干燥	感染性： 　细菌：放线菌病、结核 　螺旋体：梅毒 　病毒：流行性腮腺炎 创伤性：辐射、瘢痕、涎石病、狭窄、外伤（神经损害） 药物性：抗胆碱能药、利尿剂、麦角胺、阿片制剂、拟交感神经药 代谢性：糖尿病、甲状腺功能减低、维生素A、烟酸或核黄素缺乏症 特发性：胶原血管疾病：皮肌炎、混合性结缔组织病、硬皮病、干燥综合征、系统性红斑狼疮 　其他：多发性硬化症、移植物抗宿主病 肿瘤性：癌、淋巴瘤 血液性：缺铁性贫血、恶性贫血 先天性：外胚层发育不良、涎腺发育不全
牙源性窦道 （外牙瘘）	化脓性肉芽肿、表皮囊肿继发感染、孢子丝菌病

　　牙源性窦道是由于牙根尖周感染或脓肿发展的结果。临床可表现为丘疹、结节、囊肿、脓肿、溃疡或明显的窦道（图26-12～图26-15），多伴瘢痕形成。部分病例牙齿病变不明显，常致误诊或漏诊。损害可发生于头颈部，以颏、颏下区、面颊部较多发。当牙齿病变治愈后，损害可随之愈合。

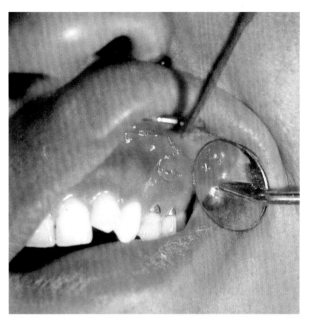

图26-12　牙瘘
（本图由广东医科大学赖汉标惠赠）

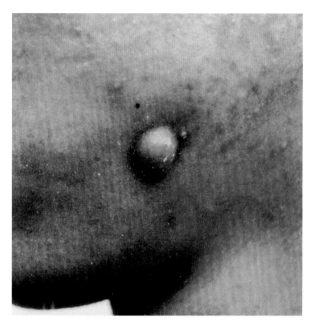

图26-13　牙原性皮下脓肿
（本图由广东医科大学赖汉标惠赠）

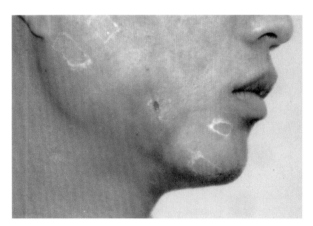

图26-14　牙瘘
（本图由广东医科大学赖汉标惠赠）

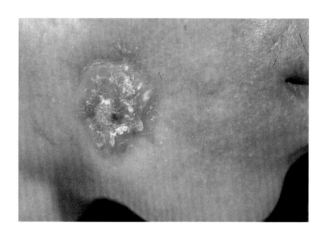

图26-15　牙瘘　智齿冠周脓肿所致
（本图由广东医科大学徐明珠惠赠）

（史建强　吴　玮　陈嵘祎　陈　蕾　李　文）

第二十七章
色素障碍性皮肤病

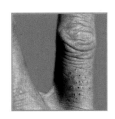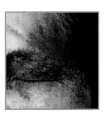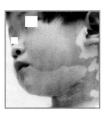

概　述

由色素减少或增多引起的皮肤颜色改变，称为色素性皮肤病（表27-1）。色素增加的疾病是由色素增多或痣细胞增多引起的，如雀斑或色素沉着症等。另外，还有遗传性对称性色素异常症、血管萎缩性皮肤异色病等色素异常性皮肤病。

第一节　色素增加性皮肤病

黄　褐　斑

黄褐斑（melasma，chloasma）是一种后天性对称性缓慢发展的面部黄褐色色素沉着斑。因常见于妊娠妇女而称为妊娠斑（mask of pregnancy）。多见于20岁以上的中青年女性，男女之比为1：6。

【病因与发病机制】

1. **遗传因素**　拉丁美洲、东方及印度支那血统人群中发病率较高，30%～47%的黄褐斑患者有家族史，尤其是男性黄褐斑患者70.4%有家族史，孪生姐妹均可发病。

2. **日光照射**　290～400nmUV可增强黑色素细胞活性，导致色素沉着，这与日光能增加黑色素细胞中酪氨酸酶的含量，调节或诱导黑色素的合成有关。

3. **内分泌因素**　雌激素能刺激黑色素细胞分泌黑色素颗粒，而孕激素能促进黑色素颗粒的转运和扩散。妇女妊娠期、月经周期紊乱、口服避孕药及女性生殖器官疾病如月经不调、痛经、子宫附件炎、不孕症等易造成体内雌激素变化，使黑色素形成增加。甲状腺功能异常能激活垂体MSH，也可引

起黄褐斑。男性患者血循环中黄体生成素（LH）水平升高，睾酮水平降低。

4. **自由基**　患者氧自由基含量显著增高，铜蓝蛋白升高，不饱和脂肪酸、亚油酸、花生四烯酸含量及超氧化物歧化酶（SOD）、GSH-PX和CAT活性降低，从而使氧化反应加速，抗氧化能力降低，黑色素形成增加。

5. **皮肤的微生态影响**　皮损区产色素的球菌和条件致病菌革兰阴性杆菌数量增加，部分黄褐斑的发生与局部微生态失衡有较密切的关系。

6. **药物**　口服避孕药、冬眠灵、苯妥英钠、安体舒通、异维甲酸、光毒性药物等能诱发黄褐斑。症状从服药后1～20个月开始，停药后可逐渐消退。但口服避孕药所致黄褐斑不因停药而消退，停药后色素斑可持续数年不退。

7. **化妆品**　化妆品中的香料、脱色剂、防腐剂等，对皮肤有直接刺激作用或致敏作用（含光敏反应），使皮肤发生红斑和色素沉着；化妆品中的重金属，如铜、锌、汞、铅含量超标，经皮肤吸收后可减少体内巯基（—SH）含量，增强酪氨酸酶活性，从而加速色素合成。

8. **精神因素**　睡眠不好可以诱发和加重黄褐斑，与副交感神经持续兴奋激活垂体MSH，使色素增多有关。

9. **营养因素**　食物中缺乏维生素A、维生素C、维生素E、烟酸或氨基酸时，常诱发本病。

10. **其他**　肝脏疾病、慢性酒精中毒、结核、内脏肿瘤及一些自身免疫性疾病等也可导致本病。血液流变学改变也可能参与了黄褐斑发病。中医药活血化瘀法治疗则对部分黄褐斑有疗效。

表27-1　色素障碍性皮肤病分类鉴别

一、色素减退

（一）获得性色素减退（功能性黑色素细胞破坏消失）

白癜风：遗传性和非遗传性

梅毒白斑：密螺旋体抑制黑色素细胞或炎症后白斑

晕痣：T细胞介导，黑色素细胞消解

特发滴状色素减少症

进行性斑状色素减退症

麻风病：麻风杆菌破坏黑色素细胞

伊藤色素减退症：条纹状节段状，体细胞嵌合

炎症后色素减退：银屑病、硬化性苔藓、蕈样肉芽肿等

营养性黑色素减退病：蛋白质、铜、硒缺乏

白色糠疹

线状苔藓：红色、肤色、愈后色素减退或色素沉着

Voget-koyamagi-Haraa病：部分遗传易感性（葡萄膜炎、白发症、白癜风）

化学物色素减退

氢醌引起可逆性，皮肤色素减退

氢醌衍生物（MBEH）位永久色素减退

药物色素减退

糖皮质激素：局部、系统应用

伊马替尼：泛发型皮肤色素减退，指（趾）端色素减退
贫血斑（Bier Spots）血管痉挛性斑

（二）先天性/遗传性色素减退

白化病：色素稀释，毛发普遍浅色

贫血痣

无色素性痣

色素失禁（4期）

斑驳病

Griscelli综合征：皮肤色素减退、银灰色毛发、免疫缺陷

（三）黑色素细胞分化、增殖、迁移或存活缺陷

结节性硬化：叶状白斑，黑色素小体变小，黑色素合成受损

花斑癣：马拉色菌壬二酸，竞争酪氨酸酶，黑色素体转移至角质层障碍

二、色素沉着

（一）局限型色素沉着

黄褐斑：包括遗传易感性

雀斑

咖啡牛奶斑

D-J综合征

色素分黑线：正常色素变异

炎症后色素沉着：如痤疮、硬皮病、玫瑰糠疹、虫咬皮炎

鞭索形香菇皮炎（毒素皮炎）

药物性：①博来霉素鞭带状色素沉着；②砷角化病，蓝灰色，灰棕色沉着；③氢醌：外源性黄褐病，氯法齐明（皮肤紫褐色、灰蓝色），药物被巨噬细胞吞噬④5-氟尿嘧啶，光敏或炎症后；⑤叠氮肠毒（AZT），齐多夫定，黏膜指甲色素沉着；⑥米诺环素：皮肤、黏膜、巩膜、口腔、牙齿、指甲、色素沉着

线性色素沉着/皮肤镶嵌现象/布氏线分布：①炎性线状表皮痣；②药物反应：线状固定性药疹、线状扁平苔藓药疹；③遗传：色素失禁（3期），皮肤病：线状扁平苔藓

网状（遗传）：①先天性角化不全；②Kitamara网状肢端色素沉着症；③屈侧网状色素沉着；④网状色素性皮肤病；⑤X连锁网状色素性疾病

皮肤病：色素性扁平苔藓、局限皮肤淀粉样变、肥大细胞增生症、咖啡牛奶斑

（二）弥漫性色素沉着（代谢内分泌病、药物、遗传和综合征等）

Addison病

胆汁性肝硬化

泛发性黑色素瘤转移

持久性色素异常：灰色皮病

三、色素异常病（色素减退，色素沉着）

遗传性色素异常病

遗传性泛发性色素异常病

着色性干皮病

先天性角化不良：网状色素沉着伴色素减退斑

色素异常性皮肤淀粉样变

恶性营养不良病

二期梅毒：颈部色素沉着伴白斑

遗传性对称性肢端角化症

【临床表现】

1. **一般特征**　好发于中青年女性。额、面颊部多见，亦见于眉、鼻、颞部及上唇等部位，乳头和外生殖器部位也可见色素增加。皮损表现为面部淡褐至深褐色斑，对称分布、大小形状不一，边界清楚。日光照射、妊娠、劳累、睡眠不好可使病情加重。

2. **皮损部位分型**　分为四型：

（1）蝶形型：皮损主要分布在两侧面颊部，呈蝶形对称性分布（图27-1，图27-2）。

（2）面上部型：皮损主要分布在前额、颞部、鼻部和颊部。

（3）面下部型：皮损主要分布在颊下部、口周。

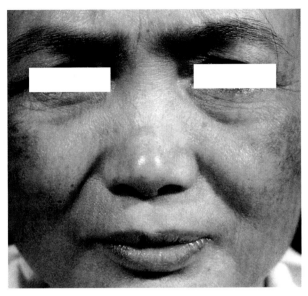

图27-1　黄褐斑　淡褐色斑,两颧部明显,呈蝶形分布

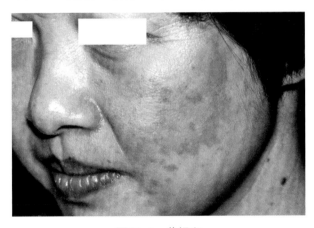

图27-2　黄褐斑

（4）泛发型:皮损泛发在面部大部区域。

3.皮损颜色分型　根据Wood灯(320~400nm)检查结果,可分为四型,白皮肤者易于明确色素沉着的深浅,而深褐色或黑皮肤者则不可靠:

（1）表皮型:呈褐色,基层或其上方表皮内黑色素增多,Wood灯照射时色泽增强,占70%。

（2）真皮型:呈蓝灰色,浅层和深层真皮内噬黑色素细胞增多,Wood灯照射时色泽无增强。

（3）混合型:呈灰褐色,表皮、真皮内均有黑色素增多,Wood灯照射时色泽轻度增强或无增强。

（4）未定型:见于Ⅵ型皮肤患者,在Wood灯下不能辨认损害类型。

【诊　断】

（一）诊断的基本资料

1.病史　有面部的淡褐至深褐色色素沉着斑病

史,皮损可随日光照射、妊娠、劳累、睡眠不好而加重。

2.体格检查　面部的淡褐至深褐色对称性、不规则色素沉着斑,边界清楚,无鳞屑及炎症表现,不累及黏膜。

3.实验室及其他检查

（1）血液学检查对诊断无直接帮助。全血黏度比、血浆黏度、血沉、红细胞压积、纤维蛋白原含量等可增加,LPO 显著增高,全血SOD及GSH-PX含量可降低。

（2）Wood灯检查:70%的患者皮损色泽增强,为表皮型。皮损色泽无变化,为真皮型等。

（3）组织病理:基底细胞层黑色素增加,但黑色素细胞数量不增加。真皮上部有较多的噬色素细胞及游离色素颗粒,有时可见血管周围少数淋巴细胞浸润。表皮型:黑色素主要沉积在基层和棘层;Fontana-Masson染色显示黑色素细胞最佳,其内充盈黑色素,树突较多;真皮型:除表皮色素增多之外,真皮浅层和深层内的噬黑色素细胞增多。

4.伴发疾病　月经失调,痛经,子宫附件炎,不孕症,肝病,慢性乙醇中毒,甲亢,结核病,内脏肿瘤。

（二）诊断思路

1.典型病例的诊断　对中轻年女性于面颊、额部出现典型淡褐色至深褐色对称性、不规则、边界清楚的色素沉着斑时,应该考虑黄褐斑的存在,并详细询问病史。日光、睡眠不好、妊娠可以诱发和加重色素沉着。冬季、分娩后色素减退或消失就更加支持黄褐斑的诊断,再结合Wood灯检查可对黄褐斑做出正确诊断。

2.不典型病例的诊断及易混淆病例的排除　临床上面部出现不具特征性色素沉着斑时,思考诊断疾病思路应该开阔,首先应该了解不同颜色的色素沉着可表现不同的疾病,由于光线的Tyndall效应可引起视觉上的差异,而有黑色、褐色、灰蓝色、青色等不同色调。黑色素沉着于表皮时,呈现黑色或褐色,如黄褐斑。黑色素细胞或黑色素沉积在真皮上层时,呈灰兰色,如颧部褐青色痣、文身。黑色素细胞或黑色素沉积在真皮深层时,呈青色如太田痣、文身。此外,如艾迪生病、Riehl黑变病、雀斑、色素性光化性扁平苔藓、Civatte皮肤异色病、香料皮炎、Addi等也需排除及鉴别。此时,需要进行组织病理检查,结合临床,经过体格检查及相关实验室检查，排除其他疾病才能确诊。

（三）诊断依据

大多数病例根据临床特点即可诊断，必要时可依据皮损特点、皮损部位、Wood灯检测、组织病理检查、排除和鉴别其他疾病，做出诊断。

（四）诊断标准

2010年黄褐斑的诊疗标准（中国中西医结合学会皮肤性病专业委员会色素病学组）。

1.诊断标准：①皮损表现为面部淡褐色至深褐色斑片，通常呈对称性分布，无炎症表现及鳞屑；②女性多发，主要发生在青春期后；③病情可有季节性，常夏重冬轻；④排除炎症后色素沉着、颧部褐青色痣、Riehl黑变病、色素性扁平苔藓等皮肤病。

2.临床分型：①蝶形型：皮损见于面颊部，呈蝶形对称性分布；②面中部型：皮损见于前额、颞部、鼻部、唇上和颊部；③下颌型：皮损见于三叉神经下颌支区，颊下部；④泛发型：皮损泛发于全面部。

【鉴别诊断】

（一）主要鉴别的疾病

1.颧部褐青色痣　本病发病早，多见于青年女性，可能与使用化妆品有关。皮损于双侧颧部、颞部对称、成簇分布的点状灰蓝色或深褐色斑点，斑点散在而不融合，不累及黏膜。组织病理显示真皮浅层可见梭形含黑色素细胞。

2.太田痣　发病较早，出生后不久发病，皮损一般为单侧、呈青灰、蓝或紫色斑片，常伴有黏膜受累（如巩膜、结合膜）。组织病理显示色素细胞散在分布于整个真皮深层。

3.瑞尔黑变病　色素斑好发于耳前、颞、耳后、颈部，开始为瘙痒性红斑，渐变为灰褐色、深褐色斑，上有粉状细薄鳞屑，组织病理可见基底细胞液化变性，真皮上部有噬色素细胞分布。

4.雀斑　与遗传明显有关，儿童开始发病，面部、手背等处多发性淡褐色小斑点，直径1～2mm，分布散在而不融合，日晒后加重。组织病理显示基底层色素颗粒增多，真皮无色素细胞。

主要鉴别诊断见表27-2。

（二）次要鉴别的疾病

1.外源性褐黄病（exogenous ochronosis）　由于使用氢醌后皮肤变黑的区域的组织学改变与黄褐斑相似，而称为外源性褐黄病。本病与褐黄病（内源性黄褐斑）又称黑酸尿症不同。氢醌能局部特异性的抑制尿黑酸氧化酶，导致使用氢醌的部位的组织中胶原纤维有尿黑酸的积聚。氢醌诱发的褐黄斑典型的表现通常是在颧区出现灰褐色或蓝黑色斑。

2.艾迪生病　为肾上腺皮质功能低下所引起的全身性疾病。患者除在颜面有色素沉着斑以外，在

表27-2　黄褐斑、颧部褐青色痣和太田痣的临床和组织学比较

病　名	好发部位	分　布	形　态	颜　色	病　程	组织病理
黄褐斑	双侧颊、额、眉、鼻、上唇	对称或不对称	不规则斑片，融合成片，中央无正常皮肤	黄褐色	中轻年发病，病情时好时坏，反复发生，有或无自限性	表皮基底细胞层黑色素增多，真皮浅层见噬黑色素细胞分布
颧部褐青色痣	双侧颧部、颞部、双面颊部双上睑外侧、下眼睑	对称不对称	圆形、椭圆形、粟粒至黄豆大、孤立、不融合的斑点，中央有正常皮肤	淡灰青色深青灰色	青年发病，病情稳定，40岁后有自限性	梭形含色素细胞位于真皮浅层，数量较少，散在分布
太田痣	单侧颧、颞、上下眼睑、眼部、巩膜蓝染		不规则斑片，融合成片，中央无正常皮肤	多数出生后发病，病情逐渐加重，无自限性		梭形含色素细胞位于真皮中深层，数量较多，密集分布

皮肤皱褶处如腋下、四肢屈侧、腹股沟等部位也会出现色素沉着斑，并伴有全身症状，如乏力、体重减轻等，验血17-羟皮质类固醇含量降低。

3. Civatte皮肤异色病　Civatte皮肤异色病色素沉着斑，虽然多见于中年女性，皮损好发于面部，但杂有萎缩淡白点，呈网状分布，伴有毛细血管扩张，组织病理也不同。

4. 色素性光化性扁平苔藓　临床类似黄褐斑，但有时躯干部可见典型扁平苔藓损害存在，组织病理具特征性，表现为基底细胞液化变性，真皮上部密集的以淋巴细胞为主的炎症细胞浸润。

5. 面颈部毛囊性红斑黑变病　本病多见于青年或中年男性，好发于耳周、颈部，色素沉着斑呈红褐色，有毛细血管扩张及散在毛囊性丘疹，受累毛囊的毳毛可消失，病理显示毛囊口扩张，内含板层状角质团块，毛囊上部表皮变平，黑色素增加。

【治　疗】

1. 靶向治疗　抑制酪氨酸酶以及使黑色素沉着增多的相关酶活性，拮抗促黑色素生成细胞因子，去除或破坏黑色素。

2. 除去致病因素，治疗慢性疾病　盆腔炎、肝病、结核、肿瘤、甲状腺疾病、避孕药。

3. 避免/减少色素　避免日晒，宽谱UVA遮光剂。

4. 脱色/减少色素局部治疗　酪氨酸酶抑制剂：氢醌、壬二酸、熊果苷、甘草黄酮、曲酸、维A酸（阿达帕林）、茶多酚、氨甲环酸、化学剥脱术。

5. 三联霜　三联霜（4%氢醌＋0.01%氟氢松＋0.05%维生素A酸）或（2%～4%氢醌、0.05%～0.1%维甲酸以及5～7级皮质类固醇）。

6. 物理治疗　强脉冲光、中等光斑（4～6mm）低剂量调Q 1 064nm激光、点阵红宝石激光治疗。

7. 美白化妆品　含曲酸、熊果苷、甘草等植物提取物的美白化妆品；含左旋维生素C、硫辛酸等还原剂的化妆品，可抑制酪氨酸酶的活性或阻碍黑色素细胞膜的脂质过氧化。

8. 系统治疗　氨甲环酸、茶多酚联合抗氧化剂维生素C和维生素E、辅酶Q10以及谷胱甘肽。

9. 中医中药　辨证施治。

（何　黎　陈　蕾）

雀　斑

雀斑（freckle）是发生在日晒部位的黄褐色斑点，为一种常染色体显性遗传性色素沉着病。

雀斑在黄种人、白种人中发病率较高，女性多于男性。

【病因与发病机制】

本病与常染色体显性遗传有关，病因是人体中的某个基因出现了变异。安徽医科大学皮肤病研究所采用全基因组扫描技术，通过对一个中国汉族雀斑大家族的样本进行分型和连锁分析，发现在人类第四号染色体的某个区域中存在雀斑致病基因。

【临床表现】

1. 基本损害　雀斑皮损为黄褐色或淡褐色斑点，圆形或多边形，直径一般为1～3mm，数目不定，皮损随季节变化，日晒后加重，故夏季斑点数目增多，颜色加深，损害变大，而冬季数目减少，颜色变淡，损害缩小，这主要是日晒后皮损处黑色素合成旺盛所致。

2. 发病特征　多对称分布，斑点孤立不融合（图27-3，图27-4）。皮损多见于面部，特别是鼻梁部及其周围皮肤，也见于颈肩部、手背，一部

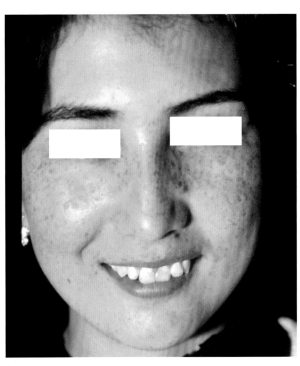

图27-3　雀斑

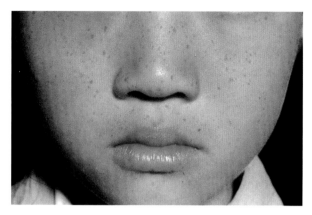

图27-4 雀斑

分患者皮损可泛发于胸、背部。患者一般无自觉症状，雀斑常自5岁左右开始出现，随年龄增长而数目逐渐增多，至青春期达高峰，然后逐渐减少。

以雀斑为特征的综合征见表27-3。

【诊断】

（一）诊断基本资料

1. 病史　常有家族史，幼年发病，日晒后加重，夏季加深，冬季变淡。

2. 体格检查　皮损多见于面部，特别是鼻梁部及其周围皮肤，为针头到米粒大淡褐色到褐黑色斑疹，圆形或不规则状，数目十余个至上百个，散在而不融合。

3. 实验室检查　组织病理：表皮突细长，基底细胞内黑色素颗粒数量增加，黑色素细胞数目并不增多，但黑色素细胞胞体相对较大，树突状突起更明显。黑色素细胞内黑色素小体增加，且功能活跃。

（二）诊断思路

雀斑是一种常染色体显性遗传性皮肤病，常有家族史。有特征的日光加重病史和体格发现，应考虑本病。组织病理：较有特异性，主要是基底细胞内黑色素颗粒数量增加，黑色素细胞数目并不增多。

（三）诊断依据

1. 本病依据其家族史，多于5岁左右发病，皮损好发于面部，特别是鼻梁部及周围皮肤。

2. 典型皮损为1～3mm的淡褐色到褐黑色斑疹，散在不融合。

3. 无自觉症状，皮损日晒后加重，冬轻夏重等特点。

4. 组织病理检查表皮基层黑色素增多。

【鉴别诊断】

（一）主要鉴别的疾病

1. 单纯性雀斑样痣　皮损表现为黑褐色斑点，与雀斑极为相似，但单纯性雀斑样痣可以分布在皮肤的任何部位，以及皮肤黏膜交界处或眼结合膜，损害不倾向于暴光的部位，数目较少，分布亦比较稀疏和

表27-3　以雀斑样痣为特征的综合征

综合征	遗传方式	皮肤表现	伴发特征
多发性雀斑样痣综合征	常染色体显性	多发性色素沉着斑，躯干多见，黏膜稀少	眼距过宽，肺动脉瓣狭窄，生殖器畸形，生长迟缓，耳聋，ECG异常
Moynahan综合征	未明	多发性、对称性雀斑样痣	二尖瓣狭窄，侏儒，生殖器发育不良，精神发育迟缓
LAMB和NAME综合征	未明	多发性雀斑样痣，雀斑，蓝痣，皮肤黏膜黏液瘤	心房黏液瘤
Peutz-Jeghers综合征	常染色体显性（自发性突变）	褐色至黑色斑主要位于口周、唇和颊黏膜，亦见于手足	胃肠道息肉，空肠多见；恶性肿瘤危险性较大
Cronkhite-Canada综合征	未明	褐色斑常见于面和肢体，秃发和营养不良性甲病	多发性胃肠道息肉
面正中雀斑样痣病	常染色体显性	群集的雀斑样痣位于鼻和眶下区	中线结构融合障碍，智力发育不全，癫痫

分散，颜色较雀斑深，呈黑褐色至黑色，与日晒无关。组织病理显示表皮基底层黑色素细胞密度增加。

2.着色性干皮病　可有面部等暴光部位的雀斑样黑褐色斑点，但通常大小不等，色素深浅不一，分布不均，还伴毛细血管扩张及小血管瘤、白色皮肤萎缩、疣状角化等，光敏现象极为突出。同时可出现皮肤恶性肿瘤、眼损害、发育及智力异常。持续的雀斑样损害可能是轻型的着色性干皮病的仅有症状，但与雀斑不同的是发生较早，肤色较黑，冬季不减轻。

（二）次要鉴别的疾病

面正中雀斑样痣　皮损为面部小的黑褐色斑点，但本病为罕见的综合征，常1岁左右发病，褐色斑集中于面部中央，且伴有其他先天性畸形和疾患。

【治　疗】

1.一般治疗　防止日晒，可外用二氧化钛软膏、对氨基苯甲酸霜等遮光剂。

2.药物治疗　药物外用通常疗效较差，一般仅仅起到安慰性治疗作用。常用脱色剂如3%过氧化氢溶液、3%～5%氢醌乳剂等。局部化学剥脱疗法如30%～35%三氯醋酸溶液或苯酚点涂，但须慎重。

3.高频电及普通CO_2激光治疗　非常容易留下瘢痕，而且疗效也不理想，现已基本淘汰。

4.冷冻治疗　是一个较为满意的治疗方法，尽管疗效和安全性不太令人满意，但是与上面所提到的治疗方法相比较，该治疗方法还是可以选用的，尤其是这种方法的治疗费用便宜。

5.高科技Q开关激光治疗　Q开关532nm波长激光是较理想及可供首选的治疗方法，疗效高、安全性好，治疗后不遗留瘢痕，但是这种方法治疗费较贵。

6.光子嫩肤治疗　是一种理想的治疗方法，它的最大优点是不但能治疗雀斑，而且能使皮肤光洁泽白，但需多次治疗方能达到满意效果。

（陈　岚　陈映玲　蔡川川

蔡艳霞　黄伯佳　方培学）

瑞尔黑变病

瑞尔黑变病（Riehl melanosis）首先由Riehl描述，是一种光敏感性疾病或光毒性皮炎。本病是一种外露部位弥漫性色素沉着疾病。其典型皮损是面部边缘性片状灰褐色色素沉着和轻微毛细血管扩张，轻度毛囊角化和细薄鳞屑。

【病因与发病机制】

发病可能与营养不良、食物不均衡、维生素缺乏有关，特别是B族维生素缺乏，使皮肤对于光线及机械性刺激发生敏感而导致本病发生。也可能是由于外用粗制化妆品引起光敏性皮炎所致。

【临床表现】

1.基本损害　开始皮损为淡红斑，伴轻度瘙痒，以后发生色素沉着。网状排列色素斑边界不清，色素由浅而深，逐渐扩展，呈淡褐色、灰褐色（图27-5，图27-6）、褐色、紫褐色，色素沉着处有轻度充血，毛细血管扩张。皮损表面有弥漫细薄的鳞屑，如粉尘样外观，皮肤可有轻度萎缩及毛囊过度角化现象。典型病例分三期：①炎症期；②色素沉着期；③萎缩期（凹陷萎缩）。

2.皮损分布　主要在前额、颧部、耳前、耳后及颈部两侧，面部中央很少受累，有时也发生于摩

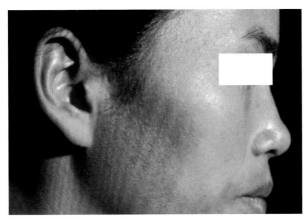

图27-5　瑞尔黑变病

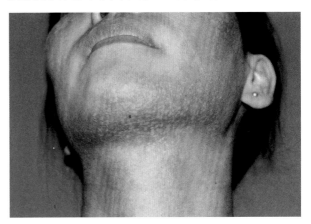

图27-6　瑞尔黑变病

擦部位如腋前、脐窝、前臂、胸部、手指背面、头皮近发际部位有毛囊过度角化现象，色较浅。

【诊断】

（一）诊断基本资料

1. 病史　好发于中年女性。有使用粗糙化妆品病史，长期使用含光敏剂的化妆品加上紫外线照射史，或食物不适合及维生素缺乏史。亦无全身症状。

2. 体格检查　相应部位检查发现色素沉着斑，网状排列，粉尘样外观。

3. 实验室检查　组织病理：表皮轻度角化过度，可见毛囊性角质栓，棘细胞层轻度萎缩，基底细胞液化变性，真皮浅层血管扩张，周围有淋巴细胞及组织细胞浸润，真皮层黑色素明显增加，可见较多噬黑色素细胞。晚期表皮趋向正常，炎症浸润逐渐消失。

4. 伴发疾病　干燥综合征、扁平苔藓。

（二）诊断思路

有特殊的病程和体格检查发现。如典型皮损是面部边缘性片状灰褐色色素沉着和轻微毛细血管扩张轻度毛囊角化和细薄鳞屑，应考虑本病。组织病理没有特异性，但可帮助与某些色素沉着性疾病相鉴别。

（三）诊断依据

1. 病变主要分布在前额、颧骨、耳前、耳后及颈部两侧，面部中央很少受累。

2. 典型病损分三期：

（1）炎症期：轻度潮红略肿，少许糠秕状脱屑。

（2）色素沉着期：网点状、片状淡褐、紫灰或黑褐色，有粉状鳞屑，呈粉尘外观。

（3）萎缩期：与色素沉着一致的皮肤轻度凹陷萎缩。

【鉴别诊断】

（一）主要鉴别的疾病

1. Civatte皮肤异色病　可在面颊、颈、前胸出现网状色素沉着斑，但多为红褐至青铜色损害，夹杂淡白色斑点状的皮肤萎缩，伴有显著的毛细血管扩张。无自觉症状，与季节、日晒无关。而Riehl黑变病是前额、颧部、耳前、耳后及颈部两侧的边缘性色素沉着，表面有弥漫细薄的鳞屑。

2. 焦油黑变病　与Riehl黑变病鉴别见表27-4。

（二）次要鉴别的疾病

1. 艾迪生病　为肾上腺皮质功能减退导致的皮肤黏膜的弥漫性青黑或红褐色斑片，除颜面、颈部外，还可累及牙龈、乳晕、外生殖器等处，皮损无明显炎症。患者有肾上腺皮质功能低下的其他症状，如直立性低血压、高血钾、酸中毒，精神萎靡、食欲不振、毛发脱落和性功能减退等。24小时尿中17-羟皮质类固醇及17-酮皮质类固醇低于正常，ACTH试验等实验室检查可鉴别。

2. 黄褐斑　表现为面部色素沉着斑，但皮损呈淡褐、黄褐色，蝶形分布于颧、颊、眉、鼻唇间及鼻部，边界清楚，无炎症反应。本病冬轻夏重，与日晒、内分泌紊乱及慢性消耗性疾病有关。

（三）专家提示鉴别的疾病

药物诱导色素沉着过多、Riehl黑变病、色素性扁平苔藓、外生型黄褐病、色素性接触性皮炎、炎症后色素沉着过多、太田痣。

【治疗】

1. 一般治疗　积极寻找诱发因素，防止日晒，避免服用光敏感性药物，纠正内分泌紊乱，减少对

表27-4　Riehl黑变病与焦油黑变病鉴别诊断

	病因	皮疹特点	好发部位	年龄
瑞尔黑变病	光敏或光毒性皮炎，外用粗制化妆品、食物不合适及维生素缺乏	灰紫到紫褐色色素沉着，网状排列，轻度角化和粉尘样外观	前额、颧部、颈部，面中部色较淡	中年妇女
焦油黑变病	焦油职业病，长期暴露于焦油及其衍生物（烃化合物），及使用粗制化妆品，日光病史	网状色素沉着斑，毛细血管扩张，黑色苔藓样毛囊小丘疹，黑头粉刺，皮损呈闪光外现	面颈、背部及上肢出现，不限于面部两侧	中年妇女

皮肤的机械性刺激。

2. 局部治疗　常用脱色剂如3%过氧化氢溶液、3%～5%氢醌乳剂等，还可外用维生素E霜以改善皮肤营养，减轻色素沉着。

3. 药物治疗　可补充维生素A、维生素B、维生素C及维生素E，尤以维生素C更为重要，维生素C有抑制黑色素细胞生成的作用，每日1～3g静脉滴注或大剂量维生素C口服。

（陈　岚　陈映玲）

焦油黑变病

焦油黑变病（tar melanosis）又称职业黑变病（occupational melanosis）、中毒性苔藓样黑变性皮炎（melanodermatitis toxica lichenoides）。现以职业性黑变病这一名称更为恰当，是长期接触沥青、煤焦油、石油类产品或长期吸入这类物质的挥发物而致皮肤慢性炎症，最终发生皮肤色素沉着。

焦油黑变病主要见于操作沥青、煤焦油和石油及其加工产品的工人，特别是长期接触煤焦油、沥青及其烟雾者，偶尔发生于使用含此类化合物的粗制化妆品的妇女。

【临床表现】

1. 初发症状　初次接触沥青、煤焦油、石油类产品数小时内，面颈、背部及上肢等暴露部位迅速出现红斑、水肿等炎症性反应，甚至发生大疱、糜烂及渗液，伴轻度瘙痒及疼痛，皮损以眶周、颧部及颞部最明显，同时眼睑肿胀，结膜及角膜充血而畏光流泪，甚至有呼吸道刺激症状。部分患者可有头痛、恶心、发热等全身症状。

2. 黑变病损害　随后有数周的持续性红斑和鳞屑，四肢伸侧可见弥漫性黑色苔藓样毛囊性小丘疹和黑头粉刺，呈特征性的痤疮样炎性反应。之后，发展为青灰到暗褐色弥漫性或网状色素沉着斑（图27-7～图27-9），可有轻度毛细血管扩张及皮肤萎缩，表面光亮，呈苔藓样改变。

【诊　断】

（一）诊断基本资料

1. 病史　有明确的职业接触史，如接触沥青、煤焦油、石油及日光暴露史。

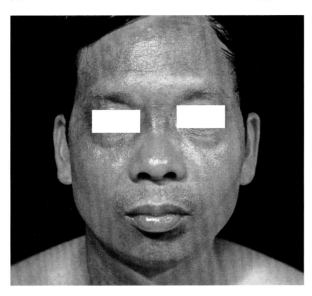

图27-7　焦油黑变病

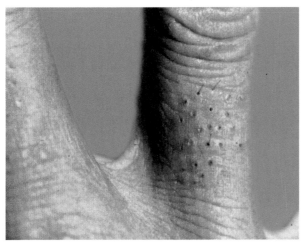

图27-8　焦油黑变病

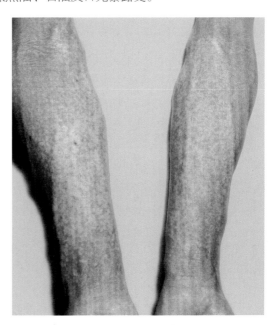

图27-9　焦油黑变病

2. **体格检查**　皮损主要分布在面颈、背部及上肢等暴露部位，有色素沉着、毛囊性黑头粉刺、丘疹和鳞屑。

3. **实验室检查**　有长期暴露于焦油及其衍生物引起的局部皮肤炎症和色素沉着应考虑本病。

（二）诊断思路

有长期暴露于焦油及其衍生物引起的局部皮肤炎症和色素沉着应考虑本病。组织病理没有特异性，但可帮助与某些色素沉着性疾病相鉴别。

（三）诊断依据

1. 有明确的长期职业接触焦油及其衍生物史，暴露日光史。

2. 发病前轻度瘙痒，慢性病程。

3. 皮损易发生在面颈、背部及上肢等暴露部位。

4. 初期为水肿性红斑，反复发作后可发生弥漫性或网状色素沉着斑，呈青灰到暗褐色，同时伴有毛囊丘疹、黑头粉刺。

5. 常伴头昏、乏力、纳差、消瘦等全身症状。

【鉴别诊断】

（一）主要鉴别的疾病

1. **Riehl黑变病**　Riehl黑变病见表27-4。

2. **Civatte皮肤异色病**　主要发生在绝经期妇女，皮损位于面颈、上胸部、以耳后乳突、颈侧等暴光区域显著，表现为网状色素沉着斑，但多为红褐至青铜色损害，夹杂淡白色斑点状的皮肤萎缩，伴有显著的毛细血管扩张。无自觉症状，与季节、日晒无关。

（二）次要鉴别的疾病

1. **艾迪生病**　为肾上腺皮质功能减退导致的皮肤黏膜的弥漫性青黑或红褐色斑片，除颜面、颈部外，还可累及牙龈、乳晕、外生殖器等处，皮损无明显炎症。患者有肾上腺皮质功能低下的其他症状，如直立性低血压、高血钾、酸中毒、表现出精神萎靡、食欲不振、抵抗力降低、毛发脱落和性功能减退等。24小时尿中17-羟皮质类固醇及17-酮皮质类固醇低于正常，ACTH试验等实验室检查有确诊意义。

2. **黄褐斑**　表现为面部色素沉着斑，但皮损呈淡褐、黄褐色，蝶形分布于额部、面颊、眉、口周及鼻部，边界清楚，无炎症反应。本病冬轻夏重，与日晒、内分泌紊乱及慢性消耗性疾病有关。

3. **色素性化妆品皮炎**　表现为面部色素沉着斑，但主要发生在面部化妆部位，如眼周、鼻两侧、颊部或额部。边界清楚，呈淡褐色、红褐色或淡黑色，为弥漫性片状或网状，部分患者有轻度瘙痒。

（三）专家提示鉴别的疾病

同Riehl黑变病。

【治　疗】

1. **防护措施**　在使用和生产沥青、煤焦油、石油类产品的过程中，改进操作方法，尽量减少接触机会。安装通风、排气、吸尘设备，降低车间中烟尘、粉尘浓度。搬运沥青时，采取必需的防护措施，以夜间及阴天进行为佳。加强个人防护，穿戴工作服、工作帽、口罩及手套，在暴露部位的皮肤上涂擦二氧化钛软膏等遮光剂。

2. **局部治疗**　初期皮疹红肿、渗出明显时可用3%硼酸溶液或庆大霉素生理盐水湿敷，红肿减轻时外擦氧化锌油。慢性期出现色素沉着时可用脱色剂如3%过氧化氢溶液、3%~5%氢醌乳剂等。还可外用维生素E霜以改善皮肤营养，减轻色素沉着。

3. **药物治疗**　全身症状重者可服用皮质类固醇激素及抗组织胺药物，必要时静脉滴注。维生素C有抑制黑色素细胞生成的作用，可给大剂量维生素C静脉滴注，如维生素C 1~3g静脉滴注，每日1次，10天为一疗程。并可配合多种维生素治疗。

4. **中医治疗**　可用黄芪、桂枝、白芍、甘草、当归、五味子、女贞子、酒大黄等，具有温中补阳、补气养血、滋补肾阴作用，有一定效果。

（陈　岚　陈映玲　吴昌辉　马萍萍　廖　家）

口周色素沉着肠息肉综合征

口周色素沉着肠道息肉综合征（perioral pigmentationintestinal polyposis syndrome）亦称Peutz-Jeghers综合征、口周黑子病（periorificial lentiginosis）。

【病因与发病机制】

系一常染色体显性遗传性疾病，多数有家族史，幼儿期即可发病。

【临床表现】

1. **皮肤损害**　口周、唇部（尤其是下唇）和手足（尤其手足掌部和指、趾部）有散在的数目不一的深褐色或黑色斑点（图27-10，图27-11），针头至绿豆大小，边界清晰，不融合。鼻部和颊部少见。

2.**肠道息肉** 肠道息肉发生于整个胃肠道，但多见于小肠，症状出现晚于色素斑，可有腹痛、腹泻及便血等，严重者可出现肠套叠或肠梗阻，少数息肉可恶变。

3.**孤立性皮肤黏膜黑变病性色素沉着** 指仅有色素沉着斑而无息肉。

【诊 断】

（一）诊断基本资料

1.**病史** 幼儿期后口周、唇部出现褐色或黑色斑点，以后多次出现腹痛、腹泻等肠道症状。常有家族发病史。

2.**体格检查** 口周、唇部有散在的数目不一的深褐色或黑色斑点，针头至绿豆大小，边界清晰，不融合。腹部可有压痛。

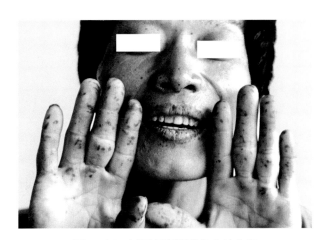

图27-10 口周色素沉着息肉综合征

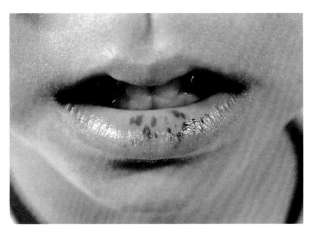

图27-11 口周色素沉着息肉综合征

3.**实验室及其他检查** 常规化验检查多无特殊发现。影像学检查或肠镜检查可发现小肠息肉。

4.**伴发疾病** 卵巢良性肿瘤、乳癌、宫颈癌、卵巢癌、家族性软组织肿瘤、毛细血管扩张、甲营养不良、甲状腺肿、先天性心脏病。

（二）诊断思路

有群集于口唇周围的褐黑色斑点时，应考虑本病。因为息肉形成较色斑晚（10～30岁出现），所以要仔细询问有无家族性肠道息肉病史。同时要注意有无其他表现，如脱发、甲营养不良和对光敏感等，以便与相关疾病相鉴别。

（三）诊断依据

1.典型的口周唇部褐色或黑色斑色素斑，亦可见手足鼻部和颊部色素斑。

2.有复发的腹部症状，如腹痛、腹泻、便血。

3.肠道息肉，或息肉病变，有家族史则更有助于诊断。

4.临床分型：Peutz-Jeghers综合征，孤立性皮肤黏膜黑变病性色素沉着。

【鉴别诊断】

（一）主要鉴别的疾病

1.**雀斑** 分布不局限于口周，且不波及黏膜，无肠道症状。

2.**雀斑样痣** 皮损分布稀疏散在，黏膜一般不受累，无肠道症状。

3.**Cronkhite-Canada综合征** 又名息肉-皮肤色素沉着-脱发-甲营养不良综合征，该病病情较重，无家族肠道息肉史。手掌和手指腹侧呈弥漫性色素沉着，手背可有色斑，伴有胃肠道息肉，女性多见成人发病，有体重减轻、腹痛、腹泻等症状，可发生斑秃甚至全秃，指甲可萎缩，色素沉着可呈弥漫性，但不累及黏膜。

（二）次要鉴别的疾病

着色性干皮病 色斑与萎缩白斑、毛细血管扩张、角化性赘生物混杂存在，皮损分布不规则，无群集口腔周围的特征。

【治 疗】

黑色素斑可考虑激光疗法。肠道症状一般对症处理，症状明显者如有急腹症或疑有息肉恶变时，可做选择性肠段切除。

（骆志成 陈 蕾）

蒙 古 斑

蒙古斑（mongolian spot）也称蒙古蓝斑（mongolian blue spot）是最常见的先天性色素沉着性皮肤病。一般见于黄种或黑种人儿童，其发生率约占86.3%，而白种人少见。

【病因与发病机制】

本病是一种真皮黑色素细胞增多症，黑色素细胞在胚胎时期起源于神经嵴，11周左右开始移入表皮。20周以后此种细胞数目趋向稳定。其发生是由于一些黑色素细胞向表皮移动时，未能穿过真皮与表皮之交界，停留在真皮，延迟消失所致。

【临床表现】

1. 皮肤损害　表现为斑片状浅灰蓝色、暗蓝或褐色色素沉着斑，边缘渐移行为正常皮肤色。多为单发，呈圆形、椭圆形或方形，直径从数毫米至数厘米，可达10cm不等，边界不清，损害处皮肤与正常皮肤一样柔软。

2. 发病特征　蒙古斑出生时即有，皮损通常位于臀部、腰骶部（图27-12）。偶可多发，见于背部或其他部位。患者无主观症状，大多数在5岁左右自然消退，不留痕迹。本病为一种皮肤的良性病变，到目前为止，也无恶性变的报告出现。

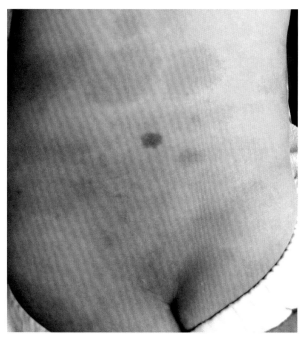

图27-12　蒙古斑

【诊　断】

（一）诊断基本资料

1. 病史　本病是一种先天性色素沉着性皮肤病，出生时即有，无主观症状，几年后自然消退。

2. 体格检查　腰骶部中央，蓝色或暗蓝灰色色素沉着斑，边界不清，损害处皮肤与正常皮肤一样柔软。

3. 实验室检查　组织病理：表皮基本正常。真皮中部见较多含色素颗粒的星状、纺锤形细胞，细胞多巴染色为阳性，表明是黑色素细胞。它们广泛散布在胶原纤维束之间，其排列大致与皮面平行。

4. 伴发疾病　Hurler综合征，晕痣综合征。

（二）诊断思路

臀部、腰骶部色素沉着斑，出生时即有，应考虑本病。实验室检查：一般不需做特殊检查。其组织病理像没有特异性，与太田痣、伊藤痣类似。

（三）诊断依据

1. 出生时即有，几年后自然消退。
2. 通常表现为臀部、腰骶部发生。
3. 蓝色或灰蓝色色素沉着斑。
4. 组织病理结合临床可支持诊断。

【鉴别诊断】

（一）主要鉴别的疾病

1. 太田痣　是一种较常见的先天性色素沉着性皮肤病，皮损亦为浅灰蓝色、暗蓝或褐色色素沉着斑，组织病理像类似。但本病主要发生在一侧颜面部上下眼睑、颧部及颞部，即三叉神经分布区域，同时巩膜可蓝染。

2. 蓝痣　一般在出生时或出生后不久出现，皮损呈明显蓝色，但本病通常为单个高起皮面的丘疹，好发于四肢伸侧特别是手足背、臀或面部。一般终身不变，极少数细胞型蓝痣可恶变。

（二）次要鉴别的疾病

1. 伊藤痣　皮损亦为浅灰蓝色、暗蓝或褐色色素沉着斑，大部分出生时即有，组织病理相似。但本病主要单侧分布在肩、上臂、锁骨后及臂外侧神经所支配的区域，也称肩峰三角肌褐青色痣。一般较难自然消退。

2. 色素痣　皮损可为褐色斑疹，但通常为黑色、黑褐色，很少呈蓝色，可表现为丘疹，多数直径几毫米，分布无规律，通常在10~20岁之前发生，很少在出生时即有。一般较难自然消退，极少数可恶变。组织病理与蒙古斑有明显差异。

【治　疗】

一般不需处理，大多数在5岁左右自然消退，不留痕迹。

（陈　岚　陈映玲　施　歌　马泽燊）

太 田 痣

太田痣（nevus of Ota）由日本太田氏于1938年首先描述的一种损害，又称为眼皮黑色素细胞增生病（oculodermal melanocytosis）和眼上腭青褐色痣（nevus fuscoceruleus ophthalmomaxillaris）。大约2/3的患者出生时即有眼部损害，也可在十多年后才出现皮损。

【病因与发病机制】

可能是一种错构瘤。

【临床表现】

1. *皮肤损害*　皮损可分布在眼结膜和三叉神经第一、二分支支配的眼周皮肤、巩膜、眼肌、球后脂肪、骨膜、颊黏膜；呈棕色、蓝灰色或黑灰色斑片，缓慢增大，颜色缓慢加深，斑片周围有大小不等的斑点，直径数毫米至数厘米（图27-13，图27-14）。本病终身存在，女性发病率在80%，5%为双侧发病（图27-15），多数为单侧，并为良性病变，但也有少数患者发生恶性黑色素瘤。

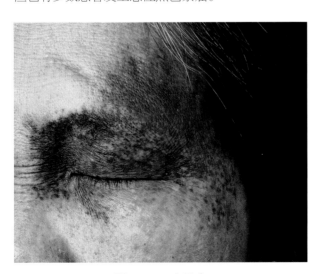

图27-13　太田痣

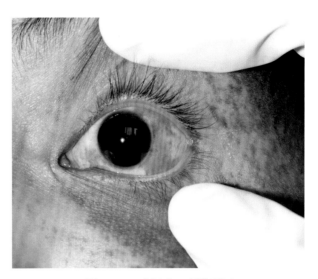

图27-14　太田痣　巩膜受累

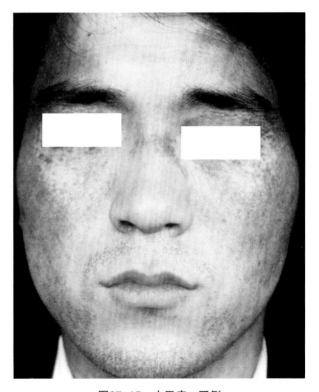

图27-15　太田痣　双侧

2. *临床分型*　根据皮损的广泛程度，可将皮损分为四个类型：Ⅰa型即轻度眼眶型，Ⅰb型即轻度颧型；Ⅱ型，即中型；Ⅲ型，即重型；Ⅳ型即双侧型。调查表明，太田痣以轻、中两型为主。

【诊　断】

（一）诊断基本资料

1. *病史*　多数出生时即有，儿童期轻微退色，青春期后色素沉着更明显，皮损缓慢增大。本病终身存在。

2.**体格检查** 眼周皮肤、巩膜、眼肌、球后脂肪、骨膜、颊黏膜，呈棕色、蓝灰色或黑灰色斑。多数为单侧。

3.**实验室及其他检查** 组织病理显示真皮上、中部胶原束间具有呈树枝状、星形或梭形的黑色素细胞。

4.**伴发疾病** 青光眼、蓝痣、伊藤痣、咖啡斑、血管瘤、黄褐斑、白癜风、鱼鳞病、多发性神经纤维瘤、先天性掌跖角化病、罕见的恶性黑色素瘤、同侧感觉神经性耳聋、胃肠道血管瘤、毁损性关节炎。

四种常见良性黑色素细胞肿瘤临床病理特点见表27-5。

（二）诊断思路

依据色素斑的颜色，分布及眼部的临床表现，应考虑本病。组织病理显示真皮上、中部胶原束间具

有呈树枝状、星形或梭形的黑色素细胞可支持诊断。

（三）诊断依据

1.多发于单侧，偶或两侧的颜面、上下眼睑、颧部和颞部。

2.皮损为褐色、青灰色、蓝色、黑色或紫色斑，呈点状、网状或地图状，约2/3的患者同侧巩膜也有蓝色斑点，斑疹上偶或出现散在结节。

3.组织病理显示真皮上、中部胶原束间具有呈树枝状、星形或梭形的黑色素细胞。

【鉴别诊断】

（一）主要鉴别的疾病

1.**鲜红斑痣** 常见于单侧颜面，一般出生时发病，也见于颈部、口腔黏膜。呈红色、紫红色或蓝红色，边界清楚，不高出皮面，压之褪色。组织病理示真皮上中部毛细血管扩张。

2.**蓝痣** 一般幼年发病，或出生时发病，多见于上肢、面部、臀部或骶尾部，呈蓝色或黑蓝色结

表27-5　五种常见良性黑色素细胞肿瘤的临床病理特点

鉴别要点	痣细胞痣	蒙古斑	太田痣	蓝痣
发病年龄	通常在10~20岁之前，很少在出生时	在出生时	多在出生时	在出生或出生不久
损害	斑疹或丘疹（半球形，疣状、有蒂或无蒂等）	斑疹	斑疹，很少为分散的丘疹	通常为丘疹（稍高起）
大小	通常数毫米，有时较大	通常5cm或更大	通常5cm以上	通常可到1.5cm
颜色	褐黑色，很少发蓝色	青灰色、褐色或蓝色	青灰色、褐色或蓝色	明显蓝色
毛发	有时较粗、多	正常	正常	正常
分布	双侧	通常居中	单侧	单侧
数目	平均15个	通常单个，有时多数	通常单个，有时多数	通常单个，极少多数
部位	任何部位	通常在腰骶区	通常在面、眼周、三叉神经区	四肢伸侧（特别是手足背）、臀、面部
病理变化	痣细胞有数种类型，形态各异，常聚集成集，有三种类型，各有其分布特点	黑色素细胞梭形，主要在真皮中、下部，散在于胶原束间，与皮面平行	黑色素细胞梭形，主要在真皮中部，可达真皮上部或皮下，散布于胶原束间	黑色素细胞有树枝状突，或呈梭形，可并发痣细胞痣，主要在真皮中、下部，排列成束或弥漫分布，也可呈岛屿状
发展	年长后有时可消失	通常生后可消失	很少消失，通常不变	一般不发展
恶变趋势	少数恶变	无	很少	可恶变

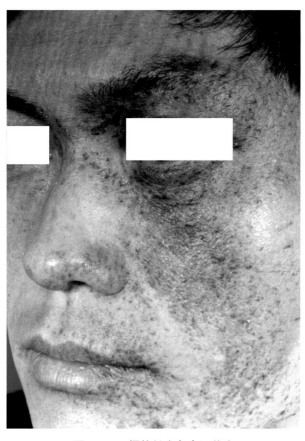

图27-16　爆炸粉尘色素沉着症

节。组织病理显示真皮见树枝状或梭形黑色素细胞，并且不呈巢状。其胞质内有大量色素颗粒。

3.伊藤痣　见蒙古斑鉴别。

（二）次要鉴别的疾病

1.黄褐斑　常见于面部两侧颧部或额部，成年女性多见，呈淡褐色或黑褐色斑。组织病理示表皮色素增多，真皮内有较多的噬黑色素细胞。

2.咖啡斑　自幼儿发病，可发生在任何部位，边缘规则的淡褐色斑，形状、大小不一，组织病理示表皮内黑色素总量增加，见大的黑色素颗粒，基底层黑色素细胞数目增多。

3.蒙古斑　发生在腰骶部或臀部呈圆形或椭圆形浅蓝色、暗蓝色或褐色斑，出生即有，几年之内可自行消失。

4.爆炸粉尘色素沉着症　有爆炸溅污粉尘史（图27-16）。

【治　疗】

调Q开关紫翠宝石激光治疗。

（杨维玲　李常兴　施　歌）

第二节　色素减少性皮肤病

白　癜　风

白癜风（vitiligo）是一种局部色素细胞破坏引起的后天性局限或泛发性的皮肤色素脱失性疾病。本病不仅影响皮肤的色素，体内其他部位如眼、内耳的色素细胞也有变化（图27-17～图27-20）。

【病因与发病机制】

1.遗传学说　24%～30%的病例有家族史。可能是伴不同外显率的常染色体显性遗传。

2.自身免疫学说　患者血清中可检测到多种自身抗体及抗黑色素细胞抗体，存在细胞免疫及体液免疫异常。

3.黑色素细胞自身破坏学说　黑色素合成过程中能产生单酚或多酚类中间产物，能损害黑色素细胞，正常情况下人体能消除这种破坏作用，但由于某些因素，使保护机制发生障碍，黑色素细胞遭到破坏。

4.神经精神化学因子学说　神经末梢释放的化学介质可能使酪氨酸酶活性减低，对黑色素细胞产生损害作用。

5.黑色素细胞生长因子缺乏学说　角质形成细胞能分泌多种细胞因子，如碱性成纤维细胞生长因子（BFGF）、内皮素1（ET-1）、神经生长因子（NGF）等，对黑色素细胞的生长起重要作用。

6.铜离子相对缺乏学说　铜离子是酪氨酸酶的激活剂，白癜风患者血液及皮肤中铜离子或铜蓝蛋白水平降低，因而可能导致酪氨酸酶活性降低，影响黑色素代谢。

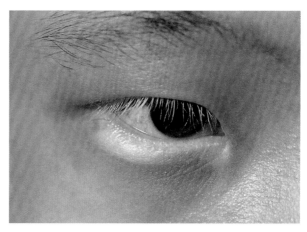

图27-17　白癜风　局限型

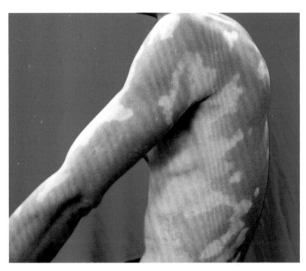

图27-18　白癜风　播散型

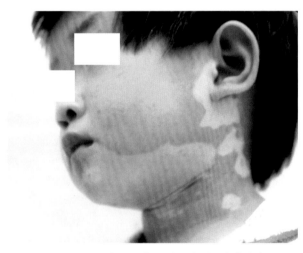

图27-19　白癜风　节段型　单侧沿皮节分布

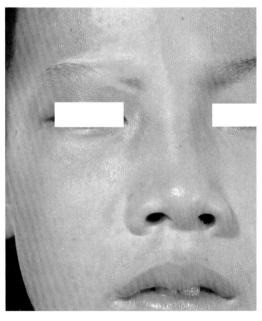

图27-20　白癜风　节段型　皮损沿三叉神经分布

【临床表现】

1.**基本损害**　皮损为局限性色素脱失斑,呈乳白色,日久变成瓷白色,单发或多发,大小形态不一,边界清楚,周边色素常反而增加。白斑表面无鳞屑、萎缩等变化。白斑处毛发可脱色,也可正常,头部白斑边缘无色素沉着区或仅有白发而看不出白斑。白癜风白斑自内向外表现可白、灰白、近正常肤色,称为三色白癜风。

2.**发病特征**　任何年龄均可发生,15～30岁为发病高峰期。皮损可发生于全身各个部位,但以暴露部位、皱褶部位及易受摩擦损害的部位更易发生,如面部、手背、颈、腰腹、骶尾、外生殖器及肛周部。多对称分布,但也可局限在某一部位或单侧发生或沿皮神经走向呈节段型分布。皮损发展和静止常交替进行,进展期可出现同形反应,常发生在机械损害、局部湿疹皮炎、感染、冻伤和放射线照射后。恢复期白斑区中央可出现以毛囊为中心的色素岛。

3.**其他**　本病一般无任何自觉不适,极少数患者初发时局部可有轻微瘙痒或不适感,病情发展扩大后不再有症状,偶有经日光暴晒后皮损处灼痛、红斑或水疱,多形性日光疹,光化性角化病和鳞癌,而用PUVA治疗者,皮损处更易发生皮肤癌。

【诊　断】

(一)诊断基本资料

1.**病史**　询问发病的诱因、病期与目前迅速扩大或稳定不变,治疗反应,伴发各种疾病。

2.**体格检查**　可见原发性的局限性或泛发性皮肤色素脱失,有灰白色或纯白色或瓷白不等。

3.**实验室检查**　活动期损害内,中心处黑色素密度降低,晚期脱色皮损内无黑色素细胞。黑色素细胞减少后,其在基层的空缺由朗格汉斯细胞填充。

4.**伴发疾病**

(1)自身免疫疾病:艾迪生病、斑秃(很少见)、萎缩性胃炎、假丝酵母菌病(慢性黏膜皮肤病)、寻常天疱疮、疱疹样皮炎、黑棘皮病、糖尿病(胰岛素依赖)、Down综合征、晕痣、甲状腺功能亢进(包括Graves病)、甲状腺功能减退症(包括桥本甲状腺炎)、恶性黑色素瘤、恶性贫血、脊椎关节炎、葡萄膜炎、结节病、局限性硬皮病、Crohn病、甲营养不良。

（2）其他

1）Vogt-Koyanagi-Harada综合征：双侧性葡萄膜炎，白癜风，秃发，头部、睫毛、眉毛发白，听力衰退。

2）多内分泌腺性自身免疫综合征（Ⅰ、Ⅱ、Ⅲ型）。

3）Alezzandrini综合征：视网膜退化、同侧白癜风及白发、耳聋。

4）假丝酵母菌病：外胚层发育不良（APELED综合征）。

（二）诊断思路

1.白癜风为局限性色素脱失斑，以15～30岁为发病高峰期，皮疹多发生在暴露部位、皱褶部位及易受摩擦损害的部位，应与色素减退斑一一鉴别，才考虑本病。

2.组织病理主要表现为黑色素细胞内黑色素减少甚至消失，基底层缺乏DOPA染色阳性的黑色素细胞。

（三）诊断依据

本病主要依据其临床症状进行诊断。

（四）诊断标准（表27-6）

【鉴别诊断】

（一）主要鉴别的疾病

1.贫血痣　为局限性色素减退斑，系由先天性

表27-6　白癜风诊疗共识（2018版，许爱娥、高天文执笔）

项　目	主要内容
病期	1.进展期 （1）VIDA积分：根据新皮损或原皮损扩大出现时间，近6周出现+4分，近3个月出现+3分，近6个月出现+2分，近1年出现+1分，至少稳定1年为0分，至少稳定1年且有自发色素再生–1分。总分＞1分即为进展期，≥4分为快速进展期。 （2）临床特征：出现皮损边缘模糊、炎性白癜风（包括瘙痒、红斑等）、三色白癜风、纸屑样白斑或色素减退斑等临床表现，可判定为进展期白癜风。 （3）同形反应：皮肤损害部位1年内出现白斑，损害方式可以是物理性（创伤、切割伤、抓伤、机械摩擦、持久压迫、热灼伤、冷冻伤）、化学性、过敏性（变应性接触性皮炎）或其他炎症性皮肤病、刺激性反应（接种疫苗、文身等）、治疗性（放射治疗、光疗）等。 （4）Wood灯检查结果：皮损颜色呈灰白色，边界欠清，Wood灯下皮损面积＞目测面积，提示为进展期。 以上4条符合任何1条即可考虑病情进展，还可参考白癜风疾病活动度评分（VIDA）、临床特征、同形反应、Wood灯检查结果。 2.稳定期 （1）VIDA积分为0分。 （2）临床特征：白斑呈瓷白色，边缘清晰或色素沉着。 （3）无同形反应（≥1年）。 （4）Wood灯：皮损颜色呈白色，边界清晰，Wood灯下皮损面积≤目测面积。 以上4条至少符合2条即可提示稳定期，可同时参考激光共聚焦扫描显微镜（简称皮肤CT）和皮肤镜图像改变，辅助诊断。
评级*	（1）Ⅰ级为轻度，白斑面积＜1%。 （2）Ⅱ级为中度，白斑面积1%～5%。 （3）Ⅲ级为中重度，白斑面积6%～50%。 （4）Ⅳ级为重度，白斑面积＞50%。
型别	（1）节段型（segmental vitiligo）：指沿某一皮神经节段分布（完全或部分匹配皮肤节段）的单侧不对称白癜风，少数可双侧多节段分布。 （2）非节段型（non-segmental vitiligo）：也叫寻常型白癜风（vitiligo vulgaris），包括散发型、泛发型、面颈型、肢端型和黏膜型。散发型指白斑≥2片，面积为1～3级；泛发型为白斑面积4级（＞50%）；面颈型、肢端型、黏膜型均可发展为泛发型。 （3）混合型：1～2年内出现节段型与非节段型并存。 （4）未定类型（原局限型）：指单片皮损，面积为1级，就诊时尚不能确定为节段型或非节段型。

* 手掌面积约为体表面积的1%。对于＜1%体表面积的白斑，可参考手掌指节单位评定，一个手掌面为32个指节单位，掌心面积为18个指节单位，1个指节单位占0.03%。白斑面积可按白癜风面积评分指数（vitiligo area scoring index，VASI）判定，VASI=∑（身体各部手掌单元数）×该区域色素脱失所占百分比，VASI值0～100。白斑面积还可借助白癜风严重程度评分系统（vitiligo extent score）（http://www.vitiligo-calculator.com/）在线评分或者进行图表对比判定。

局限性血管发育缺陷所致，多在生后或儿童时期发病。皮损好发于躯干部，为圆形、卵圆形或不规则形的淡白色斑，以多数不规则聚合的花瓣状外观最常见。用玻片压迫皮损处，与周围变白的皮肤不易区分，用手摩擦局部，白斑不发红，而周围皮肤发红。

2. **无色素痣** 是一种生后即有或生后不久发生的持续终生不变的不完全脱色斑，常发生于一侧躯干，沿神经节段分布。

3. **花斑癣** 皮损为灰白色斑，表面有细小鳞屑，刮取鳞屑显微镜下可见粗短的菌丝和孢子。

4. **麻风浅色斑** 多见于儿童麻风及未定类麻风，皮疹数目少，边界清楚，局部轻度麻木和闭汗，查菌阴性，但伴浅神经粗大，组胺试验三联反应不完整。

（二）次要鉴别的疾病

1. **继发性色素减退斑** 一些皮肤病如儿童异位性皮炎、湿疹、白色糠疹、玫瑰糠疹、银屑病等常在皮疹消退后遗留色素减退斑，应注意与白癜风相鉴别。

2. **梅毒性白斑** 脱色斑常出现在左颈部，但也可在躯干上部、肩胛和腋下，直径一般1～2cm大小，圆形或椭圆形，互不融合。白斑发生在红斑之

后，多与二期复发梅毒的其他临床表现同时发生，梅毒血清学反应阳性，驱梅治疗后白斑消退。

3. **无色素性色素失禁症** 多出生即有或发生于儿童早期，表现为躯干、四肢线状、泼水样或旋涡状色素减退斑，偏侧分布，患处毛细血管张力减退。有时可伴有智力障碍、大脑萎缩或听力障碍等。

4. **老年性白斑** 多在中年以后发生，为胸背、四肢米粒至绿豆大小圆形白色斑点，稍凹陷，随年龄增长皮疹数目可逐渐增多。

5. **斑驳病** 为常染色体显性遗传，出生时即有。特征性皮疹为发生在额部中央或稍偏部位的白斑，并有位于中线处的网眼状白发，白斑中央可见岛状正常色素。

6. **结节性硬化症** 本病在躯干特别时背部可见数个或数十个散在分布的色素减退斑，为卵圆形或条形叶状，大小不一，应与其相鉴别。

7. 引起皮肤和毛发色素减退的氨基酸代谢异常的四种疾病鉴别（表27-7）。

（三）专家提示鉴别的疾病

红斑狼疮、花斑癣、白色糠疹、硬化萎缩性苔藓、皮肤T细胞淋巴瘤、肉状瘤病、硬皮病、炎性后色素减退斑、先天性点滴状黑色素过少症、慢性苔

表27-7 引起色素减退的氨基酸代谢异常疾病

分 类	苯丙酮尿症	同型胱氨酸尿症	组氨酸血症	MMS*
遗传方式	常染色体隐性	常染色体隐性	常染色体隐性	-
病因	苯丙氨酸（PA）羟化酶缺陷	胱硫醚合成酶缺陷	组氨酸脱氨酶缺陷	甲硫氨酸吸收不良
机制	酪氨酸减少，PA抑制酪氨酸酶，PA羟化酶可能参与黑色素合成	-	表皮、汗液中尿酸减少，吸收277nmUV能力下降	-
临床表现	白皙皮肤，淡黄头发，蓝眼，湿疹样皮炎，精神发育迟缓	苍白皮肤、颊潮红、躯干和四肢网状青斑，毛发淡黄、纤细、脆，骨骼畸形，晶体脱位，血栓，智力障碍	白皙皮肤，毛发淡色，蓝眼，精神发育迟缓，语言障碍	白发，智力缺陷，惊厥，腹泻，感染，水肿
实验室检查	尿苯丙酮酸增多，血PA增加	尿中同型胱氨酸排出增多	（血）尿中组氨酸增加	尿中α-羟丁酸增多
治疗	低PA饮食	限制甲硫氨酸，补充胱氨酸和大量维生素B_6	-	-

* 甲硫氨酸吸收不良综合征（methionine malabsorption syndrome）

藓样糠疹、Chediak-Higashi综合征、结节硬化症、伊藤黑色素过少症、色素减退痣、颈部白纤维丘疹病。

【治 疗】

白癜风分期治疗。

1. 进展期　早期糖皮质激素（GC）治疗。

未定类型：外用GC，面积<3%的白斑或他克莫司、吡美莫司。特殊部位睑周、黏膜、生殖器用他克莫司、吡美莫司。超强效或强效GC连续3个月，或强效与弱效与中效GC交替。3～4个月无复色，更换其他治疗，快速进展期可用GC。

非节段型和混合型：进展期，口服或肌内注射GC尽快趋于稳定。中医中药、NB-UVB、308nm准分子光、准分子激光，光疗+系统GS或抗氧化剂。

节段型：参考进展期未定型治疗。节段型累及面部，6个月至2年快速发展，尽早系统GS治疗。

2. 稳定期　光疗首选，光疗和联合治疗，以毛囊周围复色为主，完成复色。

未定类型（原称局限型）：外用光敏剂（如呋喃香豆素类药物8-MOP等）、GS、氮芥、钙调神经磷酸酶抑制剂、维生素D3衍生物等；自体表皮移植及黑色素细胞移植；局部光疗参考进展期未定类型。

非节段型和混合型：光疗（如NB-UVB，308nm准分子光及准分子激光等）、中医中药、自体表皮移植和黑色素细胞移植，单株毛囊移植等。局部外用药参考稳定期未定类型。

节段型：自体表皮移植或黑色素细胞移植（稳定6个月以上），包括自体表皮片移植，微小皮片移植，刃厚皮片移植，自体非培养表皮细胞悬液移植，自体培养黑色素细胞移植等。参考稳定期未定类型治疗。

（邹 耘　陈兴平　施 歌　蔡川川

李芳谷　陈 蕾　许爱娥　高天文）

晕 痣

晕痣（halo nevus）又称Sutton痣（Sutton nevus）或离心性后天性白斑（leukoderma acquisitum centrifugum），是指色素痣周围出现圆形或椭圆形的色素脱失斑。

【病因与发病机制】

目前多认为晕痣是白癜风的一个特殊类型，即晕痣型白癜风，有时可和白癜风同时发生，尤以泛发性白癜风患者的晕痣发病率较高。学者认为晕痣是一种自身免疫反应。

【临床表现】

1. 基本损害　皮损特点为圆形或椭圆形、边界清楚的色素脱失斑（图27-21，图27-22），直径为0.5～2cm，皮疹数目一个到数十个不等，白晕颜色均匀一致，边缘无色素加深现象。白斑中央以色素痣为中心，但偶尔也有毛痣、蓝痣、纤维瘤、神经纤维瘤或恶性黑色素瘤等。痣和晕的大小间无明显的相关性，多数病例痣先于晕出现之前许多年。

2. 发病特征　可发生于老人，也可发生于小儿。它好发于躯干部，特别是背部，偶见于头面部，发生于双上肢者极罕见。患者一般无任何自觉症状。本病有时可自然消退，首先表现为中央的痣颜色逐渐变淡呈淡红色丘疹，继而变平甚至消失，

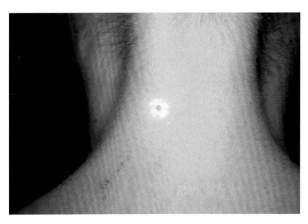

图27-21　晕痣

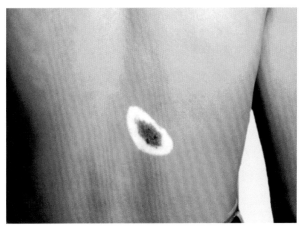

图27-22　晕痣

消失时间大多在数月至2～3年，随后周围白晕也自然消退。但也有一些患者除去中心痣后周围白斑未见色素恢复。

【诊　断】

（一）诊断基本资料

1.病史　晕痣的发病史中，多数晕痣的中央痣为自幼或原先存在，经数年痣周围突然发生白斑，或其色素痣受刺激如抓伤、冷冻、激光术后诱发白斑转为晕痣。

2.体格检查　见晕痣的典型损害，中央痣，周围绕以局限性色素减退。

3.实验室检查　组织病理显示晕痣中心痣可为皮内痣、交界痣或混合痣，但多为混合痣，痣细胞巢常见于表皮和真皮交界处，痣细胞常有受损迹象，可出现异形性及核分裂像。真皮浅层有大量致密炎症细胞浸润，炎症细胞大多为淋巴细胞，少数为内含不等量色素的巨噬细胞。晚期炎症细胞浸润消失，痣细胞也逐渐减少直至完全消失。白斑部病理变化基本和白癜风相同，表现为表皮黑色素细胞消失，无黑色素颗粒。

4.伴发疾病　恶性黑色素瘤，白癜风（最常见的伴随情况）。

（二）诊断思路/诊断依据

晕痣以色素痣为中心，周围围绕圆形或椭圆形边界清楚的色素脱失，主要依据本病特有的临床表现，组织病理检查有特征性。

【鉴别诊断】

（一）主要鉴别的疾病

痣周围白癜风（perinaevus vitiligo）　是由于白癜风偶然波及痣周围或是靠近痣的皮肤应用脱色剂而造成的。皮损形态与晕痣相似，但白斑周围可有色素加深现象。

（二）次要鉴别的疾病

无色素型恶性黑色素瘤（amelanotic melanoma）　损害常表现为粉红色结节，肿瘤生长快，组织病理亦可有致密炎症细胞浸润，但晕痣的炎症细胞浸润更广泛更明显，且无色素型恶性黑色素瘤HE染色切片中无明显黑色素可见，仅能通过银染色或Dopa反应证实黑色素的存在。

还应注意与其他色素减退性皮肤病相鉴别，根据各个疾病的临床特点即可鉴别，必要时可行病理检查。

【治　疗】

晕痣一般不需治疗。为美容需要可进行外科手术切除，也可行CO_2激光或冷冻治疗，但单纯去除晕痣中心痣并不能确保周围白斑随之消退。近年也有报道采用自体表皮移植法治疗晕痣取得理想效果。

（邹　耘　陈兴平）

特发性滴状色素减少症

特发性滴状色素减少症（idiopathic guttate hypomelanosis）又称特发性点状白斑（idiopathic guttate leukoderma），一些作用认为和老年性白斑为同一疾病。

【病因与发病机制】

其原因可能是由于老年人细胞逐渐发生萎缩、减少，皮肤色素细胞局限性老化，制造皮肤色素的能力减弱以至丧失，使皮肤的黑色素含量减少，出现色素脱失。

【临床表现】

1.基本损害　初起时为小米粒至绿豆或黄豆大小的白色小斑点，为圆形、椭圆形或不规则形，损害边界清楚，互不融合，直径一般不超过1cm（图27-23）。损害中心无凹陷，数目从数个至数十个不等，随年龄增大，数目还可逐渐增多。

2.发病特征　本病好发于躯干及四肢近端，面部很少出现皮损。患者无自觉症状，伴随特发性点

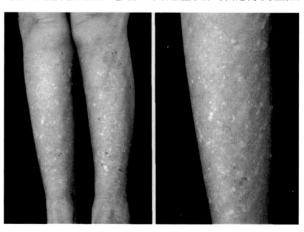

图27-23　特发性滴状色素减少症
（本图由广东医科大学陈伟惠赠）

状白斑的出现，患者还可有其他皮肤老化的表现，如老年性黑子、老年性血管瘤、脂溢性角化等。

【诊　断】

（一）诊断基本资料

1. 病史　多生于45岁以上的老年人。

2. 体格检查　圆形、椭圆形白斑，白斑针头大至豆大，直径一般不超过1cm。

3. 组织病理　表皮基层可见DOPA反应阳性的黑色素细胞，但与正常皮肤相比，其反应强度减弱，在黑色素体中的黑色素沉积显著减少。

4. 伴发疾病　老年性黑子、老年性血管瘤、脂溢性角化。

（二）诊断思路/诊断依据

1. 本病主要发生在45岁以上的老年人。

2. 皮疹好发于躯干及四肢近端，面部很少出现皮疹。

3. 皮疹表现为直径不超过1cm的白色小斑点，境界清楚，互不融合。

【鉴别诊断】

（一）主要鉴别的疾病

白癜风　为色素完全脱失斑，损害大小不一，边界清楚，边缘有色素加深现象，而特发性点状白斑多发生在50岁以上的老年人，色素脱失斑直径一般不超过1cm，白斑边缘无色素加深。白癜风中黑色素细胞完全脱失，可以通过黑色素细胞特异性免疫染色（如Melan-A，不用S-100是因为它在朗格汉斯细胞上染色也为阳性）来鉴别。

（二）次要鉴别的疾病

花斑癣　花斑癣是由糠秕孢子菌感染所致，好发于胸背、腋下，皮损为灰白色色素减退斑，表面有细小鳞屑，刮取鳞屑显微镜下可见粗短的菌丝和孢子。

（三）专家提示鉴别的疾病

硬化性苔藓、色素减少性蕈样肉芽肿、老年性白斑、白色萎缩斑、白癜风、花斑癣、麻风和结节性硬化症的脱色斑。

【治　疗】

本病无特殊治疗方法。适当的体育锻炼、练太极拳、做老年保健操、日光浴等可在一定程度上预防特发性点状白斑的发生。若皮损面积较大，可口服维生素E，外用补骨脂酊等。

（邹　耘　陈兴平　李　文）

老年性白斑

老年性白斑（senile leukoderma）是一种老年性退化现象，系皮肤内多巴阳性黑色素细胞数目减少之故。男、女发病无明显差异，多见于45岁以上的中老年人。针尖至绿豆大小的圆形或椭圆形白斑好发于躯干（图27-24）、四肢（特别是大腿），边界清楚，数目不等，皮肤略凹，边缘无色素增多。无自觉症状，随年龄增长而增多，常伴有老年性雀斑样痣、灰白发等老年性改变。无须治疗。

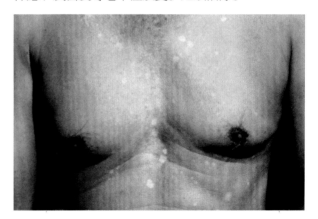

图27-24　老年性白斑

对称性进行性白斑

对称性进行性白斑（symmetrical progressive leucopathy）首先在日本和巴西报道，病因不明。好发于年轻人，点状白斑对称性发生于胫前和上肢伸侧，偶尔累及腹部和肩胛区；无自觉症状，可逐渐增多，持久存在。

无色素痣

无色素痣（achromic naevus）又称脱色素痣（naevus depigmentous），是一种少见的、先天性、局限性色素减退斑。1884年Lesser首先报道本病，之后有散见报道。

【病因与发病机制】

1907年，Coupe提出无色素痣是一种发生学上的畸形。Jimbow等研究认为无色素痣发病可能与黑色素小体合成和转运异常有关。

【临床表现】

1.皮肤损害 出生时或出生后不久发病，损害为一致性不完全脱色，呈淡白色或苍白色，边界不清楚，边缘无色素加深现象。部分病例白斑边缘不规则，或呈锯齿状或泼溅状。

白斑中的毛发可有色素减退。白斑大小形状不定，常见于躯干部，多单侧沿皮神经分布，为花瓣状的浅色斑（图27-25，图27-26）。若发生在四肢则呈带状或条状分布，白斑数目一般不多或可逐渐增多，但最终静止不再有新皮损发生，白斑面积随年龄增长而成比例增大。白斑持续终生不变。色素不能自动恢复。

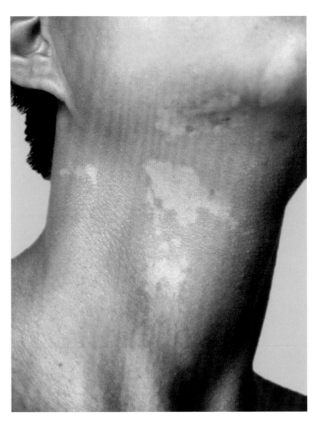

图27-26 无色素痣

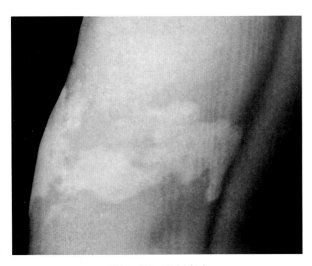

图27-25 无色素痣

2.临床分型 分为三型：①孤立型：为单发白斑，圆形或椭圆形；②节段型：皮损按皮节分布，累及一个或多个皮节，或沿Blaschko线分布；③系统型：为累及整个单侧肢体的白斑，白斑形态奇异，呈旋涡状、条纹状，类似泼溅的白漆。其中以孤立型最常见。

【诊 断】

（一）诊断基本资料

1.病史 先天发病，但无家族史，白斑损害恒定，不扩大，终身不变。

2.体格检查 可见局限性身体一侧的白斑，为不完全的全脱色，没有白癜风那样明显。

3.实验室检查 组织病理显示无色素痣皮损处表皮黑色素细胞数目正常，但黑色素小体密度显著减少，Dopa反应减弱或阴性，真皮上部嗜黑色素细胞没有增多。电镜观察显示可能有黑色素小体运输障碍。

4.伴发疾病 弓形足、智力低下、单侧雀斑样痣、炎性线状疣状表皮痣、雀斑样痣、智力低下、癫痫、异位性皮炎等。若损害位于三叉神经支配区，可有精神症状或癫痫发作、兔唇、耳、齿畸形、虹膜异常、聋哑。

（二）诊断思路/诊断依据

1.本病出生时或出生后不久即发病。

2.皮疹为色素减退斑，边界不清楚，边缘无色素加深现象。

3.白斑持续终生不变，色素不能自动恢复，色素减退斑未应依据病史，一一鉴别其他色素减退斑，才考虑本病。

4.本病主要根据病史及临床表现进行诊断。

（三）诊断标准 （1967年Coupe制定）

1.单侧性分布。

2.白斑出生即有和早年发病。

3. 白斑的分布终身不变。

4. 受累区域的组织无改变，局部感觉无异常。

5. 白斑边缘无色素沉着。

【鉴别诊断】

（一）主要鉴别的疾病

1. 白癜风　白癜风为后天发病，为色素完全脱失斑，损害边界清楚，边缘可有色素加深现象，而无色素痣为色素减退斑，白斑边缘无色素加深。白癜风皮损可随病程发展出现增多、扩大、减少或消失，但无色素痣持续终身不变。

2. 贫血痣　为局限性色素减退斑，系由先天性局限性血管发育缺陷所致，多在生后或儿童时期发病。皮损好发于躯干部，为圆形、卵圆形或不规则形的淡白色斑，以多数不规则聚合的花瓣状外观最常见。用玻片压迫皮损处，与周围变白的皮肤不易区分，用手摩擦局部，白斑不发红，而周围皮肤发红。

（二）次要鉴别的疾病

1. 斑驳病　斑驳病与无色素痣均为出生时或出生后不久即出现，但斑驳病有特征性的白色额发，白斑境界清楚，中央可有岛屿状色素沉着或正常色素斑。

2. 伊藤色素失禁症　本病有家族遗传倾向，且常与系统性异常相关，如中枢神经系统、眼、毛发、齿、肌肉、骨骼、皮肤、指甲和（或）内脏器官异常，色素减退斑常为单侧，随时间发展还表现出其他一些皮肤改变，一般在成年期皮损可自行消退。

（三）专家提示鉴别的疾病

具有线状色素减退损害的疾病见表27-8。

【治　疗】

本病不需治疗。

（邹　耘　陈兴平）

贫　血　痣

贫血痣（naevus anaemicus）是一种先天性局限性血管发育缺陷的皮肤病。

【病因与发病机制】

本病患区血管功能缺陷，血管对儿茶酚氨的敏感性增强而处于收缩状态，从而使局部色素减退，当局部注射交感神经阻滞剂后皮肤可恢复正常，但是在皮肤内注射乙酰胆碱、组胺等药物后不能使之产生血管扩张等正常反应。

【临床表现】

1. 基本损害　皮损为局限性色素减退斑，单个或多个，圆形、卵圆形或不规则形，边界清楚但边缘不规则，周围有时可见卫星状浅色斑，有时表现为许多成簇的小片色浅斑（图27-27）。

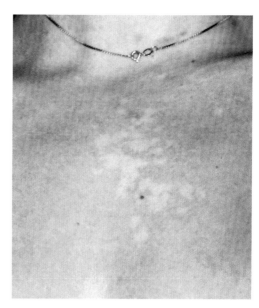

图27-27　贫血痣

表27-8　线状色素减退的疾病

分　类	疾　病
沿Blaschko线行走的损害	可能沿Blaschko线行走的损害
无色素性色素失禁症	节段型白癜风
无色素痣	节段型桉树叶斑
嵌合现象	Ⅳ期色素失禁症
Goltz综合征	不沿Blaschko线行走的损害
Menkes扭发综合征（女性携带者）	色素分界线（C、E型）
纹状苔藓	

2.发病特征　病变在出生时即有或儿童期发病，也可晚发，女性较为常见。本病常发生于躯干部，更多见于胸部，面部、四肢亦可受累。用手摩擦局部，周围皮肤发红而皮损处不发红。由于皮损区色素正常，用玻片压迫后，周围正常皮肤失血与皮损呈相同色泽而难以区分，从而使皮损消失。

【诊　断】

（一）诊断基本资料

1.病史　生后或儿童期发病，终身不消退。

2.体格检查　可见局限性皮肤浅色斑。

3.实验室检查　组织病理变化无异常，而是血管处于收缩状态，为功能异常。

4.伴发疾病　葡萄酒色痣、斑痣、淋巴水肿、色素血管性斑痣性错构瘤。

（二）诊断思路/诊断依据

1.本病常出生时即有或儿童期发病。

2.皮疹为好发于躯干部的局限性色素减退斑。须一一排除色素减退的皮肤病才考虑本病。

3.以下几个试验有助于确诊本病：①Wood灯下病变很不清楚至几乎完全消失；②玻片压诊与周围皮肤不能区分；③强力摩擦或长时间冷、热敷病变区均不能诱发红斑，相反周围正常皮肤则有强烈的血管扩张反应。

4.本病主要依据病史和临床表现进行诊断。

（三）诊断标准

1.生后或儿童时期发生的局限性色素减退斑。

2.用手摩擦局部皮损处不发红。

3.玻片压诊与周围皮肤不能区分。

4.组织病理检查无异常，而是血管处于收缩状态。

【鉴别诊断】

（一）主要鉴别的疾病

1.白癜风　为后天发病的色素完全脱失斑，损害边界清楚，边缘有色素加深现象，经摩擦或拍打后会引起局部充血而使皮损发红，皮损周围正常皮肤经玻片压迫后仍与皮损有明确分界。但贫血痣患者用手摩擦局部，周围皮肤发红而皮损处不发红，用玻片压迫后，周围正常皮肤失血与皮损呈相同色泽而难以区分。

2.无色素痣　是一种生后即有或生后不久发生的持续终生不变的不完全脱色斑，常发生于一侧躯

干，沿神经节段分布，用手摩擦局部皮损可以发红。

（二）次要鉴别的疾病

1.斑驳病　斑驳病与无色素痣均为出生时或出生后不久即出现，但斑驳病有特征性的白色额发，白斑边界清楚，中央可有岛屿状色素沉着或正常色素斑。

2.伊藤色素失禁症　本病有家族遗传倾向，且常与系统性异常相关，如中枢神经系统、眼、毛发、齿、肌肉、骨骼、皮肤、指甲和（或）内脏器官异常，色素减退斑常为单侧，随时间发展还表现出其他一些皮肤改变，一般在成年期皮损可自行消退。

【治　疗】

本病尚无有效治疗方法。

（邹　耘　陈兴平）

斑 驳 病

斑驳病（piebaldism）又称为斑状白化病或图案状白皮病（patterned leukoderma），是一种少见的先天性色素缺乏性皮肤病，确切的发病率还不清楚。

【病因与发病机制】

斑驳病属常染色体显性遗传，可能与成色素细胞从神经嵴向表皮迁移缺陷及黑色素细胞发育障碍有关。目前已证实斑驳病是由于原癌c-kit基因突变所致。已发现至少二十余种不同的突变类型，这些突变和临床表型之间具有阶梯状的联系。

【临床表现】

1.基本损害　为局限型毛发和皮肤的色素缺乏。特征性的临床表现为"白色额发"（占90%），伴其下头皮色素减退。白发位于额部中线部位，呈三角形或菱形，尖部向后或向前伸展，眉毛、睫毛亦可脱色（图27-28，图27-29）。病变区Wood灯检查呈奶白色，其间常有色素沉着或正常色素斑，而周围无色素增殖。正常皮肤上有时也有色素沉着斑，直径大多在1cm以内，且色素不均匀一致。

2.发病特征　本病出生时即有，两性受累率相等。色素减退斑主要分布于前额、颈、躯干前部、四肢侧面（图27-30）及中部，可双侧分布，但不一定对称。典型病例的背中央、肩、髋、手和足为无

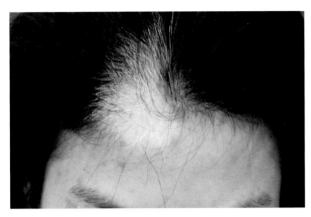

图27-28　斑驳病　白色额发

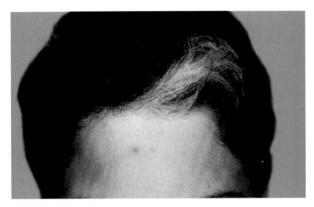

图27-29　斑驳病　白色额发

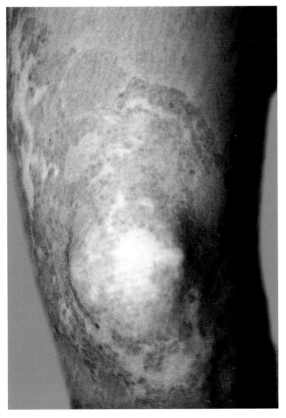

图27-30　四肢伸侧色素减退斑

累及区。白斑的大小形状终生不变。个别病例合并精神发育迟缓、大脑共济失调及其他畸形，如短身材、兔唇及耳、齿畸形等。

【诊　断】

（一）诊断基本资料

1.病史　先天性疾病，可有家族史。

2.体格检查　先天性局限皮肤及毛发变白，有特征性白色额发。

3.实验室检查　光镜及电镜下白斑及额部白发未见黑色素细胞，角质形成细胞中无黑色素体，置酪氨酸液中无Dopa阳性反应。

4.伴发疾病　虹膜异常，聋哑，精神发育异常，兔唇，耳、齿畸形，先天性巨结肠，Ⅱ型红细胞生成异常性贫血。

（二）诊断思路/诊断依据

1.斑驳病为先天性疾病，出生时即有。

2.它与白癜风相似，要根据皮损表现为局限性毛发和皮肤的色素缺乏，白斑形状和大小终生不变。

3.少数患者合并其他发育异常才考虑本病。

4.本病主要依据临床特征进行诊断。

（三）诊断标准

1.根据出生时即有局限性毛发和皮肤色素缺乏。

2.有特征性的"白色额发"及其下头皮色素减退，背中央、肩、髋、手足不受累可诊断本病。

【鉴别诊断】

（一）主要鉴别疾病

1.白癜风　后天发生，皮疹为色素完全消失的斑或斑点，周围常有色素沉着晕，皮损形态及大小可随病程的延长而增多、减少或消失。

2.白化病　全身皮肤、毛发及眼部组织色素缺乏，有特征性眼部症状，伴有白或淡黄色的眉毛和睫毛。

（二）次要鉴别的疾病

1.贫血痣　为局限性色素减退斑，系由先天性局限性血管发育缺陷所致，多在出生后或儿童时期发病。皮损好发于躯干部，为圆形、卵圆形或不规则形的淡白色斑，以多数不规则聚合的花瓣状外观最常见。用玻片压迫皮损处，与周围变白的皮肤不易区分，用手摩擦局部，白斑不发红，而周围皮肤发红。

2.无色素痣　是一种出生后即有或生后不久发

生的持续终生不变的不完全脱色斑，常发生于一侧躯干，沿神经节段分布，用手摩擦局部皮损可以发红。

3. 无色素性色素失禁症　本病有家族遗传倾向，且常与系统性异常相关，如中枢神经系统、眼、毛发、齿、肌肉骨骼、皮肤、指甲和（或）内脏器官异常，色素减退斑常为单侧，呈特征性的线状或涡轮状脱色斑，随时间发展还表现出其他一些皮肤改变，一般在成年期皮损可自行消退。

【治　疗】

尚无有效治疗方法，应注意避免强烈日光照射。

（邹　耘　陈兴平　周　英）

第三节　色素异常性皮肤病

遗传性对称性色素异常症

遗传性对称性色素异常症（dyschromatosis symmetric hereditaria，DSH）又名对称性肢端色素异常症（symmetric dyschromatosis of the extremities）和Dohi对称性肢端色素沉着症，常染色体显性遗传，主要见于亚洲人群，1924年首先由土肥在日本报道。

【病因与发病机制】

安徽医科大学皮肤病研究所与国家人类基因组南方研究中心合作，于2003年完成了两个遗传性对称性色素异常症大家系的全基因组扫描，在世界上首次将该病基因定位于1号染色体长臂1q11～21区域。

【临床表现】

1. 一般特征　本病常自婴儿期或儿童早期发病，青春期明显加重，持续终生。患者一般无自觉症状，夏季皮损加重。

2. 基本损害　主要表现为两侧手、足背泛发的界限清楚颜色深浅不一的棕褐色斑，在色素沉着的皮损中，散布形状和大小不规则的片状色素脱失斑。色素沉着和色素脱失形成的网状斑（图27-31，图27-32），皮损可遍布全手、足背，亦可向近心端缓慢扩展，累及前臂及小腿，面颈部及锁骨上部可出现雀斑样损害。

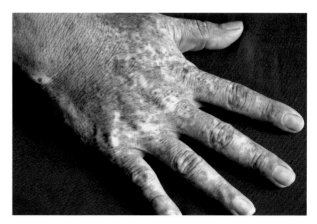

图27-31　遗传性对称性色素异常症

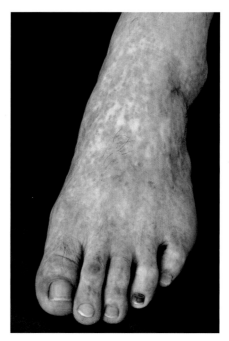

图27-32　遗传性对称性色素异常症

【诊　断】

（一）诊断基本资料

1. 病史　常有家族史，婴儿期或儿童早期发病，青春期加重。皮损常持续终生。

2. 体格检查　皮损通常遍布全手、足背，雀斑样色素沉着斑及色素减退斑。

3. 实验室检查　组织病理显示表皮轻度角化过度，色素脱失斑处基底层黑色素颗粒减少，而色素沉着斑处黑色素颗粒增加，真皮上层有少数淋巴细胞浸润。

（二）诊断思路/诊断依据

本病是一种遗传性皮肤病，常有家族史。特

征的体征发现，有对称色素异常，应考虑本病。婴儿期或儿童早期发病，表现为形状和大小不规则的色素沉着和色素脱失形成的网状斑，对称性分布于手、足背。

【鉴别诊断】

（一）主要鉴别的疾病

1.网状肢端色素沉着症　是一种少见的常染色体显性遗传性皮肤病，儿童期发病，在手、足背或掌跖出现雀斑样色素沉着斑，常形成不规则的网状外观。但本病无色素脱失斑，皮损可有轻度萎缩。

2.冻疮后继发性色素沉着症　反复发生冻疮后，在手、足背逐渐出现继发性色素沉着斑和色素脱失斑。但有多年冻疮史，通常白斑比黑斑更明显，面部无雀斑样损害，亦无遗传性。

（二）次要鉴别的疾病

1.着色性干皮病　是一种遗传性皮肤病，可有面部及手背等暴光部位的雀斑样黑褐色斑及白色斑点，但同时可出现水疱、瘢痕、毛细血管扩张及小血管瘤、皮肤萎缩、疣状角化等，光敏现象极为突出。可伴皮肤恶性肿瘤、眼损害、发育及智力异常。

2.家族性进行性色素过度沉着症　是一种常染色体显性遗传性皮肤病，可在手足背、四肢及颜面部出现褐色斑。但本病通常发生在出生或出生后不久，在青春期前发展速度较快，而后病情发展变慢，色素沉着为弥漫性，间有点状正常皮肤，皮损以颜面部更为明显，眼和口腔黏膜可受累及。

【治　疗】

尚无有效治疗措施，中年后白斑大部分有色素恢复的可能。

（陈　岚　陈映玲　周　英）

血管萎缩性皮肤异色病

血管萎缩性皮肤异色病（poikiloderma vasculare atrophicans）是一种皮肤混杂的色素沉着和色素减退、毛细血管扩张和进行性皮肤萎缩的慢性皮肤病。它不是一独立疾病，而是一些不同疾病某一阶段的症状表现。大多数继发于皮肌炎、淋巴瘤等疾病，极少数为特发性。

【临床表现】

1.基本损害　本病皮损为大小不一的网状色素沉着斑片、毛细血管扩张和进行性皮肤萎缩，其上可见不同程度的色素减退斑点和点状毛细血管出血性紫癜，表面为细小鳞屑及羊皮纸样细皱纹外观（图27-33）。

2.发病特征　好发于乳房、臀部、腋下及四肢屈面，偶可见于口腔黏膜，常广泛对称，也可局限孤立存在。皮损常多年不变，偶有轻微瘙痒。若发生斑块状浸润，瘙痒加重，则应警惕可能演变为蕈样肉芽肿，合并皮肌炎者称为异色性皮肌炎（Poikilodermatomyositis）。

【诊　断】

（一）诊断基本资料

1.病史　是一种慢性皮肤病，发展缓慢，可继发于皮肌炎、淋巴瘤等疾病，也可为这些疾病早期唯一的表现。常广泛对称，无明显自觉症状。

2.体格检查　皮损有慢性斑片状皮炎，伴色素沉着、色素减退、皮肤萎缩和毛细血管扩张。

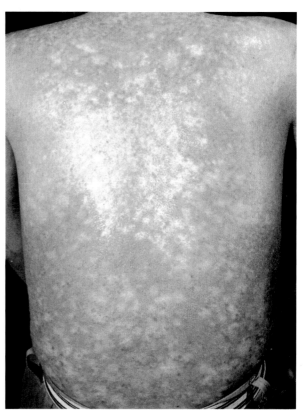

图27-33　异色性皮肌炎

3.实验室检查

（1）组织病理：表皮和真皮萎缩，有时表皮角化过度，基底细胞液化变性，色素失禁，浅层毛细血管扩张，血管周围淋巴细胞浸润。

（2）实验室检查：一般不需做特殊检查。组织病理检查见诊断依据。

4.伴发疾病

（1）结缔组织病：红斑狼疮、皮肌炎、硬皮病。

（2）肿瘤：淋巴瘤（斑块型副银屑病及蕈样肉芽肿）、霍奇金病。

（3）遗传性皮肤病：遗传性硬化性皮肤异色病、先天性角化不良症、Civatte皮肤异色症、先天性异色症。

（4）综合征：Rothmund-Thomson综合征、Bloom综合征、Cockayne综合征（图27-34）、线粒体DNA综合征。

（二）诊断思路

本病不是一独立疾病，而是一些不同疾病某一阶段的症状表现。极少数为特发性。因而要积极寻找可能的原发疾病，若无法找到原发病灶，也应警惕其可能发展为皮肌炎、蕈样肉芽肿等疾病。

（三）诊断依据

1.慢性皮肤异常改变　①色素沉着；②色素减

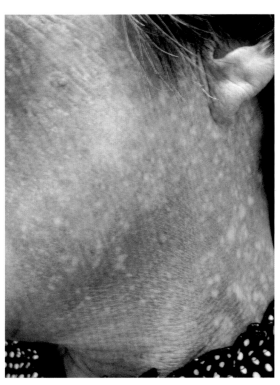

图27-34　西瓦特皮肤异色症
（本图由深圳市第六人民医院陆原惠赠）

退；③皮肤萎缩，羊皮纸样细皱纹外观；④毛细血管扩张。

2.组织病理　表皮萎缩，基底细胞层液化变性，色素失禁，毛细血管扩张，真皮上炎性细胞浸润。

【鉴别诊断】

（一）主要鉴别的疾病

1.先天性皮肤异色病（Rothmund-Thomson综合征）　本病皮损与血管萎缩性皮肤异色病极为相似。但其是一种遗传性皮肤病，出生后3～6个月发病，皮损好发于面颈部、臀部、四肢伸侧等处，常有光敏感，初期可表现为红斑、水疱，常伴有甲营养不良、毛发（包括眉毛、睫毛）稀疏或缺少，头部早期白发或秃发，智力发育不全，身材矮小。

2.先天性角化不良综合征（dyskeratosis congenita）　本病皮损与血管萎缩性皮肤异色病相似。但其是一种先天性综合征，一般2～3岁开始出现色素性改变，皮损更为广泛，波及躯干、面颈部、腹部及手足背等处，为网状棕灰色色素沉着，同时可伴有甲营养不良、黏膜白斑、智力低下及多脏器受损表现，可继发恶性肿瘤导致死亡。

（二）次要鉴别的疾病

着色性干皮病　可有面部及手背等暴光部位的雀斑样黑褐色色素沉着斑、白色斑点、毛细血管扩张及皮肤萎缩。但本病是一种遗传性皮肤病，多在出生后6个月至3岁发病，同时可出现水疱、瘢痕、小血管瘤、疣状角化等皮损，光敏现象极为突出。可伴皮肤恶性肿瘤、眼损害、发育及智力异常。

（三）专家推荐鉴别疾病

皮肌炎、蕈样肉芽肿、Hodgkin病、慢性放射性皮炎、Rothmund-Thomson病（幼儿期开始的光线过敏症、白内障、骨异常）。

【治　疗】

1.应积极寻找可能的原发疾病，针对原发疾病进行治疗。

2.局部治疗：对症处理，可外用皮质类固醇霜剂或膏剂。

3.药物治疗

（1）抗组胺药物：若瘙痒明显，可口服抗组胺药物对症治疗。

（2）维生素：可口服维生素E 50mg，每日3次。

（陈　岚　陈映玲　陆　原）

第二十八章
皮下脂肪疾病

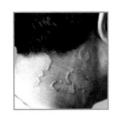
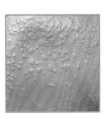
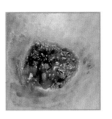

结节性脂膜炎

结节性脂膜炎（nodular panniculitis）又称结节性发热性非化脓性脂膜炎（nodular febrile nonsuppurative panniculitis）、特发性小叶性脂膜炎、Weber-Christian综合征或回归性发热性非化脓性脂膜炎。本病为原发于脂肪小叶的非化脓性炎症，呈急性或亚急性经过，反复发作。

本病临床和组织学诊断标准不太准确。一些病例可以肯定是结节性红斑。Weber-Christian样病可见于结节性红斑、人工性脂膜炎、狼疮性脂膜炎、胰腺性脂肪坏死相关性脂膜炎、α_1-抗胰蛋白酶缺陷相关性脂膜炎、结缔组织病、组织细胞吞噬性脂膜炎、皮下脂膜炎性T细胞淋巴瘤。Weber-Christian病似乎不能作为一种独立的疾病，有学者建议废除这一病名。Patterson建议对临床诊断为Weber-Christian病的病例进一步查找病因。

【病因与发病机制】

1. 免疫反应异常：异常的免疫反应可由多种抗原的刺激所引起，如细菌感染、食物和药物等。此外，如碘、溴等卤素化合物、磺胺、奎宁和锑剂等均可能诱发本病。

2. 脂肪代谢障碍：本病与脂肪代谢过程中某些酶的异常有关。例如，血清脂酶轻度增加或在皮损中可测出具活性的胰酶和脂酶。有的研究还发现本病有α_1-抗胰蛋白酶缺乏。当然这种抗胰蛋白酶的缺乏并不可能直接引起脂膜炎，但可能导致免疫学异常和炎症反应调节障碍，最终发生本病。

3. 也有脂膜炎与结缔组织病并存的报道，部分可能系LE的一种异型。

【临床表现】

1. 皮肤型

（1）基本损害：皮下结节是本病的主要特征。其直径通常1~2cm大小，大者可达10cm以上。表面皮肤呈正常皮色，但结节质地较坚实，常与皮肤粘连。自发痛和触痛明显。结节常成批发生，对称分布，好发部位为臀部和下肢（图28-1，图28-2），亦可累及上肢，偶见于躯干和面部。结节每隔数周或数月反复发作，经数周或数月后结节自行消退，消退处出现凹陷和色素沉着。偶有少数结节，发生坏死破溃，有棕黄色油状液体流出，被称为"液化性脂膜炎"。它多发生于股部和下腹部，愈后形成不规则的瘢痕。

（2）全身症状：约半数以上伴有发热，可为低

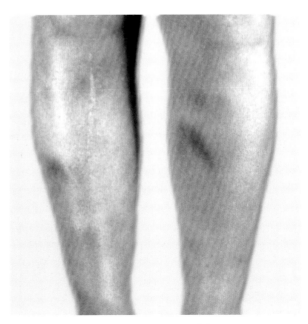

图28-1　结节性脂膜炎

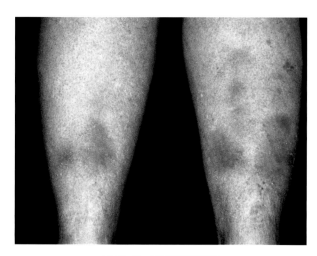

图28-2　结节性脂膜炎

热、中度热或高热，高者可达40℃，多在1～2周后逐渐下降，乏力、肌肉酸痛、食欲减退，有关节疼痛，关节局部可红肿，但不出现关节畸形。

2.**系统型**　各种脏器均可受累，包括肝、小肠、肠系膜、大网膜、腹膜后脂肪组织、骨髓、肺、胸膜、心肌、心包、脾、肾和肾上腺、中枢神经系统等，而出现相应症状，如肝大、脂肪肝、黄疸和肝功能异常、脂肪泻和肠穿孔、上腹部疼痛、腹部包块、肠梗阻与消化道出血、全血细胞减少、胸膜炎、胸腔积液、肺门阴影和肺内一过性肿块、肾功能不全、精神异常或神志障碍。

【诊　断】

（一）诊断基本资料

1.**病史**　好发于青壮年女性，呈急性或亚急性经过，发热、反复发作与成批出现的皮下结节史。

2.**体格检查**　皮损对称分布于臀部和下肢，亦可累及上肢，偶见于躯干和面部，表现为大小不等的皮下结节。局部皮肤出现程度不等的凹陷和色素沉着。内脏损害可出现相应的异常体征。

3.**实验室检查**

（1）一般实验室检查：可出现血沉显著加快。血象可出现白细胞总数轻度增高，中性粒细胞核左移，贫血、白细胞与血小板减少。肝肾功能异常，血尿和蛋白尿。有的可有免疫学异常如免疫球蛋白增高、补体降低和淋巴细胞转化率下降。血清与尿淀粉酶、血清脂肪酶和α_1-抗胰蛋白酶正常。

（2）组织病理：为小叶性脂膜炎，分为三期：①Ⅰ期（早期或急性炎症期）：急性中性粒细胞性

脂膜炎；②Ⅱ期（巨噬细胞期）：主要为组织细胞浸润、泡沫细胞（巨噬细胞）；③Ⅲ期（纤维化期）：成纤维细胞和浆细胞取代了泡沫细胞。

4.**伴发疾病**　风湿热、红斑狼疮、硬皮病、皮肌炎、结节性多动脉炎、皮肤恶性淋巴瘤、皮下脂肪萎缩、放线菌病。

（二）诊断思路

本病是原发于脂肪小叶的非化脓性炎症，不仅可累及皮下，也可发生于内脏、腹膜和大网膜，临床上出现多脏器损害症状。根据受累部位，可分为皮肤型和系统型。

根据病史体格检查和组织病理检查，从小腿结节病中考虑一些疾病，有发热，呈非化脓性，结节消退有凹陷，组织病理有脂肪小叶变性、坏死，应考虑为结节性发热性非化脓性脂膜炎。

（三）诊断依据

1.呈急性或亚急性过程，以反复发生皮下结节、关节痛、发热、全身不适为特征。

2.皮下结节成批反复发生，对称分布于臀部和下肢，亦可累及上肢，偶见于躯干和面部。结节有明显自发痛和触痛，消退后局部皮肤出现萎缩凹陷和色素沉着。

3.当病变侵犯内脏脂肪组织，视受累部位不同而出现不同症状。

4.组织病理：小叶性脂膜炎，第二期组织病理像具有诊断价值。

【鉴别诊断】

（一）主要鉴别的疾病

1.**结节性多动脉炎**

（1）相似点：常见的皮肤损害亦是皮下结节。

（2）不同点：其中心可坏死形成溃疡。结节沿动脉走向分布，内脏损害以肾脏与心脏最多见，外周神经受累十分常见。核周型抗中性粒细胞胞质抗体与乙型肝炎表面抗原阳性具有诊断价值。组织病理证实有中、小动脉坏死性血管炎，动脉壁有中性粒细胞与单核细胞浸润。

2.**结节性血管炎**

（1）相似点：常见的皮肤损害亦是皮下结节。

（2）不同点：结节多发生于小腿屈侧，沿血管排列，表面呈暗红色或紫红色，全身症状轻微，组织病理表现为以静脉为主的血管壁炎症，并可导致闭塞，同时有脂肪炎症及坏死。

3.皮下脂肪肉芽肿病

（1）相似点：皮肤损害为结节或斑块。

（2）不同点：本病好发于肥胖女性，结节直径大者可达10～15cm，质较硬，表面皮肤呈淡红色或正常肤色，轻压痛，分布于面部、躯干和四肢，以大腿内侧常见，可持续数月至1年后逐渐消退，有自愈倾向，消退后无萎缩和凹陷。无发热等全身症状。早期的病理改变为脂肪小叶的急性炎症，与结节性发热性非化脓性脂膜炎类似，晚期发生纤维化，组织内出现大小不一的囊腔。

（二）次要鉴别的疾病

1.组织细胞吞噬性脂膜炎　可出现皮下结节、反复发热、肝肾功能损害、全血细胞减少及出血倾向等，但一般病情危重，进行性加剧，最终死于出血。组织病理学变化可出现吞噬各种血细胞及其碎片的所谓"豆袋状"组织细胞，可与结节性发热性非化脓性脂膜炎相鉴别。

2.寒冷性脂膜炎　表现为皮下结节性损害，多发生于婴幼儿，成人则多见于冻疮患者或紧身衣裤所致的血液循环不良者。本病好发于冬季，受冷数小时或3天后于暴露部位如面部和四肢等处出现皮下结节，直径2～3cm，也可增大或融合成斑块，呈紫红色，质硬，有触痛，可逐渐自行消退而不留痕迹。主要病理变化为急性脂肪坏死。

3.皮质类固醇后脂膜炎　在皮质类固醇长期大剂量应用过程中骤然减量或停用后的1～13天出现皮下结节，但其好发于因应用皮质类固醇而引起的皮下脂肪积聚最多的部位，如颊部、下颌、上臂和臀部等处。数周或数月后可自行消退而无瘢痕，亦无全身症状。组织病理为小叶性脂膜炎。

4.皮下脂膜炎样T细胞淋巴瘤　表现为高热、肝脾大、全血细胞减少及出血倾向，与系统型结节性脂膜炎极其相似。但脂肪组织中有肿瘤细胞浸润，均为中小多形性T细胞，核型呈折叠、脑回状或高度扭曲等畸形，具有重要的诊断价值，常有反应性吞噬性组织细胞出现。免疫组织化学CD45RO、CD3和CD4阳性，而CD20阴性。

（三）专家提示鉴别的疾病

结节性脂膜炎的鉴别见表28-1和表28-2。

【治　疗】

（一）一般治疗

首先应去除可疑病因，如消除感染灶、停用可疑的致病药物。适当选用抗生素控制感染。

（二）药物治疗

1.非甾体抗炎药　阿司匹林、吲哚美辛等可使发热、关节痛和全身不适症状减轻。阿司匹林主要用于退热及减少血栓的产生。常用剂量300～600mg，每日4～6次，不得超过4g/d，餐时或餐后服用；3～5天后才能明显见效，最大抗炎作用一般在2～4周内达到。

2.皮质类固醇　在病情急性加重时选用，可使体温下降，结节消退，但减量或停药后，部分病例症状可再发。如强的松，常用剂量为每日40～60mg，可1次或分次服用。

3.免疫抑制剂　较常用的有硫唑嘌呤、环磷酰胺、环孢素与霉酚酸酯等：

表28-1　结节性脂膜炎的鉴别诊断

	结节性脂膜炎	结节性红斑	硬红斑（Bazin型）
年龄	30～50岁	6～40岁多见于青年女性	青年女性
病程	慢性病程	多数急剧，数周后可消退，可再发	慢性，有结核病史，反复发作史
部位	股部、小腿	小腿伸侧	小腿伸侧
皮损	结节常呈暗红色，消退后有萎缩斑	多为鲜红色结节，逐渐变暗红消失	深在皮下结节，与皮肤粘连，暗红，微痛，可软化破溃
组织病理	小叶性脂膜炎，一期以中性粒细胞为主；二期以组织细胞为主，并有泡沫细胞；三期形成纤维化	急性炎症性浸润发生在真皮及皮下组织，小血管有内皮细胞增生，管壁纤维素样变性	病灶内有明显干酪样坏死，结核结构
全身症状	90%的患者有回归热型发烧	可伴有轻度全身症状	轻微

表28-2　结节性脂膜炎专家提示鉴别的疾病

分　类	疾　病
激素性脂膜炎	冷脂膜炎、红斑狼疮
冷脂膜炎	列出的所有其他类型的脂膜炎、α_1-抗胰蛋白酶缺乏
抑肽酶脂膜炎	列出的所有其他类型的脂膜炎
硬化性脂膜炎	
组织细胞吞噬性脂膜炎	列出的所有其他类型的脂膜炎

（1）硫唑嘌呤：常用剂量为每日50～100mg，可分1次或2次服用。

（2）环磷酰胺：常用剂量2.5～3mg/（kg·d），每日1次或分次口服。重症者可每次500～1 000mg，每2～4周静脉滴注1次。

（3）环孢素：常用剂量2.5～4mg/（kg·d），分2～3次服用。

4.**其他药物**　可使用氯喹或羟氯喹、沙利度胺（反应停）等具有抗炎作用的药物，还可试用四环素，这可能与其抗脂肪酶活性有关。亦可使用肝素，因其能释放脂蛋白脂酶，且具有抗凝活性与抗炎特性。有学者建议可用饱和碘化钾溶液，每日3次，每次5滴，逐日加量，每次加1滴，直至每日3次，每次30滴。

（陈　岚　陈映玲　陆　原）

环状肉芽肿

环状肉芽肿（granuloma annulare，GA）是一种病因未明发生于真皮或皮下组织的非感染性炎症性皮肤病。以环状丘疹、结节、斑块损害为特征。在人群中的发病率大约为0.03%，任何年龄均可发病，以儿童和青年多见，女性高于男性，约为男性的2.3倍。

【病因与发病机制】

1.**遗传**　少数患者有家族史。研究发现GA与HLA-A29、HLA-A31、HLA-B14、HLA-B15、HLA-B35、HLA-Bw35有关联。

2.**感染**　曾认为GA是一种结核疹，结核菌素皮试后可诱发本病。有报道GA可发生在HIV感染患者带状疱疹皮损消退部位。并有接种乙肝疫苗后发生泛发性环状肉芽肿的病例报道。在某些患者中，还发现EB病毒感染。

3.**免疫**　由于皮损内存在许多活化的辅助T细胞，故本病涉及细胞介导的免疫反应。播散性环状肉芽肿患者检出抗核抗体、抗促甲状腺激素受体抗体及免疫复合物。可能的抗原包括病毒、变性的胶原和弹力纤维以及节肢动物、昆虫唾液抗原或其带人的感染物。

4.**血管炎**　半数患者皮损部位血管壁内发现IgM和补体C3沉积，血管周围有时可见白细胞碎裂性血管炎，故推测GA的发病机制为免疫球蛋白介导的血管炎。

5.**其他**　GA患者皮损中骨桥蛋白（osteopontin，OPN）、基质金属蛋白酶（MMP-12）表达增多，可能与其发病有关。少数患者可在昆虫叮咬、日光暴露、创伤、PUVA和刺激后发生。

【临床表现】

环状肉芽肿的临床分型有局限型、泛发型、穿通型、皮下型、丘疹型、线状、毛囊脓疱性皮疹、斑片状皮疹。

1.**局限性环状肉芽肿**　主要发生于青年。损害开始为肤色丘疹，逐渐向周围扩展，形成中央消退、边缘略隆起的环形局限性斑块（图28-3，图28-4）。损害常发生于手指及手侧、手背、足背和踝部。本型大部分可在2年内消退。

2.**泛发性（播散性）环状肉芽肿**　主要发生于中年以上的女性。损害较多而泛发（图28-5），约15%GA有10个以上的皮肤损害，表现为1～2mm丘疹，散布或融合成环形斑块，直径一般小于5cm，数周或数月内可呈离心性扩大，损害的不平衡发展或一侧消退可使环形变成弓形，对称分布，颜色呈淡紫色或肤色，偶呈蜡样或粉红色等。损害常累及颈部、躯干部和上肢近端。面、掌、跖及黏膜受累罕见。

3.**穿通性环状肉芽肿**　损害常为丘疹，逐渐发展为中央伴脐凹，中心能挤出黏液样液体，好发于手部。Shimizu等（1985）发现30%此型患者伴发糖

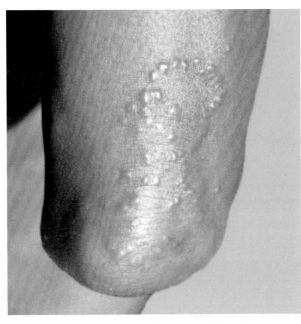

图28-3 局限性环状肉芽肿

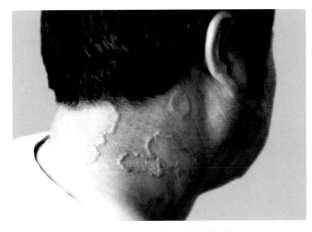

图28-4 局限性环状肉芽肿

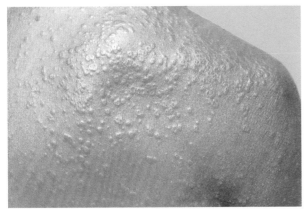

图28-5 播散性环状肉芽肿

尿病。

4.皮下型或（皮下结节型）环状肉芽肿 常见

于儿童。临床表现类似于类风湿性结节，为孤立或多发性发生于深部真皮结节，质地坚实，皮肤色，偶可出现中央坏死和溃疡。但不伴发关节炎和类风湿因子阳性。好发于掌、小腿、臀、指、趾和头皮。

5.皮肤和软组织破坏性环状肉芽肿 Dabski和Winkelmann于1991年报道了2例累及真皮和深部软组织的广泛性肉芽肿，使受累肢体出现实性水肿、进行性组织破坏、瘢痕、挛缩畸形和功能障碍。

6.巨大型环状肉芽肿 为单个、大小15cm的浸润性环状斑块。多发生于躯干部。

【诊　断】

（一）诊断基本资料

1.病史 患者有环形或半环形皮肤损害病史。

2.体格检查 皮损为单发或多发性、大小不等的环形损害，损害中央可轻微凹陷，边缘隆起。

3.实验室及其他检查

（1）血液学检查：无特异性，少数病例有葡萄糖耐量异常，昆虫叮咬所致者可出现外周血嗜酸性粒细胞增多。此外，一些患者尚可检测到抗甲状腺抗体、抗核抗体。肝素沉淀性冷纤维蛋白原、纤连蛋白、溶菌酶及苄胺单胺氧化酶（benzy lamine monoamine oxidase）水平可增加。

（2）组织病理：典型的组织病理为真皮（乳头下血管丛或其下方）栅栏状肉芽肿形成。其特征为中央胶原纤维变性、坏死，坏死呈灶性轻度嗜碱性，有不同程度的脂质小滴积聚和黏蛋白沉积；周围绕以组织细胞和上皮样细胞呈栅栏状排列，有时可有白细胞碎裂性血管炎。在早期GA的组织病理则表现为真皮大量组织细胞和其他单核细胞的弥漫性浸润，并有中性粒细胞散布于胶原纤维束之间。

穿通性环状肉芽肿的特征是病灶位置表浅和伴有表皮破坏，皮下者则有坏死灶较大、位置较深（真皮深部，甚或脂膜上）和黏蛋白沉积明显的特点。

4.伴发疾病 糖尿病，EB病毒，HIV感染，结核，肿瘤，淋巴瘤，类风湿性关节炎和淀粉样变性，硬斑病，慢性丙型肝炎，自身免疫性甲状腺炎，结节病，骨髓增生异常综合征。

（二）诊断思路

1.GA为真皮深部非感染性炎症性疾病，当临床上出现典型环状浸润性皮损，配合病理特征性真皮栅栏状肉芽肿改变，GA易于诊断。但临床上有时GA皮损不典型，临床类型较多。因此，当临床看到限局性或多发性环状、半环状浸润性皮损，一方面应该考虑有真皮深部非感染性炎症性疾病GA的存在，另一方面还需考虑应与一些具有环状损害的疾病，如体癣、梅毒疹、类脂质渐进性坏死、环状扁平苔藓、类风湿结节相鉴别。所以需要做皮肤活检，结合组织病理及相关检查方可明确诊断。

2. 组织病理：具有相对特异性，为诊断本病的重要依据。但有时本病组织病理与类风湿结节、类脂质渐进性坏死、环状弹力纤维巨细胞肉芽肿难以区别，需结合临床表现和有关检查综合分析。

3. 实验室检查：对环状肉芽肿的诊断无直接帮助，但对于皮损表现与本病类似的系统性疾病，如风湿热、Lyme病、二期梅毒、结节病及SLE等有助于鉴别。

（三）诊断依据

1. 年龄　本病好发于儿童和年轻人。

2. 皮损特点　典型皮损表现为肤色或淡红色环形丘疹或由小丘疹、小结节组成的环形损害。

3. 皮损部位　多见于四肢，发生于手背和前臂者约为60%，足背和下肢约为20%，躯干仅占5%。黏膜通常不受累。

4. 病程　呈慢性经过，有自限性，大多在2年内自然消退，不留痕迹。本病复发率较高，约40%的病例可在原处复发，但复发的皮损消退较快。

5. 自觉症状　一般无异常感觉，少数有轻度瘙痒。

6. 特殊类型　根据皮损特点考虑巨大型、皮下结节型、播散型及穿通性环状肉芽肿等诊断。

7. 组织病理　真皮内（乳头下血管丛或其下方）出现单个或数个结缔组织渐进性坏死灶，周围有淋巴细胞、组织细胞呈栅栏状排列。

【鉴别诊断】

本病需与体癣、类脂质渐进性坏死、Lyme病、结节病、猫抓病、二期梅毒、环状扁平苔藓、皮肤结核、类风湿性结节、皮肤红斑狼疮、持久性隆起性红斑、色素性荨麻疹等相鉴别，活检可鉴别之。

（一）主要鉴别的疾病

1. 类脂质渐进性坏死和类风湿结节　见表28-3。

2. 环状扁平苔藓

（1）相似点：可有类似环状肉芽肿的环状损害。

（2）不同点：皮损最常见于龟头，损害数目少，丘疹上覆细薄鳞屑或有光滑发亮的蜡样薄膜，还可见Wickham纹，自觉瘙痒。组织病理有表皮基底细胞液化变性、真皮浅中层见致密的淋巴细胞和组织细胞呈带状浸润。

3. 结节病

（1）相似点：本病有环状型结节病、丘疹型结节病等损害，与环状肉芽肿有相似之处。

（2）不同点：结节病属全身性疾病，除肾上腺外，几乎可侵犯全身任何器官或组织，其中以肺、

表28-3　环状肉芽肿、类脂质渐进性坏死和类风湿性结节的组织病理鉴别

	环状肉芽肿	类脂质渐进性坏死	类风湿性结节
胶原变性	不完全	玻璃样变，局部完全纤维化	完全，类似干酪性坏死
渐进性坏死灶	散在	散在、广泛，边界不清	深在、大块状，边界清楚
组织细胞分布	栅栏状，通过坏死灶交织	弥漫性散布，无明显栅栏状，伴有纤维化	边界清楚的栅栏状
肉芽肿模式	巨细胞较少，结核样和肉样瘤样变化少见	巨细胞较多，伴有结核样和肉样瘤样变化	巨细胞偶见，结核样和肉样瘤样变化罕见
血管病变	血管周围单核细胞浸润，坏死性静脉炎罕见	血管壁增厚，内皮细胞增生，皮下肉芽肿性血管炎罕见	血管周围单核细胞浸润，坏死性血管炎罕见
特殊染色			
黏蛋白	+++	+	+
弹力蛋白	+	0	0
脂肪	±	+++	+
纤维蛋白	+		+++

淋巴结和皮肤最易受累。除了伴有斑疹、丘疹、结节等多形性损害，还可有高钙血症、高尿酸血症及肺部异常影像改变。组织病理具有较特征性的上皮样细胞肉芽肿组织象，Kveim试验阳性，血管紧张素转换酶可常升高，有别于环状肉芽肿。

（二）次要鉴别的疾病

1. **持久性隆起性红斑**　为一种血管炎。临床上表现为持久性棕红色斑丘疹、结节和斑块，但也可伴有水疱、溃疡和瘢痕形成及关节疼痛。皮疹好发于四肢关节伸侧面，呈对称分布。组织病理为一典型的白细胞碎裂性血管炎的改变，而不同于环状肉芽肿。

2. **体癣**

（1）相似点：躯干及四肢也可出现环状损害。

（2）不同点：体癣之环形损害常由红色丘疹、小水疱和鳞屑组成，有明显瘙痒，夏发冬轻或消退。真菌镜检可找到真菌。

3. **瘤型麻风**　常伴有皮肤感觉减退或丧失，皮神经粗大，皮损组织液可查到抗酸杆菌，组织病理显示也明显不同。

（三）专家推荐鉴别的疾病

1. **环状肉芽肿**

（1）局限型：糖尿病性脂肪渐进性坏死、环状扁平苔藓、体癣、汉森病、黏蛋白性脱发、持久隆起性红斑。

（2）系统型：扁平苔藓、结节病、黏液水肿性苔藓（丘疹性黏蛋白沉积症）。

（3）皮下型：风湿结节。

（4）穿孔型：穿孔性胶原病、匐行穿孔性弹性组织变性。

2. **光化性肉芽肿**　环状肉芽肿、环状扁平苔藓、体癣、汉森病。

【治　疗】

虽然本病常为自限性，但治疗方法仍有不少，旨在促进消退。少数患者可在活检后皮损减轻消退。

1. **局部治疗**　X线、冷冻、激光、手术切除、小剂量重组人γ干扰素皮损内注射、糖皮质激素外用（封包）或皮损内注射均可选用，其中以局部注射的疗效最佳。

2. **全身治疗**

（1）维生素E、烟酰胺（每日1.5g）、碘化钾（每日3次，每次10滴）、水杨酸盐、氯磺丙脲、磺胺类药物、甲状腺素、阿司匹林、潘生丁、氨苯砜、抗疟药、苯丁酸氮芥（小剂量）和糖皮质激素均有一定的疗效。

（2）氨苯砜：100mg/d，4~8周，对局限性或泛发性GA有效，大多数病例能改善或至少能控制皮损，但不能治愈。

（3）异维A酸：近年来，较多文献报道异维A酸0.75mg/（kg·d）治疗难治性GA常可取得满意疗效，且毒副作用较轻微。不过仍然必须注意其不良反应。

（4）羟氯喹：3mg/（kg·d），4~6周可使部分患者皮损消退。

（5）糖皮质激素：口服泼尼松20~30mg/d，联合外用药物治疗有一定疗效。

（6）环孢素：6mg/（kg·d），30天后部分皮损变平，减量为3mg/（kg·d），3个月后，部分患者治愈。

（7）抗生素：可用阿莫西林250mg，每日3次或环丙沙星500mg每日3次，2周或克拉霉素500mg每日3次，疗程1个月，对部分患者有效。

3. **光化学疗法**　Salomon等报告18例环状肉芽肿经PUVA治疗后，5例完全消退，10例改善，3例无效。有4例复发，其中3例重复治疗后完全消退。有学者采用PUVA局部治疗GA，取得满意疗效。

（何　黎　李　文）

结 节 病

结节病（sarcoidosis）又称肉样瘤病，是一种病因和发病机制未明的可侵犯皮肤和多器官的全身性肉芽肿性疾病。

本病发生可能是在遗传因素的基础上，感染、环境、化学、免疫等因素的相互作用导致免疫功能紊乱而引起的一种非干酪样肉芽肿性疾病。

【临床表现】

（一）皮肤表现

1. **丘疹性结节病**　以小丘疹为主，直径1~3mm，表面光滑，有苔藓化及中心凹窝，好发于面部、鼻周围、背部和四肢（图28-6），又称为粟粒状结节病。

2. **斑块型结节病**　为坚硬、表面扁平而隆起、

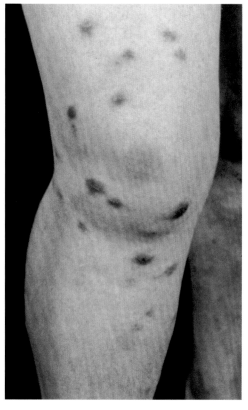

图28-6 丘疹性结节病

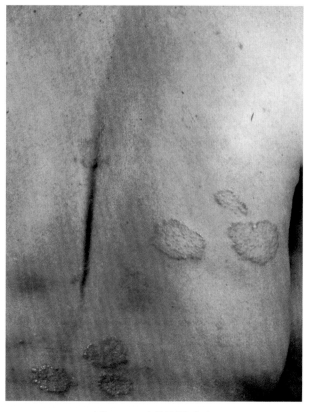

图28-7 斑块型结节病

边界清楚的大分叶状、浸润性结节性斑块，好发于颊部、四肢及躯干（图28-7）。

3. 冻疮样狼疮 皮损为发硬、蓝紫色、发亮的斑块，常导致纤维化和瘢痕，造成毁容。好发于鼻、眼、颊、唇、耳、指（趾）、鼻黏膜。起病隐匿，好发于40～50岁的妇女。

4. 银屑病样结节病 边界清楚的斑块，其上有银屑病样鳞屑。

5. 环状结节病 形成环状，中央色素减退或瘢痕形成，边缘隆起，黄红色。

6. 结节性结节病 皮疹呈结节状，比豌豆大，中央萎缩或纤维化，表面有毛细血管扩张，黄红色或紫红色。

7. 皮下结节病 1～3cm大小的深在结节。

8. 瘢痕性结节病 结节病损害可侵犯手术瘢痕和文身处，酷似瘢痕疙瘩。

9. 红皮病性结节病 初起为红斑鳞屑性斑片，逐渐发展为弥漫浸润性红皮病，累及身体大部分。

10. 血管狼疮样结节病 局限于鼻梁、眶周或颊部，为含有丰富毛细血管的结节或斑块，红棕色或橘红色，可自行消退。

11. 口腔结节病 针头大丘疹，群集、融合成斑片。

12. 结节性红斑 较常见。继发性血管反应，结节病急性期的标志性皮损。最常见于胫前。

13. 其他 杵状指、瘢痕性秃发、皮下钙质沉着、痒疹及红皮病。

皮肤结节病表现多样见表28-4。

表28-4 皮肤结节病表现多样

急性和自限性的亚型
仅累及皮肤的慢性型
20%～40%的皮肤结节病患者无系统损害
病情严重的多系统累及的慢性型
伴有泛发的损害，发病率高，偶可危及生命

（二）全身表现

1. 肺 肺门淋巴结肿大，肺浸润，胸膜炎。

2. 眼 病变是肉芽肿和血管病变，可累及葡萄膜、虹膜、睫状体和脉络膜、视网膜。

3. 淋巴系统 淋巴结肿大，脾脏中度肿大。

4. 骨髓 骨髓结节病，轻度贫血、中性粒细胞减少、酸性粒细胞增多。

5. 肝　肝大、肝结节和肝功能异常。

6. 神经系统　面神经麻痹、下丘脑和垂体损害及多发性单神经炎或神经根病。

7. 肌肉骨骼系统　可累及骨、关节和（或）肌肉、骨骼肌腱、腱鞘。

8. 心脏　室壁瘤、心律失常、心包损害、瓣膜病变、心肌病变等。

【诊　断】

（一）诊断基本资料

1. 病史　有全身症状、呼吸道症状、视力模糊、双侧肺门淋巴结肿大、浅表淋巴结肿大、结节性红斑及结节、斑块皮损等病史。

2. 体格检查　可发现浅表淋巴结肿大、眼炎、皮肤结节性红斑、丘疹或斑块等。

3. 实验室及其他检查

（1）血液检查：白细胞总数及淋巴细胞计数可降低，贫血，血沉加快；转氨酶和碱性磷酸酶可升高；β_2微球蛋白升高；血清血管紧张素- I（sACE）升高，血钙和24小时尿钙升高。支气管肺泡灌洗液（BALE）中CD4/CD8比值及淋巴细胞增高。BALF中$CD4^+/CD8^+$比值，对肺结节病诊断的敏感性和特异性分别为86%和100%，当$CD4^+/CD8^+>$3.5时多提示结节病处于活动期（肺泡炎）阶段，明显优于血管紧张素转换酶（SACE）的测定。

（2）影像学检查：胸部X线或CT显示双侧肺门对称性淋巴结肿大；肺纹理增粗、有颗粒状、网状、结节状或片状阴影，其阳性率为80%～90%，晚期可有肺纤维化改变。67Ga显像检查可见特殊的"熊猫样面容"。

（3）Kveim试验阳性：Kveim抗原为结节病组织的10%生理盐水混悬液，于前臂内侧皮内注射0.2ml，经6周后，于注射部位做皮肤活检，若有典型的结节病组织学改变，则为阳性，有较高的特异性，急性患者的阳性率75%。

（4）组织病理：见诊断标准。

4. 伴发的疾病

（1）感染：隐球菌病，慢性肝炎，结核病。

（2）免疫疾病：甲状腺疾病，干燥综合征，溃疡性结肠炎，疱疹样皮炎，类风湿性关节炎。

（3）肿瘤：潜在癌。

（4）其他：白癜风，恶性贫血，Graves病，糖尿病，淀粉样变性，HIV感染。

（二）诊断思路

1. 典型病例的诊断　如年轻人皮肤出现结节、斑块伴呼吸道症状、视力模糊、胸部X线显示双侧肺门淋巴结肿大、组织病理有特征性的"裸结节"表现、转氨酶和碱性磷酸酶可升高、血钙和24小时尿钙升高，可确诊为结节病。

2. 不典型病例的诊断　临床上仅仅只有结节、斑块的皮损常常不具特征性。因此，考虑诊断疾病的思路应该广阔，首先应该认识到结节、斑块的病变常发生在真皮下部或皮下组织，主要是炎性细胞浸润、代谢物沉积于真皮、皮下组织或皮肤、皮下组织出现新生物所致。因此，应联想到多种疾病存在的可能性，如肉芽肿性疾病：麻风、皮肤结核（寻常狼疮）、深部真菌病、结节病、环状肉芽肿、类脂质渐进性坏死、网织细胞增生症、淋巴细胞浸润症；皮肤、皮下组织的新生物：淋巴瘤等。常需做组织病理检查，若怀疑为慢性感染性疾病应注意做病原学的检查：如特殊染色，取组织块做真菌培养，结核菌培养等。

（三）诊断依据

结节病诊断要点：①皮肤出现结节、斑块等皮损；②多系统临床受累表现；③胸部X线或CT示双侧对称性肺门淋巴结肿大或伴肺浸润；④组织病理显示非干酪性上皮样细胞肉芽肿病理改变，或Kveim试验阳性；⑤除外其他肉芽肿性疾病。

1. 临床诊断　当患者有皮损、多系统临床表现；胸部X线或CT示双侧对称性肺门淋巴结肿大或伴肺浸润时应高度怀疑结节病。结节病患者中1/3～1/2有肺功能障碍；约80%的病例67Ga核素扫描异常；当支气管肺泡灌洗液中$CD4^+/CD8^+>3.5$时，确诊率为74%。

2. 病理诊断　活组织检查有皮肤，浅表淋巴结，眼、鼻黏膜，支气管黏膜等。支气管黏膜活检确诊率为41%～57%。经支气管镜肺活检确诊率为40%～90%；必要时可行胸腔镜、纵隔镜检查或开胸肺活检，以及受累器官的活检。

3. Kveim试验　大约80%的活动性结节病患者为阳性，病情缓解者可为阴性。该试验对结节病有较高的特异性，只有2%的假阳性。由于抗原制备特别困难，Kveim试验正逐渐被淘汰。

（四）诊断标准

我国结节病学组于1993年对结节病的诊断方案做出了第三次修订，其诊断内容如下：①X线片显示双侧肺门及纵隔对称性淋巴结肿大（偶尔单侧肺门淋巴结肿大），伴或不伴有肺内网状、结节状、片状阴影，必要时可参考胸部CT进行分期；②组织病理学检查证实或符合结节病；③Kveim试验阳性；④血清ACE活性升高；⑤结核菌素试验为阴性或弱阳性反应；⑥高血钙、高尿钙症，碱性磷酸酶和血浆免疫球蛋白增高，支气管肺泡灌洗液中T淋巴细胞数量增加，CD4$^+$T细胞/CD8$^+$T细胞的比值上升。

具有①②或①③条者，可诊断为结节病。第④⑤⑥条为重要的参考指标。

【鉴别诊断】

结节病临床较少见，临床表现复杂多样，皮损为多形态改变，加之有各系统多脏器受累，因而临床需与如下疾病相鉴别（表28-5）。

（一）主要鉴别的疾病

1.寻常狼疮　两者均可出现面部斑块，但寻常狼疮表皮可有萎缩，还可出现溃疡、瘢痕；特征组织病理改变为结核性肉芽肿，炎症反应较重，淋巴细胞浸润明显，并有干酪样坏死；Kveim试验阴性。

2.结核样型麻风

（1）相似点：临床上虽有与结节病相似的斑块为主要表现。

（2）不同点：常有毛发脱落、神经粗大、闭汗及感觉障碍。组织病理上可见到神经组织有炎性细胞浸润，抗酸染色阳性。

3.颜面播散性粟粒狼疮

（1）相似点：本病与结节病都有相似的颜面部丘疹、小结节损害。

（2）不同点：结节病分布的部位更广泛，而颜面播散性粟粒狼疮一般限于颜面部，可出现溃疡、萎缩性瘢痕。病程相对较短。组织病理显示真皮内，尤其在真皮中、上部可见上皮样结节，少许朗格汉斯巨细胞，结节周围较多淋巴细胞浸润；在结核样结节中心还可见干酪坏死，Kveim试验阴性有助于鉴别。

4.光线性肉芽肿

（1）相似点：光线性肉芽肿与斑块或结节状结节病皮损相似。

（2）不同点：光线性肉芽肿主要见于面部，与日光有明显关系，组织病理无上皮样肉芽肿，Kveim试验阴性可资鉴别。

5.莱姆病

（1）相似点：本病与结节病均可出现皮肤损害、神经系统表现及关节症状等多脏器受累表现。

（2）不同点：前者常呈区域性发病，皮肤损害主要表现为慢性游走性红斑（结节病以结节性红斑为主），血中布氏疏螺旋体抗体阳性，血清冷球蛋白阳性。而无双侧肺门淋巴结对称性肿大，Kveim试验阴性。

6.淋巴瘤

（1）相似点：淋巴瘤与结节病均可出现皮肤、淋巴结、肺部等多器官系统受累表现。

（2）不同点：淋巴瘤以男性多见，30～40岁好发，常有全身乏力、消瘦、发热，可有咳嗽、胸痛、上腔静脉阻塞综合征。组织病理表现为均一的

表28-5　结节病皮损与相关疾病鉴别

结节病皮损		相关鉴别诊断
皮肤损害	丘疹	睑黄疣、汗管瘤、颜面播散性粟粒狼疮、类脂质渐进性坏死、扁平苔藓、毛发上皮瘤、汗腺瘤、皮脂腺腺瘤、红斑狼疮、二期梅毒、酒渣鼻、环状肉芽肿、淋巴瘤
	结节	皮肤淋巴瘤、皮肤淋巴瘤样增生、类风湿结节、异物肉芽肿、麻风
	斑块	寻常狼疮、深在性红斑狼疮、类脂质渐进性坏死、硬斑病、结核样型麻风、利什曼病、光线性肉芽肿、网织细胞增生症
	环状	环状肉芽肿、环状弹性组织溶解性巨细胞肉芽肿、麻风
肺损害		结核、肺癌、支气管肺癌、淋巴瘤等
淋巴结		淋巴瘤（NHL、HL）
眼损害		眼色素膜炎、虹膜睫状体炎等
其他		莱姆病、面神经瘫痪、淋巴瘤等

淋巴细胞浸润，有异形性改变及核分裂，而非类上皮样肉芽肿；Kveim试验阴性。

（二）次要鉴别的疾病

1.二期梅毒

（1）相似点：皮损表现多种多样，临床上环状损害与结节病相似。

（2）不同点：二期梅毒有不洁性交史，梅毒血清学试验阳性，组织病理可见大量浆细胞浸润。而无上皮样细胞肉芽肿，Kveim试验阴性。

2.环状肉芽肿

（1）相似点：多见于儿童，皮损好发于手、腕、前臂、小腿等处，表现为小丘疹组成的环形损害，边缘隆起，中央稍凹陷，质较硬，色淡红或正常肤色，而与结节病相似。

（2）不同点：环状肉芽肿组织病理可见栅栏状肉芽肿，中心胶原纤维变性、坏死，外围可见较密集的淋巴、组织细胞浸润。而无上皮样细胞肉芽肿，Kveim试验阴性。

3.网织细胞增生症

（1）相似点：结节、斑块型结节病与网织细胞增生症的临床表现类似。

（2）不同点：网织细胞增生症多见于老年人，组织病理在真皮全层可见组织细胞，有些组织细胞的核具有非典型性，组织细胞胞浆呈特征性的毛玻璃状。Kveim试验阴性有助于鉴别。

4.淋巴细胞浸润症

（1）相似点：临床表现为红色浸润性斑块或结节，好发于颜面颧部、额部，也可泛发全身而相似。

（2）不同点：淋巴细胞浸润症组织病理示真皮血管及附属器周围团状或片状淋巴细胞浸润，无上皮样细胞肉芽肿，Kveim试验阴性。

5.肺癌

（1）相似点：结节病的肺部损害与肺癌极为相似。

（2）不同点：后者多发于老年男性，常有咳嗽、咯血、胸痛、呼吸困难等症状；X线胸片多为单侧肺门淋巴结肿大，病理可见不同类型癌细胞，癌胚抗原（CEA）升高，且痰中常可找到癌细胞。

6.肺门淋巴结结核

（1）相似点：结节病肺部损害与肺门淋巴结结核相似。

（2）不同点：后者多发于青少年，常有发热、盗汗、消瘦、疲乏无力等结核中毒症状。胸部X线多表现为单侧或双侧不对称性肺门淋巴结肿大，边缘模糊，多可见钙化灶和肺内浸润影。结核纯化蛋白衍生物（PPD）试验常呈阳性，红细胞沉降率增快。

（三）专家提示鉴别的疾病

1.感染性疾病

（1）分枝杆菌：结核、非典型性分枝杆菌感染。

（2）真菌：组织胞浆菌病、球孢子菌病。

（3）细菌：布鲁菌病。

（4）螺旋体：梅毒。

（5）后生动物：血吸虫。

（6）寄生虫：利什曼病、弓形体病。

2.肿瘤 癌、肉瘤、恶性鼻部肉芽肿。

3.过敏性肺炎 农民肺、爱鸟人肺、橡树软木尘病、甘蔗渣尘肺。

4.金属 慢性铍病、锆肉芽肿、铝肉芽肿。

5.硅酸盐 硅肺伴肉芽肿性炎症。

6.血管炎性肉芽肿及自身免疫性疾病 韦格纳肉芽肿、在性肉芽肿性血管炎、淋巴瘤样肉芽肿、结节性多动脉炎、支气管中央型肉芽肿、系统性红斑狼疮、原发性胆汁瘀积性肝硬化、幼年型类风湿关节炎。

7.其他 慢性肉芽肿性疾病（儿童）、Whipple病、癌症化疗后淋巴细胞浸润、Blau综合征、局部结节病性反应。

8.组织学鉴别 结核病、结核样麻风、铍中毒、真菌感染、Crohn病、异物肉芽肿。

【治 疗】

有的患者皮损可自行消退，消退后仅极少数复发，无症状的损害可不必治疗。治疗的目的，主要在于控制结节病的活动，保护重要脏器功能。

1.全身治疗

（1）糖皮质激素：为首选药物。可使肉芽肿消退，但停用时肉芽肿可复发。

缪竟智等提出糖皮质激素应用指征，可参考：①眼结节病；②颜面皮损或身体其他部位大面积皮肤损害；③神经系统结节病；④心脏结节病；⑤肺结节病Ⅱ期或Ⅲ期；⑥肝结节病伴胆汁淤积、肝酶升高；⑦脾结节病伴脾功能亢进；⑧肾脏及生殖器官结节病；⑨高血钙或高尿钙症；⑩结节病发热或伴其他明显症状者。常用的药物是强的松1mg/（kg·d），连续口服4～6周，接着在2～3个月内逐渐减量。如病变复发，可重复治疗。

（2）氯喹或羟氯喹：多用于多系统损害的难治性结节病。

（3）免疫抑制剂：

1）甲氨蝶呤5～25mg/周，低剂量的甲氨蝶呤单用或与激素合用对于激素治疗无效的结节病、复发的难治性结节病有一定疗效，且比较安全。

2）硫唑嘌呤50～200mg/d，多应用于慢性结节病或多系统病变的难治性结节病。可单用或与激素合用。

3）环磷酰胺50～150mg/d，多用于对激素无效或严重胸外结节病（神经或心脏结节病）。可单用或与激素合用。但不良反应较大，应严格掌握适应证。

（4）沙利度胺。

（5）雷公藤多苷片。

（6）抗结核治疗：雷米封每次0.1g，每日3次，尤其是结核菌素试验阳性时可试用。

（7）苯乙酸氮芥、酞胺哌啶酮、己酮可可碱等可以试用。

2.局部治疗　对单发或少数皮肤损害可外用糖皮质激素制剂，或皮损内注射强的松龙混悬液。

（何　黎　陈　蕾）

Wegener肉芽肿病

Wegener肉芽肿病（Wegener granulomatosis，WG）是一种少见的特发性多系统疾病，表现为上下呼吸道坏死性肉芽肿性损害，主要侵犯小动脉和小静脉的泛发性坏死性血管炎和局灶或弥漫性肾小球肾炎。

本病病因不清，有证据表明本病与遗传、鼻炎部感染。血清中存在抗中性粒细胞胞浆抗体及细胞免疫紊乱有关。

【临床表现】

Wegener肉芽肿病包括三个主要特征：

（1）上呼吸道（鼻、鼻窦、鼻咽和喉部）和（或）下呼吸道（气管、支气管和肺）的坏死性、破坏性肉芽肿性损害，类似损害几乎可见于任何器官。

（2）多部位泛发的局灶性血管炎，特别是肺部。

（3）肾小球性肾炎。

1.皮肤损害　46%的患者伴有皮肤受累，但很少是本病的唯一表现。最常见的皮肤损害是可触性紫癜，还有溃疡、水疱、脓疱和皮下结节。皮疹多发生于四肢（图28-8），尤其是小腿（图28-9），面（图28-10）、颈和上胸部也可受累。

2.系统损害

（1）上呼吸道症状（92%），如流涕、鼻塞、鼻窦区疼痛，鼻咽部溃疡、软腭穿孔（图46-7）。

（2）肺部表现（85%～90%），如咳痰、咯血、呼吸困难、胸痛。

（3）肾脏受累（85%），局灶性和节段性肾小球肾炎。

（4）多关节痛（1/3病例）。

（5）眼受累（52%），有眼球突出，眼血管炎。

（6）心脏受累（8%）：心包炎、全心炎、冠状动脉炎。

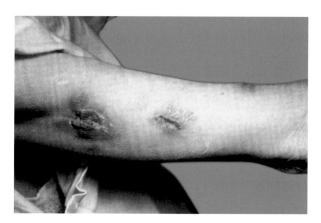

图28-8　Wegener肉芽肿病

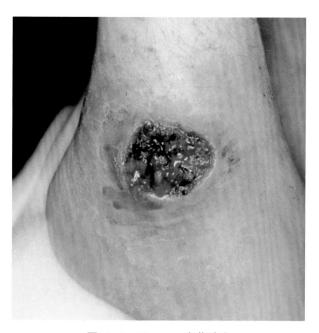

图28-9　Wegener肉芽肿病

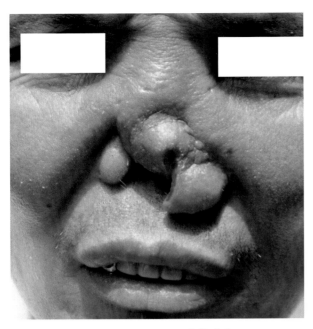

图28-10　Wegener肉芽肿病
（本图由第二军医大学顾军、陈明惠赠）

（7）神经系统受累（25%），神经炎和癫痫。

【诊　断】

（一）诊断基本资料

1. 病史　本病为特点多系统损害，当患者以皮肤症状就诊时往往已经有多个器官受损的病史。应仔细了解全身各系统受累的情况。皮肤症状的出现往往不伴有主观感觉的异常。

2. 体格检查　应进行系统的体格检查以正确评估全身受累的情况，眼、耳、鼻、口腔、咽喉都是检查的重点，必要时请专科医生借助特殊器械进行，心、肺、神经系统也是较常受累的部位。皮肤改变除应注意皮损的形态外，还应注意皮损分布的特点、有无浸润性等。

3. 实验室及其他检查

（1）实验室检查：血沉增快、白细胞升高、轻度贫血、轻度高丙球蛋白血症、类风湿因子低度阳性等均为非特异性改变。90%的典型病例（指有上、下呼吸道肉芽肿性血管炎伴肾小球肾炎）胞浆型抗中性粒细胞胞浆抗体（c-ANCA）阳性。该抗体可作为本病诊断与治疗观察的重要参考指标。

（2）组织病理检查：本病有坏死性肉芽肿和坏死性血管炎两种组织学改变。

1）坏死性肉芽肿表现为中心坏死区及周围肉芽肿性炎症浸润，浸润细胞包括组织细胞、淋巴细胞、嗜中性粒细胞、浆细胞及多数多核巨细胞，嗜酸性粒细胞较少。

2）坏死性血管炎表现为小动脉及小静脉管壁纤维素沉积及以嗜中性粒细胞为主的浸润，有核尘，血管腔中可见血栓形成。

（二）诊断思路

1. 早期诊断较难　在病情的早期阶段，患者还未表现出完全的临床三联征时，本病很难确诊。

2. 多系统损害　各器官受累并非同时发生，一半以上最初仅表现鼻塞、鼻腔异常分泌物等上呼吸道症状，此时往往误诊为慢性鼻炎、鼻窦炎等，既便在出现了咳嗽、咳痰、胸痛等下呼吸道症状也易误诊为一般感染。

3. 皮肤损害　当患者到皮肤科就诊时，发现双下肢紫癜性丘疹为代表的皮损，第一印象可能倾向于变应性皮肤血管炎，但在病史中有突出的上、下呼吸道及肾受损表现，则应考虑本病的诊断。

4. 实验室检查及鉴别诊断　除应进行相应的实验室检查外，尤其应强调病理检查在本病诊断中的重要性，还应注意与其他几种相似疾病的鉴别。

（三）诊断依据

好发于中轻年，主要表现上、下呼吸道病变及肾小球肾炎，皮肤表现可触性紫癜，可有溃疡、水疱、脓疱，四肢多见，躯干可有皮下结节，实验室检查c-ANCA阳性。组织病理呈坏死性肉芽肿和坏死性血管炎改变。

（四）诊断标准（1990年美国WG诊断标准）

1. 鼻或口腔炎症　痛或无痛性口腔溃疡、脓性或血性鼻分泌物

2. 胸部X片异常　胸片示结节、固定浸润灶或空洞

3. 尿沉渣异常　镜下血尿（>5个红细胞每高倍视野）或红细胞管型

4. 组织病理　动脉壁、动脉周围或血管外部区域有肉芽肿性炎症

具备两项阳性者即可诊断Wegener肉芽肿，诊断敏感性为88%，特异性为92%。

【鉴别诊断】

（一）主要鉴别的疾病

1. 淋巴样肉芽肿病

（1）相似点：本病为系统性疾病，主要累及肺部，有咳嗽、气促、胸痛，约1/3患者出现皮肤损

害，为浸润性红色斑丘疹、斑块及结节，常发生溃疡，多见于下肢，与Wegener肉芽肿相似。

（2）不同点：本病临床上无坏死性肾小球肾炎和鼻塞、鼻窦部疼痛、脓性分泌物等上呼吸道症状，组织病理学本病虽然也有血管炎改变，但非白细胞碎裂性，且在浸润细胞中可见核大深染的单核细胞，常有有丝分裂象，约15%的患者可发展成恶性淋巴瘤。

2.变应性肉芽肿病

（1）相似点：临床表现为发热、哮喘及其他系统损害，如高血压、多发性单神经炎、肾脏损害及心脏衰竭等。皮肤损害为鲜红至紫红色紫癜性丘疹及皮下结节，坏死溃疡，常见于四肢，与Wegener肉芽肿时相似。

（2）不同点：①本病无上呼吸道、眼及耳部症状，肺部主要表现为哮喘而咳嗽、咯血、胸痛症状较轻；②实验室检查本病末梢血中嗜酸性粒细胞明显增多，抗中性粒细胞胞浆抗体阴性；③组织病理学检查可见肉芽肿性血管炎改变，而非白细胞碎裂性血管炎。

（二）次要鉴别的疾病

1.结节性多动脉炎

（1）相似点：是一种系统性中性粒细胞性血管炎，可累及所有器官的中、小动脉，特别是中等大小的肌性动脉。皮肤表现四肢痛性皮下结节，表面可有红肿、淤斑及溃疡。内脏受累以肾脏最常见，与Wegener肉芽肿一样，均为坏死性肾小球，应予区别。

（2）不同点：①Wegener肉芽肿有上呼吸道和肺的改变，而结节性多动脉炎无；②Wegener肉芽肿无高血压，而结节性多动脉炎时常有高血压；③结节性多动脉炎主要皮肤表现为四肢痛性皮下结节，Wegener肉芽肿主要表现为紫癜性丘疹，皮下结节也可出现但见于躯干，无疼痛；④组织病理学Wegener肉芽肿病多见肉芽肿的改变，而结节性多动脉炎少见。

2.变应性皮肤血管炎

（1）相似点：为免疫复合物沉积引起的皮肤或系统性血管炎，皮肤表现主要为双下肢鲜红至紫红色丘疹、斑丘疹，关节、肾脏、胃肠道及肺部等器官亦可受累出现相应症状，临床有时与Wegener肉芽肿相似。

（2）不同点：以下几点有助于鉴别：

1）本病皮疹多样性，包括红斑、丘疹、紫癜、小结节、风团等，且皮疹范围较广，易累及躯干尤其背部。

2）本病常累及关节但不会出现鼻塞、鼻窦部疼痛及鼻腔脓血性分泌物、中耳炎等改变。

3）本病胞浆型抗中性粒细胞胞浆抗体阴性，组织学无坏死性血管炎及坏死性肉芽肿改变。

3.过敏性紫癜

（1）相似点：为一种较常见的皮肤小血管炎，表现为针尖至黄豆大小淤点或淤斑，也可表现为出血性丘疹或斑块，小腿伸侧为著，有时波及臀部及前臂。皮肤表现有时与Wegener肉芽肿相似。

（2）不同点：区别为Wegener肉芽肿除紫癜性丘疹外还可出现水疱、脓疱、皮下结节及溃疡，全身症状较重，尤其上、下呼吸道受累表现明显，易与过敏性紫癜鉴别。

【治　疗】

1.全身用药

（1）糖皮质激素：是治疗本病的基础药物，一般用泼尼松1mg/（kg·d），在疾病早期，特别是局限于上呼吸道时常可有效控制症状，病情控制后逐渐减少至维持量。

（2）免疫抑制剂：对合并肺部及肾脏损害的病例，应尽早联用免疫抑制剂治疗，其中以环磷酰胺疗效较好，用量1~2mg/（kg·d），近来主张冲击疗法以减少不良反应的发生。亦可应用硫唑嘌呤、甲氨蝶呤、环孢素、霉酚酸酯治疗。有报道使用大剂量丙种球蛋白治疗取得满意疗效。

（3）氨苯砜：合用氨苯砜可提高疗效。

2.局部用药　主要为糖皮质激素软膏，溃疡形成者可用抗生素制剂。

（李慧忠　周　英　吴　玮）

类脂质渐进性坏死

类脂质渐进性坏死（necrobiosis lipoidica）又称糖尿病性类脂质渐进性坏死，60%以上的患者在诊断本病时伴有糖尿病，其余的患者中约10%在5年内可能发生糖尿病。以患者胫前出现边界清楚、坚实、硬皮病样的斑块，后期出现萎缩为临床特征。成年女性多见。

【病因与发病机制】

由于其与糖尿病的密切相关，有人认为可能是糖尿病所致真皮胶原的变性产生本病，由于糖尿病性微血管的病变，致使糖蛋白在小血管壁沉积，逐渐引起血管闭塞，组织坏死。电镜证实病变部位的胶原纤维和弹力纤维变性，胶原纤维横纹消失，成纤维细胞合成胶原减少。直接免疫荧光显示病变部位的血管壁上有IgM、IgA、C3和纤维蛋白原沉积，提示免疫复合物性血管炎可能参与本病的发生。

【临床表现】

1.**基本损害**　常为一个或数个。初期皮疹为边缘锐利、边界清楚、隆起的红色丘疹，压之不退色，丘疹上可附有少许细小的鳞屑。皮损逐渐发展，形成边界清楚、不规则、橙黄色的硬皮病样萎缩性斑块，中央硬化凹陷，其上可见扩张的毛细血管，部分可出现溃疡。发生在皮下深部的浸润性硬化性皮损与脂膜炎相似；非小腿部位的浅表性损害，表现为隆起的坚实丘疹、结节或斑块，无明显萎缩，类似于环状肉芽肿（图28-11～图28-13）；部分颜面、头皮部位的皮损可有显著的脂肪浸润，近似结节病样改变。

2.**发病特征**　最常见于两侧小腿胫前，少部分可发生于大腿、踝部、足部及腿后，近来也有报道发生在颜面、头皮的患者，但皮损不累及小腿的病

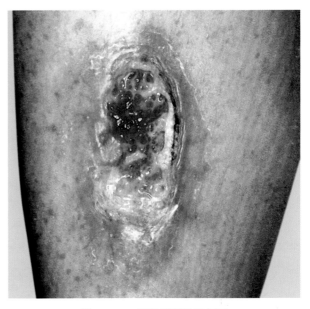

图28-12　类脂质渐进性坏死

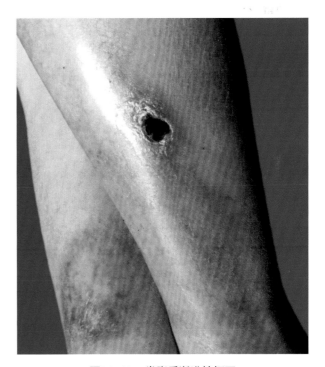

图28-13　类脂质渐进性坏死
（本图由上海市皮肤病医院乐嘉豫惠赠）

例极少。

其他糖尿病性皮肤损害，可合并假丝酵母菌感染。控制糖尿不能改善皮损症状。

【诊　断】

（一）诊断基本资料

1.病史

（1）双下肢小腿胫前的硬皮病样萎缩性斑块

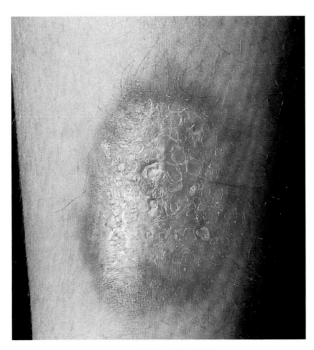

图28-11　类脂质渐进性坏死

病史。

（2）大部分可合并有糖尿病史。

2. 体格检查

（1）典型皮损：双下肢小腿胫前，边界清楚的橙黄色萎缩性斑块，中央硬化伴有扩张的毛细血管。

（2）其他糖尿病性皮肤及躯体损害。

3. 实验室及其他检查

（1）血液检查：糖耐量试验异常。

（2）组织病理：成熟皮损表现为表浅的、深的和间质性炎症过程，累及整个真皮网状层，也常常累及脂膜。炎症细胞包括淋巴细胞、组织细胞、多核巨细胞和浆细胞。在低倍镜示栅状肉芽肿，肉芽肿中央含有变性的胶原纤维，周围围绕有炎症性浸润。

（3）伴发疾病：糖尿病（1型、2型）、结节病、环状肉芽肿、甲状腺功能亢进/减退、炎性肠炎、血管炎、共济失调性毛细血管扩张症。

（二）诊断思路

1. 双下肢小腿胫前的皮肤损害，呈边界清楚的橙黄色萎缩性斑块，可能的疾病有很多，包括限局性硬皮病、硬红斑、结节性红斑、胫前黏液性水肿等，尤其发生在非小腿部位的皮损，更无特异性可言。

2. 绝大多数患者合并有糖尿病史，提示与糖尿病密切相关性疾病，包括糖尿病性皮肤损害、类脂质渐进性坏死的可能。

3. 及早的组织病理学检查是必要的，栅栏状肉芽肿性浸润改变具有诊断价值。

（三）诊断依据

本病依据病史、症状与体征、实验室检查及组织病理可做出诊断。

（四）诊断标准

1. 典型皮损：双下肢小腿胫前边界清楚的橙黄色萎缩性斑块，中央硬化伴有扩张的毛细血管。

2. 糖尿病史。

3. 实验室检查：糖耐量试验异常。

4. 以上条件临床提示本病的可能性，组织病理学呈特征性的栅栏状肉芽肿性浸润，可以明确诊断本病。

【鉴别诊断】

（一）主要鉴别的疾病

1. 限局性硬皮病　好发于头面或躯干，表现为斑状或带状的浮肿硬化性损害，表面可有光泽，后期萎缩，皮肤失去弹性。组织病理学改变为表皮萎缩，真皮胶原纤维增生肿胀、变性、硬化，皮肤附属器萎缩消失，没有栅栏状肉芽肿样浸润性改变。

2. 结节性红斑　好发于双侧小腿胫前部的数个深在性皮下结节，表面可发红，有明显的疼痛及触痛，反复成批发作；组织病理学显示间隔性脂膜炎改变，没有胶原纤维的渐进性坏死，以及栅栏状肉芽肿样浸润。

3. 环状肉芽肿　为好发于手足背的皮肤色的硬性丘疹，并相互融合成环状，边缘隆起，界限清楚。组织病理学特征为：表皮大致正常，灶性栅栏状肉芽肿浸润一般位于真皮上部，栅栏状肉芽肿间有正常真皮的区域，在栅栏状排列的组织细胞间可见轻度嗜碱性的黏蛋白沉积，而血管病变一般不明显。

（二）次要鉴别的疾病

1. 结节病　为原因不明的全身性非干酪样肉芽肿性损害，常常侵犯肺、皮肤和眼，皮肤损害呈多样性，80%可自行消退。组织病理学表现为上皮样细胞性肉芽肿，无胶原纤维的透明变性，以及渐进性坏死，也无类脂质沉积。

2. 胫前黏液性水肿　发生于两侧胫前部位的境界清楚的淡红色结节或斑块，毛孔开大，多毛。组织病理学改变主要为真皮中下部大量黏蛋白（透明质酸为主）沉积，致真皮增厚和胶原束分离，表皮可见角化过度，毛囊角栓。

3. 皮肤淀粉样变　男性好发，两侧胫前部位的密集半球状坚实丘疹，可有剧烈瘙痒。组织病理学改变主要为嗜伊红物质沉积于真皮乳头，刚果红、结晶紫染色呈阳性提示为淀粉样蛋白，表皮可见角化过度，棘层肥厚，基底层液化变性和色素失禁。

【治　疗】

1. 尽管控制糖尿病并不能完全消退皮损，但有一定程度的改善。

2. 皮质类固醇激素的皮损内注射或局部封包，可有效改善皮损。

3. 系统应用糖皮质激素可能有效。

（孙　令　陈　蕾）

新生儿硬化症

新生儿硬化症（sclerema neonatorum），硬化又伴水肿者称为新生儿硬肿病，系指新生儿期由于多种原因（受寒、早产或感染等）引起的一种危及新生儿尤其是早产儿健康的严重的皮下脂肪疾患。以皮下脂肪硬化为特征，常伴有低体温及多脏器功能低下，冬季发病，由受寒引起者又称寒冷损害综合征（cold injury syndrome），本病是新生儿时期常见病，预后严重，病死率高达15%～53%。

【病因与发病机制】

1.低体温寒冷损害，末梢血管收缩，尤其是以肾、肺等重要脏器有效血容量减少，造成各脏器功能障碍，组织损害，皮下脂肪中不饱和脂肪酸含量低，饱和脂肪酸含量高，其熔点高，在寒冷产热不足时易凝固硬化。

2.感染：感染可致酸中毒，缺氧及休克，使机体消耗过多。摄入不足，代谢低下，微循环障碍而产生硬肿。

3.早产：早产儿皮下脂肪储备量少，基础代谢低，在寒冷环境中不易较长时间维持体温，而易发生硬肿。

4.窒息：窒息可致机体缺氧，血流缓慢，酸中毒引起全身微血管痉挛，产生微循环障碍，致患儿体温偏低，皮下脂肪凝固、硬化。

【临床表现】

1.硬肿　皮肤和皮下组织出现硬肿呈浅红色或暗红色，严重循环不良者可呈灰色或青紫色。出现的先后顺序依次为下肢（92.5%）＞臀部（90%）＞面颊（67.1%）＞上肢（47.1%）。患处皮肤紧贴皮下组织，不易捏起和移动，水肿明显时指压可出现凹陷，有时只硬不肿，黄白色，呈蜡样外观犹如橡皮。严重时侵及全身，使整个肢体呈半冻状态。

2.低体温　体温常＜35℃，重症＜30℃，脉搏微弱，常不吃、不哭、不动。

3.多脏器功能低下　可发生休克、肺炎、肺出血、DIC、肠炎、颅内出血、败血症、心力衰竭，于数日后死亡。

【诊　断】

（一）诊断基本资料

1.病史　新生儿有早产、受寒、窒息或感染史，产后第一周内或稍后发病。

2.体格检查　皮肤及皮下脂肪出现暗红色或紫红色硬肿，或只硬不肿，皮肤黄白色如同橡皮，患

儿体温低。

3.实验室检查

（1）无特异性血清学检查，血小板减少，重症凝血酶原时间延长，凝血活酶时间延长，纤维蛋白原降低，血浆血精蛋白副凝试验（3P试验）阳性，但在DIC晚期，由于凝血因子被消耗及纤维蛋白降解产物（FDP）的抗凝酶作用，3P试验可转为阴性，血糖低、血气分析，常pH下降，PaO_2降低，$PaCO_2$增高。肾功能：重症者，尿素氮、肌酐常增高。

（2）心电图：主要表现可有P-R、Q、T时间延长低电压，T波低平或倒置，ST段下降。

（3）胸片：常有肺炎、肺水肿、肺出血改变。

（4）组织病理：真皮结缔组织增生，皮下组织增厚，脂肪细胞增大和脂肪小叶间结缔组织间隔增宽，脂肪细胞内见针状结晶，旋光显微镜下呈双折光。脂肪组织有非特异性炎性浸润。

4.伴发疾病　败血症、肺炎、腹泻、脱水、肠梗阻、先天性心脏病、新生儿脂肪坏死。

（二）诊断思路

1.病史及体征，新生儿硬肿症主要见于生活力薄弱或体重较低新生儿或未成熟儿。本病具有冷、硬、肿、休克、弥散性血管内凝血（DIC）5个严重征象。不吃、不哭、不动，体温不升，体重不增5个重危征兆，新生儿，尤其早产儿在产后第一周内出现上述几个表现应想到本病。

2.实验室检查，患儿肝糖原贮存不足，基础代谢低所致的血糖低及PaO_2降低有一定特征。

3.新生儿硬肿症是一个系统损害的疾病，容易出现肺炎、肺出血、呼吸衰竭、心动过缓和心律不齐，肾衰竭及DIC，而这些损害又与其他疾病相似，因此要综合分析，才能明确诊断。

（三）诊断依据

本病的诊断主要依据病史、临床特征、体格检查、实验室检查综合分析。

（四）诊断标准

病情分度按1989年全国新生儿学组会议讨论的标准见表28-6。

【鉴别诊断】

需与本病鉴别的疾病有新生儿水肿、新生儿皮下脂肪坏死及新生儿皮下坏疽、冷性脂膜炎相鉴别。

表28-6　新生儿硬肿症病情分度

程　度	硬肿范围	体　温	（肛）腋温差	器官功能改变
轻	<20%	>35℃	正值	无或轻度功能低下
中	20%~50%	<35℃	0或正值	功能损害明显
重	>50%	<30℃	负值	功能衰竭、DIC、肺出血

表28-7　新生儿硬化症的鉴别诊断

鉴别要点	新生儿硬化症	新生儿水肿	新生儿皮下脂肪坏死
妊娠	常为早产儿、未成熟儿	常为早产儿、未成熟儿	足月产或过期产
分娩	正常	正常	异常分娩
发病年龄	数周内	数日至1周	数日至1周
全身情况	差，常有并发症	差，常有并发症	良好
部位	小腿外侧至全身，唯外阴、掌跖不受累	小腿外侧至全身，以下半身明显，外阴部、掌跖亦可受累	臀部、大腿、臂、面部为主
皮损	硬肿压之无凹陷，黄白色，光滑，呈蜡样，触之如硬橡皮	可凹性水肿，呈苍白或青紫色	深在性结节，质坚硬，色红或紫红
病理	皮下纤维小梁增厚，多数脂肪细胞中有针状结晶	皮下组织水肿，血管、淋巴管扩张	脂肪坏死性肉芽肿
预后差	差	差	良好

（一）主要鉴别的疾病

主要鉴别的疾病见表28-7。

（二）次要鉴别的疾病

1.新生儿皮下坏疽

（1）相似点：是新生儿期皮下组织急性化脓性感染疾病。急骤，发展快，好发于冬季，身体受压部位易发病，患处皮肤开始红硬、肿胀与新生儿硬肿症相似。

（2）不同点：在以后数小时内，皮疹迅速蔓延，有漂浮感及坏死，坏死组织可深达筋膜和肌肉。

2.冷性脂膜炎

（1）相似点：损害主要好发于暴露部位，受冷后出现红色皮下结节及斑块，伴触痛，数周后结节变软自然消退。

（2）不同点：组织病理呈小叶性脂膜炎改变，而有别于新生儿硬肿症。

【治　疗】

新生儿硬肿症的治疗主要采用综合治疗措施。

1.保暖、保温、低温时进行复温，复温时体温应缓慢上升以防止引起突然死亡。

2.治疗原发性疾病，选用抗生素预防感染。

3.给予足够热量、丰富的维生素，保持水电解质平衡及时供氧。据报道，供给足够能量对硬肿症患儿尽快复温，加速硬肿消退和减少死亡率均有明显作用。

4.血管扩张剂应用，中重度病例以东莨菪碱0.06~0.1mg/kg静推，每15分钟1次，直至皮肤转暖，心率增快，尿量增多，双肺啰音吸收。

5.肝素的应用，DIC时，可用肝素1mg/kg，6个小时后0.5mg/kg，病情好转后改为每8个小时1次，逐渐停用。

6.重症病例，可用甲泼尼龙1mg/（kg·d），滴注。

7.其他：可静脉滴注复方丹参活血化瘀2ml/次，1~2次/d，维生素E针10~15mg涂于硬肿部位，用手掌来回按摩局部发红发热，每日3~4次，每次10~20分钟。

（何　黎　王红兵　吴丽峰）

第二十九章
皮肤肿瘤

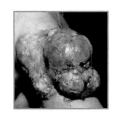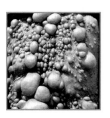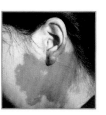

第一节　良性皮肤肿瘤

疣 状 痣

疣状痣（nevus verucous）亦名表皮痣（epidermal nevus）、线形表皮痣（linear epidermal nevus）。

【临床提要】

1. **基本损害**　皮损为密集的疣状丘疹，可融合成乳头瘤样，肤色、灰褐色、褐色。损害常呈线形，尤在四肢者，沿皮肤张力线或Blaschko线分布，躯干皮损呈波纹状或其他几何形状（图29-1～图29-3）。

2. **发病特征**　皮损在儿童期缓慢增大，至青少年期稳定。偶可发生基底细胞癌和鳞状细胞癌。

3. **临床分型**　①局限型；②系统型：呈泛发性分布；③单侧痣：于半侧躯体；④高起鱼鳞病（ichthyosis hystrix）（与鱼鳞病无关）：广泛性双侧分布，呈不规则形；⑤炎性线状型：有红斑、鳞屑和瘙痒。

【诊　断】

（一）诊断基本资料

1. **病史**　出生后即有，儿童期缓慢增大，青少年期稳定。

2. **体格检查**　为密集的淡褐色至褐黑色丘疹，排列呈线形，一侧或双侧。

3. **组织病理**　角化过度、棘层肥厚、乳头瘤样增生和表皮突延长。

4. **伴发疾病**

（1）综合征

1）表皮痣综合征：齿发育异常、弯曲足、多指

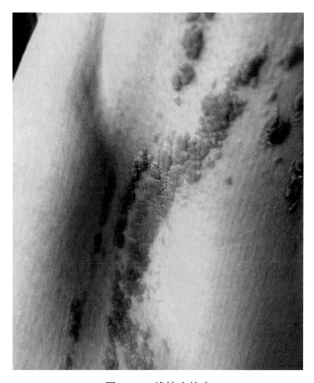

图29-1　线性疣状痣

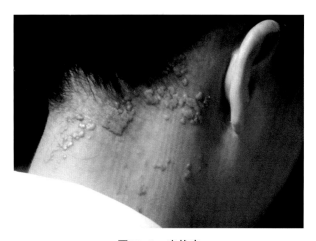

图29-2　疣状痣

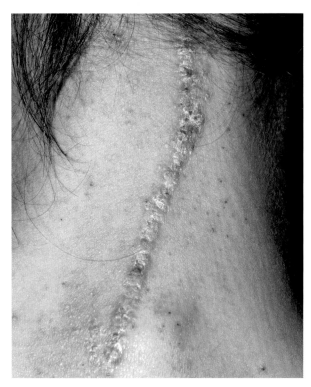

图29-3　炎性线状疣状痣

症、屈指症、骨骼畸形、癫痫、精神发育迟缓、神经性耳聋。

2）角膜炎-鱼鳞病-耳聋综合征（KID）、色素性毛表皮痣综合征、Gardner综合征、变形综合征、Rubinstein-Taybi综合征、先天性半侧发育不良、Schimmelpenning综合征、鱼鳞病样痣和肢体残缺综合征（CHILD）、粉刺样痣综合征。

（2）肿瘤：迷芽瘤、毛发囊肿、中枢神经系统脂肪瘤、下颌成釉细胞瘤、成骨细胞瘤、横纹肌肉瘤、过渡细胞癌、恶性小汗腺汗孔瘤、皮脂腺痣。

（3）其他：青春期早熟、低磷酸维生素D-抵

抗佝偻病、指状缩窄、分指、限局性颅缺损、半侧巨脑、颞叶增大、血管异常和畸形、肾动脉狭窄、多骨纤维发育不良、黑变病和慢性低钠血症、节段性黑变病、羊毛状发和粉刺样痣、银屑病。

（二）诊断思路

排列呈线状的损害，一般有汗管角化症、扁平苔藓，而多见于疣状痣，先天性出生即有，基本损害为淡褐色丘疹，可成乳头瘤样或疣状。

（三）诊断依据

1.损害特殊，为密集的疣状丘疹，线状排列，可融合成乳头瘤样，肤色、灰褐色、褐色。

2.皮损在儿童期缓慢增大，至青少年期稳定。

3.组织病理显示乳头瘤变化。

【鉴别诊断】

（一）主要鉴别的疾病

疣状痣主要鉴别疾病见表29-1。

（二）次要鉴别的疾病

1.纹状苔藓　纹状苔藓与炎性线状疣状表皮痣有相似之处，但纹状苔藓无自觉症状，病程自限性，有苔藓样炎症浸润，缺乏或棘层肥厚。

2.线状汗管角化症　两者均呈线样分布，但单个基本损害，汗管角化症有其临床与病理特征。可以区分。

3.带状银屑病　有相似之处，但组织病理可以鉴别，亦有认为带状银屑病是表皮痣的银屑病样变型。

【治　疗】

1.广泛性病变者口服维甲酸有暂时疗效。

2.亦可外用0.1%维甲酸霜、5% 5-氟尿嘧啶软

表29-1　疣状痣主要鉴别的疾病

	疣 状 痣	疣状及线状扁平苔藓
发病年龄	出生时或生后不久	婴幼儿及儿童极少发病
病因	先天性	不明
皮损特点	由淡褐或黑褐色角质性丘疹组成的线状或带状损害，单侧分布，皮损在成年期停止生长，终生不退	高出皮面的疣状斑块，边缘清楚，暗红色或紫红色，表面有鳞屑
好发部位	躯干及四肢的一侧	一般限于四肢，胫前及上肢伸侧好发
自觉症状	一般无，偶有微痒	剧烈瘙痒
病理检查	角化过度，角化不全，乳头瘤样增生，真皮上部淋巴细胞浸润	真皮上层带状慢性炎细胞浸润是其特征性病理改变

膏。

3.激光、电灼、液氮冷冻、皮肤磨削或化学剥脱术（三氯醋酸、酚）。

4.手术切除应至深部真皮，否则可能复发。

（乌日娜　陈　蕾）

脂溢性角化病

脂溢性角化病（seborrheic keratosis）亦名老年疣（senile wart），病因与遗传、年龄、日晒、血脂、乳头瘤病毒感染、慢性刺激有关。其病理变化为细胞增殖、分化和凋亡异常，本病已被证明是单克隆性质，是一种肿瘤，而不是表皮增生。有学者认为脂溢性角化是介于正常与恶性肿瘤之间的一种皮肤病。

【临床提要】

1.基本损害　常为扁平的淡褐色斑，边界清楚，直径小于1cm至数厘米，无光泽，犹如黏着在皮肤表面，可有毛囊角栓；日久常有色素沉着和油腻鳞屑（图29-4，图29-5）。

2.发病特征　好发于30岁以上，男性多见。常发生于面部和躯干（图29-6）。皮损可为一个或数百个，一般为20～40个。躯干的多发性皮损呈"圣诞树"样，长轴平行于皮纹或Blaschko线。偶有痒感。病程可长达30年以上。可伴发基底细胞癌和鳞状细胞癌。

3.临床分型　①寻常型；②灰泥角化病，灰白色疣状丘疹；③刺激型；④Leser-Trlat征，亦名多发性发疹性脂溢性角化病，可伴有内脏癌。

4.脂溢性角化与肿瘤的关系　有学者发现临床

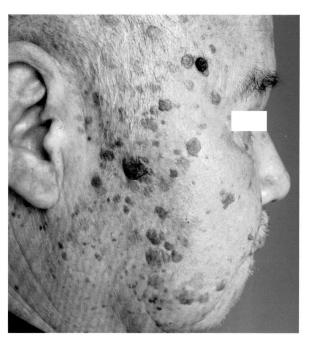

图29-5　脂溢性角化病

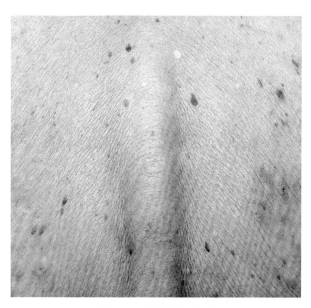

图29-6　脂溢性角化病

上为脂溢性角化病灶中有1.4%标本含有灶状鳞状细胞癌（SCC），也有学者阐述了60例在同一张病理切片中表现脂溢性角化和基底细胞瘤，其中40例与基底细胞瘤相连。SCC与脂溢性角化DNA倍体图像定量分析显示，尽管脂溢性角化形态学未见异常，但其部分染色体已发生了变化。说明脂溢性角化具有肿瘤样增生的特点。以往认为突发的背部脂溢性角化（Leser-Trlat征）与内脏肿瘤有关。近年，国外的学者通过82例病例对照研究显示突发的脂溢性角化与内脏肿瘤无显著性的关联，但是，它有潜在癌

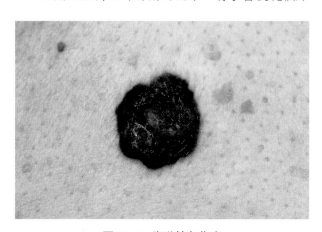

图29-4　脂溢性角化病

变的倾向。

【诊　断】

（一）诊断基本资料

1.**病史**　老年发病，亦见于30岁以上男性，无自觉症状，逐年有增加趋势，病程长，受刺激或感染后加重，如肿胀、渗液、结痂。

2.**体格检查**　见多个扁平淡褐色斑，边界清楚，表面光滑或呈细颗粒状，如黏着在皮肤表面。

3.**实验室检查**　组织病理示角化过度、棘层肥厚和乳头瘤样增生，肿瘤向上生长使棘层肥厚，而其下缘平坦，肿瘤基底与两端正常表皮在同一水平上。

4.**伴发疾病**

（1）浅表性基底细胞癌、鳞状细胞癌、黑色素瘤、皮肤神经节瘤、皮脂腺瘤、小汗腺汗孔瘤、毛鞘瘤，少数鲍温病病例与脂溢性角化病并存。

（2）Leser-Trlat征（又称多发性发疹性脂溢性角化病）：伴发胃癌、乳腺癌、前列腺癌、肺癌、结肠癌、恶性黑色素瘤、淋巴瘤、蕈样肉芽肿、黑棘皮病。

（二）诊断思路

老年人面部褐色斑片，病程长，扁平，有色素沉着和油腻性鳞屑覆盖，老年人面部质硬的，不易剥去鳞屑则考虑日光性角化病，生长迅速，黑色者考虑黑色素瘤。

（三）诊断依据

1.老年发病。

2.多个扁平淡褐色斑，边界清楚，表面光滑或呈细颗粒状，如黏着在皮肤表面。

3.组织病理显示角化过度、棘层肥厚和乳头瘤样增生，肿瘤向上生长使棘层肥厚，而其下缘平坦，肿瘤基底与两端正常表皮在同一水平上。

【鉴别诊断】

本病需与痣细胞痣、光化性角化病、寻常疣、恶性黑色素瘤相鉴别。

（一）主要鉴别的疾病

本病主要应鉴别的疾病见表29-2。

（二）次要鉴别的疾病

1.**线形表皮痣**　常出生后即出现，好发于躯干或肢体。表面呈疣状，常单侧线形分布排列。表皮突稍向下生长，若并发痣细胞痣，可找到痣细胞，或皮脂腺增生或大汗腺。

2.**寻常疣**　好发于儿童或成人，手背或头面部。表面呈疣状，常散在分布。表皮突在病变周围最长，并弯曲，向中心处伸展，颗粒层和棘层上部细胞空泡形成，其中可见大的嗜碱性团块。部分角化不全细胞排列成柱状、叠瓦状。

（三）专家提示鉴别的疾病

1.**临床**　表皮痣、寻常疣、尖锐湿疣、纤维上皮息肉、光化性角化病、黑色素细胞痣、黑色素瘤。

2.**组织学**　寻常疣、纤维上皮息肉、尖锐湿疣、表皮痣、戈-卡病性融合网状乳头瘤、Hopf疣状肢端角化病、衰老性着色斑、毛囊漏斗肿瘤。

【治　疗】

一般不需治疗，可用氯乙烷冷冻喷雾皮疹，使皮损变脆，再用刮匙刮除。这种办法，一般不产生瘢痕，也可用液氮冷冻、CO_2激光和三氯醋酸等化学腐蚀剂治疗。

（廖　家　吴丽峰）

表29-2　脂溢性角化病与日光性角化病的鉴别

鉴别点	日光性角化病	脂溢性角化病
发病年龄	中老年男性	50岁以上，男女之比为2∶1
病因	与日光照射有关	不明，为良性赘生物
皮损特点	隆起的疣状斑片，质硬表面有角质痂，去除痂皮后基底有出血现象，癌变概率较高，约20%变为鳞状细胞癌	边缘清楚的褐色疣状物，有脂溢性鳞屑，除去鳞屑不易出血，极少癌变
好发部位	暴露部位，以面、耳、手背、颈部最多见	面部，四肢躯干
病理检查	角化过度，角化不全，角化不良，表皮向下生长，有核分裂，棘层细胞排列紊乱，有异型细胞	角化过度，乳头瘤样增生，假性角质囊肿，表皮鳞状细胞不向下生长，无异型细胞

角化棘皮瘤

角化棘皮瘤（keratocanthoma）是一种在临床和组织学上类似于鳞癌，但可自愈的良性上皮性肿瘤。

关于该病曾有多种讨论，有学者认为这是一种良性肿瘤、假恶性肿瘤、退行的恶性肿瘤或鳞状细胞癌的一个亚型。另有学者认为可能和内脏恶性肿瘤相关。

【病因与发病机制】

本病病因不明。人类和实验动物损害的组织学研究显示本病可能起源于毛囊，加上各种诱发因素对毛囊的刺激，引起毛囊上皮的显著角化和反应性增生。

部分病例可能与病毒感染有关（DNA杂交技术显示角化棘皮瘤组织中存在有人类乳头瘤病毒），日光暴晒，接触煤焦油可使接触者发生本病，部分患者在原有皮肤病或外伤的基础上发病。

角化棘皮瘤和鳞状细胞癌两者具有相同的临床表现、组织病理学改变、免疫组织化学特点和P53抑癌蛋白表达缺陷，同时两者的浸润细胞都为CD4$^+$T

淋巴细胞，据此，许多学者认为本病是退行性鳞状细胞癌的一种变异形式。

【临床表现】

角化棘皮瘤的临床表现见表29-3。

【诊　断】

（一）诊断基本资料

1. 病史

（1）发生于头、面或全身等部位的角化性丘疹，结节病史，可单发或多发。

（2）临床可有自行消退现象。

2. 体格检查

（1）多见于老年人的颜面中部、手背、上肢等。

（2）特征性半球形、圆顶的结节性损害，中央充满角质栓，呈火山口状，表面光滑而有光泽，与周围皮肤有明显的界线，在皮损周围可见扩张的毛细血管。

3. 实验室及其他检查

（1）血液检查：无特异性。

表29-3　角化棘皮瘤的临床表现

型 别	发 病	皮 损	部位与症状	病 程
孤立型	最常见，中老年人，男略多于女	初起为1mm的皮色或红色丘疹，3~8周内迅速增大可达25mm，半球形、圆顶的皮色结节，中央充满角质栓，呈火山口状（图29-7）	暴光部位，颜面中部、手背、上肢	2~6周内迅速生长期，2~6周相对稳定期，2~6周自行消退期，部分6个月到一年才能完全消退
多发型	不常见，有家族史，常染色体显性遗传，青少年多见	皮损与孤立型相同，可达十几个	全身性分布，包括掌、跖和口唇，于面部、躯干和生殖器部位，家族性者持续性瘙痒	自发性消退倾向明显
发疹型	与红斑狼疮、白血病、麻风、放疗、烧伤等	数量众多，直径2~3mm，半球形的、正常皮肤颜色的坚实丘疹，呈播散状分布，部分可成线状排列，在2~8周内迅速增大，成熟皮损与孤立型相同，但少部分病例的中心角栓可不明显	全身分布，包括口腔黏膜，但掌、跖不受累，瘙痒	无自行消退倾向
特殊型	巨大性角化棘皮瘤	直径>3cm		数月内自行消退
	边缘离心性角化棘皮瘤甲下角化棘皮瘤	直径可达5~30cm		无自行消退倾向
	珊瑚礁样角化棘皮瘤	原发损害的中央出现许多新的皮损，发生在前额称角化不良与分离性角化棘皮瘤		不能自行消退

（2）组织病理：有特征性，尤其低倍镜下的结构模式对诊断有重要意义。

肿瘤病灶呈半球形隆起皮面，中心对称，顶端呈火山口样，其中充满角质，两侧为唇状表皮所包绕。

4. 伴发疾病

（1）肿瘤：线状表皮痣、皮脂腺痣、日光性角化病、基底细胞癌、鳞状细胞癌。

（2）其他：色素失禁症的色素斑、弹力纤维性假黄瘤、郁积性皮炎、银屑病及着色性干皮病。

（二）诊断思路

1. 通常临床表现为单发的火山口样角化性皮损，由于其生长迅速的特点，首先要考虑鳞癌的可能性，其他可能考虑的疾病包括外生性的皮角、寻常疣等。

2. 对于增生性疾病，尤其考虑肿瘤，组织活检是诊断的根本条件，但本病由于与鳞癌的不可区分性，除非临床表现非常典型的角化棘皮瘤，均应考虑积极切除进行活组织病理检查，达到诊断和治疗的双重目的。

3. 由于角化棘皮瘤和鳞癌在临床和病理上都具有一定的相似性，详细地询问病史、仔细地临床皮损检查、严格地组织病理学分析对诊断角化棘皮瘤和鉴别鳞癌是非常需要的。

通常通过临床病史和组织病理特征可以诊断角化棘皮瘤，并且有好的预后。不过一旦对损害的潜在生物学行为有疑问时，应当切除。

（三）诊断依据

1. 病史 发生于头、面或全身等部位的角化性丘疹、结节病史，可单发或多发，临床可有自行消退现象。

2. 皮肤损害 为生长迅速的角化性丘疹，直径可达25mm，发展充分的损害为半球形、圆顶的皮色

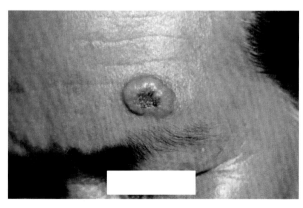

图29-7 角化棘皮瘤 典型火山口样损害

结节，中央充满角质栓，呈火山口状，表面光滑而有光泽，与周围皮肤有明显的界线，在皮损周围有扩张的毛细血管，皮损大多单发，部分可多发。

3. 组织病理 低倍镜下观察损害的形态结构特点非常重要，半球形隆起皮面，中心对称，顶端呈火山口样，其中充满角质，两侧为唇状表皮所包绕，晚期可变平；整个肿瘤呈外生性，具有鳞状上皮分化特点。

【鉴别诊断】

（一）主要鉴别的疾病

1. 皮角 本病好发于老年人，可在各种病变基础上发展而来。临床表现为面、颈、耳、手背等暴光部位，发生限局性角化隆起性皮损，质地坚硬，常单发，无自行消退倾向。组织病理显示表皮高度角化伴角化不全，呈圆锥状隆起，基底部表现为基础疾病的改变，但无火山口及周围唇状包绕结构。

2. 鳞癌 临床表现为浸润性斑块、结节或疣状增生性损害，增长较迅速，表面呈菜花状，中央可破溃形成溃疡，基底浸润，与周围皮肤边界不清，无自行消退倾向，可局部淋巴结早期转移。组织病理学显示内生性浸润性增长为主，但没有典型的火山口及周围唇状包绕结构，可见假腺样结构及个别坏死角质形成细胞，浸润细胞以淋巴细胞为主（表29-4）。

（二）次要鉴别的疾病

1. 寻常疣 黄豆大小的角化性丘疹或结节，数年后可自愈。组织病理显示显著的角化过度伴角化不全，棘层肥厚，棘层上部及颗粒层可见空泡细胞，表皮凹陷处颗粒层细胞增加，细胞内可见粗大的透明角质颗粒，浅层血管丛周围少量淋巴细胞浸润。

2. 脂溢性角化症 好发于中老年人，面、颈、躯干多见的污黄色、褐黑色、黑色的扁平丘疹、斑块或结节，表面多覆以油腻鳞屑或厚痂，边界清楚。组织病理显示角化过度，棘层肥厚及乳头瘤样增生，以基底样细胞增生为主，常见假性角质囊肿，瘤体外生性增长，基底在同一水平面上，与两侧皮表一致。

3. 结节性痒疹 散在角化性半球形丘疹或结节，坚实，可有明显的瘙痒，无自愈倾向。组织病理显示显著角化过度，棘层增厚，表皮呈银屑病样或假上皮瘤样增生，无细胞异型，真皮血管周围淋

表29-4　组织学上角化棘皮瘤与鳞癌的鉴别

鉴别项目	角化棘皮瘤	鳞癌
生长方式	向下特别是向上增长	主要向下增长（除疣状型外）
火山口样凹陷	常见，充以角质栓	常无，无角质栓
破溃	少见	常见
凹陷周围舌状上皮突	常见	无
角质形成细胞胞浆淡染	丰富	少数
上皮内脓疡	常见	少见
棘突松解细胞	常见于脓疡内	不伴中性粒细胞
假腺样结构	少见	常见
坏死角质形成细胞	病变消退时可见，成簇分布	可见单个散在分布
真皮内炎症细胞浸润	早期见淋巴细胞、浆细胞；晚期见中性粒细胞、嗜酸粒细胞、组织细胞和巨细胞	主要为淋巴细胞和浆细胞
肉芽组织	病变消退时可见	若无破溃，常缺如
肉芽肿	病变消退时可见	无

巴细胞浸润，可见嗜酸性粒细胞及浆细胞。

（三）专家提示鉴别的疾病

基底细胞癌、鳞状细胞癌、瘢痕疙瘩、日光性角化病、毛囊瘤、结节性痒疹、疣、硬化性脂膜炎、螺旋体感染后继发性硬化、硬斑病或硬皮病、外伤、热或化学性烧伤造成的瘢痕。

【治　疗】

（一）原则

虽然大多数角化棘皮瘤可自行消退，以下原因显示应该采取积极的治疗措施。

1. 角化棘皮瘤和鳞癌在临床上通常难以区别，手术切除进行组织病理学检查，是诊断和鉴别诊断所必须。

2. 角化棘皮瘤的预后难以预测，肿瘤增生的大小、何时消退、是否具有侵袭性等无法明确判定，早期手术切除可防止组织的过多破坏，以及预防较大的瘢痕。

3. 手术切除的愈合程度可能优于其自行消退遗留的萎缩性瘢痕。

（二）方法

1. 局部治疗

（1）手术切除：将皮损完整切除是治疗的首选，Mohs手术可用于复发性或侵袭性损害。

（2）刮除、电灼、冷冻等物理疗法，适用于小

的损害。

（3）皮损内注射疗法：采用5-氟尿嘧啶、博来霉素等药物，对典型病例在手术前，或不适合手术者进行，但如果3周（每周1次用药）不能完全消退皮损，建议采用Mohs手术切除。

（4）放射治疗：对大多数角化棘皮瘤有效，尤其适用于不能外科手术切除、电灼时，包括巨大性角化棘皮瘤、甲下角化棘皮瘤等。

2. 全身治疗

（1）维A酸：口服，适用于发疹型角化棘皮瘤、巨大性角化棘皮瘤和边缘离心性角化棘皮瘤。

（2）环磷酰胺：口服，适用于发疹型角化棘皮瘤。

（孙　令　陈　蕾）

痤疮样痣

痤疮样痣（nevus acneiformis）又名黑头粉刺痣、毛囊角化痣。系毛囊局部发育异常，无家族史。

【临床提要】

1. **基本损害**　损害为簇集疣状毛囊性丘疹，顶部有角栓，似黑头。因感染可遗留萎缩性瘢痕，似

聚合性痤疮。常单侧沿肢体分布，排列成线状，偶为双侧性或泛发全身（图29-8，图29-9）。

2.**发病特征** 本病少见，出生即有或出生不久

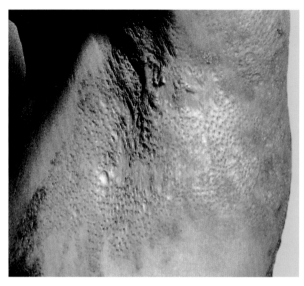

图29-8 痤疮样痣 曾并发慢性炎症，致瘢痕形成

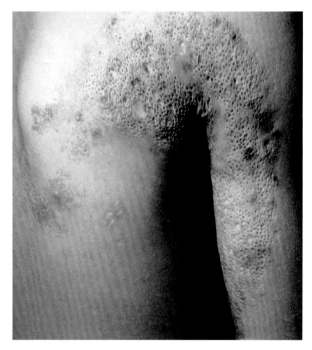

图29-9 痤疮样痣 黑头粉刺样损害呈带状分布

发生。好发于面、颈、肩、上臂、前胸。

【诊 断】

（一）诊断基本资料

1.**病史** 出生或儿童早期发病。

2.**体格检查** 相应部位有群集的扩张毛囊内充满角栓，类似黑头粉刺。

3.**实验室检查** 组织病理见单个黑头粉刺为充满角质的宽而深的表皮凹陷，似扩张毛囊，囊内容物感染或漏出可致急性或肉芽肿炎症反应。

4.**伴发疾病**

（1）皮肤病：鱼鳞病、痣样基底细胞癌、毛鞘囊肿、乳头状汗腺瘤、乳头状汗腺腺瘤、皮脂囊肿。

（2）黑头粉刺样痣综合征：脊柱侧凸、融合性脊柱或半脊柱畸形、隐性脊柱裂、指（趾）弯曲、多指（趾）畸形和并指（趾）、白内障、癫痫。

（二）诊断思路

皮损为簇集的黑头粉刺样丘疹，局部发生或线状排列，沿皮肤Blaschko线分布，应考虑本病。

（三）诊断依据

1.**基本损害** 簇集的黑头粉刺样丘疹，特征性分布：局部发生、线状排列、带状排列，沿Blaschko线分布。

2.**组织病理** 见诊断基本资料。

【治 疗】

1.**局部治疗** 可用冷冻或激光治疗。外用维甲酸对部分病例有效。

2.**手术切除** 是最好的方法，大片者手术并植皮。

3.**反复感染或脓肿形成者** 可用系统性抗生素、皮损内注射皮质激素、切开引流或异维A酸治疗。

4.**广泛病变者** 12%乳酸铵洗剂外用（每日1次）对广泛性病变者有良效。

（陈嵘祎 吴丽峰）

毛发上皮瘤

毛发上皮瘤（trichoepithelioma）又名囊性腺样上皮瘤、多发性良性囊性上皮瘤。

起源于多潜能基底细胞，向毛结构分化。多发者呈常染色体显性遗传，然单发者未见家族史。

【临床表现】

1.**单发型** 较为常见，多发于儿童或青年。皮损常见于面部（图29-10~图29-12），亦见于其他部位，为坚硬的肤色丘疹或结节，直径多小于2cm。常伴发顶泌汗腺瘤。巨大单发性毛发上皮瘤

直径可大到数厘米,常见于老年人,位于股部和肛门。

2.多发型　常发生于女性,幼年发病,随年龄增加皮损数量逐渐增多。皮损为多个圆形肤色坚硬丘疹或结节,主要位于鼻唇沟周围,向心性对称分布于鼻唇沟两侧、鼻、前额、上唇,有时皮损亦见于头皮、颈部、躯干上部、臀部和生殖器。常伴发圆柱瘤和小汗腺螺旋腺瘤。

【诊　断】

（一）诊断基本资料

1.病史　幼年起面部出现单个或数个豌豆大小的结节,无自觉症状。

2.体格检查　面部,尤其是鼻唇沟的单个或数个半球形或椭圆性小结节。

3.实验室及其他检查　常规化验检查无特殊。组织病理显示肿瘤位于真皮内,边界清楚,可见不同程度的向毛囊发育的结构。由基底细胞形成的细胞索呈栅状排列,周围有纤维性基质和纤维母细胞。肿瘤内可见多数毛囊漏斗部角质囊肿。若囊肿破裂,可出现异物肉芽肿反应,有多数组织细胞和异物细胞,可有钙化。

4.伴发疾病

（1）肿瘤:肾和肺囊肿、腮腺恶性淋巴上皮样损害、黑色素细胞痣（色素痣、蓝痣）、表皮痣。

（2）综合征:Brooke-Spiegler综合征、Rombo综合征。

（二）诊断思路

面部有半球形或椭圆形丘疹或结节,肤色或透明,应考虑本病。

（三）诊断依据

1.根据自幼发病,有家族史,皮损为分布于面部,尤其是鼻唇沟。

2.单发或多发型半球形或椭圆性小结节,正常皮色或有透明感。

3.组织病理检查:

（1）多发型毛发上皮瘤:病变中心见角囊肿与肿瘤岛,前者中心为完全角化的角质,外周有一层扁平的嗜碱性细胞,边缘可见呈栅状排列的细胞,肿瘤岛是由类似基底细胞瘤的嗜碱性细胞所组成。

（2）单发型毛发上皮瘤:含有许多角囊肿和不成熟的毛乳头,少数区域内有类似基底细胞瘤的表现。

【鉴别诊断】

（一）主要鉴别的疾病

单发型毛发上皮瘤应与下列疾病相鉴别（表29-5）:

1.角化型基底细胞上皮瘤　皮损分布不对称,

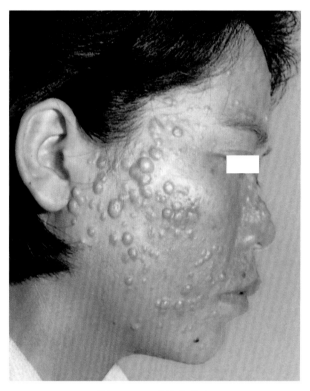

图29-10　毛发上皮瘤

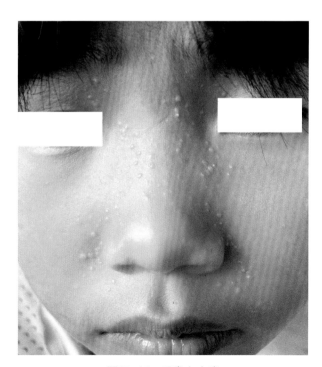

图29-11　毛发上皮瘤

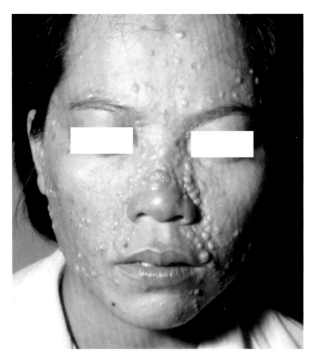

图29-12　毛发上皮瘤

边界不清晰，无毛囊分化倾向，瘤实质以上皮成分为主。

2.**恶性黑色素瘤**　毛发上皮瘤色素较深者易被误诊为恶性黑色素瘤，组织病理表现可资鉴别。

（二）次要鉴别的疾病

多发型者应与下列疾病鉴别：

1.**汗管瘤**　常发生于眼眶周围，亦见于颈、前胸和背部，表现为扁平丘疹。

2.**结节性硬化症**　皮疹多集中于面部中央，浅红色或褐红色，半球形丘疹或结节，常伴发智力障碍和癫痫。皮损组织病理表现为真皮毛细血管扩张和纤维异常增生。

3.**毛母细胞瘤**　毛发上皮瘤在组织学上易与该病混淆。该病损害多在皮下组织或真皮与皮下组织交界处，边界更清楚，常见典型的、广泛的上皮索，不与表皮相连。

4.**胶样粟丘疹**　颊部、额部和手背出现谷粒至豌豆大小的丘疹，质坚硬，表面光滑发亮，老年人皮损可融合。组织病理表现为真皮中可见均质状嗜伊红胶样物质，有裂隙。

5.**颜面播散性粟粒狼疮**　皮疹为多数孤立的深红色半球形丘疹，谷粒至豌豆大小，好发于眼眶、颊部和鼻周围。组织病理见结核结节，中央干酪样坏死，可见朗格汉斯（Langhans）巨细胞。

【治　疗】

单个损害可手术切除，或采用激光和电灼术。

（骆志成　陈　蕾）

毛母质瘤

毛母质瘤（pilomatrixoma）又称Malherbe钙化上皮瘤，是一种向毛发特别是毛皮质细胞分化的肿瘤。Kaddu提出毛母质瘤是以毛囊漏斗-毛母质囊肿开始，从钙化和骨化性无上皮成分的结节而停止发展。

本病为非遗传性疾病，但有家族性发病的报道，少数可并发肌营养不良。

【临床表现】

1.**基本损害及发病特征**　常见皮损为坚实、深

表29-5　毛发上皮瘤与角化型基底细胞癌的鉴别（Ackerman）

鉴别要点	毛发上皮瘤	角化型基底细胞癌
分布	对称	不对称
边界	清楚	不清楚
毛囊分化	向毛囊球部和乳头	无
瘤实质与间质比例	两者相等或以间质为主	上皮成分为主
毛透明角质颗粒	有时存在	无
囊内容物	正常角化细胞	正常角化和角化不全细胞
角化区周围明显内衬上皮	有，将其与瘤细胞分开	无，角质细胞代表瘤细胞
瘤细胞排成筛状方式	常见	无

在结节（图29-13，图29-14），或呈囊性，直径3mm～3cm，表面皮肤正常，偶因位置较深而呈蓝红色。多为单个，少数可呈多发性皮损，多位于面部和四肢。发病年龄高峰为儿童和青少年。

2.临床分型　单发型、多发型、巨型（直径超过12cm）。

【诊　断】

（一）诊断基本资料

1.病史　儿童或青少年面部或四肢皮肤出现单个深在性结节，无自觉症状。

2.体格检查　面部或四肢皮肤可触及坚实的单个结节，表面皮肤正常或呈蓝红色。

3.实验室及其他检查　常规实验室化验检查无特殊。组织病理显示肿瘤有结缔组织包膜，常位于真皮下部并可扩展至皮下组织，为不规则上皮细胞岛，嵌于细胞较多的间质中。瘤岛常由嗜碱粒细胞

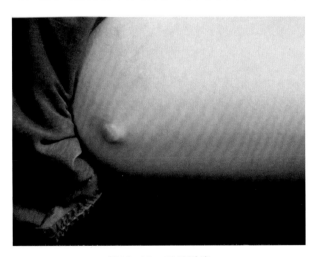

图29-13　毛母质瘤

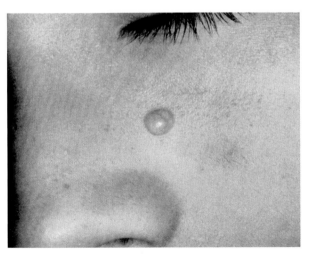

图29-14　毛母质瘤

和影细胞构成。影细胞内可见钙化，即有粉尘状嗜碱性物质。

4.伴发疾病

（1）系统性疾病的表现：肌强直性营养不良或Cardner综合征。

（2）其他综合征：多发性毛母质瘤见于Turner综合征、三体征和Rubinstein-Taybi综合征。

（二）诊断思路

面部或四肢皮肤可触及坚实的单个结节，表面皮肤正常或呈蓝红色，应考虑本病，可病理组织检查确诊。

（三）诊断依据

1.儿童或青少年面部或四肢皮肤出现单个深在性坚硬结节。

2.无自觉症状。

3.组织病理显示肿瘤为不规则上皮细胞岛，瘤岛由嗜碱性粒细胞和影细胞构成，影细胞内可见钙化。

【鉴别诊断】

1.表皮囊肿　多为单发，豌豆至核桃大小，稍隆起于皮面，质柔软而有弹性，表面肤色正常或呈淡青色。好发于头皮部。组织病理显示囊肿位于真皮或皮下，囊壁部分细胞可见空泡，很似皮脂腺。

2.皮肤纤维瘤　常见于成人，皮损多为单发，为稍隆起于皮面的坚实结节，直径数毫米至数厘米，瘤体常与皮肤粘连在一起，而与深部组织不粘连，瘤体可随皮肤活动，表面肤色正常或呈淡红色、黄棕色及蓝黑色。

3.血管瘤　一般于出生后数周内出现，损害多为单个，高出皮面，表面可有草莓状分叶，边界清楚，质软，呈鲜红色，压之退色。

4.专家提示鉴别的疾病　漏斗部囊肿，毛发上皮瘤，结缔组织增生性毛发上皮瘤。

【治　疗】

手术切除。

（骆志成　陈　蕾）

皮脂腺痣

皮脂腺痣（sebaceous nevus）是一种由表皮、真皮及皮肤附属器所构成的器官样痣，又称先天性皮

脂腺增生、皮脂腺错构瘤或毛-汗腺-皮脂腺痣。

【病因与发病机制】

尚未明确。皮脂腺痣常伴发其他皮肤附属器肿瘤，提示其来源于原始上皮胚芽。

【临床表现】

1.皮肤损害　可分为三期：第一期为幼年期，表现为黄色至橘黄色斑块，圆形、卵圆形或线形，表面平坦或呈颗粒状、蜡样光泽（图29-15），无毛发；第二期为青春期，皮损明显隆起，表现为黄色结节或疣状增生；第三期为成人期，皮损区可出现多种良、恶性肿瘤，最常见的肿瘤是乳头状汗管囊腺瘤和基底细胞上皮瘤。

2.发病特征　单个皮损常在出生时或出生后不久出现。损害常发于头皮部，亦可见于面部、颈部、躯干、四肢、口腔、外耳道和肛门。线形皮脂腺痣综合征，系线形皮脂腺痣并发癫痫、精神发育迟缓和神经性缺陷或骨骼畸形。

【诊　断】

（一）诊断基本资料

1.病史　出生时或出生后不久头皮部出现黄色斑块，缓慢长大，至青春期生长较快，皮损明显隆起呈结节状或疣状，无自觉症状。

2.体格检查　头皮部可见黄色斑块、结节或疣状增生物，皮损区无毛发。

3.实验室检查　组织病理显示儿童期皮脂腺发育不完善，出现不完全分化的毛囊结构，常见未分化的细胞索，有些毛发由扩大而充满角蛋白的漏斗组成，并呈现多发性未分化上皮芽；青春期组织病理具有诊断价值，出现大量成熟或近于成熟的皮脂腺，表皮呈乳头瘤样增生，常见发育不良的毛胚，类似基底细胞上皮瘤病灶中未分化细胞芽，真皮深部皮脂腺小叶下方可见异位顶泌汗腺。

4.伴发疾病

（1）继发（多见于成人，儿童少见）：可发生继发性良性或恶性肿瘤、乳头状汗管囊腺瘤、基底细胞癌（6.5%～50%）、皮脂腺上皮瘤、汗腺瘤、汗管瘤、软骨样汗管瘤、外毛根鞘瘤、角化棘皮瘤、毛囊漏斗肿瘤和鳞癌等，其中以前两者最多见。

（2）综合征：线状皮脂腺痣综合征（先天性皮脂腺痣、癫痫、智力低下三联症），多发性或广泛性皮脂腺痣者较多见痣样基底细胞癌综合征。

（二）诊断思路

幼儿头皮或面部出现黄色斑块时，应考虑本病。

（三）诊断依据

1.黄色至橘黄色斑块，圆形、卵圆形或线形，表面平坦或呈颗粒状、蜡样光泽，黄色结节或疣状增生。

2.组织病理显示大量成熟或近于成熟的皮脂腺，表皮呈乳头瘤样增生。

【鉴别诊断】

（一）主要鉴别的疾病

1.幼年黄色肉芽肿　皮脂腺痣幼年期临床表现为黄色至橘黄色的斑块，与其相似，但组织病理表现为幼稚的毛囊、皮脂腺，常有类似胚胎期毛囊的未分化细胞索，有些毛囊表现为扩大的充满角蛋白的毛囊漏斗，漏斗边缘有多个花蕾状未分化细胞团块，少数显示有顶泌汗腺。而幼年黄色肉芽肿临床表现为簇集状的黄色或棕色丘疹或结节，组织病理表现为由泡沫细胞、Touton巨细胞、异物巨细胞、组织细胞和嗜酸性细胞组成的肉芽肿。

2.结节性黄瘤　本病常发于幼年期，好发于关节伸侧面，组织病理显示真皮内大量泡沫细胞。而皮脂腺痣好发于头部，组织病理表现为幼稚的毛囊、皮脂腺，少数有顶泌汗腺，无泡沫细胞。二者组织病理可资鉴别。

3.孤立性肥大细胞增生病　临床表现为较大的结节，摩擦后可出现风团、水疱或血疱（Darier征），组织病理显示真皮和皮下组织中有大量肥大细胞，Giemsa染色胞浆内见异染颗粒，可与皮脂腺痣相鉴别。

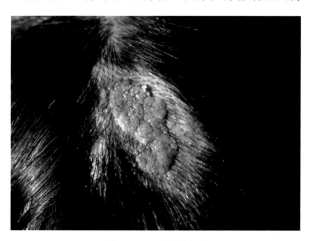

图29-15　皮脂腺痣

（二）次要鉴别的疾病

1. **幼年良性黑色素瘤** 多发于儿童，好发于面部，损害为单个坚实结节，呈淡红色、红色或棕红褐色，直径数毫米至2厘米，顶圆而光滑、无毛。组织病理多表现为复合痣。

2. **毛母质瘤** 又名钙化上皮瘤，常见损害为坚实、深在结节，表面皮肤一般正常，多为单个，好发于面部和四肢。组织病理表现为真皮下部见不规则上皮细胞岛（瘤岛），由影细胞和嗜碱性粒细胞构成，影细胞内可见钙化（有粉尘状嗜碱性物质）。

3. **乳头状汗管囊腺瘤** 出生时或幼儿期发病，常见于头部和颈部，皮损为单个疣状斑块和结节，直径2～3cm，表面常湿润，有渗液和结痂，常与皮脂腺痣伴发。组织病理显示表皮乳头瘤样增生，向下扩展成囊状凹陷，凹陷上部衬以角质形成细胞，下部有很多乳头状突起扩张至凹陷腔内，衬以由两排细胞组成的腺上皮。瘤间质中有致密的浆细胞浸润，有诊断价值。免疫组化染色癌胚抗原阳性。

呈疣状损害的皮脂腺痣尚需与寻常疣及线状表皮痣等相鉴别。

【治　疗】

手术切除，可用激光或电切。应注意手术切除要足够深，达顶泌汗腺部位。

（骆志成　陈　蕾）

多发性脂囊瘤

多发性脂囊瘤（sebocystoma multiplex，multiple sebaceous cyst）又称多发性皮脂腺囊瘤，系一种错构囊肿瘤，源自皮脂腺导管的囊肿，属皮样囊肿的一种变型。

本病多有家族史，可能是染色体显性遗传，但也有患者无家族史，有家族史者出生时即可有皮损，可并发其他外胚叶异常。

【临床表现】

1. **皮肤损害** 常多发，自数十个至数百个。损害大小不等，自数毫米到两厘米以上。多发性皮脂囊肿是一种质地中等或有弹性，表面光滑，呈皮色、淡蓝色或带黄色的皮内囊性结节。这些囊内含有黏稠的、黄色的、无气味的、油样物质。

2. **发病特征** 发生于发育期或少年，常在青春期时出现。皮损好发于胸骨部，也见于前额、头皮、上臂和腹部（图29-16），男性患者可见于阴囊（图29-17），个别病例的皮肤损害发生在掌、跖。有些特殊类型，其皮损主要分布在面部和头皮，甚至泛发全身。皮损常无自觉症状。

【诊　断】

（一）诊断基本资料

1. **病史** 部分患者有本病的家族史。

2. **体格检查** 躯干、四肢多发的皮色或淡黄色的米粒到黄豆大小的皮内囊性结节，无自觉症状。囊内容物为黏稠、黄色、无气味的油样物质。

3. **实验室及其他检查** 组织病理：囊肿位于真皮内，囊壁包含有表皮的各层细胞，厚薄不一，无细胞间桥。囊腔内容物为多量皮脂及少许角化细胞，有些可见毳毛或钙质。囊壁或其附近可见被挤压变小的皮脂腺结构，有时可见囊肿壁与毛囊相

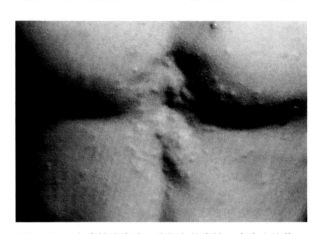

图29-16　多发性脂囊瘤 胸部多数囊性丘疹或小结节，淡蓝色或带黄色

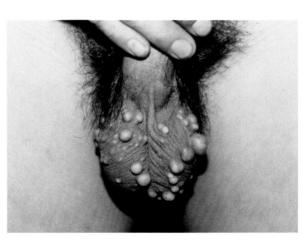

图29-17　多发性脂囊瘤

连。PAS染色示囊壁细胞富含糖原。

4.伴发疾病

（1）疾病：诞生牙（natal teeth）、化脓性汗腺炎、双侧耳前窦道、多发性毛母细胞瘤、家族性低β脂蛋白血症、小脑共济失调、颅内皮样囊肿、肌小球体病、先天性外胚叶发育异常（如鱼鳞病、匙状甲和多毛症）。

（2）综合征：Leopard综合征、Alagille综合征。

（二）诊断思路

1.皮内囊性结节的性质　多发性皮脂囊肿是一个发生在青春期以后的，躯干、四肢多发的，表面呈皮色、淡蓝色或淡黄色的皮内囊性小结节。本病的皮肤损害检查首先要体会其小结节位于皮内，其二要体会囊性结节的特点，其三可以结合穿刺等检查，确认囊内容物，如囊内容物是皮脂，则可考虑皮脂囊肿，必要时行皮肤病理检查。

2.皮肤病理检查　皮内囊性结节与皮内结节性损害在病理结构上是不一样的。

本病的皮肤组织病理检查可见"囊肿"位于真皮内，囊腔内容物是由皮脂组成的无定型油状物、少量角质物。囊壁由数层复层鳞状上皮细胞构成，囊壁带有皮脂腺结构则相对具有特异性。

（三）诊断依据

1.皮肤基本损害是皮内囊性小结节，表面呈淡黄色或皮色。穿刺可抽出奶油样液体。

2.皮肤病理显示的真皮内囊肿，其囊壁由复层鳞状上皮细胞构成，囊壁及其附近常见皮脂腺或毛囊结构。

【鉴别诊断】

多发性皮脂囊肿是一个皮内囊肿性损害，需要鉴别的疾病如下：

（一）主要鉴别的疾病

1.表皮囊肿　表皮囊肿是一个毛囊漏斗部囊肿，而皮脂囊肿则源自皮脂腺导管囊肿。临床上皮脂囊肿一般多发，而表皮囊肿则单发。皮肤病理显示表皮囊肿囊壁为真性表皮构成，由外向内依次为基底细胞层、棘细胞层与颗粒层。囊内容物为角质。而皮脂囊肿的囊壁虽也包含各层表皮细胞，囊壁或囊肿的附近可见皮脂腺小叶结构，囊内容物为皮脂和少量角化细胞。

2.皮样囊肿　损害大多单发，常在出生时即有。皮肤损害为坚实的皮内或皮下结节，逐渐增

大，直径为0.5~5cm。皮肤病理显示囊肿位于真皮或皮下，囊壁由复层鳞状上皮细胞组成，部分与毛囊漏斗部上皮相似，部分则与皮脂腺导管上皮相似。囊壁内可见各种成熟的附属器，如毛囊、皮脂腺和小汗腺，囊腔内含有角质细胞排列成网状或板层状，并含有皮脂和毛发。

（二）次要鉴别的疾病

1.Gardner综合征　Gardner综合征可表现有表皮样囊肿，但同时也伴有皮肤、结肠息肉、骨瘤综合征、皮肤纤维瘤、平滑肌瘤、脂肪瘤等临床表现，可与其鉴别。

2.皮肤纤维瘤　皮损一般单发，开始为米粒到黄豆大的结节，与表皮粘连，以后逐渐扩大，直径可达1厘米或数厘米，表面略微隆起。皮肤表面的颜色正常，或是呈淡红、淡黄或淡褐，甚至青黑色。皮肤病理见真皮内肿瘤由致密的成纤维细胞和很多幼稚的胶原纤维组成。

3.皮肤平滑肌瘤　本病是由皮肤中立毛肌、肉膜或血管壁平滑肌组成的一种良性肿瘤。临床上分为三种：①单发性血管平滑肌瘤：为单发皮下结节，常有阵发性刺痛或烧灼感，多因寒冷、运动、压迫、情绪激动或疲劳而诱发；②单发性肉膜性平滑肌瘤：即阴囊、乳头或大阴唇皮下肉膜的平滑肌瘤，损害常为单个，为针头到豌豆大皮下结节，质地坚实，日久可有阵发性疼痛；③多发性皮肤平滑肌瘤：表现为针头到豌豆大、高出皮面的结节，质坚，常成群出现可融合成片，晚期有自发性阵发性疼痛。皮肤病理见肿瘤由平滑肌纤维组成，甲苯胺蓝染色肌纤维红染，Van Gieson染色肌纤维黄染。

【治　疗】

一般不需要治疗，单个损害首选手术切除。

（汪　晨　陈　蕾）

汗 管 瘤

汗管瘤（syrigoma）系多发的，由小汗腺末端汗管分化的一种良性肿瘤。1876年Kaposi首先描述本病。1894年Unna取名。

【病因与发病机制】

根据瘤细胞内酶活性示小汗腺酶如琥珀酸脱氢

酶、磷酸化酶和亮氨酸氨基肽酶等活性占优势；小汗腺特异性单克隆抗体EKH6标记示导管和囊腔缘阳性而基层细胞特异性单克隆抗角蛋白抗体EKH4染色对上皮索和囊壁周围细胞阳性；S-100蛋白见于分泌部而不见于导管。电镜下见导管和囊状导管腔缘衬以具有很多短的腔绒毛的典型导管上皮，提示此瘤系向小汗腺末端导管分化的畸形。部分患者有家族史。

【临床表现】

1.**基本损害** 皮肤损害为半透明的、或皮色丘疹，逐渐发展成带有黄色、黄褐色、或粉红色的半球状丘疹，一般是1～5mm，但一般都小于3mm大小，其顶端扁平，周围呈不规则形。个别损害达豌豆大小。皮损一般无自觉症状，但女性外阴部汗管瘤常伴有瘙痒。损害缓慢发展，约18%的成人，尤其是女性患者患有Down综合征，亦可伴发Marfan和Ehlers-Danlos综合征。

2.**发病特征** 汗管瘤多发于青年女性，发病年龄为11～43岁。女性发病多见15～18岁，男性多见于16～25岁，或在青春期后突然发病。男女比例为1：3.7。女性的初发部位常在两下眼睑（图29-18，图29-19），而男性多于胸部下方。此外，亦好发于前额、两颊和腹部，一般不对称。其他的少见部位有腋窝、腹部、前额、阴茎和女性外阴。罕见的呈单侧或线状分布，甚至于躯干游泳衣分布区。发生于头皮的隐匿性汗管瘤常伴瘢痕性秃发。

3.**临床分型** ①眼睑型；②生殖器型；③肢端型；④发疹型，大量皮损出现于颈、胸和腹部；⑤单侧或线状型。

【诊断】

（一）诊断基本资料

1.**病史** 部分患者有家族史。本病一般都是青春期前后发病，皮肤损害无明显的自觉症状。

2.**体格检查** 皮肤损害为常发生在眼睑和面颊部的皮色或淡黄色半球状丘疹，表面光滑，有光泽，质软，直径一般1～3mm，个别可较大。

3.**实验室及其他检查** 扩张的囊性汗管位于真皮浅层和网状层。囊壁由双层扁平上皮细胞组成，内层细胞因富有糖原，胞浆透明，腔内可见嗜酸性胶样物质。有些特征性的囊性汗管附有实性上皮细胞索如逗号样的尾，或类似蝌蚪。瘤体部位的结缔

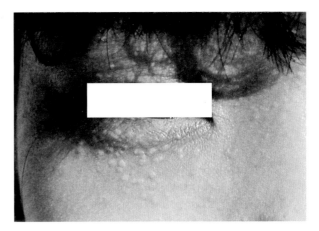

图29-18　汗管瘤

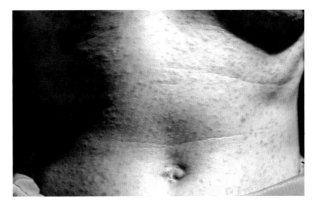

图29-19　汗管瘤

组织间质明显增生，纤维母细胞数量增多，胶原细胞增粗，有时可见玻璃样变性及硬化。组织化学染色显示汗管瘤含有磷酸化酶和典型的小汗腺起源的水解酶。

4.**伴发疾病** 瘢痕性秃发、Down综合征、Marfan综合征、Ehlers-Danlos综合征。

（二）诊断思路

1.**丘疹的特点** 汗管瘤如具有多发于女性的青春期前、后的皮肤疾患，多发生在眼睑周围及面颊部的半球状扁平丘疹等典型皮肤损害，诊断不难。但常发生在这些部位的小丘疹类型较多，如栗丘疹、扁平疣等，本病的皮损疹形与这些疾病有哪些区别，需要仔细观察，必要时行皮肤病理检查。

2.**皮肤病理特点** 真皮结缔组织中多数导管、小的囊腔及由上皮细胞所组成的小细胞巢及索；导管及囊肿的壁由两层扁平上皮细胞组成，腔内含无定形物质；上皮细胞集合常呈长形，一端变细，另一端为管腔，使呈蝌蚪状的特征性的改变。

（三）诊断依据

1.临床表现为青春期前后的女性。

2.发生在眼睑或面颊部的皮色或淡黄色的表面光滑、平顶的小丘疹。

3.皮肤病理显示真皮内扩张的囊性汗管,有些囊性汗管附有实性上皮细胞索如逗号样的尾或类似蝌蚪。组织化学染色显示汗管瘤含有磷酸化酶和典型的小汗腺起源的水解酶。

【鉴别诊断】

(一)主要鉴别的疾病(表29-6)

粟丘疹是一个起源于表皮或附属器上皮的小的囊肿。临床表现为常见于面部,尤其是眼睑、眼周及颊部,为黄白色的实性小丘疹,2~3mm大小。用针一挑,很易挑出角质性内容物。组织学上为小的表皮样囊肿,囊腔小、位置表浅,囊壁仅几层鳞状上皮。

(二)次要鉴别的疾病

1.痣细胞痣　有时位于胸部等其他部位的汗管瘤需要与痣细胞痣相鉴别。痣细胞痣大多为单侧限局性,呈线状或条带状分布的乳头状隆起性损害,大小在各例互不相同,有的可沿单侧肢体呈线状。皮肤病理为表皮呈乳头瘤样改变,可见痣细胞巢。

2.黄瘤　男性发生在胸部等其他部位的汗管瘤有时需要与黄瘤相鉴别。黄瘤多见于男性,发生于任何年龄,为大小不等、扁平、黄色斑块或圆形群集的黄色丘疹,主要见于高β-脂蛋白血症的患者。组织学为真皮层的大量的黄瘤细胞。冰冻切片苏丹Ⅲ染成橙红色、苏丹Ⅳ染成棕红色、苏丹黑B染成黑色。

3.皮肤纤维瘤　位于面部以外的较大的汗管瘤有时需要与皮肤纤维瘤相鉴别。皮肤纤维瘤一般单发,好发于四肢、肩、背部;皮损为结节,较硬,与皮肤粘连,皮损呈淡红色或棕红色,有时呈蓝黑色。皮肤病理为真皮中梭形成纤维细胞和胶原纤维的良性肿瘤性增殖。

【治　疗】

采用电干燥法对每一个损害进行治疗,激光切除,或液氮冷冻治疗。然而,由于肿瘤位置较深,为了彻底祛除肿瘤常留瘢痕。

(汪　晨　吴丽峰)

表皮囊肿

表皮囊肿(epidermal cyst)、角囊肿(keratin cyst),又称表皮样囊肿(epidermoid cyst),是一种含有角质物的表皮衬里的囊肿,因外伤将表皮或附属器上皮植入真皮所致者,称外伤性表皮囊肿(traumatic epidermal cyst)。

【临床表现】

1.基本损害　为圆顶形隆起的囊肿,皮色淡黄色或白色,直径为数毫米至数厘米;坚硬,表面光滑;部分囊肿与表皮固定(图29-20,图29-21)。中央小点为栓塞的毛囊皮脂腺开口,挤压时流出干酪样角质物。

2.发病特征　常见于成人。单个或数个,常见于面、颈、胸和上背部,创伤所致的囊肿常位于掌、跖或臀部。

3.恶性肿瘤　囊肿囊壁偶可发生基底细胞癌、

表29-6　汗管瘤的鉴别诊断

	汗管瘤	扁平疣	毛发上皮瘤
年龄与性别	多为青年女性	青少年男女均可	青春期女性
病因	不明	病毒感染	遗传,有家庭史
皮损特点	针头至豌豆大小、浅黄色、褐红色、群集而不融合的丘疹	正常皮色、淡褐色扁平丘疹,有同形反应	粟粒至米粒大小、坚实半透明、发亮的丘疹和小结节
好发部位	绝大多数在眼睑	颜面、手背及前臂	眼睑、鼻唇沟、额部、头皮
病理检查	真皮内囊肿,内含胶样物质	角化过度,颗粒层棘层肥厚,表皮上部空泡变性	瘤体无包膜,为角质性囊肿,有毛乳头样结构

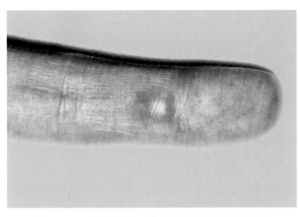

图29-20　表皮囊肿　发生于手指的植入性损害

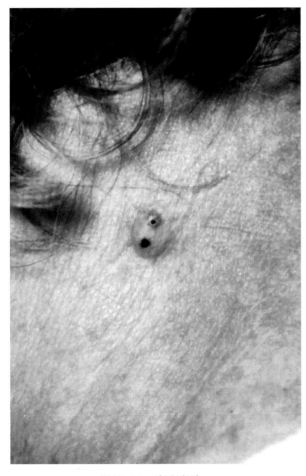

图29-21　表皮囊肿
典型的圆顶状肿物伴两个尖顶

鳞状细胞癌和原位鳞状细胞癌。

【诊　断】

（一）诊断基本资料

1. 病史　好发青年、儿童，老年少见。有外伤致表皮植入真皮内的病史。

2. 体格检查　相应部位有隆起结节，是为囊肿，外伤所致的外伤性表皮囊肿，多发于掌、跖。

3. 组织病理（见诊断依据）

4. 伴发疾病

（1）Gardner综合征。

（2）结肠息肉、颌骨骨瘤、小肠纤维瘤病、脂肪瘤、毛母质瘤、平滑肌瘤、痣（皮内痣、复合痣、先天痣、发育不良痣、蓝痣、梭形细胞痣）。

（二）诊断思路

单个单发性囊肿，应考虑本病，组织病理检查可确诊。

（三）诊断依据

1. 囊肿特征　圆顶形隆起的囊肿，皮色淡黄或白色，光滑，坚硬，挤压可流出干酪样角质物。

2. 组织病理特征　囊肿由复层鳞状上皮衬里，粒层存在，类似于毛囊间表皮。囊腔内含有板层样角质物。

【鉴别诊断】

本病应与多发性脂囊瘤、脂肪瘤及神经纤维瘤相鉴别。

【治　疗】

可于囊肿内注射去炎松（5mg/ml）；感染者予以抗生素治疗，或切开引流；囊肿可手术切除，应彻底切除表皮衬里以防复发。

粟 丘 疹

粟丘疹（milium）是一种表浅角蛋白小囊肿，为潴留性囊肿，常见于足月新生儿和成人。

【临床表现】

1. 基本损害　皮损为表浅的珍珠白色球形丘疹，直径1～2mm，常多发。

2. 临床类型　①原发性粟丘疹：好发于面部（图29-22）、眼睑（图29-23）、颊和鼻部（新生儿），亦可见于其他部位，可自发性消退；②继发性粟丘疹：继发于水疱性皮肤病、大疱性扁平苔藓，弥散分布于受累区域，数年后自然脱落；③发疹性粟丘疹：面部和躯干突然发生大量皮损；④斑块状粟丘疹（MEP）。

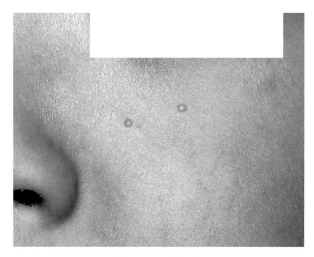

图29-22　粟丘疹

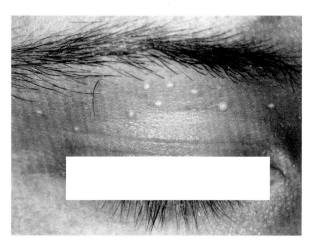

图29-23　粟丘疹

3.组织病理　与表皮样囊肿相同。

【诊　断】

（一）诊断基本资料

1.病史　新生儿发生或继发于炎症及其他疾病后。

2.体检检查　相应部位见典型损害。

3.实验室检查　表皮样囊肿，囊壁由多层扁平上皮细胞组成，囊腔由排列成同心圆的角质细胞所填充。

4.伴发疾病

（1）继发性：毛囊黏蛋白病、毛囊萎缩性蕈样霉菌病、硬化性苔藓、放射治疗后、带状疱疹、严重烧伤、皮肤磨削、化学剥脱、皮肤局部类固醇治疗和药物不良反应（如解热镇痛药）。

（2）疾病或综合征：营养不良大疱性表皮松解症、获得性大疱性表皮松解症、迟发性皮肤卟啉病、假性卟啉病、Rambo综合征（家族性多发性圆柱瘤、毛发上皮瘤、粟丘疹和汗腺腺瘤）等。

（二）诊断思路

有乳白色或黄色针头大至米粒大的坚实丘疹，应考虑本病。

（三）诊断依据

有典型临床表现及皮损，结合组织病理为表皮样囊肿，可诊断本病。

【鉴别诊断】

应与汗管瘤、扁平疣、光泽苔藓、异位性皮脂腺、假性湿疣相鉴别。

【治　疗】

局部用乙醇消毒后，电解，用消毒针头或小刀挑破切开表面皮肤，用粉刺挤压器挤出角蛋白核心（白色颗粒），损害数目较多时，电干燥法烧焦表皮，挤出角蛋白核心，或低功能YAG激光治疗予以除去。局部维A酸（Retin-A）治疗MEP和面部播散性粟丘疹有效。米诺环素（minocycline）治疗MEP有一定疗效。

皮样囊肿

皮样囊肿（dermoid cyst）又称毛囊漏斗部-皮脂腺导管囊肿（infundibular-sebaceous duct cyst），为多见于面部的无痛性肿物，罕见。起源于外胚叶，系沿胚胎闭合线由分离的表皮细胞形成的囊肿。

皮肤囊肿的分类：

（1）角质性的：表皮样囊肿、增生性表皮样囊肿、混合囊肿、疣状囊肿、跖部表皮样囊肿、粉刺样囊肿、粟丘疹、外毛根鞘囊肿、毳毛囊肿、脂囊瘤、皮样囊肿。

（2）腺样的：支气管源性囊肿、甲状舌导管囊肿、鳃发性囊肿、颈部胸腺囊肿、纤毛囊肿、中缝囊肿。

【临床表现】

1.皮肤损害　损害多为单发，初起很小，为坚实的皮内或皮下结节，逐渐长大，直径为0.5～5cm（多在2cm以内），与表皮不粘连。穿刺时可抽出

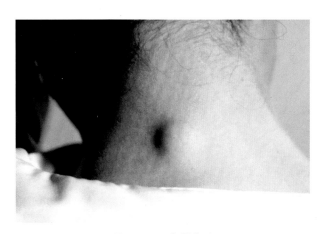

图29-24　皮样囊肿

奶油样液体（图29-24），有臭味。有的囊肿可形成瘘管或憩室，其中可有毛发突出。囊肿破溃后可继发感染。

2. 发病特征　一般在出生时或5岁内发生。损害多发生于头、面、颈部及躯干中线，尤常见于眼眶周围、眉外侧、鼻梁和口腔底部。一般无自觉症状。罕见有发生癌变者。

【诊　断】

（一）诊断基本资料

1. 病史　幼儿面部出现单个豌豆至蚕豆大小的皮肤内结节，无自觉症状。

2. 体格检查　单个坚实的皮肤内结节，与表皮不粘连。穿刺时可抽出奶油样液体，有臭味。

3. 实验室检查及其他检查　常规化验检查无特殊发现。组织病理表现：囊肿位于真皮或皮下，囊壁由复层鳞状上皮组成，部分与毛囊漏斗上皮相似，部分则与皮脂腺导管上皮相似。后者表面有一薄层致密排列的角质层，轻度向腔内凸起。囊壁内可见各种成熟的附属器，如毛囊、皮脂腺和小汗腺，囊腔内见角质细胞排列呈网状或板层状，并含有皮脂和毛发，囊内容物不发生钙化。囊肿外的真皮内，除常有皮脂腺和小汗腺外，偶见顶泌汗腺。若囊肿破裂可出现异物反应。

（二）诊断思路

皮肤的囊性肿物，要区分皮样囊肿、真性畸胎瘤及表皮囊肿，需病理活检确诊。

（三）诊断依据

1. 幼儿在沿胚胎闭合处单个皮下结节，穿刺有奶油样液体。

2. 组织病理示囊肿位于真皮或皮下，囊壁由复层鳞状上皮组成，部分与毛囊漏斗上皮相似，部分则与皮脂腺导管上皮相似。囊壁内可见各种成熟的附属器可以确诊。

【鉴别诊断】

1. 真性畸胎瘤　有时可累及皮肤，其组织含有多胚叶成分，而皮样囊肿仅有外胚叶成分。

2. 表皮囊肿　其囊壁也是由复层鳞状上皮构成，但囊腔内无各种皮肤附属器。

【治　疗】

手术切除。

（骆志成　陈　蕾）

阴茎中缝囊肿

阴茎中缝囊肿（median raphe cyst of penis）即生殖器会阴囊肿，近中线囊肿，是指发生于先天性外尿道口及会阴生殖器缝线上的囊肿总称。

【病因与发病机制】

阴茎中缝囊肿是男性生殖器的一种在胚胎期发育异常，尿道内胚叶组织或尿道周围腺，在尿道、阴茎、阴囊、会阴缝线闭合构成中异位或残留所致。

【临床表现】

1. 皮肤损害　皮损单发，直径一般为数毫米至2厘米结节，囊肿表面光滑，质软有弹性，壁薄似疱，内容澄清呈灰白色或黄色半透明状（图29-25，

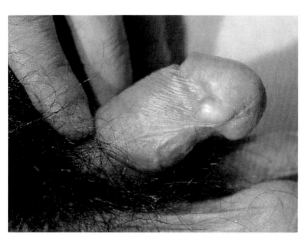

图29-25　阴茎中缝囊肿

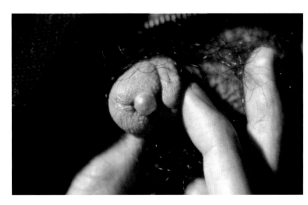

图29-26　阴囊中线囊肿

图29-26)。囊肿位于真皮或皮下，囊肿不与尿道相通，与表皮不粘连，有时囊肿呈线状，则可达数厘米。

2.发病特征　最常发生于龟头和阴茎腹侧和会阴、外尿道口，其次是包皮系带和阴茎等处。一般无自觉症状，个别患者于性行为或排尿时偶感疼痛。本病多见于青年，但大多数皮损于出生或儿童期即出现，但无功能障碍，随着性器官发育而增长扩大。

【诊　断】

（一）诊断基本资料

1.病史　出生或儿童期于龟头和阴茎腹侧、外尿道口等部位出现绿豆至蚕豆大小的囊肿，随着性器官发育而增长。

2.体格检查　龟头和阴茎腹侧、外尿道口等部位可见绿豆至蚕豆大小的囊肿，质软，不与表皮粘连。

3.实验室及其他检查　常规化验检查无特殊发现。组织病理显示囊肿位于真皮中部，囊壁由1~4层柱状上皮细胞组成，有些上皮细胞胞浆透明，有少数病例在囊壁内可见黏液细胞，囊腔空或含有无定形嗜酸性物质，囊壁周围有富含毛细血管的结缔组织，一般无炎症细胞浸润。

（二）诊断思路

自幼发生于阴茎中线的囊肿，有弹性，壁薄似疱，应考虑本病。

（三）诊断依据

1.发生于阴茎中线部位。

2.皮损为表面光滑，呈灰白色或黄色半透明的囊肿。

3.组织病理显示囊肿壁由假复层上皮组成，常为1~2层，上皮细胞胞质透明，少数可见含有黏液

的细胞。

【鉴别诊断】

1.表皮样囊肿　常见于头、面、颈、腹和背部的中线，但在体表各处均可发生，囊壁内可见皮肤附属器。

2.毛根鞘囊肿　多发生于头皮的囊肿，位于真皮内，囊壁由上皮组织构成，无明显细胞间桥，周围基底细胞呈栅状排列，囊内容物呈均质状，嗜酸性。

3.阴茎顶泌汗腺囊腺瘤　肿瘤位于真皮内，表现为一个或数个大囊腔，囊壁由两层细胞构成，内层为柱状上皮细胞，呈乳头瘤样增生突入腔内。

【治　疗】

手术切除或CO_2激光治疗。本病可自愈。

（骆志成　陈　蕾）

皮肤纤维瘤

皮肤纤维瘤（dermatofibroma）又称为皮肤组织细胞瘤（histiocytoma cutis）、硬纤维瘤（fibroma durum）、单纯性纤维瘤（fibroma simplex）、结节性表皮下纤维化（nodular subepidermal fibrosis）、硬化性血管瘤（sclerosing hemangioma）。皮肤纤维瘤，皮肤组织细胞瘤和硬化性血管瘤虽属同一疾病，但认为是同一疾病的不同发展阶段，故可有不同的临床表现和组织病理变化。

皮肤纤维瘤是皮肤内限局性的细胞聚集。这些细胞可以是成纤维细胞或是吞噬脂质或含铁血黄素的组织细胞。

【病因与发病机制】

尚不明确，约20%的患者有局部外伤或昆虫叮咬史，一般认为是反应性增生性炎症。

【临床表现】

1.皮肤纤维瘤　多发生在成人，很少发生在儿童。皮肤损害一般是单个，圆形或椭圆形的皮内结节，黄豆到豌豆大小，多发生在四肢或躯干的两侧。结节呈红棕色，表皮由于压力而变薄甚至陷入，因而结节上出现小山谷样凹陷，这种现象通过触诊才可能充分表现。Fitzpatrick把皮肤纤维瘤用拇

指和示指轻轻捏起后在其表面引起的凹陷称为"酒窝征"。较大的损害边缘可突然高起，形成一个在无蒂的基底上向外翻的肿瘤。

2.**皮肤组织细胞瘤** 多见于成人，儿童少见。好发于四肢，较多见于上臂、背部或头面部。大多为单发，偶或多发（图29-27），表现为数毫米的结节，质坚。表面初呈灰红色，渐渐变成暗红褐色，甚至黑色。

3.**硬化性血管瘤** 好发于四肢，其次为躯干，损害与皮肤纤维瘤类似。

【诊　断】

（一）诊断基本资料

1.**病史** 部分患者的皮肤在损害出现之前，曾在局部有皮肤外伤或虫咬史。

2.**体格检查** 皮肤损害一般是单个皮内结节，黄豆到豌豆大小，边界清楚，与其上表皮粘连，表面呈红棕色或有时带黄色，较硬。

3.**实验室及其他检查** 皮肤病理显示表皮的变化是继发的，可为压力性萎缩或棘层增厚，基底层色素增加。真皮内有一团密集涡轮状纤维组织，其中有许多纤维母细胞或组织细胞，表现为大而富含染色质的核，伴有多少不等的色素可能是含铁血黄素，或有泡沫细胞及脂质沉积。如真皮及皮下有大量的组织细胞浸润，则诊断为皮肤组织细胞瘤；如血管成分非常多，则称为硬化性血管瘤。

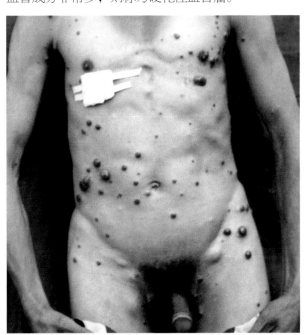

图29-27　皮肤纤维瘤

4.**伴发疾病** 系统性红斑狼疮，甾族治疗胶原血管疾病，与病毒相关疾病。

（二）诊断思路

1.结节性损害的特点：本病是一种成人发病的、单发的皮内结节，但皮内结节性损害类型较多，需要掌握本病的结节性损害的特点，即本病的结节是一个多发生在四肢的黄豆到豌豆大小的，表面呈棕红色或带有淡黄色、较硬的皮内结节，其上与表皮粘连，应考虑本病。必要时行皮肤病理检查。

2.皮肤病理改变特点：主要病理变化位于真皮层，主要是真皮内的成纤维细胞、胶原纤维的增殖，排列成特殊的模型，其中可伴有组织细胞或血管成分的增多。

3.根据上述皮肤损害特点和皮肤组织病理改变可以诊断本病。

（三）诊断依据

1.**临床表现** 多发生在成人，有些患者既往有局部的皮肤外伤或虫咬史。

2.**典型的皮肤损害** 多发生在四肢的豌豆大小的暗红褐色的皮内结节，与表皮粘连。拇指和示指轻轻捏起损害呈"酒窝征"。

3.**皮肤病理检查** 真皮内的成纤维细胞和胶原纤维的异常良性增殖，形成密集涡轮状的病理模型。可伴有不同程度的组织细胞或血管成分的增生。

【鉴别诊断】

（一）主要鉴别的疾病

1.**结节性痒疹** 结节性痒疹多发于四肢伸侧，但皮肤损害常常多发而大小一致。皮肤损害瘙痒明显，常与虫咬有关。皮肤病理显示表皮呈疣状或乳头瘤样增生，真皮未见增生的胶原纤维和组织细胞。

2.**皮肤平滑肌瘤** 皮肤平滑肌瘤的临床上与皮肤纤维瘤类似，但有疼痛感。皮肤病理显示肿瘤由纵横交错的平滑肌纤维构成。

3.**隆突性皮肤纤维肉瘤** 组织病理可见瘤细胞核呈异形性，可见核分裂象，表皮无明显增生，可见溃疡形成。免疫组化染色$CD34^+$。

4.**结节性黄瘤** 组织病理见黄瘤细胞内无含铁血黄素沉积，损害部位、数目及血脂升高与否可资鉴别。

（二）次要鉴别的疾病

1. **幼年黄色肉芽肿**　主要发生在婴儿期，损害内可见肉芽肿，其中巨细胞的核排列成完整的花环状。

2. **汉－许－克（Hand-Schüller-Christian）综合征**　有明显的肉芽肿反应，并见嗜酸粒细胞。

【治　疗】

单个损害，首选手术切除。

（汪　晨　吴　玮　吴丽峰）

皮　赘

皮赘（skin tag）又名软纤维瘤（soft fibroma）、纤维上皮性息肉（fibroepithelial polyp）或软瘊（achondroin），系一种有蒂的稀疏纤维性良性肿瘤。国内学者统计高甘油三酯血症患者皮赘出现率明显高于正常甘油三酯血症患者。国外学者认为本病是肠息肉的一种皮肤标志。

【临床表现】

1. **多发型**　主要分布在颈、腋窝和眼睑部的一种冒针头或米粒大小的，皮色或暗褐色的，无蒂或有蒂的乳头瘤样损害，或呈丝状增长的柔软突起，质软，表面有沟纹。颈部皮赘常常伴有脂溢性角化。

2. **单发型**　多半发生于中年以上、尤其老年人，常见于躯干（图29-28～图29-30）、腹股沟或腋部的单个损害，质软、有蒂，呈悬垂状、息肉状或小袋状，皮色或淡褐色，表面可有沟纹。较多发型大，直径可达1cm大小，也称巨大软疣。

3. **发病特征**　发病年龄可在10～50岁，但好发于中老年和妊娠期。慢性经过，无明显自觉症状。如扭转皮赘的蒂可引起局部炎症、触痛，甚至坏死。当患者体重增加或妊娠的时候，皮损的数量也伴随着增多。有些孕妇的颈部背侧或乳房区域出现的皮赘，有人称为妊娠期软纤维瘤（fibroma molluscum gravidarum），产后部分或全部消退，但也有永久存在，或是在每次妊娠时变大。还有部分患者同时伴有结肠息肉。

【诊　断】

（一）诊断基本资料

1. **病史**　一般中年以后或妊娠期出现本病。

2. **体格检查**　皮肤损害为多发生在颈部的冒针头大或米粒大小的皮色或暗褐色的、有蒂或无蒂的、软的乳头瘤样损害，少数发生在其他部位或损害较大。

3. **实验室及其他检查**　皮肤组织病理检查显示真皮乳头状瘤样增生，胶原纤维稀疏，常有很多毛细血管。表皮角化过度，乳头瘤样增生和棘层肥厚，偶见角质囊肿。软垂疣特征性的是息肉状突起的病变处主要为真皮胶原纤维，中央有成熟的脂肪细胞，表皮变平。蒂的组织学改变是由疏松的胶原

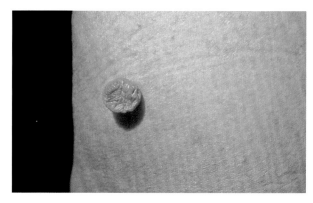

图29-28　皮赘（软纤维瘤）

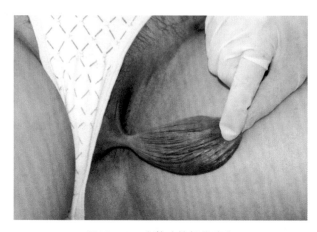

图29-29　皮赘（软纤维瘤）

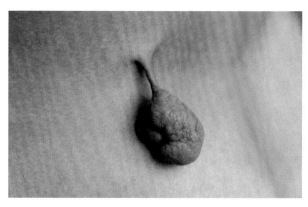

图29-30　皮赘（软纤维瘤）

纤维构成。

4.伴发疾病

（1）甘油三酯血症，结肠息肉，脂溢性角化，肢端肥大症。

（2）综合征：痣样基底细胞癌综合征、Birt-Hogg-Dubé综合征。

（二）诊断思路

皮赘是一种常发生在腋窝、颈部或乳房下的小丘疹，典型的皮肤损害，诊断不难。但临床上，在这些部位还有其他表现为小丘疹的疾病，需要与本病鉴别，必要时行皮肤病理检查。

（三）诊断依据

1.临床特点　本病是一种多发生在中老年的皮肤疾患，好发于颈、腋窝等部位。

2.皮疹特点　①多发性：皮赘的丘疹是针头到米粒大小的柔软小丘疹，与正常的皮肤颜色类似。有的根端较细而成蒂状；②单发性：是柔软的痣状纤维瘤，根端较细成蒂状，悬挂在皮肤表面，像个柔软的小皮囊。

3.皮肤病理检查　见正常皮肤包裹增殖的纤维组织而成乳头状瘤样增生。

【鉴别诊断】

丝状疣　丝状疣也常位于颈、腋部，但任何年龄都可发病，皮损呈疣状，角化明显，质硬。皮肤病理显示表皮呈疣状增生，并有棘细胞的灶状空泡样变性，属于寻常疣的范畴。

【治　疗】

一般不需要治疗。多发性可行液氮冷冻，或弯剪去掉，或电灼去除，或三氯醋酸点灼治疗。大的单个损害也可手术切除。

（汪　晨　吴　玮　吴丽峰）

瘢痕疙瘩

瘢痕疙瘩（keloid）系指皮肤在创伤后，皮肤组织在愈合的过程中，由于大量的结缔组织增殖和透明变性而形成的瘢痕过度增长，超出原有皮损范围。

【发病机制】

瘢痕疙瘩的发病率有种族区别，汉族人和波利尼西亚人最常见，白种人很少见。本病与遗传明显相关，与HLA-B14，HLA-B21，HLA-Bw16，HLA-Bw35，HLA-DR5，HLA-DQw3及A型血型有关。有常染色体显性或隐性遗传报道。

物理性（如外伤、手术等）及病理性（如痤疮、水痘等）对皮肤的损害是引起发病的主要原因。有报道异维A酸应用和瘢痕疙瘩发生有关。

【临床表现】

1.基本损害　皮疹表现为超出原损害范围，呈红色隆起、表面光滑并可见到毛细血管扩张、坚实且具有一定弹性的皮损（图29-31，图29-32）。皮损呈横条形或蟹足状不规则形。

2.发病特征　常继发于小的创伤或手术后，部分皮损出现前并无明显的损害。好发于胸前、耻骨联合、头皮、肩胛、面颈部。自觉症状可有瘙痒、刺痛等。

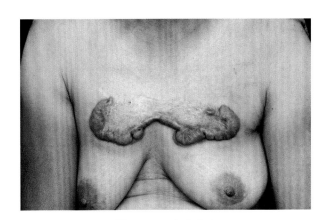

图29-31　瘢痕疙瘩

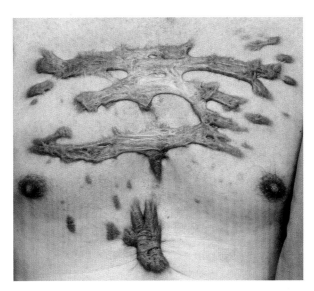

图29-32　瘢痕疙瘩

【诊　断】

（一）诊断基本资料

1. **病史**　一些患者可有家族史，有皮肤损害的病史。

2. **体格检查**　可见超出原损害范围的条形或不规则的蟹足状，表面光滑的红色隆起性瘢痕。

3. **组织病理**　早期真皮内成纤维细胞增生，胶原纤维增生，新生的胶原纤维纤细，排列成旋涡状或结节状，呈碱性淡染。晚期胶原束增粗、致密、排列呈同心圆形，可见到胶原纤维透明变性。附属器和立毛肌萎缩、消失或被挤压向皮损周边。

4. **伴发疾病**　寻常痤疮，使用异维甲酸发生。

（二）诊断思路

本病根据临床表现，超出原皮损范围、表面光滑红色隆起损害，诊断并不困难。

（三）诊断依据

1. **皮疹表现**　超出原损害范围，呈红色隆起、横条形或蟹足状，表面光滑。

2. **组织病理**　早期真皮内成纤维细胞增生，胶原纤维增生，新生的胶原纤维纤细，排列成旋涡状或结节状，呈碱性淡染。晚期胶原束增粗、致密、排列呈同心圆形。

【鉴别诊断】

1. **主要鉴别的疾病**　肥厚性瘢痕：早期与瘢痕疙瘩无法鉴别，但肥厚性瘢痕损害常不超出原皮损范围。

2. **次要鉴别的疾病**　叶状霉菌病（又称瘢痕疙瘩芽生菌病）：由酵母样菌Loboa loboi感染引起的慢性、局部瘢痕疙瘩样或疣状、结节损害。好发于暴露部位如面、耳、前臂、小腿等。可因搔抓导致自我接种，而形成广泛损害。病程可达数十年。损害的刮除物或活检标本，镜检可见到很多一致性的酵母菌。

【治　疗】

无针对所有的瘢痕疙瘩的单一而有效的治疗方法。可根据患者的年龄、皮损的大小、皮损的深度及患者过去对治疗的反应而采取不同的方法，如糖皮质激素外用或局部注射、加压疗法、冷冻治疗，手术切除、激光治疗、干扰素治疗、5% Imiquimod霜或其他胶原合成药物的治疗。重要的预防方法是避免损害。

（党倩丽　陈　蕾）

脂 肪 瘤

脂肪瘤（lipoma）是成熟脂肪细胞组成的良性瘤。

【临床表现】

主要发生于成人。常见于躯干或颈部、前臂和腋窝，也可发生在全身各处。肿瘤柔软，单发（图29-33）或多发（图29-34），大小不一，分叶状可压缩。除压迫神经而引起疼痛外，一般无自觉症状。肿瘤达到一定大小后常停止生长，然后长期保持静止。

【诊　断】

（一）诊断基本资料

1. **病史**　主要发生于成人的皮下。一般无自觉症状，偶有因压迫神经而引起疼痛。

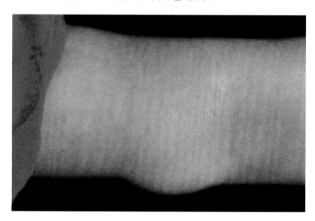

图29-33　脂肪瘤

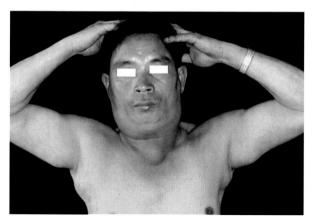

图29-34　脂肪瘤

2. **体格检查** 主要发生在成人的皮下，多见于躯干、颈部、前臂和腋窝，也可发生在全身各处。肿瘤柔软，单发或多发，大小不一，分叶状可压缩。

3. **实验室及其他检查** 组织病理显示有完整薄层纤维包膜的分叶状肿瘤，包含有很多结缔组织索在内的正常脂肪细胞。偶尔可含有小汗腺则称为腺脂瘤。

4. **伴发疾病** 脂肪瘤也可作为各种综合征的部分表现，如Bannayan-Ruvalcaba综合征、Fröhlich综合征、Gardner综合征（此综合征为面部多发性骨瘤、皮肤表皮样囊肿、结肠多发性息肉、纤维瘤、纤维肉瘤和平滑肌瘤）等。

（二）诊断思路

皮下肿块，质软，边界清楚，活动好。

（三）诊断依据

无自觉症状，边界清楚的质软肿块，分叶状，可压缩。组织病理检查为正常脂肪细胞可确诊。

【鉴别诊断】

（一）主要鉴别的疾病

血管脂肪瘤 多发于青壮年男性患者的前臂、躯干并呈对称分布的皮下斑块，伴有局部的疼痛不适。病理上除脂肪组织外，有多少不等的血管增生，以毛细血管为主，常见内皮细胞增生，管腔狭窄或完全闭塞，常见透明血栓形成，无明显炎症反应。

（二）次要鉴别的疾病

1. **表皮样囊肿** 一般较小，不超过黄豆大小。组织病理示囊性结构，囊壁似真性表皮。

2. **皮肤纤维瘤** 肿瘤质地较坚硬，皮表可见色素沉着，直径不超过3cm。组织病理为增生的成纤维细胞及胶原纤维，纵横交错。

3. **冬眠瘤** 组织病理由圆形桑椹椹细胞组成。

4. **皮肤猪囊尾蚴病** 本病是因猪肉绦虫的幼虫寄居于皮下组织内所引起的皮肤病。如发生在皮下组织表现为结节。组织病理示皮下组织内有纤维组织所包裹的囊肿，囊内可见猪囊尾蚴及液体。

【治 疗】

手术切除治疗。发生在骶骨区中线的脂肪瘤，可能是脊管闭合不全，或其他胚胎学畸形的标志。其他中线部位的损害如束状发、血管瘤、皮赘、窦道或色素沉着等，应警惕潜在的胚胎学畸形。不要对骶尾部脂肪瘤进行活检，应请神经外科医生会诊。它可能是脂肪瘤脑疝有窦道与硬脑膜相同。孤立的脂肪瘤若直径达10cm时，尤其发生在大腿上部时，应研究其是否为恶性。

（杨维玲 陈 蕾）

血管瘤与血管畸形

血管瘤（hemangioma）和血管畸形（congenital blood vessel malformation）是皮肤软组织常见的良性血管疾病，小儿多见。血管瘤表现为血管内皮细胞过度增生，并且在儿童期经历快速生长期和缓慢消退期。血管畸形则表现为正常的血管内皮细胞生长周期，一般在出生时即存在，或出生后不久被发现，随着身体的增长而成比例地增大。血管瘤与脉管畸形的区别见表29-7。

本节血管瘤与血管畸形分类：

（1）血管瘤又称婴儿血管瘤，分为表浅型（草莓状）（图29-35，图29-36）、深在型（海绵状）

表29-7　血管瘤与脉管畸形的区别

	血 管 瘤	脉管畸形
细胞学	内皮细胞增生	内皮细胞更新正常
自然病程	增生期，退行期及消退期	随年龄成比例生长
发病时间	通常30%在出生时出现症状	100%出生时出现，症状可能不明显
男∶女	1∶3～1∶5	1∶1
发病率	出生时发病率1%～2.6%，一年内发病率10%～12%	0.3%～0.5%葡萄酒样痣
骨骼改变	偶有邻近骨骼	变异，肥大或发育不全；毁损，变异或肥大

（图29-37）和混合型。浅表型和深在型在临床表现、组织病理、免疫组分性质相同；混合型，即两种病变共存。

（2）血管畸形，毛细血管畸形，鲜红斑痣，葡萄酒样痣，橙红色斑，静脉畸形。

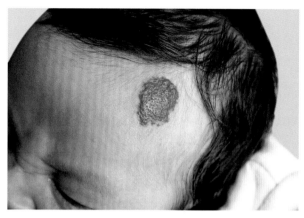

图29-35　婴儿血管瘤　浅表型

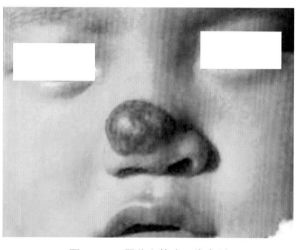

图29-36　婴儿血管瘤　浅表型

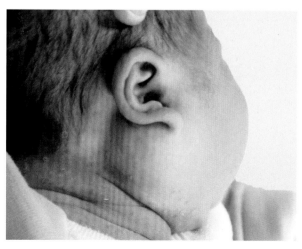

图29-37　婴儿血管瘤　深在型　海绵状
（本图由广东医科大学肖小娜惠赠）

【临床表现】

（一）血管瘤

血管瘤又称婴儿草莓状血管瘤（infantile strawbery hemangioma）、婴儿血管内皮瘤（infantile hemangioendothelioma）、毛细血管瘤（capillary hemangioma）1/3的病例出生时即有，一般在出生后3～5周出现，皮损为一个或数个高出皮面，表面呈草莓状分叶，通常直径为1～60mm，界清质软，呈鲜红或紫红色，压之不易褪色。可分为：①增生期：该损害数月内增长迅速，1岁以内可长到最大限度；②稳定期：持续数月至数年；③消退期：2～3岁后停止发展。接近30%的患者在第三年消退，在5岁时达50%，在7岁时则达70%，消退处正常皮肤，但更常见的是萎缩、毛细血管扩张或皮肤松垂过度。

（二）血管畸形

1.毛细血管畸形　鲜红斑痣（naevus flammeus）压之部分或完全褪色。

（1）橙红色斑（salmon patch）亦名中线毛细血管扩张痣，好发于眉间、眼睑和项部等面部中央，其中以项部最多（图29-38，图29-39），绝大多数3岁前完全消退。

（2）葡萄酒样痣（port-wine naevus）是一种常见的先天性皮肤毛细血管畸形，又称侧位鲜红斑痣（图29-40），不会自发性消退，约半数局限于单侧三叉神经一个分支范围，为先天畸形，可伴发其他血管畸形，或作为一些综合征，如Klippel-Trenaunary综合征（骨肥大性鲜红斑痣）。

2.静脉畸形　旧称海绵状血管瘤（cavernous hemangioma）、血管畸形，于生后不久发生，多

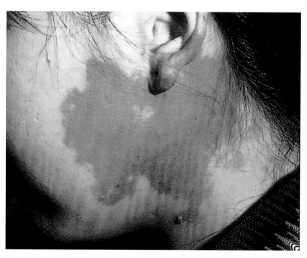

图29-38　鲜红斑痣　橙色红斑

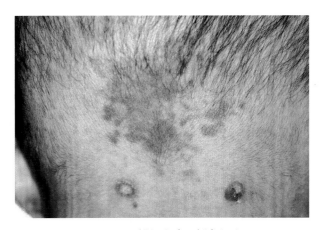

图29-39　鲜红斑痣　橙色红斑

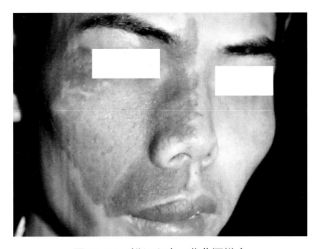

图29-40　鲜红斑痣　葡萄酒样痣

见于头面部和四肢，可包括皮肤、黏膜、骨、肝、肠、胃、肾、子宫等，呈大而不规则柔软的肿块。如发生在皮肤，表面皮肤可以正常、淡紫色或紫蓝色，指压后可以缩小，如海绵状（图29-41）。此型血管瘤不断增大，压迫重要器官，因而可影响机体功能，而大部分瘤体到一定程度后可停止发展，有的可自行消退。

【诊　断】

（一）诊断基本资料

1.病史

（1）鲜红斑痣：常在出生时或出生后不久出现，偶可为获得性。

（2）婴儿血管瘤：是儿童期最常见的良性肿瘤，1/3的病例出生时即有，一般在出生后3～5周出现。

（3）静脉畸形：生后不久发生，瘤体大到一定

程度可停止生长。

2.体格检查　三种先天性血管瘤，各有其特征性的皮损形态和体征。

3.组织病理　在鲜红斑痣的真皮上、中部可见群集的扩张的毛细血管及成熟的内皮细胞，随年龄增长，毛细血管扩张也增加，但无内皮细胞增生。管腔内充满红细胞。

在婴儿血管瘤内，可见增生的毛细血管，内皮细胞大而多层，增生的内皮细胞呈实性条索状或团块状，有的仅见少数很小而不清楚的管腔，以后发生纤维化。

静脉畸形，在真皮深层及皮下组织可见较多的大而壁薄、不规则的血管腔，甚似静脉窦，内皮细胞很少增生。腔内含有红细胞和纤维蛋白性物质。有些大血管腔隙内皮细胞增生，形成乳头状结构，突向管腔。在小的腔隙内可见血栓和钙化。

混合性血管瘤可见两型病变同时存在。

4.伴发疾病

（1）鲜红斑痣

1）橙红色斑。

2）葡萄酒样痣：①Sturge-Weber综合征：葡萄酒样痣、同侧脑或脑膜血管病变及眼部血管畸形；②Klippel-Trenaunay综合征：葡萄酒样痣、骨肥大；③Cobb综合征：葡萄酒样痣位于背部中线，其下脊髓血管畸形。

（2）婴儿血管瘤：新生儿弥漫性血管瘤（多发性皮肤血管瘤伴发内脏血管瘤）、血管瘤伴血小板减少症、面部血管瘤伴发Dandy-Walker畸形、第四脑室和其他后颅畸形。

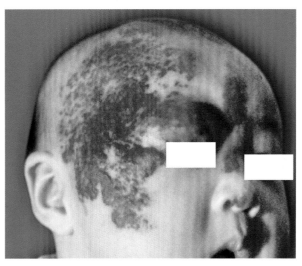

29-41　静脉畸形　海绵状血管瘤

（3）静脉畸形：①Maffucci综合征（即海绵状血管瘤、静脉扩张、淋巴管扩张）；②蓝色橡皮大疱性痣综合征（消化道血管瘤）；③Kasabach-Merritt综合征（血小板滞留消耗性凝血病）。

（二）诊断思路

思路基于询问和掌握的病史、临床特点及体格检查，可较好的区分先天性血管瘤的各种类型，必要时做组织病理检查。

（三）诊断依据

1.临床诊断依据

（1）鲜红斑痣：出生时或出生后发生，淡红色、暗红色、紫红色斑疹，压之部分或完全褪色。

（2）婴儿血管瘤：出生时或出生后发生，皮损为一个或数个鲜红色高出皮面，表浅型表面呈草莓状分叶，压之不易褪色。深在型，正常或淡蓝色皮肤下橡皮样团块。

（3）静脉畸形：出生后发生，表面皮色或淡紫色或紫蓝色，指压后可以缩小，如海绵状。

2.组织病理依据 各型有特征性，可确诊。

【鉴别诊断】

（一）主要鉴别的疾病

1.血管平滑肌瘤 起源于静脉，多见于中年女性，皮损为单个皮下结节，直径0.5～1cm，表面正常或蓝紫色，好发于小腿屈面。常有阵发性刺痛或烧灼感。组织病理显示肿瘤由平滑肌纤维组成，肌纤维大都呈直线形或略带波状，平行排列，胞核居中，呈长梭形，两头钝圆。肌纤维束间常杂有胶原纤维束。

2.血管脂肪瘤 此瘤较常见，多数有不同程度的阵发性刺痛、隐痛或紧缩感。组织病理显示瘤内除脂肪组织外，有不同程度的血管增生，内皮细胞增生，管腔狭窄，腔内常有透明血栓。

3.血管纤维瘤 是一种良性、细胞高度密集、血管丰富间叶性肿瘤。此瘤罕见，一般位于外阴和男性腹股沟阴囊区域浅表软组织内。无自觉症状，病因不明。表现为皮下结节，质软或韧。组织病理显示肿瘤边界清楚，可有或无纤维性假包膜，主要成分为梭形细胞，胞质稀少微嗜酸，细胞边界不清。病变内均匀分布有大量一致的小的、中等大的血管。血管周围玻璃样纤维化，大约有一半的病例内有小团或散在分布的脂肪细胞。

4.蔓状血管瘤（plexiform angioma） 又称蜿蜒

状动脉瘤（cirsoid aneurysm），是先天动静脉瘘。好发于头面，亦见于颈部和四肢，为皮肤上的搏动性团块（图29-42）。其特点是在海绵状血管瘤或葡萄酒色斑等较稳定的血管畸形基础上合并动静脉瘤，近半数婴幼儿期没有明显动静脉瘘证据。本病无消退可能。

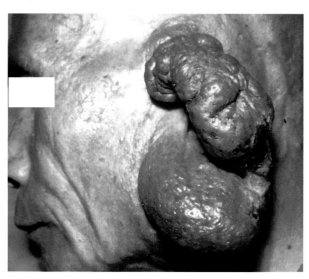

图29-42 蔓状血管瘤

（二）次要鉴别的疾病

1.脂肪瘤 多发于40～50岁，质地较柔软，可以移动，基底宽呈分叶状。组织病理显示成熟脂肪细胞群集呈小叶状，周围由多少不等的结缔组织间质及毛细血管包裹，包膜完整。

2.表皮样囊肿 本病皮损顶端有一小的孔，组织病理显示真皮内囊肿，囊壁为复层鳞状上皮细胞，囊内有呈同心圆排列的角化物。

【治 疗】

1.诊断及分型正确：因为各型先天性血管瘤如血管瘤和血管畸形、可消退血管瘤、非消退血管瘤预后不一样，治疗时机及方法不一样。

2.掌握好先天性血管瘤演变规律。

3.正确选择治疗时机和方法：

（1）局部治疗：包括硬化剂，糖皮质激素（外用或皮损内注射），咪喹莫特（适用于浅表型可能引起糜烂），平阳霉素，放射，冷冻，光动力疗法，铜针。婴儿血管瘤可外用0.5%噻吗洛尔滴眼液，0.1%奥莫尼定凝胶，普萘洛尔纳米水溶胶，卡替洛尔。

（2）激光治疗：

1）浅表：倍频掺钕铝石擂石激光（KTP脉冲染料激光CPDC，波长585 595nm）。

2）深在：翠绿宝石激光755nm，长脉冲ND:YAG激光为1064nm，连续性ND:YAG激光穿透深度4～6nm。双波长激光将585nm、1 064nm波长序贯组合使用，提高疗效，减轻不良反应。

（3）系统治疗：婴儿血管瘤可用糖皮质激素、普洛荼尔、伊曲康唑、重组干扰素、长春新碱。

（4）外科手术：特殊情况下，药物无效或药物治疗比手术风险大者，如影响功能的眶周血管瘤；学龄前儿童鼻尖、唇部处于消退期的受损手术最佳时期，尚有争论。

（5）开拓新疗法：醋丁洛尔、噻吗洛尔、他克莫司、吡美莫司、贝伐珠单抗。

（杨维玲　陈　蕾）

血管角化瘤

血管角化瘤（angiokeratomas）属于先天性血管扩张，实质上是毛细血管扩张上面覆盖有过度角化性表面。本病分为五型，即肢端血管角化瘤，阴囊血管角化瘤、丘疹型血管角化瘤（单发性血管角化瘤）、局限性（限界型）血管角化瘤、泛发性系统型-弥漫性躯体血管角化瘤。后者为一种类脂质病。前四型中，只有局限性血管角化瘤为真性血管瘤，其余三型都不是真性血管瘤。

肢端血管角化瘤

肢端血管角化瘤又称为Mibelli血管角化瘤（angiokeratoma of Mibelli）、冻疮样痣、疣状毛细血管扩张。1862年Bazin首次报道。1889年Mibelli进一步描述。

本病是一种罕见的遗传性皮肤病，为常染色体显性遗传特征的血管性损害。

【临床表现】

1.基本损害　损害为1～5mm红色血管性丘疹，其表面随着时间的进程变成角化过度，丘疹为暗红色或紫黑色，呈疣状（图29-43）、环状，压之有时褪色。

2.发病特征　常发生于儿童或青少年。本病好

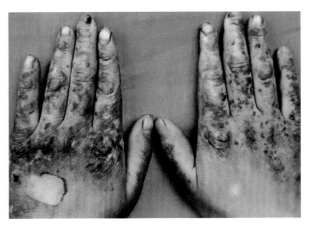

图29-43　血管角化瘤（肢端型）
手指伸侧及手背紫红色丘疹，表皮粗糙角化

发于指、趾的背面及膝、肘部位，偶见于踝关节、掌跖部及耳部。一般对称性分布，通常患者手、足发冷，发绀。

【诊　断】

（一）诊断基本资料

1.病史　常发生于儿童或青少年，通常患者手、足发冷，发绀。有家族性冻疮史。

2.体格检查　相应部位特征性的角化过度的暗红或紫黑色疣、斑疹。

3.实验室及其他检查　组织病理显示角化过度，颗粒层增厚及皮下血管扩张并形成腔隙为主要特征。血管或腔隙通常不是由内皮细胞衬里，而是由表皮形成血管腔的部分腔壁。晚期扩张毛细血管的管壁紧贴表皮嵴，有些完全被表皮嵴包绕似表皮内血囊肿。肢端血管角化瘤、阴囊血管角化瘤及丘疹型血管角化瘤的组织象基本相同，不是真性血管瘤。

（二）诊断思路/诊断依据

1.有家族冻疮史，手足发冷、发绀史，多见于儿童或青少年。

2.损害为1～5mm疣状、红至黑色角化丘疹。

3.一般呈对称性分布，好发于指、趾的背面及膝、肘部位；偶见于踝关节、掌跖部及耳部。

4.组织病理示：①真皮上部至少有一根扩大的薄壁内皮衬里血管；②表皮增生伴程度不一的角化过度。

【鉴别诊断】

肢端血管角化瘤要与儿童肢端假性淋巴瘤性血管角化病（APACHE）相鉴别：APACHE是单侧

的、散发的，不伴有冷敏感，组织病理中有浓密、结节状的淋巴组织细胞浸润，偶尔伴浆细胞、嗜酸性粒细胞和多核巨细胞。这是假性淋巴瘤的变异型，而不是原发性血管损害。

【治　疗】

可采用激光、冷冻和电解或手术治疗。

（杨维玲　陈　蕾）

阴囊血管角化瘤

　　阴囊血管角化瘤（angiokeratoma of scrotum）又称为Fordyce血管角化瘤（Fordyce angiokeratoma）。1896年Fordyce首先报道本病，1931年Traub将其与Mibelli血管角皮瘤分开，称为Fordyce血管角化瘤。病因尚不清楚。

【临床表现】

　　1. 基本损害　多发性小血管性丘疹。初起为针尖大小暗红或紫色丘疹（图29-44），逐渐增多。早期质软，压之可缩小，晚期质硬，呈轻度疣状。散在分布或呈线状，表面光滑，有的可有鳞屑，压之褪色。

　　2. 发病特征　主要发生于中老年人的阴囊，偶见于阴唇。一般无自觉症状，偶有瘙痒，损害后易出血。常伴有精索静脉曲张、阴囊弹性纤维缺陷、口腔黏膜静脉曲张等。

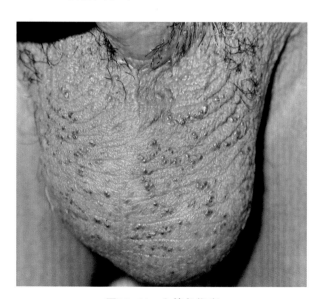

图29-44　血管角化瘤

【诊　断】

（一）诊断基本资料

　　1. 病史　一般发生在中老年人的阴囊，偶见于阴唇。无自觉症状。

　　2. 体格检查　可见符合本病的特征性的血管性丘疹，表面轻度疣状。

　　3. 实验室及其他检查　组织病理示同肢端血管角化瘤。

　　4. 伴发疾病　疝、性病、性淋巴肉芽肿、前列腺炎、血栓性静脉炎、膀胱或附睾肿瘤、精索静脉曲张、消化道出血（皮损发生在空肠）、阴囊弹力纤维缺陷。

（二）诊断思路/诊断依据

　　发生在中老年人的阴囊，偶见于阴唇，早期质软，晚期质硬的初起为针尖大小暗红或紫色丘疹，逐渐增多，散在分布或呈线状，表面光滑，有的可有鳞屑，压之褪色，损害后易出血，散在分布或呈线状，表面光滑发亮。组织病理同肢端血管角化瘤紫红色丘疹。

【鉴别诊断】

　　如果单发可与化脓性肉芽肿相鉴别，化脓性肉芽肿主要发生在儿童并多发生于暴露部位：手、前臂、面部或外伤部位，一般情况是单发。病理显示毛细血管瘤。其他鉴别疾病见单发性血管角化瘤。

【治　疗】

同肢端血管角化瘤。

（杨维玲　陈　蕾）

单发性血管角化瘤

　　单发性血管角化瘤（solitary angiokeratoma），Imperialhuo和Helwig于1967年报道，也称为丘疹型血管角化瘤。病因尚不清楚。它不是一种遗传性损害，可能继发于外伤，在血管角化瘤形成之前，可有外伤后毛细血管扩张。

【临床表现】

　　本病是单个的、小的、蓝黑色疣状丘疹，主要发生在下肢。

【诊　断】

（一）诊断基本资料

1.病史　一般病因不清，可能继发于外伤，在血管角化瘤形成之前，可有外伤后毛细血管扩张。

2.体格检查　常见于下肢，可见单个、小的、蓝黑色疣状丘疹，米粒大小，表面可光滑或有轻度角化。

3.实验室及其他检查　组织病理显示同肢端血管角化瘤。

（二）诊断思路/诊断依据

单个损害，多无自觉症状，多见于下肢的蓝黑色疣状丘疹，必要时病理检查以确定诊断。排除色素性基底细胞癌、单发的脂溢性角化病、黑色素瘤、化脓性肉芽肿、老年性血管瘤等疾病。

【鉴别诊断】

（一）主要鉴别的疾病

1.色素性基底细胞癌　本病除具有基底细胞癌基本型的所有特点外，还有褐色或黑色色素沉着。

2.单发的脂溢性角化病　多为椭圆形、略高出皮面、淡褐色至黑色、边界清楚的丘疹或斑块，好发于面、颈和四肢，也常累及胸、背和头皮。组织病理有特征性。

3.黑色素瘤　皮损较大，形态不规则，边界不清，色素分布不均匀。病理上色素细胞有异形性及淋巴细胞或浆细胞的炎症性反应。真表皮交界处细胞活跃。

（二）次要鉴别的疾病

1.血管瘤　草莓状血管瘤是儿童常见的血管瘤，1/3的病例出生即有。损害边界清楚，柔软并易压缩。

2.单发的老年性血管瘤　多发于中老年人，多位于躯干。卵圆形或圆形，轻度隆起，直径0.5～6mm的红宝石样红色丘疹。

3.化脓性肉芽肿　损害主要发生在儿童并多发生于暴露部位：手、前臂、面部或外伤部位，一般情况是单发。组织病理可鉴别。

【治　疗】

可采用激光、冷冻和电解或手术治疗。

（杨维玲　吴丽峰）

限界型血管角化瘤

限界型血管角化瘤（angiokeratoma circumscript-um），罕见，出生时即有或儿童早期发病。好发于小腿和躯干，损害为疣状丘疹或结节，可融合成斑块，表面可有鳞屑，深红至蓝黑色，常呈线样局限于一处。

【诊　断】

（一）诊断基本资料

1.病史　自出生时即有，或儿童期，或青年期发生。

2.体格检查　见淡紫色聚集性丘疹或充满血液的囊性结构，不规则形或线形斑块（图29-45），表面角质增生，呈疣状。

3.实验室检查　乳头瘤样增生，其下毛细血管扩张，腔内含红细胞或血栓形成。

4.伴发疾病　海绵状血管瘤、科布（Cobb）综合征（节段性血管瘤）、Klippel-Trnaunay-Weber综合征、毛细血管瘤。

（二）诊断思路/诊断依据

出生时即有或儿童或青年发生。好发于小腿和足部，偶见背和前臂。损害为淡紫红色聚集丘疹或囊性结构，表面角化，呈疣状。组织病理有特征性变化。

【鉴别诊断】

见其他类型血管角化瘤。

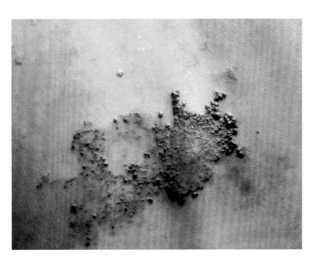

图29-45　限界型血管角化瘤　躯干

【治　疗】

丘疹型可行手术切除，多发性者用冷冻、电干燥、激光或手术去除之。

（陈嵘祎　李芳谷　林映萍）

弥漫性躯体血管角化瘤

弥漫性躯体血管角化瘤（angiokeratoma corporis diffusum），也称为糖脂质沉积病和Fabry病或Anderson-Fabry病。为隐性遗传病，发病者全部为男性，女性为杂合子携带者。

本病是一种先天性糖鞘磷脂代谢障碍性疾病。由于半乳糖苷酶A的缺乏，产生异常脂质贮积，主要发生在皮肤和内脏的小血管内而致病。

【临床表现】

1. **皮肤损害**　为广泛分布的点状毛细血管扩张性血管性丘疹（图29-46），类似紫癜。为2～4mm的暗红色或黑色的斑点、丘疹。晚期可出现血管运动障碍，手变蓝色或苍白，上肢有烧灼痛或刺痛。皮肤可有干燥、松弛和少汗。

2. **发病特征**　患者于成年前发病。皮损分布在下肢、阴部、躯干、腋窝、耳和口唇，轻者仅发生于大腿、阴囊或脐周，重者可遍及全身，但以四肢、髋部和躯干下部最多见。易并发下肢静脉曲张和水肿，消化道、呼吸道和泌尿生殖系统的黏膜血管扩张、出血、并发高血压。

【诊　断】

（一）诊断基本资料

1. **病史**　一般在成年前发病，可有皮肤血管

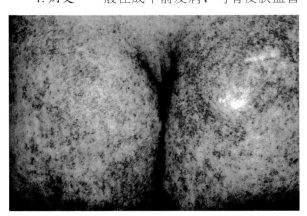

图29-46　弥漫性血管角化瘤　臀部弥漫性细小紫色丘疹

瘤、心血管、胃肠道和中枢系统病变及肾衰竭史。皮损大小和数量随年龄增大而增加。

2. **体格检查**　有广泛分布的点状毛细血管扩张性血管性丘疹，类似紫癜的皮损。

3. **实验室及其他检查**　组织病理显示真皮乳头有毛细血管扩张，导致内皮连接腔隙充满了血液，并围绕着棘层松解和过度角化的表皮。电镜显示内皮细胞，外膜细胞和成纤维细胞内有特征性的电子致密小体，它们可以出现在患病的成年人和没有毛细血管扩张的年轻男性的正常皮肤中。

（二）诊断思路/诊断依据

为隐性遗传病，发病者全部为男性，皮损分布在下肢、阴部、躯干、腋窝、耳和口唇，为2～4mm的暗红色或黑色的斑点、丘疹。皮肤可有干燥、松弛和少汗。晚期可出现血管运动障碍，手变蓝色或苍白，上肢有烧灼痛或刺痛。

组织病理显示真皮乳头有毛细血管扩张，导致内皮连接腔隙充满了血液，并围绕着棘层松解和过度角氏的表皮。

【鉴别诊断】

过敏性紫癜多见于双下肢密集紫红色斑疹，压之不褪色，也可高出皮面，表面无角化。治疗或休息后皮疹变淡、消退。皮疹可反复出现。其应与匐行性血管瘤、精神性神经痛和红斑肢痛症相鉴别。

【治　疗】

从美容的角度可考虑激光治疗。血浆输入，血液透析和肾移植已试用，然而，并不能使症状改善或长期改善。

（杨维玲　陈　蕾）

疣状血管瘤

疣状血管瘤（verrucous hemangioma）是毛细血管、海绵状或混合性血管瘤的一种变型，伴有继发性表皮角化过度。

【临床表现】

1. **皮肤损害**　孤立的蓝红色结节或丘疹，边界清楚，质软，随年龄增长而增大和变成疣状，有时在周围形成卫星状血管瘤结节（图29-47～图29-49）。

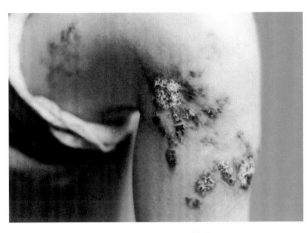

图29-47　疣状血管瘤

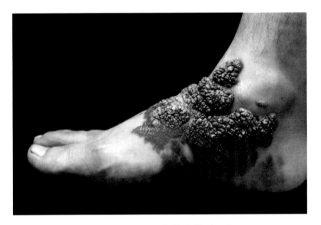

图29-48　疣状血管瘤

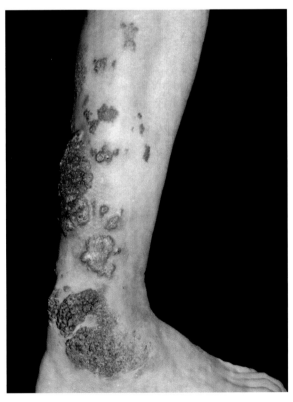

图29-49　疣状血管瘤

2. 发病特征　本病是一种罕见的血管畸形，一般在出生时即有或儿童早期发生，多见于下肢远端。少数病例在不同部位出现多发性损害。本病在临床和病理上常与血管角化瘤混淆，但其总是有深部成分，且1/3的病例在不完全切除后复发。

【诊　断】

（一）诊断基本资料

1. 病史　本病比较罕见，出生即有，或发生于儿童、青少年。

2. 体格检查　多见于小腿和足部，偶见于背部或前臂，损害为大小不等的深红色、蓝黑色丘疹或结节，表面角质增厚呈疣状。

3. 实验室及其他检查　组织病理显示表皮角化过度，棘层不规则肥厚和乳头瘤样增生，真皮内见毛细血管瘤或海绵状血管瘤改变。

4. 伴发疾病　Cobb综合征具有与疣状血管瘤相同的损害，在躯干上沿皮区分布，伴发潜在的脑脊膜血管瘤。

（二）诊断思路/诊断依据

本病罕见，出生既有，或发生在儿童、青少年。常随年龄增长而增大，多见于小腿和足部，偶见于背部或前臂，损害为大小不等的深红色、蓝黑色丘疹或结节，表面角质增厚呈疣状，应考虑本病。

组织病理显示毛细血管瘤或海绵状血管瘤伴表皮角化过度、棘层不规则肥厚和乳头状瘤样增长。

【鉴别诊断】

疣状血管瘤应与血管瘤相鉴别，其次应与孢子丝菌病相鉴别。皮肤损害是淡红色结节，然后软化形成脓肿。由于该病的淋巴管型，呈线状排列的小结节，其形态与疣状血管瘤相似。此外，本病可酷似血管角化瘤，但后者无深部病变。

【治　疗】

电灼、激光或手术治疗。

（杨维玲　陈　蕾）

匐行性血管瘤

匐行性血管瘤（angioma serpiginosum）系Hutchinson于1889年首次报道，是一种累及真皮上部小血管的痣样少见病。

【临床表现】

1. **皮肤损害** 特点是微小的铜红色至亮红血管瘤性斑点，并倾向变成丘疹，成群发生并向外围扩展而增大，中央部分渐退（图29-50，图29-51）。从而形成小环状或匐行性模式。不出现紫癜，单背景为网状或弥漫性红斑。在中间恢复的区域，可见到环形与线形的微细花纹、细碎脱屑，有时可见萎缩外观。

2. **发病特征** 多见于年轻女性，除掌、跖和皮肤黏膜交界处以外，可累及全身各处，但以下肢为主。无任何自觉症状，病程缓慢，男女均有发生，90%见于16岁以下的女孩。皮损缓慢进展并呈持续性。

【诊　断】

（一）诊断基本资料

1. **病史** 无任何自觉症状，病损向周围扩展，

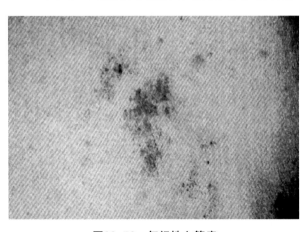

图29-50　匐行性血管瘤

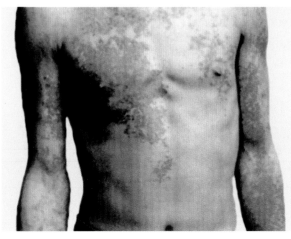

图29-51　匐行性血管瘤

一面消退，一面发生，形成匐行或环状边缘。

2. **体格检查** 针头大红色或紫色斑点，紧密群集，形成斑片。

3. **实验室及其他检查** 组织病理显示真皮乳头和真皮上部扩张而弯曲的毛细血管，伴内皮细胞增生，未见炎症浸润或红细胞外渗。扩张的毛细血管不显示碱性磷酸酶活性，与正常毛细血管形成对比。

（二）诊断思路

病程缓慢，男女均有发生，但多见于年轻女性，无自觉症状，典型皮肤损害，应排除紫癜类皮肤损害。

（三）诊断依据

1. 皮损为微小的铜红色至亮红血管瘤性斑点，可呈丘疹状，紧密群集，中央部分消退。成小环状或匐行性。在中间恢复的区域，可见到环形与线形的微细花纹、细碎脱屑，亦可见萎缩外观。

2. 除掌、跖和皮肤黏膜交界处以外，可累及全身各处，但以下肢为主。

3. 组织病理显示真皮乳头和真皮上部扩张而弯曲的毛细血管，伴内皮细胞增生。

【鉴别诊断】

（一）主要鉴别的疾病

1. **进行性色素性紫癜性皮肤病** 小腿伸面为主，为边界鲜明的黄褐色斑，该病有所谓辣椒粉斑点倾向融合和形成弥漫性色素性斑点，压不褪色，缓慢扩大。

2. **毛细血管扩张性环状紫癜** 多为双侧性的，其特点是急性发作性毛细血管扩张点，并向外周扩展和形成小环。

（二）次要鉴别的疾病

色素性紫癜性苔藓性皮炎 多发于小腿，为红棕色小丘疹性紫癜，压之不褪色。可相互融合成为边界清楚的苔藓样斑片，有时是出血性的。中央消退而遗留色素沉着。

【治　疗】

本病可用可调的脉冲染料激光治疗，其波长为585nm，脉冲时间450微秒，有良好的疗效。一般不留瘢痕。

（杨维玲　陈蕾）

化脓性肉芽肿

化脓性肉芽肿（pyogenic granuloma）是一种小的，几乎总是单发，无蒂或有蒂，山莓样的肉芽组织的赘生物。与感染无关，也不是真正的肉芽肿，而是血管增生。

【临床表现】

1. 基本损害　初发为鲜红至棕红色丘疹，缓慢或迅速增大，形成有蒂或无蒂赘肉（图29-52～图29-54），一般为5～10mm大小，也有更大的。质地柔软，压之不变白。表面光滑或呈疣状外观，表面也可坏死及溃疡，结棕黄或黑色痂。

2. 发病特征　以青少年多见。一般与外伤有关。通常发生在手指、足、口唇、头颈、躯干上部及口腔黏膜。轻度外伤可引起出血，无自觉痛及压痛。

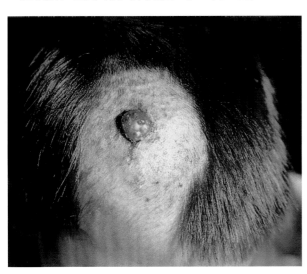

图29-52　化脓性肉芽肿

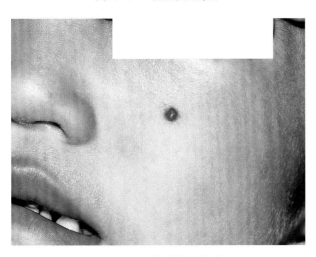

图29-53　化脓性肉芽肿

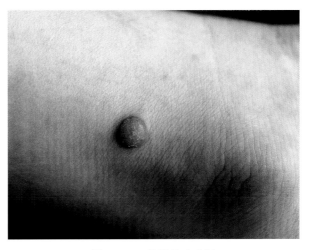

图29-54　化脓性肉芽肿

【诊　断】

（一）诊断基本资料

1. 病史　常有轻微创伤、激素或药理刺激之后。

2. 体格检查　息肉状或蒂状结节，表面糜烂、结痂、质脆，轻微创伤可出血。

3. 实验室及其他检查　组织病理显示表皮变薄，肿瘤是由大量新生的毛细血管构成，毛细血管由单层内皮细胞衬里。外围有纤维母细胞和少许中性粒细胞。周围的表皮细胞深入损害基底形成角化环，使损害成蒂状。

（二）诊断思路

不明原因或外伤后出现鲜红至棕红色丘疹，缓慢或迅速增大，形成有蒂或无蒂赘肉，质软。表面光滑或呈疣状外观，表面也可坏死及溃疡，结棕黄或黑色痂。

（三）诊断依据

1. 发生在手指、足、口唇、头颈、躯干上部及口腔黏膜。

2. 出现鲜红至棕红色丘疹，缓慢或迅速增大，形成有蒂或无蒂赘肉，质软。表面光滑或呈疣状外观，表面也可坏死及溃疡。

3. 组织病理显示肿瘤由大量新生的毛细血管构成。

【诊断标准】

（一）主要鉴别的疾病

1. Kaposi肉瘤　深红或蓝红色，结节或斑块状，主要累及四肢，对称分布。病程缓慢。组织病理显示毛细血管新生、扩张、充血、内皮细胞增大并突入管腔内。晚期，血管周围梭形细胞、异型成纤维细胞显著增生，两者常混合在一起。

2.黑色素瘤　发病年龄多数偏大。尤其甲下化脓性肉芽肿常与甲下黑色素瘤混淆，后者肿瘤细胞可见核分裂及淋巴细胞或浆细胞的炎症性反应。真表皮交界处细胞活跃。

（二）次要鉴别的疾病

1.老年性血管瘤　多发于中老年人，皮损多位于躯干，罕见于手、足或面部。卵圆形或圆形，轻度隆起，直径0.5～6mm的红宝石样红色丘疹，表面光滑，是常见的血管异常。

2.毛细血管瘤　草莓状（毛细血管性）血管瘤是儿童常见的血管瘤，1/3的病例出生即有，其余在2周至2个月时出现，随后大部分可在数月或数年的病程中自行消退。损害边界清楚，柔软且易压缩。

3.杆菌性血管瘤病　该病主要发生于免疫抑制患者，尤其是艾滋病患者。本病皮损多种多样，有类似于化脓性肉芽肿的损害，偶尔也可出现皮下肿块、斑块、溃疡及多系统损害。组织病理显示中性粒细胞存在整个皮损。有时中性粒细胞聚集在淡紫色颗粒状物质周围，这些紫色物质为成群的病原微生物，可用改良的银染色如Warthin-Starry染色证实，或用电镜证实。

4.转移癌　能够生长在远离其原发部位的地方，任何恶性肿瘤可播散至皮肤，表现为皮内丘疹、结节或肿块，坚硬的皮质，淡紫色、黑色或褐色，固定，极少溃疡。常见于胸部、腹部、头皮。背部和四肢相对少见。

【治　疗】

激光或手术切除。

（杨维玲　陈　蕾）

樱桃样血管瘤

樱桃样血管瘤（cherry angiomas）又称为老年性血管瘤（senile angiomas）。

【临床表现】

本病为多发性鲜红色的、圆形或卵圆形隆出皮表的，表面光滑，质软，直径0.5～6mm的丘疹（图

29-55，图29-56），是最常见的血管异常。一般从30岁开始出现，随年龄增加而增多，几乎可能每一位70岁老人都可发生，亦可见于青少年。多数位于躯干上部，罕见于手、足或面部。

【诊　断】

（一）诊断基本资料

1.病史　发生于成年早期，随年龄增加而增多。

2.体格检查　多数位于躯干，为鲜红色或樱桃色丘疹，半球状，质软或呈海绵状。

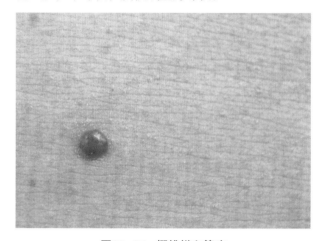

图29-55　樱桃样血管瘤

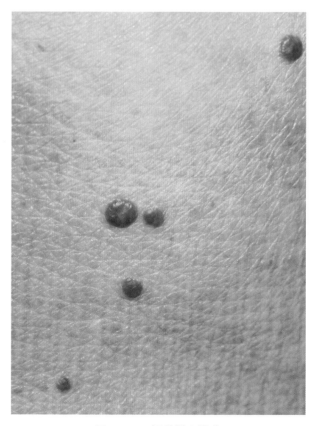

图29-56　樱桃样血管瘤

3.实验室及其他检查 组织病理显示真皮内毛细血管增生，内皮细胞呈小叶状增生，管腔狭窄，以后毛细血管扩张，管壁衬以单层扁平内皮细胞。

（二）诊断思路

老年人多见，无任何原因，随年龄增加而增多，皮损为多发性鲜红色的、圆形或卵圆形隆出皮表的，直径0.5～6mm的丘疹。

（三）诊断依据

1.多见于成年早期和老年人，原因不明，随年龄增加而增多。

2.皮损为多发性鲜红色的、或樱桃样的圆形或卵圆形隆出皮表的丘疹，直径0.5～6mm，质软。

3.组织病理显示真皮内毛细血管增生和扩张，管壁衬以单层扁平内皮细胞。

【鉴别诊断】

（一）主要鉴别的疾病

单发性血管角化瘤 本病是单个的、小的、蓝黑色疣状丘疹，主要发生在下肢。它不是一种遗传性损害，可能继发于外伤，在血管角化瘤形成之前，可有外伤后毛细血管扩张。

（二）次要鉴别的疾病

1.小球样血管瘤(glomeruloid hemangioma) 这种特殊的良性血管瘤描述于1990年，并且只见于POENS综合征（Crow-Fukase综合征）的患者。POEMS综合征包括：P：多神经病（严重影响感觉运动）；O：器官巨大（心、脾、肾）；E：内分泌病；M：蛋白；S：皮肤改变多系统综合征（过度色素沉着、多毛症、增厚、出汗、杵状指、白甲病和血管瘤）。

2.化脓性肉芽肿 损害主要发生在儿童并多发生于暴露部位：手、前臂、面部或外伤部位，一般情况是单发。病理显示毛细血管血管瘤。

3.单发性血管角化瘤 本病是单个、小的、蓝黑色疣状丘疹，主要发生在下肢。它不是一种遗传性损害，可能继发于外伤，在血管角化瘤形成之前，可有外伤后毛细血管扩张。

【治　疗】

可通过激光治疗，但大多数患者应消除顾虑，并不需要治疗。

（杨维玲　陈　蕾）

淋巴管瘤

淋巴管瘤（lymphangioma）是一种淋巴管的良性增生。临床及病理上可分为单纯性淋巴管瘤、海绵状淋巴管瘤和囊性淋巴管瘤。

【病因与发病机制】

本病属于先天性淋巴管畸形。

【临床表现】

临床上比较少见，多见于婴幼儿。根据临床及病理上的不同可分为三型。

1.单纯性淋巴管瘤 一般在出生时或出生后不久出现。这些损害通常为深在的、群集性、水疱样丘疹，类似蛙卵，呈淡黄色、粉红色或黑色（图29-57）。这些丘疹不规则群集性排列，好发部位为腹部、腋窝和门腔，更多见于舌部（图29-58）。阴囊易发生多灶性淋巴管畸形，表现为清亮、厚壁、水疱样损害。有时表面为淡褐色疣状。本病常伴深部损害，累及皮下组织和肌肉。

2.海绵状淋巴管瘤 这是淋巴管瘤中最常见的一种。可以很小也可以很大，甚至侵及一个肢体。常见于上肢、腋窝、肩胛部、面部等。损害为单个，偶或有多发，质软，边界不清，似海绵状（图29-59）。

3.囊性淋巴管瘤 也称为囊性淋巴管畸形，是深在性的、多房性、边界不清，无痛并覆盖有正常皮肤的软组织肿块（图29-60，图29-61）。常位于口腔和四肢并被描述为Maffucci综合征。水囊性淋巴管瘤常发生于颈部、腋窝或腹股沟。

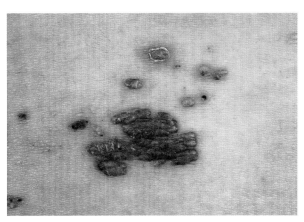

图29-57 单纯性淋巴管瘤

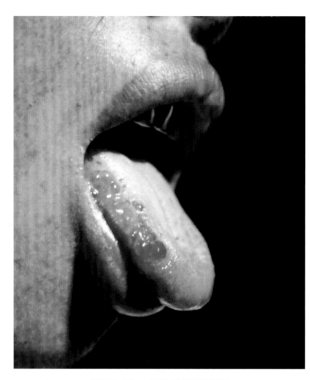

图29-58　单纯性淋巴管瘤

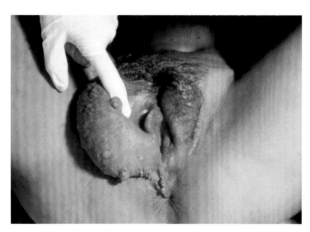

图29-59　海绵状淋巴管瘤

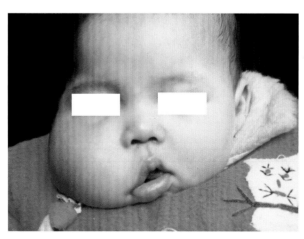

图29-60　淋巴管瘤　囊状水瘤

【诊　断】

（一）诊断基本资料

1.病史　临床较少见，多见于婴幼儿，占64.8%，且不少为先天性。

2.体格检查　有三型淋巴管瘤的体征。

3.实验室及其他检查　组织病理显示浅表性淋巴管瘤位于真皮浅层，淋巴管增生、扩张，衬以单层内皮细胞，腔内可见淋巴液和少量淋巴细胞，深在性淋巴管瘤位于皮下或黏膜下，海绵状血管瘤位于真皮深层和皮下组织，由大小不等、扩张成囊状的淋巴管组成，间质内结缔组织较丰富还有淋巴细胞和淋巴滤泡。囊性淋巴管瘤由管壁厚薄不一、扩张成囊状的淋巴管组成。

（二）诊断思路/诊断依据

临床上比较少见，多见于婴幼儿。根据临床及病理上的不同可分为三型：

（1）单纯性淋巴管瘤：一般在出生时或出生后不久出现。表现为清亮、厚壁、水疱样损害，有时表面为淡褐色疣状。

（2）海绵状型淋巴管瘤：常见于上肢、腋窝、

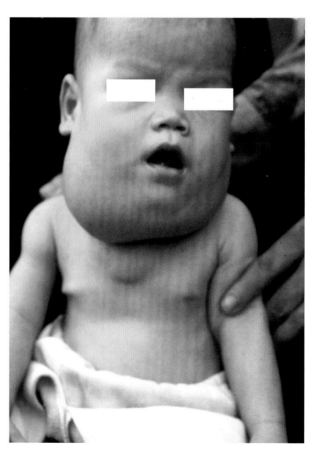

图29-61　淋巴管瘤　囊状水瘤

肩胛部、面部等。

（3）囊性淋巴管瘤：是深在性的，多房性、边界不清，无痛并覆盖有正常皮肤的软组织肿块。常位于口腔和四肢并被描述为Maffucci综合征。

各型组织病理有不同特征。

【鉴别诊断】

（一）主要鉴别的疾病

该病浅表性有特殊的水疱，疱破后有淋巴液流出，多发生在早年。而深在的海绵状淋巴管瘤需与海绵状血管瘤相鉴别。

1.海绵状血管瘤　临床上鉴别很困难，组织病理检查，本病为真皮深层和皮下组织内血管的增生，而海绵状淋巴管瘤为淋巴管的增生。

2.单纯疱疹　本病好发于皮肤黏膜交界处，反复发作，1周左右可自愈，组织病理显示表皮细胞的气球变形、网状变性和凝固性坏死。

（二）次要鉴别的疾病

1.带状疱疹　本病表现为簇集性水疱，单侧性，沿神经分布，排列成带状，有明显神经痛。

2.手-足-口病　本病出现口腔、手、足散在性水疱，病程有自限性。

【治　疗】

手术切除为主，但易复发。

（杨维玲　吴丽峰）

血管球瘤

血管球瘤（glomus tumor）又称血管神经性肌瘤，是动脉和静脉吻合处的一种特殊结构，为血管性错构瘤。病因不清，可能与遗传有关。

【临床表现】

1.孤立性

（1）基本损害：为红色、紫红色或蓝色结节，质软或硬，直径常不超过1cm；甲下损害可侵蚀指（趾）骨和导致甲营养不良。

（2）发病特征：一般发生于成人。好发于甲床（图29-62，图29-63），常伴有阵发性剧痛，持续时间不等，一般为数分钟，偶可长达3天，轻触或冷暴露常可诱发。

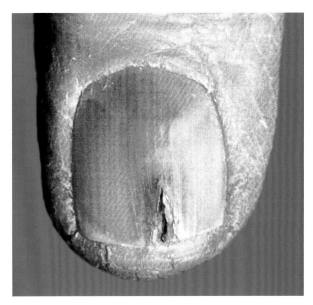

图29-62　甲下血管球瘤

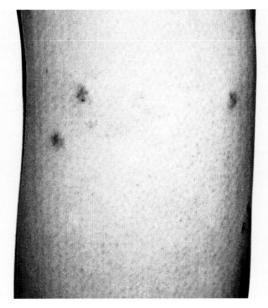

图29-63　血管球瘤

2.多发性　较常见于儿童，可为常染色体显性遗传，可有血小板减少。损害广泛分布，但不累及甲床，可群集并形成斑块。偶有触痛和阵发性疼痛。泛发型者皮损广泛散在于体表，可在皮下或筋膜下，甚至累及骨骼，还可累及口腔和内脏，也有并发畸胎瘤者。

【诊　断】

（一）诊断基本资料

1.病史　本病多单发，多发者罕见，有些多发型有家族史，呈常染色体显性遗传。单发者多见于男性，而发生于甲下的血管球瘤则以女性多见。而甲下者平均发生于25岁左右，发生在上肢以外其他部位则平均为41岁。疼痛，多发者疼痛可有可无。

2.**体格检查**　检查方法采用大头针帽定位诊断方法：先从正常部位向瘤体移动，如出现剧烈疼痛或反射性将患肢迅速回缩即为阳性。甲下或皮下往往可见蓝、紫色粟粒状斑点改变，发生在甲下者指甲可有增厚、变形。如发生在甲下，部分患者可出现X线什么指骨有压迹。

多发者疼痛可有可无，可分为局限型和泛发型。局限型患者可在身体的某一部位发生数个结节。泛发型者皮损广泛散在于体表，肿瘤位置一般较深，可在皮下或筋膜下甚至累及骨骼。还可累及口腔和内脏。

3.**组织病理**　单发性血管球瘤位于真皮或皮下组织内。周围有界线清楚的纤维组织包绕，瘤内含有数量不等的狭窄的血管腔。腔内见一层扁平细长的内皮细胞，周围绕以多层血管球细胞。血管球细胞的胞质呈弱嗜伊红，核大而淡染，圆形或椭圆形，形态一致，类似于上皮样细胞。间质中有许多散在的成纤维细胞、肥大细胞和丰富的无髓神经纤维。还可发生黏液变性和透明变性。

4.**伴发疾病**　多发性血管球瘤，伴发Ⅰ型神经纤维瘤病。

（二）诊断思路/诊断依据

皮肤、甲下蓝红色结节或正常皮色、蓝红色扁平丘疹或圆顶状损害，坚硬或柔软，很难压缩，单发或多发，自发疼痛，应考虑本病。局限型有疼痛，泛发型疼痛可有可无。局限型大多在上肢，25%在甲下，泛发型皮损广泛，散在于体表，可多达数百个。组织病理显示肿体位于真皮或皮下组织内，瘤内含有数量不等狭窄的血管腔，周围纤维组织包绕。

【鉴别诊断】

单发者可与蓝痣、皮肤纤维瘤、甲下黑色素瘤鉴别。多发者应与皮肤平滑肌瘤、神经瘤及小汗腺瘤等相鉴别。

（一）主要鉴别的疾病

1.**蓝痣**　一般幼年发病，或出生时发病，多见于上肢、面部、臀部或骶尾部，呈蓝色或黑蓝色结节。组织病理显示真皮见树枝状或梭形黑色素细胞，并且不呈巢状。其胞质内有大量色素颗粒。

2.**皮肤纤维瘤**　肿瘤质地较坚硬，皮表可见色素沉着，直径不超过3cm。组织病理为增生的成纤维细胞及胶原纤维，纵横交错。

3.**甲下黑色素瘤**　甲周或甲床上不规则扩大的黑色斑疹具有实际诊断意义。组织病理可确诊。

4.**皮肤平滑肌瘤**　组织病理显示肿瘤由平滑肌纤维组成。肌纤维呈直线或波状，平行排列，胞核居中，呈长梭形，两端钝圆。肌纤维束间常可见胶原纤维束。

5.**神经瘤**　一般认为外伤或其他刺激为其诱因。常见于四肢，常多发，但也可单发，损害为豆大、紫红色、硬固丘疹或结节。一般有疼痛或感觉过敏。组织病理显示真皮内见神经组织网，呈束条纹，走向不一。

6.**小汗腺螺旋腺瘤**　与本病的鉴别主要靠组织病理，本病由两型细胞组成：一型核小深染，位于小叶周边；另一型核大淡染，位于小叶中央，瘤细胞排列成特殊的菊花丛状。

（二）次要鉴别的疾病

1.**神经鞘瘤**　多位于四肢屈侧，可左右推动而上下不能推动。疼痛呈放射性。肿瘤有完整的包膜，主要有两型结构：致密型和网状型。两型常同时存在，多以一型为主，瘤细胞大都密集错综排列，少数成涡纹状，胞核细长呈杆状及栅状排列，可见Verocay小体。

2.**Kaposi肉瘤**　深红或蓝红色，结节或斑块，主要累及四肢，对称分布。组织病理显示毛细血管新生、扩张、充血、内皮细胞增大并突入管腔内；晚期，血管周围梭形细胞、异型成纤维细胞显著增生，两者常混合在一起。血管间质常有漏出的红细胞和含铁血黄素沉积。

【治　疗】

首选手术治疗，如切除不彻底则易复发，也可用二氧化碳激光治疗。

（杨维玲　陈　蕾）

皮肤平滑肌瘤

皮肤平滑肌瘤（leiomyoma cutis）是以单发或多发的疼痛性结节为特征的平滑肌肿瘤。皮肤平滑肌瘤常为获得性，多发性平滑肌瘤常有家族史，其形成受遗传控制。

【临床表现】

1.单发性血管平滑肌瘤　发生于静脉平滑肌，是一种深在性的、限界性的圆形结节，直径为2～15mm。可活动，表面为正常、淡红色或紫色。女多于男，好发于下肢、前臂和手指。常有阵发性刺痛或烧灼痛，可因寒冷、运动、压迫、情绪激动或疲劳而诱发，病程缓慢，不自行消退。

2.单发性肉膜性平滑肌瘤　好发于阴囊、大阴唇或乳晕，常为单个直径可达数厘米的皮下结节，质地坚实，可推动，表面正常或红、青色。早期无症状，久之可有阵发性疼痛。

3.多发性皮肤平滑肌瘤　发生于立毛肌，多见于男性，常在20岁以前发生，好发于背、面和四肢伸侧，皮损直径2～6mm，呈褐红色或棕色，表面平滑，坚实，常成簇、呈线状或沿皮节分布（图29-64～图29-66）。遇冷可有自发性阵发性疼痛。多发性平滑肌瘤有时为常染色体显性遗传。有这种遗传型的女性也常发生子宫平滑肌瘤。

【诊　断】

（一）诊断基本资料

1.病史　有上述各型皮肤平滑肌瘤的发病史和遗传史。

2.体格检查　皮下结节，呈球形，自发疼痛，表面红色，或紫色，针头至豌豆大，或数厘米大，略高出皮面，表面光滑，发生于躯干四肢，外生殖器。

3.实验室及其他检查　组织病理示肿瘤由平滑肌纤维组成。肌纤维呈直线或波状，平行排列，胞核居中，呈长梭形，两端钝圆。肌纤维束间常可见胶原纤维束。

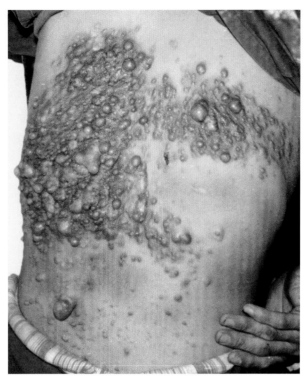

图29-65　皮肤平滑肌瘤　多发性
（本图由华中医科大学同济医学院陈映玲惠赠）

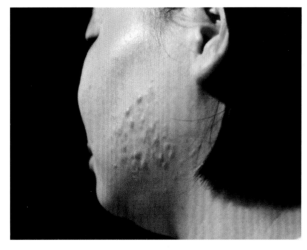

图29-66　皮肤平滑肌瘤 多发性

4.伴发疾病　子宫平滑肌瘤、慢性淋巴细胞性白血病、红细胞增多症、HIV感染。

（二）诊断思路

有疼痛的皮肤结节呈线状或沿皮节分布，应考虑皮肤平滑肌瘤。

（三）诊断依据

1.单发性血管平滑肌瘤　好发于下肢、前臂和手指的结节，女多于男，常有阵发性刺痛或烧灼痛。

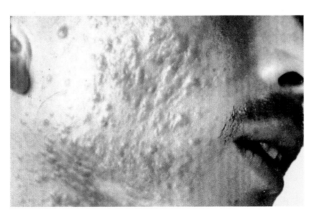

图29-64　皮肤平滑肌瘤　多发性

2.**单发性肉膜性平滑肌瘤** 好发于阴囊、大阴唇或乳晕，常为单个直径可达数厘米的皮下结节，晚期有阵发性疼痛。

3.**多发性皮肤平滑肌瘤** 多见于男性，常在20岁以前发生，好发于背、面和四肢伸侧，遇冷可有自发性阵发性疼痛。

4.**组织病理检查** 肿瘤由平滑肌纤维组成。

【鉴别诊断】

（一）主要鉴别的疾病

与疼痛的疾病鉴别：

1.**神经鞘瘤** 神经鞘瘤多发生于神经干，多位于四肢屈侧，可左右推动而上下不能推动。疼痛呈放射性。组织病理显示肿瘤有完整的包膜，主要有两型结构，即致密型和网状型，两型常同时存在，多以一型为主，瘤细胞大都密集错综排列，少数呈涡纹状，胞核细长呈杆状或栅状排列，可见Verocay小体。

2.**血管球瘤** 本病皮损为蓝紫色结节，多见于四肢远端，尤其好发于指（趾）端甲床下。组织病理示肿瘤由大量均匀一致的血管球细胞组成。

3.**小汗腺螺旋腺瘤** 与本病的鉴别主要靠组织病理，本病由两型细胞组成：一型核小深染，位于小叶周边；另一型核大淡染，位于小叶中央，而平滑肌瘤主要由增生的平滑肌细胞组成。

（二）次要鉴别的疾病

1.**大汗腺囊肿** 多发性皮肤平滑肌瘤有时需与大汗腺囊肿鉴别，大汗腺囊肿主要发生在躯干，对称分布，结节柔软，不引起疼痛，组织病理也完全不同。

2.**组织细胞瘤及纤维瘤** 组织学上低分化的平滑肌瘤在HE切片中有时不易与组织细胞瘤和纤维瘤鉴别，做亚尼林蓝（MAB）和van Gieson染色可协助鉴别。

3.**瘢痕疙瘩** 本病好发于胸前，起病前常有轻微的外伤史，皮损超过原来受伤的范围。病理上两者表现可以很相似，这主要依靠VG染色来鉴别。

4.**皮肤纤维瘤** 本病多单发，质地坚实，好发于四肢伸侧，疼痛不明显。肿瘤主要由成纤维细胞和胶原纤维组成。

【治　疗】

手术切除治疗。若皮损多发，无法手术切除，又有剧烈疼痛者，可试用钙离子通道阻滞剂（如硝苯吡啶），以缓解疼痛，但需定期检测血压。

（杨维玲　陈　蕾）

神经纤维瘤病

神经纤维瘤病（neuro fibromatosis，NF）又称von Recklinghausen病，为一常染色体显性遗传神经纤维细胞异常增生性疾病，特征为色素斑和多发性神经纤维瘤。

【病因与发病机制】

1.为常染色体显性遗传疾病。患者子女中约半数可发病。除5型NF可能为后合子体细胞突变（post-zygotic somatic mutation）外，约50%的病例代表新的基因突变。

2.1型NF的基因在染色体17q11.2的中心周围区，该基因编码的神经纤维瘤蛋白（neurofibromin）是一种由ras蛋白转变来的蛋白，具有生长调节机能。

3.2型NF的基因位于染色体22q11～13的长臂上，其基因编码的神经鞘瘤蛋白（schwannomin）是一种将肌动蛋白支架（actin cytoskeleton）连接到细胞表面的糖蛋白的蛋白亦起着生长调节的作用。NF的发生可能由于基因突变，使具有生长调节的基因功能丧失，从而使该细胞失去控制而增生为肿瘤。

【临床表现】

（一）分类

本病临床上可分为以下数型：

1.**1型NF** 为经典型神经纤维瘤，占所有NF患者的85%以上。患者出现多数神经纤维瘤，大小数毫米至数厘米不等（图29-67，图29-68），并出现多数广泛分布的咖啡斑（图29-69），很少或无神经系统损害。约1/4的6岁以下的患儿和几乎所有的老年患者出现虹膜Lisch结节。

2.**2型NF** 又称中枢或听神经纤维瘤病，与1型的区别为出现双侧听神经瘤。

3.**3型NF（混合型）和4型NF（变异型）** 类似2型NF，但出现较多数的神经纤维瘤。

以上4型发生视神经胶质瘤、神经鞘瘤、脑脊膜瘤的危险性较大，且呈常染色体显性遗传。

4.**5型NF** 又称节段型（皮节型）神经纤维瘤

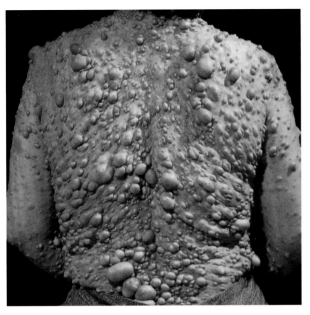

图29-67　神经纤维瘤病

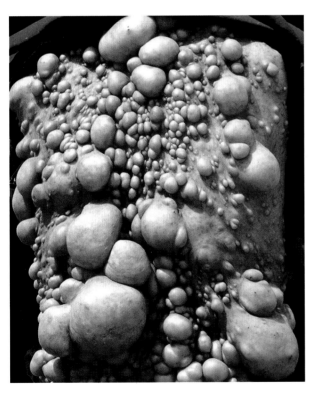

图29-68　神经纤维瘤病

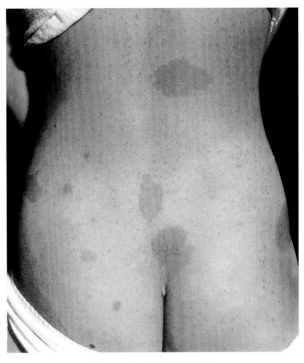

图29-69　神经纤维瘤病

特征性损害主要为神经纤维瘤，其他依次为咖啡斑、腋部雀斑、巨大色素性毛痣（神经痣）、骶部多毛症、回状颅皮和巨舌。

（二）临床表现

1. 神经系统损害　智力发育迟缓，痴呆、癫痫和多种颅内恶性肿瘤。

2. 皮肤损害

（1）皮肤神经纤维瘤：半球状，触之柔软如疝状。

（2）皮下丛状神经纤维瘤　臃肿下垂（图29-70），犹如一袋蠕虫。

（3）咖啡斑：为本病的标志性损害。淡褐色斑，不规则圆形或卵圆形，6个以上，有诊断价值。

（4）其他：腋窝部雀斑，腹股沟部雀斑，青铜色着色和过度色素沉着，黄色肉芽肿。

3. 内脏损害

（1）骨损害：脊柱前凸、脊柱后凸、假性关节病、脊柱裂、脱位和非外伤性骨折。

（2）虹膜Lisch结节。

（3）内分泌损害：肢端肥大症、克汀病、黏液水肿、甲状腺功能亢进、嗜铬细胞瘤、性早熟等。

（4）肺损害：弥漫性间质性肺炎。

（5）恶性肿瘤：神经纤维肉瘤和恶性神经鞘瘤。Wilms瘤、横纹肌肿瘤及慢性骨髓性白血病。

病。通常为非遗传性，考虑由后合子体细胞突变所致。可呈双侧性。

5. 6型NF　无神经纤维瘤，仅见咖啡斑。其诊断为咖啡斑必须在两代中发生。

6. 7型NF　又称晚发型神经纤维瘤，20岁后才发生神经纤维瘤，是否为遗传性尚不明。

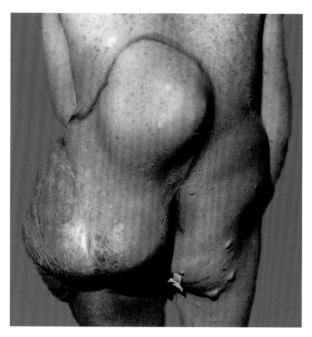

图29-70　神经纤维瘤病
（本图由广东医科大学张永康惠赠）

【诊　断】

（一）诊断基本资料

1.病史　有癫痫、家族史。

2.体格检查　肿瘤软，触之如疝囊，咖啡斑、腋窝部雀斑。

3.实验室及其他检查

（1）组织病理

1）皮肤神经纤维瘤：肿瘤无包膜，由神经衣细胞和神经鞘细胞构成，神经衣细胞为未成熟的胶原纤维束，束内原纤维较细，有些纤维间有黏液。神经鞘细胞呈细长梭形或略弯曲呈波形，胞界不清，胞质呈淡嗜伊红，两端有明显的长短不一的丝状突；胞核常深染，大都与胶原纤维束疏松平行排列呈波形或涡纹状。

2）丛状神经纤维瘤：侵犯周围大神经，并见不规则形神经束。增生的神经鞘细胞和胶原纤维组成弯曲的条索，周围为黏液样无定形间质。

（2）免疫组化：神经纤维瘤根据其主要细胞类型而有不同的抗原表达。S-100蛋白及4型胶原对神经鞘细胞呈阳性表达，表皮膜抗原对神经衣细胞呈阳性表达，Vimentin对纤维母细胞和神经鞘细胞呈阳性表达，神经丝和髓磷脂碱性蛋白对轴突和髓磷脂鞘呈阳性表达。

（3）CT或MRI证实有双侧听神经肿瘤。

4.伴发疾病　皮肤T细胞淋巴瘤、疣状表皮发育不良、色素性荨麻疹、斑驳病、小汗腺血管错构瘤、节段性单侧性雀斑样痣病、多发性血管球瘤。

（二）诊断思路

1.色素斑和多发性神经纤维瘤为本病特征，但色素斑常最早出现，在10%～20%正常人群中也可见到，但最大直径超过1.5cm并在6个以上时，提示本病。

2.咖啡斑，雀斑，Lisch小结和神经纤维瘤依次出现，故对年幼儿中缺乏神经纤维瘤时，不能排除NF1。MRI能证实Ⅰ型MF的诊断和排除高危人群的可疑诊断。

（三）诊断依据

主要是临床表现和实验室及CT或MRI检查。

（四）诊断标准

1.1型NF的诊断需具备以下标准中的2项或多项：①6个或6个以上的咖啡斑，其大小为青春期前的最大直径为5mm，成人则最大直径为15mm；②2个或多个任何类型的神经纤维瘤或1个丛状神经纤维瘤；③腋窝部和腹股沟部雀斑；④视神经胶质瘤；⑤2个或多个Lisch结节；⑥明显的骨损害如伴发或不伴发假性骨关节病的蝶部发育异常和长骨皮质变薄；⑦一级亲属（父母、兄弟姊妹、子女）患本病。

2.2型NF的诊断需具备以下标准中的任一条：①CT或MRI证实有双侧听神经肿瘤；②一级亲属中患2型神经纤维瘤或以下肿瘤，如单侧听神经瘤或以下肿瘤（神经纤维瘤、脑膜瘤、神经胶质瘤、神经鞘瘤或幼年性后囊晶状体浑浊）中的2个。

【鉴别诊断】

虽然色素斑为神经纤维瘤病特征，但在正常人群中也可见到，又因色素斑常最早出现，故应注意鉴别。

专家提示鉴别的疾病　麦-奥综合征、沃森综合征、Noonan综合征、Proteus综合征。

【治　疗】

手术切除为唯一的治疗方法。伴发颅内脑膜瘤和神经胶质瘤、周围神经肉瘤和其他恶性肿瘤者预后不良。

（王俊民　吴丽峰）

黑色素细胞痣

黑色素细胞痣（naevocytic naevus）又称色痣（Pigmeted Nevus），是由痣细胞组成的良性新生物。它不稳定，在出生后数年内开始出现，20～30岁时发病率最高，随后损害变平和消退，到90岁时可完全消失。痣开始为小而平的色素斑，称为交界痣。一段时间后，大多发展成混合痣，最后变为皮内痣（图29-71）。

日晒可增加暴露部位皮肤痣的数量。澳大利亚人比欧洲人的痣多。白人比黑人的痣多。

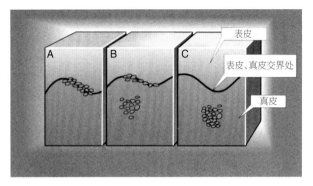

图29-72　色痣的发展情况
A.交界痣；B.混合痣；C.皮内痣

【临床表现】

根据痣细胞内色素含量不同，呈棕色、褐色、蓝黑色或黑色，但也可呈肤色、淡红或红色。可呈斑诊、丘疹、乳头瘤状、疣状、结节或有蒂损害等表现。可发生在任何部位。数目不一，单个、数个，甚至数十个。根据痣细胞组织学分布将其分为交界痣、混合痣、皮内痣三种。

各型痣图谱见图29-72～图29-76。

1.交界痣　出生即有或生后发生，一般很小，直径0.1～1cm表面光滑，无毛，扁平或略高出皮面，呈棕色、深褐或黑色。多见于儿童。另外，掌、跖或外阴部位的细胞痣往往是交界痣。

2.混合痣　混合痣是一种还在继续显示交界活性的痣（表皮内呈团状黑色素细胞聚集），但在真皮也有细胞痣结构形成。外观可能比交界痣略高

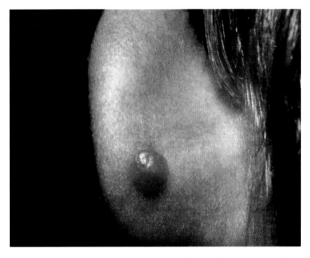

图29-73　色素痣异形—良性幼年性黑色素瘤（Spitz痣）

起，多见于儿童和少年。

3.皮内痣　皮内痣也是一种混合痣，其交界活性已停止，即在表皮内或表皮真皮交界处的痣细胞

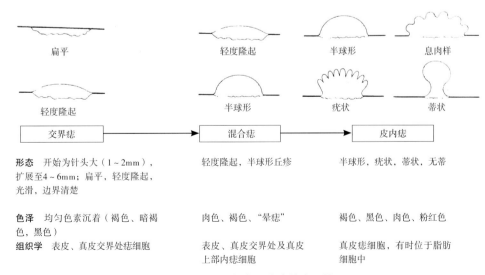

图29-71　黑色素细胞痣的发展情况
数十年内按顺序发展，可在任何时期停止，新损害的中年期持续出现

团已停止，而所有痣细胞均在真皮内。多见于成人。损害为圆顶，逐渐增大，直径达数毫米至数厘米，表面光滑乳头状或有蒂，可有毛发。多见于头颈部。

【诊　断】

（一）诊断基本资料

1. 病史　大多发生在儿童或青春期。

2. 体格检查　有符合三型细胞痣的临床特征。

3. 组织病理

（1）交界痣：在表皮下部或直接临近真皮处有痣细胞巢。上皮样痣细胞排列规则，细胞内有大量色素。表皮轻度棘层肥厚和角化过度，表皮嵴可延长。除有外伤和恶变外，真皮内无炎症浸润。

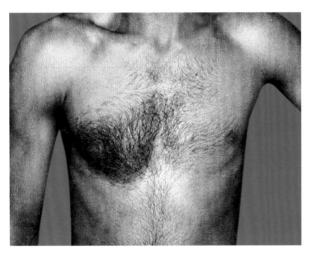

图29-74　色素性表皮毛痣（Becker痣）　组织病理无痣细胞，基底层色素增加，真皮上部有噬黑色素细胞

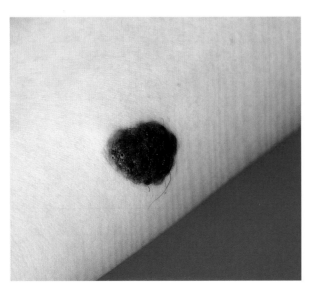

图29-75　混合痣

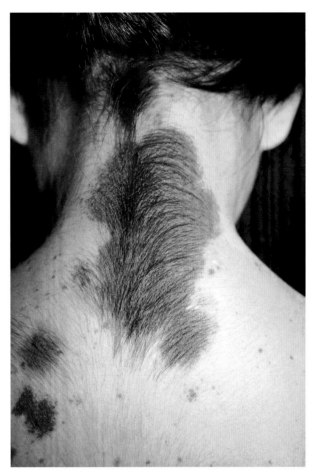

图29-76　先天性色素痣（毛痣）

（2）混合痣：与交界痣相同，但痣细胞巢呈索状伸向真皮。其较低部位痣细胞可呈梭形，埋于胶原组织中，不含或含很少色素。真皮内很少或无炎症。

（3）皮内痣：痣细胞呈巢或索条状，位于真皮不同深度，但很少低于网状层上的1/3。在痣细胞巢和表皮之间有明显的正常区域。在真皮上部的痣细胞巢内，通常含有中等量黑色素。痣细胞在真皮深部时，则细胞形态呈梭形，排列成束，失去色素。真皮内很少或无炎症。

（二）诊断思路

体表有典型的皮疹，皮损组织病理检查。

（三）诊断依据

1. 根据临床表现：①交界痣，扁平光滑；②混合痣，比交界痣略高起；③皮内痣，光滑，乳头状或有蒂。

2. 组织病理结果：①交界痣，痣细胞位于真皮表皮交界处；②皮内痣，痣细胞位于真皮内；③混合痣，有交界痣和皮内痣的两种成分。

【鉴别诊断】

交界痣的鉴别见表29-8和表29-9。

（一）主要鉴别的疾病

1. **雀斑**　是细小的（<0.5cm）褐色的斑疹，多发于面、颈、肩和手背等日晒部位。夏季明显，冬季部分或完全消退。雀斑可能有遗传性，其后代可在类似部位发生相似的皮疹。通常5岁左右开始发病。

2. **单纯性雀斑样痣**　单纯性雀斑样痣是单个或多个边界清楚的圆形、棕色或黑色斑，可存在于体表或黏膜任何部位。组织病理显示表皮突伸长，基底细胞层黑色素细胞数量增多，黑色素细胞和基底层的角质形成细胞内黑色素增加，并在真皮上层有嗜黑色素细胞。

（二）次要鉴别的疾病

1. **脂溢性角化病**　为多发性椭圆形、略高出皮面、淡褐色至黑色境界清楚的丘疹或斑块，好发于胸、背部，也常累及头皮、面、颈和四肢，偶见生殖器。组织病理显示损害由表皮及其下方的真皮乳头结缔组织共同增生构成。有其特征性。

2. **色素性基底细胞癌**　本病除具有基底细胞癌基本型的所有特点外，还有褐色或黑色色素沉着。通常累及肢端，且多见于较黑皮肤的人群，好发于老年人，有珍珠样隆起的边缘，表面常可见扩张的毛细血管，并且色素分布也不均匀，周边较深，中央呈网状或点状。病理有其特征性。

3. **复发性痣与复发黑色素瘤的鉴别**　复发性痣又称持久性痣或假性黑色素瘤，指复合痣或皮内痣在不完全性去除后色素重新出现。

假黑色素瘤，其与黑色素瘤在临床、皮肤镜和组织病理学上难以区分。一般来说，复发性痣的色素不会超过白色活检瘢痕，其色素通常是在3~6个月内出现；而局部复发性黑色素瘤的色素一般活检6个月后才明显，且大多数是在最初活检后数年复发。

如果黑色素瘤复发，色素跨越瘢痕及其周围正常皮肤，或数年后表现为在瘢痕周围的色素性斑疹、丘疹或结节。

【治疗】

痣的处理是比较复杂的问题，手术切除是首选的治疗方法，如果非常小的色痣，特别在面部，可考虑选用激光治疗，但尽量彻底。

要注意有无恶变，如皮损近期增大，不对称，边界不清，边缘不光滑或出现伪足，颜色不均匀，红肿易破溃，出血或出现卫星状色素沉着等，要警惕有恶变的可能或已经变为恶性。一些学者则认为以上"征兆"往往不是较早期损害的特点，而是已发生了

表29-8　交界痣与原位恶性黑色素瘤的鉴别

鉴别点	交界痣	原位恶性黑色素瘤
病变性质	良性	恶性
皮损特点	褐色，黑色，色泽较一致，边界清楚，略隆起	褐色，尤其为杂色斑，色泽不均，边界不清
黑色素细胞	大小形态，染色一致	较大，深染，多形
不典型细胞向表皮上部移动	无	有
真皮上部炎症细胞浸润	无	有
HMB-45染色	阴性	阳性

表29-9　交界痣与侵袭性恶性黑色素瘤的鉴别

鉴别点	交界痣	侵袭性恶性黑色素瘤
皮损特点	褐色，黑色斑点，边界尚清无破溃出血	多色斑点，斑块，结痂，边界不清，破溃出血
皮损大小	<6mm	>6mm
瘤细胞	痣细胞成巢，少数散在细胞无异型，无核分型	多散在，或巢与巢融合，细胞异型明显，核分裂相多见
AgNoRs	银染黑点少，小，大小一致	银染黑点多，大小不等

淋巴结或局部皮肤转移的某些特征。如下情况应值得注意：①丑小鸭征，即每个人的痣一般具有共同的外观，如其中某个痣与其他大多数痣不一样时应考虑做活检；②超过35岁的患者出现一个新的色素痣；③青春期后皮损显著增大或在斑疹上出现丘疹，或皮疹出现疼痛，或皮损色素明显加深，周围出现红晕。但在妊娠或口服避孕药时可能例外。

（吴丽峰　杨维玲）

先天性黑色素细胞痣

先天性黑色素细胞痣（Congenital melanocytic nevus）是一种特殊类型的先天性痣细胞痣，与普通痣细胞痣不同，出生时即见皮损。另一迟发性先天性黑色素细胞痣，并不是出生时即有。虽为先天性，但不遗传。

【发病机制】

先天性色素痣为正常黑色素细胞发育异常，可能由于前体细胞突变导致黑色素细胞在正常发育过程中沿迁移途径过度聚集所致，多数病例存在NRAS基因突变，其次为BRAF突变。

【临床表现】

多数出生时即存在，少数在出生后1个月至2年出现，称为迟发性先天性痣。先天性痣一般大于获得性痣。直径小于1.5cm为小型先天性痣；1.5～19.9cm为中型先天性痣；≥20cm为巨型先天性痣。

1.小型先天性痣　常略高起，恶变率非常低。其特殊类型有：①脑回状先天性痣；②斑点状集簇性色素痣；③先天性肢端黑色素细胞痣，位于足跟或指端。这类痣继发黑色素瘤的概率约为1%。

2.中型先天性痣　如兽皮状，可伴或不伴多毛，可能需要终生随访，应建议早期进行预防性切除。

3.巨型先天性痣　直径超过20cm者，损害可覆盖整个头皮、肩部、肢体或躯干的大部分，褐色、棕色或黑色，柔软而有浸润感，表面不平，常有中等量毛发，外周可见卫星状损害，约50%的黑色素瘤在3～5岁时发生。

4.分裂痣/对吻痣（Divided nevus/Kissing nevus）　①眼睑分裂痣；②阴茎分裂痣。

【组织病理】

小型先天性痣可为混合痣或皮内痣。

特殊类型：①脑回状先天性痣：通常为皮内痣，并有类似神经纤维瘤中所见的神经样改变；②斑点状集簇性色素痣：为皮内痣；③肢端黑色素细胞痣：为混合痣。

巨型先天性痣可有3种成分相互混合：①混合痣或皮内痣；②神经痣，有神经样管或痣小体；③蓝痣。

皮肤镜检查：可见球状、网状、网状-球状结构；弥漫性色素沉着；粟丘疹样囊肿；多毛症；菌丝样结构；毛囊周围色素改变。

【诊断与鉴别诊断】

本病具有临床特征，不难诊断，但确定是否有早期恶变比较困难。小型先天性痣应与先天性平滑肌错构瘤、非典型痣和黑色素瘤相鉴别；中型先天性痣应与Becker痣相鉴别；巨型先天性痣应与丛状神经纤维瘤相鉴别。

【治　疗】

本病约6.3%～12%的患者在痣或卫星状损害处发生恶变，甚至可发生于出生时、婴儿期或之后的任何时间，故应密切观察，除了直径<10cm的损害可推迟在发育期后手术切除外，应根据具体情况尽早手术切除。如果病变无法切除或仅能部分切除，应密切监测，早期对结节性损害进行活检。也有人认为小型或中型发生恶变的概率较低，可终生伴发。对于后中线部位的巨型先天性痣或多发性卫星灶，建议行磁共振检查，排除神经皮肤黑变病。

单纯性雀斑样痣

【临床表现】

1.基本损害　单纯性雀斑样痣（lentigo simplex）常为少数散在分布的斑疹，圆形、卵圆形或多角形，直径1～3mm，一般不超过1cm，呈均匀的棕色或黑色，日晒后颜色不加深，边缘整齐。

2.发病特征　多发生于儿童。损害不限于暴光部位。

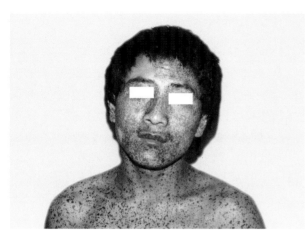

图29-77　泛发性雀斑样痣

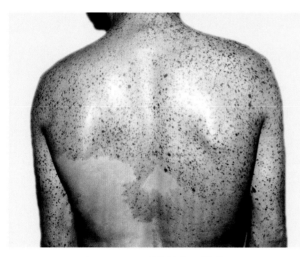

图29-78　泛发性雀斑样痣

3. 特殊类型　①泛发性雀斑样痣病（图29-77，图29-78）；②多发性雀斑样痣综合征；③斑点状雀斑样痣；④面中部雀斑样痣；⑤部分单侧性雀斑样痣；⑥唇部黑色斑。

【诊　断】

（一）诊断基本资料

1. 病史　多发生于儿童。

2. 体格检查　皮损不限于暴光部位。

3. 组织病理　单纯性雀斑样痣为表皮黑色素细胞良性增生病变。表皮突轻微或中度伸长并变细，基层内黑色素细胞密度增大，黑色素增多。

4. 伴发疾病

（1）多发性雀斑样痣综合征：肺动脉瓣狭窄，心脏传导异常，生长迟缓，神经性耳聋。

（2）面中部雀斑样痣：先天性二尖瓣狭窄，侏儒，智力缺陷。

（二）诊断依据

1. 本病多发生于儿童。

2. 损害不限于暴光部位。

3. 基本损害为散在分布的斑疹，圆形或卵圆形或多角形，呈均匀棕色或黑色，日晒后不加深。

4. 组织病理有特征。

【鉴别诊断】

应与雀斑（见于面部，与阳光照射有关，表皮突不伸长，基层内黑色素细胞呈较正常大，但不增加）与着色性干皮病、多发性雀斑样痣综合征相鉴别（雀斑样痣伴系统损害）。唇部黑色斑应与口周色素沉着——肠道息肉综合征鉴别。

【治　疗】

有碍美容者可做脉冲染料激光治疗。

（吴　玮　吴丽峰）

第二节　癌前期皮肤病

日光性角化病

日光性角化病（solar keratosis）又称光线型角化病（actinic keratosis）或老年角化病（keratosis senilis），是长期日光暴晒损害皮肤所引起的一种癌前损害，中老年皮肤白皙者容易发病，皮疹多见于面、耳、手背和前臂等处。有时可发展成鳞状细胞癌。

【病因与发病机制】

尚不清楚。照射日光，紫外线和放射线、辐射热、电离辐射，以及接触沥青，煤提炼产物均可诱发本病。个体易感因素在本病发病中也起重要作用，本病多见于白种人，白化病者发病率也较高。本病多发于老年皮肤，由于紫外线损害表皮细胞核的DNA时，老年皮肤缺乏青年人那样的修复功能，从而容易引起光线性角化病的发生。由于机体免疫机制，日光性角化病亦有消退者。

【临床表现】

1. 皮肤损害　日晒皮肤上开始发生散在性扁平丘疹或小结节，呈正常皮色或淡红色，也可为边界不清的红斑,色素斑或毛细血管扩张。皮疹米粒至蚕豆大,呈圆形或不整形,边缘正常或有炎症现象,轻微隆起,表面疣状增殖,质硬,可呈斑块,表面光滑或有黏着性鳞屑。皮疹可逐渐转为黄褐色或黑褐色,表面干燥,角化显著,固着与基底的硬痂不易剥离(图29-79,图29-80)。强行除去硬痂,可有轻度出血。皮疹单发,也可多发。

2. **发病特征**　本病发生率为0.006%～0.7%,紫外线照射极强的地区,发病率增高。多见于面部,耳和手背等处,其他部位也可发疹。慢性经过,无自觉症状或有轻度瘙痒,伴皲裂时疼痛。常与老年性皮肤萎缩,干燥或色素沉着伴发。部分病例炎症显著,或形成糜烂、溃疡而继发皮角或鳞癌。转变为鳞癌的频率为0.01%～0.3%。

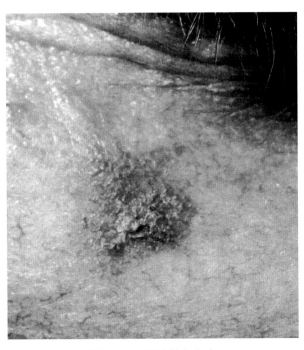

图29-79　日光性角化病

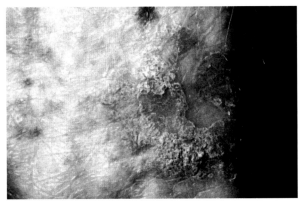

图29-80　日光性角化病

【诊　断】

(一)诊断基本资料

1. **病史**　本病多见于白种人,老年皮肤,表面疣状增殖的丘疹、结节或斑块,无自觉症状,病程进展缓慢。与日晒有关。

2. **体格检查**　日晒皮肤上(多见于面部,耳和手背等处),散在性扁平丘疹或小结节,呈正常皮色或淡红色;也可为边界不清的红斑,色素斑或毛细血管扩张。皮疹米粒至蚕豆大,呈圆形或不整形,边缘正常或有炎症现象,轻微隆起,表面疣状增殖,质硬,可呈斑块,表面光滑或有黏着性鳞屑。皮疹单发,也可多发。

3. **实验室及其他检查**　一般的化验检查基本正常,不同类型的病理改变。

根据本病损害的病理形态可以分为以下几型:①肥厚型:角化过度,间有角化不全;②萎缩型:表皮萎缩,轻度角化过度;③原位癌型:与表皮原位癌相似;④色素型:表皮内色素显著增多;⑤棘突松解型:可见肿瘤细胞之间明显缺乏黏着力,邻近正常的细胞可形成大的"裂隙"或腔隙。

4. **伴发疾病**　Kindler综合征:营养障碍性大疱性表皮松解和皮肤异色病样遗传病。

(二)诊断思路

慢性病程,日晒皮肤上开始发生散在性扁平丘疹或小结节,表面疣状增殖,质硬,可呈斑块,表面光滑或有黏着性鳞屑,需考虑光线型角化病。

(三)诊断依据

1. 与日晒有关,病程进展缓慢。

2. 表面疣状增殖的丘疹、结节或斑块,多数单发,无自觉症状。

3. 不同类型的各有特征性病理改变。

【鉴别诊断】

(一)主要鉴别的疾病

1. 脂溢性角化症。

2. DLE　皮疹色较鲜红,鳞屑容易剥落,有特殊病理变化。

3. Bowen病　有更为不规则轮廓和有明显的基底部红斑。

(二)次要鉴别的疾病

1. 萎缩性或色素性扁平苔藓　病理表现中无不典型细胞。

2.恶性雀斑痣　有不典型黑色素细胞。日光性角化病则有角朊细胞的间变。

（三）专家提示鉴别的疾病

脂溢性角化病、恶性雀斑、浅表基底细胞癌、痣。

【治　疗】

冷冻，电灼，微波或激光等均可治疗。5%的5-氟尿嘧啶软膏或溶液，每日2次外用，连续2～3周，疗效好，很少或无斑痕形成。复方维A酸乳膏（含0.1%的维A酸），0.05%的维A酸凝胶外用也有效。α_2干扰素皮损内注射，每周3次，至少6次，末次注射1个月之后皮损明显好转或消退。阿维A脂对本病也疗效显著，口服75mg/d，1月内开始见效，以后减量维持。发现有恶变时宜及早彻底切除。

（郑　敏　吴丽峰）

皮　角

皮角（cutaneous horn）多发生于其他皮肤病的基础上。常见的如寻常疣、脂溢性角化病、汗孔角化病、角化棘皮瘤、光线性角化病或早期鳞状细胞癌等，也可发生于基底细胞上皮瘤、疣状痣、皮脂腺腺瘤、良性血管瘤、外毛根鞘瘤、倒置性毛囊角化病等。

【临床表现】

1.皮肤损害　皮肤损害可单发或多发，表现为一种可高达2～25mm的锥形角质增生性损害，大如羊角，小如黄豆，常呈圆柱或圆锥形（图29-81，图29-82），有的呈弧形或分支如鹿角状，高度往往大于横径。角突表面光滑或粗糙，基底宽而硬，颜色呈淡黄、褐色或肤色。

2.发病特征　男性多于女性，多发于40岁以上，多见于经常日晒的老年人，面部、头皮、颈、前臂和手背等暴光处最常见，无自觉症状，病程进展缓慢，部分并发于非肿瘤的皮角也可以癌变，如基底部出现潮红、充血、有浸润时应考虑有癌变的可能。每个皮角均应切除后做病理检查，确定原发疾病的性质和排除恶性病变。

【诊　断】

（一）诊断基本资料

1.病史　40岁以上，或经常日晒的老年人暴光处出现锥形角质增生性损害，无自觉症状，病程进展缓慢。

2.体格检查　面部、头皮、颈、前臂和手背等暴光处锥形角质增生性损害，高达2～25mm，呈圆柱或圆锥形，表面光滑或粗糙，呈淡黄、褐色或肤色。可单发或多发。

3.实验室及其他检查　一般的化验检查基本正

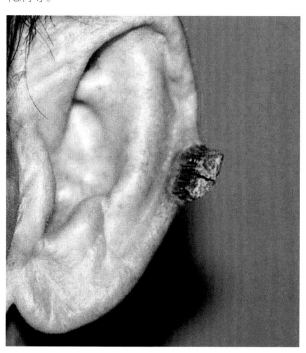

图29-81　皮角

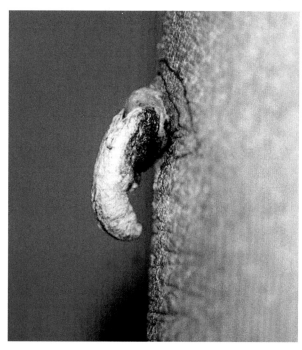

图29-82　皮角

常，病理特点为高度角化过度，间有角化不全，表皮呈山峰状隆起。基底部组织病理表现视原发病变而定。有时仅见良性表皮增生，但也可见恶变。最常见者类似光线性角化病的病变。

4. **伴发疾病** 脂溢性角化病、倒置性毛囊角化病、光化性角化病、侵袭性鳞癌、角化棘皮瘤、皮肤原位癌、外毛根鞘瘤、良性血管瘤、Kaposi肉瘤、皮脂腺腺瘤、硬痣、表皮样囊肿、疣状痣、病毒疣。

（二）诊断思路/诊断依据

锥形角质增生性损害，多发于40岁以上，经常日晒的老年人多见，好发于暴光部位，无自觉症状，病程进展缓慢，应考虑为皮角，同时做病理切片明确原发病的性质及有无恶变。病理特点为高度角化过度，间有角化不全，表皮呈山峰状隆起，继发于其他疾病。

【鉴别诊断】

临床上根据皮损形态及发病部位诊断不困难，但最好切除后再做病理检查，以确定原发疾病性质或有无癌变。若基底部出现潮红、充血、有浸润时，应考虑有癌变的可能。原发疾病的鉴别特点见相关章节。

【治　疗】

局部手术切除，若病理检查有癌变，则需进一步检查与治疗。

（郑　敏　吴丽峰）

黏膜白斑

黏膜白斑（leukoplakia）系指黏膜的角化性白色病变。从组织学角度，将白斑分为两型：①无不典型增生型白斑；②有不典型增生性白斑。多数为良性病变，癌前期改变仅占少数，为3%～6%的黏膜白斑病最终可发展成癌。白斑发生的部位与恶性程度相关，如颊黏膜处病变约96%为良性，但口底和舌腹部的白斑发生恶变的可能性大于其他部位。口底、舌腹部白斑又称为舌下角化病，有报道称第一次活检时发现27%的患者发生了癌变，在随访观察中，又发现16%的病例在5年内发生了恶变。舌缘、舌根处白斑的癌变率约为38.8%，唇部白斑癌变率约

为16.2%。

【病因与发病机制】

病因尚不清楚。局部慢性刺激因素如牙位不正、不良的口腔卫生习惯、长期大量吸烟及过冷过热饮食的刺激，均可引起口腔黏膜白斑病。女阴黏膜白斑与阴道分泌物刺激和慢性炎症有关。全身性因素如内分泌紊乱、维生素缺乏、糖尿病等也可引起口腔黏膜白斑病。口腔黏膜白斑可能是机体对慢性刺激的一种防御性反应，导致黏膜角层增厚并致密，起到保护黏膜下方的组织免于慢性刺激损害的作用。

【临床表现】

1. **口腔黏膜白斑** 主要发生在颊、唇、舌，其次为硬腭、牙龈等处。初发为点状、片状或条状白色斑片，边界清楚，逐渐扩大、增厚、变硬、表面粗糙（图29-83，图29-84），可发生破裂、出血。一般无自觉症状，可有对热及刺激性食物敏感，或有疼痛和灼热等不适感。当发生于口腔鳞癌的高危部位（口底、舌腹外侧、软腭）时，应引起高度重视。

2. **阴部黏膜白斑** 好发于女性的阴蒂、大阴唇

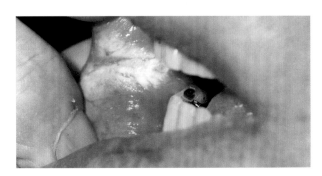

图29-83　黏膜白斑

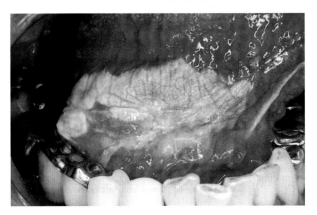

图29-84　黏膜白斑　口腔底部

内侧、小阴唇、阴道黏膜和男子的龟头、包皮等处。为大小不等、形状不规则的白色斑片，边界清楚或不清楚，自觉瘙痒。皮损可继续发展，表面隆起粗糙，皲裂或溃疡。

3.临床分型　①均质性斑块型；②颗粒型；③疣状型；④溃疡纸型。其中颗粒型、疣状型癌变危险性高。

【诊　断】

（一）诊断基本资料

1.病史　中年以上男性多见，口腔黏膜白色斑片，无自觉症状，病程进展缓慢。

2.体格检查　好发生于颊、唇和舌黏膜等处黏膜，其次为硬腭、齿龈等处。损害为白色斑片，单发或多发，边界不清楚，边缘略隆起。

3.实验室及其他检查　一般的化验检查基本正常，有原发病者有相应的实验室指标异常。病理特点为黏膜上皮过度角化，角质板紧密，颗粒细胞增生，棘层不规则肥厚，上皮嵴不规则下伸，基底细胞排列紊乱，个别角化不良，胞核深染偶见核分裂象，重者有不典型细胞增生。固有层上部常有较密集的淋巴细胞，组织细胞和较多浆细胞浸润。

4.伴发疾病　糖尿病、内分泌紊乱、维生素缺乏。

（二）诊断思路

在口腔黏膜上引起白色损害，排除口腔黏膜上的其他角化型白色病变。需考虑黏膜白斑病的可能。对长期不愈的白斑病，应做组织病理检查，排除癌变。

（三）诊断依据

1.中年以上男性多见，一般无自觉症状。

2.主要好发生于口腔、阴部黏膜等处黏膜白色斑片。

3.组织病理显示发育异常性黏膜白斑病，表皮细胞有不典型增生，大小与形态不一，排列紊乱，核大深染，核分裂增加，有个别角化不良细胞，可有基底膜破坏；非发育异常性黏膜白斑病，表皮细胞无不典型增生。

【鉴别诊断】

（一）主要鉴别的疾病

1.扁平苔藓　上皮细胞无不典型增生，基底细胞液化变性，固有层上部有以淋巴细胞为主的致密带状浸润为其特征性病理改变。

2.白色海绵痣　是一种较罕见的遗传性疾病，好发于婴儿，少数也可发生于青春期，病变部位累及整个口腔黏膜，白色损害较后呈海绵状。如发生于40岁以上的患者，病变仅局限于部分口腔黏膜。组织学上无不典型增生。

（二）次要鉴别的疾病

口腔假丝酵母菌感染临床上难以鉴别，但组织学上无不典型增生，可找到假丝酵母菌菌丝。

（三）专家提示鉴别的疾病

白癜风、硬化性萎缩性苔藓、梅毒性黏膜斑。

【治　疗】

首先去除局部刺激因素，如治疗牙病，改善口腔卫生，少吃过冷过热的饮料及戒烟等。同时治疗伴发的全身性疾病。局部瘙痒明显者可给予止痒剂等对症处理。若去除刺激因素后白色损害仍未消退，则需切取病变组织作组织病理学检查。若发现为原位癌和浸润癌，则按恶性肿瘤的治疗处理处理。也可采取冷冻和激光治疗。

（郑　敏　吴丽峰）

鲍温病

鲍温病（Bowen disease）也称为皮肤原位癌/表皮内鳞癌。此病的病变虽然能长期限于表皮内，但其本质为真性癌变。

【病因与发病机制】

一般认为本病最早病变是发生于毛囊顶端及漏斗部，特别是皮脂腺水平的外毛根鞘。本病大多为原发性，确切病因及发病机制均不明，但可能与下列因素有关。

（1）部分病例有用砷剂史，皮损处含砷量较高。砷剂既往存在于治疗银屑病的Fowler溶液，现在存在于杀昆虫剂、抗真菌剂、除草剂，以及污染的水中。

（2）本病可在疣状表皮发育不良（HPV-5引起）的基础上发生，但与病毒的关系尚需进一步的研究。

（3）与外界刺激有关，部分损害可在外伤或虫咬处发生。

（4）色痣素质学说，因许多病损发生于原有色痣或痣细胞痣的基础上。

（5）日光，在暴光部位发生皮损。

（6）遗传因素，有某些家族倾向于发生本病的报道。

【临床表现】

（一）皮肤损害

早期表现为淡红色或暗红色丘疹或小斑片，表面附少许磷屑或结痂，损害逐渐扩大后可融合成斑块，大小不一、形状不规则，直径有时可达10cm以上，呈圆形、多环形、匐形或不规则形，皮损表面平坦，多见角化过度和结痂。鳞屑呈白色、淡黄色，痂厚，呈棕色或灰色（图29-85，图29-86）。强行剥离痂，则显露潮红、湿润的糜烂面，呈红色颗粒状或肉芽状，高低不平，不易出血，损害边缘清晰，略隆起，触之觉边缘和底部较硬。表面有扁平或不规则高起，或呈结节状。发生于手掌的早期表现也可为持久性浅表性溃疡。黏膜部位的损害可表现为点状、线状或不规则状，呈白色，红色或棕色斑片，表面粗糙不平，息肉样增厚。有糜烂或溃疡，常提示侵袭性生长。

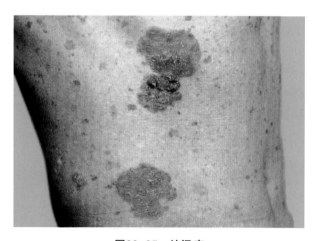

图29-85　鲍温病

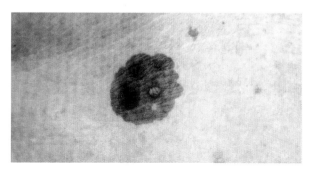

图29-86　鲍温病

（二）发病特征

本病多为单发，但也可多发，病程缓慢，可迁延数年或数十年，多见于中年以上（30～60岁）。身体任何部位或黏膜均可发生，多发头面部和四肢多见，也见于耳、颈、下腹、背、臀部、下肢伸侧、手指侧面等处皮肤，口腔、眼、女阴、龟头（Queyrat增殖性红斑）、肛门等黏膜处均可受累。

（三）病情演变

本病绝大多数患者终生保持原位癌状态，演变成浸润性鳞状细胞癌的发生概率说法不一，有的学者认为约3%～5%，也有学者认为高达20%～30%的患者可演变为浸润癌。本病发生后若干年可并发内脏或皮肤肿瘤，包括呼吸道、消化道、泌尿生殖系统和淋巴网状组织系统等，但其与内脏肿瘤的关系尚有争议。

（四）组织病理

1. 表皮角化过度、角化不全及棘层肥厚或伴有浅表结痂。通常表皮嵴延长增宽，甚至将乳头体压成细束状，但表皮与真皮界线清楚，基底层细胞层仍完整，无细胞向真皮内侵袭性生长现象。

2. 肿瘤几乎累及表皮全层，致使各层细胞排列紊乱，增生致密，大部分细胞不典型，表现为细胞的形态与大小不一致，细胞核大而深染，有些核可为正常细胞核的1～2倍，形成瘤巨细胞，核仁明显，胞质在核周呈明显空泡状。有些细胞质呈明显空泡状，类似Paget细胞。个别细胞角化不良，常见且较有特征性，此种角化不良细胞大而圆，核固缩或完全消失，胞质均匀一致，强嗜伊红性，有些形成角珠。病变常累及末端毛囊、毛囊漏斗部外毛根鞘和皮脂腺导管。本病基底膜完整。

【诊　断】

（一）诊断基本资料

1. **病史**　多见于中年以上（30～60岁），身体任何部位或黏膜均可发生，为淡红色或暗红色丘疹或小斑片，可融合成斑块，早期一般无自觉症状。病程迁延数年或数十年。

2. **体格检查**　表现为淡红色或暗红色丘疹或小斑片，或斑块表面有少许磷屑或结痂。皮损表面平坦。将痂剥离，则显露湿润的糜烂面，潮红，呈红色颗粒状或肉芽状。触诊时其边缘及底部较硬，边界清晰。黏膜部位的损害可表现为点状、线状或者不规则状，白色，红色或棕色斑片，表面粗糙不平，可呈息肉样增厚。

3.实验室及其他检查　一般的化验检查基本正常，病理特点显示表皮内鳞状细胞癌，基底膜带完整。

色素型鲍温病皮肤镜下表现多样，包括均一的褐色或灰色无结构区、褐色点状结构、粗大的条状色素结构等，及粉色、肤色或白色的无结构区及点状或螺旋状的血管，周边有呈放射状排列的色素点或点状血管。

4.伴发疾病

（1）内脏肿瘤：呼吸道、消化道、泌尿生殖器和淋巴网状组织系统肿瘤。

（2）皮肤肿瘤、乳腺瘤。

（3）良性皮肤病：汗孔角化症。

（二）诊断思路

皮损表面有鳞屑和结痂、边缘清楚、并略高起的暗红色持久性斑片应考虑本病。主要通过活检发现上述特异性组织学病变才能确诊。

（三）诊断依据

1.病程缓慢，出现后可迁延数年或数十年，多见于中年以上（30～60岁）。

2.身体任何部位或黏膜均可发生。

3.表现为淡红色或暗红色丘疹或小斑片，表面有少许磷屑或结痂，病变逐渐扩大后常可融合成斑块，以角化过度和结痂多见。

4.应用皮质激素制剂治疗不见好转。

5.病理显示表皮内鳞状细胞癌，基底膜带完

整。

【鉴别诊断】

（一）主要鉴别的疾病

1.鲍温样丘疹病　不同于鲍温病之处，在于临床表现为肛门生殖器区域多发丘疹样或融合病变，显微镜下见受累皮肤和皮肤黏膜病变中零散分布的非典型上皮细胞和核分裂，常有HPV阳性挖空细胞。

2.神经性皮炎　患部皮肤先痒无皮疹，经常搔抓或摩擦后出现扁平多角型或圆形，散在分布，后逐渐融合成斑块，皮纹加深、皮嵴隆起呈苔藓化有时覆有鳞屑，斑块边界清楚，周围有少数孤立的散在扁平丘疹。皮质激素局部治疗有效。

3.银屑病　红色丘疹或斑块，上附云母状鳞屑，有薄膜现象以及点状出血现象，皮质激素外用治疗有效。

4.类银屑病　可慢性病程，有丘疹、红斑，伴有脱屑，而无自觉症状，病理变化无特异性。

5.扁平苔藓　损害为紫红色多角型扁平丘疹，鳞屑少而紧贴，瘙痒剧烈，可以累及黏膜，基底细胞液化变性以及真皮上部淋巴细胞为主的带状浸润。

特别是面部应用皮质激素制剂治疗不见好转者考虑本病的可能性，但上述皮肤病无肿瘤性病变，故通过活检可以鉴别。

6.Paget样原位黑色素瘤　与鲍温病的鉴别见表

表29-10　Paget样原位黑色素瘤与鲍温病的鉴别

鉴别点	鲍温病	Paget样原位黑色素瘤
肿瘤性质	恶性	恶性
好发部位	身体任何部位	日光照射部位如掌跖指端、甲床及甲周区域
皮损特点	红色斑片，斑块糜烂，结痂，鳞屑	褐色、黑褐色或杂色斑片，边界不清
瘤细胞	细胞变扁平，瘤细胞排列紊乱，未突破基底膜细胞大而圆，红染，核大深染，有角化不良和角珠	位于表皮真皮交界处成巢状，未突破基底膜，为帕哲样细胞
S-100染色	阴性	阳性
抗角蛋白多克隆抗体染色	阳性	阴性
PAS染色	阳性，但不耐淀粉酶	阴性
dopa反应	阴性	阴性

29-10。

（二）次要鉴别的疾病

1.光线性角化病：日晒皮肤处出现正常皮色或淡红色扁平丘疹或小结节，呈散在性，表面疣状增殖，质硬，可呈斑块，表面光亮或有黏着性鳞屑。皮损较小，而且基底层有异形细胞。轮廓较鲍温病明显。

2.皮损较小，而且基底层有异形细胞此两点同样适用于对砷角化病的鉴别。

3.Paget病：虽然也有空泡化细胞，与鲍温病不同的是其中含有PAS染色阳性，且耐淀粉酶的物质。

4.浅表型基底细胞瘤：也能出现类似本病的临床外观，但其边缘隆起如荷叶边状是其特点，病理检查时两者鉴别无困难。

（三）专家提示鉴别的疾病

浅表基底细胞癌、银屑病、慢性湿疹、Paget氏病、光化性角化病、硬化性萎缩性苔藓、三期梅毒。

【治　疗】

因本病患者的皮损发生侵袭性生长发生后转移率可在37%，故早期诊断，及时治疗显得尤为重要。若皮损不大，最好做外科手术切除；一般损害也可采用电烧灼、冷冻、激光等治疗；用、X线、镭或钴等放射治疗应用肿瘤量。由于本病伴发或以后发生恶性肿瘤的机会较多，因此对这类患者确诊后应做详细检查，并且长期随访，观察有无肿瘤的发生。

（郑　敏　吴丽峰）

第三节　恶性皮肤肿瘤

■■鳞状细胞癌

鳞状细胞癌（squamous cell carcinoma）为起源于表皮或附属器角质形成细胞的一种恶性肿瘤，简称鳞癌，又称棘细胞癌。本病多见于老年男性，较易发生局部淋巴转移，后期可发生血行转移。

【病因与发病机制】

本病发病与下列因素有关：①日光（尤其紫外线）；②砷、焦油等化学制剂；③热损害（红外线）；④慢性辐射；⑤慢性瘢痕；⑥人类乳头瘤病毒（HPV）；⑦某些癌前病变；⑧某些慢性皮肤病。

【临床表现】

1.发病部位　好发暴光部位的皮肤，常见面部、四肢，也可见于黏膜。

2.皮肤损害　初起常为小丘疹或结节，逐渐增大，可呈外生性增长，菜花或乳头瘤状，有浸润性基底，境界不清，中央易发生溃疡（图29-87～图29-89），可伴发细菌感染而有特征性的恶臭味道。肿瘤进一步向下浸润性生长，深达皮下、肌肉、骨骼等。

3.肿瘤转移　易于转移，尤其特殊部位如瘢痕部位发生的鳞状细胞癌最多见转移，其他如唇、耳、阴茎、指、阴囊和肛门等部位也比较多见；转

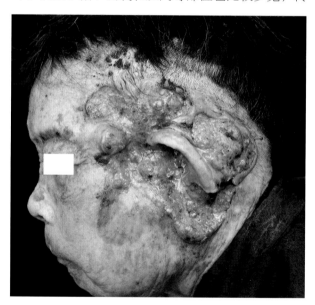

图29-87　鳞状细胞癌

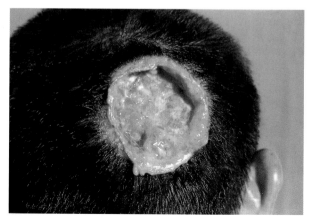

图29-88　鳞状细胞癌

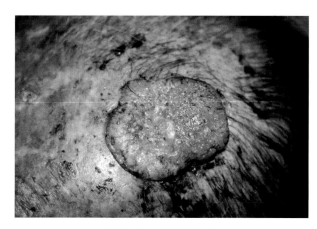

图29-89　鳞状细胞癌

移常常发生在局部淋巴结，少数可发生血行转移，常见肺、肝、骨骼等的转移。

肿瘤转移的高危因素包括：直径＞2mm，浸润深度＞4mm，唇部损害深度＞8mm，组织病理分级＞Ⅱ级，神经周围侵犯，潜在的免疫抑制等。

4.临床类型　①日光诱发性鳞癌；②砷剂诱发性鳞癌；③热诱发性鳞癌；④辐射诱发性鳞癌；⑤瘢痕鳞癌；⑥下唇鳞癌；⑦疣状癌；⑧其他：口腔鳞癌、女阴鳞癌、阴囊鳞癌、阴茎鳞癌、甲下鳞癌。

【诊　断】

（一）诊断基本资料

1.病史

（1）好发暴光部位，常见于面部、四肢或黏膜等，上述部位发生的，不规则增生扩大的结节或溃疡病史。

（2）临床上可有于颜面、手背部好发的光化性角化病，长期存在的瘢痕（尤其烧伤性瘢痕），或口唇、外阴等黏膜部位的DLE、光化性唇炎、硬化萎缩性苔藓等疾病史。

2.体格检查

（1）在前述部位皮肤或黏膜上专科检查可见外生性增长，菜花或乳头瘤状，有浸润性基底，境界不清，中央可发生破溃的结节或溃疡，可有特征性的恶臭味道。

（2）在侵袭性增长扩大的皮肤损害局部，附近所属淋巴结可能触及并肿大。

3.组织病理检查

（1）具特征性：不典型角质形成细胞团块构成不规则瘤体，境界不清，表面常有溃疡，向上呈乳头瘤样增生，向下呈浸润性生长，侵入真皮网状层或更深，形成大小不等的肿瘤细胞癌巢，可见多核巨细胞及坏死瘤细胞，附属器常受累，肿瘤细胞间可有细胞间桥，肿瘤细胞团块内可见个别角化或角化不良细胞，或可见角珠。

（2）分级：Broders根据细胞的分化程度将鳞状细胞癌分为四级：Ⅰ级（未分化细胞＜25%），Ⅱ级（未分化细胞＜50%），Ⅲ级（未分化细胞＜75%），Ⅳ级（未分化细胞＞75%）。一般认为分化程度越高，侵袭性生长的可能性越小，预后也越好；Ⅰ级鳞癌大部分细胞分化良好，预后也较好，而Ⅳ级鳞癌大部分细胞未分化或间变，转移率高，预后凶险。

4.伴发疾病

（1）感染性及慢性炎症：聚合性痤疮、化脓性汗腺炎、慢性骨髓炎、寻常狼疮、麻风病。

（2）皮肤病及皮肤肿瘤：扁平苔藓、结节性痒疹、脂性渐进性坏死、非大疱性鱼鳞病样红皮病、藏毛窦、慢性淋巴水肿、表皮痣、毛发（角化性）红糠疹、汗孔角化症、广泛性白癜风、Hailey-hailey病、甲床银屑病、表皮样囊肿。

（3）综合征：Rothmund-Thomson综合征、Netherton综合征。

（二）诊断思路

1.老年人，暴光部位发生，尤其颜面、手背等部位发生的增生性结节或溃疡，首先要考虑到皮肤的恶性肿瘤性疾病，包括基底细胞癌、鳞状细胞癌、恶性黑色素瘤等，其他要考虑到可能的良性及癌前疾病。

2.对于临床上已诊断的癌前病变：光化性角化病、黏膜白斑、皮角、砷剂角化病、放射性皮炎等，长期存在的烧伤性瘢痕，原位鳞癌的鲍温病，可发生癌变的DLE、光化性唇炎、硬化萎缩性苔藓等，以及临床和病理都非常类似鳞状细胞癌的角化棘皮瘤，必须定期随诊观察，必要时及早进行活组织病理检查，以便早期发现可能的鳞状细胞癌。

3.及时进行组织病理学检查，是诊断鳞状细胞癌的主要依据，但鳞状细胞癌具有容易转移的特性，因此，组织病理学检查应以治疗性切除活检为主，充分考虑到皮损边缘，有必要进行术中冰冻切片来确定手术的适当范围，完整切除病灶。

4.鳞状细胞癌的诊断依赖于组织病理学检查，也是与其他皮肤良、恶性肿瘤鉴别的关键，必要时进行免疫组化，如角蛋白过氧化酶染色等可有助于诊断。

（三）诊断依据

1. 临床表现为常见部位的结节或溃疡，呈外生或内生性增长，有浸润性，境界不清，可伴有特征性的恶臭味，肿瘤可侵袭皮下、肌肉、骨骼等。

2. 可有发生鳞状细胞癌的基础疾病或癌前疾病表现。

3. 组织病理学具有特征性，肿瘤细胞浸润性增生，侵入真皮网状层或更深，形成大小不等的不规则癌巢，并可见到角化的证据，如个别角化或角化不良细胞，或可见角珠。

【鉴别诊断】

（一）主要鉴别的疾病

1. 光化性角化病　见基底细胞癌。

2. 角化棘皮瘤　见基底细胞癌。

3. 鲍温病　见基底细胞癌。

4. 基底细胞癌

5. 恶性黑色素瘤　见基底细胞癌。

6. Paget病　见基底细胞癌。

（二）次要鉴别的疾病

1. 黏膜白斑　又叫"白色角化病"，为癌前疾病，男性多见；好发于口腔、外生殖器、肛门等黏膜部位，表现为界线清楚的不规则白色斑片，逐渐浸润性扩大，表面可粗糙、增厚，部分可呈疣状、皲裂，间有糜烂或溃疡，后期可转化为鳞状细胞癌。组织病理学显示角化过度，棘层核多形性，核丝分裂相活跃，大多仅显示角化过度，有不同程度的间变。

2. DLE　见基底细胞癌。

3. 硬化萎缩性苔藓　女性多见，好发于生殖器部位，临床表现为周围绕以红晕的扁平白色丘疹，可融合成界线清楚的白色萎缩硬化性斑片，周围可见典型的瓷白色丘疹，少数可发展为鳞状细胞癌。组织病理学显示角化过度伴毛囊角栓，表皮萎缩变薄，基底细胞较广泛的液化变性；真皮浅层胶原纤维水肿、增厚、均质化，并见以淋巴样细胞为主的炎细胞呈带状或片状浸润。

4. 脂溢性角化症　见基底细胞癌。

5. 寻常疣　见基底细胞癌。

6. 环状肉芽肿　见基底细胞癌。

（三）专家提示鉴别的疾病

光化性角化病、假性上皮瘤性增生（酵母病、溴疹脂、巨大脂溢性角化病）、疣和尖锐湿疣、基底细胞癌、角化棘皮瘤、鲍温病、汗腺汗孔硬结、黑色素细胞痣、脓性肉芽肿（表29-11）。

【治　疗】

1. 手术治疗　几乎适用于所有的鳞状细胞癌患者，常采用Mohs显微外科手术方式，后者具有治愈率高和组织保存量大的优点。手术切除范围应该包括肿瘤周边0.5~1cm正常皮肤或黏膜，深度应达到皮下组织或筋膜层，局部浸润深或有淋巴结转移者应扩大治疗范围，术后结合放射治疗等。

2. 放射治疗　对部分病例有效，可应用于手术禁忌者、有局部转移者、头面部肿瘤者，或联合治疗等。常采用X线治疗，照射范围应包括小肿瘤周围0.5cm的正常皮肤。

表29-11　鳞状细胞癌与基底细胞癌的鉴别

	鳞状细胞癌	基底细胞癌
好发部位	头皮、面部、下唇、龟头	眼眶，鼻周围及颊部
生长速度	较快	缓慢
肿瘤大小	较大	较小
皮损边缘	不甚清楚	珍珠状隆起
恶性程度	较大，可发生淋巴及内脏转移	小，很少转移
瘤细胞及核分裂	鳞状细胞可有核分裂，可有间桥，瘤细胞周边无栅栏状	嗜碱性染色基底样细胞排列成团块状或条索状，周边为栅栏状，无核分裂或很少分裂
瘤实质与间质交界处	无人工裂隙	有人工裂隙

3.光动力治疗（PDT） 适用于多发性肿瘤、功能或美容部位肿瘤、手术禁忌等；具有选择性破坏、基质组织保存、同一部位多次治疗有效、愈后美容效果良好等优点，有一定的发展潜力。

PDT治疗的3个条件：致敏剂、光、氧，三者必须同时存在而发挥光毒性效应，导致细胞膜损害和明显的血管反应，数小时就可以在临床上产生红斑和水肿，2～3天出现明显的坏死，经过2～3周，特异性作用部位的痂皮脱落，4～8周时间痊愈。

不良反应包括：疼痛、灼热感、肥厚性瘢痕、持续性光敏感等。

4.其他治疗 包括冷冻、激光、化疗、维甲酸、干扰素等，仅适用于特殊情况下的治疗。

（孙 令 陈 蕾）

Paget病

Paget病（paget disease）又名湿疹样癌，女性多见，也可以发生在男性，临床以顽固性湿疹样皮损表现为特点，可分为乳房Paget病和乳房外Paget病两种。

【病因与发病机制】

本病病因未明。乳房Paget病多认为是起源于乳腺导管的近开口处，为乳腺导管腺癌向外扩展侵及表皮所致；乳房外Paget病则认为是来源于顶泌汗腺导管开口部。免疫组织化学研究证实Paget细胞为腺癌细胞，并且Paget细胞的癌胚抗原（CEA）阳性，提示本病的腺性来源。

【临床表现】

Paget病临床表现见表29-12。

【诊 断】

（一）诊断基本资料

1.病史 乳房或外阴、肛门周围、腋下等部位，反复发作，顽固而难以治愈的湿疹样损害病史。

2.体格检查 乳房或外阴、肛门周围、腋下等部位发生的湿疹样损害，局部皮损可有浸润感，附近淋巴结可肿大。

3.实验室及其他检查

（1）血液检查：无特异性。

（2）组织病理：具特征性。表皮全层可见单个散在或成巢状排列的Paget细胞，瘤细胞大，圆形或椭圆形，有丰富淡染的胞浆，呈空泡化，有明显细胞异型性；瘤细胞周围的角质形成细胞常被挤压，基底细胞可呈扁平带状，附近表皮角化过度或角化不全，可出现糜烂或溃疡，棘层肥厚；肿瘤细胞黏蛋白和PAS染色阳性，免疫组化CEA及角蛋白K-7染色阳性。

4.伴发疾病

皮肤附属器腺癌、女阴肛门Paget病伴女性生殖系统癌，消化系统肿瘤，男性阴茎阴囊Paget病伴有

表29-12 Paget病临床表现

	乳房Paget病	乳房外Paget病
发病情况	女性，男性罕见，与前列腺癌时的雌激素治疗密切相关	男性多于女性，平均发病年龄大于乳房Paget病10岁左右
皮损特点	皮损初发为无痛性红斑或斑块，边界清楚，呈湿疹样，糜烂、渗出或结痂（图29-90），后期皮损扩大，浸润，在乳房内形成硬结样损害，可破溃，乳头回缩	皮损浸润范围较广泛，界线清楚的红色斑片或斑块，糜烂、渗出或结痂等湿疹样改变（图29-91，图29-92）
发生部位	单侧乳房和乳晕，常以乳头为中心	肛门生殖器部位，多见于外阴部、其次肛门周围，少数于阴茎、阴囊、腋窝、脐部、腹部、前胸、食管
自觉症状	可有轻微瘙痒和灼痛	剧烈瘙痒，疼痛感
自然病程	晚期局部腋窝淋巴结转移，常伴乳腺癌，少数乳房外Paget病，男性预后较女性更差	一般预后较乳房Paget病好，合并或潜在内脏的恶性肿瘤，如宫颈癌、前列腺癌、直肠癌、胃癌等

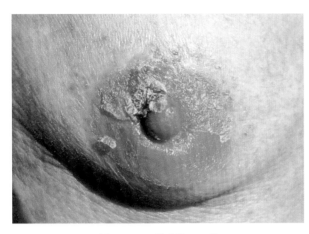

图29-90　乳房Paget病

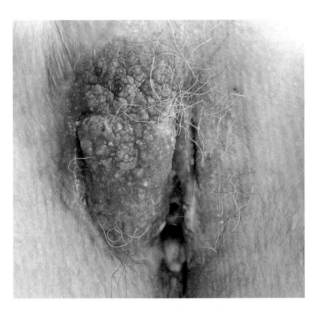

图29-91　乳房外Paget病

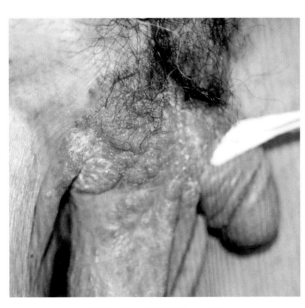

图29-92　乳房外Paget病

生殖系统肿瘤。

（1）乳房Paget病：乳腺癌。

（2）乳房外Paget病：直肠癌、膀胱癌、尿道癌、前列腺癌、子宫内膜癌、外阴腺癌。

（3）眼睑部Paget病：Moll腺癌。

（4）外耳道Paget病：耵聍腺癌。

（二）诊断思路

1. 无论是女性还是男性，对于乳房或外阴、肛门周围、腋下等部位发生的湿疹样损害，如果反复发作，顽固而难以治愈，则一定考虑肿瘤的可能性，尤其是Paget病。

2. 及时地进行局部活组织病理检查是早期诊断Paget病的关键，尤其对于中老年人，局部淋巴结检查是应该的。

3. 组织病理学显示具有特征性的Paget细胞，但也要注意与有Paget样细胞的恶性黑色素瘤相鉴别，因为后者的恶性度更高，更容易转移，必要时应该进行特殊染色。

（三）诊断依据

1. 乳房或外阴、肛门周围、腋下等部位，反复发作，顽固而难以治愈的湿疹样损害病史，具有相对特异性，尤其曾经治疗无效的经历，可临床提示Paget病。

2. 体格检查可见乳房或外阴、肛门周围、腋下等部位发生的湿疹样损害，局部皮损可有浸润感，附近淋巴结可肿大，此时高度怀疑Paget病。

3. 组织病理学改变具有特征性：表皮全层Paget细胞浸润，散在或成巢排列，有明显细胞异型性；附近表皮角化过度或角化不全，可出现糜烂或溃疡，棘层肥厚；肿瘤细胞黏蛋白和PAS染色阳性，免疫组化CEA及角蛋白K-7染色阳性。

【鉴别诊断】

（一）主要鉴别的疾病

1. 慢性湿疹　多为两侧对称发生的渗出性皮损，边界不清，局部无浸润，瘙痒剧烈，皮质激素等治疗可好转或消退。组织病理学显示为亚急性、慢性皮炎，无细胞异型，无Paget细胞。

2. 浅表性恶性黑色素瘤　临床为好发于颜面及四肢远端、掌跖部位的褐黑色斑片，表面色泽不均匀，边界不清。组织病理学显示具有Paget样细胞，但Paget样细胞多以巢状集聚，位于表皮真皮交界处，附属器上皮受累较轻，细胞内常含有黑色素而无黏蛋白，并且很少出现空泡化，黏蛋白特异性染色阴性。

3. Bowen病　全身可见，好发于头面部，表现为淡红色丘疹，融合成斑块，边界清楚，稍隆起，上覆鳞屑性痂皮，强行剥离可露出湿润糜烂面。组织病理学显示表皮全层不典型角质形成细胞和角化不良细胞，细胞排列紊乱，可见到瘤巨细胞，无Paget细胞，真表皮界线清楚，基底膜完整，病变常累及附属器。

4. 浅表型基底细胞癌　较年轻的人多见，好发于躯干部位，皮损表现为轻度浸润性红斑，表面可有鳞屑，周边有线状蜡样边缘，可破溃，形成浅表糜烂，类似湿疹样损害。组织病理学显示真皮浅层基底样细胞组成的小瘤团，无细胞间桥，瘤团在多处与表皮相连，无Paget细胞，瘤团周边细胞呈栅栏状排列，肿瘤团块与周围基质间常有裂隙形成。

（二）次要鉴别的疾病

1. 接触性皮炎　有明确的接触史，发生于接触部位的边界清楚的单一性皮肤损害，红斑、丘疹、水疱，接触物斑贴实验阳性，病程有自限性，去除接触物可自行痊愈。组织病理显示亚急性、慢性皮炎，无细胞异型，无Paget细胞。

2. 神经性皮炎　皮损好发于颈部、四肢伸侧等，外阴部也常见，乳房部位可为两侧发生，主要表现为粗糙肥厚的苔藓样变，瘙痒剧烈。组织病理显示慢性皮炎，无细胞异型，无Paget细胞。

3. 假丝酵母菌性皮肤感染　肛周、腋下、腹股沟部位的Paget病表现可相似于该部位的假丝酵母菌性感染，真菌培养或镜检可予鉴别，抗真菌药物治疗有效。

4. 乳头乳晕角化病　多为双侧，偶为单侧。组织病理学显示仅有角化过度、棘层肥厚、乳头瘤样增生。

【治　疗】

首选手术切除治疗，乳房外Paget病可采用Mohs显微外科术，可疑转移病例的局部淋巴结廓清是必要的。辅助治疗可有放射和局部化学疗法。

（孙　令　陈　蕾）

基底细胞癌

基底细胞癌（basal cell carcinoma，BCC）又称基底细胞上皮瘤，基底细胞样瘤，侵蚀性溃疡等。为起源于表皮及其附属器基底细胞的恶性上皮肿瘤，极少转移，但局部破坏性较强。

基底细胞癌广泛流行于世界各地，是淡色人群中最常见的恶性肿瘤。在美国，基底细胞癌与鳞癌的比例是4∶1，而在我国，则为1∶5~10，基底细胞癌比鳞癌明显减少。

【病因与发病机制】

本病的病因不明。基底细胞癌的发生与发展，可能与过度日光暴晒、慢性射线、化学致癌物质、外伤，遗传基因等有关。

【临床表现】

1. 结节溃疡型　最多见，单个，好发于颜面。初发皮损为灰白色或蜡样小结节，破溃（图29-93），溃疡面扁平，边缘卷起，伴以毛细血管扩张；强行剥离后，基底易出血。

2. 色素型　与结节溃疡型类似，褐色色素沉着。好发于躯干部位（图29-94，图29-95）。

3. 浅表型　好发于躯干或四肢部位，轻度浸润性红斑，鳞屑，周边有线状蜡样边缘（图29-96），

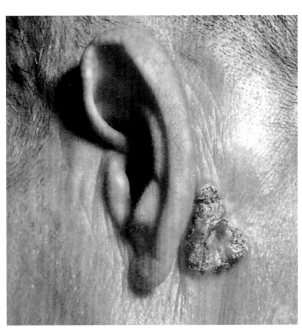

图29-93　基底细胞癌　结节溃疡型

可破溃，形成浅表糜烂，类似湿疹或银屑病样损害。

4.硬斑病样型　头、颈部位，黄白色蜡样光泽的硬化性斑块，类似局限性硬皮病，扁平或略高出皮面（图29-97，图29-98），明显的毛细血管扩张。

5.纤维上皮瘤型　躯干，下背部；高出皮面的结节，淡红色，中等硬度，表面光滑，类似纤维瘤（图29-99）。

6.特殊类型　①囊性基底细胞癌；②瘢痕性基底细胞癌；③侵蚀性溃疡；④瘢痕疙瘩性基底细胞癌；⑤变异性基底细胞癌；⑥巨大型（10cm以上）；⑦系统性播散性。

【诊　断】

（一）诊断基本资料

1.病史　颜面部发生，躯干四肢少见，临床表现为多为单发，个别多发的，局灶性斑片、斑块、结节、溃疡等病史，通常无症状。

2.体格检查　可在上述部位发现，正常皮肤颜色或黄白色、淡红色、黑褐色等浸润性斑片、斑块、结节或溃疡等，周边有线状蜡样突起边缘，可见到毛细血管扩张等改变。

3.实验室及其他检查

（1）血液检查：无特异性改变。

（2）组织病理：具特征性。各型基底细胞癌的共同特点为：表皮可萎缩或缺失；真皮内可见由基底样细胞组成的肿瘤团块，可与表皮相连；肿瘤细胞核大，胞浆少，嗜碱性，细胞形态一致，异型性及核分裂像少见，无细胞间桥；肿瘤团块周边的基底样细胞呈栅栏状排列，肿瘤团块与周围基质间常有裂隙形成。各型特点如下：

1）结节型：肿瘤团块由基底样细胞组成，边界清楚，周边细胞呈栅栏状排列，肿瘤团块与周围组织间有明显的裂隙形成。

2）色素型：基本与结节性基底细胞癌相似，仅

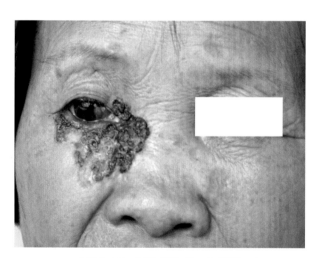

图29-94　基底细胞癌　色素型

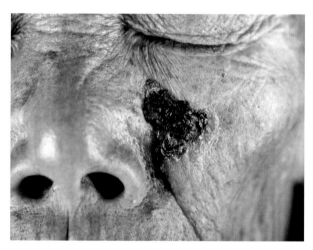

图29-95　基底细胞癌　色素型（脸部）

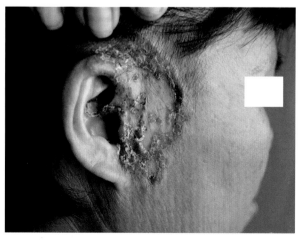

图29-96　基底细胞癌　浅表型

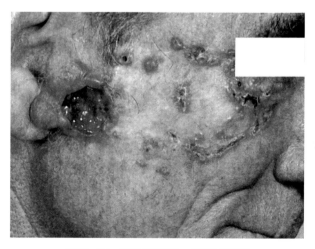

图29-97　基底细胞癌　硬斑病样型

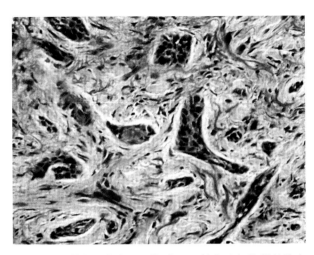

图29-98　基底细胞癌　硬化型　HE染色瘤细胞巢呈狭窄的条索状，周围绕以丰富的成纤维细胞性间质

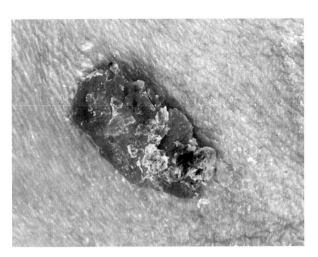

图29-99　基底细胞癌　纤维上皮瘤型

在肿瘤团块内及周围基质的噬色素细胞中，可存在大量黑色素。

3）浅表型：位于真皮浅层小的肿瘤团块，常与表皮相连，肿瘤细胞自表皮底部呈牙蕾状增长至真皮乳头层。

4）硬斑病样型：肿瘤细胞大部分呈纤维条索状，散布在大量增生致密的纤维间质内，呈侵蚀性扩展，边界不清，浸润程度超过临床所见范围，严重时可侵入深部达肌肉和脂肪组织。

5）纤维上皮瘤型：真皮全层可见基底样细胞组成条索，其由表皮向下扩展，构成互相交织的网络。基质明显增多，常多于瘤实质，胶原增生呈纤维化。

6）腺样型：基底样肿瘤细胞排列成网状条索，伸入真皮内，形成导管样和腺样结构，其中可见胶状或无定型颗粒状物质。

7）角化型：由向毛发分化的基底样肿瘤细胞构成，肿瘤团块内可见角化不全细胞及角囊肿，通常边界不清。

8）浸润型：基底样肿瘤细胞排列成长条状，大小、形状极不一致，核异形性明显，肿瘤团块周边细胞极少成栅栏状排列，并向深部浸润，常累及周围神经和肌肉组织。

9）基底鳞状细胞癌型：肿瘤向棘细胞方向分化所致，兼有基底细胞癌和鳞状细胞癌的典型特征。可见角珠。

4.伴发疾病：着色性干皮病、鲜红斑痣、痣样基底细胞癌综合征、Bazex综合征、动静脉畸形、肥大性酒渣鼻、寻常狼疮、慢性淋巴细胞白血病。

（二）诊断思路

1.老年人，暴光部位发生，尤其颜面部发生的增生性结节或溃疡，首先要考虑到皮肤的恶性肿瘤性疾病，包括基底细胞癌、鳞状细胞癌等，其他要考虑到可能的良性及癌前疾病。

2.尽管组织病理学检查是诊断本病的根本条件，仔细观察局部皮损特征，根据皮损的颜色变化，是否含有色素，是否均匀，是否伴有毛细血管扩张，是否易于出血、破溃，是否浸润性扩展等特点，有助于临床鉴别良、恶性疾病的可能。

3.要及时进行组织病理学检查，但在进行组织活检时，要充分考虑到皮损部分切除可能带来的危害，尤其在不排除恶性黑色素瘤可能时，首先要考虑疾病安全问题，尽可能采用治疗性切除活检，完整切除病灶。

（三）诊断依据

1.典型皮损表现：老年人好发的，多见于颜面部的，多为单个发生的浸润性斑块、结节、溃疡等。

2.组织病理学显示特征性的真皮基底样细胞组成的肿瘤团块，周边的基底样细胞呈栅栏状排列，肿瘤团块与周围基质间有裂隙形成。

【鉴别诊断】

（一）主要鉴别的疾病

1.鳞癌　好发面部、四肢，临床表现为浸润性斑块、结节或疣状增生性损害，增生较迅速，表面呈菜花状，中央可破溃形成溃疡，基底浸润，与周围皮肤边界不清，可局部淋巴结早期转移。组织病理显示肿瘤边界不清，不典型角质形成细胞增生，形成大小不等癌巢。

2.Bowen病　全身可见，好发于头面部，表现为淡红色丘疹，融合成斑块，边界清楚，稍隆起，上覆鳞屑性痂皮，强行剥离可露出湿润糜烂面。组织病理学显示表皮全层不典型角质形成细胞和角化不良细胞，细胞排列紊乱，可见到瘤巨细胞。

3.恶性黑色素瘤　临床表现为高低不平、边缘不齐的斑块，可呈菜花状或破溃，大多数呈黑色，常不均匀，周围绕以毛细血管扩张的红晕，皮损可呈息肉状、可以有结痂、溃疡等，常有局部淋巴管及血管转移。组织病理显示表皮内异型黑色素细胞增生形成肿瘤细胞巢，真皮内有异型黑色素细胞的浸润，肿瘤细胞抗S-100抗体阳性。

4.Paget病　好发于乳头、乳晕以及外阴、腋窝等，皮损为边界清楚的浸润性红斑，可呈湿疹样改变，晚期可发生淋巴结转移。组织病理显示表皮全层散在或成巢排列的Paget细胞，肿瘤细胞PAS及黏蛋白染色阳性，免疫组化CEA及角蛋白K-7染色阳性。

5.角化棘皮瘤　多发于中老年人，临床表现为迅速增大的半球形结节，中央充满角质栓，呈火山口状，表面光滑有光泽，与周围皮肤有明显界线，大部分可在数月后自然消退。组织病理显示肿瘤病灶呈半球形隆起皮面，中心对称，顶端呈火山口样，其中充满角质。

6.脂溢性角化症　好发于中老年人面、颈、躯干，为污黄色、褐黑色、黑色的扁平丘疹、斑块或结节，表面多覆以油腻鳞屑或厚痂，边界清楚。组织病理显示角化过度，棘层肥厚及乳头瘤样增生，以基底样细胞增生为主，常见假性角质囊肿，瘤体外生性增长，基底在同一水平面上，与两侧皮表一致。

（二）次要鉴别的疾病

1.寻常疣　病毒感染性皮肤病，多见于手背、指背等，黄豆大小的角化性丘疹或结节，数年后可自愈。组织病理显示显著的角化过度伴角化不全，棘层肥厚，棘层上部及颗粒层可见空泡细胞。

2.光化性角化病　表现为角化过度性斑块及丘疹，上附黏着性鳞屑，可发生癌变。组织病理显示表皮下层不典型角质形成细胞的增生，细胞排列紊乱，基底细胞层不典型细胞呈芽蕾状伸入真皮乳头，不累及附属器。

3.毛发上皮瘤　皮损为好发于面部的肤色或黄色的丘疹或结节，表面可有毛细血管扩张，通常无破溃。组织病理显示肿瘤位于真皮内，由基底样细胞组成，无细胞的异型性，肿瘤团块周围细胞呈栅栏状排列，瘤团内可见角质囊肿，瘤团周围纤维组织增生明显，肿瘤团块与间质间无裂隙形成。

4.局限性硬皮病　好发于头面或躯干，表现为斑状或带状的浮肿硬化性损害，表面可有光泽，后期萎缩，皮肤失去弹性。组织病理显示表皮萎缩，真皮胶原纤维增生肿胀、变性、硬化，皮肤附属器萎缩消失。

5.盘状红斑狼疮　好发于青年女性，多见于面颊、口唇、鼻、耳廓等，皮损呈暗红色、具有黏着性鳞屑的浸润性斑块。组织病理显示角化过度，毛囊角栓，表皮萎缩，基底细胞液化变性，毛囊基底层细胞亦可见，真皮血管及附属器周围，灶状淋巴细胞为主浸润。

6.环状肉芽肿　为好发于手足背的皮肤色的硬性丘疹，并相互融合成环状，边缘隆起，界线清楚。组织病理显示表皮大致正常，灶性栅栏状肉芽肿浸润一般位于真皮上部，栅栏状肉芽肿间有正常真皮的区域，在栅栏状排列的组织细胞间可见轻度嗜碱性的黏蛋白沉积。

（三）专家提示鉴别的疾病

1.结节溃疡型　鳞癌、恶性黑色素瘤、脂溢性角化症、角化棘皮瘤、寻常疣、各种肉芽肿（结核、真菌等）。

2.色素型　恶性黑色素瘤、蓝痣。

3.浅表型　斑块型银屑病、光化性角化病、Bowen病、乳房外Paget病、慢性皮肤性狼疮、脂溢性角化病。

4.硬斑病样型　局限性硬皮病、DLE、环状肉芽肿。

5.纤维上皮瘤型　纤维瘤、瘢痕疙瘩。

6.结节型　无色素性黑色素细胞痣、鳞状上皮细胞癌、脓性肉芽肿、恶性黑色素瘤、脂溢性角化病、Merkel细胞癌。

【治　疗】

1.手术疗法　常常为临床首选方法。直径＜2cm的肿瘤，手术达到完全清除程度的标准切除边缘为4mm，治愈率可达95%以上，侵袭性增长的肿瘤，切除边缘应在6～9mm。所有手术标本必须进行组织病理学检查，以确定手术切除皮损标本的边缘是否已完全清除肿瘤组织，如果镜下标本的边缘尚有肿瘤组织累及，则应进行再次手术切除。可疑转移病例的局部淋巴结廓清是必要的。

Mohs显微外科：20世纪30年代后期由Mohs发明的在显微镜控制下去除可触及性癌肿的方法，在随后的30年中，Mohs治疗了9 351个皮损，痊愈率达99.3%。20世纪70年代，Tromovitch改良该方法，对原发性基底细胞癌治愈率＞99%，对复发性基底细胞癌治愈率＞96%。

Mohs显微外科治疗的适应证：发生在面部正中"H"区域和头皮的肿瘤；进展较迅速的硬斑病样型基底细胞癌、基底鳞状细胞癌等；皮损直径＞2cm，免疫抑制患者；复发性基底细胞癌。

2. 刮除方法　采用刮除术治疗直径＜2cm的原发性基底细胞癌，治愈率可达90%，并且有很好的美容效果。在一些手术之前，用刮除术来很好地评估肿瘤侵犯的水平和垂直范围，可保证手术的准确无误和最大的美容效果。

对眼、口唇部位的皮损，硬斑病样或浸润性皮损，直径＞2cm的皮损，复发性的皮损等不适合应用刮除术。

3. 放射治疗　基底细胞癌对放射线比较敏感，选择适当患者可获得理想效果，通常应用于不能耐受手术的患者。耳部、头皮、前额的皮损进行放射治疗时，可能导致严重的后果，如耳软骨坏死、永久性脱发等，应考虑其他治疗方法。

4. 其他疗法　激光、电灼、冷冻等，可结合刮除术的基础上进行，对躯体部位较大的、多发的、浅表性皮损，简单有效，各有不同的治疗范围和适应证，维A酸、咪奎莫特、5-氟尿嘧啶、干扰素、光动力等内、外治疗方法，在不同程度上可以达到有效治疗基底细胞癌的目的。

（吴丽峰　孙　令）

基底细胞痣综合征

基底细胞痣综合征（basal celll nevus syndrome）又称痣样基底细胞瘤综合征（nevoid basalioma syndrome）、Gorlin-Goltz综合征，是一种遗传性疾病，常表现为多发性肿瘤。

【病因与发病机制】

多见于白种人，常染色体显性遗传，外显率可高达95%。大多数发生9号染色体长臂杂合性缺失，由此可判断该基因具有癌抑制作用，其基因位点为9q22.3。

【临床表现】

（一）皮肤损害

1. 基底细胞癌　是本病的特征，可为数十或数百个，单个损害为光滑、圆型丘疹（图29-100）、暗红或色素性，直径1～15mm。各种类型基底细胞癌都可出现，如结节（图29-101）、色素、硬皮病样、溃疡型。有的表现为微小的不透明丘疹，可误诊为皮赘或痣。

2. 掌跖小凹　1～3mm大小的角层冰凿样凹陷（图29-102）。

3. 其他　表浅粟丘疹、较深部囊肿、纤维瘤、神经纤维瘤亦可发生。

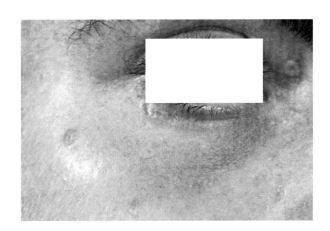

图29-100　基底细胞痣综合征

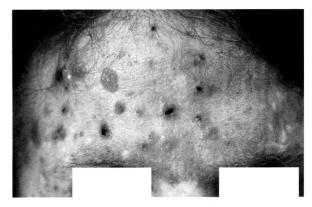

图29-101　基底细胞痣综合征

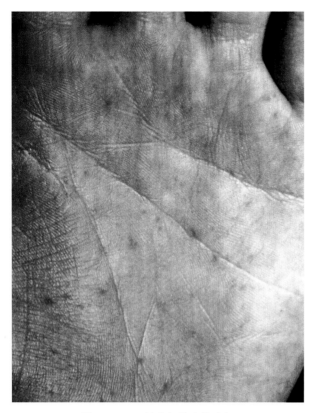

图29-102　基底细胞痣综合征

（二）皮肤外损害

1. 颌骨囊肿　齿源性角质囊肿。

2. 硬脑膜钙化　分隔大脑叶的硬脑膜硬化是本病的典型特征。

3. 骨骼畸形　颅骨畸形常被认为是本病的特征。

4. 脑肿瘤　成髓细胞瘤较常见。

5. 其他　卵巢纤维瘤常见，唇、腭裂，肠系膜囊肿，心脏纤维瘤和胎儿心脏横纹肌瘤。

【诊　断】

（一）诊断基本资料

1. 病史　儿童期发病，特殊面容，先后出现多种损害。

2. 体格检查　额部隆起、上颌发育不全、眼距增宽，面部可见结节、颌骨囊肿，手足皮肤有坑状凹陷，脊柱和肋骨有畸形。

3. 实验室及其他检查　常规实验室化验检查无特殊。X线拍片可见骨缺损和钙化。组织病理表现类似于基底细胞上皮瘤。

痣样基底细胞癌临床表现见表29-13。

（二）诊断思路

有多种损害：基底细胞上皮瘤、颌骨牙源性囊肿、手足皮肤有坑状凹陷、脊柱和肋骨畸形应考虑本病。

（三）诊断依据

本病发病年龄早，皮肤肿瘤数目多，组织病理虽似基底细胞上皮瘤及毛发上皮瘤，但从临床多样性体征及病理，可确诊。

（四）诊断标准

符合两条主要指标或符合一条主要指标加两条次要指标方可诊断。

1. 主要指标

（1）2个以上BCC或1个BCC但年龄在20岁以下。

（2）牙源性角化囊肿。

（3）3个或3个以上手掌点状凹陷。

（4）大脑镰层状钙化。

（5）肋骨分叉、融合或外翻。

（6）一级亲属患痣样基底细胞癌综合征（NB-CCS）。

2. 次要指标

（1）巨头（以高度作校正）。

（2）前额突出，唇裂/腭裂，过距症。

（3）翼状肩胛，翼状胸，并指。

（4）蝶鞍桥接，半脊柱畸形，X线透视呈火焰征。

（5）卵巢纤维瘤。

（6）髓母细胞瘤。

【鉴别诊断】

（一）主要鉴别的疾病

1. 基底细胞上皮瘤　发病较晚，皮损数目少，多不伴发其他皮肤肿瘤、骨缺损，多无家族史。

2. 线状或单侧基底细胞痣　痣样基底细胞癌综合征应与线状或单侧基底细胞痣相鉴别，后者有广泛非对称损害，由基底样毛囊错构瘤粉刺、表皮样囊肿和部分区域的萎缩表皮组成，患者还可有脊柱侧凸，但没有其他明显内脏异常。

（二）次要鉴别的疾病

毛发上皮瘤　常发于眼睑和鼻周围，一般为粟粒至米粒大小的坚实、半透明的丘疹或结节，多为单发，亦可多发。组织病理显示瘤体无包膜，为角质性囊肿，囊内可有钙化。

表29-13　成人痣样基底细胞癌综合征的临床表现

发生率在50%或以上	发生率在14%或14%以下，但非随机性
头围增大（巨头，额顶骨突出）	髓母细胞瘤
多发性基底细胞癌	真性眼距过远
颌骨牙源性角化囊肿	脑膜瘤
皮肤表皮样囊肿	肠系膜淋巴囊肿
颚弓高	心脏纤维瘤
掌和（或）跖点状凹陷	胚胎性横纹肌瘤
肋骨畸形（外翻、融合、部分缺失、分叉等）	卵巢纤维肉瘤
大脑镰钙化	马凡样体格
鞍隔钙化（蝶鞍桥接，蝶骨床突融合）	嗅觉缺失
融鼻窦过度气化	胼胝体发育不全
发生率在49%或15%	透明隔囊肿
脑室不对称	唇裂和（或）腭裂
小脑镰钙化和岩床韧带钙化	女性嗓音粗
钙化性卵巢纤维瘤	多指/趾畸形，轴后手/足
第四掌骨短	先天性翼状肩胛
脊柱侧突或其他脊柱畸形	椎体融合
骶骨腰椎化	先天性白内障、青光眼以及虹膜、视网膜、
窄垂肩	视神经或视网膜有髓神经纤维缺损
凸颌	皮肤皮下钙化（发生率可能被低估）
漏斗胸或鸡胸	小肾畸形
假囊肿性溶骨性病变（错构瘤）	性腺功能低下
斜视（外斜视）	智力低下
并指	
连眉（一字眉）	

【治　疗】

对躯干表浅性损害及早手术切除。

（骆志成　张孝阁）

Kaposi肉瘤

Kaposi肉瘤（Kaposi sarcoma，KS）又名多发性特发性出血性肉瘤（multiple idiopathic hemorrhagic sarcoma）。KS是一个主要位于真皮层的、起源于血管或淋巴管内皮细胞的恶性肿瘤。欧洲和非洲多发，我国除新疆外，其他地区极少见。

【病因与发病机制】

病因不明，多因素有关，如基因易感性、地理因素及内分泌等。血清学和生物化学方面的研究提示巨细胞病毒与本病有关。1994年，有文献报道KS发病与单纯疱疹病毒8型（HHV-8）感染有关，爱滋病患者中KS发病率很高，更支持病毒学说。

【临床表现】

1. 单发型Kaposi肉瘤（经典KS）　最常见的早期损害是在手或足的红色、紫色或蓝黑色的斑、斑片，并扩展或融合成结节或斑块。之后，斑片或结节侵及双下肢和上肢。损害侵及面、耳、躯干、生殖器和颊部少见。部分患者的皮损也可以自行缓解，尤其在疾病的早期，结节自发的退化，留下萎缩性色素性瘢痕。

2. 亚洲皮肤KS　多发生于20～50岁男性，表现为下肢的浸润性血管性结节（图29-103～图29-

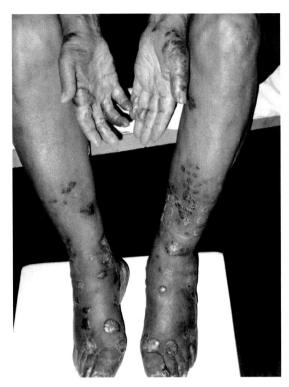

图29-103 经典型Kaposi肉瘤
（本图由新疆医科大学黄月珍惠赠）

105）。这一型的KS多见于亚洲的热带地区，皮损不但在局部进行性发展，而且还缓慢的系统侵及。

3.亚洲淋巴结病性KS 主要发生于小儿，尤其是10岁以下的儿童，首先侵及淋巴结，可以伴有皮损或无皮损，病程进行性发展，通常死于发病2年之内。

4.伴有HIV感染的KS 皮损开始是单个或多个紫红色斑，迅速发展成丘疹、结节或斑块。多发生在头、颈、躯干和黏膜。突然发病，进行性的系统侵犯。艾滋病伴有KS，约25%的患者只是皮肤损害，29%的只是脏器损害。最常见的脏器损害是肺（37%），胃肠道（50%）和淋巴结（50%）。到病变晚期，约70%以上的艾滋病患者伴KS。

5.免疫功能低下伴有KS 皮损形态类似经典的KS，但是皮损呈多发性。

Kaposi肉瘤的流行病学及临床类型见表29-14。

【诊 断】

（一）诊断基本资料

1.病史 患者常有HIV感染，或器官移植，或其他免疫性疾病的病史，或曾到过本病的流行地区，或在本病流行区生活过。

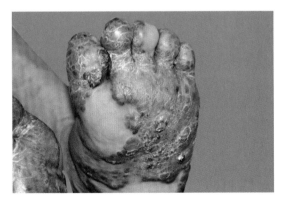

图29-104 Kaposi肉瘤
（本图由新疆维吾尔自治区人民医院普雄明惠赠）

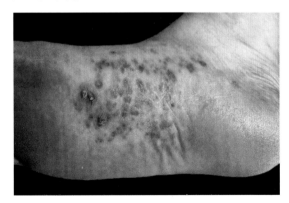

图29-105 经典型Kaposi肉瘤
（本图由新疆维吾尔自治区人民医院普雄明惠赠）

表29-14 Kaposi肉瘤的流行病学及临床类型

类 型	高危人群	好发部位	内脏受累	病 程
经典型	地中海/东欧老年男性	小腿	罕见	惰性
地方性	赤道非洲地区中年男性和儿童	四肢	相当常见：成人 常见：儿童（淋巴结）	惰性：成人 侵袭性：儿童
医源性	免疫抑制治疗的患者（移植后，其他疾病）	小腿	相当常见	惰性或侵袭性
AIDS型	年龄较轻，同性恋和双性恋的HIV感染男性	面部，生殖器，下肢	常见	侵袭性

2.体格检查 本病的皮肤损害是常发生在四肢远端的、多发或单发的带红色的，紫色的或蓝黑色的斑、斑片扩展或融合形成结节或斑块，或浸润性血管性结节性损害，病变也可首先累及淋巴结，并呈进行性发展，系统侵犯，并出现相应的体征。

3.实验室及其他检查

皮肤组织病理表现：

（1）早期损害：为慢性炎症或肉芽肿性变化，真皮内新的，或扩张的、锯齿形、薄壁的腔，内壁衬以细长的内皮细胞（或由于毛细血管内皮细胞增大并深入向血管腔内，类似萌芽），在真皮上部正常血管丛的静脉周围尤为明显。在新形成的血管腔周围有稀疏至中等密度淋巴细胞和浆细胞浸润。真皮胶原束间有散在的梭形细胞浸润。

（2）晚期损害：主要以真皮全层内大量梭形细胞聚集为主，相互交织成束状，梭形细胞间隙中有少许红细胞。梭形细胞团块周围的基质中有血管外红细胞与噬含铁血黄素细胞。毛细血管明显扩张并常显示相互吻合趋势。梭形细胞上方可见结痂、溃疡及肉芽组织。

（3）类型：根据KS组织学特征，将其分为血管瘤型、梭形细胞型和中间过渡阶段混合型。

（4）对KS的认识：多数学者认为是一恶性肿瘤，也有学者认为是一增生性病变。免疫病理则显示不同时期的不同的免疫表型。FⅧRAg在KS组织中的成熟的血管中强表达，毛细血管样结构的区域表达稍弱，随着病变的进展，FⅧRAg表达逐渐减弱。CD34在毛细血管样区域、裂隙状结构和在分化较成熟的血管中强表达，梭形细胞中度或弱表达，随着分化程度的降低，CD34表达逐渐减弱。c-erbB-2在混合型和梭形细胞型中表达增强，而在血管瘤型则阴性，说明c-erbB-2的表达在该病进展过程中发挥重要作用。

（二）诊断思路

1.紫色斑块或结节性损害的特点：出现紫色斑块或结节性损害的皮肤疾病较多，各种良性或恶性来源于血管或血液系统的肿瘤都可以有类似损害，但KS的皮损多发生在四肢远端，逐渐增多，融合或增大，晚期系统侵犯，再结合患者的病史、全身检查和皮肤病理检查综合考虑。

2.患者多半是成人、男性，一般情况差，详细询问患者的既往史，如生活史、接触史或病史等，均是本病的重要诊断依据。

3.皮肤组织病理特点

（1）早期：类似肉芽肿样改变，真皮内扩张的、锯齿状薄壁的毛细血管腔，内壁衬以细长的内皮细胞为主，伴有毛细血管增生，胶原纤维束之间少量梭形细胞浸润。

（2）晚期：皮肤病理改变以梭形细胞增殖、聚集为主，交织形成束状，梭形细胞团块周围有不同程度的红细胞外溢和含铁血黄素细胞。

（3）免疫病理：早期为成熟血管FⅧRAg和CD34强表达，随着病变的进展，FⅧRAg表达逐渐减弱；c-erbB-2在混合型和梭形细胞型中呈表达增强，而血管瘤型呈阴性表达。

（4）电镜下可见细胞内的逆转录病毒颗粒。

（5）综合分析：综合患者的病史、既往史、生活史，皮损发生的部位，基本损害特点，病情的进展情况结合皮肤病理、免疫病理以及电镜检查，可以诊断本病。

（三）诊断依据

本病是一个比较复杂的疾病，需要仔细询问患者的病史和既往史，仔细全身检查和皮肤损害检查，结合皮肤病理和免疫病理等全面的临床资料进行综合分析，才能做出正确诊断。

1.患者常有HIV感染，或器官移植，或其他免疫性疾病的病史或曾在KS病流行地区生活等既往史，一般情况差。

2.皮疹为紫色斑块或结节性损害，肿瘤硬，一般多发，可彼此融合成大片，有的结节中央可出现溃疡、结痂，晚期皮损泛发，并有内脏受侵。

3.特异性的皮肤病理改变为早期炎性肉芽肿样，表现为真皮内毛细血管增生和毛细血管扩张，其扩张的毛细血管内皮细胞呈巨齿状，晚期真皮内聚集的增生的梭形细胞，交织成束状。伴有不同程度的红细胞外溢和嗜含铁血黄素细胞浸润。

4.免疫病理的FⅧRAg，CD34和c-erbB-2染色进一步证实本病是来源于血管的恶性肿瘤，并随着病情的进展，恶性度增加。

5.电镜下有时可发现病毒颗粒。

6.综上所述，KS诊断成立，并提示本病与病毒感染的关系。

【鉴别诊断】

（一）主要鉴别的疾病

1.草莓状血管瘤 组织学上KS要与草莓状血

管瘤相鉴别，后者的真皮内也有毛细血管增生，内皮细胞明显增生，但前者的真皮内还有扩张的、锯齿形、薄壁腔的毛细血管，内壁衬以细长的内皮细胞。红细胞外溢和嗜含铁血黄素细胞浸润。真皮胶原束之间有数量不等的梭形细胞聚集。

2. 血管肉瘤　也称恶性血管内皮细胞瘤，临床上分为两型：一型为发生在老年人头面部的血管肉瘤；另一型是发生在慢性淋巴水肿基础上，常见的是乳癌根治术后同侧上肢显著的淋巴淤滞，在此基础上可出现灰蓝色的结节、肿块，病变常发展迅速。血管肉瘤的组织学上常常见到同一肿瘤有不同分化区域，分化好的部分，可见内衬单层血管内皮细胞，外形不规则，常有相互吻合的血管腔。分化差的部分，可见胶原束间成团、成索的肿瘤细胞，细胞梭形，且有核丝分裂象。网织纤维染色，肿瘤细胞在网织纤维环的内方，或网织纤维存在于肿瘤细胞的团块中，且包绕着个别的肿瘤细胞。在分化差的区域，由于血管分化不好或多为实性肿瘤细胞，故红细胞少或无。

（二）次要鉴别的疾病

恶性淋巴瘤　多种原发或继发性皮肤淋巴瘤的皮肤损害都可能有暗红色、紫红色或紫色的皮内结节、斑块或肿瘤。但是皮肤组织病理见真皮内，甚至皮下组织中有淋巴细胞浸润性团块，或弥漫性浸润。免疫标记显示淋巴细胞的表面标记，如T细胞的CD45-RO、CD3、CD4、CD30，B细胞的CD20、CD19等，确定为淋巴细胞来源的恶性肿瘤。

【治　疗】

1. 抗疱疹病毒的药物治疗有效。

2. 各种类型KS都对放射线敏感，小剂量的电子束治疗有效。

3. 局部手术切除，冷冻治疗，局部注射化疗药物或干扰素，激光局部部分切除。

4. Alitretinoin凝胶外用，每日2~4次，一般要用到2~14周才能看到疗效。

5. Vincristine（0.1mg/ml）皮损内注射，2周注射1次，每次3ml，可以使肿瘤退化。有些患者延续治疗达8个月。这些研究提示，本病的控制至少需要6~12个月，并很难避免耐药性的产生。

6. 其他有效的药物，如干扰素、Vinblastine和Actinomycin D。这些药物的有效率，开始时较高，但是，对于复发性损害常常无效。放疗联合化疗和

免疫疗法的联合治疗可以改善预后。系统治疗是针对有10个以上皮损的或1个月以上病史的或淋巴结病性KS或伴有肺症状或其他脏器损害的。

（普雄明　吴丽峰）

隆突性皮肤纤维肉瘤

隆突性皮肤纤维肉瘤（dermato fibro sarcoma protuberans，DFSP）又名进行性复发性皮肤纤维瘤（progressive recurring dermato fibroma）、皮肤肉瘤样纤维瘤（sarcomatoid fibroma of skin）。

隆突性皮肤纤维肉瘤（DFSP）是一种起源于真皮，并可扩展至皮下组织的、少见的局限性软组织低度恶性肿瘤。本病由Darier和Ferrand于1924年首次报道，次年由Hoffman命名为本病。

【病因与发病机制】

有些患者在发病之前有外伤病史。

【临床表现】

1. *皮肤损害*　皮肤损害开始是单发或多发的、小的、坚硬的、无自觉症状或疼痛性的肉色或红色的真皮内结节或硬化斑片，继而其上发出多个结节，结节质地坚硬，常伴化脓、渗出或溃疡。伴随着肿瘤的增大或融合而逐渐隆起，变成红色或蓝色，表面有不规则的肿胀样隆突（图29-106~图29-108），伴有疼痛，形成特征性的隆起的瘢痕疙瘩样的大斑块，此时肿瘤可以迅速增大、溃疡和分泌物。

2. *发病特征*　好发于躯干（50%~60%的患者），尤其是前胸，其次是四肢的近端，罕见于头、颈和面部。患者一般都是中年人，也可以发生在青年。非常少见的病例发生在婴儿。男性常多于女性。本病的病程缓慢发展，皮损经数年，并且手术切除后极易复发。如果未进行各种治疗，则患者的肿瘤严重疼痛、挛缩和机体逐渐衰竭。少数病例发生转移，局部淋巴结侵及之后远部位转移。血行转移多至肺部而死亡。

【诊　断】

（一）诊断基本资料

1. *病史*　部分患者在患病之前曾有外伤史。

2. *体格检查*　早期损害为无自觉症状或疼痛性

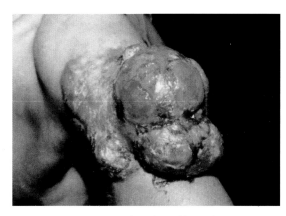

图29-106　隆突性皮肤纤维肉瘤

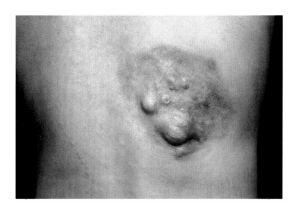

图29-107　隆突性皮肤纤维肉瘤

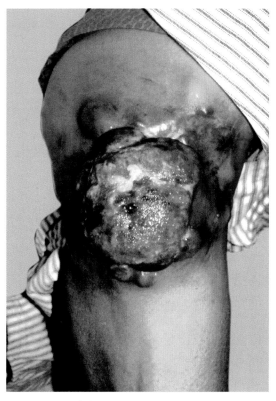

图29-108　隆突性皮肤纤维肉瘤
（本图由广东医科大学李顺凡惠赠）

的、单发或多发的、坚硬的、皮内小结节或硬化性斑块，生长缓慢，逐渐增大或融合、隆起，形成瘢痕疙瘩样的大斑块，并迅速增大、溃疡，手术后易复发。晚期可局部淋巴结或远部位转移或血行转移。

3.**实验室及其他检查**　皮肤组织病理见肿瘤组织是位于真皮的，由均一梭形细胞（成纤维细胞）和各种血管组成的团块。通常梭形细胞围绕胶原组织中心区，排列呈车轮状，这就是所谓的"storiform模型"。有的梭形细胞有核丝分裂象。损害中亦可有少量的巨细胞和组织细胞，有的组织细胞的胞浆中有含铁血黄素或脂肪。肿瘤组织可以向上侵及真表皮交界，向下侵及真皮下层甚至皮下组织。大的陈旧性损害可以见到肿瘤组织中央有黏液样变性。

电镜下见本病是纤维细胞恶性肿瘤。免疫组化显示Vimentin（＋）和CD34$^+$以及S-100（－），与恶性黑色素瘤进行了鉴别。

（二）诊断思路

1.**硬化性结节或斑块的特点**　真皮内结节性损害的类型较多，临床上很难区分，本病依靠临床诊断非常困难。但本病皮损的特点常常是在开始时即为硬化性的斑片或斑块，继而在其上发生多发性结节，缓慢生长时可有破溃，并向下侵袭性生长，提示该损害是一个低度恶性肿物。

2.**组织病理特点**　皮肤病理见真皮内由异常增殖的梭形细胞、胶原纤维和血管组成的肿瘤组织团块，并可见梭形细胞有丝分裂象，提示这是一个来源于纤维组织或梭形细胞的恶性肿瘤。

3.**免疫组化检查**　显示梭形细胞的单克隆抗体Vimentin（＋）和S-100（－）提示除外了恶性黑色素瘤和上皮细胞来源的"癌"或血液系统的"淋巴瘤"等诊断，而是来源于间叶细胞的肿瘤，肿瘤细胞对单克隆抗体CD34$^+$，提示肿瘤细胞来源于胚胎纤维母细胞。

4.**电镜观察**　证实本病是纤维细胞恶性肿瘤。

（三）诊断依据

本病单纯依靠临床而做出正确诊断比较难，尤其在早期，需要根据患者的临床表现、皮肤病理检查、免疫病理检查和电镜下观察综合分析，才能做出正确诊断。

1.皮内硬化性斑片基础上多发性结节或瘢痕疙瘩样的损害，可破溃或疼痛。

2.真皮内由梭形细胞、胶原纤维和血管构成的肿瘤性团块，肿瘤细胞有核丝分裂象。肿瘤组织可以向皮下浸润性生长。

3.免疫组化检查证实肿瘤细胞来源于纤维母细胞。

4.电镜下确定肿瘤细胞为成纤维细胞。

【鉴别诊断】

（一）主要鉴别的疾病

1.瘢痕疙瘩　早期很难与隆突性皮肤纤维肉瘤鉴别，但随着后者的缓慢发展，肿瘤组织逐渐为深红色或蓝红色，并且特征性的不规则的轮廓和向外伸展的斑块与其他肿瘤鉴别。

2.皮肤纤维瘤　好发于四肢，皮肤病理显示纵横交错的成纤维细胞及胶原纤维，细胞分化良好，无异形性，表皮突增生，黑色素沉着明显。

（二）次要鉴别的疾病

1.纤维肉瘤　临床生长迅速，病理显示瘤细胞异形性明显，常引起转移。

2.典型纤维黄瘤　皮肤病理显示胶原纤维少，胞核呈多形性，并有较多的奇形怪状的多核巨细胞及泡沫细胞。

【治　疗】

本病对放疗和化疗均不敏感，一经确诊应及早彻底手术切除。常采用Mohs技术进行外科手术切除。推荐切除的范围应大于肿瘤的边缘5cm。对于发生转移的隆突性皮肤纤维肉瘤可以化疗，但其疗效尚未肯定。

（吴丽峰　汪　晨）

恶性黑色素瘤

恶性黑色素瘤（malignant melanoma，MM）又名黑色素瘤（melanoma）、黑色素肉瘤（melanosarcoma）。

恶性黑色素瘤是一种恶性程度较高的黑色素细胞肿瘤，多发生于皮肤，也见于接近皮肤的黏膜（如结膜、口腔、鼻腔、肛管、直肠、子宫颈、阴道、阴茎、龟头等），还可发生在眼脉络膜和软脑膜等处。

世界各地均有，总发病率每年约为2/10万人口。其中，多发生在阳光强烈的地区，黑人少见，亚洲发病率最低。白种人比有色人种多发。儿童发病可以表现有先天性和后天性MM，前者是由于母亲的MM通过胎盘转移给胎儿所致。在欧洲，男性发病略高于女性。而在高发病地区，无明显的性别差异。

【病因与发病机制】

尚不清楚。

1.紫外线照射　过度的阳光照射可能是MM发生的常见原因。在高发病区，过度（强阳光）、每天数小时的长时间（数年）的阳光照射是其主要发病原因。由于过度接受紫外线的照射，在过去的50年，MM的发病率已经增加1 000%（图29-109）。

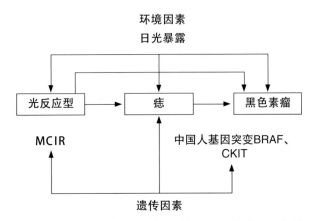

图29-109　皮肤黑色素瘤发展过程中环境与遗传的作用

据统计，自欧洲出生5年后迁移到阳光强烈的国家（如以色列或澳大利亚）的人群，他们的MM发病率高于本来就出生在这些国家的人群。

目前，人们利用各种UV来作为康复或理疗的工具，如UV床、UV灯等，在正常阳光以外的长时间的使用这些UV床也是过度接受UV的一种现象，长时间的UVA照射可以引起MM。也有报道荧光也是MM的致病因子之一。

有的患者使用防光剂或戴帽子避光，实际上，对于光敏感的患者，即便使用这些防光剂或戴帽子，统计学的资料表明，过度光照射同样增加MM的发病率。

2.口服避孕药　许多研究证明女性长时间（超过10年以上）口服避孕药是MM的发病因素之一。

3.交界痣恶变　以往认为皮肤MM来源于痣细胞痣，特别是由交界痣恶变而来。近年来则认为皮肤MM虽与痣细胞痣有关，但非完全如此。

4.易感基因　2%～5%的MM患者有家族史，最近研究证明家族性MM患者有易感基因。美国的一个研究证实这个基因位于1号染色体。在美国、荷兰和澳大利亚的研究表明大约30%的家族性MM患者的染色体9p21及其附近的IFN-α基因异常。染色体9p21是p16基因的位点，因此提示p16基因可能是家族性MM的易感基因之一。其他资料表明p16基因也是少数非家族性MM的易感基因。

5. **摩擦与刺激**　本病常发生在容易摩擦和曾接受过刺激的部位，据统计10%~60%的患者有外伤史，包括压伤、刺伤、钝器伤、拔甲、烧伤或X线照射。

【临床表现】

多数的MM来源于真表皮交界处的色素细胞，约一半左右的起源于皮肤色素痣细胞。利用ABCD法有助于早期认识MM：A：asymmertry（不对称）；B：border irregularity（边缘不规则）；C：color variegation（颜色不均匀）；D：a largediameter（直径大于6mm）。

1. **分型**　1969年，Clark等结合临床、病理将MM分为三个亚型：①浅表播散型MM；②结节型MM；③原位MM。1975年，Reed在原有的三型基础上又增加了一型，即肢端MM或掌、跖、黏膜MM（图29-110~图29-113）。

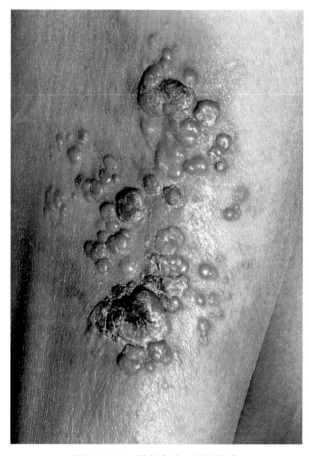

图29-112　黑色素瘤　局部复发

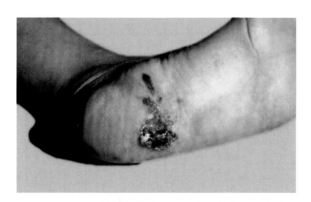

图29-110　恶性黑色素瘤　肢端雀斑样痣黑色素瘤

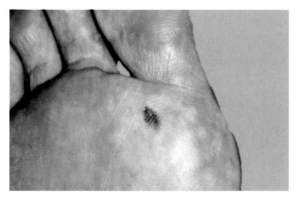

图29-111　原位黑色素瘤

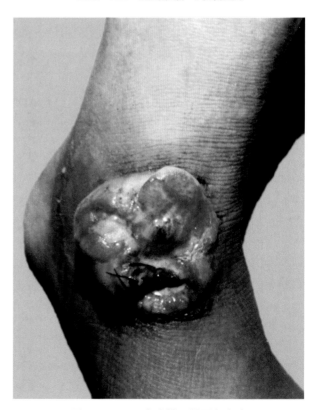

图29-113　无色素性恶性黑色素瘤

（本图由陆军军医大学第三军医大学刘荣卿惠赠）

恶性黑色素瘤类型：

（1）浅表播散型黑色素瘤：最常见，可发生在成人的任何年龄，平均50岁左右。与日晒无明显关系。男性多发生在躯干，女性下肢多见，但可在其他部位。皮损为各种形状，边缘不规则，色泽不一，呈黑色、红色、褐色、蓝色和白色。病变早期，先沿着表皮呈水平方向扩展，表现为皮损不对称性增大，在其边缘外侧出现小的类似损害，此期大概维持1～5年之后垂直生长，即向真皮深层或皮下脂肪层浸润。但在皮损的早期就常表现出恶性特征，如易出血、糜烂和溃疡等。

（2）结节型黑色素瘤：占10%～30%，男性多于女性，男女之比约为2∶1。多发生在日光照射的部位，如头、颈和躯干。肿瘤开始直径是1～4mm大小的丘疹或小结节，迅速生长，并形成蕈样和溃疡。本型多无水平生长期，在临床表现还没有出现卫星状损害之前，损害的表皮内不典型色素细胞，就向上和向下垂直生长。肿瘤色泽不一，灰褐色和（或）蓝黑色和（或）黑色散在于肿瘤组织中。

（3）原位恶性黑色素瘤：也称恶性雀斑样痣性黑色素瘤，较少见，女性比男性患者为多，多见于60～80岁的老人，主要在暴露、日晒部位，尤其是面部，也可发生在上肢和小腿，占所有MM的5%。皮肤损害开始是褐色斑片，沿着周边逐渐扩大，经历数年，渐渐地颜色变深，边缘不规着，色泽不均匀，呈淡褐色、棕褐色、黑色或杂色，此时被称为恶性雀斑样痣。皮疹发展缓慢，往往经历10～15年，皮损开始是水平方向生长，然后垂直生长，呈隆起发硬的或结节状，易出血。

（4）肢端雀斑样痣型黑色素瘤或掌跖黏膜黑色素瘤：占8%，好发于掌跖、甲床和皮肤黏膜交界部位，其中约50%来源于无毛的掌跖。我国此型多见。本型男女发病几乎相当，平均发病年龄是50岁。在黑人，常见部位是足，其中约60%的患者是发生在甲床或足底，拇指和拇趾是最常发部位。本型也是先水平后垂直的方式生长，皮损开始是淡褐色、褐色或黑色斑或斑片。逐渐变成结节和溃疡，向踝和腋窝淋巴结转移。

2. 其他

（1）甲MM：所谓Hutchinson征是位于甲床沟的色素性条纹（条纹甲）末端变黑，该征可能是甲母MM的预兆。如发现在掌跖、指趾远端，或甲床沟或甲床边缘不规则的色素性斑片应引起注意。但是有些发生在甲母的良性病变，如Bowen病也表现甲周的色素沉着。甲下MM还易被误诊甲真菌病、寻常疣、慢性甲沟炎、甲下角化症、化脓性肉芽肿、Kaposi肉瘤、血管球瘤和甲下血管瘤，需要鉴别。

（2）黏膜原发性MM：非常罕见，多见鼻黏膜，主要类似色素性或无色素的息肉状肿瘤。在唇部表现为无痛性溃疡，经过数月后，损害出现色素性溃疡。

（3）妊娠期色素痣：常常变成颜色均一的加深或对称的增大。色素细胞上的雌激素和孕激素受体发生变化，如果这些变化刺激色素痣，则出现恶性的迹象，如不均一的色素增加和不对称的色素痣增大，提示MM。

【诊　断】

（一）诊断基本资料

1. 病史　皮肤损害发生在局部色素性疾病的基础上，如发育不良性痣综合征，或日光暴露部位等。

2. 体格检查　皮肤损害为色素性斑，斑片，丘疹，结节和肿瘤伴有MM的ABCD征：不对称性生长，A（asymmertry）；损害边缘不规则B（border irregularity）；损害颜色不均匀，C（color variegation）；直径大于6mm，D（a large diameter）。

3. 实验室及其他检查　所有型MM的皮肤病理均显示真皮内浸润的非典型色素细胞。瘤细胞呈巢状、弥漫分布或腺样排列，比较疏散，可分为五型：①大上皮样细胞：常见，比交界痣细胞大，呈多边形；②小上皮样细胞：比上皮样痣细胞大，核大而不典型；③梭形细胞：胞质呈原纤维样，核大深染，排列成束或无排列方式；④奇形细胞：表现为单核或多核瘤巨细胞；⑤树枝状突细胞：比正常黑色素细胞大，胞核异形。

浅表播散型MM显示表皮内Pagetoid细胞浸润。

雀斑样痣性黑色素瘤显示表皮萎缩，非典型梭形黑色素细胞不规则的浸润在真表皮交界和真皮，伴有日光性弹力纤维变性。

组织化学染色见瘤细胞对多巴和酪氨酸酶呈强阳性反应，内含不等量黑色素。黑色素少时，在HE切片内不能证实，故所谓"无色素性MM"之称，但如用银浸染，在少数瘤细胞内，仍可证明含有黑色素。

免疫组织化学染色见MM中：

（1）单克隆抗体S-100蛋白多呈阳性反应，胞浆及胞核均着色，阳性反应强度与黑色素多少成反比。

（2）神经特异性烯醇酶（NSE）：是存在神经组织中的独特酵解酶，NSE的多克隆抗体在脑神经原、皮肤的周转神经组织呈特异性染色，对气球样MM、梭形细胞MM及无色素性MM均呈阳性，所以是无色素性MM的一种较好标记蛋白。

（3）波形纤维蛋白（Vimentin）：是一种间叶起源组织的标记蛋白，MM呈阳性反应。

（4）恶黑单克隆抗体：目前与MM相关的单克隆抗体已有很多株，而只有HMB-45对MM的阳性率高，它与正常组织及非黑色素细胞肿瘤不反应，但与真皮与表皮交界部位痣细胞起反应，所以不能用于浅黑色素瘤与交界痣的鉴别。

电镜观察可见到MM在不同发展阶段的黑色素体，具有特征性。

（二）诊断思路

1.色素性肿物的特点：MM是一个色素性肿物，但色素性肿物的类型较多，如果患者的色素性肿物是发生在原色素性皮肤病的基础上，或日晒部位，或易摩擦部位，并且在短期内出现肿物的ABCD现象，高度提示这是一个MM，需要病理检查。

2.本病的皮肤病理检查非常重要，其特点为真皮内巢状、弥漫或腺样浸润的非典型色素细胞。浅表播散型MM显示表皮内Pagetoid细胞浸润。雀斑样痣性黑色素瘤显示表皮萎缩，非典型梭形黑色素细胞不规则的浸润在真表皮交界和真皮。少数病例在光学显微镜下不能证实色素细胞，需要进一步做组织化学、免疫组化或电镜观察。

3.组织化学染色见瘤细胞对多巴和酪氨酸酶呈强阳性反应。

4.免疫组化检查见瘤细胞对单克隆抗体S-100和HMB-45呈阳性。

5.电镜下见MM不同发展阶段的黑色素体，具有诊断意义。

（三）诊断依据

1.皮肤损害为在原色素性皮肤病基础上，或日晒部位，或易摩擦部位出现色素性的肿物，并具备ABCD特点，临床上高度怀疑MM，必须尽快行皮肤病理检查。

2.皮肤病理显示真皮内巢状、弥漫或腺样浸润的非典型色素细胞或表皮内的Paget样细胞或真表皮交界处的色素性梭形细胞，细胞有异形性，高度提示MM的可能，必须结合下列检查。

3.组织化学染色见瘤细胞对多巴和酪氨酸酶呈强阳性反应或免疫组化染色见瘤细胞对单克隆抗体S-100和HMB-45呈阳性或电镜下见MM不同发展阶段的黑色素体，都具有诊断意义。

【鉴别诊断】

（一）主要鉴别的疾病

1.色素性 黑色素性：

（1）单纯性雀斑样痣：好发于儿童，为散在的褐色斑，直径数毫米，发病部位与暴光无明显关系。皮肤病理见表皮突延长，基底层黑色素增多，黑色素细胞弥漫增生，细胞无异形性。

（2）Spitz痣：儿童多见，好发于面部。皮损小，直径小于0.6cm，对称，境界清楚，为粉红色、淡红褐色半球形稍隆起皮面的丘疹或小结节。皮肤病理显示痣细胞有两型，即梭形痣细胞和上皮样痣细胞，常以一型为主。痣细胞在真皮表皮处增生明显。真休息痣细胞较小而成熟。

（3）晕痣：指痣细胞痣周围有色素脱失晕而言，色素脱失部位无炎症反应，大多数病例持续数年后可消退。皮肤病理为早期可见真皮上部的痣细胞巢；以后则真皮内有大量散在痣细胞与密集的炎性细胞浸润；后期痣细胞很少，最后痣细胞与炎性细胞均消失。

（4）色素性基底细胞上皮瘤：典型损害为表面蜡样光泽，并有少许扩张毛细血管的结节或斑块。边缘有珍珠状隆起。组织学见瘤体由基底样细胞所组成，肿瘤周边的细胞常呈栅栏状排列。肿瘤周围结缔组织基质增生，有较多的纤维母细胞，产生的胶原纤维包绕在瘤体周围。黏蛋白在标本制作过程中收缩，使瘤体与周围组织间出现裂隙。

（5）脂溢性角化病：典型损害为淡褐色至深褐色，边界清楚，表面粗糙或呈轻度乳头瘤状隆起皮面的肿物。皮肤病理显示瘤体一般向外良性生长，肿瘤下缘与正常表皮平齐，瘤体细胞主要为基底样细胞和鳞状细胞。真皮浅层炎症浸润细胞稀少或无。

（6）日光性角化病：典型损害为淡红色或淡

褐色表面粗糙圆形或椭圆形、轻度隆起皮面的斑丘疹,直径约1cm,有少许脱屑但不易被刮去。皮肤病理为表皮下层有不典型角质形成细胞,有时可见核丝分裂象,细胞排列有些紊乱。这种不典型细胞成芽蕾状向下进入真皮乳头层。病变部位角质层在HE染色标本中示粉红色的角化不全柱与蓝色的角化过度相互交替。

2. 出血性　表皮、甲床或甲板角层中出血。

3. 血管性

(1)血管瘤:有些血管瘤如疣状血管瘤、血管角皮瘤等良性血管瘤需要与MM相鉴别。

疣状血管瘤的皮肤表现为暗红色或蓝黑色或黑褐色丘疹,逐渐发生角化,表面粗糙,疣状,融合成斑块或线状。皮肤病理为真皮和皮下组织可见静脉样血管增生,伴炎症细胞浸润和含铁血黄素。

血管角皮瘤多见于男性阴囊或双手背的暗红色或带有蓝色的角化性丘疹,早期损害软,病程长者质稍硬。皮肤病理为真皮乳头层的多数扩张的毛细血管,表皮角化过度,呈程度不等的棘层肥厚及乳头瘤样增生,有时可见出血至角质层内并有角化不全。

(2)栓塞性毛细血管性动脉瘤:常发生在面部和躯干,为单发性蓝色结节,质软,偶有疼痛。皮肤病理为真皮中有一扩张的血管腔,内可有血栓。

(3)多发性特发性血性肉瘤(Kaposi肉瘤):有地区流行性,我国除新疆以外少见,初起为淡红、紫红色斑疹,逐渐增大隆起成为斑块及结节或肿瘤,硬多发,大小不等,可彼此融合成片。

皮肤病理见真皮内许多扩张、锯齿形薄壁的腔,内壁衬以细长的内皮细胞,真皮胶原束之间有多少不等的梭形细胞,甚至形成细胞团。

免疫组化显示S-100(-)、HMB-45(-)或电镜下黑色素细胞不同发展阶段的黑色素体(-),而FⅧRAg(+),CD34(+)和c-erbB-2(+)。

(4)微生物产生黑色素癣。

(5)外来色素,特别是碳文身。

4. 非黑色素性(与无色素性MM类似)　无色素者(无色素性黑色素瘤)易误诊为化脓性肉芽肿等脉管肿瘤。

(1)炎性肉芽肿:典型损害是隆起皮面鲜红色或棕红色的小肿物,直径一般为5~10mm,有时肿物基底缩窄成蒂,受到轻微外伤即易出血为其特点。皮肤病理为真皮内毛细血管及小静脉数目明显增加,可见多数纤维母细胞及新生胶原纤维。

(2)鳞状细胞癌:鳞癌的临床表现有时无色素性MM需要与鳞癌相鉴别。鳞癌的组织病理是不典型的角质形成细胞增生,并向下生长进入真皮网状层,肿瘤显示有角化的特点。免疫组化显示角蛋白阳性,而S-100,神经原特异性稀醇化酶阴性。

(二)专家提示鉴别的疾病

1. 黑色丘疹性皮肤病　扁平疣、脂溢性角化病、纤维上皮息肉、汗腺腺瘤、毛发上皮瘤、黑色素细胞痣、脂溢性角化病、扁平疣、纤维上皮息肉。

2. 甲MM　甲真菌病、寻常疣、慢性甲沟炎、甲下角化症、化脓性肉芽肿、Kaposi肉瘤、血管球瘤和甲下血管瘤。

【治 疗】

1. 手术治疗　活检,切缘0.3~0.5cm,Mohs显微外科,扩大切除手术。前哨淋巴结活检、淋巴结清扫。

(1)辅助干扰素治疗　①低危:观察;②中高危:1年高剂量干扰素α-2b(2000万IU/m2d1~5×4w,1000万IU/m²tiw×48w)或5年长效干扰素α;③极高危:高剂量干扰素α-2b治疗为主。

(2)辅助放疗:不敏感,适用于淋巴结清扫和头颈部黑色素瘤。

2. 不能手术切除的Ⅲ期或转移MM。

(1)化疗药物:达卡巴嗪、替莫唑胺。

(2)靶向治疗:①个体化靶向治疗:伊马替尼(KIT抑制剂)、BRAF抑制剂和MEK抑制剂(Vemurafenib、Dabrafenib、达卡巴嗪、Trametinib);②联合靶向治疗:BRAF抑制剂+MEK抑制剂(Trametinib)。

(3)免疫/免疫靶向治疗:①CTLA-4单抗;②PD-1单抗;③白介素-2。

(吴志华　汪 晨)

蕈样肉芽肿

蕈样肉芽肿(granuloma fungoides)又名蕈样霉菌病(mycosis fungoides,MF)、皮肤T细胞淋巴瘤。

【病因与发病机制】

蕈样肉芽肿的病因仍然是不清楚的。大致有两种说法。

1. 不明原因的刺激，属炎症性反应，包括慢性、弱性接触性皮炎和（或）与逆转录病毒（HIVⅢ，HTLVⅠ）感染有关。

2. 一开始即为新生物性T细胞淋巴瘤，早期所见的炎症细胞浸润系机体对瘤细胞的反应，此时患者的体液和细胞免疫均正常。随着疾病的发展，真皮内炎症细胞逐渐减少，肿瘤期时表现为单一形瘤细胞浸润。患者的细胞免疫也相应的显示异常。目前大多同意后一种说法。

3. MF的发生与环境因素（如接触石油工业品、工业废物、废气、放射性污染物、杀虫剂、农药以及其他变应原，如光线或病毒）、机体易感性、异常淋巴细胞-单核细胞或淋巴细胞-Langerhans细胞相互作用，或异常抗原刺激等均有关系。

4. 根据上述假设和推理，认为本病在早期为"反应性"而后发展成恶性新生物，本病是一个辅助T细胞的恶性克隆性疾病。

【临床表现】

1. **皮肤损害** 本病临床分四期：

（1）蕈样前期（又称红斑期或湿疹样期）：此期症状变异甚大，可持续数月、数年甚至20~30年，平均为4~10年。皮损出现之前有顽固的瘙痒，但也有不痒者。皮损最初常局限某处，少数开始就全身泛发。皮肤损害的形态多样，淡白、淡红、淡黄红色斑疹，毛囊性或非毛囊性丘疹，风团样斑丘疹，苔藓样变，紫癜或水疱或大疱，表面光滑，有细小或小片状灰白或灰褐色鳞屑。全身皮肤有多发的持续不退的瘙痒的红色、淡红色或褐色斑片，伴有或没有脱屑。一般表现为一种形态，有时可为多种形态。目前认为所谓大片块型副银屑病不论其有无皮肤异色病改变，都属于此期损害。

（2）浸润期（又称斑块期）：由第一期发展过来或开始即如此。皮肤损害为瘙痒的、多发的、持续不退的不规则形的、红色、淡红色或褐色浸润性斑块，可呈半环状、环状、马蹄形、弧形或匐形性，偶或表面呈疣状（图29-114，图29-115），有明显角质增厚或类似环状肉芽肿。不同斑块或同一斑块的不同部位浸润程度往往不同。个别浸润性斑块可自行消退或持续数月或数年不变，可破溃，愈后留下萎缩性瘢痕或色素沉着。浸润处毛发常脱落。

（3）肿瘤期：在浸润性斑块的基础上突然出现持续不退的、大小不一的肿瘤。肿瘤位于皮下或隆突于皮面，呈半球状、分叶形、蒂状或蕈样，马蹄形或多环状，黄豆到橘子大小，或更大，呈红色、淡棕红、紫红或褐红至褐色或紫色丘疹、结节和（或）肿瘤（图29-116，图29-117），质坚实或柔软如"烂番茄"，散在或融合成片，常破溃或溃疡。

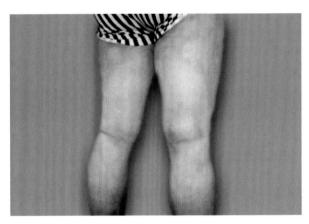

图29-114 色素减退型蕈样肉芽肿
（本图由新疆维吾尔自治区人民医院普雄明惠赠）

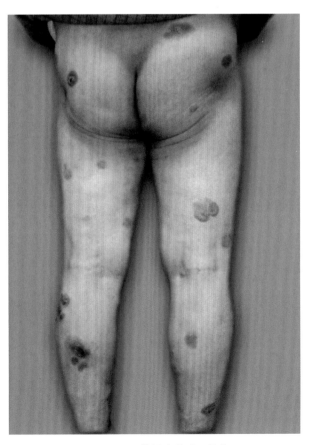

图29-115 蕈样肉芽肿斑块期
（本图由新疆维吾尔自治区人民医院普雄明惠赠）

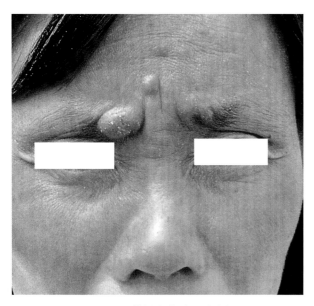

图29-116　蕈样肉芽肿　肿瘤期
眼睑处紫红色结节或斑块常提示本病的诊断

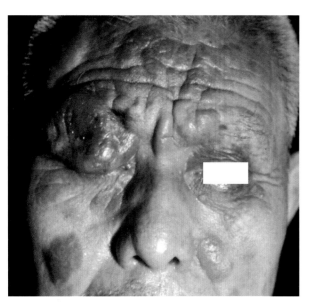

图29-117　蕈样肉芽肿　肿瘤期

（4）红皮病型MF：约10%的病例呈现红皮病。表现为全身皮肤潮红、脱屑或渗液，毛发稀少，指（趾）甲干燥，可有纵嵴，伴剧痒，可见于不同期，但大多发生在肿瘤前期。晚期可见外周血数量不等的扭曲核T淋巴细胞。

2. 黏膜损害　少数病例发生齿龈和口腔黏膜损害，个别损害见于喉部。

3. 毛囊黏蛋白沉积病　虽可表现为原因不明的特发性，也可继发或先于MF。

4. 淋巴结　约1/3的患者有浅表淋巴结肿大，早

期常可表现为皮病性淋巴结炎，晚期为MF细胞浸润。

5. 内脏器官　几乎所有内脏器官均可受累。

MF的TNM分型见表29-15、表29-16。

【诊　断】

（一）诊断基本资料

1. 病史　患者有长期皮肤严重瘙痒或湿疹、皮炎样损害的病史。

2. 体格检查　皮肤损害根据不同时期有不同的损害，如长时间持续不消退的红斑或湿疹样损害，或各种形状的浸润性斑块性损害，或肿瘤性损害。部分患者浅表淋巴结肿大和内脏损害表现出的相应体征。

表29-15　蕈样肉芽肿（MF）的皮肤淋巴结脏器（TNM）分型

皮肤侵犯（T）	
T0	皮肤损害和（或）组织学可疑MF，但不能诊断
诊断	
T1	皮肤斑块性损害＜10%
T2	皮肤斑块性损害＞10%
T3	肿瘤性损害
T4	红皮病
淋巴结（N）	
N0	临床和病理学正常
N1	临床上触及肿大淋巴结，但病理不证实
N2	临床上触诊不典型，但病理证实
N3	临床上肿大淋巴结，病理证实MF
各脏器（M）	
M0	无内脏侵犯
M1	有脏器转移
周围血（B）	
B0	无异形淋巴细胞
B1	有异形淋巴细胞

3. 实验室及其他检查

（1）血象：早期血红蛋白正常，晚期有轻度贫血。有些病例白细胞增加，嗜酸细胞和单核细胞增加，淋巴细胞减少，提示预后差。

表29-16　结合皮肤淋巴节脏器（TNM）分型的MF分期

	T	N	M
Ⅰ A	T1	N0	0
Ⅰ B	T2	N0	0
Ⅱ A	T1-2	N0	0
Ⅱ B	T3	N0~1	0
Ⅲ	T4	N0~1	0
Ⅳ A	T1~4	N2~3	0
Ⅳ B	T1~4	N0~3	M$^+$

（2）骨髓象：一般正常。偶见浆细胞增加，巨噬细胞增加或异常淋巴细胞。

（3）免疫学检查：免疫荧光检查见皮损组织中血管壁内有IgG、IgA、IgM和IgD沉积。

（4）外周血检查：见循环辅助T细胞减少，对PHA刺激的反应性降低，无效细胞增加，血清IgG和IgE增加。

（5）其他：各脏器受累，可表现出相应的实验室检查异常。

4.皮肤病理检查

（1）浸润的淋巴样细胞在斑片或早期斑块的真皮乳头（特别是乳头下层内）呈苔藓样（带状），伴有单个脑回状或高度扭曲核的T淋巴细胞（MF细胞）侵入表皮或小的聚集形成Pautrier微脓疡。表皮可有轻度或无海绵样水肿，但无海绵水肿性微水疱形成。

（2）浸润细胞随着斑块的浸润程度的加剧，其数目增加、致密，进而常累及真皮网状层，呈灶状或小片状浸润，可侵入毛囊或小汗腺导管上皮细胞间或胶原束间。真皮乳头纤维化，毛细血管扩张。晚期浸润性斑块或肿瘤内，整个真皮内大片或弥漫性浸润，甚至累及皮下组织，浸润细胞为MF细胞和炎性细胞。真皮血管周围淋巴、组织细胞混合浸润，杂有数量不等的嗜酸性细胞和浆细胞，甚至中性粒细胞浸润，在表皮及有细胞浸润的真皮间常有一红染的胶原带。

（3）所谓MF细胞较正常淋巴细胞大，可确定为三种不典型淋巴样细胞成分：①小细胞，直径6~10μm；②大细胞，直径大于11.5μm；③转化淋巴细胞，不论细胞大小，胞核扭曲，呈脑回状。很多细胞的胞核因致密深染而其脑回状被掩盖，胞核呈奇形、扭曲，核膜呈不规则凹陷。具有致密深染的不规则形胞核的大的异型细胞为典型MF细胞。转化淋巴细胞有明显的核仁，常见于晚期肿瘤。

（4）电镜下，典型的MF细胞为胞质少，细胞器不多，并常位于细胞的一侧。胞核占胞体的大部分。核膜明显折叠，致核浆呈指状突起，三维结构呈脑回状，异染色质致密聚集于核膜，少数则散布于核内。核外形指数自6.5~20.6，一般都大于11.5。

（5）组织化学染色：见MF细胞对ANAE和ACP呈灶状阳性反应；β-葡萄糖醛酸酶呈阳性反应；AKP、甲基绿派（MGP）和POX和末端脱氧核苷酸呈阴性反应。

（6）免疫组织化学染色显示：MF细胞对CD5、CD3、CD4、CD8和HLA-DR均呈阳性反应，但CD4$^+$细胞数与CD8$^+$细胞数的比例增加，说明T辅助细胞增加而T抑制细胞减少。发展成大细胞淋巴瘤的大细胞示异常抗原表达方式，部分失去1个或更多T细胞相关抗原，表达活化和增殖相关抗原。

核仁组成区蛋白数（AgNORs）Ⅲ期MF以后明显增加，对区分MFⅢ与假性淋巴瘤有帮助。

流式细胞DNA分析：MF的DNA指数和增殖指数高于炎性皮肤病和假性淋巴瘤，可以作为一个鉴别依据。

染色体检查：MF细胞大多染色体异常，表现为数目和结构异常，呈非整倍体、亚二倍体或超二倍体。

基因重排检测：利用PCR法检测TCRγ基因的克隆性重排，为早期诊断提供重要依据。

（二）诊断思路

1.临床特点：本病早期临床不特异，患者常常表现为长时间的湿疹样、皮炎样或其他非特异性皮肤损害，伴剧烈瘙痒，并且这些患者常常是长时间被诊断湿疹、皮炎等，对症治疗，疗效不满意。开始激素治疗有效，随着时间的推移，病情的发展，激素疗效也在下降，应提示我们多次皮肤病理检查。

2.皮肤病理检查：典型的MF病理模型是非典型的淋巴样细胞向表皮游走和（或）形成Pautrier微脓疡，具有诊断意义。但如果在皮损早期，病理上还没有形成典型的Pautrier微脓疡，皮肤病理改变常常不典型。但是，当见到表皮内的单个或散在的淋巴样细胞浸润，与表皮的海绵形成程度不成比例，高度提示本病，或出现基层内不典型淋巴细胞呈线形排列，更进一步提示本病。

3.在密切结合临床、病理的基础上，免疫组织化学检查见浸润细胞表达辅助T淋巴细胞的表面标记如CD3、CD45-RO、CD4等，流式细胞DNA分析、染色体检查和TCR基因重排等检查都有助于本病的诊断。

（三）诊断依据

诊断本病时，应密切结合临床与病理组织检查，对于斑块晚期和肿瘤期的MF，具有典型的临床表现和皮肤病理模型，诊断不难。但在早期的临床表现和组织病理均无特异性时，若排除其他皮肤病可能，结合T淋巴细胞浸润的模式如表皮内有单个或散在的淋巴细胞浸润，但与表皮的海绵形成程度不成比例，或出现基层内不典型淋巴细胞呈线形排列，都高度提示本病。

1.皮损特点：患者有长时间的多种多样的皮肤损害，如湿疹样的、神经性皮炎样的、银屑病样的、鱼鳞病样的、皮肤异色病样的或副银屑病等皮肤损害，甚至是脂溢性皮炎样的毛囊或非毛囊性丘疹，苔藓样变样的或毛发红糠疹样的，偶或多形性红斑样的或疱疹样皮炎样的或大疱性类天疱疮样的皮肤损害等，与上述皮疹不同的是皮肤常干燥，失去光泽，皮纹不同程度的加深，大多变为褐色或紫

红色，有些呈不规则弧形、环状、带状或地图状，边缘清楚或不清楚，进而伴以萎缩或色素异常。暗红色皮肤通常开始有浸润。一般表现为一种形态或多种形态。

2.瘙痒：伴有瘙痒或难以忍受的瘙痒，用一般药物难以控制，但并非必有的症状。

3.MF病程是惰性、慢性、进行性的过程，病程往往较长，几年甚至几十年。

4.皮肤组织病理学特点：由于MF是一个慢性、长时间的过程，开始为炎性细胞浸润为主，以后肿瘤性细胞逐渐增多，并形成典型的病理模型，因此MF的患者常常应需要多次皮肤病理，密切结合临床表现才能做出诊断。皮肤病理显示真皮浅层不典型的淋巴样细胞呈带状或灶状浸润，并向表皮游走，或聚集形成Pautrier微脓疡，具有诊断意义。

5.免疫组化见真、表皮浸润的细胞以辅助T细胞为主，表现为单克隆抗体CD3、CD4和CD45-RO等辅助T细胞表面标记的表达。

6.电镜下见这些不典型的淋巴样细胞大于正常淋巴细胞，呈脑回状细胞核，核外形指数自6.5～20.6，一般都大于11.5。

7.T细胞受体（TCR）γ基因呈克隆性重排。

8.流式细胞DNA分析有助于MF的诊断。

9.染色体检查也有助于MF的诊断。

（四）诊断标准
诊断标准见表29-17。

【鉴别诊断】

1.斑片期MF　需要与湿疹、体癣、玫瑰糠疹、慢性苔藓样玫瑰疹、二期梅毒疹和其他丘疹磷屑性皮肤病相鉴别。缺少海绵水肿是皮肤T细胞淋巴瘤与湿疹鉴别的依据。

2.斑块期MF　需要与银屑病、斑块型副银屑病

表29-17　早期蕈样肉芽肿的组织病理学诊断标准

分　类	诊断标准
表皮	表皮内淋巴细胞聚集（Pautrier微脓肿） 淋巴细胞在真皮与表皮交界处呈线状排列 表皮淋巴细胞比真皮内的淋巴细胞大 "不相称的"亲表皮现象（淋巴细胞具有亲表皮性，伴稀疏不均匀的海绵形成） 淋巴细胞周围有空晕
真皮	真皮乳头层轻度纤维化，胶原束粗大 淋巴细胞带状或片状苔藓样浸润

表29-18　Sézary综合征与红皮病型MF鉴别

鉴别要点	SS	红皮病型MF
红皮病	偶见，在MF晚期出现	常见，发病出现
自觉症状	痒	奇痒
发热	偶见	常见
白细胞增高	偶见	常见，$15 \sim 20 \times 10^9/L$，甚至$238 \times 10^9/L$
外周血大Sézary细胞	早期<10%	≥20%
血中胸腺激素活性	增加	正常
对氮芥外用反应	良好	加剧
PUVA治疗效果	良好	加剧

表29-19　成人T细胞白血病/淋巴瘤（ATLL）与红皮病型MF鉴别

鉴别要点	ATLL	红皮病型MF
发病年龄（岁）	>45（平均52）	40～60
皮肤损害	常见，结节、小肿瘤、红皮病等	湿疹样、副银屑病、红皮病
发热	常见	早期不明显
浅表淋巴结肿大	常见	早期不明显
肝、脾大	有	不明显
贫血	有	不明显
白细胞增加	有，部分嗜酸性粒细胞增加	不明显
骨髓受累	有	早期不明显
骨痛和高钙血症	常见	无
CD25	+	无报道
病程	3个月至5年	平均4～10年，最多达30年
瘤细胞	花瓣样核	<15%的脑回状核
对PHA刺激反应	T抑制细胞	T辅助细胞
病因	逆转录病毒HTLV-1感染	不清

相鉴别。

3. 肿瘤期MF　与鳞癌（通常单发，不多发）、其他类型的淋巴瘤（霍奇金病的皮肤结节和白血病的皮肤浸润）、疥疮结节、Kaposi肉瘤相鉴别。

4. 红皮病型MF　需要与Sézary综合征（SS）（表29-18）、成人T细胞白血病/淋巴瘤（ATLL）的红皮病性损害（表29-19）和其他原因引起的脱屑性红皮病包括：内脏肿瘤的红皮病性皮肤损害、银屑病、泛发性湿疹、药疹、泛发性体癣、多形性红斑（中毒性表皮坏死）相鉴别。

5. 组织学上肿瘤期MF　需要与中等大和大细胞性多形性淋巴瘤、间变性大细胞淋巴瘤、组织细胞肉瘤和霍奇金病相鉴别，后四种均没有典型的皮肤损害。

6. 肉芽肿型MF　需要与肉芽肿性松弛皮肤病相鉴别（表29-20）。

【治　疗】

对早期和中期患者以增强免疫为主，采用局部治疗，对肿瘤期或有内脏受累者可选择放射或化疗。

表29-20 肉芽肿性松弛皮肤与肉芽肿性MF鉴别

特 征	肉芽肿性松弛皮肤	肉芽肿性MF
临床表现	硬化斑块发展成大片松弛下垂和皱襞	红色斑块或结节不呈松弛状
性别和年龄	青年人,高峰40~50岁,男女比例为6:1	40岁以上成人
受累部位	腋窝和腹股沟	无好发部位
真皮受累方式	弥漫性,累及真皮全层和皮下组织	灶性受累
巨细胞	大量,具有≤40个胞核/巨细胞,常见吞噬淋巴细胞	少数,约5~10个胞核/巨细胞,不常见吞噬淋巴细胞
弹力纤维	几乎完全消失	灶性消失

1. 分期治疗 早期:局部治疗、放射治疗;肿瘤前期:增强免疫;肿瘤期:化疗为主。

2. 局部治疗 糖皮质激素、氮芥、卡莫司汀、1%贝扎罗汀(Bexarotene)凝胶、他扎罗汀、紫外线(宽谱和窄谱UVB、PUVA)疗法、体外光化学疗法(光泳疗法)、放射治疗。

3. 系统治疗 CHOP(环磷酰胺、柔比霉素或阿霉素、长春新碱、泼尼松)。

4. 免疫治疗 干扰素、维A酸类(异维A酸、阿维A、贝扎罗汀)、胸腺因子-D、转移因子、白细胞介素-2、小牛胸腺肽、卡介。

5. 中医治疗 清热解毒、扶正固本、活血化瘀。

(吴志华 汪 晨 普雄明 吴 玮)

皮肤B细胞淋巴瘤

皮肤B细胞淋巴瘤(cutaneous B-cell lymphoma,CBCL)系皮肤淋巴瘤中以B淋巴细胞瘤性增生为主的一类独特淋巴瘤,现已知CBCL可分为两类:

1. 继发性皮肤B细胞淋巴瘤(CBCL) 表现为皮肤以外疾病和以后累及皮肤,可见于淋巴样器官中所有类型的恶性B细胞淋巴瘤,在大多数病例中皮肤损害具有原先恶性淋巴瘤的组织病理学特征、免疫表型和基因型,预后常不佳。

2. 原发性皮肤B细胞淋巴瘤(PCBCL) 患者仅有皮肤损害,经完全分期检查至少6个月内无皮肤以外表现的证据。

【病因与发病机制】

原发于皮肤的CBCL(PCBCL)瘤细胞的起源除发生于未成熟B淋巴细胞(淋巴母细胞)外,还可发生于成熟B淋巴细胞转化和分化的某个阶段。以往认为CBCL大都为继发于结内或结外其他器官B细胞非霍奇金淋巴瘤(NHL),常迅速系统累及其他器官,预后不佳。近年来发现免疫细胞瘤,滤泡中心细胞性淋巴瘤等均可原发于皮肤。推测可能由于外界或各种抗原长期、慢性刺激皮肤——这一最大的免疫器官,致使其产生了诸多细胞因子而发生了免疫微环境的变化,如IL-6和IL-10的过表达,这些都有助于B淋巴细胞的生长等,使皮肤也成为B淋巴细胞的宿主,并出现肿瘤性增殖。

曾有假设微生物可能是PCBCL的病因之一,亦发现基因的异常。

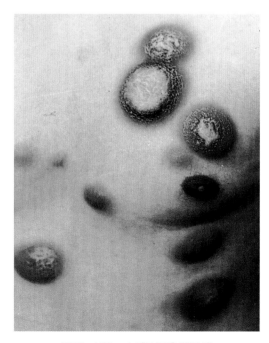

图29-118 皮肤B细胞淋巴瘤
外观正常的皮肤上出现结节和肿瘤

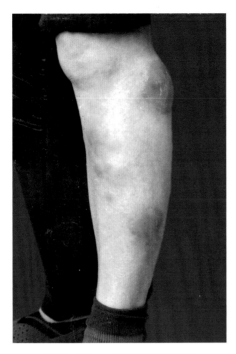

图29-119　皮肤B细胞淋巴瘤

【临床表现】

近20年来，已经很清楚地认识了PCBCL的临床、病理特征。目前认为尽管2/3的PCBCL患者经常反复，但很少系统侵犯，平均5年存活率为89%～96.2%和10年存活率为93%～95%，其预后好于PCTCL（图29-118，图29-119）。

1997年，欧洲癌治疗研究学会根据临床，组织病理学，免疫学和基因的不同制定了皮肤淋巴瘤的分类，其中PCBCL的分类见表29-21。

表29-21　原发性皮肤B细胞淋巴瘤（PCBCL）的欧洲分类

温和型（Indolent）
　滤泡中心细胞淋巴瘤（Follicle center cell lymphoma）
　界限带B细胞淋巴瘤（margina zone lymphoma）（免疫细胞瘤 immunocytoma）

中间型（Intermediate）
　腿型B细胞淋巴瘤（Large B-cell lymphoma of the leg）

暂时型（Provisinal）
　血管内大B细胞淋巴瘤（Intravascular large B-cell lymphoma）
　浆细胞瘤（Plasmacytoma）

摘自：Willemze R, Kerl H, Sterry W, et al. EORTC classification for primary cutaneous lymphoma; a proposal from the Cuteneous Lymphoma Study Group of the European Organization for Research and Treatment of Cancer. Blood 1997, 90:354.

1. 原发性皮肤滤泡中心细胞性淋巴瘤（Primary cutaneous follicle center cell lymphoma, PCFCCL）是PCBCL最常见的类型。WHO又将本病命名为滤泡淋巴瘤或弥漫大细胞B细胞淋巴瘤。以往有学者认为PCFCCL均为继发于淋巴结或其他结外器官的FCCL，预后不佳。近年来已证实它可原发于皮肤，即PCFCCL。PCFCCL仅局限性扩展，局部治疗效果很好。本病预后好，5年生存率为94%～97%。

PCFCCL多见于男性老年人，其皮肤损害为单发或群集的丘疹、斑块、结节或肿瘤性损害，好发于躯干特别是背部，其次为头皮。典型皮损为直径2.5～15cm，表面光滑发亮，呈乳头状损害，极少脱屑和破溃，周围绕以较小丘疹、轻度浸润性斑块和（或）图形红斑。轻度浸润性损害可先于迅速增长的皮肤肿瘤数月或数十年。有些患者的小丘疹、结节和（或）轻度浸润性斑块仅数月就出现肿瘤。本病很少转移到皮肤以外的器官。

2. 皮肤免疫细胞瘤（Cutaneous immunocytoma, CI）　又称皮肤浆细胞样淋巴细胞性淋巴瘤（Lymphoplasmacytoid lymphoma of skin）或原发于皮肤的交界带B细胞淋巴瘤（Primary cutaneous marginal B-cell lymphoma, PCMZL），或黏膜伴随淋巴样组织（mucosa-associated lymphoid tissue MALT）-型淋巴瘤。WHO分类将其命名为结外MZL或MALT型。本病多发生在西欧国家，占皮肤恶性淋巴瘤（CML）的15%～20%。主要发生于中、老年人，无性别差异。皮肤结节自行迅速发生，呈鲜红、紫红至棕红色，或融合成浸润性斑块，高出皮面，极少鳞屑，很少破溃，偶然自行消退，个别病例的结节可自原先存在的慢性萎缩性肢端皮炎发展而来。原发性皮肤免疫细胞瘤（Primary cutaneous immunocytoma, PCIC）病程良好，局部治疗效果好。继发性皮肤免疫细胞瘤患者约20%为单株γ球蛋白，可发生淋巴结和脾大，少数可并发自体免疫性疾病，如干燥综合征、后天性大疱性表皮松解症、原因不明的血小板减少，晚期可继发白血病、并可去分化而发展成高度恶性免疫母细胞性淋巴瘤或Waldenstrom病。

3. 小腿大细胞B细胞淋巴瘤（Large B-cell lymphoma of the leg, LBCL）　WHO分类将小腿大细胞B细胞淋巴瘤（LBCL）命名为弥漫性大细胞B细胞淋巴瘤。本病主要多发生在老年人，80%以上的患者是70岁以上的老人，女性多于男性（女：男是3~4∶1)。患者的皮肤损害局限在小腿，为单侧或双侧小腿的红褐色或带蓝色色调的结节或肿瘤。LBCL预后比PCFCCL差，欧洲多中心研究发现本病的5年生存率是52%。

4. 血管内大B细胞淋巴瘤（Intravascular Large B-cell lymphoma ）　此瘤又名为嗜血管性大B细胞淋巴瘤（angiotropic large B-cell lymphoma ）、系统性增生性血管内皮细胞增生病（systemic proliferative hemangioendotheliosis ），恶性为血管内淋巴瘤。此瘤极罕见。因系统性血管内瘤细胞增生，导致阻塞而出现相应的症状，常发生于结外部位。如只侵犯皮肤（只有皮肤损害）的临床过程较良好，但本病常常影响中枢神经系统和皮肤，预后差。皮肤损害一般发生在小腿或躯干，为硬的紫色斑片或斑块，临床上类似脂膜炎或血栓性静脉炎。

5. 原发性皮肤浆细胞瘤（Primary cutaneous plasmacytoma ）　浆细胞瘤极罕见。WHO也将其归类为髓外浆细胞瘤范畴，本病约占髓外浆细胞瘤的4%。本病多见于老年男性。许多文献报道免疫细胞瘤或反应性浆细胞增生而不是真正的原发性皮肤浆细胞瘤。本病的特点是原发于皮肤的浆细胞克隆性增殖（原发于皮肤的髓外浆细胞瘤），不伴有多发性骨髓瘤。皮损为孤立或多发的红色或紫色皮下结节，没有特殊的部位。免疫球蛋白不增加，尿中无凝溶蛋白。

6. 继发性皮肤B细胞淋巴瘤　凡淋巴结内或其他脏器内原发的B细胞淋巴瘤，如Burkitt与Burkitt样淋巴瘤，滤泡中心性淋巴瘤、多发性骨髓瘤等均可播散到皮肤产生继发性皮肤淋巴瘤。

【诊　断】

（一）诊断的基本资料

1. 病史　如继发性B细胞淋巴瘤则常先有淋巴结或其他脏器B细胞淋巴瘤的病史，而后转移到皮肤。

2. 体格检查　大多数PCBCL的皮肤损害为孤立的红色或紫色斑片、丘疹、斑块或结节，多发性损害少见。与PCTCL不同的是：PCTCL病变过程为斑片期→斑块期→肿瘤期，另外PCBCL很少出现脱屑和溃疡。

3. 实验室及其他检查　皮肤病理检查：

（1）原发性皮肤滤泡中心细胞性淋巴瘤（Primary cutaneous follicle center cell lymphoma, PCFCCL）　皮肤病理所见浸润细胞主要在真皮网

状层，甚至到皮下组织，偶有在真皮浅层呈带状分布，与表皮之间隔以无细胞浸润带，早期沿血管和（或）附属器周围呈片状、团块状浸润。10%损害的标本表现滤泡型，晚期多呈弥漫型，常见者为两型兼有（混合型）。浸润的细胞成分不一，但不论以何种细胞类型为主，常见一些向浆细胞分化的细胞，并往往限于单一轻链的克隆。在某些病例中可见浆细胞与瘤细胞之间的过渡型。滤泡样结构只见于少数病例，而更多见的是以大淋巴细胞（如中心母细胞）聚集为主，周围绕以不规则分布的小淋巴细胞浸润，其中杂有较多的反应性T淋巴细胞浸润。有数量不等的核丝分裂相。随着病情的发展，肿瘤性B细胞数量增加，体积增大。如肿瘤迅速增大，病理则显示大滤泡中心细胞伴有不同比例的中心母细胞、多叶细胞和免疫母细胞等大淋巴细胞浸润。

免疫组化显示瘤细胞除表达全B细胞抗原（CD19+、CD20+、CD22+、CD79a+）以及HLA-DR外，还显示单一免疫球蛋白轻链（克隆性免疫球蛋白的基因重排）；常示免疫球蛋白重链转换、细胞表面表达免疫球蛋白（immunoglobulin sIg），但部分患者缺少sIg。PCFCCL的CD5（-）。此外，瘤细胞间尚可杂有树突细胞（表达CD21+和CD35+）。位于头和躯干的PCFCCL显示滤泡中心细胞标记的bcl-6表达，但本病与淋巴结的CFCCL不同，前者不伴有t（14；18）转位。

（2）皮肤免疫细胞瘤（Cutaneous immunocytoma, CI）真皮和皮下组织内呈片状或团块状瘤细胞浸润，主要为在以小淋巴细胞的背景中出现：①较多浆细胞样淋巴细胞，核内或胞质有对MGP和PAS呈阳性反应的物质（免疫球蛋白），表现为单一形态细胞浆免疫球蛋白（cIg）；②较多甚至很多散在的浆细胞。浆细胞样淋巴细胞和（或）浆细胞的百分比在原发性皮肤免疫细胞瘤中占20%，多位于浸润的周围，在继发性皮肤免疫细胞瘤中占40%；③常表现有数量不等的向浆细胞分化的不同阶段的细胞（具有不规则形胞核的中心细胞、中心母细胞、免疫母细胞、特殊浆细胞和浆细胞）的混合性浸润。多形性明显，核丝分裂像亦较多见。在上述的细胞浸润性团块中还杂有少数组织细胞和嗜酸性粒细胞以及很多肥大细胞。

免疫标记为单一形态cIg（+）、CD79a（+）、CD5（-）、浆细胞是CD20（-）。在浸润的中央有不同数量的反应性T淋巴细胞、CD20（+）的小B细

胞等。有些细胞核或细胞浆内PAS染色阳性，bcl-2（＋），bcl-6（－）和CD10（－）。最近发现11例IC患者中有3例有t（14；18）（q32；q21）转位。

（3）小腿大B细胞淋巴瘤（Large B-cell lymphoma of the leg，LBCL）本病是非亲表皮的弥漫的细胞浸润，主要是大B淋巴细胞伴有不同比例的中心母细胞，大中心细胞和免疫母细胞。杂有少量的小裂细胞和混合炎性细胞。

肿瘤细胞表达单一型sIg和CD19、CD20，CD22及CD79a。所有患者的bcl-2强表达，不伴有t（14；18）转位，多数病例有bcl-6表达，Ig基因克隆性重排。

（4）血管内大B细胞淋巴瘤（Intravascular Large B-cell lymphoma）特征性的皮肤病理改变为在真皮和皮下脂肪层的血管扩张以及不典型的肿瘤性淋巴样细胞增殖，呈散在、非黏聚性，充满血管腔内并向血管壁浸润，产生呈洋葱皮样或小球状病变。血管外瘤细胞不多见。由于肿瘤细胞在血管内的过度增殖常引起毛细血管、静脉和动脉血管闭合。免疫组织化学染色示瘤细胞为B细胞性，仅见1篇报道为T细胞性。这些细胞表达B细胞相关抗原：CD19、CD20、CD22、CD79a、CDW75、CD74、MB阳性和单一型sIg阳性，而内皮细胞标记第Ⅷ因子、荆豆素阴性。免疫球蛋白基因克隆性重排。电镜观察示瘤细胞具有淋巴细胞的特征，不见吞噬小疱、微丝和Wiebel-Palade小体等内皮细胞的特点。

（5）原发性皮肤浆细胞瘤（Primary cutaneous plasmacytoma）皮肤病理显示真皮内灶状或弥漫的细胞浸润，浸润的细胞几乎是完全一致的成熟的浆细胞，偶见异常核分裂象和多核以及Russell小体。肿瘤细胞表达单一型cIg$^+$和CD38$^+$，而CD20$^-$和皮肤淋巴细胞抗原（lymphocyte cutaneous antigen，LCA）。

（6）继发性皮肤B细胞淋巴瘤（Secondary cutaneous B-cell lymphoma）真皮内弥散或结节状瘤细胞浸润，浸润在皮下组织内亦可见到，瘤细胞还常散布于胶原束之间，有时可呈列阵哨兵式，浸润的瘤细胞形态B细胞淋巴瘤一致，有细胞的非典型性，血管或淋巴管腔内可见到异形的淋巴细胞，肿瘤细胞为B淋巴细胞免疫学表达。

（二）诊断思路

1. 大多数PCBCL的皮肤损害为单发的浸润性的丘疹、斑块、结节或肿瘤，红色或紫红色或紫色，长时间不消退，应做皮肤病理检查。

2. 皮肤病理显示表皮正常，真皮内灶状或弥漫的单一核细胞浸润，浸润细胞与表皮之间有一无细胞浸润带，提示PCBCL。

3. 免疫病理显示真皮内浸润的肿瘤细胞为B淋巴细胞标记和具有免疫球蛋白的克隆性重排，为本病的诊断提供了重要依据。

（三）诊断依据

1. 皮肤损害为孤立的红色到紫色斑片、丘疹、斑块、结节或肿瘤，多发的少见。本病皮疹的脱屑和溃疡极罕见。其他皮肤损害可见浸润性斑块，红皮病或环状红斑。

2. 皮肤病理显示表皮一般正常。真皮内浸润细胞与表皮之间有一非浸润正常胶原带（grenz zone）。尽管早期损害可能是浅表的或血管附属器周围灶状细胞浸润，但随着病情发展，细胞浸润继续发展可深达皮下脂肪层。淋巴滤泡样反应少见，但是伴随着细胞的恶性发展，可见在附属器周围的团块状浸润和核丝分裂象。反应性T淋巴细胞可以表现在肿瘤性B细胞团中或在其周围，杂有不同量的浆细胞，组织细胞，免疫母细胞和稀少的嗜伊红细胞和中性白细胞。

3. PCBCL肿瘤细胞一般的免疫表型为CD19、CD20、CD22、CD79a和T细胞标记，如CD3和CD5阴性。在PCFCCL的肿瘤细胞表达CD10和Bcl-6，只有少量细胞表达Bcl-2。在LBCL中Bcl-2高表达。

4. 诊断PCBCL的金标准是单克隆性表达的κ或λ轻链（κ∶λ＞10；λ∶κ＞2）。免疫球蛋白的单克隆性可以表现在PCMZL的冰冻和石蜡标本。

5. 免疫基因型，PCBCL的IgH-或轻链基因的克隆性重排支持了本病的恶性本质。

【鉴别诊断】

1. 皮肤淋巴样增殖（Cutaneous lymphoid hyperplasia，CLH）　与PCBCL非常相似，前者是一个良性病变，也称为皮肤淋巴细胞瘤、皮肤良性淋巴腺增殖和Spiegler-Fendt肉样瘤。与PCBCL的鉴别，CLH是常发生在头颈部的较小的损害，可以自行消退。CLH常有外界刺激的病史，如昆虫或节肢动物叮咬、感染、药物、文身、带状疱疹、种疫苗或外伤等。如包柔螺旋体感染可见于CLH和PCBCL。二者的鉴别依靠临床病理诊断标准。PCBCL的病理改变为中等大小到大B细胞弥漫的浸润，甚至是肿瘤性浸润，免疫组化和基因克隆性重排是鉴别的重要依

表29-22　皮肤B细胞假淋巴瘤（B-PSL）和皮肤B细胞淋巴瘤（CBCL）的鉴别

	CBCL	PSL
临床特点		
病损数目	单发或多发	通常单发
皮外受累	可以有	没有
复发	可以复发	通常不复发
存活时间	受影响	不受影响
组织学特征		
浸润形式	弥漫或结节状	结节状（＞90%）
病灶结构	"底部严重"	"顶部严重"
病灶边界	外凸，边界清楚，在胶原束间"浸润"	内凹，边界不清
其他细胞	通常没有	嗜酸性粒细胞、浆细胞
转化	可以发生	从不发生
免疫表型		
免疫球蛋白轻链	单型性(κ 或 λ)	多型性
B细胞	＞50%	≤50%
T细胞	少数	＞50%
CD21阳性树状突细胞	常不存在，形态不规则	常存在，形态规则
基因型		
Ig重链基因重排	常有	常无

据。近年来，有学者报道，检测bcl-2 癌基因对鉴别二者有意义。

2. B细胞假淋巴瘤　有时含有相当量的浆细胞，与原发和继发性皮肤免疫细胞瘤很难鉴别。再者，不论是原发性还是继发性皮肤免疫细胞瘤亦常见反应性淋巴样滤泡。如是，须做免疫组化分析，发现单一型浆细胞和（或）浆细胞样淋巴细胞，对诊断皮肤免疫细胞瘤很重要。但应注意的是，有时因很多反应性淋巴样细胞掩盖了单一型B细胞成分，需多次活检。

鉴别诊断见表29-22。

【治疗原则】

本病的治疗方案的选择要根据患者的具体情况，包括很多因素，包括：PCBCL的分型、皮肤损害的数量、患者年龄和一般状况。

1. PCFCCL和PCMZL　孤立或群集的损害可采用放射线治疗，小的损害可以手术切除。损害局部注射抗-CD20单克隆抗体有效。

温和型PCBCL可采用糖皮质类固醇激素，系统应用干扰素-α、放射线治疗、联合化疗

（CHOP），或抗-CD20单克隆抗体治疗均有效。

少数报道PCBCL经系统抗生素治疗有效，提示这部分患者发病可能与包柔螺旋体感染有关。

2. LBCL　放疗有效。较小的单一损害可选择手术切除。全身广泛的损害或系统侵犯需要CHOP方案。

Sézary综合征

Sézary综合征（Sézary syndrome，SS）的确切病因尚不明。本病是蕈样肉芽肿的白血病期或红皮病型，亦有学者认为属于独立的疾病或为各种淋巴瘤中的一种综合征，其特征表现为泛发性红皮病、浅表淋巴结肿大和外周血中出现异形细胞。

本病发病机制不清楚，与HTLV-无关。研究表明SS染色体异常与MF类似，提示它们属于同一疾病不同谱系，发病机制相同。

【临床表现】

1. 发病特征　中老年发病，本病大部分发生于40～60岁。

2.皮肤损害 泛发性红皮病,伴有水肿,特别是面部与小腿,呈狮面外观(图29-120,图29-121),病期稍长者则皮肤浸润肥厚。

3.突出症状 严重瘙痒,由于广泛瘙痒,故常伴有色素沉着。

4.其他症状 浅表淋巴结肿大,也可有毛发脱落、甲营养不良。

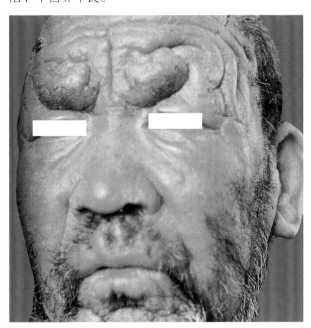

图29-120 Sézary综合征
面部皮肤高度浸润形成狮面
(本图由河北工程大学姚贵申惠赠)

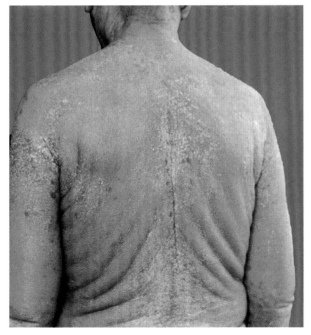

图29-121 Sézary综合征
(本图由河北工程大学姚贵申惠赠)

5.Sézary细胞 皮肤浸润细胞及末梢血液中可发现Sézary细胞。

【诊　断】

(一)诊断基本资料

1.病史/体格检查 泛发性红皮病、浅表淋巴结肿大和外周血中出现异形细胞。患者自觉严重瘙痒和烧灼感。

2.实验室检查 白细胞可增高到$30×10^9$/L,在外周血、皮损和淋巴结中可发现具有脑回状核的辅助性T淋巴细胞,即所谓的Sézary细胞。异形细胞绝对数目大于1 000,或者所占循环细胞比例高于10%是Sézary综合征的诊断标准。

(二)诊断思路/诊断依据

本病需要结合临床与病理才能确定,特别是在周围血内能找到较多的有相对特征的Sézary细胞(一般应在10%以上),对诊断有一定的意义。Sézary综合征中,浸润的T细胞有Th2表型,并产生Th2细胞因子。

(三)诊断标准

诊断SS的标准:①细胞学或基因学方法检测到患者外周血中存在克隆性T细胞;②免疫表型异常(以CD^4T细胞增生为主,CD4/CD8比例大于10和(或)全T细胞抗原的异常表达);③Sézary细胞绝对计数至少为每微升外周血中1000个。在WHO-EORTC分类中,诊断SS的最低标准有两点:①存在克隆性T细胞(外周血和皮肤中最好是同一种克隆性T细胞);②有细胞形态学或免疫表型改变。这种标准有利排除一些临床表现类似于SS的良性炎症性疾病。

【鉴别诊断】

Sézary综合征的红皮病必须与慢性淋巴细胞性白血病、银屑病、特应性皮炎、光化性皮炎、脂溢性皮炎、接触性皮炎、药物反应和毛发红糠疹相鉴别。

【治　疗】

SS系白血病型CTCLs,必须系统治疗。PUVA或外用糖皮质激素为辅助治疗。治疗与蕈样肉芽肿一样,可分为:①早期一般采用对症治疗;②放射治疗;③晚期患者方考虑化疗。

(吴丽峰)

皮肤转移癌

皮肤转移癌（metastatic cutaneous carcinoma）系指身体其他部位肿瘤经不同途径，如组织间隙、血管或淋巴瘤传播至皮肤上，往往发生于肿瘤晚期，预后不佳。

【转移途径】

1. 直接浸润　如胆管癌和膀胱癌。

2. 经淋巴管直接蔓延　如乳腺癌和口腔鳞状细胞癌等各种恶性肿瘤。

3. 经血行或淋巴系统转移到皮肤　任何内脏肿瘤。

4. 意外接种　个别情况下，经手术切口接种到皮肤，常在手术瘢痕处出现，或经胸穿、经皮针吸术等将胸膜、前列腺、肝、肾、胰、甲状腺等器官的癌瘤转移到皮肤。

皮肤转移癌模式见图29-122。

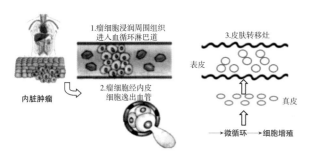

图29-122　皮肤转移癌模式图

【临床表现】

（一）发病特征

5%～10%的内脏肿瘤转移到皮肤，转移到皮肤的恶性肿瘤，几乎常常是已广泛侵犯了其他的器官系统。皮肤转移癌中男性以肺癌、结肠癌、口腔癌多见。女性以乳腺癌、恶性黑色素瘤、结肠癌、肺癌及卵巢癌多见。皮肤转移癌多发生在胸、腹部或头皮，而四肢少见，一般都是临近于原发灶，如胸部损害多见于女性患者的乳腺癌和男性患者的肺癌皮肤转移，腹部或其周围的皮损多是大肠癌皮肤转移和面部皮损多是口腔鳞状细胞癌的皮肤转移，如出现四肢的皮肤损害时，最多见的恶性黑色素瘤。皮损可有不同的颜色，即皮色、红色、紫色、黑色或褐色，但最常见的是皮色的表皮下的丘疹，结节

或肿瘤，固定、坚硬，很少出现溃疡（图29-123~图29-127）。

一旦出现皮肤转移癌，则提示患者预后差。少数情况，皮肤浸润是内脏恶性肿瘤的首先预兆和第一个转移的临床表现。

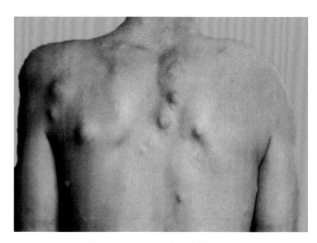

图29-123　胃腺癌皮肤转移

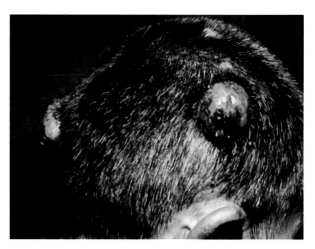

图29-124　贲门腺癌皮肤转移　头皮多发性坚实结节

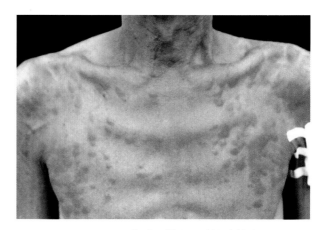

图29-125　鼻腔恶性淋巴瘤皮肤转移

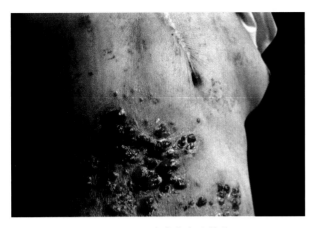

图29-126　乳腺癌皮肤转移

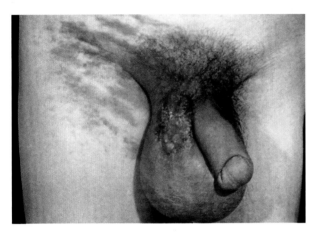

图29-127　阴囊鳞状细胞癌伴局部转移

皮肤转移癌中，对于女性患者，乳腺癌皮肤转移是最常见的，其次是恶性黑色素瘤。男性患者最常见的是肺癌皮肤转移。结肠癌皮肤转移也是常见的病种，并没有性别差异。肾上腺样瘤或肾细胞癌皮肤转移非常罕见，个别报道头皮转移。儿童的内脏恶性肿瘤皮肤转移少见，神经母细胞瘤和白血病是最常见的原因。

（二）临床类型

皮肤转移癌的皮肤表现为：

1.硬癌或盔甲癌（carcinoma en cuirasse） 因癌细胞弥漫浸润所致，损害早期多为散在丘疹或小结节，质硬，呈红或浅青紫色，表面光滑。晚期融合成坚硬斑块固定于皮肤内，呈硬皮病样或盔甲状而命名。一般无明显炎症，多见于乳腺癌转移，主要发生在胸壁和其邻近部位。发生于头皮者可引起秃发，称为瘤性秃发，该处皮肤萎缩或与其下组织粘连，颇似瘢痕性秃发，女性多见于乳腺癌和男性多见于肺癌或肾癌皮肤转移。毛细血管扩张是乳腺癌皮肤转移的另一个皮肤损害，表现有结节性毛细血

管扩张性斑块、紫癜样斑块或紫癜性丘疹，或为血管淋巴管瘤样假性水疱等。

2.炎症性癌或丹毒样癌 此乃因癌细胞阻塞了淋巴管，局部有明显的炎症反应，如发热、水肿和潮红，略高出皮面，局部温度增高，边界清楚，表面有小丘疹或出血性假水疱，或见毛细血管扩张，伴有低热和轻度毒性症状，临床上易误诊为丹毒或蜂窝织炎，但一般无全身发热和白细胞增多，皮肤病理检查可以确诊。本型最多见于乳腺癌皮肤转移，但也见于其他恶性肿瘤的皮肤转移。

3.结节状癌 最常见，结节的数目不一，位于皮内或皮下，可引起糜烂和溃疡。所谓Sister Mary Joseph结节形成是由于肿瘤转移到脐，最多见的是胃癌、大肠癌、卵巢癌和胰腺癌。外生殖器部位的带状、线样或软下疳样的溃疡，以及小腿的疣状结节也是皮肤转移癌的少见的皮肤表现。

4.皮炎湿疹样转移癌 罕见。损害类似湿疹，如见于乳房或乳房外湿疹样癌等。

5.类癌综合征 因瘤细胞产生过多5-羟色胺，同时烟酸产生受抑而引起，表现为周期性潮红和腹绞痛，并伴有腹泻等验算缺乏的症状。

【诊　断】

（一）诊断基本资料

1.病史 患者常曾有内脏恶性肿瘤的病史。

2.体格检查 皮肤广泛的浸润性的、坚硬的皮下丘疹、结节或肿瘤性损害，表面为皮色、淡红色或紫红色，甚至是出血性的，丹毒样的等，全身检查常在其他部位发现恶性肿瘤或原发性恶性肿瘤，并出现相应的临床表现。浅表淋巴结可肿大，肝脾大等其他脏器转移的体征和原发肿瘤的体征。

3.实验室及其他检查 皮肤病理显示真皮或皮下组织中的血管和（或）淋巴管中发现有肿瘤细胞，肿瘤细胞散在分布于真皮胶原束之间，典型的是成单列的瘤细胞，如列阵哨兵排列于胶原束之间，肿瘤细胞成团块状或单个散布于真皮下部和（或）皮下脂肪，肿瘤细胞可引起胶原纤维明显硬化，示红染、僵硬。肿瘤细胞与正常皮肤结构间无联系，肿瘤细胞大小不一，核染色质丰富，深染，形状不规则，可见核丝分裂象，炎症细胞浸润相对少，甚至无。

以上所列的是皮肤转移癌共同的组织学特点。从转移癌的细胞学特点有时可有助于判断原发肿瘤

的部位，如印戒细胞见于转移性胃肠倒癌、燕麦细胞见于转移性肺癌等。

（二）诊断思路

1.皮肤转移癌患者常常提供明确的原发癌病史，是本病诊断的重要线索；但是，如果患者没有发现原发癌，没有提供原发癌的临床资料，患者仅以皮肤损害来就诊，而早期皮损又可能非常小或浸润不明显，或呈非特异性，如湿疹样、丹毒样或小丘疹等等，非常容易误诊，所以我们皮肤科医生的头脑中要时刻警惕着那些不典型的"皮疹"，它们的形态和自觉症状，要多做皮肤病理检查。

2.皮肤损害的组织病理检查十分重要。当肿瘤细胞呈团块状或大片状密集的浸润在真皮或皮下组织时，病理上很容易想到是肿瘤，但是什么细胞来源的肿瘤、是良性还是恶性肿瘤、是原发于皮肤的还是继发性的肿瘤，需要我们进一步做组织化学或免疫组化染色来确定。另外，在皮肤转移癌的早期，浸润的细胞散在，皮肤病理也非常易漏诊，我们的经验是血管和（或）淋巴管中发现有肿瘤细胞；肿瘤细胞散在分布于真皮胶原束之间，典型的是成单列的瘤细胞，如列阵哨兵排列于胶原束之间等，这些病理现象非常重要。

（三）诊断依据

1.原发癌的病史。

2.各种各样的皮肤损害，但是都有程度不等的浸润。

3.皮肤病理为重要诊断依据，最主要通过活检以确定是继发内脏肿瘤转移，而非原发皮肤的肿瘤。

（1）主要见真皮或皮下组织的血管和（或）淋巴管中发现有肿瘤细胞。

（2）肿瘤细胞散在分布于真皮胶原束之间，典型的是成单列的瘤细胞，如列阵哨兵排列于胶原束之间。

（3）肿瘤细胞成团块状或单个散布于真皮下部和（或）皮下脂肪。

（4）肿瘤细胞可引起胶原纤维明显硬化，示红染、僵硬。

（5）肿瘤细胞与正常皮肤结构间无联系，肿瘤细胞大小不一，核染色质丰富，深染，形状不规则，可见核丝分裂相。

（6）炎症细胞浸润相对少，甚或无。

4.不同的原发癌又都有各自的细胞形态特点、组织化学、免疫组化及电镜检查特点，皮肤转移癌与原发癌的特点一致。

【鉴别诊断】

（一）主要鉴别的疾病

1.湿疹样癌要与湿疹相鉴别　目前认为乳房及乳房外湿疹样癌（Paget disease and extramammary Paget disease）起源于乳腺导管近开口处，早期为原位癌，这种导管内癌向内侵入乳腺或大汗腺上皮，向外侧侵入表皮，形成表皮病变。临床上乳房湿疹样癌的皮损常发生在单侧乳头或乳晕，呈湿疹样损害，乳头回缩，常伴有乳腺癌。另外，病程常较长，按湿疹治疗不能治愈。组织病理上表皮见Paget细胞。其他湿疹样转移癌也要与湿疹、皮炎相鉴别，组织病理上见与原位癌一致的肿瘤细胞。

2.炎症性癌或丹毒样癌需要与皮肤感染或丹毒相鉴别　后者病史短，在出现皮肤损害之前常有局部感染的病史，局部红、肿、热、痛；全身有发热、周围血白细胞增高等皮肤感染的特点。必要时皮肤病理检查为炎症性改变。

3.转移性皮肤类癌的组织学上要与无色素性色素痣、恶性黑色素瘤和良性幼年黑色素痣等色素细胞来源的肿瘤相鉴别　由于表皮色素细胞、色素痣细胞和神经细胞均来源于神经嵴，因此细胞形态常常很像，并且神经内分泌来源的恶性肿瘤的细胞形态常常一致，无明显的核丝分裂象和细胞的异形性。二者的鉴别要点为神经内分泌来源的肿瘤是一种恶性肿瘤，转移到皮肤，因此具有恶性肿瘤皮肤转移的组织学特点，如血管或淋巴管内的肿瘤栓子、组织出现坏死等。免疫组化为S-100（-），CgA（+）和SyN（+）。

（二）专家推荐鉴别的疾病

表皮样/柱样囊肿、脂肪瘤、纤维神经瘤、附属器肿瘤、脓性肉芽肿、卡波西肉瘤、淋巴瘤、局限性硬皮病、斑秃。

【治　疗】

主要是找出原发性肿瘤，按原发性肿瘤治疗。

（吴志华　史建强　陈秋霞　李　定

吴　玮　陈嵘祎　吴丽峰　吴大兴）

第三十章
全身性疾病的皮肤表现

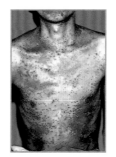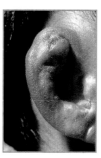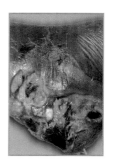

第一节　皮肤颜色改变的鉴别

【概　述】

皮肤颜色的改变与血循环的改变或血液氧化作用的改变有关,许多外源性化学物质或药物也可引起皮肤颜色的改变。如两种抗疟药二硫酸羟氯喹和磷酸氯喹,可使皮肤呈棕色或灰蓝色。另外一种抗疟药,盐酸阿的平常使皮肤颜色呈橙色至黄色。乙胺碘呋酮,一种抗心律失常药,可使暴光部位皮肤变为蓝色。盐酸四环素可使痤疮瘢痕处产生蓝色色素沉着,有时可引起牙齿变色。一些化疗药物,如争光霉素、白消安、噻替派也可使皮肤产生色素沉着(表30-1)。

表30-1　常见全身性疾病所致皮肤颜色的改变

颜色	病名	机制	相关因素	处理
黄色蓝色	胡萝卜素血症	过量摄入胡萝卜素或转化成维生素A减少	糖尿病、甲状腺异常、垂体异常、神经性厌食	减少摄入
灰蓝色青铜色	番茄红素血症	过量摄入番茄红素—胡萝卜素的一种异构体(不能转化成维生素A)		减少西红柿、浆果、红蔷薇果的摄入
	胆红素血症	肝病、溶血、遗传性疾病,如Gilbert或Crigler-Najjar综合征		治疗肝脏或血液系统疾病
	盐酸阿的平	抗疟治疗	血管疾病、肺病或心脏病	停药
	中央性	动脉氧化作用下降、血红蛋白异常,如高铁血红蛋白血症	血流减慢所致	治疗相关疾病
	周围性	由于心输出量减少,休克或寒冷所致血管收缩,动脉或静脉栓塞	硝酸甘油、磺胺、砜类药物、亚硝基铁氰酸、苯胺染色	停药,美蓝治疗
	高铁血红蛋白血症	先天性或药物所致的血红蛋白氧化	磺胺、非那西汀	停药
	硫血红蛋白血症	药物引起	含有硝酸银的滴鼻剂或制造镜子的工作	无
	银质沉着	银质过量沉着		
	褐黄病(黑酸尿症)	缺乏尿黑酸氧化酶,血尿黑酸多聚体堆积(黑色素沉着),巩膜和耳廓灰色样变	关节病、黑色尿、棕色或黑色耵聍或变色的汗液	减少苯丙氨酸及酪氨酸的摄入,大量维生素C

（续 表）

颜 色	病 名	机 制	相关因素	处 理
	血色素沉着病	肝、胰或心脏中储存有过量的铁，皮肤黑色素增加	肝硬变、糖尿病、先天性心脏病	放血治疗
	Addison病	不清，可能与促肾上腺皮质激素的增加有关	可能由于各种肾上腺肿瘤或感染引起，出血或肿瘤转移引起	用糖皮质激素、盐皮质激素替代治疗

第二节 妊娠皮肤表现的鉴别

妊娠是一种正常的生理过程，必定会发生各种生理性和代谢性的变化，这些变化可对皮肤产生复杂的影响，主要表现为一组瘙痒性疾病（表30-2、表30-3）。

表30-2 妊娠特异性皮肤病分类

分 类	同 义 词
妊娠胆汁淤积症（intrahepatic cholestasis of pregnancy，ICP）	妊娠瘙痒症（pruritus gravidarum） 产科胆汁淤积症（obstetric cholestasis） 妊娠期黄疸（Jaundice of pregnancy） 妊娠胆汁淤积症（cholestasis of pregnancy）
妊娠特应性皮疹（atopic eruption of pregnancy，AEP）	妊娠痒疹（prurigo of pregnancy，prurigo gestationis） 妊娠早期瘙痒（early onset prurigo of pregnancy） 妊娠丘疹性皮炎（papular dermatitis of pregnancy） 妊娠期瘙痒性毛囊炎（puruitic folliculitis of pregnancy） 妊娠湿疹（eczema in pregnancy）
妊娠性类天疱疮（pemphigoid gestationis，PG）	妊娠疱疹（herpes gestationis）
妊娠性多形疹（polymorphic eruption of pregnancy，PEP）	妊娠瘙痒性荨麻疹性丘疹斑块（pruritic urticarial papules and plaques of pregnancy，PUPPP） 妊娠中毒性红斑（toxic erythema of pregnancy） 妊娠迟发瘙痒（late-onset pmrigo of pregnancy）

表30-3 妊娠与皮肤发疹的鉴别

	皮肤损害或改变	妊娠阶段	对胎儿的影响	对妊娠的影响	处 理	评 价
妊娠胆汁淤积症	无原发损害、瘙痒、黄疸	妊娠晚期20%的孕妇受累	低体重和早熟	无	抗组胺药	胆汁淤积，黄疸，服避孕药可复发
妊娠性多形疹	丘疹、丘疱疹、荨麻疹样损害，剧痒	妊娠晚期，分娩前1~2周	无	无	抗组胺药	分娩后皮损迅速消退，再次妊娠很少复发
妊娠性类天疱疮	丘疹和荨麻疹样损害，成群的疱疹、剧痒	妊娠中晚期	新生儿水疱	23%的病例可发生早产	口服糖皮质激素	再次妊娠或口服避孕药可复发
疱疹样脓疱病	红斑基础上泛发脓疱、瘙痒、灼热	妊娠晚期	死胎	低钙血症，血白蛋白减少，发热或死亡	口服糖皮质激素	再次妊娠可复发
妊娠特应性皮疹	丘疹、中央坏死、瘙痒	妊娠中晚期	无	雌三醇和皮质醇减少	口服糖皮质激素	人绒毛膜促性腺激素分泌增加

第三节　肾功能不全及透析导致的皮肤病的鉴别

慢性肾衰的皮肤病变多种多样，反映了各异的病理生理状态。透析操作则使皮肤病变更加显著。慢性透析患者逐年增加，相关皮肤病变的病理生理解析及相应疗法的确立是重要课题。

1.**皮肤瘙痒症**　尿毒症皮肤瘙痒。皮肤易激惹，末梢神经异常，皮肤干燥，出汗减少，血中存在促进组胺游离的物质、P物质，皮肤肥大细胞增加，血中组织胺浓度升高，肾透析中透析膜与血流成分接触，引起补体活化，产生细胞因子L1-A，TNF-α，而致皮肤瘙痒。

2.**干燥皮肤**　活动汗腺数减少，汗腺减少、萎缩，角质水分减少，神经酰胺减少，皮肤干燥、粗糙。

3.**色素沉着**　残留色素代谢产物、尿色沉积、频繁输血含铁血黄色沉积。

4.**脱毛、少毛**　头发干燥、脆，易脱落，小腿毛减少，头顶至额部明显。半数出现与透析时间相关，与毒性物质沉积、高维生素A血症、甲状腺功能减退相关。

5.**甲变化**　色素沉着、横沟、纵沟、点状凹陷、匙状甲、远端褐色弧（甲游离缘、边界清楚的褐色带），对半甲（甲远侧红色、褐色、近端白色，两部分边界清楚）。

6.**肾源性纤维化皮肤病**　皮肤进行性皮下硬结，出现在手臂和腿部。与硬化性黏液水肿类似，发生于患者使用磁共振造影剂钆时。目前的建议是，CKD3期患者（GFR30～59ml/min）应尽可能少地暴露于含钆造影剂，而对CKD4期和5期的患者（GFR＜30ml/min），除非有必要，应避免使用含钆造影剂。伴有肝病似乎是肾源性纤维化皮肤病的危险因素。应在磁共振检查后立即进行血液透析快速排出钆，缓解这种并发症。

7.**其他**　尿样神经症，皮肤卟啉病（PCT）样病变，尿卟啉原脱羟酶测定可鉴定是否属PCT。慢性肾衰相关性穿透性皮肤病（反应性穿透胶原病、kyrle病、穿掘性毛囊炎），感染性疣，毛囊炎，口腔炎，牙龈出血，皮肤出血斑，钙质沉着症。

第四节　恶性肿瘤伴发皮肤病的鉴别

表30-4列出了与内脏恶性肿瘤有关的皮肤病。Curch于1976年提出了5条标准，分析皮肤病与其他内脏肿瘤的关系：①皮肤病与恶性肿瘤同时发生或当皮肤病被确诊时即可诊断恶性肿瘤；②平行的病程，即如果肿瘤得以治疗，皮肤病也随着改善，或随着肿瘤的再生长，皮肤病又复发；③肿瘤的类型或位置一致；④统计学上有显著的相关性；⑤与某种遗传综合征有关联。实际上前四条标准适用于传统的相关疾病，而第五条标准适用于遗传性疾病。

表30-4　恶性肿瘤伴发皮肤病的鉴别

疾　病	伴发恶性肿瘤
大疱性疾病	
疱疹样皮炎	肠源性淋巴瘤
获得性大疱性表皮松解	支气管肺癌、多发性骨髓瘤
多形红斑	急性白血病
妊娠疱疹	葡萄胎（可发展为绒毛膜癌）
副肿瘤性天疱疮	淋巴网状内皮细胞来源的最常见肿瘤
红斑型天疱疮	支气管肺癌、恶性胸腺瘤
寻常型天疱疮	结肠癌、霍奇金病、Kaposi肉瘤、胸腺瘤
结缔组织病	
皮肌炎	支气管肺癌，胸部、卵巢、颈部、胃肠道恶性肿瘤
进展性系统性硬化症	支气管肺癌

（续　表）

疾　病	伴发恶性肿瘤
系统性红斑狼疮	淋巴瘤
干燥综合征	淋巴网状内皮细胞癌（如非霍奇金淋巴瘤）
先天性疾病	
毛细血管扩张性共济失调	胆道、胃部、卵巢恶性肿瘤、淋巴网状内皮细胞来源恶性肿瘤
Bloom综合征	乙状结肠腺癌、白血病、淋巴肉瘤、鳞状细胞癌
Chediak–Higashi综合征	淋巴瘤
Cowden病	胸部（30%）或甲状腺（7%）的恶性肿瘤
先天性角化不良	白血病、直肠腺癌、鳞状细胞癌（仅侵犯皮肤或全身性）、Fanconi综合征、白血病、黏膜皮肤交界处的鳞状细胞癌
Gardner综合征	结肠癌、其他胃肠道恶性肿瘤
掌部角化过度	弥散型（皮肤角化病，胼胝形成）、食管癌
	点状，膀胱、胸部、结肠、肺部、子宫恶性肿瘤
Maffucci综合征	胰腺恶性肿瘤、肉瘤（软骨肉瘤）
Muir–Torre综合征	结肠、子宫内膜、喉、其他胃肠道恶性肿瘤
Pertz–Jeghers综合征	十二指肠、其他胃肠道恶性肿瘤
汗孔角化症	鲍温病、基底细胞癌、鳞状细胞癌
结节性硬化	肉瘤
Werner综合征	纤维肉瘤、平滑肌肉瘤、脑膜瘤
Wiskott–Aldrich综合征	星形细胞瘤、平滑肌肉瘤、白血病、淋巴肉瘤、网状细胞肉瘤
内分泌疾病	
痤疮	肾上腺肿瘤、胸部恶性肿瘤（严重痤疮，发生于女性）
库欣综合征	肺、胰腺恶性肿瘤
男性女型乳房	肺、睾丸恶性肿瘤
感染性疾病	
单纯疱疹（泛发性）	白血病、淋巴瘤、蕈样霉菌病
带状疱疹（播散性）	白血病、淋巴瘤
寻常狼疮	鳞状细胞癌、基底细胞癌
结痂性疥疮	白血病、淋巴瘤
血管疾病	
冻疮	慢性髓单核细胞性白血病
结节性多动脉炎	急性淋巴细胞性白血病、毛细胞性白血病、多发性骨髓瘤
紫癜	白血病、淋巴瘤、多发性骨髓瘤
雷诺现象	肾脏、卵巢、胰腺、小肠、胃部恶性肿瘤
毛细血管扩张	肝胆管腺瘤、胸部恶性肿瘤（局部或转移性）、类癌瘤、恶性血管内皮瘤
血栓性静脉炎	胸部、结肠、胆囊、肝脏、肺脏、卵巢、胰腺、前列腺、胃恶性肿瘤、白血病、淋巴瘤、Mondor病、胸部恶性肿瘤
慢性荨麻疹	癌、白血病、淋巴瘤

（续　表）

疾　病	伴发恶性肿瘤
血管炎	毛细胞性白血病、白血病、淋巴瘤、副蛋白血症、支气管鳞状细胞癌
代谢性疾病	
全身性淀粉样变	多发性骨髓瘤
血色病	肝细胞性肝癌
黄疸	膀胱、胆管、胰腺、近端小肠恶性肿瘤
尿粪卟啉症	肝癌
黄瘤	多发性骨髓瘤、髓细胞性白血病
胰高血糖瘤综合征	胰腺α细胞瘤
色素障碍病	
白斑病	甲状腺恶性肿瘤、恶性黑色素瘤
黑变病	继发于肿瘤的肾上腺功能不全、恶性黑色素瘤
黑棘皮病	胃肠道腺癌、胺前体摄取脱羧细胞瘤
着色性干皮病	基底细胞癌、恶性黑色素瘤、鳞状细胞癌
毛发病	
多毛症	卵巢、睾丸恶性肿瘤
黏蛋白性脱发	淋巴瘤或蕈样霉菌病（40%）
肿瘤性脱发	女性的转移性胸部恶性肿瘤、男性的转移性肺部或肾脏肿瘤
获得性胎毛过多	膀胱、胸、结肠、胆囊、肺、子宫恶性肿瘤、淋巴瘤
湿疹、瘙痒症	
泛发性干性湿疹	胃腺癌、血管免疫母细胞性淋巴结病、霍奇金病
瘙痒症	中枢神经系统、胰腺、胃恶性肿瘤、白血病、淋巴瘤、真性红细胞增多症
红斑病	
掌部红斑	原发、转移性肝脏恶性肿瘤
潮红	类癌瘤
匐行性回状红斑	肺、食管、乳腺癌
离心性环状红斑	胸、颈、食管、肺、前列腺、胃恶性肿瘤、多发性骨髓瘤
红皮病	消化道、前列腺、甲状腺恶性肿瘤、白血病、淋巴瘤
坏死性游走性红斑	胰高血糖素瘤综合征
苔藓样疹	
糠疹、连圈状糠疹	癌、白血病、骨髓瘤
扁平苔藓	癌
天疱疮样扁平苔藓	颅咽管瘤、淋巴肉瘤、神经母细胞瘤、胃癌
硬化萎缩性苔藓	生殖道恶性肿瘤
获得性疾病	
获得性鱼鳞病	胸部、颈部、肺部恶性肿瘤、Kaposi肉瘤、平滑肌肉瘤、淋巴瘤、多发性骨髓瘤、蕈样霉菌病、白血病、淀粉样变性、多发性骨髓瘤、类癌综合征、类癌

（续　表）

疾　病	伴发恶性肿瘤
获得性厚皮性骨膜病	肺癌
皮肤肿瘤	
多发性内膜神经瘤综合征（Sipple综合征）	甲状腺髓样癌、嗜铬细胞瘤
视网膜血管瘤病	肾上腺样癌、嗜铬细胞瘤
痣样基底细胞癌综合征	星形细胞瘤、颅咽管瘤、纤维肉瘤、成神经管细胞瘤、脑膜瘤
多发性神经纤维瘤病	急性和慢性髓细胞性白血病、纤维肉瘤、恶性神经鞘瘤、肾母细胞瘤、横纹肌肉瘤、嗜铬细胞瘤、听神经瘤
鲜红皮肤乳头瘤病	体内恶性肿瘤（胃肠道、卵巢等）
多中心性网状组织细胞瘤病	颈部、胸部、结肠、卵巢、胃恶性肿瘤、淋巴瘤
Paget病	乳房外（胃肠道、泌尿生殖道、汗腺恶性肿瘤）、乳房内（导管内腺癌、胸部恶性肿瘤）
Leser-Trelat征	胸部、结肠、肺部、前列腺、胃恶性肿瘤、淋巴瘤
鲍温病	内脏癌
神经纤维瘤病	神经纤维肉瘤、嗜铬细胞瘤、白血病、听神经瘤
多发性错构瘤综合征	乳腺癌
淋巴瘤样丘疹病	淋巴瘤
全身性肥大细胞病	白血病
其他各种疾病	
砷角化病	鲍温病、肝血管肉瘤、鳞状细胞癌、白血病、肺癌
干燥闭塞性龟头炎	阴茎癌
杵状指	支气管肺癌、霍奇金病、肠源性淋巴瘤、间皮瘤
嗜酸性细胞增多性筋膜炎	皮肤T细胞淋巴瘤、霍奇金病、白血病
疣状表皮发育不良	鲍温病、鳞状细胞癌
嗜曙红细胞增多综合征	嗜酸性粒细胞性白血病
嗜中性外分泌性汗腺炎	急性髓细胞性白血病、霍奇金和非霍奇金淋巴瘤、骨肉瘤、睾丸癌
Bazex癌旁肢端角化症	食管、肺部、舌、上呼吸道恶性肿瘤、淋巴结转移癌
非典型坏疽性脓皮病	急性髓细胞性白血病、克隆性免疫球蛋白（IgA）病
约瑟夫姐妹结节	腹内腺癌
皮下脂肪坏死	胰腺腺泡细胞癌
急性发热性嗜中性皮病	腺癌和睾丸的胚胎源性恶性肿瘤、急性髓细胞性白血病
羊肚样掌	增厚，呈癣样或皮纹扩大，皮嵴凸起，皮沟更深，呈鹅卵石或蜂房样改变，94%的病例同时患有恶性肿瘤，通常为胃癌（27%）和肺癌（22%）

（李　定　吴　玮　陆　原　吴大兴　吴丽峰　陈嵘祎　陈　蕾　樊　卓　蔡艳霞　李芳谷）

主 要 参 考 文 献

[1] 王侠生，廖康煌. 杨国亮皮肤病学[M]. 上海：上海科学技术文献出版社，2005.

[2] 赵辨. 中国临床皮肤病学[M]. 2版. 南京：江苏科学技术出版社，2017.

[3] 李伯埙. 现代实用皮肤病学[M]. 西安：世界图书出版公司，2007.

[4] 吴志华. 现代皮肤性病学[M]. 广州：广东人民出版社，2000.

[5] William D. James, Timothy G. Berger, Dirk M. Elstion.安德鲁斯临床皮肤病学[M]. 11版.徐世正，译.北京：科学出版社，2004.

[6] 吴志华. 皮肤科治疗学[M]. 3版. 北京：科学出版社，2016.

[7] 吴志华，李顺凡. 现代皮肤性病彩色图谱[M]. 广州：广东人民出版社，2000.

[8] 吴志华. 现代性病学[M]. 广州：广东人民出版社，1996.

[9] Ghatan. YEH. Dermatological differential diagnosis and pearls[J]. New York：The Parthenon Publising Group. 1994.

[10] Bolognia J.L., Jorizzo J.L., Rapini R.P.. 皮肤病学[M].朱学骏，王宝玺，孙建方，等译.北京：北京大学医学出版社，2011.

[11] Lowell A. Goldsmith, Stephen I. Katz, Barbara A. Gilchrest, et al. Fitzpatrick's Dermatology in General Medicine[M]. 8th ed. NewYork：MC Graw Hill Medical, 2012.

[12] Tony Burns, Stephen Breathnach, Neil Cox, et al. Rook's Textbook of Dermatology[M]. 9th ed. Oxford：Black Well Publishing, 2016.

[13] Jean L. Bolognia, MD, Joseph L. Jorizzo, MD, Julie V. Schaffer, MD. Dermatology[M]. 3rd. Saunders, 2012.

中 文 索 引

A

艾滋病，203

B

Brocq假性斑秃，630

拔毛癖，319

白癜风，681

白塞病，573

白色糠疹，339

斑驳病，690

斑块状类银屑病，336

斑秃，627

斑萎缩，424

瘢痕疙瘩，735

板层状鱼鳞病，442

孢子丝菌病，109

鲍温病，765

鲍温样丘疹病，72

扁平苔藓，347

变应性皮肤血管炎，483

表皮囊肿，728

表皮松解角化过度症，447

C

剥脱性唇炎，652

剥脱性角质松解症，421

肠病性肢端皮炎，508

迟发性皮肤卟啉病，527

持久性隆起性红斑，492

臭汗症，626

传染性单核细胞增多症，83

传染性红斑，79

传染性软疣，67

传染性湿疹样皮炎，266

痤疮，618

痤疮样痣，719

D

大汗腺痒疹，625

大疱性类天疱疮，594

带状疱疹，61

丹毒，141

单纯疱疹，59

单纯性回状红斑，359

单纯性雀斑样痣，760

单发性血管角化瘤，742

弹性假黄瘤，465

地图舌，659

冻疮，402

痘疮样水疱病，388

毒蛇咬伤，247

毒性红斑，365

对称性进行性白斑，687

多发性脂囊瘤，725

多汗症，623

多形红斑，366

多形性日光疹，385

E

恶性黑色素瘤，784

F

乏脂性湿疹，270

反应性关节炎，187

放射性皮炎，399

放线菌病，123

肥大细胞增生症，295

风湿性边缘性红斑，358

风疹，77

蜂窝织炎，143

蜂蜇伤，244

匐行性血管瘤，745

匐行疹，243

匐形性回状红斑，360

妇女多毛症，637

复发性阿弗他口腔炎，655

腹股沟肉芽肿，201

G

概述，300

干燥综合征，577

沟纹舌，661

钩虫皮炎，238

箍指病与假箍指病，433

股外侧皮神经炎，321

光化性唇炎，651

光泽苔藓，351

过敏性紫癜，485

H

海鱼分枝杆菌感染，174

汗管瘤，726

汗孔角化症，452

汗疱疹，269

核黄素缺乏症，505

黑棘皮病，418

黑毛舌，660

黑色素细胞痣，757

红斑狼疮，534

红斑肢痛症，471

红皮病，374

红癣，167

花斑癣，100

化疗药物的皮肤反应，308

化脓性汗腺炎，145

化脓性肉芽肿，747

化妆品皮炎，280

坏疽性龟头炎，212

坏疽性脓皮病，499

环状肉芽肿，698

黄褐斑，667

黄瘤病，522

回状颅皮，435

混合性结缔组织病，570

火棉胶婴儿，444

获得性大疱性表皮松解症，604

J

鸡眼，405

基底细胞癌，773

基底细胞痣综合征，777

急性发热性嗜中性皮病，496

急性泛发性发疹性脓疱病，608

急性女阴溃疡，214

急性粟粒性皮肤结核，162

寄生虫病妄想症，317

家族性良性天疱疮，606

甲病，640

甲沟炎，640

甲真菌病，96

甲肿瘤，644

假丝酵母菌病，104

间擦疹，409

胶样粟丘疹，390

焦油黑变病，675

角层下脓疱病，615

角化棘皮瘤，717

疖与疖病，138

接触性皮炎，249

结节病，701

结节性红斑，489

结节性痒疹，316

结节性硬化症，467

结节性脂膜炎，695

疥疮，220

进行性对称性红斑角化症，455

进行性指掌角皮症，431

浸渍糜烂型皮炎，279

胫前黏液性水肿，514

K

Kaposi肉瘤，779

Kaposi水痘样疹，66

抗磷脂抗体综合征，584

口角炎，655

口周色素沉着肠息肉综合征，676

L

莱姆病，240

朗格汉斯细胞组织细胞增生症，518

老年性白斑，687

雷诺现象与雷诺病，472

类癌综合征，532

类丹毒，166

类银屑病，332

类脂质渐进性坏死，708

离心性环状红斑，362

利什曼病，232

连圈状糠秕疹，342

连续性肢端皮炎，610

淋巴管瘤，749

淋病，182

鳞状细胞癌，768

隆突性皮肤纤维肉瘤，782

瘰疬性皮肤结核，158

瘰疬性苔藓，165

M

麻风，147

马拉色菌性毛囊炎，101

马内青霉病，120

螨皮炎，222

慢性光化性皮炎，391

慢性萎缩性肢端皮炎，430

猫抓病，173

毛发红糠疹，412

毛发上皮瘤，720

毛母质瘤，722

毛囊虫病，224

毛囊角化病，422

毛细血管扩张症，479

毛增多症，636

毛周角化病，411

玫瑰痤疮，620

玫瑰糠疹，344

梅毒，175

蒙古斑，678

弥漫性躯体血管角化瘤，744

面部偏侧萎缩，428

摩擦性苔藓样疹，407

N

黏膜白斑，764

尿布皮炎，273

脓疱疮，131

奴卡菌病，128

女性假性湿疣，217

P

Paget病，771

疱疹样脓疱病，609

疱疹样皮炎，596

疱疹样天疱疮，593

皮肤B细胞淋巴瘤，794

皮肤弹性过度，461

皮肤淀粉样变，511

皮肤垢着症，323

皮肤结核病，154

皮肤黏膜淋巴结综合征，85

皮肤平滑肌瘤，752

皮肤丝虫病，234

皮肤松弛症，463

皮肤炭疽，171

皮肤纤维瘤，732

皮肤血吸虫病，237

皮肤猪囊虫病，230

皮肤转移癌，800

皮肌炎，551

皮角，763

皮痛，321

皮样囊肿，730

皮脂腺异位症，658

皮脂腺痣，723

皮赘，734

蜱咬伤，239

胼胝，404

贫血痣，689

葡萄球菌性烫伤样皮肤综合
征，134

Q

Queyrat增殖性红斑，218

腔口皮肤结核，159

青斑样血管病，478

丘疹坏死性结核疹，163

丘疹性荨麻疹，298

曲霉病，115

雀斑，671

R

日光性白斑，397

日光性弹力纤维瘤，394

日光性角化病，761

日光性苔藓，396

软下疳，196

瑞尔黑变病，673

S

Sézary综合征，798

Stevens-Johnson综合征/中毒性表
皮坏死松解症，369

桑毛虫皮炎，225

瘙痒症，312

色素失禁症，457

色素性紫癜性皮病，494

沙眼衣原体尿道炎/宫颈炎，185

晒斑，382

深脓疱疮，133

深在性红斑狼疮，537

神经纤维瘤病，754

神经性皮炎，311

生殖器疱疹，192

生殖器疣，190

虱病，228

湿疹，253

石棉状糠疹，340

嗜酸性筋膜炎，566

嗜酸性粒细胞增多综合征，284

手部湿疹，256

手癣与足癣，94

手足皲裂，408

手—足—口病，75

水痘，64

粟粒疹，401

粟丘疹，729

T

胎儿鱼鳞病，446

苔藓样糠疹，333

太田痣，679

糖尿病性皮肤病，530

糖皮质激素依赖性皮炎，283

特发性滴状色素减少症，686

特应性皮炎，259

体癣与股癣，91

天疱疮，587

头癣，88

秃发，627

脱屑性红皮病，379

W

Wegener肉芽肿病，706

网状青斑，476

维生素A缺乏症，503

萎缩纹，426

窝状角质松解症，169

无色素痣，687

蜈蚣咬伤，246

X

X连锁鱼鳞病，440

系统性红斑狼疮，541

细菌性毛囊炎，136

细菌性阴道病，208

下疳样脓皮病，215

先天性黑色素细胞痣，760

限界型血管角化瘤，743

线状IgA大疱性皮病，599

线状苔藓，352

腺性唇炎，653

小儿丘疹性肢端皮炎，81

小棘苔藓，353

蝎蛰伤，245

新生儿毒性红斑，363

新生儿硬化症，710

性病性淋巴肉芽肿，198

雄激素性脱发，632

休止期和生长期脱发，634

须疮，139

须癣，103

癣菌疹，98

血管角化瘤，741

血管瘤与血管畸形，737

血管球瘤，751

血管萎缩性皮肤异色病，693

血管性水肿，290

血吸虫尾蚴皮炎，279

寻常狼疮，160

寻常型鱼鳞病，437

荨麻疹，286

荨麻疹性血管炎，293

蕈样肉芽肿，788

Y

亚急性皮肤型红斑狼疮，539

烟酸缺乏症，506

痒疹，314

药物不良反应，300

药物变态反应，300

药物滥用所致皮炎，310

腋毛癣，169

移植物抗宿主病，581

遗传性大疱性表皮松解症，600

遗传性对称性色素异常症，692

遗传性甲病，641

阴道滴虫病，210

阴茎珍珠样丘疹，216

阴茎中缝囊肿，731

阴囊血管角化瘤，742

银屑病，325

隐翅虫皮炎，227

隐球菌病，117

婴儿玫瑰疹，82

樱桃样血管瘤，748

硬红斑，164

硬化性苔藓，355

硬皮病，558

硬肿病，516

痈，140

疣，69

疣状表皮发育不良，73

疣状皮肤结核，157

疣状血管瘤，744

疣状痣，713

幼年黄色肉芽肿，526

幼年跖部皮病，272

鱼鳞病，437

郁积性皮炎，267

原发性皮肤结核综合征，156

月经疹，277

晕痣，685

Z

掌跖角化病，449

掌跖脓疱病，612

着色性干皮病，459

着色芽生菌病，112

肢端青紫症，470

肢端血管角化瘤，741

脂肪瘤，736

脂溢性角化病，715

脂溢性皮炎，274

重叠综合征，568

自身敏感性湿疹，264

足菌肿，125